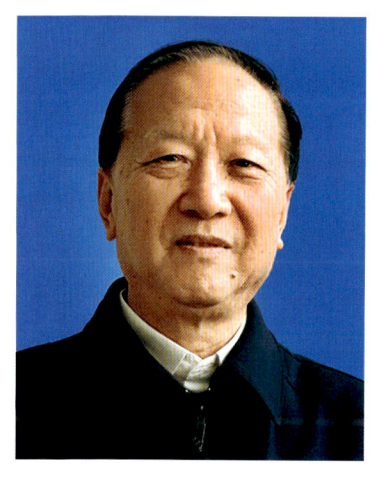

主审：文心田

　　文心田，教授，博士生导师，曾任四川农业大学校长、四川省科学技术协会副主席，曾兼任国务院学位委员会及教育部动物医学专业学位研究生教育指导委员会委员、副主任，农业部科技委员会委员，中国畜牧兽医学会副理事长及动物传染病学分会副理事长，四川省畜牧兽医学会名誉理事长等；现兼任《中国人兽共患病学报》副主编、《动物医学进展》顾问。主持或承担多项国家级、省部级科研项目，主编《当代世界人兽共患病学》（国家重点出版图书）、《人兽共患疫病学》、《国家执业兽医资格考试指南》等专著、教材或科普图书 12 部；主要创编的《中国现代养殖技术丛书》（21 册）获"全国优秀畅销图书奖"；已在国内外发表论文 200 余篇；先后被评为"四川省学术和技术带头人""感动中国畜牧兽医科技创新领军人物""全国优秀农业科技工作者""全国留学回国人员先进个人"；获中国畜牧兽医学会"重大贡献荣誉奖""新中国 60 周年畜牧兽医科技贡献奖（杰出人物）"、国家"留学回国人员成就奖"，享受国务院政府特殊津贴；主持项目获国家级教学成果一等奖 2 项、二等奖 1 项，省级教学成果一等奖 4 项；主持项目获四川省科技进步二等奖 2 项；获国家授权专利 23 项，其中国家发明专利 18 项。

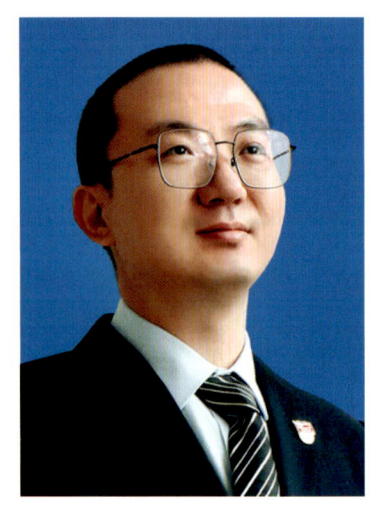

主编：文翼平

　　文翼平，副教授，硕士生导师，美国西北大学联合培养博士，主要从事动物传染病及人兽共患疫病分子流行病学、微生物病原学、疫病诊疗防控等研究，具有较丰富动物生产和动物医学基层工作经历。先后主研国家高技术研究发展计划（863 计划）项目、国家"十三五"重点研发计划项目等 10 余项；主持或参研国家自然科学基金项目 2 项、省级科研项目 2 项、横向合作项目 2 项；以第一作者（或通讯作者）发表论文 40 余篇，SCI 收录论文 20 余篇，其中 TOP 期刊文章 11 篇；获国家发明专利 8 项、实用新型专利 2 项、国家软件著作权 4 项；作为副主编或编委参编了《当代世界人兽共患病学》《人兽共患疫病学》《兽医手册》《国家执业兽医资格考试指南》等专著或教材 9 部；获四川省科技进步二等奖 1 项、四川省教学成果二等奖 1 项。

当代

人兽共患疫病学

DANGDAI

RENSHOU GONGHUAN

YIBINGXUE

主编◎文翼平

四川科学技术出版社

图书在版编目（CIP）数据

当代人兽共患疫病学 / 文翼平主编. -- 成都：四
川科学技术出版社，2024.12. -- ISBN 978-7-5727
-1655-3

Ⅰ. R535；S855

中国国家版本馆CIP数据核字第2024T7C710号

当代人兽共患疫病学
DANGDAI RENSHOU GONGHUAN YIBINGXUE

主　　编　文翼平

出 品 人　程佳月
策　　划　肖　伊
责任编辑　万亭君　税萌成　胡小华　吴晓琳　夏菲菲
封面设计　成都墨之创文化传播有限公司
责任出版　欧晓春
出版发行　四川科学技术出版社
　　　　　成都市锦江区三色路238号　邮政编码 610023
　　　　　官方微博 http://weibo.com/sckjcbs
　　　　　官方微信公众号 sckjcbs
　　　　　传真 028-86361756
成品尺寸　210 mm × 285 mm
印　　张　86　　字数 2 320 千
印　　刷　成都市金雅迪彩色印刷有限公司
版　　次　2024年12月第 1 版
印　　次　2024年12月第 1 次印刷
定　　价　398.00元

ISBN 978-7-5727-1655-3

邮　　购：成都市锦江区三色路238号新华之星A座25层　邮政编码：610023
电　　话：028-86361770

何　冉　四川农业大学

何启盖　华中农业大学

张茂俊　中国疾病预防控制中心

张焕容　西南民族大学

张锡林　中国人民解放军陆军军医大学

邵祝军　中国疾病预防控制中心

尚德秋　中国疾病预防控制中心

罗恩杰　中国医科大学

罗海波　浙江大学

周帅锋　中南大学湘雅医学院

赵　勤　四川农业大学

郝　琴　中国疾病预防控制中心

郭宇飞　金陵科技学院

郭晓奎　上海交通大学

陶三菊　中国疾病预防控制中心

黄小波　四川农业大学

曹三杰　四川农业大学

崔　晶　郑州大学

梁国栋　中国疾病预防控制中心

彭先楚　中南大学湘雅医学院

蒋　毅　中国疾病预防控制中心

韩新锋　四川农业大学

焦新安　扬州大学

舒跃龙　中国疾病预防控制中心

舒衡平　中南大学湘雅医学院

曾　东　四川农业大学

温博海　军事科学院军事医学研究院

鲜思美　贵州大学

颜其贵　四川农业大学

颜萍萍　福建省疾病预防控制中心

潘　亮　福建省疾病预防控制中心

魏建春　中国疾病预防控制中心

⋯⋯ 序 ⋯⋯

全球人兽共患疫病的发生此起彼伏，流行的态势极为严峻和复杂。近年暴发的新型冠状病毒感染（COVID-19）影响到全球绝大多数国家和地区，对人类生命安全构成了严重威胁，对经济社会发展造成了巨大破坏。从已报道的资料看，新型冠状病毒感染除广泛感染人外，还感染多种陆生和水生脊椎动物。虽然新型冠状病毒的自然宿主尚未最终查明，人和动物之间的传播途径还有待进一步探究，但根据国际定义，新型冠状病毒感染应属于一种人兽共患疫病。近年人兽共患疫病的发生和流行如此严重，一是一些经常反复发生的疫病，如禽流感、布鲁菌病、狂犬病等仍在不同地域传播或流行；二是一些长期控制得比较好的疫病，如炭疽、鼠疫等又死灰复燃，并再度肆虐或流行；三是暴发一些新的疫病，如2002年暴发的严重急性呼吸综合征（俗称"非典"、SARS），2009年上半年出现的甲型H1N1流感等。人兽共患疫病的影响范围非常之广，我国无法置身事外，同样受到严重的危害。

为了总结我国和国际上与人兽共患疫病作斗争的最新研究成果和经验，科学分析疫情、疫原和疫因，以便进一步做好疫情的防控工作，本书主编及二十余个单位的数十位一线专家、学者以一种崇高的使命感，历时近5年，编撰完成了《当代人兽共患疫病学》这部学术专著，全书共230余万字，具有信息量大、内容丰富、专业水平高、编著质量好、适用面广和适用性强等特点，这既是对人类生物医学研究发展的重要贡献，也是对人类抗疫斗争的重要贡献，在此向所有参编人员表示敬意和祝贺！

本书书名为《当代人兽共患疫病学》，特别是用"人兽共患疫病"

代替原长期使用的"人兽共患病"这一名称，更科学、更准确，其理由编者已在前言中作了阐述，我表示完全赞同。相信本专著的出版发行，对我国医学和动物医学的建设和发展将起到积极的推动作用。

中国工程院院士　夏咸柱

2024 年 6 月

⸺⸺ 前 言 ⸺⸺

2020 年初，正当本专著紧张编纂之际，新型冠状病毒感染暴发了。从现有报道的资料看，新型冠状病毒感染应属于人兽共患疫病。进入 21 世纪以来，我国先后遭受严重急性呼吸综合征、猪 Ⅱ 型链球菌病和高致病性禽流感等重大疫病，2014 年西非暴发了埃博拉疫情，全球都感受到了人兽共患疫病的严重威胁和对经济社会造成巨大的危害。为了人类的生存和尊严，人类必须与人兽共患疫病展开长期而艰巨的斗争。

与人兽共患疫病作斗争，依靠科学技术是关键。人兽共患疫病因人和脊椎动物可互为传染源，对人和易感动物的保护及疫病防控均十分复杂和艰巨。因此，及时总结人类和人兽共患疫病作斗争的成果和经验，努力反映人兽共患疫病学研究的新进展和新成果，以不断提高人类防控人兽共患疫病的能力和水平具有极为重要的意义。为此，我们组织中国疾病预防控制中心、福建省疾病预防控制中心、四川农业大学、扬州大学、浙江大学、上海交通大学、吉林大学、军事科学院军事医学研究院、中南大学、华中农业大学、重庆医科大学等 20 余家科研、教学、疾控、医疗和动物防疫机构的数十位专家，历时近 5 年，精心编纂了这部学术专著，把它作为和人兽共患疫病作斗争的科学武器，为保护人民群众健康，推进人类卫生健康命运共同体做出贡献。

本专著分为总论与各论。总论概述了人兽共患疫病的概念、演进与分类、基本特征、传播规律和防控人兽共患疫病的宏旨要义及基本原则、技术和要求；各论按"毒""菌""虫"分章，将常见和重要的人兽共患疫病分节详述。

本专著具有以下几个特点：

（1）本书的书名既有时代性又具科学性。书名确定为《当代人兽共患疫病学》，其中"当代"二字表示本书尽可能地反映当前人兽共患疫病研究的最新成果、进展和人类与其作斗争的经验。为什么将之前学术界长期所称的"人兽共患病学"改为本书名中的"人兽共患疫病学"？因根据国际定义，"人兽共患病"名称翻译沿用以来，其特定的范围就是仅指具有感染性的人兽共患传染病和人兽共患寄生虫病，并不包括具有共同病因的人兽共患代谢病及内、外、产科疾病，而汉字中"疫病"就是指具有感染性的传染病和寄生虫病，故"人兽共患病学"中加入"疫"字成为"人兽共患疫病学"，可避免与"具有共同病因的人兽共患代谢病及内、外、产科疾病"相混淆，较之前所称的"人兽共患病学"更科学、更严谨、更准确。

（2）本书内容丰富，信息量大。本书把世界近年来报道过的人兽共患疫病基本都收入其中，对每一种疫病的病原、流行病学、临床症状、病理变化和防控措施等都提供了大量信息，有利于各地对疫病防控措施的制定和实施。

（3）本书的专业水平高，质量好。本书对人兽共患疫病所涉及的基础理论和临床应用技术都作了较充分的阐述，注重理论与实践结合、普及与提高结合，有助于提高读者的专业素养和对疫病的防控水平。

（4）本书的适用面广，适用性强。人兽共患疫病的预防控制和消灭是一场全球性的战役，需要多方面人员协同作战，长期坚持，综合防控。本书充分考虑各个方面读者的需求，既适合有动物医学基础的师生阅读，也适合从事动物诊疗、动物保健和公共卫生工作的人员参考。

由于本书选题具有战略性，内容具有先进性，出版目的具有公益性，因而本书的编纂一开始就得到四川科学技术出版社的高度重视。四川科学技术出版社组织得力编审人员对书稿进行了认真细致的编辑工作，确保了本书的出版质量，我们在此对四川科学技术出版社高度负责的精神表示崇高的敬意和诚挚的感谢！

本书编委会

2024 年 6 月

······ 目 录 ······

第一篇 总 论

第二篇　人兽共患病毒病

第三篇　人兽共患寄生虫病

第四篇　人兽共患细菌病与真菌病

总　论

第一章 | 人兽共患疫病的概念、演进与分类

第一节　人兽共患疫病和人兽共患疫病学的概念

人兽共患疫病是发生于地球上人和动物的一大类疫病。人兽共患疫病是根据英文"zoonosis"这个单词的本义译出来的。早在19世纪，Virchow在总结前人认识的基础上，提出了"zoonosis"这个词，当时是指人类感染的动物疾病。1959年世界卫生组织（WHO）和联合国粮农组织（FAO）联合成立了"zoonosis"专家委员会，给"zoonosis"所下的定义是：由共同病原体引起可以在人和动物之间传播的疾病。1981年9月WHO所属的人兽共患细菌病和病毒病专家委员会在日内瓦举行会议，FAO也派代表参加了会议，对"zoonosis"的定义再次予以确认。

在我国，"zoonosis"一词现译为人兽共患疫病。其中"兽"字与《中华人民共和国动物防疫法》中动物的含义相同，指家畜、家禽和人工饲养、合法捕获的其他动物。

人兽共患疫病分布广泛，既危及人类健康，又影响家畜、家禽健康及其生产，如降低肉、奶、皮、毛的产量和使役能力，可造成巨大经济损失。随着国内外贸易日益频繁，人们开展的贸易活动越来越多，地域越来越广，人兽共患疫病流行的趋势也不断扩大，对人和动物健康的威胁也在增长，如艾滋病的蔓延和近年禽流感的大规模流行就是例证。

人兽共患疫病学不同于纯粹的医学和兽医学，已发展成为一门独立的学科。它最大的特点是共同的病原体引起人和动物共同发病，因而其防治工作必须融合医学和兽医学共同的经验，以预防人和动物之间的相互传染为主要目的，故人兽共患疫病学在人和动物的预防医学上占有重要地位。人兽共患疫病学要综合运用各学科的知识，查明病原体对人体健康和畜牧业的危害，合理地制定防控措施，既保护人类的健康，又促进畜牧业的发展。加强人兽共患疫病的研究，不仅是一个医学问题，还是一个人类必须面对的重大社会问题，对我国全面建设现代化国家与和谐社会的构建都具有十分重要的意义。

第二节　人兽共患疫病的演进

　　人兽共患疫病的病原体在自然界演进过程中也不断适应着新的环境。基于生物进化从低等到高等的规律，一般病原体适应人体是在适应动物体之后形成的。现在还可看到一些人兽共患疫病的病原体，其适应性经历了先动物后人类，或者还处于从动物到人类的阶段。有一些种类在适应人体的环境后，几乎失去了对动物体的适应能力，但更多的种类是既可在动物体内增殖，又可在人体内生存；既是动物的病原体，又是人类的病原体。

　　病原体在动物体和人体内适应性的形成，与病原体发生变异有关。这种适应性最初常常表现为单宿主性，即对宿主有严格的选择。随着生物的进化及与多种动物的接触，又逐渐表现为对多种动物的适应性。

　　在人类的活动中，以某种形式与多种动物接触，也必然扩大了与多种动物病原体的接触，其后有的病原体逐渐适应人体，由此，就导致原本仅流行于动物的疫病开始在人群之间流行。如现在世界广为流行的 H5N1 型禽流感病毒对人体的感染就是现实的例子。

　　人兽共患疫病的病原体生活在人或动物机体环境中，人体和动物的内环境直接影响病原体的生存与繁殖。研究人兽共患疫病病原体，首先要了解该病原体在人体和动物之间的传播情况，并从中找出规律。同种病原体的不同地理株、生理株的致病作用可能有差异，因而会影响病理变化和临床表现。因此，研究和解释人兽共患疫病的病理变化和体征时，特别是出现新表现时，必须考虑病原体在人兽间传播的不同病原体株的差异。此外，研究人兽共患疫病一定要特别注意"共患"特征，了解其在动物体之间传播的规律和感染人体后会产生的后果。

第三节　人兽共患疫病的分类

一、按照病原体的生物属性分类

　　(1)由细菌引起的人兽共患疫病：如鼠疫耶尔森菌、大肠埃希菌、沙门菌、炭疽杆菌、巴氏杆菌、葡萄球菌、丹毒杆菌、结核杆菌、链球菌、布鲁菌、放线杆菌等。

　　(2)由病毒引起的人兽共患疫病：如狂犬病、流感、严重急性呼吸综合征、艾滋病、口蹄疫、肝炎、牛海绵状脑病、尼帕病毒脑炎、亨德拉病毒病、流行性出血热、森林脑炎、黄热病等。

　　(3)由寄生虫引起的人兽共患疫病：如弓形体病、日本血吸虫病、绦虫病、旋毛虫病等。

　　(4)由真菌引起的人兽共患疫病：如曲霉菌病、皮肤真菌病、隐球菌病、念珠菌病、孢子丝菌病等。

　　(5)由衣原体引起的人兽共患疫病：如鹦鹉热衣原体病、沙眼衣原体病和肺炎衣原体病等。

　　(6)由螺旋体引起的人兽共患疫病：如莱姆病、蜱传回归热、钩端螺旋体病等。

　　(7)由支原体引起的人兽共患疫病：如立克次氏体病、鼠型斑疹伤寒、恙虫病等。

二、按病原体储存宿主分类

（1）以动物为主的人兽共患疫病：此类疾病病原体的储存宿主主要是动物，通常在动物中传播，偶尔感染人类，如狂犬病、鼠疫、布鲁菌病、旋毛虫病和棘球蚴病等。

（2）以人为主的人兽共患疫病：病原体储存宿主主要是人，通常在人间传播，偶尔感染动物，如人型结核病、阿米巴病和人的 A 型流感等。

（3）人与动物并重的人兽共患疫病：人与动物均为储存宿主，都有流行，如日本血吸虫病、钩端螺旋体病和葡萄球菌病等。

（4）真性人兽共患疫病：病原体必须以人为终末宿主，以某种动物为中间宿主，两者缺一不可，如有钩绦虫病、无钩绦虫病和囊尾蚴病等。

三、按病原体生活史分类

（一）直接型人兽共患疫病

直接型人兽共患疫病指通过直接接触传播的疫病。病原体在传播过程中不繁殖或很少繁殖。主要传播途径为皮肤、黏膜、消化道、呼吸道等，包括各种细菌病、大部分病毒病、部分原虫病、小部分线虫病，如炭疽、结核病、布鲁菌病、类丹毒、钩端螺旋体病、狂犬病、口蹄疫和流行性出血热等。

（二）循环型人兽共患疫病

循环型人兽共患疫病指病原体的生活史中需要有人和其他一种以上脊椎动物参与的人兽共患疫病，如猪囊尾虫病和牛绦虫病等。

（三）媒介型人兽共患疫病

媒介型人兽共患疫病指病原体的生活史中必须有脊椎动物或无脊椎动物的共同参与，才能形成的人兽共患疫病。在无脊椎动物体内发育、增殖到一定数量，再侵入脊椎动物宿主，并以无脊椎动物作为传播媒介，如恙虫病、森林脑炎和莱姆病等虫媒传染病。

（四）腐生型人兽共患疫病

腐生型人兽共患疫病指病原体在非动物性的有机体上繁殖或进行一定阶段的发育，然后才能传染脊椎动物，如曲霉菌病、隐球菌病、破伤风、炭疽和气性坏疽等。

以上三种分类法在流行病学上都有一定意义，但较复杂，在实际应用中有一定困难。

四、按主要传染源分类

不同人兽共患疫病的病原体由于其作为传染源的差异，会导致防控措施不同，故按其传染源分类，有利于防治工作。

（1）以家畜为主要传染源的人兽共患疫病：如布鲁菌病、弓形虫病等。这类病应针对家畜进行控制和防治工作。

（2）以野生动物为主要传染源的人兽共患疫病：如鼠疫、流行性出血热等许多自然疫源性疾病。此类疾病应采用以灭鼠为主的预防措施。

（3）以禽类、玩赏动物、鱼贝类、寄生动物等为主的人兽共患疫病。

第二章

人兽共患疫病流行病学

第一节　人兽共患疫病的基本特征

人兽共患疫病是指人和脊椎动物由共同病原体引起的、在流行病学上有关联的疾病，因此，人兽共患疫病既具有一般传染病的特征，又与普通传染病有所区别，基本特征主要包括以下几方面：

（一）由特定的病原体引起

人兽共患疫病是在一定的环境下由病原微生物侵入动物或人的机体而引起，每一种人兽共患疫病都有其特定的致病微生物存在，没有病原体就不会引起发病，如狂犬病是由狂犬病毒引起、口蹄疫是由口蹄疫病毒引起的疫病。

（二）具有传染性并可在动物与人之间传播

从被感染人兽共患疫病的人或动物体内排出的病原体侵入另外一个有易感性的人或动物体内，能引起同样的症状。通常人兽共患疫病病原体从传染源传播给易感对象会通过多种传播方式，如垂直传播途径包括经胎盘传播、经卵传播和经产道传播等，水平传播途径有交配、舔咬或经过空气、饲料、水源、土壤等媒介传播。

（三）具有特征性的临诊表现

人兽共患疫病的病程发展过程大多数情况下具有明显的规律性，大致可分为潜伏期、前驱期、明显（发病）期和转归期四个阶段，如狂犬病的发病阶段很明显的表现为前驱期（沉郁期）、兴奋期（狂暴期）和麻痹期。大多数人兽共患疫病都具有各自特征性症状和病理变化，如口蹄疫主要是在偶蹄兽的口唇、蹄部和乳房形成水疱和烂斑。

（四）耐过动物或人可获得特异性免疫

人和动物感染人兽共患疫病耐过后，大多数情况下均能产生特异性免疫，使机体在一定时期或终生不再患该种疫病，因此大多数人兽共患疫病都可以通过免疫接种来预防。

（五）具有流行性和流行规律

人兽共患疫病在一定的环境条件下，在一定的时间内，某一地区易感人群和易感动物中可能有许多人和动物被感染，致使疫病蔓延传播，形成流行，这种特性叫人兽共患疫病的流行性。人兽共患疫病的流行通常有四种形式，包括散发性、地方流行性、流行性和大流行。许多人兽共患疫病在流行过程中具有明显的地方性、季节性和周期性等流行规律，如日本乙型脑炎主要发生在夏季蚊子活动频繁的时候，口蹄疫每4～5年发生一次较大的流行。

第二节　人兽共患疫病传播流行的基本条件

人兽共患疫病的流行病学主要是研究传染病在动物群和人群中发生和发展的规律，以达到预防和消灭人兽共患疫病的目的。人兽共患疫病的基本特征是病原微生物能在动物和人之间直接或间接（通过传播媒介）地相互传染，构成流行。传染病在动物和人群中发生、传播和终止的过程，也就是人或兽从个体感染发病发展到群体发病的过程，就是人兽共患疫病的流行过程。这个过程的形成一般需具备三个基本环节，即病原微生物从已受感染的人或动物体内（传染源）排出，经过一定的传播途径，侵入新的易感对象。倘若缺少任何一个环节，人兽共患疫病的流行就不能发生或即被终止。这样，传染源、传播途径和易感对象就成为人兽共患疫病能在动物群和人群中蔓延流行的三个基本条件。因此，掌握人兽共患疫病流行过程的基本规律和基本条件及其影响因素，能够为正确制定人兽共患疫病的综合防控措施，为更好地贯彻执行国务院颁发的相关动物和人疫病防治的法律法规提供理论和实践依据。

一、传染源

传染源亦称传染来源，指有病原微生物在体内生存繁殖，并能排出体外的动物和人群。具体说，传染源就是受病原微生物感染的动物和人，包括传染病患者、传染病病畜、带菌（毒）者和带菌（毒）动物。

病原微生物在其形成过程中对某种动物体或人体产生了适应性，反过来说，这些动物体或人体对这些病原微生物具有了易感性，并成了它们最适宜生存的环境。病原体在这些动物或人体内可持续排出。外界环境由于缺乏恒定的温度、湿度、pH值和营养物质，加上自然界存在的许多天然杀菌因素，一般不适宜病原体较长期的生存、繁殖，更不能持续排出病原体，因而受病原体污染的外界环境都不能认为是传染源，而属于后面传播途径中讲到的传播媒介。

动物和人群受感染后，可表现为患病和带菌（毒）两种状况，因此传染源一般分为两大类型。

（一）患病动物和人

患病动物和人是重要的传染源。有些人兽共患的传染病，患者和病畜相互都可成为传染源。已出现临床病症的动物常可排出大量毒力强大的病原体，这时作为传染源其危害也最大，比如猪痢疾和牛结核。病畜能排出病原体的整个时期称为传染期。不同传染病的传染期长短有所不同。各种传染病的隔离期就是根据传染期的长短来制定的。为了控制传染源，对病畜原则上应隔离至传染期终了为止。一般来说，临床症状消失后康复的动物已无传染性了。但也有些传染病，如布鲁菌病等，在人或动物受感染且临床症状消失后仍能较长时间排出病原体，即仍处于传染期，这一点在防疫工作中应高度注意。

（二）带菌（毒）动物和人

带菌（毒）动物和人指外表无病症但可携带并排出病原体的动物和人。带菌（毒）人畜在流行病学上的危害，一般不及患者和患畜，但因缺乏症状不易被发现，有时可成为十分重要的传染源；如果检疫不严，还可随人的活动或动物的运输散播到其他地区，造成新的暴发或流行。

带菌（毒）人畜可分为潜伏期带菌（毒）人畜、恢复期带菌（毒）人畜和健康带菌（毒）人畜。

1. 潜伏期带菌（毒）人畜　指感染后到临诊症状出现前能排出病原体的人畜。这一时期，对多数传染病，受感染体并不具备排出病原体的条件，因此还不能起到传染源的作用，但有少数传染病如狂犬病、口蹄疫和猪瘟等受感染体在这一时期已能排出病原体，因此已有传染性。

2. 恢复期带菌（毒）人畜　指在临诊症状消失后的恢复期仍能排出病原体的人畜。一般来说，处于恢复期的人畜，传染性已逐渐降低或无传染性了。但仍有很多传染病，受感染体在临床症状消失后的恢复期仍能排出病原体，这称为恢复期带菌（毒）现象。依据时间划分，恢复期带菌（毒）在3个月内的称为急性带菌（毒）者，如猪瘟、口蹄疫等；3个月以上的称为慢性带菌（毒）者，如结核病、布鲁菌病、马传染性贫血等。犬患传染性肝炎康复后，还会自尿中排毒6～9个月，这是狐、狼、猫等患传染性肝炎的主要传染源。

3. 健康带菌（毒）人畜　指能排出某种病原微生物却未发生该种传染病的人畜。一般认为这属于隐性感染，只能靠实验方法才能检出。这些人畜因排菌数量有限，作为传染源的危害作用不大，但某些病原微生物。如巴氏杆菌、沙门菌、大肠埃希菌、流行性乙型脑炎病毒、猪丹毒杆菌等广泛存在于多种人畜体内，这些健康带菌（毒）人畜有时可成为重要的传染源。

带菌（毒）动物和人存在着间歇排出病原体的现象，因此仅凭一次病原学检查的阴性结果不足以排除带菌（毒）情况，只有反复多次的检查均为阴性结果时才能排除带菌（毒）情况。

二、传播方式和途径

病原微生物由传染源排出后，经一定的方式再侵入其他易感对象所经的途径称传播途径。研究如何切断传播途径是人兽共患疫病流行病学研究的主要内容之一，也是防控人兽共患疫病的重要环节。在传播方式上，通常分为两大类，即直接接触传播和间接接触传播。

（一）传播方式

1. 直接接触传播　是指被感染的传染源通过与易感对象直接接触（亲吻、舐咬、交配等）将病原微生物传给后者的传播方式。以这种传播方式为主的疫病为数不多。其流行特点是一个接一个地发生，形成明显的传播锁链。如狂犬病，传播主要是通过易感对象被传染源咬伤，带毒的唾液进入伤口后才发生。

2. 间接接触传播　是指病原微生物被传染源排出体外后，通过传播媒介使易感对象发生感染的传播方式。"帮助"传染源将病原体传播给易感对象的各种外界环境因素称为传播媒介。传播媒介可能是生物，也可能是非生物。间接接触传播是多数传染病的主要传播方式。

两种方式都能传播的传染病称为接触性传染病。

（二）传播途径

1. 经污染的食物（饲料）和饮水传播　这是以消化道为主要侵入门户的病原微生物的主要传播途径。这类传染病很多，如口蹄疫、鸡新城疫、痢疾、猪丹毒、沙门菌病、鼻疽等。传染源的分泌物、排泄物或尸体流出物污染了食物、饲料、饮水、土壤、水池或先污染了用具（水桶、饲槽、役具等）、畜舍、车船等再转而污染饲料、饮用水而传给易感人畜。有些水中的病原体可经皮肤黏膜侵入人和动物体内，如钩端螺旋体病等。

2. 经空气传播　这是以呼吸道为主要侵入门户的病原微生物的主要传播途径。一些传染病如结核病、流感病毒、SARS等在病畜（人）咳嗽、喷嚏或鸣叫时，瞬间的强气流会把带有病原微生物的呼吸道渗出液喷射出来形成飞沫，飘浮于空气中，易感对象吸入病原体而受感染，这种传染方式称为飞沫传播。呼吸道传染病主要是通过飞沫传播。另一种是被传染源排出到外界环境中的病原微生物，受流动空气的冲击再随尘埃飞扬到空中，被易感对象吸入而被其感染，这一过程称为尘埃传播。一些呼吸道传染病之所以会发生大规模流行，一方面是由于传染源和易感对象的不断转移和集散，另一方面就是因飞沫到处喷出或尘埃四处飞扬所致。

经空气传播的传染病因传染易于实现，患畜多为传染源周围的动物，故某些潜伏期甚短的传染病，如猪流行性感冒，在易感动物集中时可形成暴发。传染病的发生常与饲养环境较差、动物居住拥挤有关。

3. 经污染的土壤传播　主要见于那些对外界环境抵抗力较强，落入土壤后能在其中长期存活的病原微生物。这类微生物称为土壤性病原微生物，它们所引起的传染病有炭疽、气肿疽、破伤风、恶性水肿、丹毒等。这些病原微生物要么在土壤中可形成芽孢，要么本身对干燥、日光、腐败等外界环境因素的抵抗力较强（如丹毒杆菌），难以杀灭。受污染的土壤可成为长久的疫源地，甚至被流水带到别处，扩大污染范围。动物可因伤口接触到受污染土壤中的芽孢而引起感染（如破伤风和恶性水肿）或啃食了附有芽孢的牧草而发病（如炭疽和气肿疽）。因此应特别注意对患病人畜的排泄物，受污染的环境、物体和病畜（人）尸体的处理，防止这些病原微生物落入土壤，造成长久的后患。

4. 经生物媒介物传播　在疾病传播过程中，扮演着承载及传播病原体角色的生物体被称为生物媒介，这自然也包括人类自身。在疫病的传播中，节肢动物中的虻类、蝇、蚊、蜱、螨、虱和蚤等是主要传播者。传播方式可分为两类，即机械性传播和生物性传播。

（1）机械性传播：指上述节肢动物等通过在病、健动物间刺螫吸血而散播病原微生物。如虻和厩螫蝇可以传播炭疽、土拉菌病（兔热病）、马传染性贫血等败血性传染病；蚊可传播脑炎和猪丹毒；库蠓可传播马瘟。

（2）生物性传播：指病原体进入某些节肢动物体后，需经一定的发育才能感染易感对象。这种传播具有一定的生物学特异性，即一定种类的病原体只能通过一定种属的节肢动物传播，病原体在其体内存在的时间可长可短。如库蚊在感染乙型脑炎病毒后可保存病毒达90 d；钝缘蜱感染回归热螺旋体后甚至能保存其活力达13年。在一些节肢动物中，病原体可经卵传递给下一代；在发育条件适宜时，其卵内的病原体也随之发育，不仅不会失去致病性，而且会增大其毒力。

一些野生动物在传染病的传播方面也有不可忽视的作用。一类是本身对病原体具有易感性，它们在将病原微生物传播给家畜（禽）时，本身起到了传染源的作用。如狐、狼等可将狂犬病传播给家畜；鼠类可传播沙门菌病、布鲁菌病、伪狂犬病等；野鸭可传播鸭瘟。另一类是本身对某病原体无易感性，但可机械地传播疾病。如乌鸦在啄食炭疽病畜的尸体后可从粪内排出炭疽芽孢杆菌，野马可传播口蹄疫等。

人类本身，特别是与病畜（禽）有密切接触的兽医、医护人员和饲养人员等，如不严格遵守防疫卫生制度，也会传播病原体。如器械消毒不严，带有病原微生物的衣服、鞋底未经消毒又进入健畜（禽）舍、病房，都会引起传染。有些人兽共患疫病如口蹄疫、结核病等，人也可能成为传染源，这一点必须充分注意。

由此可见，传染病流行时，不少传染病的传播途径都不是单一的，而是多种途径并存，比较复杂，如炭疽可经接触、食物、饲料、饮水、空气、土壤或节肢动物等途径传播。尽管如此，病原微生物在更迭其宿主时不外乎两种形式，即水平传播或垂直传播。前者是指病原微生物在动物体之间的横向传播，上述传播方式大多属于此方式；后者是病原微生物经卵巢、子宫内感染或通过初乳而传播到下一代。

三、易感对象

对某种人兽共患疫病病原体具有易感性的动物或人称为易感对象。当病原微生物侵入了易感对象时，即可引起该种疫病的流行。如未接种过口蹄疫疫苗的猪群，对口蹄疫病毒有很高的易感性，一旦有口蹄疫病毒侵入，即可使该猪群发生口蹄疫流行。人畜群的易感性与群体中易感对象的数量呈正相关。易感性的高低虽与病原体的种类和毒力强弱有关，在动物上还与畜体的遗传特性、群体特异性免疫状态等因素有关，外界环境条件特别是营养水平和动物的饲养管理状况也有十分重要的影响。

（一）动物种群的遗传特性

不同种类的动物对于同一种病原微生物的易感性和临诊表现有很大差异，这是由动物种群的遗传特性决定的。这种传染病表现的相对差异在流行病学方面有特殊意义。如猪瘟病毒在自然情况下只引起猪（包括野猪）发病，而其他动物不受感染。蓝舌病病毒在南非引进美利奴羊以前早已在野生偶蹄兽中存在，因未表现出临床症状，并不为人所知；当后来美利奴羊发生蓝舌病时，一段时间曾被错误地认为是引进美利奴羊带入的"新"病。同种不同品系的动物对相同病原微生物的抵抗力，有的也存在明显遗传特性差异。如水貂阿留申病是由一种慢病毒引起的传染病，虽然可使多数品系的水貂发病，但死亡率最高的是蓝色水貂。免疫生理研究发现，蓝色水貂的抗体反应很低，在其所有白细胞中存在特异性的异常颗粒。又如白来航鸡对雏鸡白痢的抵抗力明显增强，这是人工抗病育种的结果，使这个品系雏鸡具有在短期体温升高到 $41 \sim 43\ ℃$ 的特点。

目前，选育抗病高产的畜禽新品种和新品系是动物育种学家需要完成的迫切而艰巨的任务。一些国家在动物基因表达调控方面取得的进展，已为育成具有优良生产性能和高度抗病力的新品种开辟了新途径。

（二）动物或人的特异性免疫状态

同批（年龄基本相同）但不同个体的人畜对病原体的易感性也有差异，有时十分明显，这与不同人畜个体的特异性免疫状态有重要关系。一般某种传染病在流行之后该地区人畜（禽）群易感性降低，流行逐渐停止，这是由于耐过的人畜都获得了特异性免疫力。此外，注射疫苗也能使人畜（禽）群获得特异性免疫力。已免疫的个体的后代一般也能获得先天被动免疫，在出生后的一定时间内具有特异性的免疫力。在人畜（禽）群特异性免疫水平比较高的地区，相应传染病流行的危险比较小。如果一个畜（禽）群 $70\% \sim 80\%$ 的个体是有抵抗力的，就不会发生大规模的疫病暴发流行。但从无病地区引进新的易感动物群后或幼畜的大量出生，畜禽免疫水平就会降低，易感动物的比例增加，一定情况下又会出现新的疫病流行，甚至急性暴发。同时，动物的免疫状态还与其年龄及是否自然接触过某病原体密切相关。一般情况下，幼龄动物较成年动物抵抗力低。如马腺疫等主要发生在幼畜；又如轮状病毒性腹泻，幼龄人畜的发病率高。但也有某些疫病主要发生于性成熟后的家畜，如布鲁菌病。成年人畜除可能接受过某些预防接种外,在生活过程中还可能因自然接触过某些病原体而具有一定的免疫力。

(三)动物群的饲养管理

饲养管理的好坏对畜(禽)群的健康水平有重要影响。饲养管理包括较多内容,其中饲料的质量和保存、畜(禽)舍管理、粪便处理、卫生防疫、隔离检疫等都与疾病的发生和危害大小有密切关系。饲养管理好,动物健康水平高,对疾病的抵抗力也更强,这在巴氏杆菌、沙门氏菌病等内源性感染的疾病防治上有更明显的现实意义。

综上所述,传染源、传播途径和易感对象这三个条件是人兽共患疫病流行过程的三个基本环节,当它们都存在又互相联结时,则会发生疫病的流行。倘若缺少某一个环节,新的传染就不可能发生(极少数情况,如狂犬病通过患病动物咬伤健康动物传播病源,或有的疫病可通过性途径传播病源等例外),也不可能构成传染病在人和动物群中的流行。同样,当流行已经形成时,若切断其中任何一个环节,流行即告终止。这三个环节的联结或分离,都与一定的自然因素和社会因素密切相关。

第三节　人兽共患疫病流行的影响因素

人兽共患疫病的流行过程实际上是疫病在人类社会生活中的一种表现,因而必然与各种自然因素和社会因素紧密联系,相互影响。自然因素和社会因素对疫病流行过程这样或那样的影响,一般来说,都是通过作用于传染源、传播途径或易感对象三个环节来实现的。

一、自然因素

对流行过程有影响的自然因素很多,主要包括气候、温度、湿度、阳光、雨量、空气流动、地理环境等。它们在疫病流行过程的三个环节上发生作用,表现复杂多样。

(一)对传染源的影响

气候、温度、湿度与地理环境等的变化对某些传染病的发生和发展有较明显的影响。如猪沙门氏菌,猪发病前常已带菌,气候骤变、环境变化常成为本病发生的诱因:湿度大,气温升高,可降低猪的呼吸和排泄功能;阴湿冷风吹袭,可使猪的体温失调;环境改变,往往饲料也会变化。这些都会扰乱动物体正常的新陈代谢和生理功能,降低其抵抗力,使内源感染的猪发病,进而引发传染。一定的地理环境(如江河)既对传染病的转移有限制作用,有时也可把传染源带到别处,产生新的疫源地。当某处存在自然疫源性疾病时,自然因素对传染源的影响有时特别显著。野生动物生活在一定的自然地理环境(荒野、森林、沼泽)中,病原体的循环传代增殖,使这些地方成为久存的自然疫源地。

(二)对传播途径的影响

自然因素对传染病的发生和发展的影响很明显,如夏末秋初,气温较高、雨量充沛,吸血昆虫大量孳生,异常活跃,通过它们散播的传染病如炭疽、气肿疽、土拉菌病(兔热病)、脑炎等的发病率明显上升。日光和干燥对多数病原体有灭活作用,而适宜的温度和湿度则有利于病原体在外界环境中生存。前面提到过的口蹄疫的季节性,实际是由该病毒颗粒较耐低温而不耐高温的特性决定的;呼吸道传染病也常有季节性,如流行性感冒在晚秋、冬、早春发病率会出现增高的现象。

（三）对易感对象的影响

气候突变、寒冷、闷热、阴雨连绵、地理环境等的变化常常成为应激因素，影响动物正常的代谢和生理功能，使动物机体抵抗力下降，导致病原微生物的入侵。闷热天气常可降低肠道的免疫功能，使肠道传染病患病率增加；湿冷空气可降低呼吸道黏膜的屏障作用，导致呼吸道传染病的流行。家禽在自然情况下一般不感染炭疽，但如寒冷和饥饿使鸡的体温降至 37 ℃时，则会导致鸡失去对炭疽的先天免疫性。

二、社会因素

人和动物所处的环境，除受自然因素影响外，很大程度上还受人类社会生产活动的影响。人类的社会生产活动是多方面的，它与社会制度，生产力水平，人口素质，社会经济、文化、科技的发展，国家的法律建设和民族风俗习惯等都有直接关系。人类的社会生产活动既可是导致疫病广泛流行的原因，也可以是有效消灭和控制疫病流行的关键。

（一）自然资源的开发

随着经济发展和人口的不断增长，人类需要进入迄今尚未被开发或人烟稀少的地区兴办水电，建造公路、铁路和桥梁，伐林开垦等，这就使原在这些地区生存的野生脊椎动物中流行的自然疫源性疾病的病原体有可能侵入人类或家畜家禽而发生传染病流行；或人类将在山野、森林捕捉的野生动物引至动物园或住宅饲养，也有可能把某些自然疫源性疾病带入人口密集的地区。这在后面的地理景观流行病学中将述及。

（二）畜、禽高度集约化饲养

当前，畜牧业生产向大规模集约化方向发展，单位面积内的动物饲养量显著增加，饲养数万头猪，数万头肉牛或乳牛和数万只鸡、鸭的牧场已不罕见。这些牧场的防疫工作稍有疏忽就可能会引起疫病的暴发流行，造成重大经济损失。如欧洲的一个大型奶牛场，曾因一名疥癣患者传播出的病原体，引起大批奶牛患疥癣病，造成严重的经济损失。

（三）风俗与生活习惯

某些疫病的流行与民族或地区的风俗习惯有密切关系。如日本人喜食生鱼片；我国广东、福建和越南农村现还有用蛙肉敷贴伤口或吞食活蛙以治疗疥癣病的习俗；我国农村许多地方，过去习惯把猪圈与厕所建在一起，增加了猪吞食人粪的机会，这些都为某些人兽共患疫病的流行提供了可能。近年我国一些地方犬饲养不规范，一旦有病犬出现，又未能及时采取正确处理措施，造成犬犬交互感染，狗即成了狂犬病毒传播的流动载体。

（四）环境污染

环境污染包括多种因素的污染，这里着重指致病微生物的污染。如果人畜排泄物管理不善，卫生设施破损，病原体随同人畜排泄物污染水源、土壤和植被，则成为一些人畜共患疫病传播的重要途径。如用未经无害化处理的粪水给蔬菜施肥，人生食这些蔬菜后即易被病原体感染。屠宰场、肉食品厂排出的废水，或农户宰杀动物的废水未经处理就排放，常常也是导致某些传染病原传播的重要原因。如某地曾因有人食用从口蹄疫疫区带出的牛头，导致洗涤该牛头的废水流入水沟，被邻村牛只饮用后发生口蹄疫。

仅从上面几点可以看出,人的社会活动对疫病流行有重要影响。严格执行卫生法规、兽医法规和防控措施,是控制和消灭人兽共患疫病的重要保障。相反,无相关法规或不严格执行已有法规,则是造成一些人兽共患疫病长期不能消灭和使疫情扩散的主要原因之一。

第四节　人兽共患疫病流行过程的特征

以下主要介绍人兽共患疫病发生时在动物中流行的特征。

一、流行形式

在人兽共患疫病的流行过程中,根据在一定时间内发病率的高低和传播范围的大小,可分为如下四种表现形式。

(一) 散发性人兽共患疫病

散发性(sporadic)指发病人畜数目不多,在一个较长的时间里病例只是零星地散在发生。出现这种散发形式的原因大致有:

(1)畜(禽)群对某病的特异性免疫水平较高,但又不是所有动物都获得了特异性免疫力。如鸡新城疫是流行性强、危害大的传染病,若每年按防疫规程对鸡进行全面预防注射,动物群抵抗力明显提高,对该病原体的易感性就会大大降低,也就是从易感动物群这个环节上进行了控制。但如免疫不及时,或未严格按防疫规程的要求进行操作,或动物本身抵抗力太差,就不能获得全面的特异性保护,还是有可能出现散发病例。

(2)某些传染病在畜禽中通常表现为隐性感染,仅一部分动物偶尔表现症状,如家畜的钩端螺旋体病。

(3)一些病的传播需要具备某些特殊条件,如破伤风的发病需要破伤风梭菌和创伤的深度能构成厌氧环境这两个条件同时存在,否则一般情况下只表现为零星散发。又如放线菌病,病原体存在于污染的土壤、饲料或饮水中,当动物的黏膜或皮肤上有破损且接触到病原体时才会发生,表现为散发。相似的情况还见于恶性水肿等。

(二) 地方流行性人兽共患疫病

地方流行性(endemic; enzootic)指在一个时期内,发病数量较多,但传播范围不广,常局限于一定地区(如一个县、乡或村镇范围)内的流行。它表示在一定地区的某一时期里,发病的数量超过散发性人兽共患疫病,但并不是超过很多,这除了表示在一定地区有一个相对的数量外,还具有地区性意义。如猪丹毒、猪气喘病等,常呈地方流行性,通常是由于该地区存在某些有利传染病发生的条件,如饲养管理条件差,土壤、水源有病原体污染及有带菌(毒)动物和活的传播媒介等。又如牛气肿疽、炭疽的病原体形成芽孢,污染了某个地区,使其成了常在的疫源地,如防疫工作没抓好,每年都可能出现一定比例的发病数量。某些散发性传染病在畜禽群易感性增高或传播条件有利时也可能出现地方流行性,如巴氏杆菌病、沙门氏菌病。

(三) 流行性人兽共患疫病

流行性(epidemic; epizootic)指在较短时间内发病数量多,并传播到较广范围(几个县,甚至几个省)的现象。这个概念并不指动物发病数量有一个规定的界限,而主要指发病频率较高,时间相对较集中而传播范围较广。口蹄疫、牛流感、绵羊痘、鸡新城疫等常出现这种流行形式。这些传染病的病原体往往毒力较强，并呈急性经过。

一些书籍和专业期刊上还常常用"暴发"（outbreak）一词来描述传染病的流行情况。一般认为，"暴发"是指某种传染病在一个畜禽群单位或一定地区范围内，短期内突然出现很多病例时的情况。

（四）大流行性人兽共患疫病

大流行（pandemic；panzootic）指一个时期内发病数量很多，传播蔓延的地区非常广泛，可传播到全国或几个国家，甚至甚至超过洲界。这类疫病一般都是由传染性很强的病原体所引起，历史上如口蹄疫、流感等都曾以此种形式发生过。

上述几种流行形式之间的界限是相对的，同一种传染病的流行情况、时间、地点、环境不同其表现也会不同。如某种疫病在某地疫区，每年动物中有 5% 的新病例出现，可能不会特别引人注意（至多认为是散发），但如在 1 个月内有 5% 的动物受感染，则可认为发生流行了；如果某地每月仅出现 1% 的新病例，可能认为其属散发，但若该地此前从未出现过此种病例，则表明有可能发生了一次流行。

二、流行过程的季节性

某些人兽共患疫病常在一定的季节发生，或在一定的季节出现发病率显著上升，这种现象称为流行过程的季节性。出现季节性的原因，主要有下述几个方面。

（一）季节变化对病原微生物在外界环境中的存在和散播产生影响

夏季气温高、日照长、紫外线辐射强烈，这不利于一些抵抗力较弱的病原体在外界环境中的存活。例如，口蹄疫病毒对高温和阳光照射敏感，在阳光直射下 60 min，病毒可死亡。因此，牧区口蹄疫的流行一般在夏季减缓或平息，而常在冬季加剧。多雨季节，如土壤中存有炭疽芽孢杆菌的芽孢或气肿疽梭菌的芽孢，很可能被流水（或洪水）冲出散布到草场牧地，炭疽或气肿疽发生流行的可能性就会增大。

（二）季节对生物传播媒介的影响

在炎热的季节里，蝇、蚊、虻类等吸血昆虫大量孳生，活动猖獗，凡能由它们传播的疫病都易发生流行，如猪丹毒、炭疽、日本乙型脑炎、马传染性贫血等。

（三）季节对动物活动和抵抗力的影响

季节变化引起的气温和饲料的变化，对动物抵抗力有一定的影响。这种影响对于引发某些病原微生物引起的传染病流行作用明显。如巴氏杆菌病、仔猪副伤寒和羔羊痢疾等发病常与季节变化有关。另外，冬季舍饲期间，畜舍比较拥挤，饲养密度增大，经空气传播的传染病较为多发，这与冬季温度较低，且通风不良有直接关系。

三、流行过程的周期性

某些人兽共患疫病经过一定的间隔时期后（常为数年）再度发生流行，这种现象即疫病流行的周期性。如口蹄疫、流感的发生都曾有这种周期性表现。出现这种周期性表现的重要原因是人畜群中易感的比例发生较大的变化。在疫病流行期间感染未死而康复的或隐性感染的人畜都能获得特异性免疫力，因而使流行逐渐平息。但是经过一定时间后，要么免疫力逐渐消失，要么又有一批新的人畜出生，或引进了一定数量的外来易感动物,或存在易感人畜的大量流动,这样易感人畜的比例增大,群体的易感性会明显提高,当传染源和传播途径两个环节同时存在时,病原微生物即很容易侵入易感对象,结果可能又发生流行。

人兽共患疫病流行过程的季节性或周期性不是无法改变的。只要我们加强调查,深入研究,掌握它们的特点和规律,使外界环境不利于病原微生物的存在、不利于吸血昆虫的孳生,并采取消毒杀虫措施,加强对畜(禽)的饲养管理,增强易感对象机体的抵抗力,有计划地做好预防接种,就可以使人兽共患疫病不发生季节性或周期性流行。

第五节　人兽共患疫病疫源地和地理景观流行病学

一、疫源地

(一)疫源地的含义

除患病人畜和带菌(毒)人畜之外,所有已接触患病人畜和带菌(毒)人畜的人、畜、物体或场所等也有被病原体污染的风险,也可能散布病原体。这种有传染源及其排出的病原体存在的地区称为疫源地。由此看出,疫源地的含义比传染源的含义更广泛,它不但包括了带有并可排出病原体的脊椎动物(传染源),而且还包括传染源活动场所中所有已被污染的物体、用具、厩舍、牧地和怀疑被感染的可疑动物群及储存宿主等。对疫源地内的传染源可采取隔离、治疗或消毒深埋、烧毁等办法处理,而其余受污染的环境则须消毒灭菌,杜绝各种传播媒介,防止易感对象感染。由于疫源地内的病原体可以向外传播,可能威胁其他地区的安全,因而研究和查明人兽共患疫病的疫源地并消灭病原体,是防控人兽共患疫病的重要任务之一。

(二)疫源地的范围划分

疫源地的范围大小随传染源的数目和分布不同、受污染区域的大小不同而变化。由单个传染源或同一动物或人群的多个传染源构成的疫源地称为疫点。它可能只限于患病人畜所在的场院、厩舍栏圈、草地或饮水区等处,也可以是某个比较孤立的畜牧场或自然村。一个地区也可能出现某种传染病的多个疫源地,如果这些疫源地由于自然和社会因素等原因彼此存在一定联系,而且该疫病正在流行,则这个地区又常常称为该疫病的疫区。显然疫区的范围比疫点大,一般来说其范围除患病人畜所在的畜牧场、自然村以外,还包括患病人畜于发病前(潜伏期)后放牧、饮水、使役及活动过的地区,而在实际防疫工作中,经调查后,划定执行某些防疫规定的区域也常被称为疫区。

(三)疫源地存在的时间

一般疫源地的存在有一定的时间性,但时间的长短由多方面因素决定。只有当最后一个传染源死亡,或未死但不再携带病原体,或已离开疫源地,对受污染的外界环境进行彻底消毒处理,并且经过该病的最长潜伏期而不再有新病例出现,经血清学检查人畜群均为阴性反应时,才能认为该疫源地病原体已被消灭,该地区不再是疫点或疫区。但对有些传染病,疫源地、疫点和疫区的消失并不同时发生,疫源地并不随着人和动物群中疫病的消灭而消失。如土壤性病原微生物引起的传染病(炭疽、气肿疽、破伤风等),当患病人畜死亡或痊愈,经过一定时间(最长潜伏期)观察已无新病例出现,经消毒后可以解除该疫区的封锁,但此地区由于土壤中还有病原体的芽孢存在,仍然是该传染病的疫源地。凡与疫源地接触的易感人畜，都有受感染并形成新传染源的可能，这样一系列疫源地的相继发生，也即构成了传染病的流行过程。

二、自然疫源地及地理景观流行病学

（一）基本概念

地理景观是自然地带区域中按其外部自然特征的相似划分为同一类型的特定的区域单位，是疫病发生上相对一致和形态结构上相对统一的区域。如某某河谷地带、某某谷地等。在特定的地理景观内（如一个地段或水域内），相互间具有直接或间接关系的各种动植物、微生物和寄生物构成具有特定组成的生物群落，它们相互联系、相互依存、相互影响、长期共存，并和无机体（如地形、气候、土壤、水文等）巧妙地组合成一个统一的综合群，构成了各种独特的生态系统。在一定地理景观的特定生态系统中，微生物也是生物群落的一部分。如在这个地理景观中，无人类活动，微生物中的病原体通过传播媒介自然地侵入易感的野生动物中生存繁殖并引起传染病的流行，也即病原体、传播媒介（特别是节肢动物）和宿主动物在自己的世代交替中，完全不依赖人而生存，那么病原体所引起的这类传染病称为自然疫源性疾病。这个概念是 1939 年由苏联的巴甫洛夫最先提出的。自然疫源性疾病一直是在野生动物中，当人畜由于开荒、从事野外工作等闯进这些生态环境时，这些疫病才在一定条件下传染给人或家畜，如蓝舌病、鹦鹉热、流行性出血热、森林脑炎、黄热病、鼠疫、土拉菌病、Q 热、蜱传回归热、伪狂犬病等。

自然疫源性疾病的病原体一般不能单独在自然界中存在。有些是在宿主体内，有些是在传播者体内（如节肢昆虫、某些鸟类、鼠类等）。各类动物都是一定地理景观的组成部分和表现者之一。从地理景观出发，联系易感动物和病原体的生物传播者的地理分布，研究影响分布的因素，阐明动物宿主和病原体、媒介和病原体、媒介和宿主之间的关系，预测可能存在的自然疫源性疾病和流行规律并提出预防和消灭措施的科学则为地理景观流行病学。

（二）自然疫源地病原体的转移

自然疫源性疾病所在地区，即称为自然疫源地。自然疫源地的病原体由于人和野生动物的接触及野生动物驯化为家畜，在野生动物、人类和家畜（禽）三者之间，会发生病原体的转移。

1. 成为家畜传染病的病原体　这主要发生在人类的生产活动中，野生动物被驯化为家畜（禽）的情况。原寄生于野生动物的病原体由于宿主被驯化，也逐渐适应于新的家畜宿主，但往往对原宿主的致病性较弱，而对新宿主的致病性更强。这一般是由于原宿主的免疫力更强（由遗传性决定）导致的。

2. 成为人类传染病的病原体　在与野生动物的接触过程中，从食用野生动物到利用野生动物，和野生动物频繁接触，使部分野生动物的病原体侵入人体并逐渐适应，让人此后可感染这些病原体。

野生动物的病原体转变成为人兽共患疫病的病原体的例子很多，如鹦鹉热（鸟疫）原是野生鹦鹉和野禽的典型的自然疫源性疾病，由于人类捕捉和饲养鸟类，使此病成为家畜、家禽及人类可共患的传染病；又如钩端螺旋体病原是啮齿动物的传染病，现也已成为家畜和人类共患的传染病。东部型马传染性脑脊髓炎病毒的野生动物储存宿主主要是鸟类，传播媒介是伊蚊、库利赛特蚊等，但当鸟类和家禽缺乏时，伊蚊、利比赛特蚊等会吸家畜血和人血，把病原体传播给人畜，使人和动物出现较严重的临床症状。

人和动物的疫病虽然有较多共性，但对它们的自然疫源性研究表明，由于人和动物长期进化的差异,它们之间的生物学和流行病学特征也有着很大的差别,有的病(如猩红热、百日咳)只在人类表现为易感,而动物不易感;相反,有的病(如猪瘟、鸡马立克病、鸡新城疫等)动物易感,而人类则不感染。有一些病原体,人常常成为它们增殖传代的终点(绝路),在人体内,它们难以一代一代长期繁殖下去,即人作为传染源的情况很少,但家畜(禽)则可能包括在自然界病原体的循环链中,不但本身带有病原体,而且还会将病原体从一种家畜(禽)传给另一种家畜(禽),或传播给野生动物群,形成新的疫源地,如鲁布氏菌病、狂犬病、口蹄疫、炭疽、钩端螺旋体病、猪瘟等的传播都可见于这种情况。

(三)自然界中一些重要家畜传染病自然疫源地的构成举例

1.口蹄疫　曾发生多次世界范围的大流行,造成过巨大的经济损失。

野生动物宿主:黄羊、鹿、麝、野猪、长颈鹿、扁角鹿、野牛、瘤牛、野生牦牛、驼羊、岩羚羊、象、獾和黄毛鼠等。

媒介:鸟、禽、昆虫(蝇类、硬蜱等)。

口蹄疫的宿主范围和群体数量都相当大,而且宿主动物的移动范围也非常广。许多科学家认为野生动物对病毒起到了保持者的作用,使口蹄疫可远距离传播。消灭了家畜中的口蹄疫,并不能保证发生了口蹄疫的地区的病毒完全被消灭,因为病毒可以通过野生动物长期存留。

2.布鲁菌病　本病易感动物的范围很广,是严重危害畜牧业和人类的传染病之一。

野生动物宿主:野牛、羚羊、鹿、骆驼、野猪、狐、狼、野兔、猴、鼠、獾、鹤、麻雀、乌鸦、蜥蜴、蛙、蟾蜍等。

媒介:节肢昆虫(如硬蜱、隐缘蜱等)。

野生动物体内的布鲁菌可历时2年不丧失其毒力,啮齿类、肉食类、有蹄类、食虫鸟类、爬行动物、两栖动物都能感染,在自然界以野兔和高鼻羚羊最易感染。

3.结核病　结核病分布极广,所有哺乳动物和禽类都可能被感染。

野生动物宿主:猴、鹿、狮、虎、豹、犰狳、羚羊、野兔、野牛、野猪、野山羊、熊、野禽(包括水禽)。

媒介:蜱(如蓖子硬蜱、网纹草蜱、波斯锐缘蜱等)。

有报告指出,野鸟不但是禽型而且是牛型分枝杆菌的携带者,这点在流行病学方面有重要意义。波斯锐缘蜱能在鸟中传播病原体,鸟也可因啄食了吸过哺乳动物血的硬蜱而被感染。

4.猪丹毒　曾广泛流行于世界各地,对养猪业造成过很大的危害。

野生动物宿主:鹳属鸟、鹦鹉、鹌鹑、孔雀、山雀、麻雀、金丝雀等;野猪、鹿、猫、鼠类(沙林鼠、地下松鼠等);鱼类(海鱼和淡水鱼)、螃蟹、虾、龟、鳖等。

媒介:蚊、蝇、虱、蜱、革螨和硬蜱属等。

在草原和水草甸中已发现猪丹毒自然疫源地。猪丹毒还会有土壤性疫源地。猪丹毒杆菌不仅可生存在许多动物体内,还可在富有有机质的碱性土壤中长期存在,在温度适宜的条件下进行繁殖,这在阐明猪丹毒的流行病学上有重要意义。

5.Q 热　在国内外广泛分布,在家畜和野生动物中有众多宿主。

野生动物宿主:世界各地带贝纳柯克斯体(Q 热立克次体)的野生动物有数十种,其中以啮齿动物最多,如金地鼠、沙鼠、黄胸鼠、达乌尔黄鼠、喜马拉雅旱獭、藏鼠兔等,以及鸟类中的鹊雀、麻雀等。

媒介:多种硬、软蜱(如扇头蜱、边缘璃眼蜱、革蜱、硕鼠血蜱、微小牛蜱等),蝇类和螨(如理纹恙螨、雀刺螨等）。

蜱吸吮患 Q 热动物的血后，立克次体在其消化道上皮细胞中繁殖，在蜱体内可保存很长时间（可保存数年），在蜱组织及粪污中含有大量立克次体，从而污染环境和宿主（皮肤和皮毛等）。

除上述提到过的自然疫源性疾病外，有自然疫源性的人畜传染病还有许多，如流行性出血热、森林脑炎、犬瘟热、日本脑炎、白蛉热、黄热病、蓝舌病、恙虫病、鼠型斑疹伤寒、蜱传斑疹伤寒、鼠疫、土拉菌病、李斯特菌病、沙门氏菌病、蜱传回归热、钩端螺旋体病等。

由于野生动物中传染源（包括带菌带毒现象）的广泛存在，在新辟牧场上家畜与各种啮齿类动物及其他野生的哺乳类动物接触机会很多，加上节肢昆虫的大量活动，这为野生动物和家畜之间病原体的相互传播提供了可能。近年来，随着地理景观流行病学和医学生态学的发展，人们对自然疫源性疾病的流行规律和对动物与人的影响，有了更深刻的认识，因而也为人兽共患疫病综合防控措施的制定提供了更充分的依据。

（四）人对自然疫源地的影响

随着人口的增多，人类活动范围的不断扩大，必然对自然地理景观和自然疫源地发生重要影响。在改变和改造自然地理景观的同时，也消灭或转移了自然疫源地。人类的影响一般有以下几个方面：

（1）捕杀野生动物：这使寄生于这些野生动物体内的病原体数量明显减少，也迫使动物迁徙和动物群体密度发生变化，这些都使原处于相对稳定的生态平衡中的生物群落结构发生显著变化。

（2）驯化野生动物：这使它们脱离原不受人影响的生物群落，加入与人有密切接触、受人干预的新生物群落中。一方面它们可与新疫病的病原体接触，另一方面又把野生动物中的病原体带入新的生境（栖息地）中，并因人的活动而使这些不为人所知的病原体散播到广大地区，如布鲁菌病、口蹄疫、炭疽都发生过这种方式的传播。

（3）人类开荒伐林，定居建设：可显著改变自然景观的外貌和生物群落的组成。原生物群落中某种病原微生物的生存环境被打乱了或基本不复存在了，如果病原体不能适应新的生物群落，原疫源地的活性就会下降甚至消失；如果病原体适应这种新的生物群落，那对人和家畜（禽）来说，就可能意味着一种新疫病的出现。如原始混交林是森林脑炎的原始自然疫源地，由于人为采伐，森林郁闭度下降，日照增加，湿度降低，野生动物多被赶走，蜱相应也发生变化，血蜱代替全沟蜱，疫源地的活性下降；而若较大规模放牧牛、羊代替了原来的野生动物宿主，全沟蜱又会重新繁生起来，这些地区的原始疫源地可转变为对人、畜有威胁的疫源地，新疫病也就可能出现了。若再进行封山育林，次生林、阔叶林发育起来，全沟蜱重占优势，疫源地活力则还会逐渐由弱变强。

（4）人类伐林开荒，扩大粮作面积：一些野生动物进入人畜生活区，将一些自然疫源性疾病的病原体也随之带入。如伐林开荒种田，因粮食作物增多，田鼠可向这些地方集中并繁殖，潜藏在鼠体上的鼠疫和兔热病等的病原体就有在人间流行的危险。在人类住所周围栖息的半野生动物（鼠类、鸟类、蝙蝠等）也常成为人畜共患疫病流行病学上非常重要的传染源。

（5）人类大规模除虫、灭鼠、灭"害鸟"等活动：这些活动使以它们为传播媒介的自然疫源性疾病减少或消失，但与它们有关的生态平衡也受到影响。

综上所述，我们应该认识到，一方面，由于自然疫源性疾病的病原体可以不依赖人而在自然界生存、繁殖，因此当我们说已控制或消灭了某种传染病时，并不意味着该种疫病在自然界中绝对不存在了。自然疫源性疾病始终对人、畜（禽）存在潜在威胁，因而在疫病防控上我们切不可掉以轻心。另一方面,因为自然疫源性疾病与地理景观密切相关,人的活动改变自然地理景观的面貌,也必然对自然疫源地产生重要影响,或者使自然疫源地的范围缩小或消失,或者对人、畜(禽)构成新的威胁。因此,我们还应深入进行地理景观流行病学的研究,了解其中生物群落各个成分,特别是病原体、传播媒介和宿主三者的生物学习性,病原体在其间的循环规律及自然疫源性疾病的地理景观特色(特别是宿主和媒介生物的地理分布,它们所处的地理环境特点及宿主转换的机理),预报可能存在的自然疫源性疾病,提出相应的对策,使我们既能有计划、合理地开发利用自然资源,保持生态平衡,又能提高自觉性,主动预防和消灭可能存在的自然疫源性疾病。地理景观流行病学作为预防医学的重要组成部分,对保障人畜生命安全和促进经济发展都有重大意义。

第三章

人兽共患疫病的诊断、预防和控制

第一节　人兽共患疫病的诊断

　　人兽共患疫病的诊断是指在人兽共患疫病或疑似病例发生后,为了弄清楚发病原因、传染源、传播途径、易感对象(动物和人)及流行特点而进行的一系列调查分析工作。疫病发生后,及时准确的诊断是防治工作的关键和首要环节,它关系能否正确制定有效的控制措施。正确的诊断来自于正确的策略、完善的方案、可靠的方法和先进成熟的技术,特别是对重大的疫情,应该全面系统地掌握各方面的材料、信息、数据和检测结果。诊断人兽共患疫病的方法很多,大体可分为两类,即现场诊断和实验室诊断。现场诊断又叫临诊综合诊断,包括流行病学调查、临诊诊断和病理学诊断;实验室诊断包括病理组织学检查、病原学诊断和免疫学诊断等。尽管诊断方法多,但任何一种方法都有其不足或局限性,尤其是在特异性和敏感性方面都不可能完美。因此在实际诊断中特别强调综合诊断,注意各种诊断方法的配合使用、各种诊断结果的综合分析,最后得出准确结果。在诊断某一疫病时,并不是所有的诊断方法都适用,应该根据具体情况和实际需要选取合适的诊断方法进行诊断。

　　要特别强调的是,当疫病发生后,兽医或医护人员尚未到达现场之前,应严格采取以下措施:①将疑似感染传染病的动物或人进行隔离,派人管理。②对患病动物和人停留过的地方和污染的环境、用具等进行消毒。③完整地保留患病动物或人的尸体。④不得随意急宰、食用患病动物。⑤不得随意转运动物或人的尸体。⑥对患病的人和重大经济动物采取边查、边治、边控制的原则。

一、人兽共患疫病的诊断方法

(一)流行病学调查和分析

　　进行流行病学调查,是为了摸清传染病的发生、发展及与之有关的各种因素,一方面这有助于做出流行病学诊断,另一方面也便于及时采取合理的防疫措施,尽快控制疫病的蔓延直至最终消灭传染病。流行病学调查,既要了解发病地区的一般特征,特别是影响疫病发生的一切条件,又要了解发病后该次传染病流行过程的特征,查明传染病发生和发展的过程,诸如传染源(疫情来源)、传播途径、易感人群或动物及影响流行的因素、本次流行情况和疫区范围,并使用统计指标进行流行病学分析,为拟出有效的综合防控措施提供科学依据。

进行流行病学调查(即疫情及相关调查)一般应在接到疫情报告后立即进行。常采用询问调查和现场查看等方法,并配合必要的实验室检查和统计学分析。调查的内容可按各种不同传染病的要求进行。下面就一般做法扼要分别叙述。

1.调查方法

(1)询问调查:这是疫情调查中一个主要方法,询问对象主要应是患者家属、畜主、畜牧场管理人员、医护人员、兽医防疫人员和当地居民等。在询问调查时,应做好调查的记录和有关表格的填写工作。

(2)现场查看:即仔细查看疫区的情况,了解疫病流行发生和发展的经过,在关键环节上做深入细致的调查和分析。现场查看时,可根据不同种类的疫病进行不同重点的调查。如发生肠道传染病时,应特别注意食物、饲料来源和质量,水源卫生条件,粪尿的处理情况等;如发生节肢动物传播的疫病时,应注意调查当地节肢动物种类、分布、生态习性和感染情况等。

(3)统计学分析:流行病学调查时,需应用统计学方法对调查到的数据(如各类动物总数、发病动物数、死亡动物数、宰杀动物数、预防接种数等)进行记录、整理和统计。调查完毕后,应分析、讨论和评定收集的全部资料,以便得出相应的结论,提出预防和消灭传染病的计划和建议。

流行病学资料的统计和分析是一项重要工作,因为它能帮助揭露传染病流行过程的各种相关因素和规律。整理分析过程是去粗取精、去伪存真的过程,目的是得出客观的、可反映事物本质的结论,以对正确的诊断提供依据,对拟采取的措施做出正确的评价。总之,流行病学调查为流行病学分析积累资料。流行病学分析可从调查资料中找出规律(特别是本次疫病发生流行的规律),并为下一次流行病学调查提供以往疫情的历史资料,具有重要意义。一般要弄清楚统计指标,如发病率、感染率、死亡率、病死率(致死率)等。

2.调查内容

(1)疫区内的一般特征:包括地理环境、气象资料(季节特点、天气、雨量等),经济基本情况,群众生产、生活的特点和居民与畜牧有关的经济活动,畜牧兽医机构和工作的基本情况,兽医防疫专业人员人数、技术水平、组织管理情况,家畜家禽数目、品种分布和用途等。

(2)本次流行情况:包括最初发病的时间、地点,随后蔓延扩散的情况,目前的疫情分布情况;发病人、畜(禽)的种类、数量、年龄、性别等;用统计学方法统计疫情中相关数据(包括感染率、发病率、病死率、死亡率等)并登记和整理疫区内各类人员(领导、兽医、饲养员和群众)对疫情的看法等。

(3)传染源的调查:如本地过去的疫情,何时何地有多少发病?多少死亡?是否做过确诊?有无疫病档案可查?采取过什么防疫措施?现状如何?附近地区发生过什么疫情?本次发病前是否由其他地方引进畜禽、畜产品或饲料?输出地有无类似的疫病存在?

(4)传播途径和方式的调查:包括畜禽的饲养管理方法,使役和放牧的情况,牲畜流动、收购、调拨及防疫卫生情况,交通检疫、市场检疫和屠宰检验的情况,死畜(禽)、病畜(禽)的处理,有利疫病蔓延的自然和社会因素(如地理地形,河流,气候,植被状况,野生动物和节肢动物的种类、分布和活动情况及它们与疫病的发生和蔓延传播可能的关系等）和已有的行之有效的控制疫病的经验与措施等。

（5）该地区的政治、经济基本情况：群众生产和生活活动的基本情况和特点，卫生防疫、畜牧兽医机构和工作的基本情况，当地领导、干部、兽医、饲养员和群众对疫情的看法等。

综上可以看出，疫情调查不仅可给流行病诊断提供依据，而且也能为拟订防治预案提供依据。

以上调查内容，适用于疫区平时一般人兽共患疫病的调查。如果在非常时期（如战时、大的自然灾害发生时等）或出现较为特殊的传染病时，流行病学特征的调查，可另拟定适宜的调查项目。

（二）临诊诊断

临诊诊断是最基本的诊断方法。它是利用人的感官或借助一些最简单的器械如体温计、听诊器等直接对患者或病畜进行检查。有时也包括血、粪、尿的常规检验。一般来说，都是简便易行的方法。对于某些具有特征临诊症状的典型病例如破伤风、放线菌病等，经过仔细的临诊检查，一般不难作出诊断。

但是临诊诊断有一定的局限性，特别是对发病初期尚未出现有诊断意义的特征症状的病例，以及非典型病例（如无症状的隐性患者）等，依靠临诊检查往往难以作出诊断。在很多情况下，临诊诊断只能提出可疑疫病的大致范围，还必须结合其他诊断方法才能做出确诊。在进行临诊诊断时，应注意对整个发病群体所表现的综合症状加以分析判断，不要单凭个别或少数病例的症状轻易下结论，以防误诊。

（三）病理解剖诊断

患人兽共患疫病死亡的动物或人的尸体有一定的病理变化，可作为诊断的依据之一。现场病理解剖主要是针对动物，检查肉眼病变（大体病变）。病理剖检应由兽医或医护人员在规定的场所来完成，不可随意剖检，以免造成污染，散播疾病。如果怀疑是炭疽，则严禁剖检。在剖检时要尽可能检查多个病例，有助于疫病判定。患人兽共患疫病的动物，特别是最急性死亡的病例、非典型病例，往往缺乏特征性的病变，因此应选择症状较典型、病程较长的、未经治疗而自然死亡的动物病例进行剖检。对死亡的传染病患者，必要时也应依法进行尸体剖检。在剖检尸体时，注意取样备实验室检查用。

二、人兽共患疫病的实验室诊断

（一）病理组织学检查

有些疫病的临床症状和大体病变不明显，仅靠肉眼很难做出准确判定，通常需要用组织学方法进行检查，如传染性海绵状脑病。有些疫病需要取特定的器官进行组织学观察。

（二）微生物学诊断

运用微生物学方法进行病原学检查是诊断疫病的重要方法之一。一般常有病料采集、病料涂片检查、分离培养和鉴定、动物接种试验等方法和步骤。

（三）免疫学诊断

免疫学诊断是疫病诊断和免疫中常用的重要方法，包括血清学试验和变态反应两类。

1.血清学试验　利用抗原和抗体结合的免疫学反应进行诊断。可以用已知抗原检测被检动物血清中的特异性抗体,也可以用已知抗体(免疫血清)来测定被检材料中的抗原。常用的有血凝试验、琼脂扩散试验(AGP)、酶联免疫吸附试验(ELISA)、胶体金技术等。

2. 变态反应　动物患某些传染病(主要是慢性传染病)时,可对该病病原体或其产物(某种抗原物质)的再次侵入产生强烈反应,而能引起变态反应的物质(病原体、病原体产物或抽提物)称为变态原,如结核杆菌素、鼻疽菌素等,将其注入患病动物时,可以引起动物局部或全身反应,因此可以用于疫病的诊断。

(四)分子生物学诊断

分子生物学诊断又称基因诊断。主要是针对不同病原微生物所具有的特异性核酸序列和结构进行测定。在疫病诊断中涉及的分子生物学技术主要有:限制性内切酶图谱分析法、寡核苷酸指纹图谱法、核酸探针技术、Southern 杂交、Western 杂交、原位杂交、PCR 技术和 DNA 芯片技术等。

1.PCR 技术　又称体外基因扩增技术,主要用于人兽共患疫病的病原体检测、早期诊断和传染源鉴定。该技术不仅可以检测活的病原体,而且还可检测出已灭活的病原体,只要病原体的核酸没有降解就可检测出。因此,当各种原因无法进行病原体分离鉴定时,该技术可用于直接检测临床病料,既克服了技术难题,又安全可靠,它甚至能从多年陈旧的标本中检测出病原体。

2. 核酸杂交技术　又称为基因探针或核酸探针技术。该技术由待检核酸,固相载体(硝酸纤维素膜或尼龙膜),同位素、酶或荧光素标记的探针三部分组成。该技术应用范围广,可应用于所有病原体的快速、准确诊断及分类鉴定,可从污染混合物中检测靶基因,可检测出隐性感染和难培养的病原体,可用于动物产品或食品的卫生检验等。

3. 基因芯片技术　又称 DNA 芯片技术(gene chip)、微阵列(microarray),属于生物芯片的一种,是在核酸杂交和测序基础上发展起来的一种疫病诊断新技术。该技术在肝炎诊断、癌基因检测等方面已有报道,检测疫病最主要的优点是高通量、平行性、自动化和信息化等,可同步联合诊检多个疫病或多个基因。

第二节　人兽共患疫病的预防

一、始终坚持"以预防为主"的方针

人兽共患疫病发生后常会造成重大的经济损失和影响人畜健康,党和政府为防治动物和人疫病的发生,确定了"以预防为主"的方针,坚持防治结合、分类管理、依靠科学、依靠群众的原则。平时应做好动物的饲养管理,做宣传,搞好人的卫生防疫、预防接种,加强检疫、隔离、消毒等综合措施,提高人畜的健康水平和抗病能力,控制和杜绝疫病的传播蔓延,降低发病率和死亡率。实践证明,只要做好平时的预防工作,大多数疫病的发生都可以避免,即使发生也能及时控制。随着我国集约化养殖的发展、动物数量不断增加和人口流动频繁,发生人兽共患疫病的可能逐渐增大,"预防为主、防重于治"的重要性更加突显,如果人兽共患疫病工作的重点不放在预防方面,而是忙于治疗患病的个体动物和人,就必然造成发病率的不断增加,这是一种危险且本末倒置的做法。因为防治人兽共患疫病工作涉及的部门多、区域较广,贯彻"以预防为主"的方针,要依靠政府的统一领导、布置及各部门的协同作战。同时还要依靠群众,普及科技知识,尽可能采用先进技术,群防群治,才能真正把防疫工作做好，收到实效。

二、建立健全各级防疫机构，以保证防疫措施的贯彻落实

人兽共患疫病的防疫工作是一项与农业、商业、外贸、卫生和交通等都密切相关的重要工作，只有各部门密切配合，从全局出发，大力合作，统一部署，全面安排，建立健全各级动物（和人）疾病预防控制机构，特别是基层动物（和人）防疫机构，拥有稳定的防疫、检疫、监督队伍和懂业务的高素质技术人员，才能真正保证人兽共患疫病防疫措施的贯彻落实，才能把人兽共患疫病防疫工作做好。

三、建立健全相关法律法规，做到依法防控

兽医法规和卫生工作法规是做好人兽共患疫病防治工作的法律依据。改革开放以来，我国政府非常重视相关法规建设，先后颁布并实施了一系列重要的法规。在动物疫病防治方面，1985年国务院颁布《家畜家禽防疫条例》，1991年全国人大常委会通过并公布《中华人民共和国进出境动植物检疫法》，2005年11月16日国务院公布《重大动物疫情应急条例》，1997年全国人大常委会通过《中华人民共和国动物防疫法》并于1998年1月开始实施，2007年8月对该法进行了第一次修订，2021年1月进行了第二次修订。在公共卫生方面，1995年10月30日国家颁布实施《中华人民共和国食品卫生法》（2009年废止，于2015年10月实施《中华人民共和国食品安全法》），1989年全国人大常委会通过《中华人民共和国传染病防治法》，并于2004年再次修订实施。另外还相继颁布了《国家突发公共事件总体应急预案》《突发公共卫生事件应急条例》。在国际上，WHO制定了《国际卫生条例》，凡是世界卫生组织的成员国，都必须履行条例中规定的各项义务；世界动物卫生组织（OIE）出版了《国际动物卫生法典》。

以上法律法规是我国开展人兽共患疫病防治和研究工作的有效依据，这些法律法规对人和动物疫病的预防、疫情报告、控制和监督等方面都有严格的规定和要求。各级卫生行政主管部门、各类医务人员及兽医工作者有义务、有责任按照这些法律法规的规定和要求做好人兽共患疫病的预防和控制工作，真正做到"依法防疫，科学防控"。

四、落实全面预防措施

依据《中华人民共和国动物防疫法》和《中华人民共和国传染病防治法》的规定，国家畜牧兽医行政管理部门和卫生行政管理部门负责制定人兽共患疫病的预防规划，根据国内外动物疫情和保护养殖业生产及人体健康的需要，及时规定并公布疫病预防办法。平时主要有以下预防措施。

（一）加强宣传教育，提高人民卫生素质

国家要经常开展预防人兽共患疫病的健康教育，新闻媒体应无偿开展人兽共患疫病防治和公共卫生教育的公益宣传。各级各类学校应当对学生进行健康知识和人兽共患疫病预防知识的教育。医学院校应当加强人兽共患疫病预防医学的教育和科学研究，对在校学生及其他与疫病相关人员进行预防医学的教育和培训，为人兽共患疫病的防治工作提供技术支持。疫病预防控制机构、医疗机构及兽医部门应定期对工作人员进行人兽共患疫病防治知识、技能培训。

各级人民政府要组织开展群众性卫生活动，利用广播、电视、宣传画、展览、讲座、科普读物、简明防治手册等多种形式和方法，广泛宣传普及人兽共患疫病防疫的科学知识，进行人兽共患疫

病的健康教育,倡导文明健康的生活方式,使人们认识到人兽共患疫病的危害性;了解主要的人兽共患疫病的传播途径和防治知识,摒弃不卫生的习惯和风俗,自觉讲究卫生,预防疾病,同各种疾病作斗争,从而提高全民族人民整体的卫生素质,这也是人兽共患疫病防治工作的重要方面。

(二)加强动物及动物产品的管理

人兽共患疫病大部分来自于动物,所以预防和控制好动物疫病,也就大大减少了人被感染的风险。平时要加强对动物尤其是畜禽和人工饲养的其他动物的饲养管理,做好动物养殖舍和环境的卫生工作,做好消毒、杀虫、灭鼠等工作;动物及动物产品的包装物、运载工具应符合防疫卫生条件,以防止病原体传播。对畜牧场的卫生要求,国家已制定了国家标准,应严格执行。

(三)切实搞好食品卫生检验工作

食品尤其是肉食品是人兽共患疫病传播的一个重要途径,为保障人民健康,防止人兽共患疫病通过食品途径传播,必须切实搞好食品卫生检验工作。目前我们国家对动物食品检验设有相关的职能部门,主要是兽医卫生监督站,但有些地方的相关设置和管理还比较混乱,要加快兽医体制改革,大力推进动物性食品卫生检验与保障工作,严格按照《中华人民共和国食品安全法》的有关规定,加强动物产品卫生检验;规范兽药使用,严格禁止将人药用于动物,严格控制动物药品残留等问题。

(四)加强预防接种

免疫接种是一种能激发机体产生特异性抵抗力,使易感的人畜转化为不易感的人畜的手段。有计划有组织地进行免疫接种,是预防和控制人兽共患疫病的重要措施之一。应在经常发生某些人兽共患疫病的地区或有某些疫病潜在的地区,或经常受到邻近地区某些疫病威胁的地区进行预防接种。国家对人群已实行有计划的预防接种制度,国务院卫生行政部门和各级行政部门,根据人兽共患疫病预防和控制的需要,制定预防接种规划并组织实施,用于预防的疫苗必须符合国家质量标准。在动物防疫方面,根据《中华人民共和国动物防疫法》规定,国家对严重危害养殖业生产和人体健康的人兽共患疫病的易感动物实施强制免疫,国务院兽医主管部门确定强制免疫的人兽共患疫病病种和区域,并会同国务院有关部门制定国家动物疫病强制免疫计划,各级人民政府兽医主管部门再根据国家动物疫病强制免疫计划,制定本行政区域的强制免疫计划,并可根据本行政区域动物疫病流行情况增加实施强制免疫的动物疫病病种和区域,报上级部门批准后执行;对实施强制免疫的动物,应当按照国家兽医主管部门的规定建立免疫档案,加强畜禽标识,实施可追溯管理。

(五)药物预防

药物预防亦可以使受某种传染病威胁的易感人畜免于疫病的危害,这也是预防人兽共患疫病的有效措施之一。

1. 计划性药物预防　根据某些疾病(如人的钩端螺旋体病、流行性乙型脑炎等)的流行季节和特点,给易感人群和畜群进行计划性的药物预防和驱虫。

2. 应急性药物预防　在某些人兽共患疫病流行时,可以对与患者、病畜接触过,可能已感染的人、畜,或受到疾病威胁的人、畜进行应急性药物预防,常能收到良好的预防效果。此类疫病常见的有炭疽、布鲁菌病、流行性感冒、血吸虫病等。

（六）搞好消毒、杀虫、灭鼠等措施

平时搞好消毒、杀虫和灭鼠等工作对控制人兽共患疫病的流行和传播具有重要意义。据统计，人兽共患疫病的主要传染源来自家畜、家禽和相应的野生动物。有关资料显示，有1/3的人类感染人兽共患疫病来自家畜和脊椎动物，有2/3的人兽共患疫病的储存宿主是家畜。而人兽共患疫病的流行和传播在很大程度上是因为一些传播媒介导致的。如老鼠、各种昆虫就是传播人兽共患疫病的主要媒介，传播媒介可携带细菌100多种、病毒20多种、原虫约30种，在我国能传播鼠疫、登革热、乙脑、流行性出血热、疟疾、布鲁菌病、伪狂犬病、口蹄疫、黑热病、沙门菌病、丹毒、钩端螺旋体病、附红细胞体病、丝虫病、蛔虫病等23种人兽共患疫病。因此，要经常开展消毒、杀虫、灭鼠等措施，搞好环境卫生，杀灭鼠类和各种吸血昆虫，消灭传播媒介，切断传播途径，以减少人兽共患疫病的发生与流行。

1. 消毒　平时要加强对可能被病原体污染的物体和场所施行的消毒。如人的炊具和餐具的消毒；畜禽的食具和饮用水用具的消毒；饮用水的消毒；食品厂的加工器械、加工人员手臂和工作衣帽的消毒；人、畜粪便的无害化处理，垃圾（特别是医院、兽医院的垃圾）的处理与消毒；医院、兽医院、屠宰场、畜产品加工厂污水和废料的无害化处理，毛皮等原料的消毒；家畜家禽厩舍和场地的定期消毒等。

2. 杀虫　蚊、蝇、虻、白蛉、蚤、虱、蜱、恙虫等节肢动物是人兽共患疫病的重要传播媒介，因此，杀灭这些媒介昆虫和防止它们的出现，在预防和控制人兽共患疫病方面具有重要意义。杀虫的方法有物理杀虫法（如机械杀虫、高温杀虫、低温杀虫）、生物杀虫法和药物杀虫法等。

3. 杀灭软体动物　许多软体动物（如螺蛳、蜗牛等）是很多人兽共患寄生虫病病原体的中间宿主，在流行病学上具有重要意义。只要能杀灭这些中间宿主，就能中止病原体完成整个生活史，从而达到预防和控制这些寄生虫病流行的目的。

4. 灭鼠　灭鼠对于防治人兽共患疫疫病的发生和流行具有特别重要的意义。老鼠除了对人类的经济生活造成巨大损失外，对人、畜的健康也有极大的危害。鼠是很多种人兽共患疫病的传播媒介和传染源，它们（包括其体外寄生物）可以传播的人兽共患疫病有鼠疫、炭疽、布鲁菌病、钩端螺旋体病、结核病、土拉菌病、李斯特菌病、猪丹毒、巴氏杆菌病、鼠咬热、流行性出血热、伪狂犬病、口蹄疫、森林脑炎、回归热、鼠型斑疹伤寒等。

（七）加强人兽共患疫病的监测与预警

平时搞好重大人兽共患疫病的监测和预警尤其重要。应建立人兽共患疫病专门监测制度，卫生和动物疫病预防控制机构应当按照规定，对人兽共患疫病的发生、流行趋势等情况进行监测、信息收集、分析、报告和及时发布预警；从事动物饲养屠宰、经营、隔离、运输及动物产品生产、经营、加工、贮藏等活动的单位和个人要予以配合。通过及时发现疫情，及早采取综合性防控措施，防止疫情扩大蔓延。从根本上消除我国过去对人兽共患疫病监测与防控机构不健全，疫情监测报告系统不完善和防控措施不力的弊端。从2003年SARS暴发之初、2005年四川猪链球菌感染人事件中就透露出我国在动物疫病监测上还存在许多问题，但通过这几次影响重大的人兽共患疫病的发生也大大促进了我国重大疫病监测和应急机制的完善。

第三节 人兽共患疫病的控制与扑灭

一、加强检疫

检疫是应用各种诊断方法,对人和动物及畜禽产品进行疫病检查,并采取相应措施,防止疫病的发生和传播。检疫是人兽共患疫病防治工作的重要环节,直接关系畜牧业发展及人民身体健康等。检疫分为卫生检疫和动物检疫。

(一)卫生检疫

1.国境卫生检疫　我国从1950年起就实行了国境卫生检疫,设有海港、内河、空港及陆地的国境口岸卫生检疫局,形成了比较完整的国境卫生检疫网。国境卫生检疫的任务是对出入境的人员和国际航行的交通工具、行李、货物实施检疫和必要的卫生处理,对国境口岸范围内的地区进行卫生监督和疾病检测,防止传染病从国外传入或由国内传出。

2.疫区检疫　重大人兽共患疫病如禽流感、口蹄疫等暴发和流行时,县级以上地方政府经报上一级地方政府批准,可以划定疫区并在疫区采取紧急措施,如对疫区人员进行体检,以发现所有的传染源;对出入疫区的人员、物资和交通工具实施卫生检疫,以防止疫区扩大等。

3.交通检疫　当人兽共患疫病暴发和流行时,为防止疫病在不同地区之间传播,可在车站、码头、机场等设立检疫点,进行交通检疫。

需要实施国境卫生监测和检疫的疫病是根据《国际卫生条例》《中华人民共和国国境卫生检疫法》,由国务院卫生行政部门确定和公布的。《中华人民共和国传染病防治法》中规定管理的传染病分为甲类、乙类和丙类,国务院可以根据情况,增加或减少甲类传染病病种,并予以公布;国务院卫生行政部门可以根据情况,增加或减少乙类、丙类传染病病种,并予以公布。

(二)动物检疫

实施动物检疫是防止动物疫病传播、流行的重要手段,是动物防疫工作的重要组成部分。根据检疫监管的对象流向不同,分为以下两种。

1.进出境动物、动物产品及其他检疫物检疫　进出境动物和动物产品检疫,由国家检疫机关统一管理。国家检疫机关在对外开放的口岸和进出境检验检疫业务集中的地点设立口岸检疫机关,依照法律实施检疫。检疫管理的内容主要有:

(1)公布检疫对象和禁止入境物名录。由国务院农业行政主管部门和国家检验检疫机关公布检疫对象和禁止入境动物名录,如《进境动物一、二类传染病、寄生虫病名录》《禁止携带、邮寄进境的动物、动物产品和其他检疫名录》。除此之外,输出或输入国家和地区对外签订的有关检疫条款、协议、协定及贸易合同上要求进行检疫的病种,也作为检疫对象实施检疫。

(2)检疫审批。输入或过境的动物、动物产品及其他检疫物,在其入境或过境前应办理审批手续。

(3)注册登记。国家对生产、加工出口动物产品的厂、库及对向中国输入动物产品的国外生产加工、存放单位实行注册登记制度。

（4）报检和申报。输入或输出动物、动物产品和其他检疫物，在入境（过境）或出境前，向口岸检验检疫机关报检。旅客携带的动物、动物产品和其他检疫物入境时，向海关申报。

（5）检疫验放。输入或输出动物、动物产品和其他检疫物，在入境（过境）或出境时应接受口岸检验检疫人员的查验、检疫和消毒；海关凭口岸检疫机关签发的检疫单证验放。

（6）隔离检疫。输入动物须在口岸检验检疫机关指定的隔离现场实施隔离检疫。

（7）检疫监督。国家和口岸检验检疫机关对进出境动物，动物产品的生产、加工、存放过程进行检疫监督。

（8）检疫出证。国家授权的检验检疫机关依法实施检疫后签发证书，证明受检动物、动物产品及其他检疫物的健康和卫生情况或处理要求。检疫证书是货主向银行结算或向对方索赔的凭证，具有法律效力并符合国际规范。

2. 境内动物及动物产品检疫

（1）检疫管理。依照《中华人民共和国动物防疫法》的规定，检疫管理分为三个层次：

一是国务院畜牧兽医行政管理部门主管全国的动物防疫工作。工作内容有负责动物疫病防治、检疫、监督管理工作；公布检疫对象，指定行业标准、检疫管理办法、检疫规程；制定动物疫病防治规划，组织实施动物防疫和监督工作，发布疫情并组织扑灭；制定检疫员任职资格和资格证书颁发管理办法，制定各种检疫证明格式及管理办法等。

二是县级以上地方人民政府畜牧兽医行政管理部门主管本行政区内的动物检疫工作。工作内容有制定实施强制免疫以外的动物疫病预防计划，报同级人民政府批准后实施；组织控制和扑灭一、二类动物疫病；负责培训、考核、管理动物检疫员等。

三是各级人民政府所属的动物防疫监督机构负责对本行政区域内的动物、动物产品实施动物防疫和动物防疫监督。工作内容有动物防疫监督机构设动物检疫员，按照我国《动物检疫管理办法》的规定对动物产品进行检疫、消毒；对依法设立的定点屠宰场（厂、点）派驻或派出动物检疫员，实施屠宰前和屠宰后检疫；依照法律法规实施检疫和监督，出具检疫证明等。

（2）检疫报检。动物、动物产品在出售或者调出离开产地前，货主必须向所在地动物防疫监督机构报检。

（3）检疫证明及检疫验讫标志。动物防疫监督机构依法对动物、动物产品及运载工具实施检疫、消毒后，出具产地检疫证明和消毒证明；对检疫合格的动物产品加盖或加封动物防疫监督机构使用的检疫验讫标志；货主凭产地检疫证、运输工具消毒证及动物产品的验讫标志，从事动物和动物产品经营活动。

（4）监督检查。动物防疫监督机构依法对动物饲养场、屠宰厂、肉类联合加工厂和其他定点屠宰场（点）等场所从事的动物饲养、动物产品生产及经营活动实行监督检查。对经营场所中应当检疫而没有检疫证明的动物、动物产品，责令其停止经营，没收其违法所得；对出售、运输的动物和动物产品，实施验证查物。对尚未出售的动物、动物产品，未经检疫或者无检疫合格证明的，要求其依法实施补检；证物不符、检疫合格证明失效的，要求其依法实施重检。

二、疫情的报告

当发现人兽共患疫病，特别是重大的人兽共患疫病时，基层医务人员、卫生防疫人员和兽医工作人员应在规定的时限内向主管部门报告疫情，主管部门再根据疫情的重要程度逐级上报，各主管部门和地方政府，应立即采取有效措施，尽快作出诊断并扑灭疫情。动物防疫机构和疾病预防控制机构，应当及时互相通报动物间和人间发生的人兽共患疫病及相关信息。这是人兽共患疫病防治工作中非常重要的措施。

（一）人医方面

任何单位和个人发现疫病患者或者疑似疫病患者时，都应及时向附近的医疗保健机构或者卫生防疫机构报告。执行职务的医疗保健人员、卫生防疫人员发现甲类、乙类和监测区域内的丙类传染病患者、病原携带者或者疑似疫病患者时，必须按照国务院卫生行政部门要求，在规定的时限内向当地卫生防疫机构报告疫情；卫生防疫机构发现疫病流行或者接到甲类传染病和乙类传染病中的艾滋病、炭疽中的肺炭疽的疫情报告时，应当及时报告当地卫生行政部门，由当地卫生行政部门立即报告当地政府，同时报告上级卫生行政部门和国务院卫生行政部门。

各级政府有关主管人员和从事疫病的医疗保健、卫生防疫、监督管理人员，不得隐瞒、谎报或者授意他人隐瞒、谎报疫情。

（二）兽医方面

饲养、生产、经营、屠宰、加工、运输畜禽、畜禽产品的单位及个人，发现畜禽疫病或疑似疫病时，必须立即报告当地畜禽防疫检疫机构或乡（镇）畜牧兽医站，畜禽防疫检疫机构要及时组织兽医人员进行诊断，提出防治办法，并及时逐级上报。发现特别可疑为口蹄疫、炭疽、狂犬病等重要人兽共患疫病时，一定要迅速向上级有关领导机关报告，并通知邻近单位及有关部门注意预防工作。上级机关接到报告后，除及时派人到现场协助诊断和紧急处理外，要根据具体情况逐级上报。若为紧急疫情，应以最迅速的方式上报有关领导部门。

当家畜突然死亡或怀疑发生疫病时，应立即通知兽医人员。在兽医人员尚未到场或尚未作出诊断之前，应采取下列措施：①将疑似疫病病畜进行隔离，派专人管理；②对病畜停留过的地方和污染的环境、用具进行消毒；③兽医人员未到达前，病畜尸体应保留完整；④未经兽医检查同意，不得随便急宰，病畜的皮、肉、内脏未经兽医检验，禁止食用。这些内容应经常向群众宣传解释，做到家喻户晓。

三、疫病控制和扑灭措施

（一）迅速隔离处理

对患病动物（人）和病原携带者应迅速隔离；对与患病动物（人）、病原携带者、疑似患病动物和人接触过的人（畜），应隔离到指定的场所进行观察和采取必要的预防措施；对被污染的地方进行紧急消毒。拒绝隔离和治疗或者隔离期未满擅自脱离隔离治疗者，可由公安机关采取强制隔离治疗措施。根据诊断和检疫结果，可将全部受检者及家畜分为患者（畜）、可疑传染病患者（畜）和假定健康人（畜）等3类，以便区别对待。

1.患者（畜）　包括有典型症状或类似症状，或其他特殊检查阳性的人和畜。这类群体是危险性最高的传染源，应选择不易散播病原体、消毒处理方便的场所或房舍进行隔离。如数目较多，可集中隔离在原来的房屋或畜舍里。要特别注意严密消毒，加强卫生和护理工作，必须有专人看管和及时进行治疗。隔离场所禁止闲杂人（畜）出入和接近；工作人员出入应遵守消毒制度。隔离区内的用具、食物、衣物、饲料、粪便及垃圾等，未经彻底消毒处理不得运出；没有治疗价值的家畜，由兽医根据国家有关规定进行严密处理。

2.可疑疫病患者（畜）　主要指虽未出现任何症状，但与患者、病畜及其污染的环境有过明显接触,如同吃、同住、同工作、同圈、同槽、同牧、使用共同的水源及用具等的个体。这类群体有可能处在潜伏期,并有排菌(毒)的危险,应在消毒后另选地方将其隔离、看管,限制其活动,详加观察,出现症状的则按患者(畜)处理。有条件时应立即进行紧急免疫接种和预防性治疗。隔离观察时间的长短,根据该种疫病的潜伏期长短而定,经一定时间不发病者,可取消对其的限制。

3.假定健康人(畜) 除上述两类外,疫区内其他易感者都属于此类,应与上述两类严格隔离,加强消毒和相应的保护措施,立即进行紧急免疫接种,必要时可根据实际情况将该类群体分散或转移至偏僻地区。

(二)封锁及封锁区措施

当地疾病预防控制机构与畜牧兽医行政部门应立即派人到现场,划定疫点、疫区、受威胁区,调查疫源,及时报请卫生行政部门对疫区实行封锁;封锁区的划分必须根据该病的流行规律及当时疫情流行情况和当地具体条件来确定。执行封锁时应按照"早、快、严、小"的原则,即执行封锁应在疫病流行早期,行动果断、快速,封锁严密,范围不宜过大。根据《中华人民共和国动物防疫法》规定的原则,具体措施如下。

1.疫点应采取的措施 严禁人、畜禽、车辆和畜禽产品及可能污染的物品出入。在特殊情况人员必须出入时,须经有关兽医人员许可,经严格消毒后方可出入。

对病死畜禽及其同群畜禽,县级以上农牧部门有权采取扑杀、销毁或无害化处理等措施,畜主不得拒绝。

疫点出入口必须有监督设施,疫点内用具、圈舍、场地必须进行严格消毒,疫点内的畜禽粪便、垫草、受污染的草料必须在兽医防疫人员监督指导下进行无害化处理。

2.疫区应采取的措施

(1)对动物方面采取的措施:交通要道必须建立临时性检疫消毒卡,备有专人和消毒设备,监视畜禽及其产品移动,对出入人员、车辆进行消毒。停止集市贸易及疫区内畜禽及其产品的采购。

未污染的畜禽产品必须运出疫区时,须经县级以上农牧部门批准,在兽医防疫人员监督指导下,经外包装消毒后运出。非疫点的易感畜禽,必须进行检疫或预防注射,农村、城镇饲养及牧区的畜禽与放牧水禽必须在指定地区放牧。

(2)对人采取的措施:限制或停止集市、影剧院演出或其他人群聚集的活动;停工、停业、停课;封闭或封锁被疫病病原体污染的公共饮水水源、食品及相关物品;控制或扑杀染疫的野生动物、家畜、家禽;封闭可能造成疫病扩散的场所;对出入疫区的人员、物资和交通工具实施卫生检疫。

发生重大传染病疫情时,国务院卫生行政部门有权在全国范围内、地方各级卫生行政部门有权在本行政区域内,调集各级各类医疗保健人员、卫生防疫人员参加疫情控制工作。患鼠疫、霍乱和炭疽死亡者,必须将尸体立即消毒,就近火化;患其他疫病死亡者,必要时应当将尸体消毒后火化或者按照规定深埋。

3.受威胁区及其应采取的主要措施 疫区的周围地区为受威胁区,其范围应根据疾病的性质,疫区周围的山川、河流、草场、交通等具体情况而定。受威胁区应采取如下措施:①对受威胁区内的易感动物应及时进行预防接种,以建立免疫带。②管好本区易感动物,禁止其出入疫区,并避免其饮用疫区流过来的水。③禁止从封锁区购买牲畜、草料和畜产品,如从解除封锁后不久的地区买进牲畜或其产品,应注意隔离观察,必要时对畜产品进行无害化处理。④对设于本区的屠宰场、加工厂、畜产品仓库进行兽医卫生监督,拒绝接受来自疫区的活畜禽及产品。

（三）解除封锁

疫区内(包括疫点)最后一头病畜禽被扑杀或痊愈后,经过该病一个潜伏期以上的检测、观察,未再出现病畜禽时,经彻底消毒,由县级以上农牧部门检查合格后,经原发布封锁令的政府发布解除封锁,并通报毗邻地区和有关部门。疫区解除封锁后,病愈畜禽需根据其带毒时间,控制在原疫区范围内活动,不能将它们调到安全区去。

第四节　加强合作和科学研究

一、加强多学科、多部门合作

人兽共患疫病的防治需要医学、兽医学、生物学等多学科和卫生、农牧、商业、外贸、旅游等多部门的密切配合与各民族人民的共同努力,才能取得好的效果。在上述部门中,卫生与兽医部门的配合尤其重要,是人兽共患疫病防治工作的关键。许多国家在全国性和地方性公共卫生部门设立了兽医公共卫生机构或安排了专职兽医人员,如美国疾病控制中心的 5 000 名专业人员中有 1 000 多名兽医学专家,其陆军中的兽医人员有 1/3 从事兽医公共卫生工作。许多国家的兽医院校开设有兽医公共卫生科和人兽共患疫病课程。我国农业院校的兽医专业近年来也开设了兽医卫生检验、人兽共患疫病防治与兽医公共卫生等课程,反映了人们对人兽共患疫病防治的重要性有深刻的认识。

《中华人民共和国传染病防治法》和《中华人民共和国动物防疫法》都规定动物防疫机构和疾病预防控制机构应当及时互相通报动物间和人间发生的人兽共患疫病疫情及相关信息,当发生人畜共患疫病时,当地农牧部门必须与卫生部门共同采取扑灭疫病的措施。

二、加强国际合作

人类要控制或消灭一种疫病,必须开展国际合作。随着世界经济全球化,国际贸易和旅游业迅猛发展,由于人口流动、动物引种、动物产品交易及候鸟迁徙等原因,人兽共患疫病在不同国家之间传播和流行越来越频繁,因此,控制和消灭人兽共患疫病,必须依靠国际合作,共同努力。国际合作包括信息交流方面的合作,也包括技术和法律制度等方面的交流与合作。目前,为防止动物传染病传给人类,各国都制定了相关的法律,设立了专门机构进行检疫,严把国门,在人兽共患疫病防治方面发挥了重要作用。世界卫生组织(WHO)和世界动物卫生组织(OIE)则在全球范围内发挥着重要作用,如及时发布疫情信息,协调各国政府行为,加强国际合作。SARS 和高致病性禽流感暴发时,在全球范围内统一步调进行防控所取得的成绩,无不显示了国际合作的必要性和重要性。

三、加强科学研究

人兽共患疫病的防治任重道远,只有不断加强科学研究,科学防治,最终才能很好地全面控制人兽共患疫病的流行与传播。目前人兽共患疫病还有许多问题没有解决,如 SARS、艾滋病、Q 热、落矶山斑点热、基孔肯雅热、裂谷热、拉沙热、马尔堡出血热等目前还没有有效的疫苗,有些人兽共患疫病如结核病等的耐药性突出。国家除了应在政策上支持和鼓励开展人兽共患疫病防治的科学研究,还要加大基础研究的投入，在不同的地区或严重发病地区，建立一些跨学科的、专门的人兽共患疫病研究机构和控制中心，并组建相应的专家队伍。只有通过对人兽共患疫病的病原、诊断技术、疫苗研制、耐药机制及有效药物筛选等方面开展扎实有效的研究，进而打下扎实的科研基础，才能在面对突发的人兽共患疫病疫情时临危不乱，迅速查清病原并制定有效的防控措施。政府在积极推动人兽共患疫病的分子生物学等现代生物技术研究的同时，也应注意扶持和鼓励一些传统的生物学研究，比如大型流行病学的调查和分析、传染病流行模型的研究等。我们可以看到，许多传统的传染病防控措施在预防和有效控制 SARS 等现代烈性传染病的扩散中仍起到了关键作用，如积极调查传染链、控制传染源头、隔离疫病区域等。只有通过科学研究，提高诊断能力，研发新疫苗和有效的药物，才能在人兽共患疫病的综合防控中取得好的效果。

第四章　当代防控人兽共患疫病的形势与任务

第一节　当代人兽共患疫病肆虐的严峻形势

一、已控制疫病再度"死灰复燃"

目前,部分已经控制的人兽共患疫病死灰复燃,再度肆虐人类和动物。"再出现的传染病"(rcemerging infectious diseases)系指历史上曾经在全球或某些国家或地区有过流行,虽然曾造成过人、畜的损害,但经过人们多年的努力,经采取一定的措施后,已被控制在一定范围内,甚至趋于灭绝状态,并已不再构成公共卫生问题而后又重新流行起来的疫病。近年来,由于某些因素的影响导致部分已被控制的疫病又卷土重来,重新流行,甚至超出了原来的流行程度,扩大了流行范围,再度成为严重的公共卫生问题。

在已被控制而重新肆虐人类的疫病中,结核病、白喉、登革热、霍乱、鼠疫、流行性脑脊髓膜炎(流脑)及疟疾等最为突出。1990 年全球新发结核病患者 750 万例;到 1994 年即上升为 880 万例,而且覆盖了 118 个国家和地区。据估计,目前全球有近 1/3 的人受到结核杆菌感染,主要发生在非洲、亚洲及拉丁美洲一些经济尚欠发达的地区。其次,多年来已销声匿迹的白喉自 20 世纪 90 年代起再次肆虐人类——1994 年报告患者 5.4 万例,较 1990 年增长 140%,死亡 2 000 余例,其中独联体及欧洲诸国报病 47 802 例,死亡 174 例,分别占全球总数的 88.52% 和 87.10%。1995 年白喉的发病数约 10 万例,其中 8 000 人死亡,分别为 1994 年的 1.85 倍和 4 倍。1995 年登革热在拉美各国又严重流行,发病最多的是巴西、委内瑞拉、洪都拉斯、尼加拉瓜及哥伦比亚等国。至于霍乱,1961 年以前基本上保持比较平稳的状态,每年有三四十个国家和地区报告数万病例,但自 1961 年霍乱侵入拉丁美洲后,流行态势即发生了空前剧变,其来势之猛、传播速度之快、发病人数之多、波及范围之广,对国际社会震动之大,都是前所未有的。当年即有 59 个国家和地区报告患者 594 694 例,其后数年发病数虽有所减少,但是发病的国家和地区却逐年增多,1992 年为 68 个,1993 年为 78 个,1994 年为 94 个,而且 1992 年还出现了O139 型霍乱。人间鼠疫的情况也不容忽视,该病自 20 世纪末发生世界第三次大流行以后很长时间都一直保持平稳态势,基本上没有大的流行,而且肺鼠疫也很少见。但1994年一年内,非洲、美洲和亚洲的13个国家共报告鼠疫病例2 935例,其中以印度最为严重,该国西部的两个邦先后发生了肺鼠疫占一定比例的大范围鼠疫流行,而且波及新德里、孟买等大都市,总计患者876例,其中54例死亡,致使成千上万的人逃离家园,直接经济损失达10亿美元。除上述各病外,流行性脑脊髓膜炎(流脑)、疟疾等古老疫病也在部分国家和地区严重流行,其中流脑曾于1996年春席卷尼日利亚、布基纳法索等西非的绝大部分国家和地区,至少有14万人发病,1.5万人死亡,造成巨大损失。疟疾目前仍然流行于东南亚及非洲的绝大多数国家和地区,每年全球报病人数3亿~5亿,数百万人死亡。狂犬病是世界性分布疾病,据我国国家卫生健康委员会统计,自2003年以来,狂犬病致死人数几乎每年都居我国法定报告传染病致死人数前五。血吸虫病在全世界78个国家和地区流行,约2亿人受到血吸虫感染,每年死于血吸虫病的患者达100万人。其他疫病如布鲁菌病、登革热、恙虫病及链球菌等也都不断重新感染人畜造成发病。目前,全球范围内出现再次流行的主要传染病如表1-4-1所示。

表1-4-1　再次流行的主要传染病

	病种	造成再度流行的因素
病毒	狂犬病	公共健康措施被破坏,过分使用土地,旅游业的发展
	登革热/登革出血热	交通运输业和旅游业的发展,移居和都市化的增多
	乙型脑炎	蚊虫媒介物孳生条件的大量存在
	黄热病	蚊虫媒介物孳生条件的大量存在
	埃博拉出血热	缺乏现代化设施,出现病毒新种系 Ivory Coast
寄生虫	疟疾	寄生虫对药物的抗药性增强,经济资源短缺
	血吸虫病	修建水坝,居民迁移,生态环境改变导致钉螺生长
	神经囊尾蚴病	居民移居
	棘头变形虫病	隐形眼镜的使用
	内脏利什曼病	战争,人口流动、移居,习惯改变等导致虫媒生长、免疫力下降人群增多
	弓形体病	免疫力下降人群增多
	梨形鞭毛虫病(贾第虫病)	儿童保健用品的不恰当使用
	棘球蚴病	生态环境的改变影响中间宿主
	恙虫病	传播媒介大量存在
	斑点热	宿主和传播媒介大量存在
细菌	A组链球菌	再度流行的原因不明
	战壕热(五日热)	卫生措施的削弱
	鼠疫	经济开发和土地利用
	白喉	免疫规划项目的中断

续表

	病种	造成再度流行的因素
细菌	结核病	人口结构和行为因素，工业和技术因素，国际贸易与旅游业的发展，卫生措施的削弱及结核杆菌对药物抗药性增强
	百日咳	人们担心疫苗注射的安全性，从而拒绝接受预防接种
	沙门菌病	工业与技术原因，人口结构及行为改变，病菌的抗药性增强及食品转换
	肺炎链球菌病	人口结构变化，病菌的抗药性增强，国际旅游与贸易的发展，滥用抗生素
	霍乱	旅游业的发展，新种系的出现

注：表中内容引自许龙善、魏承毓、恩庶主编的《再度肆虐人类的传染病》。

已控制疫病在 20 世纪 80 年代后期，特别是进入 20 世纪 90 年代后之所以能够死灰复燃，再度肆虐人类，其原因是多方面的，主要有：①病原体与传播媒介耐药性的日益增强，加大了防治难度。②全球气候变暖扩大了疫病的分布范围。③日益发展的都市化倾向，人口暴增和生态环境的恶化促使人兽共患疫病有增无减。④饥荒、难民潮及社会动乱等天灾人祸为疫病的传播蔓延创造了条件。⑤全球旅游事业的急剧发展，旅游人数的迅猛增加等也在一定程度上导致了疫病的传播与扩散。

二、新的人兽共患疫病不断出现

新的人兽共患疫病不断出现，疫病数量不断增加，这也是人兽共患疫病的流行现状和长期动向。自 1973 年以来新发现的传染病约 40 种，其中在我国存在的约 20 种（参见表 1-4-2）。20 世纪 70 年代后出现了很多新疫病，如 Nipah 病毒（1998）、SARS 冠状病毒（2003）、人嗜 T 淋巴细胞病毒 III 型 / IV 型（2005）等相继出现。病原体大多是新确认的新种，有的是已知病原体的新型，如霍乱弧菌 O139 型、大肠埃希菌 O157：H7 型等。其来源主要有两种可能：一是在自然界早已存在，只是由于检测和鉴定技术缺乏，尚未被认识，或者因为与人畜接触机会少或没有接触机会而未被发现。二是微生物为了生存和发展，随着环境的改变而发生变异和进化，如由原来非致病性的进化成致病性的，原为无毒力的因获得了毒力基因而变为有毒力的；许多毒力基因是由质粒或噬菌体介导，它们都是可移动性遗传因子，即使是位于染色体上的毒力基因，也可通过原生质融合或由于高频率重组子诱导，而发生毒力基因的转移。

新发现的病原体大部分属于动物源性，其寄生于野生动物和家畜中，通过某些途径传染给人。例如种种迹象表明：在森林深处的猴类中带有埃博拉病毒。曾经，加蓬采金者到森林深处砍伐，吃了猩猩肉，感染了埃博拉病毒而发病，死亡 13 人；刚果有一次暴发埃博拉病毒流行，是从森林中烧木炭工人开始发病的；瑞士一位女科学家在科特迪瓦西部解剖一只可能被吸血昆虫传染埃博拉病毒病毒致死的黑猩猩时受到感染。这些都证明埃博拉病毒具有很明显的动物源性。又如人类免疫缺陷病毒（艾滋病病毒，HIV），有越来越多的研究结果证实其来源于动物。在非洲的绿猴携带一种猴免疫缺陷病毒（SIV），与 HIV，特别是 HIV-2 型特别相似，SIV 由绿猴传到人类，转变为 HIV-2 型，对人类毒力还不太强，但再由 HIV-2 型转化为 HIV-1 型，则毒力增大，且对原宿主毒力也增加，如用艾滋病（AIDS）患者或感染者的血浆给黑猩猩注射，10 ～ 12 周后，一只被注射的猩猩的 T4 细胞减少、淋巴结肿大、淋巴细胞变异和反应受损。

表 1-4-2 1973 年以来新确认的病原微生物和传染病

发现时间	病原体名称	疾病名称
1973 年	轮状病毒（rotavirus）	婴幼儿腹泻
1975 年	细小病毒 B19（parvovirus B19）	慢性溶血性贫血
1976 年	隐孢子虫（Cryptosporidium parvum）	急性和慢性腹泻
1977 年	埃博拉病毒（Ebola virus）	埃博拉出血热
1977 年	嗜肺军团菌（Legionella pneumophla）	军团菌病
1977 年	汉坦病毒（hantaan virus）	肾病综合征出血热
1977 年	空肠弯曲杆菌（Campylobacter jejuni）	肠道病，全球分布
1980 年	人嗜 T 细胞白血病病毒 I 型（human T-lymphotropic virus HTLV-I）	T 细胞淋巴瘤-白血病
1981 年	金黄色葡萄球菌产毒株（toxic producing strain of Staphylococcus aureus）	脓毒症、休克综合征
1982 年	大肠埃希菌（Escherichia coli O157：H7）	肠出血性大肠埃希菌感染
1982 年	人嗜 T 细胞白血病病毒 II 型（HTLV-II）	毛细胞白血病
1982 年	伯氏疏螺旋体（borrelia burgdorferi）	莱姆病
1983 年	人类免疫缺陷病毒（human immunodeficiency virus, HIV）	艾滋病（获得性免疫缺陷综合征）
1983 年	肺炎衣原体（Chlamydia pneumoniae）	肺炎衣原体病（人类急性呼吸道感染病）
1983 年	幽门螺杆菌（Helicobacter pytori）	幽门螺杆菌病（消化性溃疡病）
1984 年	日本斑点热立克次体（rickettsia Japanic）	东方斑点热
1985 年	比氏肠孢虫（比氏肠细胞内原虫）（Enterocytozoon bieneusi）	顽固性腹泻
1986 年	卡晏环孢子球虫（cyclospora cayatanensis）	顽固性腹泻
1988 年	人类疱疹病毒 6 型 [（human herpes virus 6, HHV-6）]	猝发蔷薇疹
1988 年	戊型肝炎病毒（hepatitis E virus）	戊型肝炎（肠道传播非甲非乙肝炎）
1989 年	人类埃立克体（ehrlichia chafeensis）	人类埃立克体病
1989 年	丙型肝炎病毒（hepatitis C virus）	丙型肝炎（肠道传播非甲非乙肝炎感染）
1991 年	Guanarito 病毒（Guanarito virus）	委内瑞拉出血热
1991 年	脑胞内原虫（细胞内寄生虫）（encephalitozoon hellem）	结膜炎，弥漫性疾病
1991 年	巴贝斯虫新种（new species of Babesia）	非典型巴贝斯虫病
1992 年	O139 霍乱弧菌（Vibrio cholerae O139）	O139 新菌株引起流行性霍乱
1992 年	巴尔通氏体（Bartonella henselae）	猫抓病：杆菌性血管瘤病

续表

发现时间	病原体名称	疾病名称
1993 年	Sin nombre 病毒（Sin nombre virus）	急性呼吸窘迫综合征
1993 年	兔脑原虫（Encephalitozoon cuniculi）	弥漫性疾病
1994 年	Sabia 病毒（Sabia virus）	巴西出血热
1995 年	GBV–C/G 型肝炎病毒（GBV–C/HGV）	庚型肝炎
1997 年	禽甲型流感病毒（H5N1）	禽流感
1997 年	输血后肝炎病毒（TTV）	输血后肝炎
1998 年	Nipah 病毒（Nipah virus）	尼帕病毒脑炎
2003 年	SARS 冠状病毒（Sars–Cov）	重症急性呼吸综合征
2005 年	人嗜 T 淋巴细胞病毒Ⅲ型 / Ⅳ型	T 淋巴细胞白血病

注: 表中内容主要引自于恩庶《新发现的传染病》。

新人兽共患疫病不断出现的原因:

（1）随着国际贸易和旅游业的迅速发展,通过交通工具、人员交往和商品交换而使疫病扩散到世界各地,最明显的例子就是艾滋病。艾滋病的病原体存在于非洲中部猴类中,传给人体后,由农村扩展到城市,又传播到欧美大城市,迅速传播至全世界。

（2）随着食品工业的发展,包装食品和冷藏食品大量增加,由于消毒不完善或长期保存,使一些致病微生物存活,容易引起肠道传染病的流行。例如: O157：H7 型大肠埃希菌即通过食用被污染牛肉制作的汉堡包而引发食用者食物中毒。又如牛海绵状脑病(旧称疯牛病)可因活牛及其肉骨饲料的输出,而导致该病流行,该病的发生常可引发贸易战。

（3）随着经济区的开发,如大面积开垦荒地、砍伐森林和修建水坝等常常导致生态环境改变,大批人群进入未开发地区,扩增了疫病范围。埃博拉病毒和莱姆病的病原体,本系森林动物间寄生的微生物,接触到人群并适应后逐渐扩大并在人群中流行。

（4）血源性传播主要指以血液为传染源,通过各种途径的传播,其中以输血、血液制品、注射器和虫媒传播者居多。随着人口的不断增长,社会生活方式的改变及医疗事业的发展,对血液和血液制品的需求量逐年增加,同时因输血和血液制品注射而引起的传染病也在增多。新发现的传染病不少是通过血源性传播。

（5）微生物的进化与疫病流行密切相关。微生物在不同环境中能逐渐获得适应环境的基因和基因产物,从而能从一种宿主转移到另一种宿主,可对付和抑制新宿主的特异性和非特异性免疫反应,而持续生存于新宿主,这就扩大了疫病感染和流行的范围。

三、人兽共患疫病的宿主和空间分布常发生变化

人兽共患疫病病毒流行的空间特征变化迅速。随着集约化和规模化养殖的发展,动物数量不断增加,极大地促进了疾病传播速度与流行强度。全球经济一体化、世界贸易和旅游业的发展、人类不断

开发和改变自然环境,造成环境恶化和生态系统的改变等原因,使不少原来呈地方性流行的疾病变成世界性流行。如马尔堡出血热和裂谷热已从非洲进入亚洲;人群中流行的呼吸道合胞病毒也有感染动物的迹象;一些区域流行的疾病不断蔓延,如西尼罗病毒于 20 世纪 90 年代在美国暴发;埃博拉出血热,1976 年在刚果被发现,此后在加蓬、苏丹、利比亚、科特迪瓦和乌干达等国家流行。有些人兽共患疫病的疫源地仍在继续扩大,如我国鼠疫自西向东侵袭,斑点热立克次体病向南方扩展,恙虫病逐渐呈现向北方转移的趋势。

疫病的宿主不断由动物转向人类。AIDS 是由动物传染给人类的,现在成为危害人类健康最严重的疫病之一。H5N1 型高致病性禽流感主要由禽类作为传染源,其病原体和传播途径经多年研究已十分明确,禽流感传播快、危害大,随着感染者增多与病毒不断变异,如果病毒在人体内与人流感病毒重组成为新型流感病毒,则后果更为严重。2003 年发生的严重急性呼吸综合征(SARS),从果子狸等野生动物检测出病毒阳性可推测该病毒可能早已存在于野生动物中。1998 年和 2005 年猪链球菌连续两次感染人并致人死亡。种种迹象表明越来越多主要感染动物的疫病不断向人类转移,对人类的威胁也越来越严重。

第二节　人兽共患疫病对人类社会的挑战

人兽共患疫病数量多,分布广,在已知的 200 多种动物传染病和 150 多种动物寄生虫病中,人兽共患疫病至少有 250 种,其中对人有严重危害的有 90 多种,并且新的人兽共患疫病还在不断出现。人兽共患疫病广泛分布于世界各地,历史上每发生一次人兽共患疫病的流行,都会给人类社会造成非常严重的损失,其后果是"疫病猛于战争",严重威胁人类健康,对畜禽业等造成巨大的经济损失,同时还影响政治、社会稳定。

一、严重危害人类的健康

人兽共患疫病广泛分布于世界各地,对人类健康造成了巨大威胁。目前知道的人兽共患疫病中对人类严重危害的就有 90 多种,可造成人类大批死亡、残废或丧失劳动能力,使感染者生活质量下降,给很多家庭带来灾难和不幸。20 世纪人类曾发生过四次流感大流行,即 1918—1919 年的"西班牙流感"、1957—1958 年的"亚洲流感"、1968—1969 年的"香港流感"和 1977 年的"俄罗斯流感"。每次流感大流行都给人类生命财产和经济发展带来了灾难性打击,1918—1919 年的西班牙流感(H1N1)导致 2 000 万~ 4 000 万人死亡,相比之下,第一次世界大战造成的 1 000 万人死亡只有它的 1/4 ~ 1/2。1957—1958 年亚洲流感(H2N2)席卷中国、日本及东南亚、中东、非洲等多个国家,美国、加拿大和苏联也受波及,全球至少 100 万人死于这场灾难。1968—1969 年香港流感(H3N2)造成 150 万~ 200 万人死亡,1977—1978 年俄罗斯流感(H1N1)也导致很多人感染死亡。

人兽共患疫病不仅在古代流行,就是在科技高度发达的现代依然肆虐人类。肺结核是一个古老的疾病,但近年在全球各地死灰复燃,1995 年全世界有 300 万人死于此病,在 2003 年 3 月 24 日"世界防治结核病日"之际,"制止结核病世界行动组织"公布的数据显示,目前全球每天仍有 5 000 人死于结核病,而每年罹患结核病的人数超过 800 万,为此,WHO 宣布"全球处于结核病紧急状态"。狂犬病的死灰复燃和危害同样严重,中国是世界上狂犬病高发国家之一,从 2003 年到现在,几乎每年狂犬病造成的死亡人数都排在法定传染病前列。

全世界约有 1/4 的人感染弓形虫病, 7 亿多人患钩虫病, 4 亿多人患有丝虫病, 3 900 万人患牛带绦虫病, 2 700 万人患旋毛虫病, 1 000 万人患有布氏姜片吸虫病(仅东南亚), 300 万人患有猪带绦虫病。布鲁菌病几乎遍布世界各地, 危害也十分严重。鼠疫, 曾导致欧洲 1/3 以上的人口死亡。在古代, 世界大约有 2/3 的人口受到天花的威胁, 约 1/4 的感染者死亡。马尔堡病毒、埃博拉病毒已经在全球范围内至少感染 6 000 万人, 其中 2 000 多万人死亡。在美国发现的以几种啮齿类动物为自然宿主导致肺病综合征的 pulmonary 病毒在 1993 年就导致美国有 300 多人受感染, 致死率近 40%; 1994 年和 1998 年分别在澳大利亚和马来西亚发现的以果蝠为自然宿主的尼帕病毒, 分别通过感染马和猪再感染人, 当年即使百余人丧生, 致死率达到 40%, 后来尼帕病毒在孟加拉国又再次发生。近年来, 禽流感病毒不断在越南等国家被报道感染人并导致其死亡; WHO 负责公共医疗的专家曾发出警告, 禽流感病毒一旦变异为能在人间传播的病毒, 全球将有超 500 万人被夺去性命。

二、人兽共患疫病对经济的影响

人兽共患疫病一旦发生, 除了危害人类健康外, 通常还对一个国家、地区甚至是全球的经济造成巨大的甚至是毁灭性的打击, 影响范围非常广泛。

(一)严重危害畜牧业的发展

人兽共患疫病一旦发生, 将会导致大批发病畜禽死亡, 有时为了控制疫情蔓延, 还要对受威胁的动物进行大规模扑杀, 往往会导致某个养殖产业受到重创。1997 年香港发生禽流感, 香港特区政府宰杀了 130 万只鸡。2003 年 3 月荷兰发生禽流感, 为了防止疫情蔓延, 欧盟宣布全面禁止荷兰活禽及其蛋品出口, 在短短几周内, 共有约 900 个农场内的 1 400 万只家禽被隔离, 1 800 多万只病鸡被宰杀。2003—2005 年, 约有 1.5 亿只禽鸟因病死亡, 造成经济损失高达 30 亿美元。2001 年英国发生口蹄疫, 导致经济增长速度放慢, 对英国造成的经济损失高达 70 亿英镑(约合 100 亿美元)。牛海绵状脑病已经使全球约 20 万头牛感染, 英国出现牛海绵状脑病后第一年的经济损失为 10.7 亿～14 亿美元; 加拿大也曾出现过牛海绵状脑病个案, 短时间内使其农业损失高达 100 亿加元; 2002 年日本牛海绵状脑病造成的损失也达 2 000 亿日元。

人兽共患疫病给畜牧业带来的危害和损失难以估量, 主要包括造成大批畜禽被废弃、畜禽产量减少和质量下降而造成的直接损失, 以及采取控制、消灭和贸易限制措施而带来的巨大间接损失。对畜牧业危害最为严重的人兽共患疫病有牛海绵状脑病、口蹄疫、流感(特别是高致病性流感)、布鲁菌病、结核病等。如英国发生的牛海绵状脑病造成经济损失达 300 亿美元, 因口蹄疫造成的直接损失近 100 亿美元。布鲁菌病和结核病使全世界的奶牛业损失惨重, 导致大量奶牛被淘汰, 产奶量受损。人兽共患疫病使动物及动物产品的质量严重受损, 影响产品交易, 给畜牧业造成严重的损失, 如我国 2004 年发生的禽流感严重影响养鸡业, 给养殖户和国家造成巨大的经济损失; 2005 年四川发生猪链球菌后使四川的养猪业及猪肉加工企业也受到了很大的影响。

(二)人兽共患疫病对其他行业的影响

人兽共患疫病发生后, 通常涉及非常广泛的部门和行业, 可影响人们的生活、学习、工作等各个方面及与疫病息息相关的旅游业、航空业、金融证券、文化产业等, 因为一旦发生重大人兽共患疫病, 这些人口易集中的场所都可能关闭, 所以疫病的发生通常会让地区的旅游业、交通运输业、餐饮业和零售业等极度萧条。

三、严重影响社会稳定

人兽共患疫病发生后还有一个重大影响就是导致社会的不稳定。通常人兽共患疫病的发生会直接影响人们正常的生活秩序，尤其是新疫病的出现往往会给人类带来痛苦和心理恐慌，甚至让人们对生活失去信心。比如2003年，突如其来的新疫病SRAS迅速在我国传播流行，给群众造成极大的恐惧，当时人们纷纷抢购食盐、大米、口罩等商品和消毒液、板蓝根、抗病毒冲剂等药品，使部分地区出现物资匮乏和药材短缺的现象，加上一些不法商人趁机制售假冒伪劣商品，趁机哄抬物价，扰乱市场，给社会带来了不稳定因素。少数人对禽流感、猪链球菌、狂犬病不了解，发生这些疫病后就不愿意再吃鸡肉、猪肉，少数人看到鸡和猪就恐慌，很担心被感染，整天生活得忧心忡忡，仿佛生活中的动物随时都对其构成威胁。又如我国结核病、慢性肝炎等疫病有的治疗效果不理想，治疗周期长，加上社会上对这些患者在就业等方面的歧视，很多患者对治疗失去信心，对生活失去信心，也会成为社会不稳定的因素。

四、可能给人类带来新的威胁

人兽共患疫病的疫病原既可感染人也可感染动物，并且多数病原体的传染性和致死性都非常强，因此成为研制和应用于生物武器的理想病原，这些病原体一旦被应用于恐怖活动和生物战争，将给人类带来新的威胁。

生物武器也叫细菌武器，它不像炮弹、炸弹那样用弹片杀伤有生力量，而是靠散布细菌战剂（生物战剂）来杀伤人员、动物和毁坏农作物。生物武器的主角就是一些致病微生物，包括细菌、病毒、立克次体、衣原体、毒素和真菌，如鼠疫耶尔森菌、炭疽芽孢杆菌、斑疹伤寒立克次体等。这些微生物进入人体后，会使正常的体细胞受到感染、发生变异，而这些微生物则不断进行自我复制和繁殖，使人在短时间内感染恶性疾病。

适合做生物武器的微生物具有以下特点：①便于培养，生命力极强。如炭疽病毒在一般培养条件下就能大量生产，炭疽病毒可在自然环境下生存几年时间。②杀伤力极强。如仅仅1 g肉毒梭菌就足以杀死1 000个成年人。③使用方便。战剂微生物无孔不入，防不胜防。

生物战剂主要是采取施放气溶胶的方式，即把生物战剂喷洒到空气中，使它形成细微颗粒，并能在空中悬浮较长时间，以使人及牲畜等通过吸入空气或触及皮肤而感染。主要施放工具是用炸弹、炮弹、导弹等向敌军集结地域、后方基地、交通枢纽等处投放。除生物战剂外，还可用炸弹、带有降落伞的硬纸筒、纸包或其他容器，施放带有生物战剂的媒介物，如跳蚤、蚊蝇、鼠类、食品、玩具及其他常用物品。生物武器的使用早在1347年就开始了，直到第一次世界大战中仍在广泛应用。1859年法国在阿尔及利亚作战时，15 000人中有12 000人因患霍乱而丧失战斗力；在第一次世界大战末期，仅一年半的时间内，交战双方患病毒性流感者达5亿之多，有2 000多万人死亡，比战死人员数量高出3倍。第二次世界大战中，德、英、美等国已研制出细菌炸弹，日本在侵华战争中，臭名昭著的"731"部队进行了生物战剂的研究并在湖南、浙江等地使用细菌武器，使700多人死亡。美军在朝鲜战争中也使用了生物武器。

为了禁止这种灭绝人性的武器在现代战争中应用，联合国曾于1971年12月16日通过了《禁止试制、生产和储存并销毁细菌（生物）和毒剂武器公约》的国际公约，但仍是一纸空文，不少国家仍在继续研制这种武器。随着新的人兽共患致病微生物的不断出现或被发现，生物战剂的种类也在不断增加。近些年来，人类利用微生物遗传学、遗传工程技术和基因重组技术等定向控制和改变微生物的性状,从而有可能产生新的、致命性更强的生物战剂。为了应对可能发生的生物恐怖活动和生物战争,必须建立反生物恐怖活动快速反应体系,以做到能在最短时间内进行临床诊断、追踪传染源和传播途径、快速侦检未知病原体等,使人们能在未分离已知病原体时已有对策。对于国外新发现、我国尚未暴发的新病原体,政府应当提前组织各级卫生机构和兽医防疫机构,进行必要的技术储备、物资储备和人才梯队准备,切实加强对可能出现的生物武器或生物恐怖活动的预警和提高应急反应能力。

第三节　对人兽共患疫病未来防控的展望

目前,人兽共患疫病防控形势依然严峻,现已被发现的人兽共患疫病有 200 多种,严重威胁人类健康、社会经济发展和稳定。虽然人类在预防和控制人兽共患疫病方面已取得了一定的成绩,但人兽共患疫病仍是当今世界各地,尤其是第三世界国家常见的高发疾病和居民死亡的主要原因。尽管科学技术高度发达,但依然没有很好地控制人兽共患疫病的传播和流行,特别是禽流感、口蹄疫、非典型性肺炎、牛海绵状脑病、狂犬病和结核病等疫情席卷而至,传播迅速、死亡率高,对畜牧业生产和人类健康造成了空前打击和严重威胁,给社会稳定带来极大危害。一方面,一些曾被控制的疫病死灰复燃,卷土重来,再度肆虐人类,如结核病、狂犬病和布鲁菌病等;另一方面,新的人兽共患疫病不断出现或被发现,如亨尼帕脑炎、SARS、猴痘、西尼罗河热、禽流感等。另外,随着生态环境的恶化、气候的变化、人类活动的频繁、动物和动物产品国际间的大流动,人类、动物和许多病原微生物自然进化形成的稳定状态在逐步改变,导致人类的生命与健康受到经动物、昆虫、食品、水源、土壤等传播的传染性疾病及来源于污染环境的毒物,抗生素的滥用和生物恐怖袭击等因素的威胁。总之,人类正面临着新老疫病和多种因素的威胁,人兽共患疫病的防治形势非常严峻,任重道远。

人兽共患疫病防治要长期坚持不懈,采取综合措施综合防控。人兽共患疫病不仅是一个医学问题,而且是重要的社会问题;不仅是一个地区、一个国家的问题,更是全人类共同面对的问题。防治人兽共患疫病必须进一步加强多部门、多学科和国际合作,综合防控。我们每个人都应该清楚地认识到,人类和自然界共同影响和塑造了地球完整的生态系统,我们在依靠科学加强动物疫病防治的基础上,必须遵循自然规律,适度地向自然界采取,维护自然生态系统的平衡,在科学、可持续发展原则的指导下安排社会、经济活动,努力营造一个和谐、稳定、健康的生存环境。人类与疫病的斗争,永远没有结束。人类对原有疫病的控制已有一定的经验,许多古老疫病的重新抬头,虽有各种原因,但归根结底是人类放松了警惕,如能加强防控,仍是可以防治的。新发现的病原体及其疫病,由于人类对其缺乏认识,还没有掌握与其斗争的武器,又无天然免疫力,往往会对人类的健康和社会经济造成更大的损失。对于人兽共患疫病的防治,我们必须做到以下几点。

一、树立长期观点

人类与人兽共患疫病共存于一个世界上,两者相互斗争,这就是一部进化史。微生物适应性强、繁殖快、数量多、分布广,要控制和消灭它是很难的。但社会在进步,新技术在发展,还是有少数疫病是可以消灭的,大部分致病微生物也可以控制在较低水平。不过,总有部分疫病无法控制,加上新的致病性微生物出现,故人类绝不能松懈和放松警惕,必须树立与人兽共患疫病长期斗争的思想。

二、加强疫病监测与预警

发现和认识一种疫病,只有进行疾病监测才能做到迅速反应和预防。监测的重点是高危地区和高危人群;监测的内容应当包括动物宿主、传播媒介和病原体的变异及抗药性。

三、改善公共卫生设施

最主要的是洁净水的设施,以处理污水、污物等,这是控制肠道传染病的有效手段。

四、加强对媒介生物的控制

这不能专门依赖于杀虫剂,一是其容易产生抗药性,二是其可污染环境,故应采用化学、生物和环境等综合的改造措施。

五、疫苗预防

加速利用分子生物学技术生产安全有效的疫苗,是预防一些危害大的疫病的关键。

六、加强基础研究

由国家组织和投资,研究明白致病性微生物与人类间的相互作用机制,以组织多学科联合攻关。

七、敢于面对新的挑战

一种新疫病的出现,往往会造成巨大的社会影响和经济损失;但同时,由新疫病带来的挑战,也会促进诊断方法、预测系统和控制工具的完善与发展。

从理论上讲,人兽共患疫病是可以预防的,一旦发生也可将其控制,在一定条件下,还可将某些疫病消除,因此任何消极悲观的观点与情绪,都是没有根据的,是有害。但人兽共患疫病防治又是极其复杂、艰巨的系统工程。它不仅仅是人类面临的一个卫生问题,也是一个严峻的社会问题,绝非一朝一夕所能解决的,也决不能一蹴而就。各国人民只有在各国政府高度重视和领导下,坚持预防为主,依靠科技和教育,动员全社会参与,增加财政投入,常备不懈,反复斗争,方可收到预期效果。从战略上讲,促进经济发展,消除贫困,彻底改变人民的生活和医疗保健条件,建立健全全球监测系统,是防控人兽共患疫病的必经之路。

第二篇

人兽共患病毒病

第一章 流行性感冒

流行性感冒（Influenza）简称流感，是由流行性感冒病毒引起的呼吸道疾病的总称，主要表现为发热，体温一般在 38 ℃以上，并且伴有咳嗽或肌肉酸痛。流感病毒分为甲（A）、乙（B）、丙（C）三型，均可感染人。

对于流感的病因，历史上人们曾进行过许多推测。19 世纪末，有学者在许多流感患者的咽喉部发现了流感嗜血杆菌（*Haemophilus influenzae*），因此人们认为它是引起流感的病因。美国人 R. E. Shope 于 1930 年首次分离出猪流感病毒。英国人 Smith 等在 1933 年首次分离出人流感病毒，并命名为甲型流感病毒。其实最早分离出的甲型流感病毒是 1902 年从鸡中分离的真性鸡瘟病毒（fowl plague virus，FPV），1955 年通过病毒粒 Np 蛋白抗原性研究，才认识到它是甲型流感病毒的一员，现称之为 H7N7 亚型流感病毒［A/Chicken/Brescia/1902（H7N7）］。1940 年 Francis 和 Magill 分别发现与甲型流感病毒抗原性完全不同的乙型流感病毒。1947 年 Taylor 发现与甲型和乙型病毒抗原性完全不同的丙型流感病毒。

1947 年，在丹麦首都哥本哈根举行的国际微生物会议上，专家建议成立国际流感中心进行全球流感的监测工作。1948 年 WHO 成立后，全球流感监测工作被纳入 WHO 的流感监测网络，流感成为第一个实行全球性监测的传染病。目前，全球流感监测网络由 129 个国家的流感监测中心组成，同时还在全球建立了 5 个国际流感参比实验室，分别设在英国国立医学研究所、美国疾病控制中心、澳大利亚墨尔本原联邦血清实验室、日本公共卫生研究院和中国国家流感中心。全球流感监测网络为流感监测和防控提供了关键数据和技术支持，对保护公众健康起到至关重要的作用。

一、病原学

流感病毒属正黏病毒科（Orthomyxoviridae），常为球形囊膜病毒，直径 80 ~ 120 nm，丝状体常见于刚分离到的病毒，长度可达数微米。它的基因组是分节段的（甲、乙型毒株含 8 个节段，而丙型仅含 7 个节段，少一个编码神经氨酸酶蛋白的节段），为单链负链的 RNA。甲、乙型毒株基因组至少分别编码 10 和 11 种蛋白。由于基因组是分节段的，故易产生同型不同株间的基因重配（如图 2-1-1 所示）。流感病毒，尤其人甲型流感病毒 HA 基因经常发生点突变，导致其编码的 HA 蛋白分子上的氨基酸序列发生替换，造成其抗原性经常发生漂移，每次抗原性漂移都会带来不同程度的流感流行。

根据病毒粒核蛋白(NP)和膜蛋白(MP)抗原特性及其基因特性不同,把流感病毒分为甲、乙、丙三型。甲型流感病毒根据其表面血凝素(H)和神经氨酸酶(N)蛋白结构及其基因特性又可分成许多亚型,至今已发现的甲型流感病毒血凝素有16个亚型(H1-16),神经氨酸酶有9个亚型(N1-9)。

甲型流感病毒命名法可用下列公式表示:型别/宿主/分离地点/毒株序号(指采样时标本号)/分离年代(血凝素和神经氨酸酶亚型),如A/马/黑龙江/1/98(H3N8)。但写宿主时需注意以下三点:如宿主是人就不必写出,如A/京科/1/68(H3N2);如宿主为非生命物质就得写出非生命物质名称,如湖水等;从动物中首次分离到新类型的流感病毒,在第一篇文章中宿主名称需写出拉丁双字分类和通俗名称,而之后的文章中只写种的共同名称即可,如针尾鸭,在第一篇文章中写Anas acufa (Pintail duck),而后写Duck就可以了。乙型和丙型流感病毒命名法和甲型流感病毒的相同,但无亚型划分。如B/京科/26/58,C/猪/京科/32/81。基因重配株命名法:需在毒株名称后面加上一个"R"(Reassortment)字,如A/津防/78/77(H)-京科/1/68(N2)·R,表明重配株的H来自A/津防/78/77,而N来自A/京科/1/68毒株。同时还规定,H来源写在前,N来源写在后。

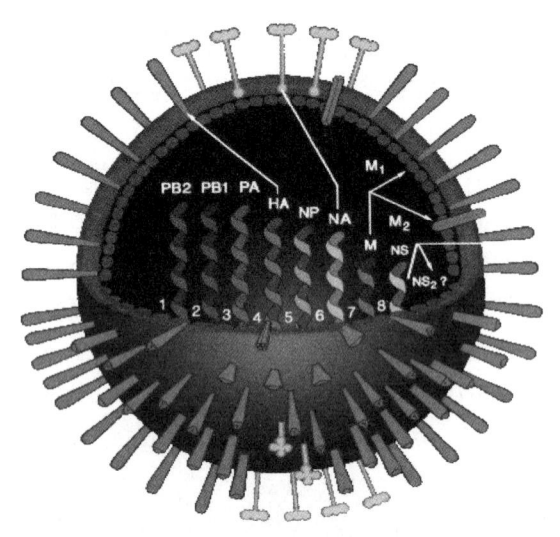

图 2-1-1　流感病毒结构示意图

甲型流感病毒在动物中广泛存在,目前已知的所有亚型都在鸟类特别是在水禽中存在。这些亚型的流感病毒与宿主之间存在着一种相对的进化平衡,即病毒在宿主中相对稳定地存在并且不导致宿主致病。由于流感病毒的种属特异性不同,并不是所有的甲型流感病毒都可以感染人,目前可以感染人的甲型流感病毒包括H1、H2、H3、H5、H7、H9及N1、N2、N3、N7亚型。甲型流感病毒还可以感染其他动物,如猪、马、海豹、鲸鱼和水貂等。目前为止,乙型流感病毒除人之外还没有发现其他的自然宿主。丙型流感病毒除感染人之外还可以感染猪,郭元吉等于1981—1982年从中国猪群中分离出多株丙型流感病毒。

甲型流感病毒可以引起世界性的大流行。自20世纪以来,有明确记载并且有病原学依据的世界流感大流行一共有4次。1918—1919年的西班牙流感,由H1N1亚型流感病毒引起,这是目前所知最大的一次流感大流行。而今,科学家已经从以前保留的标本及从美国阿拉斯加冻存的尸体标本中测定了引起那次流感大流行病毒的序列。从目前的序列分析结果来看,大流行病毒株与人和猪的H1N1

病毒株接近，而不同于高致病性的禽流感病毒株，因此现在还很难确定此次流感大流行病毒株的起源。1957年的亚洲流感，由H2N2亚型流感病毒引起，该病毒是由当时流行的H1N1病毒与禽流感病毒H2N2病毒重配而来，其中HA、NA及PB1基因来自禽流感病毒，其他5个基因来自当时流行的H1N1病毒。1968年的香港流感是由H3N2病毒引起，该病毒由禽流感病毒和当时流行的人流感病毒重配而来，其中HA与PB1基因来自禽流感病毒，其他基因来自H2N2亚型流感病毒。1977年H1N1亚型流感病毒在人群中消失20年之后重新出现，这次流感大流行的规模远远小于前几次，其病毒就是1957年之前在人群中流行的H1N1病毒，但是这种病毒如何在自然界存在然后又重新出现的机理并不是很清楚。

2009年4—5月在南美洲、北美洲、欧洲、非洲、大洋洲和亚洲的20多个国家和地区发生的流感即是由H1N1甲型流感病毒引起的。是一种新的甲型H1N1病毒。这种新甲型H1N1病毒的基因组成是从未在人流感病毒或猪流感病毒中发现过的一种新的基因组合类型。其NA和M基因片段来自欧亚猪支系，HA、NP和NS基因片段属于古典猪支系，PB2、PB1和PA基因片段属于三源重配猪流感病毒支系。由于自首次分离到新A（H1N1）流感病毒至今时间很短，关于该病毒的致病力及传播机制，目前还不是十分清楚。通过对墨西哥和美国分离株的基因分析，还未发现新A（H1N1）病毒在毒力和传播能力上较其他A型流感病毒更强的分子生物学特性。新A（H1N1）病毒的HA1血凝素蛋白的受体结合位点属于典型的北美古典猪H1N1流感病毒特性。尽管与古典猪H1N1病毒之间存在一些氨基酸的差异，但这些差异均不位于受体结合功能区。在1918年H1N1流感病毒株以及高致病性H5N1禽流感病毒株中，都存在着很多预示着对人体适应性增强或产生新的大流行病毒株的分子信号，但这些具有预示性的分子信号在新A（H1N1）流感病毒分子中均未被发现。在小鼠、雪貂、猕猴和猪的感染实验中，新A（H1N1）病毒均表现为相似的结果：与季节性H1N1流感病毒相比，新A（H1N1）流感病毒在这些动物中的感染率和肺内病毒滴度均更高。其基因组包含了禽、猪、人流感病毒的基因片段，关于该病毒的致病力及传播机制，科研工作者们正进行着持续性深入研究。

二、流行病学

（一）传染源和传播途径

流感患者和隐性感染者是流感的主要传染源，从潜伏期末到发病的急性期（约7 d）都有传染性。一般来讲，体温恢复正常后即不携带病毒。流感主要通过空气飞沫和直接接触传播。

（二）易感人群

由于流感病毒的变异，特别是当一个新的亚型出现时，几乎所有的人都是易感人群，这也是引起世界大流行的原因。

（三）流行特点

流感在流行病学上最显著的特点为：突然暴发，迅速扩散，造成不同程度的流行，具有一定的季节性（我国北方流感流行一般发生在冬季，而南方多发生在夏季和冬季），一般流行3～4周会自然停止，发病率高但死亡率低。感染率最高的为青少年，高危人群为年老体弱者或慢性疾病患者。每次流感流行总会造成不同程度的超额死亡。

流感分为散发、局部暴发（也称暴发）、流行和大流行。在非流行期间，发病率较低，病例呈散在分布。病例的发病时间及地点没有明显的联系，这种情况叫散发；一个集体或一个小地区在短时间内突然发生很多病例叫暴发；较大地区的流感发病率明显超过一般的发病水平，可称为流行；大流行有时也称世界性大流行,传播迅速,流行广泛,波及全世界(超越国界和洲界),发病率高并造成一定的死亡。世界性大流行常有 2～3 个波,一般说来,第一波持续时间短,发病率高,第二波时间长,发病率低,但是很可能死亡率很高;有时还有第三波。甲型流感病毒常以流行形式出现,能引起世界性流感大流行。乙型流感病毒常常引起局部暴发,不引起世界性流感大流行。丙型流感病毒主要以散在形式出现,主要侵袭婴幼儿,一般不引起流行。

(四)流感大流行历史

在过去发生的几次流感大流行中,1918 年的流感大流行称为西班牙流感。1918 年 8 月以前的第一波感染性很强,但病死率不高,因此当时人们忽略了这次灾难性的流感大流行即将到来的警告信号,而没有做好任何准备。1918 年 8 月第二波开始同时袭击全球多个国家,死亡率是第一波的 10 倍。据估计在这次流感大流行中全球人群有 25%～30% 发病,其中 2 500～4 000 万人死亡,60% 以上的死亡患者为 20～45 岁的成年人。1957 年的亚洲流感起源于我国贵州,开始于 1957 年 2 月,3 月传播到整个中国大陆地区,5 月传播到中国香港和新加坡,在此后的 6 个月内,波及全球。这次大流行第一波中,主要感染人群为学生,病死率不高,同平时流感高发季节常见流感的病死率类似;但在第二波中,主要感染人群为老年人,且病死率很高。据估计在这次大流行中总死亡人数约 200 万。这是全球流感监测网络第一次面临流感大流行的挑战。1957 年 5 月中旬日本和新加坡的科学家就分离到病毒,然后 WHO 就向全球发出流感大流行的警报,并且及时将流感大流行病毒株分发给全球的流感疫苗生产厂家。1968 年的流感大流行始于我国香港,7 月中旬在短短 2 个星期内有大约 50 万人发病。这次流感大流行有几个明显的特点:一是除美国外,其他地区的传播速度很慢;二是患者症状很轻并且死亡率很低;三是这次流感大流行主要感染老年人。1977 年的流感大流行又称俄罗斯流感,是因为当时在苏联境内首先报告了这起流感。后来的资料表明,这次流感大流行起源于我国的东北丹东地区。由于 20 岁以上的人群对引起此次流感大流行的病毒具有免疫力,所以这次流感大流行的规模要远远小于前几次,并且病死率很低,也有科学家认为这不是一次流感大流行。四次流感大流行有三次起源于我国,我国被认为是流感多发地,因此做好我国的流感监测不仅有利于我国的流感预防和控制,而且对全球的流感预防和控制也有重要作用。

2009 年 4 月,新 A(H1N1)流感病毒分别从墨西哥和美国的患者体内被分离出。WHO 在 2009 年 4 月 29 日宣布:将流感大流行的预警级别从第 4 级升至第 5 级。这种病毒能够传染人,且跨越国界、洲界,同时在人间的传播复杂到难以跟踪和明确。随着疫情的蔓延,经过各方专家评估和讨论,WHO 于 2009 年 6 月 11 日宣布将流感警戒级别从第 5 级提升至最高级别第 6 级,即宣布 2009 年全球甲型流感疫情进入流感大流行阶段。据 WHO 统计,截至 2009 年 6 月 12 日,这种新病毒已经波及 74 个国家,共造成 29 669 例感染和 145 例死亡。

三、病理学

流感没有特异性的病理学特征,严重者会因为继发细菌感染引起肺炎,多为弥漫性肺炎,也有局限性肺炎。1918 年流感大流行时,大部分死亡患者的肺炎是由于继发细菌感染而导致的,但也有一部分死亡患者是由于病毒感染直接导致的肺炎,并且表现为大面积的肺出血,这种情况一般会在 48 h 内导致患者死亡。流感病例外周血常规检查白细胞总数多不高或偏低,淋巴细胞相对增加,重症患者多有白细胞总数及淋巴细胞减少等表现;重症患者胸部影像学 X 线检查可显示单侧或双侧肺炎,少数可伴有胸腔积液等。

四、临床学

（一）临床表现

由于病毒型别、亚型及毒力的不同，以及不同人群的免疫状态、年龄、生理变异（如妊娠）及健康状况等内在因素的影响，流感感染可以表现为隐性感染或者显性感染，病情轻重各异。流感病毒感染潜伏期很短，一般为 1～4 d，平均为 2 d，患者出现症状的前 1 d 至后 5 d 都具有传染性，儿童的病毒存在期会更长。

无合并感染的流感病毒感染的临床特征是突然发病，高热，体温一般在 38 ℃以上，全身中毒症状明显，表现为头痛、肌肉酸痛、严重不适。上呼吸道症状如咳嗽、咽痛、流鼻涕等很难与其他病毒如SARS 病毒引起的上呼吸道症状分开。少数病例可出现有食欲减退，伴有腹痛、腹胀、呕吐和腹泻等消化道症状。婴儿流感的临床症状往往不典型，可见高热惊厥，部分患儿表现为喉气管支气管炎，严重者出现气道梗阻现象；新生儿流感虽少见，但一旦发生常呈败血症表现，如嗜睡、拒食、呼吸暂停等，常伴有肺炎，病死率高。

（二）临床诊断

在临床上一般将发热（体温≥ 38 ℃），伴咳嗽或咽痛之一者，而缺乏其他的实验室确定诊断的病例确定为流感样病例。临床病例应该结合流感的流行病学史及临床症状进行诊断，如果是处于流感高发季，一个单位或地区出现大量上呼吸道感染患者或医院门诊、急诊上呼吸道感染患者明显增加，流感样病例可以诊断为临床诊断病例。确诊流感病例必须依赖于实验室的诊断。

（三）临床治疗

药物的使用对于流感的预防和治疗十分重要，目前全球被批准使用的流感药物包括针对甲型流感病毒 M2 蛋白的金刚烷胺和金刚乙胺，以及针对甲型和乙型流感病毒神经氨酸酶的扎那米韦（zanamivir）和奥司他韦（oseltamivir）。我国目前还没有批准扎那米韦的上市。用药参考见表 2-1-1。

1966 年金刚烷胺在美国被批准用于甲型流感病毒的预防，1976 年被批准用于 1 岁以上儿童及成人的治疗和预防，1993 年金刚乙胺被批准用于成人的治疗和预防以及儿童的预防，1999 年扎那米韦和奥司他韦被批准用于流感的治疗，2000 年奥司他韦被批准用于 13 岁以上人群的预防。除扎那米韦为喷雾药物外，其他均为口服药物。

此外，我国有很多中草药也可以用于流感的预防和治疗，对流感病毒有抑制作用的中草药有数百种之多，如板蓝根、黄芪等。但是目前没有足够的流行病学数据证实中草药的抗病毒效果。

表 2-1-1　药物的预防和治疗推荐剂量

药物名称		年龄组				
		1～6 岁	7～9 岁	10～12 岁	13～64 岁	≥ 65 岁
金刚烷胺	治疗剂量	5 mg/（kg·d）最多可达 150 mg/d 分两次服用	5 mg/（kg·d）最多可达 150 mg/d 分两次服用	100 mg/ 次* 2 次 /d	100 mg/ 次* 2 次 /d	≤ 100 mg/d
	预防剂量	5 mg/（kg·d）最多可达 150 mg/d 分两次服用	5 mg/（kg·d）最多可达 150 mg/d 分两次服用	100 mg/ 次* 2 次 /d	100 mg/ 次* 2 次 /d	≤ 100 mg/d

续表

药物名称		年龄组				
		1～6岁	7～9岁	10～12岁	13～64岁	≥65岁
金刚乙胺	治疗剂量	没有批准♥	没有批准♥	没有批准♥	100 mg/次* 2次/d	100 mg/d
	预防剂量	5 mg/(kg·d) 最多可达150 mg/d 分两次服用	5 mg/(kg·d) 最多可达150 mg/d 分两次服用	100 mg/次* 2次/d	100 mg/次* 2次/d	100 mg/d
扎拉米韦	治疗剂量	没有批准	10 mg/次 2次/d	10 mg/次 2次/d	10 mg/次 2次/d	10 mg/次 2次/d
奥司他韦（达菲）	治疗剂量	根据体重不同 而不同♣	根据体重不同 而不同♣	根据体重不同 而不同♣	75 mg/次 2次/d	75 mg/次 2次/d
	预防剂量	没有批准	没有批准	没有批准	75 mg/次	75 mg/次

*对于≥10岁的儿童如果体重<40 kg，使用金刚烷胺或金刚乙胺时应按照5 mg/(kg·d)给药。

♣奥司他韦用于治疗时，对于体重≤15 kg的儿童，30 mg/次，2次/d；15～23 kg的儿童，45 mg/次，2次/d；23～40 kg的儿童，60 mg/次，2次/d；>40 kg的儿童，75 mg/次，2次/d。

♥金刚乙胺只被批准用于成人的治疗，但有些临床医生也建议用于儿童的治疗。

◆以上药物的生产厂家可以访问美国食品药品监督管理局（FDA）网站（www.fda.gov）。

五、实验室诊断

流感的实验室诊断包括病毒分离、病毒的血清学鉴定及核酸鉴定。病毒分离是确定流感感染的金标准。流感病毒的分离一般采用鸡胚或细胞进行分离。病毒的核酸鉴定包括RT-PCR及荧光定量RT-PCR。

具有以下任何一项的流感样病例即可诊断为流感病例：

（1）从患者呼吸道标本（如鼻咽分泌物、口腔含漱液、气管吸出物）或肺标本中分离出流感病毒。

（2）患者恢复期（发病后2～3周采集）血清中抗流感病毒抗体滴度为急性期（发病7 d内采集）的4倍或更高。

（3）患者呼吸道标本或肺标本采用免疫荧光技术或酶联免疫吸附测定法检测到流感病毒型特异的核蛋白（NP）或基质蛋白（M1）及亚型特异的血凝素蛋白，或用RT-PCR法检测到特异的病毒核酸。

（4）采集标本经敏感细胞将病毒增殖一代后，查到流感病毒粒特异的蛋白或特异的核酸。

六、防控措施

（一）流感监测

（1）加强流感监测，建立全国流感监测网络。目前我国已经建立了覆盖全国所有地级市的流感监测网络。

（2）提高流感监测网络的实验室监测水平，及时发现和鉴定流感病毒变异株。

（3）加强国际合作，及时对国际流行病毒开展抗原性和基因特性的比较分析，及时了解我国流感毒株的变异和流行规律。

（二）药物应用

药物的使用对于流感的预防和治疗十分重要，参见"临床治疗"部分。

（三）疫苗应用

疫苗作为一种最有效的手段在流感的预防控制中起着重要的作用，在流感流行季节前接种流感疫苗不仅可以降低高危人群的发病率和死亡率，而且可以减轻症状，减少并发症的发生，降低传播的概率。每年 WHO 会根据全球的流感监测资料发布用于流感疫苗生产的病毒成分，其会在每年 2 月公布北半球疫苗成分，9 月公布南半球疫苗成分，我国疫苗接种采用北半球疫苗成分。无论是北半球还是南半球，其疫苗成分均包括三种，一种为甲 1 亚型流感流行代表株病毒，一种为甲 3 亚型流感流行代表株病毒，还有一种为乙型流感流行代表株病毒，疫苗生产厂家根据 WHO 每年发布的疫苗成分进行生产。

目前被广泛使用的流感疫苗包括灭活疫苗和减毒活疫苗。灭活疫苗包括全病毒灭活疫苗、裂解疫苗及亚单位疫苗。全病毒灭活疫苗含有完整的病毒灭活颗粒，免疫原性很好，但副作用较大，不推荐用于 13 岁以下儿童；三价裂解疫苗含有纯化的血凝素抗原和神经氨酸酶抗原及其他的抗原，是一种具有高度免疫原性的病毒蛋白混合物，抗原性好，副作用小，被推荐给 6 个月以上的所有人群；亚单位疫苗仅含有纯化的血凝素抗原和神经氨酸酶抗原，因此副作用更小，但免疫原性较低。减毒活疫苗 2003 年由美国 FDA 批准用于 5 ～ 49 岁健康人群，是一种通过鼻腔喷雾接种的疫苗。上述各种疫苗目前均使用鸡胚进行生产，此外，欧盟还批准了一种使用细胞进行生产的裂解疫苗。

疫苗的最佳接种时间是每年流感流行前，疫苗接种效果好坏取决于疫苗成分是否与当时人群中流行病毒株相匹配及接种时间是否合适。疫苗接种重点推荐人群是：60 岁以上人群；慢性病患者及体弱多病者；医疗卫生机构工作人员；长期接受阿司匹林治疗的儿童；6 ～ 23 个月的幼儿及在流感高发季将要怀孕的妇女。无论是灭活疫苗，还是减毒活疫苗，大部分都是采用鸡胚进行生产，总含有大量的鸡胚蛋白，因此对鸡蛋过敏者不推荐进行疫苗接种，禁止接种人群还包括怀孕 3 个月内的孕妇、急性传染病患者和慢性病急性发作期患者。

个人预防冬季传染病的根本办法是加强锻炼，增强自身免疫力，特别是自身抵抗力较强的年轻人，完全可以通过体育锻炼增强免疫力以抵抗流感。同时，还应注意保持室内开窗通风，勤洗手的良好卫生习惯，在流感流行季节少去人多拥挤的公共场所等。

第二章

流行性乙型脑炎

流行性乙型脑炎（简称乙型脑炎或乙脑），在国际上被称为日本脑炎（Japanese encephalitis, JE），是由蚊子传播的一种人兽共患疫病。人和马受感染后可发生严重的脑炎，母猪感染后可发生流产和死产，公猪感染后可发生睾丸炎。人乙型脑炎主要侵犯儿童，病死率高（5% ～ 20%），后遗症严重（发生率 30% ～ 50%），是亚洲许多国家和地区非常严重的公共健康问题。乙型脑炎最早在日本被发现，1924 年曾发生过大流行。1935 年日本学者首先从脑炎死亡者的脑组织中分离出病毒，并证明其抗原性不同于美国的圣路易脑炎病毒，首次确定了本病的病原。

中华人民共和国成立前我国已有乙型脑炎的报告，在 20 世纪 50 年代、60 年代和 70 年代曾先后发生过三次乙型脑炎暴发流行，后两次病例数量分别高达 15 万和 17 万，病死率高达 25%。自 20 世纪 70 年代后期大量使用乙型脑炎灭活疫苗以来，病例数量逐年下降，控制了全国性的乙脑大流行，但时有局部暴发或流行。

一、病原学

（一）病原分类

乙型脑炎病毒属虫媒病毒（arbovirus）和黄病毒科（Flaviviridae）黄病毒属（*Flavivirus*），与圣路易脑炎病毒、西尼罗病毒、墨累谷脑炎病毒、库京病毒等同属于乙型脑炎抗原复合组，这些病毒之间有明显的交叉反应。

（二）形态结构

乙型脑炎病毒毒粒为球形，有包膜，直径 20 ～ 30 nm，为二十面体结构。基因是单链正链 RNA，包装于病毒核衣壳中，外层为脂质包膜，包膜中有糖基化蛋白 E 和非糖基化蛋白 M。E 蛋白是主要抗原成分，具有特异性中和及血凝抑制抗原决定簇。乙型脑炎病毒的 RNA 大约由 10.9 kb 组成，从 5' 末端至 3' 末端的编码顺序为 5'-C–PrM–E–NSP1–NSP2a–NSP2b–NSP3–NSP4a–NSP4b–NSP5–3'。5' 末端主要编码结构蛋白，5'-C–PrM–E；3' 末端主要编码非结构蛋白，NSP1–NSP2a –NSP2b –NSP3 –NSP4a –NSP4b –NSP5 –3'。

（三）理化特性

乙型脑炎病毒加热至 56 ℃ 30 min 即可灭活，对低温和干燥的抵抗力较强，病毒经冷冻干燥置于 4 ℃冰箱可保存数年，5% 甲酚皂或 5% 苯酚对病毒有很强的灭活作用，病毒对去氧胆酸钠、乙醚、氯仿等均很敏感。乙型脑炎病毒能凝集鸽、鹅、绵羊等动物的红细胞，但不同毒株的血凝滴度明显不同，如中山株比 A2 株高，而且不同毒株血凝反应的最适宜 pH 值不同，如高顺生株的 pH 值范围较京卫研 1（A2）株大。

（四）抗原性

通过交叉中和试验和交叉补体结合试验对我国乙型脑炎病毒的抗原性研究，结果显示毒株间未见明显的抗原性差异，但在交叉保护试验中显示出它们的攻击力和保护力存在明显不同，我国的 A2 株和日本的中山株抗原性也有差别。用血凝抑制试验分析乙型脑炎病毒的抗原性，发现其差异程度不大。利用具有中和作用的单克隆抗体（单抗）检测不同年代、不同地区分离的乙型脑炎病毒时，结果可分成四个抗原组，从中未看到毒株分离的年代和地区与抗原性之间有何相关性，其中 P3 株（我国灭活疫苗毒种）和 SA14 株（我国减毒活疫苗毒种的原代强毒株）同属一个抗原组。

（五）基因特点

随着分子生物学的进展，国内外采用 Chen W　R 等建立的基因分型方法，以新分离的乙型脑炎病毒基因组中第 456 ～ 695 位（PrM 区）的 240 个核苷酸作为基因分型的基础。目前国际上将乙型脑炎病毒划分为四个基因型：①泰国北部、柬埔寨、韩国等的毒株属于基因 I 型。②泰国南部、马来西亚、印度尼西亚、澳大利亚北部的毒株属于基因 II 型。③印度、日本、中国、菲律宾的毒株属于基因 III 型。④部分印度尼西亚的毒株独自为基因 IV 型。研究发现同一基因型的毒株在地域上有更紧密的联系，即有明显的地域性，在同一地区分离的毒株即使年代相差很远但也属于同一基因型。在我国，除一些地区分离到基因 III 型外，在另一些地区还分离到基因 I 型，如 2001 年从上海分离的 7 株及其后从东北辽宁分离的 2 株乙脑病毒均属基因 I 型。因此，我国分离的乙型脑炎病毒至少存在 I 型和 III 型两个基因型。

（六）变异性

乙型脑炎病毒在自然界存在着特性不尽相同的毒株。在实验室内，当病毒在不同培养条件下连续传代时会发生变异，如 A2 株经小白鼠脑内连续传代，其皮下致死力会降低；SA14 株经地鼠肾细胞连续传代后，不仅皮下致死力消失，而且对小白鼠脑内致死力亦显著下降，并从中选育出减毒活疫苗 SA14-2 株和 2 ～ 8 株。

（七）致病性

在对乙型脑炎病毒京卫研 1（A2）株一般生物学特性的研究中，观察到其对小鼠中枢神经外途径（腹腔）的感染力很强。黄祯祥等进而观察到这一毒株的皮下致死力明显高于日本的中山株，同时发现我国的乙型脑炎毒株之间存在明显的皮下致死力差别。王逸民等利用蚀斑法从三带喙库蚊中还分离到一株脑内致死力较低的病毒（178 株）。

乙型脑炎病毒对小白鼠、金黄色地鼠、猴、马、猪等动物致病，脑内接种后都会发生典型的神经系统症状和病理改变。乙型脑炎病毒皮下接种 3 周龄小鼠或乳鼠，病毒首先在神经外组织繁殖，再通过血脑屏障侵入脑组织，进而引起脑炎而死亡。

（八）敏感细胞

乙型脑炎病毒能感染多种细胞，如在地鼠肾、猪肾原代细胞和 BHK-21、Vero、C6/36 等传代细胞繁殖，并产生明显的细胞病变。病毒能在鸡胚单层细胞繁殖，无明显细胞病变，但可产生蚀斑。在对乙型脑炎病毒蚀斑的研究中，观察到同一毒株的蚀斑大小不一，毒株间大、小斑数的比例亦不同。大致可分为两组：一组是大、小斑在数量分配上无明显差别，蚀斑边缘清楚，皮下致死力较高；另一组是以小斑（$1.0 \sim 1.4$ mm）为主，边缘模糊，多数皮下致死力较低。从一株病毒内挑选和纯化的子代蚀斑中，大斑（3.5 mm）和小斑（1.0 mm 左右）在 BHK-21 细胞内繁殖的滴度基本相同，但其脑内和皮下致死力存在明显差别。这些结果表明，乙型脑炎病毒株都是不同性质的病毒毒粒混杂体。减毒株 SA14-2 和 $2 \sim 8$ 株均为小斑，从三带喙库蚊分离的脑炎病毒 178 株亦为小斑。

二、流行病学

（一）人乙型脑炎流行特点

1. 传染源　人感染乙型脑炎病毒后多数为隐性感染，只有少数人呈显性感染。显性感染与隐性感染比例为 $1:(1\,000 \sim 2\,000)$。人是终末宿主（definitive host），人感染乙型脑炎病毒后一般在 5 d 以内出现短暂的病毒血症，而且血中病毒量少，故人在本病的流行中作为传染源的可能性不大。

猪是乙型脑炎病毒的主要传染源，在流行季节猪的感染率可达 100%，病毒血症期为 $3 \sim 4$ d，血中病毒滴度可达 $103.5\ LD_{50}$，这样的病毒量足以使蚊虫感染。猪的繁殖速度快，每年都有大量易感的小猪出生，这样在人群乙型脑炎流行高峰前 $3 \sim 4$ 周，猪群中形成乙型脑炎的第二次流行，猪又会成为乙型脑炎病毒的扩散宿主。与人群相似，马的感染率很高，且马的存活期较长，成年马多已有免疫力，而易感的幼马数量有限，故马作为乙型脑炎扩散宿主的可能性不大。

2. 传播媒介　蚊虫是乙型脑炎的传播媒介，并且三带喙库蚊（*Culex tritaeniorhynchus*）被证实是乙型脑炎的主要传播媒介。

3. 易感人群　流行区的儿童为易感人群，近年来有地区报告了不少成年或老年乙型脑炎病例；非流行区人群任何年龄均为易感人群。

4. 流行特点　①严格的季节性，主要在夏、秋季流行，约 90% 的病例发生在 7 月、8 月、9 月这三个月，南方地区提前一个月。②高度的散发性，很少存在一户同时出现两例以上。③分布广，我国除西藏自治区（简称西藏）、新疆维吾尔自治区（简称新疆）、青海外，全国其他地区均属乙型脑炎流行区，但流行程度不等。④15 岁以下儿童多发，其中特别是 10 岁以下儿童。2000—2004 年全国乙脑病例分析结果显示，各年龄组均有病例报告，但主要集中在 15 岁以下儿童，约占报告病例的 90%，其中学龄前儿童占 64% ~ 68%。

5. 新流行区的出现　该病主要在亚洲温带、热带和亚热带地区的一些国家流行。自 20 世纪 90 年代以来乙型脑炎流行地区有所扩大，一些原来为非乙型脑炎流行的国家或地区也发现了乙型脑炎流行。

（二）马乙型脑炎流行特点

乙型脑炎病毒感染马后可引起马脑炎，其流行特点是：

1. 有明显的季节性　一般多发生在 7—9 月，10 月开始明显减少。1974 年内蒙古自治区（简称内蒙古）人间和畜间发生了有史以来的第一次乙型脑炎大流行，85% 的旗（县）有乙型马脑炎流行的报道。

最早的病例发生在 7 月底，8 月中旬达到高峰，9 月下旬下降，其中 2 岁以下的马发病率略高。从锡林郭勒盟、乌兰察布市、鄂尔多斯市、呼和浩特市病马脑组织分离到 8 株乙型脑炎病毒。当时锡林郭勒盟是马脑炎发病较严重的地区，全盟 571 143 匹马中发病 6 996 匹，发病率高达 1 220/10 万。

2. 具有典型中枢神经症状　北京生命科学研究所于 1964 年 11 月底从内蒙古克什克腾旗购进 150 匹马，次年 7 月底，4 匹马相继发病，具有典型的中枢神经症状，表现为沉郁、兴奋和麻痹，其中 2 匹病情严重，1～2 d 死亡，并从马脑组织中分离到 2 株乙型脑炎病毒。流行前经血清学检查多数马乙型脑炎抗体为阴性，流行后全部为阳性。

3. 发病与年龄有一定关系　以 3 岁以下的马临床发病数为多，尤其是当年出生的马发病最多。据中国人民解放军兽医大学（现并入吉林大学）1970 年对某地 171 例发病马年龄的统计，1 岁占 38.6%，2 岁占 18.1%，3 岁占 15.2%，4 岁占 8.6%，5 岁占 4.6%，6～8 岁占 14.8%，3 岁以内合计占 71.9%。张家口地区的统计数据显示在 638 匹病马中，3 岁以下占 82.7%，又以 1 岁以内的较多。可见年龄越小发病越多。

（三）猪乙型脑炎流行特点

猪感染乙型脑炎病毒，主要有以下特点：

1. 严格的季节性　主要在 7 月、8 月、9 月这三个月，妊娠母猪发生流产或早产。1965 年北京郊区一良种畜牧场进口的种猪大部分在 8 月、9 月发生流产。次年该良种畜牧场又从荷兰、意大利等西欧国家进口一批良种猪，陈伯权等用乙型脑炎减毒活疫苗 2～8 株对该批流行季节前已怀孕的猪进行免疫接种，经流行季节考验，28 头免疫的孕猪中，27 头顺产，只有 1 头流产；未免疫的对照组 4 头孕猪中 3 头流产，证明疫苗有明显的保护作用。

2. 猪的易感性　未经过乙型脑炎流行季节的母猪，其乙型脑炎抗体为阴性，为易感母猪；经过乙型脑炎流行季节的母猪，多数感染了乙型脑炎病毒，获得了抵抗力，因而不会再发生流产或早产。曾经上海地区每年夏、秋季初产孕猪产活仔率一般仅为 41.7%～55.2%，这是由于未经乙型脑炎病毒感染的孕猪缺乏乙型脑炎抗体，以致半数的孕猪死产；而经过乙型脑炎流行季节的孕猪，其产活仔率达 95%。

3. 孕猪流产的特点　一般孕猪的流产和早产是突然发生的，产下的多为死胎，体表呈块状紫斑，眼眶凹陷，头部肿大；部分存活仔猪很虚弱，有抽搐表现，不能站立，几小时后即死亡；并从流产胎猪脑组织中可分离到乙型脑炎病毒。

三、病理学

（一）发病机制

当人体被带病毒蚊叮咬后，病毒在局部淋巴结繁殖，然后进入血液循环，发病与否取决于侵入血流的病毒量和病毒毒力的强弱，同时取决于人体的免疫反应及防御机能。当人体抵抗力低、感染病毒量大、病毒的毒力强时，病毒可经血液循环通过血脑屏障进入中枢神经系统，在神经细胞内繁殖，产生一系列脑炎症状；当人体的抵抗力强时，可只形成短暂的病毒血症，病毒很快被消灭，不侵入中枢神经系统，或为隐性感染，并由此获得免疫力。

（二）病理变化

乙型脑炎病毒主要引起中枢神经系统广泛的病变，从大脑到脊髓都可被侵犯，但以丘脑、中脑（主要是黑质）、大脑（主要是顶叶、基底节、海马回、额叶）的病变较重，小脑皮质、延髓及脑桥次之，脊髓的病变最轻，主要是颈段可受损。

病理组织学的变化包括以下几个方面：①脑、脊髓血管扩张、充血、血流淤滞，血管内皮细胞肿胀、坏死、脱落，血管周围环状出血。②血管周围淋巴细胞及大单核细胞浸润，在血管外形成袖套状。③胶质细胞弥漫性增生，聚集在神经细胞变性、坏死及软化灶的周围，进行吞噬及修复，形成结节。④神经细胞变性及坏死，出现细胞肿胀、尼氏体消失、胞浆内出现空泡或胞体缩小。⑤软化灶的形成，包括神经组织及其轴突、髓鞘、胶质细胞、神经纤维的局灶性坏死及液化；不能修复的大软化灶，以后可以钙化或形成空腔。⑥脑脊髓膜充血、蛛网膜下腔血管周围有单核及淋巴细胞浸润。

此外，还可见全身中毒性炎症改变，包括肺间质性出血、肺炎、肺水肿、肝细胞水肿，以及透明变性、肝小叶周边细胞脂肪变性、肾细胞肿胀及小管上皮细胞脱落、心肌炎等。

四、临床学

（一）临床表现

1. 人乙型脑炎　人被带毒蚊叮咬后经过 5～15 d 的潜伏期出现发热等临床症状。大多数患者在发病 7～10 d，体温开始下降，病情逐渐改善，进入恢复期。少数患者可遗留有意识障碍、痴呆、失语、肢体瘫痪等后遗症；少数严重患者病情发展迅速，于发病后 1～2 d 体温升高为 41 ℃以上，呈深度昏迷，伴有频繁而强烈的惊厥，极易发生呼吸衰竭或循环衰竭而死亡。

1）症状和体征　典型乙型脑炎患者的病程可分以下三期。

（1）初热期（发病开始 3～4 d）：起病急骤，此期持续时间一般为 1～6 d。患者表现为发热、全身不适、头痛、体温上升为 38～39 ℃，伴有嗜睡、呕吐、精神萎靡和食欲减退。极重型病例初热期短，起病 1～2 d 就出现高热、意识障碍，迅速出现急性期的表现。

（2）急性脑炎期（病程 4～10 d）：最突出症状是持续高热、体温高达 40 ℃，几天后中枢神经系统感染加重，出现意识障碍，如神志恍惚、昏睡或昏迷、惊厥或抽搐、颈项强直。体征表现为浅反射减弱或消失、深反射亢进后消失、肌张力增高及脑膜刺激征、肢体痉挛、锥体束征、不自主运动、不对称的肢体瘫痪等。

（3）恢复期：乙型脑炎患者经过急性期（包括上述初热期和急性脑炎期）后，多数能在 2 周后逐渐恢复，体温正常，各种神经精神症状好转至消失而痊愈。

2）临床分型　根据患者临床表现的轻重可分为四个临床类型。

（1）轻型：发热常为 38～39 ℃，神志清醒或轻度嗜睡，轻微头痛及呕吐，无惊厥，少数患儿可因高热而惊厥，但体温下降、惊厥停止后神志清楚。可出现轻度的脑膜刺激征。多在 1 周左右恢复。

（2）中度型（普通型）：发热常为 39～40 ℃，常有烦躁、意识模糊、昏睡或浅昏迷，可出现单次或数次短时间的惊厥、头痛、呕吐及较明显的脑膜刺激征。浅反射减弱或消失，深反射亢进或消失。可出现病理反射、颅内高压症的表现。病程多为 7～14 d。

（3）重型：发热多为 40 ℃左右，神志呈浅昏迷或深昏迷，躁动不安，常有反复或持续性的惊厥，瞳孔缩小，对光反射存在，偶有咽反射减弱，可有肢体瘫痪。浅反射消失，深反射亢进或消失。颅内高压症的表现较明显。病程可为 2～4 周，常有后遗症。

（4）极重型：体温迅速上升为 40～41 ℃，深度昏迷，出现呼吸衰竭，包括脑疝，可伴有循环衰竭，常有肢体瘫痪。少数极重型患者病情发展极为迅速，于发病后 1～2 d 体温达 41 ℃以上，呈深昏迷，伴频繁而强烈的惊厥，极易发生呼吸衰竭或循环衰竭而死亡，常称为暴发性乙型脑炎。

2. 马乙型脑炎 主要侵犯 3 岁以下的幼马,特别是当年出生的多发。潜伏期 1～2 周。病马体温升高为 39.5～41 ℃,精神不振,头颈下垂,呆立少动,食欲减少,可见黏膜充血或轻度黄染。部分病马经 1～2 d 后,体温恢复正常,食欲增加,经过治疗,可逐渐康复。

有些病马由于病毒侵害脑和脊髓,出现明显的神经症状,表现为沉郁、兴奋和麻痹。根据病马症状表现不同,可分为以下三型。

(1)沉郁型:表现为精神沉郁,头颈低下,呆立不动,眼半闭呈睡眠状,以下颌靠着食槽,或以头顶墙,或以前胸靠在木栏上,有时头向一侧,做转圈运动,或无目的地向前走动,遇障碍物不知停止,或两前肢交叉,或四肢失去平衡,走路歪斜、摇晃。严重时,肌肉颤抖,不自主运动、磨牙、面部肌肉麻痹,唇下垂,甚至前躯或后躯及全身麻痹,站立不稳或卧地不起。此型病马多见,病程 1～4 周,如早期治疗,加强护理,多数可以治愈。

(2)兴奋型:表现为狂暴不安,极度兴奋,无目的地乱冲乱撞,难以制止;有的挣断缰绳,攀越饲槽,低头向前冲,或撞在墙上,或掉入沟、坑及河内;后期因衰弱无力,卧地不起,四肢前后划动,鼻孔开张,呼吸困难,心跳加快,最后衰竭而死。此型病马较少,病程短,大多在发病后 1～3 d 死亡。

(3)混合型:即沉郁和兴奋交替出现,除有沉郁和兴奋症状外,还可有食欲障碍、口流带泡沫液体、磨牙、视力减弱或完全失明、面部肌肉麻痹、嘴唇歪向一侧,或有阵发性抽搐。

3. 猪乙型脑炎 猪感染乙型脑炎病毒时,临床上几乎没有呈现脑炎的病例。猪常突然发病,体温升为 40～41 ℃,呈稽留热,持续数日或 10 余天。病猪精神沉郁,嗜睡,食欲减退,粪干呈球状,表面常附有灰白色黏液,尿呈深黄色。少数病猪后肢呈轻度麻痹,也有部分因后肢关节肿胀、疼痛而发生跛行。

患病妊娠母猪主要症状是突然发生流产,产出死胎、弱胎或木乃伊胎。不同妊娠阶段死亡的胎儿常混合存在,小至拇指大小,大至正常分娩胎儿;有的产不同过程的木乃伊胎;有的胎儿死亡不久,全身水肿;有的胎儿发育正常,生后能张口和伸动四肢,但不久即死亡;有的仔猪发育正常,生后几天内出现癫痫样症状而死亡;有的仔猪发育正常,在哺乳期生长发育良好。感染母猪在妊娠中或流产后,均无明显的异常表现,对以后配种也无影响。

患病公猪症状一般不明显,病初体温升高后,主要发生睾丸肿大,多为一侧性,也有两侧同时肿大的。患病睾丸侧的阴囊皱襞消失,皮肤发亮,有热、痛感。经 3～5 d 后肿胀可逐渐消退,恢复正常。有的病猪睾丸缩小变硬,失去繁殖能力。如仅一侧睾丸萎缩,仍有配种能力。

(二)临床治疗

1. 人乙型脑炎 尚无治疗乙型脑炎的特效药物,治疗原则是对症、支持、综合治疗。必须重视对症处理:降温、镇静、解除呼吸道梗阻、预防和治疗中枢性呼吸衰竭。具体治疗方法有以下几种。

(1)降温:将体温控制在 38.5 ℃以下,可采用药物和物理降温相结合。

(2)镇静:抽搐时用镇静剂对症处理,使用镇静剂用量不宜过大,否则会使呼吸道痰阻加重,以患者抽搐被控制、肢体发紧、不刺激时不抽搐为宜。用慢速和速效镇静剂相结合,前者作基础定时用药,抽搐时用速效镇静剂。

(3)解除呼吸道梗阻:定时和即刻吸痰相结合,雾化吸入使痰变稀,利于吸出。必要时行气管切开。

(4)预防和治疗中枢性呼吸衰竭:①保护呼吸道畅通。②持续吸氧。③对中枢性呼吸衰竭可用呼吸兴奋剂尼可刹米、洛贝林等。但用量不宜过大,用药次数不宜过频,因可引起抽搐。④机械通气是目前抢救重症呼吸衰竭最有效的方法,应用时机不宜过晚,应在呼吸衰竭所致低氧血症和酸中毒尚未对脏器功能造成损害前应用。

(5)对症治疗中应注意事项:①当 pH 值< 7.25 或合并代谢性酸中毒时,可适量应用碱性液,每次 5% 碳酸氢钠 2～5 mL/kg,稀释为 1.4% 等渗液静脉输注。②心功能不全时,应酌情应用血管活性药物和强心剂,如多巴酚丁胺 2～10 μg/(kg·min),持续静脉点滴,必要时应用洋地黄;用利尿剂、酚妥拉明减轻心脏前后负荷;用能量合剂营养心肌。③有颅内压增高、脑水肿时,应用 20% 甘露醇和地塞米松。过度通气疗法是目前公认的对降颅内压有效的方法,用呼吸机进行控制性通气,维持 $PaCO_2$ 30 mmHg[*],pH 值 7.5 左右,吸氧时 PaO_2 应为 100 mmHg 以上。冬眠疗法可降低机体代谢、减少氧的消耗、增加脑组织对氧的耐受性,尤其适用于高热、惊厥患者。颅内压高时液量应控制在 800～1 200 mL/(m²·d)。

(6)其他:可用干扰素、静脉注射丙种球蛋白等。

(7)恢复期及后遗症期治疗:主要用中药、针灸、高压氧等做康复治疗。

2. 马乙型脑炎 由于病马中枢神经机能发生紊乱,常引起循环、消化和泌尿系统的障碍。因此,除对病马加强护理外,应采用降低颅内压、调整大脑机能和解毒等综合性对症治疗,越早治疗效果越好。

(1)加强护理:病马要指派专人看护,安置在阴凉、安静而宽敞的马厩,避免音响刺激,防止外伤和褥疮;有食欲的病马,喂给青草或青干草,勤给饮水。对病马要勤翻身。

(2)降低颅内压:对重症或兴奋狂暴的病马,可静脉放血 1 000～2 000 mL(根据营养状况和体重大小而定)。静脉注射 25% 山梨醇或 20% 甘露醇,每次用量按 1～2 g/kg 计算,间隔 8～12 h 再注射 1 次,亦可静脉注射 10%～25% 高渗葡萄糖液 500～1 000 mL。

(3)调整大脑机能:兴奋时可用氯丙嗪或异丙嗪肌内注射,每次 200～500 mg;也可用 10% 溴化钠或氨溴索注射液 50～100 mL,静脉注射。

(4)利尿、解毒:可用 40% 乌洛托品液 50 mL,1 次静脉注射。

(5)防止并发症:可用青霉素、链霉素或磺胺类药物。

3. 猪乙型脑炎 尚无特殊治疗办法,也无治疗必要。

五、实验室诊断

(一)人乙型脑炎

一般根据流行病学特点、临床表现、实验室检查可作出临床诊断,确诊则需进行血清学检查或病毒分离或核酸检测。

1. 血清学检查

1)IgM 捕获 ELISA 法 人感染乙型脑炎病毒后最早产生的是 IgM 抗体,常用的检测方法是捕获法酶联免疫吸附试验(ELISA),即利用包被在聚苯乙烯塑料板上的抗人 IgM μ链抗体检测,捕捉患者标本中的 IgM 抗体,又利用乙型脑炎病毒抗原与 IgM 抗体的特异性结合,再用酶标抗乙型脑炎抗体检测。该方法特异性和敏感性高,出结果快,适用于早期快速诊断。乙型脑炎 IgM 抗体一般在病后 3～7 d 出现,可维持 3 个月。IgM 抗体阳性表示新近感染。

---

* 注:1 mmHg ≈ 0.133 kPa。

2）间接 ELISA 法　通过包被在酶标板孔中的乙型脑炎病毒抗原来吸附患者标本中的乙型脑炎抗体，再用兔（或羊）抗人 IgM 酶标记物和酶的显色剂，来检查有无人 IgG 抗体被抗原吸附，从而测得抗乙型脑炎 IgG 抗体的存在。在用该法检查患者双份血清 IgG 抗体时，以恢复期血清抗体较急性期呈 4 倍或 4 倍以上升高，或急性期乙型脑炎 IgG 抗体阴性、恢复期阳性者可确定诊断。在检查乙型脑炎病毒抗体时要特别注意交叉反应，特别是我国南方［如广东、海南、广西等省（区）］为乙型脑炎和登革出血热流行区。只检查一种抗体容易误诊，应同时检查两种抗体。如果恢复期血清的两种抗体都是 4 倍以上升高，则以升高倍数较另一种高 2 倍以上者作为诊断依据。

3）反向被动血凝抑制（RPHI）试验　用事先制备的乙型脑炎单克隆抗体致敏醛化的羊血细胞，作为诊断血细胞，当诊断血细胞与乙型脑炎抗原发生反应时，肉眼可观察到血细胞凝集现象，称为反向被动血凝（RPHA），可用于检测病毒抗原。当含有相应抗体的待检标本（血清或脑脊液）事先与已知乙型脑炎抗原结合后，再加入诊断血细胞时，则血细胞凝集现象被抑制，称反向被动血凝抑制（RPHI），可用于检测乙型脑炎抗体。该方法可以同时分别检查乙型脑炎 IgG 和 IgM 抗体，具有操作简便、快速、不需特殊设备等优点，适合基层单位使用。

4）免疫荧光试验　以已知乙型脑炎病毒感染的 BHK-21 细胞或 C6/36 细胞制成细胞抗原片，加入待检测患者血清，再加入羊抗人 IgG 荧光素结合物或羊抗人 IgM 荧光素结合物，可分别检测乙型脑炎 IgG 或 IgM 抗体。

2. 病毒分离与鉴定

1）标本的采集　乙型脑炎病毒很难从患者血液分离到，一般只能从死亡者的脑组织分离。采集标本的时间越早越好，一般最好在死亡后 6 h 内采集，否则脑组织溶解，会影响病毒分离的阳性率。将采集的尸检脑组织标本，用含 10% 脱脂奶生理盐水研磨制成 10% 悬液，2 000 r/min 离心 20 min，取上清液进行病毒分离。如不能及时分离，应将标本冻存于液氮中。

2）病毒分离法　主要有以下两种方法：

（1）乳鼠脑内接种：将标本接种于 2 ～ 3 日龄乳鼠脑内，观察乳鼠发病，表现为毛耸、活动减少、不正常行动、震颤、绕圈、弓背、尾巴强直或麻痹，以致死亡。乳鼠发病时间视标本中病毒含量的多少而定，一般于接种后 2 ～ 3 d 发病。

（2）细胞培养接种：标本接种于蚊传代细胞（C6/36 细胞）或地鼠肾传代细胞（BHK-21），观察细胞病变，病变以细胞圆缩、脱落为主。对出现病变的细胞上清液，用 0.22 μm 孔径的滤器过滤后再接种细胞或乳鼠，如仍出现细胞病变或乳鼠发病，则可肯定标本是病毒阳性。

3）病毒鉴定　对新分离病毒的鉴定可先做理化性状检查，如核酸试验和乙醚敏感性试验，乙型脑炎病毒为有包膜的 RNA 病毒，对乙醚敏感。经初步理化性状检查可缩小鉴定范围，进一步再用已知乙型脑炎病毒单抗或动物免疫血清，对新分离病毒进行鼠脑或细胞培养中和试验，或空斑减少中和试验，做出最后鉴定。用固定血清稀释病毒法比较容易测出病毒量。

3. 核酸检测　近年来国内外报告利用反转录聚合酶链反应（reverse transcription- polymerase chain reaction, RT-PCR）检测乙型脑炎病毒核酸片段来进行诊断，其特异性、敏感性较好，特别适用于抗体尚未阳转患者的早期诊断和鉴别诊断。有报道利用 TaquMan PCR 技术建立乙脑病毒实时荧光 PCR 检测方法，并初步试用于监测蚊虫媒介的乙脑病毒及鉴定新分离乙脑病毒。

（二）马、猪乙型脑炎实验室诊断

根据流行季节、临床症状，可初步诊断。孕猪在流行季节突然发生流产或早产，公猪发生睾丸肿大等,可初步诊断。确诊则需血清学检测抗体或病毒分离阳性。

六、防控措施

(一)人乙型脑炎的防治

预防人乙型脑炎的措施主要有预防接种、防蚊灭蚊和控制中间宿主三大措施。

1.预防接种　预防接种是保护易感人群的最有效措施之一。目前国内外广泛应用的疫苗有鼠脑纯化灭活疫苗、地鼠肾细胞灭活疫苗和地鼠肾细胞减毒活疫苗。前者主要在国外应用,后两者在国内应用。

(1)地鼠肾细胞灭活疫苗:注射两针后抗体阳性率在乙型脑炎非流行区,如吉林省延吉市为60%;在乙型脑炎流行区,如河南安阳和河北抚宁分别是79.8%和63.64%;但初次免疫2针后抗体下降快,如加强1针,则抗体上升达93.1%;加强后第1、第2、第3年分别下降为79.4%、68.1%、64.1%;再加强后则上升到100%。疫苗的流行病学效果观察表明,疫苗接种组的发病率低于对照组,保护率在76%～94%。目前灭活疫苗的免疫方案是初次免疫2针(满6个月接种第一针,7～10 d后接种第二针),第2、第3、第7岁再各加强1针,以后不再免疫。有的地区采用从6个月起至6岁每年加强1次免疫,以后不再免疫的方案。

自1968年广泛应用地鼠肾灭活疫苗以来,我国基本上控制了全国性乙型脑炎大流行。但由于疫苗未经浓缩和纯化,抗原含量低,杂蛋白多,需要多次加强才能维持应有的免疫水平,而多次接种又容易产生过敏反应。

(2)地鼠肾细胞减毒活疫苗:1988年我国成功研制乙型脑炎减毒活疫苗并开始使用,目前每年约生产和应用2 000万人份疫苗,主要在我国中南和西南地区广泛使用,对成都市26 239名1～2岁儿童进行活疫苗的安全性观察,其中半数接种疫苗,半数留作对照,结果在30 d的观察中,两组均未发生脑炎和脑膜炎。在乙型脑炎高发区进行过疫苗的保护效果观察,第1年免疫对象为1～10岁儿童,接种率80.3%,每人皮下注射1针。次年开始每年对1岁儿童初次免疫1针,2岁儿童加强免疫1针,接种率为87%和86%,在接种疫苗后连续观察3年,结果观察到在1～10岁儿童中共发生乙型脑炎33例,其中28例均未接种疫苗,仅1例接种过疫苗,另4例接种史不清。关于乙型脑炎减毒活疫苗的免疫持久性,对活疫苗接种后中和抗体持久性进行了6年的血清学观察,结果显示:接种疫苗前乙型脑炎抗体＜1∶5的28例人血清标本,初次免疫1个月后中和抗体阳转率为96.4%(27/28),加强免疫后1个月为100%(28/28);加强免疫后1年为81.0%;加强免疫后6年抗体阳性率仍可维持在57.0%。表明乙型脑炎减毒活疫苗具有较好的免疫持久性。

目前有关活苗的免疫程序是1岁儿童初次免疫1针,2岁和7岁时各加强1针,每次接种为0.5 mL。

此外,国外对重组亚单位疫苗的研究表明,重组E蛋白及PreM蛋白可在动物体内诱导产生中和抗体和血凝抑制抗体,能保护动物对乙型脑炎病毒野毒株的攻击,但尚未见人体应用的报道。

2.防蚊灭蚊,消灭蚊虫孳生地　灭蚊是预防乙型脑炎又一主要措施。三带喙库蚊是乙型脑炎的主要传播媒介,要结合其生活习性采取相应的灭蚊防蚊措施。该蚊在野外栖息,在黄昏和清晨活动和吸血,因此人们在黄昏和清晨外出时要防止被蚊叮咬,夜间避免在户外露宿,必要时采用蚊帐。该蚊种在大面积积水中滋生,特别是水稻田。因此要结合稻田管理及农作物病虫害的防治采取相应措施,稻田可用双硫磷处理,亦可采用稻田养鱼以捕食孑孓,都对消灭蚊虫滋生有一定效果。在乙型脑炎流行前

1～2月可开展群众性灭蚊活动。

3. 控制中间宿主　猪是乙型脑炎的主要中间宿主,要改善猪圈的环境卫生,做好灭蚊工作。在流行季节可用青蒿、苦艾、辣蓼等对牲口圈进行烟熏灭蚊。用乙型脑炎减毒活疫苗免疫猪,可以预防猪的感染,从而切断传染源。但由于猪繁殖快,每年有大量易感猪出生,故免疫猪的难度较大。

（二）马乙型脑炎的防治

流行季节前用乙型脑炎减毒活疫苗(2～8株)免疫马,可预防马脑炎。2～8株减毒活疫苗自1970年开始大量应用于马免疫,至1972年已免疫50万匹。经过马群重点观察,证明该疫苗安全性好,中和抗体阳转率为84.9%～96.1%,在12万余匹免疫马中,发病率为23/10万,而未接种的马群发病率为172/10万,保护率为86.7%。这种疫苗已在北方牧区连续使用了几十年,对预防马脑炎有明显的效果,基本上控制了马脑炎在北方牧区的流行。一般在5月蚊子活动以前,对4月龄至1岁的幼马进行免疫注射。

（三）猪乙型脑炎的防治

SA 14-2疫苗已大量用于免疫怀孕母猪,中和抗体阳转率为80%～100%,母猪的死产率由原来的47.3%～58.3%下降到6.6%～8.1%,而且母猪和仔猪均无不良反应,在预防猪流产方面获得了明显效果。在疫区于流行前1个月,对6月龄至1岁的母猪应进行免疫注射。

第三章 获得性免疫缺陷综合征

获得性免疫缺陷综合征即艾滋病(acquired immunodeficiency syndrom, AIDS),是由人类免疫缺陷病毒(human immunodeficiency virus, HIV)所引起的一种病死率极高的传染病。临床上表现为原因不明的免疫缺陷,往往以淋巴结肿大、厌食、慢性腹泻、体重减轻、发热、乏力等全身症状起病,逐渐发展至各种机会性感染、继发性肿瘤、精神神经障碍而死亡。目前还没有疫苗可以预防。

自艾滋病发现以来,艾滋病在全球迅速扩散蔓延,据联合国艾滋病规划署(UNAIDS)估计,截至2007年12月,全球已死于艾滋病的人数达2 000万,仍活着的艾滋病病毒携带者约有3 300万(3 000万~3 600万)。艾滋病的流行已成为全球严重的公共卫生与社会问题。

一、病原学

HIV在病毒分类中属逆转录病毒科慢病毒属中的人类免疫缺陷病毒组。根据血清学反应和病毒核酸序列测定,全球流行的HIV可分为两型:HIV-1型和HIV-2型。本属的另一个成员是猴免疫缺陷病毒(SIV),SIV感染猕猴可导致与人类AIDS相似的疾病。

(一)发现与起源

自从1981年世界首次报告艾滋病病例后,1983年法国巴斯德研究所Luc Montagnier等首先从1例淋巴结病综合征的男性同性恋者组织中分离到一种新的反转录病毒,并命名为淋巴结病相关病毒(lymphadenopathy associated virus, LAV)。同时,美国国立癌症研究所Robert Gallo等从1名AIDS患者活体组织分离到病毒,命名为嗜人T淋巴细胞3型病毒 (human T-cell lymphotropic virus type 3, HTLV-Ⅲ)。同年,美国加利福尼亚州大学分离出AIDS相关病毒(AIDS related virus, ARV),不久后通过研究病毒分子生物学特性,用交叉免疫反应、免疫印迹法、病毒限制性酶谱(restriction map)等方法证明这些先后分离出的病毒基本相同。1986年,国际微生物学会及病毒分类学会将这些病毒统一命名为HIV。1986年1月Clavel从西非分离到一种反转录病毒,与非洲猿猴反转录病毒(STLV)有较近亲缘性,而只与HIV核心蛋白有部分交叉反应,但同样可引起类似HIV所致艾滋病的临床表现和流行病学特征,不过临床症状较轻,而且流行较为局限。因此,有学者将新分离到的病毒称之为HIV-2,而把1983年分离到的、目前在世界上广泛流行的HIV称为HIV-1。

将 HIV-1 与 HIV-2 的基因组核苷酸序列与流行在非洲大陆 26 种猴子身上的 SIV 核苷酸序列比较，发现 HIV-1 与 SIV$_{CPZ}$ 很相似，而 HIV-2 与 SIVsm 最为接近。因此有人认为，HIV-1 可能经由黑猩猩传染给人类，而 HIV-2 则由乌白眉猴传染给人类，艾滋病可能是跨种属传播的结果。

（二）形态结构

HIV 是带有包膜的 RNA 逆转录病毒（如图 2-3-1 所示）。用超薄切片电镜观察，HIV-1 病毒颗粒呈现为圆形或卵圆形的外包病毒囊膜的二十面体结构，直径为 100 ～ 200 nm。病毒的核心为棒状或卵状，是由双股单链 RNA、蛋白质（p7、p9）、逆转录酶（reverse transcriptase, RT）、核糖核酸酶 H（RNase H, RH）、整合酶（integrase, INT）和蛋白酶（protease, P）等所组成。其中，双股单链 RNA 含病毒的遗传基因。核心外为病毒核衣壳，含蛋白 p24。病毒的最外层为含有包膜糖蛋白三聚体或四聚体的 72 个刺突状结构，这些突起由包膜糖蛋白 gp120 和镶嵌于病毒膜上的膜内糖蛋白 gp41 组成，是病毒感染宿主细胞时与细胞膜结合和融合的部位。在病毒包膜的下面是甲基化基质蛋白 MA（P17），这个蛋白与包膜有一定的联系，在病毒复制的早期（病毒穿入以后、整合之前）起重要作用。

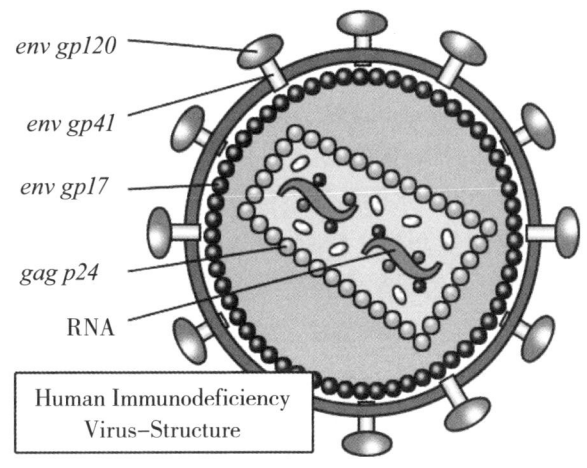

图 2-3-1　HIV-1 的形态和结构示意图

（三）基因组结构和功能

HIV 基因组由两条相同的单链正链 RNA 组成，HIV-1 长约 9.3 kb，HIV-2 长约 9.7 kb，5' 端有帽状结构，3' 端有 polyA 尾，两端有长末端重复序列（LTR），中间有 9 个开放读码框架（ORF）（如图 2-3-2 所示）。5' 末端的 LTR 之后，依次含有 gag、pol 和 env 三个主要基因，这三个基因为逆转录病毒所共有。HIV 所特有的是含有 tat、nef 和 rev 三个调节基因，以及 vif、vpr、vpu、vpx 等附属基因。HIV-1 和 HIV-2 的基因组成和排列基本一致，但也存在一定的区别：HIV-1 型病毒的基因排列为 LTR-gag-pol-vif-vpr-tat-rev-vpu-env-nef-LTR，而 HIV-2 型病毒为 LTR-gag-pol-vif-vpx- vpr-tat-rev-env-nef-LTR。HIV-1 含有特异性的 vpu 基因，而 HIV-2 含有特异性的 vpx 基因。美国北卡罗来纳大学的研究人员利用一种新的成像技术，首次破译出了完整的 HIV-1 RNA 基因组结构，这无疑对 HIV 的研究和艾滋病后期治疗有着重大意义。

为了最大程度地使用有限基因，HIV-1 基因编码区有很多重叠，尤其是在基因组的 3' 端。HIV 至少有 4 个功能性剪接位点（D1 ～ D4）和 7 个剪接受体位点（A1 ～ A7）。HIV 有多种开放读码框，依剪接位置的不同可拼接成许多长短不一的 mRNA 链，产生调节蛋白或结构蛋白。如表 2-3-1 所示 HIV 蛋白及主要功能。

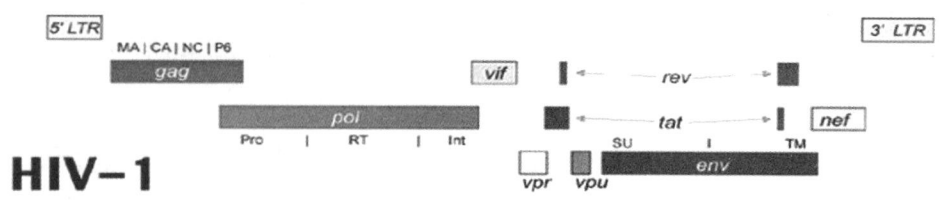

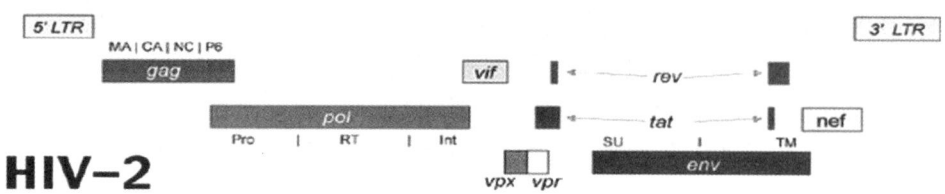

图 2-3-2　HIV-1 和 HIV-2 基因结构示意图

　　总之, HIV 初始转录产物是全长病毒 mRNA, 其 5' 端分别翻译成 Gag 和 Pol 前体蛋白, pr55 是 Gag 前体蛋白, 后可被水解切割成小的核心蛋白成分 p24、p17、p9 和 p6。Pol 前体蛋白也同样可被切割成不同的功能蛋白, 包括逆转录酶、蛋白水解酶和整合酶。蛋白水解酶参与 Gag 和 Pol 的多种蛋白的水解与合成, 而整合酶促进 HIV 基因整合入宿主细胞基因。mRNA 3' 端部分, 通过一次基因剪接合成 Env 表面糖蛋白 gp160, 再被水解蛋白酶切割成表面糖蛋白 gp120 和跨膜蛋白 gp41。Gag、Pol 和 Env 这 3 个蛋白尤其是 Env 所产生的抗体在艾滋病确认试验中占重要地位, 这些结构蛋白基因又是目前研制各类基因工程疫苗的主要抗原基因。如图 2-3-3 所示为 HIV 结构蛋白产生过程。

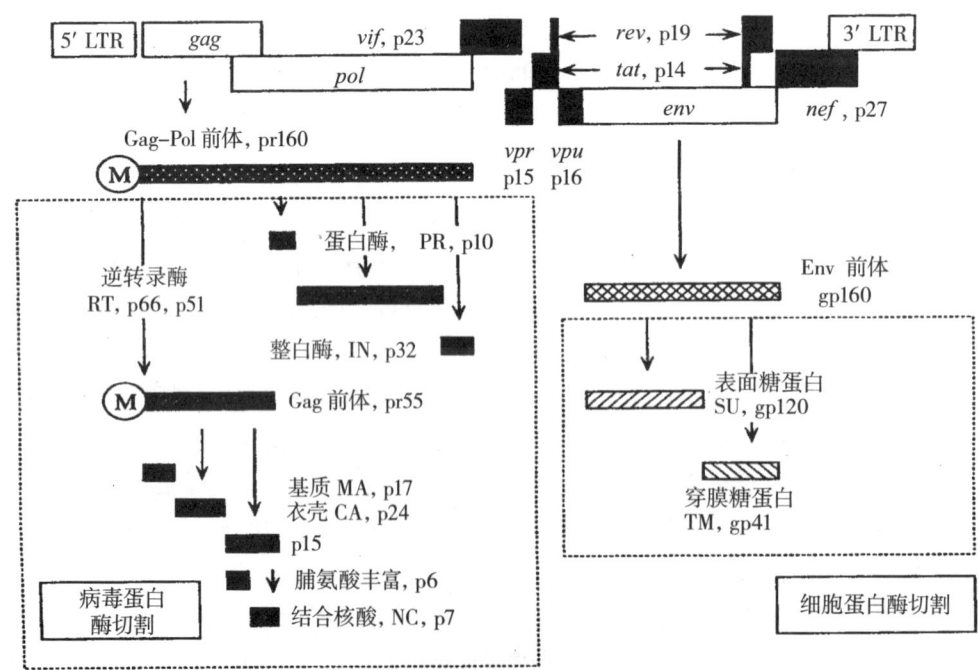

图 2-3-3　HIV 结构蛋白产生过程

除 3 个主要结构蛋白外, HIV-1 mRNA 剪接后翻译的其他蛋白包括调节蛋白和附属蛋白。Tat 调节蛋白作用于 tat 反应区(tat responsive region, TAR)来调节 HIV 的复制。Rev 调节蛋白起反式激活作用,促使未剪接的 mRNA 和已剪接的其他 mRNA(env、vif、vpr、vpu)从细胞核进入细胞浆,再拼接形成成熟病毒所需要的全长病毒蛋白。Nef 蛋白是 HIV 复制过程中的负调节因子(negative regulation factor),具多种功能,既可进行正调节,也可进行负调节,能够增强或减弱病毒的复制,既能激活 T 细胞,增加病毒感染,又能抑制病毒的超感染。Vpr 蛋白非 HIV 复制所必需的,能反式激活病毒基因的表达,在 HIV 感染未分裂的细胞时使细胞停留在细胞周期的 G2 期。另外, vpr 基因的存在还可使 HIV 感染细胞时致细胞病变效应增加。vpu 基因编码病毒蛋白 Vpu, 为 HIV-1 所特有, Vpu 蛋白为非 HIV 复制所必需的双亲性膜整合蛋白,能够增强病毒颗粒的组装和释放,介导内质网中 CD4 分子的快速降解。vif 基因编码病毒颗粒感染性因子(virion infectivity factor, Vif)。Vif 蛋白亦非 HIV 复制所必需的,但能够增加病毒颗粒的感染性(见表 2-3-1)。

表 2-3-1 HIV 蛋白及主要功能

基因		主要成分	蛋白名称	功能	所在位置
结构蛋白基因	gag	基质蛋白	p17/p18	与包膜结合,引导装配与出芽	病毒内膜
		核心抗原	p24/p25	构成核衣壳蛋白特异性抗原	病毒核衣壳
		核蛋白	p9	RNA 结合蛋白	病毒核心
			p6	RNA 结合蛋白, 与 Vpr 结合并引导其入病毒	病毒核心
	pol	蛋白酶	p10	翻译后蛋白的加工	病毒核心
		逆转录酶	p51/p66	促进逆转录,具有 RDDP、PPDP、RNA 酶 H 功能	
		整合酶	p34	病毒 cDNA 整合到宿主基因组中	
	env	表面糖蛋白	gp120	与易感细胞受体和辅助受体结合	病毒刺突
		跨膜蛋白	gp41	固定 gp120, 介导胞膜与靶细胞膜融合	病毒包膜
调节基因	tat	Tat	p16/p14	反式激活因子,促进病毒转录	感染细胞核内
	rev	Rev	p19	调节 mRNA 的表达,促进晚期转录	感染细胞核内
	Nef	Nef	p27/p25	调节病毒的复制	感染细胞膜上

(四)病毒的变异与分型

HIV 最显著的一个特征是具有高度的变异性, 这是 HIV 在宿主强大免疫防御及抗病毒药物作用下仍能得以生存的重要机制。世界上已发现的 HIV-1 和 HIV-2 两个型中, HIV-1 的流行最为广泛。根据 gag 及 env 区的基因序列及系统进化树分析可将 HIV-1 分为 M(Main group)、O(Outliner)和 N(None M none O)3 个组。其中 M 组流行最广, 根据 env 区基因序列的不同, 可将 M 组分为 A ~ K11 个亚型。后由法国科学家从一名喀麦隆裔患者身上研究发现 HIV-1 新变种, 即 P 组, 该新病毒在基因构成上与 SIV 十分相似, 很可能是从 SIV 转变而来。在氨基酸比较中每种亚型与其他亚型间的差异在包膜区(env)最少为 20%, 在 gag 区为 15%; 每种亚型内部 env 区的差异可达 15%, 在 gag 区能达到 8%。HIV-1 和 HIV-2 间各基因变异率则为 gag 44%、pol 33% 和 env 58%, 而 HIV-2 与猕猴分离的

SIV_{mac} 基因间的变异率只有 30%。这表明，从进化上 HIV-2 与 SIV_{mac} 的关系比与 HIV-1 的关系更近。血清学实验也证明，HIV-2 与 SIV_{mac} 抗原的交叉远大于其与 HIV-1 抗原的交叉。目前已证明 HIV-2 有 6 种亚型（A～F）存在，主要流行于非洲地区，各亚型间的序列差异均大于 25%。已经分离到的 HIV-2 毒株主要为 A 亚型，少量为 B 亚型。

不同亚型的 HIV-1 毒株在某地流行一段时间后，可能在部分高危人群中引起混合感染或在体内发生基因重组。基因重组是 HIV-1 基因高度变异性和产生新亚型病毒的原因之一，它在全球 HIV 的演变过程中起重要作用。重组病毒不但具有未重组病毒的功能，而且更易于在人群中传播。因此，重组病毒的高效传播就产生了所谓的流行重组模式（circulating recombinant form, CRF）。据报道，目前至少已有 15 个流行重组模式。除此之外，许多重组病毒个例报道时有发生。

（五）人类免疫缺陷病毒对外界的抵抗力

HIV 对生命有极大的危胁，因此，人们对其感到恐惧便在情理之中。其实，HIV 对外界的抵抗力较弱，远较乙型肝炎病毒（HBV）对外界的抵抗力低。目前一致认为，HIV 对热很敏感，60 ℃以上就可被杀死。注射器具、医疗用具等经过高温消毒、煮沸或蒸气消毒完全可以达到消毒目的。HIV 对化学品也十分敏感，常用的 0.1% 含氯石灰液、新鲜 2% 戊二醛溶液、0.5% 甲醛溶液、2% 氯胺、0.3% 过氧化氢溶液、50%～70% 酒精、35% 异丙醇等，在作用 2～10 min 后，即可将 HIV 灭活。标本中 HIV 经冷丙酮或甲醛固定亦可被灭活。该病毒不耐酸但耐碱，pH 值降至 6 时，病毒滴度大幅度下降；pH 值高至 9 时，病毒滴度下降甚微。HIV 可在人体外环境中生存，但取决于伴随物质与外界温度。在实验室条件下，HIV 在干燥环境中会很快失去活性，在厚血块中可存活十几天，在干燥的玻璃上可维持几天。但是这些研究均采用了相当高浓度的培养物，其 HIV 组织培养感染剂量（$TCID_{50}$）在 10^7 $TCID_{50}$/mL 以上，而 HIV 感染者实际血液 HIV 浓度仅 600～700 $TCID_{50}$/mL。美国疾病控制与预防中心证明干燥环境中的 HIV 浓度在几小时内可降低 1～2 log（即降低 90%～99%）。

（六）细胞培养和动物敏感性

临床分离的 HIV-1 病毒株，根据其感染细胞的特性，可分为合胞体诱导型（syncytium-inducing，SI）和非合胞体诱导型（non-syncytium-inducing，NSI）。前者感染 MT-2 细胞，并诱导其形成合胞体，易于在 T 淋巴细胞系和外周血淋巴细胞（peripheralblood lymphocytes，PBMCs）中生长繁殖，故又称 T-tropic（TT）病毒株。后者不能在 MT-2 细胞中诱导形成合胞体，但易于在巨噬细胞（macrophage，Mϕ）和 PBMCs 中生长繁殖，故称为 Mϕ-tropic（MT）病毒株。SI 型病毒主要利用 CXCR4 作为辅助受体，因 Mϕ 表面不表达 CXCR4，一般不能感染 Mϕ；NSI 型病毒主要利用 CCR5 作为辅助受体，所以不能在许多 T 淋巴细胞系中生长繁殖。但也有一些 SI 型病毒既可以利用 CXCR4 作为辅助受体，又可以利用 CCR5 作为辅助受体，这类 SI 型病毒又称双嗜性（dual-tropic，DT）病毒。SI 型病毒一般具有较高和较快的病毒复制力，往往在 HIV-1 感染者发病后和感染后期出现，而 NSI 型病毒的病毒复制力一般较低和较慢，通常出现在 HIV-1 感染初期和潜伏期。

带有 CD4 受体的细胞是 HIV 的敏感细胞，主要有人淋巴细胞（人脐血、外周血及骨髓淋巴细胞、人 T 细胞系）、人巨噬细胞系（包括肺、脑、外周血中的巨噬细胞、树突状细胞、表皮中郎格罕细胞）和部分肿瘤细胞（SW480、SW1463 细胞等）。目前实验室中应用较多的细胞有 HT 细胞系和 MT 细胞系，其中敏感性较高的是 H9、MT2 和 MT4 细胞。

非人灵长类动物是目前公认的较理想的艾滋病模型动物，作为与人类亲缘关系最近的灵长类动物，黑猩猩可以感染 HIV-1 病毒并出现人艾滋病样症状。然而，黑猩猩是高度濒危物种，而且体形巨大,不易于繁殖和豢养,费用昂贵,难以作为研究艾滋病的动物模型。云南境内的北平顶猴对人类 HIV-1 病毒可感和易感,且并不限制 HIV-1 在细胞内的复制,是较为理想和合适的艾滋病模型动物。在 HIV 疫苗的研究中应用最多的是以 SIV 感染猕猴的模型,它可引起类似人类 AIDS 的临床及病理表现。此外,猫白血病病毒可引起猫免疫缺陷及随后的机会感染,也可用作研究逆转录病毒感染病因学的动物模型。

二、流行病学

(一)艾滋病的流行病学

HIV 的传播是四个因素互相作用的结果:① HIV 感染者的可传染性。②未感染者对感染的易感性。③传播途径的有效性。④病毒株的感染性。

1. 传染源　HIV 感染者和艾滋病患者是本病的传染源,无症状 HIV 感染者及艾滋病患者均具有传染性,病毒存在于血液、黏膜腔液、唾液、泪水、乳汁、精子和阴道分泌物中,均能造成传播。

2. 传播途径　本病的传播途径主要有四类。

1)经血液和血制品的传播　HIV 通过血液及其制品传播具有很高的传播概率,几乎达到 100%。如果没有经过血液筛查,器官或组织的捐献也具有很高的危险性。同样,如果共用不干净的注射器或医疗器械,其传播的概率亦相当高。

(1)静脉吸毒:静脉吸毒者交叉使用未经消毒的同一个针头或针筒易造成 HIV 感染。

(2)输血及血制品:血友病患者等需要长期输血者可能通过输用血制品感染 HIV。目前因已了解 HIV 可被高温灭活(> 60 ℃)及对供血者加强了 HIV 检测,已使输血引起 HIV 感染的概率大大减少。

(3)医务人员工作中的意外暴露:据估计,针头误刺引起的 HIV 感染危险性是 1/400 ~ 1/300,因意外接触患者破损皮肤、黏膜而引起的 HIV 感染危险性是 1/1000 或更低。

(4)消毒不严格的针灸、手术和内镜检查也可成为潜在的传染途径,应引起注意。

2)经性接触传播　性接触传播是目前全球主要的传播途径。肛交是最危险的性接触传播途径之一。HIV 的性传播与许多因素有关,如性伴数、性伴的感染阶段、性传播疾病(STD)与生殖器局部的损害程度、性交方式及保护措施等。

艾滋病早期被认为是一种经性途径传播的疾病。最先有报道称艾滋病在男性同性恋中有较高的流行,后来的研究表明,经异性性行为传播是目前全世界大多数艾滋病患者感染的原因。

3)HIV 的母婴传播　垂直传播的传播方式包括:

(1)胎盘传播:HIV 随血液循环通过胎盘进入胎儿体内,确切的时间不太清楚,可能是孕期最后几个月,传播率为 50%。

(2)分娩传播:据报道可能有 50% 左右被 HIV 感染的新生儿是因接触患病母亲的宫颈和阴道分泌物所致。

(3)母乳喂养传播:10% ~ 20%的新生儿 HIV 由母乳喂养传染。HIV 阳性孕妇低 T4 淋巴细胞数和高血浆病毒载量都能增加将 HIV 传染给新生儿的危险性。

影响病毒母婴传播的因素尚未确定,但有几种可能性。据报道,病毒传播与母亲抗病毒包膜抗体水平低或缺乏有关,特别是 gp120 V3 环及 gp41 羧基端的抗体。有几个报告认为母婴传播与分娩时低 CD4 计数、高病毒载量(特别是经 PCR 测定)、p24 抗原血症及使用非法药物有关。

使用齐多夫定治疗阻断母婴传播的结果令人鼓舞。齐多夫定(或其他抗病毒药物)在 HIV 血清学阳性孕妇中的普遍使用可减少甚至消除 HIV 经母婴途径的传播。

(4)其他传播途径:其他少见的传播途径还有使用同一牙刷、刮脸刀片等器具,口腔科不规范操作,破损皮肤接触到 HIV 等。

3. 易感人群　人群普遍易感,但与个人的生活卫生习惯及社会因素的影响等有关。高危人群有同性恋及双性恋男性,静脉吸毒者,多个性伙伴者,血友病患者及接受输血、血制品或器官移植者。

(二)全球艾滋病流行状况

1. 全球 AIDS 流行概况　截至 2007 年 12 月,全球携带 HIV 的总人数估计有 3 300 万(3 000 万～3 600 万)。这一数字包括在 2007 年新感染 HIV 的约 270 万(220 万～320 万)。仅 2007 年一年内,艾滋病在全球夺走了约 200 万(180 万～230 万)人的生命。

(1)AIDS 流行的地区分布:由于世界各地的流行模式不同,全球各地的感染情况也不相同。非洲是目前感染情况最严重的地区,乌干达、肯尼亚和坦桑尼亚也是全球 20 世纪 80 年代初期 HIV/AIDS 流行最早发现的地区之一。撒哈拉以南非洲仍然是受影响最为严重的地区,截至 2007 年,其 HIV 携带者高达 2 200 万(2 050 万～2 360 万)人,包括南非、博茨瓦纳和斯威士兰等国家,这些地区仍然是世界艾滋病流行的主要地区。在全球所有 HIV 携带者中,有近 2/3 的人生活在撒哈拉以南非洲,而所有携带 HIV 的妇女中有 3/4 以上的人生活在该地区。

亚洲是目前世界上人口最多的地区,HIV/AIDS 的流行强度仍在不断增强。亚洲地区发现感染者的时间较北美稍晚,大约在 1984 年首先在泰国发现 HIV 感染者,随后在亚洲的其他国家如缅甸、印度、中国等陆续发现 HIV 感染者和 AIDS 患者。值得指出的是,虽然亚洲地区发现 HIV 比较晚,总感染人数还不如非洲那么多,但亚洲地区一些国家的感染人数增长速度很快,尤其像缅甸、柬埔寨、越南等国家。目前南亚和东南亚尽管其感染率在世界上保持较低,但感染者绝对数居全球前位。

美国自 1981 年 6 月报告首例 AIDS 病例以后,在 20 世纪 80 年代每年报告的病例数和死亡数迅速增加,至 20 世纪 80 年代末达到高峰,但进入 90 年代后病例数和死亡数均呈明显的下降趋势。AIDS 的流行主要集中在男性同性恋人群中,但近年来通过异性性接触途径传播呈增加的趋势。另外,虽然由于医疗技术水平的提高,AIDS 的病死率逐渐下降,但其患病率呈上升趋势,特别是 1996 年后这种趋势更为明显。

世界其余地区均有不同数量的感染者。东欧一些国家近年来在静脉注射毒品者中 HIV 流行率呈快速上升的趋势。在东欧地区,2004 年 HIV 携带者人数比 2002 年增加了 40%。导致这一趋势的主要原因是乌克兰艾滋病疫情的复燃及俄罗斯联邦 HIV 携带者人数的持续增加。

拉丁美洲和加勒比海地区的 HIV/AIDS 主要是通过男性同性恋、异性性接触及静脉注射毒品传播,加勒比海地区的 HIV 阳性率位居世界第二,艾滋病已经成为导致该地区 15～44 岁成年人死亡的首要原因。

(2)AIDS 流行的人群分布:由于 AIDS 传播的方式不同和人类行为方式的不同,世界各地人群中具有不同的 HIV 感染率。近年来妇女的感染率呈现明显的上升趋势,此外,儿童的感染率也有明显上升;其次,在感染人群中,撒哈拉以南非洲主要为异性恋者,北非为静脉吸毒者和异性恋者;南非和东南亚主要为异性恋者,而东亚和太平洋地区以静脉吸毒者、异性恋者和男同性恋者为主;拉美、北美及西欧主要为男同性恋者、静脉吸毒者和异性恋者。

2.AIDS 的三种流行模式　国际上根据 AIDS 最初流行阶段在全球的表现,划分为 3 种流行模式。

模式一指感染人群主要发生在男同性恋者和静脉吸毒人群中, 男性感染者显著多于女性, 人群流行率较低, 代表的国家和地区有北美、西欧和澳洲, 这些国家在 20 世纪 70 年代末期就开始流行。模式二主要指感染人群发生在异性性接触者中, 男女感染者数量几乎相等, 人群感染率较高, 代表地区为非洲和加勒比地区。模式三指当时尚未发生流行的国家和地区, 仅仅发现极少的感染者, 且都是国外传入, 包括所有未列入模式一、二型的国家和地区。当然随着时间的推移, 流行模式并不是不变的。如泰国就是从最初的模式三逐渐向模式一转变, 而目前的主要模式是模式二。

3.AIDS 的流行趋势

(1) 影响 AIDS 流行的社会因素: 世界 AIDS 的流行呈现出多样性, 与艾滋病最初流行时的预测相反, 艾滋病的流行在世界不同地方的流行特点各不相同。从全球范围讲, 北美、西欧和澳洲等地区由于具有各种良好的资源和良好的受教育程度, 在进行了大量的干预工作后, 这些地区的 HIV/AIDS 感染情况处于稳定状态, 基本摆脱了上升的趋势。而在世界其他地区, 特别是非洲和亚洲, 由于战争、饥饿及为生活所迫而造成的人口流动, 使这些流动人员为生存而忽略了他们自己暴露于 HIV、处于 HIV 感染的危险中; 另外, HIV 感染者和 AIDS 患者的羞耻感、沉默及社会对他们的歧视和否认, 也增加了 AIDS 流行的危险。为免于家人和社会的歧视, HIV 感染者和 AIDS 患者的羞耻感和沉默使他们并不将感染 HIV 的真实情况告诉应该告诉的人们; 社会的歧视和否认, 更使 HIV 感染者和 AIDS 患者不愿将他们感染的情况告诉社会; 同时, 严重的歧视还会造成 HIV 感染者和 AIDS 患者的逆反心理, 让他们有故意传播的倾向; 此外, 社会尤其是政府的否认, 造成公众很难获得正确和安全的知识, 更增加了传播的危险。

(2) 地区间差异的扩大: 进入 21 世纪, 艾滋病流行的地区间差异正在扩大, 尽管在一些相对富裕的国家通过抗病毒药物治疗的应用减少了艾滋病造成的死亡, 但每年还有很多新的患者出现, 而且在非洲以外的一些国家, 艾滋病感染者还出现了上升趋势, 如中国、德国、印度尼西亚、俄罗斯和英国。世界上 95% 的艾滋病病毒感染者生活在发展中国家。在那些贫穷、卫生条件落后及艾滋病预防和护理资源匮乏的国家, 艾滋病流行在加剧, 这使得 HIV 感染者在发展中国家所占的比例还在不断扩大。

事实上, 包括撒哈拉以南非洲在内的每个地区都有一些国家的艾滋病疫情目前仍然处于一个较低的水平或足以被有效的行动所控制的初期阶段。这就需要有能够阻止 HIV 在大多数易感人群中传播的规划。

(3) 女性受害日趋严重: 艾滋病疫情正使越来越多的妇女和女童受到侵害。在全球所有的 HIV 携带者中几乎有半数是女性。在撒哈拉以南非洲的 HIV 感染者中, 妇女和女童大约占了 57%, 尤其引人注目的是该地区 15 ~ 24 岁的 HIV 携带者中女性占 76%。在其他大多数地区, 妇女和女童在 HIV 携带者中所占的比例也在不断增长。这些趋势表明在艾滋病应对措施方面存在严重的缺陷, 那些能够保护妇女免受 HIV 感染的服务必须得到扩展, 妇女和女童需要获得更多关于艾滋病的信息。但妇女和女童容易受到 HIV 的攻击并不完全是源于无知, 更是因为她们的权益普遍得不到保障。世界上大多数 AIDS 妇女患者是通过其伴侣的高危行为而成为 HIV 感染者的, 即使有什么控制方法也是她们难以掌握的。在面对 AIDS 时, 妇女和女童的境况强调了有必要采取符合现实的控制策略, 即致力于不平等(尤其是性别上的不平等)与 HIV 之间的相互影响。

(三)我国艾滋病流行趋势

2007 年, 中国卫生部(现国家卫生健康委员会)、联合国艾滋病规划署和世界卫生组织共同对我国艾滋病的流行情况进行了重新评估。评估结果显示,中国的 AIDS 疫情有处于总体低流行、特定人群和局部地区高流行的态势,艾滋病疫情上升速度有所减缓,性传播逐渐成为主要传播途径,AIDS 疫情地区分布差异大,AIDS 流行因素广泛存在等特点。

全国 AIDS 疫情估计结果显示:到 2007 年底,中国现存 HIV 感染者和 AIDS 患者约 70 万(55 万～85 万)人,女性占 30.8%,全人群感染率为 0.05%(0.04%～0.07%),其中 AIDS 患者 8.5 万(8 万～9 万)人。2007 年新发 HIV 感染者 5 万(4 万～6 万)人,因 AIDS 死亡 2 万(1.5 万～2.5 万)人。

1.AIDS 疫情上升速度有所减缓　疫情估计结果显示,2007 年估计总数较 2005 年增加 5 万,现存 AIDS 患者人数由 2005 年的 7.5 万增加到 2007 年的 8.5 万,2007 年估计的新发感染人数约为 5 万,较 2005 年估计的 7 万新发感染人数减少了 2 万。

监测数据显示,吸毒、暗娼、孕产妇哨点的 HIV 抗体阳性率有逐年增加的趋势,但是增加速度比较缓慢。

2.AIDS 疫情地区分布差异大　1998 年以来,全国 31 个省(自治区、直辖市)均有疫情报告。截至 2007 年 10 月,全国有 74% 的县(市、区)报告了 HIV 感染者或 AIDS 患者。

2007 年疫情估计结果显示,疫情估计数超过 5 万的省有 5 个,1 万～5 万的省有 9 个;只有 4 个省不到 2 千;排名前 5 位的省份估计数占全国估计总数的 53.4%;排名在最后 5 位的省份估计数占全国估计总数的 0.9%。

3.性传播逐渐成为主要传播途径　2007 年估计的 5 万新发感染者中,异性性传播占 44.7%,男男性传播占 12.2%,注射吸毒传播占 42.0%,母婴传播占 1.1%。

历年报告病例中男男和异性性传播的百分构成比呈现逐年上升趋势,男男性传播从 2005 年的 0.4% 上升到 2007 年的 3.3%;异性性传播从 2005 年的 10.7% 上升 2007 年的 37.9%。

4.AIDS 流行因素广泛存在　AIDS 综合监测资料显示,有 40% 的注射吸毒人群共用注射器;有 60% 的暗娼不能坚持每次使用安全套;有 70% 的男男性行为者最近 6 个月与多个性伴发生性行为,只有 30% 坚持使用安全套,在与男性进行商业性行为时坚持使用安全套者的比例约为 50%。

疫情报告和估计结果分析显示:约 50 万感染者还没有被发现,不了解自己的感染状况;在已报告的 22 万 HIV 感染者和 AIDS 患者中,追踪和随访难度较大,随访率不高,存在进一步传播的危险。

近几年,梅毒发病率快速增长,出现了重新流行的迹象。全国梅毒报告发病率由 1987 年的 0.08/10 万增长到 2021 年的 34.05/10 万,年增长率为 41.39%。性病哨点监测的结果显示,37.4% 的哨点发现了 HIV 感染者。

对感染者存在歧视这一现象,造成了许多有高危行为的人不自愿接受 AIDS 检查,感染者不愿意暴露自己的感染状况,增加了 AIDS 传播的危险性。

(四)艾滋病病毒传播的动力学模型研究

用数学模型的方法研究 AIDS 的流行情况,并在此基础上对未来 HIV/AIDS 流行态势进行预测,对于指导预防和控制疫病的发生和流行有重要的意义。

HIV 传播的动力学模型通常分为连续型动力学模型和离散型动力学模型。在连续型模型的研究中,Hyman 等提出了 DI 模型和 SP 模型并对这两种模型给出了理论上的详细分析和参数的确定,如基本再生数的分析、平衡解的分析等;也进行了数值模拟,对 HIV 感染者的人数做了预测和分析。对于离散状态下的随机模型,近来 Wu 等建立了一种双链模型,建立了研究 HIV 动力学模型的一种新的方法——状态空间法,并用 Kalman 递归进行了AIDS 患者人数和不同感染期感染者人数的预测。在今后的研究中,有必要对模型理论做更深入的分析,在实际应用中收集、采用更有效的资料和数学方法进行分析,得出更好的结果。

(五)艾滋病病毒感染的分子流行病学

HIV-1 和 HIV-2 型虽然都起源于非洲,但 HIV 不同型、不同组甚至不同亚型在全球流行是不均一的。HIV-1 的 O 组、N 组和 HIV-2 型局限在非洲某些地区流行。M 组病毒在世界各地都有分布,而且不同的病毒亚型有特定的地区分布。到目前为止,在全球流行最为广泛的是 C 亚型病毒,其次是 A 亚型,然后是 A/E 和 A/G 亚型重组毒株,在美国和欧洲 B 亚型仍占主导地位。

HIV-1 M 组流行的主要亚型为 A、B、C、D、E,其他亚型流行面相对较窄。A 和 D 亚型主要分布于中非和西非,A 亚型在欧洲、俄罗斯、东亚及美国等地也有分布。B 亚型是第一个被分离到的 HIV-1 的亚型,也是被研究最多的亚型,20 世纪 80 年代主要分布在美国、欧洲和中南美洲,最早被称为欧美 B 型,现该病毒流行于世界各地。最初在泰国分离到的 B 亚型因与欧美 B 型不同,被称为泰国 B 型,现在已播散到中国、马来西亚和日本,成为流行最为广泛的病毒亚型。C 亚型多见于南非、中非和印度,但在其他地方包括欧洲、俄罗斯、中国和印度也有报道。E 亚型发现于泰国性传播人群,中非、印度也有流行。F 型流行面较窄,分离于巴西一个较少见的变异株,目前在喀麦隆及罗马尼亚也有发现。G 亚型发现于中非、俄罗斯,现在非洲很多国家都有流行。H 亚型毒株主要从喀麦隆、刚果和中非分离到。I 亚型最早发现于岛国塞浦路斯,研究表明该病毒的 *gag* 和 *env* 基因的大部分属于 G 或 A 亚型,故该亚型的命名应该重新考虑。J 亚型目前只有两株病毒被分离到,有报道称其首先被发现于一个刚果移居到瑞典的健康携带者身上。

HIV-1 的 O 组病毒自从 1990 年首次被发现以来,后在非洲的两个国家:喀麦隆和加蓬又有发现。这种流行的局限性是否正是由于这类病毒的独特生物学特性造成,目前尚不清楚。

HIV-1 的 N 组病毒是十年前从两名喀麦隆患者身上分离到的,在系统树上,这既不属于 M 组,也不属于 O 组的一组新病毒,被称为 N 组。N 组病毒株主要在喀麦隆有分布。

在亚洲,好几种不同的 HIV-1 亚型流行于不同区域,在印度 C 亚型占主导,同时有 A、B 亚型共流行和 A/C 亚型重组毒株的报道。在泰国则有两种独立的亚型流行,B 亚型和 E 亚型(即 A/E 亚型重组毒株)。在我国台湾省 B、E 亚型是两种最常见的流行毒株,与其他东南亚地区类似,A、C、F 亚型在台湾也偶有发现,此外 G 亚型病毒也在台湾省的一些患者中得到确认。

我国现已发现 A、B、C、D、CRF01_AE、F、M 共 7 个亚型和 2 个 B 亚型变种(即泰国 B 亚型和欧美 B 亚型),以 B、C 和 AE 亚型流行为主,但同时也有 A、F 和 HIV-2 型的报道,其中泰国 B 亚型占 47.5%、C 亚型占 34.3%。此外,我国已经发现 B/C 及 B'/C 型艾滋病病毒重组毒株,这是在由云南向新疆传播过程中逐渐取代父代和母代病毒而产生的。重组毒株传播速度快、范围广、发病期短,超过世界上所有其他类型的艾滋病病毒。从各型病毒,特别是重组病毒流行蔓延的趋势看,我国在控制艾滋病方面所面临的形势极为严峻。

三、病理学

(一)HIV 的感染和复制

HIV 主要侵犯人体的 CD4$^+$ 淋巴细胞和巨噬细胞,其感染包括病毒的吸附、侵入、逆转录,基因组的整合、表达及释放等过程,见图 2-3-4。当感染发生时,病毒的外膜糖蛋白 gp120 首先与细胞表面的

CD4 分子结合并与辅助受体 CCR5 或 CXCR4 等结合,gp120 空间构象发生改变,暴露出跨膜蛋白 gp41 与细胞膜作用,导致病毒包膜与细胞膜融合,病毒核心进入细胞内,脱壳后病毒基因组在逆转录酶作用下以病毒 RNA 为模板合成 cDNA,再以此 cDNA 为模板合成双链 DNA,经环化后在病毒整合酶的作用下随机整合到细胞染色体上成为前病毒而长期存在,并随细胞的分裂而传至子代细胞。此前病毒即为病毒复制时的转录模板,病毒进行复制时,早期转录的长链 mRNA 经拼接后表达病毒的调节蛋白,待调节蛋白的量到达一定阈值后,病毒进入晚期转录,产生未拼接的 mRNA 部分用来指导合成病毒的结构蛋白,部分作为病毒的基因组,与结构蛋白进行装配成为病毒核心颗粒,以出芽方式排出时将留在宿主细胞上的外壳蛋白进行包装,再感染别的细胞,而原感染的细胞死亡。

　　HIV 在感染了细胞后的另一种后果,是没有新的病毒产生。相当一部分的病毒在细胞里只是完成了其生活史的一部分,在时机有利时又再继续完成其余的步骤。HIV 的这一特性对于其在体内逃避免疫系统的识别和攻击,长期生存有极其重要的意义。

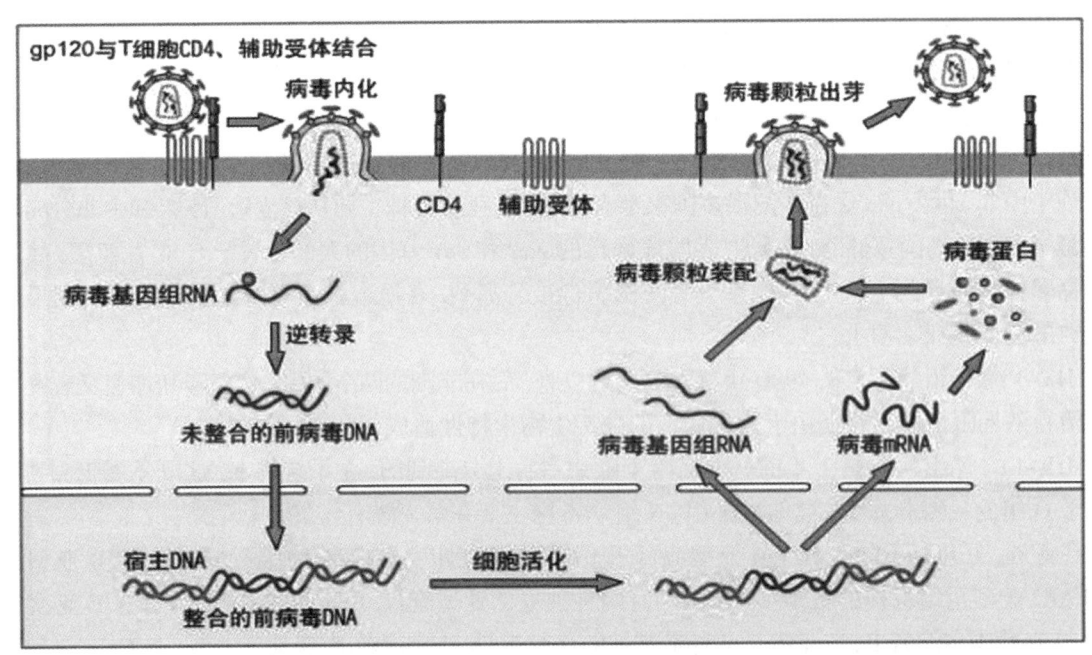

图 2-3-4　HIV 感染过程

(二)HIV-1 感染的受体与辅助受体

　　HIV-1 的传播及感染机制在研究领域中有许多重大突破,即 CD4 被确定为 HIV 进入靶细胞的主要受体之后,很快人们发现与 CD4 单独作用并不能使 HIV 有效地感染细胞,辅助受体的协同作用同样是 HIV 感染的必要条件。

　　1. CD4 与 HIV 的感染　HIV 颗粒表面的 gp120 具有 CD4 分子特异的天然配体,而易于和表达 CD4 的细胞相结合,位于细胞表面的受体分子 CD4,就是 HIV 攻击人体免疫细胞时的主要靶位。研究发现,HIV 主要感染 T 辅助细胞(TH)和巨噬细胞,因为 T 辅助细胞和巨噬细胞的表面都有一种 CD4 糖蛋白,是 HIV 包膜糖蛋白的受体。皮肤和黏膜、淋巴结中的朗格汉斯细胞(Langerhans cell)、树突细胞及巨噬细胞等表面也有 CD4 的存在,因此亦易受到 HIV 的攻击。HIV 感染初期在生殖道、直肠和血液中的靶细胞可能为树突状巨噬细胞,然后经血液播散,并累及淋巴系统,滤泡树突状细胞捕获病毒颗粒并传给 CD4⁺淋巴细胞。在此过程中, HIV 的亲嗜性也发生改变。

HIV 对表达 CD4 受体的细胞, 如淋巴细胞及单核细胞等具亲和性。CD4 分子为 HIV 的高亲和性受体。研究认为, HIV 也可感染不表达 CD4(CD4⁻)的细胞, 这是由于感染 HIV 的细胞对 CD4⁻细胞的黏附所致。黏附导致病毒排泌至感染的单核细胞及 CD4⁻上皮细胞的间隙内, 病毒颗粒随后进入上皮细胞, 引起感染。

2. 辅助受体的发现及其主要功能　1996 年, Feng 等证明, 趋化性细胞因子受体 CXCR4 可辅助嗜细胞性 HIV-1(X4 株)进入宿主细胞。此后, 很快又证明 CCR5 可辅助嗜单核–巨噬细胞性 HIV-1(R5 株)感染靶细胞。这些受体称为 HIV-1 入侵靶细胞的共受体(co-receptor), 又称辅助受体。CXCR4 和 CCR5 是最重要也是研究最多的辅助受体, 随着对 HIV 研究的不断深入, 近年来又发现了一些其他辅助受体, 它们在各种组织和细胞表面的分布不同, 其天然配体也不尽相同, 但几乎都是趋化因子的受体。如 CCR2 是 MCP-1、MCP-2、MCP-3 的细胞受体, 与 CCR5 有 76% 的同源性; CCR3 是 etotaxin、MCP-1、RANTES 的细胞受体, 与 CCR5 有 58% 的同源性。体外实验表明, 某些 HIV 毒株可使用 CCR2b 和 CCR3 和 CCR1 作为辅助受体, 但前提是必须与 CXCR4、CCR5 同时表达, 因此在影响 HIV 感染能力的因素中, 抑制性趋化因子的产生和共同受体的表达均发挥着重要作用。

HIV 侵入靶细胞所借助的辅助受体随感染的不同阶段而异, 在感染初期是以 CCR5 为主, 随着感染的深入, HIV 病毒由巨噬细胞嗜性转化为双嗜性(巨噬细胞嗜性和 T 细胞嗜性)和 T 细胞嗜性, 后者是以 CXCR4 为主要辅助受体。CXCR4 是 SDF-l 的细胞受体。SDF-1 是很强的 T 细胞趋化因子, 它可以结合 CXCR4 并导致其在细胞表面的表达下调, 同时 SDF-1 在 B 细胞发育中起着重要作用。

(三)艾滋病病毒的细胞传播机制

细胞传播机制有以下几种: ①细胞—细胞融合传播, 形成合胞体。感染细胞表面所表达的 gp120 与 CD4⁺细胞接触可形成合胞体, 但并不多见。②细胞—细胞黏附传播, 即单核细胞—单核细胞黏附。传播包括 3 个步骤: 首先, 供体细胞及受体细胞黏附; 随后, 病毒由供体细胞排出至细胞间; 最后, 病毒颗粒被受体细胞摄入。

(四)艾滋病病毒的免疫病理与发病机制

目前认为, AIDS 的发病机制大致是, 当个体感染了 HIV, 感染初期机体免疫功能尚好, 可暂时清除病毒, T 细胞和巨噬细胞内病毒复制呈相对静止状态, 因而没有造成严重的 T 细胞、巨噬细胞损伤和耗竭, 并在血清抗体阳转后保持长期无症状病毒携带期。在协同因素的诱导刺激下, T 细胞和巨噬细胞内 HIV 开始大量复制, 使一部分细胞发生细胞损伤性死亡, 同时 HIV 抗原的变异, 使 HIV 逃避特异的体液免疫和细胞免疫攻击, 毒力变异株开始出现, 此后就不断产生复制快、诱生合胞体的高毒力变异株, 使一部分受感染的人在半年至两年内从无症状期发展到艾滋病前期(即艾滋病相关复合征, ARC)或 AIDS 期。此外, HIV 可致 T 细胞成熟障碍及抗原辅助细胞功能丧失, 造成免疫系统功能障碍、自身免疫性损害等结果, 也易导致高毒力变异株的出现和自由复制, 使 T 细胞迅速减少耗竭, 导致整个免疫系统崩溃, 感染者迅速发展为 AIDS。

1. 细胞损伤　其中最主要的是 CD4⁺淋巴细胞的损伤, 同时, 机体免疫系统的许多其他细胞, 包括 CD8⁺淋巴细胞、B 细胞、单核巨噬细胞和自然杀伤(NK)细胞也受到影响。受损的细胞不同, 表现形式也不同。

(1)CD4⁺淋巴细胞数量的进行性减少: 虽然 HIV 病毒是引起 T4 淋巴细胞数量减少的病因, 但病毒引起 CD4⁺淋巴细胞数量减少的机理仍是一个很有争议的世界性难题, 许多假说需进一步研究证实。多数学者认为 HIV 感染过程中 CD4$^+$ 淋巴细胞数量的减少是多因素所致, HIV 可通过直接细胞毒作用杀伤 CD4$^+$ 细胞, 也可以通过间接的作用杀伤 CD4$^+$ 细胞。直接杀伤的机制包括：①病毒在靶细胞内产生过程中, gp41 在细胞膜上表达及病毒颗粒出芽释放时获取细胞膜, 使细胞膜通透性增高致细胞死亡。②胞质内的 gp120 与 CD4 分子结合, 直接对细胞产生毒性作用。③ HIV 感染骨髓干细胞, 使 CD4$^+$ 细胞产生减少。④淋巴组织扣留外周血的 CD4$^+$ 淋巴细胞。⑤存在于胞质内的未整合的病毒 DNA 和大量无功能的病毒 RNA 对细胞有毒性作用。⑥病毒的复制干扰细胞蛋白质的合成与表达。⑦有几种 HIV 的基因产物可通过影响细胞内信号转导途径使 CD4$^+$ 细胞凋亡或功能失常。间接杀伤的机制包括：① HIV 特异性 CD8$^+$ 细胞 TCL 对 CD4$^+$ 细胞的杀伤作用。②抗 HIV 外膜糖蛋白 (gp120) 抗体与 CD4$^+$ 细胞表面的靶抗原结合后, CD4$^+$ 细胞被 ADCC 作用杀伤。③可溶性 gp120 或 HIV 感染的树突状细胞表面的 gp120 与 T 细胞表面的 CD4 分子交联, 导致 CD4$^+$ 细胞凋亡。④ HIV 编码的超抗原引起具有某些 TCRV β 链的 CD4$^+$ 细胞死亡。总而言之, HIV 感染过程中 CD4$^+$ 淋巴细胞数量减少的机理仍不确定, 但比较明确的是, 血浆 HIV 病毒载量与 CD4$^+$ 淋巴细胞数量的减少有非常重要的关系。

(2) T 细胞功能变化：CD4$^+$ 细胞在绝对数减少前可以先出现功能损害。Th 细胞分为 Th1 及 Th2。Th1 细胞分泌 IFN-γ 及 IL-2; Th2 细胞分泌 IL-4、IL-5、IL-6 及 IL-10; 目前发现了第 3 种辅助细胞 Th0, 没有严格的细胞因子分泌界限。当 Th1 细胞功能受损时, 则 IL-2 及 IFN-γ 降低, 对 B 细胞的辅助功能降低, 迟发型变态反应丧失等。

(3) 单核—吞噬细胞功能异常：HIV 在骨髓单核—吞噬细胞的干细胞中能高水平地复制, 导致单核—吞噬细胞处理抗原能力减弱, 从而损害了机体对抗 HIV 感染和其他病原体感染的能力。感染 HIV 的单核—吞噬细胞, 成为 HIV 的储存场所, 并在病毒扩散中起重要作用, 特别是能携带 HIV 透过血脑屏障, 引起中枢神经系统的 HIV 感染。

(4) B 细胞损伤的异常表现：在 HIV 感染早期, 表现为多克隆活化, IgG 和 IgA 增高, 循环免疫复合物出现和外周血 B 细胞数量增加等, 这可能是病毒或病毒蛋白直接刺激所致。血中分泌免疫球蛋白的 B 细胞虽然数量多, 但这些细胞对丝裂原及新抗原并无反应, 造成免疫球蛋白含量低, 加上 IgG 亚型 (IgG1 和 IgG3) 选择性升高和 IgG2 及 IgG4 的低下, 对带荚膜的细菌如嗜血杆菌、肺炎链球菌和金黄色葡萄球菌常易感。

(5) NK 细胞损伤的异常表现：艾滋病患者的 NK 细胞计数正常, 但功能不全, 表现在对靶细胞传递的触发功能存在缺陷, 这可能是 HIV 感染者淋巴因子产生障碍导致 NK 细胞功能不全所致。HIV 感染可引起 NK 细胞功能下降, 从而抑制其抗病毒转化及抗肿瘤能力。循环免疫复合物则可封闭 NK 细胞的 Fc 受体而导致 NK 细胞的功能下降。

(6) 树突状细胞的损伤：现有证据表明树突状细胞可以因 HIV 感染而在组织及血液中的数量大幅减少。

2. HIV 感染后的免疫活化　HIV 感染引起机体免疫反应的一系列变化, 早期对这种变化的研究主要集中在 HIV 感染所引起的免疫抑制、免疫缺陷方面。近年来的研究表明, HIV 感染引起的免疫活化对病程的进展、疗效的评价、病理机制的探讨有着更为重要的意义。

免疫活化的一个病理改变是 T 淋巴细胞的高度激活, CD4$^+$、CD8$^+$ 淋巴细胞表达 CD25、CD69、CD38、HLADr、Fas (死亡因子) 水平异常升高, 且与 HIV 血浆 RNA 病毒载量有良好相关性。很多研究已证实：T 淋巴细胞的激活, 一方面有助于 HIV 病毒的繁殖、感染新的 CD4$^+$ 淋巴细胞, 同时也进一步加速了 T 淋巴细胞免疫功能的破坏。另一方面, 激活的 CD8$^+$ 细胞可以破坏被 HIV 感染的 CD4$^+$ 细胞,引起 CD4⁺ 细胞计数的减少。因此，T 淋巴细胞免疫激活的状况不仅可以衡量血浆病毒载量的变化，还可以预示随后 CD4⁺ 细胞计数减少的快慢。这些激活分子表达的变化，已成为判断病情和药物疗效的重要指标。

3.HIV 感染所诱发的免疫反应　HIV 感染人体后，首先病毒大量复制，产生毒血症，同时刺激免疫系统激发特异性细胞和体液免疫应答，前者主要指标为 HIV 特异的细胞毒淋巴细胞（CTL），后者为抗体，分为中和抗体和结合抗体，中和抗体起保护性作用，结合抗体为检测感染的最重要指标。

4. 其他与发病相关的免疫病理

（1）细胞因子在 HIV 感染中的变化和作用：人体对 HIV 感染的免疫反应是强烈、持续和复杂的，细胞因子参与了该免疫反应的起始、维持及调节的全过程。细胞因子的分泌功能障碍在 AIDS 的发病机制中起着核心作用。细胞因子网络的不平衡往往伴有持续性免疫系统的激活和正常激活反应能力的损伤，并能启动细胞凋亡。IL-2、 IL-12、IL-15 可明显提高被 HIV 感染的 CD4⁺ 细胞的增殖水平，HIV 感染后机体内 IL-2、IFN-γ 水平下降，IL-6、IL-10 水平上升。随着 HIV 感染病程的进展，Th1 细胞功能下降，Th2 细胞功能亢进。血清及 PBMC 中的一些致炎性细胞因子，如 TNFα、IL-6、IL-1 常升高。除了血清及 PBMC 中的 IFN-γ 之外，淋巴组织中的 IFN-γ 也一起升高。同时，TNFα、IL-6 在脑脊液中也可以查到，IL-2 常明显降低。此外，IL-3、粒细胞—巨噬细胞集落刺激因子（GM-CSF）等细胞因子可以提高病毒在巨噬细胞中的复制能力，而 IL-4、IL-10、IL-13 既可降低巨噬细胞对 HIV-1 感染的敏感性，又可抑制病毒复制。肿瘤坏死因子可能抑制 HIV 的第二受体即趋化因子受体，从而使人体避免感染 HIV。

（2）gp120 在 HIV 感染中的作用：大量研究证明，HIV 的 gp120 或其前体 gp160 对几种淋巴细胞和单核细胞均有影响。gp120 能够提高细胞内的钙浓度，诱导肌醇三磷酸盐的形成，阻断丝裂原或抗原驱动的 T 细胞活化，通过激活外周血单个核细胞（PBMC）亚群改变细胞因子的产物，决定损伤的细胞毒性和化学趋向性对抗原的反应，干扰抗原递呈细胞的活性，促进或诱导细胞凋亡，刺激多克隆 B 细胞的活性，诱导或提高一些细胞因子（包括 IL-6、TNF、IL-1、IL-10 和 IL-8）的活性。总之，gp120 刺激的 PBMC 所诱导的细胞因子能够直接或间接地影响 HIV 的感染。

（3）其他因素：HIV 感染后的无症状期被认为是免疫机制控制了病毒的复制，此时亲巨噬细胞的 HIV 处于低复制状态，故不引起明显症状。如果患者合并其他病毒如单纯疱疹病毒（HSV）、巨细胞病毒（CMV）、EB 病毒（EBV）、乙肝病毒（HBV）感染等，常可刺激潜伏的 HIV，增强其复制。酗酒可致 T 细胞功能紊乱，增强 HIV 的复制，加速病程进展。吸烟也能加速病程的进展，因为烟草中尼古丁成分可导致 HIV 感染者 CD4⁺ 细胞迅速衰竭。其他疾病如结核病（tuberculosis, TB）、性传播疾病等，也能不同程度地促进 HIV/AIDS 的发生和发展。

（五）艾滋病的病理形态学改变

AIDS 免疫病理导致机体发生的病理形态学改变主要表现在以下四个方面：

（1）免疫缺陷的形态表现：主要见于淋巴结、胸腺、脾及其他淋巴样组织。淋巴结病变可分为两类：一类为反应性病变，包括滤泡增殖性淋巴结肿等；另一类为肿瘤性病变，如卡波西肉瘤（KS）和其他淋巴瘤。胸腺的病变可有萎缩、退行性或炎性病变。

（2）机会性感染：由于严重免疫缺陷而表现出的多种机会性病原体反复重叠感染，组织中病原体多而炎性反应少。常见有皮肤单纯疱疹、带状疱疹和真菌感染及口腔白念珠菌感染等所致的皮肤黏膜病变，卡氏肺囊虫感染引起的肺孢子菌肺炎（PCP）病变，巨细胞病毒感染引起的溃疡性结肠炎病变，分枝杆菌属感染引起的肺结核病变等。

（3）肿瘤：由于严重免疫缺陷，在多种因素，尤其是致癌因子的共同作用下，可发生肿瘤。其中最常见为卡波西肉瘤，目前认为其是诊断 AIDS 的标志性病变，可广泛分布于体表任何部位或体内任何器官。其次为霍奇金淋巴瘤，具有组织学分化低、恶性度高的特征。

（4）中枢神经系统病变：HIV 常侵犯中枢神经系统，病理变化主要为胶质细胞增生、灶状坏死、血管周围炎性浸润、合胞体形成及脱髓鞘现象等。

四、临床学

（一）病程经过与临床特征

HIV 感染后，典型的自然病程经历以下阶段：急性 HIV 感染期、无症状感染期、ARC 期、艾滋病期。各个阶段的持续时间不等，可为数月至数年，各个阶段都有其相对特殊的临床表现和实验室发现。AIDS 可累及人体各个系统，引起各个系统的相应症状。

人体感染 HIV 后，病毒会缓慢削弱人体的免疫功能，从感染 HIV 到发展为 AIDS，大约需要经过 10 年时间，但人与人之间可有很大差异。有的患者从无症状期迅速发展为 AIDS，有的患者则经过漫长过程缓慢发展为 AIDS。

1. 急性 HIV 感染期 原发性 HIV 感染可以没有任何临床症状，也可表现为类似感冒或单核细胞增多症样疾病，起病急，多在暴露于疾病后的 2～3 周，为自限性，极少数病例可出现急性神经系统疾病，如脑膜炎、脑炎、多发性周围神经病变或肌病等。

在这段时期内，患者体内尚未产生抗体，从感染到形成抗体的这个阶段称为"窗口期"。感染 HIV 6～8 周后，血清中开始出现 HIV 抗体。随着感染的进展，体内开始产生抗体并逐渐增多，抗体检测转为阳性，称为血清阳性。美国研究人员进行系统追踪观察后发现，人体感染 HIV 后产生血清抗体的平均时间为 45 d 或更短，比以前认为的 3 个月短了一半，这对 HIV 的监测和防控很有意义。

2. 无症状感染期 随着急性感染症状的消退，HIV 感染者转入无症状 HIV 感染期，此期又称亚临床感染期。患者血清 HIV 抗体阳性，同时 $CD4^+$ 细胞减少，CD4/CD8 比值下降（< 1.0），但没有感染的症状和体征。一些感染者可查到颈部、腋下或腹股沟等处浅表淋巴结肿大，此外没有其他任何临床症状或体征。此期可持续数月至数年，其时间长短取决于病毒的增殖速度及其对 $CD4^+$ 细胞的损伤程度。据美国疾病控制与预防中心（CDC）推算，该期为 1～14 年，平均为 6 年。

3. 艾滋病前期 当免疫系统受破坏到一定程度，感染者开始出现持续或间歇性的全身症状和"轻微"的机会性感染，即出现艾滋病相关复合征。全身症状包括持续性全身淋巴结肿大、乏力、厌食、发热、体重减轻、夜间盗汗、反复间歇性腹泻、血小板减少。轻微感染多表现于口腔、皮肤黏膜，包括口腔念珠菌病、口腔黏膜毛状白斑、特发性口疮、牙龈炎；皮肤真菌感染、带状疱疹、单纯疱疹、毛囊炎、脂溢性皮炎、瘙痒性皮炎等。在此阶段，感染者血浆病毒载量开始上升，$CD4^+$ 细胞减少速度明显加快。

4. 艾滋病期 根据 CDC 的定义，HIV 感染者会发生一种或几种指征性疾病，包括淋巴瘤、卡波西肉瘤，以及诸如肺孢子菌肺炎、弓形虫病、巨细胞病毒感染、隐球菌性脑膜炎、快速进展的肺结核等机会性感染，实验室检查发现 $CD4^+$ 淋巴细胞计数下降，血液循环中病毒载量增多或 p24 抗原增多。HIV 感染者发展为 AIDS 的病程长短不一。

（二）临床表现

1. 艾滋病相关的皮肤黏膜病变　皮肤、黏膜是 AIDS 侵袭的主要部位之一，许多 AIDS 患者是以皮肤损害为其首发症状的。AIDS 皮肤表现按病因可简单分为：感染性皮肤表现、非感染性皮肤表现及皮肤恶性肿瘤等。HIV 感染合并的皮肤疾病常常反映患者的免疫缺陷进展情况，但皮肤疾病可发生于 HIV 感染病程中的任何阶段。最常见的疾病为丘疹性鳞屑性疾病、脂溢性皮炎、皮脂性湿疹、念珠菌病、单纯疱疹病毒感染、卡波西肉瘤等。口腔毛状黏膜白斑病、杆菌性多发性血管瘤病及嗜酸性粒细胞性脓疱性毛囊炎为 HIV 感染的特有表现，这些症状罕见于其他疾病，可作为 HIV 感染的诊断线索或评价病情进展的指标。

2. 艾滋病相关常见的消化系统疾病

（1）胸骨后不适、吞咽疼痛和吞咽困难：它们是食管炎的主要表现，其病因包括念珠菌、巨细胞病毒、单纯疱疹病毒感染和胃酸反流。其中念珠菌性食管炎最为常见，常伴有口腔念珠菌病相关症状。单纯疱疹性食管炎最初表现为食管的水肿或小疱，随之破裂形成黏膜的穿凿样溃疡，是吞咽疼痛的主要原因。

（2）肝炎和胆管炎：AIDS 患者肝炎的主要表现为发热、腹部疼痛、肝脏肿大、肝功能异常。可能的病因有非典型分枝杆菌或单纯疱疹病毒感染。实施抗逆转录病毒治疗者，也可能是药物对肝脏的毒性作用所致。另外，同性恋、双性恋或静脉吸毒者也常合并感染乙型和丙型肝炎。内窥镜胆管逆行造影显示以远端胆管狭窄、近端扩张为特征的胆囊胆管炎，可能与隐孢子虫、巨细胞病毒感染有关。

（3）腹泻、吸收不良和体重减轻：腹泻是 HIV 感染者常见的症状，虽然 HIV 本身也会引起肠黏膜病变而致吸收不良，但一般都有其他病原存在。病原主要为隐孢子球虫、微小孢子虫、鸟型分枝杆菌和巨细胞病毒，以上几种微生物的检出率大致相等，占 15%～40%。

3. 艾滋病相关常见的呼吸系统疾病　AIDS 患者常患各种肺部疾病，并引起复杂甚至严重的临床表现。许多患者以呼吸道症状为首发表现，严重的肺部感染与肿瘤可导致呼吸衰竭而死亡。有 40%～65% 的 AIDS 患者肺部会出现危及生命的病变，因此必须给予重视。

（1）卡氏肺孢子菌肺炎：是由卡氏肺囊虫引起的一种间质性肺炎。它是西方国家最常见的、首发的艾滋病指征性疾病，也是最常见的威胁感染者生命的机会性感染。肺孢子菌肺炎（PCP）常伴发多种病原体的混合感染，如巨细胞病毒、鸟－胞内分枝杆菌复合群、弓形虫等，也可合并卡尔曼综合征，使 AIDS 病情更为复杂。

PCP 常发生于 $CD4^+$ 细胞低于 $0.25 \times 10^9/L$ 时，说明 PCP 的发生与免疫功能下降有关。AIDS 伴发的 PCP 的病程一般为亚急性，与其他免疫抑制患者中所见之急性 PCP 有所不同。AIDS 患者起病较隐匿，病程通常为 4～6 周，初期患者表现为发热、夜间盗汗、乏力、不适和体重减轻，几周后出现干咳、发热、呼吸困难三大症状。重症患者均有呼吸衰竭，多数表现为重度呼吸困难、三凹症、呼吸急促、鼻翼扇动，并常因呼吸衰竭而死亡。PCP 的症状为非特异性，但常见患者自觉症状严重而体征较少，此为 PCP 的临床特征。患者最早出现的异常性表现是血氧分压明显降低、一氧化碳扩散效率降低。胸部 X 线检查表明，20% 患者无异常表现，典型的 PCP 胸片表现为弥散性或对称性肺门周围间质性浸润。从患者诱导痰、支气管肺泡灌洗液中查出卡氏肺孢菌是 PCP 病原学诊断的依据。

（2）肺部细菌性感染：HIV 感染者可发生多种细菌性感染，涉及 10 余种细菌。反复发作的细菌性肺炎、分枝杆菌病（包括结核病和鸟－胞内复合型分枝杆菌病）都是 AIDS 的重要诊断指征。这些细菌多累及气道及肺组织，有些可引起全身播散性感染。

HIV 阳性患者的结核感染常发生在肺部，多呈进行性。既往有结核杆菌感染的患者，结核可以是 HIV 感染后的首发表现。在流行结核的发展中国家，结核是 AIDS 常见的机会性感染。HIV 感染者如果出现以下情况，应注意检查有无结核病：①反复发作或经久不愈的咳嗽、咳痰，呼吸道感染经抗炎治疗 3～4 周仍无改善。②痰中带血或咯血。③长期低热或发热待查。④肩胛间区有湿啰音，或年轻患者有局限性哮鸣音。⑤有关节疼痛和皮肤结节红斑等过敏反应表现。⑥有渗出性胸膜炎、长期淋巴结肿大等病史，新近出现呼吸道症状或胸部 X 线异常表现。

在 AIDS 患者中常发生细菌性败血症，许多致病和条件致病性病原体都可能引起呼吸系统的感染，引起细菌性气管炎、支气管炎、肺炎和胸膜炎。引起细菌性肺炎的病原体种类很多，其中肺炎链球菌占首位，此外尚有金黄色葡萄球菌、铜绿假单胞菌、大肠埃希菌、肺炎杆菌、流感嗜血杆菌及肺炎双球菌等。有时肺炎系多种细菌或细菌与其他病原体混合感染所致。

（3）肺部其他病原体感染：在 AIDS 患者中，肺真菌病是一类常见的机会性感染，常见的真菌有隐球菌、念珠菌、曲霉菌等，有时亦可见荚膜组织胞浆菌、毛霉菌、球孢子菌等感染。在 HIV/AIDS 患者中，也常发生肺部病毒感染，以巨细胞病毒感染最多见，其次为单纯疱疹病毒，其他病毒感染报道较少。病毒性肺炎可为全身播散性感染的组成部分，也可成为 AIDS 患者的突出表现。AIDS 患者的肺部寄生虫病以 PCP 最为常见，此外偶可见弓形虫、粪类圆线虫等感染。

（4）肺部肿瘤性疾病：在 AIDS 相关的肺部肿瘤中，以卡尔曼综合征最多见，其次为恶性淋巴瘤。其他肿瘤如肺鳞状细胞癌、霍奇金淋巴瘤、体腔源性淋巴瘤等，偶可见于上呼吸道、肺或胸膜。

气管、支气管的卡尔曼综合征病变典型表现为黏膜面紫红或樱红色的扁平或隆起的斑块，类似于皮肤病变。肺卡尔曼综合征的临床表现类似于肺炎，以咳嗽、呼吸困难、发热最为常见。其他症状与肿瘤的发生部位有关。肺卡尔曼综合征可累及肺实质、支气管、胸膜、肺门和纵隔淋巴结，通常继发于皮肤和淋巴结病变。开放性肺活检最具诊断价值，但并非 100% 有效，CT 检查有助于诊断。

脑原发性恶性淋巴瘤是 AIDS 的指征性疾病，肺、淋巴结等脑外器官同样因免疫缺陷发生淋巴瘤，且可与脑淋巴瘤同时存在。

4. 艾滋病相关常见的神经系统疾病　在 HIV 感染过程中，常发生神经系统病变，大脑、小脑、脑干、脊髓及周围神经均可受累。在 AIDS 患者中，有 10%～20% 患者以神经系统损害为首发症状。目前比较明确的与 HIV 直接相关的疾病包括：无菌性脑膜炎、HIV 脑炎、脊髓病、白质脑病等。在 AIDS 患者中，中枢神经系统（CNS）的机会性感染相当常见，其临床发生率为 50%～70%。

（1）中枢神经系统机会性感染：CNS 的机会性感染一般表现为脑炎或脑膜脑炎，少数也可引起脊髓病变。严重的 CNS 感染是 AIDS 死亡的主要和常见原因。由病毒侵入 CNS 引起的脑炎或脑膜脑炎主要有：CMV 脑炎、单纯疱疹性脑炎及进行性多灶性白质脑病。在 AIDS 患者的脑膜炎中，真菌感染占 5%～15%，其中以新型隐球菌性脑膜炎最为多见，其他真菌如曲霉菌、白色念珠菌、组织胞浆菌、毛霉菌等也可引起 CNS 病变。通常需在活检组织中证明真菌才能确诊。

脑弓形虫病脑是 AIDS 死亡的重要原因之一，为 AIDS 诊断指征性疾病，是 AIDS 患者神经症状和脑部块状病变最常见的原因，占 30%～70%。HIV 感染者弓形虫病通常以发热、头痛起病，90% 有神经系统定位症状，可有脑水肿的表现，因病变部位和程度的不同而有不同表现。临床拟诊脑弓形虫病的依据有：最近发生的局灶性神经异常与颅内疾病一致；脑影像学表现有肿块状的病变，注射对比剂后有增强的表现；血清弓形虫抗体阳性或抗弓形虫治疗有效。

CNS 的结核分枝杆菌感染相对少见，但其发病率正在增加，可引起结核性脑膜炎，基底动脉炎伴其下方脑实质缺血性损伤等。AIDS 患者的 CNS 也可发生化脓菌感染。此外，可能由于患者免疫功能下降，神经梅毒的发病率和严重程度也相对较高。

（2）相关中枢神经系统淋巴瘤：CNS 的原发肿瘤主要是恶性淋巴瘤，亦可发生转移性卡波西肉瘤等。原发性 CNS 恶性淋巴瘤（PCNSL）作为一种占位性病变，常以颅内压升高和局部压迫症状为首发或主要表现，如头痛、恶心、呕吐、视力下降等，也可有颈部不适、记忆力下降、行动不稳等症状。淋巴瘤也可侵犯脑神经，引起脑神经麻痹的相应症状。PCNSL 也可为全身性淋巴瘤的局部表现，或是别处淋巴瘤的转移性表现。对 PCNSL 最常用的诊断手段为影像学检查，包括脑血管造影、CT 或 MRI。

（3）周围神经与肌肉病变：AIDS 患者中约 15% 合并周围神经系统损害，目前公认的 AIDS 相关的周围神经病变或临床综合征有优势感觉神经病、急性和慢性炎性脱髓鞘性多发性神经根神经病、多发性神经根神经病、多发性单神经病、单神经炎、远端对称性多发性神经病变、自主神经系统疾病等。其中 HIV 相关优势感觉神经病是最常见也是最重要的 HIV 相关神经病，它是晚期 HIV 疾病的一个特征。初期症状轻微或无症状，随着时间进展，患者发生足部麻刺感或麻木。早期发现本病很重要，因为它可因使用 ddI、ddC、d4T 等抗 HIV 药物而迅速恶化，发病机制不清。

（三）与艾滋病相关的疾病研究进展

1.AIDS 合并深部真菌感染　AIDS 合并的深部真菌感染种类几乎包含了所有已发现的致病性真菌和某些条件致病性真菌。尽管高效抗逆转录病毒治疗（HAART）使 HIV 感染者和 AIDS 患者深部真菌感染发生率有所下降，但念珠菌病仍是 HIV 感染者和 AIDS 患者最常见的真菌病。深部念珠菌感染主要以白念珠菌为多，但近年来随着新一代抗真菌药的临床应用，白念珠菌和热带念珠菌感染的病例减少，而光滑念珠菌、近似平滑念珠菌与克柔念珠菌感染的病例增多，且出现耐药。目前并不主张对感染者和 AIDS 患者进行预防性用药以预防念珠菌病的发生，预防用药易导致耐药性的产生。

2.AIDS 和结核病的双重感染　AIDS 患者最常见的机会感染是结核病。AIDS 和结核病的双重感染通过互相促进作用使患者的病情迅速进展、恶化，并导致死亡。AIDS 的流行，使不少结核病感染率呈稳步下降的国家出现反弹。

如何在 HIV 流行的地区控制结核病的蔓延及在结核病高发区控制 HIV 感染是两大重要课题。虽然人们对于 HIV、结核分枝杆菌双重感染如何相互促进的机制有了一定的认识，但许多具体的机制还有待阐明，例如结核分枝杆菌如何促进 HIV 在树突状细胞和 T 细胞之间传播。随着分子生物学和相关学科的发展，应对双重感染的机制进一步深入研究，并进一步研究敏感、特异、实用且简便的检测方法，从而控制双重感染。

3.HIV/AIDS 与 CMV 感染　在当前 HAART 存在的情况下，巨细胞病毒也是作为一种辅助因子可促进 HIV 的致病性。很多变量分析研究表明，AIDS 事件和 HIV RNA 水平、CD4 细胞计数及单纯疱疹病毒 DNA 显著相关，表明单纯疱疹病毒是独立于 CD4 细胞计数和 HIV RNA 水平的疾病进展的一个附加危险因素。

（四）临床诊断

1.诊断原则　AIDS 是由 HIV 感染引起的，以严重免疫缺陷为主要临床特征的传染性疾病，其感染各期的确诊必须根据流行病学接触史、临床表现和实验室检查结果综合分析，慎重诊断。无论处于哪一期的 HIV 感染，必须要有抗 HIV 抗体阳性或 HIV 抗原阳性的实验室检查依据。我国现阶段 HIV 实验室检查主要为 HIV 抗体检测。HIV 抗体检查需要经过初筛和确认试验。只有确认阳性时，才能确定为 HIV 感染。

2.诊断标准　高危人群突然出现发热、出汗、头痛、咽痛、恶心、厌食、全身不适、关节肌肉疼痛等症状,出现红斑样皮疹,全身淋巴结肿大等体征,特别是淋巴细胞亚群 CD4/CD8 细胞比值倒置,血小板减少时,应高度怀疑本病并及时做 HIV 抗原、抗体检测,如 HIV 抗体阳性即可诊断。

为便于基层、公共卫生机构对 AIDS 的发生情况做出初步判断,WHO 推荐以下判断方法:已经在实验室检查判断为艾滋病毒感染,HIV 抗体阳性或 p24 抗原阳性,如出现下列主要体征中的两项并具备一项次要体征,同时排除其他原因引起的免疫低下,就可以考虑 AIDS。

(1)主要症状:①体重减轻 10%以上。②发热长达 1 个月。③1 个月以上持续性或间歇性的慢性腹泻。

(2)次要症状:①持续 1 个月以上咳嗽。②全身瘙痒性皮炎。③复发性单纯疱疹。④口咽部的黏膜白斑。⑤慢性进行性、播散性的单纯疱疹病毒感染。⑥全身腺淋巴瘤或淋巴结肿大。⑦广泛的组织发生卡波西肉瘤及隐球菌脑膜炎。

WHO 扩大的监测诊断标准:实验室 HIV 抗体阳性加上以下一项或更多项症状可诊断为 AIDS。①体重减轻 10%以上,或恶病质伴有腹泻和(或)发热、持续性或间歇性发热超过 1 个月。②隐球菌脑膜炎。③肺结核或肺外结核。④卡波西肉瘤。⑤神经系统症状不能独立进行日常活动者。⑥食管念珠菌感染。⑦临床诊断有威胁生命的疾病、复发性肺炎、浸润性宫颈癌。

(五)临床治疗

在艾滋病疫苗尚未问世之前,抗艾滋病病毒治疗(ART)是目前唯一有效的减少 AIDS 患者的机会性感染、延长患者生命、提高患者生存质量的方法。但是,抗病毒治疗不能根除患者体内的 HIV,只能控制 HIV 繁殖,减轻毒血症症状,使病情缓解。针对 HIV/AIDS 的治疗主要包括抗病毒治疗、宿主免疫重建和针对机会性感染、恶性肿瘤的治疗。近年来通过对 HIV 复制动力学的研究,研制了针对 HIV 病毒感染和复制各个环节的抗病毒药物(ARV),目前国际上已有的 ARV 有五类:核苷类逆转录酶抑制剂(NRTI)、非核苷类逆转录酶抑制剂(NNRTI)、蛋白酶抑制剂(PI)、进入和融合抑制剂及整合酶抑制剂。美国食品与药品监督管理局(FDA)已经批准的 ARV 共有 30 多种。

1.常用抗病毒药物

(1)核苷类逆转录酶抑制剂:NRTI 能选择性与 HIV 逆转录酶结合,并掺入正在延长的 DNA 链中,使 DNA 链合成中止,从而抑制 HIV 的复制和转录。主要制剂有齐多夫定(Zidovudine, AZT)、双脱氧胞苷(Dideoxycytidine, ddc)、双脱氧肌苷(Dideoxyinosine, ddI)、拉米夫定(Lamivudine, 3TC)和司他夫定(Stavudine, d4T)、阿巴卡韦(Abacavir, ABC)、替诺福韦(Tenofovir, TDF)、恩曲他滨(Emtricitabine, ETC)、阿巴卡韦双夫定片(ABC/3TC/AZT)、齐多拉米双夫定片(3TC/AZT)、阿巴卢韦拉米夫定片(ABC/3TC)和恩曲他滨替诺福韦片(ETC/TDF),以及替诺福韦二吡呋酯片(ETC/TDF/EFV)。

(2)非核苷类逆转录酶抑制剂:NNRTIs 是一类在结构上差异很大,但作用机制相似的化合物。NNRTIs 能与 HIV-1 RT 特异性结合,结合位点与底物结合位点不在同一位置,因此 NNRTIs 对 RT 的抑制为非竞争性抑制。其主要作用于 HIV 逆转录酶的某个位点,使其失去活性,从而抑制 HIV 复制。由于此类药物不涉及细胞内的磷酸化过程,因而能迅速发挥抗病毒作用,但也易产生耐药株。主要制剂有奈韦拉平(Nevirapine, NVP);依非韦伦(Efavirenz, EFV);地拉韦啶(Delavirdine, DLV)和依曲韦林(Etravirine, TMC125)。

(3)蛋白酶抑制剂:现在使用的 PI 主要是由短肽衍变出来的肽模拟物(peptdomimetics),通过模拟肽链结合到酶的底物结合部位而使蛋白酶失活,通过抑制蛋白酶即阻断 HIV 复制和成熟过程中所必需的蛋白质合成,从而抑制 HIV 的复制。目前已获准上市的拟肽类 PI 有沙奎那韦(Saquinavir)、利托那韦(Ritonavir)、奈非那韦(Nelfinavir)、茚地那韦(Indiravir)、安普那韦(Amprenavir)和洛匹那韦/ 利托那韦(Lopinavir/Ritonavir, LPV/r)、阿扎那韦(Atazanavir, ADV)、呋山那韦(Fosamprenavir),　替拉那韦(Tipranavir)和达芦那韦(Darunavir)等。该类药物与核苷类联用可有效地抑制 HIV 复制,并减少不良反应。

（4）整合酶抑制剂:整合酶是理想的设计和筛选抗 AIDS 药物的靶位酶,目前已获准上市的有雷特格韦(Raltegravir)。因为整合酶是逆转录酶基因表达和复制所必需的酶,宿主细胞内不存在与该酶分子结构相似的组分。由于没有现成的先导化合物和相应的科学方法,整合酶抑制剂的研究仍处于起始阶段。

（5）融合抑制剂:据研究报道,国外已开发出了三种不同类型的细胞进入抑制剂,即融合抑制剂（将细胞包封起来防止 HIV 病毒进入细胞内）、附着抑制剂（防止 HIV 病毒附着于细胞表面的起始阶段）和细胞激动素共轭受体抑制剂（干扰 HIV 病毒与细胞表面的 CCR5、CCXCR4 受体相结合,防止病毒附着和进入细胞内部）。目前已获准上市的融合抑制剂有恩夫韦地(Enfuvirtide, T20)及 CCR5 受体拮抗剂马拉唯若(Maraviroc)。

2. 高效逆转录病毒治疗

（1）HAART 的发展过程:1987 年 AZT 发明以后,使用单药抗 HIV 治疗,12 周后几乎全部病例 HIV 反弹;1993 年起将两种核苷类药物联用,抗 HIV 效果更好,但仍不能长期维持;1996 年,美国华裔科学家何大一首创三药联用的 HAART 治疗方案,经治疗后患者血浆中的 HIV RNA 的拷贝数显著下降,甚至达到检测不到的水平,患者的 CD4 细胞数量上升,机会性感染和肿瘤发病率平均下降80%～ 90%,病情显著好转,患者的死亡率比单用 AZT 治疗时下降了2/3,并且能延缓耐药株的出现。

（2）HAART 的主要治疗目标为:①病毒学目标。最大程度地减少病毒载量,使其维持在不可检测水平的时间越长越好。②免疫学目标。获得机体免疫功能重建或维持免疫功能。③流行病学目标。将感染者血液和生殖道的病毒量尽量降低,减少 HIV 的传播。④终极目标。减少机会性感染的发生,延长生命和提高生存质量。

然而,联合用药也有致命的弱点:①耐药性问题。病毒对化疗药物产生耐药性是其生物学本能。经过长期治疗后,HIV 易于发生耐药性变异,联合用药并不能根除耐药。②药物的不良反应。用药越多,过敏的机会越多。用药越久,毒副作用积累越不可避免。③单纯抗病毒疗法不可能治愈艾滋病。药物联合治疗可杀灭活化的感染细胞中 HIV,但对淋巴组织和神经组织中潜伏的病毒 cDNA 却不能识别。在这些细胞中,HIV 核酸即使达到检测不出的水平却能低水平复制,如果一旦停药,则感染细胞很快活化,病毒载量大幅度上升。④治疗费用贵,无法在发展中国家普及应用。

3. 抗病毒治疗的时机和选用药物的原则　何时开始抗病毒治疗,不是个简单的问题,而要综合考虑疗效、耐药的情况、患者服药的依从性、治疗的缺陷、药物的毒副作用和其他的合并性疾病等因素而决定。根据《国家免费艾滋病抗病毒治疗药物手册（第二版）》(2007),对于成人/ 青少年确诊 HIV 感染,并且符合医学入选标准,即临床标准或实验室标准,临床资料主要来源于详细的体格检查和询问病史,实验室则主要依靠 $CD4^+$ 淋巴细胞计数或百分比。同时对其开始抗病毒治疗的适宜性进行评估,一旦符合治疗条件应开始抗病毒治疗（表 2-3-2）。儿童/ 婴幼儿免疫学治疗标准将根据月龄/ 年龄不同而有所不同。① 12 ～ 35 个月: $CD4^+$ 淋巴细胞< 20% 或者< 750/mm³ 建议治疗。② 36 ～ 59 个月: $CD4^+$ 淋巴细胞< 15% 或者< 350/mm³ 建议治疗。③< 12 个月的 HIV 阳性婴儿无论 $CD4^+$ 淋巴细

胞计数/百分比的水平多少均推荐进行抗病毒治疗。

表 2-3-2　成人/青少年抗病毒治疗总体标准

临床标准	实验室标准	处理意见
急性感染期	任何 CD4$^+$ 淋巴细胞水平	建议治疗
WHO 临床分期Ⅳ期	任何 CD4$^+$ 淋巴细胞水平	治疗
WHO 临床分期Ⅲ期	任何 CD4$^+$ 淋巴细胞水平	建议治疗
任何分期	CD4$^+$ 淋巴细胞 < 200/mm^3	治疗
WHO 临床分期Ⅰ、Ⅱ期	CD4$^+$ 淋巴细胞计数在 200 ～ 350/mm^3，而且符合以下任何一条标准： a）1 年内 CD4$^+$ 淋巴细胞计数下降超过 30%，或者 CD4$^+$ 淋巴细胞计数绝对数下降超过 100/mm^3； b）病毒载量在 100 000 拷贝/mL 以上； c）患者具有治疗意愿，并可以保证良好依从性	建议治疗： 如果患者为女性，当使用含有 NVP 治疗方案时，建议推迟到 CD4$^+$ 淋巴细胞 < 250/mm^3 以后再开始治疗

4.HIV 的耐药性　HIV 耐药性的产生是长期抗病毒药物治疗的结果，是在活跃的复制过程中高频率地自发突变的产物。HIV 在人体每天可产生 10^8 ～ 10^{10} 个新病毒颗粒。由于逆转录酶缺乏校正能力，在 HIV RNA 逆转录成 DNA 时容易发生错误，突变率为每复制周期 $3×10^5$ 核苷。因此 HIV 感染者体内多种准种耐药变异毒株可能在药物治疗前已存在，使用药物将选择性抑制敏感株，耐药株趁机大量复制而取代敏感株。

目前已经确定蛋白酶和逆转录酶基因区多种突变与耐药性产生相关。临床用药如果不能有效抑制病毒复制，药物选择压力将导致耐药突变株迅速取代野毒株成为优势毒株，表现为药物治疗效果下降直至无效。耐药突变株在人群中广泛传播，会导致感染者在用药前已经存在广泛发生的对某些药物耐受的情况，从而使临床治疗不能获得满意效果。

5. 有效 HAART 条件下 HIV 感染的免疫重建　HAART 开始后，其免疫重建在临床上主要表现为以下几个方面：

（1）有效的免疫应答：仅靠抗逆转录病毒治疗就可控制多种机会性感染，如口腔念珠菌病、传染性软疣、隐孢子虫病、鸟胞复合分枝杆菌血症、持续性全身淋巴结病，同时能使卡波西肉瘤损害消退，有时还可使腔内、中枢神经系统的淋巴母细胞淋巴瘤缩小。

（2）症状快速好转：进展期患者通常可在治疗后的数天内出现临床状况改善，而机会性感染也可在数天至数周内好转，临床可见 CD4 细胞计数回升。

（3）异常的免疫应答：在治疗的最初几周，可出现某些感染症状的恶化或临床表现异常，如鸟胞分枝杆菌淋巴结炎、巨细胞病毒眼色素层炎和带状疱疹加重、持续性全身淋巴结病恶化和结核杆菌性反应异常、脑部多发性的隐球菌感染等，也常见血小板计数瞬时升高、甲状腺功能亢进、肌球蛋白血症等异常免疫现象，称为免疫恢复并发症，显然是应答增强的结果。

（4）全身免疫功能恢复：在开始治疗的头 2 ～ 3 个月仍可发生机会性感染，但随着 CD4 细胞计数的逐步回升，这类感染就可迅速下降。

(5)病毒学、免疫学不一致性：临床症状恶化之前一般先出现免疫系统崩溃，可使病毒数量明显上升。

然而有研究表明，即使在有效的HAART条件下，实际上也有少量的HIV仍在CD4细胞中进行低水平的复制。Valdez等通过对HIV-1进展期的感染者进行3年的HAART治疗，发现抗病毒治疗后免疫功能的恢复不完全，这引出了一些问题：其中包括HIV-1感染早期实行HAART治疗是否能防止随后发生的免疫缺陷，以及如何进行残余HIV复制的治疗和HIV感染后的免疫重建问题。

五、实验室诊断

WHO推荐所有HIV检测应该在受检者知情并同意下进行，且必须提供HIV检测前后咨询，提供预防HIV传播的信息，为检测结果阳性者提供必要的支持和帮助。HIV感染的诊断基于对受检者血清、血浆或全血进行HIV或其相应标志物的测定，包括病原学诊断和血清学检测，前者包括病毒分离培养、病毒抗原检测、病毒核酸检测等，后者主要是检测人体血清中的特异性抗体。

（一）HIV病原学检查

1.HIV病毒培养与分离　病毒培养是检测HIV感染最精确的方法。一般是采取培养外周血单个核细胞的方法进行HIV的诊断。目前常用的两种病毒分离方法分别为共培养大量法与微量全血法。病毒培养7～21 d后，如果待测标本中存在HIV，它们将感染活化的供体细胞，复制产生出成千上万个病毒颗粒，释放到培养上清液中。通过测定病毒培养上清液中HIV逆转录酶活性或p24抗原，来判定分离和培养结果。该方法既可提供初期HIV感染/AIDS的诊断依据，又可及时为母亲是HIV阳性者的婴儿是否发生HIV母婴传播作出及早诊断；同时又是药物开发研究选用的毒株来源，也为研究HIV毒株分析、病毒变异和亚型分析打下基础。

2.HIV p24抗原的检测　机体感染HIV后，p24抗原是较早能从血清中检出的病原学标志，感染后2～3周即可检出，1～2个月进入抗原高峰，然后随着抗体的产生形成抗原抗体复合物，由于抗体的中和作用，p24抗原浓度下降至难以测出的水平。HIV p24抗原检测主要是作为HIV抗体检测窗口期的辅助诊断。通常采用夹心法酶免疫测定（EIA），即将纯化的已知抗体包被在固相反应板孔底，当加入待测血清后，若血清中含有p24抗原则与包被抗体形成抗原－抗体复合物；再加入酶（HRP）标记的HIV抗体，这样在p24抗原上又结合了酶标记的抗体，加底物显色后，可在酶标仪上读结果。

为提高p24抗原检出率，p24抗原检测技术近年有较大进展。新的检测技术方法有：

（1）免疫复合物裂解检测法（ICD）：标本先用盐酸或甘氨酸处理，使抗原抗体复合物分离以增加p24抗原的浓度。

（2）超敏感酶免疫测定法（UEI）：该法又称双位点免疫复合物转移酶免疫测定，是利用高亲和力抗体浓缩富集血清中的p24抗原，然后进行检测，可将下限延伸至0.24 pg/mL。

（3）免疫吸附电镜法（ISEM）：将抗原与抗体的特异性与电子显微镜的高分辨力相结合，实现了对病毒颗粒的直接特异性检测，灵敏度高，但需昂贵精密仪器，操作复杂。

（4）线性免疫酶测定（LIA）和CobasCore HIV Combi EIA是第四代HIV检测技术，最敏感的抗原检测试剂盒的检测阈值为0.01 pg/mL。

（二）HIV感染的血清学诊断

HIV抗体检测可用于HIV感染的诊断、监测和血液筛查。我国的常规HIV抗体检测程序分为筛查试验（包括初筛和复检）和确认试验。

1. **筛查试验方法** 筛查试验方法主要包括ELISA、凝集试验、免疫斑点试验及免疫层析试验等。

1）**酶联免疫吸附实验** 初筛用的ELISA试剂在经过了第一代、第二代、第三代后，已经发展到第四代检测试剂。1985年，美国批准使用第一代ELISA检测试剂，第一代试剂主要以病毒裂解物或部分纯化的病毒抗原包被反应板，以检测血清中的抗体。由于包被的抗原不太纯，假阳性率较高，结果令人不满意。1990年，第二代试剂应运而生，该试剂使用基因工程方法得到的重组抗原和合成肽包被反应板，由于纯化抗原的使用，特异性有了很大提高。第三代试剂使用双抗原夹心法检测抗体，进一步提高了敏感性。第四代试剂则在第三代的基础上进一步增加了p24抗原的检测，用HIV抗原和抗p24的抗体同时包被反应板，同时检测血清中的HIV抗体和p24抗原，与第三代试剂相比，第四代试剂检测窗口期缩短了4～9 d，从而降低了血源筛查的残余危险度。

2）**简单、快速试验方法** 目前常用的主要有凝集试验、免疫斑点试验及免疫层析试验。

（1）明胶颗粒凝集试验（PA）：PA是将HIV抗原致敏明胶颗粒作为载体，与待检样品作用，混匀后保温（一般为室温）。当待检样品中有HIV抗体时，经抗原致敏的明胶颗粒与抗体发生抗原–抗体反应，根据明胶颗粒在孔中的凝集情况判读结果。PA试剂有两种，HIV-1和HIV-2抗原共同致敏的PA试剂（AFD HIV-1/2 PA）与HIV-1和HIV-2抗原分别致敏的PA试剂（SERODIA-HIV-1/2），可初步区分HIV-1型和HIV-2型。

（2）免疫斑点/层析试验：一般采用硝酸纤维素膜作固相载体，将HIV抗原或用特殊材料标记的HIV抗原（通常用金或硒标记）包被于固相载体上，加入待测标本（可为血清、血浆、尿液和其他体液），若样品中有HIV抗体，则薄膜上相应位置处就会产生一橘红色斑点（或线条），一般3～10 min出结果，试验时不需任何设备，迅速、特异性较好，适用于应急检查、门诊急诊个体检查。

3）**唾液、尿液中的HIV抗体检测**

（1）尿液HIV抗体检测：1996年美国FDA批准了首个ELISA检测的试剂盒。原理是以重组gp160包膜蛋白包被反应板来检测HIV抗体。主要适用于静脉注射毒品人群和其他高危人群的大面积流行病学调查、监测。筛查阳性者仍需采血做确认试验才能确定。

（2）艾滋病唾液检测卡：在硝酸纤维素膜上包被人工合成的HIV gp41/gp36蛋白抗原，可同时检测含在唾液中的HIV-1/HIV-2抗体，原理为酶免疫间接法。主要检测唾液中的HIV IgA与IgG抗体，敏感性特异性与ELISA相近，可避免静脉穿刺。但样品预处理时间长且售价较高。以唾液为样品测定HIV抗体的ELISA、免疫印迹法试剂已经美国FDA批准。

2. **确认试验方法** 确认试验方法主要包括免疫印迹（Western blot，WB）试验、线性免疫试验（Line immuno assay，LIA）、放射免疫沉淀试验（radio immuno precipitation test，RIP）及免疫荧光试验（immuno-fluorescence test，IFA）。目前国内最常用的是WB。WB有直接使用病毒裂解物作为抗原的，也有使用重组抗原和合成肽的。基本原理是HIV全病毒抗原经过十二烷基硫酸钠–聚丙烯酰胺凝胶电泳（SDS-PAGE），将分子质量大小不等的抗原带分离开来；然后将分离的抗原电转移到硝酸纤维素膜上；加样检测标本中是否含有针对不同抗原组分的抗体。由于WB结果显示的是不同抗原组分的抗体，因而更具有特异性。应注意的是，尽管病毒经过浓缩和纯化，条膜上仍然可能含有病毒赖以生存的宿主细胞的成分，导致非特异性反应，但它们大多出现在中分子质量区域。经过卫生部批准的HIV确认实验室确认，按出现的条带反应判定各型别的阳性反应、阴性反应和可疑反应。免疫印迹检测后的判定标准为。

（1）有下列任何一项者，即可确认HIV抗体阳性：①至少两条env带出现。②至少有一条env带和p24带同时出现。

（2）HIV 抗体阴性：无 HIV 抗体特异带出现。

（3）HIV 抗体可疑：出现 HIV 特异性抗体带，但带型不足以确认阳性的。

注意：① env 带指 gp160、gp120、gp41（HIV-2 型为 gp140、gp105、gp36）；gag 带指 p55、p24、p18（HIV-2 型为 p56、p26、p16）；pol 带指 p65、p51、p31（HIV-2 型为 p68、p53、p34）。② 上述标准为判读免疫印迹法检测结果的基本原则，在实际工作中还应参照所用试剂的说明书综合判断，遇疑难情况应咨询上级专业机构。总之，只有在特定条带上出现蛋白反应判定阳性者，才能开具待测血液标本 HIV 抗体阳性的报告。对于确认实验结果为 HIV 抗体可疑阳性者，建议 3 个月后复检。如果那时确认的结果还不符合阳性的判定标准，则报告为 HIV 抗体阴性。

（三）HIV 感染的分子生物学检测

包括采用原位杂交、聚合酶链反应或其他分子生物学技术定性或定量检测标本中的 HIV 前病毒 DNA（proviral DNA）和 HIV-RNA。病毒核酸检测方法可用于 HIV 的早期诊断，如窗口期辅助诊断、病程监控、指导治疗方案及疗效测定、预测疾病进程等。HIV 核酸可以从各种组织及组织液中分离到，如血、唾液、精液、阴道分泌物、脊髓液及尿液，以及脑、淋巴、皮肤、心脏、肺、肾、脾和消化道上皮等组织。

1.HIV DNA 的巢式 PCR　已有研究建立了一套 HIV-1 基因诊断方法，作为血清学诊断方法的补充。通过聚合酶链反应，使用扩增 HIV-1 的 *env*、*pol* 和 *gag* 各基因区的三套反应系统进行基因诊断，该方法简便、成本低廉，适合我国基层实验室使用。

2.HIV RNA 的 RT-PCR　HIV 定量标准株 QS，由 Rhche 公司提供含有特异探针的人工合成 RNA，已知一定量的 RNA 与标本一起扩增，所用引物为 HIV-gag 区域 SK431/SK462，其引物 5' 端含有生物素标记，扩增产物为 142 bp，含 QS 和生物素标记 5' 末端的产物，其检测敏感性可达 pg 水平。

3. 分枝 DNA 信号扩增实验（branched DNA signal amplification, bDNA）　该方法是由美国 chiron 公司开发的技术。该方法是通过将捕捉到的病毒基因信号扩增直接检测 RNA，即从 HIV 中提取分离 RNA，与靶探针杂交抽取 RNA，再通过另一部分靶探针使支链 DNA 分子与 RNA 结合，利用化学发光原理进行扩增信号，予以检测。检测时间为 2 d，有能力检出所有亚型，敏感度稍低。

4. 核酸序列扩增实验（nucleic and sequence based assay, NASBA）　NASBA 是由一对引物介导的、连续均一的、体外特异性核苷酸序列等温扩增 RNA 的新技术，其扩增基础在于系统内的混合酶系统，包括 AMV-RT 酶、RNaseH 和 T47RNA 聚合酶，以在体外模拟逆转录病毒体内复制过程。

5. 实时荧光定量 PCR　指在 PCR 反应体系中加入荧光基团，利用荧光信号实时监测整个 PCR 进程，最后通过标准曲线对未知模板进行定量分析的方法。该技术不仅实现了 PCR 从半定量到定量的飞跃，而且与常规 PCR 相比，它具有特异性强、自动化程度高、有效解决了 PCR 污染问题等特点。

（四）HIV-1 新发感染检测

全世界预防工作的努力方向之一是对早期感染的人群进行干预，以遏制 HIV 的蔓延趋势。为此，1998 年 Jassen 等为了检测出早期的 HIV 阳转血清，提出检测早期 HIV 阳转血清的血清学规程（serologic testing algorithm for recent HIV seroconversion, STARHS）。其原理是利用早期感染抗体滴度低的特征，以敏感 EIA 试剂（3A11）和低敏感 EIA 试剂（3A11-LS）对经过一定程度稀释（1：20 000）的同一样品进行测定，3A11 呈阳性而 3A11-LS 检测呈阴性反应者为新近感染（血清阳转小于 6 个月），以估测新感染率。但由于其有亚型依赖性（针对 B 亚型），故近年来发展了 HIV-1 BED 新发感染检测实验，即把 HIV 的 B、E、D 亚型的 gp41 合成肽连接起来，包被反应板。HIV-1 BED 实验是一种定量的酶联免疫实验,由于血清阳转后 HIV-IgG 占总 IgG 的比例随之升高,通过检测样本中的 HIV-1 特异性的 IgG 抗体相对于总 IgG 抗体的比例来确定 HIV-1 感染的时间。研究表明不仅对 B、E 亚型有相似的检测结果,而且对于 A、C、D 亚型的 HIV 样品也有较好的发病率估计作用,能够指明是否在检测前大约 160 d 内发生血清阳转。该方法可及早发现早期感染者,及时进行早期治疗,以减少病毒对体内靶细胞的攻击,推迟发病,延长生存期。对早期感染的个体进行相关知识的教育,可以降低其配偶、性伴侣因早期感染者引起的二次传播的概率。

(五)艾滋病病毒耐药性检测

随着 HAART 治疗的广泛开展,HIV 耐药性变异正不断出现,甚至对一个药物的耐药可引起多种药物的交叉耐药。近年来各国相继建立起各种 HIV-1 耐药性检测方法,可分为基因型检测法和表型检测法两种。

1. 基因型耐药性检测　基因型耐药性检测是通过从患者血液标本中分离到的 HIV 基因物质,应用核苷酸序列分析或杂交技术以确定病毒变异的位点,并参考已有数据库按不同亚型进行比较。在确认变异后,与既往耐药或交叉耐药研究比较,间接地估计药物耐药情况。此方法的优点是简单快速、费用低;缺点是只能确认所分离到的基因变异,是一种间接定性测定耐药性的方法,解释结果往往困难,没有临床临界值(cut-off)及不能立刻检测对新药的耐药性。目前商业性基因型测定试剂盒有 ViroSeq TM(Applied Biosystem)和 TruGene TM(Vicro),要求感染者血浆病毒载量每毫升等于或大于 500 拷贝。以分子杂交为基础的基因型分析,需要的核酸扩增产物较少,因此敏感性较前者高些,但只能分析有限的耐药变异位点。方法有:异源双链追踪分析(hetroduplex tracing assay, HTA),可定量测定单个耐药变异存在的比率,多用于纵向研究;PCR- 连接酶测定(ligase detection reaction, PCR-LDR)及由此改进的寡核苷酸连接酶分析(oligonucleotide ligation assay, OLA)、线性探针分析(line probe assay, LPA)等。

2. 表型耐药性检测　表型耐药性检测是测定不同药物浓度下病毒的复制能力来检测病毒对药物的敏感性,一般用待测毒株的 50% 抑制浓度(IC_{50})与同类野生毒株的 50% 抑制浓度的比值表示。此方法的最大优点是可以获得各种药物耐药量数据,可以直接检测病毒的耐药性,但操作复杂、耗时,技术要求高,且非常昂贵。

(1)传统的表型检测:首先需要对 HIV 感染者进行病毒分离,以制备高滴度的 HIV 毒株,然后再进行药敏试验(IC_{50})。但整个过程需要 6 ~ 8 周,操作技术要求高,步骤繁琐,价格较贵;无法提供交叉耐药的情报,而且在培养过程中,也可能产生耐药株。

(2)重组病毒培养法:该方法是通过 RT-PCR,获得感染者 HIV-1 RNA 的 PR 和 RT 基因,将该基因片段插入去除蛋白酶和 RT 区的标准病毒株中,构建出含有患者 PR 和 RT 基因的重组 HIV 毒株。然后再测定重组病毒对不同抗病毒药物的敏感性(IC_{50})。该方法省去了病毒分离的步骤,缩短了检测所需的时间,检测过程可以自动化操作,节约了人力,提高了实验的稳定性和重复性。目前商业性 HIV-1 表型分析试剂盒有 Virco Antivirogram ™、PhenoSense ™和 Phenoscript ™,这种方法的最大优点是可以获得各种药物耐药量的数据,但不足的是试验慢且昂贵,技术要求高。

(3)快速表型检测法:该方法无须进行病毒培养,而是利用快速、简单的生化方法来直接检测血浆中药物对 RT 和蛋白酶活性的影响,如 the Amp-RT assay 主要用于评价 RT 酶活性及 NRTI 相关的耐药性突变。

(4)虚拟表型检测法(VPT):在基因型分析的基础上,通过将感染者 HIV 的基因型与数据库的资料进行比对,从中找出基因型与感染者相似表型分析情况,推断感染者对各种抗病毒药物的敏感性(IC_{50})。

根据基因型耐药检测结果或表型耐药检测结果选择抗病毒治疗方案均能明显地改善治疗效果,但是随着抗病毒药物的增加,耐药相关的突变位点的增多,基因耐药检测的解释更加困难,表型耐药检测的优势随之凸显出来。随着我国抗病毒治疗的广泛开展,有必要积极开展表型耐药检测,尤其是研制快速、简单的表型耐药检测方法,这必将为我国的抗病毒治疗提供有价值的临床指导作用。

六、防控措施

艾滋病是一种严重的传染病,但它实际上是一种行为性传染病,通过个人和群体的行为影响其传播流行,不安全的性行为和不安全的注射毒品行为是造成艾滋病传播流行的主要行为因素。预防危险行为的发生和减少已形成的危险行为是防止艾滋病传播的主要手段。宣传教育与预防干预是控制艾滋病流行的关键措施,是预防艾滋病的有效"疫苗"。

世界各国在艾滋病的预防控制工作中,积累了许多有效的控制策略,有些具有普遍性的基本原则值得我们学习借鉴,主要有:①政府重视,经费保障。②社会各部门合作及群众参与的联合行动。③广泛深入的宣传教育。④长期而持续的防治对策。⑤艾滋病防治与性病防治工作紧密结合。⑥有效开展减少HIV危害的科普教育工作,降低高危人群的危险行为,减少HIV的传播。

(一)宣传教育

通过广泛地宣传教育,使得广大群众了解艾滋病、认识艾滋病、防范艾滋病,是控制艾滋病在人群中流行的基础和关键。我国重视开展全民宣传教育,大力普及预防控制艾滋病的政策,消除群众的恐惧心理,减少社会歧视,增强群众的自我保护意识,创造了一个有利于预防控制艾滋病的社会支持环境。在中国艾滋病防治实践的摸索中,逐渐形成了"预防为主,防治结合,综合治理"的基本方针。

1. 以"治本"为主,突出"标本兼治"　　在艾滋病防治的宣传教育中,强调依法惩处违法行为,以正面宣传为主,把预防艾滋病的宣传教育作为加强社会主义精神文明建设的重要内容。大众媒介以宣传"治本"为主,结合法治和道德教育,提倡洁身自爱、遵纪守法,禁止吸毒、贩毒、嫖娼、卖淫,倡导保持和发扬中华民族的传统美德。

在加强正面宣传的同时,积极开展反歧视的宣传活动,教育公众正确对待艾滋病患者及感染者,关注他们的需求和生活。

随着艾滋病流行的扩大,以及国际社会成功防治经验的源源不断地传入,艾滋病预防控制工作中"治标"与"治本"的关系日益突出。只有开展"治本"宣传,艾滋病预防控制活动才能引起社会的广泛关注,才能为以后开展"治标"活动创造一种自由宽松的社会氛围。只有采取有效的"治标"措施,才能在流行的早期控制高危人群中艾滋病的蔓延。因此,就要突出"标本兼治"的原则。

我国打击卖淫嫖娼和吸毒贩毒的政策与推广使用安全套、清洁针具交换和美沙酮替代治疗的策略,其根本目的是一致的。前者是维护国家法律,净化社会风气,在一定程度上减少了卖淫嫖娼和吸毒人员的数量;而后者是在严打和强制戒毒还不能在短期内彻底根除的情况下,为保护人民健康而采取的必要行为干预措施,以减少他们传播或感染艾滋病的机会,阻止艾滋病从高危人群向一般人群的扩散。

2.预防艾滋病宣传是多部门的职责和全社会参与的共同任务　艾滋病预防控制工作中非卫生部门的参与和合作是必不可少的。这不仅因为艾滋病的流行是由多种社会因素造成的,而且也因为艾滋病的预防控制措施必须有政府各部门的参与才能取得成功。目前,预防艾滋病的宣传教育已逐渐与学校健康教育、人口与青春期教育、职业教育、法治和道德教育等相结合。各级政府和宣传、卫生、教育、交通、文化、旅游等部门已成为落实预防艾滋病宣传教育工作的主体,坚持经常性宣传教育与重点宣传教育相结合,做到全社会参与普及艾滋病防治知识。

宣传教育作为预防控制艾滋病的主要措施之一,对一般人群以普及知识,有计划、经常性宣传为主,并突出强调对青少年的艾滋病预防宣传;对高危人群以结合干预措施的宣传教育为主,并采取一些更有针对性的宣传方式,如同伴教育、心理健康咨询等。

(二)预防干预

经历了20多年的实践后,人类已清楚艾滋病是如何传播的,并已经掌握了可以控制艾滋病流行的一些预防措施。停止或改变可能导致艾滋病传播的行为,就可以一定程度阻止艾滋病的传播,控制其流行。我国预防艾滋病的有效干预措施的实施相对比较晚,有效的干预措施在我国的可行性及实际效果的探索始于1996年,并逐渐摸索出一系列适合我国艾滋病防治的行为干预措施。

艾滋病相关行为干预涉及的"行为",从广义上说,包括从发现患者的"咨询"和"检测",到改变各种可以造成艾滋病感染和传播的"危险行为",到影响患者"服药",再到影响周围人对HIV感染者、AIDS患者的歧视行为。狭义的行为干预涉及的行为主要是指那些可以造成传播的"危险行为"。所有可能改变行为的手段,都可以被称为"行为干预"。艾滋病行为干预的具体措施包括:宣传教育(旨在提高知识和改变观念)、技巧培训(旨在促进行为改变)、同伴影响、提供行为改变的条件(如针具交换、发放安全套)、实施行为改变的政策(如"100%安全套")及核心人物的言传身教等。

1.预防经性途径传播　经性途径传播是世界艾滋病流行的主要方式,HIV经性途径传播可分为异性间传播和同性间传播两大类,主要行为方式包括卖淫嫖娼、男男性行为和已经感染HIV的人通过性生活传播给配偶/性伴侣。此外,由于性病感染明显增加了感染艾滋病的风险,性病患者主动检查治疗也是这类行为干预的内容。

预防艾滋病经性途径传播行为干预目标可以分为三个层次:禁欲或无体液交换的抚慰、保持单一性关系、减少性伴数和坚持使用安全套。

预防主要有以下几个方面。

(1)加强性健康教育和道德法制教育:反对"性解放""性自由"的观念,保持忠贞的夫妻性关系,一夫一妻的性关系是预防HIV经性途径传播的最有效的方法。

(2)安全性行为:不进行性交是防止HIV经性途径传播的最有效方法。如要进行性交,下列是防止感染HIV的有效方法:①进行不涉及阴道交、肛交或口交的性接触。②只与一个已知的未感染HIV的性伴侣保持性关系。③每次性交时均正确使用质量可靠的安全套。正确而持之以恒地使用安全套,可有效地降低感染HIV的危险,但也应认识到,安全套的保护作用并不是100%。

(3)减少性伴侣:性伴侣越多,感染HIV的机会也越大,因此尽量保持尽可能少的性伴侣可以减少感染HIV的机会。

(4)早期诊治性病:一个人如果患有性病,尤其是溃疡性性病(如梅毒),将大大增加感染HIV的机会,因此,早期诊断、规范治疗性病是降低感染HIV的有效措施。

2. 预防经血途径传播　经血液传播主要包括采供血、临床用血、临床注射等操作及共用注射器吸毒等。目前，我国政府已经加大对临床用血安全的管理和投入力度，血浆采集也都是使用机器操作，每人使用一套一次性采集用品，临床供血造成 AIDS 传播的风险已经得到控制。针对经血液传播的行为干预工作重点应落实在共用注射器吸毒人群上。在一个地区，只要吸毒人群的共用注射器其比率降低到一定程度，如低于 20%，就可以控制 AIDS 在这一人群中的传播流行。

预防主要有以下几个方面。

（1）加强宣传教育，严格执行《中华人民共和国献血法》（以下简称《献血法》）：大力开展《献血法》的宣传教育，严格执行《献血法》，严厉打击非法采购供销血（浆）活动，完善血站建设，加强监督与检查，规范血站的采供血系统；大力宣传无偿献血，提高群众无偿献血的意识，宣传防病知识；高危人群不宜献血，不提供骨髓、器官、精液等，以保证接受者的安全；尽量减少不必要的输血，并逐步推广自体输血方法。

（2）规范输血、献血浆和使用血制品：如果输入带有 HIV 的血液，其感染 AIDS 的概率几乎是100%。为减少因输血而引起的 HIV 传播，临床上应严格掌握输血指征，尽可能地减少输血。对于必须输血的情况，要检查受血者和供血者的 HIV 抗体。

预防血浆献血者感染 HIV 及其他经血传播的疾病，关键在于严格消毒，防止回输的血细胞被污染。目前，我国血浆采集都采用机器操作，已控制了这一途径引发的艾滋病感染。

尽可能不用或少用任何血液制品。必须使用血液制品时，应注意产地及是否经过杀灭肝炎病毒及HIV 等的处理。

（3）预防经静脉吸毒传播：静脉吸毒感染 HIV 是因为共用未消毒的注射器具，造成感染者血液进入未感染者体内，从而造成 HIV 感染。预防静脉注射吸毒感染 HIV 的方法包括：预防新的吸毒人员孳生；对于已经吸毒成瘾的人帮助其戒毒；改静脉注射吸毒为非静脉注射吸毒，如采用美沙酮维持治疗；为吸毒成瘾戒断不成功的注射吸毒者提供清洁针具交换服务，即用消毒过的注射器或尚未使用的一次性注射器，与吸毒者交换其用过的注射器。

（4）控制医源性传播，防止院内交叉感染　任何用于诊断和（或）治疗而接触患者血液或体液的器具，未经消毒，都有可能造成 HIV 在患者中传播。因此，医疗、保健、防疫单位必须遵守操作规程，对器械进行严格消毒，推广使用一次性用品；医务人员应遵守标准防护原则，严格执行操作规程和消毒管理制度，防止发生 AIDS 医院感染和医源性感染。

3. 预防经母婴传播　母婴传播也称垂直传播。感染 HIV 的孕妇可通过妊娠、分娩和母乳喂养将HIV 传给其乳胎儿或婴儿。母体 HIV 病毒载量越高，婴儿感染的可能性也越大。预防 AIDS 母婴传播，是目前效果明确、预防手段简单、措施落实时间周期短，且成本低、效益高的预防手段。因此，保证每一个感染 HIV 的孕产妇都有机会接受 HIV 抗体检查，HIV 感染能够被及时发现，就能够把预防母婴传播的措施落实到位。

（1）加强健康教育，防止育龄妇女感染 HIV：提倡婚前性教育，避免婚前性生活，做好婚前 HIV 抗体检测和咨询。

（2）孕前及产前检查：已婚未孕妇女在决定怀孕前可以做 HIV 检查，以帮助其决定是否可以怀孕。已经怀孕的妇女，在孕期保健时可以做 HIV 检查，以帮助感染了 HIV 的孕妇决定是否采取人工流产终止妊娠，或采用抗 HIV 药物预防母婴传播。

（3）药物预防：感染了 HIV 的孕产妇在分娩前、分娩时及分娩后，合理、适量地使用抗 HIV 药物，如 AZT 等，可以大大降低 HIV 的母婴传播概率。不使用抗病毒药物时，HIV 通过母婴传播的概率约为

30%；合理、适量地使用抗病毒药物，可以将 HIV 母婴传播的概率降低为 7% ～ 10%，甚至更低。

（4）人工喂养：HIV 阳性母亲生产的婴儿，一定要采用人工喂养。研究发现，即便在产前、产后都使用了抗病毒药物阻断，如果采用母乳喂养，其阻断母婴传播的效果仍然不好。

（三）疫苗研究进展

自 1983 年首次发现 HIV 并于 1987 年研制出第一个艾滋病候选疫苗后，科学家们尝试了所有已知疫苗的构建方法，并进行了无数次体内和体外试验，试图寻找有效的艾滋病疫苗。然而，由于 HIV 基因的高变异性、免疫保护相关物的缺乏、现有动物模型的局限性及与众多临床试验实施相关的后勤问题，研制 HIV 疫苗面临着棘手的科学难题。目前，世界各国都投入了大量资金开展 HIV 疫苗的研究，超过 35 个候选疫苗正在全球各地进行人体临床试验。

1. 疫苗研制策略　WHO 关于疫苗发展战略包括研制三类疫苗：预防性疫苗、治疗性疫苗和围生期疫苗。预防性疫苗用于 HIV 阴性者，目的是保护机体免受 HIV 感染，它的作用是在病毒侵入细胞前将病毒清除，所以是人群最需要的，也是重点发展的疫苗。治疗性疫苗是用于 HIV 感染者的疫苗，目的是阻断或延缓 HIV 感染发展成 AIDS 的速率，减少感染者体内的病毒载量和传染他人的机会。围生期疫苗主要用于 HIV 阳性孕妇，阻断母婴传播，并可延缓孕妇或产妇由 HIV 感染发展成 AIDS 的进程。

2. 理想的 HIV 疫苗的要求　研究表明，一个有效的艾滋病疫苗必须具有以下特点：①能诱发中和抗体反应；②能诱发强细胞免疫应答；③必须保证疫苗的安全性。除了考虑安全性外，新一代的 HIV 候选疫苗的研制还必须兼顾以下几点：①特定地区流行的优势株；②有多个抗原决定簇，并考虑人群 MHC 的多态性；③能同时诱发体液免疫和细胞免疫，以中和血液中游离的病毒或清除病毒感染细胞；④剔除有负面作用的位点；⑤明确 HIV-1 的基本中和表位，证实中和抗体的保护作用；⑥诱导机体产生黏膜免疫；⑦有效延长疫苗保护期等。可能的话，还应使疫苗同时具有预防和治疗能力。

3. 疫苗的主要种类及研发趋势　旨在预防和控制 HIV 感染的疫苗类型主要有：①天然或遗传工程方法得到的灭活全病毒疫苗；②天然或遗传工程方法得到的减毒活疫苗；③基于病毒膜蛋白的亚单位疫苗，病毒包膜蛋白、核心蛋白及其寡聚体，多肽疫苗（如含 HIV V3 表位，CTL/Th 表位的多肽）；④带有包膜蛋白的病毒核心——病毒样颗粒（VLPs）疫苗；⑤通过转基因植物衍生的病毒蛋白疫苗；⑥ DNA 疫苗；⑦重组病毒或细菌载体疫苗；⑧此外还有自体同源树突状细胞和黏膜 HIV 疫苗等，有 30 多种疫苗进入人体临床试验。

（1）灭活疫苗：HIV 经灭活后，能以最自然的形式向免疫系统呈现 Env 蛋白，刺激 B 细胞产生大量效价较高的保护性抗体，但因可能存在残存活病毒等风险，因此仅作为治疗性疫苗短时间内研究过。

（2）减毒活疫苗：该类疫苗可激发机体产生体液免疫、细胞免疫和黏膜免疫，但 HIV 具有很高的基因突变率，且其遗传物质可整合到宿主细胞 DNA 中并终身持续复制，造成不可预知的后果。用恒河猴研究发现，*nef* 基因或 *vpr* 基因缺失的 SIV 减毒病毒仍然可以恢复致病性。人体试验结果也表明，经过改造的 HIV 减毒活疫苗不能有效地预防 HIV 感染，接种这种疫苗的人经过一段时间后均患 AIDS。

（3）活载体疫苗：近年来，活载体疫苗的研究受到了越来越多的重视。此类疫苗是将以往作为人类疫苗应用过多年的减毒病原体，如牛痘苗、卡介苗、脊髓灰质炎疫苗及腺病毒、禽痘病毒等进行改造后作为载体,将 HIV 的重要抗原基因插入其内,导入人体进行表达。活载体疫苗由于可在体内复制而具有良好的免疫原性,活载体本身还可作为免疫佐剂,因而此类疫苗广受国内外研究者的重视。研究较多的载体为金丝雀痘病毒、改良安卡拉株牛痘病毒(MVA)、重组鸟痘病毒(rFPV)和腺病毒(Ad5),其他正在研究的载体还有重组腺伴随病毒(rAAV)和委内瑞拉马脑炎病毒(VEE)。其中,金丝雀痘病毒、MVA 和 rFPV 在灵长类动物试验中均显示出良好的免疫原性,能有效提高被试灵长类动物的免疫能力。美国默克公司用 Ad5 作为 HIV *gag*、*nef* 和 *pol* 的载体研制成曾被认为最有希望的抗艾疫苗 V520,于 2004 年与美国其他两个著名机构合作开始实施名为"步伐"(Step)的 V520 全球性 II 期人体试验,来自北美洲、南美洲、加勒比海地区和澳大利亚的 3 000 多名 HIV 呈阳性的男性和女性参加了试验,中间安全分析只测试了 1 500 位受试者,其中绝大多数是男同性恋者。741 位受试者只接受了一个单位的疫苗剂量,其中 24 人被感染,而在接受安慰剂试验的 762 人中,只有 21 人被感染,这两组受试的感染者体内的病毒数量没有差别,因而在 2007 年 9 月宣布中止这项临床试验。

(4)DNA 疫苗:核酸疫苗是近年来兴起的一类新型疫苗。它得益于成熟的基因工程技术及多样的载体系统和转移技术,发展十分迅速,已跻身于 HIV 疫苗领域。与传统疫苗相比,核酸疫苗具有易于制备、可塑性大 (含单一基因或多个基因成分)、生产工艺简单、成本低等优点。但其最大的优点在于疫苗抗原可以在靶细胞内以天然的方式合成、加工并传递给免疫系统。在动物试验中, 含 HIV *env*、*gag* 及 *pol* 基因的 DNA 疫苗可激发对相应 HIV 基因产物特异性的 CTL 及抗体反应,显示了 DNA 疫苗的巨大潜力,但也发现非灵长类动物中的免疫应答不强。

(5)病毒样颗粒疫苗:HIV 病毒样颗粒(virus like particle, VLP)是利用 *gag* 基因自身可以组装成颗粒样结构的特性,在昆虫细胞—杆状病毒表达系统中表达 *gag* 基因后分离纯化得到的一种不含病毒核酸的假病毒颗粒。由于它具有很强的免疫原性及很好的安全性,作为 HIV 的候选疫苗备受学者们的重视。在对中国 HIV 流行株进行了大规模的分子流行病学调查的基础上,选取我国 HIV-1 B、C 和 E 亚型代表株分别进行了基因克隆和表达,获得了基于 *gag* 和 *gag-v3* 基因的病毒样颗粒。电镜下可以观察到与天然 HIV 毒粒形态相似的颗粒样结构,还可以见到 VLP 从细胞中出芽的过程。在对 VLP 进行初步的提纯后,以小鼠为模型进行了动物免疫实验,结果发现 VLP 可以诱导很强的体液免疫,而且通过细胞因子等指标的检测发现 VLP 可以诱导产生一定程度的细胞免疫。此类疫苗的缺点为纯化及保存较困难,至于其能否在人体观察到好的效果,尚需经临床试验验证。

(6)亚单位疫苗:HIV 重组蛋白亚单位疫苗是最早进入 III 期临床试验阶段的 HIV 疫苗,它是利用细菌、酵母和真核细胞等表达系统高效表达并纯化 HIV 病毒抗原蛋白,免疫人体后产生针对 HIV 的免疫反应。HIV-1 Env 蛋白是诱发中和抗体和溶细胞性 T 淋巴细胞的主要成分。目前主要用克隆手段将 HIV-1 gp160 或 gp120 转至真核细胞表达系统表达,重组蛋白高度纯化后,与合适的佐剂配用成为所谓的亚单位疫苗。值得一提的是,这种亚单位联合疫苗已被证明无效,如 2003 年 VAXGEN 公司在泰国进行的人体实验。不过,此类疫苗仍是 HIV 疫苗研究的一个重点方向,研究人员希望通过设计新的 HIV 膜蛋白免疫原,或对天然 HIV 膜蛋白进行改造,使其能诱导机体产生比较强的中和抗体。

(7)合成肽疫苗:动物试验和人体试验都表明,HIV 合成肽疫苗能诱导产生 HIV 中和抗体和广泛的细胞免疫反应,并且能明显增强受试者的细胞免疫应答。由于它仅仅需要通过化学合成 HIV 膜蛋白的肽链,工艺简单、无安全顾虑,因此是最先进入人体临床试验的一种 HIV 疫苗。用人工合成的手段产生的 gp41 稳定片段可以在黑猩猩体内诱导抗 HIV-1 的中和抗体，其他的合成多肽大多集中在对 V3 区域的研究。HIV 合成肽疫苗是利用 HIV-1 外膜糖蛋白 gp120 第三可变区（V3）的免疫原性，用人工方法将这段肽链连接于其他大分子而形成的疫苗。合成肽疫苗能诱导和加强 CTL 免疫反应。存在的问题有合成多肽诱导免疫的能力较弱和 V3 区所存在的高度变异性。gag 蛋白 p24 作为疫苗研制有可能克服 Env 蛋白不能有效抵抗异源性变异毒株攻击的缺陷。所以，近年来有人利用人工合成的不同的 HIV-1 亚型 p24 抗原共有的保守短肽序列，筛选可活化两种免疫活性细胞的多肽疫苗。它对高度变异的 HIV-1 也有效，被认为具有广阔的应用前景。

上述单体疫苗，如同影响最大的 V520 疫苗一样，临床试验几乎均以失败告终，因而多数学者开始倾向于类似 HARRT 治疗模式的联合疫苗的研究。国内邵一鸣等研制 DNA- 天坛痘苗复合型艾滋病疫苗，该疫苗系用天坛痘苗为活载体，嵌入 HIV-1 CRF-07 的 *gag*、*pol*、*env* 和 *nef* 四个基因形成，用其作为初始免疫，此后用 DNA 疫苗加强，2007 年 12 月 1 日开始进行 I 期临床试验，结果显示该"疫苗安全有效"。由美国和泰国研究人员在泰国进行的一项临床试验结果表明联合疫苗的模式可能有效。该联合疫苗系使用 ALVAC（vCP1521）和 AIDSVAX 两种艾滋病疫苗，前者以金丝雀痘病毒为载体嵌入不同 HIV-1 毒株的 gp120 和 gp41 及 gag 和蛋白酶基因构建成，主要起到引发细胞免疫反应的作用，后者为 B/E 不同亚型的 gp120 重组蛋白亚单位疫苗，主要起到引发中和抗体反应的作用。这项名为 RV144 的临床试验始于 2003 年，在泰国选取了 HIV 检测均为阴性的 1.6 万多名年龄为 18 ～ 30 岁的志愿者。其中一组志愿者被注射了联合疫苗，先用 ALVAC 按 0、4、12 和 24 周免疫 4 次，期间在第 12 和第 24 周分别用 AIDSVAX 加强 2 次，另一对照组则只被注射了安慰剂；最后一次接种后 3 年内每 6 个月受检一次。在 8 197 名接受疫苗注射的志愿者中，51 人感染了 HIV，而在对照组的 8 198 人中，有 74 人感染，也就是说，注射疫苗组感染风险降低了 31.2%，因此认为该联合疫苗有一定效果。WHO 和联合国艾滋病规划署发表联合声明，在肯定这一试验结果的"重大意义"的同时冷静地表示："仅仅基于目前的试验结果，还不能批准生产这种疫苗"，人类战胜艾滋病的道路依然漫长。

第四章 流行性出血热

流行性出血热(epidemic hemorrhagic fever, EHF),又称肾综合征出血热(hemorrhagic fever with renal syndrome, HFS),是由汉坦病毒(HV)引起,小鼠类为主要传染源,通过多种途径传播的自然疫源性疾病。临床上以高热、低血压、出血、少尿及多尿等五期经过为特征。

本病 20 世纪 30 年代在欧亚大陆国家陆续被发现。在黑龙江下游中俄边境交界地区及北欧斯堪的纳维亚半岛最早发现本病。1935 年日本士兵在中国东北森林和草原地带发生此病,当时却被误诊为"出血性紫斑""异型猩红热""急性肾火"等。此后不断有病例发生,并根据最早发现本病的地区将此病分别称为"二道岗热""孙吴热""黑河热""虎林热"等,日本陆军军医院将此病统称为 HFS。1934 年在入侵北欧芬兰、瑞典及挪威三国和德军军人中及森林工人中发生流行性肾病(NE),其后在东欧等国先后发生 NE。1951 年起在朝鲜"三八线"附近地区的美军等外国军队中流行本病,其后在当地驻军及居民中持续发生,并逐步延伸到南、北朝鲜大部分地区。1960—1970 年日本大阪梅因区发生城市型 HFS,认为褐家鼠和黑家鼠是宿主。2022 年我国大陆地区 HFS 发病 5 218 例,其中死亡 34 人。

迄今,由 HV 所致的 HFS 遍及世界五大洲(亚、欧、非、美、大洋洲)70 个国家,疫区分布于四大洲(亚、欧、非、美洲)32 个国家,以欧亚国家为主,每年有 10 多万人患 HFS,美洲、非洲和大洋洲也有人类感染 HV 的报道。1984—1986 年为我国 HFS 的发病年增高期,每年发病 10 万例左右,每年死亡 3 000 例左右;1994 年前后又出现发病率增高期,每年发病 6 万多例。近几年全国 HFS 疫情较为稳定,每年有 7 000 个左右的病例。

一、病原学

1978 年,韩国从黑线姬鼠中分离到 HFS 病毒。1987 年国际病毒命名委员会确认其为布尼亚病毒科的一个新属——汉坦病毒属(*Hantavirus*)。根据血清学和基因组信息,HV 可分为近 30 种血清型 / 基因型。目前已明确 HTNV(汉坦病毒)、SEOV(汉城病毒)、DOBV(多布拉伐—贝尔格莱德病毒)、THAIV(泰国病毒)及 PUUV(普马拉病毒)为 HFS 的病原。SNV(辛诺柏病毒)及相关病毒汉坦病毒肺综合征为 HPS 的病原。

1981 年，我国宋干及严玉辰等分别从黑线姬鼠分离到 HTNV（A9 及 A16 株）；同年又从首次发现的家鼠型 HFS 疫区的褐家鼠分离到 SEOV。此后研究人员应用不同细胞培养的方法成功从患者的血清中分离出病毒。

我国目前主要流行 HTNV 和 SEOV。研究表明，HTNV 可分为 9 个亚型、SEOV 可分为 4 ~ 6 个亚型。王华等从社鼠中分离到新型 HV（NC167），其在系统发生上与其他 HTNV 明显不同，被命名为大别山病毒（DBSV）。此后在我国东北地区棕背鼠中检测到 PUUV，在大林姬鼠中检测到类 Amur 病毒，但它们与人群感染和发病的关系尚未得到证实。

（一）形态与分子结构

1982 年，严玉辰等用人胚肺二倍体细胞分离出 HFS 病毒，发现病毒颗粒直径为 90 ~ 120 μm，这是国际上第一次从感染细胞内查见到特异性病毒形态，并经蔗糖梯度离心法再接种细胞培养所证实。我国 HFS 病毒的形态特征为圆形或卵圆形，由双层膜包裹着比较疏松的颗粒性线状结构的内浆所组成。HFS 病毒基因为单链负链 RNA，分子质量为 $(4.0 \pm 0.46) \times 10^5$ kD，分大（L）、中（M）、小（S）3 个不同片段，各片段分子质量分别为 2.7×10^3、1.2×10^3 及 0.6×10^3 kD。病毒蛋白分为 G1、G2 及 NP 3 种，总分子质量为 4.5×10^3 kD。

（二）理化特性

HV 对一般脂溶剂和消毒剂敏感，乙醚、氯仿、丙酮、酸（pH 值< 3.0）、苯酚、氟化碳、去氧胆酸、戊二醛等均很容易灭活病毒。病毒对温度有一定的抵抗力，将病毒置于 37 ℃作用 1 h，未见对病毒感染性有明显影响，但在 60 ℃加温 1 h 可完全灭活。紫外线照射可使病毒迅速灭活。病毒的包膜可溶于清洁剂，为 55 kD 的蛋白，可凝集鹅血细胞。

病毒的浮力密度为 1.16 ~ 1.17 g/mL（蔗糖中）及 1.20 ~ 1.21 g/mL（氯化铯中），核衣壳可区分 3 个不同的种别区带，离心沉积到 1.18（蔗糖中）及 1.25（氯化铯中）密度带上。核蛋白复合体等电点为 3.3。

（三）生物学特性

1. 培养特性　HV 对人肺癌传代细胞（A549）、非洲绿猴肾传代细胞（VERO- E6）、人胚肺二倍体细胞（2BS）、金黄地鼠肾细胞（GHKC）、长爪沙鼠肾细胞（MGKC）、原代大白鼠肺细胞等均敏感。敏感动物常选用褐家鼠、大白鼠、小白鼠乳鼠、长爪沙鼠、豚鼠等。

2. 致病性　HV 毒力及致病性具多样性特点，啮齿动物可长期携带病毒不发病，而不同型病毒感染人引起的疾病类型及发病严重程度均不相同。HTNV、DOBV 可引起重型 HFS，SEOV 主要引起中型 HFS，PUUV 仅引起以肾病肾炎为表现的轻型 HFS。而由 SNV 与 ANDY 引起的 HPS，其病死率可高达 50%。同一型 HV 的不同亚型及不同株之间的毒力和致病性也不相同。

3. 在人和动物体内的分布　我国学者曾从患病孕妇产下的死婴的肝、肾、肺及血液中检出 HFS 病毒抗原及分离出病毒，还从第 7 病日死亡患者的脑垂体和第 20 病日死亡患者的肺中查出抗原。

感染大白鼠体内的病毒主要分布于肺、脾、胃、肠、肝、肾等组织，而大白鼠乳鼠接种病毒后可出现全身播散性感染，病毒可侵袭脑、心脏和皮肤等所有软组织。但带病毒母鼠所生育的乳鼠体内只能查出抗体，而查不到抗原。

小白鼠乳鼠对 HFS 病毒敏感，但随着鼠龄的增长敏感性明显减低。病毒经脑或腹腔接种后引起乳鼠播散性感染，病毒可分布于脑组织、垂体、肺、胸腺、心脏、肝、脾、胰、肾、肾上腺及唾液腺。HFS

病毒对小白鼠乳鼠有高度的嗜神经特性, 感染乳鼠脑内的病毒抗原强度比肺等组织的强。

我国学者用纯系 (BALBc) 小白鼠孕鼠进行 HFS 病毒垂直传播的研究, 证明母鼠于妊娠前后不同时间接种病毒, 均可引起感染, 而且可经胎盘感染胎鼠, 并在胎鼠多脏器中均可检出病毒抗原。

长爪沙鼠对 HFS 病毒敏感。成鼠在整个感染过程不表现任何症状, 病毒分布以肺、脾、肠胃道内较强, 肝、肾、唾液腺也较常见。乳鼠接种病毒后引起全身播散性感染, 也可侵袭大脑使乳鼠产生严重的脑炎而发病死亡, 脑内病毒抗原呈强阳性。

对黑线姬鼠 (包括幼鼠)、大白鼠 (包括乳、幼鼠)、小白鼠乳鼠和长爪沙鼠 (包括乳、幼鼠) 的人工感染试验证明, 病毒在各种鼠体内增殖的强度, 以长爪沙鼠的乳鼠肺最强。

感染欧洲棕背䶄后, 肾综合征 HFS 病毒主要分布在其肺、肩胛间棕色脂肪、唾液腺、脾、肝、肾和直肠等部位。其中, 以肺内最强, 病毒也可在尿液和粪便中检出。

研究还发现, 用环磷酰胺处理的金黄地鼠, 经腹腔内、皮下或脑内接种 HFS 病毒, 可使动物感染发病, 多在感染后 7 ~ 9 d 死亡。病鼠表现为皮毛耸起、身躯蜷曲、活动减少、反应迟钝, 症状出现后数小时至 1 d 死亡。抗原存在尤以肺、肾最多, 偶尔在脾内也可发现。

(四) 抗原性

已证实, 我国 HTNV 抗血清对 SEOV 有密切的交叉中和抗体和阻断抗体反应, 两种病毒抗原对同型 HFS 患者血清及两型病毒抗血清, 在免疫荧光反应上没有明显差异。用血凝抑制试验可以区分两型病毒或患者, 但由于不同地区 HTNV 和 SEOV 血凝素抗原有一定程度的交叉反应性, 有时难以将两型病毒感染区分。近年, 国内外对 NP 作为分型诊断用抗原进行了较多研究。NP 无论是抗原性还是遗传都更为保守, 具有很强的抗原性和免疫原性。研究证实 NP N 末端具有可引起交叉反应的线性抗原表位, C 末端具有特异性抗原表位。芬兰学者 Hujakka 等应用 HTNV、SEOV、DOBV 和 PUUV NP 表达抗原建立了一种新的血清学诊断技术——免疫色谱快诊试验 (immunochromatographic rapid test), 能在 20 min 内得到检测结果。据报道, 该方法简便、快速、敏感且特异性强, 已试用于 HV 感染血清学分型快诊研究。

用杂交瘤技术制备单克隆抗体是 20 世纪 70 年代新发展起来的一种生物工程技术, 目前国内外均已研制出 HEF 病毒的单克隆抗体。由于单克隆抗体特异性强、敏感性高, 已广泛应用于 HFS 病毒抗原性比较、血清学诊断及血清流行病学调查。1983 年, 陈伯权等在国内首次获得高滴度 (1/81, 920)、高特异性的 HFS 病毒单克隆抗体。梁米芳等用汉滩病毒 C4 株及汉城病毒 L_{99} 株建立了 MA6S 抗 HTNV G2 蛋白 MA6S, 对 24 株病毒的抗原性分析发现多数病毒株可明确分型, 并发现有对两型特异性 MA6S 全反应或全不反应的病毒株, 这为病毒的遗传性变异的研究提供了重要线索。

二、流行病学

(一) 宿主与传染源

HFS 具多宿主特性, 宿主主要是小型啮齿动物, 包括姬鼠属、家鼠属、林鼯属、田鼠属、仓鼠属和小鼠属的一些种类。我国已查出 67 种脊椎动物携带有 HFS 病毒抗原和抗体, 其中部分动物学名如下:

黑线姬鼠 *Apodemus agrarius*　　　　大林姬鼠 *Apodemus peninsulae*

高山姬鼠 *Apodemus chevrieri*　　　　小林姬鼠 *Apodemus sylavticus*

巢鼠 *Micromys minutus*　　　　　　小家鼠 *Mus musculus*

小白鼠 *Mus musculus albinos*　　　　锡金小鼠 *Mus pahari*

板齿鼠 *Bandicota nemorivaga*　　　　黑家鼠 *Rattus rattus*

褐家鼠 *Rattus norvegicus*　　　　　　大白鼠 *Rattus norvegicus albinus*

黄胸鼠 *Rattus flavipectus*　　　　　　黄毛鼠 *Rattus losea*

大足鼠 *Rattus nitidus*　　　　　　　　社鼠 *Rattus eonfueianus*

针毛鼠 *Rattus fulvescens*　　　　　　斯氏家鼠 *Rattus sladeni*

白腹巨鼠 *Rattus edwardsi*　　　　　　大仓鼠 *Cricetulus triton*

黑线仓鼠 *Cricetulus barabensi*　　　　灰仓鼠 *Cricetulus migratorius*

长尾仓鼠 *Cricetulus longieaudatu*　　红尾沙鼠 *Meriones erythrourus*

棕背䶄 *Ctethrionomys rufoeanus*　　　红背䶄 *Clethrionomys rutilus*

草原兔尾鼠 *Lagurus lagurus*　　　　　黑腹绒鼠 *Eoth enomys melanogaster*

滇绒鼠 *Eothenomys eleusis*　　　　　　大绒鼠 *Eothenomys miletus*

东方田鼠 *Microtus fortis*　　　　　　莫氏田鼠 *Microtus maximowiczii*

银星竹鼠 *Rhizomys pruinosus*　　　　赤腹松鼠 *Callosciurus erythraeus*

侧纹岩松鼠 *Sciurotamias davidianus*　花鼠 *Eutamias sibiricus*

达乌利黄鼠 *Citellus dauricus*　　　　蒙古兔 *Lepus tolai*

家兔 *Oryctolagus eunieulus domesticus*　普通刺猬 *Erinaceus europacus*

中华新猬 *Neotetracus sinensi*　　　　普通鼩鼱 *Sorex araneus*

臭鼩鼱 *Suncus murinus*　　　　　　　短尾鼩 *Blarinella quadraticauda*

灰麝鼩 *Crocidura attenuate*　　　　　中麝鼩 *Croeidura russia*

大麝鼩 *Crocidura lasiura*　　　　　　无鳞尾鼩

黄鼬 *Mustala sibirica*　　　　　　　　紫貂 *Martes zibellina*

狗 *Canis familiari*　　　　　　　　　猫 *Fells oereata domestioa*

猪 *Sus scrofa domesticus*　　　　　　恒河猴 *Macaea mulatta*

麻雀 *Passer montanus*

以上宿主动物中多数属于偶然性携带病毒，只有几种鼠从流行病学上证实为本病的主要传染源。我国东北林区主要传染源为黑线姬鼠、大林姬鼠，农区为黑线姬鼠和褐家鼠，城市为褐家鼠。一个省主要宿主动物和传染源只有 1～2 种；而黄胸鼠、小家鼠、黄毛鼠和大仓鼠等，因携带 HFS 病毒的个体数量较多，有可能成为传染源。不同地区主要宿主动物不尽相同，不同型别的 HV 具有其相对固定的宿主动物。研究发现一种型别的 HV 可有多种宿主，而同一种宿主动物又可携带不同型别的 HV，如黑线姬鼠在亚洲远东地区携带 HTNV，而在欧洲则携带腺病毒相关病毒（SAAV）；大林姬鼠则被发现其不仅能携带 HTNV，同时也是新发现的 Amur 病毒的宿主。

国内外的研究还证实兔形目、食虫目、食肉目和偶蹄目中的一些种类和鸟纲中的鸡等，虽然也能感染 HFS 病毒，但其流行病学作用还需进一步研究阐明。

（二）传播途径

1.**动物源性传播**　目前认为 HFS 的传播方式呈现多途径多样式，但以动物源性传播为主。人类主要是接触带病毒的宿主动物及其排泄物、分泌物或吸入含有 HFS 病毒的气溶胶而受感染。可通过伤口、消化道、呼吸道传播。在不同类型疫区、不同季节以哪种传播途径为主还有待研究。

2. 螨媒传播　本病具有明显季节性和高散发性，很像虫媒传染病。在流行高峰季节，鼠体外及窝内存在最多的寄生虫是螨类。20世纪40年代苏联和日本做的人体试验表明，有些革螨[耶氏厉螨（*Laelaps jettmari, Laelaps pavlovski*）、格氏血厉螨（*Haemolaelaps glasgowi*）、巢氏血革螨（*Haemogamasus nidi*）、淡黄赫刺螨（*Hirstionyssus isabellinus*）]能自然携带本病毒。国内研究证明，柏氏禽刺螨（*Ornithonyssus bacoti*）、厩真厉螨（*Eulaelaps stabularis*）、毒棘厉螨（*Laelaps echidninus*）人工感染 HFS 病毒后，具备保存病毒和作为生物媒介的条件。格氏血厉螨和厩真厉螨可通过叮刺传播和经卵传递 HFS 病毒，可作为姬鼠型 HFS 鼠间的传播媒介，并可能兼有储存宿主的作用，在维持自然疫源地上具有一定意义。

国内研究证明，小盾纤恙螨（*Tromobouula sgutellaris*）能自然感染、叮刺传播和经卵传播 HFS 病毒，具有作为 HFS 传播媒介的条件。有些疫区小盾纤恙螨对鼠间传播 HFS 病毒和保持 HFS 自然疫源地起着较重要的作用。

以上研究结果表明，节肢动物在 HFS 病毒传播过程中的媒介作用不容忽视。

3. 垂直传播　近年国内研究发现孕妇患者和人工感染及自然感染的孕鼠类中（如黑线姬鼠、褐家鼠、大白鼠）均发现此病毒可经胎盘进行垂直传播，此类传播具有一定的动物流行病学意义。

（三）易感性与免疫性

人群对 HFS 病毒具有普遍的易感性，但感染后仅一部分人发病。一般姬鼠型 HFS 隐性感染率低（1%～4%），家鼠型 HFS 高（8%～20%或更高），混合型 HFS 介乎两者之间（视两型所占比率不同又有所不同）。

本病病后可获得稳固而持久的免疫，患者病后34年仍能从血中查到特异性抗体，但亦有抗体持续不到一年的，极少见到2次感染发病的报告。一般姬鼠型比家鼠型 IgG 抗体持续时间长，重型病例比轻型病例抗体持续时间长。

（四）流行特征

1. 地区分布　我国疫区范围十分广泛，但高发病区却具有相对集中的特点。目前我国大多数省（自治区、直辖市）均有疫情报告或病例记载，而且有20多个省（自治区、直辖市）的临床诊断病例经过了血清学核实。主要发生在海拔500 m 以下的平原和丘陵地区，但在西部海拔较高的地区亦有病例。

2. 季节性　在我国，本病9年左右出现一次流行高峰。年度发病高峰的出现，主要与宿主动物的数量增多有关，尤其与带病毒鼠类数量增多有更密切的关系。

本病一年四季均可发生，但不同季节发病率不同。林区型和姬鼠型 HFS 秋、冬季发病多；家鼠型 HFS 多在春、夏季发病。从我国多年疫情季节分布看，春、夏季病例逐年增加，姬鼠型 HFS 发病率出现下降趋势；而家鼠型 HFS 发病率则日趋升高。

3. 人群分布　16～60岁年龄组人群占发病人数的90%左右，农民发病占80%左右（其中又以男性青壮年农民发病为主，约占2/3），其次是林区工人和军队军人。韩国 HFS 流行病学分析表明，农民为主患人群，但城市居民和用啮齿动物做实验研究的工作人员发病率也呈现上升趋势。

家鼠型 HFS 发病性别、年龄及职业的差别较姬鼠型小，低年龄组家鼠型 HFS 比姬鼠型发病多；高年龄组姬鼠型 HFS 比家鼠型发病率高。总之，人群性别、年龄及职业分布特征可能与人们接触传染源和受感染的机会大小有关。

4. 疫区类型　通过多年流行病学监测，根据宿主动物种类组成、数量、分布范围、流行病学特征和临床特点等,将我国 HFS 疫区分为 3 型:姬鼠型、家鼠型和混合型(指同一疫源地区,既有姬鼠型,又有家鼠型 HFS 流行)。姬鼠型和家鼠型 HFS 的区别见表 2-4-1。

表 2-4-1　我国姬鼠型和家鼠型 HFS 的区别

项　目	姬鼠型	家鼠型
临床特征	典型多,重型比例大	多不典型,轻型比例大
热退	病情多转重	病情多转轻
眼眶痛	重	轻或无
球结膜水肿	多重(Ⅱ～Ⅲ度)	轻,尿蛋白(+～++)
五期经过	多见	少见
病死率 /%	4～5	0.5～2
地区分布	地区性、局限性明显,高度散发	广泛、散发中有暴发
疫源地区	沿海湖洼地、水网稻田区、近水、多草农业区	无明显特征,卫生条件差,城乡均有
主要感染场所	野外为主	室内为主
年龄	青壮年为主,儿童罕见	青壮年多,儿童占一定比例
主要传染源	黑线姬鼠	褐家鼠
高峰季节	秋、冬季(10月至次年1月)	春、夏季(3—6月)
流行强度	强度小,传播较慢	强度大,传播快
隐性感染率 /%	1～4	8～20

三、病理学

(一)病理变化

HFS 是伴有明显肾脏病变的病毒性出血热,其基本的病理变化为全身小血管系统的广泛性损害,包括小动脉、小静脉和毛细血管。最突出的病理改变表现于肾脏、心脏、脑垂体及腹膜后组织。病理组织学变化的基本特征为严重的充血、渗出、水肿和多发性出血、凝固性坏死及炎性细胞的浸润。组织中虽有炎性细胞浸润,但多不严重,主要为单核细胞的淋巴细胞,亦可见少量中性粒细胞和嗜酸性粒细胞。组织的凝固性坏死多见于实质性器官,以肾脏髓质、垂体前叶、肝小叶中间带等处最为常见。

血管病理检查可见其内膜上皮肿胀,管壁疏松呈网状变性;重者为纤维素样坏死,毛细血管完全坏死崩解,内皮细胞溃散。小血管中可见微血栓形成、血管淤血、周围有血浆外渗及出血。电镜下内皮细胞胞浆内线粒体和内质网泡状变性,髓样突和致密小体增多,细胞间连接局部性分离,基底膜疏松化。部分微血管破坏呈网状结构,或坏死、崩解,胶原纤维突入管腔,平滑肌细胞原纤维分解和块状凝集。

（二）发病机制

该病的发病机制复杂，其具体的机制尚未完全明确，主要包括病毒直接致病作用和众多宿主因素，包括遗传易感因素、细胞及体液免疫、细胞因子等综合作用导致的免疫病理损伤作用，从而导致 HFS 病情的发生与发展。

1. 病毒直接作用学说　感染后病毒直接作用于小血管和毛细血管壁，损伤血管内膜细胞，造成血管系统广泛的器质性损伤和功能障碍，因而产生一系列的病理和生理变化。

2. 免疫病理损伤学说　关于 HFS 的免疫学发病机制，目前有以下几种说法。

（1）Ⅲ型变态反应引起的免疫复合物病：机体病后细胞免疫普遍受到抑制，体液免疫显著亢进，循环免疫复合物检测阳性，肾小管、肾小球基底膜及小血管壁等组织中有免疫复合物沉积，病程及其补体下降，充分表明本病是与Ⅲ型变态反应有关的免疫复合物病。

各种补体裂解产物及其诱导产生的各种生物活性介质可加重血管损伤，导致血浆大量外渗，最后出现低血压休克、出血、肾功能不全及重要脏器损害等一系列病理变化及临床表现。

（2）Ⅰ型变态反应参与发病过程：通过早期过敏反应介质释放的研究，证明患者血清中有大量的特异性 IgE，且可导致与病期相一致的特异性脱颗粒和组织胺释放，提示本病早期的病理改变是由Ⅰ型变态反应介导所致。

（3）Ⅱ型变态反应参与发病过程：通过对本病患者自身抗体的检测，阳性者占 80%，以抗心肌抗体及抗基底膜抗体为主。由于抗心肌抗体是由心肌损伤后释放出来的心肌抗原引起的，抗基底膜抗体则是肾小球和肺泡毛细血管基底膜自身抗体；免疫病理学证明，基底膜抗体是引起肾炎和肺肾综合征的主要原因。故有学者认为有关本病Ⅱ型变态反应形成的原因，可能是病毒作用于机体，机体组织形成自身抗原刺激而产生自身抗体，由于病毒感染改变宿主的组织抗原，从而引起自身免疫损伤。因此初步考虑，自身免疫反应可能参与本病的机体损伤过程。经进一步观察，发现肾组织中有典型 IgG 颗粒状沉积和 C3 复合物颗粒状沉积外，同时见到 IgG 沿肾小管基底膜呈线状沉积。后者的存在提示同时存在一种抗肾小管基底膜性改变，表明机体存在抗肾小管基底膜抗体，从而构成了Ⅰ型变态反应。

（4）细胞免疫反应参与发病过程：1983 年晏培松等通过死亡患者肾组织的电镜及免疫荧光观察，发现病程后期在髓袢上皮细胞质内有淋巴细胞侵入现象，上皮细胞呈坏死改变。认为这种现象是淋巴细胞的毒性作用所致，提出本病后期细胞免疫在发病学上可能起一定作用。还有研究也提示杀伤性 T 细胞、NK 细胞等在识别靶细胞膜上病毒抗原的同时，也介导细胞损伤。

近年来，对 HFS 的发病机制有了更多研究。有发现感染 HV 后病情轻重及预后与患者的遗传背景有关，携带有 *HLA-B8*、*DRB1*0301*、*C4A*Q0* 或 *DQ2* 等位基因的患者更易感染严重的 HFS。遗传基因究竟如何影响疾病的严重程度至今尚不清楚，有关基因易感性的研究是探讨 HV 感染发病机制的重要方向之一，并可为将来的免疫基因调控治疗奠定基础。

四、临床学

（一）临床表现

本病临床过程轻重不一且较复杂。典型病例于短暂发热后，相继发生休克、出血和急性肾功能衰竭。但也有轻型和重型病例。研究证实姬鼠型感染病例多为典型重症，而家鼠型感染病例轻症者较多。潜伏期最短 4 d，最长 60 d，以 7～14 d 最为常见。

本病的临床分 5 期，即发热期、低血压休克期、少尿期、多尿期和恢复期。轻症病例或早期治疗者，常有"越期"现象，可跳过低血压休克期或少尿期，重症患者，病期亦可重叠。

1. 发热期　相当于毒血症期。可自此期患者血、尿、骨髓、脑脊液和唾液中分离出此病毒，故具有传染性，病程多为 3～7 d 或更久。本期的临床表现，可归纳为 3 类。

（1）毒血症：起病急骤，多以恶寒、高热发病，发病 1～2 d 体温可升为 39～40 ℃，以弛张热和稽留热为主，少数呈不规则型，亦有低热或超高热者。热程最短 2 d，最长可达 16 d，一般为 3～7 d。体温愈高或热程愈长，病情愈重，发生休克者亦愈多。发热同时可出现全身中毒症状，如无力、倦怠、全身酸痛、极度疲惫，常有剧烈头痛、腰痛和眼眶痛，称为"三痛"。重症患者可有嗜睡、烦躁和谵语等神经精神症状。

胃肠道症状为本病特征之一，半数以上病例常有食欲减退、恶心、呕吐、腹痛、腹泻、呃逆及口渴等。腹痛剧烈并有压痛和反跳痛者，易被误诊为急腹症。腹泻可伴黏液脓血便者，易被误诊为肠炎或细菌性痢疾。

（2）毛细血管损伤：主要表现为皮肤、黏膜的充血、出血和外渗，是本病早期较突出的体征。患者颜面、颈部和上胸部明显充血潮红，称为"三红"，重者呈醉酒貌。球结膜充血、水肿，眼睑和颜面亦有水肿，重者结膜凸出如水疱，提示外渗严重，易出现休克和少尿。患者软腭、口腔黏膜、眼结膜及皮肤可有出血点，典型出血点在腋下、前胸，可呈索状，亦有鼻出血、咯血、消化道出血等。

（3）肾脏损害：本期肾脏损害较轻，病后 1～2 d 可出现尿量轻度减少，尿中有蛋白质、红细胞、白细胞及管型。

2. 低血压休克期　发生时间一般以发病后 4～6 d 为多，并多于发热后期或与退热同时出现。短者持续数小时，长者可达 6 d，一般 1～3 d。轻重程度亦有不同，轻者仅呈一过性低血压，重者明显休克。

3. 少尿期　本期一般发生于发病后 3～10 d，一般持续 2～5 d，轻型者可越过此期，由发热期直接进入少尿期。亦可与低血压休克期同时存在，或发热、低血压、少尿期重叠，少尿程度与肾脏损害程度基本呈正比。本期易出现感染、出血等并发症。

4. 多尿期　本期多出现在发病后 9～14 d，持续 8～12 d。由于循环血量增加，肾小球滤过功能改善，肾小管上皮细胞逐渐修复，但小管重吸收功能仍差，同时由于少尿期体内潴留的尿素等代谢产物排泄，成为渗透性利尿的物质基础，故出现本期多尿现象。此期可分为移行期、多尿早期及多尿后期。患者在移行期尿量可达每日 2 000 mL，但肾小管功能尚未恢复，病情严重，亦可发生少尿期各种并发症而死亡。多尿后期尿量增加为每日 3 000 mL 以上，一般为 4 000～6 000 mL，此时氮质血症及临床症状逐渐好转，但因多尿造成水、电解质紊乱亦可发生继发感染及器官衰竭等并发症。部分患者可由发热期或低血压期直接进入多尿期。

5. 恢复期　多数患者于发病后 3～4 周开始恢复，尿量逐渐降为 3 000 mL/d 以下，肾脏浓缩功能逐渐恢复，精神及食欲好转，但仍存在衰弱无力、心悸、多汗、血压偏高等症状。

恢复期一般为 1～3 个月，有的需半年以上才能逐渐康复。张国统对陕西地区（姬鼠型感染为主）部分康复后 2～12 年的患者进行随访，发现遗留有肾浓缩功能障碍者占 90% 以上，其长期呈低渗尿状态，有同位素肾图异常者约占 8.8%。

临床分型按病情轻重，可分为轻型、中型、重型和危重型。1986 年我国修订后的分型标准如下：①轻型。体温 39 ℃以下，中毒症状轻，出血现象少，肾脏损害轻，无少尿或休克，病程短。②中型。体温 39～40 ℃，中毒症状较重，有醉酒貌及球结膜水肿，出血现象明显，血压下降，肾脏损害明显，病程中有各期经过。③重型。体温 40 ℃ 以上或低于正常,出血现象严重,休克严重,肾脏损害严重,出现少尿或尿闭。④危重型。重型病例出现以下任何一项症状即为危重型,包括:难治性休克、重要脏器出血、尿毒症、心力衰竭、肺水肿、严重继发感染、中枢神经系统或其他严重合并症。

本病各期均可出现合并症,但以少尿期至多尿期最为多见。常见合并症有:①腔道出血及颅内出血。②心力衰竭、肺水肿。多见于低血压休克期及少尿期急性肾功能衰竭时,诱发原因主要为输液过多、滴速过快、心肌炎、肺血管渗出增加、休克肺及弥散性血管内凝血(DIC)等。③继发感染。常发生于少尿期至多尿期。重症患者由于病程经过长期消耗,机体衰竭,故易并发各种感染。④中枢神经系统合并症。可发生于病程各期,常为病情严重的征兆。⑤其他合并症。尚有自发性肾破裂、高血钾症、溶血性贫血、肠穿孔、肺栓塞、肢体栓塞等。

(二)临床诊断

根据国家卫生行业标准(WS 278—2008)对本病提出如下诊断依据。

1. 流行病学史

(1)发病前 2 个月内有疫区旅居史。

(2)发病前 2 个月内与鼠类或其排泄物(粪、尿)、分泌物等有直接或间接接触史或可疑接触史。

2. 临床表现

(1)发热,可伴有乏力、恶心、呕吐、腹痛及腹泻等消化道症状。

(2)充血、渗出和出血等毛细血管损害表现,如面潮红、颈潮红和胸部潮红(三红),酒醉貌,头痛、腰痛和眼眶痛(三痛),球结膜充血、水肿,皮肤出血点,重者可腔道出血。

(3)低血压休克。

(4)肾脏损害:尿蛋白、镜下或肉眼血尿,尿中膜状物,少尿或多尿。

(5)典型病程分为发热期、低血压休克期、少尿期、多尿期和恢复期(五期经过)。

3. 实验室检查

(1)血常规:发热期外周血白细胞计数增高和血小板减少,出现特异性淋巴细胞;血液浓缩或血液稀释(低血压休克期)。

(2)尿常规:尿蛋白阳性,可出现镜下血尿、管型尿。可见肉眼血尿,尿中膜状物;尿沉渣中可发现巨大的融合细胞。

(3)血生化检查:血肌酐、尿素氮升高。

(4)血清特异性 IgM 抗体阳性。

(5)恢复期血清特异性 IgG 抗体滴度比急性期增长 4 倍以上。

(6)从患者标本中检出汉坦病毒 RNA。

(7)从患者标本中分离到汉坦病毒。

4. 诊断原则 根据流行病学史、临床表现和实验室检查等进行诊断。HFS 病原学、临床及流行病学资料可辅助诊断。

5. 诊断标准

(1)疑似病例:具备流行病学史中的 1 或 2 条,同时具备临床表现中的第 1、第 2 条者,且不支持其他发热性疾病诊断者。

(2)临床诊断病例:疑似病例,同时具备临床表现中第 3 ～ 5 条及实验室检查中的第 1 ～ 3 条中的至少一项者。

（3）确诊病例：临床诊断病例或疑似病例，同时具备实验室检查中第 4～7 条中的至少一项者。

6. 鉴别诊断　本病应与发热性疾病、导致休克的疾病、肾脏损害疾病及出血性疾病等相鉴别。

（三）临床治疗

本病目前尚无特效的治疗方法。经多年实践，针对各期病理生理特点，特别是休克、出血和急性肾功能衰竭 3 个主要环节，进行综合性、预防性的治疗措施，在提高本病疗效和降低病死率方面，取得了很大成绩。主要抓好"三早一就"，即早发现、早休息、早治疗及就近治疗。把好"五关"，即及时预防和治疗休克、尿毒症、心衰、肺水肿、大出血和继发感染等严重合并症。掌握本病病理生理变化的特殊性，在各病期到来之前，采取预防性治疗并防治合并症，正确采取液体疗法并及时对危重症候群进行处理。其各期治疗要点如下。

1. 发热期治疗　治疗原则为抗病毒、抗渗出、抗出血。

（1）一般和对症治疗：患者宜及早卧床休息，避免搬运。饮食应给予营养丰富的半流质食品。平衡盐液，应以低蛋白、高糖食品为主。患者一般有食欲减退，易恶心、呕吐的症状，不能进食者可给予葡萄糖静脉注射。高热者可根据情况采用物理降温或针刺法降温，忌用大剂量发汗退热药，以免大量出汗导致休克。过高热者可用氢化可的松静脉滴注。出血倾向明显者可选用安络血、止血敏、维生素 K 或维生素 C 等进行治疗。抗菌药物不宜常规应用，以减少病程后期发生二重感染的概率。

（2）液体疗法：液体疗法为本病的一个基础疗法，维持水、电解质和酸碱平衡可以防止低血压休克的发生，减轻肾脏损害。液体输入量要依据患者渗出程度、尿量多少及呕吐、腹泻、出汗等失水量情况给予补充，并保证每日尿量在 2 000 mL 以上。输入液体的种类以平衡盐液为主。同时注意热量摄取并给予维生素。

（3）激素治疗：目前多主张用于高热或中毒症状严重的病例。一般用量为氢化可的松 100～200 mg 或地塞米松 4～6 mg 静脉滴注，连续应用 3～5 d 或热退即停。

（4）抗病毒药物治疗：近年来国内试用于临床的抗病毒药物有病毒唑、阿糖胞苷、干扰素、聚肌胞等，一般在发病 5 d 内应用效果好。病毒唑成人每天 1 g，分 2 次静脉滴注，疗程 5～7 d。病程早期重症患者亦可选用恢复期血清、干扰素等治疗。

（5）利尿治疗：每日尿量少于 1 000 mL 或每小时平均尿量少于 40 mL 为少尿倾向，应及时采取预防性治疗，可酌情应用利尿剂。

（6）中医药治疗：中医认为本病属于温病范畴，按温病辨证论治原则，一般以卫、气、营、血为辨证纲领，亦可参照六经、三焦进行辨证。

2. 低血压休克期治疗　本期的治疗原则以积极恢复有效循环血量、疏通微循环和维护细胞生理机能为主。同时纠正酸中毒，调节血管张力，提高心搏出量，降低血液黏滞度，防止弥漫性血管内凝血和预防肾功能衰竭等。

（1）迅速补充血容量：有效循环血容量的不足是本病低血压休克的主要原因，故扩容治疗是抗休克的最基本措施，只有血容量足够，才能保证氧合血液对组织器官的有效灌注。

在补充血容量时，应以"一早、二快、三适量"为原则。早期扩容：收缩压低于 100 mmHg（13 kPa）或低于本人基础血压下降超过 20 mmHg（2.7 kPa）应立即扩容，力争 4 h 内使血压达到稳定。补液原则应是"需多少，补多少"。抗休克补充血容量时，应注意晶体液与胶体液相结合，采用"晶胶并用"的原则进行合理组合。在扩容治疗最初 2 ～ 4 h 或渗出严重的患者，晶体液与胶体液可按 1∶1 或 2∶1 的比例应用，待血压回升或稳定后，逐渐增加晶体液的比例。

（2）纠正酸中毒：在低血压休克时，由于组织的低灌流状态，细胞缺氧，进行无氧代谢的结果常可引起代谢性酸中毒。因此在扩容治疗中可应用缓冲碱纠正酸中毒，可选用 5% 碳酸氢钠或 3.64% 三羟甲基氨基甲烷。

（3）血管活性药物的应用：在低血容量未基本纠正之前，一般情况下不宜用血管活性药物。只有在经过积极扩容、纠酸和其他综合措施治疗后，血容量已基本补足，无明显组织外渗，血红蛋白无明显浓缩，而血压仍不回升，或考虑有外周血管张力改变时，方可应用血管活性药。

至于血管活性药物的类别，要针对不同患者或同一患者的不同时期，根据患者当时的外周血管的阻力状态，结合本病病理生理特点进行选择。

由于本患者病休克时微循环的功能改变复杂，不同药物对休克各个环节的作用也不同，常能起到相互协调的效果。某些缩血管药物，如去甲肾上腺素及间羟胺小剂量应用时，有增强心肌收缩力、增加心搏血量、使 β 受体兴奋的作用。因此，常以间羟胺配用多巴胺或小剂量去甲肾上腺素配用苄胺唑啉等治疗休克。

（4）肾上腺皮质激素的应用：大剂量激素可解除血管痉挛，降低外周血管阻力，因而能增加脏器的血液灌注，增强心肌收缩力和增加心搏出量。同时还能降低毛细血管通透性，抑制炎症反应，减少细胞损伤及抑制血小板聚集。一般用氢化可的松每日 1 ～ 3 g，分 3 ～ 4 次加入液体中稀释后静脉滴注。静脉推注必须用氢化可的松琥珀酸钠。也可采用相当剂量的地塞米松，短程用药 1 ～ 2 d，情况好转后迅速撤停。

中等剂量的肾上腺皮质激素，如氢化可的松每日 5 ～ 10 mg/kg，或地塞米松每日 20 ～ 30 mg/kg，仅具有稳定溶酶体膜及减轻毒血症的作用。

（5）维护重要脏器的功能：主要有：①增强心脏功能。②支持呼吸功能。③肾功能的维护。④防治脑水肿。⑤ DIC 的治疗。

（6）中医中药及针刺治疗：在本病休克早期属中医热厥之象，治以清热凉营、扶正祛邪。方用人参白虎汤合清营汤加减。休克晚期则为中医寒厥，治以回阳固脱、益气救阴。方用参附汤或生脉散加味。可用生脉散或红参注射液静脉注射或滴注。

3. 少尿期治疗　尿量在 500 ～ 1 000 mL/d 为少尿倾向，500 mL/d 以下为少尿，50 mL/d 以下为尿闭。一般应以稳定机体内环境平衡和控制氮质血症为原则，必要时采用透析疗法，积极防治继发感染和合并症等。

（1）控制氮质血症的发展：应减少蛋白质分解，给予高糖、高维生素、低蛋白饮食。不能进食者应给予葡萄糖静脉注射，每日应达到 200 g，并可加用适量胰岛素。

（2）维持水、电解质和酸碱平衡：应注意控制进液量，每日进液量以前一日尿量及吐泻量加 500 ～ 700 mL 为宜。对于重症酸中毒，CO_2 结合力低于 13.47 mmol/L，应酌情纠酸。

（3）注意血浆渗透压的稳定：少尿期常因限制钠盐摄入，单纯输注葡萄糖或其他无钠液体，同时还由于组织分解代谢释出组织内水分，从而引起稀释性低钠血症。

（4）利尿药物的应用：早期功能性少尿阶段可用渗透性利尿剂，一般以 20% 甘露醇 100 ～ 125 mL 静脉快速滴注，观察 3 h。若尿量不足 100 mL，应立即停用，改用高效利尿剂。

（5）高血容量的治疗：在少尿期严格限制液体入量，积极促进利尿，是减轻和防止高血容量出现的有效措施。但若临床上应用利尿措施无效而出现高血容量表现时，则应积极采用导泻疗法，通过肠道逐水。当出现严重高血容量综合征而又无透析条件者,尚可考虑放血疗法。

(6)透析疗法:在少尿期氮质血症明显阶段,为了解除尿毒症、酸中毒、高血钾、高血容量综合征及腔道大出血等合并症,可应用透析疗法代替肾脏部分功能,以移除血中积聚的有毒代谢产物及过多的水分,纠正酸碱及电解质失调,使内环境紊乱趋于平衡。

(7)中医中药治疗:本期临证多以清热解毒、滋阴化瘀为治则,常可选用犀角地黄汤、知柏地黄汤加减。

4.多尿期治疗 本期治疗原则,应按照病程的不同阶段分别处理。

(1)移行阶段至多尿早期:常因机体严重衰竭,代谢紊乱突出,尿毒症状更为严重,极易发生一系列危及患者生命的并发症。处理原则除水和电解质的补充可适当增加外,均与少尿期相同。

(2)多尿后期:随着尿量的增多,尿毒症状态及代谢紊乱逐渐解除,此期治疗重点在于维持水盐平衡,防止脱水和低钠、低钾的发生,避免再次发生肾衰竭,同时还应防止继发感染。

(3)加强支持疗法和对症治疗:应给予营养丰富、易消化、含钾量较高的饮食。对有显著消耗和严重贫血的患者,可少量多次输注新鲜全血或血浆,以促进机体的恢复。有高血压症状者,可给予降压或镇静药物。

(4)中药治疗:应以补肾益气、育阴生津为治则,方用固肾汤、知柏地黄汤或参麦地黄汤等。

5.恢复期治疗 原则应以休息、补充营养、逐渐恢复体力锻炼等为主,并处理高血压、贫血、低蛋白血症、肾脏浓缩功能不良等合并症和后遗症。一般视病情轻重,可休息1～3个月再逐步恢复劳动,并定期复查肾脏功能。

6.合并症治疗

(1)腔道出血:本病病程中各期,尤其在少尿期和移行阶段,常易合并腔道大出血,除尿毒症外,多为重症DIC后期继发性纤维蛋白溶解亢进所致。腔道大出血时,往往伴有休克,处理应积极抗休克治疗,如输血、补液等,并应给予纤溶抑制药物和止血剂。

(2)心力衰竭、肺水肿:应停止输液,给予速效强心药物如毒毛花苷K、西地兰等,但少尿期剂量不宜过大。高血压者应降压,给予高效利尿剂。亦可用苄胺唑啉静脉滴注。肺水肿可给氧及酒精吸入,亦可用透析疗法、导泻疗法。但由于本病的肺水肿尚有肺毛细血管损伤造成的广泛渗出和出血等因素存在,故应以控制体液、尽快减轻渗出和出血等措施为主。

(3)控制继发感染:由于本病在肾脏受损情况下,抗感染治疗应选用对肾脏无损伤的抗菌药物,如某些青霉素类、大环内酯类、某些头孢菌素或林可霉素等,但应根据尿量和肾损伤程度适当减少剂量或延长给药间隔时间。

(4)中枢神经系统合并症:应注意区别脑出血和脑水肿。发生颅内高压时,应采用头部低温疗法,并应用人工冬眠疗法和止痉药物;如无尿闭,可用甘露醇脱水,并给予大剂量地塞米松静脉滴注;有高血压时,应给降压药;颅内出血,应给止血剂;保持呼吸道通畅,对呼吸衰竭患者适当应用呼吸兴奋剂,进行人工辅助呼吸。

五、实验室诊断

(一)病原学检测

1.病毒分离 实验材料一是动物标本,从活的或死亡时间不长的啮齿类等动物无菌解剖取肺,冰冻切片,进行免疫荧光检查。将肺组织研磨制成10%悬液(含10%小牛血清及青、链霉素)冻融2～3

次, 离心 15 ～ 20 min (2 000 ～ 3 000 r/min), 取上清液。二是患者血液, 采自发病早期 (最好在发病 3 d 之内) 的血标本, 分离血清, 直接接种动物或细胞, 或血块研磨制成悬液后接种。

(1) 细胞培养: 取分离标本 0.5 ～ 1.0 mL 接种于已成单层的对 HFS 病毒敏感的培养细胞 (VERO-E6) 中, 37 ℃吸附 2 h, 弃去接种物, 用平衡盐溶液洗涤 3 次, 加含 1% ～ 2% 小牛血清的基础培养基维持液, 37 ℃培养, 20 d 后每隔 1 周取少量细胞制成涂片, 进行免疫荧光检查。感染细胞出现特异性免疫荧光后, 继续培养至细胞感染率在 50% 以上时可传第 2 代, 检查为阴性时可盲传 3 代, 仍为阴性者弃之。传代材料可用感染细胞同其增减基经冻融后的悬液或仅是感染细胞增减基。随传代次数增加, 细胞出现免疫荧光时间提早, 稳定后每代间隔时间可在 7 ～ 14 d。分离到病毒可确诊 HV 感染。

(2) 动物试验: 2 周龄长爪沙鼠、1 ～ 4 日龄小白鼠乳鼠或大白鼠乳鼠对该病毒均较敏感。采用多途径或单途径接种, 以肺内、皮下、腹腔接种为多。长爪沙鼠接种 0.3 ～ 0.5 mL/ 只, 乳鼠脑内接种 0.02 ～ 0.03 mL/ 只, 接种后置负压隔离器内饲养观察。长爪沙鼠接种后 7 ～ 14 d 放血致死, 取肺冰冻切片, 进行免疫荧光检查。乳鼠感染后 7 ～ 14 d 可表现为耸毛、后肢瘫痪、抽搐死亡。濒死前解剖取脑、肺; 不发者可在接种后 14 d 放血致死, 取脑、肺进行免疫荧光检查。检查结果阳性者继续传代, 阴性者可制成悬液, 盲传 3 代均为阴性弃之。

(3) 病毒鉴定: 应用免疫荧光试验、RT-PCR 等方法, 对细胞和动物分离到的能稳定传代的病毒进行鉴定。

2. 应用单克隆抗体检查早期患者血液白细胞中 HFS 病毒抗原　HFS 患者的发病早期有短期的毒血症, 在其血液白细胞中也携带有 HFS 病毒抗原, 可应用特异性单克隆抗体免疫荧光结合物以直接免疫荧光法检查患者白细胞特异性抗原, 有利于早期诊断。

3. 应用 RT-PCR 法检测 HFS 病毒基因及基因分型　此法可用来对 HFS 病毒基因的鉴定及分型, 分型的结果与血清学 (特别是空斑减少中和试验) 的分型结果一致, 但其具有更高的敏感性及特异性。扩增到特异性条带可确诊 HV 感染并明确其型别, 序列测定可对 HV 的变异情况进行研究。

在 RT-PCR 基础上建立了检测 HV RNA 的一系列基因分型方法。如: NEST-PCR (巢式 -PCR)、PCR-ELISA、实时荧光定量 PCR 及 DNA 微阵列技术等方法, 结合血清学诊断法可从不同角度对汉坦病毒的感染进行分型诊断。

(二) 血清学检测

1. 免疫荧光技术　可用于各种 HFS 病毒抗原和抗体的检查, 方法特异性、灵敏度高, 结果稳定可靠, 是实验诊断、流行病学监测和病原研究上应用最广的一种血清学方法。检测患者血清特异性 IgM 抗体, 在第 1 病日即可检出, 第 2 病日阳性率 88.2%, 第 3 病日达 100%; IgG 抗体在第 2 病日即可检出, 第 4 ～ 5 病日阳性率达 75%。

抗原片制备: 一是感染细胞抗原片, 即当细胞接近 100% 感染时, 用 0.02% ～ 0.04% versens 消化, pH 值 7.4、0.02 mol/L 的 PBS 吹打分散细胞, 然后滴加在多孔载玻片上培养 1 ～ 2 d (斑点培养法) 或直接把感染细胞滴在多孔载玻片上。二是动物组织切片抗原片, 即感染的鼠肺或乳鼠脑冷冻切片 (3 ～ 5 μm) 贴在多孔玻片上, 经紫外线照射灭活病毒, 吹干后用冷丙酮固定 7 ～ 10 min 备用。

(1) 直接免疫荧光法: 用特异性单克隆抗体或提纯 HFS 病毒 IgG 抗体制备异硫氰酸荧光素结合物, 做直接免疫荧光染色。用于 HFS 鼠体病毒和 HFS 病毒感染细胞 (亦可用早期患者血中白细胞 HFS 抗原) 的检查, 具早期诊断的价值。

方法：于吹干的抗原孔内滴加用伊文氏蓝 -PBS 液适当稀释的 HFS 特异性荧光抗体置湿盒内 37 ℃反应 30 ~ 45 min。用 0.02 mol/L、pH 值 7.2 ~ 7.4 PBS 液振荡洗涤 3 次，每次 1 ~ 2 min，蒸馏水漂洗 1 次，吹干用缓冲甘油封片后镜检。

（2）间接疫荧光法：用于 HFS 抗原的检测及血清 HFS 抗体的测定。阳性结果表明患者曾受到 HV 感染，测定值 > 1：20 有诊断参考意义；恢复期血清抗体滴度比急性期抗体滴度升高 4 倍或 4 倍以上可确诊。

方法：将抗原片吹干，于抗原孔内滴加 1：20 及 4 倍以上稀释的阳性血清（至 1：5 120）或待检血清，置湿盒 37 ℃反应 30 ~ 45 min。用 0.02 mol/L、pH 值 7.2 ~ 7.4 PBS 振洗 3 次，蒸馏水漂洗 1 次后吹干。加用伊文氏蓝 -PBS 液适当稀释的荧光抗体，湿盒内结合 30 ~ 45 min，同上洗涤吹干封片检查。

结果判定：于荧光显微镜下观察细胞质内颗粒状荧光，而对照组不能发现者为阳性。检查抗原时根据感染细胞的数量及荧光强度用 "+ ~ ++++" 表示。血清滴度以能观察到特异性荧光反应的最高稀释度表示。

2. IgM 捕获 ELISA 法检测 HFS IgM 抗体　根据抗原抗体特异性结合的原理，利用抗人 μ 链多克隆或单克隆抗体捕获待测血清中的 IgM，然后加入特异性抗原和酶标特异性抗体（单克隆抗体或多克隆抗体），加底物显色。显色程度与特异性抗体中的 IgM 抗体含量呈正相关。阳性结果，表明患者新近 HV 感染，用于 HFS 早期特异性诊断。

方法：

（1）用 0.1 mol/L、pH 值 9.6 的碳酸盐缓冲液稀释抗人 IgM（μ 链）单克隆抗体或羊抗人 IgM（μ 链），包被聚苯乙烯塑料板，每孔 100 μL，4 ℃过夜（或 37 ℃，2 h）。

（2）弃去包被液，用洗涤液重复洗 3 次，甩干。

（3）加待检血清：将血清用 PBS-T 液稀释 100 倍，分别加入 2 反应孔，每孔 100 μL（如需设阳性和阴性血清对照亦同此法处理），37 ℃，1 h。

（4）弃去血清，用洗涤液重复洗 5 次，甩干。

（5）加阳性抗原及阴性抗原：将阳性抗原用稀释液稀释至适当工作浓度，加入其中一反应孔 100 μL；阴性抗原同样稀释，加入另一反应孔，37 ℃水浴孵育 2 h 或者置 4 ℃过夜（效果更优）。

（6）弃去抗原，用洗涤液重复洗 5 次，甩干。

（7）加 HRP-McAb：将 HRP-McAb 用稀释液稀释至工作浓度，每孔加入 100 μL，37 ℃，1 h。

（8）弃去标志物，用洗涤液洗 5 次，甩干。

（9）显色：每孔加入 100 pL 新鲜配制的底物溶液，放在室温暗处显色。

（10）当观察到阳性抗原（或血清）对照显黄色而阴性抗原（或血清）对照为无色后，每孔加入 50 μL，2 mol/L H₂SO₄ 终止反应。

结果判断：酶标检测仪测定 OD 值（空白对照调零），P/N ≥ 2.1 判为阳性（P：阳性抗原 OD 值），N：阴性抗原 OD 值）；目测法：与对照孔比较，阳性抗原明显呈淡黄、橘黄或深黄色，阴性抗原基本无色。

3. ELISA　根据抗原抗体物异性结合原理：用病毒抗原包被聚苯乙烯微孔板（固相载体）上，再以 1：100 开始连续稀释的待检血清中的特异性抗体结合形成免疫复合物，其中血清 IgG 部分与后加入的酶标记的抗人 Ig 结合，通过酶与底物作用产生可见的颜色反应，根据产物的多少及颜色深浅进行抗体的定量测定。阳性结果，表明患者曾受到 HV 感染，> 1：100 有诊断参考意义；恢复期血清抗体滴度比急性期抗体滴度升高 4 倍或 4 倍以上可确诊。

方法：

（1）用 0.1 mol/L、pH 值 9.6 碳酸盐缓冲解稀释抗原，包被苯乙烯微孔板，每孔 100 μL，4 ℃过夜（或是 37 ℃，2 h）。同时设阳性和阴性抗原对照各 2 孔，分别与阳性血清和待检血清反应。

（2）弃去包被液，用洗涤液重复洗 3～5 次，甩干。

（3）将待检血清 1∶100 开始做 2 次 4 倍稀释，加入稳中有降抗原孔，每孔 100 μL，37 ℃，1 h。

（4）弃去血清，用洗涤液反复洗 5 次。

（5）加酶标记结合物，每孔 100 μL，37 ℃，1.5 h，用（2）法洗 5 次，甩干。

（6）每孔加入 100 μL 新鲜配制的底物液，放室温暗处显色。

（7）阳性抗原与阳性血清对照孔显黄色，而阴性抗原孔为无色（10～20 min）后，每孔加入 50 μL 20 mol/L H$_2$SO$_4$ 终止反应。

结果判断：

目测法。与阴性抗原孔相比较，阳性抗原孔明显呈黄色、橘黄或深黄色显色反应，判为阳性。

酶标检测仪测定吸光度孔 A 值，空白对照调零，P/N 值 ≥ 2.1，判为阳性（P: 阳性抗原 A 值，N: 阴性抗原 A 值）。血清稀释度的倒数，即为患者血清 IgG 抗体滴度。

4. 免疫胶体金层析法快速检测 HFS IgG、IgM　采用胶体金标记的特异性基因重组抗原检测。在检测过程中，将血清滴入加样区，如标本中含 HFS IgG 或 IgM 抗体，可与胶体金标记的特异性抗原结合，结合物可通过毛细管作用移到固定有未标记的抗人 IgG 或 IgM μ 链抗体处结合形成可见的紫红色带，此为阳性结果，反之则为阴性。在任何情况下，质控区色带都应出现，表明反应系统有效。IgM 抗体阳性结果，表明患者新近 HV 感染，可用于 HFS 早期特异性诊断。

5. 反向被动血凝抑制试验（RPHI）　本法可作血清流行病学调查，疫苗免疫血清抗体检测。单份血清检测抗体阳性，表明该个体曾接触过 HV 抗原或病毒；双份血清检查，恢复期抗体水平比急性期有 4 倍以上抗体增高，可作回顾性诊断，表明患者为新近 HV 感染。

6. 血凝抑制试验（HI）　用于血凝抑制抗体的测定。不同型病毒的血凝素抗原性不同及产生的血凝抑制抗体不同，据此可对患者血清进行分型，确定患者由何种型别病毒感染所致。

血清型的判定依据同份血清与两种血凝抗原的反应滴度不同来区分，如果单份血清与 HTN 血凝抗原反应滴度高于 SEO 血凝抗原滴度 4 倍或 4 倍以上，即判为 HTN 或 I 型，反之则为 SEO 或 II 型。两者滴度相差无几时，则不好分型。不足 4 倍时亦不能定型。

此外还应用快速荧光灶抑制试验（RFFIT）检测 HV 病毒中和抗体。1997 年唐汉英等将 RFFIT 成功地应用于汉坦病毒抗体检测，本方法简便快速、特异性强，较原有经典的空斑减少中和试验等方法要快速简便得多，主要用于 HV 血清中和抗体的检测，尤其是疫苗接种人群的血清中和抗体的检测。另外，还可用两种不同型国际标准病毒株对不同来源的患者或疫苗免疫血清进行血清学分型。

六、防控措施

HFS 的防治是采取以防鼠灭鼠及疫苗预防接种为主的综合性措施。

灭鼠是控制本病的有效措施，要把鼠密度特别是带病毒鼠密度降低。灭鼠要在流行高峰到来前 1 个月进行，家鼠型疫区重点灭家鼠；姬鼠型疫区既要灭野鼠，也要灭家鼠；混合型疫区春季着重灭家鼠，秋季着重灭野鼠。结合灭鼠进行药物灭螨、防螨。

在高发病区和其他疫区高危人群（与鼠及野外疫源地接触机会多的人群）中接种 HFS 灭活疫苗亦是必要措施。目前国内供应的 HFS 疫苗有沙鼠肾细胞 I 型灭活疫苗、乳鼠脑纯化 I 型灭活疫苗、地鼠肾细胞 II 型灭活疫苗及双价沙鼠肾细胞灭活疫苗。流行病学研究证实疫苗是安全、有效的，具有良好的流行病学防病效果，根据 HFS 病毒型别选用相应的疫苗，混合型疫区可用 HFS 双价灭活疫苗。疫苗接种应在流行高峰季节开始前一个月内完成，初次免疫一年（双价疫苗半年）后应加强接种一次，接种要严格按照疫苗使用说明书进行。

此外，还要采取其他综合性措施，包括搞好环境卫生、食品卫生及其管理、加强消毒，加强个人卫生及个人防护等。

为了掌握疫情，更好地制订防治对策，必须对人间疫情、鼠间感染情况、疫区及防治效果等进行监测。监测指标包括：人发病率、主要宿主动物密度和带病毒率以及健康人群隐性感染等。

猴痘（monkeypox）为一种急性全身性传染病，临床表现类似人类天花，主要流行于非洲中西部热带雨林国家。1958 年，哥本哈根国立血清研究所饲养的野生猴群中暴发出疹性疾病，后由 Von Magnus 等证实为一种类似天花的病毒性传染病，这是人类对本病的最初认识。由于首先发生于猴群，故称为猴痘。

1958—1968 年期间，猴痘曾在动物园和实验室野生猴群发生过 10 次大流行。1970—1979 年期间，该病在非洲中西部地区人群流行，罹患 47 人，病死率 17%；1981—1986 年和 1995—1997 年，刚果民主共和国暴发两次人猴痘，罹患人数分别达 338 例和 419 例，病死率分别为 10% 和 1.5%。2003 年 4 月，一艘从加纳开往美国得克萨斯州运送非洲啮齿类动物的船只可能成为该病传入美国的帮凶。2003 年 6 月，美国中部一些城市相继暴发人猴痘，罹患人数 81 人，未发现死亡病例。2022 年 5 月，猴痘疫情在多个非流行地区有报告病例，并存在社区传播。2022 年 7 月，世界卫生组织宣布猴痘疫情构成"国际关注的突发公共卫生事件"，再次引起全球高度关注。

猴痘不仅具有与天花极为相似的病原学特征，而且由于其以动物为主要传染源和保存宿主，流行病学特征比天花更加复杂，因此，WHO 认为猴痘是继天花灭绝后能够感染人类的重要痘病毒传染性疾病。

一、病原学

MPXV（Mpox virus，猴痘病毒）是猴痘的病原体，在分类学上属痘病毒科（Poxvirus）正痘病毒属（*Orthopoxvirus*），为结构最为复杂的一类有包膜双链 DNA 的病毒。该属可引起人类疾病的病毒还有天花病毒和牛痘病毒等。感染本属任何一种毒株后所产生的免疫力对同属其他毒株的再感染具有一定的交叉保护作用。

（一）形态与结构

MPXV 具有痘病毒属所特有的形态特征（图 2-5-1），呈砖块或大卵圆形，大小约为 218 nm×270 nm。在超薄切片或负染色电镜下观察，病毒体主要由 3 部分构成：①一个两侧凹陷的核心体，为病毒 DNA 和蛋白质组成的核蛋白复合体，由内包膜包绕；②两个侧体，位于核心与包膜之间；③包膜，由脂类和管状或球状蛋白质组成。核心体周围充满着大量可溶性蛋白质。包膜表面存在着许多由蛋白质构成的小管状或小球状结构，具有引起中和反应和抑制细胞融合的作用（图 2-5-2）。

MPXV病毒体有两种存在形式。一种为细胞外有包膜病毒体(extracellular enveloped virion, EEV),可从组织培养液中分离到;另一种是细胞内成熟病毒体(intracellular mature virion, IMV),位于感染细胞内。这两种病毒体形式均有感染性,主要区别在于前者有来自宿主细胞的包膜,包膜内具有由病毒基因组编码的膜蛋白成分。目前,在IMV的外膜和核心已鉴定出许多不同的多肽,在EEV中也发现多种特异性的糖基化或非糖基化的蛋白质。此外,病毒体内还存在许多与复制或转录相关的酶类,如依赖DNA的RNA多聚酶、polyA聚合酶、甲基化酶、拓扑异构酶、蛋白激酶等。

(二)基因组结构

MPXV基因组大小为128 MD, C+G含量为36%。其基因组结构与其他正痘病毒属成员十分相似,均为线性双链DNA分子,与天花病毒或牛痘病毒的同源性高达90%,具有痘病毒DNA的特征性结构:①末端共价结合的发夹结构,有很强的抗变性能力。②较长的末端反向重复序列,其重复序列长度与牛痘病毒相当,约为10 kb。

MPXV基因组的酶谱分析显示其120 kb的中央区域为保守区,与天花、痘苗和牛痘病毒等的酶谱一致,但两侧约40 kb的区域则为变异区,与其他成员之间存在较大差异。这些变异区是确定痘病毒种型特异性和感染宿主范围的重要区域。

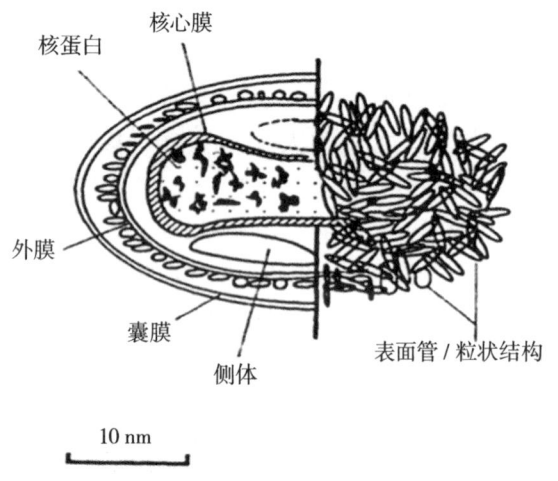

图2-5-1　正痘病毒结构模式

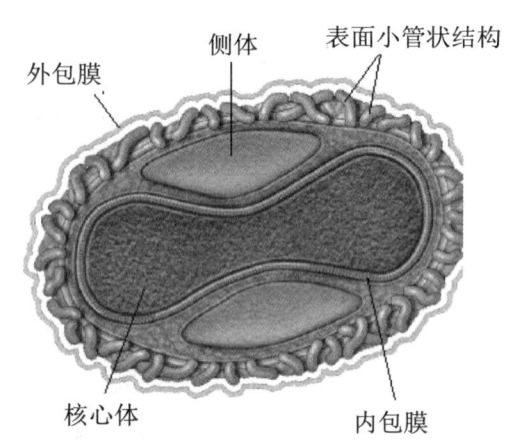

图2-5-2　猴痘病毒体的结构模式

(三)病毒增殖过程

MPXV通过EEV在动物或培养细胞之间传播。显微荧光分析显示在中性条件下,EEV不仅与敏感细胞膜的膜融合速度快于IMV,而且其吸附作用不能被后者所产生的抗体所抑制。MPXV的侵入还与其自身编码的病毒生长因子(virus growth factor, VGF)密切相关,VGF通过结合宿主细胞表面的表皮生长因子(epidermal growth factor, EGF)促进病毒入侵。

MPXV与宿主细胞膜受体结合后,通过胞饮作用进入胞质,经过两次脱壳过程释放出病毒基因组DNA。其脱壳过程为:首先在宿主溶酶体酶的作用下脱去外衣壳蛋白,释放病毒核心(包含内衣壳和核酸),然后再由病毒DNA编码的脱壳酶降解内衣壳,释放病毒核酸。病毒基因组大约编码150种多肽。根据表达时间的不同,这些多肽分成三类,第一类为立即早期蛋白,在感染细胞后4 h内表达;第二类为早期蛋白,在感染4~6 h表达;第三类为晚期蛋白,在感染6 h后表达。立即早期蛋白和早期蛋白包括病毒脱壳酶及与病毒DNA复制和转录相关的酶类,晚期蛋白主要为病毒结构蛋白。MPXV

生物合成过程十分复杂,病毒蛋白和核酸均在细胞质内合成。

MPXV 组装与释放过程目前仍不十分清楚,可能的机制为:首先由病毒晚期 mRNA 编码合成的 RNA 多聚酶和结构蛋白在胞质膜囊内聚集,形成电子密度很高的新型膜结构;随后病毒基因组 DNA 包装入上述膜结构中,形成未成熟的病毒颗粒;然后经几个后续装配过程,组装成成熟 IMV。成熟的 IMV 具有感染性。部分 IMV 从装配部位逐渐向细胞边缘转移并获得脂蛋白包膜而成为有包膜的 EEV。脂蛋白包膜中的脂质成分主要来自宿主细胞的高尔基体,而蛋白质成分则由病毒基因编码。EEV 以质膜融合形式释放到细胞外,重新感染新的易感细胞。

（四）抗原特性与变异株

MPXV 抗原结构与痘苗病毒十分类似,因此天花痘苗可用于预防猴痘。此外,MPXV 与其他正痘病毒也具有共同的结构抗原和可溶性抗原。用补体结合试验和琼脂扩散试验难以将 MPXV 与天花病毒或痘苗病毒相区别。

MPXV 毒株在鸡胚绒毛尿囊膜上可产生出血性痘疱,称为红痘,这是引起动物和人类感染的主要毒株。MPXV 还存在一种变异株,在鸡胚绒毛尿囊膜上形成白色痘疱,称为白痘。此变异株在生物学特征上与天花病毒十分相似,可从外观正常的食蟹猴肾脏分离到,一般不引起人类疾病。对变异株的限制性酶谱分析表明,在其基因组的右臂发生了 Hind Ⅲ K 片段的缺失和基因内转位现象。Hind Ⅲ K 片段编码一个由 369 个氨基酸组成的 K_1 蛋白,是丝氨酸蛋白酶抑制剂超家族成员。推测该片段缺失与白痘变异株的形成有关。

（五）理化特性

MPXV 的理化特性相似于天花和痘苗病毒。主要成分为蛋白质,约占干重的 90%;DNA 约占 5%,脂类约占 3.2%。病毒体的沉降率为 5×10^3 S, 在生理 pH 值下带负电荷,等电点为 3.4;对乙醇干燥有较强抵抗力,但易被氯仿、甲醇和甲醛溶液灭活;56 ℃加热 30 min 也可使其灭活;4 ℃下可保持其感染性长达 6 个月。

（六）细胞培养与动物模型

MPXV 可在猴、兔、牛、豚鼠、小白鼠和人的原代或传代细胞株上生长,产生明显的致细胞病变效应,表现为细胞皱缩变形,从培养瓶表面脱落;感染细胞的胞浆内出现许多较小的圆形或椭圆形的痘病毒特征性包涵体(Guarnieri 样小体)和多核巨细胞。MPXV 也可在鸡胚成纤维细胞上形成噬斑和 Guarnieri 样小体。

通常以小鼠和家兔作为 MPXV 动物模型,可经口、皮内、脑内或腹腔内接种。最近研究认为草原土拨鼠也是 MPXV 一种较好的实验动物模型。

二、流行病学

（一）传染源

1. 动物传染源　野生动物是猴痘的主要传染源和储存宿主。目前尚不清楚是否所有野生动物都可感染猴痘,也不能确定感染人类的 MPXV 最初来源于何种动物。但是,血清学检测表明许多哺乳动物,如非人灵长类动物、羚羊、非洲大象、各种松鼠、大鼠和野兔等在自然条件下均可感染 MPXV。流行病学研究显示野生松鼠,尤其是西非松鼠和红腿太阳松鼠可能是非洲中西部猴痘流行的主要传染源和储存宿主,这两种松鼠血清特异性抗体的阳性率高达 50%;此外,冈比亚巨鼠抗体阳性率达 15%,

其也可能是一种重要的动物传染源和储存宿主。猴子或猩猩等灵长类动物血清抗体的阳性率较低(约8%),一般认为其作为传染源的可能性较大而作为储存宿主的可能性较小。

家畜或宠物,如家兔、家犬、家猫、大颊鼠和沙鼠等也可成为猴痘的传染源。由于家畜或宠物与人类关系密切,其成为传染源的可能性大于野生动物。例如草原犬鼠(图2-5-3)是欧美地区备受欢迎的新兴宠物,但有资料显示土拨鼠是造成一些地区猴痘暴发的主要传染源,此外家兔可能也是本病的常见传染源之一。

2. 人群猴痘患者或隐性感染者　人群猴痘患者或隐性感染者也可以成为该病的传染源,但概率较小。据估计,在未种痘人群中以患者为传染源的续发感染率为15%。续发感染有限的高低与人群总体免疫水平有关。1996—1997年刚果境内暴发的人猴痘流行主要为续发感染,占总感染人数的78%(表2-5-1)。专家推测这可能与停止天花疫苗接种后人群免疫水平总体下降有关。此外,研究提示人类不是MPXV储存宿主,人猴痘的流行均起源于动物储存宿主或动物传染源。

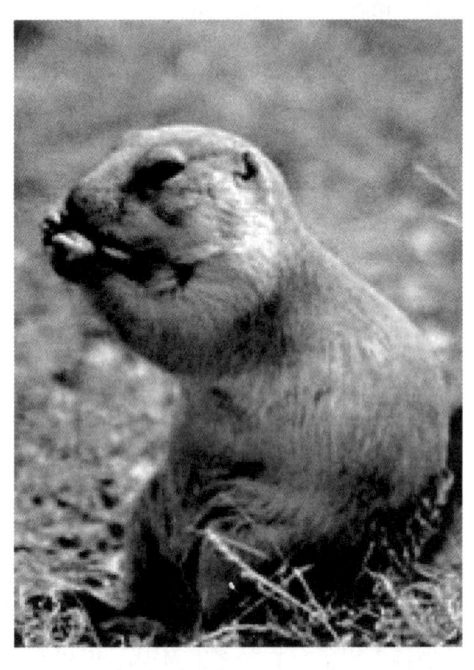

图2-5-3　草原犬鼠(prairie dog)

(二)传播途径

1. 接触传播　直接或间接接触,如与感染动物或宠物密切接触或被动物咬伤抓伤,接触病畜或患者的伤口、皮疹、血液或分泌物,以及接触被病毒污染的衣物、被褥等可被传染。

2. 空气传播　与患者之间近距离、长时间接触,可能被飞沫或气溶胶传染。

(三)易感对象

1. 易感动物　MPXV宿主范围广泛,包括所有啮齿类和灵长类动物。在发生人群感染之前,猴痘一直是流行于非洲啮齿类和非人灵长类动物中的一种天花样疾病,在1861年的古典文学作品中就有关于猴群中流行本病的描述。目前已在黑猩猩、肯尼亚长尾猴、短肢猴、非洲大象、野猪、豪猪、羚羊、冈比亚巨鼠、旱獭、西非松鼠、库氏非洲松鼠、红腿太阳松鼠、条纹松鼠、榛睡鼠、食蚁兽等动物体内分离到MPXV或检测到特异性抗体。

2. 易感人群　未接种天花疫苗的人群普遍易感。已接种疫苗的人群具有一定免疫力，但仍有被感染的风险（表 2-5-1）。青少年和幼儿高度易感，其患病率和病死率均高于同期其他年龄段人群。据非洲 1976—2017 年统计资料，15 岁以下患病人数占 78%，平均发病年龄为 11 岁。美国 2023 年流行病学资料显示 6～18 岁年龄组发患者数占总发患者数的 32%，平均发病年龄为 25 岁。

表 2-5-1　人猴痘流行特征的比较

流行年份/年	流行地区	监测情况	发病人数	平均年龄/岁	可能的传染源	原发感染/%	继发感染/%	死亡率/%	天花疫苗接种率/%
1970—1979	非洲中西部	被动监测	47	4	未知	91	9	17	9
1981—1986	刚果	主动监测	338	未知	野生动物	72	28	10	13
1996—1997	刚果	暴发流行	419	未知	未知	22	78	1.5	6
2003	美国中部	暴发流行	81	27	旱獭等	100	0	0	25
2003	全球	暴发流行	23 213	未知	未知	80	20	3	12

（四）流行特点

MPXV 最早是在 1958 年由丹麦哥本哈根国家血清研究所由 Von. Magnus 发现并证实。在北美及欧洲实验室和动物园的猴群中相继发生流行。自 1970 年起，猴痘开始侵袭人类并在人群中造成数次大流行，流行区域主要分布于非洲中西部热带雨林国家或地区，如喀麦隆、利比里亚、尼日利亚、科特迪瓦、塞拉利昂、加蓬和刚果等，其中又以刚果发病率最高。人群中猴痘的流行情况与天花不同，通常以散发病例为主，而且以动物为主要传染源。

1970—1979 年在非洲中西部地区首次发生人猴痘流行，首诊病例为一名刚果儿童，发病于该国宣布消灭天花后的第 9 个月。1970—1983 年，6 个中非、西非国家累计报告病例 155 人，其中刚果 143 人，其余 5 个国家 12 人。1981—1986 年，WHO 对刚果实施流行病学监测。在此期间累计确诊病例 338 例；除了动物源性的原发感染外，还发现人与人之间的直接或间接传播，表现为家庭或群居感染的特性（表 2-5-1）。WHO 推测该时期病例数增加的原因如下：①加强监督后各地区上报病例增多；②停止接种天花疫苗后，随着新出生人口增加，易感人群增多；③经过一段时间的人群流行，病毒毒力增强。

1995—1997 年，刚果境内的卡塞河东部流域再次暴发比以往强度更大、范围更广的人猴痘流行，累计确诊病例高达 419 例，而且表现出人与人之间的第二代感染者显著增多（78%）的趋势，但病死率较低（1.5%）。尽管猴痘具有较高的发病率和一定的病死率，直到 2003 年该病仍未被列入严重危害公共健康的传染性疾病，因此也未能引起世人的关注。

2003 年 5 月，美国中部地区首次出现一批类似天花的患者，这些人在发病前均有与土拨鼠或其他小型哺乳类动物密切接触或被抓伤、咬伤史。经美国 CDC 确诊，这些患者均为从未在该地区出现的人猴痘感染者。本次流行均为动物源性的原发感染,未发生人与人之间的继发传染,亦无死亡病例。回顾性调查表明,传染源主要来自 2003 年 4 月从非洲加纳地区进口的包括旱獭、松鼠、睡鼠、箭猪和冈比亚巨鼠等在内的一批啮齿类动物,实验室检查证实这批动物已感染 MPXV。这些动物通过国际商船进入美国从而引发了该次疫情。

2022 年 5 月,猴痘在全球多个非流行国家报告感染病例,并且存在社区传播情况。2022 年 7 月世界卫生组织宣布猴痘疫情构成"国际关注的突发公共卫生事件(PHEIC)"。本次流行主要在男男性行为人群中经性接触传播,通过全球努力至 2023 年 5 月,疫情得到有效控制,世界卫生组织宣布接触猴痘疫情紧急状态。2023 年以后,报道的 85% 的确诊病例和 99% 的死亡病例都来自非洲中部。

随着人口增长和人类生活空间的日益扩张,动物生存环境不断遭到破坏,一些野生动物不得不离开原栖息地进入人类生活圈;同时,由于人们对宠物兴趣的日益增高,越来越多的野生动物成为人们的新宠,因此,动物源性疾病正在成为人类的新现或再现传染性疾病。如不加强防范,人猴痘还可能出现在其他国家或地区。

三、病理学

(一)发病机理

病毒从呼吸道或破损皮肤进入人体,首先在呼吸道黏膜或局部上皮细胞内增殖并迅速进入周围淋巴结,此时出现第一次短暂的毒血症。然后,病毒潜入肝、脾和网状内皮组织内大量增殖,患者进入 7～17 d 的潜伏期。大量增殖的病毒再次进入血液,出现第二次毒血症,此时进入前驱期。在前驱期期间,病毒随血液进入口腔、咽喉等黏膜组织,同时也侵犯皮肤真皮层的毛细血管上皮细胞,造成这些部位的病理损伤。因此,在病程早期,口咽部和皮肤的病损部位即存在大量的病毒颗粒,具有传染性。MPXV 可侵袭全身多种脏器和组织,是一种全身性感染过程,患者的尿液和眼分泌物也可排出大量病毒颗粒,肝脏、脾脏、肾脏、骨髓、淋巴结及其他内脏均含有大量病毒颗粒,传染性极强。

在发病初期受病毒感染的巨噬细胞迁移至淋巴结后,可激发机体的特异性体液和(或)细胞免疫反应,诱导产生特异性 B 细胞和细胞毒性 T 细胞。这些免疫应答对病毒的进一步扩散具有限制作用。在发病后第一周,患者体内即可检测到中和抗体,感染严重时可能会延迟产生。在感染后第 16 天可检测到血凝抑制抗体,第 18 天可检测到补体结合抗体。病愈后,中和抗体可维持许多年,但血凝抑制抗体和补体结合抗体只能维持一年左右。

(二)病理变化

1. 病毒侵入与感染细胞的损伤　MPXV 主要侵犯人类或动物的皮肤、黏膜上皮细胞及网状内皮组织。与其他 DNA 病毒不同,MPXV 在受染细胞的胞浆内合成其核酸和蛋白质产物,是一种杀细胞过程,最终导致细胞裂解死亡,释放出大量子代病毒体。MPXV 的另一个重要特征就是能够在宿主表皮或真皮细胞之间快速扩散,其增殖与传播速度比宿主所产生的免疫应答速度快得多。随着病毒 DNA 和蛋白质的大量堆积,受染细胞本身的生物功能受到严重抑制和破坏,出现明显的细胞病变效应,以及特征性的胞浆内 Guarnieri 样包涵体和多核巨细胞。

2. 人猴痘的组织病理变化　MPXV 对人类皮肤的损伤类似于天花病毒。感染后 1～3 d 皮肤出现散在性红斑或小丘疹,随后发展为脐状水疱或脓疱疹,皮疹表面常伴有红褐色的出血性痂皮(图 2-5-4)。与天花不同,猴痘所造成的皮损通常是一种自限性过程,感染后 7～10 d 皮疹即干涸结痂,随后脱痂。当皮损严重并深达真皮层时也可留下疹瘢。显微镜观察可见表皮细胞广泛坏死,出现大小不一的致密 Guarnieri 样小体和多核巨细胞,表皮和真皮浅层中度炎性细胞浸润;角质层细胞退化或坏死。

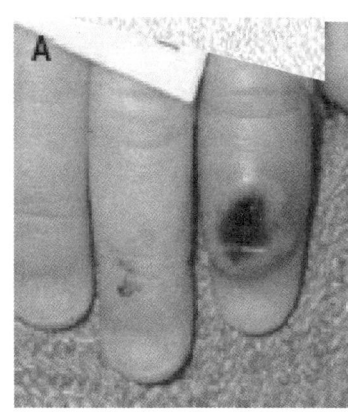 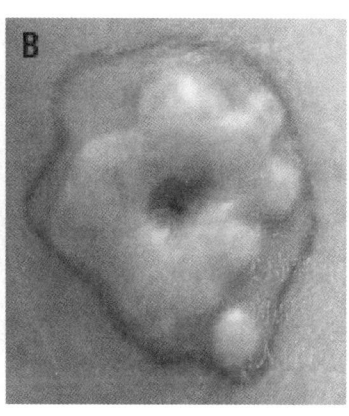 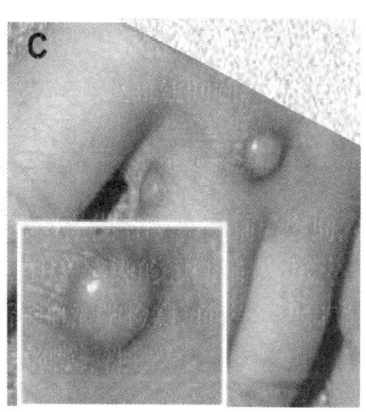

A、B 为脐状水疱及其表面的出血性痂皮;C 为脓疱疹

图 2-5-4　猴痘病毒对皮肤的损害

3.动物感染猴痘的组织病理变化

(1)啮齿类动物:土拨鼠的人工感染实验表明,MPXV 对土拨鼠的感染是一种致死性的暴发过程,涉及全身各种组织和脏器,所有实验动物在感染后 6～9 d 全部死亡。尸检显示所有组织器官均出现不同程度的病理损伤,都含有高滴度的病毒颗粒;其中肝脏、脾脏和肺部等器官的病损程度更为严重。肝脏的病理损伤表现为严重的小叶变性坏死,肝细胞尤其是病变肝细胞的胞浆内充满了嗜酸性包涵体(Guarnieri 小体),小叶间少量炎症细胞浸润,门脉区正常。脾脏的病理改变为中至重度的变性坏死,表现为白髓处淋巴细胞裂解死亡,红髓处充血、内皮细胞肿胀和纤维蛋白样变性。肺部病变表现为多发性肺泡壁增厚和局灶性肺实变。

2003 年,美国猴痘流行期间对患病土拨鼠的观察:病鼠眼睑出现黄色黏液性分泌物,舌体中部溃疡。病理组织学检查显示:病鼠睑结膜坏死和溃疡病灶,溃疡中心由坏死物质和固缩的上皮细胞组成;溃疡周围的柱状上皮细胞肿胀,胞浆内出现 Guarnieri 小体(图 2-5-5);黏膜下层充满了肿胀或坏死的炎性渗出物;溃疡灶以外的睑结膜与眼睑皮肤表现为上皮细胞的水肿变性和皮肤棘层松解。舌部溃疡的病理组织学表现与上述相同,溃疡底部由坏死的炎性细胞组成;鳞状上皮细胞质内同样可找到 Guarnieri 小体。免疫组化结果显示,睑结膜和舌黏膜受损处的细胞内出现大量痘病毒抗原,其中以鳞状上皮和柱状上皮细胞最多;病灶周围的巨噬细胞、纤维原细胞和结缔组织中也存在少量病毒抗原。电镜观察显示在上述受损组织内存在大量病毒颗粒。因此,被感染鼠咬伤或接触其唾液或分泌物是猴痘传播的重要途径之一。

病鼠肺部出现支气管肺炎的病理改变,范围可达肺组织的 50%。肺脏充血,呈局灶性的红色肝样变;支气管壁坏死,管腔内充满包括中性粒细胞和巨噬细胞在内的各种炎症细胞;炎症周围的支气管和细支气管壁上皮呈反应性增生。炎症沿着支气管壁向周围的肺泡组织蔓延,受损肺泡出现纤维蛋白性水肿、坏死及炎性渗出;同时,在镜下还可见到胞浆内包涵体和(或)多核巨细胞的形成。病变周围的细小动脉亦出现反应性纤维蛋白增生及炎性渗出。免疫组化检测显示,病变部位的巨噬细胞、支气管上皮细胞和成纤维细胞的胞浆内检出大量病毒抗原,同时,组织间隙和坏死的组织碎片内也存在大量病毒抗原成分。电镜观察可见支气管上皮细胞内存在大量 MPXV 颗粒。因此,呼吸道传播也是猴痘传播的重要途径之一。

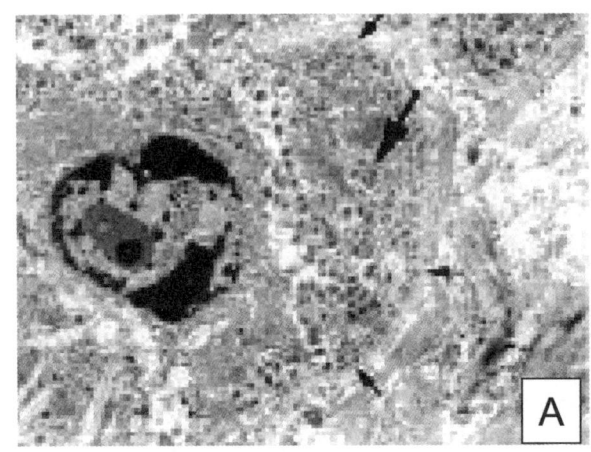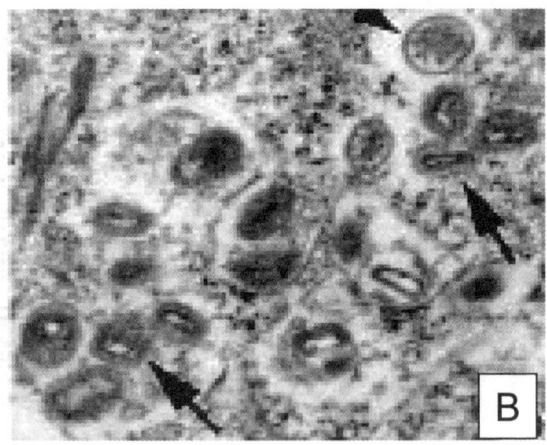

A 为舌黏膜上皮细胞,胞浆内 Guarnieri 样包涵体(2 400X);B 为 Guarnieri 样包涵体内充满成熟与未成熟的病毒颗粒(17 000X)

图 2-5-5　感染土拨鼠舌部溃疡病灶的 TEM 观察

其他脏器:肝脏门脉区出现轻度炎症反应,脾脏呈现反应性增生;下颌腺偶尔可检出病毒抗原。由于患病土拨鼠的病程较短,中枢神经系统、胃肠道、肾脏、肾上腺及淋巴结等其他组织器官未见明显病变,也检测不出相应的病毒抗原成分。

其他啮齿类动物:感染猴痘后所产生的病变程度轻重不一,但对于所有幼畜都是一种致死性的急性过程。例如家兔经皮感染后,感染局部呈出血性病变,并很快发展为坏死性溃疡;经口感染后,成年兔子可不发病,但 10 日龄仔兔可因全身性感染迅速死亡。成年豚鼠或仓鼠经口感染也不一定发病,但 8 ～ 12 日龄小鼠同样可产生全身性致死性感染,并传染同窝仔鼠,死亡率极高。乳鼠颅内感染则发生致死性脑膜脑炎并在 4 d 内死亡。

(2)非人灵长类动物:与人类相似,可出现严重的皮肤黏膜病损。猩猩在感染后 7 ～ 14 d 出现皮肤丘疹,直径 1 ～ 4 mm,分布于脸部、口腔黏膜、躯干、臀部和四肢等处,以手掌和脚掌为多;丘疹迅速转变为水疱或脓疱疹,最后干涸结痂。病理组织学检查显示,病损处上皮细胞变性坏死;受染细胞尤其是病变组织边缘细胞的胞浆内出现大量 Guarnieri 小体,偶见核内包涵体;网状内皮组织增生及炎性细胞浸润。短尾猴感染后出现的病理损伤是一种全身性急性致死性过程,与人类感染天花病毒后出现的病变过程极为相似,病死率很高。

四、临床学

(一)临床表现

1. 人　人感染 MPXV 后的临床表现和体征与天花相似,两者不同之处在于前者伴有淋巴结肿大但病情缓和。根据非洲地区猴痘病例的观察结果,典型人猴痘整个病程为 2 ～ 4 周,包括潜伏期、发病初期、急性期和恢复期,在开始出疹的第一周内传染性最强。

(1)潜伏期:7 ～ 17 d,一般为 12 d 左右,潜伏期内无明显症状和体征。

(2)发病初期(前驱期):发病急,前驱症状多为头痛、肌肉痛、发冷、寒战、发热等,同时还可伴有全身疲乏、胸部紧迫感和虚脱等。几乎所有患者均以发热起病, 体温达 38 ℃。

（3）急性期（出疹期）: 前驱症状加重, 可伴有上呼吸道症状, 如持续性咳嗽、咽炎、扁桃体肥大或糜烂; 也可伴有消化道症状, 如腹泻、恶心、吐等。随后出现全身淋巴结肿大和天花样皮疹。

淋巴结肿大（或淋巴结病）: 90% 以上患者在出疹前 1～2 d 出现全身淋巴结肿大, 包括下颌、颈部、耳后、腋窝和腹股沟淋巴结及其他部位的集合淋巴结, 可以是单侧也可以是双侧肿大（图 2-5-6）。天花病毒感染者不出现淋巴结肿大, 因此这是猴痘区别于天花的特征之一。

皮疹: 在发热后 1～3 d（有些病例更长）, 开始出现天花样皮疹。典型人猴痘皮疹初起为直径 2～5 mm 的斑丘疹, 多见于身体的暴露部位, 一般呈离心型发展, 即由颜面部开始, 渐及臂、躯干而后下肢, 最后遍及全身（图 2-5-6）; 少数病例与水痘相似, 呈向心型发展。由于皮疹密布, 以致全身皮肤轻度红肿。

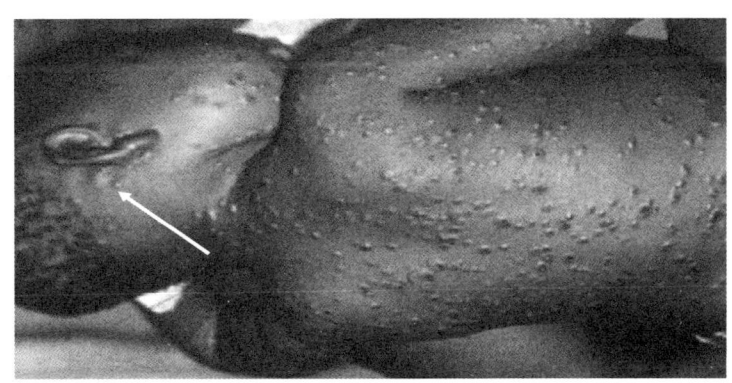

图 2-5-6　非洲儿童猴痘
注: 全身性皮疹及耳后淋巴结肿大（箭头所指）。

典型皮疹有四个发展阶段, 最初为斑丘疹, 然后逐步发展为水疱疹、脓疱疹, 最后结痂, 整个过程为 14～21 d。非典型皮疹可呈多种多样的形态, 易与水痘、药疹、疱疹样湿疹、疱疹样皮炎、立克次体斑疹或传染性软疣等混淆。除皮肤外, 会阴部、咽部、口腔和舌等处的黏膜也可出疹, 表现为红色斑疹, 然后转为轻至重度的溃疡灶; 眼结膜或角膜也可出现炎症或溃疡病灶。被动物咬伤或抓伤处可出现结节状隆起或喇叭状红斑。少数病例可由于出血性疱疹或其他并发症死亡, 通常发生于出疹后 3 周内。非洲地区死亡率为 1%～10%, 其中儿童死亡率为 10%。

（4）恢复期（结痂期）: 于病后 2～4 周进入恢复期, 脓疱逐渐干缩结成厚痂, 体温恢复正常, 一般情况好转。最后结痂脱落, 通常不留瘢痕, 但较大或较深的皮损可能留疤。

2003 年 6 月美国猴痘暴发期间, 患者出现的症状和体征与上述所描述的基本一致, 但多数病情较轻。对当时已经实验室确诊的 32 例患者的观察表明, 全部患者均出现了皮疹, 但绝大多数皮损程度轻, 仅为局部的水疱或脓疱疹。除 1 例只出现皮疹外, 其余病例都伴有下列一项或几项症状或体征: 发热（发生率 87%）、呼吸系统症状（发生率 78%）、淋巴结肿大（发生率 69%）。只有 2 例儿童患者症状严重, 其中 1 例表现为重度脑炎; 另 1 例出现了广泛的皮肤黏膜损伤并波及咽喉部, 导致呼吸和吞咽困难。

2. 动物

根据美国近期的流行病学调查报告, 患病动物的症状和体征主要有: 嗜睡、咳嗽、发热、眼睑红肿、眼部分泌物增多及淋巴结肿大等; 可伴有斑块状或水疱样皮疹。有些动物症状较轻, 预后较好;

然而对于多数敏感动物则为一种致死性的急性或暴发性感染,死亡率极高。例如,土拨鼠在感染后一般不出现肉眼可见的皮损,也无明显的呼吸道或其他脏器受损症状,但是在感染后6～9 d即进入全身衰竭状态,迅速死亡;10日龄仔兔和8～12日龄小鼠则发生广泛性皮疹和全身性感染,大多最终死亡。

猩猩、狒狒和猴子等灵长类动物感染猴痘后出现的症状与人类相似,病初体温升高,7～14 d内出现皮疹。皮疹多而散在,直径1～4 mm,分布于脸部、口腔黏膜、躯干、臀部和四肢,通常出现于手掌和脚掌。丘疹迅速变为水疱和脓疱,最后干涸结痂。

(二)临床诊断

本病存在不典型的临床表现,临床诊断只能根据症状初步怀疑,临床诊断中要注意鉴别诊断,如在有种痘史的人群中,感染猴痘后出现的皮疹多不典型,而且淋巴结肿大的发生率也只有53%,不发生死亡病例。这时,需要与某些出疹性疾病相鉴别,例如天花、水痘、疱疹性湿疹或疱疹性皮炎、立克次体斑疹、传染性软疣和药疹等。

(三)临床治疗

目前尚无安全有效的治疗方法。人猴痘患者可用阿昔洛韦或伐昔洛韦进行抗病毒治疗,也可用牛痘免疫球蛋白治疗。如有并发症,还可用抗生素治疗。

五、实验室诊断

首先,所有猴痘疑似病例都必须迅速上报当地卫生部门。由于猴痘存在不典型的临床表现,容易与其他出疹性疾病相混淆,因此,本病最终必须根据实验室检测结果确诊,包括病原学检查和特异性抗体检测。

(一)病原学检查

1. 显微镜检查

(1)包涵体检查:取患者或病畜的疱疹或皮疹的基底层组织液做涂片,苏木紫伊红染色,在光学显微镜下可见在病变上皮细胞的胞浆内出现 Guarnieri 小体。水痘病毒的包涵体则位于细胞核内。

(2)猴痘病毒观察:取皮肤或黏膜受损部位的上皮细胞在电子显微镜下观察,可见胞浆内充满大型砖块状病毒颗粒;疱疹液、眼睛分泌物或急性期和恢复期血清中也可观察到砖块状病毒颗粒。依据病毒体的形态与结构不能准确区别痘病毒的种类,因此,需要进行病毒分离培养,结合血清学与病毒核酸检测结果综合判定。

2. 病毒分离培养

(1)鸡胚绒毛尿囊膜培养:取患者的疱疹内容物、鼻咽或眼分泌物等接种鸡胚绒毛尿囊膜,3～7 d后可在鸡胚绒毛尿囊膜上产生出血性痘疱,这是与天花病毒相鉴别的主要特征之一。天花病毒在鸡胚绒毛尿囊膜上形成小而凸起的灰白色痘疱。水痘病毒不能在鸡胚绒毛尿囊膜上生长。

(2)细胞培养:痘病毒可以在许多原代或传代细胞系中增殖。可用 Vero、MRC-5、恒河猴肾细胞或兔肾细胞株等培养 MPXV,通常在感染后24 h内出现明显细胞病变,24～48 h出现特征性的空斑和多核巨细胞。培养细胞在光镜下可见到胞浆内 Guarnieri 小体,在电镜下可观察到胞浆内存在大量砖块状病毒颗粒。

3. 病毒抗原检测　许多血清学方法均可使用,例如高滴度标准抗体的中和试验、鸡红细胞的血凝抑制试验和荧光抗体检测等,这些方法的敏感性为50%～95%。但是,正痘病毒属所有成员的表面抗原均十分相似，存在广泛的交叉反应性，通过病毒抗原的血清学检测很难将猴痘与其他正痘病毒相区别。因此，由于特异性不高，血清学方法在一般情况下不用于急性期患者的诊断。

4.病毒核酸检测　针对痘病毒血凝素蛋白基因的 PCR 扩增，结合扩增产物的限制性多肽性或序列分析，可以确定痘病毒的种类。另外，针对痘病毒特异性基因的定量 PCR 与核酸杂交技术的结合，可以更加快速准确地确定痘病毒种类。肿瘤坏死因子受体编码基因 *crmB* 的基因芯片也可用于 MPXV 的确诊。

（二）特异性抗体检测

常用血凝抑制试验（HAI）、噬斑减少中和试验（NT）、免疫印迹试验和 ELISA 检测患者体内的特异性 IgM 或（和）IgG 抗体。但是，其他痘病毒感染或接种天花疫苗后，也可呈现阳性反应。

六、防控措施

（一）疫苗接种

猴痘最有效的预防措施是接种天花疫苗。在非洲的流行病学调查显示，天花疫苗预防猴痘的有效率可达 85%。美国 CDC 建议以下人员需要接种疫苗：①从事猴痘流行病学调查或研究的工作人员。②猴痘患者的医护人员。③病畜的饲养人员。④与患者或病畜有过密切接触的人员。与确诊猴痘的患者或病畜有过密切接触的以上人群在接触后 4 d 内接种天花疫苗，可阻止发病；如在 4～14 d 接种，虽不能阻止猴痘的发生，但可减轻症状。

此外，美国 CDC 还建议以下人员不宜接种疫苗：①机体免疫功能低下者，如癌症患者、HIV 感染者、器官移植和原发性免疫缺陷者。②对乳胶、天花疫苗及其成分（多黏菌素 B、链霉素、四环素、新霉素等）严重过敏者。这些人员即使有接触史也不宜接种疫苗，否则可能危及生命。

（二）流行控制

当发生人或动物猴痘流行时，有效的疾病控制方法包括隔离、消毒和传染源管理，可尽快控制疾病的流行，故应加强对感染动物的管理和隔离措施。由于野生动物是本病的储存宿主和主要传染源，因此，应严格禁止从非洲及其他危险地区引进所有啮齿类及其他与猴痘传播相关的动物。对于疑似病畜或宠物，必须立即隔离至远离人群和其他动物的空房间或纸板箱内，不得将病畜流放在外；对于已确诊为猴痘的病畜或宠物应处死，并将尸体焚毁以防疾病传播。

第六章　轮状病毒感染

　　轮状病毒性腹泻是轮状病毒（rotavirus, RV）引起的人和动物的急性胃肠道传染病。1973 年 Bishop 和 Flewett 等在婴幼儿胃肠炎患者十二指肠黏膜和粪液中发现了轮状病毒，之后许多国家从腹泻的婴幼儿和动物身上陆续检出轮状病毒，并证明该病毒是引起婴幼儿重症腹泻病和动物腹泻的重要原因。1978 年国际病毒命名委员会将其命名为轮状病毒（rotavirus, rota 是拉丁文 "车轮" 的意思）。

　　发现人轮状病毒以前，1963 年 Adams 等用电子显微镜从患腹泻病乳鼠的肠组织中观察到病毒样颗粒。1963 年，Malherbe 等用猴肾细胞从健康的非洲长尾黑颚猴的直肠拭子中分离到直径约 70 nm 的病毒，并命名为 SA11。1967 年，Malherbe 等又描述了与 SA11 相似的另一种病毒，O（offal）因子。1969 年，Mebus 等证明患腹泻的牛，其粪中有 70 nm 病毒颗粒存在，这种病毒可以通过牛连续传代和引起腹泻。1971 年，Mebus 等用牛胚细胞培养了内布拉斯加牛腹泻病毒（Nebraska Calf Diarrhea virus, NCDV）。1972 年，Fernelius 等报告 NCDV 在形态学上与呼肠孤病毒（reovirus）相似。后来发现，这些病毒颗粒与 Bishop 等发现的轮状病毒颗粒很相似，而且与轮状病毒有共同的组抗原。发现人轮状病毒以后，加拿大、美国、荷兰、英国、日本等国相继从婴幼儿腹泻粪便标本中发现人轮状病毒，而且很快证明轮状病毒是婴幼儿腹泻的重要病因。1980 年，英国报告从患腹泻的仔猪粪便中检出 B 组轮状病毒。以后又从牛、羊、大鼠等动物中发现 B 组轮状病毒。1980 年，Sail 等人报告从患腹泻的猪身上发现 C 组轮状病毒（Cowden 株）。1982 年，Rodger 等发现人的 C 组轮状病毒。此后，在世界范围内，不断有 C 组轮状病毒引起儿童和成人腹泻的报告。D 组轮状病毒从鸡、E 组轮状病毒从猪、F 组轮状病毒从鸡、G 组轮状病毒从鸡等动物中被发现。

　　1979 年，我国庞其方等从北京一次婴幼儿急性腹泻流行查出轮状病毒，证明我国也有人轮状病毒存在，并证明这种病毒也是我国婴幼儿腹泻的重要病因。

　　1982—1984 年，我国黑龙江、辽宁、甘肃等 20 余省（自治区、直辖市）发生以青壮年为主的成人腹泻流行，百万人发病。我国学者洪涛等人证明，引起这些腹泻流行的病原是一种新的轮状病毒，并证明这种病毒属于 B 组轮状病毒，命名为成人腹泻轮状病毒（adalt diarrhea rotavirus, ADRV）。1999 年印度、2003 年孟加拉国先后从腹泻患者粪便中发现了与我国的 ADRV 相似的轮状病毒。

　　1987 年，胡超文等从湖南省怀化市成人腹泻粪便标本中检出与 ADRV 基因组 RNA 电泳图谱明显不同的一种新轮状病毒。1988年，陈锦生等从福建省成人腹泻粪便中也检出同样的病毒。1994年，钱渊等在北京某高校成人腹泻流行时，从40%患者中检出这种新病毒的核酸。1997年，这种新轮状病毒在河北省石家庄市某高校又引起成人腹泻暴发流行，千余人患病。2002年，纪绍忠等首先用细胞培养技术分离培养出这种新轮状病毒，定名为J19株，同时证明该病毒既不属于A组轮状病毒，也不属于B组、C组轮状病毒，而是一组新的轮状病毒。

1984年以来，我国许多地区从发生腹泻的多种动物中分离、检出轮状病毒和轮状病毒抗原。血清流行病学调查证实，在家畜中轮状病毒抗体阳性率很高，表明家畜普遍被轮状病毒感染过。

一、病原学

（一）病原分类

轮状病毒属于呼肠孤病毒科（Reoviridae）轮状病毒属，有共同的形态和生物化学特征，最显著的特点是：

（1）轮状病毒的形态呈车轮状，由三层蛋白壳组成，最内层核壳中包着病毒的基因。完整病毒颗粒的直径为70～75 nm，外壳表面有60个长度为12 nm（120 Å）的穗状突起，表面光滑，称为光滑型颗粒。外壳脱落变成双层壳颗粒，直径约50 nm，暴露出车轮状辐条，称为粗糙型颗粒。粗糙型颗粒进一步降解，辐条脱落只剩下直径约37 nm的病毒核心（单壳）结构（图2-6-1）。

（2）病毒颗粒内有1个依赖于RNA的RNA多聚酶。

（3）病毒基因组含11个分节段的双链RNA（double-stranded RNA，dsRNA）片段。

（4）同一组的病毒之间能发生基因重配（genetic reassortment）。

（5）病毒在感染细胞的胞浆内复制。细胞以内噬作用将病毒吞入细胞质，进入溶酶体，病毒脱壳后合成病毒蛋白和RNA，组装新的病毒颗粒，成熟的病毒颗粒以细胞裂解方式释放病毒。

随着研究的不断深入，从人和动物腹泻粪便中陆续发现了许多形态相似的轮状病毒，病毒基因组也含有11条分节段的dsRNA，但它们缺少普通（A组）轮状病毒抗原，这些病毒统称为副轮状病毒或非典型轮状病毒。根据组特异性抗原VP6的不同，从人和动物中已分离到的轮状病毒分为7个组（A～G组），其中A、B、C三组轮状病毒有的毒株能感染人，有的毒株能感染动物。迄今为止，D、E、F、G组RV只在动物中发现。

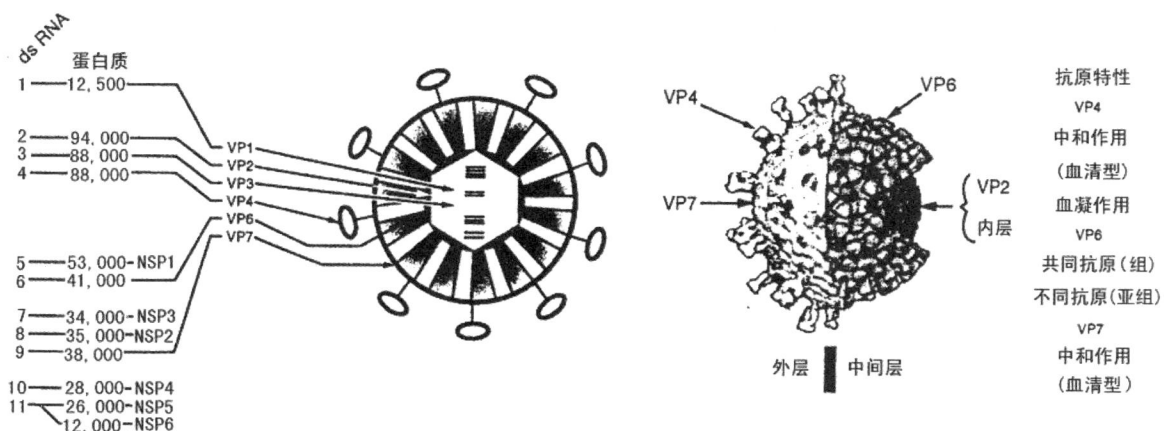

左：外层完整病毒颗粒三层空间结构图像。右：部分外层和中间层和一个三角形暴露的内层颗粒

图2-6-1 轮状病毒颗粒简图

（二）理化性质

完整的轮状病毒在氯化铯中的浮密度为 1.36 g/cm³，在蔗糖中的沉降系数为 520～530 S，双壳颗粒的浮密度为 1.38 g/cm³，沉降系数为 380～400 S，单壳核心颗粒的浮密度为 1.44 g/cm³，沉降系数为 280 S。只有完整的病毒颗粒具有感染性。病毒对理化因子有较强的抵抗力，经乙醚、氯仿、超声波处理，仍保持其感染性。人和牛轮状病毒的感染性在 1.5 mmol/L 氯化钙环境下 4 ℃或 20 ℃可保持数月。病毒对酸碱耐受性较强，在 pH 值 3～9 的环境下其感染性不受太大影响，pH 值过低或过高病毒会被灭活，丧失感染性。钙离子能保持病毒结构的完整性，硫氰酸钠能破坏病毒外壳使病毒失去活性。95% 乙醇、酚、甲醛、含氯石灰、β-丙内酯对 RV 有强的灭活作用。

用三氯三氟乙烷或氯仿提取或用乙醚或去氧胆酸钠处理，不破坏轮状病毒的完整性。氯仿处理对病毒完整性无大影响，但能破坏病毒的血凝素活性。十二烷基硫酸钠能破坏病毒的感染性。轮状病毒在粪便中反复冻融会破坏病毒的感染性。细胞培养的病毒冻融 3 次有助于病毒从细胞内释放。

（三）基因组结构和功能

1. 基因组结构　轮状病毒的基因组含 11 个节段的 dsRNA。基因组 11 个片段的分子质量总和为 (10～14)×10³ kD，核苷酸数 0.6～3.3 kb。根据分子质量大小，将基因片段在聚丙烯酰胺凝胶电泳 (polyacrylamide gel electrophoresis, PAGE) 中，泳动迁移顺序排列（从大到小）为基因 1 至 11。通常，A 组轮状病毒基因组 11 个片段在 PAGE 图谱上按分子质量和迁移的距离分成 4 组，大分子质量 1、2、3、4 片段为第一组，分子质量较 1、2、3、4 片段小的 5、6 片段（成二联体）为第二组，第三组为 7、8、9 片段呈三联体，第四组为分子质量最小的 10 和 11 两片段，基因电泳图型从上至下呈 4-2-3-2 模式。A 组轮状病毒以 10、11 基因片段在 PAGE 上迁移距离的不同又分为长型和短型，长型 10、11 基因片段在凝胶中迁移较快，泳动距离长；而短型 10、11 基因片段迁移较慢，泳动距离短。不同组轮状病毒核酸在 PAGE 的图型各不相同，如图 2-6-2 和图 2-6-3。

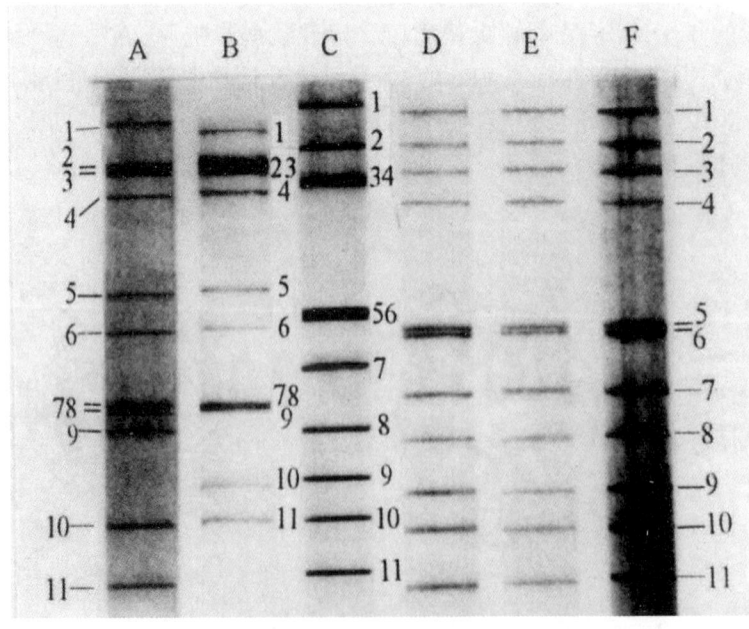

A 为 A 组 RV（长型）；B 为 A 组 RV（短型）；C 为 B 组 RV（ADRV）；D 为新 RV J19 株感染 HEK 细胞第 20 代的细胞培养液；
E 为新 RV J19 株感染 MA104 细胞第 15 代的细胞培养液；F 为新 RV 成人腹泻粪便标本

图 2-6-2　新 RV J19 株与 A 组、B 组 RV dsRNA PAGE 电泳图谱比较

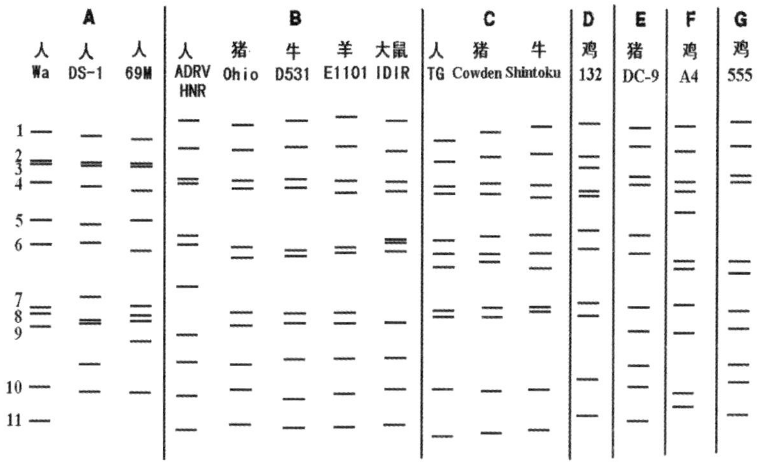

图 2-6-3　轮状病毒 A～G 组 RNA 电泳图型的简图

　　国内外常常把 PAGE 技术用于轮状病毒感染的诊断和病毒的鉴定。但同一血清型的轮状病毒也可以表现出不同的电泳图型，同样的电泳图型的轮状病毒可以属于不同血清型。尽管如此，PAGE 技术仍不失其在轮状病毒鉴定和诊断中的价值。

　　目前，一些轮状病毒毒株的 11 个基因片段完整的核酸序列已经测知，表 2-6-1 列出了猴轮状病毒原型株 SA11 的每个基因片段的碱基对数量和特征。每一个正链 RNA 片段起始于 1 个 5′ 鸟嘌呤 G，随后是一段保守序列，它们是 5′ 末端非编码序列的一部分，随之是一个开放读码框架（open reading frame, ORF），编码一个蛋白产物，接着由终止密码子终止，然后是另一段非编码序列，它含有一段 3′ 末端胞嘧啶。不同的基因，3′- 和 5′- 末端编码序列的长度不尽相同，在基因的 3′- 末端没有聚腺苷酸（PolyA）。已测序的所有基因片段在第一个起始密码子后至少有一个长的 ORF。尽管某些基因存在另一个框架（基因 7、9 和 10）或框架外（基因 11）ORF，但现在的证据表明，所有基因，除基因 11 外，都是单顺反子。轮状病毒基因序列富含 A+T（58%～67%），dsRNA 片段两末端碱基是成碱基配对。正链含一个 5′ 帽状序列 M7GpppG（M）GPy。RNA 末端类似的特点（帽状序列，5′- 和 3′- 保守序列）在呼肠孤病毒科中其他病毒（例如呼肠孤病毒、环状病毒）和另一些分节段的基因片段的病毒科（正黏液病毒科、砂粒病毒科和布尼亚病毒科）基因组各片段中也可见到。

表 2-6-1　猴轮状病毒基因组片段的核酸序列

基因片段	碱基对	G+C/%	非编码区[b]		第一个 AUG 为起始密码	其他长的读码框架[c]	氨基酸[d]	编码蛋白
			5′	3′				
1	3 302	34.6	18	17	是	否	1 088	VP1
2	2 690	32.9	16	28	是	否	881	VP2
3	2 591	28.9	49	35	是	否	835	VP3
4	2 362	34.7	9	22	是	否	776	VP4
5	1 581	33.9	32	73	是	否	491	NSP1
6	1 356	38.6	23	139	是	否	397	VP6
7	1 104	33.5	25	131	否	是（2-i）	315（306～312）	NSP3

续表

基因片段	碱基对	G+C/%	非编码区 [b]		第一个AUG为起始密码	其他长的读码框架 [c]	氨基酸 [d]	编码蛋白
			5'	3'				
8	1 059	35.5	46	59	是	否	317	NSP2
9	1 062	35.9	48	33	否	是(1-i)	326(297)	VP7
10	751	40.2	41	182	是	是(2-i)	175	NSP4
11	667	38.6	21	49	是	是(1-o)	198(92)	NSP5

注：a. 基因片段数对应原型株猴 SA11，其他列的数据只对应 SA11；

　　b. 5' 非编码区由第 1 个 AUG 决定，3' 非编码区不包括终止密码子；

　　c. 表示存在其他的读码框架，括号内表示其个数及在其内或其外；

　　d. 氨基酸数由最大可能读码框架推导出，括号内表示如果第 1 个 AUG 不是起始密码时，以其他可能的开放读码框架起始时的数值。

2. 基因及编码蛋白质　轮状病毒 11 个基因的各片段的编码功能已经得到很好的证实，SA11 病毒的资料最完整，因此 SA11 可作为一个原型病毒。11 个片段分别编码 6 个结构蛋白和 5 个非结构蛋白。结构蛋白是组成病毒颗粒的蛋白质，只存在于病毒颗粒内；而病毒基因编码的非结构蛋白只发现于被感染的细胞内，在成熟病毒颗粒内不存在。基因 1、2、3 分别编码组成颗粒核心的病毒蛋白（virus protein，VP）VP1、VP2 和 VP3，基因 6 编码病毒第二层壳的主要蛋白 VP6，基因 4 和 9 分别编码病毒外壳蛋白 VP4 和 VP7。5 个非结构蛋白分别由基因 5、7、8、10 和 11 编码，分别命名为 NSP1（曾用名 NS53）、NSP2（NS35）、NSP3（NS34）、NSP4（NS28）和 NSP5（NS26）（表 2-6-2）。

表 2-6-2　轮状病毒的基因及其编码的蛋白质定位和功能

RNA	碱基长度/bp	基因产物	蛋白质 $Mr^{\#}$	定位	病毒蛋白功能
1	3 302	VP1	125 005（125×10^3）	核心	RNA 聚合酶
2	2 690	VP2	102 431（94×10^3）	核心	结合 RNA
3	2 591	VP3	98 120（88×10^3）	核心	鸟嘌呤转移酶
4	2 362	VP4（VP5*+VP8*）	86 782（88×10^3）	外壳	中和抗原，血凝活性，细胞吸附，蛋白酶增强的感染性，病毒毒力
5	1 581	NSP1（NS53）	58 654（53×10^3）		结合 RNA
6	1 356	VP6	44 816（41×10^3）	内壳	有亚组特异性及共同抗原
7	1 104	NSP3（NS34）	34 600（34×10^3）		结合 RNA
8	1 059	NSP2（NS35）	36 700（35×10^3）		结合 RNA
9	1 062	VP7	37 368（38×10^3）	外壳	中和抗原具有型特异性
10	751	NSP4（NS28）	20 290（28×10^3）		参与病毒形态发生，毒素样作用
11	667	NSP5（NS26）	21 725（26×10^3）		结合 RNA

注：#：蛋白质 Mr 是根据 SA11 核苷酸序列最大的一个阅读框架所推导的氨基酸序列的 Mr，括号内的 Mr 是 SDS-PAGE 测定的实际 Mr；*：VP4 经胰酶裂解而成。

VP1、VP2 和 VP3 是轮状病毒核心的结构成分。VP1 是病毒依赖的 RNA 的 RNA 多聚酶,并有病毒转录酶和复制酶的功能;VP2 能与病毒 RNA 非特异性结合,并与 dsRNA 相互作用;VP3 是一种鸟苷酸转移酶,并是一种甲基化转移酶,是多功能的帽状酶。近年研究表明,病毒核心蛋白在病毒基因组的转录和复制过程中发挥转录酶和复制酶的作用。

VP4 和 VP7 是组成病毒外壳的两种蛋白,是轮状病毒的重要保护抗原。VP4 是非糖基化的病毒外壳蛋白,也是多种动物轮状病毒的血凝素,分子质量 88 kD,占病毒蛋白的 1.5%,可被蛋白酶水解成 VP5(分子质量为 60 kD)和 VP8(分子质量为 28 kD),VP4 酶解后能提高病毒进入细胞的穿透力,增强病毒的感染性。VP4 能诱导机体产生中和抗体,它在体外能中和病毒,在体内能被动保护不同血清型的病毒感染。编码 VP4 的基因 4 全长 2 359 bp,有 1 个 ORF,5′-末端有 9 个核苷酸,3′-末端有 22 个非编码核苷酸。动物轮状病毒的 VP4 含有 776 个氨基酸,而人轮状病毒株 VP4,推导的氨基酸有 775 个。

VP7 是由基因 9(或 7、8)编码的一种糖蛋白,是轮状病毒的主要中和抗原,是确定轮状病毒 G 血清型的基础。VP7 位于病毒外壳,分子质量为 34 kD,占病毒蛋白的 30%。VP7 基因全长 1 062 个碱基,5′-末端有 48 个非编码核苷酸,3′-末端有 33 个非编码核苷酸。

VP6 位于病毒的第二层壳,A 组 RV 是第 6 基因片段编码,分子质量为 44.186 kD,占病毒蛋白的 51%。一些非 A 组 RV 的 VP6 基因的序列已经被厘清,B、C 组 RV 的 VP6 都由第 5 基因编码,新 RV 的 VP6 是第 6 基因编码。VP6 含有同组特异性的抗原表位,也称为组特异性抗原,轮状病毒 A～G 组都有组特异性抗原,A 组 VP6 还有亚组特异性抗原表位,但它的确切位置尚不清楚。

我国培养的新成人腹泻轮状病毒的 11 个基因片段的核苷酸序列及其编码的蛋白质已清楚,如表 2-6-3 所示。

表 2-6-3　新成人腹泻轮状病毒(B 组)的基因功能及其编码的蛋白质定位

RNA	碱基长度 /bp	相当 A 组蛋白	蛋白质 $Mr\,(\times10^3)$	定位
1	3 500	VP1	130	核心
2	2 844	VP2	105	核心
3	2 350	VP3	84	核心
4	2 303	VP4	84	外壳
5	1 269	VP6	44	内壳
6	1 276	NS53	11/36	中间层壳体
7	1 179	NS34	36	
8	1 006	NS35	31	
9	814	VP7	29/37	外壳
10	751	NS28	24	
11	631	NS26	20	

我国首先分离培养成功的新成人腹泻轮状病毒 J19 株全基因组的 11 基因片段的核苷酸及其编码的蛋白质定位已清楚,如表 2-6-4 所示。

2-6-4　新成人腹泻轮状病毒 J19 的 11 基因片段的核苷酸及其编码的蛋白质

RNA	碱基长度 /bp	基因产物(相当 A 组蛋白)	氨基酸	分子质量 /kD	等电点
1	3 538	VP1	1167	132.890	8.94
2	2 969	VP2	973	11.046	5.81
3	2 512	VP4	823	92.911	6.99
4	2 204	VP3	719	84.710	8.58
5	1 307	NSP1	395	45.649	8.29
6	1 287	VP6	396	42.921	6.03
7	1 004	NSP2	297	33.432	8.27
8	932	NSP3	262	30.117	7.26
9	820	VP7	258	29.264	5.04
10	739	NSP4	213	25.110	5.17
11	649	NSP5	176	20.137	5.16

(四)轮状病毒抗原组成和血清型

轮状病毒的特异性抗原有组(group)特异抗原、亚组(subgroup)特异抗原、血清型(serotype)抗原和血细胞凝集素(hemagglutinin)。组特异抗原是同一组内不同毒株共同具有的抗原,至今发现的轮状病毒已分为 7 个组(A ~ G),这些组内共有抗原位点存在于 VP6 蛋白。A 组 RV 各毒株不是属于亚组 I,就是属于亚组 II。组和亚组的抗原不能诱发中和抗体,不是中和抗原。关于分组和亚组的问题,只对 A 组轮状病毒适用。

关于血清型,只有 A 组 RV 存在血清型问题,其他 RV 虽然一组轮状病毒包含有从多种动物分离的病毒株,但它们有共同的组特异抗原,目前尚未见到血清分型报道。A 组 RV 的血清型是根据病毒外壳蛋白 VP4 和 VP7 特异性和多样性划分的。早期 A 组 RV 的分型主要根据 VP7 上中和抗原的多样性划分。VP7 是糖蛋白(glycoprotein),所以根据 VP7 分的血清型又称为 G 血清型。目前为止,A 组 RV 已分为 14 个 G 血清型(G1 ~ G14),其中 G1、G2、G3、G4、G5、G6、G8、G9、G10、G12 型毒株能感染人。世界各地感染婴幼儿的 A 组 RV 的主要血清型为 G1 ~ G4 型。14 个血清型的 VP7 基因序列均已被测定,同一血清型的不同毒株间,氨基酸序列的同源性很高(91% ~ 100%),而不同血清型的毒株之间,VP7 氨基酸序列的同源性则较低(往往低于 85%),在 VP7 蛋白上有 9 个可变区,在这些区域中,同一型别毒株之间高度保守,而不同毒株间则差异较大。根据这一特点建立了一些检测 RV 分离株 G 血清型的方法。检测 RV 分离株的 G 血清型,是轮状病毒分子流行病学研究的一个重要组成部分。

由于 VP4 蛋白诱导产生的中和抗体与 VP7 蛋白诱导的中和抗体无关,所以近年来又建立了 VP4

的血清分型系统(P 血清型),这种分型系统是与 VP7(G)血清型不同的,不同 G 血清型的毒株可属于同一 P 血清型,而一些相同的 G 血清型的毒株又可属于不同的 P 血清型。现已将 A 组 RV 的 VP4 蛋白分为以下几个 P 血清型:P1A,与 G1、G3、G4 或 G9 毒株有关;P1B,与 G2 型或 G12 型有关;P2,与从无症状新生儿分离的轮状病毒 G1、G2、G3 或 G4 型有关;P3,与一个 G1 型特殊毒株有关;P4,与 G8 型的毒株有关。随着分子生物学的发展,人们已建立基因克隆、核酸序列分析、核酸杂交、PCR 等方法对 P 血清型进行分型并用于临床标本的检查。

(五)轮状病毒的分离培养

1. 用细胞分离培养 目前已知 A 组轮状病毒中动物轮状病毒,除 SA11 O 因子、NCDV 以外,牛、羊、猪等动物的 A 组轮状病毒都可以用细胞进行体外分离培养。猪的 B、C 组轮状病毒,牛的 C 组轮状病毒已相继培养成功。1980 年 Waytt 等将人轮状病毒用悉生(gnobiotic)小猪经口感染,传 11 代后,用原代猴肾细胞分离培养 Wa 株获得成功,解决了人(A 组)轮状病毒体外培养问题。此后,Sato、Urasawa 等相继建立了用胰酶处理病毒,在培养液中加微量胰酶,直接分离培养人(A 组)轮状病毒的方法和空斑中和试验鉴定血清型的方法,推动了人轮状病毒的分离培养。人的 C 组轮状病毒已用人结肠癌细胞 CaCo-2 培养成功。到目前为止,在我国已有从婴幼儿、猪、牛、羊及牦牛等腹泻粪便标本中用细胞培养方法分离 A 组 RV 成功的报告。与动物 RV 相比,人 A 组 RV 的分离培养仍然比较困难,引起成人腹泻暴发流行,我国发现的属 B 组 RV 的 ADRV,至今仍未在体外培养成功。在我国发现的非 A、B、C 组 RV 的新轮状病毒已由纪绍忠等分离培养成功,这是我国学者在世界上最先报告非 A、B、C 组的新成人轮状病毒培养获得成功的案例。引起鸡腹泻的 G 组轮状病毒已能在鸡组织细胞上培养。

根据有关国家分离培养病毒的经验,就轮状病毒的分离培养来说,病原标本新鲜并含有足够数量的完整病毒颗粒至关重要;选用适宜的敏感细胞也是获得成功的重要条件;在培养方法方面,用胰蛋白酶预先处理病毒并在病毒接种于细胞以后,在细胞培养液中加一定浓度的胰酶,能提高轮状病毒分离率;判定分离培养病毒成功与否,灵敏、特异的检查方法是不可缺少的。只有同时解决了这几方面的问题,才有成功分离培养轮状病毒的希望。

A、B、C、D 组轮状病毒在细胞上培养时一般产生病变(细胞边界变暗,细胞融合、变圆、脱落、溶解)或仅有轻微病变。新成人腹泻轮状病毒 J19 株在培养时需用高浓度胰酶,因此,在培养时无法观察病变。

2. 基因重配拯救培养 现已知,在体外,不同种动物来源的轮状病毒重复感染时 RNA 片段容易交换而产生基因重配体(reassortemt)。1980 年,Matsuno 等利用以上轮状病毒 RNA 片段这种特点把可培养的猴 A 组轮状病毒 SA11 和可培养的牛腹泻病毒(NCDV)混合感染细胞,感染时将 SA11 用紫外线灭活,并在细胞培养液中加入抗 NCDV 的抗体,结果混合培养物产生的基因重配的子代病毒具有 SA11 的中和抗原特性。利用这种基因重配技术,Greenberg 等将可培养的牛轮状病毒与不能培养的人 A 组轮状病毒在细胞内基因重配,从而获得了具有人轮状病毒亲本的中和抗原特性的病毒,用此技术已经成功地重组出 50 多株人轮状病毒。这种基因重配技术在解决难以分离培养的 RV 的体外培养、分析基因重配病毒与亲本病毒的特性、了解各 RNA 片段编码的蛋白及其功能、发展基因重配的减毒轮状病毒口服疫苗等方面有重要价值。近年来,Kapikian 等已研制成基因重配的 A 组轮状病毒的疫苗并获得美国 FDA 批准进行人体试验。轮状病毒基因重配技术虽然具有重要应用价值,但这种技术只能在同组病毒之间进行。

3.用动物分离轮状病毒　轮状病毒能引起多种幼龄动物急性腹泻。用患病动物的粪便经口感染同种健康幼龄动物仍能使动物发生腹泻。这不仅为轮状病毒是某种动物腹泻病的病原体提供了最有力的证据，而且也是动物轮状病毒分离、传代、保种的重要方法。国内外发现的动物（牛、羊、猪、犬、兔、大白鼠、牦牛等）轮状病毒均是首先采用此种方法分离病毒获得成功的。

在实验条件下，人轮状病毒能使新生的悉生小牛、悉生小猪或普通的猪、猴、大白鼠乳鼠等动物发生腹泻病或亚临床感染。

二、流行病学

（一）人轮状病毒腹泻

1.A 组轮状病毒腹泻

1）发病率与死亡率　A 组 RV 在世界范围内是婴幼儿重症腹泻病最重要的病原体。在发达国家，轮状病毒性腹泻也是一种常见病。在美国，每年有 100 余万儿童患严重的轮状病毒腹泻，造成约 150 名患儿死亡。华盛顿儿童医院住院腹泻患儿 RV 检出率为 34.5%，日本腹泻患儿 RV 检出率为 45%，澳大利亚墨尔本腹泻患儿 RV 检出率为 39.6%，日内瓦 4 年间腹泻患儿 RV 检出率为 11.9%，Cools 等综合 34 个报告，腹泻患儿 RV 检出率波动于 11% ～ 71%。

1979 年以后，国内许多省（自治区、直辖市）开展了轮状病毒腹泻的流行病学调查。赵锦铭等从全国 19 省市收集的 1 968 例腹泻患儿标本，RV 检出率为 40.9%，国内其他地区报道 RV 的检出率在 13.3% ～ 83.9%。我国轮状病毒感染率很高，但病死率并不高。在其他发展中国家，轮状病毒感染通常是婴幼儿腹泻死亡的首要原因，每年 5 岁以下婴幼儿轮状病毒腹泻的病例约 1.25 亿，180 万例以上是严重腹泻，每年约有 87 万 5 岁以下婴幼儿死于轮状病毒腹泻。

2）病原的血清型　世界各地 A 组轮状病毒流行株的血清型调查结果显示，目前至少有 14 个血清型，其中 G1、G2、G3、G4、G5、G6、G8、G9、G10、G12 能感染人，G1 型最常见（占 54% ～ 64%），其次为 G2 型（18%），G3 型（12%）和 G4 型（11%）。不同地区、时间流行的病毒血清型不尽相同。在我国病毒流行株的血清型也以 G1、G2 型为常见。

3）易感人群　A 组轮状病毒能感染不同年龄的人，成人一般多为隐性感染，2 岁以下儿童极易感染而且多数感染者有典型临床表现。

4）传染源　患者、隐性感染者是最主要的传染源。

5）传播途径　粪—口途径是轮状病毒感染的主要途径。接触过患儿的排泄物、衣物、用品等的较大的儿童、父母、医护人员可将病毒传播给健康幼小儿童。呼吸道传播途径是否是轮状病毒传播的另一种途径仍有争议。

6）分布特征

（1）地理分布：A 组轮状病毒感染是世界范围的，无论在什么地区、国家，A 组轮状病毒都是婴幼儿重症腹泻最主要的病原体。

（2）季节分布：A 组轮状病毒感染在温带地区有明显的季节性，一般多发生在寒冷季节，每年的 10 月至次年的 2 月是轮状病毒腹泻的高发季节。热带地区 A 组轮状病毒感染季节性不明显。我国以秋季病例最多，尤其是 11 月份，冬季次之，春、夏季较少。

（3）人群分布：A 组轮状病毒性腹泻多发生在 5 岁以下儿童，主要是 6 个月～ 2 岁的婴幼儿。成人由于轮状病毒抗体水平较高，虽然可被病毒感染，但多呈隐性感染。

2. 成人轮状病毒腹泻

1) 病原体　在已发现的轮状病毒中,只有两种能引起成人腹泻流行。一种是 B 组轮状病毒中的成人腹泻轮状病毒;另一种是核酸电泳图谱和抗原特性与 A、B、C 组轮状病毒明显不同的新成人腹泻轮状病毒。

2) 流行概况

(1) 在 20 世纪 80 年代, B 组 RV 引起的成人腹泻,在我国流行非常猖獗,发病人数达 100 万。在高发地区,患病率可有(961.9 ～ 1 305)/10 万,患者可达数千至数万人;也可见局灶性暴发或散发。但 20 世纪 90 年代后,该病只见散发病例。印度、孟加拉国有散发的 ADRV 样病毒引起的腹泻。2020 年以来,全球每年约有 200 000 名 5 岁以下儿童因轮状病毒感染导致的腹泻死亡,其中绝大多数发生在发展中国家。

(2) 20 世纪 80 年代,新轮状病毒引起的成人腹泻,在我国只发现了散发病例, 20 世纪 90 年代,发生过较大规模的流行。2002 年,孟加拉国从 1 例腹泻患者粪便检出新成人轮状病毒样的病毒。

3) 传染源、易感人群及传播途径

(1) 成人腹泻轮状病毒、新成人腹泻轮状病毒感染的传染源是患者、非典型患者和隐性感染者。

(2) 易感人群:人群对成人腹泻轮状病毒普遍易感染,男女老幼均能患病。

(3) 传播途径:主要传播途径为粪—口途径,可经水、食物和生活接触传播。生活饮用水的水源污染是暴发流行的主要原因。经食物传播造成的成人轮状病毒腹泻流行多发生于农村。

4) 分布特征

(1) 地理分布:成人腹泻轮状病毒引起的成人腹泻,在我国平原、山区、沿海、内陆等地,无论是城市还是农村均有发生。

(2) 季节分布:成人腹泻轮状病毒引起的腹泻,一年四季均有可能发生,流行多发生于夏季,一般从 4 月下旬开始, 5—6 月达到高峰, 8 月下旬逐渐减少。新轮状病毒引起的成人腹泻散发和暴发均发生在春、夏季。

(3) 人群分布:成人轮状病毒性腹泻主要发生在 15 ～ 50 岁的青壮年, 10 岁以下儿童的患病率或构成比都较低,老年人也可被感染。新轮状病毒引起的成人腹泻主要发生在青壮年,而且暴发流行发生于集体人群。

3. C 组轮状病毒腹泻　1982 年 Rodger 等从婴幼儿粪便中检出 C 组 RV 以后,世界上陆续有国家报告从儿童腹泻粪便中检出 C 组 RV。随后我国也从不同地区的儿童和成人粪便中检出 C 组轮状病毒,其 RNA 电泳图型为特殊模式,即 4 : 3 : 2 : 2,病毒的抗原与 A 组、B 组 RV 的抗原无交叉反应。2010 年后 C 组 RV 引起婴幼儿、年龄偏大的儿童腹泻,多为散发,也可见局部小暴发流行,多发生在 A 组轮状病毒流行季节后。也有极少数成人感染 C 组轮状病毒的报告。

(二)动物轮状病毒腹泻

1963 年, adams 等从腹泻病鼠中发现病毒样颗粒后,世界各地不断有犊牛、仔猪、羔羊、狗、幼兔、幼鹿、叉角羚、大白鼠乳鼠、火鸡和鸡等发生轮状病毒性腹泻的报道,其中以犊牛、仔猪感染轮状病毒多见。我国对动物轮状病毒性腹泻也进行了很多研究。

1. 牛轮状病毒腹泻　发生于犊牛,发病日龄主要是 15 ～ 45 日龄。在安徽省一些地区,发病率颇高,死亡率平均为 8.3%。从不同地区腹泻犊牛收集的粪样,用电镜、核酸电泳检查,轮状病毒阳性率在 45% ～ 80%。用反向间接血凝抑制试验对我国安徽、福建、江西、山东、浙江等省的部分地区的 738 头奶牛及黄牛进行抗体检测,其轮状病毒抗体阳性率分别为85.37%和82.99%。

2. 猪轮状病毒腹泻　在我国许多省(自治区、直辖市)广泛流行。2020—2021年,研究人员对四川省川南和川东地区79个养猪场进行样本采集。共采集了378批2～35日龄哺乳期仔猪粪样,每批选1～3头腹泻病猪,采集粪便并混合成1份粪样,检出轮状病毒126份,检出率33.4%,其中15～35日龄的病猪粪样检出率最高。用细胞培养的毒株对未吮乳仔猪进行感染试验,证实有致病性。从江苏、浙江、江西、福建等省一些猪场及屠宰场共采集血清样品785份,抗体阳性率分别为83.3%、72.6%、66.8%及57.7%。

3. 羊轮状病毒腹泻　发生于羔羊,在我国牧区广泛存在。1987—1988年,新疆乌鲁木齐市曾发生羊流行性腹泻,发病率达85%,死亡率也颇高,诊断为轮状病毒与疑似冠状病毒的混合感染。1989年,王正党等报道在新疆巴里坤县的22份绵羊、山羊羔腹泻粪便中检出11份B组轮状病毒。2018年新疆英吉沙县出现绵羊腹泻症状,采集85份腹泻粪便样本,经实验室检测,确诊为轮状病毒感染所致。

4. 兔轮状病毒腹泻　国内已多地报道兔感染轮状病毒的病例,主要发生在刚断奶的幼兔,幼兔感染后呈水样腹泻,发病兔有较高死亡率。成年兔,呈隐性感染。从不同的3个兔群采样进行血清流行病学调查,兔群轮状病毒抗体阳性率在25%～48%,比牛、猪等家畜略低。

5. 大鼠轮状病毒腹泻　在美国大白鼠乳鼠腹泻粪便标本中发现大白鼠乳鼠传染性腹泻病毒(IDIR)——B组轮状病毒后,中国医学科学院实验动物研究所魏强等从我国实验用大白鼠乳鼠腹泻粪便中发现一种与IDIR不同的B组轮状病毒。这种病毒与B组成人腹泻轮状病毒在血清学方面有交叉反应;在病毒基因方面,杨红彦等报告两者亲缘关系很近。

三、病理学

轮状病毒感染时病毒通过口腔进入胃、小肠,破坏小肠壁细胞,使小肠绒毛变短、萎缩,造成水分吸收和维持电解质平衡的功能障碍,其病理变化主要为黏膜固有层单核细胞浸润,内质网池膨胀,线粒体肿胀,微绒毛稀少、不规则。在内质网池和柱状上皮细胞的溶酶体内可见到病毒颗粒,在杯状细胞和黏膜固有层的吞噬细胞中也可见到病毒颗粒,D-木糖吸收功能受损,胃内容物排空变慢,食入的碳水化合物不能被分解吸收,在肠内形成高渗状态,反而从肠壁吸收水分,形成稀便。

四、临床学

(一)临床表现

1. 人轮状病毒腹泻

(1)婴幼儿轮状病毒腹泻:病毒感染后,潜伏期为1～2 d,临床表现主要为突然发病,发热、呕吐、腹泻(水样便、蛋花样便)。由于患儿个体差异,反应差别较大,有的只产生轻微反应,呈亚临床感染;有的呈轻度腹泻;有的腹泻严重,造成脱水,电解质、酸碱平衡紊乱及营养障碍,如不及时治疗,可能威胁患儿生命健康。

(2)成人轮状病毒性腹泻:病毒感染后潜伏期为1～4 d,以1～2 d为多,起病急,临床症状以腹泻、腹痛、恶心、呕吐等为多见,多数患者不发热。腹泻多为水样便,每日5～10次,重者腹泻酷似霍乱,易造成脱水。除胃肠道症状外,大部分患者有不同程度的食欲减退、全身乏力酸痛、头疼、头晕等全身中毒症状,病程平均1周。

(3)新成人轮状病毒性腹泻:病毒感染后潜伏期为1～4 d,突然发病,全身不适、乏力、恶心、腹痛和腹泻,腹泻每日 2 ～ 6 次,多为黄色水样便,少数为稀便,病程 1 ～ 8 d。大部分患者有发热症状。

(4)C 组轮状病毒腹泻:C 组轮状病毒主要感染婴幼儿、大龄儿童,临床症状与 A 组轮状病毒感染相似。

2.动物轮状病毒腹泻　猪感染病毒后,潜伏期 2 ～ 4 d,出现厌食、委顿,然后开始出现腹泻,个别猪会出现呕吐。腹泻时为水样、半固体状及糊状或乳清样便,之后变为黄绿色到灰白色,有腥臭。腹泻可延续 2 ～ 10 d。腹泻期间,体重减轻。症状的严重程度及死亡率与猪的年龄有关,年龄越小,死亡率越高。较大年龄猪感染后,呈亚临床型,可无症状,常不治而愈。但应注意混合感染的情况,如与致病性大肠埃希菌或冠状病毒混合感染时,可大大增加病情的严重性。

犊牛感染轮状病毒后,粪便呈白或灰白色、褐色,较黏稠,也有呈水样腹泻,排便次数不一。羔羊感染轮状病毒主要症状是厌食、腹泻、脱水等,一般数日可愈。兔感染轮状病毒,则会有较高的死亡率。

(二)临床诊断

1.人轮状病毒腹泻　根据腹泻发生的季节和流行病学资料,可根据临床症状做出倾向性诊断,准确的诊断要根据实验室检查结果来确定。

2.动物轮状病毒腹泻　除根据症状外,还需配合必要的实验室手段,其方法可参照人的轮状病毒感染诊断内容。

(三)临床治疗

1.人轮状病毒腹泻　婴幼儿、儿童或成人患轮状病毒腹泻后,治疗原则都是一样的,即预防纠正脱水和电解质紊乱,继续饮食,合理用药,及时补液,调节电解质平衡。不同病情采取不同治疗方案。病毒性腹泻无有效的治疗方法,主要是采取对症治疗,一般不用抗生素治疗,做好液体疗法,患者即可自愈。

2.动物轮状病毒腹泻　猪感染轮状病毒后,在腹泻开始的 24 ～ 72 h,以葡萄糖离子溶液做肠外体液疗法,可以减少一些液体损失,也可应用抗生素减少细菌继发感染的发生和应用葡萄糖—甘氨酸电解质治疗,效果较好。我国兽医部门也用 ORS 治疗幼畜腹泻,对纠正脱水和增加体重都有很好的效果。牛、羊等动物的治疗方法,与猪相似。

五、实验室诊断

人和动物的轮状病毒感染广泛存在,在病原学方面及时做出准确诊断,对控制疫情和临床治疗都具有非常重要的意义。轮状病毒腹泻的急性期,1 ～ 3 d 内粪便中含有大量病毒,所以用电镜、免疫电镜等技术可以检查病毒或抗原,用核酸电泳、基因扩增、核酸杂交等技术可以直接检测病毒核酸,用细胞培养技术可分离病毒。而检查抗轮状病毒的抗体不能用于病毒的早期诊断,只适用于疾病的回顾性诊断及血清流行病学调查。

(一)电镜技术检查病毒颗粒

轮状病毒有特殊的车轮样形态,电镜检查是检查粪便标本中轮状病毒颗粒最有效、快速、可靠的方法。免疫电镜可提高敏感性并可根据使用抗体的组、型特异性直接鉴定病毒的组或血清型。

(二)ELISA 检查轮状病毒抗原

此法用来检测粪便标本中的轮状病毒抗原,特异性、敏感性高,不需要特殊设备,可用于大量标本的检测,易于推广,但要设立严格的对照组,排除假阳性。

除 ELISA 法以外,国内外还有用反相间接血凝、补体结合试验、乳胶凝集试验、协同凝集试验、对流电泳、胶体金标记抗体等方法检查轮状病毒抗原的报道。

(三)检查轮状病毒的基因

PAGE 检查轮状病毒基因组可看到清晰、典型的 11 个 dsRNA 片段,根据图谱的特征大致可以判定是 A、B、C 组或其他组轮状病毒,还可以看出 A 组轮状病毒电泳的长型和短型。此法不仅可以用于轮状病毒腹泻的诊断,还可进行流行病学监测,发现新的轮状病毒,研究轮状病毒的变异情况。

核酸杂交:标记的特异核酸探针。斑点杂交或 Northern 杂交方法可用于轮状病毒的诊断、分组、分型,也可用于轮状病毒的基因型和基因重配的检测,此方法灵敏性高、特异性好。

逆转录聚合酶链反应近年来已广泛用于轮状病毒的检测和研究。

(四)病毒分离培养

细胞培养技术虽然可用于 A、B、C、D 等组轮状病毒的分离培养,但成功率很低而且费时,不宜用于早期临床诊断。

(五)血清学检查

用免疫电镜、ELISA、免疫荧光、中和试验、空斑和荧光灶或酶斑减少试验测定患者早期、恢复期血清中和抗轮状病毒抗体滴度的变化,可作为诊断的依据。这些方法也可用于血清流行病学调查。

六、防控措施

(一)预防措施

(1)病毒性腹泻属于我国传染病中的感染性腹泻,疾病预防与控制部门应加强对病毒腹泻的监测,建立健全肠道门诊,早发现、早诊断、早报告、早隔离、早治疗。

(2)广泛开展爱国卫生运动,不断改善饮水、饮食和环境卫生。搞好饮水水源的管理,保证水质符合国家饮水质量标准对预防病毒性腹泻暴发流行具有重要意义。

(二)发病后的控制

(1)加强对患者、接触者及其直接环境的管理:对患者要早隔离、早报告、早治疗。对患者呕吐物、粪便,患者所用的餐具、衣物及患者接触过的其他物品均应进行消毒处理,对密切接触者,实行医学观察,防止扩大传播。

(2)掌握流行趋势、及早控制流行:发生病毒性腹泻后,要尽快调查,摸清人群和动物的发病率、病死率,掌握流行强度和发展趋势,查明造成本病流行的主要病原体、传播因素和传播途径,有针对性地切断传播途径,控制流行。

(3)疫苗免疫:由于卫生干预、改善卫生条件对明显降低婴幼儿轮状病毒腹泻的发病率和死亡率作用有限。因此,国际上普遍认为轮状病毒疫苗是预防和控制轮状病毒性腹泻的主要工具。A 组轮状病毒的血清型很多,不同血清型病毒感染没有(或很弱)交叉保护作用。因此使用单一血清型病毒疫苗,很难收到满意的预防效果。动物实验表明,小肠的局部免疫对抵抗轮状病毒感染起最重要的作用。已用于临床试验的疫苗株有轮状病毒牛株、猴株、猪与人株重配体 4 价、5 价疫苗及羊 B 组 RV 株(单价)疫苗等。此外,一些基因工程疫苗也在研究中,故疫苗研究还有很长的路要走。

七、其他病毒性腹泻

20 世纪 70 年代，美国学者从急性腹泻患者粪便中发现诺沃克（Norwalk）病毒，澳大利亚学者发现了轮状病毒后，许多国家相继发现了不少与腹泻相关的病毒，如肠道腺病毒、星状病毒、杯状病毒、小圆结构病毒等。

（一）诺如病毒

诺如病毒（norovirus）是世界范围非细菌性流行性胃肠炎的重要病原体。它属杯状病毒科（Caliciviridae）杯状病毒属。人诺如病毒是 1972 年 Kapikian 等人在美国发现的，原型毒株叫诺瓦克病毒，之后，许多学者又发现了夏威夷病毒、雪山病毒（Snow Mountain virus）、陶顿（Taunton）病毒等，它们的形态与 Norwalk 病毒相似。与这些病毒相似的还有蒙哥马利病毒、南安普顿病毒、多伦多病毒等，现在统称为诺如病毒。诺如病毒颗粒直径为 27～35 nm，无包膜，边缘呈羽毛状，无明确表面结构。病毒基因组为正链单链 RNA，由 7 642 bp 组成， 3' 末端有一个 PolyA 尾巴。感染人的诺如病毒可分为 3 个基因组（gennogroup Ⅰ、Ⅱ、Ⅳ），多数流行株属于基因Ⅱ。

人诺如病毒引起的腹泻，潜伏期为 12～24 h，临床主要表现是恶心、呕吐、水样腹泻、头痛、发热、无血便。在儿童中呕吐比腹泻多见，成人则相反，典型症状持续 1～2 d，为自限性，常无并发症，可导致免疫缺陷患者死亡。

诺如病毒是成人、学龄儿、家庭内暴发的急性非细菌性胃肠炎的主要病原体，但在婴幼儿腹泻病原体中并不重要。病毒主要通过粪—口途径传播，而且有高度传染性，10 个病毒颗粒就可感染 1 个人。诺如病毒腹泻多发生在集体性单位，如学校、娱乐营地、旅游船上、机关、家庭等。多与食生冷食品（如贝类、凉拌菜、未煮食物等）、被污染的食品和饮用水等有关。诺如病毒引起腹泻病发病率很高，社会经济负担很大。至今，该病毒不能培养，尚无用于治疗和预防的药物与疫苗，只能采取加强个人卫生，饮食、饮水卫生和健康教育等措施加以预防。

（二）杯状病毒

杯状病毒（calicivirus）颗粒因外形似杯状而得名，病毒颗粒直径为 30～35 nm。

人杯状病毒是 1975 年由 Madeley 等人发现的，现已成为一个独立的杯状病毒科（Caliciviridae），其中有许多人和动物易感的病毒。Berke 等将人和动物杯状病毒分为 5 个基因组：基因组Ⅰ——小圆结构病毒，基因组Ⅱ——人杯状病毒，基因组Ⅲ——E 型肝炎病毒（HEV）、类人杯状病毒，基因组Ⅳ——兔杯状病毒（兔出血性疾病病毒），基因组Ⅴ——猪疱疹病毒，有些典型杯状病毒形态的病毒待进一步分类。

杯状病毒基因组为不分节段的单链 RNA，由 7 437～7 696 bp 组成，不同基因组病毒，RNA 长短略有不同。现已知杯状病毒是年长儿、成年人、家庭中腹泻的重要病原体。散发急性腹泻中该病毒检出率波动于 2.5%～4%，＜1 岁者少见，患者排病毒时间为 3～6 d。

（三）腺病毒

人腺病毒（adenovirus）是直径约为 80 nm 的 DNA 病毒，1953 年由 Rowe 等发现，至今已有 51 个血清型，属腺病毒科（Adenoviridae）哺乳动物腺病毒属，按病毒生物学和分子生物学特点将 51 个血清型病毒分成 6 个组（A～F），各组病毒与人类多种疾病有关。直到 1981 年 Takiff 等证明"非培养腺病毒"可在 293 细胞上生长后，才确定腺病毒，尤其是肠道腺病毒与小儿腹泻的关系。肠道腺病毒有 2

个血清型，即 Ad40、Ad41 型，目前认为它是婴幼儿腹泻中仅次于轮状病毒的第二个主要病原体。散发病例的检出率波动于 3%～10%。我国用电镜从腹泻儿患者粪便标本中检出腺病毒阳性率波动于 2%～11.4%，有南方高于北方的倾向。赵锦铭等用电镜查 349 例患儿标本，腺病毒阳性率为 4.3%，PAGE 阳性率＜2%，同时还分离出 Ad40 型病毒。腺病毒感染无明显季节性，多发生在 3 岁以内的小儿。

（四）星状病毒

星状病毒（astrovirus）是 1975 年由 Appletvn 和 Higgins 发现。Madeley 等根据病毒外形呈星状而对其命名。后来研究人员从许多动物包括羊、牛、鹿、猪、猫、鼠、狗、幼火鸡、小鸭等中发现与人星状病毒相似的病毒，现已成为星状病毒科（Astrovidae）。病毒颗粒直径为 27～30 nm，外形呈五角或六角星状，病毒基因组为正链单链 RNA，约 6 800 bp。人星状病毒中 3 株病毒已测定了全序列，有 3 个 ORF，一个 PolyA 尾巴，一个病毒结构蛋白，病毒多肽数目因病毒不同而不同。

现已知星状病毒至少有 7 个血清型，分两个基因组，基因组 A 有 1～5 个血清型，基因组 B 有 6～7 个血清型。星状病毒可在细胞上生长，但在维持液中需存在胰蛋白酶。

星状病毒引起的腹泻，在世界范围内主要发生于幼儿，以散发病例为主，也可引起小暴发，多见于儿童和免疫抑制成年人。从散发病例中检出病毒阳性率，电镜法检出率为 1%，单抗 ELISA 法检出率为 2.5%～9.0%，用 RT-PCR 法检出率更高，有人提出它是腹泻中第二个主要病原。世界范围内流行的星状病毒血清型以 1、2 型为主。病毒感染多发生于冬季（温带地区）和雨季（热带地区），经粪—口途径传播。

（五）冠状病毒

冠状病毒（coronavirus）是一组中等大小（80～160 nm）、有外膜的 RNA 病毒，病毒颗粒外形呈圆形、卵圆形，表面有 18～20 nm 棒状突起似皇冠。人冠状病毒于 1965 年由 Tyrrell 等从呼吸道感染患者中分离出来。许多动物冠状病毒能引起动物疾病，现已成为一个冠状病毒科（Coronaviridoe），病毒有双层脂蛋白外膜，病毒核心由核酸和蛋白组成。

用电镜检查腹泻患者粪便标本时，可见到冠状病毒样颗粒（coronavirus-like particle, CVLP）。早期研究腹泻病原体时，认为它也是病毒性腹泻的病原之一。但后来腹泻患者和健康人粪便中 CVLP 的检出率很相似，难以确定人粪便中 CVLP 与胃肠炎的关系。1984 年，吉林省一农村发生急性腹泻病流行，通过流行病学调查和病原学检验，认为冠状病毒是引起此次腹泻病流行的病原体。冠状病毒的自然宿主范围很广，禽与人等均可成为其宿主。冠状病毒属中许多病毒都与动物急性腹泻有关，如猪传染性胃肠炎病毒（TGEV）、猪流行性腹泻病毒（PEDV）、牛肠炎冠状病毒（BCV）、犬肠炎冠状病毒（CCV）、小白鼠肠炎冠状病毒（MCV）、火鸡肠炎冠状病毒（TCV）及幼驹肠炎冠状病毒（FCV）等，人和动物冠状病毒之间或不同动物冠状病毒之间，至今未肯定其有共同抗原。

冠状病毒可在多种细胞上增殖，不同冠状病毒有各自的敏感细胞，但一般说来，分离培养比较困难。人冠状病毒是人呼吸道感染的重要病因。在腹泻患者粪便中用电镜检查可以见到冠状病毒，但是否是腹泻的病原体还缺少足够的证据。

（六）小圆结构病毒

小圆结构病毒（small round virus, SRV）指用电镜检查腹泻患者粪便标本时见到的一组 25～35 nm 的小圆病毒样颗粒（SRVs）。按其外表形态可以分成有特殊结构形态和无特殊形态两大类。前者包括星状病毒、杯状病毒、经典的杯状病毒和其他病毒；后者包括小核糖核酸病毒、小圆结构病毒等。前者引起小儿腹泻，后者只有肠道病毒引起小儿腹泻的报道，但其确切的病原关系仍需进一步研究。同样，细小病毒（parvovirus）与小儿腹泻的关系更需进一步研究来阐明。

（七）牛腹泻 - 黏膜病病毒

牛腹泻—黏膜病病毒（bovine virus diarrhea-mucosal disease virus）属于皮膜病毒科瘟病毒属，是RNA病毒。病毒颗粒略呈球形，也呈多形性，囊膜表面光滑，偶见突起。病毒主要感染牛和犊牛，引起病毒性腹泻和黏膜病，呈世界性分布。国内已分离出此种病毒并证实是牛传染性腹泻的主要病原体，未证实人能被感染。

（八）猪传染性腹泻

引起本病的病毒主要有冠状病毒、轮状病毒、腺病毒、呼肠病毒以及肠道病毒等。猪传染性胃肠炎病毒（TGEV）、猪流行性腹泻病毒（PEDV）只感染猪，对其他动物只有实验感染的报道，有待进一步证实，未见感染人的报告。

犬冠状病毒和犬细小病毒（parvovirus）引起的犬传染性肠炎、水貂细小病毒所致病毒性肠炎及牛病毒性腹泻—黏膜病病毒和猪传染性胃肠炎病毒引起的腹泻等国内都已报道并确定了病原体。

20世纪80年代以来，在世界范围内发生和确定的新发传染病已近40种，其中不少是感染性腹泻。因而，加强新发病毒性腹泻的监测，及早发现对人、畜危害性大的病种及其病原体是防治病毒性腹泻的一项重要任务。

注：本文是在原《中国人兽共患疫病学》中轮状病毒病（附：其他病毒性腹泻）一文的基础上编写的，在此，特向原作者白植生、林继煌致以诚挚的感谢。

第七章

狂犬病

　　狂犬病（rabies）又称恐水症，是被狂犬病毒（rabies virus）感染后所致的一种急性自然疫源性传染病，地理分布广泛，除南极洲和大洋洲外，全世界各大洲均有流行。人和所有恒温动物对狂犬病毒都易感。人主要是通过被病兽咬伤而感染狂犬病毒。由于人与狗在日常生活中的关系密切，所以狗是人类感染狂犬病毒的最常见的传染源。人或动物感染病毒后，一旦发病出现典型症状，则无法救治，几乎100%死亡。狂犬病的临床特征为脑脊髓炎，发病早期主要表现为兴奋、恐水、畏光和风、怕声响、咽喉肌痉挛、进行性瘫痪等。

　　在我国古代就已经知道人的狂犬病是由疯狗咬伤后传染于人的，所以狂犬病也被称为疯狗病。西方在古罗马、埃及和希腊时代的古籍中均有关于狂犬病的记载。但对狂犬病的研究和认识是在18世纪才开始逐渐取得重要进展的。1804年，病毒学家Zunke将患有狂犬病犬的唾液接种在健康犬的伤口处，导致犬发病，后发现此法还可以将该病毒传染给家兔等，证实了狂犬病毒可以通过唾液传播。1879年，法国病毒学家Victor Galtier又成功地把病毒传给家兔并能连续传代下去。在这些前期工作的基础上法国的巴斯德研究所在狂犬病毒的研究上取得突破性成就，他们通过对狂犬病毒野毒株（街毒）在实验室动物的传代适应，降低了病毒毒力（固定毒），然后在1885年用感染病毒家兔的脊髓经干燥后，首次研制出具有保护性的狂犬病疫苗，由此人类对狂犬病的认识和预防发生了历史性转折。现代生物技术的广泛应用在狂犬病疫苗研究领域取得的三项重要进展是细胞培养技术制备的纯化狂犬病疫苗、生物工程技术研制出野生动物狂犬病口服疫苗（狂犬病毒糖蛋白—重组痘病毒或腺病毒）及兽用狂犬病毒减毒活疫苗。尤其是各种狂犬病毒基因工程新型疫苗的研究比较活跃。由于牛痘病毒成功用于消灭人类天花疾病，Pasttoret（2002）报道将牛痘病毒用于基因工程疫苗载体制备的口服狂犬病毒糖蛋白，多年来已经成功用于野生动物的狂犬病防治，而且口服途径是最为经济、有效的手段。

　　欧美国家和日本等少数亚洲国家通过数年对犬的严格管理、严格采取进口动物的检疫和免疫措施，在20世纪90年代中期，人和犬的狂犬病得到控制或消灭。目前欧美国家主要致力于野生动物狂犬病的控制。WHO（2001）报道，亚洲和非洲地区的人间狂犬病占全世界病例数99.9%。根据Haupt（1999）的报道，发展中国家年狂犬病例数高居前三位的是印度、埃塞俄比亚和斯里兰卡，分别为每100万人中发生狂犬病例数为28.8、12.6和10.3，中国未被统计在内。美国、南非和阿根廷及叙利亚每年狂犬病例数最低，分别为每100万人中发生狂犬病例数为0.023、0.1、0.2及0.2。WHO（1998）对全球 153 个国家和地区进行了监测,列出无和有狂犬病的地区。无狂犬病的地区如非洲的利比亚、毛里求斯和好望角等;亚洲的日本、科威特、马来西亚和新加坡等;美洲包括哥斯达黎加、乌拉圭和巴哈马等;整个西欧和大洋洲。有狂犬病的地区有亚洲、非洲、美洲和东欧的大部分地区和国家;西欧的法国、比利时、瑞士、德国和奥地利等。

一、病原学

狂犬病毒属于弹状病毒科(Rhabdoviridae)狂犬病毒属(*Lyssavirus*)成员。根据用抗体对世界各地狂犬病毒株的鉴定结果和对基因组中 N 基因的分析,将其分为 4 个血清型和 7 个基因型。但只有血清 1 型病毒称为狂犬病毒,而其他所有的都称为狂犬相关病毒。两种分类及生物学关联性见表2-7-1。

Noel Tordo(2003)也根据对分子生物学基因树的研究将狂犬病毒分为 7 个基因型,与第 7 次国际病毒分类学委员会的 7 种狂犬病毒的分类是一致的。

表 2-7-1　狂犬病毒血清型和基因型及两者的生物学关联性

血清型 / 基因型	来源及生物学特点
1 / Ⅰ	为攻击标准株(CVS)原株,来自 1882 年巴斯德株,包括来自哺乳动物、北美食虫蝙蝠、拉美吸血蝙蝠和实验室固定毒部分。人对之易感
2 / Ⅱ	Lagos 蝙蝠株,先后分离于尼日利亚(bat-1)、中非共和国(bat-2)和几内亚等(bat-3)。主要宿主为果食蝙蝠和猫
3 / Ⅲ	Mokola 原株,先后从尼日利亚等非洲国家的田鼠、人和犬中分离到(Mokola-1, 2, 3 和 5)。主要宿主为人、田鼠、狗和猫
4 / Ⅳ	Duvenhage 原株,先后从南非和津巴布韦的患者与蝙蝠中分离到。主要宿主为人和食虫蝙蝠
– / Ⅴ	EBL1 属欧洲蝙蝠狂犬病毒属,分离于 *Eptesicus serotinus* 蝙蝠
– / Ⅵ	EBL2 同上,分离于 Myotis 蝙蝠
– / Ⅶ	Australian Bat lyssavirus,分离于澳大利亚蝙蝠

(一)形态结构与功能

狂犬病毒颗粒在电子显微镜下观察,一端钝圆,另一端平凹,外观如子弹状[(75 ~ 80 nm)×(140 ~ 180)nm]。见图 2-7-1。

病毒外部包以致密的双层质膜,膜表面有 1 072 ~ 1 453 个有间距排列的糖蛋白(G)性槌状突出物或称纤突(spike),嵌入膜中连接在内膜的基质蛋白上。糖蛋白是诱导机体产生中和抗体的唯一抗原,袁慧君等(2003)发现其中的某些氨基酸改变与生物学特性和安全性有关系。

狂犬病毒的基因组为不分节的单链负链 RNA,无感染性,约 12 kb,分子质量为 $4.6×10^3$ kD。其基因组从功能上分为先导 RNA、编码区、非编码区和间隔区 4 个部分。从图 2-7-2 可见基因组从 3' 末端至 5' 末端依次排列着 N 基因(1 424 nt)、M1 基因(911 nt)、M2 基因(805 nt)、G 基因(1675 nt)和 L 基因(6 475 nt)。每个基因由编码区、3' 端非编码区和 5' 端非编码区组成。金奇(2001)报道在 N 基因的 3' 端有一段不翻译的先导 RNA,在每个基因间还有长短不同的间隔区。先导 RNA 在狂犬病毒繁殖与复制过程中的生物学意义不详。但先导 RNA 的前 11 个核苷酸（nt）在不同狂犬病毒毒株间是完全保守的，其余部分属于比较保守。

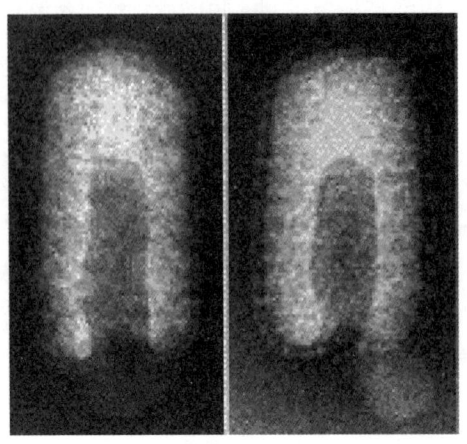

图 2-7-1　狂犬病毒颗粒在电子显微镜下的形态

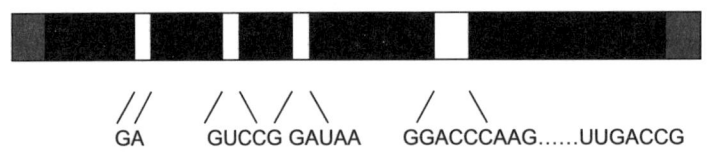

图 2-7-2　狂犬病毒基因组结构示意图

狂犬病毒不同毒株间的各基因组核苷酸序列有所差异，以 G 蛋白基因的变异最为明显，而 N 蛋白基因的序列比较保守（同源性约为 98%）。根据 N 和 G 蛋白基因的氨基酸推导序列同源性，可将狂犬病毒属的成员分为 7 种不同的基因型。从种系发生树（图 2-7-3）中各基因型毒株间的距离可以看出Ⅱ和Ⅲ型亲缘关系较近，Ⅲ和Ⅰ型间差距最大，其基因组核苷酸序列的同源性最小。

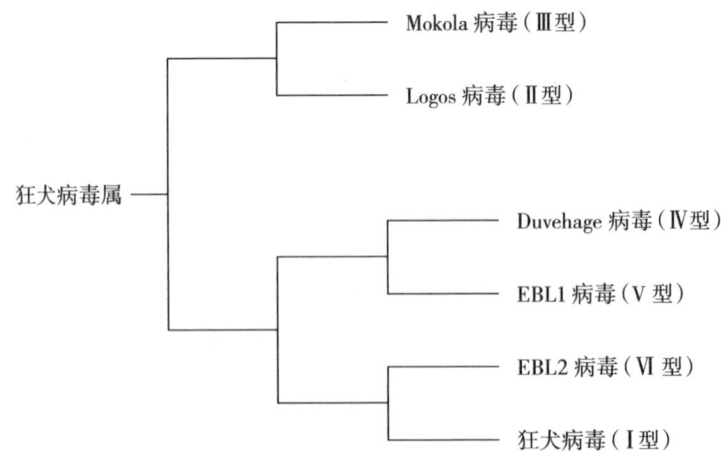

图 2-7-3　狂犬病毒属成员的种系发生树示意图

狂犬病毒编码有 5 种病毒蛋白，其中 G 蛋白与病毒的感染和免疫有密切关系，是唯一能诱导宿主产生保护性中和抗体的病毒蛋白。通过运用中和性单克隆抗体对 G 的中和抗原位点研究表明，其中有

3 个中和抗原位点: 抗原位点Ⅲ、抗原位点Ⅱ和次要抗原位点Ⅰ。每个抗原位点由多个抗原表位相互重叠而成。抗原位点Ⅱ位于糖蛋白的 34 ～ 200 位氨基酸区段, 是一个典型的空间构型抗原位点。抗原位点Ⅲ位于糖蛋白的 330 ～ 357 位氨基酸区段, 是最重要的抗原区, 也是一种空间依赖型抗原位点, 一旦糖蛋白变性, 抗原位点Ⅲ也随之消失。糖蛋白肽链上的糖基化对免疫效果至关重要。在 *E. coli* 中表达的 G 基因产物只有免疫反应性, 而无免疫原性, 不能诱导机体产生中和抗体; 而在酵母中表达的部分因为是部分糖基化, 其免疫效果不如以病毒为载体在真核细胞中表达得好。N 蛋白虽然不能诱导中和抗体的产生, 但可以刺激 T 辅助淋巴细胞并激活 B 淋巴细胞的抗体反应。由于 N 蛋白在不同毒株间的差异极小, 在狂犬病毒诊断试剂的制备上有独特的地位。WHO 推荐的检测中和抗体的快速荧光灶抑制试验 (RFFIT) 中所用中和抗体即为抗 N 蛋白抗体。

各病毒蛋白的分子与生物学特性见表 2-7-2。Finke (2003) 等研究认为, M 蛋白通过转录与合成间的转换合成作用能调节狂犬病毒的 RNA 合成。

表 2-7-2　狂犬病毒各蛋白生物学特性与功能

蛋白	分子质量 /kD	氨基酸数	占病毒总蛋白 /%	功能
L	180	2 142	5	多聚酶, RNA 依赖 RNA 多聚酶
G	65 ～ 70	524	42	糖蛋白, 起免疫作用的主要抗原, 诱导机体产生保护性中和抗体。因为参与病毒对细胞受体的识别及结合过程, 所以与毒力有关
N	57	450	36	核蛋白, 保护病毒核酸免遭酶的破坏, 刺激 T 辅助细胞并产生保护作用
NS (M1)	38 ～ 41	297	6	磷酸化蛋白, 作为 L 蛋白的辅助因子参与病毒 RNA 转录和复制
M (M2)	24 ～ 25	202	11	内膜基质蛋白, 与纤突的构成及维持病毒形态有关

狂犬病毒感染细胞的关键是病毒与细胞表面的受体发生特异性或非特异性结合 (可能是乙酰胆碱受体, AchR), 然后病毒进入细胞内脱去外膜使核衣壳进入胞质, 完成感染过程。从病毒进入被感染细胞, 在胞内合成病毒蛋白及病毒基因组的复制, 到子代病毒被释放至细胞外, 这一期间采用任何生物学手段都检测不到病毒, 称之为病毒感染的 "黑暗时期", 有 6 ～ 8 h。

(二) 生物学和理化特性

狂犬病毒对所有恒温动物的感染性均较强。病毒具有高度的嗜神经组织性, 在神经细胞中复制时可在胞浆内形成一种嗜酸性包涵体亦称内氏小体 (Negri body), 主要由病毒核衣壳特别是 N 蛋白组成, 呈球形或卵圆形, 是狂犬病毒感染后的确诊指标之一。有人认为当狂犬病毒体复制过多、数量过大时, 可产生自身干扰现象, 表现为内氏小体病毒, 在海马、小脑等处容易出现。

原代鸡胚成纤维细胞、原代仓鼠肾上皮细胞和人二倍体细胞 HDCS 株及 Vero 细胞等均对固定毒敏感, 病毒可在这些细胞上增殖。法国巴斯德研究所狂犬病毒室建立的一株鼠神经细胞瘤 (NA-C1300) 对狂犬病毒街毒和固定毒都高度敏感, 可用于街毒的分离。病毒对温度的抵抗力很弱。病毒悬液在 56 ℃ 30 min 或 60 ℃ 10 min 即可灭活; 煮沸 2 min 病毒全部死亡。病毒可被日光、紫外线和超声波等破坏。高锰酸钾、酒精、甲醛和苯扎溴铵等都可使之灭活。病毒在湿热条件下，56 ℃ 15～30 min 或 100 ℃ 2 min 可被灭活，在冷冻或冻干状态下可长期保存。病毒在 50% 甘油 PBS 缓冲溶液保存的感染脑组织中可存活 1 个月以上，在 4 ℃以下可长期保存，并且其中的病毒 RNA 提取后可用于 RT-PCR-RFLP 检测。病毒能在自溶及腐烂的脑组织中保持活力 7～10 d。病毒在 pH 值 7.4～8.0 碱性环境中较为稳定。电镜观察发现低 pH 值环境可诱导病毒糖蛋白的构象发生改变并容易发生聚集。

（三）抗原性和免疫原性

狂犬病毒 G 蛋白是唯一能诱导产生中和抗体的抗原，试验表明该蛋白质分子上既有刺激 Th 细胞增殖的抗原位点，也有刺激 CTL 应答的抗原决定簇。Luo（1997）等研究表明不同病毒株的 G 蛋白氨基酸同源性约 90%，而且至少有 8 个抗原部位，其中的部位Ⅲ位于 330～338 氨基酸上，是病毒中和抗原决定簇的重要区。糖蛋白的分子上有二硫键结构，并有 3～4 个糖基化位点，位于第 37、第 158 或第 204、第 247 和第 319 位。不同毒株的糖基化位置有一定差异，但其中一个糖基化位点（第 319 位）非常重要，它存在于所有已知序列的狂犬病毒株中。试验表明当 G 蛋白的三维构象被破坏后，其免疫原性降低。另外发现从感染细胞分泌出来的可溶性 G 蛋白，可能因蛋白酶的裂解而缺少羧基端的 58 个氨基酸，其抗原性虽然未改变，但不能诱导实验动物产生保护性中和抗体，这体现了 G 蛋白完整结构和构象的重要性。G 蛋白是诱导机体产生中和抗体的唯一成分。不同毒株之间成熟 G 蛋白的核酸序列有差异。

狂犬病毒的 N 蛋白在第 389 位的丝氨酸残基为磷酸化的。不同固定毒株间的同源性可高达 99.6%。N 蛋白为 T 辅助细胞的主要靶抗原，与狂犬病毒属病毒间有交叉反应。苏淼（2000）等发现在狂犬病毒内部 N 蛋白与 NS 蛋白和 L 蛋白结合形成的核糖核蛋白（RNP）免疫动物后虽然不产生中和抗体，但诱导产生的免疫保护力能抵抗病毒攻击。另外在再次免疫时可促进机体迅速产生保护性抗体。其他免疫机理的试验也表明 RNP 能刺激机体产生对 N 蛋白特异的 Th 细胞和 CTL 应答从而产生对病毒感染的抑制作用。

从自然界中分离到的狂犬病流行毒株称为"街毒"（street virus）。通过交叉中和试验发现不同地区分离的"街毒"存在抗原性差异，说明病毒表面的糖蛋白抗原是不同的。由此将病毒分为 4 个血清型，但这种抗原差异不影响对实验动物的交叉免疫保护。已有多个实验室研制出鼠源性抗狂犬病毒的单克隆抗体，主要用于狂犬病的特异性诊断、病毒蛋白和减毒变异株的分析，主要适用于狂犬病毒与同属的其他相关病毒的区别。

动物实验证明有的单克隆抗体具有中和作用，但因为是鼠源性，于临床治疗上还有障碍。基因工程人源性单克隆抗体有望开拓狂犬病治疗的新前景。对于严重暴露者，WHO 建议在使用疫苗的同时应采用抗狂犬病毒免疫球蛋白被动免疫治疗。但来自马血清的抗狂犬病毒免疫球蛋白使用后有较强的副反应，而人抗狂犬病免疫球蛋白存在来源受限、价格高和潜在血液中其他病毒污染的风险，所以人源性抗狂犬病毒基因工程抗体的研究在不断进行并有突破性进展。张世珍（2001）等利用昆虫细胞得到具有体外中和病毒作用的人源性单抗。

狂犬病毒的主要抗原组分可分为两个部分，一部分抗原是定位在病毒颗粒囊膜表面上的糖蛋白棘突，能刺激机体产生特异性的病毒中和抗体和特异性的细胞免疫，从而使机体获得保护性免疫以抵御狂犬病毒对机体的攻击。另一部分是定位在病毒颗粒内部的核衣壳，也具有良好的抗原性，刺激机体产生特异性抗体，也具有抵御狂犬病毒攻击的保护作用及抑制狂犬病毒复制的功能。这两部分抗原组分都能诱导产生特异性 CTL 免疫应答反应，它对清除中枢神经组织中的狂犬病毒起着重要作用。在自然感染情况下，狂犬病毒感染的早期不经人工免疫接种很难依靠机体建立早期的特异性免疫来消灭入侵的狂犬病毒。疫苗接种后机体在 7 ～ 15 d 产生抗体。所以在暴露病毒后及时应用高效价免疫血清或抗狂犬病免疫球蛋白，可遏制病毒侵入神经组织。

（四）致病性变异和细胞培养特性

自然界所有恒温动物对狂犬病毒都很敏感，对狂犬病毒最敏感的动物为狐、山狗、豺和狼等，以狐的敏感性最高，犬对狂犬病毒是中等敏感。狂犬病毒的主要天然动物宿主详见表 2-7-3。啮齿类动物作为狂犬病毒宿主在传播媒介上的意义不甚清楚。鼠作为狂犬病的传播媒介，感染狂犬病毒后病毒在其体内大量繁殖却不发病，而鼠的活动场所与人类的关系密切，所以在疾病的传播上具有潜在威胁性。

表 2-7-3　狂犬病毒几种主要动物宿主及敏感性

敏感性	宿主
极高度	狐、土狼、豺和狼、袋鼠、棉鼠、田鼠
高度	地鼠、臭鼬、浣熊、家猫、蝙蝠、美国山猫、猫鼬、豚鼠、小白鼠、家兔、牛
中等	狗、羊、马、非人灵长类

1881 年，巴斯德研究所将自然界疯牛脑中分离到的狂犬病毒街毒株经家兔脑内连续传 9 代，发现其潜伏期由 15 ～ 20 d 缩短为 6 ～ 7 d，并伴有对人和动物的感染性和致病性减弱等其他生物学性状的改变，主要表现为脑内感染后潜伏期缩短，神经外感染则毒力减弱，这种狂犬病毒称之为"固定毒"（fixed virus）。一般要经过动物脑内连续传 50 代以上后才发生这种改变。动物试验表明，由"街毒"变异为"固定毒"的过程一般是不可逆的。一般情况下，毒力越强，越易固定。两者的若干生物学特征性差异详见表 2-7-4。正是由于"固定毒"的弱毒性和免疫原性特点，目前国内外用于制备狂犬病毒灭活疫苗的毒株，都是用"固定毒"适应于原代地鼠肾细胞、人二倍体细胞、Vero 细胞和鸡胚细胞的适应株。"固定毒"在这些细胞内长期传代后可引起毒力进一步减弱，如经鸡胚传代后的 Flury 低传代株（LEP）\ 高传代株（HEP）和 Kelev 株，经猪肾和 BHK 细胞传代后的 ERA 和 SAD19 株均已被作为减毒活疫苗用于犬的免疫。我国的 CTN 株"固定毒"在二倍体细胞传代 100 代后的毒力进一步减弱，失去在家兔脑内的致病性。

表 2-7-4　狂犬病毒"街毒"与"固定毒"动物试验中的生物学特性差异

生物学特性	"街毒"	"固定毒"
动物脑内接种潜伏期	15 ～ 20 d, 不规律	5 ～ 6 d
动物皮下注射致病性	高	低
包涵体形成	常见	罕见
脑白质与灰质含病毒比例	1 : 2	1 : 100 ～ 1 : 200
动物症状	兴奋型为主	麻痹型为主

二、流行病学

（一）宿主与传染源

自然界中很多野生动物是狂犬病毒的天然储存宿主，对人类威胁最大的易感动物是犬科和猫科动物。野生啮齿动物如野鼠、松鼠和鼬鼠等对本病易感，在被肉食动物吞食后可能传染疾病，所以这些动物成为狂犬病的长期性危险疫源。人类狂犬病 80% 是由犬咬伤引起的，猫、狼和其他野生动物或家畜咬伤分别占 4.7%、4% 和 3.4%。

欧美国家在犬的狂犬病基本得到控制后，野生动物如浣熊和臭鼬成为狂犬病的主要传染源，其唾液腺中所含的病毒量比家养狗高，前者可以把狂犬病直接传染给人，也可以通过犬再传染给人。Krebs（2004）等在 2002 年调查发现，全美国 49 个州共计 7 967 例动物和 3 例人发生狂犬病，动物狂犬病中 92% 为野生动物，7.4% 为家畜。位居前 3 位的高发病率动物为浣熊 36.3%，臭鼬 30.5%，蝙蝠17.2%。家养的猫和狗分别为 3.8% 和 1.2%。在拉丁美洲，每年有 3% ～ 6% 的牛群损失，已经引起 200多例人狂犬病，而犬本身的狂犬病毒是由野生动物传来的。Carlos（1998）等发现吸血蝙蝠和食果蝙蝠等带有狂犬病毒咬人后可导致人发病死亡。由于吸血蝙蝠可长期携带狂犬病毒，不仅在同类群体内长期传播，而且还会传给牛、马、羊、猪和骡等家畜。1907 年巴西南部有数千只牛死于蝙蝠引起的狂犬病，后来在病牛脑内检测出内基氏小体。1970 年在美国对食虫蝙蝠的研究中表明，几万或数万只食虫蝙蝠聚居于某穴洞中，其中 80% 的食虫蝙蝠为狂犬病抗体阳性。

古绍文等（2003）在我国广西地区对外观健康但携带并传播病毒的动物进行调查研究，其收集了140 份犬脑标本，分别进行小鼠颅内接种实验、间接免疫荧光技术、夹心 ELISA 试验和小鼠中和试验，表明外观健康家犬携带狂犬病毒的检出率为 3.57%，同时也发现不同地区犬的病毒携带率与犬的免疫率有关，犬免疫率高的地区未检出病毒。专家认为，由于采集的样品保存条件差，检测的样本量较少，所以估计检测出的狂犬病毒带毒率较实际偏低。犬的健康"带毒"情况一直是流行病学专家关注的问题，它的严重性在于其可能是狂犬病暴发流行的潜在因素。

（二）传播途径

皮肤黏膜、呼吸道、消化道和先天性感染等是已经有报道的感染途径，如对患病动物的宰杀和剥皮、被病犬舔过伤口都可能导致感染。

被狂犬病动物咬伤后是否发生狂犬病与咬伤部位、咬伤程度和感染动物所携带的病毒株有关。儿童及成年男性由于与犬密切接触或户外活动较多，增加了被犬咬伤的机会，所以在患者中所占比例较大。咬伤部位和严重性对是否发病或疾病的潜伏期长短都有影响。易感者：人类对狂犬病毒是非常敏感的，但即使是被唾液中含有大量病毒的狼、犬和猫咬、抓伤或黏膜污染，也不是百分之百发病。在人用狂犬病疫苗未应用之前，被狂犬咬伤者的发病率为 20% ～ 30%。

动物中狂犬病的传播和感染途径有通过皮肤黏膜、消化道、呼吸道和胎盘等。大多数动物的狂犬病是被另一带病毒的动物咬伤所致；感染病毒的母兽舔其幼仔或动物配偶间互相舔其伤口而感染；动物间互食染病死亡的动物也可感染；动物进入蝙蝠山洞中吸入带毒蝙蝠呼出的带有大量狂犬病毒的气溶胶也可感染；已受病毒感染的母兽也可通过胎盘将病毒传染给胎儿。由于 2 月龄内的幼犬被动性从母体中获得一定特异和非特异性保护物质，而成年犬的免疫防御体系较为完善，抗病能力强，所以3 ～ 4 月龄的幼犬对狂犬病更易感。

（三）影响流行的因素

狂犬病的流行受自然地理、文化习俗、经济条件和野生狂犬病动物的数量等几大因素影响。在一些存在自然隔离条件的地区，几乎无狂犬病，甚至在狂犬病高发国印度的一孤岛上，由于与外界隔绝而无人、犬狂犬病的发生。在人烟和野生动物稀少的地区，狂犬病也很稀少，如英国、澳大利亚、新加坡和马来西亚等国的某些地区。

在亚洲、非洲和拉丁美洲的大多数的发展中国家，因人口密集，养犬的数量不断增加——如在印度，人犬比例为 4∶1，加之犬的豢养管理和免疫接种措施极其缺乏，无主犬的数量增加，均导致人群被咬的危险性增加。宗教信仰、社会习俗和经济条件、人口密度等也可以影响狂犬病的流行。在印度和斯里兰卡等国家由于佛教禁止屠杀犬类，造成病犬和流浪犬所形成的野犬群数量特别多，加上管理不严格和不能接种疫苗预防，所以人狂犬病的发病率特别高。

（四）狂犬病全球流行和地理分布特征

随着时代的变迁，过去肆虐于全世界各大洲的狂犬病，受人口、经济和科技发达程度的影响，有着明显的地域分布特点。经 WHO 确定的无狂犬病流行的国家和地区主要在欧美、日本和中国台湾等发达国家和地区，偶有发生也是外源输入性或由野外蝙蝠叮咬后导致的。狂犬病主要集中的亚洲和非洲等发展中国家，仍然是以犬为人狂犬病的主要传染源。从发病季节看无明显的季节高峰，冬季较少，而春、夏和秋季发病多可能与动物发情季节容易伤人及人群衣着单薄，一旦被咬后伤情严重有关。

动物狂犬病比人的狂犬病历史更长，受危害的动物种类也很多，包括各种家畜、家禽和小型哺乳动物。据统计，犬、牛、马和猪等家畜患病率分别为 72.0%、8.4%、4.2% 和 3.0%。在亚洲国家和一些地区由病犬引起的人狂犬病占总病例数的 98%，猫引起的约占 2%。而在北美发达国家偶发的人狂犬病则由带毒蝙蝠引起。在欧美国家由于犬的管理严格和疫苗接种较为普及，犬的狂犬病已经基本得到控制，并且通过空投口服性疫苗诱饵使野生狐狸的狂犬病也得到了很好的控制。在一些犬较多的国家里，对犬大面积、强制性疫苗接种后已经取得控制狂犬病的预期效果。

（五）我国人狂犬病的流行情况变化

我国是世界上狂犬病高发国之一，中华人民共和国成立前由于医疗卫生条件落后，尽管有狂犬病较为严重的流行，但文献记载甚少。后来，通过对犬的管理和疫苗接种及发展医药卫生事业后，各地区暴露者有了正确的伤口治疗措施、好的疫苗和抗血清。国家将狂犬病列为乙类传染病加以管理，由于狂犬病一旦出现症状后死亡率为 100%，所以每年狂犬病的死亡率居我国各类法定传染病死亡率的首位。目前由于经济的发展，人民生活水平提高，城乡养犬数量明显增加，尤其是在经济发达地区，甚至一家养 2～3 条犬。狂犬病在全国的地理位置分布主要集中在经济发达、人口密度大和养犬数量多的中南地区（湖南、湖北、广东、广西等）及华东地区（山东、江苏、江西等）。西藏和西北地区由于幅员辽阔，人口稀少，狂犬病的疫情历来是最轻微的。1956 年，我国开始对家犬进行注射免疫，对流浪犬严格扑杀，数年后基本控制了狂犬病。

三、病理学

（一）发病机制

由于狂犬病毒有严格的嗜神经性，在被咬伤局部的横纹肌细胞内增殖数量极为有限，病毒首先在被咬的伤口内停留一段时间，但不进入外周血液，而是通过外周神经进入中枢神经系统，所以感染狂犬病毒后不产生毒血症。因此在感染后的一段时间内狂犬病毒抗原不能与机体的免疫系统广泛接触，更不能有效刺激机体产生抗感染的免疫应答。

病毒学家的实验证明，病毒在伤口处停留约 6 d 后才出现在神经组织中，然后在外周末梢神经轴突内以大约 3 mm/h 的速度上行扩散到神经节细胞（对狂犬病毒极其敏感，是病毒扩增的重要场所之一）和中枢神经细胞内大量繁殖，再通过外周神经到达全身相应的组织和器官，最终导致患者死亡。在用"固定毒"进行动物实验时发现，如果事先将局部神经切断，于皮下或肌肉中接种"固定毒"，病毒则不能像自然感染咬伤时那样沿周围神经的轴桨传播到中枢神经系统，结果是实验动物不发生疾病。病毒一旦进入中枢神经系统发生感染，病毒还可以离心方式传播到唾液腺和其他器官。在唾液腺中的病毒滴度比脑内高，而且当从唾液腺分离到病毒时，中枢神经系统中的病毒检测肯定为阳性。在肺组织中也发现高滴度病毒，说明嗜神经细胞的狂犬病毒在其他组织和器官中也可以复制，如皮脂腺、角膜、毛囊生发细胞等。我国科学家采用电镜和间接免疫酶染法显示狂犬病毒 aG 株和 CVS 株存在于神经细胞、胶质细胞和血管内皮细胞中。在小鼠脑内主要分布在嗅球、海马及大小脑中，嗅球中的病毒出现早，数量也多，可通过嗅神经传播到鼻黏膜，随分泌物向外播散，在狂犬病的动物传播中起重要作用。海马区各层次中的神经细胞感染严重，大量病毒充满于神经细胞的胞质及树突中，因此海马回中检出狂犬病毒包涵体的阳性率最高。病毒可以在感染的局部组织停留或在中枢神经组织中某些部位静止下来，所以表现在临床上潜伏期差别很大，短者 1 周，长者 1 年以上。此时如果机体中存在中和抗体，则可以防止病毒进入脑神经细胞。

（二）病理变化

病理组织学检查可见非化脓性脑炎变化，可在脑海马角、大脑皮质、小脑和延脑等的神经细胞胞质内出现一种界限明显、圆形或卵圆形嗜酸性包涵体，即狂犬病毒感染确证性内基氏小体。该小体虽然特异性强，但检出率非常低。

四、临床学

（一）临床表现

1. 人狂犬病的临床表现　狂犬病毒感染的潜伏期一般为 3 个月，多为 20 ～ 60 d，个别短的仅10 d，而长的可达 10 年。潜伏期的长短与感染的病毒量、咬伤的部位（头面部较四肢远端的潜伏期短）有关。Hemachudha（2003）等发现，从 2 例脑炎性和麻痹性狂犬病患者中分离的病毒的 G、N 和 P 蛋白序列分析表明在核酸水平仅有细微的差异，而 N 蛋白氨基酸的差异无论是来源于人或犬都显示，差异与地域有关而与临床表现无关。人的狂犬病的临床表现一般分为三个病期（前驱期、急性神经学病期和昏迷期）。

（1）前驱期：狂犬病早期的非特异性症状持续 2 ～ 10 d，如发冷、发热、头痛、咳嗽、畏光、喉痛和肌肉骨骼痛，较为特殊的早期症状为咬伤部位周围皮肤感觉异常，如发痒、发麻和灼热等。较为集中的特殊临床表现为男性的阴茎异常勃起、性欲亢进等；也有表现为狂躁型精神分裂症病变，狂叫、幻听、幻视，甚至发出吠叫声。

（2）兴奋期或痉挛期（急性神经症状期）：主要表现出神经系统疾病的症状，如狂躁或麻痹型狂犬病。80% 的患者表现为狂躁型，其典型症状为咽喉肌肉痉挛，导致吞咽困难，不能并害怕饮水，患者看见或听到水声甚至是听见"喝水"二字就咽喉肌肉痉挛，表现出极度的恐水特殊症状。患者对风、光、声响均表现出高度的敏感性和紧张性，患者焦虑不安、精神失常或有咬人和冲撞等异常行为。呼吸道肌肉也可能痉挛, 并发生全身抽搐。患者可能死于该期或经过 2～7 d 后出现全身麻痹和昏迷, 最后全身衰竭死亡。目前发现在狂犬病患者中约 20% 的患者表现为麻痹型, 在早期就出现感觉异常、咬伤部位疼痛麻木、肌群无力, 随后出现迟缓麻痹。通常被咬伤部位的肢体症状最重, 麻痹逐渐发展为下身、三肢或四肢, 经约 30 d 后全身性麻痹累及吞咽肌和呼吸肌, 最终导致患者死亡。过去认为狂犬病主要发生于被蝙蝠致伤和意外接种不完全灭活的固定毒株的患者, 但现在在被有狂犬病的犬咬伤的人群中也出现了。

　　(3)麻痹期(昏迷期): 狂躁或麻痹型狂犬病患者在病程的最后阶段均进入昏迷状态, 昏迷前主要表现为肢体、面部和眼肌的瘫痪, 感觉减退, 膝腱等生理反射消失。由于呼吸肌麻痹和全身消耗性衰竭, 患者会在数小时或数日之内因呼吸停止而死亡。

　　2.动物狂犬病的临床表现　　动物的狂犬病症状也分为狂躁型和麻痹型。大多数的潜伏期为 10 d 至 2 个月。狂躁型也基本表现为前驱期、兴奋期和麻痹期。前驱期的病犬表现为精神沉郁、喜欢躲藏在暗处、不愿接触人或对人畜的攻击性很强。由于喉头肌肉轻度麻痹, 吞咽时颈部伸展。瞳孔散大, 轻度刺激则表现出异常性兴奋。性欲亢进, 嗅舔自身或其他犬的性器官。唾液分泌增多, 后躯体肌肉软弱。兴奋期的犬在连续 2～4 d 表现为高度兴奋和狂暴, 并容易攻击人畜。狂暴与沉郁症状是交替出现的。病犬表现出特殊的斜视和惶恐表情。当受到外界刺激时表现为狂暴、攻击性强、自咬四肢和尾部等。随着病程进展, 出现意识障碍、显著消瘦、吠声嘶哑、下颌麻痹和流涎等表现。进入麻痹期后持续 1～2 d, 表现为下颌下垂、舌脱出口外、大量流涎、四肢麻痹而卧地不起, 最后因呼吸神经中枢麻痹和全身衰竭而死亡。整个病程约 1 周, 少数可延长至 10 d。麻痹型病犬以麻痹症状为主, 由于头颈部肌肉麻痹而表现为吞咽困难, 这时候主人予以检查或帮助时容易遭到犬攻击。从全球看, 牛的发病率仅次于犬。其潜伏期为 4～6 周。在被患狂犬病的动物咬伤后发病时, 表现为狂暴型, 主要有四肢乱踢、撞墙、变调性咆哮等表现, 在农村称为牛的"怪叫病"。猪的狂犬病也是由病犬或其他动物咬伤后引起的, 但其症状容易与猪的伪狂犬病相混淆。后者是由疱疹病毒科猪疱疹病毒 1 群引起的一种猪的常见传染病。两者的临床表现有时难以区分, 必要时的鉴别诊断有时需要实验室检查病猪脑组织内是否有内基氏小体。在南美洲, 吸血蝙蝠在牛群中造成麻痹型狂犬病是牛的主要死因。非犬类动物中几种动物的狂犬病表现特点可见表 2-7-5。

表 2-7-5　非犬类动物中几种动物的狂犬病表现特点

动物	发病后表现特点
猫	一般表现为狂暴型, 症状与犬相似。出现症状后 2～3 d 死亡。患病后攻击性强。由于猫与人的接触更为密切, 所以病猫对人的危险性不亚于犬
牛	发病初期可见精神沉郁、食欲下降。很快表现为阵发性兴奋和有攻击行为, 出现冲撞墙、磨牙流涎和性欲亢进等。兴奋与沉郁交替发作一段时间后进入麻痹期, 此期不能吞咽、伸颈、鼓气, 最终倒地不起, 衰竭而死
羊	出现狂犬病的情况少见。症状与牛相似。多无兴奋症状或兴奋期短。爱舔咬受伤的伤口, 最终也因麻痹而死亡
猪	常见兴奋不安、乱冲撞、叫声嘶哑、反复用鼻掘地。发作间隙期钻入垫草中, 怕声音。受刺激后跃起满地乱跑, 最后进入麻痹期, 2～4 d 死亡

续表

动物	发病后表现特点
鹿	发病较为突然,表现为发呆、惊恐、怪叫、冲撞墙、自咬躯体、对人畜有攻击行为。有的表现为渐进性运动失调,单侧或双侧后肢运动障碍,后期倒地不起、角弓反张、咬牙吐沫、眼球震颤、四肢划动、全身大汗。发病后 1～2 d 死亡
马和驴	由于被咬伤部位奇痒,病畜可强力摩擦局部以致出血,也可出现自咬、攻击、吞食异物、流涎等行为。最后进入麻痹期,2～4 d 死亡
野生动物	潜伏期在 10 d 至 6 个月,差异非常大,多表现为狂暴型,少数为麻痹型

(二)临床诊断

狂犬病的诊断主要包括流行病学、临床特点、鉴别诊断和特异性实验诊断。大多数狂犬病病例都有被犬、猫或其他患病动物咬抓伤病史,或有剥杀犬、猫皮的经历。当患者诉说被动物咬伤部位有感觉麻木或蚁行感时应追踪随访或留下观察。狂犬病的特殊病史和大多数典型的临床表现,往往被基层医疗机构作为临床诊断依据,但特异性实验室检测才是最为客观性的诊断。

狂犬病的早期和非典型症状病例尚需要与破伤风、脊髓灰质炎、流行性乙型脑炎、吉兰－巴雷综合征、狂犬性癔病和注射狂犬病疫苗反应等有相似症状的病症相鉴别。破伤风有明显的刺伤或砸伤史,一般受伤后 6～15 d 开始发病,最先累及的部位为咀嚼肌和面肌,典型的表现为牙关紧闭,遇声、光和触摸等刺激诱发强烈的阵发性全身肌肉强直性痉挛,呈角弓反张状态及呼吸困难。抽搐发作间隙期,患者神志清楚,无恐水症,积极治疗可痊愈。脊髓灰质炎表现为发热、咽痛和肢体痛,体温下降后开始出现肢体瘫痪表现。用 ELISA 可检测出特异性 IgM 早期抗体,甚至从患者体液中可分离到脊髓灰质炎病毒。流行性乙型脑炎在夏、秋季流行,主要表现为高热、频繁抽搐、严重意识障碍和脑膜刺激症状,检测特异性 IgM 抗体可以确诊。吉兰－巴雷综合征容易与肢体麻痹为主的麻痹型狂犬病混淆。但患者典型的感觉异常为四肢对称性无力,体检可见手套、袜套型感觉减退,迟缓性对称性瘫痪,而无狂犬病的恐水和怕风等症状。狂犬性癔病有确切的被狗和猫咬伤的病史,患者高度担心会发生狂犬病因而表现为行为古怪、极度焦虑和惊恐、有虚幻狂犬病的症状。经对症和心理暗示治疗能恢复正常。注射狂犬病疫苗反应常见于过去注射动物脑源性狂犬病疫苗,在首针注射后 1～3 周出现发热、关节痛、运动失调和各种瘫痪等症状,是由动物脑组织性疫苗接种后可能引发的中枢神经组织变态性炎症反应。但自 1980 年取消脑组织性疫苗后,纯化的组织细胞培养性疫苗无类似的临床不良反应出现。

狂犬病的特异性实验诊断对疾病的确诊有重要意义。随着免疫反应检测技术和分子生物学技术的发展,实验诊断为该病在人和病犬的早期确诊提供了实验依据,也可以检测人或动物在疫苗免疫接种后的特异性抗体产生情况。检测内容包括狂犬病毒检测、病毒抗原或抗体检测和病毒核酸检测。

(三)临床治疗

由于狂犬病毒由局部伤口进入外周神经组织,再向内传入中枢神经系统是一个较长的运行和扩散过程,所以,及时接种狂犬病疫苗,为机体的抗感染免疫功能提供了宝贵的时间。被携带狂犬病毒的动物咬伤后立即对伤口进行局部清洗处理并酌情注射狂犬病疫苗或(和)抗狂犬病血清或特异性免疫球蛋白, 称为暴露后治疗。在长期的暴露后治疗工作中也发现, 如果被咬伤后及时彻底地处理伤口并接种疫苗和注射抗狂犬病毒抗血清, 可以非常有效地降低发病率或不发病, 但是患者一旦发病出现临床症状, 则 100% 死亡。由于狂犬病是致死性疾病, 因此暴露后治疗对发病和死亡率的控制是最为关键的, 疫苗注射应无禁忌证。

狂犬病患者一旦出现临床症状, 则只能对症治疗, 减轻疾病带来的痛苦或延长生命数日, 迄今没有任何抗病毒药物对狂犬病毒是有效的; 干扰素或干扰素诱导剂的疗效也是不确定的, 发病后患者几乎 100% 死亡。Goto (2000) 等研究表明, 核糖核蛋白 (RNP) 特异的 T 细胞不仅促进中和抗体的产生也能分泌 α 干扰素, 而抑制狂犬病毒的感染性。联合应用小剂量干扰素可促进狂犬病毒抗体早产生, 而且干扰素的广谱抗病毒作用也可降低患狂犬病的危险性。出现狂犬病临床症状的患者需要独处于治疗室中, 避免声、光和风等外界刺激, 通过采取镇静和支持治疗措施减轻患者痛苦和延长一定的生存时间。医护人员在护理期间应防止患者唾液通过呼吸道或皮肤破损途径而感染自己。表 2-7-6 是 WHO 对暴露后疫苗接种处理给出的指导性推荐意见。

表 2-7-6　WHO 推荐的暴露后治疗指南

分类	与可疑或确定的狂犬病家畜、野生动物[①]、无法进行观察的动物接触的类型	推荐的治疗方法
I	触摸动物或被饲养动物舔舐完整皮肤	如有可靠的病史, 不必处理
II	轻咬裸露的皮肤; 轻度抓伤或擦伤未出血; 舔到皮肤破损处	立即接种狂犬病疫苗[②]; 如果动物经 10 d[③] 观察始终健康, 或被捕杀的动物经实验室病毒检测确定不带狂犬病毒时, 则停止治疗
III	单一或多处穿透皮肤的咬或抓伤; 黏膜被唾液污染 (如舔)	立即接种狂犬病疫苗及特异性免疫球蛋白; 如果动物经 10 d 观察始终健康, 或被捕杀的动物经实验室检验确定不带狂犬病毒时, 则停止治疗

注: ①暴露于啮齿类动物、野兔和家兔的情况很少, 如果被暴露则应进行特异的狂犬病治疗。

②如果是在低危险区或来自低危险区的健康的犬和猫, 在观察时, 则可以推迟治疗的开始时间。

③这种观察只适用于犬和猫。除了有威胁和危险的动物外, 其他可疑狂犬病的家畜及野生动物应该杀死, 并对其脑组织进行实验室病毒检测。

五、实验室诊断

狂犬病诊断实验室的安全措施必须符合生物安全要求。对动物标本进行病毒检测或分离这类非常危险的操作时, 必须在具有 P3 条件的专业实验室进行。在进行动物实验或细胞培养狂犬病毒固定毒时, 由于病毒浓度大, 虽然毒力较低, 但也可能通过感染破损的皮肤和黏膜造成感染致死。因此, 操作固定毒株仍然需要十分小心地在具有 P2 条件的实验室进行。狂犬病的特异性实验诊断包括对病原体、抗原、抗体和核酸四个方面的检测。

(一) 狂犬病毒检测

对狂犬病病毒的检测取决于采取正确的样本, 病毒分离的主要标本为吸取唾液或脑脊液。对死亡患者或动物可取脑标本，并注意低温保存，早期标本的分离率较高，如唾液的分离率为59%。病毒分离敏感的方法有脑内接种1～2 d小白乳鼠，3～4 d后做免疫荧光（IF）检测或染色后检查内基氏小体；另一种方法是接种对街毒敏感的原代细胞和鼠神经瘤传代细胞（NA-C1300），接种后24 h就可以做快速、灵敏的IF检测。

（二）抗原检测

用IF检测抗原，其标本来源有眼角膜病理切片和来自颈背区的毛囊组织。对于死亡患者或动物可取其不同部位的脑组织做免疫荧光检测，或用双抗夹心法（包被抗体和酶标抗体均为抗病毒核蛋白抗体）检测病毒抗原。由于现有方法的抗原检出率不是很高，所以同时采用几种方法可以提高阳性检出率。

（三）抗体检测

早期诊断应采用ELISA测IgM的方法。未经免疫的患者血清如在一周后查到中和抗体可作为诊断依据。自然感染的患者血清中和抗体较疫苗免疫者的高，可高达1万，而且患者血清中和抗体出现后2～3 d，有时也可在脑脊液中检测到。检测中和抗体的方法有小鼠脑内中和试验（MNT）、快速免疫荧光灶抑制试验（RFFIT）、空斑减少中和试验和IgG-ELISA检测。其中MNT和RFFIT是国际公认的金标准，能够客观地确定中和抗体效价水平。RFFIT试验较为省时，但在技术操作上要求高并需要有一定的实验设备。RFFIT和MNT有相同的敏感性和准确性，可以确定中和抗体效价。ELISA试验是一种抗原抗体间的免疫识别反应，代表的是总体抗体水平，中和抗体仅为其中的一个部分。所以ELISA的结果不能以国际单位（IU/mL）来代表真实的中和抗体水平。

特异性中和抗体的检测除了用于狂犬病确诊外，最有价值的实用性部分在于对免疫接种后是否产生有效免疫保护的监测，并对如何采取免疫接种措施，以及不同狂犬病毒毒株间的抗原性比较都有指导意义。WHO要求免疫后的血清中和抗体达到0.5 IU/mL时才具有免疫保护力。另外，在制备治疗用人抗狂犬病免疫球蛋白时，也需要用该种方法对疫苗接种后的供血者进行筛选。动物血清中抗狂犬病毒中和抗体检测的另一意义是对未接种疫苗动物进行中和抗体检测，可以了解动物狂犬病隐性感染情况。

（四）核酸检测

由于狂犬病生存期标本来源困难且病毒含量低，所以采用快速、特异和高灵敏度的RT-PCR技术可以提高早期诊断的及时性和阳性率。一般选择狂犬病毒属间同源性最高的N基因区进行检测，可在基因扩增后检测或扩增产物经限制性内切酶酶切后进行基因型鉴定。

六、防控措施

狂犬病的防控措施主要是控制和消灭传染源，另外就是人、畜在暴露前的免疫预防和人在暴露后的伤口有效处理和及时地采用疫苗与特异性抗血清。由于部分狂犬患者从暴露到发病的潜伏期时间较短，已经来不及靠疫苗接种之后产生有效抗体，所以暴露后特异性抗血清的使用能起到及时的免疫保护作用。

（一）控制与消灭传染源

狂犬病的防控措施首先是控制与人类密切相关的或间接相关的传染源。由于狂犬病属于自然疫源性疾病和野生动物源性传染病，所以要想在全球完全控制该病，还需要长期性对家养和野生动物进行兽用疫苗免疫工作。但是对野生动物的免疫工作存在极大的困难,即使是投放口服的狂犬病疫苗诱饵,由于野生动物种群较多,而且有的种群代次更替间隔期较短,不利于免疫保护带或群体的长期性维持。在欧美的一些国家野生狐狸和蝙蝠等是人狂犬病的主要传染源。对野生动物如狼和狐狸等的最切合实际的免疫方法为投放稳定的疫苗诱饵——含狂犬病毒减毒株或以痘病毒为载体的狂犬病毒糖蛋白重组疫苗。Almeida(2003)等研究带有狂犬病毒糖蛋白–重组痘病毒的蝙蝠可作为载体蝙蝠由其携带并在群体中播散疫苗以期间接性保护群体。在欧美这些国家牛群中狂犬病病例数的持续减少可证明对野生动物免疫后的效果。这种减毒活疫苗在发达国家的多年应用中已经证明了其有效性和安全性,因为在动物中无活病毒检出,疫苗病毒没有通过唾液由免疫动物传播给其他动物,故可以说对野生动物实施兽用狂犬病毒疫苗口服免疫是人类目前控制狂犬病较为可行的办法。

在亚洲和非洲的很多经济滞后的发展中国家,带狂犬病病毒的犬和猫等则是人类狂犬病的主要传染源。因此在城市和农村对家养、市场流通的犬和猫应实施检疫和疫苗接种登记制度。在过去主要是通过射杀动物来控制狂犬病的流行,现在由于动物疫苗的应用,在不杀动物的情况下对家养宠物的大规模疫苗接种工作,以减少易感动物群体的数量和长期保持种群的免疫保护带,是预防人狂犬病的最有效措施。同时应大力普及狂犬病相关知识,提高人们对狂犬病的认识和鉴别能力,明白对病犬、病猫及时捕杀后焚烧或深埋的道理,不解剖和食用患病动物。如系检验诊断需要,应由专业技术人员在解剖尸体时做好防护及现场消毒工作。在发达国家已经证明大面积对犬进行接种是控制人狂犬病最有力的措施。在犬 3 月龄时进行初次免疫,一年后加强一次,以后每年免疫一次。在发展中国家犬是狂犬病毒的主要宿主,仅 30% ~ 50% 的免疫覆盖率不足以打破疾病的传播循环。现行犬用疫苗在发展中国家的犬免疫后可测定的中和抗体水平较差,加强免疫也是一件非常困难的事情。DNA 疫苗是解决这类问题的一个途径。在兽用狂犬病疫苗方面有 Flury LEP 减毒活疫苗,另外还有 ERA 株减毒活疫苗,可用于犬、马、牛、羊和鹿等家畜。

总之,由于采用以活病毒为载体的基因工程口服疫苗在对野生动物的免疫工作中已经显现出良好的免疫保护效果,Binghan(1997)等认为口服的兽用减毒活疫苗虽然在筛选安全、稳定和有效毒株方面难度较大,但由于其便利性和易于大规模性接种,所以这类的实验工作始终在不断进行着。无论是国内的 CTN 株还是从国外引进的 SAG1 和 SRV9 株,均取得了良好的现场实验结果。CTN 株在各种生产细胞基质上良好的适应性及与国内狂犬病毒野毒株在免疫谱上的一致性,使其作为疫苗生产毒株更具有优势。

在控制和管理传染源上应采取国际通行做法,即 Q.D.V. 措施,检疫(quarantine)、消灭流浪犬(destruction stray dogs)和疫苗接种(vaccination)。狂犬病是可输入性传染病,当动物从狂犬病疫情国进口至接受国时,应遵循相关规定。在国际间的转运最好有专门的笼具、有效的动物健康证明、出口国兽医管理机构签发的国际狂犬病疫苗接种证明和接受国的进口许可证明。由于狂犬病的潜伏期长短不一,法定检疫期至少应为 4 ~ 6 个月,幼犬感染狂犬病的致病性和免疫应答情况不甚清楚,所以在进口时应要求全面检疫。WHO 狂犬病专家认为动物在潜伏期接种疫苗后可以产生抗体但不能阻止疾病的进展。被运输的犬、猫要求至少完成两次疫苗接种,第一次在 3 月龄,第二次在初次免疫 6 个月以后。动物到达后对其期间间隔 4 周的双份阳性血清学进行试验;而血清学试验阴性的动物至少应检疫 4 个月。关于导盲犬的特别免检,要求接种过批准的灭活疫苗,启程前检验证明达到规定的病毒中和抗体滴度,这种犬可允许在无狂犬病的国家停留至多 6 个月,并在返回时不必检疫。总之国际间的动物运输,应在启程前至少 2 周注射疫苗,或在到达进口国时免疫。

(二)对人类狂犬病的预防控制

1.**暴露前的预防措施**　暴露前免疫是指在没有被动物咬伤时的预防性免疫接种。这主要是针对有职业性暴露危险者如兽医、饲养和屠宰人员、农业和兽医部门的检疫技术人员、从事狂犬病毒工作的实验室人员和野外考察工作人员。狂犬病暴露(咬伤)后免疫接种是治疗性接种，一般疫苗接种后10～14 d主动抗体的水平才能达到保护水平，而有的狂犬病潜伏期可短至6 d，所以应在流行地区对高危人群进行暴露前接种，利用机体的免疫记忆，在暴露后加强注射时诱导机体在短期内产生较高的抗体水平，产生更好的保护效果。随着组织源性纯化疫苗国内外生产能力的提高，WHO及各国狂犬病专家建议在发展中国家的狂犬病高发地区对儿童实行暴露前狂犬病疫苗免疫，因为这些地区的儿童容易受到犬的攻击，加上儿童由于其身体条件(缺乏自我保护能力和体形矮小)的特殊，受攻击部位多为头、面和颈部且多为多发性穿透伤，所以儿童的暴露前免疫就显得尤为重要。

2.**暴露后的治疗措施**　暴露后治疗是指人被可疑动物咬伤后应及时采取的三个关键性治疗措施(伤口处理、疫苗接种和必要时的抗血清应用)。被咬伤口尤其是穿透伤应用大量肥皂水和清水冲洗或灌洗较长时间，如疼痛明显可先进行局部麻醉。按照WHO对暴露后伤口的分类，所有伤口暴露程度在Ⅲ级或Ⅲ级以上的需要在清洗后立即用马抗狂犬病毒血清(40 IU/kg)或高效价人抗狂犬病毒免疫球蛋白(RIGH, 20 IU/kg)在伤口周围做浸润性注射，以及时阻断狂犬病毒侵入神经细胞。从目前对健康动物的带毒情况调查看，带毒率为10%～30%，所以被貌似健康的动物咬伤后，尤其是在狂犬病高发区，一定要及时注射疫苗。凡被可疑狂犬病动物吮舔过皮肤、黏膜，抓伤或擦伤者也应及时接种疫苗。凡有多处伤口，或有头、面、颈和手指被咬伤者，在接种疫苗的同时应注射抗狂犬病血清或人抗狂犬病免疫球蛋白，以中和伤口内和周围的病毒，减少和延缓病毒在伤口组织内的繁殖扩散，为机体产生抗病毒的主动性免疫争取时间从而提高暴露后治疗的疗效。

3.**人用狂犬病疫苗及免疫程序**　人用狂犬病疫苗自1882年由法国的巴斯德发明成功后，经过100多年的发展已由早期的动物神经组织性疫苗、禽胚疫苗发展到目前技术最为成熟的原代地鼠肾细胞、鸡胚细胞、人二倍体细胞和Vero细胞纯化疫苗。细胞基质性狂犬病毒纯化疫苗生产技术的应用，不仅提高了疫苗的产量、避免了疫苗中残余动物脑组织引起的变态性脑脊髓炎不良反应、减少了注射针次和注射量，更重要的是提高了疫苗效力单位、延长了疫苗有效期和提高了免疫后的抗体水平。

我国的狂犬病疫苗大多数为加氢氧化铝佐剂的疫苗。常用5针法，即在当天及第3天、第7天、第14天和第28天各肌内注射1剂，要求每剂效力>2.5 IU，液体疫苗为每剂1 mL，冻干疫苗依规格不同可为每剂0.5 mL或1 mL。一般抗体产生较晚，20%～40%的病例在第一针免疫后15～30 d产生抗体，45 d抗体水平达高峰，而被病犬咬伤后的发病潜伏期多数在1个月内。为了提高狂犬病疫苗的早期免疫效果，专家们建议用于暴露后治疗的狂犬病疫苗应去掉铝佐剂；另外也可通过改变免疫程序来促进早期抗体的产生。如应用"2-1-1"程序，用4针分3次免疫，两剂于当天做两侧肌内注射，另两剂于第7天和第14天接种，免疫后7 d和30 d抗体阳转率分别为58.9%和97.9%，而常规5针法免疫组的抗体阳性率分别为22.9%和80.2%，表明"2-1-1"免疫程序的抗体产生较常规法早。现代工艺生产的马血清的不良反应大为降低，但抗狂犬病人免疫球蛋白更为安全。随着抗狂犬病人免疫球蛋白的生产企业增加和成本的降低，其较为容易获得。在被咬伤后需要用抗体或血清时一定要尽早(48 h内)注射，以便尽快中和侵入体内的狂犬病毒。血清与疫苗的联合运用中前者对疫苗的自动免疫有抑制作用，因此可采用控制血清或抗体剂量的方法，或增加疫苗针次，又或初次接种后适当时间内加强1～2次疫苗注射的办法来克服。

（三）狂犬病的全面和长期性防治策略

欧美发达国家的经验表明，对人狂犬病的防治首先是对犬、猫甚至是野生动物的预防，这在发展中国家是一个薄弱环节。随着经济的发展和人民生活水平的提高，以及动物保护法的实施，国内犬只的数量在急剧增加，据农业部（现农业农村部）的不完全统计已经达到1.5亿只。影响狂犬病在动物中流行的因素有很多，包括宿主动物的预防接种、犬的数量和用途、无症状携带病毒动物的存在和带病毒率、犬只群体的结构和动态变化等。我们过去的经验表明，人类狂犬病的控制与犬的管理有密切的联系。在20世纪90年代中期，由于人类对犬的管理工作有力，狂犬病疫情得到很好的控制，到1996年仅出现了159例。由于人在患狂犬病后无一例外全部死亡，所以长期不懈地对犬和野生动物采取全面综合防控措施尤为重要，包括控制犬的数量、对犬的大规模和强制性免疫接种、消灭流浪犬、加强动物贸易中的检验检疫工作等。由于免疫动物群体在代次更新周期上较短，所以对犬和野生动物的狂犬病疫苗免疫工作是一个长期不懈的工作。在经济不发达的很多亚洲国家和地区，由于人口多，养犬也多，加上农村地区对犬的管理和预防接种意识较差，狂犬病在这些地区仍然是一个很大的威胁。随着跨地区和国界的犬只贸易和运输的发展，狂犬病通过车、船和飞机等远程快速的交通工具扩散，这种远距离、快速性的传播比野生动物的自然性传播对人类的危害更大，所以必须采取严格的检疫和免疫措施。猫对狂犬病毒的易感性较犬更大，所以在消灭狂犬病的措施中应该考虑对猫进行免疫注射。WHO狂犬病专家委员会也强烈呼吁，犬狂犬病的防治是控制人狂犬病的源头，防控措施包括管理好家养的犬（猫）、免疫所有家养的犬（猫）、消灭被遗弃或流浪的犬（猫）。对一个基本控制或消灭了狂犬病的地区来说，从外部引入的动物都应当做好严格的检疫工作。

早在1985年，我国相关部门就联合总结了控制狂犬病的经验，制定了我国预防狂犬病的对策，即"管、免、灭"的综合性防控措施，这些措施至今仍然是非常有效的。

第八章 克里米亚－刚果出血热

1944—1945 年，在苏联克里米亚半岛西部的大草原上发生了一起急性发热伴严重出血症状的传染病，后在其他地区也有类似病例发生。1967 年丘马科夫等用乳鼠分离到了该病毒。1969 年 Casals 研究证明，克里米亚出血热病毒的抗原性和生物学性状与 1956 年从刚果发热儿童血液中分离的刚果病毒在抗原性上密切相关，称此病毒为克里米亚－刚果出血热病毒（Crimean-Congo hemorrhagic fever virus，CCHFV）。

1965 年 5 月，在我国新疆南部巴楚县阿克沙克马拉勒地区发现了一种突然发热伴大量出血死亡的急性传染病，共发病 11 人，死亡 10 人，从而引起恐慌。从 1966 年开始，新疆的卫生防疫人员连续多年进行科学研究和防治工作，积累了大量资料。在 1966 年 4—6 月，从该地区 5 例典型患者血液、尸检脏器和亚洲璃眼蜱（*Hyalomma asiaticumi*）中分离到 14 株病毒，并将从当年首例患者血液中分离的 BA66019 株定为原型毒株（prototype）。流行病学、病原学和血清学研究证明，其与我国已存在的乙型脑炎、森林脑炎（标准株和新疆地方株）无抗原关系，暂定名为巴楚出血热。1968 年又从类似的患者、绵羊血液（即 BA68031 或 S68031）和蜱（即 BA68013 又称 HY13）中分离到相同的病毒。进一步追溯调查发现，在整个塔里木盆地的西、北、东缘的荒漠景观中都曾有类似的病例报告，并从人群和家畜血清中检测到相应的抗体，最后定名为新疆出血热（Xinjiang hemorrhagic fever，XHF）。后经形态发生学研究及与刚果病毒 K2/61 株的血清学交叉试验证实与 CCHFV 抗原性一致（陈德蕙等，1983；冯崇慧等，2004）。

1994 年 6 月，卫生部（现国家卫生健康委员会）正式通知，要求在国内外学术交流中统一使用克里米亚－刚果出血热（Crimean-Congo hemorrhagic fever，CCHF）这一名称，国内疫情报告和官方引用暂定名为新疆出血热，疫情统计归属流行性出血热。本文中均采用克里米亚－刚果出血热（或 CCHF）。

一、病原学

（一）病原分类

克里米亚－刚果出血热病毒属于布尼亚病毒科（Bunyaviridae）内罗病毒属（*Genus Nairovirus*）。

（二）形态

1981 年,在不同时间、地点分离的四株病毒（BA66019、Ha75001、BA80004 和 BA66063,前三株来自患者血液,后一株来自蜱对乳鼠脑和 2 周龄幼鼠肾细胞材料进行超微结构研究。电镜下受感染乳鼠脑的神经元和室管膜细胞质中可见嗜碱性包涵体（Giemsa 染色）,呈僧帽状或长圆形,边界清晰,大小不一,其在感染的幼鼠肾细胞中形态更多样。包涵体由核糖体样致密颗粒组成,外常围以扩大的糙面内质网池。在高分辨率视野下,此致密颗粒的中心或附近可见非常细致的管状细丝呈螺旋形排列。而感染神经元核周体原有的较丰富的糙面内质网和游离的核糖体颗粒（大部或全部消失）。高尔基体增生、扩大,扁囊和小泡众多,有的甚至在核周形成环状,在扩大的囊泡和小泡腔内可查见单个或 2～3 个聚在一起的成熟病毒颗粒。病毒在囊泡壁上以芽生方式成熟。

成熟的病毒颗粒呈圆形或长圆形,直径 90～120 nm,核心周边致密,中心透明,含少量细点或细管,外围以双层脂膜的包膜,包膜表面有宽约 10 nm 的突起。Ellis（1979）在 BHK21 细胞中观察到病毒呈对称的 20 面体形状,每个病毒颗粒表面的突起数在 147～168 个。

（三）基因组结构与功能

CCHF 病毒是一种负链单链的 RNA 病毒,其核酸基因由大（L）、中（M）、小（S）三个片段组成,每个片段的末端由氢键连接呈环状。各核酸片段大小: L RNA（$4.1～4.9$）$\times 10^6$ kD; M RNA（$1.5～1.9$）$\times 10^6$ kD; S RNA（$0.6～0.7$）$\times 10^6$ kD,其编码的蛋白分别为大蛋白多聚酶 L、糖蛋白 Gn 和 Gc 及核衣壳蛋白 NP,其分子质量分别为 L:（$145～200$）$\times 10^3$ kD; Gn:（$72～84$）$\times 10^3$ kD; Gc:（$30～40$）$\times 10^3$ kD 和 N:（$48～54$）$\times 10^3$ kD。病毒基因组 A+U 含量＞ G+C 的含量。内罗病毒属有 7 个血清组,34 种主要的蜱媒病毒（tick-borne virus）。其中只有 CCHFV 可引起人类严重疾病和内罗毕绵羊病（Nairobi sheep disease, NSD）病毒可引起家畜动物疾病。基因研究表明它们是一组高度多样性的病毒血清组,其核苷酸和氨基酸的差异分别达 39.4% 和 46.0%。有关的三种病毒包括:

（1）Hazara 病毒属于 CCHF 血清组,由 Begam（1970）从西巴基斯坦的 Hazara 地区 kaghan 山谷,在海拔 3 300 m 处捕获的高山䶄（*Alticola*）体表的 6 只背角硬蜱中分离（即 JC280 株）。该病毒脑内和腹腔注射均能使断乳鼠致病,脑内注射会引起成年小白鼠死亡;对乙醚和去氧胆酸部分敏感,有血凝素。在 CF 和 HI 试验中与 CCHF 病毒（IbAr10200 株）交叉少,而中和试验有交叉。

（2）内罗毕绵羊病（NSD）病毒发现于肯尼亚、乌干达、埃塞俄比亚、索马里和坦桑尼亚等国家,可引起绵羊和山羊的出血性胃肠炎,死亡率高,但对人类不致病。

（3）Dugbe 病毒属于内罗毕绵羊病血清组,是从塞内加尔的 Bouroufaye 处的 20 只雌性缤纷花蜱（*Amblyomma variegatum*）中分离（16A 1792 株）的,在 PS 细胞上产生 CPE 和蚀斑,以后在非洲各地的脊椎动物和节肢动物中都能分离到。Burt（1996）在南非观察到一例患者被蜱咬后引起发热和持续性血小板减少,在 1/162 人中查到 Dugbe 病毒抗体,牛的血清阳性率为 5.2%（70/1 358）。

（四）致病性

1. **实验动物**　新生小白鼠（24～48 时龄,以下简称乳鼠）对 CCHF 病毒最敏感,病毒可在乳鼠中稳定传代。初代分离时常用脑、腹联合接种。潜伏期 5～10 d,连续传代后缩短为 4～5 d,且发病规律。发病乳鼠早期对外界刺激呈兴奋状态,出现惊跳、弓背、平衡失调、侧卧等症状,继而出现拒食、皮肤苍白而死亡,有时可见肢体麻痹现象。乳鼠脑组织中的病毒滴度可达 6.0 Log LD$_{50}$/0.01 mL,解剖可见发病鼠的脑、肝、脾水肿,肝脏呈灰白色,偶见血性腹水或黑粪。感染途径以脑内接种最敏感,腹腔次之,皮下接种低于脑内途径 100～1 000 倍。在感染乳鼠体内,病毒抗原大量积聚在脑皮层神经元的胞质中,神经胶质细胞和其他皮层区的积聚不规则。病毒在脑、肝、肾、肺的巨噬细胞、单个网状细胞和血中单核细胞中的量很少,在脑内或皮下接种大量病毒后 2～3 h 可在血中发现病毒。

病毒可引起 10 日龄鸡胚胎、新生大白鼠和金黄色地鼠乳鼠发病甚至死亡,但发病不规律。本病毒对三周龄小鼠、豚鼠、仓鼠、家兔、猴等实验动物均不致病。绵羊和山羊有自然感染,但不出现临床症状。曾从巴楚疫区绵羊血液中分离到病毒,1968 年和 1975 年分别进行实验,感染绵羊,有一过性的体温上升达 40 ℃,可产生毒血症,持续 6～7 d,感染 1 周后即产生抗体。毒血症期间病毒未从乳汁、鼻腔、尿和粪便中排出,哺乳的羔羊未感染,也未查到抗体。

Gonzalez(1998)在西非用病毒感染绵羊 17 只用于实验,观察到被染绵羊有低热和毒血症症状,后者持续 1 周,并有白细胞升高和肝功能改变,从第 7 天起可检测到抗体。绵羊毒血症可持续 1 周,是成蜱良好的血源动物,对 CCHF 病毒传播起了很大作用。

2. 细胞培养 Casals(1978)曾报道 CCHF 病毒在 CER 细胞中增殖良好,但没有产生细胞病毒效应(CPE)和蚀斑。某些毒株在 LLC-Mk$_2$、CV-1 和非洲绿猴肾原代细胞中形成蚀斑,但很小,出现迟缓。后来一些学者利用 CCHFV 感染细胞后,用免疫荧光来检查其感染滴度,并应用于血清流行病学调查和抗原性差异的分析。CCHFV 常规用 LLC-MK$_2$ 或 VeroE6 传代细胞,种毒后 5～7 d 制成细胞点片用于免疫荧光试验。病毒在 LLc-MK2 细胞上复制比 VeroE6 快,抗原滴度高,种毒后 5～7 d 感染细胞为 80%～90%;1990 年曾用此种细胞直接从北疆准噶尔盆地南缘的亚洲璃眼蜱中分离到两株 CCHF 病毒(Hb90009 和 Hb90013),其敏感性接近乳鼠(冯崇慧,1991)。

CCHF 病毒曾种于原代幼鼠(2 周龄)肾细胞后不产生 CPE,但在胞质中出现大小、形态很不规则的嗜碱性包涵体(Giermsa 染色)。包涵体先见于成纤维母细胞中,形态为短杆状或三角形,随后在上皮细胞中出现并随培养时间延长而增加,从小颗粒状到大小不规则的团块,包涵体的分布部位和发展与免疫荧光颗粒一致(冯崇慧,1984)。Parags(2004)用 CCHF 病毒感染 SW-13 细胞(人肾上腺癌传代细胞),然后用中性红染色来观察 CPE,用于药物的快速筛选研究。俄国 Smirnova 曾将 Hoja-A 毒株在 VeroE6 细胞上连续传 80 多代,使之产生杀细胞效应用于研究。总之,CCHF 病毒可在多种原代细胞或传代细胞上复制,但不能产生明显的 CPE 或蚀斑,通常仅用感染病毒的细胞片做免疫荧光试验,以进行血清流行病学的调查或诊断。

(五)理化特性

CCHF 病毒浮力密度为 1.178 g/cm^3(蔗糖中),沉降系数为 425±253 S。分子质量为 (3.26±0.46)×10^5 kD。病毒对脂溶剂和去垢剂(DCN)敏感,可被 0.1% 低浓度甲醛灭活。10% 氯仿、20% 乙醚在室温下处理 30 min、0.2% 去氧胆酸钠 37 ℃ 1 h 均可使病毒滴度从 Log LD$_{50}$ 6.0 降低至 1.0 以下。在 56 ℃ 条件下 30 min 病毒可被灭活。

病毒感染性在 pH 值 6.0～9.5 范围内稳定,最适 pH 值为 7.0～8.0。本病毒在 37 ℃、45 ℃ 和 56 ℃ 下分别在 18～20 h、1.5～2 h 和 5～10 min 内完全丧失感染性。它们的死亡一半的时间在 37 ℃ 为 2～3 h,45 ℃ 10～20 min,56 ℃ 少于 1 min,在上述温度下 Mg^{2+} 和 Ca^{2+} 不能保护病毒。

该病毒被紫外线照射 1 min 会丧失 99% 的感染性,并于 3 min 内全部丧失。消毒剂甲酚皂、苯酚和乙醇等在常规浓度下很快可将病毒灭活。病毒在 0.1 N HCL pH 值 3 中会被很快灭活。

将典型感染发病的乳鼠脑组织置于 50% 中性甘油内,于 -20 ℃ 下,可保存 3 个月以上。冷冻干燥后可保存 10 年左右。

（六）抗原性和免疫原性

CCHF 病毒有良好的抗原性,当病毒经低浓度的甲醛灭活后免疫已受孕 7～10 d 的母鼠,其仔鼠能抵抗病毒的攻击,可利用这一特点用仔鼠做病毒中和试验进行保护力检测。人类或各种动物感染 CCHF 后均能产生保护性抗体,病后免疫力稳固。人群中尚未发现有第二次感染发病者。

从不同地区的患者,不同的蜱种或绵羊、山羊、野生啮齿动物中分离到的毒株在抗原性上是否有差异,对流行病学有重要的意义,国内外曾用各种免疫学的交叉试验方法进行比较研究,没有发现本病毒在抗原性上的差异。近年来 McAb 技术的发展和其在 CCHF 病毒中的应用表明,对病毒核衣壳蛋白(N 蛋白)的 McAb 抗体研究,只能区分 Hazara 病毒和 Dugbe 病毒。

人类感染 CCHF 病毒后抗体应答的动态明显,中和抗体于病后第 6 天已能测到,至 2 周达高峰,病后 1 个月开始下降,但至少可维持 6 年。IgM 抗体于病后 5 d(未观察到 1～4 d 内的患者)已达很高滴度,病后第 3 周开始下降,2～3 个月维持在较低水平;用免疫荧光法检测时,通常在第 7～8 天可测到 IgM 抗体,第 9～20 天达高峰,3～5 个月后 IgM 阴转或很低。Saluzzo 观察到 1 例患者于病后 122 d 抗体仍为阳性。IgG 抗体一般在 IgM 抗体测到的同时或晚 1～2 d 即能查到,病后 2～5 个月达高峰,于第 6 个月开始下降。CCHF 患者的结合补体抗体能维持 20 年以上(未继续检测)。

（七）分子生物学

1. *S* RNA 基因片段　　CCHF 病毒的 S 片段常作为基因分类的基础,*S* 基因编码核衣壳蛋白(N 蛋白)。*S* 基因全长 1 672 个核苷酸,含一个完整的开放阅读框(ORF),ORF 从 56 位核苷酸开始到 1 504 位核苷酸终止,全长 1 449 个核苷酸,编码一个含 482 个氨基酸的蛋白质。*S* 基因 5′ 端的第 55 个核苷酸和 3′ 端第 168 个核苷酸为非编码区, 毒株之间的差异多发生在末端的非编码区。

新疆 5 株病毒 *S* 基因的起始密码子 ATG 和终止密码子 TGA 均相同,但新疆原型株 BA66019 为 TAA,与 1968 年从同一地区亚洲璃眼蜱中分离的 HY13(即 BA68013 株)相同。从患者、亚洲璃眼蜱、绵羊、野鼠分离的新疆株的 *S* 基因的核苷酸序列同源性高达 99.5%,还包括直接从患者或蜱得到的病毒核酸,均具有共同的进化途径和基因结构特点,明显区别于其他国家分离的毒株。表明 XHF 病毒已经在当地形成自然循环圈,其中蜱株与人株更接近。基因序列分析表明序列间差异不完全与病毒分离的地理区域相关,这可能与这些病毒分离地域比较接近有关,其流行范围以巴楚县为中心,200 km(东西)×100 km(南北)之内。塔里木盆地的东缘和北疆分离株是否有差异有待进一步的研究。

Hewson(2004)等测定了巴基斯坦(2000)、伊拉克(1976)和乌兹别克斯坦(1967)CCHF 病毒株 *S* 基因片段全序列,并根据基因库(gene bank)提供的 19 株 CCHF 病毒 *S* 基因部分或全核苷酸序列,从系统发生上详细地分析比较,将目前世界各地 CCHFV 分成 7 个亚型。①非洲 1 型:来自西非塞内加尔株。②非洲 2 型:来自乌干达株。③非洲 3 型:来自西非和南非包括南非和尼日利亚株。④俄罗斯亚型也包括东欧的毒株,如阿斯特拉罕株。⑤亚洲 1 型即中东亚型:有伊拉克株、巴基斯坦株、阿联酋株、马达加斯加株。⑥亚洲 2 型:一组远东亚型,有中国新疆株和乌兹别克斯坦株(1967 年从患者分离 Hodzha 株)。⑦欧洲亚型:由希腊 Ap92 病毒单独组成。应用系统发生树的分析证明世界各地分离的 CCHF 病毒间存在着明显不同的谱系。

S 基因编码的核衣壳蛋白是一种稳定、特异和量大的抗原成分,既往常规用乙醚或蔗糖—丙酮提取的抗原即核衣壳蛋白,用于抗原、抗体的血清学诊断。之后用真核细胞或原核细胞表达的重组核蛋白(NP)作为抗原进行了 ELISA 和 IF 试验,用于检测 IgG 和 IgM 抗体。检测的抗体滴度较低,但安全

程度高。Anderson（2004）将 CCHF 病毒的核衣壳蛋白 NP 在哺乳动物细胞中表达，研究病毒在感染细胞中的装配定位，NP 定位在感染细胞的核周区，与肌动蛋白纤丝（actin filament）有关，它们的相互作用会影响病毒的装配成熟，当去除肌动蛋白纤丝，加入细胞松弛素 D（cytochalasin D）时最多可降低97% 的 CCHF 病毒的装配。

2. *M* RNA 基因片段　CCHF 病毒 *M* RNA 基因长度达 5.3 kb，它编码的糖蛋白前体（GPC）Gn 和 Gc 位于病毒颗粒的表面突起，其对病毒的致病性和免疫原性有重要作用。M 有一个主要的开放阅读框，编码一个前体蛋白，其长度为 1 689 个氨基酸。*M* 基因编码的多肽氨基酸序列分保守区（在羧基末端的 1 441 个氨基酸）和高变异区（位于 243 ～ 248 个氨基酸处），后者具有黏蛋白样特性。

Papa（2002）研究了中国毒株 BA66019（XHFV 原型株）和 BA84002（1984 年从巴楚 50 团的亚洲璃眼蜱分离）的 *M* RNA 全序列，全长 5.3 kb，两者间差异率为 17.5%，与尼日利亚的蜱分离株 IbAr10200 之间的差异率为 22%，提示内罗病毒属中明显的差异。唐青等（2006）报道了新疆对 1966—1988 年分离的病毒株和 2001—2002 年采集的 17 份核酸 *M* 基因进行序列分析，认为序列间差异不完全与病毒分离的地理区域相关，共 M 蛋白 ORF 氨基末端 250 个氨基酸显示较大差异，其他约 1 400 个氨基酸为保守区；与 Dugbe 病毒 M 前体蛋白氨基酸序列同源性比较，推测 XHF 病毒 M 蛋白氨基末端约位于 1 054 或 1 046 位氨基酸残基，Gn 含 644 个氨基酸残基，分子质量为 72.2 ～ 72.6 kD，有 3 或 4 个糖基化位点。

已研究的 *M* 基因两个区的差异，保守区为 8.4%、变异区为 56.4%。新疆株 *M* 基因的全序列与 IbAr10200 株比较，新疆株之间核苷酸序列的同源性有 99.0%，与 IbAr10200 株为 80% 左右；新疆株之间氨基酸序列的同源性为 87.8% ～ 98.8%，与 IbAr10200 株为 86%。而与 Dugbe 病毒的氨基酸和核苷酸序列的同源性较低，大约分别是 55% 和 37.7%。表明 *M* 基因在进化上也形成了各自独立的分支。

在俄罗斯南部和中亚地区塔吉克斯坦分离的 CCHF 病毒 *M* RNA 基因与中国、尼日利亚和巴基斯坦的毒株进行了比较，认为 *M* 基因片段的核苷酸及其编码的糖蛋白氨基酸序列可分成 4 个基因组。塔吉克斯坦株与中国株在基因上相关，而与俄罗斯、尼日利亚和巴基斯坦株不同组（Seregin 2004）。最近，Kuhn（2004）研究了 2000—2001 年在俄罗斯南部分离自患者和蜱的 7 个毒株的 *M* RNA，发现斯塔夫罗波尔和阿斯特拉罕的毒株在核苷酸序列上紧密相关（差异为 5.8%）；而与伏尔加格勒地区的毒株 M 基因形成一个不同的亚群。

3. *L* RNA 基因片段　CCHF 病毒的 *L* RNA 基因片段编码病毒的多聚酶。Meissner（2006）研究认为 L 多蛋白的一级序列是非常保守一致的，其 90% 转译的氨基酸残基也是严格保守的。然而在 RNA 依赖的 RNA 多聚酶的 N- 末端一侧有一个明显的变异区域，在 760 ～ 810 的氨基酸位置（大约是 50 个氨基酸），此区在各个毒株之间仅有 40% 的同源性。测定了自俄罗斯欧洲部分分离的 11 株病毒，显示按照这个 *L* 片段的可变区序列可把 CCHF 病毒纳入以 *S* 片段序列构成的系统发生树相同的地理分组，但还需要更精密的分析。Kinsell（2004）用 Dugbe 病毒株和 CCHF 病毒特异的寡核苷酸研究 *L* RNA 基因，通过序列对比发现，CCHF 病毒多聚酶区域也存在过去曾描述过的其他布尼安病毒科中的 4 种保守区，有趣的是在 CCHF 和 Dugbe 病毒 *L* 片段中发现了含有卵巢肿瘤（OTU）样的半胱氨酸蛋白酶（OTU-like cysteine protease）和解旋酶（helicase）的功能区，提示内罗病毒属的 L 多蛋白存在自我蛋白酶解（autoproteolytic cleavage）的过程。同时 Honig（2004）也测定了 *L RNA* 基因的序列及其编码的蛋白，其大小比其他布尼安病毒属的病毒大 2 倍，分别为 12 164 个核苷酸和 3 944 个氨基酸。与 Dugbe 病毒相似，分别为 12 255/62% 和 4 036/62%（核苷酸和氨基酸长度／同源性）。也证实 Dugbe、CCHF 和 NSD 的 L 蛋白氨基酸末端中有一种卵巢肿瘤样蛋白（水解）酶的特征性序列

（motif）。提示这些蛋白质是最近研究的 OUT 样蛋白酶家族的成员，是自我蛋白酶解或涉及蛋白去泛素化（Deubiquitination）作用的多肽。Meissner 还认为 CCHF 病毒的变异区域，位于以前报道过的沙粒病毒和布尼安病毒保守区域的侧翼，认为这些可能在 CCHF 的诊断和病毒的分类中有用。

4.CCHF 病毒的基因变异　由于 RT-PCR 技术和核酸、蛋白质分子研究技术的迅猛发展，近年来国内外学者对来自世界不同国家和地区分离的 CCHF 病毒 3 个基因片段 L、M、S 进行了大量的研究分析，并根据来自世界各地分离的毒株从基因进化上进行了系统发生的比较。Hewwson 等（2004）测定了乌兹别克斯坦、伊拉克和巴基斯坦三株病毒 S 和 M 的全核苷酸序列及另两株 S 和 M 的部分序列，以及五株病毒的 L 片段的部分序列，进行系统发生分型时出现了矛盾，发现用 S RNA 核苷酸序列进行系统发生树分组和用 M RNA 分组的结果不同，因此提出是由于基因片段"重配（reassortment）"事件所致。重配现象在布尼安病毒科的其他属中已有报道，但在内罗病毒属中基因片段重配是首次报告；另外还发现用 S 或 L 片段进行分组的模式是相似的，且与病毒株的地理分布来源相关，因而认为 CCHFV 的 S 和 L 片段是共同进化的（Chamberlain，2005）。

Lukashev（2005）以现有的 CCHF 病毒 S、M 和 L 片段全长序列分析结果提出，在南欧、亚洲和非洲的毒株的 S 片段存在多发的重组事件，而在 M、L 片段还不能排除"重组（recombination）"的可能。Seregin（2006）对俄罗斯和保加利亚毒株 S 片段 3′ 非编码区的分析提出这些毒株可能来源于同一个全球性疫点。在进化中基因片段的交换显然是 S 片段 3′ 非编码区同源性重组的结果。Deyde（2006）对 13 个不同地区 CCHFV 全序列的分析发现，核苷酸序列及其编码的氨基酸序列的变异在 S、M、L 片段分别为 20% 和 8%、31% 和 27%、22% 和 10%。表明 CCHF 病毒具有高度的变异性，同时也存在明显的地区性谱系。在 S、M 和 L 片段的系统发生树分组时出现的矛盾，表明 RNA 片段存在着多发的重配事件。同时对个别片段数据分析也出现基因重组，对于虫媒病毒来说，CCHF 病毒基因的可塑性程度意外的高。

对于 CCHF 病毒的"重配"还是"重组"的问题，它在流行病学上的意义有待进一步研究。

二、流行病学

（一）分布

CCHF 是一种具有高病死率的传染病，广泛分布于非洲、欧洲、中东和亚洲，包括中亚地区（土库曼斯坦、乌兹别克斯坦、哈萨克斯坦、吉尔吉斯斯坦和塔吉克斯坦）、外高加索（亚美尼亚和阿塞拜疆）和欧洲部分地区（摩尔多瓦、俄罗斯联邦的卡尔梅克共和国、达吉斯坦共和国、阿斯特拉罕州、罗斯托夫州、克拉斯诺达尔边疆区和斯塔夫罗波尔边疆区），以及保加利亚、土耳其、希腊、葡萄牙、匈牙利、法国等。此外，中国、印度西南部、巴基斯坦西部、阿富汗、伊朗、伊拉克、科威特、阿联酋、塞内加尔、尼日利亚、尼日尔、中非、刚果、乌干达、肯尼亚、埃塞俄比亚、坦桑尼亚、埃及、毛里塔尼亚、津巴布韦、南非和马达加斯加等 30 多个国家和地区，除了极寒冷或高湿度地区外，CCHF 病毒的传播可以发生在生态环境完全不同的地区。

近年来 CCHF 病毒的活动在一些地区引起的地方性流行疫情有增无减。

1.非洲　自 1956 年 Simpson 首次从扎伊尔分离到刚果病毒（其原型病毒株为 V3011 株）以来，在中、东、南和西部非洲各国的人群和家畜动物（骆驼、牛、绵羊、山羊等）血清中检测到抗体，并不断有病例报告。

毛里塔尼亚在 1983 年的古迪马哈区报道首例患者；1988 年 3 月发病 7 例，调查该国南部 14 个地区 1 219 只绵羊的血清抗体阳性率达 4.9% ～ 43.6% ;2003 年 2—8 月发病 63 人, 死亡 4 例, 首发患者发生在卜拉克纳区, 该患者于发病前七天屠宰了一只山羊, 于 2003 年 2 月 12 日发病, 六天后因严重出血死亡, 同时 1 名医生和两名护士受到感染。(Nabeth, 2004)

塞内加尔于 1986—1988 年在 Bandia 区流行病学调查发现人群 IgG 抗体阳性率 3.2%, 于 1989—1990 年从家畜动物体表的蜱分离到 CCHF 病毒。1989—1992 年的塞内加尔班迪亚地区曾发生动物间的流行, 从蜱中分离到 22 株 CCHFV, 但没有患者。到 2003 年 1 月 26 日 1 例 22 岁的牧民因发热、鼻衄、关节痛、下肢肌痛、黑尿等症状住院。检测 IgM 抗体阳性, RT-PCR 阴性, 用细胞培养分离一株(AP61)病毒。患者没有蜱叮咬史或屠宰史。患者自愈出院。无二代病例发生(Nabeth, 2004)。在 2004 年 11 月 4 日 1 例 60 岁的法国志愿者妇女在该国的首都达卡尔工作 2 周后突然发病(引起法国一起输入性 CCHF 病例), 血小板减少, 肝酶升高。采用抗疟、抗生素治疗无效, 11 月 7 日出现出血症状而死亡。没有任何的流行病学史可提供。

肯尼亚首次病例报道是 2000 年 10 月 21 日 1 例 25 岁的农工因发热、头痛、肌痛、便血住院, 入院后发展为整个消化系统出血, 于病后第 6 天死亡。肯尼亚曾证明人群和牛血清中有 CCHF 病毒抗体, 并分离到病毒(Dunster, 2002)。

尼日尔处西非荒漠草原, 1984—1988 年在家畜包括牛、绵羊、山羊和骆驼中共采集 2 540 份血清, 结果牛血清的阳性率高达 57.7%, 该地区存在着潜在的危险。

1987 年, Shepherd 报道了南非前开普省的奥茨胡恩农场附近因屠宰鸵鸟(ostriches)而引起人感染的事件, 1996 年 10 月在同一鸵鸟养殖场又有 17 例工人被感染(该农场共有 400 名工人)因而引起重视, 并对鸟类在 CCHF 的传播上进行了重新研究和调查。苏联研究指出, 雀形目的鸟和家禽对病毒耐受, 而珍珠鸡科产生低滴度的抗体。Zeller 发现, 在地面上捕食的鸟类(如红嘴犀鸟、光泽八哥和珍珠鸟)身上有大量的麻点璃眼蜱的幼蜱, 且人工感染后可产生抗体, 而家鸽和家鸡阴性。认为鸟类在病毒的传播循环中可能起了储存宿主和扩大病毒传播的作用。Swanepoel(1998)用南非 CCHF 原型株病毒(4/81 株)共感染了 9 只 3 月龄的鸵鸟(皮下接种), 于感染后 1 ～ 4 d 在 9 只鸵鸟血液中均产生了病毒血症, 最高滴度达 4.0 Log LD_{50}/mL, 并从一只处死的鸵鸟肌肉中用 PCR 技术检测到病毒核酸。表明鸵鸟对 CCHF 病毒敏感, 学者提出为防止因屠宰鸵鸟而引起感染, 在宰杀前 14 d 应先驱蜱。

2023 年 5 月, 纳米比亚宣布暴发疫情, 确认了 27 名接触者, 其中 24 人为医护人员。纳米比亚卫生部门表示, 自 2016 年以来, 共暴发六次疫情, 共 3 人死亡。

2. 欧洲疫点 法国、匈牙利和摩尔多瓦共和国, 曾从以落叶—阔叶林为主的广大森林地带(落叶林和混交林生境)的蓖麻硬蜱、边缘革蜱和刻点血蜱中分离到病毒, 但至今没有病例报道。这里没有璃眼蜱属的蜱, 在生态学和流行病学方面都与其他地区不同。

克里米亚地区、俄罗斯伏尔加河冲积三角洲平原和罗斯托夫州的顿河平原地区、巴尔干半岛和外高加索。这里是克里米亚出血热的最早发现地。

克里米亚地区 20 世纪 70 年代调查时边缘璃眼蜱(H. marginatum)密度已下降, 但是蜱带毒率仍很高, 到 1989 年对当地的 9 种蜱和野鼠进行了监测, 用 ELISA 和 IF 法检查有 4 种蜱、麝鼠和欧洲兔抗原阳性(未分离到病毒); 小林姬鼠和普通田鼠抗体阳性。表明蜱和野鼠仍参与了病毒的循环。学者认为克里米亚区 CCHF 患者的降低是由于土地的开垦、牛群的圈养以及狩猎区野兔数量的急剧下降, 使近年来发病减少(Markeskin, 1992)。

俄罗斯南部斯塔夫罗波尔 1999—2000 年发病 83 例, 死亡 8 例, 由于蜱的叮咬而发病, 并发生了医护人员的感染。临床症状从轻度发热、出血到严重的肠道出血而死亡。2000 年 4—9 月斯塔夫罗波尔 CCHF 暴发时, 从患者血液分离到 3 株病毒, 从媒介边缘璃眼蜱中分离 1 株病毒。研究表明一些野生哺乳动物和鸟类参与了病毒的循环, 在白嘴鸦、乌鸦、鹛鸰和欧洲棕色兔、大耳猬身上有大量的幼、稚蜱寄生(Onishcheko, 2001)。俄罗斯阿斯特拉罕地区每年都有病例报道。

巴尔干半岛 1954 年首次分离到 CCHF 病毒, 1973 年 Gligic 从深灰色璃眼蜱(*H. plumbeum*)分离 3 株、从蓖麻硬蜱(*Ixodes ricinus*)分离 1 株, 此后每年在巴尔干半岛都有患者, 病例的数量与感染蜱的数量相关。

巴尔干半岛的科索沃在 2001 年春、秋季发生可疑病例 69 例, 经实验室或临床确诊 18 例, 死亡 6 例。从一例死亡患者和医生中分离到 CCHFV, 早期用 RT-PCR 技术快速的完成了患者的诊断, 并用口服病毒唑治愈了患者。这也是巴尔干半岛地区首次从患者分离到 CCHFV, 并进行了遗传学的研究(Papa, 2002)。

科索沃地区的 Pristina 2000 年 5 月发生一起 CCHF 暴发疫情, 一名 17 岁少女被蜱(*Hyalomma* 属)叮咬后发病, 出现典型出血症状, 血小板减少、出凝血时间延长、肝功能异常。用 RT-PCR 扩增 RNA、测序, 并与 45 株来自不同地区的毒株基因进行了序列比较分析, 显示这从科索沃分离的毒株和 33 年前从黑海地区分离株不同, 构成一个新的组, 表明科索沃—黑海地区存在有不同基因型的 CCHFV 流行(Drosten, 2002)。

阿尔巴尼亚于 2001 年 CCHF 暴发流行, 共发病 8 例, 其中 7 例经实验室确诊, 并引起了医院内和家庭内的感染。这次发病的病毒基因与欧洲株紧密相关, 但与希腊株的核苷酸差异达 25.3%(Papa, 2002)。

希腊于 1975 年 5 月从囊形扇头蜱(*Rhipicephalus bursa*)分离到一株 CCHFV 即 Ap92 株。该蜱采自 vergina 地区的山羊体表, 检测当地山羊抗体阳性率达 32.9%、绵羊 11.6%, 但没有人患病。

2022 年 6 月, 俄罗斯南部出现 CCHFV 的新毒株。2023 年 10 月, 法国首次在东比利牛斯省和科西嘉岛的牛身上的蜱虫中检测到 CCHFV。2009 年格鲁吉亚首次出现 CCHF 病例, 此后直至 2022 年, 每年都有 5 ～ 20 例患者。

3. 亚洲疫点　包括中亚地区, 中东、近东和远东地区, 这些地区近年来发病比较频繁。

土耳其 2002—2003 年在 Gumushane、Giresun 等地发生了 CCHF 的暴发流行, 疾病发生于黑海中部和安纳托里亚地区北面托卡特省附近, 2002 年发病时曾误诊为 Q 热, 于第二年在同一地区又出现类似症状的患者, 经流行病学调查有蜱暴露史(但所有的病人都否认有蜱咬史)。两年共报告 19 例患者(2002 年 7 月发病 9 例; 2003 年 6—7 月 10 例患者), 18 例是放牧人, 1 例是医院内感染的护士, 检测 17 份血清 IgM 抗体阳性, 死亡 2 例, 病死率 11%, 从 2 份标本中分离到 2 株病毒, 基因分析与南斯拉夫(现塞尔维亚等地区)和俄罗斯西、南地区的毒株紧密相关(Karti, 2004)。2006 年 Tonbak 等报道了土耳其 Kelkit 山谷从家畜体表采集的成蜱共 1 015 只, 其中囊形扇头蜱和边缘璃眼蜱分别占 47.68% 和 96.4%, 并从这两种蜱中分离到病毒, 用 RT-PCR 进行基因分析与俄罗斯和科索沃地区毒株相关, 这是土耳其首次报道。

巴基斯坦自 1976 年首次报道 CCHF 患者以来, 1994 年的 Quetta 发生 3 例病人(Altaf, 1998); 拉瓦尔品第于 2002 年 2 月发生一起医院内的暴发流行, 原发患者死亡, 第二代患者 2 例, 一例于接触原发患者后 13 天死亡, 另一例用病毒唑(Ribavirin)治愈(Athar, 2003)。

伊朗 1975 年伊朗已从人群、家畜和小型哺乳动物中检测到对 CCHFV 的抗体, 从蜱中分离到病毒。但在 1999 年前 CCHF 患者罕见, 近年来发病比较频繁, 作了大量的报道: 1999 年 6 月至 2004 年 2 月在伊朗东北部地区共报道 255 例患者。2000—2004 年锡斯坦－俾路支斯坦省发病 169 例; 2000—

2004 年锡斯坦 – 俾路支斯坦省发病 169 例；2004—2006 年伊朗东北部 Gdestan 省因接触了感染绵羊的组织及血液发病 6 例；2002 年从 9 例患者中分离的病毒进行基因分析（Chinikar，2004），检测 S 和 M 基因序列和 N 蛋白及糖蛋白的氨基酸，表明它们的同源性超过 98%。从 S 片段系统发生分析，这些病毒与巴基斯坦和马达加斯加的毒株属同一组，而与过去伊朗分离的 Arteh193-3 株在系统发生上不相同，认为伊朗流行的 CCHF 病毒至少有 2 个基因系列，但 M 片段有部分不同（Mardani，2007；Jobbari，2006；Alavi-Naini，2005）。

阿联酋 Schwarz（1997）报道，1994 年 7 月至 1995 年 1 月在 Emirates 医院收治了 11 例患者，4 例经实验室确诊，其余患者根据流行病学和临床背景确诊。这些患者中 81.8% 有发热、呕吐（45.5%）、腹泻（63.6%）和出血症状（45.5%），病死率 72.7%。Rodriguez（1997）从这次流行中采集的可疑患者血液标本和蜱标本用抗原捕获 ELISA 和 RT-PCR 检测到 CCHFV，并对 4 份蜱和 5 份患者分离阳性的标本进行了 S 基因片段的核苷酸序列测定，结果发现所有毒株均与巴基斯坦和马达加斯加属同一系统发生组，其中有来自阿联酋的患者及从索马里进口家畜体表的璃眼蜱属分离的 3 株病毒；有一例患者分离株的 S RNA 序列与尼日利亚株关系密切，这些资料表明 1994—1995 年在阿联酋流行的 CCHFV 是多源性的暴发，可能与外贸输入被 CCHF 病毒感染的家畜和蜱有关。

阿曼 1995—1996 年 Williams（2000）首次确诊阿曼苏丹地区 4 例临床病例。3 例相互没有关系的患者分别发生于 1995 年的 1 月、5 月和 6 月，一例发生在 1996 年 8 月。这些患者采用 ELISA 和 RT-PCR 法确诊。4 例患者分别感染于家畜和（或）蜱，没有发生第二代患者。在流行病学调查中发现高危人群抗体阳性率达 30.3%，动物（骆驼、牛、山羊和绵羊）为 22%；从牲畜体表采集的蜱主要是小亚璃眼蜱（H. anatolicum），243 组蜱用 ELISA 检测抗原有 19 组阳性。作者认为 CCHF 病毒在阿拉伯半岛广泛存在，而小亚璃眼蜱是主要的媒介。

沙特阿拉伯 Azazy（1997）对沙特西部麦加地区的 Jeddah 和 Taif 附近进行了流行病学调查，从家畜体表采集到 13 种蜱，其中 10 种可能与传播 CCHF 有关，骆驼的蜱感染最高（97%），而以嗜驼璃眼蜱（Hy. dromedarii）最常见。3 例确诊患者的感染可能和新鲜羊肉的接触及屠宰绵羊有关。在麦加进一步调查时发现 1989—1990 年有 40 例患者或可疑患者，其中包括 12 例死亡。在苏丹感染的蜱被怀疑可能通过 Jeddah 港口输入的绵羊带入，并对从阿曼苏丹输入的牲畜和工作人员用 RPHI 方法检测抗体，阳性率为：人 0.8%、绵羊 4.1%、山羊 3.2%、牛 0.6%。

阿富汗 1998 年 3 月中在塔哈尔省的鲁斯塔克地区一个村庄暴发了 CCHF，共发病 19 人，死亡 12 例。Rustaq 地区在阿富汗的东北部，那里 2 月份发生了严重的地震。后将血液标本送往 WHO 协作中心，血清学试验（IgG/IgM 抗体）证明是 CCHF 病毒感染。

哈萨克斯坦据 Yashina（2003）报道 2000—2001 年来发生了多起暴发流行。在一次流行中发病 15 例，从患者血液和媒介蜱中分离到多株病毒，并首次从银盾革蜱（Dermacenter niveus）中分离一株（TI0111 株）病毒。

塔吉克斯坦 1990 年有病例报道，并分离到病毒，从基因水平比较哈萨克斯坦和塔吉克斯坦毒株属同一组，核苷酸序列变异为 3.2%，而与乌兹别克株有差异（后者从亚洲璃眼蜱分离，与中国株相关）。2001 年（Asvaov）又出现了 CCHF 患者，当地的主要蜱种也是边缘璃眼蜱。

2022 年上半年，伊拉克报道超过 200 例 CCHF 患者。

中国新疆维吾尔自治区 CCHF 患者集中在新疆塔里木盆地西北缘的巴楚县周围、叶尔羌河的中下游和塔里木河流域两岸的胡杨（Populus diversifolia）、红柳（又称柽柳 Tamarix sp）林型为主的荒漠牧场中。较丰富的林下草木层是放牧场所，也是各种啮齿动物、塔里木兔和病毒媒介亚洲璃眼蜱活动和栖息的主要生境,包括阿克沙克马拉勒、夏马勒、克拉克勤、红海子乡、农垦 50 团和 53 团等,几乎每年都有发病。其他地区如伽师、柯坪、阿瓦提、沙雅、库车、尉犁等地有少量的散在患者。铁干里克、若羌、瓦石峡、和田、墨玉及于田等县及附近的兵团农场等地的人群和家畜检测到 CCHF 抗体。

北疆地区在准噶尔盆地的南缘、西缘和伊犁河谷的荒漠景观中,包括阜康北沙窝、沙湾炮台镇、乌苏古尔图牧场、艾比湖东缘和伊犁河谷的塔克尔莫呼尔沙漠及头湖边境等也是 CCHF 的疫源地,植被有梭梭、盐生灌木或半灌木沙生植物及丛生禾草等。其中零星分布有胡杨和红柳。媒介优势种也是亚洲璃眼蜱(*Hylomma asiaticum*)。

整个新疆地区优势蜱种是亚洲璃眼蜱(*Hylomma asiaticum*),蜱的带毒率相当高,为 10% ~ 30%(冯崇慧等,1984)。1990 年从北疆的亚洲璃眼蜱中首次分离到两株 CCHF 病毒,人群中抗体阳性,但至今尚未观察到患者。家畜血清抗体阳性率亦相当高,1 ~ 2 岁龄绵羊血清抗体阳性率为 50% 左右(RPHI)(冯崇慧等,1991)。

在云南、青海、四川、海南、内蒙古等地均从家畜动物中查到抗体,尤其是云南一些地区的黄牛血清阳性率高达 80%(杨建理,朱宇同);在青海的海西州乌兰县的 1 例当地牧民检测到低滴度的抗体分别为 1∶32 和 1∶80(RPHI 和 CF 法),但本人否认有发病史。

(二)流行特征

1. 发病的季节性　本病的发生有明显的地方性和季节性。其发病的高峰与当地主要媒介璃眼蜱的 1 种或 1 种以上的成虫的活动高峰相吻合。

2. 年龄、性别和职业分布　各年龄组人群均敏感,也不受性别的影响,但发病的人群分布与职业的特点密切相关。发病年龄在 2 ~ 78 岁,大多在 16 ~ 54 岁,发病年龄的差别决定于职业的分布;男女均可感染。本病的高危人群是从事畜牧业、农业的人及一部分林区工人,如牧场放牧的牧民、兽医、屠宰工人、皮毛加工工人、牲畜市场的工作人员、挤奶工、剪羊毛工人,以及进入牧场打柴、狩猎、挖甘草者等。还有一部分是接触患者的医护人员。旅游业的发展增加了进入疫源地人群感染的机会和输入性病例发生(从乡村带入大城市)的可能。

3. 散发性　本病散在发生,即使在流行时,发病在时间和空间上都是散的。偶尔会发生一个家庭内或医院内的暴发流行,出现第二代,甚至第三代患者。

(三)传染源

1. 硬蜱　CCHF 病毒是一种蜱媒病毒,从全世界各个疫源地中分离到病毒的蜱共发现 8 属 27 种,包括璃眼蜱属 11 种、扇头蜱属 6 种、牛蜱属 4 种、革蜱属 2 种、花蜱属 1 种、血蜱属 1 种和硬蜱属 1 种,还有 1 种软蜱。已证明璃眼蜱属(*Hyalomma*)是 CCHFV 的主要传播媒介,CCHF 的分布与璃眼蜱属的分布相吻合。璃眼蜱属是一种二或三宿主蜱种,未成熟的幼、稚虫寄生在鸟类、野兔或小型哺乳类动物身上吸血,成虫附着于大型哺乳动物和人,而人类只是一个偶然的或是终末宿主。吸饱血的蜱从动物体表脱落后产卵。病毒可经卵传递,成蜱叮咬宿主吸血的同时可将病毒从唾液腺注入宿主导致毒血症。璃眼蜱属是一类最有效的媒介和最常见的蜱种。往往在一个疫区内主要有 1 ~ 2 个璃眼蜱属的优势种。

1)非洲疫区　蜱种比较多,Camicas(1994)报道在塞内加尔主要的媒介是长喙璃眼蜱(*H. truncatum*)和缤纷花蜱(*Amblyomma Variegatum*),　其次是无盾璃眼蜱(*H. impeltum*)、麻点璃眼蜱(*H. marginatum rufipes*)和扇头蜱(*Rhipicephalus guilhoni*)。麻点璃眼蜱是非洲疫区主要的媒介。尼日利亚曾报道从库蠓中分离到 CCHF 病毒。

2）欧洲疫区 牛和绵羊及白头鸦（*Corvus fragilegus*）身上有大量的边缘璃眼蜱。巴尔干半岛还有蓖麻硬蜱、囊形扇头蜱和边缘革蜱（*Dermacentor marginatus*）。外高加索地区尚有小亚璃眼蜱、有环牛蜱、囊形扇头蜱和血红扇头蜱，均能从这些蜱中分离到CCHF病毒。

森林景观的法国、匈牙利和摩尔多瓦是欧洲落叶林和混交林生境，这些地区没有璃眼蜱属，但曾从蓖麻硬蜱、边缘革蜱和刻点血蜱（*Haemaphysalis punctata*）中分离到病毒。

3）亚洲疫区 中亚地区乌兹别克斯坦、塔吉克斯坦和哈萨克斯坦蜱种较多，如小亚璃眼蜱、亚洲璃眼蜱、图兰璃眼蜱、囊形扇头蜱等，其中的优势种和主要媒介是小亚璃眼蜱，乌兹别克斯坦是亚洲璃眼蜱。中东主要有小亚璃眼蜱和嗜驼璃眼蜱（*Hy. dromedarii*）。我国新疆南、北疆地区的优势种是亚洲璃眼蜱（曾建议分类为亚洲璃眼蜱的亚种亚东璃眼蜱），青海、甘肃和内蒙古西部可能以亚洲璃眼蜱为主，而海南、云南、四川等地的蜱种有待研究。

2. 家畜和野生动物 影响CCHF病毒传播的因素除了媒介蜱要有足够的密度外，还需有丰富的脊椎动物宿主，它是蜱的宿主，也可能是病毒的储存宿主，目前至少有20种不同的野生脊椎动物已证实被感染。CCHF病毒除对人类致病外，还可引起并导致毒血症以产生抗体。

1）野生脊椎动物

（1）大型哺乳动物：在CCHF疫点栖息的较大型野生哺乳动物已因人类的开垦、生产和家畜的进入而被取代，曾检测到抗体的动物有赤狐、狒狒、瞪羚、大羚羊、斑马、黑角马、小羚羊等；在南非，从长颈鹿、犀牛、有角兽和水牛等动物中也曾检测到。

（2）食虫目：四趾刺猬（*Erinaceua albiventis*）、长耳刺猬、大耳刺猬。

（3）翼手目：大鼠耳蝠（*Myoxis blyti*）、普通山蝠（*Nyctalus noctula*）和蝙蝠。

（4）兔形目：野兔是蜱的重要宿主，并可能是病毒的增殖宿主。野兔体表、耳廓带有大量的幼、稚蜱，且其活动范围大。几乎在各个疫区，不同的兔种都参与了CCHF病毒的循环，如欧洲野兔（*Lepus europaeus*）、蒙古兔或称草原兔（*L. Capensis*）、新疆南疆地区的塔里木兔和北疆的蒙古兔等。

（5）啮齿目：是三宿主蜱幼虫的宿主，主要包括小林姬鼠（*Apodemus sylvaticus*）、细趾黄鼠（*Spermophiopsis leptodactylus*）、多乳鼠、威氏跳鼠（*Allactaga wiuiamsi*）、小家鼠、斯氏沙鼠（*Meriones Classus*）、麝鼩等等。

（6）食肉目：赤狐、兔狲（*Felis manal*）和香猫（*Genetta Senegalensis*）。

新疆南部巴楚地区从长耳跳鼠（*Euchoreatus naso*）的肝、脾的混合标本中分离到1株病毒（BA79121），从塔里木兔（*L. Tarimolagus*）和子午沙鼠（*meriones meridianus*）等身上检测到抗体，曾实验感染大耳猬和狐狸，观察到其有4 d以上的毒血症。大耳猬在新疆的南、北部地区均有分布，多在农田附近和荒漠边缘活动，其体表不仅有蜱的幼虫和稚虫，还有吸饱血的成蜱。

2）家畜动物 由于大型野生哺乳动物的贫乏，以及人类开垦原生土地或开展生产建设活动，家畜已成为媒介蜱成虫的主要血源动物。已从牛、山羊、绵羊的血液中分离到病毒，这直接证明了家畜在病毒循环中的作用。在绵羊感染试验中发现毒血症可维持1周左右，可感染在它身上吸血的成蜱。

3）鸟类 其在CCHF病毒散播中可能起很大的作用，CCHF病毒一般不引起鸟的毒血症，但它是成虫前期蜱的主要供血者，并起到运输蜱的作用，包括当地短距离飞行时和春、秋季大陆间长距离迁徙飞行时携带感染蜱而形成的传输。在每个大陆上都有几十种鸟类可能参与CCHFV的循环，鸟是幼、稚蜱的重要宿主。由于1985年和1996年在南非同一个鸵鸟养殖场的工人因宰杀鸵鸟感染发病，引起了对CCHF病毒感染鸵鸟产生毒血症造成传播问题的关注。由于鸵鸟的肉、蛋、毛都有经济价值，养殖场在不断扩大，但鸵鸟体表有幼、稚蜱的寄生，还有成虫，血液中毒血症可持续1～4 d，成年鸵鸟血清抗体阳性率相当高。我国曾检测过一批从非洲进口的鸵鸟，其抗体阳性滴度高达 1 : 128（RPHI）；而从我国台湾某单位送检的 50 份鸵鸟血清全部阴性。在 CCHF 疫区有已知媒介蜱的地区饲养鸵鸟应引起注意，并做好预防措施。

（四）传播途径

1. 蜱的叮咬　蜱的叮咬是 CCHF 病毒感染人类的主要传播途径。许多种蜱侵袭人类的能力非常强，如新疆的亚洲璃眼蜱成虫平时隐蔽在树干裂缝和枯枝落叶下面，当寄主接近时迅速从四面八方涌来，蜱密度高的环境中每人每小时可捉到 100 ～ 200 只游离的饥饿成蜱，而且蜱叮咬人时人常没有感觉。

2. 接触感染　CCHF 感染的另一种重要方式是病毒通过破损的皮肤感染，如急性期患者的血液，家畜动物或鸵鸟屠宰时带毒的血液、脏器、鲜肉，剪羊（骆驼）毛或抓山羊绒时将带毒的蜱挤压碎或剪碎时污染破损的皮肤而感染；家庭成员和照料危重患者的亲属，以及紧急抢救可疑患者的医生或护士也易发生接触性感染。医院内感染时临床症状特别严重，病死率亦高。严重感染既可发生在遥远的原始村庄、村落救护站，也可出现在大的医院里。这些感染的报道非常常见，几乎在每个疫区都有发生。

另外，在 CCHF 患者中有一部分患者否认蜱咬史和接触感染史，近期或过去某个时期的发病史，但抗体检测阳性，从而考虑 CCHF 病毒是否有隐性感染或其他感染途径。这有待进一步研究。

3. 输入性病例　近几年来各国 CCHF 疫源地疫情有加剧的倾向，发病数的报道在增加，加上气候变暖，以及全球航空事业的发展，旅游人数的增加也加大了发病的概率。已有北欧、美国和法国报道了多起输入性病例而引起有关当局的重视和警惕，并制定了相应的紧急疫情措施（Jaureguiberry, 2005; Tarantola, 2006）。

（五）易感人群

人类对 CCHF 病毒的感染很敏感，虽然发病人群以青壮年为主，但这取决于疫源地人群的年龄构成。大部分的患者通常是新迁入某一疫区而造成感染发病。另外有些亚临床或轻症患者常常被医务人员忽略或者误诊为其他疾病，如重感冒、维生素 C 缺乏、血小板减少性紫癜、疟疾、Q 热、流行性出血热等。在 CCHF 病毒的流行区、流行季节必须高度警惕本病的发生。

三、临床学

（一）临床表现

1. 潜伏期　CCHF 的潜伏期为 5 ～ 12 d，其长短取决于感染病毒的方式，一般通过蜱的叮咬而感染的潜伏期为 1 ～ 3 d，最长为 9 d；而通过接触感染的潜伏期为 5 ～ 6 d，最长为 13 d。

2. 临床特征　典型患者入院时可出现表情淡漠，嗜睡，但神志清楚。颜面、颈部、上胸部潮红，结合膜充血，鼻孔、口周甚至双手有血痂，口唇干裂、口臭、苔黄、咽部充血、扁桃体稍大、腭及颊黏膜可见出血点。束臂试验阳性。也有少数患者呈现低血压、相对缓脉。

1）全身中毒症状　患者绝大多数没有前驱症状而突然起病，发热伴畏寒、寒战、极度疲乏、恶心、呕吐、食欲减退；剧烈头痛（以前额和颞部为主），呈刀割样，难以忍受；上腹痛、四肢肌肉痛、腰背部酸痛等。当全身症状持续 3 ～ 5 d 后，出现出血症状。此时中毒症状仍存在，有些患者呈嗜睡状，表情淡漠，颜面、颈部潮红，神志清楚、对答正确，通常没有其他神经系统的症状。到发病第 7 天左右体温下降，中毒症状缓解，患者有饥饿感，要求进食。此时重症患者往往进入严重的出血期，进食可能刺激胃肠道蠕动而引起消化道的大量出血导致患者休克死亡。

2）发热和低血压　起病同时出现发热，一般在 38 ～ 41 ℃，呈稽留热、弛张热或双峰热型（约有 10% 的患者出现双峰热），低谷在发病后的 3 ～ 5 d，持续 1 ～ 2 d 后又进入第 2 个高峰。发病后即出现低血压。随着病程的进展，血压进一步降低。大量出血阶段患者体温常降至正常或明显低于正常，出现了低血压休克和循环衰竭。

3）出血　早期常见鼻衄、齿龈和口腔黏膜的出血，皮肤和黏膜的出血点有两侧腋下、前胸、口腔、两颊），继而出现黑粪、血尿、呕血、便血及子宫出血等。注射部位会出现严重血肿。鼻衄常为患者求治的主要症状，出现于病程的第 1 ～ 5 天，轻者 1 d 数次，量不多；重者可血流不止，不易止住，最多者 1 天出血 500 ～ 600 mL，并可从鼻血中分离到病毒。有时消化系统的出血伴腹痛（腹软）常被误诊为胃溃疡、消化道出血甚至阑尾炎。重型患者死亡前可表现为全身皮肤出血性紫斑，患者常因大量呕血、便血、子宫出血而死亡。

4）乏力　全身不适和乏力症状普遍存在，可感觉到比既往任何一次感冒都重。极度疲乏于起病时即出现，并可持续至病后数年，重型患者恢复后往往于 2 年内丧失重体力劳动能力，部分患者伴有脱发、牙齿脱落等症状。

5）食欲减退　出现在发热期，伴恶心、呕吐。发热缓解后食欲可恢复。但严重病例往往进食后导致消化道的出血而引起死亡。

6）其他　其他神经系统受累的症状在苏联和南非有报道，患者表现有神经系统损伤，如兴奋、颈抗、感觉错乱，有的患者有粗暴的角斗行为，继而发展为嗜睡、木僵和昏迷。

3. 临床分型　按其临床表现大致可分为轻型、重型和暴发型 3 类。

1）轻型　有发热及全身中毒症状伴少量皮肤出血点或轻度鼻衄或一次性血尿、黑便，有些患者可无出血症状。此类患者往往预后良好或自愈。

2）重型　患者具有典型的临床症状及各种出血症状：如严重的鼻衄、呕血、便血、子宫出血、血尿等。此类患者在早期如不及时抢救治疗，病死率极高，一般在典型症状出现后 5 ～ 7 d 死亡。

3）暴发型　突然起病，具备各种典型症状，病情急骤，很快因大量出血、低血压休克而死亡（1966 年巴楚地区 1 例患者于发病后 46 h 死亡）。一般在发病后 2 ～ 3 d 死亡（柴君杰等，2004）。

（二）临床诊断

根据患者的流行病学史，包括发病在流行地区、发病季节，或病前半个月内有疫区旅居史，或有蜱咬史及剪羊毛或宰杀来自疫区的牛、羊、鸵鸟史等；再根据临床症状和实验室常规化验结果，可做出初步诊断。然后根据病原学、特异性血清学或 RT-PCR 检查确诊。发病早期应与当地常见的疾病鉴别，例如重症感冒、维生素 C 缺乏症、血小板减少性紫癜、布鲁菌病、斑疹伤寒、疟疾、Q 热、输入性流行性出血热等。

（三）临床治疗

1. 可疑 CCHF 患者处理　入院后必须隔离观察，记录体温、血压及临床常规化验的变化；在做出临床诊断时需立即制订治疗方案；对危重患者应立即组织抢救治疗；对密切接触者应进行检疫观察（可疑者隔离观察 14 d）。患者使用过的物品、排泄物、治疗器具必须进行专门的处理。接触患者的医护人员必须采取严格的个人防护措施。

2. 一般的对症治疗　早期发现、早期治疗是决定预后的关键因素。患者应就近进行治疗，除卧床休息，保证足够的热量和维生素的供给，维持水、电解质的平衡外，应尽早使用肾上腺皮质激素。它对减轻早期的中毒症状、减少细胞的损伤、解除小血管痉挛、改善微循环、降低毛细血管通透性、增强心肌收缩力，以及对控制出血和休克的发展都具有十分显著的效果。一般剂量为氢化可的松成人每日300～500 mg；或地塞米松每日20～40 mg，1次或分2次加在250 mL 5%葡萄糖水中，再加维生素C 3～5 g静脉滴注，可连用5～7 d。停药前应逐渐减量至停药，但晚期患者不宜使用。

3. 输血及扩容　当收缩压低于100 mmHg时应予扩容。早期小剂量输血维持血容量、增加抵抗力，或输血小板。输液一般可用低分子右旋糖酐，成人用500 mL加5%碳酸氢钠300 mL，在1 h内快速静脉滴注。达到迅速扩容和纠正酸中毒的目的，然后再根据病情继续适当补液，维持血容量，并可根据需要，使用强心剂及血管活性药物，以维护心、肾功能。当患者有明确的DIC的指征时，应慎重进行抗凝治疗，包括输入新鲜血液，可使用双嘧达莫100～200 mg加在100 mL 5%葡萄糖水中静脉滴注，每6 h 1次或口服阿司匹林等。

4. 抗病毒药物治疗　病毒唑对CCHF患者的治疗有明显的效果，口服或静脉滴注均可，以口服为主，但必须在疾病的早期使用。可按照WHO推荐的治疗方案（2001）：口服，4 g/d，服用4 d，然后改为2.4 g/d，服用6 d；静脉滴注相同。

紧急情况下，可采用恢复期患者的全血20～30 mL，一次性臀部肌内注射（床边注射）。此法已被证明是非常有效的。我们曾用精制羊抗新疆出血热病毒高价免疫血清抢救数例患者，获得了满意的结果。1979年，1名实验人员不慎被手中解剖乳鼠的小剪刀尖刺破手指（套有手套操作），立即注射精制的抗新疆出血热治疗血清，未出现任何临床症状，后来检测到抗体阳转，其后20多年抗体一直阳性，健康状况良好。

5. 预后　在没有特效治疗的条件下，除少数轻型患者外，典型患者皆可能死亡。例如1965年在新疆巴楚县的一起流行中，11例患者中10例死亡。在正规治疗条件下病死率为3%～30%。

CCHF的轻型患者恢复较快，但重型患者恢复很慢，病后常有脱牙、大量脱发、视听力减退、记忆力丧失及消瘦、衰弱等症状。有的患者几年以后仍很虚弱。

四、病理学

（一）病理变化

根据病死患者标本的病理学剖检情况，可见以下结果。

1. 大体观察　6例尸体的前胸、两肩和腋下背部均有出血点、出血斑（从针尖样到黄豆大小）。个别在腋下可见擦伤样出血现象。注射或穿刺部位和耳垂采血处有大片出血瘀斑；腔道出口有血痂或出血点。

2. 体腔的观察　有体腔浆膜（壁层和脏层）面的出血及胸膜、腹膜、心包膜和脑膜的点状出血，而点状出血以心外膜和心包膜较多，体腔有积液，略呈血性。

3. 病理形态学变化

（1）全身毛细血管（包括所有的脏器）扩张、充血或出血：毛细血管壁胶原纤维膨胀化，纤维分离、破碎不清、模糊，导致毛细血管床的损伤和通透性增加，进而引起局部及全身各脏器的出血、水肿和休克。

（2）各实质性器官细胞的变性和坏死：在肝、肾上腺、垂体、肾等器官中可见到不同程度和不同范围的细胞变性和坏死，在坏死区内以淋巴细胞浸润为主。

（3）脑及中枢神经系统变性：脑实质水肿，毛细血管扩张，四周有出血现象及淋巴细胞浸润，皮质及脑干都有不同程度的神经细胞变性、嗜神经现象、小胶质细胞增生。

上述变化引起了一系列的临床症状：当病毒进入血液后可在血管内皮细胞、单核巨噬细胞和肝细胞中增殖，使血管的紧张性丧失，而发生麻痹性扩张，以致血管的通透性改变，随之发生血管扩张充血、血浆成分外渗、血液浓缩、出血、血压下降和休克。中枢神经系统的病变加速了上述变化；脑垂体、肾上腺的坏死、出血也影响到血管的正常功能，加重了病程的发展和恶化，造成恶性循环。肝细胞的坏死造成了肝功能的异常，凝血因子减少，抗凝物质增加，这可能是引起出血的因素，表现在病程中为凝血时间延长、凝血酶原的增加和血块收缩不良等。进一步出现肝大、黄疸及肝萎缩、肝性昏迷、肝肾综合征等。值得注意的是在肺和脾切片中可见到弥散性血管内凝血纤维素性血栓现象，它表明DIC及纤溶症的存在。消化道的出血以胃黏膜最严重，出血量多。

（二）免疫病理观察

Swenepoel（1997）用免疫组化和原位杂交方法证明，CCHFV主要的靶细胞是血管内皮细胞、单核巨噬细胞和肝细胞。Joubert（1985）在出血损害部位皮肤活检超微结构观察到内皮细胞中有病毒颗粒，CCHFV进入机体后可维持12 d的毒血症。他们都认为CCHF病程中DIC是一种早期和突发的特征，似乎是致病的主要机理并引起出血、休克。Karti（2004）报道了2002—2003年土耳其的黑海东部地区暴发CCHF，共观察19例患者（死亡2例），首次从患者的骨髓涂片检查中发现有噬血细胞吞噬作用（hemophagocytosis），这种临床现象在CCHF患者中还是首次被观察到，专家认为单核细胞过度的活跃可能归因于在高水平的Th1细胞因子［包括 γ-干扰素、肿瘤坏死因子 α（TNF-α）、白细胞介素-1（IL-1）或白细胞介素-6（IL-6）］的刺激，这可能是一种免疫病理学反应机理。

五、实验室诊断

（一）临床检验

1.常规检验

1）血细胞的计数与分类　患者红细胞和血红蛋白绝大部分在发病早期均在正常范围。白细胞总数偏低。但有些患者的白细胞在发病初期就升高，这预示病情危重。1966年新疆巴楚县的2例死亡病例在之前入院时白细胞计数均在 1.8×10^{10} 个/L以上；而3例未死亡患者的白细胞在（$3.6 \sim 4.8$）$\times 10^9$ 个/L，低于正常值。有明显的中性粒细胞核左移现象，且在末梢血液中可查见早幼、中幼和晚幼粒细胞，占总数的10%以上。有时可见异常的单核细胞。

2）血小板减少　这是一个早期明显而恒定的特征，100%患者都会减少。有50%的患者于发病早期即低于 1.0×10^{11} 个/L，有13%的患者入院时仅（$2 \sim 3$）$\times 10^{10}$ 个/L，其中最低值集中在发病后的 $6 \sim 9$ d，尤其是死亡病例于发病早期已处于极低值。

3）出血、凝血时间　一般稍有延长，出血时间 $1 \sim 3$ min，凝血时间13 min左右，个别患者长达28 min。极大部分患者的血块退缩不良。

4）蛋白尿　多数病例早期，在出血症状发生之前，即出现不同程度的蛋白尿。

5）肝功能及其他　血清谷丙转氨酶（ALT）、谷草转氨酶（AST）、乳酸脱氢酶（LDH）、磷酸肌酸激酶（CPK）值升高。血清总蛋白、白蛋白、纤维蛋白原和血红蛋白含量降低。发病早期这些指标可能只出现轻度的异常，但在危重患者中肝功能指标会出现明显的变化，ALT、AST、LDH和CPK值及ALT/AST比例均明显升高，这也预示病情的恶化，预后不良。重症患者胆红素、肌酸、肌酐和尿素含量显著升高。

Sonmez（2007）研究了 21 例 CCHF 患者血浆中凝血酶原抑制物（TAFI）活性降低。凝血酶原可激活纤维蛋白溶解作用，这种抑制物类似血浆中的羧肽酶原 B 在肝脏中合成，可降低纤维蛋白溶解作用。他认为 CCHF 病毒感染造成肝功能障碍时，TAFI 的活性降低引起纤维蛋白溶解作用平衡失调导致出血。

2. 细胞因子检测　Ergonol（2005）对土耳其 CCHF 暴发流行中 3 例死亡患者和 27 例非死亡患者血液中的细胞因子进行了观察，对 TNF、IL-6 和 IL-10 水平的比较研究结果发现，死亡病例中 IL-6 和 TNF 的水平显著高于非死亡病例（$P \leq 0.001$ 和 $P=0.004$），而两组病例在 IL-10 水平上无显著性差异（$P=0.937$）。死亡病例组的弥散性血管内凝血分数也较高（$P=0.023$）。IL-6 和 TNF 水平与 DIC 分数之间呈正相关，而 IL-10 水平与 DIC 分数呈负相关。作者认为炎性细胞因子在 CCHF 患者的死亡中起重要作用。Papa 等（2006）报道了在 2003 年对阿尔巴尼亚的 51 例 CCHF 患者的 TNF、可溶性肿瘤坏死因子受体（sTNF-R）、IL-6 和 IL-10 进行检测的结果，认为在 CCHF 患者中多可测到 TNF 和 IL-6。TNFα 与疾病的严重程度有关，而 IL-6 在重症和轻症患者中都可测到。

3. 骨髓象检测　Karti 等（2004）在 2000—2003 年土耳其发生的 14 例 CCHF 患者的临床观察中首次报道了 7 例（15%）患者出现反应性噬血细胞吞噬作用。在骨髓涂片上，发现小噬细胞吞噬红细胞和细胞核残余及巨噬细胞吞噬血小板的现象，并认为在高水平 Th1 型细胞因子（IFN-r、TNF-α、IL-1 或 IL-6）的刺激下，单核细胞的过度激活可能是产生噬血细胞吞噬作用的免疫病理学的机理。Fisgin 等（2007）报道了 3 例小儿和 2 例成人有噬血细胞吞噬综合征，患者都有严重的出血症状。Cagatay（2007）观察到 1 例 CCHF 患者有噬血细胞吞噬现象，并认为其在 CCHF 病程中全血细胞的减少上起一定作用，这一现象也可能是 CCHF 患者骨髓象的一种指征。

（二）病原学和免疫学检查

1. 病毒的分离　病毒传代最好的实验动物是 24～48 时龄的乳鼠，也可用传代细胞系如 LLc-MK2 或 VeroE6 等。分离病毒可用急性期可疑 CCHF 患者的血液、尸检脏器、野生动物肝脾脏器和蜱等。急性期患者血液标本分离病毒的阳性率达 95.7%，于病后 8～12 d 仍能分离到病毒。血液采集后如不能立即接种乳鼠，可在 4 ℃保存（全血）不超过 10 d 仍可分离到病毒。在尸体解剖材料包括垂体、骨髓、淋巴结、肺、肝、脾、肾、肾上腺、胰腺和大肠壁上均可分离到病毒。未分离到病毒的组织有脑皮质、小脑、扁桃体、心肌、骨骼肌、胃黏膜和皮肤。这显示了 CCHF 病毒的血行播散和泛嗜性。

2. 病毒抗原性的检测　直接从标本中检测病毒的抗原，采用双抗体夹心 ELISA 和 RPHA 法可直接从急性期患者末梢血液、器官匀浆和蜱悬液中检出 CCHF 病毒抗原。近年来推广的 RT-PCR 的方法可直接从各类标本中检测病毒的核酸，这是一种快速、敏感和特异的诊断系统，比抗原捕获 ELISA 系统技术敏感 10～100 倍。

3. 血清抗体的测定　早期特异性 IgM 抗体的测定可用抗人 μ 链捕获 ELISA 法检测急性期患者血液中特异性 IgM 抗体；也有用抗 IgM 第二抗体的 ELISA 或 IF 法检测 IgM 抗体（有时受 IgG 抗体的干扰）。IgM 抗体多于病后第 5 天转为阳性。特异性 IgM 抗体的测定一方面可用于早期确诊患者，另一方面亦可用来区别是近期感染还是既往感染。

近年来普遍采用反向血凝抑制（RPHI）、免疫荧光（IFA）和 ELISA 进行 IgG 检测，我们用 ELISA 双抗体夹心抑制试验可用于检测任何一种动物血清中抗体（冯崇慧，2002）。

4. S 基因表达的核蛋白应用　CCHF 病毒稳定且高效表达的核蛋白（NP）抗原已用于检测 CCHF

患者的 IgM 抗体（IgM- 捕获 ELISA）和发病初期血清中的抗原，以及检测人和动物的特异性 IgG 抗体（IgG-ELISA），还可用于 CCHF 的血清流行病学调查（唐青等，2002）。

六、防控措施

（一）高危人群的预防措施

1. 野外工作人员　包括科研、防疫、兽医、勘探、建设、旅游、打猎或打柴者等，进入疫源地时必须加强个人防护。为防蜱叮咬，可穿五紧防护服（裤脚、袖口、颈部扎紧的连身服，头戴防虫帽），或在皮肤上涂擦驱蜱剂，在衣服上使用除虫菊酯。随时自查和互相检查并清除附在身上的蜱，回驻地彻底检查后脱去工作服，以免将蜱带入住所。不在野外有蜱的环境中随便躺下休息或睡觉。

2. 医务人员　一旦收治的是确诊或可疑的 CCHF 患者，护理时必须戴手套、穿防护服，防止被患者血液或排泄物污染破损的皮肤或被锐器（针头、外科器械）刺伤。对患者使用的用具和排出的血、尿、粪等应及时消毒后安全处理。

3. 实验室工作人员　操作有毒的材料应在具有特种装备的生物安全实验室内进行，必须严格遵守实验室操作细则和生物安全要求。

4. 动物密切接触者　包括兽医、屠宰工人、牲畜饲养人员、牲畜交易市场人员和鸵鸟饲养人员等。这些人群必须采取防护措施以防被蜱叮咬；当屠宰接触牲畜血液或新鲜组织时必须做好个人防护。

（二）动物的检疫

外贸进口的家畜（来自疫区的牛、羊、骆驼和鸵鸟等）和等待屠宰的动物均应进行检疫，首先检查体表是否带蜱，有则首先使用药物驱蜱，将蜱彻底清除；待检疫 10 ～ 14 d 后再宰杀（特殊情况下可用特异的手段检测 CCHFV 抗原，如用 RT-PCR 检测病毒核酸）。

（三）宣传教育

本病在疫区经常发生，一般疫区都是一些比较贫困的地区，生活条件比较差，CCHF 疾病的媒介非常多，有时当地人民对蜱的叮咬习以为常。因此必须告诉他们疾病的危险性，教会群众预防的知识及防护措施。在每年的发病季节都要进行宣传教育，必须警钟长鸣。

目前没有预防本病的疫苗。

第九章 森林脑炎

森林脑炎（russian spring–summer encephalitis, RSSE），又称蜱媒脑炎（tick–borne encephalitis, TBE），是由森林脑炎病毒引起的。森林脑炎分为远东型（Far eastern subtype）和中欧型（central european encephalitis subtype）。远东型森林脑炎症状较重，约 1/3 患者死亡，1/3 患者留有颈肌或上肢肌肉麻痹后遗症，完全治愈者占 1/3。中欧型森林脑炎症状较轻，病死率只有 5% 左右。远东型森林脑炎于 1937 年在苏联远东地区从病原学上确认，主要见于苏联、日本、中国东北和朝鲜半岛北部森林地区。中欧型森林脑炎最早在白俄罗斯从病原学上确认，第二次世界大战后欧洲病例渐增，主要见于中欧、北欧和东欧国家。我国 1952 年分离并鉴定了森林脑炎病毒，主要分布于东北长白山和小兴安岭林区，此外在云南和新疆森林地区也有分布。

一、病原学

（一）病原分类

森林脑炎病毒属于黄病毒科（Flaviviridae）黄病毒属（*Flavivirus*），该属病毒有 73 种，其中 34 种经蚊虫传播，17 种经蜱传播，其余 22 种传播媒介不明确。蚊传黄病毒主要包括登革热病毒血清组、乙型脑炎病毒血清组和黄热病毒血清组，蜱传病毒主要指蜱媒脑炎病毒复合群（tick–borne encephalitis virus complex, TBE），包括森林脑炎病毒、科萨努尔森林脑炎病毒（kyasanur forest disease virus, KFD）、兰加特病毒（langat virus, LGT）、跳跃病病毒（louping ill virus, LI）、根岸病毒（negishi virus）、波瓦生病毒（powassan, POW）和鄂木斯克出血热病毒（omsk haemorrhagic fever virus, OMSK）。近年来，根据黄病毒 E 蛋白序列进行种系发生分析的结果和血清学分组结果吻合（图 2-9-1）。

（二）形态结构

森林脑炎病毒颗粒呈球形，直径为 40 ～ 70 nm，有包膜，包膜表面可见棘突。包膜内有直径 25 ～ 35 nm 的二十面立体对称核衣壳，基因组为单链正链 RNA，长约 11 kb，分子质量 $4×10^3$ kD，沉淀系数 42 S，CsCl 密度梯度离心 1.24 g/cm³。感染细胞或鼠脑组织经超薄切片和电镜观察可见细胞内质网间隙有病毒颗粒，多数学者未见到病毒由细胞发芽或由内质网膜获得包膜的迹象，推测病毒在胞浆内空泡中成熟，成熟病毒通过胞膜融合或胞膜融解由原细胞释出。

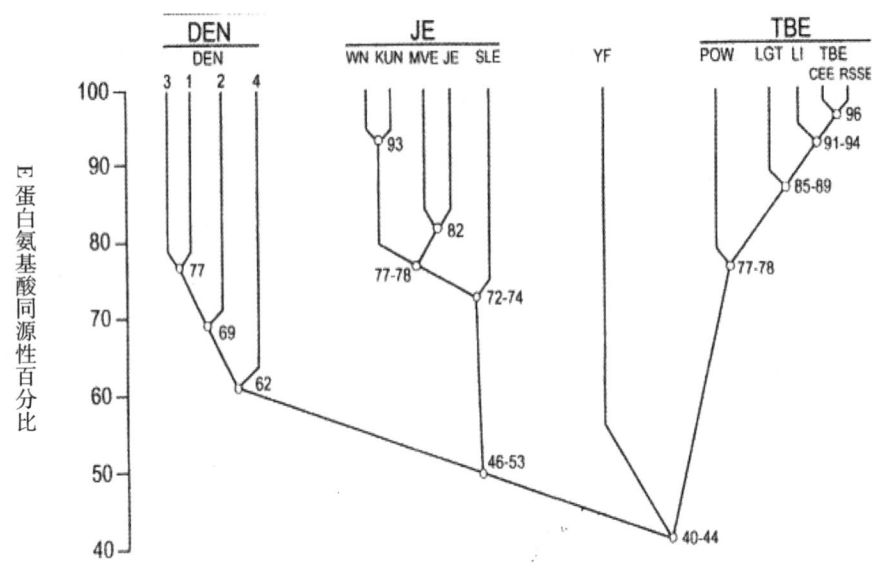

图 2-9-1 黄病毒属病毒包膜糖蛋白（E）氨基酸序列系统进化分析

注：第一排英文缩写：DEN（登革病毒血清组）；JE（日本脑炎病毒血清组）；TBE（蜱传脑炎复合群）。第二排英文缩写：DEN（登革病毒）；WN（西尼罗河病毒）；KUN（库宁病毒）；MVE（墨累谷山谷热病毒）；SLE（圣路易脑炎病毒）；YF（黄热病毒血清组）；POW（波瓦生病毒）；LGT（兰加特病毒）；LI（跳跃病病毒）。

（三）基因组结构与功能

病毒基因组内一个长约 10 kb 的阅读框架编码病毒所有蛋白，5′ 端 25% 序列编码结构蛋白，余下的 75% 序列编码非结构蛋白。5′ 端非编码区约 2 450 个核苷酸。3′ 端非编码区分两部分，3′ 末端约 340 个核苷酸为二级结构核心区，一级序列和 RNA 折叠模式均高度保守；核心区与阅读框架之间为高变区，毒株间高度变异，存在重复序列，且部分毒株内含多聚腺苷酸。编码区蛋白编码顺序为 5′-C–PrM– –NS1–NS2A–NS2B–NS3–NS4A–NS4B–NS5–3′。5′ 端 115～121 位核苷酸编码 C 蛋白；387～471 位核苷酸编码 PrM 蛋白；722～726 位核苷酸编码 M 蛋白；846～852 位核苷酸编码 E 蛋白。3′ 端序列主要编码非结构蛋白 NS_1～NS_5。

森林脑炎病毒有三种主要结构蛋白：①核心蛋白（C），分子质量大约为 15 kD。研究表明该蛋白 28～43 位点氨基酸缺失可影响病毒装配而降低病毒毒力，故认为对病毒毒力有一定作用。② PrM 蛋白，是 M 蛋白的前体，存在于未成熟病毒颗粒中，与 E 蛋白构成异二聚体，临近病毒颗粒释放时裂解为 E 蛋白和 M 蛋白（分子质量大约为 9 kD），引发病毒颗粒表面 E 蛋白形成二聚体，产生成熟的病毒颗粒。③被膜蛋白（E），分子质量为 53～55 kD。E 蛋白是最重要的病毒蛋白，参与病毒入侵时与宿主细胞受体结合、与细胞膜融合，从而影响病毒毒力。该病毒的神经毒力决定簇主要位于 E 蛋白上。该蛋白有诱导产生血凝及中和抗体的抗原决定簇，由 3 个抗原位点组成：A 为黄病毒交叉反应性表位，B 为蜱传脑炎复合群抗原表位，C 为亚型特异性抗原表位。

对非结构蛋白的研究较少，目前知道 NS_1 和 NS_{2A} 为糖蛋白，NS_1 分子质量大约为 46 kD，NS_{2A} 分子质量大约为 22 kD；NS_{2B} 为蛋白酶组分，分子质量大约为 14 kD；NS_3、NS_{4A}、NS_{4B} 为蛋白酶 / 解旋酶，NS_3 分子质量为 70 kD，NS_{4A}、NS_{4B} 分子质量分别为 16 kD 和 70 kD；NS_5 为聚合酶，分子质量大约为 103 kD。

（四）基因分型

多年来，基于中和实验结果，人们一直认为森林脑炎病毒分为远东型和中欧型。1999 年，Ecker M 等根据 E 蛋白序列绘制欧洲和亚洲 16 株森林脑炎病毒株的系统发生树，发现了一个新的分支，即西伯利亚型，西伯利亚型 Vasilchenko 株、Aina 株与中欧型之间的异源性在 3.6% ～ 5.6%，与远东型之间的异源性在 3.8% ～ 5.6%。中欧型与远东型之间的异源性也在 3.8% ～ 5.6%。西伯利亚型更接近于远东型。抗体结合试验和 3′ 端非编码区序列分析也支持上述分型结果。

（五）理化特性

森林脑炎病毒对乙醚、氯仿、脱氧胆酸和胰蛋白酶等敏感，60 ℃加热 10 min 可灭活。病毒耐受的 pH 值范围很宽，在 pH 值 3.09 条件下能维持感染性达 24 h，能安全通过胃酸屏障；在 pH 值为 7.6 ～ 8.2 条件下感染性最强，表明在奶汁中能维持较好活性。用牛奶制成的病毒悬液 65 ℃加热 15 ～ 20 min 可灭活，表明牛奶对病毒有明显的保护作用，在林区人们经常饮用生的或未煮熟的牛奶，容易感染森林脑炎病毒。森林脑炎病毒耐低温，在 50%中性甘油中，低温条件下可保持数年仍具有感染性。在 pH 值 6.2 ～ 7.0 范围内可凝集鸽、鹅、鸡和绵羊红细胞的活性。

（六）病毒培养

森林脑炎病毒可用多种细胞培养，对鸡胚纤维细胞、人胚肾细胞、猪胚肾细胞、鼠胚细胞、羊胚细胞和地鼠肾原代细胞都很敏感，但对 C6/36 不敏感。病毒能在 Vero、Vero-E6、BHK-21、Detroit6、Hela、Hep2、F1、LLC-MK2 等传代细胞中生长并产生病变，能在 BHK-21、LLC-MK2、鸡胚纤维细胞及猪胚肾细胞中形成空斑。森林脑炎病毒不同毒株的细胞敏感性差异较大，应根据具体毒株选择合适的细胞，才能保持稳定的致细胞病变效果。

森林脑炎病毒无论从何种途径接种鸡胚均能很好地繁殖，经卵黄囊接种可引起死亡，但经绒毛尿囊膜接种，仅在膜上形成小的病变，阻碍鸡胚发育，不引起死亡。对较幼稚鸡胚 34.4 ℃孵育时毒力最大。

小白鼠对森林脑炎病毒高度易感，生后 3 日内的乳鼠效果最好，其次是生后 3 周的小白鼠，无论从脑内、腹腔、皮下，还是经口或鼻腔接种均可发生毒血症和脑炎，脑内接种效果最好。

（七）致病性

森林脑炎病毒对人和多种动物有强致病作用，往往表现为急性致死性脑炎。2 个月的仔猪经脑内接种后大部分出现症状，往往致死，有的尚能恢复，少数根本不出现症状。羔羊经脑内接种后出现发热和肢体麻痹，往往致死。山羊感染后毒血症能维持较长时间，并且能经羊奶排出病毒。牛感染本病毒后可出现毒血症，也能经牛奶排出病毒。一般由人和山羊分离的森林脑炎病毒株致病力较强，弱致病毒株或非致病毒株多来源于蜱或鼠。

（八）免疫性

森林脑炎病毒感染机体后，机体可产生持久的免疫应答。中和抗体一般于感染后第 7 天出现，持续 25 年左右。血凝抑制抗体于感染后第 5 天左右出现，与中和抗体的增长呈正相关。补体结合抗体出现较晚，持续时间仅半年左右。IgM 抗体一般早于血凝抑制抗体。病情轻的病例，中和抗体上升快而且高，双峰热的病例，在第二热峰之后开始出现中和抗体。

二、流行病学

(一)宿主

森林脑炎病毒在自然界的储存宿主很多,许多脊椎动物和小型啮齿动物都是蜱的宿主。一般来说,小哺乳动物是幼蜱和若蜱的吸血对象,大哺乳动物是成蜱的吸血对象。需要说明的是鸟类是蜱最活跃的宿主,病毒携带率很高。

(二)传播媒介

蜱是森林脑炎病毒的主要传播媒介,带毒蜱叮咬人、畜,蜱在吸血过程中伴随涎液将病毒注入人、畜体内。西伯利亚型和远东型森林脑炎病毒的主要传播媒介是全沟硬蜱,其次是森林革蜱、嗜血群蜱及日本血蜱等;欧洲型森林脑炎病毒的主要传播媒介是蓖籽硬蜱,其次是边缘革蜱、网纹革蜱、刻点血蜱、缺角血蜱、嗜血群蜱和六角硬蜱。

(三)流行特征

1. 地区分布　森林脑炎病毒分布在欧洲和亚洲的广阔地带,东起北太平洋沿岸及附近岛屿,西至大西洋沿岸,向北延伸至斯堪的纳维亚半岛及濒临北冰洋的北极圈,南接巴尔干及中亚南部地区。分布国家包括俄罗斯、中国、日本、朝鲜、奥地利、波兰、保加利亚、匈牙利、德国、瑞士、芬兰、瑞典、丹麦、法国和罗马尼亚等。但森林脑炎主要流行于中欧、北欧、东欧以及中国、日本。近年来发现,随着全球变暖,某些物种的分布地域发生改变,打破了原有森林脑炎病毒在自然界中的生物循环,导致森林脑炎病毒的分布地域也相应发生了改变,森林脑炎病毒在自然界中的循环不能在疫区的边界维持,其分布有向高纬度、高海拔地区移动的趋势。我国的森林脑炎病毒主要分布于东北长白山和小兴安岭地区,跨黑龙江、吉林两省,此外在新疆和云南森林地区也有自然疫源地。

2. 季节性　森林脑炎的发病有显著的季节性,一般于4月中下旬开始出现病例,5月患者显著增加,5月下旬至6月上旬达最高峰,8月以后流行终止。森林脑炎的季节性与蜱的季节消长呈正相关,成蜱一般在3月末或4月初出现,多停留在森林中的杂草和灌木枝端,当人、畜经过时便可附着在其身体上。蜱活动的最适气温为10～20℃、湿度为60%～90%。4月下旬蜱数量急剧上升,5月中旬达最高峰,以后逐渐下降,到8月便很少见了。

3. 年龄、性别及职业分布　人对森林脑炎病毒敏感,与森林关系密切者发病率较高,患者主要是林区农民、林业工人及在林区活动的其他人员,多数患者是男性青壮年,以20～29岁年龄组的患者最多。近几十年由于人们生产和生活方式的变化,如人们普遍乐于到林区旅游,由此,其他职业、年龄组和女性患者数量逐渐增加,林业工人所占比例下降。

三、病理学

(一)发病机理

带毒蜱叮咬机体后,病毒进入机体,经隐性期和神经期引发机体病变。

1. 隐性期　病毒在被感染的局部皮下组织细胞中繁殖,然后经区域性淋巴结、远端淋巴结到内脏淋巴结组织。

2. 神经期　病毒在内脏繁殖的同时,也附着于周围神经的网状内皮细胞,然后侵入周围神经间隙、神经鞘膜,直接与起始神经束、个别神经干接触,继而到达并附着于硬膜外腔。之后病毒在硬膜外腔长期停留,引发炎症反应,并通过硬膜外腔、蛛网膜下腔进入脊髓液,向脑底蛛网膜方向运行。病毒在蛛网膜下腔积聚,破坏胶质细胞,侵入中枢神经系统神经组织,在神经细胞内进行繁殖。病毒进入内脏的同时进入血液系统,在潜伏期的后半期,血液中的病毒量有所升高,这种升高与病毒在内脏及中枢神经系统的出现相吻合。病毒主要经血液扩散到中枢神经系统,而沿神经系统扩散是第二位的。病毒侵入中枢神经系统后,在脑、脊髓浓度最高,主要在脊髓前角、脑皮层下结节、锥体细胞、海马角细胞中繁殖,引起神经细胞的变性、死亡。

森林脑炎病毒感染后,影响病程及中枢神经系统损害程度的主要因素是机体免疫状况和病毒血症水平。机体免疫状况较好时,病理变化往往较轻,临床上呈亚急性或钝挫型表现,不出现后遗症。病毒侵犯延髓,造成呼吸中枢麻痹是死亡的主要原因。

(二)病理变化

森林脑炎病毒引起脑和脊髓内弥漫性细胞浸润和增生反应,根据临床表现及病程长短,病理变化有所差异。

临床经过:急性者脑和脊髓以渗出性、增生性及破坏性病变为特征。血管周围炎症细胞浸润多见于静脉周围,并有向脑实质深入的倾向。炎症细胞浸润是初期的病理变化,不同于病程较长者的病理变化。在脊髓前角、脑组织中神经细胞内可见到空泡现象及核色加深,在瘀血较显著的地方,可见到坏死灶及软化灶。

病程较长者血管周围炎症细胞浸润轻微,但在脑和脊髓灰、白质内可见血管周围弥漫性的胶质细胞结节增生,主要局限于毛细血管周围。胶质结节增生显著的患者,神经实质病变与急性者同样显著,并出现明显破坏的倾向。颈部脊髓神经细胞常全面崩溃,延髓、视丘中下部神经细胞明显破坏。脑脊髓各部位均有软化灶,病灶内有许多颗粒细胞。有的病例血管周围浸润极轻微,炎症增生也非常弱,几乎看不到炎症细胞,但在血管壁及神经组织中有显著浆液性炎症,并在脑组织各部位有较多坏死灶及小软化灶等破坏性变化。近年来,专家还发现森林脑炎患者常常发生周围神经系统损害。此外,还有少数亚急性森林脑炎病例,神经组织不发生变化,但患者体内有中和抗体形成。

四、临床学

(一)临床表现

1.潜伏期　一般为 10 ～ 15 d,最短 7 d,最长可达 30 d。一般发病急骤,无任何前驱症状,仅少数病例出现高热、全身不适、关节酸痛、头晕等。

2.急性期　根据发病情况及临床经过,森林脑炎一般分为重型、中型、轻型、顿挫型。重型表现为突然高热、头痛,出现脑膜刺激征、颈部及上肢肌肉瘫痪或上行性麻痹,一般 3 d 内出现昏迷;中型表现为高热、头痛、呕吐、不同程度的肌肉瘫痪;轻型表现为明显的全身感染症状和脑膜刺激症状,但脑部症状不明显,一般无后遗症;顿挫型表现为轻度头痛,体温 38 ℃左右,可伴发恶心、呕吐等。

森林脑炎病毒感染有少量慢性感染病例,少数患者在急性感染恢复后数年或数十年又出现症状,属慢性型,慢性型预后不良。

(二)临床诊断

根据该病的流行病学特点、临床表现和病理变化可进行临床初步诊断。森林脑炎与乙型脑炎都引起脑神经的病变,临床上应注意与乙型脑炎鉴别(表 2-9-1)。

表 2-9-1　森林脑炎与乙型脑炎的鉴别

鉴别点	森林脑炎	乙型脑炎
发病季节	5—8 月	7—9 月
地　区	森林地区	农村和城市患者比重较大
发病人群	与森林有关的职业	以幼小年龄组发病率较高
媒　介	蜱	蚊
高　热	38.5 ～ 41.0 ℃	较森林脑炎高
症　状	有脑膜刺激症状，以迟缓性瘫痪为特点，常出现肌麻痹	脑膜刺激征显著，定向障碍，无末梢麻痹，急性期多为强直性痉挛，几乎看不到肌麻痹
宿　主	小型啮齿动物	主要是猪

（三）临床治疗

目前还没有特异的治疗方法，对森林脑炎患者应首先进行隔离，然后采取支持疗法及抗血清疗法，对有后遗症的患者最好进行适当的物理治疗。

1. 一般处理　隔离：尽量减少搬动，患者需静卧。重症患者的处理：加强护理，防止褥疮，预防并发症，采用抗生素防止感染。

2. 支持疗法　补液：补给每天的营养需要和丧失的水分。对症处理：体温 39 ℃以上者必须进行物理降温，对痉挛、惊厥者给予镇静剂，维持呼吸循环等。

3. 抗血清疗法　发病后 2 ～ 3 d 使用恢复期患者血清或免疫血清进行脊髓腔或肌内注射有疗效。注射当日或注射后 1 ～ 2 d 患者可恢复意识，病程较未注射者缩短，病死率降低。注射量是腰部脊髓腔注射 10 mL 以上，注射应反复进行，必要时第 4 日可再注射。在脊髓腔注射的同时向肌肉内注射抗血清 25 ～ 100 mL 可以加强疗效。

4. 后遗症治疗　对轻度瘫痪或肌肉萎缩者，应经常进行按摩；对重度瘫痪或肌肉萎缩者，除按摩外还可进行其他物理治疗。

五、实验室诊断

（一）病毒分离与鉴定

1. 标本采集　发病 1 周内的血液可用于病毒分离，但分离率较低；脑脊液标本病毒分离率低于血液标本，不适于实验诊断；死亡后 10 d 内的森林脑炎患者，尸检取脑组织均可分离到病毒，为了提高病毒分离率，应在死亡后 12 h 内解剖尸体，取脑干组织用于病毒分离。

2. 病毒分离

1）小鼠分离　出生后 3 d 内的乳鼠是分离森林脑炎病毒最敏感的动物，脑内和腹腔联合接种效果较好。3 ～ 4 周的小鼠也可用于病毒分离，但分离效果不如乳鼠。经鼻腔、腹腔、皮下接种小鼠均引起致死性脑炎。

2）鸡胚分离　选择 7 d 龄前后的鸡胚，卵黄囊接种标本悬液，接种剂量为 0.2 ～ 0.5 mL/ 只，接种后置 35 ℃孵育 72～96 h, 分离病毒时鸡胚不死亡。

3) 细胞分离　鸡胚或纤维细胞及猪肾细胞能使脑内接种小白鼠不发病的微量病毒培养成功, 并能产生病变及空斑。羊肾细胞和小白鼠的敏感性相同, 也可用于病毒分离。

3. 病毒鉴定　森林脑炎病毒的中和试验可用乳小白鼠法和空斑减少中和试验, 实验方法与乙型脑炎完全相同, 但森林脑炎病毒的 LD_{50} 常高于乙型脑炎病毒, 在选择稀释度时应注意。森林脑炎病毒和科萨努尔森林脑炎、兰加特病毒有不同程度的交叉中和反应, 因此在确定其抗原性时最好选用空斑减少中和试验, 原代猪肾细胞和 BHK-21 细胞是较理想的细胞。

（二）血清学试验

1. IgM 抗体检测　采用 IgM 捕获 ELISA 法, 森林脑炎病毒 IgM 特异性抗体在病后 1 周内高滴度存在, 病后 2 周左右达到高峰, 然后迅速下降, 5 个月后基本消失。该方法简单、敏感、特异, 适用于森林脑炎的早期诊断。

2. 补体结合抗体检测　感染森林脑炎病毒后补体结合抗体只能维持半年左右, 因此检出补体结合抗体说明曾在半年内感染过。双份血清抗体效价差 4 倍以上最有诊断价值, 但单份血清抗体阳性也有意义。森林脑炎病毒的补体结合反应在室温下进行最为理想。

3. 血凝和血凝抑制试验　森林脑炎病毒血凝素可以通过感染病毒的鼠脑经蔗糖蒽酮比色法提取。血凝试验可用于确定病毒的浓度, 血凝抑制抗体的水平与中和抗体水平呈正相关。此外, 研究表明, 森林脑炎病毒对鸽血细胞的凝集效果较鹅血细胞好。

在补体结合试验和血凝抑制试验中, 森林脑炎病毒同蜱媒脑炎复合群的其他病毒均存在交叉反应, 这对鉴定结果的特异性有一定影响。

（三）分子生物学诊断

近年来随着检测技术的进步, RT-PCR 检测技术已经运用于森林脑炎的诊断, 目前该方法不仅可用于蜱标本的检测, 也可用于其他临床标本的检测, 与血清学方法相比, 其灵敏度和特异性更高。

六、防控措施

（一）控制传染源

在林区, 木材的采伐和运输等活动产生的声音十分嘈杂, 破坏了野生动物的生存环境, 因此大型野生动物和鸟类往往会闻声远避, 故不必对它们采取特殊防范措施。然而小型野生啮齿类动物常侵入人类的居住区域, 可能将蜱带入人的生活空间, 因此要特别注意加强对这些小型啮齿类动物的防护。

家畜、家禽经常出入森林及各种环境, 最容易将病毒带回人的生活空间, 因此应适当涂擦驱蜱剂, 并尽可能施行圈养, 不让其进入人的居住场所。由于牛、羊感染后奶中会含有病毒, 因此建议最好不饮用未经灭菌的牛、羊奶。

森林脑炎患者需要进行隔离治疗。哺乳期妇女感染后奶中可出现病毒, 因而从蜱叮咬后 1 周开始应停止哺乳 4～6 周, 以防小儿感染。

（二）切断传播途径

1. 环境防护　在林区对人类居住环境实施整治, 形成不利于蜱类活动的环境。临时驻地或重点地区可用药物除蜱, 如使用 3%～5% 甲酚皂、2% 苯酚或敌百虫。对于大面积快速灭蜱, 可按照

$0.1 \sim 0.2 \, g/m^2$ 的剂量喷洒马拉硫磷、新硫磷。在使用这些化学品时,应当严格遵守使用说明,确保人体和环境安全。

2.个体防护　蜱攀附人体后一般约需经 2 h 才叮咬,因此最简便可靠的办法是在野外活动时,每 2 h 互相检查除蜱。每 2 ～ 3 h 在身体裸露部分涂擦硫化钾溶液或含邻苯二甲酸二甲酯(简称 DMP)的防虫油,或用 DMP 涂擦工作服,每套工作服用药约 200 mL。驱蜱剂中己二酸二丁酯是一种较理想的药物成分,效果良好。

(三)保护易感人群

接种疫苗是主要的预防措施。国外通常应用鸡胚细胞制备灭活疫苗,接种 3 次后,保护力可达 99%。国内主要应用地鼠肾细胞制备灭活疫苗,已实际应用多年。

森林脑炎病毒属于强致病性病毒,为了保护实验人员的安全,原则上要求病毒繁殖只能在 BSL-4 级生物安全实验室内进行。

第十章 口蹄疫

口蹄疫（foot-and-mouth disease, FMD）是偶蹄动物的一种急性、热性、高度接触性传染病，安定物病原为口蹄疫病毒（foot-and-mouth disease virus, FMDV）。本病特征为口腔内黏膜、鼻镜、蹄部及乳房皮肤发生水疱和烂斑。

早在 15 世纪，阿拉伯和意大利学者对牛已有过与本病症状完全相同的描述。由于本病传播途径多、传染性强，多种动物共患，17 世纪至 20 世纪，本病在世界范围内发生过多次大规模流行，造成了巨大的经济损失，迄今在许多国家仍有疫情和流行。由于本病对农牧业生产有严重危害，还危害人类健康，因此国际上将此病确定为应消灭的最重要的传染病之一，我国也将其列入 A 类传染病的首位。

一、病原学

（一）病原分类

本病病原早在 1897 年即被 Loeffer 和 Prosch 证明为滤过性病毒，分类上列入小 RNA 病毒科（Picornaviridae），原属于鼻病毒属，后确定独立成属为口蹄疫病毒属（*Aphthovirus*）。目前该病毒属下仅口蹄疫一种病毒，其与鼻病毒的区别，除抗原性不同外，在病原性、感染动物和感染细胞的范围等方面也有较明显的区别。

（二）血清学分型

口蹄疫病毒具有多型性、易变异的特点。根据其血清学特性，目前可分为 7 个血清主型，即 A、O、C、SAT1（南非 1 型）、SAT2（南非 2 型）、SAT3（南非 3 型）及 Asia-Ⅰ（亚洲Ⅰ型）。各血清型间无交叉免疫现象，但各型的临床症状表现却没什么差别。每个血清型又包含若干个亚型，同型的各个亚型之间也仅有部分交叉免疫性。口蹄疫病毒在流行过程中及经过免疫的动物体均容易发生变异，故口蹄疫病毒常有新的亚型出现。根据世界口蹄疫中心公布的数据显示，口蹄疫亚型已达到 80 个，而且还会有新的亚型出现。该病毒的这种特性给防治带来了许多困难。我国流行的血清型主要是 A 型、O 型和Asia-Ⅰ型，欧洲主要是 A 型、O 型，以 O 型更多见。

（三）形态结构

口蹄疫病毒是已知最小的动物 RNA 病毒。过去认为，其成熟病毒是以核糖核酸（RNA）周围的蛋白衣壳构成的一个具有 12 个顶点和 30 个棱的二十面体，1989 年 Acharya 等报告了 FMDV 结晶的 X 射线衍射分析，发现 FMDV 结晶呈棱形十二面体，病毒颗粒直径 25 ～ 30 nm，表面光滑，没有其他小 RNA 病毒表面具有的凹陷（depresslon）结构。图 2-10-1 为口蹄疫病毒细胞培养物。

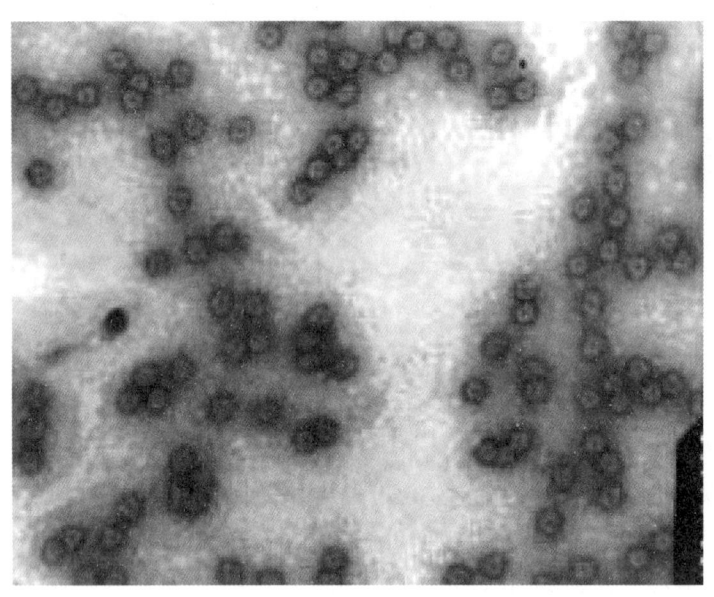

图 2-10-1　口蹄疫病毒细胞培养物，经蔗糖梯度离心纯化，负染电镜照片 10 万倍

根据 SDS- 聚丙烯酰胺凝胶电泳分析，FMDV 衣壳蛋白亚单位主要由 4 种多肽组成，即 VP_1、VP_2、VP_3 和 VP_4。前三种（VP_1、VP_2、VP_3）分子质量为 24 ～ 34 kD，组成病毒颗粒表面，立体构型相似，均为 8 链圆筒状；VP_4 分子质量约为 13 000 Da，位于病毒颗粒内部，其立体结构为具一个三轮螺旋的线形。在 FMDV 粒子衣壳上有 VP_1 和 VP_3 形成的平均内径 11 A 的洞，其下部由 VP_4 组成，该洞可允许离子和小分子通过。衣壳蛋白亚单位 VP 的 141 ～ 160 氨基酸突出位于病毒表面，形成所谓的"FMDV"环（口蹄疫病毒环）。该环和邻近的 VP_1 的 C- 端在立体上互相靠近，形成 FMDV 的主要位点，其免疫效果比以往的其他合成肽更好，FMDV 环中第 145 ～ 147 氨基酸被证明是细胞吸附位点。在 VP_1、VP_2、VP_3、VP_4 等 4 种蛋白质中，与中和抗体及抗感染有关的主要是 VP_1，但仅完整病毒颗粒和空衣壳有良好免疫性，这也可能与 VP_1 本身的立体构型有关。

（四）基因组结构

FMDV 核酸是约有 85 000 个核苷酸的单链 RNA，分子质量为 2.6×10^3 kD。经计算机分析，Polyc 5′- 端非编码区形成了 1 个具有 3 个分支干的 RNA/RNA 结构，且分支和主干上都有一些没配对核苷酸形成的环。Polyc 3′- 端到起头的核苷酸序列也具有高度二级结构，形成两个大的分支干，一支较大，一支较小，因此高度的二级结构可能在蛋白质的起始阶段具有重要作用。在 FMDV 的 7 个血清型中，经分子杂交，结果表明，O 型、A 型、C 型和 Asia- Ⅰ型间的同源性在 60% ～ 70%，SAT1，SAT2 和 SAT3 型间的同源性也是 60% ～ 70%，而这两大类间却只有 25% ～ 40% 的同源性。但须指出，这种同源性测定是以整个病毒 RNA 为对象的, 而编码病毒结构蛋白质 RNA 却只占整个病毒 RNA 的 30% ~ 40%, 最近序列分析的结果显示这两大类间的同源性关系还是比较近, 特别是 SAT3 与 O 型、A 型、C 型间的核苷酸序列同源性在 60% 以上。一般型内亚型间同源性很高, 如 A 型与 O 型内的亚型间的同源性达 80%。

在各型 FMDV 中, 以 VP₁ 核苷酸序列最易发生变异。特别是编码 FMDV 环的核苷酸序列为高度可变区。编码 FMDV 环的核苷酸的种类在各型 FMDV 中有不同, 而且其数量也有差异, 其中以 SAT3 型最多, 其次是 O 型、A 型、C 型。但也有人认为, FMDV 中还存在 VP₁ 序列较稳定的种系。

(五)理化特性

口蹄疫对外界的抵抗力很强, 耐干燥。在自然条件下, 含毒组织和被污染的饲料、饮水、饲草、皮毛及土壤等所含病毒在数日乃至数周内仍具有感染性。病毒在低温下非常稳定, 在 -70 ~ -50 ℃可保存数年, 在 5 ℃ 50% 甘油、生理盐水中能存活 1 年以上。但高温和直射阳光(紫外线)对病毒有杀灭作用, 紫外线能使病毒 RNA 的尿嘧啶形成二聚体, 使病毒被迅速灭活。病毒对酸、碱都特别敏感, 在 pH 值 3.0 和 pH 值 9.0 以上缓冲液中, 病毒感染性将瞬间消失, 2% ~ 4% 氢氧化钠、3% ~ 5% 甲醛溶液、5% 氨水、0.2% ~ 0.5% 过氧乙酸或 5% 次氯酸钠等均为口蹄疫病毒良好的消毒剂。食盐对病毒无杀灭作用, 有机溶剂及一些去污剂对病毒作用不大。骨髓、内脏及淋巴结的病毒因产酸不良而能存活多年。

(六)培养特性

口蹄疫病毒可适应多种细胞系培养, 如犊牛肾细胞、仔猪肾细胞、仓鼠肾细胞等几十种细胞, 并能产生细胞病变, 最常用的细胞是乳鼠、豚鼠、乳仓鼠肾传代细胞。由于乳仓鼠肾传代细胞对口蹄疫病毒高度易感, 因此现在常用单层细胞培养和深层悬浮培养以供研究或生产疫苗。鸡胚也可用于分离培养及致弱病毒。有些鸡胚适应毒株和雏鸡适应毒株对牛的致病力显著减弱。

(七)致病性

口蹄疫病毒人工接种易使牛感染, 将病料皮内接种于牛舌部, 可于 10 ~ 12 h 出现水疱, 在 20 ~ 24 h 表现出发热和病毒血症, 在接种后 2 ~ 4 d 蹄叉又出现继发性水疱。豚鼠是常用的实验动物, 在后肢皮内接种或刺种或刺划, 常在接种后 24 ~ 48 h 于接种部位形成原发性水疱, 于感染后 2 ~ 5 d 可在口腔等处出现继发性水疱。乳鼠对本病非常敏感, 是最好的实验动物, 一般用 3 ~ 5 日龄(也可用 7 ~ 10 日龄)的乳鼠, 皮下或腹腔内接种, 10 ~ 14 h 表现出呼吸急促、四肢和全身麻痹等临床症状, 于 16 ~ 30 h 死亡。其他动物, 如犬、猫、仓鼠、大鼠、家兔、家禽等人工接种也可感染。

二、流行病学

口蹄疫病毒可侵害多种人和动物, 动物中以偶蹄兽最为易感。单蹄兽对口蹄疫病毒有很强的抵抗力, 家畜中一般牛的易感性最强, 其次是猪。绵羊、山羊和骆驼的易感性比牛和猪低。野生动物如野牛、驯鹿、长颈鹿、羚羊、野猪、象、刺猬等也被报道有被感染的案例。幼畜、较老龄家畜易感性强。口蹄疫自然发病率和死亡率的高低与家畜种类、年龄关系很大, 但也受病原毒力的强弱、季节、气温、地理环境、自然条件和社会因素的影响。21 世纪以来国际上报道猪患口蹄疫有增加趋势, 猪对某些毒株非常易感而牛的易感性降低。

(一)传染源和易感动物

带毒动物是最危险的传染源,在症状出现前即可大量排毒,发病后,排毒量还会大大增加。病牛含毒量最高的是舌上皮及黏膜;病猪以破溃的蹄皮为最多,每 10 g 中含毒量可达 10^{10} 个感染单位,其他如水疱液、呼出的气体、粪、尿、奶、唾液、精液中也有很高的含毒量($10^5 \sim 10^{10}$ 个感染单位)。病愈动物的带毒期长短不一,据英国学者报告,痊愈牛的咽喉带毒可达 27 个月,病愈绵羊的咽喉带毒达 9 个月。

羊感染本病毒后因病状常较轻,易忽视,在羊群中可成为长期传染源,因此感染羊在流行病学上的隐患须重视。据检测,病猪经呼气排出的病毒量相当于牛的 20 倍,而牛感染后症状却常常较羊、猪严重而明显,因此 1968 年英国口蹄疫调查委员会报告中即指出,从流行病学观点看,绵羊常是本病的"保持者",猪是"扩大器",牛是"指示灯"。

(二)传播途径和流行形式

口蹄疫传播的重要途径是人、易感家畜与病畜直接接触。食入受病料污染的食物或吸入带毒空气都易受感染。实验和事实还证明,活的传播物(如带毒的动物包括飞鸟、野生啮齿动物、昆虫及人类)、畜产品(毛皮、肉、奶等)、饲料牧草、饮水、饲喂用具、运输工具受污染后都能成为口蹄疫的重要传播媒介。

口蹄疫是一种高度传染、流行迅速的传染病,流行形势在牧区、半农半牧区和农区各有差异。一般说来,动物数量越大、越集中越易造成大规模流行。引入带毒的动物、畜产品或其他传播媒介也常引起局部地区暴发本病,造成危害。

在牧区,由于畜群集中放牧,流动性大,草场、河流受污染后,因牧区辽阔,封锁、隔离、消毒不易做到严密、彻底,疫情一旦发生,很易如潮水般大面积蔓延,因而发病率较高,常表现为流行或大流行;半农半牧区次之。在农区如分散养畜则发病率较低,但如城市或郊区大量集约化养猪,因猪只高度集中,发病率也会很高。

口蹄疫的传播,既可表现为逐步蔓延,又可表现为"跳跃式"传播。有时口蹄疫可在原发地几百甚至上千千米外突然暴发,或从一国传到另一国,这种情况多因引入带毒动物或物品所致。虽然研究者已证明近距离病毒气源性传播的意义,但至于口蹄疫病毒是否能随空气传到很远的距离,还有待进一步验证。防疫地区如发生口蹄疫则多为散发。

口蹄疫可发生于一年中的任何月份,但因口蹄疫病毒的生存与气温高低、日光强度等密切相关,畜产品的流动又有淡、旺季之分,因此其流行常表现出明显的季节性规律。口蹄疫病毒对直射阳光和热敏感,可很快失去毒力,因此,口蹄疫流行一般在夏季减缓或平息;冬季低温有利于病毒在外界环境中存活,冬季也是屠宰家畜、销售肉食品的旺季,病原易扩散;春、秋两季动物和人的活动都较频繁。因此,口蹄疫流行的季节动态,大致是"秋冬开始,冬春转剧,春末减缓,夏季基本平息"。从有些国家资料看,口蹄疫的暴发流行,还有周期性特点,即每隔 2 ~ 3 年或 4 ~ 5 年流行一次。

三、病理学

病毒侵入机体后,首先在侵入部位的上皮细胞内生长繁殖,引起浆液性渗出物而形成原发性水疱(第一期水疱)。此类水疱由于其通常发生于自然状况下无法观察到的部位,并且感染动物无发热症状,通常不易发现。原发性水疱上皮及水疱液内存在高滴度的病毒。1 ~ 3 d 后病毒进入血液引起体温升高和全身症状,病毒随血液到达所嗜好的部位,如在口腔黏膜和蹄部、乳房皮肤的表层组织继续繁殖,形成继发性水疱(第二期水疱)。随着水疱的发展、融合而裂解时,体温下降至正常,病毒从血液中逐渐减少至消失，此时病畜即进入恢复期，多数病例出现好转。有的病例，特别是吃奶的幼畜，当血液感染时，病毒产生的毒素危害心肌，致使心脏变性或坏死出现灰白色或淡灰色的斑点、条纹，多因急性心肌炎而致死亡（见图 2-10-2，图 2-10-3）。

　　人和动物感染发病后发现相似的病理变化。人唇、舌、口腔、手、足掌、指（趾）部、鼻翼、面部发生水疱，破裂后形成烂斑或溃疡。重症患者可出现胃肠炎、肺炎、神经炎、心肌炎等病理变化。患病动物的口腔、蹄部、乳房、咽喉、气管、支气管和胃黏膜可见到水疱、烂斑和溃疡，上面覆盖有黑棕色的痂块。心包膜有弥漫性及点状出血，心肌有灰白色或淡黄色的斑点或条纹，称为"虎斑心"。心肌松软似煮过的肉。由于心肌纤维的变性、坏死、溶解释放出有毒分解产物而使动物死亡。病理组织学检查可见到皮肤的棘细胞肿大呈球形，间桥明显，棘细胞渗出明显乃至溶解。心肌细胞变性、坏死、溶解。反刍动物真胃和大小肠黏膜可见出血性炎症。

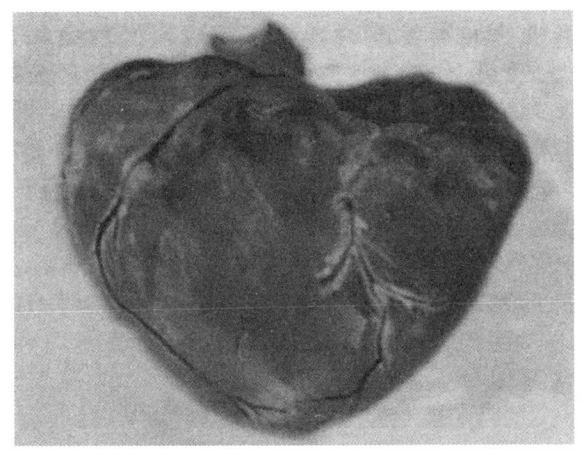

图 2-10-2　口蹄疫病死猪心肌变性、坏死，在心外膜下出现淡黄色斑纹，即"虎斑心"

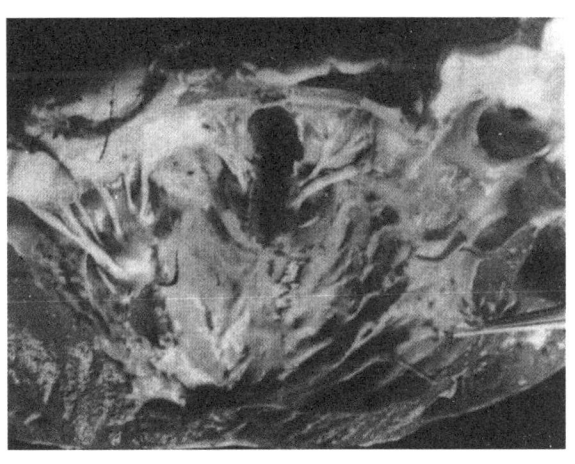

图 2-10-3　犊牛恶性口蹄疫：心内膜出血，心肌变性色淡，呈条纹状，似虎皮斑纹

四、临床学

（一）人

　　1695 年 Valentini 首次报道了人感染口蹄疫的病例。欧洲、非洲和南美洲的一些国家相继确诊了人发生的口蹄疫病例。我国于 1977 年确诊人患口蹄疫的病例。人感染发病是由于大量病毒侵入机体，病史具有较大的诊断参考价值。

　　1.临床表现　潜伏期为 2～20 d，多为 1 周左右，发病急，体温升高为 39 ℃以上，头痛、眩晕、四肢痛、精神萎靡、呕吐等。2～3 d 后，口腔发热，舌、唇、口腔内发生水疱，分泌物增加，颊部黏膜潮红，也见于手掌、指端、足趾、鼻翼和面部。水疱破裂后形成烂斑，逐渐愈合或形成溃疡。有的病例出现咽喉痛、吞咽困难、腹泻、低血压、循环紊乱和虚弱等症状。重症病例可并发胃肠炎、神经炎、心肌炎及皮肤、肺部的继发感染。婴儿发生本病时，呈胃肠卡他症状，或似流感样，严重者可因心肌麻痹而死。老年人患病后病情表现较重。原发性水疱后 1 周左右可出现继发性水疱。一般病程在 10 d 以内，预后良好。

　　2.临床诊断　根据临床表现、接触史等情况综合分析。必要时做病原学检查、血清学及生物学实验。诊断本病应注意与水痘、单纯疱疹、带状疱疹、A 型柯萨奇病毒感染、手足病及水疱病等相鉴别。

3.临床治疗　患者应及时住院隔离治疗。本病尚无特效药物治疗，以对症处理为主，一般很快自愈。

（二）牛

1.临床症状　潜伏期一般为 2～4 d，最长可达 1 周，病牛体温升高为 40～41 ℃，精神萎顿，食欲减退，闭口，流涎，开口时有吮吸声（见图 2-10-4）。1～2 d 后，在唇内面、齿龈、舌面和颊部黏膜发生蚕豆至核桃大的水疱或形成烂斑（见图 2-10-5）。口温高，此时口角流涎增多，呈白色泡沫状，常常挂满嘴边，采食反刍完全停止。水疱约经一昼夜破裂形成浅表的边缘整齐的红色糜烂，水疱破裂后，体温降至正常，糜烂逐渐愈合，全身状况逐渐好转，如有细菌感染，糜烂加深，发生溃疡，愈合后形成瘢痕（见图 2-10-6）。有时并发纤维蛋白性坏死性口膜炎、咽炎、胃肠炎；有时在鼻咽部形成水疱，引起呼吸障碍和咳嗽。

在口腔发生水疱的同时或稍后，趾间及蹄冠的柔软皮肤上也会表现出红、肿、疼痛，并迅速发生水疱且破溃的症状，继而出现糜烂或干燥结成硬痂，然后逐渐愈合。若病牛衰弱，或饲养管理不当，糜烂部位可能发生继发性感染，出现感染部位化脓、坏死，病畜站立不稳，行路跛拐，甚至蹄匣脱落。

乳头皮肤有时也可出现水疱，并很快破裂形成烂斑（见图 2-10-7）。如合并乳腺引起乳腺炎，泌乳量显著减少，有时乳量损失高达 75%，甚至泌乳停止。实践证明乳房上口蹄疫病变多见于纯种牛，黄牛较少发生。

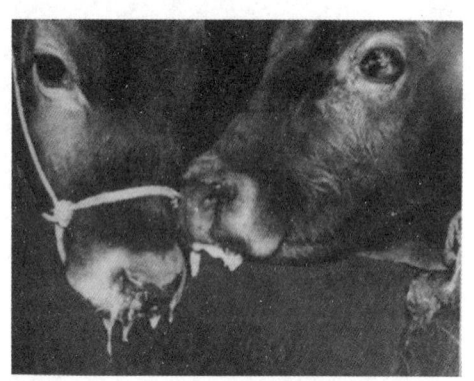

图 2-10-4　病牛大量流涎，呈引缕状

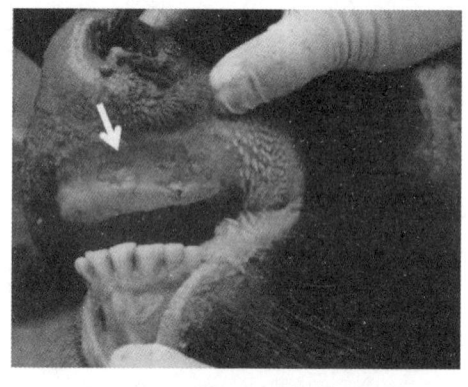

图 2-10-5　病牛唇黏膜水疱破裂后形成的烂斑

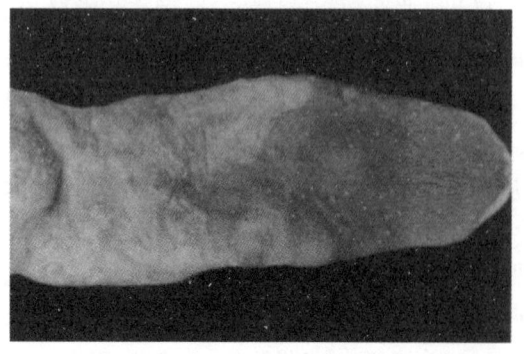

图 2-10-6　病牛舌背面形成灰白色的烂斑

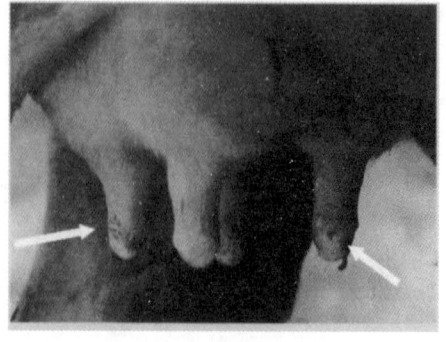

图 2-10-7　病牛乳头皮肤的水疱与出血

本病一般呈良性经过，约经 1 周即可治愈。如果蹄部出现病变，则病期可延至 3 周或更久，病死率很低，一般不超过 3%。但在某些情况下，当水疱病变逐渐痊愈，病牛趋向恢复健康时，病情可突然恶

化,病牛全身虚弱,肌肉发抖,特别是心跳加快,节律失调,反刍停止,食欲废绝,行走摇摆,站立不稳,因心脏停搏而突然倒地死亡。这种病型称为恶性口蹄疫,病死率20%～50%,主要是由于病毒侵害心肌所致。

哺乳犊牛患病时,水疱症状不明显,主要表现为出血性肠炎和心肌麻痹,病死率很高,病愈牛可获得一年的免疫力。

2.临床诊断　根据本病的临床症状、流行特点等可做出初步诊断,但确诊须做病毒分离和血清学试验。为了鉴定毒型可采取病料,并应迅速送至有关单位定型,或送检病畜恢复期的血清进行乳鼠中和试验或琼脂扩散试验来鉴定毒型。

牛口蹄疫应与下列几种疫病认真鉴别:

(1)牛瘟:在口腔黏膜上呈坏死性病变,犹如口蹄疫的糜烂期。牛患口蹄疫时,在黏膜上首先呈现水疱,然后才是糜烂,而牛瘟则不是;患牛瘟时,消化道的黏膜如口腔、真胃和小肠黏膜呈花丝性炎症,因而有剧烈的下痢,而口蹄疫不是这样;口蹄疫时,四肢和乳房受到侵害,而牛瘟则不是;牛瘟可引起大批死亡,但口蹄疫一般呈良性经过,病死率很低。

(2)牛黏膜病:口腔黏膜有糜烂病灶,流涎增多,与牛口蹄疫的口腔病变有相似之处,但没有水疱形成过程,一般是地方流行性。

(3)牛恶性卡他热:与口蹄疫的相同之点为在黏膜上有糜烂,然而恶性卡他热在鼻腔黏膜上有坏死过程,在其发生之前并不形成水疱,且恶性卡他热可见角膜混浊,口蹄疫则无此现象。另外,口蹄疫是一种流行性的传染病,而恶性卡他热主要是一种散发病。

(4)水疱性口炎:此病可能与口蹄疫相混淆。传染性水疱性口炎的流行范围小,发病率低,死亡则更少见,必要时,依赖动物接种可鉴别。方法是:用病牛的水疱皮或水疱液注射两头牛,一头注射于舌黏膜内,一头注射于肌肉或静脉。如果肌肉或静脉内接种的牛舌面上不发生水疱,而舌黏膜内接种的牛发病则是水疱性口炎,两头牛都发病则是口蹄疫。

此外,马、驴也能感染,也可按上述方法注射马、驴,若舌黏膜内发生水疱和糜烂则是水疱性口炎,不发生水疱则是口蹄疫。

3.临床治疗　牛发生口蹄疫后,一般经10～14 d自愈。为了促进病畜早日痊愈,缩短病程,特别是为了防止继发感染的发生和死亡,应在严格隔离的条件下,及时对病畜进行护理及治疗。方法如下:精心饲养,给予柔软的饲料;对病症较重,几天不能吃的病牛,应喂以麸糠稀粥、米汤或其他稀糊状食物,防止其因过度饥饿使病情恶化而引起死亡;畜舍应保持清洁、通风、干燥、暖和,多垫软草,多给饮水。

口腔可用清水、食醋或0.1%高锰酸钾洗漱,糜烂面上也可涂以1%～2%明矾或碘酊甘油(碘7 g,碘化钾5 g,酒精100 mL,溶解后加入甘油10 mL),也可用冰硼酸(冰片15 g,硼砂150 g,芒硝18 g,共研为末)。

对蹄部病变可用3%臭药水或甲酚皂洗涤,擦干后涂以甲紫液、松馏油或鱼石脂软膏等,再用绷带包扎。

对乳房病变部可用肥皂水或2%～3%硼酸水洗涤,然后涂以青霉素软膏或其他防蚀软膏。定期将奶挤出以防发生乳腺炎。恶性口蹄疫病畜除局部治疗外,可用强心剂和补剂,如安钠咖、葡萄糖盐水等。用结晶樟脑口服,可收良效。

(三)羊

1.临床症状　潜伏期1周左右,症状与牛大致相同,但感染率较低,山羊多发病于口腔,呈弥漫性口膜炎,水疱发生于硬腭和舌面,羔羊有时有出血性胃肠炎,常因心肌炎而死亡。

2.临床诊断　参考牛的诊断方法。

3.临床治疗　参考牛的治疗方法。

(四)猪

1.临床症状　潜伏期1～2 d,病猪以蹄部水疱为主要特征,病初体温升高为40～41 ℃;精神不振,食欲减少或废绝;口黏膜(包括舌、唇、齿龈、咽、腭)形成小水疱或糜烂;蹄冠、蹄叉、蹄踵等部出现局部发红、微热、敏感等症状,不久渐形成米粒大、蚕豆大的水疱,水疱破裂后表面出血形成糜烂,如无细菌感染,1周左右痊愈。如有继发感染,严重者侵害蹄叶致蹄壳脱落,患肢不能着地,常卧地不起,病猪鼻镜、乳房也常见到烂斑,尤其是哺乳母猪,乳头上的皮肤病灶较为常见但也常发于鼻面上,其他部分皮肤如阴唇及睾丸上的病变少见。还可常见跛行、流产、乳房炎及慢性蹄变形。吃奶仔猪的口蹄疫,通常呈急性胃肠炎和心肌炎而突然死亡,病死率为60%～80%,病程稍长者,亦可见到口腔(齿龈、唇、舌等)及鼻面上有水疱和糜烂。成年猪也可发生死亡(见图2-10-8至图2-10-11)。

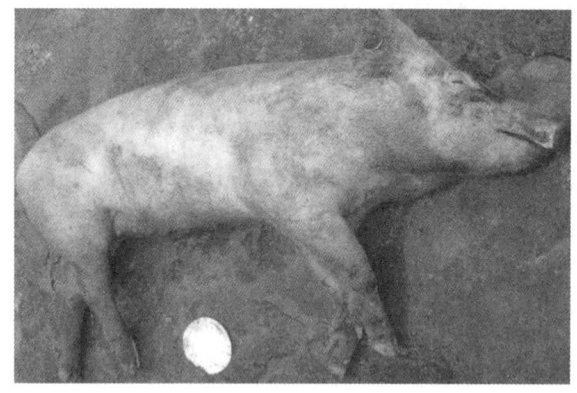

图 2-10-8　病猪皮肤发红,嘴唇皮肤脱落,蹄、腿部烂斑

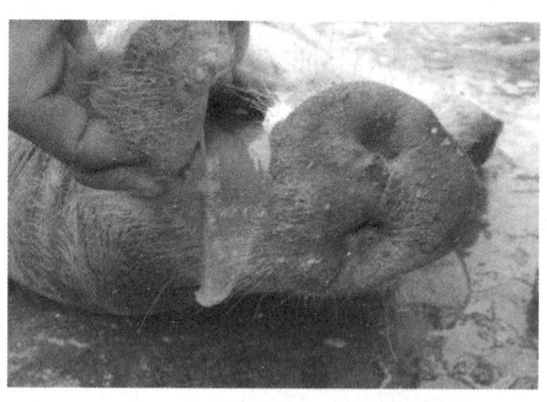

图 2-10-9　病猪上、下嘴唇及鼻部水疱破裂形成烂斑

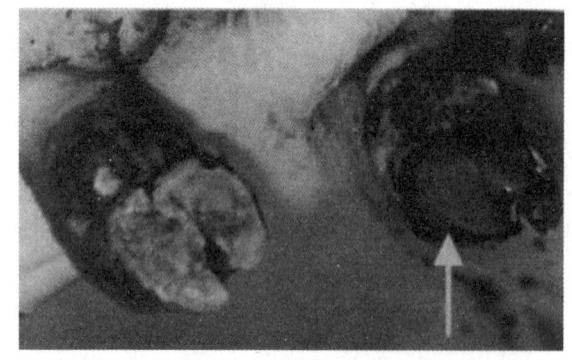

图 2-10-10　病猪蹄匣脱落,肉蹄流出鲜红的血液

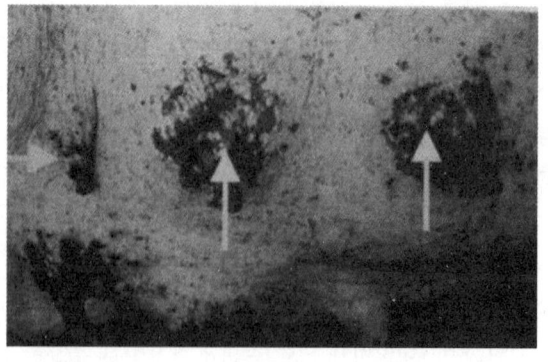

图 2-10-11　病母猪乳房皮肤水疱溃烂,结痂和出血斑

2.临床诊断　方法同牛,但应与猪水疱病、水疱性口炎等疫病进行鉴别诊断。

3.临床治疗　参考牛的治疗方法,也可用干扰素、猪口蹄疫高免血清(同型的)进行治疗,每千克体重1 mL左右皮下注射。另外,清热解毒的中药可辅助治疗。

（四）骆驼

1. 临床症状　壮年骆驼发病较少，以老、弱、幼的骆驼发病较多，临床症状与牛相似，主要是在口腔和蹄部发生水疱。病驼口腔水疱多在舌面两侧，有的在齿龈上，水疱破裂后，有糜烂和发生溃疡；有的口腔流涎，挂满口角与下唇，拉成线状；病驼食欲减退，消瘦，随后沿蹄冠出现大小不一的水疱，大的如蚕豆，小的如樱桃大，有时蔓延到蹄叉，水疱破裂后，由于泥土污染，溃疡加深，致使蹄壳与肌肉脱离，但仍与蹄的前部相连，似穿拖鞋状，有的蹄壳脱落，使病驼不能行走，表现极为痛苦。

2. 临床诊断　参考牛的诊断方法。

3. 临床治疗　参考牛的治疗方法。

五、实验室诊断

口蹄疫发病后症状比较具有特征性，除口腔舌面发生特征性的水疱（葡萄至核桃大）和烂斑外，蹄冠、趾间和乳房等处也发生水疱及烂斑，可作为最重要的临床诊断依据，再结合流行病学特点（如发生于偶蹄兽，传播迅速，引入带毒动物等）不难诊断，也易与其他疫病区别。口蹄疫的实验室诊断一般应做病毒分离和生物学及血清学试验，确定为口蹄疫病毒之后，再做型和亚型的鉴定。

（一）病毒的分离

自患畜病料中分离出病毒，应是最可靠的诊断方法。以前有将检验材料接种于牛的舌皮内直接检查病毒，或接种于小白鼠、豚鼠、鸡胚内分离病毒。现多应用组织培养细胞的病毒分离法。口蹄疫病毒可在牛舌上皮，牛甲状腺细胞，牛、猪、羊胎肾细胞，豚鼠、仓鼠、兔肾等细胞内增殖，并常引起细胞病变。在猪肾细胞中产生的细胞病变较牛肾细胞明显，以细胞圆缩和致密化为特征。犊牛甲状腺细胞对口蹄疫病毒极为敏感，可产生很高滴度的病毒，所以很适于由野外病料（感染组织）分离病毒。近年国外将仓鼠肾和猪肾等细胞，如 BHK 细胞、IB-RS-2 细胞广泛用于口蹄疫病毒的增殖。

病毒分离的成功率与病料的采取和保存是否得当关系很大。一般采取水疱皮（牛舌表面、猪鼻突部或蹄冠）和水疱液作为病毒分离材料，未污染且愈新鲜愈好。可用灭菌的 1～2 mL 注射器从未破溃的水疱内直接抽取。国外还常用食道探杯刮取牛、羊的食管、咽头的分泌液作病料。采集后立即投入等量细胞培养维持液中，用力振荡混匀后应用或冷藏备用。细胞接种病毒后一般 36～48 h 即可出现明显细胞病变。吸出感染细胞培养液，置 -20 ℃环境中保存，或做传代和病毒鉴定用。

（二）病毒型的鉴定

病毒分离成功后或采取患畜康复期血清做血清学试验，如用病毒感染相关抗原（VIA）做琼脂扩散试验或间接血凝试验或酶联免疫吸附试验，作出诊断定性后，则必须进行病毒的主型和亚型鉴定，以为免疫预防选用疫苗提供依据。

1. 病毒的主型鉴定　目前对病毒主型的鉴定均按英国 Pirbright 动物病毒研究所口蹄疫查询试验室公布的病毒型为标准，较好的定型方法主要有以下几种：

（1）补体结合试验：采取病畜新鲜水疱液和水疱皮做本实验鉴定仍是目前最通行最可靠的方法。此法用的标准血清和标准病毒都由指定机构生产供应。必须指出，在口蹄疫病毒的 4 种抗原中（病毒颗粒抗原、12S 亚单位抗原、75SA 空衣壳抗原和 VIA 抗原），仅病毒颗粒抗原和空衣壳抗原具有型特异性。在应用补体结合试验定型时，往往由于存在 VIA 抗原、12S 抗原而受到干扰。将待检抗原和标准抗原以 58 ℃灭活 40 min，可消除这种非特异性干扰。如标准阳性血清的质量很好，效价很高也有降低这种非特异性干扰的作用。

（2）乳鼠中和试验：此法是用口蹄疫耐过病畜的血清与已知毒型的口蹄疫鼠化毒接种乳鼠进行保护试验，可测出疫区的口蹄疫毒型。用已知毒型的标准血清和未知毒型的野毒（经乳鼠适应后）对乳鼠进行保护试验也可测定毒型。乳鼠中和试验目前仅限于鉴定口蹄疫病毒的主型，因做法较复杂，耗费也较多，实际使用中不如血清学方法方便。

（3）琼脂扩散试验：待检材料可取水疱液，也可取水疱的皮或其他含毒组织以 PBS 研磨成 1∶10 乳剂，置 4 ℃浸出 24 h，3 000 r/min 离心 10 min 后取上清液检查。组织培养毒可直接用作待检抗原。一般中间孔内滴加待检抗原，周围孔内加各型标准阳性血清，置 25 ～ 30 ℃温箱中孵育过夜。如抗原孔与血清孔间出现灰白色沉淀线者为阳性反应。常见两条明显的沉淀线：靠抗原孔的一条呈弧形，靠抗体孔的一条短而细。有时也见两条线重合为一条较粗的沉淀线。如果中间孔中加注待检血清，周围孔加注各型标准抗原，即可检测抗体的型。琼脂扩散试验比较简单，也不需特殊试验条件，而且特异性较高，因此比较适合基层兽医诊断室用于检疫。

（4）间接血凝试验：国外报道用本法能检测出口蹄疫抗体和鉴定毒型，灵敏度比补体结合试验高 2 ～ 4 倍，近年国内也使用本法用于口蹄疫病的检测。

（5）荧光抗体法：美国的报道称，用荧光灶检测法计算初代猪肾单层细胞培养中口蹄疫病毒的感染单位，操作迅速，所获得的结果与细胞培养方法和蚀斑法测得的结果相似。

2. 病毒的亚型鉴定　目前国际上鉴定亚型最常用的技术是微量补体结合试验。它与用动物（常用豚鼠）进行的交叉免疫保护试验有较好的符合性。目前采用的亚型鉴定标准，经过生物标准化国际协会修订，主要是根据各种方法（常用补体结合试验）确定的血清学关系。如 X 和 Y 为两型病毒，x 和 y 为两型病毒相应的血清，其交叉反应可由异源血清与同源血清滴度之比得到两个比值（查表），即：

$$r_1 = \frac{X_y}{Y_y} \quad \text{和} \quad r_2 = \frac{Y_x}{X_x}$$

然后再以以下公式计算这两个比值的合成关系（抗原相似的百分数），即亲缘值 R：

$$R = 100\sqrt{r_1 r_2}$$

生物标准化国际协会第 19 次会议讨论主型（type）和亚型（subtype）的区别认为，在两个毒株间完全无交叉保护的，定为不同主型；部分无交叉保护的，定为不同亚型。以下 R 值可作为确定主型和亚型的参考依据（表 2-10-1）。

表 2-10-1　不同主型和亚型的对应的 R 值

R 值	型别	异源疫苗使用效力
70% 以上	亚型相同	有效
32% ～ 70%	不同的亚型	不很有效
10% ～ 31%	很不同的亚型	几乎无效
10% 以下	不同的型	无效

严格以此作为确定亚型的标准，可引出一个不可控制的亚型数目，而且因为抗原变异范围不同，动物实验及血清学反应特异性方面的误差等因素，会导致某些情况下出现混乱。鉴于此，在后来召开的生物标准化国际协会讨论会上，学者们提出了一些口蹄疫病毒鉴定标准的修正意见：①采用低 R 值，如必须低于 25% 才算新的亚型。②对不同型病毒采用不同的区别亚型的抗原水平参考值。③新亚型的命名限于已经证明有家畜流行病学重要性的毒株。④新毒株可归于一个以上的亚型群。

（三）其他主要检测技术

1.酶联免疫吸附试验（ELISA）　ELISA 检测口蹄疫其稳定性比其他方法要好，能自动化操作，可迅速检测大量样品，且不需要组织细胞培养，甚至可以用灭活抗原进行，对生物安全设施要求也不太严格，检测所需时间短，具有特异、敏感、快速、简便、可靠性好等特点，在 FMD 诊断中日益受到人们的重视，现已成为国际上检测 FMD 的常规方法之一。常用的方法有直接 ELISA、双抗体夹心 ELISA 和液相阻断 ELISA 等。杨永钦（1994）研制出用于检测 FMD 的生物素—亲和素强化斑点 ELISA 试验方法，用光敏索标记的纯化 A 蛋白代替第二抗体，通过 AP 标记的亲和素检测生物素化抗体，最后加底物 BC1P 和 NBT 显色判定，该法具有良好的重复性和特异性，由于引入生物索系统和 AP 使灵敏度大为提高，能检出微量抗体，比常规 ELISA 更为敏感。Sorsenson 等（1992）创立了可检测 FMD 抗 SAT1、SAT2、SAT3 血清型病毒抗体的生物素—亲和素系统阻断 ELISA 方法，并与世界参考实验室的液相 ELISA 方法进行了比较，结果证实，该方法具有高特异性和灵敏性，可作为抗体水平评估的一种精确可行的方法。

新型的 ELISA 可区分口蹄疫强弱毒。发达国家往往通过扑杀感染动物和可疑动物来控制和消灭口蹄疫，而大多数国家主要通过注射疫苗来控制该病流行，因此如何检测隐性感染动物，如何区分自然感染动物和免疫动物一直是控制和消灭 FMD 非常重要的课题。3ABC-ELISA 是通过检测血清中口蹄疫非结构蛋白的抗体来确定动物是否感染口蹄疫的方法。口蹄疫的非结构蛋白 3ABC 在疫苗的制备过程中被去掉，免疫动物不再产生针对其的抗体，而自然感染的动物则会产生此抗体。因此，3ABC-ELISA 可用于鉴别诊断自然感染和免疫动物所产生的抗体。阮力等（2007）将口蹄疫病毒非结构蛋白 $3B$ 基因的克隆表达中已表达蛋白作为抗原建立 3B-ELISA，用于鉴别诊断口蹄疫强弱毒。另外，美国联合生物医学公司（UBI）生产的合成肽检测试剂盒 UBI FMDV NS-ELISA 也可区分口蹄疫强弱毒感染，该商品化试剂盒已被广泛应用于检测口蹄疫的强毒。

2.RT-PCR 技术　PCR 诊断技术用于诊断 FMD 的报道始见于 1991 年。在使用时以特异的引物在反转录的作用下再进行 PCR 扩增，扩增产物用 PAGE 或琼脂糖电泳或硝酸银染色检查，看扩增出的 DNA 片段大小与设计是否相符。Meyer 等（1991）采用 PCR 检测牛食管—咽部分泌物中的 FMDV RNA；国内吴时友等（1991）就 FMDV 的 PCR 检测研究作了报道；蒋正军等（1997）应用 RT-PCR 一步法和 Nested-PCR 法快速检测到 A 型 10^{-6} 倍稀释、O 型 10^{-4} 倍稀释乳鼠肌肉毒。王伊琴等（2003）应用 RT-PCR 检测口蹄疫灭活疫苗中的病毒 RNA。朱彩珠等（1998）采用 RT-PCR 技术检测牛和猪组织中的 FMDV。将 PCR 对 FMDV 的检测结果与常规法进行比较，灵敏度提高 6～12 倍，最高可检出 $20TCID_{50}$ 细胞毒，或 0.16～0.32 LD_{50} 组织毒，2 次扩增还可提高检出灵敏度 100 倍。娄高明等（2002）应用 RT-PCR 技术能准确快速地（8 h）检测肉类、奶类、分泌物、排泄物的带毒、排毒情况。罗长保等（2003）应用荧光 RT-PCR 技术能检测出进口冻肉中的口蹄疫病毒。PCR 检测法与其他方法相比，其特点是特异性好，灵敏度高，简便快速，对检测样品要求低。在分子流行病学中 RT-PCR 可与序列分析结合研究不同分离株之间的系统关系，也有助于追踪该病暴发的传染源。

3.其他方法 其他技术如基因芯片技术、核酸探针技术、核酸指纹图法、核酸序列分析法、多肽分析法、单克隆抗体技术、高效液相色谱技术、紫外分光光度计检测技术等在口蹄疫的检测和研究中都有报道。

六、防控措施

（一）免疫预防

动物在自然感染口蹄疫耐过以后，或经疫苗注射的家畜可以形成比较坚强的免疫力。但各病毒产生的抗体均有其特异性，各主型之间无交叉免疫力，同一主型的各亚型间仅存在一定程度的交叉免疫力。注射恢复动物的全血或血清可产生被动免疫，保护易感动物不受感染，但免疫期甚短，一般不超过2周，主要用于疫情暴发时对仔猪和犊牛等提供紧急保护。人工免疫包括注射减毒疫苗和灭活疫苗两类，免疫效果较好，免疫持续时间也较长，一般使用剂量较小，价格也较低廉，兔化或鼠化等弱毒疫苗甚至可在基层单位就地制造，在疫区和受威胁区使用可很快控制疫情蔓延。

1.减毒疫苗

目前应用的减毒疫苗株包括鼠化、兔化、鸡胚化及组织培养细胞驯化毒等。有的驯化工作还在进行，通过交叉培养以致弱，如将鼠化株再经鸡胚、组织培养细胞或兔体外传代及将兔化毒株进一步通过组织培养细胞等。在应用上述疫苗进行免疫注射时，必须严格遵照各疫苗的使用说明及保存运输的有关规定。

1) 鼠化减毒疫苗 这种疫苗是将强毒株口蹄疫病毒连续通过 3 ～ 6 日龄乳鼠（颈、背部皮下或脑内）100 ～ 300 代或以上，以降低其对原宿主的病原性而制成。有的为进一步减毒，还通过 15 ～ 25 日龄的幼鼠或仔猪肾细胞、兔肾细胞等组织培养细胞驯化。现在制疫苗时常将含毒组织在 PBS（pH 值 7.6）内研磨成乳糜，4 ℃浸毒 5 ～ 15 h。3 000 rpm 离心后吸上清液加入青、链霉素适当稀释后，或加入甘油做成甘油苗，或加入氢氧化铝凝胶做成氢氧化铝苗，或加入蔗糖—脱脂乳为保护剂制造冻干苗。我国曾先后研制成功 O 型鼠化减毒疫苗、A 型Ⅲ系鼠化减毒疫苗和亚洲Ⅰ型鼠化减毒疫苗等。

鼠化减毒疫苗主要用于牛、羊、骆驼和鹿。注射疫苗后 3 ～ 10 d 产生免疫力，免疫期 6 个月以上。新注射地区的牛和刚引进的纯种奶牛、肉牛在注射疫苗后，可能有 20% ～ 30% 的牛产生口腔水疱和烂斑，10% 左右出现蹄部水疱和糜烂，1 岁以内犊牛可出现少数死亡。鼠化减毒疫苗对猪有较高毒力，不能用于猪，在牛、羊等动物进行免疫注射时，须将猪隔离，避免接触。

2) 兔化减毒疫苗 一般将牛源强毒皮下接种 2 ～ 4 日龄乳兔，连续通过 100 代以上，待病毒逐渐适应乳兔，致病力逐渐增强，对牛的毒力相应减弱后制苗。我国也曾先后研制成功 O 型兔化减毒疫苗、亚洲Ⅰ型及Ⅱ系兔化减毒疫苗等。

兔化减毒疫苗对牛、羊安全有效。接种牛舌面，传代返祖试验、安全试验和最小免疫剂量试验等试验结果与鼠化毒基本一致，但对犊牛常残留毒力，有时发生犊牛死亡。次苗对猪有致病力，可引起仔猪发病或死亡。对牛注射疫苗后，免疫期半年以上，对犊牛免疫不规律。

3) 鸡胚化减毒疫苗 将强毒株或鼠化减毒等驯化毒株接种 10 日龄鸡胚，开始几代鸡胚不发病，可采取鸡胚—乳鼠交替传代法。几十代后，鸡胚大多在接种毒株 2 ～ 4 d 发病死亡，即可作为弱毒株用以制苗（全胚苗、甘油苗或氢氧化铝苗）。我国研制的 A 型鼠化鸡胚减毒疫苗是将 A 型Ⅲ系鼠化毒静脉接种鸡胚传代育成的鸡胚化弱毒。对牛安全有效，牛注射疫苗后的反应率较 A 型Ⅲ系鼠化减毒疫苗低。

4) 组织培养减毒疫苗 将强毒株或鼠化、兔化、鸡胚化等弱毒株连续通过犊牛肾、仔猪肾、乳鼠肾、仓鼠肾等组织培养，降低其对牛、猪等动物的致病力。毒株接种上述细胞培养物后，最初几代即可出现细胞病变，随着传代代数的增加，细胞病变的时间可提早到接毒后的 10 ～ 18 h，细胞几乎全部脱落，这时即可用于制造疫苗。制造疫苗时加入甘油或氢氧化铝，即可分别制成甘油苗或铝胶苗。

多年来，许多研究者应用不同的毒株进行了各种途径的传代驯化，先后培育了几十种减毒疫苗株。理想的减毒疫苗应该致弱程度适当，能在动物体内增殖，引起较好的免疫反应，但又不产生机体损伤；多代通过敏感动物，毒力不会增高，而且可以应用于牛、羊、猪等多种动物。目前现有的几十个减毒疫苗株，均还未达到完全理想的程度，或者毒力过弱，免疫原性不够好，或者毒力过高，会引起机体损伤，甚至出现明显的发病症状；有的对牛无毒力或者毒力很低的疫苗株，可能对猪仍有致病力；有的应用于不同生理应激水平的动物如怀孕、泌乳的母牛及犊牛和仔猪，可以致病，甚至引起死亡。加之减毒疫苗中的活病毒可能在畜体和肉品内长期存在，构成疾病散布的潜在威胁，而病毒在多代通过易感动物后可能出现的毒力增强、返祖，更是一个值得注意的危象。因此，尽管减毒疫苗研制仍在继续，世界上已有不少国家如欧洲、北美部分国家及澳大利亚、新西兰等无口蹄疫疫情的国家和地区均已规定禁止使用减毒活疫苗。在许多国家，口蹄疫的预防接种几乎都采用灭活疫苗。

2. 灭活疫苗

灭活疫苗的研制在经历了 20 世纪 30 年代用病牛痘皮（液）制作氢氧化铝凝胶甲醛苗，20 世纪 40 年代用牛上皮通过组织培养制造疫苗，20 世纪 60 年代通过大罐内培养细胞生产大量灭活疫苗，已发展到用深层悬浮培养法培养传代细胞制备口蹄疫疫苗。20 世纪 80 年代已成功地应用容量达 400 万 mL 以上的大发酵罐大量培养细胞、增殖病毒和制造疫苗。如前几年投产的南美洲的一个疫苗工厂，每年可生产 3 亿～ 6 亿头份的疫苗。西欧一些国家（如英、法、意、德、荷等国）在研制生产灭活疫苗方面也发展迅速。

灭活疫苗是否绝对安全仍有争论。欧洲一些国家发现，一些地方口蹄疫暴发似乎与灭活疫苗中残留的活病毒有关，这促使了口蹄疫亚单位疫苗和基因工程疫苗的研制。

亚单位疫苗亦即制造只含病毒蛋白而无病毒核酸的免疫制剂。Kuepper（1981）等成功地制备和浓缩了口蹄疫病毒的衣壳蛋白 VP_1。法国、美国的研究者也已证明，从破裂的病毒颗粒中提取纯化的 VP_1 能够使豚鼠和猪发生抗体反应，猪对随后发生的感染具有一定免疫力。

通过基因工程制备口蹄疫疫苗方面，亦已有重要突破。Kleid（1981）等首次报道用口蹄疫保护抗原导入大肠埃希菌，制备口蹄疫基因工程疫苗获得成功。其制备原理是以反转录酶由口蹄疫病毒 RNA 合成单链 cDNA，再用 DNA 聚合酶使其复制成双股，再与质粒 DNA 重组后导入大肠埃希菌，待菌体扩增后，提取内含插入基因的质粒，以限制性内切酶切取插入基因副本，除去必要的碱基顺序后，再行插入表达质粒，通过工程菌（大肠埃希菌）使其表达并产生病毒蛋白。每个细菌约能产生 10^6 个保护性抗原分子，用猪、牛做免疫接种试验，表现出保护作用。1981 年，美国、德国还先后报道口蹄疫的基因工程的亚单位疫苗研制取得进展，其中美国克隆的 A_{12} 亚型的 VP_1 基因通过大肠埃希菌获得表达，可以刺激动物产生有效中和抗体。

值得指出的是，1982 年美国、英国科学家首次报道用化学合成肽疫苗免疫口蹄疫获得成功，这一成果为新的第三代疫苗问世揭开了序幕。

口蹄疫病毒的保护性抗原（VP_1）由 213 个氨基酸组成。在 O 型病毒的 VP_1 的氨基酸序列中，随人工合成 7 种多肽片段，将这些人工合成的短肽连接在作为载体的匙孔血蓝蛋白上，加弗氏完全佐剂免疫家兔和豚鼠。结果表明，141 ～ 160 和 200 ～ 213 两个短肽产生了高水平中和抗体，并能保护豚鼠抵抗强毒的攻击。中和抗体效价比天然的、从病毒提取的 VP_1 免疫所获得的最好结果高好几倍。对牛、猪试验表明，合成肽 141 ～ 160 一次免疫即能使牛、猪抵抗强毒攻击。Shinnick 等报道，已将 A、O、C 3 种血清型的合成肽 141～160 连接于同一载体蛋白上,制成了可抵抗 3 种血清型的口蹄疫疫苗。这些研究为口蹄疫免疫预防和合成肽疫苗研制开创了光辉前景。

(二)综合性防控措施

我国在口蹄疫防治工作上积累了丰富的经验,有一套比较完善的综合性防控措施:

(1)加强领导,统一指挥,协调行动。这是防治工作的一项重要经验和措施,也是取得防疫胜利的重要保证。有关部门应分工负责,互相配合,协同作战,对人、财、物给予支持。指挥部下设办公室,应负责具体措施的落实。

(2)制定明确的目标和规划。根据国家有关规定,无疫区以监测疫情、加强检疫、严防外疫传入为主;散发区以扑杀、消毒、灭源为主,制止疫情散播蔓延;重疫区以综合治理全面实施防治措施,就地扑灭。巩固和发展扑灭成果,实行统一验收。

(3)开展疫情普查,大力宣传口蹄疫的危害和防治方法。结合普查把防治技术传授给广大基层兽医、卫检人员和养畜户。有条件的地方,应检测畜群有无特异性抗体或携带抗原等情况。

(4)全面贯彻国家《中华人民共和国动物防疫法》,遵照"早、快、严、小"的原则,采取综合性防疫措施。所谓"早"是指必须发现得"早",对口蹄疫的发生应有高度警惕;"快"是指防治口蹄疫措施执行应迅速,做到快确诊、快通报、快隔离、快封锁等;"严"是指对防治工作应严肃对待、措施严密、严格执行,堵塞漏洞,制止蔓延。"小"是指对疫点疫区范围划分不宜过大,但不能遗漏,以利在小范围彻底扑灭。

当某一地区发生口蹄疫时应划定疫区,疫区内划分疫点和非疫点;非疫区之内划分为受威胁区和安全区。牧区内的疫区,为病畜群发病前 14 d 放牧和饮水的地区;农区应包括有口蹄疫的整个村庄。疫区即为封锁区,要由上一级政府发布封锁令,封锁期内应停止家畜的集市贸易和其他聚会,不能运出家畜产品。疫区内有关场所用具、车辆、环境彻底消毒,易感家畜免疫注射后才能解除封锁。对受威胁地区应迅速施行疫苗紧急预防注射,隔离可疑病畜,做好环境卫生和消毒工作。非疫区应加强动物管理,防止与疫区动物各种途径的接触。总之,只要按照《中华人民共和国动物防疫法》上有关预防和扑灭家畜传染病的规定,结合实际,制定出具体措施,全面贯彻执行,就一定能预防和杜绝口蹄疫的发生。

第十一章 牛海绵状脑病

牛海绵状脑病（bovine spongiform encephalopathy, BSE）俗称疯牛病（mad cow disease），其临床和组织病理学特征是精神失常、共济失调、感觉过敏和中枢神经系统灰质的空泡病变。

BSE 不仅是兽医学的一大难题，更重要的是对人类健康和公共卫生方面的危害。1986 年 11 月，首例 BSE 经组织病理学检查病牛大脑被确认，其后，BSE 在英国迅速流行，1986 年仅发现 12 例，1987 年发生 461 例，1988 年猛增至 3 000 多例，此后持续上升，1992 年高达 36 000 例，至 1996 年 6 月底确诊病例数已达 161 412 头。发病地区也由英格兰南部扩展至英国各地。流行病学调查结果表明，BSE 的发生具有共同传染来源，很有可能是在 1981—1982 年间牛开始暴露于被痒病病原因子污染的精饲料，即掺入绵羊脏器等肉骨粉的浓缩料所致。牛是被痒病病原因子的牛体适应毒株感染，而该因子已在牛群中存在一段时间，同时，牛与牛间的循环传播是促进 BSE 流行的最主要原因，除英国外，爱尔兰共和国、瑞典、法国、德国、丹麦、葡萄牙、意大利、加拿大和阿曼等国家均已有 BSE 发生，但病例数不多。美国、日本等国亦有新发病例报道。

1990 年 5 月至 1996 年 3 月，英国经神经病理学检查确诊的克罗伊茨费尔特 – 雅各布病（Creutzfeldt–Jakob disease, CJD, 简称克雅病）患者计 207 例，其中 10 例与其他 CJD 病例明显不同。英国海绵状脑病咨询委员会称之为 vCJD（variant CJD, 新型克雅病），并认为它可能是暴露于 BSE 病原因子所致，这在全球引起高度关注。

一、病原学

BSE 是一种神经性疾病，表现为中枢神经系统发生明显退化和海绵状损伤，与痒病（scrapie）很相似，病牛大脑的提取物中含有异常的原纤维，亦与痒病相关的原纤维（scrapie associated fibrils, SAF）相似，而且，BSE 的传染性已被证实，其病原因子是一种类似痒病的传染性因子。1982 年，Prusiner 等首次提出朊病毒（Prion）假说，经二十多年研究取得一系列重要进展，逐渐得到认同。

（一）朊病毒的一般特性

1. 朊病毒与常规病毒共同的特性　朊病毒能通过 25 ～ 100 nm 孔径的滤膜。用易感动物可滴定其感染滴度，感染宿主后，先在脾脏和网状内皮系统的其他部位复制，然后侵入脑，在脑内可复制至很高的滴度（$10^8 \sim 10^{12}$/g 脑组织），一些宿主对朊病毒的易感性受遗传控制。朊病毒具有不同生物学特性的毒株，用有限稀释法可从"野生原种"克隆纯化不同的株，能在细胞培养物内增殖，并具有细胞融合活性。

2. 朊病毒的独特特性

1) 物理和化学特性

（1）对甲醛、戊二醛、β－丙内酯、EDTA、核酸酶（核糖核酸酶 A 和Ⅲ，以及脱氧核糖核酸酶 I）、顺铂（cisplatin）、温度（高压蒸汽消毒 $134 \sim 138$ ℃ 18 min，不完全灭活）、UV（2 540 Å）、离子辐射（γ 射线）、超声具有很强的抵抗力。

（2）非典型的 UV 灭活作用谱：2 370 Å = 6×2 540 Å；2 200 Å = 50×2 540 Å，电镜检查见不到病毒颗粒，在被感染脑组织中可见淀粉样蛋白原纤维（SAF），这种纤维相当于聚合的痒病相关蛋白（朊病毒）。

2) 生物学特性

（1）增殖时间很长，在仓鼠、小鼠脑内为 5.2 d；潜伏期长达数月至数十年；具有渐进性病理变化；可引起致死性感染，不会康复；引起变性的病理学变化（包括空泡变性、淀粉样蛋白斑块、神经胶质增生等），但不引起炎性反应。

（2）无包涵体；不诱导干扰素，也不干扰其他病毒诱导干扰素；对干扰素不敏感；不受常规病毒干扰。

（3）DNA 杂交或转染不能证实感染性核酸存在；不含非宿主蛋白；免疫抑制（环磷酰胺、X 射线、抗淋巴细胞血清、脾切除、摘除胸腺）或免疫增强剂（如佐剂）不能改变疾病的发生和发展过程（如潜伏期、病程和存活期）；不破坏宿主 B 细胞和 T 细胞的免疫功能；不引起宿主的免疫反应。

（4）细胞培养不产生细胞病变效应。

（二）SAF 和 PrP

1. SAF　目前认为，SAF 是传染性海绵状脑病（transmissible spongiform encephalopathy, TSE）的致病因子而不是病理变化的产物，SAF 是特异的 TSE。SAF 有两种存在形式：Ⅰ型纤维和Ⅱ型纤维。Ⅰ型纤维直径 $11 \sim 14$ nm，由两根直径 $4 \sim 6$ nm 的原纤维相互螺旋盘绕而成，螺距为 $40 \sim 80$ nm。Ⅱ型纤维由 4 根相同的原纤维组成，各根间间隙为 $3 \sim 4$ nm，直径 $27 \sim 34$ nm，每 $100 \sim 120$ nm 出现一狭窄区，狭窄处直径约为 $9 \sim 11$ nm，其优势蛋白成分是一种抗蛋白酶 K 的蛋白质（protease-resistant protein, PrP），又名朊病毒蛋白（prion protein, PrP）。

2. PrP　PrP 在一定条件下可形成小杆状或纤维样结构，据 Prusiner 推算，一个朊病毒含 ≤ 3 个 PrP 分子，1 根朊病毒杆［25 nm×（100 ~ 200）nm］约含 1 000 个 PrP 分子，几根至几百根朊病毒杆可组成一个簇团，而 $10 \sim 100$ 根杆（即 $10^4 \sim 10^5$ 个 PrP 分子）含 1 个 ID_{50}。

PrP 经蛋白酶 K 的消化后，其抗蛋白酶的核心部分分子质量为 $27 \sim 30$ kD，被称为 PrP27 ～ 30。随后研究又证明，PrP27 ～ 30 来源于分子质量 $33 \sim 35$ kD 的较大蛋白质，这种蛋白质被命名为 PrP^{SC} 或 PrP^{SC}33 ～ 35，用抗 PrP27 ～ 30 抗体研究未经蛋白酶 K 处理的健康动物和痒病动物组织的抽提物发现存在两种 PrP 异构体，两者的分子质量均为 $33 \sim 35$ kD，分别称为 PrP^{C}33 ～ 35 和 PrP^{SC}33 ～ 35。健康动物的脑组织仅有 PrP^{C}33 ～ 35，痒病动物组织则两者兼备。两种异构体氨基酸序列相同，但物理化学特性不同，PrP^{C}33 ～ 35 在去垢剂提取物中不聚合为大分子纤维结构，对蛋白酶 K 高度敏感，被完全消化; PrP^{SC}33～35则大量聚合为大分子纤维(SAF),在温和的去垢剂溶液(非变性去垢剂)中对蛋白酶K具有抗性,只被部分消化,移去其N末端67个氨基酸残基,产生PrP27～30,PrP^{SC}33～35和PrP27～30两者均有感染性。聚合的大分子纤维被溶于强去垢剂溶液(如SDS)中即分解为33～35 kD的多肽,这种多肽与PrP^{C}33～35在免疫学上有交叉反应,能被蛋白酶K完全消化。表2-11-1比较了PrP^{C}和PrP^{SC}的主要特性。

TSE不产生特异免疫反应可能是由于PrP^{C}使宿主产生了对PrP^{SC}的免疫耐性。

表 2-11-1　PrP^{C} 和 PrP^{SC} 的主要特性比较

主要特性	PrP^{C}	PrP^{SC}
对蛋白酶的抵抗力	−	+
存在部位	细胞表面	细胞内
GPI 锚 *	有	有
PIPLC** 能否使之由细胞表面游离	能	否
合成时间(1/2)	< 30 min	6～15 h
半衰期	3～6 h	> 24 h
二级结构 α- 螺旋	42%	30%
二级结构 β- 片层	3%	43%

注: *GPI 锚, 指糖基磷酸酰肌醇锚。**PIPLC, 指磷酸酰肌醇特异的磷酸酯酶 C。

3. *PrP* 基因　迄今已克隆了人、25 种非人灵长类动物、仓鼠(叙利亚仓鼠、美国仓鼠、中国仓鼠)、小鼠(I/LnJ, R111S/J, MOLF/Ei 小鼠和 C57BL/6J, 129SV, NZW)、大鼠、牛、绵羊、水貂、大捻角羚和阿拉伯大羚羊等的 *PrP* 基因,并推导并测定了它们的序列。人的 *PrP* 基因(*PRNP*)位于第 20 号染色体的短臂上,小鼠的 *PrP* 基因(*Prn-p*)位于第 2 号染色体上。

牛的 *PrP* 基因有 3 个外显子和 2 个内含子,其编码 *PrP* 的整个 ORF 位于一个外显子内,编码区的序列已被测定,它编码含 256 或 264 个氨基酸的蛋白质,牛和绵羊的 *PrP* 基因高度同源(> 90%)。

已发现的牛 PrP 基因编码区有两种多态性,一是隐性的 *Hind* Ⅱ RFLP 多态性,它由 576 号核苷酸由 C 转变为 T 产生,另一是位于 160～309 号核苷酸间的 8 肽重复序列的拷贝数(5 或 6 个拷贝),该区域内一系列富有 G-C 成分的 24 或 27 个核苷酸编码富含甘氨酸的 8 肽(或 9 肽)重复,这种多态性可使其两个等位基因具有不同拷贝数的 8 肽重复序列,从而可有三个不同的基因型(6∶6, 5∶5 和6∶5)。Hunter 等检查了 193 头健康牛的 8 肽重复基因型和 72 头健康牛的 *Hind* Ⅱ 基因型,前者 85%为 6∶6, 14% 为 6∶5, 仅 1% 为 5∶5; 后者 72% 为 ++, 26% 为 +-, 10% 为 --, *PrP* 的多态性无明显的品种差异。

(三)BSE 朊病毒的特性

1. 抵抗力　BSE 朊病毒对各种理化因素有极强的抵抗力。Taylor 等最近报告,高压蒸汽灭菌134～138 ℃,不能使病牛脑组织中的朊病毒完全灭活;用含有效氯 < 16 500×10⁻⁶ 的二氯异氰尿酸钠(sodium dichloroisocyanurat)溶液处理 BSE 病牛 10% 脑悬液 120 min, 也不能使其完全灭活;以有效氯

浓度 8 250 ～ 16 500×10^{-6} 的次氯酸钠溶液处理 30 min 可完全灭活；5% 脑悬液以 1 mol/L NaOH 处理 30 min 可完全灭活，但 10% 脑悬液经 2 mol/L NaOH 处理 30 ～ 60 min 有的分离物（BSE1）仍保持一定感染性。

病牛脑组织按常规的甲醛溶液固定不能完全灭活，接种小鼠仍可使小鼠发病，只是潜伏期较接种未固定的同一材料长。用改良 McLean 氏副醛 – 赖氨酸 – 过磺酸盐溶液（PLP）固定 BSE 感染小鼠（301V, MV 小鼠）的脑组织小块（8 mm^3）5 h，转入蚁酸（98% ～ 100%）内浸 1 h，再以 PLP 浸泡 5 h，也只能使感染性降低；以此材料脑内接种 11 只小鼠 10 只发病，潜伏期（273±17） d。PLP– 蒸馏水 –PLP 处理的对照，接种 6 只小鼠全部发病，潜伏期（115±5） d。

2. 宿主范围　除牛外，迄今已发现 6 种野生牛科动物［林羚、好望角大羚羊（*oryx gazella*）、大角斑羚（*taurotragus oryx*）、阿拉伯大羚羊（*oryx leucoryx*）、大捻（*tragelaphus strepsiceros*）、弯角大羚羊（*oryx dammah*）］、家猫和 3 种野生猫科动物［美洲狮（*felis concolor*）、猎豹（*acinonyx jubatus*）、豹猫（*felis prodalis*）］亦自然感染类似 BSE 的 TSE。

通过非胃肠道途径可人工感染牛、绵羊、山羊、猪、普通簇耳狨（*Callithrix jacchus*）、长尾猴（*Macaca fascicularis*）、水貂和小鼠。感染仓鼠和鸡至今未被感染，实验感染的鸡已观察 3 年以上，仍健活，不感染仓鼠是 BSE 病原因子的重要特点。上述各种实验感染动物除狨和长尾猴外，都做了经口感染试验，除猪外均获成功，虽然经口感染剂量比非胃肠道途径大得多，但潜伏期仍比非胃肠道感染长，以 BSE 病牛脑组织和 CSF 经口感染（C57B1）小鼠 10 只，7 只发病，潜伏期为 435 ～ 504 d，平均每鼠消耗脑 9.5 g 和 CSF 4.5 mL，而以同样方式感染 CRH 小鼠则未成功。以 BSE 脑组织经口接种牛，1 g 脑组织即可使牛感染，用牛和小鼠滴定同一 BSE 脑组织的感染性，测得牛的滴度比小鼠高 100 ～ 1 000 倍。

小鼠的基因型对 BSE 潜伏期有明显影响，不仅不同基因型小鼠潜伏期相差很大，同一基因型不同品系小鼠间潜伏期也明显不同，而且 F1 杂交小鼠的潜伏期长于其两亲本小鼠，同一基因型不同品系间的潜伏期差异在首次小鼠—小鼠传代时即消失，这与痒病病原因子明显不同，同一基因型不同品系小鼠的痒病潜伏期相近，F1 杂交小鼠的潜伏期介于两亲本之间。

以多种非胃肠道途径大剂量感染猪 10 头，2 头于幼龄死于继发感染，其余 8 头有 7 头成功感染，潜伏期 17 ～ 37 个月，经口感染猪至今已观察 6 年仍健活，感染后 2 年扑杀临床健康的试验猪做组织学检查未见 BSE 样病理变化。

用实验感染 BSE 的绵羊、山羊和猪及自然感染 TSE 的林羚、大捻和家猫的脑悬液感染几种近交系小鼠，各品系小鼠的潜伏期与由 BSE 牛直接感染的相应品系小鼠十分相近，这说明 BSE 分离物经各种动物传代后，其生物学特性未改变，供体动物的种类对小鼠实验 BSE 的特征无明显影响，虽然它们的 PrP 序列与牛不同。

Goldmann 等实验证明，绵羊对 BSE 的易感性受 PrP 密码子 171 的基因型限制。以 BSE 脑悬液脑内或经口感染 23 只 NPU 雪维特绵羊，7 只发生 BSE，发病羊均为（Gln/Gln）171 纯合子。同时发现，PrP 基因密码子 136 的基因型修饰羊对 BSE 的应答，脑内感染发病羊 4 只，（Val/Ala）136 和（Ala/Ala）136 的各 2 只，前两只的潜伏期为 724 d 和 880 d，后两只的潜伏期为 440 d 和 487 d；肌肉接种发病羊 3 只，2 只为 136 纯合子［（Val/Val）136 或（Ala/Ala）136］，潜伏期分别为 538 d 和 734 d，1 只为（Val/Ala）136 杂合子，潜伏期 994 d，杂合子比纯合子潜伏期长，此情形与 NPU 雪维特绵羊感染痒病 CH1641 毒株的情况相同，而和感染痒病 SSBP/1 分离物不同。

3.BSE 病原因子在病牛体内的分布　BSE 朊病毒在病牛体内的分布局限，至今在病牛的脑、颈部脊髓、脊髓末端及视网膜已检出感染的病毒，经口实验感染的牛，在感染后 6 ～ 18 个月，回肠远端始终有感染性。以病牛的脑脊髓液、脾（观察期 994 d，下同）、精液（967 d）、骨骼肌（889 d）、血液棕黄色层（904 d）、胎盘（811 d）、骨髓（780 d）、肠系膜淋巴结、股前淋巴结等材料接种小鼠，未发现这些材料有感染性。以病牛的乳、乳房、脾、胎盘、胴体、肠系膜淋巴结和乳房旁淋巴结材料经口感染小鼠，观察 571 ～ 699 d，接种小鼠仍健活，于接种后 12 ～ 18 个月扑杀未发病的原代接种鼠，以其脾和脊髓脑内接种盲传仍为阴性，但同期扑杀的经口感染 BSE 牛脑组织的小鼠脾中则存在可使继代小鼠感染的病毒，说明小鼠感染后，脾脏可在某一段时间内带毒。除脑、脊髓、视网膜外，至今已检查了自然感染病牛包括外周神经在内的 40 多种组织，都未检出感染性，由此可见，BSE 病原因子在牛体内的分布和痒病病原因子在绵羊和山羊体内分布明显不同。

Taylor 等，以 6 头不同泌乳期 BSE 病牛的脑内（0.02 mL）和腹腔内（0.1 mL）材料接种 RⅢ/FaDK 吮乳小鼠，同时以被检乳替代饮水经口感染（每日 10 mL，连续 40 d），观察 702 d，实验鼠存活 300 d 以上的计 275 只，全部未发生神经症状，实验小鼠平均每鼠实际消耗牛乳 300 mL，按体重计，相当于成年人（体重 70 kg）每日饮用约 500 mL BSE 病牛的乳持续 6.75 年。

（四）关于 TSE 病原因子的其他假说

一些学者对朊病毒假说仍持有异议，提出并坚持自己的观点，其中主要有：①非寻常病毒假说（unconventional virus hypothesis）。②拟病毒假说（Virino hypothesis）。③联合学说（unified theory）等，但目前尚缺乏直接实验证据。

二、流行病学

（一）地理分布特征

BSE 大规模的流行只见于英国，几个地区同时流行，并呈现广泛传播的趋势。该病主要发生在奶牛群，以英格兰东南部病例较多，这种地区间的差别是因为奶牛饲养密度不同，另一方面，受侵害的不同牛群发病率水平不尽一致，如苏格兰的病例很少，这种差别可由不同地区动物脏器化制产品的不同得以解释。

（二）病因和来源

1986 年 11 月英国首次确认 BSE，回顾性研究显示，早在 1985 年 4 月就已发生了一些 BSE 病例。更早些时候，一些兽医师就报道了类似病症，但并未确认。

1987 年，英国 Weybridge 中央兽医实验室的 Wilesmith 等人开始一项流行病学研究，结果表明，BSE 与使用各种药品或农药，如疫苗、抗蠕虫药、除草剂、杀虫剂等无关，而且与进口肉牛或种牛的迁移无关，随后的证据表明，痒病因子很可能是 BSE 的病因，特别重要的发现是 BSE 跟绵羊的存在没有联系。

BSE 不是遗传性疾病，但本病在大多数英国奶牛种群及其杂交后代中都发生，因此牛对该病的先天性易感因素未被排除。唯一能得到认定的共同因素是饲喂浓缩料。在所有病例中，商品犊牛颗粒料、饼粕或蛋白质补充料被混合成配合的日粮来饲喂，这方面可获得确切的记录。除了一例可能经母畜传播的报道外，每个病例都是原发病例，没有证据表明牛与牛之间能直接传播。在调查的专用饲料中有两类动物来源的产品，一类是牛羊脂油，如含脂的成分；另一类是肉骨粉，如油脂熔炼产物中的含蛋白剩余物，后者被证实是 BSE 的传播媒介。

BSE 食源性病因的假设已得到另外几个重要流行特征的证明，这包括奶牛群和肉牛群的 BSE 的发病率不同，这一现象可通过不同的饲养方式得到解释。另外约 85% 肉牛群的 BSE 病例发生在购进的小牛中，这些牛很可能来源于奶牛群，病例 – 对照研究表明。含肉骨粉的犊牛专用饲料经统计是与 BSE 发病率联系显著的危险因素。

（三）流行的开始

流行病学模型表明，大约在 1981 年或 1982 年冬季，牛开始暴露于类痒病因子，来自患痒病羊的化制产品被认为是流行的起因。研究者普遍认为，牛不断暴露于一个或多个共同的痒病病毒株，这些毒株越过牛羊种间屏障，导致 BSE 流行。相反，研究认为 BSE 流行不可能是由于出现新的对牛致病的痒病病毒变异株，那样的话整个国家就应该同时出现变异株，因为在英国各地 BSE 几乎是同时发生的，但流行病学研究揭示，牛不断暴露于类痒病因子的牛体适应毒株，该因子在牛群中已存在一段时间，感染剂量的增加导致迄今不被注意的病例变为可检测的发病病例。现有证据表明，无论什么因素导致疾病开始流行，在牛群中再循环利用感染牛的脏器等生物产品（如肉骨粉）都会促进 BSE 的流行。

绵羊痒病被认为很可能就是 BSE 流行的来源，牛对痒病易感。美国研究人员 1979 年用痒病羊的大脑组织注入牛体内，结果牛发病，另外的研究取得相似的结果，但痒病经口传播给牛的试验没有获得成功。

在英国，痒病呈地方性流行已有数百年，其发病水平高于其他国家，加之其绵羊总数大于牛群，而其采用的化制处理的温度远低于完全杀死痒病因子的温度。英国大多数化制工厂在大气压下进行化制生产，其湿热阶段温度为 100 ℃左右（或稍高些），而痒病因子对该温度有很强抵抗力。

为什么在 20 世纪 80 年代之前不发生 BSE？为回答这一问题，必须查看在认为 BSE 流行已经开始的那个时期，在化制（或脏器加工）中发生了什么变化。其一，流水生产肉骨粉的比例由 1972 年的 0% 上升到 1988 年的 75%，而以往是分批加工处理为主，不过该变化较缓慢，不能据此假定化制产品在 1981 年或 1982 年突然暴露于牛而引发 BSE；其二，同时期内，用于提高羊脂产量的溶剂抽提步骤减少了，而此变化很突然，用溶剂生产的肉骨粉的比例在 1980—1983 年，几乎从 100% 降为约 50%，大致符合预计的流行起始时间。

使用溶剂涉及两个步骤，第一步是溶剂抽提，如用 70 ℃有机溶剂抽提几个小时；第二步，直接利用蒸发去除残余的溶剂，在灭活病原因子方面，湿热比干热效果好。溶剂抽提减少，利用蒸汽相应减少，被认为是导致英国 BSE 暴发的主要因素。其他因素还包括痒病因子是可能的传染源，绵羊总数的增加和其痒病发病率的升高，这都导致痒病病羊化制产品的增加。

（四）流行过程

1986 年 BSE 在英国被确认后，报道的病例数较少。到 1988 年 6 月，BSE 被注意之后，病例数急剧增加，从每月 60 例升到每周 50 ～ 60 例，1990 年 2 月，已诊断的 BSE 有 1 万个病例，至同年底，该数字超过 2 万，1 年后在英国（英格兰、苏格兰、威尔士）差不多已确认 5 万病例，在 1993 年早些时候，就达到惊人的每周 900 例以上。

截至到 1994 年 1 月，英国约 29 000 个农场确认 11.5 万病例，奶牛群中至少有 1 例确诊 BSE 的牛群占 48.9%，而在肉牛群，该比例为 11.9%，约 40% 牛群至少发生 1 例 BSE；发病高峰时的成年牛发病率为 1%，群内发病率由 1988 年上半年的 1.8% 上升到 1992 年上半年的 2.7%。

1989 年 6 月后，BSE 发病率的增加是饲喂感染牛的脏器等制成的肉骨粉（MBM）所致，在实行限制性使用肉骨粉措施之前，这种循环就已经开始，而感染的再循环，实质是致病因子在易感染牛中的连续传代,导致了潜伏期的缩短直至恒定。在 1989—1991 年,与暴露危险牛数相比,3 岁或 4 岁牛发病率确实增加,然而在 1988 年禁止饲喂肉骨粉,结果是抵抗潜伏期缩短。禁止饲喂的效果,首先在年轻世代的牛中显现,尤其在 4 岁龄以下的年轻牛中变得越来越明显。

感染牛脏器再循环利用的另一后果是传染性物质的扩增和感染剂量加大,这可能缩短潜伏期,正如缺乏种间屏障的后果一样,这两种因素不可避免地造成 BSE 流行。

将不同地区分离的 BSE 毒株 L 2 接种小鼠,其潜伏期和其他特性很相似,表现为一个或同一一来源毒株。尽管这些分离株是在流行早期分离的,但都已是感染牛脏器再循环的结果,而且流行后期收集的毒株在小鼠上的表现也很相似,因此,可以认为,在流行暴发之前,BSE 已跨过种间屏障,此后没发生进一步适应新的宿主类型的变异。另一方面,化制加工的选择压力,使耐高温的毒株存活,这恰恰也能说明 BSE 缺少明显变异的正确性。

(五)非典型 BSE

2003 年,Monaco 等人在意大利发现一种非典型 BSE,这种非典型 BSE 比以前所认识到的 BSE(以下称"典型 BSE")更像人克雅氏病(CJD)。在大量普查的基础上,得到 8 头 BSE 病牛牛脑,进一步研究发现其中两头病牛的脑部有大量的淀粉样斑点(amyloid plaque)——这很像人 CJD,而与人新变异型克雅病(vCJD)及典型 BSE 不一样。人 vCJD 及典型 BSE 的脑部都没有淀粉样斑点,因此,这种非典型 BSE 被称为淀粉样 BSE(bovine amyloid spongiform encephalopathy, BASE)。和典型 BSE 的 PrP^{sc} 分子相比,BASE 的 PrP^{sc} 分子的糖基化程度比较低,其抵抗蛋白酶水解的片段也比较小。BASE 的 PrP^{sc} 分子这两个方面的特征更像人 CJD。BASE 的 PrP^{sc} 分子和典型 BSE 的 PrP^{sc} 分子在一级结构上没有显著的差异,而在基因型上的差异有待于进一步考证。

研究提示 BASE 可能是牛群自发产生的,而不是通过食物链传播的一种类似人 CJD 的 BSE,不过,BASE 的病料进入食物链后也有可能通过食物链传播给其他牛。对于 BASE 只发现了 2 例,有些专家认为出现 BSE 症状的病牛中约有 5% 患 BASE,虽然人 CJD 和非典型 BSE 相似,两者之间到底有什么关系还需要进一步研究才能得出结论。

2003 年 10 月日本也发现了 1 例非典型的 BSE 病例,此病牛为 23 月龄,其 PrP^{sc} 分子的糖基化程度和抵抗蛋白酶水解的片段和典型 BSE 的 PrP^{sc} 分子不一样。

2003 年 12 月,来自世界动物卫生组织(OIE)的 BSE 各个参考实验室的专家们讨论了在意大利和日本发现的非典型 BSE。他们认为:①两地发生的非典型 BSE 之间没有任何关联。②非典型 BSE 的重要性需要进一步研究才能判断。③这些非典型 BSE 不一定有必要划为新型 BSE。④现有的检测、监测、控制和防护手段没有必要做任何改变。⑤ BSE 对人类的威胁程度也没有改变。⑥国际贸易有关法规也没有必要更改。

三、病理学

BSE 病牛的病理组织学变化局限于中枢神经系统,Wells 等及后来的研究人员均做了详细描述,BSE 病牛的主要病理组织学变化特征是:　①在神经元突起和神经元胞体中形成两侧对称的神经元空泡,前者形成灰质神经纤维网的小囊形空泡(即海绵状变化),后者形成大的空泡,并充满整个神经元核周体。②神经胶质增生,胶质细胞肥大,常规 HE 染色即可检出;如果用免疫学方法标记神经胶质纤维酸蛋白(GFAP),就更能特异性检出胶质细胞肥大。③神经元变性、消失。④大脑淀粉样变性,用偏振光观察可见稀疏的嗜刚果染料的空斑,呈特征性的二向色性,但这在 BSE 病牛中只占 5%,而绵羊痒病超过 50%，空斑可用抗朊病毒蛋白（prion protein，PrP）抗体进行免疫染色检测。

空泡主要发现在延髓、中脑的中央灰质部分，下丘脑的室旁核区及丘脑和中隔区，而在小脑、海马、大脑皮质和基底神经节通常空泡形成较少，这种损伤形式高度一致，这也说明 BSE 致病因子在感染途径、发病因素等发病机理方面保持稳定一致。

除了病理组织学损伤外，在临床上感染 BSE 的病牛脑抽提液中发现了特征性的原纤维，这与羊群中出现的与绵羊痒病相关的原纤维相似，这一重要的病理组织学特征，证实 BSE 是一种类绵羊痒病的疾病。

四、临床学

（一）临床表现

起初确认的 BSE 病例，其临床症状与最早报道的及后来描述的实质上并没有两样。整个流行期间 BSE 的各种临床症状出现的频率保持恒定，这说明 BSE 病原因子的特征和宿主应答反应均没有发生变化。

BSE 的临床症状表现为神经症状和全身症状相结合，神经症状可归纳为以下 3 种：①行为变化。主要表现为恐惧，狂暴（故称"疯牛病"）和神经质。②姿势和运动异常。最常见为后肢运动失调、震颤、倒地不起。③感觉变化。主要表现为对声音和触摸过敏。87% 的病例均表现出以上 3 种神经症状，这与病牛发生弥漫性中枢神经系统病变有关。

BSE 病牛最常见的全身症状是体重下降，产奶量减少，但许多病牛食欲良好。病理上确诊为 BSE 的病牛并不只表现全身症状，神经症状也总是出现。最早出现的神经症状为离群，不愿进入挤奶间，对挤奶反应为猛踢；最早出现的运动异常是后肢步态的微细变化及转向困难，在这个阶段也常见病牛磨牙、震颤，几个星期后病情恶化，病牛卧地不起，直至死亡。从最初症状出现到病牛死亡或急宰，此病常持续几个星期或 12 个月，牛开始发病年龄常为 3 ～ 5 岁，最早的为 22 月龄，最晚的到 17 岁。

BSE 和绵羊痒病在临床症状上有许多相同点，两者之间最明显的区别在于患 BSE 的病牛偶尔才出现瘙痒症状。

（二）临床诊断

根据临床的特征在症状和流行病学可初步诊断。本病应注意与其他疫病鉴别诊断。

BSE 病牛最初出现的症状易和牛低镁血症混淆，但后者病程较短。另外，BSE 与神经型酮病也极易混淆。一般说来，许多能引起神经症状并有一定病程的疾病都需作鉴别诊断，除了低镁血症和酮病外，其他较重要的疾病还有大脑李斯特菌病、狂犬病、白化木乃伊症、铅中毒、中枢神经系统肿瘤及其他占位性病变、黑麦草蹒跚症、伪狂犬病（aujeszky's disease）、大脑皮质坏死症等。

在疑似 BSE 的牛脑部病理组织检查中，研究者发现多种中枢神经系统病变，其中还有以前未见报道的脑炎，伴有神经元染色体溶解和神经元坏死。

所有已报道的 BSE 病例中，约 85% 被组织病理学检查确诊，但在 1993 年间，也发现较大比例的假阳性牛，主要发生在幼年牛和老龄牛，可经组织病理或活体检验确诊。

（三）临床治疗

无治疗价值，也无可靠治疗措施。

五、实验室诊断

（一）组织病理学诊断

中枢神经系统的组织病理学变化是诊断 BSE 的重要内容，亦是目前采用的标准方法之一。与正常神经细胞相比其空泡样变十分明显，神经元中有单个或多个大小不等的空泡，星状胶质细胞增生、肥大，病变在脑干灰质部两侧呈对称状分布。随着病情的持续，空泡样细胞增多。

（二）痒病相关纤维的检测

从感染痒病的小反刍动物脑组织中可以分离出淀粉状纤维，这种纤维是由朊蛋白聚积成的，由于最先是从羊痒病脑组织中发现的，通常称为痒病相关纤维（SAF）。在感染 BSE 的动物中也存在 SAF，通过特殊染色方法（如刚果红染色、电镜负染）在电子显微镜下可以观察到大量的这种纤维状物质。

（三）免疫组织化学诊断

免疫组织化学法或者称免疫细胞化学法检测，目前被广泛采用。根据瑞士动物疾病法，如果病理组织学检查出现明显的 BSE 特异性空泡，或者采用联邦兽医官方承认的免疫组织化学诊断试验检测出抗蛋白酶的朊蛋白，都可确认为 BSE 阳性。免疫细胞化学也应用于检测第三眼睑及羊的扁桃体等组织，但结果不十分理想。国内王志亮等亦报道了应用自行研制的单克隆抗体 4C11，在免疫组织化学方法中替代昂贵的进口单抗 6H4 来监测 BSE 和羊痒病。

（四）免疫学检测

目前应用效果比较好，能够迅速检测大量样品，其主要原理是利用抗原抗体反应，然后通过发光、显色等技术来扩大反应信号，以提高其灵敏度和准确性。欧盟 1999 年和 2002 年对选择的 9 种检测方法进行了评估，评估的主要内容是敏感性、特异性和检测限。这里敏感性是指检测的阳性样品占已感染动物的比率，在 1999 年每种方法检测 336 份样品，2002 年检测 48 份样品。特异性是指检测出的阴性样品占未感染动物的比例，1999 年检测 1 064 份样品，2002 年检测 152 份样品。检测限是指可检测到的 PrP^{sc} 的最低浓度。

（五）实验动物接种检测法

该方法主要是将待检动物的脑组织匀浆，依次做梯度稀释，接种实验动物（主要是小鼠、大鼠、田鼠和仓鼠），经过一定的潜伏期，看实验动物是否发病，但涉及接种剂量、接种次数，以及潜伏期长等原因，不适合于快速大量检测。

（六）其他检测方法

前面介绍的检测方法都需要提取脑组织，无法对活体进行检测，目前正在研究的检测方法主要集中在如何在潜伏期内活体没有出现临床症状前检测出来，以便于更好地研究和防治。

1. 基因检测　对于由蛋白质基因突变引起的遗传性、家族性的 TSE 疾病，如致死性家族失眠症可通过提取血液中的 DNA，然后 PCR 扩增进行诊断，而对于其他散发性的各种 TSE 疾病则无效。

2. 脑脊液检测　感染 TSE 后，脑脊液中的某些蛋白质的含量升高，这些蛋白质可通过一定的方法进行检测，而对 14-3-3 蛋白的检测被认为是最敏感的。Green 在 1997—2001 年对 236 份可疑的散发性 CJD 和 144 份可疑的 vCJD 的脑脊液 14-3-3 蛋白进行检测，结果对散发性 CJD 检测的敏感性和特异性分别为 87% 和 85%，而对 vCJD 检测的敏感性和特异性分别为 39% 和 95%，与散发性 CJD 相比对 vCJD 检测的敏感性较低。

3. 血液检测　感染朊蛋白的动物血液中含有 PrP^{sc}，但含量很低，用通常的方法检测不到，美国农业部的 Schmerr 发现了一种新的检测方法——免疫毛细血管电泳法，被认为是一种非常有前途的可在潜伏期内对活体诊断的方法，其最大特点在于高敏感性，能够在感染痒病的早期检测。该检测方法已经能够通过血液检测羊的痒病和麋鹿的慢性消耗疾病，但是被检测为已感染朊蛋白的动物还需要等到最终发病来证实检测的准确性。

4. 尿液检测　1983 年 McKinley 报道在感染痒病的仓鼠尿液中检测出一种被称为 PrP^{res} 的蛋白质，这种蛋白质在感染 TSE 的仓鼠、人和牛的尿液中都可检测到，而在正常仓鼠、人和牛的尿液中没有发现，这种蛋白质被作者命名为 UPrP^{sc}，UPrP^{sc} 接种仓鼠后 270 d 也不表现临床症状，但可以从仓鼠尿液中检测到；而接种从脑组织中分离的 UPrP^{sc} 80 d 后就出现临床症状，其尿液中可检测出 UPrP^{sc}；该蛋白具有抗蛋白酶 K 消化的特性；通过免疫印迹法能够在临床症状出现之前检测到，但这种方法有待于完善，目前尚不能用在临床检测中。

六、防控措施

(一)发生 BSE 的国家应采取的措施

如前所述，在奶牛的饲料中加入污染的肉骨粉是迄今为止所了解的牛感染 BSE 的唯一来源。自 1988 年 7 月，美国禁止在牛或其他反刍动物饲料中加入反刍动物性蛋白饲料以来，这一传染途径被切断，作为特别的预防措施，在临床上表现出症状的感染牛尸体被焚烧。1990 年 9 月，英国第一次猪的传播实验结果公布之后，专门颁布了有关牛内脏的禁令，以防特殊的牛脏器及其制品用作畜禽饲料。在此一年前，牛脏器已禁止人食用，其中包括所有 6 月龄以上牛的脑、脊髓、胸腺、脾、扁桃体和肠道（内含派伊尔氏结）等脏器。基于 Hadlow 对绵羊痒病的研究，这类脏器可能具有很高的传染性，而 6 月龄以下牛的脏器并不包括在禁令中，因为它们的传染性小或根本检测不到病原体，这也是基于对绵羊痒病的研究。

英国对牛脏器化制品已进行了彻底的研究，爱丁堡动物保健研究所神经病理研究室正在研究估测不同热处理方式对屠宰场大量废弃物的处理效果，对荷兰和德国的脏器化制程序也在进行类似的实验研究，材料均来自 BSE 和绵羊痒病病例。

英国政府还采取了其他措施，包括 BSE 为法定报告的疾病、要及时上报疫情、强制性扑杀可疑动物，并进行经济补偿。起初，政府按市场价的 50% 进行赔偿，但自 1990 年 2 月起，增至 100%。

概括讲，发生 BSE 的国家应采取以下措施。

(1)呈现朊毒体疾病(TSEs)症状动物的任何部分或其产品不得进入人和动物的食品链，所有国家必须扑杀 TSES 病畜，并稳妥安全地处理这些动物的尸体和产品，所有国家必须重新检查他们的化制方法，保证所用方法能有效地灭活 TSE 病原因子。

(2)所有国家应根据国际兽疫局《国际动物卫生法典》的建议，建立 BSE 的持续监测和强制报告制度，如没有监测资料，应认为该国 BSE 状况不明。

(3)所有国家应禁止用反刍动物组织饲喂反刍动物。

(4)各国卫生主管部门应采取措施，使通过医药产品(特别是注射药品)传播 BSE 病原因子的危险降低至最低限度，这些措施包括：①必须从已实施 BSE 监测计划并且没有发生过 BSE 或仅有 BSE 散发病例的国家采购供医药工业用的牛源原料。②尽管至今只有 BSE 病畜脑、脊髓和视网膜中检出具有感染性,但在用牛组织生产医药用品时应参照绵羊痒病病原因子在各组织内的分布情况从严掌握,建议将牛胎盘、肾上腺、整个小肠列为Ⅱ类(感染性中等),脑下垂体和脑脊髓液列入Ⅲ类(有一定感染性),硬脑膜、松果腺在采集中很难避免污染,视采集时污染程度将其列入Ⅱ类或Ⅰ类(感染性高),胆汁、骨、软骨、结缔组织、毛、皮肤、尿列入Ⅳ类(不能检出感染性)。③已知能浓集或繁殖 TSEs 病原因子的细胞系(如神经母细胞瘤细胞和 PC12 细胞)一般不得用于药品生产。④按现有知识,采用有效灭活工艺生产的明胶、乳糖、酪蛋白、羊毛醇(wool alcohols)、羊毛脂对人无害。⑤化制后再经严格提取和纯化处理获得产品,如用脂肪生产的甘油三酯、甘油、山梨聚糖酯等,不可能有感染性。⑥摘取、采集组织方法的细节会影响组织的安全性,如采用穿透脑使动物失去知觉的办法屠宰感染动物,或锯开脑或脊髓,就会使某些组织污染的机会增多,体液应当用尽可能少损伤组织的方法采集,采集胎牛血应避免被胎盘和羊水污染。⑦生物安全性(biosafety)检查,必须全面检查食用动物的所有组织进入食品、饲料、药品、生物制品或医疗器材、化妆品及其他产品的所有渠道,确定其最终命运。⑧用 TSEs 污染原料生产的化妆品对公共卫生可能有危险性。

(5)下列产品可认为是安全的:①乳和乳制品是安全的,BSE 发病率高的国家也不例外,因为其他人和动物 TSEs 的证据表明乳不传播 TSEs。②采用的生产工艺能有效灭活原料组织内可能残留的感染性,可认为食物链中的明胶是安全的。③提炼方法符合有效灭活要求,同样可认为油脂是安全的。

(二)未发生 BSE 的国家应采取的措施

英国的疫情促使其他国家对本国发生 BSE 的概率做好预测。在荷兰,相关机构初步分析了发生 BSE 的危险因素,并明确区分为本国的(指当地痒病传播给牛群)和从其他国家传入的两种情况。

1. 本国的 BSE　通常认为,本国 BSE 的发生需同时具备 3 个因素:①绵羊总数比牛只多得多,且具有足够严重的地方流行性绵羊痒病。②能够保留显著传染性的脏器化制条件。③在牛饲料中使用大量来自感染牛和羊的肉骨粉。

荷兰已对这些因素做了研究,虽然对脏器化制效果的研究还有待最后完成,但已掌握了临床痒病的发病率和流行水平资料,有调查表明,3.7% ~ 8.4% 的荷兰绵羊群有痒病临诊症状。

如果绵羊与牛之比不足 1∶1,在专有饲料中肉骨粉比例只占 0 ~ 2%(食用禁令前),而且脏器化制采用 134 ℃的湿热技术,就可保证荷兰 BSE 发病率上升的机会比英国少得多。英国的情况是,绵羊与牛的比例约 10∶1,绵羊痒病的发病率也很高,且奶牛饲料中肉骨粉含量较高(食用禁令前),肉品加工中湿热温度低得多(常不足 100 ℃)。荷兰的绵羊、牛的比例和绵羊痒病的发病率与法国等国家相当,在肉品的加工条件上与德国也类似。除此以外,荷兰政府早在 1988 年 8 月就建议采取预防性措施,抵制在牛饲料中加入英国的肉骨粉,1 年后,发布了关于在牛的饲料中不得加入任何反刍动物蛋白质的法令。荷兰是第一个采取这一措施的欧洲国家。

2. 国外传入的 BSE　没有 BSE 的国家也能通过进口英国活畜或污染的肉骨粉而传入该病,欧盟已限制英国向其他成员国出售 1988 年 7 月以后出生的活牛,也就是饲料禁令生效后出生的活牛,当时,仍认为母源传播确实可能,所以,规定可疑或被证实的 BSE 牛群不应该再生产小牛,后来,只允许进口英国育肥小牛,但必须提供在 6 月龄前屠宰的证据。

从 1990 年 1 月起,欧盟要求发现此病应报告当局,并确定 BSE 为法定报告的疫病之一,已有一些国家开始对本国牛群的 BSE 进行监测,其起始点是对有神经症状的老龄牛做脑组织检查,包括狂犬病的疑似病例。

3. 未发生 BSE 的国家应采取的措施

（1）建立 BSE 监测体系，将 BSE 列为法定报告的疾病。

（2）对临床兽医师和实验室诊断（包括组织病理学诊断）技术人员进行专业培训，使其掌握有关知识和技术。开展 BSE 的宣传教育，普及有关科学知识，提高广大人民群众的认识和执行防控措施的自觉性。

（3）禁止用反刍动物产品饲喂反刍动物。

（4）保证肉骨粉（MBM）生产所用的工艺能有效灭活 TSE 病原因子。

（5）加强痒病的防范。

（6）禁止从 BSE 发病国或高风险国进口活牛、牛胚胎和精液、脂肪、MBM（或含 MBM 的饲料）、牛肉、牛内脏及有关制品。

（7）有计划地对过去从 BSE 发病国进口的牛和以进口胚胎、精液生产的牛进行兽医卫生监控。

（8）规定对具有神经症状的病牛必须提取脑组织送往指定的兽医诊断实验室做组织病理学检查，送检的狂犬病标本如狂犬病检查阴性，也须做 BSE 组织病理学检查。

一旦发现可疑病牛，立即隔离、消毒并报告上级兽医机构，力争尽早确诊，确诊后扑杀所有病牛和可疑病牛，甚至整个牛群，并根据流行病学检查结果进一步采取措施。

（三）野外和实验室消毒措施

1. 野外消毒措施

（1）BSE 病牛和可疑病牛必须焚烧。解剖时，应尽一切可能减少血液和其他污物对牧场、畜舍或解剖室的污染，并即时进行消毒处理。

（2）日常分娩时，不要让血液、胎盘等污物污染畜舍，及时焚烧这些污物，养成这种习惯极为重要。焚烧是目前最有效的消毒方法。

（3）一旦牧地和畜舍被病畜的血液、其他体液、胎盘等污染，应将一切可烧毁的物品全部烧掉，对不能焚烧的物品可选用下列方法消毒，其他消毒方法效果很差。①用 2 mol/L 氢氧化钠溶液消毒 1 h。②用 2% 以上次氯酸钠溶液消毒 2 h。③置 3% SDS 溶液中 100 ℃煮沸 10 min。④高压蒸汽消毒 136 ℃，30 ～ 60 min。

2. 实验室的消毒措施

基本原则同上，注意事项如下：

（1）尽可能在专用的有限区域内、一次性防水材料上，用一次性器材进行尸检和其他污染材料的处理，剖检后，应尽快焚烧病畜和实验动物的尸体。

（2）操作中应防止血液、其他体液、骨屑、恶露等飞散。

（3）剖检时勿使污水流入下水道，并予以妥善消毒。

（4）将不要的体液、组织和一次性物品等分别置于防水的适当容器内焚烧，场地、工作台及周围的表面用消毒液进行消毒，消毒方法同上。

（5）对非一次性物品进行高压蒸汽消毒，136 ℃，30 ～ 60 min，玻璃器皿可浸于上述消毒液内消毒。

（6）固定组织的甲醛溶液最好是在宽大容器内将其吸附于锯屑上焚烧，或使用高浓度氢氧化钠处理,石蜡应予焚烧。

（7）将经 10%甲醛溶液固定的组织,再在 96%甲酸(formic acid)溶液内浸 60 min,以进一步降低其感染性,即使如此,在以后的操作过程中仍应注意个人防护。

（8）处理可疑感染组织过程中,如手不慎被割破或刺伤,应立即用次氯酸钠溶液充分洗涤消毒。

第十二章

伪牛痘

伪牛痘（pscadocow pox），又称类牛痘、假牛痘（pseudocowpox）、副牛痘（paravaccinia），人称挤奶者结节（Milker's nodules）。该病是由痘病毒科（Poxviridae）副痘病毒属（*Parapoxvirus*）的假牛痘病毒（pseudo-cowpox virus）引起的一种急性、接触性传染病。在临诊上与牛痘和痘苗感染相似，即在泌乳牛乳头上发生丘疹、水疱，最后以形成痂皮而愈合为特征的疾病。动物患病乳头由于不断遭受挤奶的机械性刺激，致使水疱破裂或痂皮反复剥脱，进而发展为糜烂或溃疡，乳头肿胀、疼痛严重，患牛抗拒挤奶，产奶量明显降低，且易导致乳汁污染。病例破溃发生在乳头孔附近，因局部组织坏死，乳头管括约肌受到破坏，为病原微生物侵入乳房打开了门户，这样的病例大多引起乳房炎，严重者造成乳头内陷。本病在乳牛群中迅速传播，发病率有时高达 80%。干奶母牛、处女牛和公牛一般不感染。人感染本病与职业有关，临床上主要见于挤牛奶者、兽医及屠宰人员，特别是挤奶工人经常发生感染。

该病早在 18 世纪就由 Jenner 发现，是英国、欧洲大陆、澳大利亚、新西兰、日本和美国等奶牛场常见的传染病。我国从 20 世纪 80 年代开始，陆续报道在无锡、河北、浙江、北京、兰州、山东和黑龙江等地的奶牛场发现了本病。1976 年由江苏省皮肤病防治研究所首先报告了人类感染的病例；本病在江苏、河北等地也曾呈地方性流行。

一、病原学

（一）病原分类

假牛痘病毒在分类上属于痘病毒科，副痘病毒属。

（二）理化特性

假牛痘病毒于 1963 年被分离到。病毒颗粒呈卵圆柱形，大小 290 nm×170 nm，属 DNA 病毒。电镜观察已用胰蛋白酶处理的病毒颗粒，中央为致密的核心，外由十字形交叉的同轴性索状结构包围，从而使整个病毒颗粒呈线团样（图 2-12-1）。

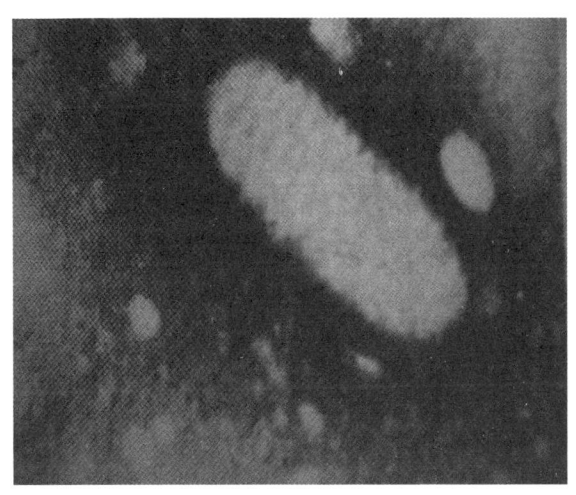

图 2-12-1　电镜下观察假牛痘病毒颗粒

假牛痘病毒对乙醚中等敏感,但氯仿可在 10 min 内使其灭活。在 -70 ℃保存,可长期保持毒力。本病毒不产生血凝素。被纯化的病毒颗粒内含有 RNA 聚合酶、核苷磷酸羟基酶和蛋白激酶,这种蛋白酶被包围在病毒核心内或与其他物质结合存在。体外活化病毒 RNA 聚合酶,仅能转录病毒全基因组中 7% ～ 8%DNA,形成 8 S 至 14 S 多聚腺苷酸 RNA 分子。这些 RNA 分子与存在于本病毒颗粒内的 DNA 互补,不与痘苗病毒 DNA 和从宿主细胞中制备的 DNA 互补。

用感染丘疹性口炎病毒的恢复期牛血清进行免疫电镜检查时,能与假牛痘病毒的外壳发生抗体反应。感染假牛痘病毒的恢复期牛血清含有补体依赖性抗体,对感染病毒的细胞具有溶解作用。

（三）抗原性

假牛痘病毒与痘苗病毒、牛痘病毒没有交叉免疫。但在血清学上,本病毒难与接触传染性脓疱性皮炎病毒和牛丘疹性口炎病毒区别。

（四）培养特性

假牛痘病毒接种在鸡胚绒毛尿囊膜上不产生痘斑,但可在牛、羊睾丸,牛胚肾原代细胞（bovine embryonic kidney, BEK）及人羊膜等细胞培养物中生长,并于接毒后的 6 ～ 8 d 产生细胞病变——出现圆形细胞灶,核变形,随后由瓶壁脱落。感染细胞出现胞质内包涵体及许多不同大小的嗜酸性颗粒。假牛痘病毒的分离和增殖也可用牛脐带上皮细胞（bovine umbilical cord endothelial, BUE）和牛胎儿肺细胞（bovine fetal diploid lung, BFDL）,于 BHK-21、L 细胞和 KB 细胞等传代细胞中不产生细胞病变。

（五）致病性

该病主要侵害泌乳母牛,潜伏期约 5 d。病变与牛痘相似,但极少见到脐形痘疱。开始为丘疹,一般为黄豆粒大,最大的不超过 1 cm,随后变为樱红色水疱,于发病后 2 ～ 3 d 结痂,并在发病后 2 ～ 3 周愈合。每个乳头上通常有 2 ～ 10 个痘疱,多的有 15 ～ 30 个,有的丘疹可遍布每个乳头、乳房和乳房间沟。丘疹有时不发展成水疱,而直接变为痂皮。痂皮脱落后留下圆形隆起,中央凹隐,呈现肉芽样瘢痕。本病特征之一是病变周期性再现,感染的牛群往往可持续几个月之久。病牛常无全身症状,只有 50% 以上病牛在患病后 2 ～ 4 d 泌乳量下降 15% ～ 30%。

人工接种干乳期母牛或处女牛,仅在局部出现小而坚实的红色结节,且常在 10 d 左右消退。但给泌乳母牛的乳头做皮下或皮内接种,常可引起结节,并干涸为突出的痂皮,痂皮下为鲜红的湿润区,且常在接种后 11～14 d 于原始接种部位的附近出现第 2 批病变。

本病毒也可感染人,其潜伏期为 5 d 左右,一般在乳牛暴发本病 10 d 左右开始感染。在手和身体其他部位出现半球状的樱红色丘疹,随后增大而形成坚实有弹性的紫红色疹块,直径达 2 cm。通常没有痛觉,而有刺痒感。表皮呈灰色,并有波纹,血管显露,但不化脓,并常于感染后 4～6 周消退。

接种家兔、小鼠和豚鼠,均不引起实验感染。给新生雏鸡做毛囊接种,也不引起感染。

二、流行病学

(一)传染源

病牛或带毒牛为本病的主要传染源,可通过挤奶饲养员的手或挤奶器而传染。本病可发生于泌乳母牛和挤奶人员,而公牛、干乳期母牛、处女牛及犊牛未见感染。

(二)传播媒介

该病是一种急性接触传染病,本病的天然传播途径主要是健畜与病畜的直接接触,也可通过挤奶员的手传播。在卫生条件差的情况下,牧场、畜舍、用具、饲料、饮水、褥草及护理工具等都有可能成为传播媒介。

(三)人群易感性

人群感染主要是因与病乳牛的密切接触,人类之间的感染亦与密切接触有关,发病与性别、年龄、挤奶熟练度无明显相关性。

(四)流行特点

康复的伪牛痘患牛对本病缺乏免疫力或免疫力低下,仍然对伪牛痘病毒易感,从而出现本病在牛群中的复发现象,但整个牛群的发病率显然有所降低。在乳牛群中发病率介于 5.6%～70.8%,而在泌乳母牛中发病率多数高达 100%,无一幸免,一般不发生死亡。饲养员感染率多在 90% 以上。就胎次而言,胎次越高,发病率也越高,这可能与高胎次乳牛的皮肤抵抗力下降有关。

(五)季节分布

该病虽可常年在患病牛群中存在,但冬季发病率增高,可能是由于寒冷季节乳头皮肤发生皲裂,为伪牛痘病毒感染打开了门户。

三、病理学

(一)发病机制

病毒对皮肤和黏膜上皮细胞具有特殊的亲和力,无论通过何种感染途径侵入机体,都经过血液到达皮肤和黏膜,然后在上皮细胞内繁殖,引起一系列的炎症过程和特异性的痘疹,即丘疹、水疱、脓疱和结痂等病理过程。

(一)病理变化

1. 肉眼可见的病变

1)人的病变　人体被感染后其潜伏期为 5～14 d,在接触部位产生 1～3 个或更多皮疹,不痛(图 2-12-2)。一般经过 6 周,每周为 1 期,依次为斑丘疹期、靶环期、急性渗出期、结节期、乳头瘤期和消退期。斑丘疹期,为扁平的红色丘疹;靶环期,此期损害为中心红色,外有一白色环,再外围绕以红晕;急性渗出期,损害部位明显充血及水肿,周围有炎性红晕;结节期,表现质硬、无压痛的结节;乳头瘤期,结节表面不平,成为乳头瘤状淡红色赘生物,类似化脓性肉芽肿;消退期,损害自然消退,不留瘢痕。全身症状轻微,局部淋巴结肿大。

有些患者在结节出现的病后 1～2 周,在手、前臂、上肢、下腿及颈部等处出现丘疹、丘疱疹、荨麻疹或多形红斑样发疹,这是一种毒性或变态反应,在发病后 1～2 周消退。

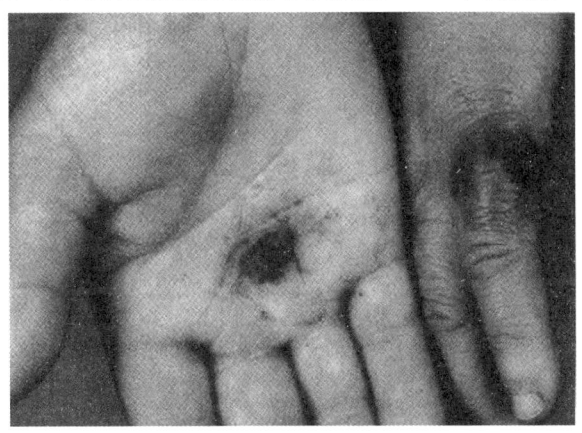

图 2-12-2   挤奶结节患者手部皮损

注:右手掌见一暗红色半球形结节,中央有脐凹,周围绕以红晕;左手小指外侧一暗红色半球形结节,中央略凹,表面破溃、结痂,周围绕以红晕及脓肿。

2)动物的病变   发病牛无全身症状,绝大多数牛仅在乳头上表现处于不同时期的病变,乳房上的病变很少,而且距乳头基部较近。病牛一个或多个乳头患病,但仅一个乳头患病的病牛数最多。同一乳头上可有不同时期的病变,以糜烂或溃疡占的比例最大。肉眼病变,可见肉芽样增生性丘疹结节(图2-12-3),肉眼难以看到丘疹上的水疱,形成痂皮后突起而坚硬,手剥无痛感,留下肉芽样白色圆形隆起的瘢痕。周庆国等普查发现,乳头病变不全是经过由丘疹到水疱、糜烂或溃疡以至痂皮形成这个典型的过程,有轻重不同的三种表现。

第一种表现为乳头皮肤表面的小丘疹(图 2-12-3),直径 2～5 mm,高约 1 mm,很快发展成薄软的橙红色、黄灰色或黄褐色痂皮。这种病变似乎不引起局部疼痛,愈合快,挤奶时痂皮容易脱落,局部不留任何痕迹。

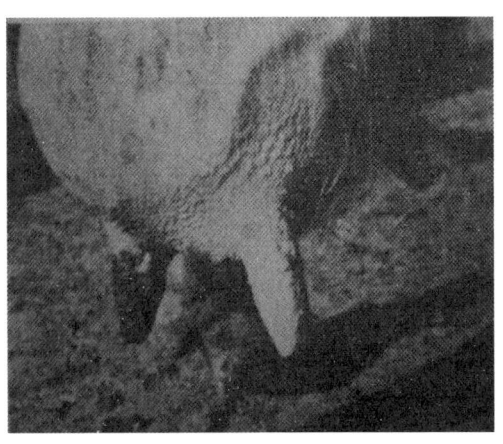

图 2-12-3   患牛乳房部的丘疹

　　第二种表现为乳头皮肤上较大的丘疹，丘疹周围有红晕和轻度水肿。这种病变一般要经历水疱形成、破裂以至痂皮形成的过程，但是因受挤奶的机械性刺激，使这个过程又表现为两种情况：①水疱完全形成，其直径与原丘疹基本一致或略小 1～2 mm，水疱在 24 h 内破裂，很快形成较厚的黄褐色痂皮。之后痂皮变得干硬，中央碎裂呈块状或颗粒状脱落，残留周边隆起的痂皮环，即为本病典型的"马蹄形"或"戒环形"痂皮特征，为伪牛痘重要的确诊体征。②当丘疹未完全发展成水疱时，其顶部中央因遭受挤奶刺激而破损，使局部表现为典型的火山口状。在痂皮形成早期，若挤奶活动多次造成痂皮脱落，则致局部糜烂或溃疡逐渐扩大，挤奶中出血较多，愈合延迟。尤其当局部同时存在多个病变时，更易融合成大的糜烂或溃疡，边缘不整，面积可达 20 mm×30 mm，需数月方能愈合（图 2-12-4）。这种严重的病变均表现"向心性"愈合方式，即糜烂或溃疡面积由周边逐渐缩小至完全愈合，整个过程伴有或不伴有痂皮覆盖，愈合后皮肤色素消失，愈合过程中有时会形成边缘不整齐或外形不规则的痂皮环，但其直径未见超过 15 mm。

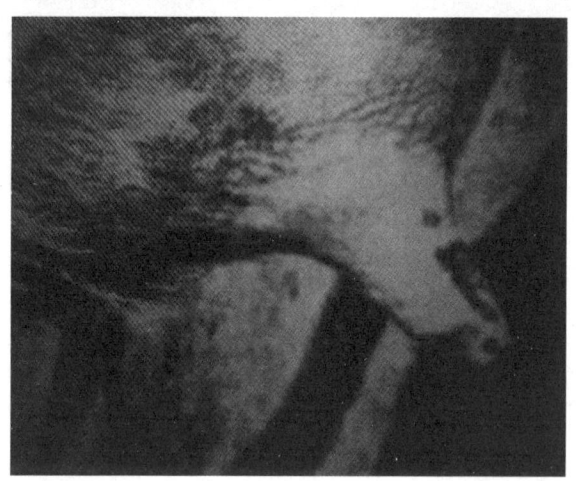

图 2-12-4　患部皮肤破裂后留下的鲜红创面

　　第三种表现为大水疱，局部肿胀严重。水疱呈椭圆形，与乳头长轴方向一致，大小约 16 mm×13 mm，隆起 2～3 mm，是前述乳头病变中水疱大小的 2～3 倍，水痘分为中央和周边两个部分，中央是约 10 mm×7 mm 的椭圆疱，隆起最高；周边是宽约 3 mm 的环形疱，隆起约 1 mm。水疱液淡黄、清亮，含少量蛋白絮片。剪去水痘皮后，中央疱下面似肉芽组织样凹凸不平。中心有一个直径 2～3 mm、深约 2 mm 的小凹陷；周边疱下面即仅脱去表皮的皮肤组织，表面平滑，病变轻微。这种大水疱破裂后形成的痂皮极易在挤奶中剥脱，愈合缓慢。

　　2. 组织学病变

　　1）人的病变　在组织学上，斑丘疹期及靶环期组织学征象与病毒感染的变化相一致，表现为棘细胞层上 1/3 细胞空泡化，某些部位出现多房性水痘，在空泡化的表皮胞质及核中可见到许多嗜酸性包涵体，福尔根染色阳性，少数病例也可见核内包涵体。到靶环期则中心空泡化细胞被病毒所破坏而完全消失。在上两期可见到表皮突延长，真皮有许多新生的毛细血管管腔扩张，周围有单一核细胞浸润。渗出期因表皮完全破坏，见不到包涵体，真皮可见大量单一核细胞浸润，无诊断性特征。在结节期和乳头瘤期表皮棘层肥厚，表皮突呈指状向下延伸，表现假性上皮瘤样增生，真皮内毛细血管扩张，有中性、嗜酸性粒细胞及浆细胞浸润。消退期组织学上呈消退改变（图 2-12-5、2-15-6）。

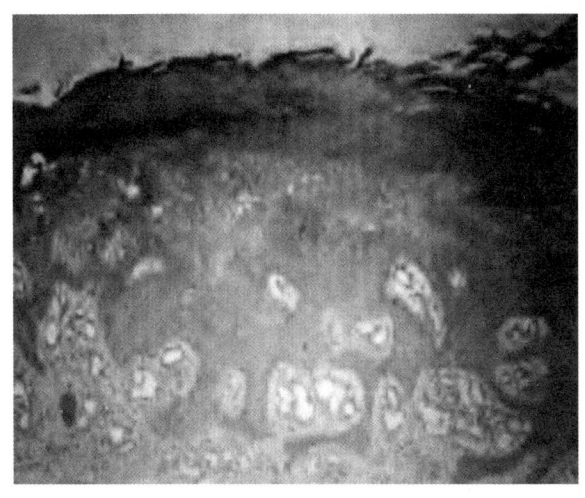
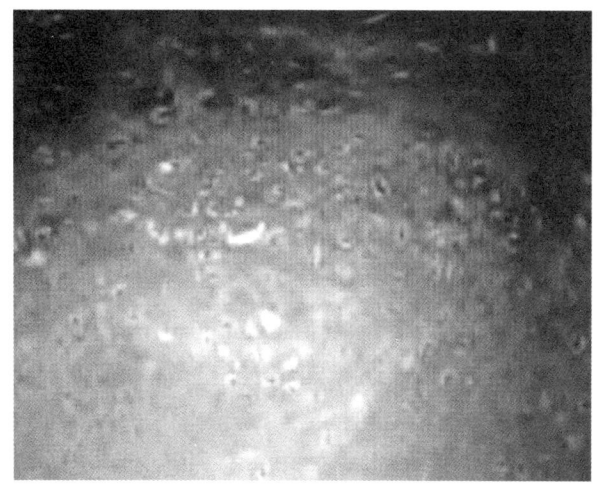

表皮角化过度伴角化不全，棘层肥厚，棘突下延，在棘层上方可见多数空泡细胞，真皮浅层毛细血管扩张，周围少数淋巴细胞浸润

图 2-12-5　低倍镜下的组织病理变化

HE 染色 ×40

在棘层上方的空泡细胞内可见嗜酸性包涵体，偶在胞核内也能见到

图 2-12-6　高倍镜下的组织病理变化

HE 染色 ×100

2）动物的病变　周庆国等采取泌乳牛患病乳头上的早期丘疹，应用10%甲醛溶液固定，石蜡包埋切片，HE 染色后置于普通光镜下观察可见：丘疹表皮棘细胞层显著增厚，棘细胞间距离加大，棘细胞空泡变性、形体肿大，细胞核悬浮于中央或位于细胞一侧。浅层棘细胞变性更为严重，胞质透明，细胞核固缩或消失，呈典型的气球样变，胞质内有大小不一的酸性包涵体。丘疹中央棘细胞层一处或多处坏死，有大量多形核白细胞和淋巴样细胞浸润。

四、临床学

(一)临床表现

1. 人　人类感染本病的潜伏期为 5 ～ 14 d。挤奶的饲养员一般在乳牛暴发本病 10 d 后出现感染症状。病员首先在手上发生深红色半球形丘疹结节，高粱米或黄豆粒大小，无痛但觉奇痒，破溃后流黄色黏液性液体，多数破溃后造成出血，留下鲜红创面，随后形成表面凹陷、内有硬心的灰白色结节，愈后遗留凹凸不平的硬结节，病程 2 周左右。发生结节的部位多在右手拇指和示指，有的饲养员继手上发生结节后在颈部、脚趾上也发生同样结节，痛痒难忍，影响睡眠；有的还发生淋巴结炎，体温升高，乏力无神；部分饲养员在病后 20 多天仍感到四肢无力、精神不振；曾报道，有一饲养员同时出现小便淋漓等症状。呈现一般体征(仅发生结节)的病员，做血常规检查，红、白细胞值均属正常。

2. 动物　乳牛感染后，潜伏期约为 5 d。患牛未出现前驱症状时，精神、食欲和体温均无明显变化。最初在患牛的乳头上发生轻度红斑，很快发展成红色丘疹，一般为黄豆粒大，直径 0.3 ～ 0.7 cm，最大的超过 1 cm。每个乳头上通常有丘疹 3 ～ 5 个，也有的多达 15 ～ 30 个，有的丘疹可遍布每个乳头、乳房和乳房间沟。丘疹常在挤奶时被压破，破溃后成为暗红色浸润的溃疡面，2 ～ 3 d 后结成突出的硬痂。痂皮脱落后留下圆形隆起，中央凹陷，呈现肉芽样瘢痕。

有 50% 以上的病牛在患病后 2 ～ 4 d 泌乳量下降 15% ～ 30%。

(二)临床诊断

根据该病的临床表现和病理变化可进行临床诊断,临床诊断时需要与相似疫病进行鉴别:

奶牛乳头皮肤的痘病毒损害有牛痘、伪牛痘和痘苗性乳头炎;乳房、乳头上出现疱疹的疾病有口蹄疫、乳房脓疱病和疱疹性乳头炎,故应进行鉴别。

1. 与牛痘的区别　牛痘由牛痘病毒引起。乳头、乳房上初现红斑丘疹,逐渐增大变成水疱,水疱液初透明,后浑浊,中心凹陷呈脐状,最后变成脓疱,结痂呈暗褐色。牛痘有明显的痘病演变期(丘疹—水疱—脓疱—结痂)。患牛也见发热、食欲减退、泌乳量减少等症状。副牛痘导致的乳头、乳房上的水疱不形成脓疱,无全身症状。牛痘病毒的宿主和细胞感染范围很广,而假牛痘病毒却有比较严格的宿主和细胞感染范围,分离培养时假牛痘病毒可在牛、羊睾丸,牛胚肾原代细胞,牛脐带上皮细胞和牛胎儿肺细胞上生长,并引起细胞病变,但不能在鸡胚绒毛尿囊膜或兔皮肤上生长。牛痘病毒在鸡胚绒毛尿囊膜上经常引起出血性痘斑,而假牛痘病毒则无。如果接种过痘苗病毒的人发生感染,则很可能是假牛痘,因为牛痘病毒与痘苗病毒具有明显的交叉免疫性,而假牛痘病毒与痘苗病毒之间则无。

2. 与痘苗性乳头炎的区别　由于牛痘病毒和痘苗病毒的密切关系,两者引起的乳头病变在临床上不易区别,都首先表现出皮肤红斑、水肿,继之发展成水疱、脓疱、糜烂、溃疡或痂皮。主要特征是水疱顶端呈脐状凹陷,并迅速化脓,康复牛可获得长达几年的免疫力。而伪牛痘的临床特征是具有轻重不同的类型,水疱一般无脐状凹陷,多不化脓,愈合过程中出现"马蹄形"痂皮环,康复牛对本病缺乏免疫力。将早期病变组织制成超薄切片于电镜下观察,可发现形态和大小完全不同的病毒颗粒:牛痘病毒和痘苗病毒呈卵圆形或砖形颗粒,直径(200～250)nm×300 nm,其核心呈两面凹陷的盘状或"哑铃状",两侧凹陷内含有侧体。伪牛痘病毒呈卵圆形或圆柱形,其成熟病毒仅显示由外膜包裹,高电子密度的DNA核心,生长成熟过程中难以观察到核心的"哑铃状"阶段。在病理组织学上,HE染色的切片显示:痘病毒感染的表皮细胞内出现嗜酸性或嗜碱性胞质内包涵体。伪牛痘病变的特点是上皮细胞增生,表皮生发层细胞间质水肿,特别是在上皮细胞胞质内能检出包涵体。

3. 与口蹄疫的区别　口蹄疫由口蹄疫病毒引起。水疱主要在乳头,偶见于乳房表面。水疱液清亮,破裂后,留下颜色发白的上皮,其下为粗糙而出血的溃疡面。除此之外,病牛的舌、齿龈、颊、鼻镜、趾间、蹄冠等处也见有水疱发生,全身症状明显,可见体温升高、流涎、食欲缺乏、跛行;副牛痘乳头、乳房上先是丘疹,继而发生水疱、结痂,无全身症状,故可区别。

4. 与牛疱疹性乳头炎的区别　牛疱疹性乳头炎由牛疱疹病毒2型的感染所致,也叫伪痘状性皮肤病。临床特征为乳头水肿疼痛严重,出现或不出现水疱,继之病变部上皮糜烂或坏死脱落,形成边缘不规则的溃疡,从真皮渗出大量浆液性液体,愈合缓慢。自然感染牛通常至少2年内不出现重复感染。乳头发炎肿胀,中心有红色、扁平而硬的隆起物,后由红变紫、脱毛,可与副牛痘区别。牛溃疡性乳头炎病毒具有疱疹病毒共有的形态特征,呈球形绕以囊膜的颗粒,直径约250 nm,不带囊膜的核衣壳直径仅为80 nm,而核衣壳的结晶状排列方式更是疱疹病毒的重要特征。疱疹病毒感染的表皮细胞内出现嗜酸性核内包涵体。

5. 与乳房脓疱病的区别　乳房脓疱病由葡萄球菌引起。患牛乳房、乳头上呈结节状化脓性皮炎,囊内初为无色液体,后呈黄色,含少量脓稠黄白色脓汁,脓肿破溃,留覆盖痂皮的溃烂面。无丘疹、有脓疱,可与副牛痘区别。

（三）临床治疗

1. 局部治疗

1）碘伏甘油治疗　将碘伏 1 号与医用甘油等量混合，即为 0.5% 碘伏甘油，于每天 3 次挤奶后应用此制剂进行涂擦，直至完全愈合。其疗效一方面是由于碘伏对细菌和病毒具有较强的杀灭作用，另一方面则是由于高浓度甘油对病变部的保护作用。此外，碘伏甘油还具有独特的优点，即碘伏的黄染和甘油的油性均易在挤奶前用水洗去，不会污染乳头皮肤和乳汁。因此认为，碘伏甘油是目前治疗乳头伪牛痘病变或其他损伤感染的理想药物。

2）西药疗法　采用 0.2% 过氧乙酸消毒液洗浴乳房被感染区，然后用凡士林 100 g、链霉素 2 g、环丙沙星 2 g、利巴韦林 3 g、泼尼松 1 g，调匀后涂抹病区，每日 2 次。本处方也适用于人皮肤感染的治疗。也可用 10% 磺胺嘧啶（SD）、盐酸吗啉呱软膏（SD 膏加 10% 盐酸吗啉呱混匀）挤奶后涂抹患处。

2. 全身治疗

1）西药疗法　应用 10% SD 注射液，按 0.07 g/kg 的 10% 吗啉呱注射液 20 mL 和 25% 葡萄糖注射液 500 mL，静脉滴注，每天 2 次；或用 5% 吗啉呱注射液 50 mL，肌内注射，每日 2 次。

2）中药疗法　治宜清热解毒，凉血活血。方药：金银花 50 g，连翘 50 g，地丁 50 g，紫草 30 g，苦参 30 g，浮萍草 30 g，黄柏 30 g，蒲公英 40 g，生地 30 g，丹皮 30 g，甘草 20 g。共研末，每天 1 剂，连服 3～4 剂。人服此方减量 2/3，煎汤口服 3 剂即可有明显好转。

人感染后应注意休息，并避免用手抓挠，同时可在丘疹结节上涂搽炉甘石，内服盐酸吗啉呱 20 mg，每日 3 次，去氧羟嗪 25 mg，每日 3 次。结节破溃可涂搽新霉素软膏，以防继发感染。如出现其他症状，则应采取对症疗法，以减缓症状。

五、实验室诊断

伪牛痘是泌乳母牛乳房和乳头上常见的病毒感染性疾病，根据病变特征和传播情况可做初步诊断。人的伪牛痘是一种职业病，常限于乳牛场工作人员，尤其是挤奶工人，偶可涉及其家属。如果病员手指或手背上发生丘疹结节，并有与乳牛接触史，则易作出诊断。如需进一步确定病原，则可取其疱液或病变组织做病毒分离或电镜检查。

（一）实验室诊断技术

1. 电镜检查　关于本病的发生情况及其病原的研究，国外自 1963 年以后有许多报道，证明应用电镜识别病毒颗粒是诊断本病快速而可靠的方法。副痘病毒颗粒卵圆形的形状、病毒颗粒表面十字形交叉的同轴性索状结构、相对较小的尺寸、G+C 含量高等可与痘病毒相区别。

病料选自发病 3～4 d 的患牛，此时乳头形成的红色丘疹尚未破溃，以 75% 酒精擦拭消毒，用消毒手术剪将整个丘疹完整地剪下，放在滴有 2.5% 戊二醛的玻片上，用镊子将丘疹展开，用锋利的刀片将其切成 1 mm³ 的小块，再将小块移入 2.5% 戊二醛内洗一下，然后装入盛有 5 mL 戊二醛固定液的小瓶内。病变组织要求快速固定，整个标本的采集应于 2～3 min 完成，立即送检。标本采取患牛尚未破溃的丘疹组织做超薄切片，可见大量病毒，主要聚集于上皮细胞中，淡染的病毒可看到病毒核心呈现螺旋样结构和一层较厚衣壳；浓染的病毒呈暗黑色，难以分辨病毒的核心和衣壳。有的病毒颗粒排列整齐，呈串珠状；有的病毒颗粒则密集在一起（图 2-12-7），假牛痘病毒的这些形态特征与牛痘病毒不同，两者不难区别。周庆国等通过电镜检查，在丘疹棘细胞中原纤维束之间观察到散在分布的病毒颗粒，其形态呈圆形或椭圆形，椭圆形颗粒的大小为（257～285）nm×（143～171）nm。颗粒中央有电子密度较高且比较均匀的核心，没有观察到一般痘病毒核心典型的"哑铃状"结构。颗粒外面似由电子密度较低的双层膜包裹。也可将乳化的痂皮或水疱液滴于有膜铜网上，蘸样15 min，滤纸吸干，再用1.3%的磷钨酸负染色15 min，滤纸吸干后置电镜下观察。

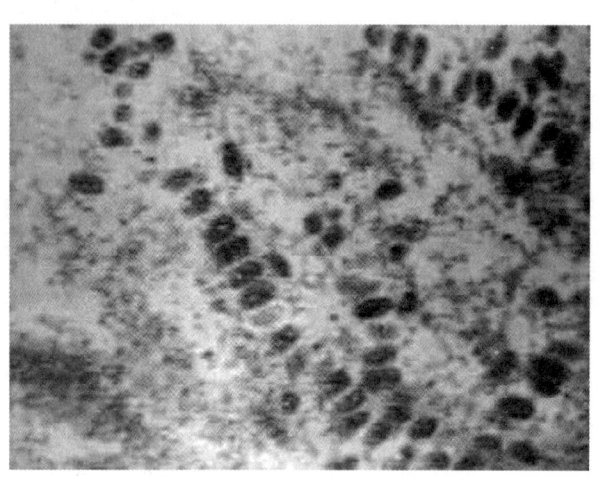

大量卵圆形和圆柱状病毒颗粒，中心为电子致密的髓核，外有囊膜

图 2-12-7　丘疹结节超薄切片的电镜检查

电镜检查病毒颗粒必须要富有经验的操作人员，需要病毒载量10⁶个/mL，且具有完整的形态学，病料要新鲜。如病料的病毒含量低或达不到电镜检查的要求，可能会出现假阴性结果。

2. 病毒分离　将疱液用 Hanks 液或无菌肉汤做5～10倍稀释，按每毫升加青霉素、链霉素各1 000 u，10 ℃室温作用4 h，取出后以4 000 rad/m 离心15 min，取其上清液分别接种11～12日龄鸡胚绒毛尿囊腔，每胚接种0.05 mL，置37 ℃孵育48～96 h，分别打开鸡胚检查，如属伪牛痘病毒感染，在绒毛尿囊膜上不出现痘状病斑；也可将病料上清液接种于牛、羊睾丸细胞、牛胚肾原代细胞及人羊膜等细胞培养物中生长，并于接毒后的6～8 d产生细胞病变——出现圆形细胞灶，核变形，随后由瓶壁脱落。感染细胞出现胞质内包涵体及许多不同大小的嗜酸性颗粒。在一般情况下，从乳头损伤的病料中分离副痘病毒比较困难，即使在病料中观察到了疑似病毒颗粒，病毒分离有时也不成功。Wellenberg, G. J. 报道，牛脐带上皮细胞（bovine umbilical cord endothelial, BUE）和牛胎儿肺细胞（bovine fetal diploid Lung, BFDL）给副痘病毒的诊断和从乳头损伤的病料中分离病毒提供了新的机会。

3. 包涵体检查　J. C. Cambier 等报道了细胞内包涵体计数定量分析副牛痘病毒。牛副牛痘病毒在感染的牛胚肾原代细胞产生胞质内包涵体，采用吖啶橙或梅-格-吉染色（May-Grunwald-Giemsa Stain）易于辨认（图 2-12-8）。采用放射自显影术显示包涵体含有新合成的病毒 DNA。细胞被感染后15 h开始出现包涵体，在被感染后24 h达到稳定期，在被感染后35 h包涵体的数量减少。采用特异性的抗副牛痘病毒的抗血清与病毒作用后再接种细胞，包涵体的数量减少，在感染后24 h，细胞包涵体的数量与接种病毒的浓度呈线性关系。采用 3H-脱氧胸腺嘧啶核苷掺入细胞核，通过放射自显影观察，仅有感染了副牛痘病毒的细胞能看见包涵体，而对照细胞中未见病毒 DNA 的合成（图 2-12-9）。此过程能在26 h内完成，而噬菌斑测定需要11 d。如细胞中有1个感染性的病毒颗粒，在此细胞中足以能够产生包涵体，细胞内包涵体计数定量分析与噬菌斑测定相比有简单、快速、敏感的优点。

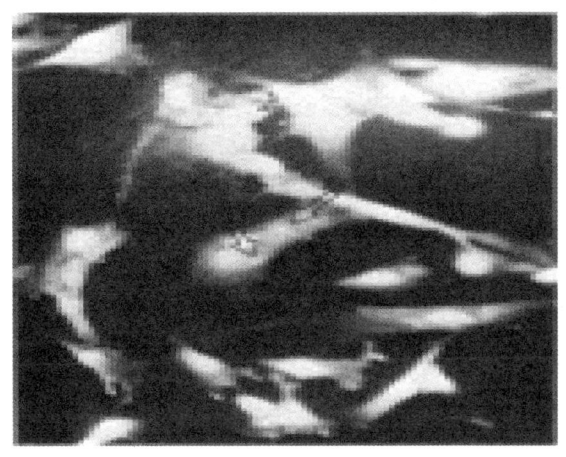

图片中心的双核细胞含有两个小的特异性胞质内包涵体

图 2-12-8　感染了副牛痘病毒颗粒的单层 BEK 细胞经吖啶橙染色的荧光显微镜照片　×250

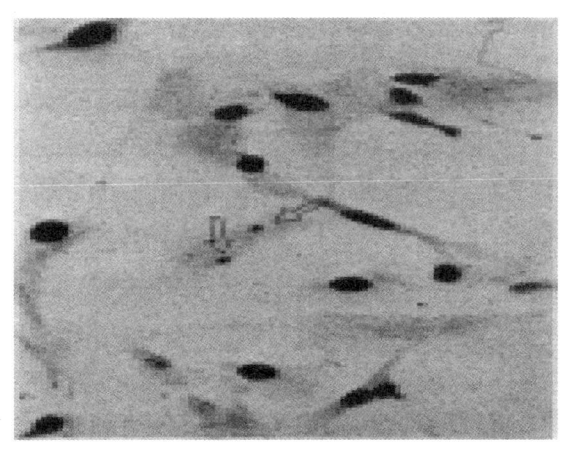

DNA 合成期间, 标记的脱氧胸腺嘧啶核苷掺入细胞核, 可见病毒特异的胞质内包涵体

图 2-12-9　感染了副牛痘病毒颗粒的单层 BEK 细胞的放射自显影照片

4. 兔角膜接种　取处理的病料上清液在家兔眼角膜划痕接种, 剂量 0.2 mL, 另设生理盐水和牛痘苗对照组, 每组 4 只兔。接种后 48 h, 接种牛痘苗的兔一般发生眼角膜红肿, 有黏液性分泌物, 而接种生理盐水和伪牛痘病料组的兔均无异常变化, 应连续观察 1 周。

5. 分子生物学技术　副痘病毒属包括羊接触传染性脓疱性皮炎病毒(orf virus, ORFV)、假牛痘病毒(pseudocowpox virus, PCPV)、牛丘疹性口炎病毒(bovine popular stomatitis virus, BPSV)和新西兰红鹿副痘病毒(parapoxvirus of red deer in New Zealand, PVNZ)。其中羊接触传染性脓疱性皮炎病毒(ORFV)是代表种。羊接触传染性脓疱性皮炎病毒(ORFV)进行的分子研究包括分子克隆、大部分病毒基因的核苷酸序列分析以及病毒编码的蛋白功能分析。相反, 其他的副痘病毒没有或很少有分子水平的特征。

1)常规 PCR 技术　PCR 技术用于检测伪牛痘病毒, 尤其是鉴别诊断临床症状类似的疾病。Inoshima, Y 等设计 PCR 引物检测了分别由 4 种副痘病毒感染的细胞中的病毒颗粒, 扩增出与预期相符的产物, 而痘苗病毒、禽痘病毒、对照细胞均未扩增出特异性的 PCR 产物; 同时建立了半巢式 PCR 和 DNA 印迹法

（Southern blot）检测出了临床病例（牛、羊、日本鬣羚）中的病毒 DNA。PCR 技术是稳定、快速、敏感的诊断方法，但它不能确定感染性病毒颗粒的存在，PCR 检测出了病毒核酸还要结合临床症状进行诊断。副痘病毒属病毒基因组为线性双链 DNA，长度 130 000 ～ 150 000 个核苷酸。已建立的 PCR 技术基于不多的已发表的可获得序列，扩增长 DNA 片段，会降低 PCR 的敏感性。

2）实时 PCR 技术（real-time PCR）　Andreas Nitsche 等建立了实时 PCR 技术检测副牛痘病毒属的病毒 DNA，扩增主要包膜蛋白基因 B2L 高度保守的区域，可检测石蜡或甲醛溶液固定的组织中的病毒核酸，能定性分析痂皮中的病毒 DNA，与人、牛、绵羊正痘病毒，传染性软疣病毒，亚巴样病病毒（特纳河痘病毒）及其他的 DNA 病毒没有交叉反应。

此外，还可通过限制核酸内切酶长度多态性（RFLRS）、分子杂交、单克隆抗体技术、系统进化分析法、比较核苷酸序列及推导的氨基酸序列来鉴别副痘病毒属的病毒颗粒。

人感染假牛痘病毒，用常规实验检验技术很难与其他副痘病毒感染区别。但用 DNA 杂交技术和免疫电镜技术进行表面结构分析则可以区别它们。用感染牛丘疹性口炎病毒的恢复期血清进行免疫电镜检查，能与假牛痘病毒的外壳发生抗体反应。用假牛痘病毒基因组末端 DNA 标记探针，仅与假牛痘病毒 DNA 杂交呈现阳性反应，与其他副痘病毒呈现阴性反应。

六、防控措施

伪牛痘的发生多因购入受感染的牛只或牛群中原有慢性感染者而造成。Allenstein 认为，挤奶后应用杀病毒剂浸浴乳头是控制本病最重要的手段。Puddle 提出，应用碘伏浸浴乳头具有预防伪牛痘的良好作用。

（一）预防措施

（1）病牛、健康牛分开饲养，接触病牛的人员，应佩戴一次性手套、口罩和防护服，避免皮肤接触病牛病变部位。

（2）为了保持牛乳房清洁，挤奶前可用 0.1% 苯扎溴铵、0.3% 氯己定、3% 过氧乙酸或次氯酸钠洗净，做到一头一巾，避免相互感染。

（3）加强挤奶卫生，防止感染，挤奶者的手指要消毒，必要时，可戴上外科手套。

（4）每天 3 次挤奶后施行常规乳头浸浴。

（5）病牛的奶必须高温消毒后饮用。

（二）发生后的控制措施

伪牛痘本身是一种危害性较小的疾病，患牛无全身症状，局部病变若不受到刺激，数周内即可自愈。然而泌乳牛患病乳头每天要接受 3 次的挤奶刺激，往往造成局部病变的加深和扩大，乳头溃烂肿胀，疼痛严重，患牛抗拒挤奶，容易导致产奶量降低。因此，对病牛乳头，尤其是病变严重的乳头及时给予有效的药物治疗，防止其发展和恶化并尽快愈合，显然十分必要。治疗上一般采取对症处理和防止继发感染。

第十三章　水疱性口炎

　　水疱性口炎（VS）是由水疱性口炎病毒（vesicular stomatitis virus，VSV）引起的一种急性、热性传染病，主要危害牛、马、猪等多种哺乳动物，人仅偶尔感染。由于发病后传播迅速，常可造成严重损失。其特征为口腔黏膜发生水疱，流泡沫样口涎，有些病畜在蹄部也可发生疱疹。本病1884年首先发生于南非，之后广泛流行于非洲、欧洲和南北美洲，印度也发生过本病。19世纪初发生于北美，20世纪末又在南非的马、骡中发生，第一次世界大战期间，在美国的马、牛中发现了水疱性口炎（cotton，1927），1916年第一次世界大战期间，本病传至法国。1943年才有猪感染的报道（Schoening，1943）。1925年和1926年水疱性口炎曾在牛群发生。这两次暴发由两个后来称作印第安纳（Indiana）和新泽西（New Jersey，NJ）的不同血清型引起（Cotton，1927）。水疱性口炎在猪群中的最早记载为1943年，该病发生在美国密苏里州一个用于制作瘟高免血清的猪群中（Schoening，1943）。在美国每10～13年流行一次，一般是初夏开始，霜冻前消失，血清型多为新泽西型。

一、病原学

（一）病原形态与结构

　　水疱性口炎病毒（vesicular stomatitis virus，VSV）属弹状病毒科（Rhabdoviridae）水疱性口炎病毒属（*Vesiculovirus*）。病毒颗粒呈炮弹形，一端为半球，一端为直截，病毒颗粒长度约为直径的3倍（150～180）nm×（50～70）nm，病毒颗粒表面具有囊膜，囊膜上均匀密布短的纤突，纤突长约10 nm。病毒颗粒内部为螺旋状缠绕的核衣壳。电镜观察时，除了典型的子弹状粒子外，还常见到短缩的T粒子，是复制过程中形成的干扰缺损颗粒，具有正常粒子的全部结构蛋白，但其RNA的含量只有正常病毒含量的1/3，无感染性。VSV粒子分子质量为（$6×10^3±13.3×10^3$）kD，其中蛋白质占74%，类脂质占20%，糖类占3%，RNA占3%。

（二）基因结构与功能

　　VSV含有线状单链负链RNA，其基因组全长11～15 kb，从3′到5′端依次排列着*N*、*NS*、*M*、*G*、*L*，5个不重叠的基因。*N*基因3′端含有不翻译的先导序列，长47个核苷酸（某些毒株48个核苷酸），转录成为先导RNA，其功能不清。在5′端有非翻译区，长59个核苷酸，富含A碱基（有32个）。病毒颗粒含有 5 种结构蛋白：L、G、N、NS 和 M，L 蛋白是 RNA 依赖性 RNA 聚合酶，NS 是非结构蛋白，M 是基质蛋白，可通过与核衣壳结合抑制转录。G 是糖蛋白，是病毒的主要表面抗原，决定着病毒的感染力，也是病毒的保护性抗原，赋予病毒型的特性，而且可激发产生中和抗体和血凝抗体（Francki 等，1991）。病毒核蛋白 N 和基质蛋白 M 具有血清型交叉反应的特性，核蛋白抗原代表群特异性。

（三）血清型

水疱性口炎病毒至少有 11 个血清型（Tesh 等，1983；Travassos da Rosa 等，1984），用补体结合试验和中和试验可区分为抗原性不同的新泽西和印第安纳两型，两者不能交互免疫。两型下面又分若干亚型。新泽西型和 Indian 1，Indian 2 和 Indian 3 对家畜最为重要。与印第安纳型原始毒株（1925 年分离于病牛）有共同抗原的毒株有：VS-Argentina（1963 年分离于阿根廷的病马）、VS-Brazil（1964 年分离于巴西的病马）、VS-Cocal（分离于特立尼达啮齿动物的螨体）、Piry（分离于巴西的袋鼠）及 Chandipura（分离于印度的人体）等。

（四）理化特性

本病毒的抵抗力不强，对乙醚敏感，58 ℃ 30 min 即可灭活，在直射阳光和紫外线照射下可迅速死亡。病毒在 pH 值 4～10 的条件下和在 4～6 ℃的土壤中能长期存活。对化学药物的抵抗力较口蹄疫略强，2% 氢氧化钠或 1% 甲醛溶液能于数分钟内将其杀死，0.1% 氯化汞或 1% 苯酚则需要 6 h 以上才能将其杀死。病毒在 50% 甘油磷酸盐缓冲液（pH 值 7.5）内可存活 4 个月。

（五）培养特性

本病毒在细胞质内繁殖，常积聚于细胞膜的小孔内，病毒在 7～13 日龄鸡胚绒毛尿囊膜上、尿囊腔内和卵黄囊内均能良好增殖，并于 24～48 h 致死鸡胚。在组织培养中较口蹄疫病毒繁殖快，对多种动物的肾细胞和鸡胚上皮细胞有迅速破坏作用，能在多种动物的肾或上皮原代细胞和多种传代细胞中良好增殖，并产生细胞病变，如 BHK-21 或 MDCK 等细胞。在肾细胞单层培养上形成蚀斑。人工接种到牛、马、猪、绵羊、兔和豚鼠等动物的舌面，可致其发生水疱。接种于牛肌肉内不发病。接种豚鼠、小白鼠脑内可引起脑炎而致其死亡；接种于豚鼠后肢趾部皮内可引起红肿和水疱。皮下接种于 4～8 日龄乳鼠可使之死亡。鸡、鸭和鹅在趾蹼上接种也可引起感染。

（六）病毒的复制

VSV 通过病毒囊膜糖蛋白突起 G 吸附于敏感细胞表面受体，即磷脂酰丝氨酸（PS）而起始感染，核衣壳释放到宿主细胞的胞质中后，以病毒基因组 ssRNA 为模板，在病毒颗粒携带的 RNA 依赖性 RNA 聚合酶 L 和 P 的共同作用下，从基因组 3′ 端 15～17 个核苷酸组成的启动子起始初级转录，首先合成 47 或 48 个核苷酸的先导 mRNA，然后分别合成 N、P、M、G 和 L mRNA。与弹状病毒基因组复制不同的是，VSV 基因组复制需要有蛋白质的翻译活性，特别是 N 蛋白、P 蛋白和 L 蛋白的合成。体外研究表明，病毒基因组复制除了需要负链 RNA 或正链 RNA 与 N 蛋白组装成核衣壳外，还需要结合有 P 蛋白、L 蛋白及某些宿主因子。VSV 由 N 蛋白、P 蛋白和 L 蛋白与新生的基因组 ssRNA 结合，首先形成核衣壳核心，然后通过 M 蛋白一方面结合这种核衣壳核心；另一方面结合含有 G 糖蛋白的细胞膜，从而使核衣壳接触细胞膜，引起病毒颗粒出芽和释放。在 VSV 病毒颗粒组装和出芽过程中，病毒囊膜糖蛋白 G 起了关键性的作用，通常插在质膜上的 G 糖蛋白与 M 蛋白相互作用，可以促进两者在质膜上的共聚集，一旦核衣壳经 M 蛋白接触质膜的这一区域，核衣壳与 G 糖蛋白尾相互作用，将有助于病毒颗粒出芽和释放。

二、流行病学

（一）传染源

水疱性口炎病毒可引起包括猪、牛、马和人在内的许多动物临床或亚临床感染，被认为是一种具有中低程度传染性的疾病。病畜和患病野生动物是主要传染源，病畜的唾液和水疱液中含有大量的病毒，一般通过唾液或水疱液而散播病毒，可因污染饲料、饮水及其周围环境而散布传染。在猪群中主要以接触方式传播，Schoening 等（1943）报道了猪的接触传播，Patterson 等（1955）证实猪的接触传播需要有上皮损伤。本病主要经损伤的皮肤、黏膜和消化道感染，而不是经呼吸道感染。吸血昆虫叮咬病畜后传播病毒，因而吸血昆虫也是重要的传染媒介。

（二）传播媒介

一般认为双翅目的昆虫（包括蚊、螯蝇等）是本病的重要传播媒介，从白蛉、伊蚊和螨中都分离到本病毒。在流行地区捕捉的白蛉和库蚊体内，也经常可以分离到病毒。已确定病毒能在白蛉体内复制，在一系列典型的实验中证明可经卵传递给后代，受感染的后代可通过叮咬传播病毒。印第安纳和新泽西血清型是从沙蝇中分离到的，经卵传播已被证实（Tesh 等，1971；Comer 等，1990）。感染 VSV-NJ 的沙蝇可将病毒传染给乳鼠（Comer 等，1990）。在佐治亚州的 Ossabaw 岛进行的研究表明，在晚春昆虫开始活动的几个月，野猪开始出现 VSV-NJ 阳性血清反应（Stallknecht 等，1985）。黑蝇食 VSV-NJ 病毒后，其唾液传播病毒可达 10 d（Cuup 等，1992）。

（三）易感动物

牛、马、猪对本病较易感，成年牛的易感性高，而犊牛的易感性低，幼猪较成年猪易感。野生动物中野羊、鹿、野猪、刺猬等也可感染；实验动物中雪貂、豚鼠、家兔、地鼠、小白鼠和鸡、鸭、鹅等均有易感性；人也有易感性。

（四）季节性

本病具有明显的季节性，多发生于夏、秋季，而秋末则趋平息，即 5—10 月发病，8—9 月为流行高峰，寒冷季节流行终止。

（五）地理分布

本病呈点状散发，在一些疫区连年发生，但传染力不强，每次仅有少数家畜发病。其生态分布主要在湖泊和多树地区，通常沿着森林和河流传播，表明该病由昆虫传播。在美国，流行从西南各州开始，之后向北蔓延到落矶山脉的几个州。该病主要感染马和牛，偶尔会波及猪群。1982～1983 VS NJ 血清型的流行持续到了冬季，人们开始怀疑该病的流行病学特征出现变化。由于感染动物的流动，使该次流行扩散到爱达荷州和加利福尼亚州。1995 年 VS NJ 暴发很典型，仅发生在西部各州，而且冬季开始前就消失。VS NJ 在佐治亚洲海岸地区呈地方性流行。每年在中南美洲及墨西哥，牛、马、猪群流行的水疱性口炎病毒为新泽西和 Indiana1 血清型。Indiana2 和 Indiana3 的亚型分别从 Trinidad 的稻鼠螨及阿根廷和巴西暴发的水疱性口炎中分离出来。Indiana2 和 Indiana3 血清型分别在中美和南美流行，但在猪群中不会出现临床症状。还有许多其他水疱性口炎病病毒血清型，但没有在自然条件下能引起猪水疱性口炎的报道。

三、病理学

（一）病理变化

主要在口腔、鼻腔的复层鳞状黏膜、脚、乳头、四肢受力点、趾间、眼睑及冠状带周围形成水疱。病初小面积变白，进而形成苍白隆起，随着水疱形成而面积扩大，上皮与基底层分离，形成一个有破裂上皮碎片的红色病灶。水疱液可从角质层渗出，从而不能形成真正的水疱（Seibold 和 Sharp，1960）。由于水疱通常在承受压力的部位形成，因此，水疱很快破裂，留下红色病变。病变通常被粪便污染，从而导致条件菌继发感染。Seibold 和 Sharp（1960）对牛的 VS 组织病变进行了细致的研究，而且 Jubb 等（1985）也对此进行了描述。牛的 VS 组织病变与猪的组织病变相似。病变发生于表皮生发层，细胞间水肿发展至细胞间桥粒。在与基底层平行的末端，细胞连接在一起，但由于细胞间水肿，形成网状或灯笼状外观。病变后期细胞坏死，基底层上面的上皮层在 30% 的病例中会出现分离。水疱液经常从角质层流失，所以可能看不到水疱。

（二）发病机制

VSV 感染动物很明显需要经昆虫叮咬进入上皮或经污染的器械接触轻微损伤的口鼻黏膜、乳头或蹄（Patterson 等，1995），病毒在表皮生发层复制。水疱和渗出液在感染后 2 ~ 3 d 形成。若继发感染，通常会波及皮下组织，若无继发感染，病变会在 1 ~ 2 周愈合。VSV 感染是否形成毒血症仍有争论。早期文章指出可能会形成毒血症，然而后来的研究不能证实这一点。经猪吻突皮内接种及其他接近自然感染的途径接种病毒后，病毒只能从局部淋巴结，而不是从血液中分离到（Redelman 等，1989）。感染动物的毒血症维持时间很短，血液中病毒含量很低，不足以引起叮咬它们的昆虫感染，所以，就昆虫传播而言，哺乳动物不是主要的储存宿主或扩大宿主。牛的实验性感染研究证明，病毒不能透过完整的上皮表面，但 VSV 在猪群的发生是通过接触传播的，这种种间差异可能是由于解剖学和生化的不同所致，也可能与猪的吻突或蹄部有微小破伤有关。实验感染猪的研究结果表明，用病毒划痕或皮内接种可大大促进感染和增强病变的发展，病毒一旦透过上皮表层，即在皮内产生原发病变，同时在较深的皮肤层尤其是在棘细胞层，病毒的复制更活跃。从病毒的复制到引起细胞溶解的过程中，也会有渗出液的蓄积，小水疱结合成大水疱，这一阶段通常在实验接种病毒 2 ~ 3 d 发生。在出现水疱期间及以后，能从受感染的组织的淋巴结中分离到病毒，个别病例可以从血液中分离到病毒。病毒约于感染后 48 h 使病畜体温上升，可有 40.0 ~ 40.5 ℃（多于第 4 天）。此后体温突然下降，病畜大量流涎，感染上皮发生腐烂脱落，出现新鲜的出血面。本病恢复迅速，即使严重病例也常可在几天内恢复进食和走路。康复动物血清内具有高效价的中和抗体和补体结合抗体，并能抵抗再感染。

易感动物中，猪已经证实可以通过接触传播，包括直接接触和间接接触，伤口有利于病毒的感染和传播。但对于牛有差别，将病毒涂抹于牛舌和齿龈部的完整皮肤上或将病毒饲喂或喷入鼻孔，常不引起感染。由于 VSV 的宿主范围很广，能感染多种动物和昆虫，甚至土壤和植物也可能是它的储存场所，所以 VSV 的生态学特征十分复杂。从南美洲北部到北美洲的 VS 流行中，VSV-NJ 型占临床病例的85% ~ 90%，剩下的少部分病例由 VSV-IND 型引起。NJ 通常产生多种临床症状，潜伏期比 IND 型更短。在对猪的实验室实验中，VSV-NJ 型比 VSV-IND 型引起更严重的临床症状，更易于传播。这也是为什么临床病例中以 VSV-NJ 为主，至于 VSV-NJ 与 VSV-IND 的这种致病性差异的机制还有待于进一步研究。

四、临床学

(一)临床表现

1. 人　主要呈流感样症状,表现为突然发热、恶心、肌肉酸痛。少数患者发生口炎和扁桃体炎。一般 1 周内可完全康复。

2. 牛　潜伏期一般为 3 ～ 7 d,病初体温升高可达 41 ℃,精神沉郁,食欲减退,反刍减少,大量饮水,口腔黏膜及鼻镜干燥,耳根发热,在舌、唇黏膜上出现米粒大的小水疱,常由小水疱融合成大水疱,内含透明黄色液体,经 1 ～ 2 d,水疱破裂,水疱皮脱落后遗留浅而边缘不齐的鲜红色烂斑。此时病牛大量流涎,呈纤缕状,并发出咂唇声,采食困难。有的病牛在乳头及蹄部也能发生水疱,病程为 1 ～ 2 周,转归多良好,极少死亡。

3. 马　病程与牛相似,但较缓慢。舌和口腔黏膜发生水疱,水疱于 1 ～ 2 d 破裂,留下鲜红的糜烂面,久不愈合。蹄部病变见于蹄冠及蹄枕部。

4. 猪　吻突和蹄部可发现糜烂和溃疡,在疾病的早期检查时,可能发现一些仍处于水疱期的病变,由于水疱很容易破裂,故此期非常短暂,随后表皮脱落,只留下糜烂和溃疡的病变。实验感染猪在接毒后 2 ～ 3 d 出现发热反应,大约在这个时候出现水疱。体温 40.5 ～ 41.6 ℃,然后逐渐下降,通常在几天内恢复正常,但有时持续一周或更长时间,发热期伴有轻度的沉郁和食欲减退。这些病变尤其是蹄部病变容易造成继发感染,它可能引起蹄壳脱落,露出鲜红色的出血面,延长了康复的时间。没有并发症时,在感染后 1 ～ 2 个星期就康复,且不留瘢痕或其他永久性的损伤。

(二)临床诊断

结合该病的流行特点、临床症状和病理变化,可对该病做出初步诊断。临床诊断时注意与口蹄疫、猪水疱病、猪水疱疹等症状类似疫病的鉴别。

(三)临床治疗

在一般情况下只要加强饲养管理和护理就可迅速恢复。必要时进行对症疗法。

五、实验室诊断

目前,VSV 检测技术主要有病毒分离、鉴定与血清学实验等方法,各类用于快速鉴别诊断 VSV 的 ELISA 和 PCR 技术是近年的研究热点。

(一)病毒的分离鉴定

1. 病毒的分离培养　VSV 可在很多不同型的原代和次代细胞培养中增殖,实验中常用 Vero 和 BHK-21 细胞系来增殖病毒。但病毒分离鉴定周期较长,需 5 ～ 6 d。

2. 电镜观察　不同病毒种类的病毒颗粒有特定的形态学特征,因此,通过电镜的观察,可以直接快速鉴定病毒。

(二)血清学诊断

动物感染 VSV 后产生特异性抗体,因猪血清可能有前补体物质,需先酸化 pH 值至 4.2 ～ 4.4,过夜后,再重新调整 pH 值至中性来消除。用血清中和实验诊断牛和猪的 VS 及评价牛群的免疫力可能有困难,因为免疫力并不持久。可采用中和实验方法如小白鼠保护实验、小白鼠和鸡胚中和实验测定 VSV。但上述方法都存在不同程度的缺点,动物感染 VSV 后 5 ～ 8 d 才可产生抗体,且中和实验和补体结合实验特异性不高,因而均不能满足对 VSV 进行快速准确的诊断。

1.中和实验 病毒特异性抗体吸附于病毒表面的特异性抗原上时,便会中和病毒的感染性。

2.补体结合实验 由两部分组成:①病毒、特异性抗血清和补体。②红细胞和抗红细胞的特异性抗体。理论基础:如果形成了抗原 – 抗体复合物,补体便连接到复合物上,以致没有游离补体存在,不会溶解所加的红细胞。

3.免疫荧光检测 从细胞培养中分离到的病毒可用荧光标记抗体鉴定感染细胞中的病毒抗原。

4.放射免疫测定(RIA) 除了用荧光素标记抗体外,还可以用具有放射活性的碘或酶标记抗体,从细胞培养中分离到的病毒可用放射活性的碘或酶标记抗体鉴定感染细胞中的病毒抗原。

5.葡萄球菌 A 蛋白(SPA)和蛋白探针 SPA 是一种既能用于免疫化学又能用于免疫分析的极为有用的试剂,它能与绝大多数哺乳动物免疫球蛋白 Fc 段结合,SPA 可作为一种广谱诊断试剂指示抗原 – 抗体复合物的存在。

6.酶联免疫吸附试验(ELISA) ELISA 法可以在拿到样品几小时后给出结果,但当所取的样品所含的病毒最低浓度过低时,ELISA 法则检测不出病毒的存在。黄运生等于 1989 年建立了间接夹心 ELISA (IS-ELISA)方法用于鉴定 VSV 抗原,该法用 BHK-21 细胞增殖 NJ 毒株,用离心的方法提纯病毒抗原;提取 G 糖蛋白作为 ELISA 诊断抗原,用辣根过氧化物酶联结的山羊抗马、牛、猪的 IgG 为酶结合物。此法仅需 6 ～ 7 h,用少量仪器,即可把 NJ 型 VS 从水疱性疾病里鉴别出来。这是一种成本低、速度快的方法,但对 IND 型反应性较低,限制了其应用范围。花群义等构建了 VSV 的 N 基因重组表达载体 pBAD/ThioTOPO,生产的重组核蛋白抗原可以代替完整病毒作为 ELISA 检测用的标准抗原。因为核蛋白 N 较保守,其诱导的抗体为非中和抗体,可用 ELISA 检测出来。NJ 和 IND 的 G 蛋白变异较大,氨基酸同源性较低,中和实验具有型特异性。因此,在需要鉴定病毒的分型时,ELISA 方法还不能取代中和实验。

(三)分子诊断技术

1.核酸探针 核酸探针是通过分子杂交技术检测病毒核酸。先标记核酸的一条链或部分序列作为探针,再通过核酸分子杂交检测待查样品中是否有与标记的核酸分子同源或部分同源的碱基序列,调出同源核酸序列,这种被标记的核酸分子称为探针。

2.病毒核酸指纹图谱分析 待分析的核酸样品先用核糖核酸酶 T 和核糖核酸酶 A 裂解,然后在二维电泳中分开,经放射显影制出该核酸的指纹图谱。此法是病毒分析的先进技术,能对病毒株系的确认和研究提供权威性的佐证。由于病毒抗原比整个病毒基因组 RNA 序列更具保守性,所以,用指纹图谱分析病毒株间的差异比血清学分析更敏感。VSV 的演化非常慢,以致在许多年后仍能分离到相同指纹图谱的病毒。

3.聚合酶链反应(PCR) PCR 是目前研究病毒快速鉴别诊断技术的热点,具体方法有:单一的 RT-PCR、多重 RT-PCR、nested RT-PCR、RT-PCR-ELISA、real-time PCR 等。各种 RT-PCR 方法可以成功地检测样品中数量很少的病毒基因组,方法虽敏感,但是劳动强度大,且不能区分活的感染性病毒和灭活的病毒,因而不适用于病毒灭活验证实验中结果的检测。

1)RT-PCR 杨桂梅等选取 VSV 具有高度保守性的 N 基因序列,通过引物设计软件 Oligo 4.0 设计 1 对引物,建立了 VSV 的 RT-PCR 快速检测方法。应用此法检测 VSV-NJ 株、VSV-IND 株均为阳性;而检测其他相关病毒性疾病的病毒如 BVDV、BTV 等均为阴性结果,实验证明 RT-PCR 检测 VSV 具有良好的特异性。RT-PCR 只涉及引物使用与保存,不涉及 VSV 的使用,可以避免散发病毒的危险。因此,此法特别适合没有 VSV 的国家和地区的口岸检疫,也可用于 VS 的诊断和流行病学调查。

2)多重 RT-PCR 技术　常规 RT-PCR 技术一次反应只能检测或诊断 1 种病原,而多重 RT-PCR 技术一次反应便可同时检测 2 种或 2 种以上的病原模板,与常规 RT-PCR 技术相比,简化了检测程序,节约生物试剂和人力。杨桂梅等根据国外已报道的 VSV 的 N 基因序列与 BVDV 的 P125 基因序列,通过引物设计软件 Oligo 4.0 设计了分别针对 VSV 和 BVDV 模板的两对引物,并对二重 RT-PCR 反应条件进行优化,建立了在同一反应体系中同时检测 VSV、BVDV 的单独或混合感染的二重 RT-PCR 技术,提供了一种快速、简便、特异的检测手段。Nunez 等用 RT-PCR 检测 FMDV、SVDV、VSV 三种病毒,Reid 等证实用 RT-PCR 方法诊断 FMD 时,所用的条件不会引起 VSV 病毒与 FMD 之间的交叉反应。

3)RT-PCR-ELISA　RT-PCR-ELISA 是指用 ELISA 法检测 RT-PCR 产物的方法。以 RT-PCR 为基础,用两个变性的引物和地高辛标记的 dUTP 得到 212 bp 的地高辛标记的扩增片段,在抗生蛋白链菌素包被的微孔板上用生物素标记的探针通过杂交技术检测扩增产物。

4)其他 PCR 方法　Krumbholz A 等建立了使用 LightCycler 仪,通过散射和激发荧光的比例对扩增产物进行定量检测 VSV 的 real-time PCR,该分析法可 1 d 内提供敏感、定性的结果,是对传统诊断程序的补充,并且被污染的危险比常规 RT-PCR 低。Lin 等建立了 nested RT-PCR 分析法,该法比组织培养病毒分离法敏感,但是,nested RT-PCR 系统被污染的危险系数大,需要非常严格的条件来降低交叉感染。

(四)实验室鉴别诊断

水疱性口炎与水疱疹、猪水疱病和口蹄疫相似。猪在这四种病的临床症状上极为相似,在难以区别的情况下,可用间接夹心酶联免疫吸附试验鉴定病毒抗原。这是一种成本最低、速度最快的试验,补体结合(CF)也是一种可供选用的好方法。血清学方法诊断:动物感染水疱性口炎病毒后产生特异性抗体。牛、马和猪在感染后 1～2 个月产生补体结合抗体,2～3 周达高峰,此后逐渐降低,2～4 个月内测不出。猪血清可能有前补体物质,可先酸化成 pH 值 4.2～4.4,过夜,再重新调整 pH 值至中性来消除。用血清中和试验诊断牛和猪的水疱性口炎及评价牛群的免疫力可能有困难,因为免疫力并不持久。为此可采用中和试验方法如小白鼠保护试验、小白鼠和鸡胚中和试验测定水疱性口炎病毒抗体。

六、防控措施

一旦发现疑似 VSV 的病例,必须马上对病畜进行隔离,并迅速向上级防疫部门汇报,尽快进行与口蹄疫、猪水疱病的实验室鉴别诊断。对于 VS 疫区,为了防止其蔓延,必须建立隔离区和封锁带,限制病畜的移动。对疫区进行彻底的消毒,大部分消毒剂在按生产厂家所推荐的最高浓度使用时,消毒都是有效的。直到所有的病畜痊愈后 1 个月,才可以解除隔离。本病损伤轻,多取良性经过,如注意护理,可自行康复。改善卫生环境。对于疫区,由于本病对奶牛的影响最大,可以适当使用 VSV 的疫苗免疫,常用疫苗有紫外线照射灭活病毒制成的疫苗、鸡胚结晶紫甘油疫苗等。

1.传染源的管理　早期发现并及时隔离患病动物十分重要。

2.防蚊灭蚊　VS 为虫媒传播疾病,所以采取综合措施,针对媒介蚊虫的滋生及生活习性进行灭蚊,对消灭媒介昆虫是必需的。同时在疫区要加强个人防护。

3.免疫接种　国内外都曾研制鸡胚减毒疫苗和鸡胚灭活疫苗,经试用于牛证实可产生一定的免疫力。猪仅能用灭活疫苗。在常发地区可用疫苗预防。

第十四章　疱疹病毒感染

疱疹病毒感染是指由疱疹病毒科病毒(herpesvirus)所引起的人类及其他哺乳动物和鸟类等多种动物的疾病总称,不同动物感染后可引起不同的临床表现。由于本病毒可形成潜伏感染,在宿主体内终身带毒,在机体抵抗力下降时重新增殖引起疾病发生,给本病的防治带来困难。

一、病原学

(一)病原分类

疱疹病毒科分为疱疹病毒甲亚科(α 亚科)、疱疹病毒乙亚科(β 亚科)、疱疹病毒丙亚科(γ 亚科)和未定名亚科等四个亚科。甲亚科由四个属组成,即单纯疱疹病毒属、水痘病毒属、马立克病病毒属和传染性喉气管炎病毒属;乙亚科由巨细胞病毒属、鼠巨细胞病毒属和玫瑰疱疹病毒属等组成;丙亚科包含淋巴病毒属和蛛猴疱疹病毒属。

感染人类的疱疹病毒(herpes simplex virus, HSV)至少有 8 种病毒,即人疱疹病毒 1 ~ 8 型(HSV1-8),分别对应曾经命名为单纯疱疹病毒 1 ~ 2 型、水痘 – 带状疱疹病毒(varicella-zoster virus, VZV)、EB 病毒(epstein-barr virus)、巨细胞病毒(cytomegalovirus, CMV)、人疱疹病毒 6 ~ 8 型(human herpes virus, HHV-6, HHV-7 和 HHV-8)。

感染动物的疱疹病毒主要是以下 7 种病毒,即伪狂犬病毒(pseudorabies virus, PRV, α 亚科)、禽传染性喉气管炎病毒(infectious laryngotracheitis virus, ILTV, α 亚科)、马立克病病毒(Marek's disease virus, MDV, γ 亚科)、鸭瘟病毒(duck plaque virus, DPV, α 亚科)、传染性牛鼻气管炎病毒(infectious bovine rhinotracheitis virus, IBRV, α 亚科)、牛恶性卡他热病毒(malignant catarrhal fever virus, MGFV, γ 亚科)和马鼻肺炎病毒(equine rhinopneumonitis virus, ERPV, α 亚科)。

(二)形态结构

疱疹病毒颗粒为球形,直径为 120 ~ 200 nm。完整的病毒由核心、衣壳被膜及囊膜组成。核心含双链 DNA,核衣壳呈二十面体对称,由 162 个互相连接呈放射状排列且由中空轴孔的壳微粒构成,最外层为脂质双层囊膜,囊膜上具有由糖蛋白构成的包膜突起。这些糖蛋白中, gB、gC、gD、gE、gG、gH(HSV-2 中没有发现)等 6 种为糖基化蛋白,其中, gB、gC、gD、gE 与病毒吸附和穿入相关, gH 控制病毒从细胞核膜出芽释放, gB、gC 、gD、gH 等可诱导细胞融合, gD 诱生机体产生中和抗体。

（三）培养特性

疱疹病毒科不同成员的培养特性不同, 如 HSV 能在多种细胞中生长, 如 BHK-21 细胞、Vero 细胞、Hep-2 细胞等; 水痘 – 带状疱疹病毒易在人或成纤维细胞中增殖, 并缓慢产生细胞病变, 形成多核巨细胞。除 HSV-4 病毒外, 感染人的疱疹病毒可在人二倍体细胞核内复制, 产生明显细胞病变（如多核巨细胞等）, 核内有嗜酸性包涵体并导致细胞融合。动物的疱疹病毒中, 伪狂犬病能在 BHK-21、IRRS-2、PK-15 细胞等传代细胞中增殖, 也能在鸡胚成纤维细胞中生长; 传染性喉气管炎病毒能在鸡胚肝、鸡胚肺、鸡胚肾及鸡肾细胞培养物中增殖; 马立克病毒可在 T 淋巴细胞系 MSB-1 传代培养, SPF 鸡胚成纤维细胞（CEF）单层上连续传代; 鸭瘟病毒则在鸡胚和鸭胚的成纤维细胞中生长; 牛传染性鼻气管炎病毒可在牛肾、胚胎、皮肤、肾上腺、甲状腺、胰腺、睾丸、肺、淋巴等细胞中生长; 牛恶性卡他热病毒和马鼻肺炎病毒可分别在牛的甲状腺细胞和 BHK-21 细胞中生长。

(四)潜伏感染特性

疱疹病毒在感染动物体内形成潜伏感染, 此时动物可不表现出临床症状, 但是当各种因素导致免疫力下降时, 病毒增殖重新活跃, 在相应的靶组织上增殖, 并可引起疾病的发生。

（五)理化特性

疱疹病毒比较脆弱, 对外界的抵抗力不强, 高热、干燥和紫外线照射能使病毒很快失活, 对脂类溶剂也很敏感, 如 56 ℃加热 30 min、紫外线照射 5 min、乙醚等脂溶剂均可使人单纯疱疹病毒灭活。HSV-3 病毒在干燥的疱疹痂壳内很快就失去活性, 但在 -65 ℃的条件下可长期存活。疱疹病毒最好的保存方法是冷冻干燥。

二、流行病学

（一）传染源

1. 人疱疹病毒感染　单纯疱疹病毒的传染源是急性期患者及慢性感染带毒者。感染部位的疱疹液、病损部位的分泌物及患者的唾液、精液和粪便中都含有大量的病毒颗粒。HSV-3 病毒（水痘 – 带状疱疹病毒）主要存在于患者的病变黏膜皮肤组织、疱疹液及血液中。HSV-4 病毒（EB 病毒）的传染源是病毒携带者和患者。HSV-5（巨细胞病毒）存在于无症状带毒者或患者的血液、唾液、泪液、精液、乳汁、宫颈分泌物和粪便中, 可间歇性或长期排毒达数月或数年之久。

2. 动物疱疹病毒感染　动物疱疹病毒的传染源是患病动物及处于感染潜伏期的动物。患病动物呼出的气体飞沫中可能含有猪伪狂犬病毒、传染性喉气管炎病毒和牛传染性鼻气管炎病毒; 流产的胎儿和胎衣中含有伪狂犬病毒和牛传染性鼻气管炎病毒。鸡的羽毛中可携带马立克病毒。病鸭是鸭瘟病毒的主要传染源。隐性感染的绵羊、山羊和角马是恶性卡他热病毒的传染源。马鼻肺炎病毒的主要传染源是病马、康复带毒马, 病毒可从其鼻液、血液和粪便中排出, 此外, 流产的胎儿和胎膜也是传染源。

（二）传播途径

1. 人疱疹病毒　由于疱疹病毒对外界环境的抵抗力比较弱, 人类主要通过亲密接触而感染。单纯疱疹病毒主要通过患者病损部位直接接触健康人黏膜或皮肤微小的破损处而传播, 也可以通过空气飞沫、消化道、生殖道接触等传播, 此外还可发生宫内感染。HSV-3 的传染性很强, 感染是通过直接接触患者疱疹液而传播,也可能通过水痘患者的口鼻飞沫、气溶胶经空气传播,潜伏期供血者的血液中含有病毒,可发生献血传播。HSV-4病毒经口密切接触是其主要传播途径,此外输血、性接触也可以传播。HSV-5的主要传播途径是母婴垂直传播,而水平传播的主要方式是通过亲密接触发生的,如性交、器官移植、输血等途径。

2. 动物疱疹病毒　动物伪狂犬病中,通过消化道(食入被污染的饲料和饮水)、呼吸道(吸入从育肥猪排出含病毒的飞沫等)实现水平传播;此外,精液传播和胎盘感染是动物伪狂犬病毒引起繁殖障碍传播的两种传播途径;鼠类是动物伪狂犬病毒的机械传播媒介。马立克病毒主要通过呼吸道传播,不能经卵传播;传染性喉气管炎病毒主要通过接触传播,病毒经呼吸道和眼睛侵入鸡体,也可经口咽途径感染。鸭瘟病毒主要通过消化道、交配、眼结膜和呼吸道黏膜感染,蚊蝇等昆虫是鸭瘟病毒的传播媒介。牛恶性卡他热病毒主要存在于隐性感染的绵羊、山羊和角马,主要通过绵羊、角马及吸血昆虫而传播,病牛不能通过接触传染健康牛。牛传染性鼻气管炎病毒主要经飞沫、交配和接触传播;感染的母牛也可以通过垂直传播方式,在分娩时将病毒经子宫传播给胎儿,或在分娩后经初乳传播给新生犊牛;马鼻肺炎病毒主要通过呼吸道(气溶胶)、消化道或交配传染。

(三)易感对象

1. 人疱疹病毒感染　单纯疱疹病毒1型、2型(HSV-1、HSV-2)分别发生于儿童和成年人。人是其唯一的自然宿主。HSV-3型病毒(VSV)多见于儿童和成年人,HSV-4型病毒(EB病毒)以潜伏感染方式在人体B淋巴细胞内存在,从鼻喉部排出。HSV-5型病毒(CMV)可感染人和豚鼠,可引起胎儿畸形。

2. 动物疱疹病毒感染　伪狂犬病病毒(PRV)能感染家畜(牛、羊、猪)、伴侣动物(如犬、猫)、野生动物(狐狸、浣熊)和实验动物(家兔、小鼠)等,宿主范围较广;但不同日龄动物感染后临床表现各异;禽传染性喉气管炎病毒(ILTV)只感染鸡和雉,在鸡的呼吸道上皮细胞复制,并在感觉神经元细胞中形成潜伏感染。马立克病病毒(MDV)可感染鸡、鹌鹑和火鸡,但不同品种的鸡有不同的抗性。鸭瘟病毒(DPV)主要感染雏鸭、鹅和天鹅,但鸡不易感。牛传染性鼻气管炎病毒(IBRV)只感染牛。恶性卡他热病毒(MCFV)仅牛易感。马鼻肺炎病毒(ERPV)只感染马。

三、病理学

(一)人疱疹病毒感染

1. 急性疱疹性口腔齿龈炎　局部皮肤出现红疹,并迅速出现渗出而形成水疱。

2. 角膜结膜炎　表现为树枝状角膜炎或角膜溃疡。多发性角膜炎病变可深达角膜基层,引起角膜永久性浑浊,甚至失明。

3. 生殖器疱疹　感染细胞的气球样改变、核浓缩、巨细胞形成、细胞破坏及周围组织的炎症反应液体渗出、炎症细胞浸润。

4. 疱疹性脑炎　脑的颞叶多为出血性坏死。

(二)动物疱疹病毒感染

1. 伪狂犬病　仔猪的主要变化是肺炎所致的肺脏出血点,肾脏表面针尖状的出血点。肺脏、脾脏和肝脏表面可见白色的坏死灶,具有脑炎症状的仔猪可出现明显的脑膜充血水肿、脑脊液明显增多。感染强毒株时,扁桃体可出现坏死灶。随着感染日龄的增加,病变程度越来越轻微,育肥猪发生伪狂犬病时,有时仅见肺脏的轻微炎症。母猪感染病毒并流产后仅出现轻微子宫内膜炎和坏死性胎盘炎。

组织学变化: 中枢神经系统主要表现为非化脓性脑脊髓炎和神经节炎, 感染区域中出现以单核细胞为主的血管套和神经胶质结节, 神经元灶性坏死, 胶质细胞局灶性或弥漫性增生。脑膜和脊髓被膜因单核细胞浸润而增厚。肺部可见局灶性或弥漫性间质性肺炎, 并有大量巨噬细胞浸润、淋巴结中嗜中性粒细胞浸润、淋巴成分增生、周边出血和坏死性血管炎。扁桃体上皮细胞肿胀变性、淋巴细胞、单核细胞浸润。脾呈坏死性炎症, 肝局灶性坏死。

2. 鸡传染性喉气管炎　病鸡的鼻腔、气管和喉头黏膜充血和出血, 气管腔内有大量的渗出物及血凝块, 并覆盖纤维素性干酪样假膜, 易剥离。产蛋鸡死亡时大多有卵黄性腹膜炎。组织学变化主要是感染初期可见气管黏膜上皮细胞水肿和纤毛消失, 随后黏膜和黏膜下层出现细胞浸润。

3. 鸡马立克病　神经型病例, 可见一侧性的神经肿大(肿大 2 ~ 3 倍), 纹路消失。内脏器官如心、肝、脾、肾、卵巢, 以及虹膜、皮肤等组织和器官出现肿瘤结节, 在病变组织内有大量大小不等、形态不同的淋巴细胞和组织细胞增生、浸润。眼型和皮肤型病例在病变部位也呈现单核细胞或炎性细胞浸润。

4. 鸭瘟　病变以急性败血症为主。头和颈部皮肤可出现水肿, 积蓄淡黄色液体; 全身小血管受损, 导致组织出血和体腔积血。消化道黏膜出血和形成假膜或溃疡。食管黏膜有纵行排列呈条纹状的黄色假膜或小出血点, 假膜下为溃疡灶。心外膜和心内膜上有出血斑点, 心脏内充满凝固不良的暗红色血液。肝、脾表面和切面有灰黄色或灰白色坏死灶。肠黏膜充血、出血, 以直肠和十二指肠最为严重。泄殖腔黏膜病变与此相似。产蛋母鸭的卵巢滤泡增大、皱缩、出血, 破裂后导致卵黄性腹膜炎。

5. 牛传染性鼻气管炎　呼吸道型病例主要表现为鼻道、喉头和气管炎性水肿, 黏膜表面有灰色假膜, 肾脏包膜下有粟粒大、灰白色至灰黄色坏死灶; 流产胎儿的肝、肺、脾、胸腺、淋巴结和肾等脏器发现弥漫性的灶状坏死。脑膜脑炎的犊牛仅见脑膜轻度出血、淋巴细胞性脑膜炎和单核细胞形成血管套。

6. 牛恶性卡他热　病牛的喉头、气管和支气管黏膜充血, 胃黏膜和肠黏膜可见出血性炎症, 心肌变性, 肝脏和肾脏细胞肿胀, 脾脏和淋巴结肿大。病变组织发生淋巴细胞浸润和坏死性血管炎。

7. 马鼻肺炎　流产胎儿皮下有不同程度的水肿、出血及可视黏膜黄疸可见心外膜出血, 心包积液, 肺水肿, 腹水增多, 肝充血肿大, 包膜下有灰白色坏死灶。有神经临床症状的病马, 大脑为非化脓性脑炎变化。

四、临床学

(一)人的疱疹病毒感染

1. 疱疹性脑炎　早期症状常为头痛、发热、失语、局部性或全身性癫痫发作、偏瘫、精神异常或意识障碍。精神意识障碍主要指定向不良、妄想、幻觉、躁动不安、精神错乱、嗜睡, 甚至昏迷。

2. 眼疱疹　由单纯疱疹病毒 Ⅰ 型(HSV-1)感染所致, 表现为唇部疱疹、皮肤疱疹, 或急性滤泡性结膜炎。

3. 皮肤疱疹　多见于复发性疱疹或成人初发性疱疹, 可发生于身体的任何部位, 尤其是皮肤黏膜交界处, 以唇缘、嘴角、鼻孔周围多见。局部发痒, 继而灼热或刺痛、充血或发红, 出现米粒大的水疱。水疱成簇但彼此之间并不融合, 短期内自行破溃、糜烂。

初发性疱疹病常伴发局部淋巴结炎和发热, 感染后 2 ~ 10 d 皮肤可自行干燥结痂。

4. 生殖器疱疹　主要由 HSV-2 引起，也可由 HSV-1 引起，由 HSV-1 引起的比例逐渐升高。生殖器、会阴及外阴部周围的大腿及臀部皮肤均可出现疱疹、溃疡及点状或片状糜烂。肛门的直接损害尤见于有肛交史者，患者可出现肛门、直肠痛，发热，腹股沟淋巴结炎。

5. 口腔疱疹　1～5 岁儿童容易发生。典型症状为口、唇、颊黏膜、上腭等处发生小水疱和糜烂，牙龈红肿易出血，水疱破溃后糜烂而有脓性分泌物。患儿常伴有发热甚至是高热，全身不适，局部淋巴结肿大。水疱局部疼痛明显，因此患儿常不愿进食。整个病程 7～10 d，糜烂面结痂愈合，没有疤瘢形成。

（二）动物疱疹病毒感染

1. 伪狂犬病　除猪外，其他动物感染伪狂犬病后，均可出现神经症状和奇痒而死亡，症状较为典型。但近年来，有报道指出，感染高毒力伪狂犬病毒后，仔猪可出现奇痒的症状。猪伪狂犬病的临床症状与动物感染时的年龄和毒株毒力的高低有关。

妊娠母猪感染后，可出现流产、产死胎、木乃伊胎和弱仔，并可出现反复发情，屡配不孕；公猪感染后可能不出现可见的临床症状，但是精子活力下降。新生仔猪感染后主要表现为呕吐、尖叫、口吐白沫、转圈运动，死亡前可出现四肢划动等神经症状；15 日龄以内仔猪死亡率高达 100%，断奶仔猪发病率为 20%～40%，死亡率为 10%～20%。一些仔猪感染后可出现顽固性腹泻。育肥猪感染后出现呼吸道症状，生长速度下降。

2. 鸡传染性喉气管炎　病鸡眼睑肿胀、张口喘气，咳嗽甩头，严重者可出现呼吸困难，可甩出血性黏液。喉头部有血性痰液或淡黄色凝固物附着。鸡因窒息死亡。病情轻微者，食量和产蛋率下降。

3. 马立克病　本病最早由匈牙利病理学家 Joseph Marek 于 1907 年报道。其临床表现与感染毒株的毒力、感染鸡的年龄和肿瘤发生的部位有关。感染日龄越小，发病率和死亡率越高。本病临床类型有 4 种：①神经型病例。临床表现取决于受损害的神经类型，如臂神经受损，翅膀下垂；颈神经受损，头下垂或偏向一侧；坐骨神经受损，步态不稳，呈劈叉姿势。②眼型病例。由于眼神经受损，病鸡可出现视力障碍甚至失明，虹膜为灰色、瞳孔边缘不整齐。一侧或两侧虹膜受害，虹彩消退，严重的单侧或双侧失明。瞳孔呈同心环状或斑点环状，甚至弥漫成灰白色，到疾病后期瞳孔仅为一针尖状小孔，这种病例多发生于较大日龄的鸡。③内脏型病例。病鸡精神沉郁，食欲减退，冠和肉髯苍白，病鸡消瘦，体重减轻。内脏器官（如心、肝、脾、肺、肾、肾上腺、性腺等），出现单个或多个淋巴样细胞增生性肿瘤病灶，但法氏囊不出现肿大，可能萎缩或正常。④皮肤型病例。患鸡毛囊周围皮肤隆起、增厚、粗糙，毛囊形成绿豆或黄豆般大小的肿瘤。

4. 鸭瘟　病初体温升高，精神沉郁，食欲减退甚至废绝，羽毛松乱，两翅下垂，两腿麻痹无力，行动缓慢，不愿下水。病鸭发生顽固性下痢，粪便呈绿色，肛门周围羽毛被粪便污染并结块，泄殖腔水肿、充血和出血。在泄殖腔黏膜表面形成黄绿色伪膜，不易剥离。

病鸭头部具备特征性变化，即眼睑水肿，黏膜有散在出血点和溃疡；严重者头部浮肿，俗称"大头瘟"，单侧角膜混浊。

5. 牛传染性鼻气管炎

1）呼吸道型　病牛体温达 40 ℃，并有沉郁、食欲废绝、咳嗽、流出大量黏液脓性鼻液、呼吸困难、流泪，鼻黏膜高度充血，有散在的灰黄色小脓疱或浅而小的溃疡，鼻窦和鼻镜因组织高度发炎呈火红色，故有"红鼻子病"之称。病程 7～10 d，犊牛死亡率较高，乳牛产乳量下降，甚至完全停止。

2）眼炎型 主要是结膜角膜炎，轻者结膜充血，眼睑水肿，流泪严重；重者眼睑外翻，结膜表面出现灰色坏死膜，呈颗粒状外观，角膜轻度浑浊。眼炎型与呼吸道型可在同一病例中同时存在。

3）生殖道感染型 母牛病初发热，精神沉郁，无食欲，尿频、尿痛，产乳量降低；阴门流黏液脓性分泌物，外阴和阴道黏膜充血肿胀，流出黏稠无臭的黏液性分泌物，阴门黏膜上有散在灰黄色粟粒大的脓疱，使阴户前庭和阴道壁形成广泛的灰色假膜，并形成溃疡。公牛生殖道黏膜充血，轻者1～2 d康复，重者龟头、包皮内层和阴茎充血，形成小脓疱或溃疡，包皮肿胀及水肿。多数病牛精囊腺变性、坏死，种公牛失去配种能力，康复后长期带毒。一般在出现临床症状后10～14 d康复。

妊娠母牛可在出现呼吸道和生殖器症状后1～2个月流产，往往发生在妊娠中期或后3个月，胎儿感染后7～10 d死亡，1～2 d后排出体外。犊牛较易出现脑膜脑炎，表现为共济失调、精神沉郁，随后兴奋、视力障碍、惊厥抽搐、口吐白沫、角弓反张、磨牙、四肢划动呈游泳状。多以死亡为结局。

6. 牛恶性卡他热 病初体温升高，食欲缺乏，鼻镜干热，瘤胃蠕动迟缓，呼吸及心跳加快。口腔黏膜与鼻腔黏膜充血、坏死及糜烂。鼻腔流出黏稠脓样分泌物，呼吸困难。同时畏光、流泪、眼睑闭合，继而眼部发生虹膜睫状体炎、角膜炎和角膜混浊。偶见神经症状，体表淋巴结肿大。

7. 马鼻肺炎 孕马发生流产，呼吸道症状轻微，流产后恢复正常，不影响以后的配种和受孕。幼驹体温升高（39.5～41.0 ℃），持续1～4 d，鼻黏膜和眼结膜出血，颌下淋巴结出血，食欲减退，4～8 d后恢复。

五、实验室诊断

（一）人疱疹病毒

可根据流行病学特点、临床症状和常规生化检查等做出初步诊断，但确诊需要进行病毒分离培养，HSV抗原、DNA检测和HSV特异性抗体检测等。

1. 病毒分离培养 取标本液接种于原代兔肾细胞（PRKL）、人胚包皮细胞（HFF）、人胚肺细胞（HEL）、Vero细胞等，37 ℃培养，逐日观察细胞病变（CPE），显微镜下见细胞变大、变圆并出现细胞融合现象。必要时，需要做病毒理化特性测定、基因克隆与序列分析等进一步确认。

2. 血凝抑制试验 HSV-1和HSV-2的糖蛋白与小鼠的红细胞发生结合，引起红细胞凝集，同时，也被抗血清所抑制，所以，可以应用此方法来检测病毒或抗体。

3. 酶联免疫吸附试验（ELISA） 已报道的是生物素-亲和素结合酶联免疫吸附试验（ABC-ELISA），能检测HSV-1感染后产生的IgM和IgG两种抗体。所用的样品是血清或组织液，该方法特异性和敏感性高。

4. 聚合酶链式反应（PCR） 用于疱疹病毒感染的早期诊断和分型。扩增的靶基因主要是DNA聚合酶、胸苷激酶（TK）基因和糖蛋白基因。

5. 核酸分子杂交技术 应用于HSV感染和HSV分型，是基于HSV糖蛋白G1和糖蛋白G2序列的差异设计的探针，标记后与固定在硝酸纤维素膜上的DNA进行结合反应，具有敏感性高、特异性强和分型率高的特点。

（二）动物疱疹病毒

1.**伪狂犬病**　本病的实验室诊断技术包含病毒分离鉴定、免疫荧光、PCR 检测和实验动物接种等方法。PCR 方法可以用于野毒与疫苗毒的病原学鉴别，也能用于潜伏感染的检测，通常取脑组织作为样本；家兔接种含 PRV 的病料后 48～72 h，注射部位出现特征性的奇痒症状。血清学技术主要包含微量血清中和试验、竞争或间接法 ELISA 和乳胶凝集试验等。ELISA 和中和试验是国际贸易中指定的方法。值得一提的是，应用基因工程技术表达的 IgE 和 IgG 蛋白建立了区分野毒感染与基因缺失疫苗免疫动物的 ELISA 和乳胶凝集试验等血清学方法，是本病诊断技术的重要突破。该法可检测出野毒感染动物，为控制和根除病毒奠定了基础。在猪伪狂犬病的检疫上，国家已经制定了强制性检疫标准。

2.**鸡传染性喉气管炎**　在实验室中，通常采用病毒分离鉴定，即将病料接种于鸡胚绒毛尿囊膜，可形成痘斑，其边缘浑浊，中央坏死而凹陷；进一步用感染鸡胚的绒毛尿囊膜上的痘斑作为乳剂，再离心，取上层清液作抗原，用传染性喉气管炎血清做琼脂扩散试验，24 h 后可出现明显沉淀线。也可将气管渗出物进行电镜观察和免疫荧光试验。PCR 在病原检测方面更敏感。在抗体检测方面，用已知病毒与待检血清混合，接种鸡胚绒毛尿囊膜或鸡胚肝或肾细胞，观察细胞病变是否产生；也可用标准抗原通过琼脂扩散试验检测抗体。

3.**马立克病**　病毒分离时，将病鸡全血（抗凝血）的白细胞层或刚死亡的鸡脾脏细胞，制成每毫升含有 10^6～10^7 个活细胞的细胞悬液，分别接种 SPF 鸡胚制备的成纤维细胞，置于 37 ℃、含有 5% CO_2 的恒温培养箱内，观察细胞病变情况。在 4～11 日龄鸡胚卵黄囊接种，12～14 d 后在绒毛尿囊膜上可看到病毒痘斑。快速检测时，通常采用琼脂扩散试验，检测羽根中的 MDV 抗原。此外，用标准抗原进行琼脂扩散试验，可以检测待检血清中是否含有抗体，鸡感染后 1～2 周可产生抗体，但只能在 4 周龄后的鸡群中才有诊断意义，因为 4 周龄以前，其抗体可能是卵黄抗体。另外，PCR 技术能用于组织中病原的定量检测，区分羽髓中 MDV 和 HVT。

4.**鸭瘟**　实验室检测时，可采用 ELISA 和 PCR 来检测病毒抗原或核酸等。在 PCR 中扩增的靶基因是 *UL6* 和 *UL7*。Real-time PCR 也已经研究成功。此外，免疫扩散试验、反向被动血凝试验和乳胶凝集试验也有应用的报道。

5.**牛传染性鼻气管炎**　在血清学方法中，病毒中和试验、酶联免疫吸附试验、琼脂扩散试验和间接血凝试验等方法均可使用。在病原检测上，可用牛胎儿肺、鼻甲或气管等组织制备的细胞株及 MDBK 细胞进行病毒分离鉴定；对眼结膜触片、组织切片和细胞培养物涂片中的病毒可以采用免疫荧光试验检测，多数急性病例（病程在 7 d 内）的病变黏膜和鼻黏膜白斑的刮取物中可检出病毒。聚合酶链式反应（PCR）可以检测血清中的微量病毒，尤其在活体的潜伏感染检测上有独特的优势。

6.**牛恶性卡他热**　根据高热、双侧角膜混浊、眼鼻卡他分泌物增多、鼻口部坏死和口腔上皮溃疡等特征进行临床诊断。病毒分离使用感染动物的外周血白细胞、淋巴结或脾脏。将悬液接种于牛甲状腺细胞，进一步用免疫荧光和免疫细胞化学进行病毒检测。PCR 技术用于病料和分离病毒的进一步确认。抗体检测用于中和试验和 ELISA。

7.**马鼻肺炎**　根据马鼻肺炎流行病学、临床症状、病理学诊断，可初步确诊。确诊可采用病原分离鉴定、动物实验、直接免疫荧光、组织切片检查、病毒中和试验、补体结合试验、单抗阻断 ELISA、PCR 技术等方法。基因芯片也可用于检测马鼻肺炎病毒。

六、防控措施

（一）人感染的防治

首先要保持环境卫生,保持空气流通。儿童接种水痘疫苗是有效的预防措施之一,接种疫苗后15 d产生抗体,30 d时达到高峰,抗体阳转率为95%左右。

对于正在复制的病毒感染,可以使用:①阿糖腺苷以治疗HSV引起的角膜炎,对于复发性生殖器疱疹应于复发早期用药,每日4次涂抹患处。②阿昔洛韦:对角膜炎、皮肤黏膜感染、生殖器疱疹和HSV脑炎,具有非常显著的效果。③干扰素:用于治疗疱疹性角膜炎、口腔疱疹、生殖器疱疹和带状疱疹等疾病,与抗HSV药物联合使用效果好。

（二）动物感染的防治

1. 伪狂犬病　首先,加强引种把关,杜绝引进处于潜伏感染的种畜,同时,由于鼠类是本病毒的携带者,因此要有计划地进行灭鼠工作,减少鼠类传播病原体的机会。免疫接种是预防本病的关键措施之一。我国华中农业大学、四川农业大学和中国农业科学院哈尔滨兽医研究所等单位成功研制了伪狂犬病基因工程疫苗和配套的血清学鉴别诊断方法与试剂盒,同时国际上同类产品也已经进入我国市场,我国已经启动并实施了猪伪狂犬病根除计划。主要做法是:母猪与公猪每年接种基因工程疫苗3～4次;仔猪出生时滴鼻接种,然后根据仔猪母源抗体水平的高低,确定第二次免疫时间,商品猪可维持至出栏,种猪则在配种前再免疫一次,以后每年免疫3～4次。为了预防育肥猪伪狂犬病引起的呼吸道问题,必要时在生长后期,再加强免疫一次。国际上有的国家规定,只能使用灭活疫苗,尤其在根除计划的后期。按照上述免疫方案后,通过对后备母猪进行检测和淘汰野毒感染猪,利用阴性猪建立新的种猪群是猪伪狂犬病根除计划的主要内容。对于患病动物,无特效药物与治疗方案。我国也有用于牛羊伪狂犬病预防的疫苗,但目前没有大规模接种。

2. 鸡传染性喉气管炎　国内外已经研究出有效预防本病的减毒活疫苗,常用的免疫程序是:蛋鸡和种鸡第一次免疫在35～45日龄,第二次免疫在90日龄。采用点眼和滴鼻的途径,其不能通过喷雾和饮水的方式,因为喷雾免疫后副作用增加,饮水免疫无效。由于疫苗毒力比较强,建议只在发生过本病的鸡场使用。鸡群如发生传染性鼻炎和支原体感染则不能使用此疫苗。需要提醒的是,不能将免疫与非免疫的鸡只混合在一起。病鸡无治疗价值。对病死鸡只,要深埋销毁处理,避免病原体扩散。

3. 马立克病　主要是加强饲养管理和免疫接种。由于雏鸡较为易感,所以要加强对出雏室和育雏舍的消毒,育雏舍应离中、成鸡舍300 m以上。对鸡群要给予全价的饲料,保证营养水平,提高免疫力。国内外已经证实,小鸡出壳后24 h内用减毒疫苗免疫可以获得较好效果。需要强调的是,免疫开始到免疫力产生的这一段时间是免疫空窗期,家禽仍能感染马立克病毒,导致免疫失败,因此,在此期间仍需加强生物安全措施和饲养管理,防止出雏室和育雏室早期感染。此外,由于超强毒株的出现,也可能会出现免疫失败的现象。同时,选育抗马立克病的品种是未来的一个方向。

4. 鸭瘟　在鸭瘟发病率高的地区,必须接种鸭瘟减毒疫苗,具体免疫时间要根据当地疫情来确定。注射后3～4 d可产生免疫力。初生鸭免疫期为1个月,2月龄以上的鸭免疫期可达9个月。种鸭产蛋前接种疫苗,可提高母源抗体水平,但雏鸭的首免日龄可适当推迟。一旦发生本病,应迅速采取隔离和消毒,对受威胁的鸭群,可采用紧急接种等措施。病鸭可用抗鸭瘟血清和肌内注射抗生素,饲料中加入多维素等,促进恢复健康。

5. 牛传染性鼻气管炎　首先必须采取检疫,不引进带毒牛;同时加强饲养管理,避免密度过大。发病时，应立即隔离病牛，用广谱抗生素防止细菌继发感染，再配合对症治疗以减少死亡。牛自然康复后可获得免疫力，对未被感染的牛可接种减毒疫苗或灭活疫苗。疫苗目前有两种：鼻内喷雾的减毒疫苗和肌内注射的氢氧化铝凝胶灭活疫苗。减毒疫苗的免疫期为1年，灭活苗初次接种时需注射2次，以后每年接种1次。免疫母牛后所产的犊牛可获得母源抗体，持续4个月。

6. 牛恶性卡他热　本病目前尚无特效的防治方法。由于绵羊可能传播本病，因此应该禁止牛和羊同群放牧或相互接触。隔离病畜、加强消毒和对症治疗，防止继发感染。

7. 马鼻肺炎　在严重流行的地区，只有使用减毒活疫苗，才能有效控制本病，但需要注意的是，疫苗应用可能会导致病毒新亚型的出现。

第十五章 埃博拉出血热

埃博拉出血热（Ebola hemorrhagic fever, EHF）是由丝状病毒科（Filoviridae）丝状病毒属的埃博拉病毒（Ebola virus, EBV）引起的一种急性出血性传染病。1976 年从刚果埃博拉河附近村庄的 1 例患者体内首次分离出 EBV，并由此命名（见表 2-15-1）。

埃博拉病毒目前多在热带地区发现，具有极强的感染性，可引起人类和其他灵长类动物高致死性的出血热综合征。在埃博拉出血热疾病形成过程中，病毒的所有组分对疾病的发展都有一定的促进作用，其中埃博拉病毒包膜糖蛋白在此过程中的作用尤为重要。埃博拉病毒通过直接接触感染者的体液或其他感染组织、皮肤溃破伤口、气溶胶等多途径传播。

表 2-15-1　埃博拉出血热暴发年代表

年度	国家	病毒类型	病例数 / 例	死亡人数 / 人	病死率 /%
1976	苏丹	埃博拉 – 苏丹	284	151	53
1976	扎伊尔	埃博拉 – 扎伊尔	318	280	88
1977	扎伊尔	埃博拉 – 扎伊尔	1	1	100
1979	苏丹	埃博拉 – 苏丹	34	22	65
1994	加蓬	埃博拉 – 扎伊尔	52	31	60
1994	科特迪瓦	埃博拉 – 科特迪瓦	1	0	0
1995	刚果（金）	埃博拉 – 扎伊尔	315	254	81
1996.1 至 1996.4	加蓬	埃博拉 – 扎伊尔	31	21	68
1996.7 至 1997.1	加蓬	埃博拉 – 扎伊尔	59	44	75
1996	南非	埃博拉 – 扎伊尔	1	1	100
2000 至 2001	乌干达	埃博拉 – 苏丹	425	224	53

续表

年度	国家	病毒类型	病例数 / 例	死亡人数 / 人	病死率 /%
2001.10 至 2002.3	加蓬	埃博拉 – 扎伊尔	65	53	82
2001.10 至 2002.3	刚果	埃博拉 – 扎伊尔	59	44	75
2002.12 至 2003.4	刚果	埃博拉 – 扎伊尔	143	128	89
2003.11 至 2003.12	刚果	埃博拉 – 扎伊尔	35	29	83
2004.5	苏丹	埃博拉 – 苏丹	17	7	41
2005.8	刚果	埃博拉 – 扎伊尔	12	9	75
2007.5	乌干达	埃博拉 – 扎伊尔	149	37	24
2012.8	乌干达	埃博拉 – 苏丹	16	4	25
2013.12 至 2016.3	几内亚、利比里亚	埃博拉 – 扎伊尔	28 616	11 310	40
2017.5 至 2019.8	刚果	埃博拉 – 扎伊尔	4 543	1 801	39
2020.6	刚果	埃博拉 – 扎伊尔	34	12	34

引自《国际传染病疫情》2020 年 12 月 28 日 第 52 期, 总第 388 期。

一、病原学

(一) 形态结构

EBV 形态多样, 多呈长丝状或杆状 (图 2–15–1), 外有包膜, 病毒颗粒长 300 ～ 1 500 nm, 平均为 1 ～ 200 nm, 直径 70 ～ 90 nm, 长度差异较大, 感染能力最强的病毒长 970 nm; 毒粒表面有呈刷状样整齐排列的突起, 长约 7 nm, 相互间隔 10 nm, 染色观察内部有交叉条纹 (邱鑫等, 2004)。

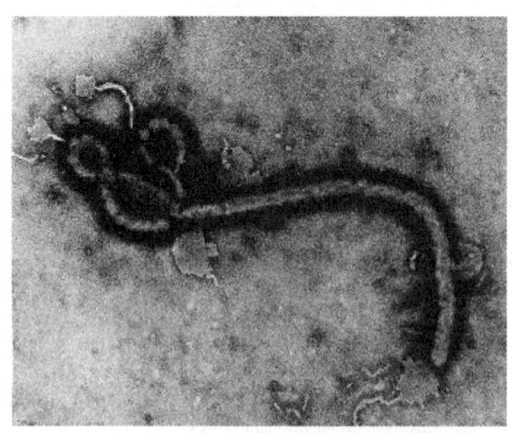

图 2–15–1　EBV 透射电镜, 160 000×

(二) 理化特性

EBV 在常温下较稳定, 对热有中等抵抗力, 56 ℃不能完全灭活, 60 ℃ 30 min 方能破坏其感染性; 紫外线照射 2 min 可使之完全灭活。对化学药品敏感, 乙醚、去氧胆酸钠、β – 丙内酯、甲醛溶液、次氯酸钠等消毒剂可以完全破坏病毒的感染性；钴 60 与 γ 射线照射也可使之灭活。EBV 在血液样本或病尸中可存活数周；4 ℃条件下存放 5 周，其感染性保持不变，8 周滴度降至一半。–70 ℃条件可长期保存。

（三）基因组结构与功能

埃博拉病毒基因组全长约 19 kb，其排列顺序为：NP-VP35-VP40-GP-VP30-VP24-L（图 2-15-2）；共编码 7 种蛋白质，每一种蛋白产物由其单独的 mRNA 所编码，其中，NP、VP30、VP35、L 蛋白与病毒 RNA 组成核蛋白复合物（RNP），其余 3 种蛋白则都是膜相关的，$GP_{1,2}$ 为 I 型跨膜蛋白，VP24、VP40 可能定位于膜内侧。基因组的 5′ 或 3′ 末端拥有很长的非编码区，这使基因组的长度增加，可能在稳定基因的转录方面起作用。通过对转录产物的分析，5′ 末端有形成稳定发夹结构的可能。

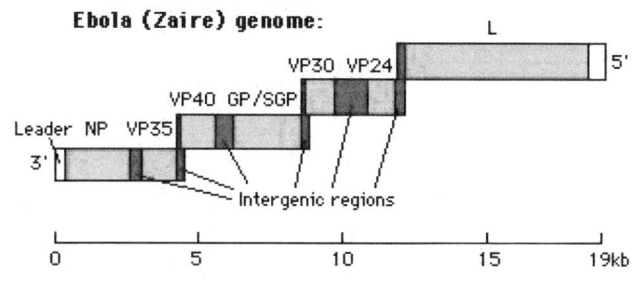

图 2-15-2　Z 型埃博拉病毒基因组

NP 是病毒的主要结构蛋白，包含有 739 个氨基酸残基，根据 SDS-PAGE 电泳，其大小应为 $(96 \sim 104) \times 10^3$ kD，虽然预测体积（根据核苷序列分析）为 $(76 \sim 84) \times 10^3$ kD，但仍然比单链负链 RNA 病毒的其他病毒大很多。NP 可分为 N 端疏水性的一半（包含了所有的 cys 残基）和 C 端亲水性的一半（包含了大部分的 pro 残基）（Niikura, Ikegami 等，2001），N 端的作用可能是与基因组的 RNA 结合。其 C 端的作用可能是结合病毒的其他蛋白。

VP35 的作用似乎是类似 I 型干扰素（IFN）的拮抗剂，Gibb 等（Gibb, Norwood 等，2002）的研究表明，它可阻碍病毒复制过程中 dsRNA 的生成及阻碍 I 型 IFN 启动子的形成，而许多涉及宿主抗病毒反应的重要效应物分子都依赖于 I 型 IFN 的表达，因此它很可能是决定埃博拉病毒毒力大小的一个重要因子。

VP40 位于埃博拉病毒基因组的第 3 位，长约 326 个氨基酸，含大量的疏水区，约占病毒蛋白的 38%，位于病毒包膜的内表面。VP40 的作用等同于病毒基质蛋白的作用，人们对它在病毒生活周期中的作用知之甚少，它可能与病毒的出芽过程有关。Jasenosky 等（Jasenosky, Neumann 等，2001）的研究发现，当 VP40 在哺乳动物细胞中表达时能够诱导膜结合颗粒的形成。此过程似乎依赖于基序 N 端的保守序列，基序的突变或缺失将显著减少颗粒的形成。他们还对 VP40 与细胞膜的结合能力进行了研究，VP40 似乎以一种疏水作用力与细胞膜结合，将 VP40 的 C 端去掉 50 个氨基酸将导致结合力的下降；但去掉 150 个 C 端氨基酸或 100 个 N 端氨基酸却能增强其结合力，这说明 VP40 与脂质双膜的结合方式极其复杂。

埃博拉病毒 GP 是一种膜相关蛋白，即包膜糖蛋白。其基因位于由 3′ 端线性排列的 7 个基因中的第 4 位，具有 ORFI 和 ORF II 2 个读码框架，这不同于其他丝状病毒中由单一读码框架编码的糖蛋白,是区别于马尔堡病毒的特点之一(Radaelli, Kraus 等, 1998)。2 个 ORF 分别编码 1 个分泌型的小蛋白 sGP 和 1 个全长的跨膜 GP, 2 种产物具有各自不同的结构和功能。在埃博拉病毒的感染过程中, 2 个 ORF 能产生 4 种有效可溶性活力糖蛋白: sGP、Δ- 多肽(delta-peptide)、$GP_{1,2\Delta}$ 和 GP_1。ORFI 产生 sGP 和 Δ - 多肽, sGP 和 Δ - 多肽是由一非编辑的 mRNA 编码的前体(pre-sGP)切割而成, 其不能被病毒中和单克隆抗 -GP 抗体识别(Volchkova, Klenk 等, 1999)。ORFII 产生 $GP_{1,2}$ 和 GP_1, 全长的 $GP_{1,2}$ 位于成熟的病毒颗粒表面, 为 I 型跨膜蛋白, 由 tRNA 编辑, 能促进受体的连接和靶细胞的融合(Feldmann, Volchkov 等, 2001)。以二硫键连接的 $GP_{1,2}$ 经蛋白水解作用形成 GP_1(501 aa)和 GP_2(175aa)2 个成熟的蛋白刺突, 在这个过程中 $GP_{1,2}$ 由于不稳定而从蛋白跨膜部分的 GP_2 上释放出来, 形成胞外蛋白 GP_1(Sanchez, Yang 等, 1998)。试验证明在此过程中, 由于细胞金属蛋白酶的水解作用, 促使病毒颗粒表面的 GP 以 $GP_{1,2\Delta}$ 的可溶形式释放出来(Dolnik, Volchkova 等, 2004)。sGP 在 N 端的 295 个氨基酸与 GP_1 相一致, 但在 C 端的 69 个氨基酸则为反向平行的同型二聚体形式。$GP_{1,2}$ 在病毒颗粒的表面以异型二聚三连体形式存在, 根据推测, 这种三连体作用是由 GP_2 的成分所介导。目前, 这种推测已被 GP_2 蛋白部分与已知的 HIV I 型 GP41、流感病毒血凝素(H)及副黏病毒的融合蛋白的结构比较分析所证实。

VP30 是一种锌结合蛋白, 其显著的结构特征是含有 Cys3-His 基序。此基序可与锌结合, 形成锌指结构(Modrof, Becker 等, 2003)。VP30 与核衣壳紧密结合, 是病毒转录的激活因子, 在转录起始之后作为抗转录终止因子发挥作用, 而作为转录激活因子的功能依赖于在第一个基因的转录起始位点处形成的 RNA 二级结构(Weik, Modrof 等, 2002); 另外, VP30 普遍磷酸化, 这一翻译后的修饰过程可调节 VP30 在转录过程中的活性(Modrof, Muhlberger 等, 2002), 但 VP30 的作用机制目前尚不清楚。VP24 是一个次要的基质蛋白, 可能与病毒的组装和出芽有关(Han, Boshra 等, 2003)。L 蛋白为 RNA 依赖的 RNA 聚合酶, 一般具有 RNA 聚合酶、外切酶等活性。

(四)培养特性

绿猴肾细胞(Vero)、地鼠肾细胞(BHK)、人胚肺成纤维细胞等均可用于培养 EBV。病毒感染细胞后 7 h, 培养物中可检测到病毒 RNA, 18 h 达高峰, 48 h 后可见到细胞病变。7～8 d 后细胞变圆、皱缩, 染色后可见细胞内病毒包涵体(张伟健等, 2006)。EBV 在鸟类、两栖类、爬行类和节肢动物细胞中不能复制(金宁一等, 2007)。

(五)抗原性

EBV 抗原特异性强, 不与其他丝状病毒呈抗原交叉反应。目前已确定的 EBV 分 4 个亚型, 即: 埃博拉病毒 - 扎伊尔型(EBV-Z, 1970 年 8 月 - 9 月于扎伊尔发现)、埃博拉病毒 - 苏丹型(EBV-S, 1976 年 7 月于苏丹南部发现)、埃博拉病毒 - 莱斯顿型(EBV-R, 1989 年于美国实验室猴体内分离获得)和埃博拉病毒 - 科特迪瓦型(EBV-C, 1995 年于科特迪瓦西部一只死亡黑猩猩体内分离获得)。4 种亚型毒力各不相同, 但相互间存在血清学交叉反应。

埃博拉病毒 GP 是最有可能引发中和抗体的病毒蛋白, 因为它是已知的唯一位于毒粒表面的蛋白质, 同时在细胞培养中发现马尔堡病毒的单克隆抗体有中和感染病毒的作用。GP 也是亚单位疫苗的候选者, 因为, 载体表达的埃博拉病毒 GP 和马尔堡病毒 GP 能对豚鼠产生部分保护性免疫反应。

在丝状病毒感染过程中, 病毒在肝、脾、淋巴结和肺中增加到很高的滴度, 导致这些器官严重受损, 但更为惊奇的发现也许是丝状病毒感染死亡病人有很高的病毒血症。对感染的人和其他灵长类动物活体组织做免疫组化检查也发现内皮细胞严重感染。尽管内皮细胞在抗病毒感染中可以表达一些由胞质分裂诱导的免疫调节基因,在埃博拉病毒感染的内皮细胞周围缺乏炎性浸润表明感染阻断了宿主的抗病毒反应。埃博拉病毒 Z 亚型感染可导致严重的免疫抑制。

(六)病毒的入侵与出芽

EBV GP(glycoprotein) 是 EBV 侵染宿主过程中起着重要作用的跨膜糖蛋白,它主要是与宿主细胞的受体结合从而使病毒侵入宿主细胞。

GP 是病毒表面棘突的唯一结构蛋白,它通过与受体结合介导病毒进入宿主细胞,利用疱疹口炎病毒和逆转录病毒的模型。Takada 曾阐明过丝状病毒跨膜 GP 介导与受体结合及随之与靶细胞的融合过程。蛋白水解过程对于大多数病毒 GP 的活化过程都是必需的,埃博拉病毒的 GP 也经由 Furin 酶切割为 GP_1、GP_2 两个亚单位。Furin 酶的切割基序在所有丝状病毒跨膜 GP 中都是保守的,这暗示切割在病毒生活周期中的重要性,可能为病毒在自然宿主中复制所必需。Yang 等的研究结果表明 sGP 通过 CD16b 结合至中性粒细胞与宿主免疫系统相互作用。sGP 的结合似乎抑制了这些细胞的早期活化作用,使其对病毒的先天性免疫(炎症反应)减少,为病毒复制提供了便利。然而,Wool Lewis 等发现,未经切割的突变体也能感染细胞,并同野生型的具有同样效率,这又说明蛋白的切割对于 GP 的活化并非是必需的。

VP40 是丝状病毒毒粒中含量最丰富的一类蛋白,在丝状病毒的出芽过程中起着十分重要的作用。相对于其他病毒蛋白来说,VP40 最突出的特点是能够发生寡聚化作用 (oligomerzation)。Scianimanico 等发现,全长的 EBV VP40 在与脂双层结合后会发生自体寡聚化,并暴露出其 N 端结构域从而可与其他 VP40 单体结合。科学家已经分离出了 EBV VP40 的六聚体和八聚体,并发现无论是 VP40 六聚体还是八聚体,其结构元件都是 VP40 二聚体。研究显示,EBV VP40 八聚体是一个环状结构,由四个反平行的二聚体组成,而二聚体在彼此连接的地方形成"口袋"状,能与 RNA 的 5′ U–G–A–3′序列结合,从而使自身的结构更加稳定。GomisRuth 等推测,这种 VP40 八聚体可能与毒粒的核衣壳形成有关,还可能参与对毒粒 RNA 转录和翻译的调控过程。VP40 六聚体的结构与八聚体的相似,也是环状结构,同样能与核酸结合。

二、流行病学

(一)传染源

本病的主要传染源是患者(兽)及尸体。目前埃博拉病毒的自然宿主尚未确定。灵长类动物由于感染 EBV 后有很高的致死率暂被排除,也有人怀疑过植物和昆虫,但还没有足够充分的证据。目前认为蝙蝠、某些啮齿类动物或鸟类的可能性较大(肖文彦,2004)。

(二)传播途径

由于不知道埃博拉病毒的天然宿主,因此人们无法确定它是如何传染给人类的。不过它在人与人之间的传播则主要是通过接触的方式,所以直接接触患者身体或组织、患者的分泌物等都有可能被感染。埃博拉出血热第一次出现时,未经消毒的针头、咽管,以及医护人员与患者的直接接触导致了严重的院内流行。

目前可以确定,在埃博拉病毒 4 个已知的亚型中,仅莱思顿(Reston Ebola virus)型是唯一一种可通过空气传播的丝状病毒,它在非人灵长类中有 70% 的致死率,但对人类暂无致病能力。有证据显示,埃博拉病毒可经气溶胶吸入和飞沫等途径，甚或黏膜皮肤的微小破损入侵。因此，埃博拉病毒是有潜在的空气传播能力的，这也充分说明了对患病人员进行隔离具有重要的意义。

（三）易感对象

1. 易感人群　临床医务人员、实验操作人员是主要的高危人群。曾有报道，医护人员感染者占患者总数的25%（Walsh，Abernethy等，2003）。各年龄阶段人群都对EBV敏感，尤其是儿童，可能是因为儿童的免疫系统相对成人更薄弱一些。

2. 易感动物　自然条件下，猴（包括非洲绿猴、猕猴和松树猴等）对丝状病毒易感。实验室条件下，豚鼠、仓鼠、乳鼠也可感染。小鼠也可感染，但不发病。

（四）流行特点

本病具有明显的地理流行病学特征，在非洲流行的主要是赤道线附近一些国家的地区。不包括实验室感染者，其他洲未发现人类埃博拉出血热流行，但血清学调查中发现中非、科特迪瓦、尼日利亚、利比亚、喀麦隆及肯尼亚也有该病感染病例；美国、泰国、英国、加拿大也有本病流行的血清学证据。目前，我国尚未发现感染埃博拉出血热病例，但随着我国与世界其他国家之间的贸易、旅游、人员往来日益频繁，埃博拉病毒通过各种途径传入我国是有可能的。

非洲大陆是埃博拉出血热的主要疫源地，除发生过暴发流行的地区（苏丹、刚果民主共和国、加蓬、乌干达、刚果共和国）外，非洲其他部分地区如肯尼亚、科特迪瓦等均有散发病例。北美、欧洲、东南亚也曾发现过该病感染者，但仅限于实验室感染，未形成人—人间传播。据WHO公布，自1976年发现埃博拉出血热以来，从出生后3 d到70岁以上的人群均有发病；女性感染率略高于男性。发病无明显的季节性（张文生，2007）。

三、病理学

（一）发病机制

在自然界，丝状病毒变异株的出现也不像其他RNA病毒那样频繁。1976年和1979年苏丹分离到的EBV株完全相同。1994年从加蓬分离到的EBV-Z株，GP和NP序列分析表明与1976年EBV-Z同源性大于99%。这两次流行地理位置不同，时间相隔20年，表明它们极端的保守性。

在埃博拉病毒的感染过程中，GP和sGP作用于不同的靶细胞。GP优先结合于内皮细胞，GP首先通过其跨膜形式将埃博拉病毒锚定于靶细胞，然后将病毒的组分传递给单核细胞和（或）巨噬细胞，这可刺激这些细胞释放前炎症因子IL-1β、TNF-α、IL-6和趋化因子IL-8、pro-α等（Wahl-Jensen，Kurz等，2005）；这些细胞因子作用于内皮细胞，可导致血管完整性的破坏，引起出血（Yang，Duckers等，2000）。sGP与GP不同，其优先作用于中性粒细胞，通过CD16b（即中性粒细胞FCD受体Ⅲ的特殊形式）直接或间接地结合于中性粒细胞。GP在人内皮细胞和上皮细胞表达后可引起细胞本身圆缩和脱落，在埃博拉病毒的7种基因产物中仅GP有此作用。Sullivan等（Sullivan，Peterson等，2005）进一步阐明了GP诱导细胞产生毒性的分子机制：在体内和体外试验结果显示GP可以选择性地降低细胞表面与细胞黏附和免疫功能相关的大分子的表达，而且GP还可显著性地降低$\alpha V\beta_3$的水平，但对$\alpha_2\beta_1$（或cadhefin）无影响，从而导致细胞的脱落、死亡。此种作用依赖于GTP酶（dynamin），但可被brefeldin A所抑制。

哈佛大学医学院研究人员表示，新研究显示被称为组织蛋白酶的内含体蛋白酶在实现埃博拉病毒对靶细胞的感染上起了重要作用, 对抗埃博拉病毒感染的药物研究就是基于这个致病机制进行的 (Chandran, Sullivan 等, 2005)。

(二) 病理变化

本病病理学主要特征为呼吸道、消化道器官的严重瘀血、出血, 病变可见肝、脾、肺、淋巴结、睾丸呈急性坏死, 并常见间质性肺炎和弥漫性血管内出血, 肝细胞中有嗜酸性包涵体。除横纹肌、肺和骨骼之外, 几乎所有器官都可受损。其中肝、肾、淋巴组织的损害最为严重, 脑、心、脾次之。肝、脾肿大, 呈黑色。肝易破碎, 切开时有血液流出, 呈浅黄色。脾明显充血, 滤泡消失, 髓质软, 呈粥糊样, 在红色脾髓中可见大量巨噬细胞。红髓坏死并伴有淋巴组织破坏, 脾小体内淋巴明显减少。肝细胞变性和坏死, 常见透明变性。库普弗细胞肿胀突出, 充满细胞残渣和红细胞, 窦状隙充满细胞碎屑。门静脉间隙内单核细胞聚集, 但在肝坏死达到高峰时, 可见肝细胞再生现象。此外, 还可见淋巴组织的单核细胞变性。除了局限的出血和小动脉内膜炎外, 肺内损伤较少。神经系统的病变主要散布在脑神经胶质的各种成分, 包括星状细胞、小神经胶质细胞和少突胶质细胞等。神经胶质的损害有两种, 一是增生性, 表现为胶质结节和玫瑰花状增生; 二是变性, 表现为核固缩和核破裂。脑实质中可见多处出血。此外, 还普遍存在脑水肿。

四、临床学

(一) 临床表现

1. 人感染　人感染埃博拉出血热的临床表现有高热、头痛、肌痛、结膜充血、恶心、呕吐、腹痛和腹泻 (可有血便) 等, 半数患者有咽痛和咳嗽。患者的血清氨基转移酶可升高数百倍, 早期即伴有蛋白尿, 血小板计数多呈衰减。患者发病 4～5 d 后, 出现谵妄、嗜睡, 并有口腔、鼻、结膜、胃肠道、阴道及皮肤等处的出血, 还可出现咯血和血尿。在患病的第 5～7 日, 患者可出现麻疹样皮疹。病程的第 10 日为出血高峰, 严重的出血可导致患者休克、肝肾功能衰竭甚至死亡。非重症患者可于病后 2 周内恢复。90% 的患者于病后 12 d (7～14 d) 死亡。

根据上述临床表现应尽早做出初步诊断, 及时将患者隔离治疗。

2. 动物感染　猴在实验条件下经不同途径和剂量接种均可感染发病。潜伏期 2～6 d, 小剂量皮下接种可推迟至 10 d。发病早期, 病猴体温升高至 41.3 ℃, 但精神尚好, 临死前 48 h 表现为厌食、聚堆、对外界刺激反应迟钝、体重减轻等, 在皮肤尤其是臀部和股部皮肤上可见瘀点状丘疹。发病后期, 病猴呼吸困难, 触诊发现肝大, 濒死期发生腹泻, 导致直肠和黏膜出血, 多在发病后 6～13 d 死亡。猴感染埃博拉病毒后的致死率很高, 耐过猴出现体重减轻、精神抑郁和发育不良。

(二) 临床诊断

根据该病的流行病学特点、临床表现和病理变化可初步诊断, 确诊需进行实验室检测。

(三) 临床治疗

目前尚无特效治疗药物, 主要参考其他出血热的治疗措施, 三氮唑类药物对本病无效。一般采用对症处理, 包括退热降温, 保持水电解质平衡, 维持正常血液循环, 保护肝肾和多脏器功能, 预防、控制出血, 补充凝血因子等。另外, 输注埃博拉出血热恢复期患者的血清或 EBV 抗体血清、干扰素抗病毒治疗, 也可适用于 EBHF 的治疗。在 EBHF 流行期间, 对高危人群 (如医务人员) 预防使用免疫调节剂如胸腺肽 α-1 可能有一定保护作用。

五、实验室诊断

实验室检查常见淋巴细胞减少,血小板严重减少和转氨酶升高,有时血清淀粉酶也增高。诊断可用酶联免疫吸附(ELISA)检测特异性 IgG 抗体(出现 IgM 抗体提示近期感染);用 ELISA 检测血液、血清或组织匀浆中的抗原;用免疫荧光方法(IFA)通过单克隆抗体检测肝细胞中的病毒抗原;或者通过细胞培养或豚鼠接种分离病毒。用电子显微镜有时可在肝切片中观察到病毒。用 IFA 检测抗体常导致误判,特别是在进行既往感染的血清学调查时。实验室研究有很大的危险性,应该只在有防控措施防止工作人员和社区感染的地方开展(4 级生物安全实验室)。

(一)病原学诊断

对发病初期的可疑病例检查抗原和分离病毒更可靠,因为这种急性高病死率的疾病在病死前有的查不到抗体。埃博拉病毒主要存在于患者或者病猴的血液、肝脏、血清或者精液中,取上述病料接种 Vero 细胞,37 ℃培养 5 ~ 7 d 后,可以经过电镜切片及免疫荧光技术等特异性检测手段确定。病毒分离结果阳性者可以确诊。以上工作必须在 BSL-4 级生物安全实验室内完成。另外,可用乳鼠脑内接种分离和鉴定病毒。

(二)血清学诊断

目前建立的血清学诊断方法很多,如 IFA、固相间接免疫酶试验(DASS)、ELISA、放射免疫测定试验和蚀斑减数试验等。可以用 IFA 检测培养细胞中的病毒抗原。血清学诊断方法还有空斑减少中和试验(PRNT)等。

(三)其他方法

通过组织学、免疫细胞化学及超微结构检查等方法研究发现,感染 EBV 后猴皮脂腺周围血管结构抗原阳性。提示可用患者含汗腺皮肤作为实验诊断材料。酶联免疫吸附试验(ELISA)是确诊疑似病例的首选方法,其次可选用反转录套式-聚合酶链式反应(RT-PCR)。甲醛溶液保存的死者皮肤用免疫组化试验(IHC)检测抗原,可用于诊断和监测,此法不需冷藏保存标本,操作安全。

现在科学家研究出使用一种免疫渗滤化验技术,可以在 30 min 内从患者的尿液和血浆中检测到扎伊尔型和苏丹型埃博拉病毒的蛋白。检测样本被化学灭活,从而防止了医务工作者被感染。

六、防控措施

(一)预防措施

埃博拉病毒的防治方法主要有以下 3 种:

(1)密切注意世界埃博拉病毒疫情动态,加强国境检疫。

(2)发现患者后严格隔离治疗,患者的分泌物和排泄物要严格消毒,患者用过的衣物进行蒸汽消毒,患者的尸体应包裹严密就近火葬或掩埋,需转移处理时,应放在密闭容器中进行;医务人员要做好自身防护工作,如接触患者时需戴口罩、手套、眼镜、帽子,穿防护服,防止接触患者污染物。

(3)免疫预防。

（二）流行期措施

埃博拉出血热疫情发生后，对患者和感染者实施严格的隔离措施；封锁疫区，严格控制疫区人口流动。由于埃博拉病毒可经多种途径传播，所以切断传播途径对控制疫情蔓延最为关键。要求医护人员采取严格的防护措施。严格处理患者的分泌物和排泄物。疫区禁止举行传统葬礼等聚集性活动。同时加强健康教育和对相关人员进行培训也是必要的预防和控制措施。

（三）药物与疫苗研究进展

目前对此病尚无特效治疗药物。应用恢复期患者血清及动物免疫血清球蛋白对早期患者有一定的治疗效果，但主要是依靠患者的自身抵抗力，并结合对症支持治疗的方法。研究人员发现，埃博拉病毒在侵染细胞的过程中，必须借助组织蛋白酶B和组织蛋白酶L。病毒黏附到细胞表面之后，依靠这两种酶来破开自己的蛋白质外壳，然后病毒将遗传物质注入细胞内部，开始大量复制。病毒的蛋白质外壳可以保护其不被人体免疫系统消灭，但病毒要在细胞内繁殖，就必须将这层蛋白质外壳溶解。用广谱的酶抑制剂处理哺乳动物细胞，就可以显著降低埃博拉病毒的感染力。

研制可有效预防和控制埃博拉出血热的疫苗一直是科研工作者的努力方向（刘萍，2005），曾先后有病毒活载体疫苗、DNA疫苗、用DNA激发配合腺病毒增强疫苗和快速疫苗问世，其中2003年8月美国科学家研制出的快速疫苗具有广阔的应用前景。据《自然》杂志的报道，此疫苗仅需通过一次注射，4周后就能使短尾猿免受埃博拉病毒的感染。而先前的一些疫苗需要6个月及配合一些复合型的辅助物才能使动物具备免疫力。由于产生免疫力太慢，以至于一旦疾病暴发便难以发挥效用，所以仅能起到预防作用。快速疫苗的抗体免疫反应用腺病毒作为载体，其中还包含了编码埃博拉病毒糖蛋白。研究证实，用埃博拉病毒感染免疫后的猕猴，疫苗的保护性非常高效，能使机体产生针对$CD8^+$ T细胞的细胞免疫和体液免疫。因而这种快速疫苗为帮助控制埃博拉出血热的流行提供了有效的方法。

第十六章 严重急性呼吸道综合征

2002 年 11 月，我国广东省部分地区发生一种不明病因的以发热、肺部感染为特征的疾病，在经历了两个多月的始发期后，扩散到我国内地 24 个省、自治区、直辖市，继而疫情波及亚洲、美洲、欧洲等 32 个国家和地区，引起全球范围内 8 096 人发病，774 人死亡。由于这种疾病的症状不同于典型肺炎，对抗生素 / 抗菌药物治疗无效，未鉴定出人们已知的引起肺炎的细菌和病毒病原，所以，该病初期被我国学者称之为"非典型肺炎"（简称"非典"）。2003 年 2 月 28 日，WHO 传染病专家意大利医生卡罗·乌尔马尼（Carlo Urbani）从一位美国商人身上首次发现了我国所称"非典"的病征，不久该商人在越南河内一家医院病逝。乌尔马尼到患者医院进行调查，迅速判明他患的不是禽流感，而是一种全新的疾病。乌尔马尼即将美国商人的病况通知了 WHO 总部。此后 WHO 即将这种疾病定名为"严重急性呼吸道综合征"（severe acute respiratory syndrome, SARS）。在 WHO 组织协调下，各国科研人员共同致力于 SARS 病原体的确认。最初有人提出 SARS 可能是由于衣原体或支原体引起的，随后的研究除了在部分患者中发现人类偏肺病毒外，衣原体、支原体及其他已知的病毒性和细菌性病原体均被排除。2003 年 4 月 12 日，加拿大公布首次成功测出了冠状病毒全基因组序列。2003 年 4 月 16 日，WHO 正式宣布 SARS 的病原体是一种新型的冠状病毒，随后该病毒被正式命名为 SARS 冠状病毒（SARS-CoV）。

一、病原学

（一）形态结构与分类

冠状病毒与人和家禽的一系列疾病（胃肠炎和上下呼吸道疾病）相关。1937 年，首次从鸡体内分离到冠状病毒。1965 年，Tyrrell 和 Bynoe 第一次在体外用人胚气管细胞成功分离人类冠状病毒（HCoV），随后，Hamre 等用人胚肾细胞也分离到类似病毒，并将代表株命名为 229E 病毒。1967 年，Mclntosh 等用人胚气管细胞从感冒患者中分离到一批病毒，其代表株是 OC43 株。1968 年，Aleimda 等对这些病毒进行了形态学研究，电子显微镜观察发现这些病毒的包膜上有形态类似日冕的刺突，1975 年将这类病毒正式命名为冠状病毒。

　　冠状病毒属于巢状病毒目冠状病毒科冠状病毒属，能感染人和脊椎动物，引起呼吸道、肠道、心血管和神经系统等疾病。成熟的冠状病毒直径为60～200 nm，电镜下呈日冕状或皇冠状。按照血清学特性可将冠状病毒属分为三个血清组，第Ⅰ组：猪传染性胃肠炎病毒(TGEV)、猪呼吸道冠状病毒、犬冠状病毒(CCV)、猫传染性腹膜炎病毒(FIPV)、猫肠炎冠状病毒、人冠状病毒(HCoV 229E)、猪流行性腹泻病毒(PEDV)；第Ⅱ组：大鼠冠状病毒、大鼠涎泪腺炎病毒、牛冠状病毒(BCV)、猪血凝性脑膜炎病毒(HEV)、小鼠肝炎病毒(MHV)、兔肠炎冠状病毒、北海鸥病病毒；第Ⅲ组：鸡传染性支气管炎病毒(IBV)、兔冠状病毒、猴冠状病毒、豹冠状病毒、人冠状病毒(HCoV OC43)、火鸡冠状病毒(TCV)。

　　SARS-CoV与冠状病毒属的其他成员一样，病毒颗粒周围环绕着像日冕一样的圆环(图2-16-1)，圆环之上和外壳表面分布着大大小小的蛋白。遗传物质为正链单链RNA，核衣壳呈螺旋对称，趋向于二十面体，有包膜，直径为60～200 nm，平均直径约为100 nm，呈球形或椭圆形，具有多形性特点。包膜为双层脂质膜，表面一般可见到两种包膜糖蛋白，即膜蛋白(membrane protein, M或E1)和突起蛋白(spike protein, S或E2)。横穿包膜的M蛋白有三个结构域，通过其中的C末端区与核衣壳结合，从而使核衣壳和病毒包膜相联系。S蛋白可以结合敏感细胞受体，诱导病毒包膜和细胞膜之间的膜融合。在有些冠状病毒的包膜上还有第三种糖蛋白，即血凝素—酯酶(haemagglutinin-esterase, HE)。核衣壳蛋白N是一种碱性磷蛋白，其中央区能够与基因组RNA结合，形成卷曲的核衣壳螺旋，其结构模式见图2-16-2。王健伟等利用负染电子显微镜(EM)、超薄切片EM和免疫EM技术研究了SARS-CoV在Vero细胞上的形态学特征。结果显示成熟病毒颗粒多为圆形或椭圆形，直径80～120 nm，包膜上有放射状排列的纤毛样突起，长约20 nm，基底窄。此外可见哑铃形、肾形及"钉子样"等多形性成熟病毒颗粒，这些颗粒能与患者恢复期血清和抗S蛋白抗体反应。细胞内病毒颗粒多位于包涵体内，呈显著的多形性，直径为20～400 nm，其形状可分为：①圆形、肾形或椭圆形。②管样结构。③不规则形，如三角形、哑铃形等，另外可见一种特殊的分支样颗粒。颗粒电子密度不一，有实心和空心两种，其中空心颗粒周边的电子密度高。

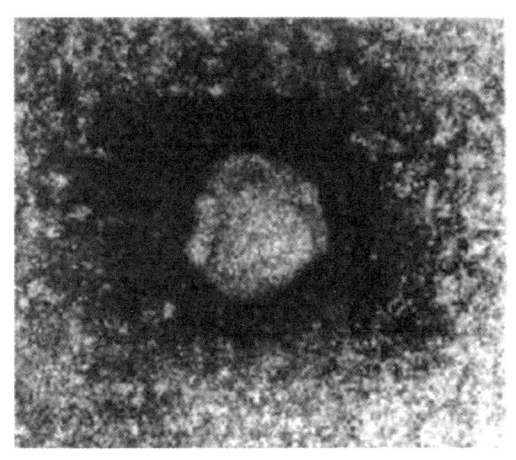
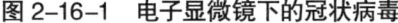

图2-16-1　电子显微镜下的冠状病毒

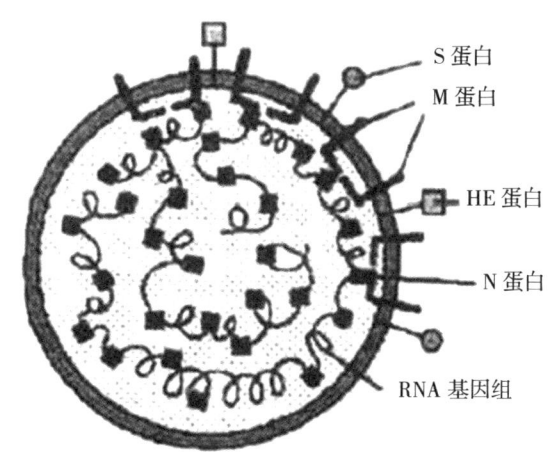

图2-16-2　冠状病毒结构模式图

　　目前对SARS-CoV在冠状病毒家族中的位置仍然没有定论。应用动物免疫血清研究3种人冠状病毒核衣壳蛋白(N蛋白)的抗原相关性，结果发现无论是免疫印迹还是免疫荧光结果均显示3种N蛋白在全病毒或N蛋白免疫动物血清的免疫反应不存在抗原交叉反应。以复制酶多蛋白1a和刺突糖蛋白为靶构建的系统发生树上，SARS-CoV 是Ⅱ组冠状病毒的姊妹组；在以膜蛋白和衣壳蛋白为靶构建的系统发生树上，SARS-CoV 与 3 组冠状病毒最接近。美国、加拿大、中国三个研究小组的研究结果均显示 SARS-Cov 在系统发生上与已知的Ⅰ、Ⅱ、Ⅲ组冠状病毒有着大致相当的距离（图 2-16-3）。由于对 SARS-CoV 的进化历史研究结论并不一致，以不同基因区段为靶可构建不同的系统发生树，因此应该慎重评价系统发生树的参考价值，但是，可以确定的是 SARS-CoV 代表了一个独立的进化系统，应作为冠状病毒的第Ⅳ组。比较从人分离的 SARS-CoV 毒株和从果子狸分离的毒株的序列，发现两类病毒在氨基酸水平几乎没有差别，有效地排除了 SARS 在人群中出现是由于重组的作用。

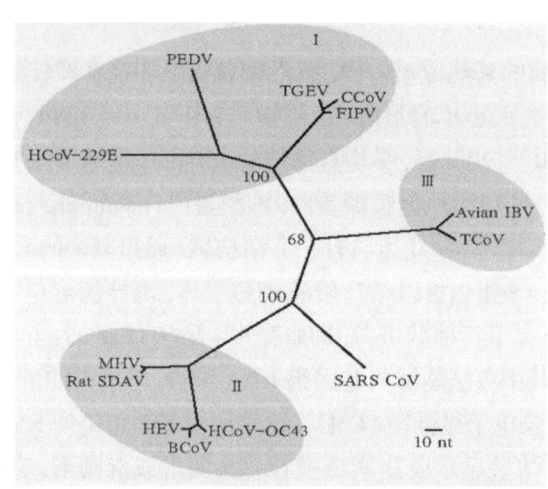

图 2-16-3　根据 RNA 多聚酶基因得到的冠状病毒进化树

（二）基因组及其功能

冠状病毒是单链正链 RNA 病毒，病毒基因组全长为 27～30 kb，是已经发现的最大 RNA 病毒。至少编码四种结构蛋白和一系列参与复制、转录的非结构蛋白。以独特的方式进行复制，并可以导致高频率的基因重组。有典型的 5′ 帽子结构和 3′ PolyA 结构，可以直接翻译出产物。基因组的 5′ 端有 60～80 碱基的先导序列，随后是 200～500 碱基的非编码区。基因组中最保守的序列在5′ 端 1～20 kb 的聚合酶基因（Dol）中。Dol 基因包含 2 个读码框，分别为 ORF1a 和 ORF1b。ORF1b中编码蛋白功能的区域十分保守，是进行冠状病毒分类和种属特异性引物设计的最佳位点。所有冠状病毒的基因排列顺序均相同，为聚合酶—S 蛋白—M 蛋白—N 蛋白序列。此外，还有一些读码框架编码非结构蛋白和 HE 蛋白，编码这些蛋白基因的数量、核苷酸序列和顺序在不同的冠状病毒中是不同的。

与其他包膜病毒相比，冠状病毒的复制速度较慢。病毒颗粒通过胞吞作用或膜融合侵入易感细胞，在胞质中进行复制。与其他种类的病毒（如反义 RNA 病毒）相比，冠状病毒有两个最重要的特征：①成熟的病毒颗粒中没有 RNA 聚合酶存在，病毒复制、转录所需的 RNA 聚合酶，是在侵入宿主细胞之后才合成的。而且，只是在病毒的扩增阶段，保留在宿主细胞内行使功能，并不参与病毒颗粒的组装。②基因组 RNA 本身就有 5′- 甲基化帽子和 3′-PolyA 尾巴结构，自身就可以发挥 mRNA 样的功能，作为翻译模板参与病毒蛋白质的合成。因此，冠状病毒侵入宿主细胞后，首先以病毒基因组 RNA为翻译模板，表达出病毒 RNA 聚合酶。然后利用该酶完成负链亚基因组 RNA 的转录、各结构蛋白mRNA 的合成，以及病毒基因组 RNA 的复制等一系列实现病毒颗粒生命循环的重要过程。

SARS-CoV Tor2 株有 14 个开放阅读框架（ORF）。编码刺突糖蛋白（S）、核衣壳蛋白（N）、胞质膜蛋白（M）、包膜蛋白（E）等 4 种结构蛋白及 PLP^{PRO} 蛋白、3CL^{PRO} 蛋白、依赖 RNA 的 RNA 聚合酶、RNA 螺旋酶和锌指相关蛋白等非结构蛋白，另外还编码一些未知功能蛋白。ORF1（碱基位 265～21 485）编码复制酶 ORF2（碱基位 21 492～25 259）编码刺突糖蛋白（S），S 蛋白插入到病毒包膜中，大部分暴露于病毒颗粒的表面。ORF3（碱基位 25 268～26 092）编码 274 个氨基酸，BLAST、FASTA 和 PFAM 分析显示没有任何已知蛋白与之相似，其存在于三个跨膜区，功能不详，但含有与 ATP 结合抗原的结构域。ORF4（碱基位 25 689～26 153）与 ORF3 和 E 蛋白的 ORF 完全重叠。该编码区可能是利用内源性核糖体进入位点从 ORF3 的 mRNA 开始表达的。ORF5（碱基位 26 117～26 347）编码含 76 个氨基酸的包膜蛋白（E），与多种冠状病毒的包膜蛋白具有较高的匹配性。ORF6（碱基位 26 398～27 063）编码含 221 个氨基酸的膜蛋白（M），与其他冠状病毒具有较高的同源性，ORF7（碱基位 27 074～27 265）、ORF8（碱基位 27 273～27 641）、ORF9（碱基位 27 638～27 772）、ORF10（碱基位 27 779～27 898）、ORF11（碱基位 27 864～28 118）、ORF13（碱基位 28 130～28 426）、ORF14（碱基位 28 583～28 795）所编码的蛋白，在病毒的感染过程中发挥什么样的功能，还不清楚。ORF12（碱基位 28 120～29 388）编码含 422 个氨基酸的核衣壳蛋白（N），N 蛋白中有一富含赖氨酸的短片段，这是 SARS-CoV 所独有的。

S 蛋白具有强抗原性和免疫原性，重组 S 蛋白可用于 ELISA 进行 SARS 抗体的血清学检测，动物试验证实完整 S 蛋白构建的减毒活疫苗 BHPIV3/SARS-S 免疫短尾猴可产生免疫应答，能有效地预防 SARS-CoV 的感染。针对 SARS-CoV S 蛋白的保护性特点，还可以制备针对 S 蛋白的抗体，包括单克隆抗体、嵌合型抗体和人源抗体。将 S 蛋白的基因克隆到真核表达载体，得到重组质粒可以作为 DNA 疫苗在体内表达目的基因，能有效减少抗原决定簇以外的抗原成分对机体产生免疫刺激作用。

M 蛋白是病毒囊膜形成的重要蛋白，并在病毒颗粒组装过程中起到很重要的作用。M 蛋白与 S 蛋白间的相互作用是病毒包膜形成和病毒组装的必需步骤。该蛋白可与 SARS 患者血清发生反应，具有良好的抗原性。

E 蛋白位于病毒内膜，与病毒复制有关。

N 蛋白是 SARS-CoV 重要结构蛋白，具强免疫原性。N 蛋白和 RNA 结合形成病毒颗粒的核心，其在病毒的生理过程中主要起两个方面的作用：一是在病毒包装的过程中和病毒 RNA 结合并与 M 蛋白相互作用使 RNA 和 N 蛋白复合体被裹进病毒衣壳中；二是在病毒 RNA 的转录和复制过程中与 mRNA 相互作用，影响病毒 RNA 的转录和复制。

M 蛋白、E 蛋白和 N 蛋白之间相互作用，最终导致病毒出芽。S 蛋白嵌入病毒包膜中，并与 M 蛋白发生作用，使得成熟病毒颗粒通过光滑的囊泡释放出去。

PLP^{PRO} 蛋白等非结构蛋白，位于上述 4 种结构蛋白之间，均与病毒复制有关，并作为药物作用的靶点。

（三）理化特点

SARS-CoV 在器物表面能存活 3 h，室温下在粪便和尿液中可以存活 1～2 d，由于腹泻患者粪便 pH 值较高，病毒存活时间能延长至 4 d，感染细胞上清液中的病毒在 4 ℃和 -80 ℃保存 21 d 后其活性仅有轻微降低，即使在室温下 48 h 后病毒水平也仅仅降低了 10%，因此认为该病毒生命力较强。但是 SARS-CoV 对热敏感，56 ℃即可失活，每 15 min 就可杀灭大约 10 000 U。此外，该病毒对常用的消毒剂和固定液也很敏感。75% 酒精 5 min 就能使其失去活力, 含氯消毒剂 5 min 可以灭活该病毒。

二、流行病学

(一) 传染源

SARS 患者是最主要传染源。极少数患者在刚出现症状时即具有传染性。一般情况下传染性随病程而逐渐增强, 在发病的第 2 周最具传播力。通常认为症状明显的患者传染性较强, 特别是持续高热、频繁咳嗽、出现急性呼吸窘迫综合征(ARDS)时传染性较强, 退热后传染性迅速下降。尚未发现潜伏期内患者及治愈出院者有传染他人的证据。

并非所有患者都有同等传播效力, 有的患者可造成多人甚至几十人感染(即超级传播现象), 但有的患者却未传播给他人。老年人及具有中枢神经系统、心脑血管、肝脏、肾脏疾病或慢性阻塞性肺病、糖尿病、肿瘤等基础性疾病的患者, 不但较其他人容易感染 SARS, 而且感染后更容易成为超级传播者。造成超级传播的机制还不清楚, 但肯定与所接触的人群对该病缺乏认识及防护不当有关。其中有一些超级传播者由于症状不典型而难以识别, 当二代病例发生后才被回顾诊断。影响超级传播的因素还包括患者同易感者的接触方式和频次、个人免疫功能以及个人防护情况等。超级传播者的病原是否具有特殊的生物学特征目前尚不清楚。

已有研究表明, SARS-CoV 感染以显性感染为主, 存在症状不典型的轻型患者, 并存在隐性感染者。据卫健委在我国南方开展的流行病学回顾性调查, 在 SARS 流行的早期, 既发现了未传代的症状不典型的轻型患者, 也发现了一些隐性感染病例, 其中隐性感染者与显性感染者的比例明显高于以后的 SARS 流行高峰期。在 SARS 一些特殊人群中, 如在广东省饲养、销售野生动物人员中, 也有相当比例的 SARS-CoV 抗体阳性者。迄今为止, 尚未发现隐性感染者的传染性。

已在果子狸、山猪、黄猫、兔、山鸡、猫、鸟、蛇、獾等多种动物经聚合酶链反应(PCR)或血清学检测中获得阳性结果。研究结果显示, 已经从血清学、病原学和分子生物学等诸多方面证明果子狸等野生动物可能是 SARS-CoV 的主要载体之一, 人 SARS 病毒可能来源于果子狸等野生动物。但需要更多的证据加以证实。

(二) 传播途径

近距离呼吸道飞沫传播, 即通过与患者近距离接触, 吸入患者咳出的含有病毒颗粒的飞沫, 是 SARS 传播的主要方式, 是 SARS 传播最重要的途径。易感者可能在未与 SARS 患者见面的情况下, 因为吸入了悬浮在空气中含有 SARS-CoV 的气溶胶而被感染。通过手接触传播是另一种重要的传播途径, 是因易感者的手直接或间接接触了患者的分泌物、排泄物及其他被污染的物品, 再经手接触口、鼻、眼黏膜侵入机体而实现的传播。有报道称从患者的粪便中分离到冠状病毒, 提示病毒有经消化道传播的可能。已有从人泪液等体液中分离出病毒的报道, 虽尚无经过血液途径、性途径和垂直传播的流行病学证据, 但在预防中均不可以掉以轻心。

影响传播的因素很多, 其中密切接触是最主要的因素, 包括治疗或护理、探视患者; 与患者共同生活; 直接接触患者的呼吸道分泌物或体液等。在医院抢救和护理危重患者、吸痰、气管插管及咽拭子取样时, 医护人员更容易被感染, 应格外警惕。医院病房环境通风不良、患者病情危重、医护或探访人员个人防护不当使感染危险性增加。在 SARS-CoV 污染的实验室内工作或停留, 被感染的可能性极大, 并有可能由此向社会传播。另外如飞机、电梯等相对密闭和不通风的环境都是可能发生传播的场所。

尚无证据表明苍蝇、蚊子、蟑螂等媒介昆虫可以传播 SARS-CoV。

（三）人群易感性

一般认为人群普遍易感，但儿童感染率较低，原因尚不清楚。SARS 症状期患者的密切接触者是 SARS 的高危险人群之一。医护人员和患者家属或亲友在与患者接触时，同患者近距离接触次数越多，接触时间越长，如果防护措施不力，很容易感染 SARS。从事 SARS 病毒相关实验室操作的工作人员和接触果子狸等野生动物的从业人员，在一定条件下，也是可能被感染的高危人群。已证实感染 SARS 病原后可以产生体液免疫，已有观察到发病 6 个月时血清抗 SARS-CoV IgG 仍呈强阳性的报道，但其持续时间及其对机体的保护作用，以及流行病学意义均有待深入研究。

（四）流行特征

1. 地区分布　根据 WHO 2004 年 4 月 21 日公布的疫情数据显示，在 2002 年 11 月至 2003 年 7 月，全球首次 SARS 流行中，全球共报告 SARS 临床诊断病例 8 096 例，死亡 774 例，发病波及 32 个国家和地区，病例主要分布于亚洲、欧洲、美洲等地。亚洲发病的国家主要为中国、新加坡等。中国共发病 7 429 例、死亡 685 例（分别占全球总数的 91.7% 和 88.5%），病死率为 9.2%，其余国家共发病 669 例，死亡 89 例，病死率为 13.3%。中国的病例主要集中在北京、广东、山西、内蒙古、河北、天津等地；其中北京与广东共发病 4 033 例，约占全国总病例数的 54.3%。

在此次流行中，经回顾性调查，首例患者发生在中国广东省佛山市，发病日期为 2002 年 11 月 16 日，最后 1 例患者在中国台湾，发病日期为 2003 年 6 月 15 日。我国疫情首先在广东发生流行，其后传播到山西、北京等地，再向全国其他地区扩散。共有 24 个省、自治区、直辖市先后报告发生 SARS 临床诊断病例。根据疫情发生和传播情况，可将我国分为四类地区：①本地流行区（广东等地）。②输入病例引起当地传播地区（北京、内蒙古、山西、河北、天津等地）。③输入病例未引起当地传播地区（上海、山东、湖南、辽宁、宁夏、福建等地）。④无报告病例地区（海南、云南、贵州、青海、西藏、新疆、黑龙江等地）。

2. 时间分布　2002 年 11 月，我国广东出现全球首次 SARS 疫情，到 2003 年 2 月，已有中国香港、越南、加拿大和新加坡等多个国家和地区发现病例，SARS 呈现全球流行的态势。在这次 SARS 疫情中，发病主要集中在 2003 年 3 月中旬至 5 月中旬，6 月份疫情得到有效控制，7 月份疫情完全控制。

在 2003 年 7 月 5 日，世界卫生组织宣布全球首次 SARS 流行结束后，全球又陆续发生几起 SARS 暴发事件：2003 年 9 月 8 日，新加坡证实发生 1 例 SARS 确诊病例，认为是 SARS 病毒实验室感染；2003 年 12 月 17 日，中国台湾发生另 1 例实验室感染病例。

2004 年 1 月 5 日至 2 月 2 日，广东省广州市报告了 4 例 SARS 病例，4 例患者的症状轻微，均未发现明确的传染来源，亦未传染给他人。这 4 例均为实验室确诊病例，4 例患者无外出史和野外活动史，其中有 2 例患者可能有与野生动物接触史。

2004 年 3 月 25 日至 4 月 17 日，安徽、北京陆续出现 SARS 病例，后经证实是由于从事 SARS 研究的实验室病毒灭活不彻底，造成的实验室感染。在此次疫情中，安徽发病 2 例，死亡 1 例；北京发病 7 例，无死亡。实验室感染 2 例，其余病例为 1 例实验室感染病例的继发感染者。

自 2004 年安徽和北京出现 SARS 疫情并得到迅速控制之后，至今全球未再发现 SARS 病例。

3. 人群分布　该病患者以青壮年为主。根据中国相关资料统计，病例主要发病年龄在 20 ~ 60 岁，占总发病数的 85%，其中 20 ~ 29 岁病例所占比例最高，达 30%；15 岁以下青少年病例所占比例较低, 9 岁以下儿童病例所占比例更低。有 2 例儿童传染成人的报道, 没有儿童间和学校内传播的证据。

男女性别间发病无显著差异。人群职业分布有医务人员明显高发的特点。医务人员病例占总病例的比例高达 20%(个别省份可高达 50%)。在流行后期, 由于医护人员防护措施得力, 医护人员发病数及构成逐渐减少。有 8.6% 的病例为学生, 均为散发, 未发现学校学生集中发病的情况。早期广东省病例调查显示, 部分无同类患者接触史的病例为与野生动物接触的人员, 如厨师、采购员等。

目前尚无垂直传播的病例报告。自然流产病例检查脐血和体液均无该病毒, 自然分娩病例无围生期传播。由于进一步的研究需要足够量的孕妇样本, 亟须国际合作研究孕期、哺乳期女性 SARS 情况及与怀孕年龄关系。

4. 死亡病例分布特点　2002—2003 年流行中, 世界卫生组织按年龄段进行分析, SARS 病死率范围在 0 ~ 50%。24 岁及以下病例病死率小于 1%; 24 ~ 44 岁的病死率为 6%; 45 ~ 64 岁的病死率为 15%; 65 岁及以上年龄的病死率可超过 50%。我国 SARS 的病死率为 6.6%。老年人所占比例较大(60 岁以上患者的病死率为 11% ~ 14%)。合并其他疾病如高血压病、糖尿病、心脏病、肺气肿及肿瘤等的患者病死率高。

(五)自然与社会因素的影响

1. 自然因素　从目前的资料看, 空气不太流通及人们室内集聚, 有利于传染源传播病原体。据越南、加拿大、中国台湾等地的资料, SARS 流行时当地已不是冬、春季节, 且气温较高。季节因素与 SARS 在人与人之间的传播似无直接关系。至于气象条件、季节性、地理条件、生态环境等是否与 SARS 的发病有关, 尚需进一步观察。

2. 社会因素　人口密度高、流动性大、卫生条件差、不良的卫生习惯, 均让疾病的传播更容易。人口集中、交通便利、医疗资源丰富的大城市, 常因患者就诊相对集中, 容易造成 SARS 的暴发和流行。医院内感染的预防控制措施不力、医护人员的个人卫生习惯和防护措施不当等, 易导致医院内传播。实验室生物安全管理不严格、不规范, 也是病毒可能再次侵袭人类的渠道之一。患者可通过现代化交通工具的流动和迁移, 成为 SARS 远距离传播的原因。

WHO 在 2003 年 3 月 15 日首先对航班和旅行者发出旅行警告, 明确定义了临床诊断病例和疑似病例, 要求机场工作人员及时报告所有可能病例。3 月 27 日 WHO 推荐国际航班入口进行可疑病例筛查及其他措施, 大大减少了与国际航班相关的传播。

三、病理学

SARS 病毒进入人体后, 可引起多器官病变。尸检资料显示, 主要是肺的病变, 镜下表现为弥漫性肺泡损伤。此外, 肝、肾、心肌、淋巴及造血等系统亦发生不同程度的病理改变。

(一)肺部病变

早期肺部病理改变是以急性弥漫性肺泡损伤所引起的渗出性炎症为主, 包括较广泛的肺水肿、透明膜形成和局灶性肺泡出血。Ⅱ型肺泡细胞增生明显, 细胞器多为损伤性改变, 板层小体减少, 呈排空状。病程中晚期, 主要以肺泡间质纤维增生和新生纤维结缔组织长入肺泡, 呈肾小球样改变等机化性肺炎为特点; 同时伴有弥漫性肺泡上皮细胞损伤和脱屑性间质肺炎。肺泡上皮增生明显, 肺泡腔内易见到多核性合体样巨细胞, 局部见透明膜形成和鳞状上皮化生。电镜下Ⅱ型肺泡上皮细胞增生明显, 核与细胞器呈损伤性改变, 板层小体较早期病例数量增多。细胞表面微绒毛减少, 肺泡表面活性物质膜消失。细胞凋亡、坏死。肺泡间质中成纤维细胞增生, 小血管壁增厚。肺泡间隔和肺泡腔内见上皮细胞、巨噬细胞、红细胞和少数淋巴细胞。在肺泡上皮细胞、血管内皮细胞、心肌细胞、肝窦内皮细胞和脾脏淋巴细胞质内见冠状病毒样颗粒,具有多态性,直径为 $60 \sim 220$ nm,以具有低电子密度核心的 A 型病毒颗粒和高电子密度核心的 C 型病毒颗粒较为多见。

（二）淋巴及造血器官病变

除肺部外,另一重要损害发生在淋巴结(肺支气管旁、肺门、肠系膜)、脾、结肠、小肠、骨髓等淋巴、造血器官。肉眼观察脾体积缩小、大片坏死。光镜下见脾小体萎缩;白髓及边缘窦淋巴组织大片出血、坏死;脾淋巴结内可见淋巴细胞凋亡,密度降低。脾窦内皮细胞增生明显,淋巴细胞减少,巨噬细胞增多,常见吞噬现象和含铁血黄素沉着。髓粒细胞、淋巴细胞系统增生减弱;浆细胞、单核细胞和多核细胞增生,外周血淋巴细胞亚群 CD4+ 和 CD8+ 细胞下降。骨髓中骨小梁结构正常,脂肪组织所占比例大于 70%,造血组织减少,粒细胞系统增生减低。肺门、腹腔淋巴组织灶性坏死;皮髓分界不清,残存的淋巴窦内单核细胞及浆样单核细胞浸润。结肠、小肠孤立和集合淋巴结淋巴滤泡消失。食管、胃及大、小肠黏膜固有层及黏膜下层小血管扩张、充血,少数淋巴细胞浸润,小肠呈阶段性充血及局灶性出血,少部分黏膜上皮及腺上皮细胞核呈空泡状,偶见细胞凋亡。

（三）其他器官病变

除上述病变外,心肌细胞局灶性变性,心肌间轻度水肿,间质增宽,少数淋巴细胞和巨噬细胞浸润;肝小叶内肝细胞可见以小空泡为主的混合性空泡,呈中度脂肪样变性,肝窦略有扩张,库普弗细胞增生,偶见少数中性粒细胞浸润;小静脉内皮细胞增生、肿胀、凋亡,全身小血管炎及多器官和组织内小血管壁细胞浸润,部分小血管壁纤维素样坏死及血栓形成;大脑额叶、顶叶及延脑等处脑膜血管扩张、充血,脑实质内血管周围间隙增宽,少数淋巴细胞及巨噬细胞浸润,神经细胞无明显变性、坏死;未见出血灶。局部神经纤维出现脱髓鞘现象,少数神经细胞见尼氏体消失、胞突变短等变性改变。

SARS 是一种主要累及肺、免疫器官和全身小血管,侵犯多器官的全身性疾病。由于 SARS 的肺部病理组织学改变与以前看到的病毒性肺炎的肺部病变有明显的不同,而与自身免疫性疾病患者的肺部病理变化有相似的地方,提示 SARS 的病理机制有可能涉及自身免疫损伤的因素。广泛性肺实变、弥漫性肺泡损伤、透明膜形成、呼吸衰竭、免疫功能下降是主要的死因。

四、临床学

SARS 是一种局限性疾病,多数患者的病情可自然缓解,但约有 30% 的重症病例,其中部分可进展至急性肺损伤或 ARDS,甚至死亡。临床上以对症治疗为主;对重症患者须动态观察,加强监护,及时给予呼吸支持,合理使用糖皮质激素,加强营养支持和器官功能保护,注意水、电解质和酸碱平衡,预防和治疗继发感染,及时处理并发症。目前尚未发现针对 SARS-CoV 的特异性抗病毒治疗药物,其治疗方案是从理论上及临床观察、推论中发展出来的,还需在实践中进一步完善。

（一）抗生素治疗

针对 SARS 患者的抗菌治疗应慎重。抗菌药物常与皮质类固醇联合使用,后者易造成免疫抑制,使双重感染的机会增加,出现耐药菌株,预后不良。在没有可靠、快速的实验室诊断手段来鉴别 SARS 和社区或医院获得性肺炎感染时,有必要根据疾病的治疗指导原则经验性地选择一些广谱抗菌药物进行治疗,或是后期出现继发感染则应该根据痰培养和药敏试验的结果有针对性地选择相应的抗菌药物,但这些疾病一经排除,应及时停止抗生素的使用。

（二）抗病毒治疗

1. 利巴韦林 利巴韦林是一种核苷类似物，具有广谱抗病毒作用，因此，被广泛地、经验性地用于 SARS 的抗病毒治疗，但各国对利巴韦林的用量和疗程各异。体外实验发现在无毒作用浓度下利巴韦林对 SARS-CoV 无抑制作用，应用 RT-PCR 定量检测患者鼻咽部的病毒载量，也不能证明该药的抗病毒效果。而由于其剂量相关的不良反应，尤其是大剂量使用时易引起溶血性贫血、转氨酶升高及心动过缓，可能会使 SARS 患者本来存在的多脏器损伤加重，因此对利巴韦林的大剂量和长期使用应谨慎。

2. 神经氨酸酶抑制剂 达菲是一种神经氨酸酶抑制剂，通常用于治疗甲流和乙流病毒，国内某些医院中常配合其他形式的疗法，被选择用于 SARS 的治疗。由于未有研究表明该药有任何抗 SARS 的功效，因此通常不作为推荐的药物来治疗。

3. 蛋白酶抑制剂 洛匹那韦－利托那韦联合制剂是一种蛋白酶抑制剂，香港的一些医院选择其与利巴韦林联合用药，初步的结果表明在利巴韦林和皮质类固醇的同时使用，尤其是早期使用该药能减少 ARDS 的发生，降低气管插管率和病死率，减少皮质类固醇的用量，同时还发现患者病毒载量减少和外周淋巴细胞计数的回升。

（三）皮质类固醇

SARS 患者损伤最严重的是肺和淋巴器官，尸检证实是机体超强免疫反应的结果，这成为大剂量应用皮质类固醇的依据。皮质类固醇在 SARS 治疗中的应用是探索性和经验性的，具有"早期、大剂量、长疗程"的特点，但由此引起的继发结核、真菌感染、消化性溃疡、骨质疏松、骨坏死、继发性糖尿病等并发症问题十分突出，因此应在有适应证的情况下使用。在病程早期不宜使用皮质类固醇，虽然患者此时毒血症状明显，但过早使用理论上会延长病毒复制阶段而增大病毒量，只有当病毒量降低，免疫系统反应过激，X 线胸片显示多发或大片阴影，进展迅速，且持续面罩正压通气下氧饱和度逐步降低，此时应启用皮质类固醇。其使用剂量应该根据免疫反应强度、病情严重程度予以选择，影像学上的改变常滞后于临床症状的改善，一旦缺氧改善、肺部病变稳定，应在稳定后 2～3 周逐渐减少其用量，无需额外的剂量来促进影像学上的好转，撤药的方式应该以病情变化为依据，而不是固定不变的。

（四）免疫调节疗法

目前 SARS 尚无特效药物，使用免疫调节剂是主要的治疗措施之一。SARS-CoV 的靶器官主要是肺和免疫系统，一方面可以引起机体的免疫反应，另一方面也可以造成宿主免疫抑制，因此，采用何种免疫调节药物、给药时机、用药时间和剂量的掌握应该进一步评价。

1. 干扰素 干扰素具有广谱抗病毒活性。SARS 患者血清干扰素 α-2a 含量在进展期与对照组相比显著增高，而恢复期两者无显著差异。对小部分患者应用干扰素 α-2a 治疗，在临床上看到了更快速的恢复，体外试验也发现干扰素具有抑制 SARS-CoV 的作用。多国学者研究的结果证实干扰素应用于 SARS 的治疗是有积极作用的。但干扰素是一种炎症介质，使用后常有发热和其他严重的不良反应，过量使用会引发多种病理改变，另外，小部分使用干扰素治疗成功的病例是应用大剂量冲击疗法，但患者能否耐受治疗剂量还有待进一步探讨。

2. 胸腺素 胸腺素有提高免疫功能的作用，是一种免疫增强剂。国内某些医院曾将其作为常规治疗药物，与皮质类固醇共同使用，这两种药物在免疫调节功能上的作用正好相反，因此当患者处于免疫过激引起的严重肺损害阶段时，不能使用胸腺素，只有当肺部病变趋于好转时，为了预防感染或增强抗感染治疗的效果，以及对继发基础疾病进行治疗时，方可考虑使用。

3.免疫球蛋白和恢复期患者血清　有医院使用人 γ- 免疫球蛋白尤其是一种富含 IgM 的免疫球蛋白制品治疗 SARS,但常与其他疗法联合应用,因此不能单独对其疗效进行评价。有学者尝试从痊愈的患者中采集恢复期血清,提取其中具有中和作用的免疫球蛋白,在小部分患者中使用,结果显示有一定的效果,但其来源与安全性方面尚有诸多问题。与之相比,马血清治疗用抗体特异性好,制备周期相对较短,具有易于大规模制备、安全性问题小的优点,可以用于紧急情况下的治疗和预防。研究证实马抗 SARS-CoV 免疫球蛋白,对 SARS-CoV 具有高效中和活性并有很好的稳定性,但其在药物评价模型上的体外抗病毒效果尚不清楚。

(五)替代药物

国内中西医结合治疗 SARS 在缓解症状及缩短病程上起了一定的作用。从甘草根中提取的活性成分——甘草甜味素在 Vero 细胞培养中能抑制 SARS-CoV 的吸附、渗透和复制,在病毒吸附前及吸附后都很有效,但其确切的作用机理不详。作为一种细胞膜保护剂,甘草甜味素能有效缓解 SARS 病毒引起的多脏器损伤。早期应用甘草甜味素,不仅可以改善中毒症状,减少肺组织渗出,缩短病程,还可以部分取代激素的作用,避免应用激素引发的不良反应,临床疗效较好。但应该注意,其只有在高浓度下才能发挥抗击 SARS-CoV 的作用,还要进一步探讨临床使用剂量、疗程和作用机理。

(六)通气和给氧

SARS 临床资料显示有 20% ～ 40% 的患者需要不同程度的呼吸支持,10% ～ 20% 的患者需要气管插管和机械通气。当无创正压通气不能改善患者症状时,需气管插管和机械通气给氧,但该过程感染性高,经常发生气压性创伤。这两种通气方式都应该注意流量的控制。还可采用高氧平衡盐溶液静脉输入,向人体提供具有高分压的溶解氧,直接向血液供氧,迅速提高血氧分压,改善组织器官缺氧性损害。另外,体外膜肺氧合是一种体外生命支持方式,在临床上是严重呼吸、循环衰竭最终治疗手段,当传统方法治疗 SARS 引起的重症呼吸衰竭效果不理想时,可以选择该法。其能胜任 SARS 患者患病时的部分甚至全部气体交换需要,将机械通气肺损伤降至较低水平,促进病肺的修复,提高 SARS 患者的生存率,使远期肺功能得到改善。

(七)其他抗病毒策略

1.RNA 干扰　RNA 干扰(RNA interference, RNAi),即转录后基因沉默,作为一种新的抗病毒策略被广泛研究。采用不同方法构建的 siRNA,如针对 RDRP 编码区、S1 和 S2 区的 siRNA 序列,都对 SARS-CoV 的复制和表达进行了有效的抑制。经实验验证了其对靶基因及转染后靶细胞的表达抑制,并观察到病毒滴度下降与 siRNA 的剂量呈依赖关系。但靶基因不同部位的 siRNA 具有不同的干扰效率,且目前尚未找到 siRNA 作用效率与序列之间的关系,故需要对设计的 siRNA 进行筛选。如何提高 siRNA 的有效率是一个亟待解决的问题。

2. 抗体中和包膜蛋白　SARS-CoV 是通过 S 蛋白和血管紧张素转换酶 2(ACE2)受体结合进入细胞。实验证实抗 ACE2 抗体可以阻断病毒感染 Vero E6 细胞。应用噬菌体展示技术从非免疫人类抗体库中筛选出了 1 条 80R 的重组单链可变区抗体(scFvs),能够有效地中和 SARS-CoV,并且能抑制表达 S 蛋白的细胞和表达 ACE2 的细胞形成合胞体。但由于是单价抗体,它很容易从血中被清除,这就限制了它在被动免疫治疗中的应用;可把 80R 的单链可变区抗体转换成二价的 IgG,作为预防和治疗 SARS 的药物而进行进一步的研究。

3. 鸡卵黄免疫球蛋白　鸡卵黄免疫球蛋白(IgY)是指鸡卵黄中存在的主要免疫球蛋白。特异性抗流感病毒 IgY 能有效地预防小鼠接种流感病毒而引起的感冒和死亡。有研究表明,抗 SARS-CoV IgY 不但可阻断新的 SARS-CoV 进入细胞,而且还可中和感染的上皮细胞排出的 SARS-CoV,阻止其再感染;此外,在体内 IgY 除了有中和病毒的作用外,还有促进吞噬细胞吞噬并清除病毒之作用。另外,IgY 是多克隆抗体,与单克隆抗体相比,有更大的广谱性,能够识别 SARS 病毒的各种变异体,使其预防和治疗 SARS 的作用不会受 SARS-CoV 频繁的变异所影响。

4.阿普林津   阿普林津是一种错配双链 RNA 药物,高效低毒,可在分子水平上治疗人类的疾病。它具有双重作用机制:激活细胞内 RNA 酶,发挥直接抗病毒作用;诱导干扰素的产生,发挥间接的免疫调节作用。

五、实验室诊断

SARS 的实验诊断主要包括特异性和非特异性检测两部分,前者为病毒分离、抗体检测和基因鉴定等,为最重要的辅助诊断;后者包括血常规、细胞学和微量元素检查等。

(一)SARS 特异性实验诊断

1.SARS-CoV 的分离鉴定   如从标本分离到 SARS-CoV,感染即可确立。

病毒分离是活体病原微生物存在的直接证据,鉴定后可直接可靠地确定 SARS-CoV 感染。多方研究表明,多种细胞如 Vero、HP 和 MDCK 细胞可不同程度地支持 SARS-CoV 的体外复制,尤其在 Vero-E6 细胞中病毒的拷贝数可达到 10^8 个,并且能够稳定传代。找到 SARS-CoV 敏感的传代细胞,不仅有利于病毒的分离和快速诊断试剂的研制,而且对抗病毒药物和预防性疫苗的筛选有重要意义。

细胞培养阴性不能排除感染 SARS-CoV 的可能性。有可能是因为样本采集、保存和运输不当造成的。病毒培养对实验条件的要求很高,且具有很高的传染性,必须在 BSL-3 实验室中进行,目前仅适于对 SARS-CoV 的专门研究。

2.特异性抗体检测   WHO 推荐酶联免疫吸附试验或免疫荧光试验作为血清 SARS-CoV 抗体检测方法。符合以下两个标准之一即可判断为 SARS:①平行检测进展期和恢复期血清抗体发现抗体转阳。②平行检测进展期和恢复期血清抗体发现抗体滴度 4 倍及以上升高。

ELISA 可以检测 SARS 患者血中的 IgM 和 IgG 特异性抗体,是较灵敏和特异的血清学检测手段,但不作为早期诊断依据。SARS 患者发病后 10～14 d 体内出现 IgM 抗体,60 d 时约 1/3 的患者仍可检测到,90 d 后基本消失。IgG 抗体在发病的第 7 天就能检测到,60 d 左右达到高峰,90 d 时仍维持在高水平,7 周时阳性率达到 100%。绝大多数患者症状出现 1 个月内,应可测出 IgG 抗体,部分患者血清抗体(IgG 和 IgM)在进展期已为阳性,恢复期抗体滴度没有 4 倍及以上升高,但这些患者双份血清存在高滴度的抗体,可结合临床进行诊断。未检测到 SARS-CoV 抗体,不能排除 SARS-CoV 感染。

IFA 也是用于检测 SARS 患者血中的 IgM 和 IgG 抗体。IFA 一般在发病后 10 d 左右即出现阳性结果。该方法要用荧光显微镜观察,需经验丰富的专业技术人员,目前尚未能推广应用。

根据 WHO 的资料,ELISA 法检测患者血清 SARS-CoV 抗体时使用发病后 21 d 的血清标本所得结果比较可靠,而 IFA 法使用发病后 10 d 的血清标本所得结果比较可靠。

应用四种血清学方法对 SARS-CoV 进行检测,以中和试验为标准,其他三种方法的敏感性、特异性、阳性预测值和阴性预测值分别是:ELISA 为 98.2%、98.7%、98.7% 和 98.4%;IFA 为 99.1%、87.8%、88.1% 和 99.1%;免疫层析法(ICT)为 33.6%、98.2%、95.7% 和 56.1%。将蛋白免疫印迹与 IFA

和 ELISA 进行比较, 发现它们之间具有高度相关, 总一致性大于 90%。

3.PCR 检测 SARS-CoV　RT-PCR 是 SARS-CoV 早期实验室诊断的主要方法, 敏感性高, 特别是 N 蛋白特异性 RT-PCR 的敏感性要比聚合酶特异性 RT-PCR 高 100 倍。WHO 规定符合下述三项之一者才可判断为 RT-PCR 检测结果阳性: ①至少两个不同部位的临床标本检测阳性。②收集至少间隔 2 d 的同一种临床标本检测阳性。③在每一个特定检测中对原临床标本使用两种不同的方法, 或重复 PCR 方法检测阳性。在特定情况下, 需要下述两种方法之一对检测结果进行确认: ①使用原始标本重复 PCR 试验。②在第二个实验室检测同一份标本。

其他 PCR 检测法还包括实时 PCR 和荧光 PCR 方法。有报道称实时 PCR 的敏感性比常规 PCR 高出 10 倍。荧光 PCR 实行完全闭管式操作, 污染机会少, 检测的特异性高, 而且通过电脑自动精确定量, 能提高检测的灵敏度, 是一种准确、有效的检测方法。

4.基因芯片　利用基因芯片技术, 对 SARS 患者的临床标本 (血、便和痰) 进行检测。以国际上公布的 SARS-CoV 全长基因组序列和已知的变异区序列为标准设计探针, 不仅可以检测 SARS-CoV, 同时还可以全面监测 SARS-CoV 全基因组的变化情况。而且还可给出 SARS-CoV 基因组的更详细的信息, 对于比较 SARS-CoV 的基因遗传规律、不同分离株之间的变异及病毒在传染过程中可能发生的自然变异具有重要意义。

(二)其他实验室检查

1.血细胞与 T 细胞亚群　SARS 患者外周血白细胞 (WBC) 计数正常或降低占 92%; 中性粒细胞 (N) 计数升高占 32.3%; 淋巴细胞 (L) 计数减少 23.3%; 单核细胞 (M) 计数升高 67.7%; 嗜酸性粒细胞 (E) 计数减少 75.8%; 嗜碱性粒细胞 (B) 计数正常 90.4%; 血小板 (PLT) 正常 96.7%; 红细胞 (RBC) 正常 98.4%; 血红蛋白 (Hb) 正常 96.7%。$CD3^+$、$CD4^+$、$CD8^+$ 淋巴细胞亚群随病情的发展而迅速下降至参考值以下, 病后 10 ~ 11 d T 细胞亚群出现极低值, 以后又随病情好转而回升至正常水平。因此, T 细胞亚群结果动态观察有助于病情的判断。

2.血清酶学检查　SARS 患者 (急性期至恢复期) 谷丙转氨酶、谷草转氨酶、乳酸脱氢酶、α- 羟基丁酸脱氢酶、肌酸激酶、碱性磷酸酶、γ- 谷氨酰转移酶, 活性升高的患者分别为 35.9%、48.1%、12.1%、9.9%、14.3%、10.6% 和 9.8%。这除与患者的基础疾病有关外, 还与心、肝、肾、脾等重要脏器受病毒感染波及有关。因此, 在一个没有其他相关疾病的人罹患 SARS 后, 血清酶学的改变可提示疾病的严重性。

3.血清检查　有学者用铁络合方法检测患者铁水平, 发现在发病 1 周内, 72% 的确诊 SARS 患者铁水平明显低于排除 SARS 组、正常对照组及肝病组, 差异有显著性, 1 周后大多数患者铁水平恢复正常。提示铁的检测更适合对疑似患者发热初期的确诊, 铁作为诊断 SARS 的辅助指标, 可提高确诊敏感性。

六、防控措施

(一)控制传染源

1.疫情报告　我国传染病防治法将 SARS 列为乙类传染病, 但其预防、控制措施采取甲类传染病的方法执行。发现或怀疑本病时应尽快向疾病预防机构报告, 做到早发现、早隔离、早治疗。

2.隔离治疗患者　所有 SARS 病例应在指定的医院按呼吸道传染病进行隔离治疗。患者置单间隔离。若条件不允许时, 可以将经病原学或者血清学确诊的患者置于同一房间。收治 SARS 的病区应设有无交叉的清洁区、半污染区和污染区；病房、办公室等均应通风良好。疑似患者与临床诊断患者应分开病房收治。住院患者应戴口罩，不得随意离开病房。患者不设陪护，不得探视。

3. 隔离观察密切接触者　对医学观察病例和密切接触者，如条件许可应在指定地点接受隔离观察，为期14 d。在家中接受隔离观察时应注意通风，避免与家人密切接触。

(二)切断传播途径

1. 社区综合性防治　加强科普宣传，流行期间减少大型集会或活动，保持公共场所通风换气、空气流通；注意空气、水源、下水道系统的处理消毒。

2. 保持良好的个人卫生习惯　流行季节避免去人多或相对密闭的地方。有咳嗽、咽痛等呼吸道症状及时就诊，注意戴口罩；避免与人近距离接触。

3. 严防医院内感染　病区中病房、办公室等各种建筑空间、地面及物体表面，患者用过的物品，诊疗用品及患者的排泄物、分泌物均须严格按照要求分别进行充分有效的消毒。医护人员及其他工作人员进入病区时，要切实做好个人防护工作。须戴12层面纱口罩或N95口罩，戴帽子和眼防护罩及手套、鞋套等，穿好隔离衣，以期无体表暴露于空气中。接触过患者或被污染的物品后，应洗手。加强医务人员SARS防治知识的培训。

4. 严防实验室病毒外泄　必须在具备生物安全防护条件的实验室，才能开展SARS患者人体标本或病毒株的检测或研究工作，以防病毒泄漏。同时实验室研究人员必须采取足够的个人防护措施。

(三)保护易感人群

我国对易感人群的保护主要是通过多种形式广泛开展SARS防治知识的宣传，教育群众提高自我防范意识。

淋巴细胞脉络丛脑膜炎（lymphocytic choriomenigitis, LCM）是由沙粒病毒科沙粒病毒属的淋巴细胞脉络丛脑膜炎病毒（LCMV）引起的一种急性、发热性人兽共患传染病，该病具有脑脊液中淋巴细胞明显增多、脉络丛病变显著及脑膜刺激征等特征。

本病曾被称为"无菌性脑膜炎"或"流感样疾病"等，直到从"圣路易脑炎"死者脑组织分离出病毒和"无菌性脑膜炎"患者的脑脊液中相继分离出病毒（Armstrong 等，Rivers 等，1934），才将该病确认为是一种独立的传染病。随后，Traub（1935）又发现实验小白鼠群中存在慢性持续感染 LCMV 的现象。本病分布于世界各地，我国早在 1954 年就报道了第一个病例。LCMV 可感染人和多种动物，动物感染后常呈慢性病毒携带状态。随着国际间人员流动和贸易的日益频繁，该病的传播机会加大，各国应加强本病的监测和动物管理，减少本病给人类带来的危害和隐患。

一、病原学

（一）分类与形态

LCMV 属于沙粒病毒科（Arenaviridae）沙粒病毒属，是单链 RNA 病毒。该科病毒因在电镜观察时可见病毒颗粒（简称毒粒）内均含有电子密度较高的颗粒，好像嵌有"沙粒"而得名。电镜下 LCMV 病毒颗粒呈球形、卵圆形或多形性，直径 60～280 nm 或直径 110～130 nm，有包膜，包膜表面有 6～10 nm 长的棘状突出物；毒粒内含有数目不等（2～10 个）、直径为 20～25 nm、电子密度较高的颗粒，病毒在宿主细胞的胞质内复制，由胞浆膜出芽成熟，排出胞外。

（二）培养特性

病毒可在多种细胞上生长，如猴肾细胞、鼠胚成纤维细胞等；也可在鸡胚绒毛尿囊膜或卵黄囊中增殖。

（三）基因组结构与编码蛋白

1. 基因组结构　LCMV 是分节段的 RNA 病毒，基因组由大、小 2 个片段组成，大片段（L）长为 6.35 kb，分子质量约 2.85×10^3 kD，沉降系数为 31 S；小片段（S）长为 3.9 kb，分子质量约 1.35×10^3 kD，沉降系数 23 S。不同 LCMV 毒株的 L 或 S 片段的电泳迁移率相同, 但寡核苷酸指纹不同。研究发现, 当两个不同毒株同时感染一个宿主细胞时, 病毒之间可能会发生基因重组, 形成两种中间型重组病毒。

2. 结构蛋白　NP、GP_1 和 GP_2 是由基因组 S 片段所编码; P200 是由 L 片段所编码。GP_1 和 GP_2 还有一个前身, 称为 GP-C, 分子质量为 75 kD, 在宿主细胞内蛋白酶的作用下, 才裂解成 GP_1 和 GP_2。GP_1 在感染细胞表面表达, 刺激宿主产生中和抗体; GP_2 诱导中和抗体的作用很弱。不同毒株 LCM 病毒的糖蛋白的抗原性不同, 感染细胞表面的病毒抗原发生反应。NP 是一种可溶性蛋白, 可刺激宿主产生补体结合抗体。

(四)理化特性

LCMV 的抵抗力较弱, 常规消毒剂可将其杀死, 如甲醛、脂溶剂、β-丙内酯等。紫外线或 γ-射线等均可达到很好的消毒效果。室温下只能存活 $1 \sim 2$ d, 于室温 20 ℃ 放置 3 h 可失去感染性; 加热 56 ℃ 1 h 即可灭活; 低温下抵抗力较强, 于 -70 ℃ 冰箱内冻存及冷冻真空干燥下均可长期存活, 在 50% 甘油缓冲溶液中于 4 ℃ 可存活 6 个月。

(五)致病性

目前发现该病毒只有一个血清型。LMCV 对啮齿动物、灵长类动物及犬、猫等有致病性, 病毒通过脑内、鼻内、皮下或腹腔人工感染豚鼠、小鼠, 可引起接种动物死亡, 并可在其血液、大脑、脾脏、肺脏及尿液中检测到病毒。

二、流行病学

(一)易感对象

人和猴子、啮齿动物、犬、猫等多种动物对本病均有易感性。

(二)传染源

鼷鼠和仓鼠等啮齿动物是本病的主要传染源。鼷鼠和仓鼠感染 LCMV 后可产生毒血症, 还可成为慢性带毒者, 这些外表健康的带毒鼠长期带毒并不断从其鼻咽分泌物、唾液、粪便、尿液及精液中排出 LCMV; 另外, 该病毒还可通过感染母鼠垂直传染给后代, 使子鼠形成外表健康的持续性耐受感, 有些子鼠可终生携带病毒, 并不断向体外排出病毒, 因此这些动物既是本病的重要传染源, 同时也是病毒的自然储存宿主。

此外, 从小家鼠、小白鼠、大白鼠及豚鼠等啮齿动物体内也分离出 LCMV, 这些动物也是重要的传染源, 但由于这些通常是实验室饲养的实验动物, 相对较易控制; 其他动物如猩猩、猴、狗及猫也有报道分离到 LCMV, 可能也是传染源。

目前还没有该病人传染人的相关报道, 但可从 LCM 感染患者的咽喉分泌物、尿液、血液、脑脊液等中检测到病毒, 因此关于该病能否经接触或通过气溶胶传播给他人, 患者作为传染源的可能性到底如何, 尚需进一步研究确定。

(三)传播途径

1. 接触传播　目前报道的多起人类 LCM 暴发均是由于接触仓鼠而引起, 例如 20 世纪 70 年代初在美国和德国均有实验人员和饲养人员因接触携带 LCMV 仓鼠而被感染, 最终引起暴发流行的报道。我国也曾有报道在实验过程中经皮肤伤口感染污染材料而发病的情况。此外, 该病毒还可通过污染材料而间接感染人，如经眼结膜感染等。该病可通过空气、飞沫和尘埃而通过呼吸道感染，如有报道接触仓鼠的实验人员因吸入含有病毒的气溶胶或尘埃而受到感染。LCM散发病例多发生于冬、春季，也证实了该病经空气、飞沫等传播的可能性。

2. 垂直传播　小鼠可通过感染母体垂直传播给后代，同样，有患LCM的母亲经胎盘将LCM病毒传给胎儿的报道。

3. 其他途径　有报道称有猴子被埃及伊蚊叮咬而感染LCM，也有从虱和蟑螂体内分离出LCMV的相关报道，但目前关于节肢动物作为传播媒介的具体作用尚无定论。

（四）流行特征

1. 地区分布　LCM病毒属于世界性分布，如美国、英国、法国、日本、德国和中国都有本病报道。因本病的传染源仓鼠等啮齿动物遍布于世界各地。

2. 季节性　本病通常在冬、春季相对多发，与其他呼吸道疾病发病季节类似，但实验室感染病例可发生于任何季节，通常见于实验室操作接触感染。

3. 人群特征　各年龄阶段的人群均可发病，如7个月婴儿至70岁以上的老人均有发病的报道，但以15～40岁人群相对多见；相关职业人群更易感，如啮齿动物饲养人员、宠物饲养者和实验工作人员等，由于与实验动物等接触密切，感染的机会大大增加。

三、病理学

（一）发病机制

关于LCMV感染后的发病机制目前还没有完全研究清楚，但LCMV在动物中通常有慢性持续性感染现象，可能是由病毒与宿主之间发生免疫抑制、免疫相互作用而引起。LCMV在体内可以逃避宿主的免疫监视，感染过程中可产生缺损干扰颗粒而干扰LCMV在感染细胞表面表达病毒抗原，可逃避宿主对感染细胞的杀伤，因此病毒能在宿主体内持续增殖；同时，LCMV可以改变宿主的细胞免疫功能。LCMV是一种非溶细胞性病毒，病毒对感染细胞并无损害，病理改变可能与持续感染后导致免疫损伤有关。

（二）病理变化

1. 人感染　在个别脑炎型或脊髓型病死者检查中，可观察到脑膜、室管膜及脉络丛等处的炎症反应，其特点为淋巴细胞的显著浸润，其他病变与一般病毒性脑炎所见相似。在急性全身性类型死者的肺及肝脏中可见炎症反应。关于LCM病毒感染的发病机制，目前尚未完全阐明，如肝坏死、淋巴细胞溶解及临床症状是如何发生的都不完全清楚，但通常认为是由于病毒与宿主免疫系统相互作用的结果，可能是LCMV从呼吸道侵入后在上皮细胞内大量繁殖，导致患者出现呼吸道感染或流行性感冒样症状；病毒侵入血液后可引起毒血症，病毒通过血脑屏障感染脑膜、脉络丛、脑脊髓膜上皮细胞。

2. 动物感染　LCMV感染后可广泛分布于动物的中枢神经系统和脏器，炎症病灶于恢复期仍持续较长时间。实验感染LCMV的动物病变主要是脑膜丛和血管周围淋巴细胞、浆细胞、巨噬细胞及其他细胞的浸润，可见浆液性胸膜炎和腹膜炎，淋巴器官坏死、出血和浆液性纤维素性渗出物，有些会发生肝炎病变。

四、临床学

(一)临床表现

1.人 人感染 LCM 的潜伏期长短不一,通常为 6~13 d,患者会表现出多种不同的临床表现,病情轻重、病程长短都有很大差异。一般包括无菌性脑膜炎、类流感、脑膜脑脊髓炎及急性致死性疾病等多种全身性疾病,但以类流感型和脑膜炎型相对较多。

1)类流感型 常突然发病,出现发热、全身不适、肌肉酸痛、鼻炎及支气管炎等症状和体征。发热多在 39 ℃以上,常呈双峰热型,持续 5~7 d,病程 2~3 周,多数患者能痊愈。

2)脑膜炎型 在发生类似流感症状之后,一些患者随即出现头痛、呕吐、颈项强直等脑膜炎症状,病程 2 周左右,多数可痊愈。

3)脑膜脑脊髓炎 少数患者会出现严重的神经症状,如昏睡、剧烈头痛、惊厥、运动失调、感觉消失、语言障碍及斜视、复视等全身症状,通常预后不良。

4)其他类型 如一些患者表现出类似结核性脑膜炎的症状,持续 2~3 年才痊愈。

总体上,感染该病的患者多数预后良好,仅有极少数死亡。

2.动物 鼠类可形成持久的感染,病毒与抗体可同时存在,表现为慢性肾小球炎。3 日龄以上的小鼠感染后可引起急性症状,如弓背、竖毛、嗜睡、眼睑和头部水肿,还有突发惊厥、头部及肢体震颤、后肢强直等症状。严重的在 1~3 d 死亡。其他动物如犬、猪、兔等感染后通常无明显症状。

(二)临床诊断

本病可依据临床症状、流行病学资料等进行初步临床诊断。

(三)临床治疗

本病一般预后良好,多数患者能康复。该病尚无特效治疗法,一般采用对症疗法。本病常有颅内高压,可做腰椎穿刺排出脑脊液以降低颅内压,有的患者在做一次穿刺后,症状大为减轻;也可采用高渗葡萄糖或其他脱水剂及肾上腺皮质激素等。在热性期应用退热剂并大量补充生理盐水、葡萄糖、维生素等。可酌情使用干扰素进行抗病毒治疗;也有用恢复期患者血浆治疗的报道,其临床效果有待进一步研究。

五、实验室诊断

本病可依据临床症状、流行病学资料等进行初步临床诊断,确诊需要借助实验室检查。

(一)血液常规化验

患者通常有脑脊液压力增高,蛋白轻度增加,糖和氯化物正常或降低,白细胞计数$(0.1~0.5)×10^9$ 个 /L,淋巴细胞或单核细胞占 80% 以上等。

(二)病原分离鉴定

1.检查样品 无菌采集临床发热期患者的血液、脑脊液及死亡患者脑组织、发病动物脑组织或内脏;血液离心分离血清,脑组织和动物内脏组织用无菌研钵磨碎,加双抗(每毫升加青、链霉素各 1 000 U)4 ℃处理 1~2 h;将样品接种于鸡胚、鼠胚及人胚的成纤维细胞、BHK21-BS 及猴肾细胞等细胞(以 BHK21-BS 最常用),进行连续培养观察,若出现疑似病变,则进行鉴定。

2.病毒鉴定 培养的病毒可固定细胞,用间接免疫荧光染色法进行鉴定,也可用其他方法如电镜观察、ELISA、实时 PCR 等鉴定。

（三）血清学检查

血清学诊断是该病最常用的技术。

1. 补体结合（CF）试验　用 LCMV 感染鼠脑制备的灭活抗原或 LCM 病毒细胞培养物灭活抗原，与患者血清做补体结合试验，一般效价在 1∶8 以上具有诊断价值。通常 CF 抗体在发病后第 2～3 周才出现，第 3～4 周达高峰，而 6 周后迅速下降接近阴性，因此应在发病后第 1 周和第 3 周各取 1 份血清，用两次双份血清同时做补体结合试验具有更高的可靠性。

2. 间接免疫荧光（IFA）或间接免疫酶试验　将 LCMV 感染细胞制成诊断抗原，加入患者血清做 IFA 试验或间接免疫酶联免疫试验，若胞质内呈现特异性荧光或特异性酶染者判为阳性。这两种方法可在患病后第 1 周检出抗体，在早期诊断中具有重要意义。

3. 酶联免疫吸附试验（ELISA）　此方法比 CF 敏感性更高，有报道称用 ELISA 可从感染 LCMV 后 2～3 d 的小白鼠脑及血液中检测到病毒。应贤平等（2001）用合成 LCMV sRNA 第 1 816～2 178 位核苷酸序列编码的 Np 第 380～500 位氨基酸基因，克隆在 His-tag pET-28a 融合表达，表达产物经金属配体亲和层析纯化，建立 ELISA 检测方法，用该方法检测 93 份人血清，有 6 份病毒抗体阳性，阳性率为 6.5%（6/93），与全病毒抗原检测结果 7.5%（7/93）相近，用合成基因表达产物取代 LCMV 抗原检测病毒抗体，不仅可以消除病毒传播的可能，而且特异性强。Takimoto 等（2008）用表达的 NP 蛋白作为包被抗原，建立了检测实验动物感染血清 LCMV 抗体的 ELISA。

4. 分子诊断技术　Park 等（1997）建立了检测 *LCMV* 基因的 RT-PCR 技术并应用于该病的监测。邢进等（2006）根据 LCMV 的 S 片段的 *GPC* 和 *NP* 基因设计引物合成 4 对引物，对标准毒株进行套式 PCR 扩增并克隆测序，并对 15 份已知阳性或阴性小鼠鼠脑进行检测，结果扩增的目的片段与 LCMV cDNA 序列 99% 同源，对鼠脑的检测结果为 10 只阳性，5 只阴性。随后又采用套式 PCR 扩增小鼠鼠脑和脏器中的 LCMV 的 *NP* 基因，同时与血清 ELISA 试验相结合，结果证明 PCR 与 ELISA 检测方法相结合，诊断准确率高。McCausland 等（2008）建立了检测 LCMV 的定量 PCR 技术，该技术灵敏度高。

（四）鉴别诊断

由于 LCM 的临床症状与其他嗜神经性病毒如脊髓灰质炎病毒、艾柯病毒、腮腺炎病毒、疱疹病毒等感染相似，因此需要进行鉴别诊断。

六、防控措施

LCM 尚无有效的治疗药物和预防疫苗，主要采取综合预防措施，尽量减少该病危害。

（一）加强本病的宣传教育

由于该病致死率不高，也无严重的后遗症，许多时候未引起人们重视，因此要对广大群众加强宣传教育，不断认识该病的危害。尤其是对容易受感染的职业人群如实验动物饲养员、管理人员、实验室人员等进行宣传教育，动物饲养人员及实验室工作人员应了解相关知识，加强自我防护措施，如戴口罩、手套及防护眼镜等，以防发生感染。

（二）加强疫情监测和检疫

由于该病传染源——仓鼠分布于世界各地，因此要随时检疫和监测该病的流行态势，对啮齿动物及其他动物要定期进行流行病学调查和血清监测,随时了解和掌握动物中感染和携带 LCMV 的基本情况,为采取相应针对性预防措施提供科学依据。

加强实验动物管理和疫病监测。新引进的实验动物均应严格监测,一旦发现有带毒动物,应及时采取坚决的根除措施,以杜绝 LCMV 在饲养动物中流行传播和传染给人。

另外,随着人民生活水平的提高,宠物饲养数量也越来越多,还要随时检疫和监测该病在宠物中的感染情况,减少其给人类带来的隐患。

(三)积极消灭传染源和阻断传播途径

啮齿动物(主要是鼠类)是本病的传染源,应发动广大群众,大力开展灭鼠运动,控制和消灭传染源,是防治或减少本病发生的根本措施。

由于该病急性期患者的呼吸道、泌尿道等都可排出 LCMV,应采取适当的隔离措施,防止通过患者的污染物、排泄物等传播该病,同时,患者的用品、周围环境和衣物等必须进行彻底的消毒处理。

已从虱子、蟑螂、蚊子等节肢动物体内分离到 LCMV,证明这些媒介动物存在传播本病的危险性,因此应进行常规性的防蚊、灭虱、灭蟑螂等卫生防疫措施。

(四)加强疫苗研究

预防本病最好的方法还是预防接种,但目前尚无有效的疫苗可用于预防接种,但对疫苗研究重视不够。随着人员流动、动物养殖数量增加、生态环境破坏等原因,人们感染该病的概率越来越大,研制有效疫苗是有效防治该病的迫切需求,应大力加强该病的疫苗研究和攻关,争取早日研制出高效安全的疫苗,为该病的有效防治提供保障。

第十八章　脑心肌炎

脑心肌炎是由脑心肌炎病毒（encephalomyocarditis virus, EMCV）引起的猪、某些哺乳动物及灵长类动物的以脑炎、心肌炎或心肌周围炎为主要临床特征的急性传染病。本病原于 1945 年首次分离自急性致死性心肌炎的黑猩猩（Helwig and Schnidt, 1945），于 1958 年首次分离自急性心肌炎致死的猪（Murnane 等, 1960）。此后, 意大利、希腊、塞浦路斯、比利时、法国、英国等国家也报道了本病。2009 年, Billinis C 在希腊对 1994—2006 年收集的 17 种野生动物的 317 份血样和组织样品进行检测, 从 2 只黑鼠血样中分离出病毒, 从 39 只黑鼠、1 只森林姬鼠、1 只普通田鼠和 13 份野猪血清中检出了抗体。韩国于 2009 年对 365 个农场 3 315 份血清用中和试验进行检测, 猪场感染率是 43.5%, 血清阳性率是 9.1%。在非洲绿猴、松鼠、大象、长颈鹿甚至蚊子等中也分离到该病毒（Kissling 等, 1956; Hubbard 等, 1992; Joo, 1992）。人也可以感染, 但大多数人不出现任何症状。

一、病原学

（一）分类与结构

脑心肌炎病毒属小 RNA 病毒科（Picornaviridae）心肌炎病毒属（*Cardiovirus genus*）成员, 为无囊膜的正链单链 RNA 病毒。病毒基因组全长约 7.8 kb, 病毒颗粒直径 18 ～ 30 nm。衣壳呈二十面体对称。蛋白质衣壳由 60 个衣壳粒子组成, 每个衣壳粒子含有 4 种结构蛋白, 即 VP1、VP2、VP3 和 VP4, 分子质量依次为 8 kD、28 kD、25 kD 和 30 kD, 其中 VP1 的抗原性最强, 可以刺激机体产生中和抗体, 最常用于 DNA 疫苗研究。不同毒株 VP1 基因的核苷酸序列同源性介于 81.6% ～ 99.69%, 氨基酸序列同源性为 95.5% 以上。不同分离株对猪的致病力有差异。

（二）培养特性

病毒可在鼠胚成纤维细胞、仓鼠细胞系 BHK-21、猪源乃至人源的许多原代肾细胞和细胞系中增殖, 并出现明显的细胞病变（图 2-18-1）。鸡胚接种后 72 ～ 96 h 发生死亡。本病毒具有血凝性, 可凝集绵羊红细胞, 并可被特异性血清所抑制。

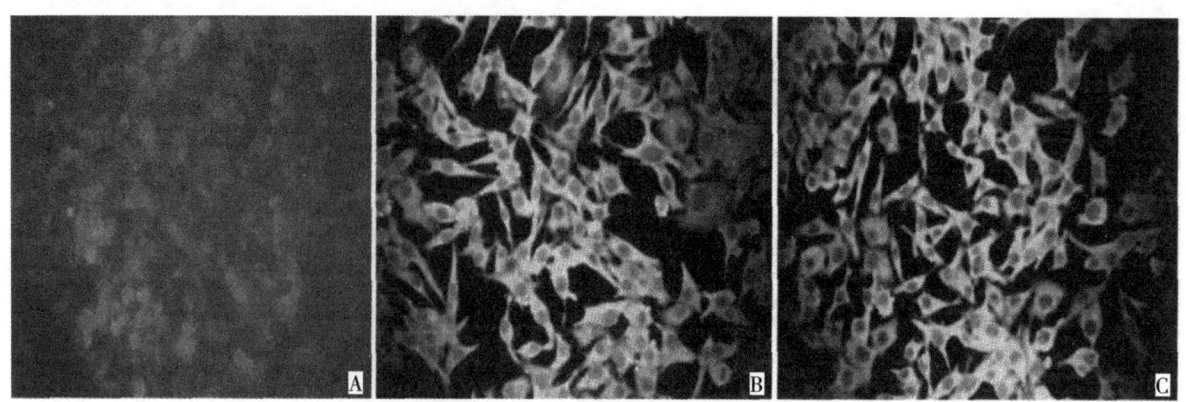

A. 正常 BH K-21 细胞; B. EMCV BJC3 分离株感染细胞; C.EMCV HB1 分离株感染细胞

图 2-18-1　病毒感染细胞引起的细胞病变

（三）理化特性

本病毒对乙醚、氯仿、乙醇等脂溶性溶剂有抗性, 但电离辐射、酚和甲醛可灭活病毒; 对酸有一定的抵抗力(在 pH 值 3.0 条件下稳定), 但对胰蛋白酶有不同的敏感性。60 ℃ 30 min 可灭活, -70 ℃可长期保存。冷冻或干燥常可使病毒丧失感染力。

二、流行病学

（一）动物脑心肌炎

1. 传染源　带毒的啮齿类动物及其污染的饮水与饲料、隐性感染的猪是该病的主要传染源。病毒可随病猪的排泄物排出体外, 但排毒量较低且排毒时间较短。国内赵丽华等发现, 在患病猪只中, 心肌内病毒含量最高, 其次为肝脏、脾脏等器官。

2. 传播途径　本病的传播方式目前还不十分清楚。易感动物与带毒啮齿类动物直接接触或者食用了后者污染的饲料、饮水等, 均可感染该病; 另外, 胎盘感染、猪只之间的水平传播也有可能。蚊子带毒在本病传播中的作用尚未明确。

3. 易感动物　多种哺乳动物、鸟类、昆虫和多种实验动物宿主均易感。仔猪的发病率和死亡率均较高, 成年猪大多数呈隐性感染。用含本病毒的组织悬液经口、鼻等途径人工感染小鼠、大鼠、豚鼠和仓鼠等, 也可出现致死性脑炎和心肌炎。狒狒、非洲绿猴、大猩猩、松鼠猴可以自然或人工感染本病毒。在澳大利亚和加拿大也有牛和马血清学检查呈阳性的报道。

（二）人脑心肌炎

人类很少感染, 常呈散发, 感染病毒后常出现心肌炎与脑膜脑炎, 主要发生于与动物密切接触的职业人群, 如牧民、兽医等。世界一些地区的人群血清学调查表明, 34% 的儿童和 50% 的成年人呈血清学阳性, 从有脑炎、脑膜炎和轻微发热的患者中可分离到本病毒。

三、病理学

（一）猪脑心肌炎

自然和人工感染仔猪的主要病变为右心衰竭, 病变心脏可见灰白色条状或圆形坏死灶, 直径 2～15 mm。心脏软而苍白, 有明显的心肌炎和心肌变性, 心肌有不连续的白色或灰黄白色区; 胸腔、腹腔和心包腔有大量浆液纤维蛋白性液体,胸腺可见小出血点。有肺气肿,肺部充血和水肿;胃和膀胱黏膜充血;肝充血肿大;脾褪色;脑膜轻度充血或正常。

组织学变化主要为局灶性或弥漫性心肌炎,可见心肌充血、水肿和心肌纤维变性、坏死,并伴有巨噬细胞、淋巴细胞、浆细胞和变性坏死的心肌细胞浸润。常见的心肌坏死形式有无机盐沉着、钙化、脑充血、脑膜炎及神经节变性。

(二)啮齿动物脑心肌炎

啮齿动物自然感染不同毒株的脑心肌炎病毒时,由于毒株毒力不同,病理变化呈现多样化。如Zimmerman(1994)用分离的脑心肌炎病毒 M 株感染小鼠,小鼠会表现出心肌炎和轻微的神经症状;而Papaioannou N(2003)用 EMCV PV21 株人工感染雄性 DBA/2 小鼠,小鼠表现为胰腺组织损伤。

(三)非人灵长类动物脑心肌炎

非人灵长类动物,如狒狒自然感染表现为急性心力衰竭。肉眼可见的变化是胸腔、腹腔积水,肺呈黑红色,气管、支气管内有大量的泡沫,心脏可见苍白到褐色不等的斑点,肝脾肿大,膀胱水肿,胸腔、腹腔和心包腔有纤维性粘连。组织学变化是非化脓性心肌坏死。最急性病例,可见心肌坏死但不伴有炎性细胞浸润。多数病例的炎性渗出物中可见初级淋巴细胞、巨噬细胞、中性粒细胞和嗜酸性粒细胞。

四、临床学

(一)临床表现

1. 人脑心肌炎　人类感染后表现为发热、头痛、颈部强直、咽炎、呕吐等症状,多数患者可完全康复而不留后遗症,少数患者可造成单侧性耳聋,尚未有因脑炎和心肌炎而死亡的病例。

2. 猪脑心肌炎　主要发生于仔猪,表现为最急性型和急性型两种类型。

1)最急性型　病猪突然死亡,无任何前期症状,或经短时间兴奋后虚脱死亡。

2)急性型　猪短暂发热(41 ～ 42 ℃),精神沉郁、食欲下降或丧失,有的猪表现震颤、步态不稳、呕吐、呼吸困难,或表现为进行性麻痹。病猪可能在吃食或兴奋时突然倒地死亡。1 ～ 2 月龄仔猪病死率可达 80% ～ 100%,成年猪多表现为亚临床感染。母猪常无明显临床症状,仅在妊娠后期发生流产、死产、产弱仔和木乃伊胎。

3. 啮齿动物脑心肌炎　啮齿动物是该病毒的自然宿主,病毒在啮齿动物体内呈持续性感染。人工感染后,表现为致死性脑炎和心肌炎。感染鼠昏睡、被毛逆立、迟缓性麻痹,最终衰竭死亡。有的毒株感染后,小鼠虽然没有出现临床症状,但发生持续性感染。病毒最易从派尔集合淋巴结和胸腺中分离出来,随着感染时间的推移,能分离出病毒的组织越来越少。

4. 非人灵长类动物脑心肌炎　非人灵长类动物如成年狒狒感染本病毒后,从口腔或鼻孔中流出红白色的泡沫样物质。急性病例很少有临床症状。

(二)临床诊断

根据该病的流行病学特点、临床表现和病理变化可初步诊断,确诊需进行实验室检测。

(三)临床治疗

1. 人　本病为自限性疾病,目前尚无特异而有效的治疗手段,主要采取综合性治疗措施。感染时注意休息,防止继发细菌感染,并使用抗病毒药物及保护心肌、清除氧自由基的药物治疗(如维生素

C、辅酶 Q10 等药物），有助于机体尽快恢复健康。

2. 猪　当猪发生疑似脑心肌炎时，尽量减少猪的应激反应，使用镇静药物、抗应激药物和干扰素等，有助于减轻疾病的严重程度。

五、实验室诊断

（一）病毒分离与鉴定

按照常规方法，将病料研磨制成匀浆，反复冻融后，加入青霉素和链霉素以抑制细菌的污染，接种于 BHK-21 细胞，观察病变。有时需要盲传 3 代，才能确定病毒是否成功分离。对感染细胞可用免疫电镜、免疫荧光及免疫组化等方法进一步鉴定是否含有目标病毒。

（二）血清学方法

1. 微量血清中和试验（SN）　按照常规方法，将病毒与待检血清孵化，再接种到细胞上，观察细胞病变。如抗体阳性，细胞不产生病变。由于感染后很长时间细胞才产生中和抗体，所以本法不用于早期诊断（Zimmerman，1990）。

2. 酶联免疫吸附试验（ELISA）　常用间接 ELISA 来检测 EMCV 抗体。使用的抗原有组织培养全病毒、合成肽和重组 VP1 抗原。

此外，血凝抑制试验（HI）和琼脂扩散试验（AGP）也可应用于本病的诊断。

（三）分子检测方法

利用反转录 – 聚合酶链反应（RT-PCR）技术可较灵敏地检出含量较少的 EMCV RNA。已经报道的靶基因是编码聚合酶基因中 3′ 端 285 bp 片段（Kassimi LB，2002）和 3D 基因的保守区（Vanderhallen H，1997）。为了提高敏感性，Kassimi LB（2002）将免疫磁珠技术引入了病毒的检测，即将单抗偶联到磁珠上，病毒被单抗捕获后，此磁珠用于实时 PCR 检测，可以检测出 3.5 个 $TCID_{50}$ 的病毒。该方法在感染抗体产生前就能检测到病毒，利于早期诊断，但检测时应该避免交叉污染。

六、防控措施

（一）人脑心肌炎

减少接触动物性传染源及其污染的器械。病毒感染者按消化道传染病常规隔离，隔离期一般为 2 周。此外，加强公共饮食管理和个人卫生，注意餐具用前与用后的清洁与消毒。对接触患者的婴幼儿可肌内注射人血清丙种球蛋白 2 ～ 5 mL 进行预防。具有清热解毒功效的中药有一定的预防作用。

（二）猪脑心肌炎

1. 加强生物安全措施　鼠类带毒并污染饲料、饮水是主要的外来传染源，因此，猪场应该加强灭鼠工作；对病死动物要做无害化处理。使用含氯消毒剂消毒被污染的圈舍场地，避免疾病扩散和传播。

2. 免疫预防

1）灭活疫苗　古巴学者 Gomez 等利用脑心肌炎病毒 930 毒株研制灭活疫苗，应用致病性 1035 毒株攻击免疫的妊娠母猪、仔猪、育肥猪（30 ～ 80 日龄）和公猪。妊娠母猪能正常产仔，免疫猪均能抵抗致病性毒株的攻击。

2）EMCV 腺病毒活载体疫苗　国内陈振海和杨汉春等（2007 年）构建了分别表达病毒核衣壳前体多肽 P1 与 *P12A3C* 串联基因的重组腺病毒，免疫小鼠，用 10^8 TCID$_{50}$ 的 EMCV BJC3 株攻毒后，表达 P12A3C 重组腺病毒免疫鼠能获得 100% 的保护，而表达 P1 蛋白的腺病毒只提供部分保护。

3）核酸疫苗　通过构建表达 VP1 蛋白的真核表达载体，肌内注射免疫小鼠，可产生一定的保护作用。如果核酸疫苗中含有表达粒 – 巨噬细胞集落刺激因子的基因，保护作用会增强；如果直接用粒 – 巨噬细胞集落刺激因子作为佐剂，效果也相似。

第十九章 登革热

登革热（dengue fever, DEN）是由登革病毒（dengue virus, DENV）引起的急性传染病，以传播迅速，发病率高为主要流行特征，临床上表现为登革热和登革出血热/登革休克综合征（dengue hemorrhagic fever/dengue shock syndrome, DHF/DSS）两种类型，前者是自限性疾病，病死率低，后者是登革热的严重临床类型，以严重的出血、休克和高病死率为主要特征。埃及伊蚊和白纹伊蚊是登革病毒的主要传播媒介，人类和灵长类动物是登革病毒的自然宿主。

登革热是一种古老的虫媒病毒病，此病早在 1779 年就有在印度尼西亚雅加达流行的记载，此后，世界各地不断有此病流行的报道。根据其发热和关节痛等临床特征，曾称之为"关节热"或"断骨热"。1869 年，英国伦敦皇家内科学院将本病正式命名为"登革热"。1906 年，Bancroft 证明埃及伊蚊是本病的传播媒介，但直到 1960 年才从蚊虫中分离到登革病毒。1943 年，日本的 Hotta 和 Kimura 首次成功地从急性期患者血清中分离到登革病毒。随后，美国的 Sabin 等也分别从印度、巴布亚新几内亚独立国和美国夏威夷州的美国士兵血清中分离到登革病毒，并根据抗原性的差异将这些病毒分类为登革病毒 1 型夏威夷株（DENV-1, Hawaii 株）和登革病毒 2 型新几内亚株（DENV-2, New guinea-C 株）。1956 年，在菲律宾的登革热流行期间又分离出登革病毒 3 型 H87 株（DENV-3 H87 株）和登革病毒 4 型 H241 株（DENV-4 H241 株）。这 4 个型别的登革病毒株已被作为登革病毒的原始型和国际标准株。

登革热是世界上分布最广、发病最多的虫媒病毒病，广泛存在于全球热带、亚热带的 100 多个国家和地区，其中以东南亚和西太平洋地区流行最为严重。近年来，由于全球气候变暖和国际人口大量流动等原因，登革热的流行范围有明显扩大的趋势。根据 WHO 的统计，全球约 25 亿人口受到登革热威胁，每年登革病毒感染者高达 5 000 万至 1 亿，其中约 50 万人为 DHF/DSS。目前，登革热已成为全球性的严重公共卫生问题。

我国登革热流行的记载可追溯到 19 世纪 70 年代，1870 年台湾首次报道了登革热病例。1930—1945 年，登革热曾在我国东南沿海省份流行，并蔓延到湖北等地。但自第二次世界大战以后，登革热在我国销声匿迹数十年，直到 1978 年又在我国广东省的佛山地区卷土重来，发生暴发流行。此后，本病迅速蔓延至广东、海南、广西、福建、台湾及浙江等地，并频频发生流行或暴发流行。

近年来，对登革热的病原学、流行病学和疫苗等方面的研究虽然取得了显著的进展，但其发病机制尚未明了，也缺乏有效的疫苗用于预防。

一、病原学

（一）形态与结构

登革病毒在分类上属于黄病毒科（Flaviviridae）黄病毒属（*Flavivirus*），包括 4 个血清型，即登革病毒 1、2、3、4 型（DENV-1, DENV-2, DENV-3, DENV-4）。病毒颗粒呈球形，直径 45 ～ 55 nm（图 2-19-1）。核衣壳为 20 面体立体对称，含病毒的衣核蛋白 C（C 蛋白）和基因组 RNA 核衣壳外有脂质双层包膜，包膜上镶嵌着包膜糖蛋白 E（E 蛋白）和小分子非糖基化膜蛋白 M（M 蛋白），这两种蛋白质构成病毒颗粒表面的突起（图 2-19-2）。在登革病毒感染细胞内，还存在一种不成熟的病毒颗粒，其与成熟病毒颗粒的最大区别是包膜上镶嵌的膜蛋白是 M 蛋白的前体 PrM 蛋白，在病毒成熟的过程中 PrM 蛋白的前肽成分被去除，成为小分子的 M 蛋白。病毒的包膜对维持病毒体结构的稳定性和保护病毒基因组有重要作用。

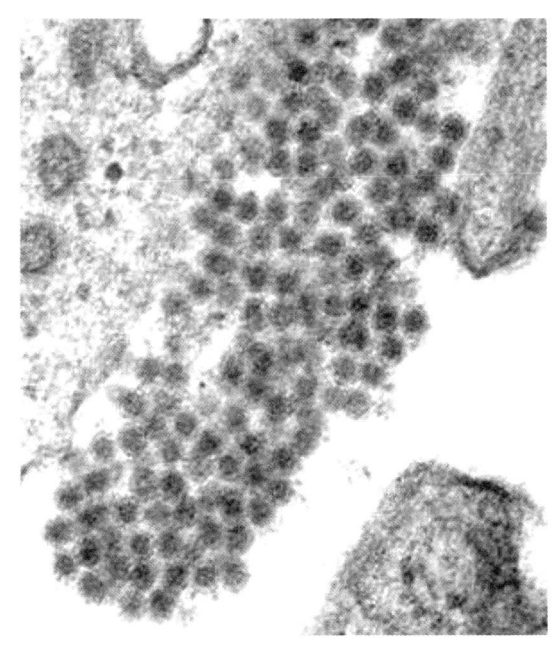

图 2-19-1　登革病毒电镜图

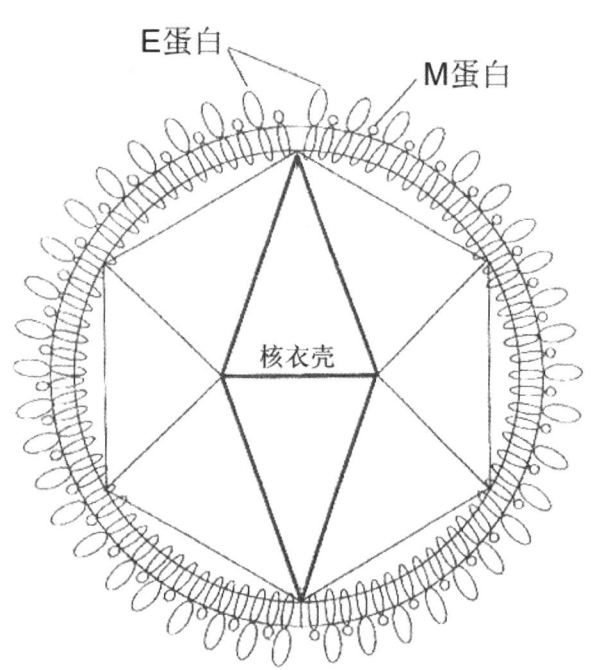

图 2-19-2　登革病毒结构示意图

（二）基因结构与编码蛋白

1. 基因组结构　登革病毒的基因组为正链单链 RNA，由约 11 000 个核苷酸组成。登革病毒 4 个血清型 RNA 的同源性为 64% ～ 66%，同一型内不同毒株之间核苷酸序列同源性较高。基因组 RNA 可分为 5′ 端非编码区、结构蛋白编码区、非结构蛋白编码区和 3′ 端非结构蛋白编码区四个部分。结构蛋白编码区和非结构蛋白编码区的基因顺序为：5′-C-PreM-E-NS1-NS2a-NS2b-NS3-NS4a-NS4b-NS5-3′（图 2-19-3）。

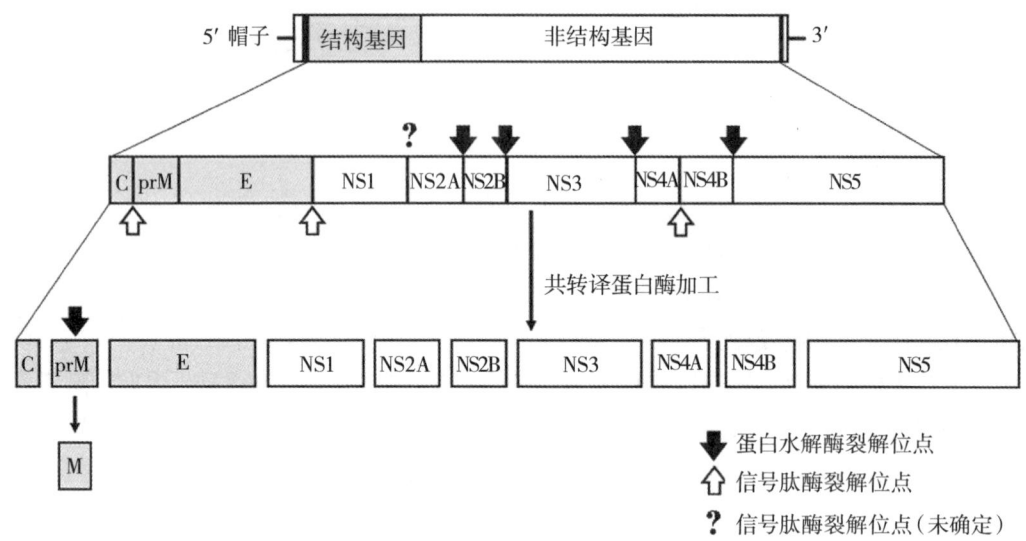

图 2-19-3 登革病毒 RNA 的基因结构及其编码的蛋白

登革病毒基因组 RNA 分子的 5′ 端有一个 "I" 型帽子结构: m7G (5′) ppp (5′) Amp。此外, 登革病毒 RNA 分子的 3′ 端为 CUOH, 不含多聚腺苷酸 poly (A) 尾。在登革病毒 2 型和 4 型的 RNA 分子 3′ 端, 存在一个约由 80 个核苷酸组成的二级结构, 这一结构可能是复制酶识别病毒编码的特异性结合部位, 类似 DNA 序列中的启动子, 它在病毒 RNA 复制中可能起重要作用。登革病毒 2 型 (PR-159 株) 的 RNA 分子在这个二级结构的上游还有两个保守序列 (CS1 与 CS2)。CS1 含有 26 个核苷酸, 其中部分序列与基因组 5′ 端的序列反向互补, 其功能可能涉及病毒蛋白的翻译、病毒基因组的复制和病毒的核壳化等过程。CS2 区则位于 CS1 区上游, 相邻 12 ~ 22 个核苷酸, 由 24 个核苷酸组成, 通常以双拷贝的形式存在。PR-159 株 3′ 端的碱基长度比其他黄病毒 (黄热病毒、墨累山谷脑炎病毒、西尼罗病毒) 短, 保守序列 (CS1 与 CS2) 在上述 3 种黄病毒中亦可见到。

与黄热病毒和西尼罗病毒一样, 登革病毒基因组的 5′ 端含有一个高度保守的 8 核苷酸序列: 5′-UCAAUAUG-3′, 在其 3′ 端非编码区中则有一个反向互补的 8 核苷酸序列: 3′-AGUUAUAC-5′, 因此, 可将 RNA 分子环化成一锅柄状结构。这种 RNA 分子的特殊结构, 亦可能作为病毒 RNA 复制酶的识别部位, 使该酶同时和 5′ 和 3′ 区结合, 用于转录正链和负链 RNA。

2. 编码蛋白 在病毒复制过程中, 基因组先合成一个分子质量为 380 kD 的多蛋白前体, 然后再加工切割成为单个成熟的结构蛋白和非结构蛋白。结构蛋白是组成病毒颗粒的主要成分, 包括 C 蛋白、M 蛋白和 E 蛋白。非结构蛋白 (NS) 仅存在于病毒感染的细胞中, 是登革病毒的酶或调节蛋白, 与病毒复制、蛋白加工及病毒装配密切相关。非结构蛋白至少有 7 种, 依次为 NS1、NS2A、NS2B、NS3、NS4A、NS4B、NS5。

C 蛋白为病毒的衣壳蛋白, 是翻译过程中首先合成的病毒多肽, 为一种非糖基化蛋白。C 蛋白中赖氨酸与精氨酸残基的含量约为 25%, 这些碱性氨基酸在病毒装配过程中起重要作用, 能与基因组 RNA 相互作用, 包裹病毒 RNA, 形成核衣壳。C 蛋白上具有特异的抗原决定簇, 纯化的 C 蛋白为补体结合抗原, 一般不诱导机体产生中和抗体。在 1、2、3、4 型登革病毒中 C 蛋白的同源性为 47.8%。

M 蛋白是一种小分子非糖基化膜蛋白, 位于包膜内侧, 分子质量约为 8 kD, 由 75 个氨基酸组成。

M 蛋白由 PrM 蛋白裂解而来, 在多聚蛋白前体分子加工的晚期及蛋白酶的作用下, PrM 在两个碱性氨基酸处裂解为成熟的 M 蛋白。PrM 蛋白分子质量约 22 kD, 含 165～166 个氨基酸, 存在于登革病毒感染细胞内未成熟的病毒颗粒中。PrM 裂解为 M 蛋白的过程导致了病毒表面结构的重新构建, 其结果不仅促进了病毒从细胞中释放, 而且增加了病毒的感染性。

E 蛋白是病毒主要的包膜糖蛋白, 分子质量 51～60 kD, 含 489～495 个氨基酸, 在病毒的致病和免疫过程中起十分重要的作用。E 蛋白能与易感细胞表面的特异性受体结合, 其第 98～111 位氨基酸是一个与融合相关的结构域, 因此, E 蛋白与病毒的细胞嗜性、病毒的吸附、穿入和细胞融合有关。E 蛋白分子上存在型特异性、亚群特异性、群特异性、黄病毒亚组特异性、黄病毒组特异性抗原表位, 这些抗原表位是登革病毒分群和分型的依据; E 蛋白还具有中和性抗原表位, 能诱导机体产生中和抗体。此外, E 蛋白具有血凝素的活性, 能凝集鹅或鸽的红细胞。目前认为, E 蛋白可能与抗体依赖的感染增强作用 (antibody-dependent enhancement, ADE) 有关, 因此, E 蛋白可能还具有 ADE 表位。

NS1 蛋白是登革病毒非结构蛋白中唯一的糖蛋白, 分子质量约为 48 kD, 约含 352 个氨基酸, 具有群和型的特异性。在登革病毒 1 型感染的 BHK21 细胞中 NS1 有 3 种分子形式: 分子质量为 46 kD 和 42 kD 的两种分子可与细胞膜结合, 另一种分子质量为 44 kD 是 NS1 的分泌形式。与其他黄病毒相似, NS1 常以二聚体形式存在, 这种聚合体形式是维持其功能所必需的。NS1 蛋白大量存在于感染细胞表面, 可能在病毒的装配和成熟过程中起作用。NS1 蛋白具有很强的抗原性, 存在于感染细胞表面或感染细胞上清液中的 NS1 二聚体均能诱导机体产生高滴度的抗体, 但 NS1 单体的抗原性不强。由于感染细胞的表面存在大量的 NS1 蛋白, 因而使感染细胞成为免疫细胞攻击和清除的靶细胞。NS1 是一种可溶性补体结合抗原, 不诱导产生中和抗体, 但是, 用 NS1 主动免疫或用抗 NS1 单克隆抗体被动免疫, 均可保护小鼠或猴子免受致死剂量登革病毒的攻击, 证明在无登革病毒中和抗体存在的情况下, NS1 也能诱导保护性免疫。这种保护作用可能与补体介导的抗体依赖的细胞溶解作用有关。由于 NS1 抗体不与病毒表面结合, 因此不引起抗体依赖的感染增强作用。因此, 目前认为 NS1 蛋白是一种颇有前途的保护性蛋白, 可作为研制登革病毒疫苗的候选蛋白。

NS2 蛋白有 NS2A 和 NS2B 两种, 均为疏水性蛋白质。NS2A 的分子质量为 20 kD, 含有 218 个氨基酸。NS2B 的分子质量为 14.5 kD, 含 130 个氨基酸。有人认为, NS2A 是一种有顺式作用的蛋白酶, 以自身催化方式将其与 NS1 裂解开来。NS2B 可能在 NS3 对 NS2A/NS2B、NS2B/NS3 和 NS4B/NS5 进行蛋白酶解时起协同作用。

NS3 蛋白是一种亲水性蛋白质, 分子质量为 70 kD, 含 618 个氨基酸, 具有蛋白酶、RNA 解旋酶和 RNA 聚合酶活性, 在病毒的复制和成熟过程中起作用; NS4A 与 NS4B 蛋白的分子质量分别为 16 kD 与 27 kD, 各含 150 个与 248 个氨基酸, 功能尚不清楚; NS5 蛋白分子质量为 104 kD, 含有 900 个氨基酸, 是病毒非结构蛋白中最大的一种蛋白质。NS5 蛋白具有 RNA 聚合酶和甲基转移酶的活性, 可能参与 RNA 帽的形成。

(三) 理化特性

登革病毒颗粒沉降系数为 175～218 S。病毒浮密度在氯化铯中为 1.22～1.24 g/cm³, 在蔗糖中为 1.18～1.20 g/cm³。登革病毒对各种理化因素均敏感, 乙醚、氯仿、胆汁和去氧胆酸盐等脂溶剂可破坏病毒的包膜, 使其失去感染性。50 ℃ 30 min 或 54 ℃ 10 min、超声波、紫外线、0.05% 甲醛溶液、乳酸、高锰酸钾、甲紫等均可灭活病毒。病毒的 E 蛋白具有血凝活性, 在 pH 值 6.2～6.8 的条件下, 能凝集鹅、鸽、雏鸡和绵羊红细胞。病毒在 pH 值 7～9 时最为稳定, 在 -70 ℃或冷冻干燥状态下可长期存活。在4℃条件下,患者血清的感染性可维持数周之久。

(四)培养特性

乳鼠是对登革病毒最敏感的实验动物,脑内接种病毒约1周后,发生以迟缓性麻痹为主的脑炎症状,并最终导致死亡。成鼠对登革病毒不敏感,但登革病毒2型经鼠脑连续传代成为适应株后,可使3周龄小鼠发病。猩猩、猕猴和长臂猿等灵长类动物对登革病毒易感,感染后出现亚临床感染及病毒血症,并可诱导特异性免疫反应,可以作为疫苗研究的动物模型。

登革病毒对昆虫来源细胞和多种哺乳类细胞敏感,能在白纹伊蚊C6/36细胞、巨蚊TRA-284细胞、假鳞斑伊蚊AP-61、Hela、KB等传代细胞中增殖,并产生明显的细胞病变,其中白纹伊蚊C6/36细胞是最敏感、最常用的细胞;能在地鼠乳鼠肾细胞(BHK21)、恒河猴肾传代细胞(LLC-MK2)及非洲绿猴肾传代细胞(Vero)等细胞中增殖并产生蚀斑。亦可在人单核细胞、传代培养的单核细胞系以及人血管内皮细胞中增殖,但不引起明显的细胞病变;白纹伊蚊、埃及伊蚊和巨蚊经胸腔接种登革病毒后,可产生高滴度的病毒。

(五)病毒的分型

1. 血清型　登革病毒属于黄病毒科黄病毒属的一个血清学亚群。根据蚀斑减数中和试验(PRNT),可将登革病毒分为4个不同的血清型,各型病毒间有广泛的交叉抗原性,但与黄病毒科的其他抗原群无交叉反应。用登革病毒单克隆抗体的竞争性结合试验发现,登革病毒E蛋白分子上含有4~5类抗原表位,包括型特异性、亚群特异性、群特异性、黄病毒亚组特异性和黄病毒组特异性抗原表位。登革病毒1型和3型之间、登革病毒2型和4型之间有共同的抗原表位,登革病毒3型与西尼罗病毒之间有黄病毒的亚组特异性抗原表位。NS1蛋白具有登革病毒群特异和型特异的抗原表位。利用寡核苷酸指纹图分析法发现,同型不同毒株间存在不同的拓扑型。

2. 基因型　过去用经典的生物学及血清学方法只能确定登革病毒4个血清型,不能深入了解相同血清型内各分离株的遗传差异。随着分子生物学技术的发展,国内外学者通过选择登革病毒的结构蛋白或非结构蛋白基因序列进行同源性比较和系统进化树的构建,从而进行基因分型。登革病毒的4个血清型之间核苷酸序列差异很大,可在35%左右,而同型之间的差异较小。国外研究者多以核苷酸的差异在6%以上作为基因分型标准,因此型内之间又可分为不同的基因型。基因分型对于登革病毒的分子流行病学研究、追踪毒株的地域来源,认识病毒的进化过程,预测病毒变异趋势,研究病毒变异与致病和免疫之间的相互关系等都具有重要的意义。

二、流行病学

(一)传染源

在自然界,登革病毒存在丛林型、乡村型和城市型三种疫源地。人和灵长类动物是登革病毒的主要储存宿主。在东南亚及其他丛林地区存在丛林型自然疫源地,猩猩、猕猴和长臂猿等灵长类动物对登革病毒易感,是丛林登革热的主要传染源。这些灵长类动物感染后出现亚临床感染及病毒血症,蚊子通过叮咬带毒动物而形成自然界的原始循环,人类若进入循环圈,也可能被带毒蚊子叮咬而受感染。在城市型和乡村型疫源地,患者和流行期间存在的大量的隐性感染者是主要传染源。患者在发病前24h到发病后5d内出现病毒血症,血液中含有大量的病毒,在此期间被嗜血蚊子叮咬而传播疾病,形成人—蚊—人循环。该病无慢性病毒携带者。

（二）传播媒介

登革病毒的主要传播媒介是埃及伊蚊和白纹伊蚊。雌蚊嗜吸人血，并多在白昼吸血。蚊子吸血感染后，病毒在唾液腺中增殖，经 8～10 d 的潜伏期，病毒广泛分布于蚊子的中肠、前肠、唾液腺、神经系统及生殖系统等部位，当蚊子再次吸血时，病毒随唾液进入易感者体内而传播疾病。蚊子可以多次吸血，因而感染后可以传播多人。埃及伊蚊和白纹伊蚊感染后可终身带毒，并可经卵传代，因此它们不仅是登革病毒的传播媒介，也是储存宿主。病毒在蚊子体内增殖的最适宜温度为 22～30 ℃，低于 16 ℃时病毒不能生长，因此，登革热的流行有明显的季节性。

埃及伊蚊广泛分布于全球的热带及部分亚热带地区。在我国，埃及伊蚊主要分布在北纬 22 度以南的地区，包括台湾省南部、海南省以及广东省部分地区和广西壮族自治区北部湾沿海地区，成为这些地区登革热的重要传播媒介。埃及伊蚊为家栖蚊种，主要滋生于室内或房屋周围的小型积水中，在疾病流行期间，蚊子带毒率很高，是传播能力最强的蚊种。

白纹伊蚊主要分布在亚洲热带、亚热带和部分温带地区，近年来已传播到北美、南美、欧洲和非洲大陆。在我国，南起海南岛，北至辽宁沈阳，西北至陕西的宝鸡，西南至西藏自治区墨脱地区均有白纹伊蚊分布，并且是长江以南的主要蚊种。白纹伊蚊为半家栖蚊种，主要滋生于室外小型积水中，但也可滋生于室内的积水物体内。

在登革热流行的大部分地区，特别是东南亚，埃及伊蚊是主要的传播媒介。在我国的台湾省南部、海南省、广东省的湛江和广西壮族自治区北部湾沿海地区，埃及伊蚊也是重要的传播媒介；在太平洋岛屿和我国的广东省及其他江南地区，主要传播媒介则是白纹伊蚊；在缅甸、印度尼西亚及老挝等无埃及伊蚊分布的国家和地区，白纹伊蚊是唯一的传播媒介。

迄今，除埃及伊蚊和白纹伊蚊外，尚有赫布里底伊蚊、波利尼西亚伊蚊、盾纹伊蚊和中斑伊蚊 4 种伊蚊也被证明是登革病毒的传播媒介。此外，还有至少 7 种伊蚊为可疑传播媒介，包括澳波伊蚊、科克伊蚊、哈氏伊蚊、伪盾纹伊蚊、罗图马伊蚊、汤加伊蚊和白雪伊蚊等。曾有成功把从致倦库蚊体内分离出登革病毒和人工感染致倦库蚊病毒的报道，因而研究者认为致倦库蚊可能也是登革病毒的传播媒介。但是，据国内外报道，致倦库蚊对登革病毒易感性不高，其季节消长也与登革热的流行不一致，不大可能成为登革病毒的传播媒介。因此，关于致倦库蚊能否作为登革病毒的传播媒介的问题，目前尚有不同的观点，有待于进一步的证实。

（三）人群易感性

人群对登革病毒普遍易感。在新疫区，由于人群缺乏免疫力，感染率可以超过 90%，常呈暴发流行，发病率可高达 75%。但在老的地方性流行区，儿童的发病率则较高。DSS/DHF 多发生于儿童，是东南亚国家儿童住院和死亡的主要病因。感染后可获得对同型病毒的的免疫力，一般维持 1～4 年，但对异型病毒没有明显的交叉免疫保护作用，因此可以发生二次感染。

登革病毒的感染在性别、职业及种族上无明显的差异，人群的发病似乎有一定的周期性，可能与传媒的密度和人群免疫力有关。

（四）季节分布

登革热的发病与传播媒介的密度高度相关，因此多发生于温暖潮湿的季节。在世界上大部分流行区，多在夏、秋季发病，一般于 5 月开始，8—9 月达到高峰，11 月流行终止。但地理性质不同的地区流行高峰时间可以不同。在热带、亚热带地区，由于常年气温高，冬季伊蚊活动依然活跃，因此可常年发病，但一般发病高峰期也出现在夏、秋季。我国海南省和广东省的流行期为 3—11 月，流行高峰期海南省为 4—6 月，广东省为 8 月。如为输入性传播则发病高峰期依输入时间不同而不同。

（五）地理分布

登革热的流行范围与其传播媒介的分布相一致，凡存在传播媒介的地区均可发生登革热的流行。主要流行地区包括东南亚、太平洋岛屿、美洲和非洲等 100 多个国家和地区。大部分地区同时存在登革病毒 3～4 个血清型的流行。东南亚是世界上最主要的登革病毒疫源地，尤以缅甸、泰国、印度尼西亚和越南的病例数最多。其他东南亚及南亚国家，如新加坡、印度、孟加拉国、斯里兰卡及马尔代夫，也有登革热的散发和暴发流行；南太平洋地区的热带岛屿国家，在第二次世界大战以后曾有 20 多年没有登革热的病例报告，但自 20 世纪 80 年代末开始，登革热又在这些地区卷土重来，流行地区包括澳大利亚东北部、斐济、塔西提岛、新喀里多尼亚、瓦努阿图等；美洲的加勒比地区，如古巴、牙买加、多米尼加及众多的加勒比海岛国是登革热的主要流行区。20 世纪 80 年代以来，北美洲的墨西哥及南美洲的热带地区如委内瑞拉、哥伦比亚、圭亚那等均有登革热的病例出现，并频频发生流行或暴发流行；在非洲地区，自 1982 年以来，塞内加尔、尼日利亚、科特迪瓦、安哥拉、莫桑比克及索马里等地均有登革热的散发流行。

自 1978 年以来，我国登革热的流行一直没有间断过。目前，流行地区主要分布在南方的广东、海南、福建、台湾、广西及浙江等地。澳门特别行政区长期以来没有登革热流行的报道，但在 2002 年 11 月首次发生了登革热暴发流行，2003 年又出现一次小流行。云南省西南部热带和亚热带地区有白纹伊蚊分布，并从白纹伊蚊分离到登革病毒，人群和动物血清学中有登革病毒抗体，最近还有登革热散发病例报道，说明云南省可能存在登革病毒的自然循环，有发生登革热流行的潜在威胁。

（六）流行形式

登革热存在输入性流行和地方性流行两种流行形式。输入性流行是指在有传播媒介存在的地区，当媒介的密度达到一定水平而自然条件又合适时，一旦有登革病毒感染者或带毒的蚊子传入时，可发生登革热局部暴发或流行。地方性流行则表现为存在自然疫源地，疫情连年不断，可由多个血清型引起，主要在儿童中发病，且常发生 DHF/DSS。外来人群发病则多表现为典型登革热，流行季节与雨季一致。目前，我国登革热疫情以输入性流行为主，无足够证据表明我国存在登革热地方性流行。但有学者认为我国广东省、海南省和云南省有呈地方性流行的趋势，因此，必须加强登革热的流行病学和病原学监测。

三、病理学

（一）发病机制

长期以来，人们对登革热的发病机制进行了大量的研究，但迄今其确切的发病机制尚未完全明了。登革病毒感染人体后，先在毛细血管内皮细胞和单核细胞系统中增殖，然后经血流播散，形成病毒血症，继而引起全身的病理变化。DHF/DSS 以毛细血管内皮细胞损伤、渗透性增加和广泛出血为主要病理特征，一般认为，病毒性出血的原因有二：一是病毒直接损伤血管内皮细胞；二是通过免疫病理反应间接破坏血管内皮细胞的功能。登革病毒所致的出血究竟与哪种因素有关，目前尚未完全清楚。研究结果证明，登革病毒能感染人血管内皮细胞，并在血管内皮细胞中大量增殖，但不引起明显的细胞病变，因此，登革病毒所致的血管内皮细胞损伤可能与间接因素有关。

目前对 DHF/DSS 发病机制主要有三种假说。

1. 抗体依赖的感染增强作用（ADE）学说　该学说认为，初次感染登革病毒后机体可产生非中和性或亚中和浓度的 IgG 抗体, 当再次感染同型或异型登革病毒时, 病毒与这些抗体形成免疫复合物, 通过单核巨噬细胞表面的 Fc 受体, 与单核巨噬细胞结合, 从而增强了病毒对细胞的感染作用。目前, 这一学说获得了许多流行病学和实验室研究结果的支持。研究结果表明, DHF/DSS 通常发生在曾经有过登革病毒感染, 再感染异型登革热的儿童或成人, 或体内已有来自母体的特异性抗体, 受到登革病毒感染的幼儿, 提示机体预先存在的登革病毒抗体在 DHF/DSS 发生过程中起重要作用。例如, 泰国 85% ~ 95% 的 DHF 住院患者都是 1 岁左右的幼儿, 他们体内有来自母体的抗体, 当受到感染时更容易出现 DHF/DSS; 1980 年我国海南岛发生登革病毒 3 型的大流行, 几年后, 在发生登革病毒 2 型的暴发流行时, 有 76.4% 患者表现为 DHF/DSS; 猕猴经登革病毒 1 型、登革病毒 3 型、登革病毒 4 型感染后, 再接种登革病毒 2 型, 其血液循环中的病毒含量高于未预先感染的对照组; 被动输入登革病毒 2 型抗血清的猴子, 其病毒血症效价也比输入无抗体的血清者为高。

ADE 作用的结果是造成大量单核细胞受感染。被感染的单核细胞一方面可将病毒带到全身的网状内皮系统及其他易感细胞, 使感染扩散, 另一方面机体的免疫系统在清除被感染的单核细胞过程中, 释放一些生物活性物质, 导致血管内皮细胞损伤、血管通透性增加、出血和休克等病理过程。

2. 病毒毒力变异假说　该假说认为, 登革病毒感染后之所以表现出登革热和 DHF/DSS 两种轻重不同的临床类型, 与病毒株的毒力不同有关。自然界可能存在毒力不同的登革病毒株, 毒力强的毒株更能激活体内单核—巨噬细胞系统, 引起更强烈的免疫反应, 从而更易产生 DHF/DSS, 例如 1972 年和 1975 年分别在纽埃岛和斐济岛发生的登革热流行, 虽然此前这些地区从未有过登革热的流行, 但也有许多 DHF/DSS 病例, 说明病毒株的毒力与临床类型有关。有人认为, 登革病毒 2 型比 1、3、4 型具有更强的毒力, 感染后发生 DHF/DSS 的危险性更大。

3. 免疫病理反应　相关研究结果表明, 登革病毒感染者体内异常的 T 细胞免疫反应和体内异常的细胞因子水平参与了 DHF/DSS 的发病。病毒感染可使 T 淋巴细胞异常激活, 一方面, 激活的 T 细胞可通过过度表达 IFN-γ, IL-2 和 TNF-α 等炎性细胞因子, 导致登革病毒感染的单核细胞和其他靶细胞损伤; 另一方面, 分泌的 IFN-γ 可通过增加单核细胞 HLA1 类和 HLA2 类抗原的表达, 促进 $CD4^+$ 和 $CD8^+$ T 细胞通过 HLA1 类和 HLA2 类限制的方式溶解感染的单核细胞, 同时释放大量的生物活性物质, 如 IL-2、TNF-α、白细胞趋化因子、组胺、C3a、C3b 等, 导致血管内皮细胞损伤、血管通透性增高、血浆渗出、出血和休克; 此外, IFN-γ 还可通过增加单核细胞 Fc 受体的表达, 进一步加剧 ADE 作用。据报道, 从感染登革病毒 3 型减毒活疫苗的志愿者外周血单个核细胞中, 可检测到病毒特异的 $CD4^+$ 和 $CD8^+$ 细胞。这些 T 细胞对同型病毒具有高反应性, 在第 2 次感染异型登革病毒时被激活, 产生多种细胞因子, 导致组织损伤。并发现 DHF/DSS 患者的 T 细胞激活作用比登革热患者明显。

除异常的细胞免疫反应外, 体液免疫反应在 DHF/DSS 的致病过程中也起重要作用。在感染过程中, 大量的登革病毒抗原与抗体在血液循环中形成免疫复合物, 激活补体系统, 释放 C3a 和 C5a 等生物活性物质, 引起血管通透性增高、出血和休克。

（二）病理变化

登革病毒感染表现为登革热和 DHF/DSS 两种不同的临床类型。登革热以全身脏器广泛性损伤和出血为主要病理特征, 表现为肝、脾、淋巴结肿大, 肝细胞非特异性坏死, 肾小球和肾间质炎症, 心肌及随意肌非特异性病变, 关节周围肿胀, 脑膜充血, 脑内神经胶质细胞增生及白细胞浸润等。皮疹活检可见内皮细胞肿胀, 血管周围水肿和小血管单核细胞浸润。死亡病例可见胃肠道瘀斑状出血。临床上表现为发热、头痛、全身肌肉和关节酸痛、淋巴结肿大及皮疹等典型登革热的症状。DHF/DSS 病情较重，以全身毛细血管内皮细胞损伤、血管渗透性增加、全身皮肤黏膜和脏器广泛出血为主要病理特征。尸检最常见的是瘀斑状出血，出血部位依次是皮肤、皮下、胃肠道黏膜、心脏（心包、心内膜）、肝脏和脾。胸膜腔、心包腔和腹膜腔等浆液腔均可见不同程度的渗出，但以胸腔积液最为严重。显微镜下可见全身大多数器官均有不同程度的出血，毛细血管和毛细血管前小动脉的内皮细胞肿胀，血管周围水肿及单核细胞浸润等。肝细胞变性、坏死，脾血管淋巴鞘中及淋巴结副皮质区中的细胞萎缩或消失、胸腺急性萎缩、骨髓再生不良等。患者初期表现为典型登革热的症状，随后病情迅速发展，出现严重出血，表现为皮肤大片紫癜及瘀斑、消化道出血等，并进一步发展为出血性休克，死亡率高。此外还发现，登革病毒感染可诱导内皮细胞和肝细胞发生细胞凋亡现象。

四、临床学

登革热是一种急性发热性疾病，潜伏期为 3 ～ 14 d，通常为 4 ～ 8 d。大部分感染者表现为隐性感染，部分感染者出现临床症状。WHO 将登革热分为登革热和 DHF，后者又分为无休克的 DHF 和 DSS。登革热是一种自限性疾病，以发热和皮疹为典型的临床特征，病死率低。DHF 和 DSS 在登革热的基础上伴有严重的出血和休克，病死率高。

（一）临床表现

1. 症状和体征

1）登革热

（1）发热　几乎所有患者都有突起发热，体温 39 ～ 40 ℃，热型以不规则型为主，可有弛张热或稽留热，持续 2 ～ 7 d。部分患者可出现双峰热，体温在第 3 ～ 4 d 下降至正常或接近正常，1 ～ 2 d 后再次升高。伴有颜面潮红、眼结膜充血、全身淋巴结肿大。患者可有恶心、呕吐、腹泻、腹痛及便秘等症状。

（2）疼痛　发热初期有剧烈头痛、眼球后疼痛、肌肉痛和骨关节痛，疼痛部位无红肿和压痛，X线表现无异常。

（3）皮疹　约 70% 的患者可出现皮疹。皮疹一般在病程的 4 ～ 6 d 出现，表现为充血性皮疹（红斑疹、斑丘疹、麻疹样皮疹）或出血性皮疹（出血点）。皮疹先在四肢出现，然后蔓延至躯干及全身，一般维持 3 ～ 5 d，少数维持 1 周后消退，疹退后无脱屑或色素沉着。

（4）出血　25% ～ 50% 的病例可发生不同程度的出血，出血部位可为鼻腔、牙龈、消化道、皮肤或子宫等。出血多发生于病程的第 5 ～ 8 d。束臂试验阳性，静脉穿刺部位有淤点和出血。

典型登革热的病程为 7 ～ 10 d，病死率低，在我国为 0.01% ～ 0.02%。部分轻型患者病程短，仅有 2 ～ 4 d 发热，全身疼痛较轻，皮疹稀少或不出疹，一般不出血，但常有浅表淋巴结肿大，确诊须依靠病原学检测或血清学试验。

2）DHF/DSS　DHF/DSS 是登革热的严重临床类型。早期的临床表现如典型的登革热。在病程的 3 ～ 5 d，病情突然加重，出现严重的出血现象，重症患者发展成出血性休克。出血部位广泛，可出现在消化道、呼吸道、泌尿生殖道和中枢神经系统等部位，表现为皮肤大片紫癜及淤斑、呕血或血便、子宫出血或脑、蛛网膜下腔出血等。病情发展迅速，可在 1 ～ 2 d 内因出血性休克或中枢性呼吸衰竭而死亡。DHF/DSS 病死率因发病地域不同而异，为 5% ～ 15%。

3）登革热少见的临床表现　部分登革热或 DHF 病例有肝脏、泌尿系统或中枢神经系统受损的临床表现,可表现为肝区疼痛、肝脏肿大、肝功能异常;异常心电图、心律失常、心肌炎等;肺炎、胸膜炎、胸腔积液;水肿、少尿、蛋白尿,尿中含红细胞和白细胞;剧烈头痛、烦躁不安、意识障碍、反复抽搐、瞳孔异常、颈项强直和病理性神经反射等。

2.DHF 的分级　根据病情的严重程度,WHO 将 DHF 分为 4 个等级。

Ⅰ级:发热伴有非特异性症候群,束臂试验阳性。

Ⅱ级:除Ⅰ级的表现外,有皮肤和(或)其他脏器的自发性出血。

Ⅲ级:除Ⅱ级的表现外,有脉速、细弱,脉压缩小[20 mmHg(2.67 kPa)以下],或有低血压、皮肤湿冷、烦躁不安等循环衰竭表现。

Ⅳ级:患者有深度休克,血压、脉搏不可测。

Ⅰ级和Ⅱ级为 DHF,Ⅲ级和Ⅳ级为 DHF/DSS。

(二)临床诊断

临床常规实验室检查起临床辅助诊断和判断病情的作用。在病程的第 2～3 天,多数登革热患者白细胞显著降低,第 4～5 天降至最低点,退热后 1 周逐渐恢复;中性粒细胞减少,而淋巴细胞和单核细胞相对增多;血小板减少、束臂试验阳性;血清转氨酶常升高;大便隐血试验常呈阳性;部分病例出现蛋白尿,尿中发现红细胞、白细胞和管型;有脑膜炎症者脑脊液检查可见压力升高,蛋白和白细胞轻度升高或正常,糖和氯化物正常;DHF/DSS 患者血小板显著减少,血液浓缩,凝血酶原时间延长,凝血因子Ⅱ、Ⅴ、Ⅶ、Ⅸ水平低下等。X 线检查部分患者有胸腔积液,B 超检查可发现腹水及肝脾肿大。

(三)临床治疗

登革热的治疗原则是早发现、早隔离、早就地治疗。

1. 一般治疗　急性期卧床休息,给予流质或半流质饮食,在有防蚊设备的病室中隔离,隔离期至完全退热后 3～5 d。

2. 对症治疗

(1)高热时用物理降温,全身疼痛者可适当使用止痛药。毒血症状严重者可短期使用小剂量糖皮质激素,如强的松 5 mg,每日 3 次。

(2)有大量出汗、呕吐、腹泻而致脱水者,应及时补充水和电解质。

(3)有出血倾向者,可采用一般止血药物如安络血、止血敏、维生素 C 和维生素 K。严重上消化道出血者可口服凝血酶、雷尼替丁等。

(4)脑炎型病例应及时快速注射甘露醇等脱水剂,每 6 h 一次;同时静脉注射地塞米松。也可静脉滴注低分子右旋糖酐及呋塞米,与甘露醇交替使用。呼吸中枢受抑制者应使用人工呼吸机。

3. DHF/DSS 的治疗　以支持疗法为主,注意维持水、电解质平衡,儿童补液可按每日 100 mL/kg,内含等量生理盐水与 5% 葡萄糖液。休克患者要快速输液以扩张血容量,并加用血浆或代血浆,但不宜输入全血,以免加重血液浓缩。可静脉滴注糖皮质激素,以减轻中毒症状和改善休克。严重出血者除使用止血药外,可输入新鲜全血或血小板。有 DIC 证据者按 DIC 治疗。

五、实验室诊断

(一)病毒的分离与鉴定

1. 标本的采集与处理　标本的采集和运送是登革病毒分离培养成功与否的关键步骤。感染者在发病后 5 d 内出现病毒血症,血液中病毒含量高,在此期间采集患者血清标本,可获得较高的病毒分离率。患者的白细胞，死亡患者的肝、脾、淋巴结等标本亦可用于病毒的分离培养。此外，蚊虫标本的病毒分离可用于流行病学监测。标本采集后应低温保存和运输，并尽快接种。接种时血清可适当稀释，组织及蚊虫标本经研磨后制成 1:10 的混悬液，再进行接种。

2. 病毒的分离培养　根据我国《人间传染的病原微生物目录》规定，登革病毒的分离培养必须在生物安全二级实验室（BSL-2）中进行。分离登革病毒常用的方法有细胞培养法、乳鼠脑内接种法和伊蚊成蚊或巨蚊幼虫接种法。

1）微量细胞培养法　白纹伊蚊 C6/36 细胞是分离登革病毒最常用的细胞。白纹伊蚊 C6/36 细胞在 96 孔培养板上培养 24 h，长成致密单层后，每孔加入稀释至 1:10 的可疑患者血清（或蚊虫研磨上清液）0.1 mL。37 ℃吸附 1 h 后，弃去孔内液体，加入 1.2×10^3 个 /mL 新鲜 C6/36 细胞的细胞悬液 0.2 mL，以补充由于血清毒性作用而死亡的细胞，置 5% CO_2 温箱，33 ℃条件下孵育。每天镜下观察细胞病变情况。当约 50% 细胞出现病变时，收获培养液作病毒鉴定。若培养 7 d 后不出现明显细胞病变，则盲传 3 代，仍无明显细胞病变者视为阴性。

2）乳鼠脑内接种法　取发病早期的可疑患者血清 0.02 mL，脑内接种 1 ～ 3 日龄的乳鼠，每份标本接种一窝乳鼠，在防蚊条件下饲养。每天观察乳鼠发病情况，接种后 24 h 内死亡者为非特异死亡。发病乳鼠表现为弓背、体弱、行动迟缓等，待乳鼠濒死时及时解剖，取鼠脑冻存，并作病毒鉴定。如乳鼠接种后 14 d 不发病，需盲传 2 ～ 3 代，若仍不发病则为阴性。

3）伊蚊成蚊或巨蚊幼虫接种　将患者血清在解剖显微镜下用末端拉成极细的毛细吸管注入实验室驯化及饲养的白纹伊蚊或埃及伊蚊的成蚊胸内，病毒在成蚊体内繁殖，经 10 d 后将蚊脑或唾液腺涂片，用登革病毒免疫血清间接免疫荧光法检查登革病毒抗原或将感染蚊虫研磨后接种白纹伊蚊 C6/36 细胞。用 4 日龄巨蚊幼虫脑内接种法，亦可分离到登革病毒。

3. 病毒的鉴定

1）病毒的形态学鉴定：病毒增殖可使 C6/36 细胞出现明显的细胞病变，镜下可见细胞肿胀、变圆、融合等，不同型别的登革病毒细胞病变的特征不尽相同。

2）病毒的血清学鉴定

（1）间接免疫荧光试验：用登革病毒型特异性单克隆抗体可对登革病毒进行鉴定和分型，一般在当天即可获得结果。

（2）微量细胞中和试验：采用固定抗体稀释病毒法，免疫血清需经 60 ℃灭活 30 min。在微量培养板中分别加入 10 个中和单位的抗登革病毒 1、2、3、4 型免疫血清和 10 倍递增稀释的待鉴定病毒各 0.1 mL，每个稀释液加 4 孔，37 ℃作用 1 h，然后加入白纹伊蚊 C6/36 细胞悬液，每天观察细胞病变情况。以孵育 7 d 的结果计算中和指数。

（3）微量补体结合试验：该法用于检测感染细胞上清液中的病毒滴度和病毒对不同型抗登革病毒免疫血清的效价，每批试验都要加入各型标准毒株作对照。

3）病毒的分子生物学鉴定　用通用引物或型特异性引物实时 PCR 技术检测病毒核酸，可对登革病毒进行鉴定及分型。

（二）血清学诊断

1. 常规血清学诊断

1）血凝抑制试验（HI）　目前常采用微量法。HI 抗体为登革病毒的组特异性而非型特异性抗体，因此不能用于登革病毒的分型。初次感染者在发病后 5 ～ 6 d 开始出现 HI 抗体，恢复期抗体效价一般

为 ≤1:640。由于存在免疫记忆反应,二次或三次感染者在感染后 HI 抗体效价可快速上升,至恢复期 HI 抗体效价可高达 1:2 560。根据 WHO 的标准,急性期患者血清 HI 抗体效价 ≤1:20,恢复期血清 HI 抗体效价比急性期升高 4 倍以上有诊断价值。若恢复期抗体效价 ≤1:1 280,可能为初次感染,若 ≥1:2 560 则可能为二次或三次感染。

HI 试验的特点是易操作,敏感度高。但其缺点是特异性较低,并与黄病毒存在交叉反应,因此,试验时待检血清和对照血清应用高岭土或丙酮处理,以去除非特异抑制物。试验时采集患者急性期和恢复期双份血清,先用同一型的登革病毒抗原进行试验,若双份血清均为阴性或无明显的抗体升高,则再用其他型别的登革病毒检测。

2) 空斑减数中和试验(PRNT) 此为目前检测登革病毒抗体最敏感而特异的方法。本方法利用登革病毒在培养的 LLC-MK2 细胞上可形成蚀斑的特性来判定血清抗体存在与否及抗体效价,通常以能令登革病毒的蚀斑数目减少 50% 作为中和抗体的效价。一般来说,中和抗体的出现稍晚于 HI 抗体,但比补体结合抗体出现早。中和抗体消失缓慢,5~15 年后仍能测出低效价抗体。PRNT 的主要缺点是费用昂贵与耗时,故不适用于常规性血清学抗体检查,主要用于流行病学调查。

3) 补体结合试验 本试验较少用于登革热常规的血清学诊断,虽然其敏感性较高,但操作复杂。由于补体结合抗体的效价维持时间较短,故对近期感染的调查有意义。

2.快速血清学诊断

1) 登革病毒特异性 IgM 抗体检测 应用抗体捕获 ELISA 法或免疫层析法等检测患者血清中特异性 IgM 抗体,是最常用的早期、快速诊断登革病毒感染的血清学试验。在发病第 5 天抗体阳性率为 80%,至第 6~10 天达 93%。对登革热的早期诊断、确定近期感染或社区人群的血清学调查,均有实用价值。

2) 登革病毒特异性 IgG 抗体检测 取急性期和恢复期患者双份血清,用 ELISA 或免疫层析法检测患者血清中特异性 IgG 抗体,恢复期血清中抗体滴度比急性期增高 4 倍及以上者,有明确的诊断意义。

3) 登革病毒 NS1 抗原检测 登革病毒 NS1 抗原在各型中高度保守,在登革病毒感染的早期,在感染细胞的胞浆膜中不能检出 E 蛋白和 prM 蛋白时,NS1 蛋白即可大量表达在感染细胞表面。在感染者的血循环中存在高滴度 NS1 抗原,在发病 1~9 d 内可在血清中检出,因此,用 ELISA 法检测登革病毒患者血清中 NS1 抗原对登革热的早期诊断具有重要价值。

(三)分子诊断技术

1.RT-PCR 技术 用此法可以直接从患者血清标本中检出微量的登革病毒,其敏感性明显高于用白纹伊蚊 C6/36 细胞培养分离病毒。方法是先从血清标本中提取登革病毒 RNA,将其逆转录为 cDNA,再进行 PCR 扩增。引物可选用 4 对登革病毒型特异性引物同时对标本进行扩增,或用一对登革病毒 1、2、3、4 型 5′ 端的共用引物扩增一个 511 bp 的核酸片段,然后再用其上游引物与 4 对型特异引物进行半巢式 PCR,可扩增登革病毒型特异的基因片段。如果用一条能扩增登革病毒共有序列的通用引物作上游引物,结合 4 条登革病毒型特异的下游引物,则可将传统的实时 PCR 二步法简化为一步。目前还有利用 3′ 端非编码区保守序列的荧光定量 RT-PCR 法进行 4 个型特异性的基因扩增作为快速诊断的方法。

2.原位实时 PCR 技术 结合 DNA 探针杂交可检测经石蜡包埋的感染鼠脑组织巨噬细胞及胶质细胞中的登革病毒 RNA,为进一步研究登革病毒感染人体中的靶细胞种类及感染动态提供有用的方法。

六、防控措施

（一）传染源的管理

早期发现并及时隔离患者十分重要。病房应有防蚊设备，隔离至退热后 3～5 d。

（二）防蚊灭蚊

采取综合措施，针对媒介蚊虫的滋生及生活习性进行灭蚊。加强疫区的个人防护。

（三）病毒疫苗

登革病毒疫苗的研究已有 50 多年的历史，目前虽然有几种登革病毒候选疫苗进入不同的研究阶段，但尚无安全有效的疫苗被批准使用。由于 DHF/DSS 的发病机制可能与 ADE 有关，初次感染产生的型特异性抗体不仅对其他型别的登革病毒没有交叉免疫保护作用，甚至在异型病毒二次感染时还可能增强病毒的感染，因此多价或四价疫苗的研究是登革病毒疫苗研究的重要策略。

1. 灭活疫苗　传统的灭活疫苗是利用细胞培养的病毒，制备的全病毒灭活疫苗或部分纯化的感染细胞提取物制剂。长期以来由于细胞培养的登革病毒效价不高以及灭活疫苗的免疫原性较低等原因，灭活疫苗的研制进展缓慢。近年来，Putnak 等从登革病毒 2 型分离株中筛选出能在 Vero 细胞上大量增殖的适应株。用该株病毒的细胞培养液制备的灭活疫苗可诱导恒河猴或小鼠产生高滴度的特异性抗体，并对登革病毒 2 型的攻击具有免疫保护作用，但其安全性和确切的免疫效果有待于进一步研究。

2. 减毒活疫苗　目前，登革病毒减毒活疫苗的研究已取得较大的进展，野毒株在原代狗肾细胞（PDK）、原代恒河猴肾细胞（PGMK）和狨猴胚肺细胞连续传代后可获得减毒株。目前国外已筛选出登革病毒 1、2、3、4 型的减毒活疫苗候选株，并对这些疫苗株进行了安全性和免疫效果评价。目前 4 个型登革病毒减毒活疫苗的 I 期临床试验已完成，II 期临床试验正在进行中。此外，一种包括 4 个型登革病毒的联合减毒活疫苗的试验也在进行中，接种者可同时对 4 个型登革病毒产生抗体，从而可避免单一型疫苗免疫后再受另一型病毒感染时可能发生的 ADE 现象。

3. 基因工程疫苗　登革病毒基因工程疫苗研究近几年取得了一些进展。研究较多的有登革病毒重组 NS1 蛋白、E 蛋白和 PreM-E-NS1 融合蛋白、单价或多价的 DNA 疫苗、多种型别的嵌合疫苗以及基因工程活疫苗等。其中基因工程活疫苗的研究取得了较大的进展，由 814 663（Dominica/81）株通过缺失 3′ UTR 30 个核苷酸（3′nt 172-143）而构建的 rDEN4Δ30 减毒活疫苗株，已进入 2 期临床试验，分别以 103 pfu、102 pfu、101 pfu 接种志愿者，证明安全性良好，并出现中和抗体滴度呈 4 倍以上增长。

第二十章 拉沙热

拉沙热（Lassa fever）是由拉沙病毒（Lassa virus）引起的一种烈性病毒性传染病，发病急，患者症状类似于伤寒，伴有中毒症状和出血性休克，也有无症状和亚临床症状感染。该病于1969年1月在尼日利亚东北地区拉沙镇首先被发现，由此得名。由于该病发病急、传播快、发病后病情凶险、死亡率高，因而首次发现便震惊医学界而被认为是最烈性的病毒。据统计，每7个拉沙热感染者中就有1人死亡，目前尚无有效预防和治疗的方法。在世界范围内，拉沙热一直是公共卫生领域关注的一个焦点。此外，拉沙病毒还被列为A类生物武器制剂。

拉沙热主要在非洲的如尼日利亚、利比里亚、塞拉利昂等流行，拉沙热在西非引起相当高的发病率和死亡率，据估计，西非每年新增感染者超过20万人，3000余人死亡，在住院患者中拉沙热的病死率约为15%，而在数次暴发案例中病死率超过50%。随着现代交通发达和国际交流的日益频繁，本病已成为新的国际性传染病，有报道称有旅客经商务飞机将拉沙热传入德国、荷兰、英国和美国，表明该病有扩大传播的可能性，因此国家应加强国境检疫，严防疫病出入。

一、病原学

（一）病原分类

拉沙病毒归属于沙粒病毒科（Arenaviridae），为单链RNA病毒。沙粒病毒科共有10种病毒，包括淋巴细胞脉络丛脑膜炎（LCM）病毒、拉沙病毒和塔卡里贝（Tacaribe）血清群中的8种病毒（胡宁病毒和马秋波病毒就是该血清群中的两个成员），这10种病毒中有这4种对人类致病。

（二）形态与结构

拉沙病毒和其他种类的沙粒病毒在电镜下病毒颗粒的形态都相同，病毒颗粒呈球形、卵圆形或多形性，大小范围为70～150 nm，直径为110～130 nm，有脂质囊膜，囊膜表面有6～10 nm长的棘状突出物；病毒颗粒内含2～10个，直径为20～25 nm的较高电子密度的颗粒，犹如嵌有沙粒而得名。病毒在宿主细胞的胞浆内复制增殖，通过包浆膜出芽成熟而分泌到胞外。

（三）培养特性

拉沙病毒可在多种动物细胞中增殖，常用细胞为非洲绿猴肾细胞，其他如人二倍体细胞、BHK-21

细胞等也可增殖。

（四）基因组结构与编码蛋白

拉沙病毒基因组由 2 个 RNA 片段组成，大的称为 L RNA，小的称为 S RNA。L RNA 长 7 279 bp，分子质量约 2.2×10^3 kD。编码大蛋白（L 蛋白）和小蛋白（Z 蛋白），L 蛋白约有 2 218 个氨基酸残基，分子质量约 250 kD，Z 蛋白约有 99 个氨基酸残基，分子质量约 11 kD。S RNA 编码两种蛋白，即核蛋白（NP 蛋白）和囊膜糖蛋白前体蛋白（GPC 蛋白），NP 蛋白含 569 个氨基酸，分子质量为 63 kD，GPC 蛋白分子质量约 86 kD。

（五）抗原性

拉沙病毒有 NP、GP1、GP2 三种不同的结构蛋白，拉沙病毒的抗原性与这些结构蛋白有关，已证实该病毒至少含有两种抗原。

1.可溶性抗原（或补体结合抗原，简称 CF 抗原）　NP 蛋白能刺激机体产生补体结合抗体，这种 CF 抗原存在于被感染细胞培养物的上清液中，将这种 CF 抗原注射于实验动物可产生 CF 抗体，但这种 CF 抗体无中和病毒的作用，对动物也无免疫保护作用。用拉沙 CF 抗原与沙粒病毒科中各种病毒抗血清做 CF 试验表明，CF 抗原在该科各种病毒之间存在不同程度的交叉，但对其他科病毒未发现有交叉。用免疫荧光技术（FA 法）检查也发现沙粒病毒科内各成员病毒之间存在广泛的交叉，但对同种病毒抗体效价最高。

2.病毒表面抗原（特异性抗原）　GP_1 和 GP_2 刺激机体可产生特异性中和抗体，不与同一科的其他病毒发生交叉反应，因此这种抗原可用于该病的特异性诊断。

（六）致病性

鼠和猴为拉沙病毒的最易感动物。有报道从西非地区野外捕获大量啮齿动物进行病毒分离，从多乳鼠（mastomys natalensis）的血液和脏器内分离到拉沙病毒，人工感染多乳鼠无明显临床表现，但可从内脏组织中检测到病毒。脑内接种新生小白鼠也呈隐性感染，但尿中可检测到病毒。拉沙病毒感染豚鼠可使约 50% 豚鼠死亡，病死豚鼠各脏器中均含大量拉沙病毒，血清中也可检到高效价抗体。拉沙病毒皮下接种于恒河猴，发病临床症状（高热、出血等）与人一样，病死率很高。

（七）理化特性

拉沙病毒在蔗糖溶液中的浮密度为 $1.17 \sim 1.18$ g/cm^3。病毒毒粒内含有 RNA 依赖的 RNA 聚合酶，提取的拉沙病毒核酸无传染性。病毒中含有脂质包膜，对脂溶剂、去氧胆酸盐、去污剂、酸（pH 值 < 5.5）、热均敏感；在紫外线或 γ 射线照射下，病毒传染性可消失；用 0.1% ～ 0.15% β 丙内酯或 γ 射线照射，病毒可完全灭活，但仍保留其抗原活性。

二、流行病学

（一）传染源

1.鼠类　目前已公认多乳鼠为拉沙热的天然储存宿主和传染源。鼠作为传染源及鼠—人的传播方式已倍受重视。从多乳鼠中经常可分离到病毒。实验感染新生的或成年的多乳鼠，虽不呈现任何症状，但可长时间从感染鼠的生殖道、泌尿道及唾液中排出病毒，故完全有可能通过污染空气、食物或饮水等而传播给人。

2.患者和病毒携带者　拉沙热不仅有传染性强的住院患者可作为医院内感染的重要传染源，而且还有亚临床感染者的广泛存在, 这些医院外的隐性感染者或轻症感染者, 也有可能成为家庭中人—人传播的传染源。

（二）传播途径

主要包括两种传播途径, 即人—人传播和鼠—人传播两种途径。

1. 人—人传播　多数患者有呼吸道症状, 有的还有严重的肺部感染, 并且已从患者咽喉洗液中分离到病毒, 所以该病毒可由呼吸道经咳嗽、打喷嚏等飞沫传播他人。同时, 由于检测到患者尿液中含有病毒, 也可经污染的便盆、手和食具等日常生活接触传播; 亲属和医护人员为患者洗澡、倒尿、喂食、换床单等是引起感染的重要途径; 通过伤口传播, 如被病原污染的针头、刀、剪及其他尖锐物体刺破而感染。

2. 鼠—人传播　感染鼠的生殖道、泌尿道及唾液中排出病毒, 故有可能通过污染空气、食物或饮水等而传播给人。

3. 其他途径　关于昆虫等媒介是否能通过叮咬、机械传播本病尚未完全证实。

（三）易感对象

1. 人　人群对本病普遍易感, 感染后轻型患者及无症状者占很大比例。感染康复的患者能产生持久的免疫力, 但依然有再次感染的可能性, 若再次感染通常表现为无症状或轻微的症状。本病感染的性别和年龄差别不大。

2. 动物　鼠类和猴对本病易感, 猴子感染后和人的症状相同。

（四）流行特征

1. 流行形式　通常为地方性流行和医院内暴发。

2. 流行区域　拉沙热目前主要分布在西非各国, 如尼日利亚、利比里亚、塞拉利昂、几内亚、塞内加尔、马里等国, 其他国家也有血清抗体检测阳性的报道。

3. 季节性　本病在非洲一年四季都可发生。尼日利亚和利比里亚的医院内暴发在旱季, 而塞拉利昂则在全年不断发生病例, 但高峰在雨季。

4. 发病人群　人群普遍易感染, 但一些职业人群, 如医生、护士、实验人员感染该病风险相对较高。性别之间发病率无显著差别, 20 ～ 29 岁的女性发病率似高于其他年龄组; 孕妇感染拉沙热病死率极高。黑白人种均可感染, 临床表现也无差异, 但医院患者中白色人种病死率似较黑色人种高。

三、病理学

（一）发病机制

由于拉沙热传染性强, 患者尸检受到限制, 有关该病的病理描述和发病机制尚不完全清楚。

（二）病理变化

根据目前有限的研究资料总结, 该病的主要病理变化为: 多非特性的病变, 肉眼可见内脏充血、软组织水肿、胃肠内呈现瘀斑或出血; 肾脏肿大（或出血）和小结节; 脑膜血管充血和声带水肿等。显微镜下可见心、肺、肾、脾、淋巴结、肠、胃、脑等充血、水肿和偶见局灶性单核细胞或淋巴细胞积聚, 无大片坏死、出血或炎症反应。肝脏是最主要病变器官, 表现为一系列的肝炎病理变化: 常见肝细胞呈嗜酸性及较大的肝细胞坏死灶, 一些坏死灶有出血和细胞消失; 破坏性广泛的病例, 其肝小叶大部分遭到破坏; 肝脏炎症反应与肝细胞破坏的程度无明显关系。电镜下可见肝内存在典型的拉沙病毒,病毒常在肝细胞内而不在库普弗细胞内，在肝细胞损坏较轻的病变区还可见病毒从肝细胞膜上出芽成熟的现象。

四、临床学

（一）临床表现

1. 人　该病潜伏期为 3 ~ 17 d，平均 10 d 左右。临床表现差别非常大，既存在无症状的隐性感染，又有可能导致发病而丧命，很难与重症疟疾、败血症、黄热病和其他病毒性出血热疾病相区别。它的发病是渐进性的缓慢发病，首先出现发热、寒战、全身不适、头痛、弥散性肌痛，随后（3 ~ 6 d）发生咽喉痛、吞咽困难、咳嗽、胸痛、呕吐、腹痛、腹泻等症状。患者可发热，表现出中毒症状、脱水、低血压；80% 以上患者有严重咽炎，咽部有黏性渗出物或白色假膜。肺部有啰音，腰部、腹部和肝区触痛，有时还发现皮肤上有斑丘疹。约 50% 患者病情会持续加重，表现出现持续高热，中毒症状加重，有弥漫性的毛细血管出血倾向，表现出面部及颈部浮肿、视物模糊、皮肤和黏膜出现淤点或淤斑症状，还有少尿、无尿、嗜睡和呼吸窘迫的危重表现。重症患者常见于病程第 2 周，多数预后不良。轻症患者一般在发病后 2 ~ 4 周逐渐退烧，症状和体征也逐渐消失而慢慢恢复，少数患者出现永久性耳聋或脱发等症状。

2. 动物　动物多呈隐性感染，通常无明显的症状和病变。

（二）临床诊断

由于拉沙热临床症状不具有特异性，难以进行该病的早期诊断，只能根据流行病学、临床表现初步怀疑本病。临床诊断时，应结合流行病学情况，如凡是在疫区居住过或旅游过的，同时具有发热、渗出性咽炎、白细胞数减少和中毒等症状的患者，都应考虑是否患该病。

拉沙热在临床上很容易与其他急性发热病相混淆，应注意鉴别诊断，如最易与本病混淆的疫病是伤寒与疟疾，但这两种疾病对抗生素的治疗和抗疟治疗有特效。此外，本病易与链球菌感染、腺病毒感染、柯萨奇病毒感染、黄热病、登革热、斑疹伤寒、钩端螺旋体病都易引起混淆，应注意鉴别。

（三）临床治疗

1. 抗病毒治疗　有研究以猴子为动物模型感染拉沙病毒，再采用大剂量病毒唑治疗可以保护猴子抵抗致死剂量拉沙病毒的攻击。患者应用病毒唑治疗可降低死亡率，尤其是静脉给药效果更好。

2. 对症治疗和支持疗法　患者应在严格隔离条件下绝对卧床休息，必要时适当给予镇静剂、止痛剂以及退热剂，咽喉和吞咽有困难时可用少量 2% 利多卡因；吐泻严重并有脱水现象时，应静脉补液。但应特别注意弥散性毛细血管泄漏、细胞外液容量过多（水肿）及血液有效容量减少等现象，严密监测血细胞比容或血红蛋白水平的变化及尿蛋白上升，以便及早发现病情恶化的先兆。一旦发现休克，应迅速采取抗休克抢救治疗。

3. 特异性血浆疗法　有研究发现拉沙热病患者的血清中可出现中和抗体，因此临床上可用拉沙热患者的恢复期血浆来治疗急性拉沙热感染者。为保证治疗用血浆的实际效果和质量，制备恢复期血浆时需在确诊拉沙热患者病后 2 个月左右抽取，并且要测定血浆的中和抗体效价，同时必须要保证血浆中不含拉沙病毒、肝炎病毒、HIV 病毒及其他血源性病原。

五、实验室诊断

由于拉沙热临床症状不具有特异性，临床诊断只能是初步怀疑本病，准确诊断该病需依靠实验室技术。由于拉沙热是一种传染性极强的烈性疾病，开展拉沙病毒分离工作要特别注意感染，实验人员一定要做好自我防护，要求在较高级别的生物安全实验室进行，并由专业人员开展该工作。

（一）检查样品的采集

1. 人 采集疑似拉沙热患者的血液、咽喉漱洗液、胸腔积液和中段尿等，置于无菌收集管中；若是病死的尸体，无菌采集肺、肝、脾、肾及淋巴结等置于无菌瓶。

2. 动物 啮齿动物如鼠类，无菌取肾脏置于无菌样品收集瓶（管）中，将收集瓶（管）口用无菌橡皮塞塞紧，瓶（管）周围用消毒纱布严密包裹；再置于坚固密闭的盒内，并将该样品盒放入冷藏箱中，附上相关采集样品详细的信息说明（采集时间、采集地点、动物情况等），及时派专人专车护送到指定实验室，供随后检测化验用。

（二）血液常规检查

通常拉沙热患者早期（10 d 以内）有中等程度的白细胞减少（4×10^9 个 /L），晚期却显著增多，凝血时间延长，病情严重的患者有尿中蛋白增加、血清酶（如肌酐磷酸激酶、乳酸脱氢酶和谷草转氨酶等）增高等体征，还有心电图异常，胸片透视可见浸润性肺炎变化。

（三）病原学诊断

1. 病毒分离鉴定 将采集的临床样品如血液、胸腔积液、肝、肾等按常规无菌处理，接种于非洲绿猴传代细胞（Vero 细胞），连续培养和观察病变（CPE）。拉沙病毒能在 Vero 细胞中快速生长，形成的 CPE 特点是细胞单层上个别细胞坏死，逐渐扩大形成坏死灶，随后坏死细胞脱落，细胞层出现空洞。病毒鉴定：出现细胞病变的培养物可用间接免疫荧光（IFA）染色、电镜观察和 RT-PCR 等进行病毒鉴定。Gtlnther 等（2000）曾报道一株新的拉沙热病毒株在德国境内被分离出，该病毒是由一名旅客带入德国的，该病毒能在 Vero 细胞中快速地生长，用免疫荧光试验观察在接种 Vero 细胞 15 h 后开始出现病变，40 h 后所有的细胞均被感染。

2. 电镜直接检查 一些临床病例也可直接采用的电镜观察，采集急性发病期患者的抗凝血、尿液经甲醛固定后，用磷钨酸负染，直接在电镜检查有时可见到拉沙病毒颗粒的特殊结构。电镜直接观察通常是样品中病毒含量较高才易观察到。

3. 抗原 ELISA 抗原检测 ELISA 和 IgM 抗体捕获 ELISA 均可用于拉沙热患者的快速诊断。在急性期患者血清中存在拉沙病毒抗原或 IgM 抗体（大部分血清中两者都包含），因此仅用血清样品便可以进行拉沙热的早期诊断（Jahrlin, 1985）。Niklasson 等（1984）建立了检测实验感染动物模型猴病毒血清中的拉沙病毒抗原的 ELISA 方法，该方法具有较高的敏感性和特异性。

4. RT-PCR 技术 目前已建立了检测拉沙病毒的 RT-PCR 技术，包括传统的一步法 RT-PCR、巢式 PCR 和实时反转录 PCR（RRT-PCR）等技术类型，与传统病原学诊断方法相比，该技术特异性高、简单、快速。Demby 等（1994）分析发现从塞拉利昂、利比里亚和尼日利亚分离的病毒中有一段高度保守的 S RNA 片段，根据该片段设计引物建立了检测拉沙病毒的 RT-PCR 方法，该方法可检测出 1 ~ 10 个拷贝的目的基因，与病毒分离符合率高，用该 RT-PCR 技术与间接免疫荧光试验（IF）方法同时对确诊的 29 位住院拉沙热患者进行检测比较，结果证明 RT-PCR 检测灵敏性远远高于 IF。

（四）血清学诊断技术

1. 补体结合试验（CF）　取拉沙病毒CF抗原与系列倍比稀释的患者血清做CF试验，可检测到患者血清中抗拉沙病毒抗体含量，该技术常用于临床诊断和血清流行病学调查。但CF抗体出现较迟，一般在病后1周左右只有10%阳性，3周后也只有约70%阳性，CF抗体效价低，同时患者血清中会常见抗补体现象，需对血清进行一定的处理才能获得满意结果。

2. 间接免疫荧光试验（IFA）　可取拉沙病毒感染Vero细胞制作成抗原片，与系列倍比稀释的患者血清做IFA染色，若在感染细胞的胞浆内出现点状或块状黄绿色荧光即判为患者血清抗体阳性。该法优点是制备的抗原片可低温长期保存，随用随取，安全可靠，同时该方法比CF试验敏感，检测到的抗体效价高，因此适于临床诊断和流行病学调查。

3. 酶联免疫吸附试验（ELISA）　由于该方法客观稳定，能定量检测，且不需要特殊的荧光显微镜，因而正逐步取代IFA。随着基因工程技术的发展，表达的特异性蛋白作为诊断抗原更加方便，因此ELISA在该病的应用越来越多，并且可以建立ELISA检测特异性的IgM抗体，实现该病的急性早期诊断。

4. 免疫斑点技术　Meulen（1998）等提纯在大肠埃希菌中表达的重组蛋白，以此为包被抗原建立了检测拉沙病毒IgG抗体和IgM抗体的免疫斑点技术，检测拉沙病毒抗体（LVA）仅需1 g的重组蛋白，测定特异性IgM抗体需要大约5 g的重组蛋白，应用该技术对来自拉沙热流行区和非流行区的913份血清样本进行了检测，免疫斑点技术特异性可高达99.3%。

六、防控措施

目前对拉沙热尚无有效治疗药物和预防疫苗，因此要做好综合性防控措施。

（一）加强宣传和疫情监测

（1）鉴于本病目前主要在西非地区流行，当地多乳鼠为传染源和自然保毒动物，因此在流行地区加强卫生教育，提高当地人民对本病防治的认识水平，发动群众大力灭鼠，保护食物、水源及环境卫生是防治本病传播的重要战略措施。

（2）在有条件的地方，还应成立专门机构监测当地多乳鼠或其他啮齿动物携带拉沙病毒的情况，以监视疫情流行动态。

（3）在世界上其他国家和地区，同样也应引起重视，不断提高人们对该病危害的认识，到境外旅游时提高警惕并充分做好自身防护。

（二）控制和切断疫病传播，保护易感染人群

1. 患者及早诊断、隔离治疗　疑似拉沙热的患者应及时到医院就诊和治疗；已经确诊为拉沙热的患者要及时向当地卫生防疫机关报告，将患者送往指定医院进行隔离治疗；与患者密切接触的医护人员、照护患者的医务人员、家属及探望人员要穿防护服或隔离衣，戴手套及口罩。患者的尿液、痰液、血液、呕吐物、鼻咽分泌物，患者接触过的物品及一切可能被污染的东西要充分消毒或焚烧；隔离病室应用防昆虫的纱窗、纱门；隔离病室在患者离开后应进行终末消毒。患者痊愈出院应以其血液、咽洗液及尿中病毒检测或培养阴性为标准，未住满一个月的患者出院后应要求一人单住，不要与他人共用餐具，粪便、尿液仍需消毒，对于接触者应予检疫或跟踪监督观察至少3周。

2. 消灭传播媒介　防止本病流行最有效的方法是切断人—鼠间的接触，居住在流行地区的居民应采取有效措施，防止鼠类进入家中，铲除鼠类栖息地，尽量避免接触鼠类的排泄物。

（三）加强国境检疫，防止疫病扩散

该病主要在西非国家流行，但由于目前国际间贸易加大，人员流动增多，疫病扩散传播的可能性越来越大，因此非流行区的国家主要是加强国境检疫，防止疫病传入。凡有疑似患者，如从西非疾病流行地区来的，原因不明的发热患者，也应予以隔离，给予抗生素及抗疟药诊断性治疗，隔离至确诊为拉沙热为止。如确诊为本病，则应及早用拉沙热恢复期血清进行治疗。

（四）加强疫苗的研制和免疫预防

拉沙热疫苗的研究经历了灭活疫苗、减毒活疫苗及基因工程重组疫苗，但目前仍无有效的可预防使用的疫苗，同时实验研究中疫苗对该病的保护效果也不一致。灭活疫苗已被证实免疫猴子后并不能保护猴子免受拉沙病毒致死量的攻击。减毒活疫苗被证实免疫猴子后可成功保护猴子免受致死量拉沙病毒的攻击，但目前尚无人类应用的相关报道。

基因工程重组疫苗一直是该病疫苗的研究热点。Geisbe 等（2005）以水疱性口炎病毒为载体，建立了表达拉沙病毒糖蛋白的重组减毒活载体疫苗，攻毒保护试验结果表明，该疫苗常规肌肉接种能激发猴子产生有效的保护性免疫，并诱导强烈的体液免疫和细胞免疫反应，接种该疫苗的猴子用致死量拉沙病毒对其进行攻击无任何临床症状，而对照组猴子发病严重，结果表明该重组水疱性口炎病毒是非人灵长类预防拉沙热的一种安全、高效的候选疫苗。另外，有报道以表达拉沙病毒糖蛋白（V-LSGPC）的重组痘苗病毒（V-LSFPC）免疫豚鼠，可保护豚鼠抵抗致死量的拉沙病毒感染，用该重组牛痘病毒免疫猴子，能诱导免疫猴子产生保护性的抗 V-LSGPC 的抗体，用致死量拉沙病毒感染不发病。此外，关于 MHC 依赖性疫苗依靠 T 细胞免疫介导和其针对不同拉沙病毒株的交叉保护性研究也有报道。

关于拉沙热疫苗研究尚存在许多问题，目前也无有效的疫苗用于该病的免疫预防，疫苗研究和免疫预防仍是该病的研究重点和需要解决的问题。

总之，拉沙热是一种具有极高发病率和病死率的急性病毒性疾病，由于其可作为 A 类生化武器制剂，而成为世界范围内公共卫生的一个焦点，但对该病的传播方式、诊断、治疗和防治等方面仍有诸多尚待研究的课题，人类要不断加强基础研究，提高认识，加强疫病检疫，防止该病在世界范围内扩大流行并带来的危害。

第二十一章 裂谷热

裂谷热(rift valley fever, RVF)，又名绵羊和牛传染性地方流行性肝炎，是由裂谷热病毒(rift valley fever virus, RVFV)引起的一种急性发热性人畜共患病。裂谷热主要危害绵羊、山羊、牛、骆驼等，临床上以坏死性肝炎和出血为特征，新生幼畜病死率较高，成年孕畜大批流产。人对裂谷热病毒易感，可通过接触、处理感染性材料或通过蚊虫媒介叮咬感染。人感染后通常无症状，有症状的患者表现为肝炎、视网膜炎、发热，大部分可自然康复，少于5%的患者发展为综合征，如肝炎、出血热或者脑炎。裂谷热是一种严重的人畜共患病，WHO将其列为A类疫病。

裂谷热主要流行于非洲，主要在非洲东部和南部的牧区，但各国的流行情况不尽相同。20世纪初即发现肯尼亚等地的羊群中流行裂谷热，1912年在肯尼亚农业和兽医年会上首次报告该病。1930年科学家Daubney等在肯尼亚裂谷地区进行的一次绵羊疾病暴发的调查中首次分离到该病毒。1950—1951年肯尼亚家畜间裂谷热大暴发，约有1万只羊死亡；1977—1978年在埃及尼罗河三角洲地区和山谷中出现大批人群和家畜(牛、羊、骆驼、山羊等)感染。这次人群暴发的病例数和死亡数是空前的，据统计病例数为18 000～20 000甚至更多。在流行地区，人的感染率高达35%；至少有598人死于脑炎和(或)出血热。1987年，裂谷热首次在西非流行，随着塞内加尔河上大坝的建设，在毛利塔尼亚首次发生范围较大的流行，约有200人死亡。1997—1998年裂谷热在肯尼亚、索马里大暴发，并逐步蔓延至整个非洲大陆。2000年9月裂谷热进一步越过江海，首次在传统疫区非洲以外的地区——阿拉伯半岛发现疫情流行，沙特阿拉伯和也门分别报道出现927个和855个病例，死亡人数分别为109人和118人。裂谷热在阿拉伯半岛发生了流行，增加了向邻近亚洲和欧洲其他地区传播扩散的风险。

一、病原学

(一)病原分类

裂谷热病毒是一种RNA病毒，属布尼亚病毒科(Bunyaviridae)白蛉病毒属(*Phlebovirus*)，只有一个血清型。

(二)形态结构

裂谷热病毒具有典型的布尼亚病毒科形态，病毒颗粒呈圆球形，少数呈椭圆形或短棒形。病毒颗粒直径为 90 ～ 110 nm, 表面有来源于宿主细胞的双层脂质囊膜, 囊膜表面有病毒基因编码的长 6.0 ～ 7.5 nm 的糖蛋白纤突, 呈圆形, 直径约 10 nm, 中央有直径约为 5 nm 的中心孔。病毒颗粒含 3 种核衣壳。

（三）基因组结构

病毒核酸为单链负链 RNA, 全长为 11 400 ～ 14 700 bp, 分为 L、M、S 三个片段, RNA-L 含有 6 500 ～ 8 500 bp, RNA-M 含有 3 200 ～ 4 300 bp, RNA-S 含有 1 700 ～ 1 900 bp, 每个片段的核苷酸是独立的。其中 S 片段为双链, 经末端氢键链相连成环状结构, 具备双向编码的能力, 编码病毒核心蛋白。RNA-M 编码有 2 个糖基胞膜的多肽 (G1 和 G2) 和非结构蛋白。RNA-L 编码病毒聚合酶。

（四）抗原性

裂谷热病毒表面有两种糖蛋白 (G1 和 G2), 均能刺激机体产生抗体, 但只有 G2 能刺激机体产生中和抗体。核衣壳蛋白能刺激机体产生补体结合抗体。往往在感染后一周内 (一般在发热后第 4 天), 患者和病畜的血清中可检测到血凝抑制抗体、中和抗体、免疫荧光抗体和补体结合抗体。血凝抑制抗体和中和抗体对人体都有一定保护作用。

（五）理化特性

病毒颗粒在氯化铯中的浮密度为 1.18 g/cm³, 核衣壳为 1.29 g/mL。病毒颗粒中含 3 个节段单链 RNA, 沉降系数分别为 32 S、26 S、16 S, 总分子质量为 4×10^6 kD。病毒对外界的抵抗力较强, 含病毒的血液在 OCG (oxalate-carbol-glycerin) 保存液中, 置冰箱中 8 年后仍有感染性; 病毒能在 -60 ℃ 以下或冻干状态下长期存活, 在 -20 ℃ 时可存活 8 个月; 血清中的病毒在 4 ℃ 存活 1 048 d, 在室温下存活 3 个月, 56 ℃ 3 h 后仍有感染性; 含病毒的气溶胶在 23 ℃ 的相对温度和 50% ～ 85% 湿度下很稳定。该病毒对脂溶剂如乙醚、脱氧胆酸盐等物质敏感, 不耐酸, 在丙酮中于 -30 ℃ 条件下过液、0.25% 甲醛溶液 4 ℃ 生存 3 d、亚甲蓝 (光条件下) 56 ℃ 处理 30 min 及 pH 值 6.8 以下, 均可使之灭活。pH 值 3 的溶液可使病毒迅速灭活, 在 pH 值 7 ～ 8 溶液中最为稳定, pH 值低于 6.2 时, 即使是在 -60 ℃ 环境中也会很快失去活性。

（六）生物学特性

裂谷热病毒能凝集 1 日龄雏鸡的红细胞, 也能凝集小鼠、豚鼠和人的 A 型红细胞。血凝素可用丙酮—乙醚抽提法由感染组织 (肝) 制备。感染组织的乳剂通常具有较高的血凝特性, 血凝最适条件是 pH 值 6.5 和 25 ℃。

（七）培养特性

裂谷热病毒能在 Vero 细胞、BHK-21 细胞等传代细胞以及犊牛和羔羊的肾或睾丸原代细胞中生长, 也能在蚊的 C6/36 细胞中生长增殖, 并可引起细胞病变和形成空斑。羔羊的肾细胞在感染后出现大量嗜酸性核内包含体。病毒接种鸡胚后, 常在卵黄囊和绒毛膜上增殖, 使其变厚。病毒可在大鼠、小鼠、仓鼠等多种实验动物和家禽体内增殖, 产生高滴度病毒, 肝和脑是其主要的靶器官。鸡胚或鼠脑适应株对绵羊的毒力降低, 是培育弱毒疫苗株的有效途径。裂谷热病毒耐受气溶胶化, 具有很强的传染性, 可通过悬浮培养或微载体进行大量培养, WHO 已将其列为生物武器制剂之一。

（八）致病性

裂谷热病毒对家畜具有很强的致病性。对绵羊、山羊、小牛、骆驼和羚羊等致病, 使孕畜流产、仔畜死亡。新生仔畜或幼畜感染后常在病毒血症期死亡, 畜龄较大的死亡较晚, 常出现肝炎, 肝部出现局灶性或弥漫性坏死。

人普遍易感，但多发于牧民、兽医、屠宰场工人、与肉类接触较多的厨师、从事病毒学工作及防疫工作的相关人员。人感染裂谷热病毒大多为隐性感染，或表现为中度至重度非致命性发热性疾病。以寒战、剧烈头痛、畏光、肌肉和关节痛为特征，大部分可自然康复。小部分患者发生眼并发症，有的发展为出血热和（或）脑炎。

本病毒实验感染的宿主范围很广。乳鼠或刚断乳小鼠可经各种途径感染，脑内或皮下接种病毒后 3 d 即可死于肝炎，因此是研究大型动物裂谷热病毒感染发病机制的良好模型。实验室饲养的长爪沙鼠和棉鼠感染后并不死于肝炎，但易发生脑炎。大鼠的易感性因种系不同而异，有的产生肝炎，有的产生脑炎，有的有抵抗力，产生脑炎的常在感染后 2～3 周发生。仓鼠、豚鼠、幼犬和幼猫亦能发生致死性感染。怀孕豚鼠感染后发生流产。羔羊是实验动物中最敏感的，一般在病毒接种后 36 h 内死亡。

二、流行病学

（一）传染源

小绵羊、小山羊和小牛是本病的主要传染源。急性患者的血液和咽喉部有病毒存在，因此患者和其他动物宿主也可成为本病的传染源。感染动物的血液、体液、内脏、器官均具有传染性。

（二）传播媒介

裂谷热病毒主要是由蚊子传播的疾病，已知的可以传播该病的蚊子种类达到 20 多种，伊蚊和库蚊是该病流行的主要媒介，不同的蚊种在不同地区被证明是优势媒介。泰氏库蚊（Culex Theileri）、尖音库蚊（Culex pipiens）、叮马伊蚊（Aedes Caballus）、曼氏伊蚊（Aedes Mcintoshi）、金腹浆足蚊（Eratmopedites Chrysogaster）等曾被发现在不同地方是主要传播媒介。不同蚊子种类有不同的生活习性和吸血宿主，该病毒的流行在很大程度上受蚊子选择宿主吸血的影响。裂谷热病毒能被多种蚊子传播的特性使其很可能成为世界范围内重要的人畜共患病，而且绵羊和骆驼一旦感染发生高病毒血症，会更有效地传播该病。

该病毒可以通过蚊虫的卵巢传播是其另一个关键的昆虫学特征，具有感染性的卵在土壤中能继续保持休眠状态几年，一旦有合适的环境条件，如大量的降雨，地表低处形成湿地，此时坚硬的蚊卵就可孵化，新的感染性蚊子就会开始新一轮流行循环。

（三）易感对象

裂谷热具有很广的脊椎动物寄生谱，绵羊、山羊、牛、骆驼是主要感染者。在这些动物中绵羊发病最严重，其次是山羊。其他敏感动物包括羚羊、马、猴、田鼠、野生啮齿动物等。不同年龄的动物易感程度和病情不同，羔羊感染裂谷热死亡率可达 90%，而成年羊的死亡率不足 10%，怀孕母羊感染后几乎 100% 流产。早在 1912 年，裂谷热被认为是绵羊流行性肝炎的病原。绵羊是该病毒的扩增宿主和二级传染源。

人类对此疾病普遍易感，其中高危人群包括：①在该病流行地区露宿者。②流行地区的牧民、屠宰工作人员、兽医以及其他与被感染动物有接触者。③在流行病地区旅游的外国游客。

（四）流行特点

本病多发于农村、牧区；具有严格的季节性，一般于 5 月末或 6 月初开始发病，11 月底至 12 月终止流行。人的病例通常在动物流产和发病后 1 ~ 2 周出现。本病有明显的职业性,牧民、兽医、屠夫和农民中多见; RVFV 研究人员发病率也较高。本病呈地方流行或暴发流行。

三、病理学

裂谷热对各种家畜肝脏的的损伤基本相同,不同年龄的动物表现有差异,最严重的病变在于流产胎儿。新生羔羊病变为中度至严重肿大、柔软、易脆、黄褐色、有不规则充血斑,肝实质中存在许多灰白色坏死灶,有时不易识别。成年羊病变较轻,肝实质中可见红色或灰白色针尖样坏死点,胆囊壁常出血或水肿。羔羊除肝病变外,其胃黏膜常有大量小出血斑点,使得小肠和其胃内容物呈巧克力样褐色。所有家畜脾脏和外周淋巴结肿大、水肿、有瘀血点。牛的病变基本上与羊相同,还常有蹄叶炎、蹄冠炎、口腔黏膜糜烂和皮肤坏死等。

显微镜检查,人和动物病例最常见的病变是肝坏死,可相互融合,遍布整个肝。肝的组织学病变被认为是裂谷热的特征性病变。在胎儿或新生牛羊中,可见有坏死灶,由密集的细胞和核碎片组成,还有一些纤维蛋白和少量炎症细胞。大部分肝细胞发生严重崩解性坏死,失去了正常的肝结构。约 50% 受损肝脏可见嗜酸性卵圆形或杆状的核内包涵体。成年动物肝坏死较少扩散,黄疸在成年绵羊中比羔羊更多见。脾可见充血和出血,滤泡中性淋巴细胞减少。肾小管可见浊胀,皮质和髓质血管充血。脑组织和脑膜呈灶性细胞变性与炎性浸润。

四、临床学

(一)临床表现

1. 人　人感染裂谷热病毒大多为隐性感染,或表现为中度至重度非致命性发热性疾病。

潜伏期 2 ~ 6 d,突然发病,以寒战、剧烈头痛、怕光、肌肉和关节痛为特征;发热持续数天,大部分患者呈现两个阶段病程,先发热 3 d,体温下降 2 ~ 3 d 后又上升 3 d,随之好转,常在 2 周内完全恢复;有时有恶心、呕吐、腹痛、眩晕和斑疹。病毒血症可持续 1 周,滴度最高达 $10^{8.6}$ MICLD$_{50}$/mL。

病程的初期或迟至 4 周后,小部分患者(1% ~ 20%)发生眼并发症。通常表现为中央视觉清晰度降低,有时产生盲点。其基本损害多是灶性视网膜局部出血,一般是黄斑区或黄斑区旁区缺血;缺血是小动脉和毛细血管栓塞所致,其特征是视网膜水肿、稠密的白色渗出物和出血使透明度降低。有时发生严重出血和视网膜脱落。上述病损和视力障碍一般在几个月内消退,遗留不同程度的视网膜瘢痕。但严重出血和视网膜脱落可导致单眼或双眼永久性失明。

约 1% 的患者发展为出血热和(或)脑炎。这些患者起病与一般良性经过患者相同,但在发现 2 ~ 4 d 后出现斑疹、紫癜、瘀斑和广泛的皮下出血,针头穿刺部位出血、咯血、血衄、牙龈出血、咽喉痛、黑便、腹泻、上腹部疼痛、肝大或肝脾大、右腹上 1/4 部触痛及深度黄疸,随后发生肺炎、贫血、低血压伴休克、速脉、肝肾衰竭、昏迷、心肺功能受抑制。肝型患者往往死于贫血、休克和肝肾衰竭。部分不十分严重的患者经较长时间可康复,且无后遗症。

脑炎并发症可以单独出现,也可以和出血综合征合并发生。患者在急性期,或在迟至 4 周以后突然发生脑炎体征,包括剧烈头痛、眩晕、精神错乱、定向障碍、遗忘、假性脑膜炎、幻觉、多涎、磨牙、舞蹈病样运动,表现为抽搐、偏瘫、去大脑体位、闭锁综合征、昏迷甚至死亡。部分患者可完全康复,另一部分患者则留有后遗症(如偏瘫)。

2. 动物　裂谷热的潜伏期很短,一般不超过 3 d,有些病例可能不到 24 h。动物的症状因动物种类和年龄不同而异。其临床特征是流产和肝炎。本病在绵羊、山羊和牛中的发病较为严重,可引起怀孕母畜流产和新生仔畜死亡以及肝炎症状。发病率在羊群中可高达100%,在1周龄以内羔羊中,死亡率可为95%～100%;在断奶羔羊中,死亡率为40%～60%;母羊的死亡率不超过20%;牛的死亡率平均为10%,不过许多怀孕母牛都会流产。

此病在绵羊中临床表现是最急性的,其症状是突然死亡或在被驱赶时突然倒地。急性病例潜伏期非常短,随后是发热、脉搏加快、步态不稳、呕吐、流黏液性鼻液,在24～72 h死亡。其他症状可见有出血性腹泻和可视黏膜瘀血斑或瘀血点。亚急性病例主要发生在成年绵羊。3～14 d潜伏期后,出现发热并伴随有厌食和虚弱。黄疸通常是主要的症状,还有一些羊出现呕吐和腹痛症状。

羔羊潜伏期12～18 h,在24～48 h死亡。早期表现为高热,41 ℃的双相热,食欲减少,不愿活动。随后出现步态蹒跚、呕吐、流黏液性鼻分泌物,腹泻并发血样下痢。最急性的病例可以不显现任何症状,突然死亡。怀孕母羊常在羔羊死亡前发生流产;成年羊与羔羊症状相似,但症状较轻。

牛的症状和绵羊类似,但症状较轻。犊牛常在发生严重症状后死亡。

(二)临床诊断

可根据裂谷热流行病学资料、临床症状和常规实验室检查做出初步诊断。动物中发现有不明原因的流产,新生仔畜大量死亡或发病。羔羊、母羊、犊牛、母牛出现肝脏病变以及与患畜接触的人被感染并呈急性流感样的症状。

1.常规检查

1)血常规 发病1～2 d,白细胞轻度增高或正常,中性粒细胞上升,继而白细胞下降,可小于$2×10^9$个/L,血小板减少。裂细胞计数增多,纤维蛋白原减少和血纤维蛋白降解产物增多。

2)尿常规 蛋白尿、红细胞、白细胞和管型均可见。

3)肾功能 血肌酐、尿素氮升高。

4)肝功能 ALT及AST均可升高,ALT值可大于1 000 U/L。

5)脑脊液 蛋白轻度增高,淋巴细胞增多。

2.鉴别诊断 本病临床上需与流行性感冒、Q热等发热性疾病,以及脑炎和各种病毒性出血热等疾病进行鉴别诊断。

1)流行性感冒 全身中毒症状明显,表现为高热、头痛、全身酸痛,呼吸道症状较轻,高热持续2～3 d后缓解,无双峰热,确诊主要依赖病毒分离与血清学检查。

2)流行性乙型脑炎 与裂谷热相似,流行于夏、秋季,尤其是蚊子多的年份,该病发病率高,临床上以高热、意识障碍、抽搐、呼吸衰竭和脑膜刺激征为特征。但一般无肝损害和出血症状。脑脊液变化和裂谷热相似,确诊主要依赖病毒分离与血清学检查。

3)病毒性肝炎 急性甲型或戊型病毒性肝炎,起病初可有畏寒发热,体温在38 ℃左右,伴有全身乏力、食欲减退、厌油、恶心、呕吐和上腹部饱胀不适。重症肝炎可有出血倾向,皮肤出现瘀斑、肠道出血,伴有肝性脑病时,有意识障碍,通过血清学检查方法可找到相应的肝炎病毒抗原或抗体而与裂谷热鉴别。

(三)临床治疗

大多数裂谷热病例症状轻微,病程短,因此不需要特别治疗。对严重病例,治疗原则以支持疗法和对症疗法为主。

1.抗病毒治疗 病毒唑在动物试验和细胞培养中有抗裂谷热病毒的作用,可用于临床早期使用。

2. 对症和支持治疗　高热时进行物理退热,辅以药物退热。呕吐可肌内注射甲氧普胺 5 ~ 10 mg,静脉滴注维生素 B₆。出血者给予酚磺乙胺(止血敏)、维生素 C 等,另必要时可注射高效价的恢复期患者血浆。严重的少尿、无尿、高钾血症及明显氮质血症患者可进行血液透析或腹膜透析;血容量不足者,应补充血容量,并注意电解质及酸碱平衡;休克期患者可输血浆、白蛋白、全血,以提高胶体渗透压,有利于休克逆转。

五、实验室诊断

(一)病原分离鉴定

裂谷热病毒存在于感染动物的血液与器官中,可从发热期动物、人的全血、血清、脾、肝组织中分离到。初次分离可用小鼠或仓鼠进行,也可用 1 ~ 2 日龄绵羔羊、鸡胚及各种细胞培养物。

采集 5 mL 发热期血液或 5 g 死亡动物的肝脏、脾脏、大脑供病毒分离,送检样品须保持在 –4 ℃。如送往实验的时间超过 24 h,样品应予冰冻,并用干冰包装寄送。取 1 g 组织样品磨碎,加入 9 倍体积、pH 值 7.5 的细胞培养基或缓冲生理盐水浸泡,加入青霉素钠(1 000 U/mL),硫酸链霉素(1 mg/mL),制霉菌素(100 U/mL)或两性霉素 B(2.5 μg/mL)。将悬浮液 1 000 g 离心 10 min,取上层清液,脑内接种于 1 ~ 5 日龄小鼠或腹腔内接种于仓鼠和成年鼠。感染幼鼠可能在 2 d 内发病死亡,成年鼠可能在感染后 1 ~ 3 d 发病。实验动物除鼠和仓鼠外,羔羊和鸡胚也可供选用。

取 1 mL 离心澄清样品上层清液,接种单层细胞如 Vero 细胞、BHK 细胞和犊牛、羔羊的原代肾或睾丸细胞,于 37 ℃培养 1 h,也可用 1 : 100 稀释的样品接种。被感染的细胞培养物于 3 ~ 5 d 出现细胞病变,用免疫荧光进行鉴定,即可初步确认裂谷热病毒。如欲尽早获得结果,可于接种培养物 18 ~ 22 h 进行免疫荧光检测。所得的分离物需进一步用标准阳性血清做中和试验,方可最后确诊。

(二)血清学诊断技术

中和试验包括微量中和试验,蚀斑减少中和试验,小白鼠中和试验;主要用于检查不同动物血清中裂谷热病毒特异性抗体。中和试验特异性高,可检查畜群早期感染,但只能用活病毒进行试验,不适合疫区外使用。酶联免疫吸附试验、血凝抑制试验、琼脂凝胶免疫扩散试验、免疫荧光试验、放射性免疫检测试验、补体结合试验,均可用于检测裂谷热病毒抗体,这些检测结果与白蛉病毒属的其他血清型有交叉性,这些试验可用灭活抗原进行,可用于无裂谷热国家。

(三)分子诊断技术

用 PCR 技术检测裂谷热核酸片段来进行诊断,其特异性、敏感性较好。已有常规 RT-PCR、巢式 RT-PCR 和实时荧光 RT-PCR 用于该病诊断的报道。

六、防控措施

联合国粮食供应及农业组织(FAO)推荐的预防该病传播的措施有:用消毒剂喷撒来自裂谷热流行国家的全部飞机,禁止流行国家运来的敏感动物入境;若在动物中诊断出该病,那么整个地区均应喷撒消毒剂,动物必须在无昆虫的条件下饲养;死亡的动物必须全部掩埋,禁止食用感染动物的肉类;禁止家畜从流行地区迁移到非疫区;流行区的人和动物必须免疫。

疫苗可有效用来预防动物和人的裂谷热。对流行区动物进行裂谷热疫苗接种,包括减毒活疫苗或灭活疫苗,怀孕动物不宜接种减毒活疫苗。活疫苗被认为可终身免疫,单独注射灭活疫苗可持续6～12个月。对兽医和实验室工作人员等高危人群接种甲醛溶液灭活疫苗,免疫期可达18个月。

　　该病主要在非洲流行,我国国境卫生检疫机关需要密切关注疫情动态,对其传入我国的危险性进行评估,以便采取防范措施。对从流行区进入国境的动物应严格检疫;从流行区入境的人员应隔离检疫、住院观察7 d,如体温升高,应按发病对待。对有关蚊虫传播媒介进行监测,为裂谷热的可能暴发提供预警资料。

西尼罗热（West Nile fever, WNF）又称西尼罗病毒病（West Nile virus disease），是由西尼罗病毒（West Nile virus, WNV）感染引起的一种传染病。该病毒最早于 1937 年从非洲乌干达西尼罗地区一名发热妇女血液中分离到而得名，在以后的很长时间内 WNF 主要在非洲和欧洲流行。最初人们只认为这是一种非洲的地方疾病而没有引起重视，直到 1957 年以色列发生西尼罗热病毒性脑膜炎流行才真正注意到该病的危害。后来在 20 世纪 60 年代，该病在欧洲的法国、俄罗斯、西班牙、罗马尼亚等地都发生流行。20 世纪 70 年代南非好望角发生较大流行，80 年代捷克、乌克兰等地发生流行，90 年代以来发生暴发流行范围扩大，流行程度明显加重。1999 年以前，西半球并无 WNV 感染记载，直到 1999 年 8—10 月美国纽约市暴发 WNV 脑炎流行，发病 62 例，7 人死亡，病死率为 11.3%，人发病的同时有大量的鸟类（主要为美洲乌鸦）死亡，随后在 2000 年纽约和新泽西州报告 19 例患者，死亡 2 例。2001 年该病扩散到 44 个州，报告病例 4 156 例，死亡 284 例，病例的地理分布与 1975 年美国感染 2 131 例的圣路易脑炎（SLE）地理分布相似。2003 年该病向西部扩散，美国报告 46 个州 WNV 感染共计 9 862 例，死亡 264 例。至 2004 年 11 月仍有 40 个州报告，感染病例共计 2 241 例，死亡 76 例，其中加利福尼亚州报告 710 例，死亡 20 例，流行最严重，另外有 45 个州报告共计 5 441 只乌鸦和 1328 只其他鸟类感染 WNV，37 个州有马感染 WNV 的报道。目前，有病例报告或 WNV 抗体阳性，或发现动物感染的有五大洲 40 多个国家。非洲：埃及、乌干达、刚果（金）、中非共和国、莫桑比克、尼日利亚、南非、博茨瓦纳、塞内加尔、阿尔及利亚、马达加斯加、摩洛哥等。欧洲：法国、葡萄牙、西班牙、罗马尼亚、捷克、意大利、匈牙利、保加利亚、摩尔多瓦等。亚洲：印度、马来西亚、泰国、菲律宾、土耳其、印度尼西亚、阿塞拜疆、土库曼斯坦、乌兹别克斯坦、巴基斯坦等。美洲：美国、加拿大、墨西哥。大洋洲：澳大利亚。

WNF 流行有三大趋势：①人和鸟的暴发频率增加。自 20 世纪 90 年代中期世界范围内人和鸟的暴发次数明显的增加。②人严重病例明显的增加。表现为中枢神经系统损害的疾病如脑炎、脑膜脑炎、脑膜炎等病例的增加。③人的 WNV 脑炎流行伴有大量鸟的死亡。虽然目前我国还没发现 WNV 感染的人和动物，随着对外开放不断扩大，贸易、旅游人员进出频繁以及自然因素的变化，WNF 在我国流行的危险仍然存在。必须保持高度警惕，掌握疾病的流行、发生、发展规律，加强检测，做好预防工作，以便及时制定防治对策。

一、病原学

WNV 属于虫媒病毒属的一个种, 为单链 RNA 病毒, 由二十面体核壳体包围, 直径为 21～35 nm 的圆形颗粒, 外有来自宿主细胞膜的糖蛋白 E, 由一完整的包膜蛋白 E 与膜蛋白 prM 联结。E 蛋白介导细胞黏附和膜融合, 是重要的毒力因子, 根据 E 蛋白基因序列, WNV 分为两个种系, 种系 I 能使人类感染患病, 种系 II 则在非洲动物中流行。WNV 病毒基因为 11 000～12 000 核苷酸长, 5′ 和 3′ 端含有未编码的 NC 区, 基因编码 10 个蛋白, 其中 3 个为结构蛋白(C、M、E), 7 个为非结构蛋白(NS_1、NS_{2a}、NS_{2b}、NS_3、NS_{4a}、NS_{4b} 和 NS_5), M 蛋白是从其前体 prM 切割产生的。M 蛋白是高度疏水性的, 可插入病毒颗粒的双层类脂膜内, 在病毒包装过程中, M 蛋白的 C′ 端可与 E 蛋白和核衣壳特异性相互结合, 其前体 prM 蛋白由转化酶处理为 pr+M 蛋白。

Davis CT 等为了研究 WNV 的基因序列多态性, 于 2002 年在美国的 5 个州采集了 18 份 WNV 阳性样本(得克萨斯州蚊子 11 份, 伊利诺伊州蚊子 2 份, 狗肾 2 份, 亚拉巴马州鸟脑 2 份, 科罗拉多州鸟脑 1 份), 得克萨斯州人脑脊液 1 份, 提取 DNA、反转录、PCR 扩增和序列测定, 18 份 WNV prM-E 基因(第 466–2 469 碱基)共 2 004 个碱基被测定, 加上已有的 4 份得克萨斯州东南部 WNV 序列共 22 份进行序列比对(其中 2001 年 2 份, 其他为 2002 年的), 并分别与纽约株(WNV—NY99)进行序列比对。序列同源性比对结果出现 7 个碱基突变, 3 个氨基酸替换, 22 条序列平均偏差为 0.18%, 最大偏差为 0.35%。部分分离株存在相同的碱基突变, 7 个分离株出现 5 种不同的碱基突变, 样本均来自于得克萨斯州东南沿海地区, 路易斯安那州分离株与 WNV—NY99 比较, 仅有一个碱基不同, 该变异位点不同于其他所有分离株, 与美国东北部 1999—2001 年报告的序列比较, 这次发现的碱基变异是独特的, 提示了它们的遗传关系并不密切。从构建的进化树可说明不同分离株的遗传密切程度, 研究结果表明了 2002 年 WNV 株与 1999—2001 年发现于美国东北部的分离株在时间上和空间上存在遗传变异。例外的是路易斯安那 1 份 2002 年样本与 1999—2001 年发生于美国东北部的分离株同组, 值得关注的是得克萨斯州东南部分离株与其他地方分离株不同, 自成一组。提示了美国 WNV 在遗传学上接近的分离株存在地理聚集性, 2002 年流行的病毒株可能是一种优势变异株。

WNV 与乙型脑炎、圣路易斯脑炎和澳大利亚的昆津病毒有一定抗原关系, 表现为广泛的免疫性, 病后产生持久的免疫力, 可抵抗 WNV 神经外途径的攻击。反之, WNF 患者恢复期血清对黄热病亦有保护作用。本患者群感染率很高, 但以隐性感染居多, 例如尼罗河三角洲居民感染率为 61%, 以色列 33%, 泰国 41%, 巴基斯坦卡拉奇 54%, 而南非感染率低(13%～20%), 多发生暴发流行。

二、流行病学

(一)传染源

带有 WNV 的鸟类是本病的主要传染源和储存宿主。病毒在鸟体内高浓度存在多天并发生高水平病毒血症, 继而感染大批叮咬带毒鸟类的蚊虫。现已证实鸡、马、狗、猫、松鼠、蝙蝠、猴等多种动物和人可以感染 WNV。

鸟类为本病的主要宿主。Komar 等 1999 年 9 月在纽约州附近收集 430 只鸟标本, 包括 4 个目 18 个种, 从其中 9 种鸟检测到 WNV 中和抗体, 阳性率 33%。Eidson 等在 1999 年 8—12 月检测到 295 只

WNV 感染的死鸟，其中 262 只为美洲乌鸦。2000 年纽约州报告 71 332 只病死鸟，24.6% 为美洲乌鸦，检测 3 975 只死鸟，32% 为 WNV 感染，纽约州绝大部分地区均发现病毒感染鸟。病死乌鸦在年初很少，3月开始增多，4月初发现病毒阳性乌鸦，7月初病死乌鸦明显增加，病毒阳性者也同时明显增加。Bernard 等 2000 年在纽约州附近检查鸟类的 WNV 的感染情况（见表 2-22-1），共检测了 15 目 46 科 158 种 3 403 只死鸟，其中有 14 目 30 科 63 种为病毒阳性，占 35%，每种鸟至少有 10 只，阳性率＞35% 的鸟主要有美洲雀鹰（57%，n=14）、雪松太平鸟（60%，n=10）、灶巢鸟（50%，n=18）、美洲乌鸦（47%，n=1 687）、鱼鹬（47%，n=45）和红尾（43%，n=14）等。

表 2-22-1　纽约州附近鸟类 WNV 感染调查部分数据（2000 年）

鸟类名称	检测数	阳性数	鸟类名称	检测数	阳性数
家鹅 Domestic Goose	2	1	美洲乌鸦 American Crow	1 687	793
加拿大黑雁 Canada Goose	5	5	蓝松鸦 Blue Jay	500	145
疣鼻天鹅 Mute Swan	3	1	斑马雀 Zebra Finch	1	1
红宝石喉蜂鸟 Ruby-throated Hummingbird	5	2	北美歌雀 Song Sparrow	5	3
夜鹰 Common Nighthawk	2	1	美洲金翅雀 American Goldfinch	4	2
双领鸻 Killdeer	3	1	红雀 House Finch	8	3
银鸥 Laridae Herring Gull	9	3	北美红雀 Cardinal	3	1
黑嘴环海鸥 Ring-billed Gull	66	21	美洲红翼鸫 Red-winged Blackbird	6	1
大黑背鸥 Greater Black-backed Gull	7	2	白头翁 Common Grackle	53	7
黑剪嘴鸥 Black Skimmer	1	1	灰猫雀 Gray Catbird	22	5
红翻石鹬 Ruddy Turnstone	1	1	北方嘲鸟 Northern Mockingbird	10	2
小麻鸭 Least Bittern	1	1	黑颈蓝莺 Black-throated Blue Warbler	1	1
绿苍鹭 Green Heron	3	1	加拿大莺 Canada Warbler	1	1
大蓝鹭 Great Blue Heron	29	3	莺 Warbler	1	1
哀鸽 Mourning Dove	83	17	黄尾鹰 Yellow-rumped Warbler	1	1
原鸽 Rock Dove	41	7	灶巢鸟 Ovenbird	18	9
束带翠鸟 Belted Kingfisher	6	2	麻雀 House Sparrow	127	17
红尾 Red-tailed Hawk	14	6	欧洲八哥 European Starling	23	4
条纹鹰 Sharp-shinned Hawk	17	6	画眉 Veery	3	1
库珀鹰 Cooper's Hawk	30	9	东方蓝知更鸟 Eastern Bluebird	4	1
宽翅鹰 Broad-winged Hawk	7	1	美洲知更鸟 American Robin	74	16
隼 Merlin	5	5	林鸫 Wood Thrush	5	1

续表

鸟类名称	检测数	阳性数	鸟类名称	检测数	阳性数
食雀鹰 American Kestrel	14	8	东菲比霸鹟 Eastern Phoebe	2	1
火鸡 Domestic Turkey	1	1	鸬鹚 Cormorant	2	2
东方野火鸡 Eastern Wild Turkey	3	2	双冠鸬鹚 Double Crested Cormorant	2	1
孔雀 Peacock	8	2	美冠鹦鹉 Cockatoo	1	1
雉鸡 Ring-necked Pheasant	16	4	澳洲鹦鹉 Cockatiel	5	3
鸡 Chicken	14	5	金刚鹦鹉 Macaw	1	1
披肩鸡 Ruffed Grouse	131	28	长尾小鹦鹉 Parakeet	9	2
弗吉尼亚秧鸡 Virginia Rail	2	1	雪鸮 Snowy Owl	2	1
雪松太平鸟 Cedar Waxwing	10	6	大雕鸮 Great Horned Owl	16	3
鱼鹩 Crow	45	21			

（二）传播途径

WNV 为虫媒病毒,吸血节肢动物如蚊子、沙蝇、蠓等是 WNV 的传播媒介,蚊虫是该病的主要媒介,库蚊是最重要的媒介,其中美洲大陆的尖音库蚊是美洲 WNV 传播的主要媒介。携带 WNV 的蚊虫叮咬人是人类西尼罗病毒病的自然传播途径。由于人和多数哺乳动物感染后通常不出现病毒血症。因此不容易发生人与人之间的传播。该病好发于蚊虫繁殖活跃的季节,主要集中在夏、秋季,在热带地区全年均可发病。WNV 可以在越冬生存蚊子或经卵传播,使 WNV 持续存在。1999 年 8 月美国发现感染 WNV 的患者,9 月份开始进行蚊虫检测,调查地点为纽约州范围内的 12 个县和新泽西州。采集蚊虫并做蚊种鉴定,把 50 只蚊子分成一组捣成匀浆供病毒检测和蚊种鉴定使用。用 RT-PCR 技术检测匀浆中的 WNV,病毒阳性的组再用 PCR 方法进一步鉴别蚊种。2000 年 5—11 月纽约州 26 个县市开展蚊媒检测,采集了 317 676 只成蚊,其中库蚊 192 536 只(60.6%),伊蚊 86 034 只(27.1%),12.3% 为其他蚊种,共 8 个属 28 种。有 363 组 10 个蚊种 RT-PCR 检测 WNV 阳性(表 2-22-2),7 月初出现第一份阳性蚊虫样本,大多数阳性样本集中在 7 月中旬到 9 月上旬出现,占 91.46%(332/363),以 8 月上旬为最高。不同蚊种感染情况不一样,库蚊 341 份占 94%,其中尖音库蚊 79 份,Cx. *Pipiens* 与 Cx. *Restuans* 混合蚊种(该两种蚊虫形态上不容易鉴别)212 份,20 份为伊蚊或 *Ochlerotatus* 蚊,两份为其他蚊种(表 2-22-2)。计算蚊虫最低感染比例(minimum infection rate, MIR),即计算每 1 000 只检测蚊虫中病毒阳性蚊数来估计蚊种感染病毒的程度,发现尖音库蚊(Cx. *Pipiens*)的 MIR 最高,盐水库蚊(Cx. *Salinarius*)次之,其高峰出现在 8 月中旬,并与人和马的感染时间一致。11 个蚊虫病毒阳性的调查点有 5 个在纽约州属下的县,2 个在长岛,4 个在哈德逊河下游地区,但大部分县鸟类检测病毒为阳性。从蚊虫捕获数量方面,纽约州存在明显的季节高峰,高峰出现在 8 月上旬,10 月至翌年 5 月蚊虫数量已经非常少。

为研究越冬库蚊 WNV 感染情况,于 2000 年 1—2 月(冬季)选择上年蚊虫中病毒检测阳性的地点(Queens 北部和 Bronx 南部)采集越冬成蚊进行检测。共捕获了 2 383 只(2 380 只为库蚊,3 只按蚊),分成 91 组检测 WNV,TaqMan RT-PCR 方法检测出 3 份阳性,用 PCR 技术进行蚊种鉴定,2 份为 Cx. *pipiens*，1 份因样本量不足没检测出结果。监测结果显示 WNV 可以持续存在于越冬的媒介蚊虫中，病毒可随蚊虫生活到下一个春季并重新引起流行。

表 2-22-2 1999—2000 年美国东北部地区蚊虫 WNV 蚊媒监测结果

调查年度	WNV阳性蚊种	WNV 检测（RT-PCR）阳性蚊数/检测蚊数	最低感染比例（MIR）	调查地
1999	Culex. *pipiens*，尖音库蚊	阳性	/	纽约州
1999	Cx. *Restuans*	阳性	/	纽约州
1999	Cx. *salinarius*，盐水库蚊	阳性	/	纽约州
1999	Cx. *pipiens*，尖音库蚊	阳性	/	新泽西州
2000	Cx. *pipiens* / Cx. *Restuans*	212/130 745	1.6	纽约州
2000	Cx. *pipiens*，尖音库蚊	79/30 818	2.6	纽约州
2000	Cx. *salinarius*	31/20 236	1.5	纽约州
2000	*Aedes vexans*，刺扰伊蚊	10/35 010	0.3	纽约州
2000	*Ochlerotatus japonicus*	5/7 209	0.7	纽约州
2000	Oc. *triseriatus*	3/9 287	0.3	纽约州
2000	Oc. *cantator*	1/2 608	0.4	纽约州
2000	*Anopheles. punctipennis*，点羽按蚊	1/456	2.2	纽约州
2000	*Psorophora ferox*	1/225	4.4	纽约州
2000	Cx. *restuans*	37/4 690	7.9	康涅狄格州
2000	Cx. *pipiens*，尖音库蚊	102/4 399	23.2	康涅狄格州
2000	*Culiseta melanura*，黑尾脉毛蚊	96/8 105	11.8	康涅狄格州

随着对蚊种调查研究的深入开展，已经明确 WNV 是通过蚊虫，尤其是库蚊传播的。媒介防治是控制 WNV 流行的重要手段，Goddard 等对加利福尼亚州（加州）10 种不同蚊虫（Cx. *tarsalis*，Cx. *pipiens*，Cx. *p. quinquefasciatus*，Cx. *stigmatosoma*，Cx. *erythrothorax*，Oc. *hlerotatus dorsalis*，Oc. *melanimon*，Oc. *sierrensis*，*Aedes vexans*，Culiseta inornata）在实验室进行传播能力观察，发现该 10 种蚊虫均对 WNV 易感，并从蚊体中全部检出 WNV，但不同蚊种感染率变化较大。研究认为 *Ochlerotatus*、*Culiseta*、*Aedes* 蚊传播 WNV 的能力为中等，这些蚊子主要叮咬哺乳动物血，在传播中起次要作用；Oc. *sierrensis* 和南加州的 Cx. *p. quinquefasciatus* 传播能力最低；Cx. *tarsalis*，Cx. *stigmatosoma*，Cx. *erythrorax*，Cx. *pipiens* 复合体种群有较高的传播能力。结果进一步显示库蚊属是维系 WNV 在动物间储存的最重要媒介。MIR 高则发生传播的危险性大，目前还难以定量计算引起流行的 MIR 值。仅对蚊虫进行了初步的监测和调查，提供了病毒生态学和感染动力学的基础资料，对疫区蚊种的种群分布、传播机制以及媒介能力的研究有待进行。

另外有报道 WNV 可以通过血液、血制品、器官移植和哺乳等方式在人与人之间传播。美国 2002 年有 23 例患者因输血感染了 WNV，有 2 名科研人员在实验室感染 WNV。

（三）易感性

人对该病毒普遍易感，感染后机体存在特异性抗体。发病率与年龄有关，老年人发病后死亡率大大高于青年人，其他因素如糖尿病史、免疫力低下患者感染 WNV 概率也高。那些处于蚊虫叮咬活跃环境中的野外作业者或旅行者是本病的高危人群，如农民、森林工人、园林工作者、建筑工人及其他从事户外工作的人员。

鸟类、哺乳动物、灵长类动物也普遍对 WNV 易感。2002 年美国南路易斯安那州报告了 319 例人类 WNV 感染，71% 病例出现 WNV 脑膜炎，大部分分布在该州东南部的圣坦姆尼教区（St.Tammany Parish）。Tulane 灵长类研究中心（TNPRC）就位于该教区，占地 500 亩，户外养殖大量的狒狒（Baboon）、猕猴（Macaque）和罗猴（Rhesus），研究人员于 2002 年 8—11 月在该研究中心挑选了 1 692 只动物（罗猴 726 只，猕猴 563 只，狒狒 403 只）进行血清学检测。用 HI 方法检测 DENV-1，DENV-2，YFV，SLEV 和 WNV 抗原，WNV 阳性者用 CF 和 PRNT 方法进一步检测。调查结果显示大约 36% 户外养殖的灵长类动物的 WNV 感染率非常高，且并无观察到这些动物有相关的临床症状或神经病学方面的疾病，每月对动物健康观察资料并无异常发现。值得探讨的是这些感染 WNV 的动物是否充当 WNV 增殖的宿主从而增加蚊虫的感染机会。血清学调查结果说明了在 WNV 传播期间，对 WNV 生态学研究不能只针对人、马和一些易感鸟类，WNV 类似日本脑炎病毒，在脊椎动物宿主的种类范围比较广泛。

三、病理学

宿主被感染的蚊虫叮咬后，WNV 在皮肤和局部淋巴结复制，产生首次病毒血症，感染网状内皮组织单核吞噬细胞系统，接着第二次病毒血症发作，感染其他器官，包括中枢神经系统。WNV 感染引起的神经系统疾病确切的发病机理至今仍然不是很清楚。主要神经症状包括脑膜炎、脑炎和急性无力性瘫痪。一般病毒血症持续多天后出现临床症状，一旦发病并出现对抗病毒的 E 糖蛋白 IgM 抗体后，病毒血症消失，也可能不出现临床症状病毒血症自行消失，持续时间决定于免疫系统的完整性，一般情况下病毒血症持续 2～11 d（平均 7 d），免疫抑制的肿瘤患者可持续 5～28 d（平均 13 d）。

大约 50% 的患者周围白细胞计数增多，15% 的患者白细胞计数减少，部分患者有低钠血症。脑脊液检查可见淋巴细胞计数中度增多，但细胞数也可为零或中性粒细胞居多，蛋白含量中度增高，糖含量正常。头颅 MRI 成像早期呈现脑膜和脑室周围区域信号非特异性增强，丘脑和基底神经节 T_2 加权像呈高信号可作为本病早期指征。典型病例神经电生理检查可出现与前角细胞损害相一致的运动神经波幅降低，但有些病例也可以有运动速度减慢和感觉损害。

鸟类感染主要病理过程为心肌炎，因此通常导致大量鸟类死亡。马感染 WNV 主要表现为马脑炎、孕马流产等。

四、临床学

（一）临床表现

人感染 WNV 多数表现为隐性感染，少数为显性感染。其症状为突然发热、头痛、背痛、肌肉痛等。发热可表现为双峰热，约半数患者可出现皮疹；可见咽炎和恶心、呕吐、腹泻、腹痛等胃肠道症状。病程一般为 3～5 d，预后良好。少数患者特别是老年人可表现为无菌性脑膜炎、脑膜脑炎，伴有颈强直、呕吐、神志不安、嗜睡、四肢发抖、痉挛、局部麻痹和昏迷等,病死率高达10%。极少数患者表现为肝炎、急性前角脊髓炎、乳头炎、胰腺炎和心肌炎等,可见其临床症状表现比较复杂,分两个主要型。发热型:全身肌肉酸痛、头痛、眼痛、恶心、食欲减退、咳嗽;高热致颜面潮红,结膜充血;腋下及腹股沟淋巴结肿大,无明显压痛。约有半数患者在病程第3～5天躯干及四肢出现淡红色玫瑰样斑丘疹,可自行消退。80%的患者3～5 d后可自愈。轻型病例仅有类似感冒的发热过程,全身反应较轻,表现为自限性疾病。脑炎型:老年人及部分儿童、青少年感染后可引起脑炎、脑膜炎,此时病情较重。体温骤升,持续下降,剧烈头痛,恶心,呕吐,嗜睡,继而神志不清,颈项强直,出现异常神经反射,惊厥,昏迷,呼吸困难直至呼吸循环衰竭。其他型:美国调查82%为无症状感染者,偶有皮肤水疱、心肌炎、胰腺炎、肝炎发生。淋巴结消肿时间常需数月。

Weiss等观察了纽约州和新泽西州2000年WNF住院患者19例,其中有11例脑炎和脑膜炎患者,单纯脑膜炎患者8例;Michal等在以色列确诊417例,住院患者326例中脑炎患者占57.9%。233例患者的临床体征和症状见表2-22-3。

表 2-22-3　233 例患者的临床体征和症状

体征和症状	病例数	占比 /%
发热≥ 38 ℃	229	98.3
头痛	135	57.9
意识改变	109	46.8
精神错乱	92	39.5
呕吐	73	31.3
颈强直	67	28.3
出疹	51	21.8
胃肠道症状	43	18.5
昏迷	39	16.7
肌肉痛	36	15.4
病灶性神经体征	22	9.4
淋巴结肿大	10	4.3

近年的暴发调查资料显示,MNV临床表现发生了较大的变化,出现较高比例中枢系统症状的患者,年长者更是如此,并且病死率较高。WNV脑炎的预后与神经系统感染的严重程度、年龄有关,轻症患者不留后遗症,其他患者可有记忆丧失、行走困难、肌无力、抑郁等后遗症,严重者则出现死亡。在罗马尼亚、美国纽约、以色列、加拿大等地暴发的住院病例死亡率为4%～18%,年龄是最重要的危险因素。家畜中除马感染WNV后产生脑炎外,其他仅产生病毒血症和抗体。2000年法国76匹马和美国60匹马WNV脑炎的临床症状和体征见表2-22-4。

表 2-22-4 WNV 脑炎马的临床症状和体征

美国 60 匹马		法国 76 匹马	
临床征象	占比 / %	临床征象	占比 / %
运动失调	85	发热（＞38.5 ℃）	62
四肢无力	48	运动失调	72
躺倒或站立困难	45	麻痹	47
肌束抽搐	40	震颤	9
发热	23	感觉过敏	8
瘫痪或唇缘下垂	18	磨牙	4
脸部或口鼻部颤搐	13	异常行为	3
磨牙	7	肝炎	1
失明	5		

（二）临床治疗

本病目前尚无特效药物治疗，一般采用对症治疗。老年患者因易患脑炎，应住院治疗。对临床表现为肝炎、心肌炎和胰腺炎患者可采用对症治疗。可以考虑抗病毒疗法结合激素治疗，但均不成熟。利巴韦林和 α-2b 干扰素可能有一定的作用，目前皮质类固醇、抗痉挛、渗透剂等在治疗 WNV 引起的神经系统症状的作用尚需在临床上证实。

五、实验室诊断

检测患者血清或脑脊液 IgM 抗体是最常用、最敏感的早期实验室检测方法。从血清或脑脊液中分离病毒最能支持诊断，但分离时间长，阳性率不高。

（一）病毒分离

1. 组织培养　可在多种哺乳动物、两栖类动物和鸡胚细胞中生长，其中以地鼠肾细胞最为有用。在地鼠肾、鸡胚、猴肾细胞和人的肿瘤细胞系中细胞病变最为明显。可在猴肾或鸡胚细胞上形成蚀斑，在埃及伊蚊细胞和果蝇细胞中复制。在白纹伊蚊细胞中可产生细胞病变。WNV 在细胞中传代后，可降低神经外毒力。

2. 动物接种　小白鼠脑腔、腹腔感染均可致死，潜伏期分别为 2～5 d 和 4～5 d。离乳小白鼠经脑腔、腹腔感染亦可致死，潜伏期分别为 3～5 d 和 3～10 d，随鼠龄增长，对神经外途径感染的抵抗力逐渐增加，但与毒株有关。有的毒株可通过口腔感染成鼠，进行中和试验时，偶可见到母鼠因食发病仔鼠而感染 WNV 患脑炎致死。

地鼠经脑腔、腹腔感染 WNV 均可产生致死性脑炎，但对神经外途径感染的敏感性随鼠龄增长而下降。乳鼠可通过乳汁感染 WNV。金地鼠腹腔内接种 WNV 后，毒血症持续 5～6 d，第 53 天恢复期仍能分离出病毒。除大白鼠脑腔感染可致死外，家兔、豚鼠、棉鼠可通过各种途径感染，均不致病而产生抗体。

野生啮齿动物沙鼠（Genbil）经盲传一代后可致死，感染母鼠可产生毒血症和抗体。成年恒河猴静脉或鼻腔内接种,可引起发热、脑炎,偶尔可致死,还可产生持续性感染,并在猴中枢神经系统产生亚临床感染。

（二）血清学诊断技术

本病与乙型脑炎(简称乙脑)、圣路易斯脑炎等有交叉反应,最好采取患者急性期和恢复期双份血清,两份血清同时进行检测,以恢复期血清较急性期 IgG 抗体滴度升高 4 倍以上为阳性。判定结果时要注意和乙脑的交叉,最好同时用 WNV 和乙脑病毒两种抗原进行 ELISA 或空斑减少抑制试验,观察双份血清对哪一种抗原的反应滴度更高。举例说明,如果双份血清对 WNV 抗原的滴度有 8 倍升高,而对乙脑抗原仅 4 倍升高,则可诊断为 WNV 感染;如果双份血清对 WNV 抗原的滴度为 4 倍升高,而对乙脑抗原 8 倍升高,则可诊断为乙脑。曾用中和试验、噬斑减少抑制试验、间接免疫荧光试验和 ELISA 技术检查抗体。

用已经有市售的一种快速的抗原包被方法——VecTest 试剂盒,检测死鸟 WNV 以评价该方法是否适合于现场推广应用。采集 2002 年加拿大 Manitoba 和 Ontario 地区的死鸟,Manitoba 共采集了 109 只美洲乌鸦、31 只蓝鹣鸟、6 只黑嘴鹊,Ontario 采集了 255 只美洲乌鸦、28 只蓝鹣鸟。从鸟咽拭子、排泄腔分泌物或两者采样,结果表明,该方法检测美洲乌鸦的敏感性和特异性最高,咽拭子采样敏感性比排泄腔采样高,不同实验室检测结果差异小,重复性好。Manitoba 样本检测的特异性和敏感性分别为 83.9% 和 93.6%,Ontario 样本为 83.3% 和 95.8%,结果表明该试剂盒检测乌鸦咽分泌物是一种可靠、快速的诊断方法,适用于作为 WNV 检测手段之一。

（三）分子诊断技术

RT-PCR 已广泛应用于病毒病的诊断,1999 年美国 WNV 流行时,通过设计的多种黄病毒保守区变性引物以及 WNV 特异性引物对标本进行 RT-PCR 试验,结果 WNV RT-PCR 阳性,而其他黄病毒阴性,从而诊断 WNV 是该次流行病的病原。Brieset 建立了一种敏感、特异的实时 PCR（real time-PCR）法对 1999 年纽约 WNV 脑炎暴发时的患者标本进行分析,结果在 4 例死亡者的 CSF 测到 WNV 核酸序列。Lanciotti 报告了建立和应用一种快速 TaqMan RT-PCR 分析法,检测临床患者标本（约 500 份,包括血清、脑脊液和脑组织）和野外采集的蚊以及鸟标本的 WNV 核酸,并与常规的 RT-PCR 和 Vero 细胞病毒分离法进行比较。结果观察到,TaqMan RT-PCR 法特异性好,其敏感性比常规 RT-PCR 高,对培养阳性的蚊和鸟组织标本检测 WNV 分别达到 100% 和 95%。

六、防控措施

（一）预防措施

防止蚊子的叮咬是主要预防措施,灭蚊和减少暴露是预防 WNF 在人和动物中传播、控制暴发流行的最有效方法。一旦发现本病流行,应立即对患者采取防蚊隔离措施。本病目前尚无特异性疫苗可供使用,加上流行地点不固定,往往是突发性的,增加了预防的难度。最近 Tesh 等研究了灭活疫苗、减毒的活嵌合体病毒疫苗接种和 WNV 免疫血清被动免疫三种方法,均能保护地鼠免受西尼罗病毒攻击而引发疾病和死亡,并产生高效价抗体和长期免疫。

（二）监测

监测内容包括疫情监测,如病例的诊断、报告和调查。

1. 流行病学史　发病前两周内到过 WNF 流行区,居住地出现野生鸟类异常死亡,有疑似或确诊

WNV 感染的人或动物的生物材料接触史。

2. 临床症状　不明原因发热,可伴有头痛、肌痛、关节痛、皮疹、淋巴结肿大、腹痛和呼吸道症状等临床表现。

3. 实验室检查　血清标本中检测 WNV 特异性 IgG 抗体阳性,从组织、血液、脑脊液和其他体液标本中分离到 WNV 或证实有 WNV 抗原或基因序列。

根据以上三部分内容给予诊断。蚊媒监测当地成蚊种群密度、带毒率及幼虫密度,尤其查清当地库蚊属种群的分布、密度和季节消长变化;鸟类监测资料是预测人类 WNV 感染的敏感指标,包括鸟类死亡监测及病毒分离。动物监测有猪、马、羊、鸡及鹅等家禽感染率调查,死亡动物脑脊液或脑组织病毒分离。另外还需要对当地地形、地貌、河流、森林、植被、气温、湿度、降水量等地理气象资料以及人口数、居民平均年收入、养殖动物种类及分布等社会经济资料的监测。

WNV 感染暴发可以引起广泛的心理恐慌并造成严重的社会负担。目前我国尚未发现 WNV 脑炎病例,没有分离到 WNV,也不清楚人群中既往 WNV 感染情况。我国每年临床收治的数万例病毒性脑炎 50% 以上病原不明,由于没有开展 WNV 的研究工作,不能排除已有 WNV 感染的可能。近年来 WNV 在世界许多地方流行频繁,流行发生难以预测,特别是对老年人威胁较大,目前尚未见可用于预防的疫苗。应当指出,中国与世界其他国家之间的贸易、旅游、人员往来频繁,WNV 通过各种途径传入我国的可能性大,中国面临 WNV 输入和流行的严重威胁。

第二十三章 科罗拉多蜱传热

科罗拉多蜱传热（Colorado tick fever）也叫山林热和山林蜱热，是在美国和加拿大洛矶山脉地区最早发现的一种常见的蜱传病毒性疾病。临床上类似一般感冒症状，以双峰热和白细胞减少为特征，虽然大多数病例是自限性的，少数患者有脑炎症状，但也有更为严重的并发症，甚至死亡。因该病病原在科罗拉多首先发现，又是蜱传播的，故名科罗拉多蜱传热。

1943年，Legod Florio 从美国西北地区发热患者血液中首先分离出一种新病毒，1944年又从安氏蜱（*Dermacentor andersoni*）分离到同样病毒，并证明此种蜱可以将这种新病毒传播给人。1972年德国研究人员分离到同样的病毒（Eyach 株），1976年美国加利福尼亚州研究人员分离到 S6–14–03 株病毒、法国研究人员分离到 Ar577 和 Ar578 两个病毒株。原以为这些病毒是呼肠孤病毒科环状病毒，后查明这些病毒为双链 RNA 病毒，有 12 个节段。1990 年在德国召开的国际病毒分类委员会上，根据这些特征将病毒划为一个新属——*Colti* 属。以 CTFv 病毒为代表株。1993 年在亚洲印度尼西亚分离 11 株（JKT 株）病毒。

我国 1981 年首次从北京三带喙库蚊分离出 *Colti*（M14 株）属病毒，次年从云南医院发热患者血清106 份、脑炎患者脑脊液 5 份分离出 27 株 *Colti*（Banna 株）属病毒，1985 年从云南孟定家畜圈和竹林采集到 10 种蚊子分离出 72 株 CTF 病毒（MD 株），1985 年从海南省三带喙库蚊分离到 HN131 株、从麻翅库蚊分离到 HN195 株，1991 年从甘肃武都区分离到 1 株病毒（WDC2 株）、从甘肃文县分离到 4株病毒（WX1、WX2、WX3 和 ACH 株），同年，从北京陶然亭公园分离到 2 株病毒（TRT2、TRT5）、从中国 CDC 传染病预防控制所院内分离到 3 株病毒（LY1、LY2、LY3），1999 年从吉林省背点伊蚊分离到病毒（EN97–12、EN97–31）、从云南澜沧江下游地区蚊虫分离到 10 株 *Colti* 属病毒，此外，还从新疆、山西、河南分离到 *Colti* 属病毒。

一、病原学

呼肠孤病毒科分 8 个属，*Coltivirus* 为其中的一个属，科罗拉多病毒为该属的代表种。

科罗拉多病毒由微密核心和双层衣壳组成，呈二十面体对称，直径 80 nm，核衣壳直径为 56 nm，衣壳内有 32 个壳粒，病毒核酸由 12 个片段的双链 RNA 组成，dsRNA 基因片段的第十个（M6）、第十一个（S1）和第十二个（S2）的核苷酸序列长度分别为 765、998 和 1 884 bp，在 3 个片段的九核苷和六核苷分别 5′ 和 3′ 非编码区（NCRs）发现有片段特异反转终点的重复。德国分离的 Eyach 株和美国分离的 S6-14-03 株氨基酸有 55% ～ 80% 同源性，法国学者分离到两个病毒株 Ar577 和 Ar578，对 *Colti* 属的美洲、欧洲和亚洲病毒株基因的电泳图，见图 2-23-1。根据序列的均一程度分为 A 型和 B 型，A 型又分 A1 亚型（CTF 病毒）和 A2 亚型（Eyach 病毒），B 型又分 B1 亚型（JKT7075）和 B2 亚型（JKT6423）。

基于 CTF 病毒 Florio 毒株片段 9 ～ 11 序列的引物能扩增美洲分离物的病毒，但不能扩增欧洲和亚洲分离物的 RNA，所生成的 PCR 产物为 584nt（片段 9），221nt（片段 10）和 302nt（片段 11），它们的序列均已确定（Gen Bank 登记号分别为：片段 9，AF007176-AF007178；片段 10，AF007182-AF007184；片段 11，AF007179-AF007181）。

美国和欧洲病毒可用相同的引物来扩增，这些分离物可置于同一组（即 A 组）之中，其中第一个亚组（A1）包括所有的美国分离物，亚组中的分离物也都可以用共同的引物扩增，第二个亚组（A2）包括欧洲分离物，这一亚组分离物的片段 9 ～ 11 不能在 A1 亚组成功使用的引物扩增。

如果比较 A 组毒株片段 12 的核苷酸序列，则可发现 A1 亚组的等同性百分率 94.39%，A2 亚组者为 92.29%，A1 和 A2 之间的等同性百分率为 65.68% ～ 67.56%，具体数值见表 2-23-1。

表 2-23-1　Coltivirus 分离物基因序列的等同性
（表中列出核酸等同性 /%，氨基酸等同性 /% 则列于括弧中）

（a）B 组病毒片段 7 ～ 12 计算出的数值

整个序列	Banna	JKT-6969	JKT-7043	JKT-7075
JKT-6243	87-25（91-43）	84.39（81.96）	84-22（81-08）	47-95（21.15）
Banna	/	80.11（77-61）	79-47（76-74）	47.45（20.81）
JKT-6969	/	/	98.82（98-48）	49-16（21.80）
JKT-7673	/	/	/	49.20（21-34）

（b）B 组病毒片段 9 计算出的数值

片段 9	Banna	JKT-6969	JKT-7043	JKT-7075
JKT-6243	83-22（89-75）	54-48（41.79）	54-39（41-79）	41-67（17.09）
Banna	/	55.12（41.07）	55-21（41-07）	40.00（17.45）
JKT-6969	/	/	99.71（99-64）	46-57（18.68）
JKT-70-43	/	/	/	46.67（18-68）

（c）B 组病毒片段 7 计算出的数值

片段 7	Banna	JKT-6969	JKT-7043	JKT-7075
JKT-6423	85.64（91-50）	73.22（72.88）	72.95（71.57）	49.47（28.2）
Banna	/	73.99（72.22）	73.28（70.92）	48.93（27.54）
JKT-6969	/	/	98.10（97.39）	51.22（28.83）
JKT-7043	/	/	/	51.39（27.87）

续表

(d) A 组病毒片段 12 计算出的数值

片段 12	69V28	R1575	S6-14-03	Eyach	ARS78
N-7180	95.98 (92.95)	96.78 (92.45)	94.37 (87.74)	66.22 (51.89)	66.76 (53.77)
69V-28	/	95.44 (91.51)	95.17 (89.62)	66.76 (55.66)	67.56 (55.66)
R-1575	/	/	95.44 (92.45)	65.95 (54.72)	66.49 (55.66)
S6-14-03	/	/	/	65.68 (53.77)	65.95 (54.72)
Eyach	/	/	/	/	92.29 (87.74)

在 A1 亚组中，基因组片段 9～12 的核酸等同性相似的程度为 97.69%～100%（片段 9）；96.84%～98.95%（片段 10）和 90.6%～91.74%（片段 11），当 A 组的分离物序列与亚洲分离物相比较时，并无明显的同源性，A 组 *Coltivirus* 序列的测算出的 GFC 含量为 48.4%～51.6%。

（一）美国和欧洲分离物推定氨基酸序列的分析

Florio 毒株病毒蛋白（VP）9 中氨基酸序列与毒株 R1575，69V28 和 S6-14-03 的序列进行比较时发现序列的等同性为 99.22%～100%，数据库搜寻时发现有 hhhhGx4 GKSxn hhhhDD 基序存在（其中 h 代表大的疏水性残基，这一基序与原始 ATP 酶的 ATP 结合部位中的 P- 环相当。

Florio 毒株的 VP10 中的 -65 氨基酸序列与其他美国分离物相比较，发现氨基酸的等同性为 96.84%～98.95%，全长 VP10 与数据库存中蛋白质相比较，发现在古代詹氏甲烷球菌（*Methanococcus jannaschii*）的——未明功能理论蛋白质（Mj1287）（氨基酸 -42-102）与 VP10（氨基酸 40～100）之间只有部分相配（42%）。

Florio 毒株 VP11 的 -90 氨基酸序列与 A1 亚组的其他毒株的相 VP11 序列相比较，发现这些蛋白质之间的氨基酸等同性为 95.45%～98.86%。

VP12 在 A1 亚组分离物间的等同性百分率为 87.74%～92.45%，在 A2 亚组分离物的等同性为 87.74%，美国和欧洲分离物之间则为 51.8%～55.66%（表 2-23-1），VP11 和 VP12 之间在数据库存中具有明显的蛋白质等同性。

（二）亚洲分离物的核酸序列分析

JKT-6423，JKT-6969，JKT-7043，JKT-7075 分离物和 Banna 病毒的全长片段 7～12 均已测序（GenBank 登记号 AF019908，AF019909 和 AF52008-AF52035）。

所有的亚洲毒株均属同一组（B 组），序列分析可鉴定出 2 个亚组，与相应的病毒一致，亚组 B1 病毒（JKT-7675）相表现 5.1 程式，而亚组 B2 病毒（JKT-6423，JKT-6969，JKT-7043 分离物和 Banna 病毒）则表现 6.6 程式，电泳表型程式和片段 7～12 的全长分别见图 2-23-1 和表 2-23-2。

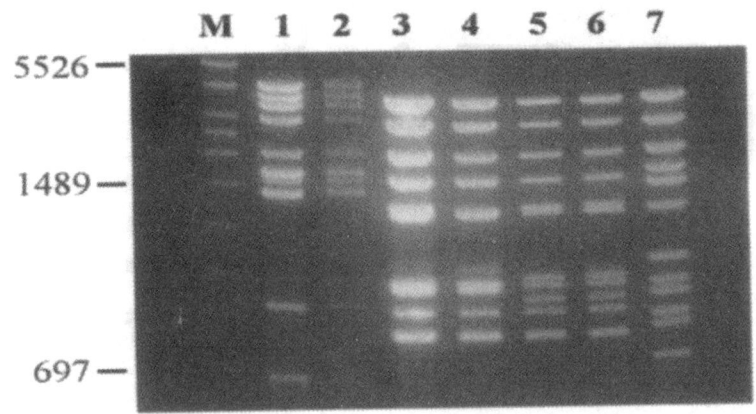

M: 分子量标记（bp）；

1~7：CTF，S6-14-03，JKT6423，Banna，JKT6969，JKT7043，JKT7075

图 2-23-1　*Colti* 属病毒基因的电泳图

表 2-23-2　B 组 Colfivirus 片段 7～12 的比较：核苷酸和蛋白质长度

基因	JKT-6423	Banna	JKT-6969	JKT-7043	JKT-7075
7	1 136（307）	1 137（307）	1 136（307）	1 136（307）	1 259（347）
8	1 119（302）	1 119（302）	1 119（302）	1 119（302）	1 140（302）
9	1104（283）	1 110（283）	1 141（280）	1 141（280）	1 154（303）
10	977（249）	978（249）	977（241）	977（249）	940（260）
11	867（180）	867（180）	867（178）	867（178）	894（263）
12	862（207）	861（207）	862（207）	862（207）	756（190）

前面数值为核苷酸序列的长度，括弧中者为片段编码蛋白质中氨基酸残基的数目。

根据片段的长度，B2 亚组可区分为两个基因型：基因型 2a 包括 JKT-6423 和 Banna 病毒；基因型 2b 则包括 JKT-6969 和 JKT-7043（表 2-23-3）。

表 2-23-3　*Colti* 属病毒的分组

种属		病毒株	媒介、宿主	序列	病毒代表株
A 组	A1 亚组	CTFv、S6-14-03	Ixodes 蜱 啮齿动物	片段 9：AF0072，片段 10：AF005720，片段 11：U72684，片段 12：U5322	CTFv
	A2 亚组	Eyach、Ar577、Ar578	Ixodes 蜱 人类	片段 12：AF007185	Eyach

续表

种属		病毒株	媒介、宿主	序列	病毒代表株
B 组	B1 亚组	JKT7075	Culex 蚊	片段 7: AF052023，片段 8: AF052022，片段 9: AF052021，片段 10: AF052020，片段 11: AF052019，片段 12: AF019909	JKT7075
	B2 亚组	JKT6423、JKT6969、JKT7043、Banna	Culex 蚊 Anopholes 蚊 啮齿动物 人类	片段 7: AF052018，片段 8: AF052017，片段 9: AF052016，片段 10: AF052015，片段 11: AF052014，片段 12: AF019908	JKT6423

B2 亚组中同源性片段 8、10、11 和 12 之间的等同性为 83% ～ 89%，与此不同的是片段 7 和片段 9 的等同性分别为 72% ～ 98%，54% ～ 99%，B1 亚组片段与 B2 亚组相应片段的比较表明最高等同性的程度在 46.67%（片段 9）和 52.16%（片段 12），由 B 组分离物测序片段计 GFC 含量为 37% ～ 39%。

(三)亚洲分离物 5′ 和 3′ 端非编码区的分析

克隆片段非编码区（NCR）的分析有助于鉴定位于末端处的保守性基序，在所有的亚组 B1 病毒基因组片段的正链上，都可在 5′–NCR 和 3′–NCR 上分别发现有基序 5′–GVAU^A/V^A/VAA^A/U^A/U^U–3′ 和 5′–A/GC^C/V GAC–3′，而在所有的 B2 病毒基因组片段正链上则有基序 5′–GVAGAA^A/V^A/V^A/VV3′ 位于 5′–VCR 和基序 5′–A^A/C^C/CGAC–3′ 位于 3′–NCR，所有 B 组分离物在其 5′–NCR 上的前面五个核苷酸（GC 和在 3′–NCR 最后的两个核酸）AC 都是相同的，这些二核苷酸均为反向互补，在所有不同分离物片段中都可检出有片段特异性反向末端重复体（ITRS）存在，这些 ITRS 可以通过碱基配对而形成次级结构，这些次级结构是借助于 Macsfan 软件程序而形成的。

(四)亚洲分离物推定氨基酸序列的分析

B 组分离物片段 7 ～ 12 编码的 VP 已确定，如同核酸序列分析的情况一样，推定的蛋白质也可区分为两种不同种类，即 JKT-7075 和 JKT-6423，所编码蛋白质的长度已列于表 2-23-2。

B2 亚组分离物的 VP8、VP10、VP11 和 VP12 的氨基酸序列等同性为 85% ～ 100%，其中 VP2 的序列等同性为 70.9% ～ 97.39%；VP9 序列等同性变化最大，为 41.79% ～ 99.64%。B1 和 B2 亚组分离物同源性蛋白质的比较表明，等同性的最高程度为 17%（VP9）和 28%（VP7），B 组分离物不同氨基酸的联合显示部分保守性氨基酸程式，其中 VP7 等同性为 35% ～ 93%，VP10 等同性为 39% ～ 100%。

数据库存搜寻结果证实，VP7 蛋白中的部分保守性氨基酸基序与不同蛋白激酶催化功能区中所发现的程式相当，蛋白激酶（△ H–D–P–N △ –D–G–2K △ –D）中的△代表 I 或 L，Z 代表 I，L，或 V，"–" 代表任何一种氨基酸，蛋白激酶中也包括 daRNA– 依赖性蛋白激酶。

应用 BLASTP 程序所进行的数据库存搜寻结果证明，JKT-7075 VP8（氨基酸 5–63）与 RNA 酶Ⅲ部分配对，同样在 JKT-6423、JKT-6969、JKT-7043 和 Banna 病毒的 VP12（氨基酸 3–63）与母体效应蛋白之间也有部分配对，系由 Pfam 程序推定。

JKT-7075 以外分离物的 VP8 和 VP9 及 VP11 蛋白质与数据库存的蛋白质之间并无明显的配对，虽然 VP10 有其保守性程式，但与数据库存之间的相似性并不明显，A 组和 B 组分离物推定 VP 间的同源也不显著。

印尼从蚊分离的 11 株病毒有两种不同的电泳带型，其中 10 株为 6-6，另一株为 6-5-1。我国北京

和吉林分离的病毒株也有这种带型,北京为6–6,吉林为6–5–1。我国云南澜沧江下游地区从蚊分离的
Colti 属病毒及环状病毒的电泳带型见图2–23–2、图2–23–3,甘肃分离的病毒株有3个带型:WDC2 为
2–7–1–3–1–2,☆ 3 为 2–2–2–3–1–2,☆ 1、☆ 2 和 ACH 为 2–3–1–2–1–2–1;云南 Banna 株带型为 2–2–2–
3–1–2 与 ☆ 3 相同,但第 9 节段三者之内有明显差异,说明我国各地分离的病毒株带型不同,抗原性也
不同,见表 2–23–4、2–23–5。

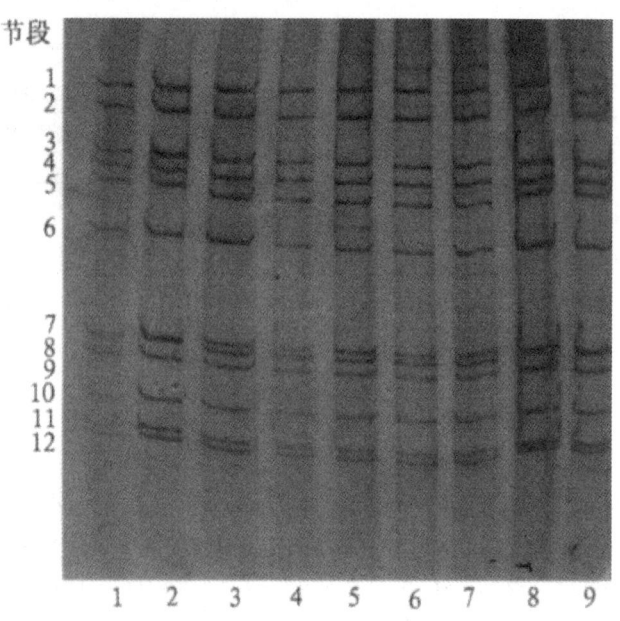

1.6; 2.151–5; 3.67–1; 4.68–1; 5.69; 6.70–1; 7.70–2; 8.92–2; 9.93; 10.阴性对照

图 2–23–2 云南澜沧江新分离 *Colti* 属病毒电泳带型

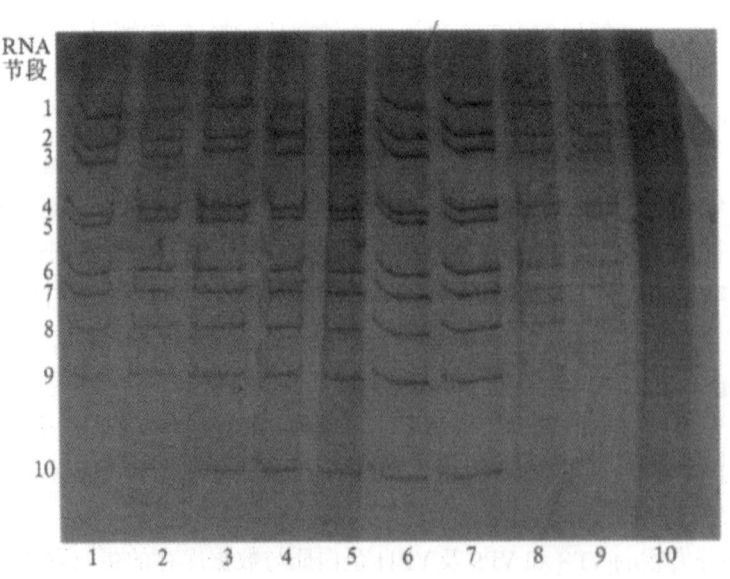

1.61–3; 2.67; 3.68; 4.77–1; 5.77–2; 6.77–3; 7.84–2; 8.99; 9.100; 10.阴性对照

图 2–23–3 新分离环状病毒电泳带型

表 2-23-4　各地分离株之间的交互补体结合试验

抗原	抗体滴度						
	Av	TRT2	WDC2	☆3	☆1	CTF	Eyach
云南 Av	1：16	1：64	1：16	1：8	1：32	—	—
北京 TRT2	1：16	1：32	1：8	1：16	1：32	—	—
甘肃 WDC2	—	1：8	1：16	1：32	1：32	—	—
甘肃 ☆3	—	1：16	1：16	1：64	1：64	—	—
甘肃 ☆1	—	1：8	1：16	1：64	1：64	—	—
美国 CTF	—	—	—	—	—	1：64	1：32
德国 Eyach	—	—	—	—	—	1：16	1：256

注：1：8 以上为阳性。

表 2-23-5　中国各地分离株之间的交互中和试验

抗原	抗体滴度				
	Av	TRT2	☆1	☆3	WDC2
云南 Av	1：640	1：640	1：640	1：640	1：320
北京 TRT2	1：640	1：640	1：640	—	1：640
甘肃 ☆1	1：640	1：640	1：640	—	1：320
甘肃 ☆3	1：80	1：640	1：640	—	1：640
甘肃 WDC2	1：640	1：640	1：640	—	—

注：1：20 以上为阳性。

二、流行病学

(一)地区分布

全球已发现有此病的国家有：美国、加拿大（不列颠哥伦比亚省和阿尔伯塔省）、法国、德国、印度尼西亚、韩国和中国。美国有 11 个州（科罗拉多、怀俄明、蒙大拿、爱达荷、犹他、南达科他、新墨西哥、加利福尼亚、俄勒冈、内华达、华盛顿），在中国已有 8 个省（自治区）、市和自治区发现有人和动物感染，如云南、甘肃、山西、河南、新疆、吉林、北京、海南。在美国每年有数百例患者，但实际人数可能为其 10 倍，90% 的患者有暴露于蜱存在的环境的生活史，年轻男性因户外活动多，发病率高，高危人群包括露营者、护林员、打猎者、电话查线员等。

该病发病有明显的季节性，3—11 月均有患者出现，但高峰期在 5 月下旬至 7 月上旬，与成虫蜱活动的高峰时期相一致，无症状感染者少，感染后获得持久的免疫力，但也有实验感染致两次发病的报告。

（二）动物宿主

以小型哺乳动物为主要宿主，已从13种啮齿动物分离出病毒，还发现野兔、豪猪和牛带毒，将病毒接种新生小鼠、地鼠、金花鼠、鹿鼠、仓鼠、松鼠、罗猴、豪猪可产生毒血症或死亡。

（三）传播媒介

安德逊革蜱也叫洛矶山森林蜱（Rocky Mountain wood tick），是主要的传播媒介（见图2-23-4）。雌蜱产卵于枯叶下，幼虫孵出后找寻小型的哺乳动物如松鼠、花栗鼠等寄生，经几天后变成若虫。不进食进行冬眠，在春天另找小型哺乳动物寄生，经4～9 d，若虫蜕皮变成成虫；成虫以大型哺乳动物作为宿主，如鹿、人。雌蜱发育6～13 d开始产卵，产卵后不久即死亡，雄蜱在交配后仅存活几小时即死亡。Colti属病毒可在若虫或成虫体内越冬。Colti属病毒在未成熟的蜱和小的哺乳动物（主要是啮齿动物）之间传播，蜱的感染缓慢地从蚴虫到若虫再到成虫阶段，此外，还从西方革蜱和等翅革蜱分离出病毒。

人类感染是由于受病毒感染的成虫蜱（雌雄均可）叮咬而致，除山区人群易感外，偶尔因感染的蜱尚可粘在衣物或其他露营的工具上而被带到远方，导致非流行区的人感染。

在亚洲主要从10多种蚊分离出Colti属病毒，它们是：三带喙库蚊（*C. Fritaeniorhynchus*）、白纹伊蚊（*Ae. albopictus*）、常型曼蚊（*M. uniformis*）、环纹按蚊（*A. Annularis*）、圆斑伊蚊（*Ae. annandali*）、多节领蚊（*H. reidi*）、迷走按蚊（*A. vagus*）、环胫伊蚊（*Ae. desmotes*）、棕头库蚊（*C. fuscocephalus*）、股点伊蚊（*Ae. gardnerii*）等。

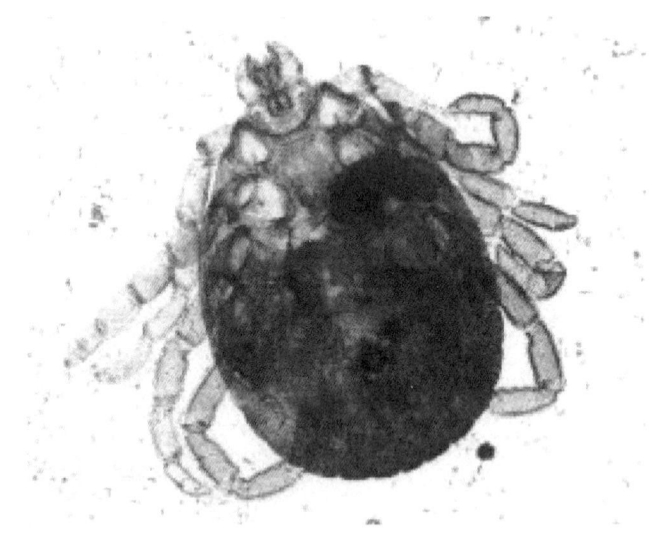

图2-23-4　安德逊革蜱

三、临床学

（一）临床症状

1. 潜伏期　科罗拉多蜱传热的潜伏期是3～7 d。

2. 急性期　疾病往往是突然发生，伴有发热、寒战、肌肉和关节痛、头痛、嗜睡、眼眶痛、畏光和畏食，其他症状有咽痛、恶心、腹泻、便秘等，体温38.3～39.4 ℃，持续2～3 d体温开始下降，接着缓解2～7 d，然后复发出现发热2～3 d，即出现双峰热。在确诊为科罗拉多蜱传热病例中，一半患者可见双峰热,约 20% 的病例有呕吐和腹痛,5%~12% 的确诊病例可观察到皮疹,一些病例出现嗜睡、颈强直等脑炎症状和无菌性脑膜炎。10 岁以下儿童病情常较严重,严重时有中枢神经系统症状和出血。

3. 恢复期 这个时期的常见症状是不适和虚弱,偶有肌肉痛、关节痛,恢复期 7~14 d,50% 病例可长达几周至几个月,血液检查常见中性粒细胞减少、血小板减少和轻微贫血;如侵犯中枢神经系统,脑脊液蛋白增加、细胞增多,增多的多数是淋巴细胞。

4. 并发症和后遗症 10 岁以下儿童可并发脑炎、脑膜炎和脑膜脑炎,出血以皮肤瘀点、紫癜多见,可能与血小板减少有关,胃肠道出血可能与 DIC 有关,其他不常见的并发症包括肝炎、心包炎、心肌炎、附睾睾丸炎、非典型肺炎等,这些并发症出现较晚,可能与免疫病理有关;也有报告妊娠期间的感染与自然流产有关,有 1 例孕妇 *Colti* 属病毒感染其胎儿有多发先天性异常,但是否为 *Colti* 属病毒所起的作用还无定论,曾有 1 例并发脑膜脑炎的患者遗留瘫痪后遗症。

(二)临床鉴别诊断

临床鉴别需依赖流行病学依据,如有流行区野外暴露史,临床上表现为非特异性流感样症状、双峰热型及白细胞减少,应首先考虑 *Colti* 属病毒,结合实验室检查可作出诊断。临床上应与流感、麻疹、伤寒、斑疹伤寒、登革热等进行鉴别,有户外活动者应与钩端螺旋体病、蜱传回归热、洛矶山斑点热及兔热病鉴别,必要时可借助血清学试验、分子生物学检查和病毒分离进行鉴别。

四、实验室诊断

(一)血常规及骨髓细胞学检查

所有的血液成分均可能减少,外周血白细胞计数可降到 $(1~4) \times 10^9$ 个 /L,呈现严重的白细胞减少是该病的特点。在第二次发热起始时白细胞减至最低水平,并可见中性粒细胞内中毒颗粒及异型淋巴细胞,分类计数通常显示相对的淋巴细胞增多,可出现未成熟的中性粒细胞,白细胞计数低下可持续至临床症状恢复后 7 d,可有血小板减少,骨髓细胞学检查可见中性粒细胞系统成熟障碍。

(二)电镜观察

云南 *Colti* 属病毒 92-4 经负染电镜观察,毒粒形态为圆形,直径为 (87.00 ± 0.05) nm,病毒颗粒的外层可见表面突起(图 2-23-5)。

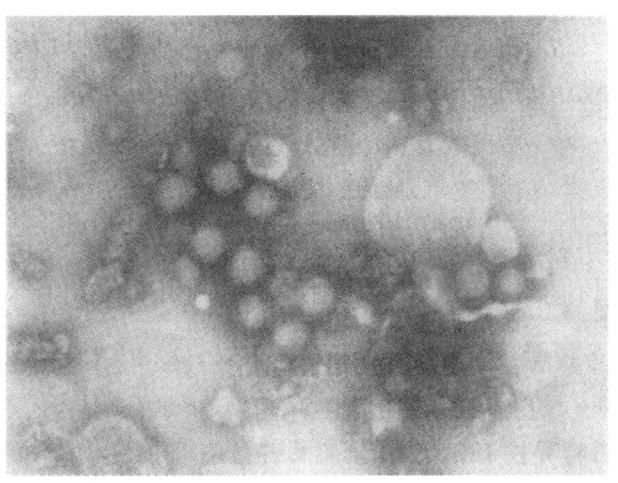

图 2-23-5 新分离 *Colti* 属病毒云南 92-4 电镜检查(负染)

（三）病毒分离

病程第 1 周即可从血液、红细胞、网状细胞及骨髓中分离出 *Colti* 属病毒，病程第 2～3 周阳性率最高，分离出的病毒可用新生小鼠进行腹腔注射或脑内注射，或在 Vero、C6/36、BHK-21 细胞株中进行体外培养。病毒感染 C6/36 细胞后 36～38 h 即出现细胞病变，病变特点以细胞收缩、折光增强和脱落为主；病毒的繁殖滴度为 8.5～9.01 g $TCID_{50}$，在 BHK-21、Vero 传代细胞和鸡胚原代细胞中，病毒不引起细胞病变，脑内或皮下注射 2～4 日龄乳小白鼠和 3 周龄小白鼠均不出现明显的症状，但病毒在乳鼠脑内能繁殖，且 3 周龄小白鼠脑内注射病毒后能诱生高滴度（＞1∶280）抗体。

（四）快速微量中和试验法

1. 细胞　白纹伊蚊细胞 C6/36 株，按 Igarashi 法培养；乳地鼠肾传代细胞（BHK-21）按常规方法培养。

2. 病毒　披膜病毒科甲属病毒：马雅罗（MAY）、辛德比斯（SIN）、GET、SAG；黄病毒科病毒：乙型脑炎病毒（A2 株），登革 2 型病毒。所有病毒株首先在乳鼠脑内传一代，然后再在 C6/36 细胞上增殖一代，收取感染的细胞培养液作为病毒原液保存于 –80 ℃备用。

3. 免疫腹水和酶标 SPA　自备。

4. 稀释液　病毒原液和免疫腹水用基础培养液稀释。EIA 中的抗体和酶标 SPA 均用含 0.1% 白明胶的 PBS– 聚山梨酯 20 溶液（pH 值 7.4）稀释。

5. 中和试验　采用稀释病毒、固定抗体法（也可用稀释抗体、固定病毒法），每次试验设有病毒阳性对照，血清阴性对照，正常细胞对照。先将 C6/36 细胞悬液（大约 $5.0×10^6$ 细胞 / 孔）加入无菌 40 孔平底组织培养板中，每孔 0.1 mL，置 28 ℃干燥缸内培养以形成单层，次日，在微量滴定板上将病毒原液从 10^{-1} 至 10^{-8} 做一系列 10 倍稀释。然后，每个稀释度与等量抗体（80 μL）混合，此混合物在室温（或 37 ℃）中和 1 h 后接种 30 μL 到细胞单层上。28 ℃ 吸附 1.5 h，弃出接种物，每孔加入 0.1 mL 维持液，28 ℃培养 3 d，移去维持液，用 pH 值 7.4 PBS 清洗细胞单层 1 次，用 10% 甲醛在室温固定 30 min，再用 PBS，洗 1 次便可做 EIA 染色。结果可用肉眼或检测仪判断，按 Reed–Muench 法计算 $TCID_{50}$，如当天不做染色，4 ℃可保存 1 周，–20 ℃可保存 3 个月。

（五）免疫荧光试验

6 号等 10 株 12 节段。RNA 病毒与 *Colti* 属病毒北京 95-75 单抗免疫荧光试验阳性，而 61-3 等 9 株，10 节段 RNA 病毒免疫荧光反应阴性，云南 151-1 与乙脑病毒 A_2 免疫腹水呈明显免疫荧光反应阳性（图 2-23-6），云南 92-4 病毒在 C6/36 和 BHK-21 细胞培养制备的抗原片，均与虫媒病毒布尼亚病毒组特异性免疫腹水及该组的巴泰病毒抗体呈强阳性反应（图 2-23-7）。

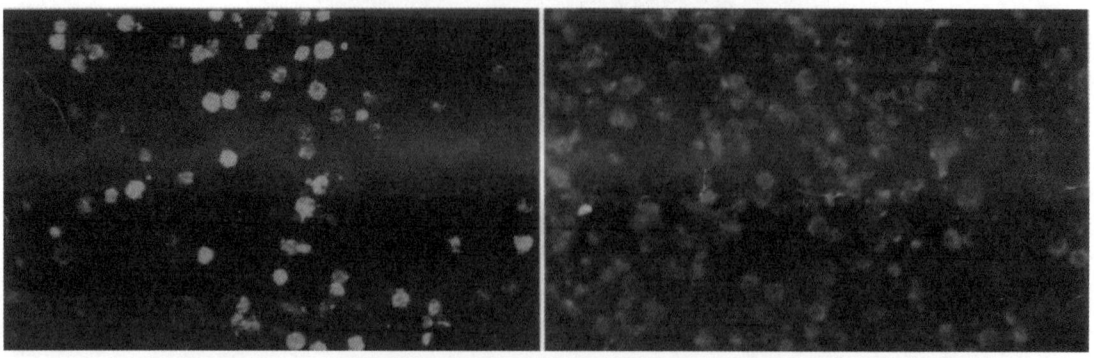

图 2-23-6　新分离病毒云南 151-1 与乙脑病毒 A_2 免疫腹水的免疫荧光试验

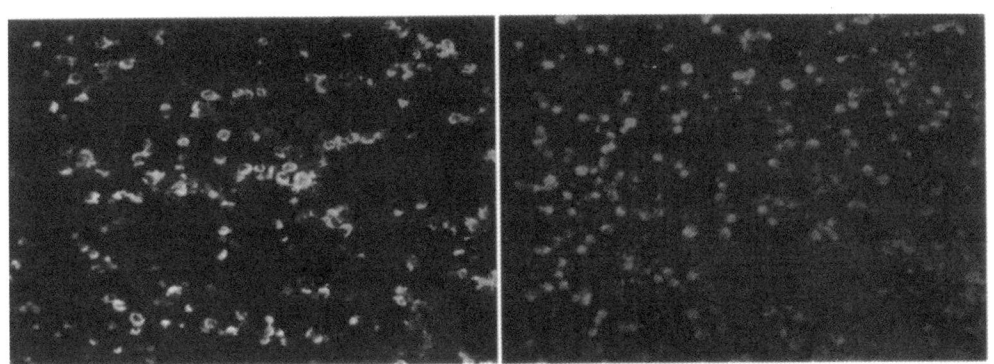

图 2-23-7　新分离病毒云南 92-4 与布尼亚病毒组特异性免疫腹水的免疫荧光试验

（六）VP7 ELISA 法

将 CTF 病毒的 VP6、VP7、VP9、VP10 和 VP12 蛋白完全或部分表达于细菌，这些重组蛋白与超免疫小鼠腹水和阳性的人血清的免疫反应证明 pVP7 和 pVP6 蛋白最具有免疫反应性，pVP7 为最强。因为我们的目的是设计对 CTF 病毒高度特异的试验，故选择了与 Eyach 病毒的相应序列只有 49% 氨基酸同源性的 VP7（pVP7），融合蛋白 GST-pPV7（5 000 μg/mL）使其成为良好的抗原，即令此种抗原变为一种截短的蛋白质，其免疫反应性极好，能使其在 ELISA 程式下检测出特异性的抗 CTF 病毒 IgG 抗体。

用此试验分析从未去过美国的法国输血者所谓真正的阴性血清标本和真正的阳性标本（阳性 Western 印迹法检查和有一定滴度的中和抗体），结果发现在输血者血清标本中有 1.9% 的假阳性反应，而在 CTF 病毒感染患者，血清中的敏感性为 100%，在后一类血清标本中有 3 份标本以往证实为 IgG 阴性。

1. 重组蛋白的制备　蛋白质的理论分子质量经计算后为 71.5 kD，而由电泳显示的分子质量为 75±1 kD，这种差异可能是由于 19% 碱性残基和 10% 脯氨酸残基的存在而使蛋白游动的能力下降所致，因为这些残基在 SDS-PAGE 中均证实能降低蛋白质的游动能力。未经融合和凝血酶割切的蛋白质，溶解融合蛋白的重量测出的 1 000 μg/mL 人类和小鼠蛋白序列，针对 CTF 病毒的抗体能有效地识别这种蛋白质，见图 2-23-8。割切蛋白对抗 CTF 病毒小鼠腹水的 Western 印迹具有反应性，虽割切条件（保温温度和凝血酶浓度）有所变化，但经凝血酶处理后仍可见有降解过程，见图 2-23-9。

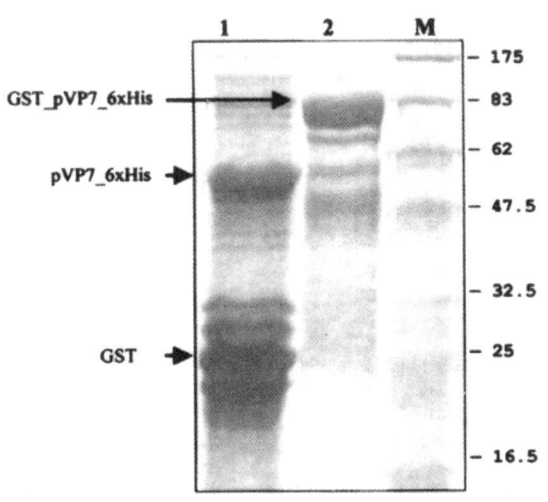

图 2-23-8　GST pVP7-6Xhis 的电泳分离

注：M 为标记的分子质量标准（kD），1 为凝血酶割切蛋白（16 ℃下消化），2 为 GST-pVP7-6Xhis 融合蛋白。

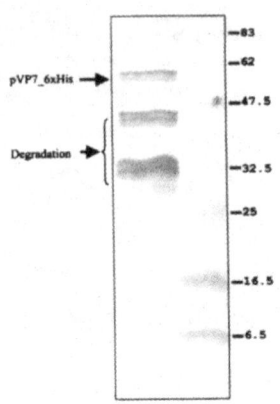

图 2-23-9　割切 pVP7-6Xhis 的 Western 印迹分析

注: 蛋白质在 30 ℃下以凝血酶消化, 部分降解产物也可与抗 CTF 病毒小鼠超免疫腹水发生反应, 图中显示分子质量标准的大小 (kD)。

2.ELISA 检测法

1) ELISA 截断值的测定　采用 pVP7 ELISA NOD1 并以近乎正态分布和所有 NOD 值的平均数, 测出截断值为 0.091, 标准差为 0.082, 根据所有阴性数值的平均数 +2 标准差, 来计算截断值其数值为 0.255。在所测算的数值中, 7 份血清标本 (1.9%) 的 NOD 值高于截断值, 这些血清标本再用对 CTF 病毒蛋白的 Western 印迹法进行检测, 结果发现为阴性, 对重组 Eyach 病毒 VP6 的免疫印迹法结果也是阴性, 由此可见所收集的血清标本对特异性 CTF 病毒抗体均属阴性反应。根据这些结果检测法的特异性为 98.1%, 见图 2-23-10。

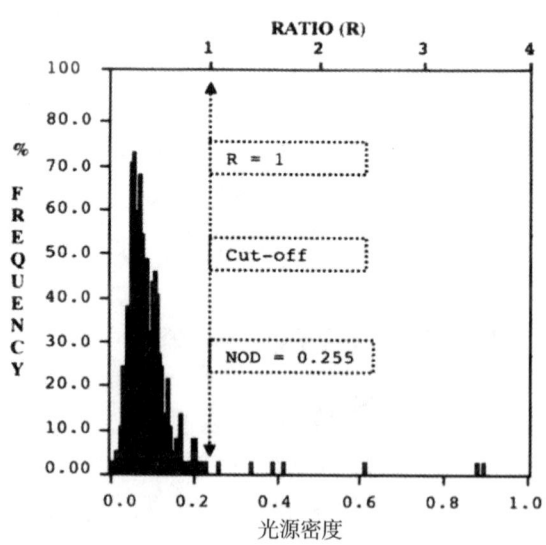

图 2-23-10　法国输血者血清标本 NOD 值的频率分布直方图

注: 截断值 (比率或 NOD) 以点状垂直箭头表示; ELISA 结果主要用比率 (R, R=NOD 截断值) 表示。

2) Calisher 血清标本的检测　根据 Western 印迹法分析的结果, 所有的 Carisher 血清标本均有对 CTF 病毒的抗体存在。血清 5C 由于血清体积不够不能用 Western 印迹法检出抗体, 但却有按 Calisher 等人的方法检出低滴度但较为肯定的中和抗体。其他的所有标本均有＞100 以上的 IgG 滴度 (用感染细胞作为抗原），或者有滴度＞10的中和抗体，结果是所有收集的血清标本均为真正的阳性特异性抗CTF病毒抗体。应用重组 pVP7 ELISA 进行检测时，所有的血清标本均有 1.2 和 6.0 范围的比率。根据这些发现，可知 pVP7 ELISA 的群体敏感性为 100%。

（七）逆转录聚合酶链反应（RT-PCR）

提取病毒 ds RNA 重悬于 50 μL 的经焦碳酸–乙酸处理的蒸馏水中，取 8 μL RNA 溶液在存有 1.4 μL（14.8%）的二甲基亚砜（DMSO）的情况下，加热 90 ℃ 1 min 使之变性，在最终容积为 20 μL 的反应混合液中 42 ℃下进行 1 h 逆转录过程。此溶液中含有 50 mmol/L Tris–HCl（pH 值 8.3）、75 mmol/L KCl、3 mmol/L MgCl$_2$、10 mmol/L DTT、0.2 mmol/L 的每 dNTP 经 DMSO 变性的 dsRNA（反应混合液中 DSMO 的最终浓度为 0.9%）、0.1 μm 六核苷酸混合液和 10 单位小鼠髓样白血病病毒逆转录酶。

用片段异性引物套米进行病毒 cDNA 的扩增，其中有 M5（M5720PS/M57220PA）、M6（M6188GA/M6988GB）（M6TGAS/M6TGAA）、S1（S1S302/S1A302 和 SIS302/S1A701）以 及 S2（S22595/S2259A、COiSENS/COLREV1 和 S2259S/COLREV）CTF 病毒的基因片段，引物序列见表 2-23-6。

PCR 扩增过程系在容积为 100 μL 的反应混合物中进行，反应混合液中包含有 10 mmol/L Tris–HCl（pH 值 8.8）、50 mmol/L KCl、1.5 mmol/L MgCl$_2$、0.1% Triton X-100、0.2 mmol/L 的 每 –dTNP；20 μL cDNA 溶液，1 μm 每种引物和 2.5 单位 Tag DNA 聚合酶，用 3.5 周期 94 ℃ 50 s 的变性过程，55 ℃ 50 s 的最终延伸步骤来完成整个扩增过程。

扩增产物用在 1.5% 琼脂糖凝胶电泳后的紫外光透射来显示，COLSENS/COLRER 引物套所生成的扩增子则用 DNA 酶免疫检定法（DE1A）试剂盒进行鉴定，亦可用特异性生物素化寡核苷酸 COLS2 PROB 来检测 PCR 产物（表 2-23-6）。

表 2-23-6　用于扩散 Colorado 蜱热病毒基因片段的引物

引物名	序列（5′–3′）	片段	图谱位置	方向
MULTISENS	CGTATGCACSACATTTTGTSTCW	M6, S1, S2	+	有义
M57201PS	CCATTGGCAGATCGGGGAGA	M5	++	有义
M57201PA	CACCGGCTTACTACCTCATTTT	M5	++	反义
M6988GA	TGCACACCAAGCTTATGACCCT	M6	118, 39	有义
M6988GB	CGCCACGCCAGATCTTCACC	M6	968, 87	反义
M6TGAS	TGAAGATTTGGCGTGGCCAGAG	M6	970, 91	有义
M6TGAA	GAACACACAGATGTACTGAG	M6	1 165, 188	反义
S1A902	GTAA′ AAGCACCGCCTAACTGAG	S1	913, 34	反义
S1A701	TGACCGAATATCATTAACAGGC	S1	683, 04	反义
S1S302	GGGAAGACGGACAATGGTTCGTG	S1	367, 88	有义
S1A302	CCATTCACCAACCTCGTCCCG	S1	646, 66	反义
COLSENS	CAGAACGATGCCCTGAATC	S2	12′, 2	有义

续表

引物名	序列(5′–3′)	片段	图谱位置	方向
COL-REV	CCGGGAGAATGATGCTAGG	S2	640, 58	反义
S2259S	CTACTCGGATTTGAGTAAGCCC	S2	224, 46	有义
S2259A	GCTGGCGGRGGAAGACGAACACCTAGT	S2	460, 80	反义
COL-S2PROB	Blot: TATTTTTAGACGAACAGCAGT	S2	261, 83	有义

注: S=C 或 G; W=A 或 C; R=A 或 ( ); V=A, C 或 G; B=C, G 或 T; Biot= 生物素。f: 引物序列下的划线代表 M6, S1, S2 片段有义链所共有的最先 14 个碱基, 引物的其他部分则为增加退火温度的加尾部分。

亦可用扩增 CTF 病毒的 10、11 和 12 片段的多重 PCR 法进行检查, 反应混合液(100 μL)中含有 20 μL cDNA 溶液、1.5 μm 引物 MULTISEN、1 μmol/L 引物 M6988GB、0.1 μmol/L 引物 S1A701、0.1 μmol/L 引物 S2259A 和 2.5 单位 Tag 聚合酶。扩散过程包括逐步增温的表示始循环的周期, 即由 40 ℃ 至 70 ℃, 每一步骤为 5 ℃持续 30 s(使 MULTISENS 引物能正确退火), 后继之以 72 ℃ 1 min 可使 cDNA 沿着 TiULTISENS 引物未发生染交的部分延长), 再继之以 90 ℃ 10 min 变性和 94 ℃ 50 s 的 35 个循环的变性过程。40 ℃ 50 s 的退火过程和 12 ℃ 1 min 的延伸过程, 以及进行 72 ℃ 5 min 的最后延伸过程, 所有的反应均在 Hybaid(Ashford Middlesex)OmnCiene 温度循环器中进行。

(八)用 RT-PCR 法进行的基因片段扩增和检测病毒 RNA 的敏感性

用特异性引物套 M5720PS/M5720PA, M6908GA/M6988GB, M67GAS/M6TGAA, S1S302/S1A302′ S1S302/S1A701, S1S302/S1A902, S2259S/S2259A, S2259′S/COL-REV 和 C′OLSENS/COL-REV 的 PCR 获得了预期扩增的产物, 结果见图 2-23-11。

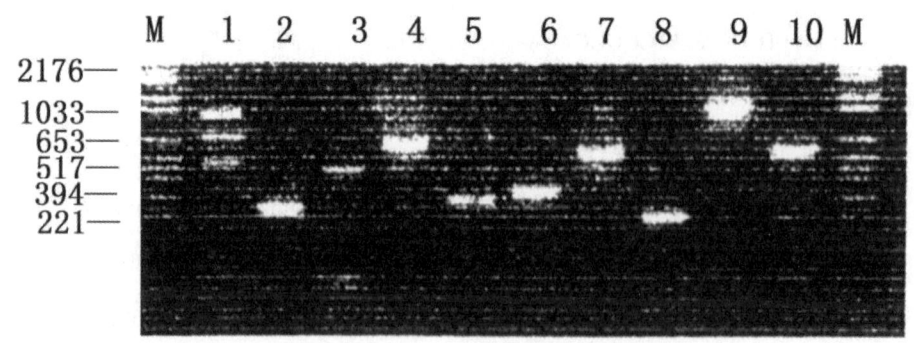

图 2-23-11　用 PCR 获得预期扩增的产物

Colorado 蜱传热(CTF)S6-14-03, Eyach 和 AR/T578 病毒的扩增产物, M 行: 左方标明碱基对的分子大小标记, 1 行, CTF 病毒 M6、S1 和 S2 片段的多重 PCR 扩增子; 2, 3, 4 行, 由 S2259S/S2259S/COL-REV(均为病毒)和 COL-SENS/COL-REV(CTF 和 S6-14.03 病毒)引物套生成的 S2 片段 PCR 扩增子; 5, 6 和 7 行, CTF 病毒 S1 片段(引物 S302/S1A302, S1S302/S1A/701 和 S1S302/S1A902)的 PCR 扩增子; 8, 9 行, CTF 病毒 M6 片段(引物 M6TGAS/M6TGAA 和 M6988GA/M6988GB)的 PCR 扩

增子, 10 行, M5 片段（引物 M5720PS/M5720PA）PCR 扩增子, 见表 2-23-7。

多重 PCR 扩增产生 3 种扩增产物, 分别为 999、678 和 492 bp, 各相当于 CTF 病毒的 M6、S1 和 S2 片段, 如 PCR 扩增产物用溴化乙锭染色检测, 则可检出 10～100 空斑形成单位（pfu）的 CTF 病毒, 用 UELA 法检测出少至 0.01 pfu 病毒, 病毒 RNA 可在感染后的第 3 天内由感染小鼠血液中检出, 且在恢复 5 d 后血液中的检查亦可获得相似的结果。

如用全套引物, 则由 CTF 和 S6-1403 病毒所获得的扩增产物大小相同。Eyach 和 AR/T578 RNA 可用 S2259S/S2259A 和 S2259S/COL-REV 套引物扩增, 这些扩增物的大小与相应的病毒扩增子相似（表 2-23-7）, COLSENS/COL-REV 套引物则不能扩增这些 RNAs。

表 2-23-7　用所列举的引物获得的扩增产物

引物套	位置	CTF 和 S6-14-03 病毒 /bp	Eyach 和 AR/T578 病毒 /bp
M5720PS/M5720PA	M5	584	—
M6988GA/M6988GB	M6	872	—
M6TGAS/M6TGAA	M6	321	—
S1S302/S1A302	S1	302	—
S1S302/S1A701	S1	340	—
S1S302/S1A902	S1	570	—
S2259S/S2259A	S2	259	259
S2259S/COL-REV	S2	437	440
COLSENS/COL-REV	S2	648	不能扩增

（九）Western 印迹分析

将感染 CTF 病毒及未感染者的 BHK21 细胞悬液在 4 ℃ 800 g 下离心沉淀, 取沉淀溶于含有 160 mmol/L Tris-HCl、4 mmol/L EDTA、3.6% SDS、60 mmol/L DTT、0.2% β- 巯基乙醇、0.8% 甲硫氨酸 800 mmol/L 蔗糖的混合液中, 加热至 96 ℃ 5 min, 每一微型混胶上载有相等的 $1×10^7$ 细胞（每一条带上有 $5×10^5$ 细胞）, 按 Leammli 法在 Miniproteinll 仪器中进行电泳, 在积层凝胶和移动凝胶均加有最终浓度为 10% 的蔗糖, 在 0.45 μm 硝基纤维膜上进行电印迹, 转移缓冲液中含有 20 mmol/L Tris、0.05% SDS、150 mmol/L 甘油和 20% 异丙醇（V/V）。

将膜切成条状以进行个别血清的检测, 或按照 Samblook 等人的方法处理, 抗 CTF 病毒小鼠（免疫 MIAF）的抗体稀释度为 1∶1 000; 配对血清（每一血清为 40 μL）的稀释度为 1∶20, 未经感染个体的对照血清亦为 1∶20; 结果辣根过氧化物酶的羊抗 IgM+IgG 抗体的稀释度为 1∶250。按照生产公司说明书用 4- 氯代 -1- 萘酚（4-Chloro-1-Naphthof）底物检测过氧化物酶的活性, 浸入蒸馏水中以终止颜色反应的发生。

用 MIAF 进行的 Western 印迹法可显示出由 25.5～95 kD 大小的 13 个蛋白条带, 未感染的细胞并不出现交叉反应。

用 Western 印迹法检测 10 份急性期和恢复期双份人血清（表 2-23-8），可以检出急性期以 ELISA 检测为阴性的不同的 CTF 病毒蛋白的抗体。由 MIAF 所显示 13 种免疫原性蛋白质中，人血清 32 c 与其中的 12 种有反应性，而 63 kD 蛋白可由其他人血清中的抗体检出；针对 38 kD 蛋白，CTF 病毒蛋白的抗体都可在双份血清中检出，然此种条带的强度在急性期血清中较恢复期血清所显示更轻。

表 2-23-8　双份血清的 Western 印迹法分析结果 *

蛋白（估计大小/kD）	MIAF	CS	标本																	
			2		10		18		21		22		23		26		30		31		32	
			a	c	a	c	a	c	a	c	a	c	a	c	a	c	a	c	a	c	a	c
95	+	−	+	+	−	+	+	+	−	+	−	+	−	+	−	+	+	+	−	+	−	+
77	+	−	−	−	−	−	+	+	−	−	−	+	−	−	−	+	+	+	−	+	−	+
70	+	−	−	+	−	−	−	−	−	−	−	−	−	−	−	−	−	−	−	−	−	+
63	+	−	−	+	−	+	−	−	−	−	−	+	−	+	−	−	+	+	−	+	−	−
57	+	−	−	−	−	+	−	−	−	−	−	−	−	−	−	−	−	−	−	−	−	+
52	+	−	−	+	−	−	−	−	−	−	−	−	−	−	−	−	−	−	−	−	+	+
49	+	−	−	−	−	−	−	−	−	−	−	+	−	−	−	−	−	−	−	+	−	+
46.5	+	−	−	+	−	−	−	+	−	−	−	−	−	−	−	−	−	−	−	+	−	+
44.5	+	−	−	+	−	−	−	−	−	−	−	+	−	−	−	−	−	−	−	−	−	+
42	+	−	−	+	−	+	−	−	−	+	−	+	−	−	−	+	+	+	−	+	−	+
38	+	−	+	+	+	+	+	+	+	+	+	+	+	+	+	+	+	+	+	+	+	+
29	+	−	−	−	−	−	−	−	−	−	−	−	+	−	−	−	−	−	−	+	−	+
25.5	+	−	−	−	−	−	−	−	−	−	−	−	−	−	−	−	−	−	+	+	−	+

* MIAF（mouse inmmune ascitic fluid）：小鼠腹水；CS（control serum from a noninfected individual）：未感染个体的对照血清；a（acute serum）：急性期血清；c（convalescent serum）：恢复期血清；+ = 有反应；− = 无反应。

五、防控措施

（一）疫苗

美国曾制备甲醛灭活纯化的 *Colti* 属病毒乳鼠脑疫苗，多数疫苗接种志愿者中和抗体至少持续 5 年。

（二）预防蜱的叮咬

在流行区预防科罗拉多蜱传热最好方法是教育危险人群不被蜱叮咬，如野营者、徒步旅行者和户外职业的人群应避免被蜱叮咬。人如进入有蜱的地区应穿适当的衣服，例如浅颜色的衣服可防止蜱叮咬；带有裤脚翻边围绕到踝部的长裤子有助于减少与蜱的接触；驱蜱药或沾有驱蜱药的衣服能有效防蜱，可用扑灭司林（Permethrin）喷洒到衣服、鞋和工具上，鉴于驱虫剂含有 30% 以下的间苯甲酰二乙胺（diethyltoluamide），应该仅应用在暴露的皮肤上，避免用在儿童的脸和手上，以免被摄入。如发现蜱叮咬，应立即将其拔出，防止虫体断裂而使其口部残留于人体内，一旦残留，可用消毒的针尖挑出，用酒精或指甲油有助于把蜱的口部拔出。

1967 年夏,在德国的马尔堡、法兰克福和南斯拉夫的贝尔格莱德市发生了主要临床表现为严重出血热的疾病暴发流行,患者 31 人,为接触从乌干达引进的非洲绿猴的组织与血液的实验室人员,死亡 7 人。8 月 22 日,取一名成年男性患者全血接种豚鼠腹腔分离得病毒,命名为马尔堡病毒(Marburg virus,MBV),其所致疾病名为马尔堡病毒病(Marburg virus disease),现称为马尔堡出血热(Marburg haemorrhagic fever)。迄今为止,全球共发生了 7 起马尔堡出血热疫情(见表 2-24-1),最长的一次流行系 1998—2000 年发生在刚果(金);最大的一次疫情暴发是在安哥拉威热省,从 2004 年 10 月起到 2005 年 7 月,共报告发现 374 例病例,其中死亡 329 人,死亡率高达 88%。在首次发现输入性感染后,除 2008 年荷兰报告了一例输入性病例外,本病目前仅局限在非洲流行。

表 2-24-1 马尔堡出血热疫情报告年份、国家和病例数

年份	发病国家	病毒来源	报告病例数	死亡数/%	状况
1967	德国和南斯拉夫	乌干达	32	7 (21)	实验室工作人员在处理从乌干达进口的非洲绿猴时发生暴发感染
1975	南非,约翰内斯堡	津巴布韦	3	1 (33)	一男性近期曾到津巴布韦旅游,发病后住进一家医院,其妻及该院一护士被感染,该男性死亡,后 2 人被救活
1980	肯尼亚	肯尼亚	2	1 (50)	曾有旅游史,包括访问肯尼亚 Mount Elgon 国家公园 Kitum 洞穴,就诊于内罗毕一医院行特护治疗,但未能存活;一医师在特护其 9 d 后发病,所幸被救活
1987	肯尼亚	肯尼亚	1	1	一丹麦 15 岁男孩,以主诉头痛、发热等症状 3 d 住院,在发病前 9 d 曾访问肯尼亚 Mount Elgon 国家公园 Kitum 洞穴,病程进展至第 11 天死亡

续表

年份	发病国家	病毒来源	报告病例数	死亡数/%	状况
1998—2000	刚果	刚果（金）杜尔巴省	154	128（83）	大多数病例为在德巴一金矿工作的年轻男性,德巴位于刚果（金）的东北部,该金矿系本次疫情的流行中心,随后邻近村庄也发现了病例
2004—2005	安哥拉	安哥拉威热省	374	329（88）	2004 年 10 月,流行始于威热省,在其他省发现的病例在流行病学上与该省有关联
2007	乌干达	矿区	3	1（33）	乌干达西部一矿区先后有 3 人感染,其中 1 人死亡
2008	荷兰	乌干达	1	1（100）	患者是一名 40 岁的女性,2008 年 6 月 5 日至 28 日到乌干达旅行,曾两次进入洞穴。返回荷兰的第 4 天,因马尔堡出血热发病,死亡

一、病原学

（一）病原分类

最初基于形态学与弹状病毒相似而分类为弹状病毒的成员,但马尔堡病毒与约 200 株其他病毒均无抗原关系。取患者恢复期血清及豚鼠免疫血清,用血凝抑制试验或补体结合试验对大量虫媒和非虫媒病毒,包括弹状病毒、Tacaribe 组病毒和对人、猴或鹿致出血热症状的病毒抗原进行试验,结果均为阴性,用间接免疫荧光技术亦未发现与埃博拉（Ebola）病毒有抗原交叉反应关系。目前,根据病毒颗粒形态分类为 *Filovridae*, *Filo* 来源于拉丁语,相当于"thread–like",因此译为丝状病毒。

（二）基因组结构与功能

马尔堡病毒为单负链、非节段、线性 RNA 病毒,基因组大小约为 19 kb,是已知的负链 RNA 病毒基因组中最大的,相对分子质量为 4.2×10^3 kD,占整个病毒颗粒重量的 1% 左右。

病毒基因组含有 7 个开放阅读框架（ORF）,它们的顺序是 3′–NP–VP35–VP40–GP–VP30–VP24–L–5′。转录形成一个单顺反子 RNA,最后翻译产生 7 种病毒蛋白（结构与功能见表 2–24–2）。除一般特性外,马尔堡病毒与埃博拉病毒基因组还具有不同于弹状病毒与副黏病毒的特性:①具有保守性的转录终止和起始信号以及高度保守的 3′–UAAUU 序列（5′端的起始位点和 3′端的终止位点）;②具有较长 3′ 和 5′ 非编码区,可能与病毒转录的稳定性有关;③具有基因重叠序列,马尔堡病毒的 VP30 与 VP24 之间存在基因重叠。重叠序列多位于转录保守序列。马尔堡病毒有七种由基因组编码的结构蛋白,其中四种组成其螺旋状核壳（NP–VP35–VP30–L）,两种为膜相关蛋白（VP40–VP24）,一种为跨膜糖蛋白（见表 2–24–2）。马尔堡病毒的 Musoke 株（1980 年分离）与 Popp 株（1967 年分离）之间的核苷酸序列同源性达 94%。二者在碱基上存在 1 165 个替代、4 个缺失和 16 个插入,某些变异导致了局部的移码,就编码的蛋白质而言,GP 的差异最大,L 蛋白的功能区相当保守。1998—2000 年引起刚果（金）暴发的马尔堡病毒,部分核酸序列分析显示:核酸序列差异性为 0.8%～21.0%,有多途径的病毒来源;而 2004—2005 年安哥拉暴发中,病毒核酸差异性较小

（0～0.07%），与 Musoke 和 Popp 株相比，病毒全基因组序列差异性分别为 6.8% 和 7.1%，病毒来源单一。通过基因序列分析表明，马尔堡病毒在细胞传代、患者与患者传播过程中，不发生病毒变异。

表 2-24-2　马尔堡病毒蛋白质的大小与功能

蛋白质	克隆基因的估测	SDS-PAGE 观察	功　能
L	267 kD	180 kD	RNA 转录酶 – 聚合酶
GP	75 kD	170 kD	以三聚体形式存在的表面糖蛋白
NP	78 kD	96 kD	核衣壳蛋白
VP40	32 kD	38 kD	基质或膜相关蛋白
VP35	31 kD	32 kD	可能是转录酶 – 聚合酶的一个成分
VP30	32 kD	28 kD	次要核衣壳蛋白
VP24	29 kD	24 kD	第二种基质或膜相关蛋白

（三）理化特性

马尔堡病毒为 RNA 病毒，有囊膜，提纯的病毒颗粒呈长杆菌状，内有螺旋状核壳。毒粒长度变化较大（800～14 000 nm），直径 80 nm，密度 1.14 g/mL，是长细丝样形态，亦可呈多形性（Pleomorphlc），可有分枝状（Branching）、鱼钩状、6 字形（mace-shaped）或奇形怪状（图 2-24-1）。在室温下（20 ℃）稳定，对乙酸、氯仿、去氧胆盐、β – 丙内酯、次氯酸盐、酚类消毒剂敏感，对放线菌素 D 和溴脱氧尿苷不敏感。60 ℃ 处理 30 min 可以灭活，对紫外线、γ 射线敏感。用感染的细胞液，感染的人肝、脾制备抗原，不具有凝集人、豚鼠、小鼠、鹤和雏鸡红细胞的能力。

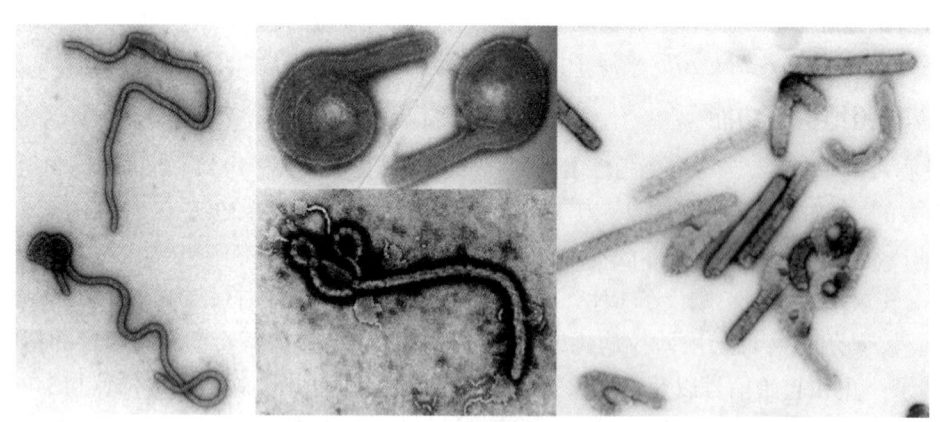

图 2-24-1　马尔堡病毒的多形态电镜图片

（四）致病性

1. 马尔堡病毒有高度的致病性　动物试验显示通常以死亡为结局。人、猴均可自然感染发病。从人分离得 48 株马尔堡病毒，其中 31 株分离自德国的法兰克福和马尔堡，3 株分离自南非，10 株分离自安哥拉，其余 4 株病毒分离自巴尔干半岛，尚未从自然感染的动物中分离到病毒。可从患者或死者的血液、鼻咽部、尿液、精液、中枢神经系统、肺、肝、脾、肾分离到病毒。从感染豚鼠的中枢神经系统、心脏、肺、肝、脾、肾、淋巴结、血液、唾液中均能分离到病毒。在马尔堡曾检测 22 人血清中抗马尔堡病毒的补体结合抗体,结果均为阳性。在肯尼亚用间接免疫荧光技术检测猴和狒狒血清,分别有 2 只和 3 只阳性。在刚果(金)用放射免疫技术证实两只野豚鼠血清中对马尔堡病毒的抗体滴度分别为 1:32 和 1:128,因此,野豚鼠可否作为自然宿主有待进一步研究。

2. 实验感染的敏感性

(1)小白鼠:无论新生小白鼠还是离乳小白鼠,经脑腔、腹腔感染均表现为隐性感染。

(2)地鼠:新生地鼠对脑腔注射及腹腔注射均敏感,经 8～15 d 潜伏期发病死亡。

(3)豚鼠:将采自患者的标本经脑腔、腹腔、皮下感染成年豚鼠,仅表现为体温升高,若用已经豚鼠传过一代的毒株再经脑腔、腹腔、皮下感染成年豚鼠,则经 13～15 d 潜伏期后豚鼠发病死亡。

(4)猴:成年的恒河猴、蜘蛛猴经脑腔、腹腔、皮下感染,经 6～10 d 潜伏期发病死亡。

(5)节肢昆虫:将马尔堡病毒胸内感染埃及伊蚊,病毒可以复制,而按蚊感染后则不能复制,蓖子硬蜱实验感染亦不能复制。该实验方法可造成蝙蝠的感染。

3. 组织培养对马尔堡病毒的敏感性　马尔堡病毒可在许多原代细胞和传代细胞系中复制,但大多数情况下并不一定产生细胞病变,如在 Vero 细胞中形成的细胞病变常不稳定,而在 BHK-21 细胞中则出现明显的细胞病变,并且病毒引起细胞病变的滴度一般为病毒感染滴度的 1/100～1/10 倍。

(五)免疫性

患马尔堡出血热后,可用补体结合试验、间接免疫荧光技术和中和试验测得抗体。在致死性的感染中,宿主死于高病毒血症,通常未有明显的免疫反应,GP 的高度糖基化会削弱病毒与机体免疫系统之间的相互作用。另外,马尔堡病毒的 GP 包含有与逆转录病毒 p15E 相同的由 26 个氨基酸组成的序列,该序列在多个试验中表现出具有免疫抑制的作用,虽然目前还未有确切的证据,但细胞介导的免疫似乎是最可能促进疾病康复的机制。鉴于至今尚未见一人感染两次马尔堡病的报告,可以认为,患本病后可在一定时间内具有较为牢固的免疫力。

二、流行病学

(一)分布

德国、南非、肯尼亚、刚果(金)和安哥拉等国家和相邻地区。

(二)流行特征

马尔堡出血热常集中于特定人群呈暴发式发病,已知传染源为带毒的猴(长尾非洲绿猴)和马尔堡出血热患者,通过接触感染的血液、组织、尿液、呼吸道分泌物、精液等造成猴—人和人—人传播,人群对马尔堡病毒具有普遍的易感性,感染后表现为显性感染或隐性感染而产生抗体。如 1967 年马尔堡出血热第一次暴发流行系从乌干达运送 500～600 只长尾绿猴,经伦敦进入德国和南斯拉夫,用于制备疫苗,结果在德国的马尔堡和法兰克福、巴尔干半岛发生了 32 例马尔堡出血热患者,均系在进行猴肾细胞培养的实验室工作人员,因接触猴肾组织而感染,其中 7 人死亡,与患者接触者中有 6 人患病,但无人死亡。又如 1975 年在南非约翰内斯堡发生 3 例马尔堡出血热患者,前两例为夫妇,于病前到罗德西亚(现津巴布韦)旅游,丈夫发病后 12 d 死亡,其妻于其死后 7 d 发病,但恢复;第三例为护理其妻的医院工作人员,亦于接触后 7 d 发病。

虽然第一次马尔堡出血热疫情的传染源比较明确是由猴引起的,但通常不认为它们是自然界的病毒储存宿主,因为几乎所有受感染的猴都会在短时间内迅速死亡,马尔堡病毒可能是通过其他还未被证实的动物作为中间媒介传给人类的,这也可以通过其他几起疫情发生的状况看出。2007 年 8 月,美国和加蓬的研究人员从加蓬和刚果常见的一种果蝠体内检测到马尔堡病毒 RNA 和 IgG 抗体,这是首次从自然感染的非灵长类动物体内检测到马尔堡病毒,因此他们认为通过加强对此类果蝠的控制,可更有效地控制马尔堡出血热疫情的发生。

三、病理学

病毒编码的 GP 具高度糖基化,是构成病毒表面突起唯一的结构蛋白,通过与可能的宿主细胞表面受体结合介导病毒进入细胞。马尔堡病毒 GP 抗血清与其他任何一种丝状病毒无交叉反应。至于病毒如何进入细胞尚不清楚,而病毒核衣壳则认为与其他负链病毒相似。病毒在细胞内复制,可形成以核衣壳为主的包涵体,病毒的组装是细胞质中积累的核衣壳从质膜芽生出来,故病毒的囊膜有宿主质膜的成分。

病毒在肝、脾、淋巴结以及肺中复制而使组织中病毒含量很高。病毒侵害多细胞,特别是免疫系统的巨噬细胞与肝细胞,血管内皮细胞是否受到攻击,尚不确定,病毒在这些细胞内复制,并感染这些实质细胞,引起损伤部位的典型小炎症,导致细胞坏死,组织损伤以及病毒能引起细胞因子的释放增多,如 IFN-α 的增多,从而使内皮通透性增加及血管的损伤。综合出血热休克的病理基础还不能确定,但前列腺素介导的内皮细胞及血小板功能紊乱被认为是在感染中起作用的机制,另外一个关于出血热感染的可能机制是病毒在内皮细胞中的复制与病毒诱导的胞浆释放联合作用而引起的渗透性增强的结果。

四、临床学

(一)临床表现

1. 潜伏期　原发接触感染的潜伏期为 3~7 d。继发接触感染(与患者接触感染)的潜伏期为 5~8 d。

2. 主要症状及体征　最初的临床症状为高热、全身不适、前额和太阳穴剧烈疼痛、结膜炎、肌肉痛、关节痛、全身痛尤以腰部为甚。2~3 d 后出现恶心、呕吐、水样腹泻、嗜睡、谵妄及昏迷等中枢神经系统症状,其他一些非特异性的症状还包括畏光、淋巴结炎、结膜充血、黄疸及胰腺炎,随病情进展出现明显消瘦及出血症状,如进针部位的出血与瘀斑,半数左右的患者有黏膜出血症状等。4~5 d 后出现斑丘疹和红斑,主要在颜面、手臂和躯干,且有胃肠道和肺部出血。急性期一般持续 14~16 d,若患者退热,可有明显好转,但存活者恢复缓慢,可见明显脱皮,伴有头痛和食欲缺乏等。流产是感染病毒的一个常见结局。死亡常发生于病后 15~17 d,死于进行性出血性合并症、DIC、肾衰竭、多器官功能衰竭并休克。有研究报道马尔堡出血热的病死率为 25%。

(二)临床诊断

1. 临床实验室检查　可见白细胞、血小板减少,血清谷草转氨酶和谷丙转氨酶活性明显升高,碱性磷酸酶正常,严重的 DIC。感染后亦可表现为持续性感染,曾于感染后 31 d 和 73 d 从肝活检标本中分离到马尔堡病毒,并于 12 周时从精液分离到病毒,后者的妻子亦受感染发病。

2. 鉴别诊断　本病需与近期去非洲旅游的发热患者,特别是有出血症状者进行鉴别,包括蜱传热、立克次体病、疟疾、钩虫病、黄热病、基孔肯雅热、裂谷热、拉沙热、登革热、天花、肝炎、伤寒和鼠疫,其中最困难的是与拉沙热、黄热病相鉴别。如突然发病、出疹、无咽喉炎、无黄疸、呈持续过程者,以马尔堡出血热的可能性大。

(三)临床治疗

目前对马尔堡出血热尚无特异、有效治疗方法,主要为对症支持治疗,包括对各种并发症,如DIC、脑脊髓膜炎、肾衰竭等给予适当处理,通常用于治疗出血热的抗病毒药物病毒唑对马尔堡出血热似乎未有任何的临床价值,如能早期诊断,使用抗血清可能有效,抗凝血剂、病毒转录抑制剂以及治疗性疫苗也可能有效,但效果仍有待确定。人白细胞干扰素的作用亦未被证实。

五、实验室诊断

马尔堡病毒属于生物安全4级病原体,病毒分离培养和研究工作都必须在BSL-4级实验室内进行。临床疑似病例确诊应依据特异性实验室方法诊断,间接免疫荧光试验检测到IgM或恢复期血清IgG抗体呈4倍及以上增长,用酶联免疫吸附试验(ELISA)或IFA检测到血液、血清、组织匀浆或肝细胞中的病毒抗原,电子显微镜检测到血凝块和组织(肝、肺、脾)切片中的病毒颗粒,动物或组织细胞培养分离到病毒,病毒特异性核酸检测阳性。

六、防控措施

(一)预防

目前科学家们正致力于研究马尔堡疫苗,包括灭活疫苗、减毒疫苗、亚单位疫苗和GP蛋白裸DNA疫苗,但基本上都处于动物实验阶段。在人群中尚无预防接种疫苗或特异药物可预防本病,故仅能采取综合措施。对来自疫区的人、兽(猴)应在入境处检疫14 d以上。

(二)控制

一旦发现患者应严格隔离以防止人—人传播,包括即刻实行严格的隔离护理。一切诊断用的标本,患者的粪便和其他排泄物,以及一切曾与患者接触过的物品都应认为有传染性,应按照规定予以处理。护理人员应受过隔离技术培训,并掌握马尔堡出血热的临床和流行病学知识。患者隔离期限以经实验室证明无病毒最为理想,虽经血清学证实患者血清内有抗体但并不意味着已停止排泄病毒。如无实验室检测,可根据临床恢复情况作为隔离时间的依据,但不应忘记排毒时间有延长的可能。最短隔离时间应为患者退热后不少于7 d,或是从发病之日算起21 d以上。密切接触者和实验室暴露人员隔离时间至少为最后一次暴露后21 d。

护理人员均需穿着防护衣,包括外衣、手套、口罩、护目眼镜、帽子、套靴等。这些物品用后应放在密闭的容器中运出,用高压灭菌或煮沸灭菌处理。患者用过的物品如不能采用高压或煮沸灭菌,可和对待患者的排泄物如粪便、呕吐物、痰一样,用消毒药品处理,常用0.2%次氯酸钠、2%苯酚加0.5%碳酸氢钠或2%甲醛溶液。

对疑似患者应与已被证实的病例同等对待,直至确认否定此病时为止。

对高度危险的人群可试用抗血清治疗。

博尔纳病（Borna disease, BD）是一种马的神经性疾病，于 200 多年前被认识的。1894—1896 年，在德国萨克森地区的一个名为博尔纳的小镇上，发生了一场致死性马脑炎的大流行，因而该病及其致病因子即以有文献记载的首次暴发地点被命名。自 20 世纪初确定了 BD 的病原体以来，人们对 BD 及其病原体博尔纳病病毒（Borna disease virus, BDV）进行了比较广泛的研究。已经证实，该病是一种以行为异常、脑实质和脑膜的炎性细胞浸润以及疾病特异性的抗原在边缘系统神经元中积聚为特征的一种主要由免疫介导的神经综合征。BDV 可以在世界范围内的大量动物种类中引起感染，感染后的临床表现多种多样，包括急性致死性神经疾病以及慢性、轻微的神经与精神行为的变化等，并且研究发现该病毒感染可能与人类某些神经、精神疾病等有关。BD 呈全球性地理分布。

一、病原学

20 世纪初，Zwick 等成功地用患 BD 马的脑组织匀浆将 BDV 转移给兔，证明本病的病毒病因，该病毒被命名为博尔纳病病毒。BDV 是一种含有包膜的、非分节段、单分子负链 RNA 病毒，含有大约 8.9 kb 的基因组。因其具有与其他单分子负链 RNA 病毒所不同的生物学特征，1997 年该病毒作为一新建的病毒科——博尔纳病毒科中的原型病毒被归入了单分子负链病毒目。它具有严格的嗜神经性，呈低产量、非溶细胞性复制。

（一）形态特征

BDV 是一种均匀、对称的二十面体球形病毒，直径为 100～130 nm，表面覆盖一层包膜，其上有 7 nm 的刺突，内部具有一个 4 nm 宽的新月形核衣壳，病毒在细胞表面通过芽生复制。

（二）理化特性

BDV 对脂溶剂、去污剂和紫外线敏感，能耐受 5～12 min，加热至 56 ℃ 30 min 灭活。

（三）病原分子生物学

BDV 基因组为 8.9 kD，具有六个开放阅读框，已知五个开放阅读框分别编码核蛋白（p40）、磷蛋白（p24）、基质蛋白（gpl8）、糖蛋白（p57 即 gp84 或 gp94）、非糖基化蛋白（p10）和一个分子质量大约为

180 kD 的 L- 聚合酶。见图 2-25-1。X 线显示 BDV 核蛋白是一个折叠的结构, 被划分为两个区域, 装配成一个平坦的同源四聚体, 表面钙化点支持 RNA 形成包裹的四聚体, 内含带电的中央管道, 形成单链 RNA 可改变的结合模式。

　　BDV 在分子生物学方面有几个特征: ①定位于核内的转录和复制。②有重叠的开放阅读框与转录单位。③亚基因组重叠, 转录起始和终止信号重叠, 转录连续, 转录后的 RNA 需要剪切、修饰, 具有较高的转录利用率。④在不同动物种属和组织培养系统中编码序列的显著保守性。⑤最近几年的一些研究发现 BDV 基因组存在变异。

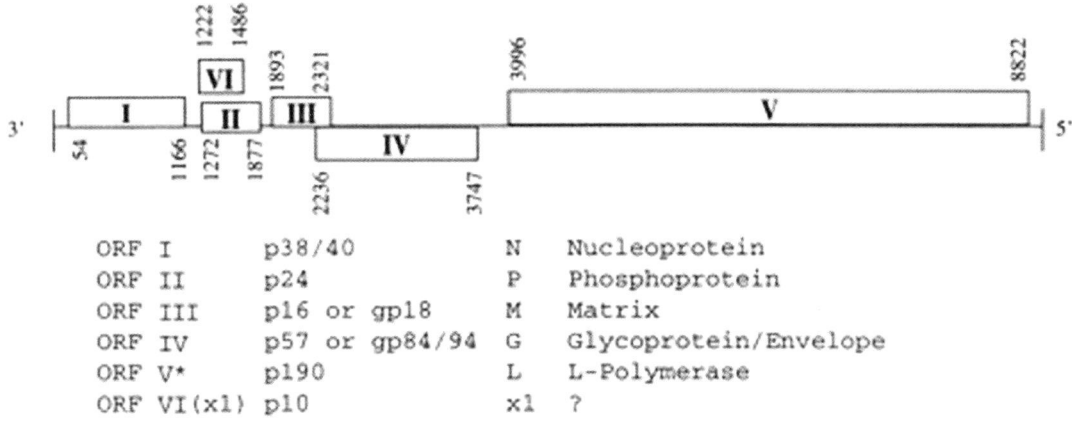

图 2-25-1　BDV 基因及基因产物

二、流行病学

(一)流行情况

　　该病已在德国、瑞士、澳大利亚、美国、日本、伊朗、以色列和英国被发现, 据估计其地理分布可能更广泛。在我国新疆地区的马匹和绵羊中也存在有 BDV 的自然感染。其易发生在春季和初夏, 这种季节相关性曾使人们设想节肢动物可能作为 BDV 的一种潜在载体, 但遗憾的是从未在昆虫体内分离出该病毒。

(二)储存宿主

　　尽管马是人们最早发现的 BDV 的自然感染宿主, 但是在自然条件下, 绵羊、兔、山羊、驴、美洲驼、羊驼、牛、犬、猫以及鸵鸟等均可以被 BDV 感染。早在 1926 年, 即有报道指出马和绵羊身上发生的 BDV 是由同一种病原因子引起的。在一次对 74 头健康奶牛的调查中, 人们发现奶牛可成为 BDV 的健康携带者。特别引人注意的是, 不断有证据显示 BDV 还可能会威胁到人类的健康。

　　在实验条件下, BDV 可以感染的宿主范围相当广泛, 从啮齿类动物到非人类灵长类动物, 如兔、Lewis 鼠、小鼠、几内亚猪、鸡、猴及牛等均可以受到实验性感染。人们通常认为 Lewis 鼠对 BDV 高度易感, 但最近有报道指出新生沙鼠可能是比 Lewis 鼠更易于遭受到 BDV 实验性感染的动物。有些动物受 BDV 感染后不会发病, 如白鼬、叙利亚仓鼠、鸽子、犬等。但尚未发现 BDV 感染除常温动物以外的种属。

（三）传播途径

一般认为，BDV通常是通过动物的唾液和鼻腔分泌物等进行传播的，动物通过直接接触患病动物的分泌物或接触了被污染的食物或水而被感染，鼻腔可能是病毒进入体内的主要通道，为此有人提出了嗅觉传播路线。在幼马的感染中，初乳和乳汁可能起着一定的作用。接触实验表明携带着病毒却无临床表现的马匹可能是感染的一个重要来源。最近，在表现典型BD症状的母马及其胎马的脑组织中分别检测出了具有相同ORF序列的BDV RNA，这份结果提示BDV还可能通过垂直途径传播。居住在牧马农场周围的健康献血人员BDV血清阳性率显著高于城市中的健康献血者，提示BDV可能通过动物水平传播到人类。另外，在外周血单个核细胞（PBMC）中发现病毒核酸和蛋白，提示可能存在潜在的血源性传播。

三、病理学

（一）发病机制

BDV是一种高度嗜神经性病毒，它可先感染分布于嗅觉上皮或咽部和肠道黏膜的神经末梢，然后通过轴突运输至中枢神经系统（CNS）。此后，病毒又可经轴突运输至外周神经，感染存在于不同器官中的神经组织。在自然感染的病例中，BDV的侵入部位可能是嗅觉上皮，另外可能的路径是经口通过三叉神经传播。最近，有研究者根据病毒RNA及蛋白在PBMC中的出现，指出病毒还可能经血液传播。在实验条件下，病毒传播的方式则与接种部位密切相关。病毒从感染点开始在轴索内播散。除神经细胞外，神经系统内的非神经元细胞也可对BDV敏感。CNS的不同部位对BDV的易感性不同，可能在持续感染的致病机理中起着重要作用。病毒入侵神经元和非神经元细胞可能是在特异性受体的介导下完成的。通常，人们认为博尔纳脑炎是一种免疫介导性疾病，主要由CD8$^+$T细胞介导的针对病毒核蛋白p40的强烈的细胞免疫造成了神经元的损伤，进一步引起了脑炎的发生。由于在感染大剂量的病毒后，可能导致类似BD的严重疾病却并无炎性改变，所以炎性浸润可能不是引起BD发生的唯一因素。

（二）病理变化

通常，自然发生的BD主要以侵犯CNS（主要是灰质）、脊髓和视网膜为主。CNS的总体损害并不明显。组织病理学显示BD表现为严重的非化脓性脑脊髓炎，在受累部位有由巨噬细胞、CD4$^+$T细胞、CD8$^+$T细胞、B细胞以及浆细胞组成的血管袖形成，炎性细胞中有主要组织相容性复合体（MHC）Ⅰ类和Ⅱ类抗原的表达。光镜下，在患BD动物的脑组织中可观察到不同程度的炎症改变。淋巴细胞浸润通常在海马区、脑干以及部分大脑皮质最为明显，小脑中通常没有淋巴细胞浸润或轻微浸润。在受累神经元尤其是大神经元如海马的锥细胞胞核中常见一个或多个大小不等的嗜酸性包涵体（Joest-Degen bodies），核仁及其他部分没有显著改变。实验感染动物在感染BDV后的病理改变一般与自然感染动物相似，却并不完全相同。动物感染后可能会出现短暂的免疫应答，但是其分布与病理损伤的部位却并不相符。发生神经病理改变的部位似乎与小胶质细胞的增殖活化及MHC-Ⅰ类和MHC-Ⅱ类分子、CD4$^+$和CD8$^+$分子的表达部位相一致。变性的神经元完全被破坏，代之以反应性星形胶质细胞增多。视网膜也易受BDV感染的损害，最终导致视神经萎缩、硬化。在持续感染的不同阶段用电镜观察大鼠脑的不同部位，可发现感染的神经元或多或少地呈现出核糖体粗面内质网的丢失。细胞核的改变与自然感染相同，但是仍未发现有病毒颗粒。免疫电镜下被感染细胞的胞浆和突起中充满着病毒抗原。如果使新生大鼠感染大剂量病毒,则它们的组织病理学表现为严重的神经元受损。神经元和神经网中含有弥漫分布的病毒抗原,完全没有炎性浸润,只有通过免疫组化技术才能发现少数散在的巨噬细胞。当新断奶大鼠或成鼠感染病毒后,会发生急性或亚急性感染,其病理改变与持续感染的变化相似,只是在该过程中伴随着显著的炎性浸润,偶尔可见嗜神经细胞现象。肥胖症大鼠的神经病理学表现为轻度的炎性细胞浸润及进行性的神经细胞变性。漏斗区的炎性破坏、下丘脑室旁核的空泡变性以及海马结构的进行性受累可能是这种神经内分泌综合征发生的病理学基础。其他动物的实验性 BD 的组织病理学都与自然感染宿主的表现相似,比较明显的差异是实验性感染的炎性反应更为弥散。

(三)免疫机制

1. 细胞免疫 在 BD 发病过程中,脑内有大量的淋巴细胞浸润,其中 CD4+T 细胞主要聚集在血管周围,而 CD8+T 细胞则主要位于脑实质内。CD8+T 细胞在细胞介导的免疫反应中对 CNS 损害的形成起关键作用,感染的神经元在其表面表达 MHC-I 类分子,这种分子与病毒肽结合(主要是 p40,少量 gp84),从而诱导 CD8+T 细胞介导对感染神经元的溶解,而这些 CD8+T 细胞是从外周血管进入中枢的,进入过程可能受部分细胞黏附分子 α-4 结合素指引。在此过程中,CD4+T 细胞可能受 MHC-II类分子的调控,从而发挥辅助 T 细胞的作用,转化和激活 CD8+T 细胞。

2. 体液免疫 BDV 可溶性抗原 p40 和 p24 是激活体液免疫反应的主要成分,但针对它们的抗体无中和作用,只有诊断价值。针对 gp18 和 gp94 糖蛋白的抗体可能具有中和作用,但这在抗病毒免疫方面并不重要,它并无限制和阻止病毒复制的作用。Stitz 等的研究发现中和抗体的出现可使病毒感染仅限于神经系统,而缺乏中和抗体的免疫抑制鼠和新生大鼠被 BDV 感染后,则可发生肝、肾、心肌等周围器官细胞的感染。

3. 神经化学机制 Plenikov 等的研究发现,新生 BDV 感染大鼠在出生后 60 d 和 90 d 时其大脑皮质和小脑中去甲肾上腺素(NE)和 5- 羟色胺(5-HT)水平显著高于同期非感染动物,而在海马,感染动物出生后 8 d 时 5-HT 水平低于对照组,但从 21 d 开始,其水平又显著高于对照组。纹状体的 5-HT 水平和下丘脑的 5-HT 和 NE 水平不受 BDV 感染的影响,提示出生前成熟的脑区对 BDV 不敏感。他们认为这种单胺系统的改变可能是与病毒感染相关的特异性神经传递的突触前和突触后过程的损害(即合成酶的增加和突触后受体的减少)和(或)出生后发育的脑区受病毒的影响而使细胞大量丢失的结果。同时,这种单胺系统的改变可能与大鼠的过度亢奋,对新的、厌烦的、刺激的高反应性等有关。Solbrig 等研究发现成年大鼠 BD 在过度亢奋期伴随着多巴胺(DA)重吸收位点的丢失和选择性的 DA 受体结合位点而减少。他们认为,这与 BDV 分子生物学特点有关。由于 BDV 在核内使用拼接的 RNA 表达基因组,因而在与拼接因子结合和核浆 RNA 运输方面与 DA 受体基因发生竞争,干扰 DA 受体的合成。同时 BDV 也表达一种病毒产物阻止宿主细胞 RNA 的拼接。另外,Hooper 等报道,BDV 感染后脑中一氧化氮(NO)合成酶表达和活性增加,NO 含量也增加,而 NO 合成酶的增加又可导致视神经、血管内皮细胞、胶质细胞和单核细胞的破坏,这可能亦与 BD 的发病有关。此外,无淋巴细胞浸润的新生持续感染的大鼠,在一些特定的脑区(如齿状回、边缘系统)的神经元丢失之前可见到 BDV 诱导的进展性的显著突触标记物生长相关蛋白 -43(GAP-43)和突触素(SYN)表达下降。这提示 BDV 持续感染干扰了神经可塑性过程,神经元轴突运输受到影响,不能吸收和运输维持它们正常功能所需的生长因子和其他分子,从而导致神经元被破坏。

四、临床学

(一)临床表现

作为 BDV 感染主要的自然宿主,马和绵羊感染后的表现并不完全相同。绵羊感染后大多都表现出 BD 的症状,但在 BDV 特异性抗体阳性的马中,却仅有少数病例表现出 BD 的临床症状,大多数病例保持健康的携带者状态。但两种动物发病前都有一个至少为 4 周的潜伏期。在疾病的初期,动物会表现出一些非特异性体征,例如发热、厌食、绞痛、便秘等。急性期则以由非化脓性脑膜脑炎引起的神经症状为主,如吞咽困难、共济失调、运动障碍、抑郁、强直性站立、虚脱、绕圈运动以及瘫痪等。有些动物还可能表现出失明、生育能力受损以及肥胖等症状。急性期通常持续 1 ~ 3 周,在此期间马的病死率为 80% ~ 100%,绵羊的病死率为 50% 或更高。即使是那些经过急性期幸存的动物,致命的临床症状还可能会反复出现,而且有行为改变,如抑郁、孤独和恐惧等可能会伴随该动物的一生。不同种动物感染 BDV 后的临床表现可能不完全相同,但是大都以神经系统受损后的神经精神症状为主。最近,用原位杂交法从瑞典一只完全没有脑炎症状的患猫脑组织中检测出了大量受到 BDV 感染的神经元,这说明感染病毒株的类型及其致病性以及动物种类是决定感染后临床表现的重要因素。大量的血清流行病学资料表明,多数 BDV 自然感染的宿主中都可能存在有隐性感染。血清学阳性,临床却无症状的马在瑞士、荷兰、波兰、卢森堡、俄罗斯、以色列、美国、沙特阿拉伯和伊朗等国均曾被发现。人们曾在日本的健康奶牛中发现了病毒携带者。但是在另外的两项研究中,通过组织学方法对分别从瑞士和列支敦士登流行病区随机选择的 283 只和 109 只绵羊脑组织进行分析,结果均未发现有 BDV 感染的动物。提示 BDV 的感染情况可能会受到地域或其他一些未知因素的影响。

在实验动物中,BDV 感染后可能没有任何临床症状,也可能表现出严重的神经系统异常,甚至最终导致死亡。实验感染后的临床表现及组织病理学等变化与接种时动物的年龄、动物品种以及用于实验性感染的病毒株有关。在 BDV 感染的动物脑内,宿主特异因子及发病机制在预防 BDV 感染方面可能发挥作用。

由于 Lewis 鼠对 BDV 高度易感,因此它常被选作研究病毒感染的动物模型。成年 Lewis 鼠受 BDV 感染后,可能会发生麻痹、肥胖和(或)生育能力受损。行为习惯的明显改变是这些感染动物发病的最初表现。通常会有一个大约持续 3 周的过度亢奋期,随后便是冷漠、抑郁的阶段。新生大鼠感染后还可能引起脑组织发育障碍,成熟后感觉运动缺陷及慢性情感障碍、空间学习和记忆能力受损,以及反常的行为改变。尽管以相同的方式接种病毒,但却不是所有的感染动物都会发病,即使最易感的兔和 Lewis 鼠也是如此。在一些动物如小鼠、仓鼠及 BD 大鼠中,感染有时会呈隐性或仅表现轻微的症状。BDV 在这些隐性感染的个体中增殖,即使没有临床症状,也可能会引起 CNS 的病理性改变,还可能会刺激病毒特异性抗体产生。在实验中,BDV 可能会产生具有不同生物学性质的变异株。

BDV 的广泛性宿主分布,以及它在易感动物引起以行为异常为主的疾病,提示 BDV 可能与人类神经精神疾病有关。最早提示人类神经精神疾病与 BDV 感染有关的证据是来自 1985 年运用间接免疫荧光法所进行的血清学调查,该调查涉及美国的 285 例情感障碍患者和德国的 694 例精神患者以及 200 例健康对照,结果美国患者中有 12 例(4.3%),德国患者中有 4 例(< 1%)呈现血清阳性反应,而对照组无一例阳性。后来,Bode 等运用套式逆转录聚合酶链反应(RT-PCR)首先在精神患者 PBMC 中检出病毒核酸,Nakamura 在一例精神分裂症患者死后的脑组织中分离出 BDV RNA,并成功感染沙士鼠,Deuschle 等用 BDV p24 和 p40 特异性单克隆抗体混合物酶联免疫吸附试验在 19 例多发性硬化患者

脑脊液中检测相应的抗原,结果 2 例阳性。Ludwig 等在一例癫痫合并有精神问题患者的血清中检测出 BDV 特异性抗体。

(二)临床诊断

根据该病流行病学特点、临床症状和病理变化初步诊断和怀疑。确诊需依赖实验室检查。

(三)临床治疗

Dietrich 用金刚烷胺硫酸盐治疗 26 例患抑郁症并有 BDV 感染者,结果治疗后能显著改善病情。然而这种作用是源于其抗病毒效应,还是金刚烷胺本身所具有的内在抑制作用并不清楚。Liv Bode 等发现金刚烷胺对 BDV 野生株的感染者的抗病毒效果比实验株好。Rubin 等用 α-4 结合素单克隆抗体治疗动物 BD,结果在慢性进展型 BD 中获得显著的临床效应,CNS 中免疫细胞浸润显著减少。法国 Bajramovic JJ 发现核苷类似物 2′- 氟 2′- 脱氧胞苷(2′-FdC)在抗 BDV 的作用中显示其强有力的抗病毒作用,而且细胞毒性可忽略不计,提示 2′-FdC 可作为治疗 BDV 感染的极好候选者。另外,在体外利巴韦林、干扰素等也具有抗病毒效应。Sauder C 等发现不同种的细胞,其 γ- 干扰素对 BDV 的抵抗作用是不同的,人的少突神经蚀质细胞及猴的肾细胞在培养时存在 γ- 干扰素,可阻断 BDV 的生长、繁殖,而在鼠的星形胶质细胞及纤维原细胞以及胚胎细胞中,即使存在高浓度的 γ- 干扰素也不能有效地抑制小鼠 BDV 的感染。

五、实验室诊断

人们曾一度将感染神经元细胞核内的嗜酸性包涵体当作 BDV 感染的特异性标志物,但由于用常规的组织学方法并不总能在患病动物的脑组织中观察到它们,所以后来血清和(或)CSF 中的 BDV 特异性抗体成为了更常用的检测指标。

(一)检测病毒特异性的抗体

由于已知 BDV 是一种感染性的病原,体内外实验均已证实 p40 和 p24 分别在感染细胞的胞核和胞浆中表达水平较高,可作为检测的主要目标抗体,其他蛋白由于表达水平较低,少见有关抗体检测的报道。

1. 间接免疫荧光试验(immunofluorescence assay, IFA)　IFA 是最早应用于检测 BDV 感染的血清学方法。1985 年,Rott 等首次在《科学》上报道了以感染 BDV80 株的小猎犬肾(MDCK)细胞作为抗原,感染 BDV 的动物血清作为阳性对照,用 IFA 检测到部分精神疾病患者的血清中存在 BDV IgG 抗体,而健康对照者的血清中则无该抗体。大多数出现阳性结果的患者都有周期性情感障碍的病史,提示 BDV 的感染可能和人类精神疾病相关。Bode 等对上述 IFA 进行了改良,即"双重标记"IFA。他们以 NS-1 骨髓瘤细胞和感染 BDV 小鼠的淋巴细胞融合后制备的单克隆抗体(mab 3)和人血清混合,再与感染 BDV 的细胞反应,随后给予不同的第二抗体,只有和对照的 mab 3 染色方式相同的血清标本才视作阳性,结果发现神经精神疾病和慢性感染患者的血清阳性率较正常组明显升高。

IFA 首次检测到精神疾病患者体内存在 BDV 抗体,这是 BDV 研究中的重要里程碑。此后不断有研究者以 IFA 作为一种血清学筛查的方法。但 IFA 结果具有不确定性、特异性差、难以排除假阳性的特点,因而影响到 IFA 的临床应用。

2. 免疫印迹(immunoblot ting, IB)　IB 也被应用于检测抗体,具体方法不尽相同,大致如下:先将 BDV 抗原通过电泳分离,再转移到印迹膜上,将人血清和印迹膜共同孵育以使抗体和抗原充分结合,随后加入酶标记的第二抗体并观察结果,对照用正常的或感染 BDV 的动物血清等。最初,IB 所用的

BDV 抗原是感染 BDV 的细胞或感染 BDV 的大鼠脑匀浆等,随着 IB 的发展,逐渐改用以基因工程生产的 p40 和 p24 的重组蛋白。IB 加上抑制试验能进一步提高结果的特异性。

IB 较 IFA 特异性高,能同时检测到血清中的多个抗体,从而大大降低了由于非特异性抗体导致的假阳性结果。虽然 IB 的结果较 IFA 更为可靠,但操作耗时,价格不菲,增加特异性的同时必然导致其敏感性的降低,不适用于快速、经济、大规模的血清学筛查试验。

3.酶联免疫吸附试验(ELISA) ELISA 所用的抗原多为重组蛋白,可以是一种或多种 BDV 蛋白的重组体。他们采用了逆型夹心酶联免疫吸附测定(reverse-type sandwich enzyme-linked imnmnosorbent assay, RS-ELISA)来检测人血清中的抗 BDV p40 抗体,发现通过 IFA、IB、ELISA 等方法检测为阳性的标本,RS-ELISA 却没有检测为阳性。既然 RS-ELISA 能消除非特异性的信号,提高血清学检测的特异性,那么提示 BDV 和接受检测的精神疾病患者没有相关性。但是作者同时提出,RS-ELISA 中反复冲洗的步骤有可能冲走已经与抗原特异性结合的抗体。

Yamaguchi 等将电化学荧光免疫分析(electrochemiluminescence immunosssay, ECLIA)应用于检测人和马血清中的 BDV 抗体。方法与 ELISA 大致相同,最主要的差别在于第二抗体用 $Ru(bpy)_3^{2+}$(一种含钌物质)标记,用光电倍增管记录二抗结合的 $Ru(bpy)_3^{2+}$ 发射的光子(其波长为 620 nm)。其后,Yamaguchi 等根据 BDV-p40 的氨基酸残基 3~20 和 338~358 以及 p24 的 59~79 位氨基酸残基合成了三条肽链作为抗原,用 ECLIA 方法有效地检测了马和鼠的抗体,但还未用于人类血清学检测。ECLIA 与 ELISA 比较而言,敏感性较高,检测所需的时间不长,能提高结果的准确性。

总的来说,ELISA 及改良的方法对 BDV 抗体的敏感性较高,但是特异性欠佳,可以用于大规模血清学筛查,然而其阳性结果还需要特异性较高的检测手段进一步确认,比如 IB 等。虽然人们也曾试图用 IB 和 IFA 等方法测定患者脑脊液内的 BDV 抗体,但很少见有阳性结果的报道。而且值得注意的是,不同的研究小组之间用同一种方法或多种方法检测抗体的结果并不完全一致。各种血清学方法的比较见表 2-25-1。

表 2-25-1　各种 BDV 血清学方法的比较

方法	抗原	特异性	敏感性
IFA	固定,BDV 感染的细胞	较差	好
IB	自然或重组的 BDV 蛋白	好	中等
ELISA/ECLIA	自然或重组的 BDV 蛋白	中等到好	中等到低

注:所用血清为人血清。

(二)检测细胞和组织中的 BDV 抗原

Bode 等最早使用流式细胞计数来检测精神疾病患者单核细胞中的 BDV 抗原,发现 40%~50% 的患者血中含有 BDV 抗原,进一步分析发现 90% 以上的细胞是 CD14+ 的单核细胞,而淋巴细胞内没有 BDV 抗原,但是这一技术未能得到广泛的认可。

免疫组织化学是检测组织中抗原的常用方法。De La Torre 等最早应用该方法检查了 36 份神经精神疾病患者尸解的脑组织标本,其中 4 份可见星形胶质细胞和神经元中有抗原的表达,而其他则未能检测到 BDV 抗原。免疫组化方法的敏感性有赖于组织中 BDV 蛋白的含量,如果用于检测的抗体和组织中的某些抗原出现交叉反应,则会影响结果的特异性,同时,标本的来源相对困难,主要是尸体解剖的标本,对患者生前的诊断意义不大。这些均影响了免疫组化的应用(图 2-25-2)。

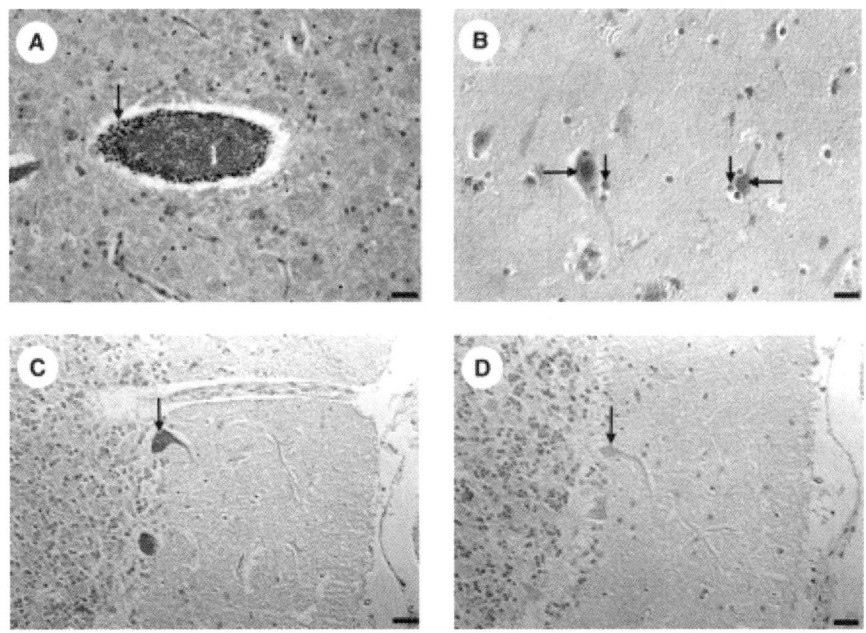

图 2-25-2　来源于 9 号绵羊脑的石蜡横断面的组织学和免疫组化检查结果

注:图 A 箭头所指的是前皮质区苏木精–伊红染色轻到中度淋巴细胞血管袖。用抗 BDV p24 的兔血清,用免疫组化法在海马回(图 B)和小脑的神经节细胞层(图 C)检测到已感染的神经元细胞和浦肯野细胞。在图 B 小箭头所指的是轻度卫星现象。采用阴性的兔血清在图 D 的小脑中没有观察到上述反应。干预对比:杆长 = 50 μm。

(三)检测 BDV 核酸

1. 原位杂交　Lipkin 等分离了 BDV 的 cDNA 克隆后,检测病毒核酸的方法就随之发展起来。首先采用的方法是原位杂交,杂交探针可用放射性同位素或酶标记。Lipkin 等首先将放射性同位素标记的探针用于 BDV 核酸的原位杂交,发现感染大鼠大脑中的杂交信号分布在大脑皮质的 4 层和 5 层以及脑干,但信号密度最高的地方是边缘系统。其后,DeLa Torre 等用原位杂交结合免疫组化方法研究了神经精神疾病患者的脑标本,发现杂交信号主要位于海马的神经元和星形胶质细胞中。

原位杂交是一种检测病毒的敏感方法,但也有一些不足之处,如果标本中存在的 BDV RNA 太少或者由于各种原因导致 BDV RNA 降解,都可能出现假阴性的结果,此外,标本的来源也局限。

2. 逆转录聚合酶链反应(RT-PCR)

1)RT-PCR 检测外周血中的 BDV　1995 年,Bode 等首次报道用 RT-PCR 方法在精神患者 PBMC 分离到病毒核酸之后,有关 BDV 的研究迅速发展起来。一般以 p40 和(或)p24 核苷酸序列分别设计内外引物,尤其 p24 是 BDV 基因组中相对保守的区域,应用更为广泛。随后,世界各地的研究者逐渐在各种精神疾病、慢性疲劳综合征、多发性硬化、癫痫、HIV 感染等患者的 PBMC 中检测到 BDV 核酸的存在。

RT-PCR 是检测病毒核酸的敏感方法,但是如果血液标本中存在 RT-PCR 的抑制剂(如肝素)则可能出现假阴性的结果,外周血中 BDV RNA 的水平过低也可能出现假阴性结果,基于此,Sauder 等提出至少要采集 5 mL 血液才能有足够数量的感染细胞,从而避免出现假阴性的结果。

Legay 等为了控制 RT-PCR 的效率,应用了内标准分子(internal standard molecule)来区分外周血标本出现阴性结果是技术问题还是根本没有病毒核酸。这种内标准分子被称为"模拟模板(the mimic)"。他们将非洲马瘟病毒(African horse sickness virus)引物和 BDV 的 p24 或 p40 的内、外引物结合在一起,进行模拟 PCR 过程(Mimic-Producing PCR, MP-PCR),同时也进行了 BDV 的 p24 或 p40 的 RT-PCR,由于模拟模板和待检模板的序列和大小不同,容易通过琼脂糖电泳将两者分离,只有模拟模板和待检模板没有扩增的样本,才能视为阴性。

2)RT-PCR 应用于脑组织   在 Sorg 等将 RT-PCR 用于检测甲醛溶液固定的石蜡包埋动物脑组织切片中的 BDV RNA 后,Dela Torre 等以 RT-PCR 检测了神经精神疾病患者的脑标本和 BDV-p40 RNA,发现 4 份标本存在病毒核酸,而且患者生前有神经精神疾病的表现。随后 Salvatore 等检测了 75 份尸解脑组织标本中的 BDV p24,发现部分精神分裂症和双相情感障碍患者标本中有 BDV 核酸存在,而正常人和其他神经精神疾病患者标本中则未能检测到病毒核酸。Haga 等以 RT-PCR 检测了 30 例正常人的尸解脑标本中的 BDV p24 RNA,发现有 1 例标本额叶、颞叶皮质及海马有病毒核酸,而另 1 例病毒核酸位于额叶和嗅球,提示 BDV 可能在人脑中潜伏感染而不出现明显的神经精神疾病。在神经精神疾病患者脑中检测到了 BDV RNA,更好地说明了 BDV 与人类某些疾病存在相关性,但是标本的来源也受限。

RT-PCR 的敏感性较高,是目前应用最广泛的检测 BDV 的手段,虽然如此,各个实验室的结论也存在极大差异,有的实验室报道在 30% ~ 50% 的神经精神疾病患者外周血中可检测到 BDV 特异性的 RNA,而有的研究组却未能检测到病毒核酸。Planz 认为在分离 PBMC 的过程中若颗粒细胞混入量低于 20%,则不能检出 BDV RNA,因此分离 PBMC 技术水平的高低有可能影响检出的阳性率。Nowotny 等对一例 CNS 患者在急性期采血分离 PBMC 检出 BDV RNA,而在 4 个月后的慢性期检测则为阴性,因此在疾病的不同时期检测可影响检测的阳性率。这种检测手段的另外一个潜在性问题是,由于目标基因序列的不同,散发的病毒基因型可能未被检测出来。从奥地利东部发现一株用传统引物难以检测的 BDV 新的亚型(No.98)的报道即充分证实了这一点。因此,我们在用套式 RT-PCR 对 BDV 进行检测时,应该考虑到不同地区变异株的存在。

(四)病毒分离

从被感染动物或人体中分离到感染性的病毒是诊断病毒感染的"金标准",对 BDV 而言,也不例外。BDV 主要是存在于感染细胞内,培养分离 BDV 多用人少突胶质细胞系或鼠等动物的神经细胞。即使使用最年轻的恖兔脑细胞做细胞培养,分离感染性病毒也并非易事。目前人们已经从感染马中分离得到的代表性病毒株主要有 StrainHe 80、StrainV 及 No.98 等,从表现"蹒跚综合征"患猫中分离得到猫源 BDV 的研究也已经有报道。Nakamura 等于 2000 年第一次从人体内分离出了 BDV。从人体分离出 BDV 能更有力地支持 BDV 和人类神经精神疾病有关的假说,但是由于人体内病毒含量过低,成功率不高。

虽然目前 BDV 的实验室检测方法多样,但人体内抗体滴度和病毒含量相对较低都会影响检测结果,各研究组的结果往往会不一致,甚至一份标本同时检测抗体和病毒核酸所得出的结果也不完全一致,因此对 BDV 的实验室诊断尚无统一标准。故 1998 年,在德国 Freiburg 召开的 Bonra 病毒会议上,与会者一致认为 BDV 感染的诊断应包括一个以上的独立检测方法,如免疫组化、血清学和 RT-PCR,这样才能避免出现假阳性的结果。虽然目前我国对 BDV 的研究还处于起步阶段,但已从部分神经精神疾病患者的血清中检出特异性抗体,杨爱英等采用蛋白印迹方法在黑龙江地区精神分裂症患者中检出 BDV P24 阳性血清 10 例, 阳性检出率为 8.6%, 而正常人血清标本中未检出阳性。李桂梅等用巢式 RT-PCR 方法检测黑龙江省精神分裂症患者及正常人 PBMC 中 BDV P24 基因片段, 结果 9 例精神分裂症患者中有 2 例 BDV P24 基因片段阳性, 7 例正常人标本中未发现 BDV P24 基因片段阳性。测序结果进一步证实扩增产物为 BDV P24 基因片段, 其序列与标准株高度同源。提示黑龙江省的精神分裂症的发生可能与 BDV 感染有关。谢鹏等用套式逆转录聚合酶链反应同时检测 12 例 BDV 感染的精神患者和健康献血者的周围血单核细胞, 结果 12 例人体标本的检测全部呈阴性, 而病毒标准品呈阳性结果。该研究结果提示, 感染人体的 BDV 与来源于动物的 BDV 相比较可能在病毒 ORF I 基因片段的前面部分存在着较大的变异或前部片段缺失。该现象值得今后进一步研究。

六、防控措施

尽管人们对于 BDV 感染的研究取得了一些可喜的进展, 但是还有许多领域有待人们做进一步探究。例如 BDV 在自然界的宿主、地域范围、传播途径还未完全弄清, 其致病机理仍有待解答, 尤其是关于 BDV 是否能感染人类并导致精神疾病的问题已经成为在 BDV 研究领域争论的焦点。尽管不同实验室对 BDV 与人类关系的研究结果不甚一致, 但是大量的血清学资料表明 BDV 或一种抗原上与 BDV 相关的病毒可能与人类精神紊乱有关。因此, 未来研究中具有挑战性的工作即包括找到 BDV 感染的传染源和传播途径, 探明其致病机理以及确定 BDV 在人类疾病中所起的作用。只有弄清以上问题才能针对不同的传染源、传播途径和高危人群采取不同的预防措施。

第二十六章 基孔肯雅病

基孔肯雅病是由基孔肯雅病毒（Chikungunya virus, CHIKV）传播的一种疾病。流行地区主要在非洲、东南亚和南亚的热带地区。

该病的临床特点有发热、关节疼痛、皮疹和轻度出血等。传播媒介为埃及伊蚊、非洲伊蚊、白纹伊蚊和三带喙库蚊等，宿主为灵长类动物和蝙蝠等。根据其流行病学特点，本病可分为城市型和丛林型两类。城市型主要传播媒介为埃及伊蚊，丛林型则为树冠蚊类。

1952 年，坦桑尼亚南部内瓦地区暴发该病，首次确定了此病是一种病毒性疾病，Ross 从这次暴发患者和埃及伊蚊中分离到病毒（Ross 株）。我国在 1986 年首次从云南西双版纳的棕果蝠脑组织中分离到此病毒（B8635 株），并进行了生物学和血清学的鉴定。

一、病原学

（一）病原分类

CHIKV 属于披膜病毒科（Togaviridae）甲病毒属（*Alphavirus*），该属共有 6 个亚组 26 种，属 RNA 病毒。

（二）形态结构

病毒颗粒呈球形，平均直径 42 nm，具有含脂囊膜，由 2～3 个多肽组成，内有 20～30 nm 核心，分子质量 $4×10^6$ kD，沉淀系数为 46 S。病毒的结构蛋白有膜蛋白（envelope protein, E）和核心蛋白（core protein, C）之分。膜蛋白有 3 种：E1（44～46 kD）、E2（42～44 kD）、E3（6～8 kD），其中 E1、E2 构成病毒的外膜抗原，E3 在双层类脂膜外连接 E1 和 E2 共同构成病毒颗粒的外膜突起；核心蛋白的分子质量为 36 kD。病毒 RNA 是单链线形正链 RNA，5′ 末端有 m^7G "帽子"结构，3′ 末端有多聚腺苷酸尾，RNA 兼有信使 mRNA 的功能，具有翻译蛋白的活性。

（三）血清学

CHIKV 只有一个血清型，但免疫学上与马雅罗病毒（Mayaro virus, MAY）、阿尼昂尼昂病毒（O′nyong-nyong virus, ONNV）、盖达病毒（Gatah virus, GETV）及西门利克森林病毒（Semliki forest virus, SFV）有关联。CHIKV 的抗体能和 CHIKV 和 ONNV 反应，但是 ONNV 的抗体和 CHIKV 反应很弱。CHIKV 与 ONNV 的抗原性比较接近，一般的血清学方法难以区别，需用交叉中和试验或使用单克隆抗体来鉴别。在基因水平上，虽然 CHIKV 与 ONNV 的同源性最高，达 72%，但是它们明显是两种不同的病毒，进化树的研究证明了它们是在很久以前分化出来的不同病毒。应用单克隆抗体（McAb B12）进行的交互血凝抑制试验表明，云南 CHIKV（B8635、B66、M26、M80、M81）以及国外原型株之间有相互抑制作用，与同亚组的 MAY、SF、GET 和 SIN 有低滴度的交叉反应（≤1∶20），与甲病毒属的其他亚组存在较少的血清学交叉。云南 CHIKV 与原始株（Ross 株）比较，抗原性基本一致，同属一个血清型。非洲和亚洲 CHIKV 株之间有轻微的抗原性差别。

（四）组织培养

CHIKV 对多种组织培养细胞敏感，有 C6/36、BHK–21、Vero、Hela 和原代地鼠肾细胞，感染病毒后均可引起典型细胞病变。病毒还可在埃及伊蚊、白点伊蚊、斯氏按蚊和果蝇的细胞系中复制。用 Vero、BHK–21、原代鸡胚和鸭胚细胞可进行空斑试验。用 C6/36 和 Vero 细胞分离病毒效果较好，与乳小鼠同样敏感。

（五）动物试验

在非洲，两种属于犬吻蝠属（*Tsdarida*）和伏翼属（*Pipistrellus*）的蝙蝠接种后血中有相当高浓度的病毒。多乳鼠（*Mastomys*）和黑鼠（*Aethomys*）属的啮齿动物只有低水平的病毒血症，而匙鼠（*Mystromys*）属有高水平病毒血症。易感性研究还表明狒狒（*Papio ursimus*）、非洲绿猴（*Cercopithecus aethiopes*）、红臀猴（*Cercopithecus pygerythrus*）和帽猴（*Macaca radiata*）可发生高水平病毒血症。

在我国，CHIKV 动物试验研究表明，其感染的宿主范围比较广泛。多种灵长类、啮齿类和家畜等对本病毒都有不同程度的易感性，接种后可引起发病，或死亡，或病毒血症。

实验证明，中国树鼩可发生病毒血症，并持续 2～6 d，第 6 天产生 IgM 抗体，持续至第 30 天达到高峰，之后病毒水平迅速下降。第 12 天产生 IgG 抗体，第 30～60 天达到高峰，并持续不降。补体结合抗体在第 14 天产生，高峰可持续 30 余天。表明树鼩对 CHIKV 敏感。又因为树鼩感染病毒后，产生较为典型的临床症状、病毒血症、内脏损坏等，因此，它可作为研究 CHIKV 致病机理、免疫反应等较为理想的动物模型。

1～4 日龄乳小白鼠对本病毒比较敏感，无论从脑内、皮下或腹腔感染均可引起发病和死亡，平均潜伏期为 2～4 d，可用于病毒的分离和传代。病毒对 2 日龄兔子和 2 周龄以上的小白鼠无致病力，对雏鸡可引起发病死亡。对成年豚鼠、兔子、成年金黄地鼠、鸽子均不能引起发病，但它们都可引发病毒血症。在成年金黄地鼠、鸽子、乳小白鼠、乳豚鼠、乳兔、雏鸡和树鼩的主要内脏，如脑、肝、肺、脾、肾中均可分离到病毒，其中脑组织含量最高，这与病理检查结果基本相吻合，表明动物感染 CHIKV 后，虽然多数不表现临床症状或症状较轻，但几乎都有病毒血症和病毒侵入易感器官引起的病理改变，进一步说明了该病的隐性感染较普遍。

（六）理化特性

该病毒不耐酸，不耐热，对乙醚敏感，能抵抗 5–BUDR 的破坏。在 pH 值为 5.75～6.40 的条件下，具有较好血凝特性，能与鸽、鹅、鸡、鸭、绵羊及人 O 型红细胞发生凝集，尤以鸽和鹅红细胞为佳，最适 pH 值为 5.75。

（七）病原基因组结构

以非洲原型株（S27）为例，CHIKV 的基因组 RNA 由 11 805 个碱基组成，其中不包括 5′ 帽子结构、内部聚腺苷酸位点［(internal polyadenylation site, I-Poly（A）］和 3′ 末端聚腺苷酸尾（3′ polysdenylation tail）。5′ 末端非翻译区（5′ nontranslational region, 5′ NTR）由 76 个碱基组成；3′ 末端非翻译区（3′ nontranslational region, 3′ NTR）由 526 个碱基组成；结构蛋白和非结构蛋白编码区之间的连接区（junction）由 68 个碱基组成。基因组的核苷酸组成为：30% A、25% C、25% G、30% T（U）。

非结构蛋白的编码区从 77 位碱基到 7 501 位碱基，共 7 425 个碱基，在一个读码框架下由一个起始密码子（ATG, 77 ～ 79）启动翻译，由一个终止密码子终止翻译（TAG, 7 499 ～ 7 501），翻译出一个由 2 474 个氨基酸残基组成的多聚蛋白体，进一步酶切生成 4 种非结构蛋白（non-structural proteins, nsP）：nsP1、nsP2、nsP3 和 nsP4。结构蛋白的编码区从 7 567 位碱基到 11 301 位碱基，也是在一个读码框架下由一个起始密码子（ATG, 7 567 ～ 7 569）启动翻译，由一个终止密码子终止翻译（TAG, 11 299 ～ 11 301），生成的多蛋白体由 1 244 个氨基酸组成，酶切后生成核心蛋白（core protein, C）、膜蛋白 1（envelope protein 1, E1）和膜蛋白 2（envelope protein 2, E2）。亚基因组 RNA（26S RNA）由 4 327 个碱基组成［不包括 3′ 端的 Poly（A）尾］，起始位点是第 7 498 个碱基。

（八）病毒分型和进化

ONNV 与 CHIKV 的抗原性相近，基因组同源性达 72%，大概在几百年前由同一个祖先进化成两支：一支是 ONNV，另一支是 CHIKV。CHIKV 的祖先在大约 750（±500）年前进化成西非基因型以及现在亚洲基因型、中东非洲基因型的祖先，后者在 240（±190）年前进化成亚洲基因型和中东非洲基因型。这部分解释了亚洲 CHIKV 与 CHIKV 的差别。

CHIKV 和 ONNV 具有不同的生物学特征，研究者提出一种解释：这种差异是由病毒 3′ 末端非编码区（3′ non-coding region, 3′ NCR）造成的。3′ NCR 内的重复序列元件的长度和数量会影响病毒复制的细胞类型、血清分组和蚀斑的大小等特征。

二、流行病学

基孔肯雅（Chikungunya）这一名称是坦桑尼亚初次暴发时使用的，在当地土语中是"弯起来"的意思，说明患者由于剧烈的关节痛而采取弯曲的体位。1952 年，坦桑尼亚南部内瓦拉区出现首次暴发。以后，在 1956—1975 年先后在南非、刚果（金）、津巴布韦、塞内加尔、安哥拉、尼日利亚等地发生过本病的流行，几乎遍及整个非洲。自 1958 年以来该病毒在亚洲，尤其是东南亚有很广泛的流行，如 1962—1964 年在泰国，1973 年和 1983 年在印度，1966—1999 年 33 年中在缅甸、越南、泰国和柬埔寨等国均有发生。

CHIKV 感染遍及热带和亚热带，在亚洲主要流行于印度和东南亚。我国在 1986 年从云南省西双版纳的棕果蝠脑中首次分离到 CHIKV。CHIKV 的传播媒介主要有埃及伊蚊、非洲伊蚊和带叉 - 泰氏伊蚊、白纹伊蚊、三带喙库蚊。主要的传染源有受感染的灵长类动物、野生动物和家畜。患者的临床症状较轻，早期诊断有一定的困难，增加了病毒的传播机会。

（一）传播媒介

CHIKV 主要经蚊虫吸血传播，已从自然界捕获多种蚊虫并从中分离出病毒。实验感染证明，已有 10 余种蚊虫能通过叮咬传播 CHIKV。但无论在非洲、南亚还是东南亚，城市型疫源地主要传播媒介是埃及伊蚊,而丛林型疫源地则以非洲伊蚊和白纹伊蚊为主。

1. 埃及伊蚊 在非洲和亚洲,均从捕获的埃及伊蚊中分离出了CHIKV。实验感染证明,不同地区不同株的埃及伊蚊对本病毒都能通过叮咬传播,而且其感染率和传播率无显著差异。在温度30 ℃,相对湿度为80% ～ 85%的条件下,埃及伊蚊感染 CHIKV 的潜伏期为 3 ～ 4 d,最高的传播率在第 5 ～ 14 天,以后逐渐下降,在实验感染中还观察到病毒可在该蚊体内繁殖。对埃及伊蚊敏感性的研究发现,不同病毒株间的传播潜能差异显著。

埃及伊蚊广泛分布于热带亚热带城市尤其是在居民盛水的容器内,属家栖蚊种,嗜吸人畜血液。在我国,埃及伊蚊主要分布在海南、广东和广西等沿海地区。至今,在这些地区未发现该病,但CHIKV一旦传入,存在传播媒介和易感动物,可能引起流行,应提高警惕。

2. 非洲伊蚊和带叉－泰氏伊蚊 在中非、乌干达和荷兰海岸,曾从非洲伊蚊中分离出病毒,且自然感染率比较高。带叉－泰氏伊蚊在罗德西亚、津巴布韦以及苏丹的大草原是 CHIKV 主要传播媒介。它们吸食灵长类动物的血液,并在野生动物中传播病毒。两蚊均为非洲野栖蚊种,因此它们在丛林型疫源地病毒循环中起着重要作用。

3. 白纹伊蚊 许多实验感染证明,白纹伊蚊能感染和传播 CHIKV,其感染率比埃及伊蚊还高。此外,还发现不同地区白纹伊蚊株对病毒易感性有明显差异,其病毒量可相差 1 000 倍。这种易感性和病毒在蚊虫内复制数量的差异是由基因控制的。新的研究表明,白蚊伊蚊能经卵传递CHIKV。

在我国,米竹青、张海林等(1990)已从云南地区的白纹伊蚊中分离出了 2 株 CHIKV(M80、M81),认为它是疫源地内主要传播媒介。白纹伊蚊主要嗜吸人畜血液,白天活动,在我国分布很广,主要在广东、云南和浙江等省。

4. 三带喙库蚊 在泰国曼谷已从捕获的三带喙库蚊中分离出 CHIKV。三带喙库蚊在热带、亚热带地区的城镇和农村分布都十分广泛,嗜吸人畜血液,属家栖蚊种。在城市型流行和病毒循环中可能起一定作用。

除上述蚊种外,在泰国、坦桑尼亚从致倦库蚊中分离出 CHIKV;在塞内加尔从黄头伊蚊、达齐伊蚊等蚊种中分离出 CHIKV。实验感染证明,能通过叮咬在猴和小鼠间传播 CHIKV 的蚊种比较多,还有东乡伊蚊、鞋形伊蚊、浅色按蚊、白点伊蚊、非洲曼蚊、为盾伊蚊、囚徒伊蚊等。根据流行病学观察,非洲的疫源地在雨季时,病毒主要由非洲伊蚊传播,而旱季则由黄头伊蚊取代非洲伊蚊保持病毒的循环。在苏丹大草原,带叉－泰氏伊蚊是 CHIKV 的增殖宿主,要传给人类必须通过埃及伊蚊。

董必军、陈文州等报道,从海南捕获的致倦库蚊(*Culex quinguefasciatus*)中分离出一株 CHIKV(HN24)。

关于其他昆虫传播问题,Camicas(1978)曾从蜱中分离出 CHIKV, Camicas 和 Jupp(1981)进一步试验证实,CHIKV 不能在蜱体内繁殖和经卵传递,故在本病的流行病学中意义不大。

(二)宿主与传染源

在丛林型疫源地内,病毒主要以灵长类动物—蚊—灵长类动物的方式循环。主要传染源是受 CHIKV 感染的灵长类动物、野生动物和家畜。

1. 野生灵长类动物 在非洲已从多种灵长类动物中分离出 CHIKV 并查出抗体。1966 年本病在塞内加尔暴发时,赤猴(*Erythrocebus patas*)和非洲绿猴(*Cercopithecus aethiops*)的抗体阳性率从暴发前 6 个月的 23% 升到暴发后的 88%，同时从婴猴（*Galago senegalensis*）、非洲绿猴和狒狒中分离出病毒。从猩猩（*Orangutan*）、红臀猴、红尾猴和黑猩猩（*Anthropopithecus troglodyte*）中检出基孔肯雅病毒抗体。恒河猴（*Macaca mulatta*）肌肉接种或静脉注射病毒后，可发生亚临床型感染，并通过埃及伊蚊在猴群中传播。在我国云南，曾从恒河猴血清中检出 CHIKV 抗体。

2. 蝙蝠　在塞内加尔曾多次从黄蝠（*Scotophilus*）唾液腺中分离出 CHIKV 并检出抗体。南非属于犬吻蝠属和伏翼属的非洲蝙蝠接种病毒后可产生高滴度的病毒血症。

在我国云南，已从棕果蝠（*Rousettus leschenaulti*）脑组织中分离出 CHIKV，血清抗体阳性率为 49.3%。棕果蝠主要分布在海南、云南、广东、广西、福建、贵州和四川等地，可能是疫源地内重要储存宿主和传染源。

3. 家畜和其他脊椎动物　在非洲和东南亚从家畜血清中检查出 CHIKV 血凝抑制抗体和中和抗体。但试验感染牛、绵羊、山羊和马既不发生病毒血症，也不产生抗体，故认为流行病学意义不大。另外在非洲观察到一些小型啮齿类、鸟类等脊椎动物感染病毒后能发生病毒血症并产生抗体。人群流行之前的 5～6 个月，野生啮齿动物中发现病毒的活动，流行后 3 个月，动物血清中有病毒抗体。

在我国云南，从猪（4.06%）、犬（1.8%）、黄胸鼠（*Rattus flavipectus*）和臭鼩鼱（*Suncus murinus*）（18.18%）中查出 CHIKV 抗体，但阳性率比较低。值得注意的是从 11 种鸟类血清中查出阳性率较高的病毒抗体（37.95%），其中火斑鸠（*Oenopopelia tranquebarica*）阳性率达 55.56%，可能在自然界传播和保存病毒方面有一定作用。

4. 人类　在城市型疫源地内，病毒主要以人—蚊—人的方式循环，患者是主要传染源。人患基孔肯雅病时，病后 2～5 d 可产生高滴度病毒血症，足以引起媒介蚊的感染。无论在非洲，还是亚洲的本病疫源地内，都曾多次从患者的血液中分离出 CHIKV。由于本病早期诊断困难，常使许多患者漏诊、误诊，以致不能采取有效隔离措施，从而增加了传播本病的概率。在基孔肯雅病流行期间，轻型、亚临床型和隐性感染者的大量存在，也是疫源地内重要传染源。

（三）流行特征

基孔肯雅病在泰国（1991 年和 1995 年）有流行发生。刚果于 1999 年和 2000 年两度暴发流行，并且从分离出的 9 株病毒中鉴定出一株新的中非株。CHIKV 主要流行于登革热流行区内，且临床症状与登革热相似，许多登革热的病例可能被误诊，因此，CHIKV 实际感染率要比报道的高。

1. 地理分布　CHIKV 主要流行于亚洲、非洲的热带和亚热带地区。在整个非洲呈地方性分布，主要流行于撒哈拉沙漠以南地区，有坦桑尼亚、南非、津巴布韦、塞内加尔、安哥拉、尼日利亚、乌干达和罗德西亚等，其疫源地主要存在于温暖潮湿的热带地区，最南界限相当于东至 18 ℃等温线。在亚洲，主要流行于东南亚、南亚和西太平洋地区，发生过该病的国家有印度、泰国、马来西亚、印度尼西亚、斯里兰卡、越南、缅甸、老挝、柬埔寨和日本等。与我国临近的泰国、柬埔寨、越南、老挝和缅甸已形成地方性疫区。

我国陈伯权等在一些地区的人及猪血清虫媒病毒抗体调查中也曾发现 CHIKV 感染。据云南省传染病预防控制所调查，人群感染率为 10.07%，最高达 43.78%，显示在云南本病毒感染比较广泛；从病原学和血清学研究资料分析，云南基孔肯雅疫源地属丛林型疫源地。

2.季节分布 本病的流行季节与传播媒介埃及伊蚊繁殖的季节相同。该蚊繁殖的最适温度为
30 ℃，无论在非洲还是亚洲，其流行季节均在雨季。这时温度高、湿度大，既利于埃及伊蚊滋生，又
利于病毒在蚊体内繁殖。如 1974 年在尼日利亚，本病从 6 月暴发开始，7—8 月达高峰，9 月开始下降。
1964 年和 1973 年在印度流行时，病例主要集中在 7—10 月的雨季。1991 年和 1995 年在泰国流行时，
暴发在 6—8 月。

3.年龄和性别分布 本病最初流行时，各年龄组和性别之间的发病率均无显著差异，在形成地方
性疫区时，以儿童多发为特点。例如本病在坦桑尼亚流行时，儿童发病率为 83%，成年男性为 94%，成
年女性为 91%，差别不显著。但在尼日利亚的伊巴丹，本病的流行以儿童为主。

4.流行周期性 在非洲塞内加尔，根据 1969 年和 1975 年的流行推测，认为本病有每 6 年一次周
期性流行。而东南亚和印度，流行周期一般为 10 ～ 20 年。但近年来人们注意到，大规模的流行已渐渐
消失。有人解释可能是埃及伊蚊对 CHIKV 的传播存在障碍，或病毒保存在一个隐蔽的圈子里。然而
基孔肯雅病的流行与自然因素、媒介蚊虫和病毒等均有密切关系。一旦这些条件改变即有出现暴发或
流行的可能。因此，加强流行病学监测是非常必要的。

5.病毒扩散途径 当今世界，交通日益发达，国际性交往越来越多，如旅游、劳工输出、对外援助
等，这都有可能增加了病毒的传播风险。1998 年 12 月至 1999 年 2 月，马来西亚的农村地区发生基孔
肯雅病的暴发，这些农村地区以前几乎没有 CHIK 抗体，缺乏免疫屏障。研究者认为，可能是 CHIKV
流行国家（如与马来西亚毗邻的泰国）的劳工输入，再加上埃及伊蚊在农村地区的广泛存在，导致此次
流行的发生。另外，候鸟的迁徙也可能是病毒扩散的途径。因此，加强口岸的检疫是阻止病毒扩散的有
效途径。

三、病理学

人患基孔肯雅病的发病机制和死亡的病理变化研究较少，还未形成一定的理论。一般认为与登革
热的发病机制和登革休克综合征的病理变化相类似。

四、临床学

（一）临床表现

本病发病突然，没有前驱症状，潜伏期为 3 ～ 12 d。疾病开始时，常呈现一个或多个关节剧烈的
疼痛，使患者不能活动，身体呈弯曲如折叠的姿势。发热时体温迅速上升为 38 ～ 41 ℃，一般持续
6 ～ 10 d，为双峰热型。患者有头痛、肌肉痛，有时有恶心、呕吐等胃肠道症状。部分患者有鼻炎、结膜
炎、淋巴结肿大、眼痛、畏光或上呼吸道感染症状，儿童还可出现惊厥症状。在发热后 2 ～ 3 d，多数
患者出现斑丘疹或猩红热样皮疹，主要分布于身体躯干及四肢背面，并有瘙痒。皮疹数天后消失，但关
节疼痛的减轻较缓慢，衰弱和厌食可持续很久。至少有 50% 的患者，约有半年内反复发生无热性关节
痛，有时使患者卧床不起。此外，基孔肯雅病通常发生登革热样综合征。亚洲的患者还有上呼吸道感染
样的不明发热和轻型出血热。但本病在非洲无出血热型，也无报告死亡的病例。

（二）临床诊断

本病诊断主要以流行病学资料、临床表现及病原学和血清学检查资料为依据。临床诊断时易与登
革热、ONVV 感染相混淆，特别是在基孔肯雅流行区内，往往有登革热的流行，两者的症状相似，临床
鉴别较为困难，需要做病原学与血清学诊断。

1. 流行病学资料　在东南亚本病已形成地方性疫区,疫源地主要分布在热带和亚热带适于伊蚊滋生繁殖的地区。我国已从云南和海南证实有本病自然疫源地,在流行季节遇有发热、关节痛和皮疹病例时,应考虑本病。

2. 临床特征　具有典型的临床症状和体征时,诊断并不困难,但散发病例容易与疟疾和流感混淆。儿童发病缺乏关节疼痛症状。此外,本病症状与登革病毒感染类似,必须注意鉴别。确定诊断有赖于病毒分离和血清学试验。

(三)临床治疗

早期发现并及时隔离患者,收治被登革病毒感染患者的病房应有防蚊设备,防止患者被蚊虫吸血后扩大传播。患者的隔离期限至少应该从发病起算,隔离1周时间。

目前本病的治疗还无特效治疗药物,一般仅采用支持疗法和对症处理。

五、实验室诊断

(一)病原学检查

1. 病毒分离　病毒分离的标本,主要采用患者的血液、蚊虫和蝙蝠脑组织。急性期患者血液,可加入肝素抗凝剂,或分离血清,立即做病毒分离。脏器标本通常制成1∶10悬液,离心后取上清液。蚊虫标本,捕捉后冻死、分类、编号、研磨、稀释、离心取上清液。

2. 病毒鉴定　新分离病毒按常规方法制成蔗糖丙酮鼠脑抗原和制备免疫血清,采用交互血凝抑制试验、补体结合试验和中和试验进行鉴定。

(二)血清学试验

1. 血凝抑制试验　该法广泛用于本病血清流行病学调查。用于患者的诊断,一般需检查急性期和恢复期双份血清,如抗体有4倍及4倍以上增长时才具有诊断价值。

2. 补体结合试验　由于补体结合抗体出现较晚,用于本病早期诊断有一定的困难,该法主要用于隐性感染的调查和血清流行病学调查。

3. 中和试验　该法特异性很高,可以测定病毒型别。由于中和抗体保留时间长,可以作为流行病学回顾性调查和疾病最终诊断。

4. IgM捕捉法　在CHIKV感染后,最早出现的是IgM抗体,可用荧光免疫、IgM捕捉法和酶免疫分析(EIA)等方法进行早期诊断。

常规检验可作为临床诊断的参考,发病后3～6 d,患者的白细胞常轻度减少,淋巴细胞相对增多,血小板可稍有降低,但仍在正常范围内,部分患者的血清转氨酶可能升高,而血浆蛋白正常或降低。

(三)分子生物学方法

RT-PCR:该方法快速、灵敏度和特异性高,可以对病毒进行分型,是鉴别诊断的理想方法。F. Hasebe等(2002),在nsP1和E1蛋白的保守序列上设计了两对引物(见表2-26-1)用于检测CHIKV(S27)RNA。nsP1引物对能在稀释到5个蚀斑形成单位(plague forming unit, PFU)样本中检测到病毒RNA,E1引物对能在稀释到27 PFU样本中检测到病毒RNA,见表2-26-1。因为 nsP1 基因比 E1 基因更保守,所以前者更适合病毒诊断,而后者可用于CHIKV的病毒株分型和诊断。两者都能够检测到CHIKV,并且检测DEN 1-4型和SFV的结果为阴性,可以用于病毒的鉴别诊断。

表 2-26-1　CHIKV 特异性引物的核苷酸序列

引物编码		序列 /5′ ～ 3′	T/ ℃	产物长度 /bp
nsP1 引物对	CHIKV/nsP1–S	TAGAGCAGGAAATTGATCCC	61.1	354
	CHIKV/nsP1–C	CTTTAATCGCCTGGTGGTAT	61.7	
E1 引物对	CHIKV/E1–S	TACCCATTCATGTGGGGC	62.7	294
	CHIKV/E1–C	GCCTTTGTACACCACGATT	59.4	

六、防控措施

(一)疫情监测

在我国,本病的分布状况不十分清楚,有必要对适于伊蚊滋生的一些热带和亚热带地区,通过流行病学调查弄清有无本病的存在,如采集可疑患者血液、伊蚊和宿主动物(如蝙蝠)等标本进行CHIKV 的分离;通过对健康人群和野生动物、家畜抗体水平检测,了解 CHIKV 感染情况。此外,还应加强卫生宣传教育,发现病例或可疑病例,及时隔离治疗,对疫点予以必要消毒处理。

(二)蚊虫防控

本病的主要防控措施是灭蚊防蚊。城市暴发的主要传播媒介是埃及伊蚊,在流行期间应针对成蚊及时采取措施。降低蚊虫密度是阻断病毒传播,控制疾病流行的关键。可对地面和空间进行超低容量喷雾,以患者所在住房 100 m 为半径进行疫点喷洒。

此外,通过卫生宣传,广泛发动群众,清除一切幼虫滋生地,如缸、罐及其他储水容器内的积水,才能有效预防本病流行。对蚊蚴的控制,可在盛水容器内加杀蚴剂或放食蚊鱼。将含 1% 杀蚴剂的沙粒加入饮水中,使其达 1.0 mg/m³ 能产生很好的杀虫效果,一次大量处理可控制埃及伊蚊 6 ～ 26 个星期,对人畜无副作用。B.t.i.H–14 缓释剂、1% 的双硫磷砂粒剂对埃及伊蚊的现场控制可超过一个月。

室内防蚊主要使用蚊帐和电热灭蚊器,配上灭蚊药片,驱、灭蚊效果十分显著。在进入本病自然疫源地时,注意个人防护,采取适当防蚊措施是必要的。

(三)预防接种

由于基孔肯雅病的病死率很低,无论在非洲或亚洲,是否需要预防接种还有待进一步探讨。

基孔肯雅病不是国际性检疫和监测的病种,亦无统一的监测计划,其监测措施可仿照登革热。研究人员已证实,我国有本病疫源地存在,在热带、亚热带地区采集蚊虫标本进行疫源地的探查,对于掌握我国基孔肯雅病的分布、可能的流行趋势和防止疫情的扩散具有非常重要的意义。

第二十七章　辛德毕斯病毒病

辛德毕斯病毒病（Sindbis disease）是一种蚊媒人兽共患疫病毒性传染病。对辛德毕斯病毒（Sindbis virus）的研究国外起步较早，于1952年首先在埃及尼罗河三角洲地区捕获的单条库蚊中分离出病毒，1961年在非洲乌干达发现首批临床病例，5名患者出现头疼、肌痛及全身不适症状，从患者血液分离出辛德毕斯病毒。随后在南非儿童中也发现该病，表现为发热、皮肤病变和关节疼痛。随着调查范围扩大，研究者发现该病在全球分布十分广泛，非洲、欧洲、亚洲和大洋洲都相继从蚊类、鸟类分离出病毒，东半球绝大多数国家存在该病。我国于20世纪50年代曾从内蒙古自治区人群中查到感染者，1983年又在一些地区的人群血清中查出辛德毕斯病毒的抗体，1993年从新疆伊犁地区蚊类中分离出病毒，相关研究陆续开展于20世纪90年代中期，确认是我国新发现的一种虫媒病毒，由蚊类作为主要传播媒介，三带喙库蚊是主要带毒优势蚊种。福建省于1998年发现闽西北林区人群的感染率较高，并开展了一些初步调查。

一、病原学

1986年国际病毒分类委员会将辛德毕斯病毒作为披膜病毒科（Togaviridae）甲病毒属（*Alphavirus*）的典型代表毒株。病毒体大小为60～70 nm，呈球形，直径40～48 nm，核壳体呈立体对称型，表面有包膜和纤突，含单链RNA，不分节段，有4组抗原组，基因组磷脂和胆固醇含量较高，在56 ℃ 30 min完全灭活。敏感细胞有Vero、BHK-21、LLG-MK2等。分子生物学研究表明，各不同地理区分离的病毒株其一级结构均相似，RNA-RNA杂交试验表明：两个主要亚区（东方—澳大利亚、古北区—埃塞俄比亚）病毒株的RNA基因组差异较小。李蕾等基因测序表明：中国XJ-160株与埃及分离株HRSP的同源性为88%，与南非分离株的同源性为90%，甲病毒3′末端从终止密码至多聚核苷酸尾之间有一长度在60碱基的重复序列。

目前已分离的病毒有30多株。该属含29种病毒，绝大多数是蚊媒病毒，占26种，与辛德毕斯病毒关系较密切的有：罗斯河病毒（RR）、基孔肯雅病毒（CHIKV），辛德毕斯病毒的小鼠免疫腹水与这两种病毒呈阳性反应，此外还有东部马脑炎病毒（EEE）、西方马脑炎病毒（WEE）、格塔病毒（GET）、马雅罗病毒等，鉴定时都须作属内进一步鉴别。

辛德毕斯病毒于 1952 年首先在中东地区分离出,为一种虫媒病毒,通过蚊虫叮咬感染人体。我国于 1990 年夏从新疆伊犁捕获的按蚊中首次分离出这种病毒的毒株。为阐明该病毒基因组与国外病毒株的差异,了解其来源、分类及致病的分子基础,在国家自然科学基金资助下,科研人员对该毒株展开全基因组核苷酸序列测定。结果显示,该病毒全基因组共有 11 626 个核苷酸,具有典型的辛德毕斯病毒序列特征,又与世界上已分离测序的辛德毕斯病毒在核苷酸序列和氨基酸序列存在较大的差异。一般而言,辛德毕斯病毒之间的核苷酸变异在 5%～7%,氨基酸变异在 2%～3%。而该株病毒与标准辛德毕斯病毒相比,核苷酸变异约为 18%,氨基酸变异为 8.6%。科研人员由此认为该病毒很可能为辛德毕斯病毒新亚型。

目前世界上已发现的辛德毕斯病毒分作亚洲 / 大洋洲与欧洲 / 非洲两大支系。我国首株辛德毕斯病毒(XJ—160 株)全基因组序列测定,由原中国预防医学科学院病毒学研究所梁国栋等完成,并已被国际基因库所录入。此研究首次从分子学水平上证明了我国存在引起发热甚至脑炎的新病原,并查明了其传入的路线。序列同源性分析发现,分离于国内的 XJ—160 病毒株,其核苷酸序列与欧洲 / 非洲支系病毒极为相近,从而表明该病毒的传入来源为欧洲或非洲而非亚洲。国内首株辛德毕斯病毒全基因组序列测定与分析,虽已从分子生物学角度确证了辛德毕斯病毒在我国的存在,并阐明了其分子致病机理,但由于缺乏全面的流行病学调研,该病的分布、流行及其规律仍待进一步调查。

二、流行病学

辛德毕斯病毒病是国内 20 世纪 90 年代新发现的虫媒病毒病,既往对该病不认识,但该病的主要蚊媒三带喙库蚊是南方许多地区的优势蚊种,1998 年我们发现福建、西北部林区人群血清中感染率甚高,并发现 11 例感染者,1 例与钩端螺旋体混合感染,引起严重脑损害症状,其余临床表现与国外文献所述大体吻合,初步表明该病毒感染引发的疾病在福建可能已存在,其表现为早期皮肤损害,出现红斑、肌痛,随后直接损害患者中枢神经系统,引起脑膜炎、脑炎、脑膜脑炎等严重症状,值得重视。

福建的初步调查:1998 年以来在福建林区人群中发现辛德毕斯病毒感染,随后从夏季住院的发热、脑膜炎、脑炎、皮疹等部分患者血清中也查出该病毒特异性 IgM、IgG 抗体,提示福建存在辛德毕斯病毒的感染。鉴于该病毒是高度嗜神经病毒,靠蚊媒传播,患者多发病于夏季,为探讨福建流行情况,研究人员于 1998 年 6—10 月收集了省内几家医院具有相关症状的住院患者血清进行检测,检出一批阳性患者,其主要临床表现为发热不退、脑膜炎、脑炎、皮肤损害、抽搐、肌无力等,提示该病毒可能是福建一种新发现的病毒性人兽共患疫病致病因子。感染者的分布呈散发性,各地区都有病例,这也是国内首次比较系统地收集、检测辛德毕斯病毒的临床标本,为研究该病积累了初步资料。对闽西北深山区宁化县林区居民血清学检测表明,辛德毕斯病毒血清阳性率达 12.86%,阳性者多为进山劳动人员。

此次调查的 11 例辛德毕斯病毒感染者,不明原因高热不退占 4 例,脑膜炎、脑炎、肌无力、抽搐、系统性红斑狼疮、皮疹不退各 1 例,年龄 6～67 岁,地区分布呈发散性,男 7 例,女 4 例,见表 2-27-1。感染者简况(择 4 例)如下。

例 1,吴某某,男,62 岁,1998 年 7 月初因高热、疲惫、皮肤红斑、瘙痒、眼红、咳嗽多痰等入住省立医院,经检查血、尿常规,白细胞增加,尿蛋白阳性(++),每天早晨发热 39 ℃,发热是弛张型,下午则热退,病因不明。同年,7 月 14 日抽血检查,辛德毕斯病毒特异性 IgG 1∶40(++),未诊断为其他疾病。

例 2,曾某某,女,48 岁,因皮疹反复不退,关节、肌肉疼痛等,到医院就诊,另诉尿频、尿急月余，经查有阴道滴虫，予以抗菌治愈。诊断为：结缔组织病。抽血检查，辛德毕斯病毒特异性 IgG 1：40（++）。

例 3，林某某，男，6 岁，因高热、疲惫、皮肤红斑、肌痛等入院，查体见扁桃体肿大、窦性心动过速等，抽血检查，辛德毕斯病毒特异性 IgG 1：40（++）。

例 4，陈某某，在当地洪灾中有涉水史，1 个月后因高热不退、胡言乱语、神志不清入住当地医院，拟诊为病毒性脑炎，后疑诊脑结核瘤，经血清学检测，钩端螺旋体病（黄疸出血群）和辛德毕斯病毒特异性 IgG 均呈阳性，认为系脑膜脑炎型钩端螺旋体病合并辛德毕斯病毒感染，后者感染在该患者临床表现中是否起作用，是否促成脑损害，值得进一步探讨。

表 2-27-1　福建 11 例辛德毕斯病毒感染者

姓氏	性别	年龄 / 岁	送检日期（1998 年）	典型临床表现
邱某某	男	12	6 月 23 日	肌无力
周某某	男	25	6 月 23 日	抽搐
邓某某	男	67	6 月 26 日	发热
曾某某	女	48	6 月 30 日	皮疹，结缔组织病
林某某	男	6	7 月 10 日	发热
陈某某	女	54	7 月 14 日	发热
吴某某	男	62	7 月 14 日	发热
刘某某	男	53	8 月 11 日	脑炎
陈某某	男	33	8 月 11 日	病毒脑、结核脑
林某某	女	19	9 月 18 日	红斑狼疮
陈某某	女	个人求检，未查到个案		

注：以上结果均经中国军事医学科学院五所鉴定，辛德毕斯病毒抗体检测（间接免疫荧光法，IFA）诊断标准为 1：10（++），免疫血清滴度可达 1：100，敏感性不高，特异性较强，阳性者均做荧光显微摄影。

三、临床学

（一）临床表现

1.早期症状和体征　患者发病前多有蚊虫叮咬史，尤其是野外蚊类叮咬更须注意，多发于夏季。皮肤有被叮咬痕迹。早期表现为突然发疹，波及躯干和肢体，不侵犯面部，呈斑丘疹，受摩擦部位常出现小水疱，持续 10 d 左右，留下褐色斑。可出现红斑、皮疹、溃口，可出现口腔溃疡伴咽部炎症。多数患者发生肢体各关节及肌腱疼痛，也可出现全身肌痛。其他症状还包括：轻度发热，眼周痛，头疼，恶心呕吐，手部有麻刺感，腹股沟、枕部和颈部淋巴结肿大，疲惫无力等类似感冒症状。急性期持续几天，关节痛和疲惫持续数周。

早期发现的辛德毕斯病毒病患者表现为头疼、肌痛及全身不适症状，从患者血液可分离出辛德毕斯病毒。在南非儿童中发现的病例表现为发热、皮肤病变和关节疼痛。20 世纪 90 年代初，我国曾报道

10 例由虫媒病毒引起的儿童病毒性脑炎,其中就有辛德毕斯病毒感染者。2002 年,福建曾发现 1 例钩端螺旋体病并发辛德毕斯病毒感染。此前也曾发现我国人群中有辛德毕斯病毒抗体升高现象,以及夏、秋季部分地区常出现"无名热"病例并发生小流行。

2. 中晚期临床表现　以神经系统损害为主,主要有持续低热、脑部病变、脊髓病变、皮肤损害不愈、神经损害、关节炎、肌痛、肌无力、淋巴结肿大。脑部病变包括病毒性脑炎、脑梗死、脑膜脑炎、脑膜炎。神经系统损害包括:神经炎、末梢神经炎、神经根炎、面神经麻痹等。

(二)临床诊断

1. 诊断原则　依据患者的流行病学史、临床表现及实验室检查结果作综合分析判断。对于新发现地区的首例确诊病例还应具有当地流行病学的调查证据。对疑似疫区及发现人群中有不明原因的病毒性脑炎流行时,应开展本病调查。

2. 流行病学史　患者居住地或活动地存在本病自然疫源地。患者发病前 1 个月有蚊虫叮咬史,尤其是野外蚊类更须注意。本病多发于夏季。

(三)临床治疗

本病目前无特效疗法,一般采取支持疗法和对症疗法。

1. 一般性支持疗法　维持患者水和电解质平衡,补充充足能量。对昏迷、吞咽困难者需鼻饲及静脉输液。对中枢性呼吸衰竭等延髓麻痹者不宜鼻饲,应禁食,由输液供给能量。脑与神经系统病变者应卧床休息,保持病室安静、空气流通,对昏迷者尤其要加强护理,取侧卧位,以利于呼吸道分泌物排出。对脑水肿患者应注意限制液体量和钠盐。

2. 对症疗法　并发肺部感染者一般需肌内注射抗生素,呼吸衰竭者应用呼吸中枢兴奋剂,充分给氧,或呼吸机辅助呼吸、进行气管切开等。因脑水肿、脑疝形成引起中枢性呼吸衰竭者,可用甘露醇或尿素进行脱水疗法。

四、实验室诊断

最有说服力的实验诊断是将早期患者的血液、皮肤水疱液接种新生小白鼠或敏感细胞,分离出病毒,并进行鉴定,须与乙脑病毒、登革病毒、基孔肯雅病毒等作鉴别。由于此法难度大、需时长、不易普及和推广。常用的实验室检查采用血清学方法,主要有补体结合实验、免疫荧光法、酶标法、噬斑减少中和试验、多聚酶链式反应(PCR)等。

五、防控措施

目前尚无疫苗可用于预防。有效的预防措施是防蚊灭蚊,做好个人防护,做好环境卫生,减少蚊虫滋生地,个人或集体进入林区、野外都应采取防护措施,如使用驱蚊剂等,避免被蚊虫叮咬。

第二十八章 环状病毒病

环状病毒（orbivirus）是以蜱、蚊、蠓、白蛉等吸血节肢动物作为传播媒介的一类虫媒病毒，可在脊椎动物与节肢动物体内繁殖，引起人与动物感染发病。环状病毒一些种类可引起人、畜发生神经系统损害，畜类患蓝舌病（BT）、非洲马瘟病毒病（AHSV）和鹿流行性出血热（EHDV）等；另一些种类与人类疾病有关。科罗拉多蜱热病毒（CTF）原归于环状病毒属内，因其基因组由 12 个双链 RNA（dsRNA）组成，与其他种类较为不同，1991 年国际病毒委员会将其归为另一属（*Colti* 属）。国外对环状病毒研究起步较早，动物间疫情在 20 世纪初即已发现。在病原学、流行病学、形态学、免疫学、分子生物学等方面进展较快。国内调研资料散见于 20 世纪 80 年代后期以来的学术期刊中，由于缺乏全国性调研，对该属病毒及其引起的人、畜疾病了解还不多。环状病毒属内某些病毒具高度嗜神经性，可引起人与动物的神经系统病变。不断有研究者指出，环状病毒某些种类可能是我国夏季许多地区原因不明"病毒脑"的病原，因而备受重视。

一、病原学

对新分离环状病毒的鉴定通常包括形态学、免疫学、生物学性状、基因分析等。以环状病毒的代表株蓝舌病毒（BTV）为例，说明如下。

（一）形态结构

病毒具双层衣壳，外壳有粗短突出物。每个核衣壳呈 20 面体对称排列，核心有 32 个环状质粒。核酸为 10 个双链 RNA 片段，可编码 7 种结构多肽（Vp1 ～ Vp7）和 3 种非结构多肽（NS$_1$ ～ NS$_3$）。这些是环状病毒属大多数病毒的特征性结构。布若德温病毒（Broadhaven, BRD）的内衣壳蛋白由 L2 和 S7 基因编码，与 BTV 的 L3 和 S7 基因编码不同，故 BRD 的衣壳形态结构与属内其他血清群亦有不同。对病毒超微结构可用免疫电镜、负反差电镜和低温电镜观察。

BTV 由核心和衣壳组成，毒粒直径 68 nm，在低温电镜下为 86 nm。表面三角形样突出物（T）有 13 个，内壳 VP3 蛋白呈盘状结构，构成二十面体结构板块。在 VP3 二聚体形成的亚核心上是 VP7 构成的环形或壳粒，由 260 个 VP7 三聚体（780 个 VP7 单分子）构成的三角形纤突。

（二）病毒复制

环状病毒能在多种脊椎动物和昆虫细胞中复制，并在感染细胞中形成特异的管状结构与包涵体，其复制包括以下步骤：吸附和入胞、脱壳、形成复合体、病毒管状结构、包涵体形成、移位和释放。释放的 BTV 可再感染正常细胞，称为超感染过程。

（三）基因分析

在同一血清群中每一片段均有保守的末端序列。以 BTV 为例，不论其血清型与地理来源如何不同，每一片段均有 5′–GUUAA…ACUUAC—3′序列。保守序列的作用尚不清楚。用寡核苷酸图谱法分析美国 BTV—10、BTV—11 两个毒株，发现在野外能自然发生基因重组，环状病毒的基因重组可能仅发生在同一血清群中，不同血清群间的基因重组尚未发现，基因重组对种群产生变异是否发挥作用，目前也尚未明确。

（四）蛋白结构

BTV 是一种无包膜病毒，具有同心蛋白壳（内壳叫亚核），有 20 面体对称性，由一个主要蛋白 VP3 组成。内核包着 3 个小蛋白（VP1、VP4 及 VP6）及 10 个 dsRNA 基因片段。内壳及内部结构合起来称核。内核的表面有一个蛋白叫 VP7。VP3 与 VP7 是两个主要的核心蛋白。外壳由两个主要蛋白 VP2 及 VP5 组成。核内的 10 个 dsRNA 片段按大中小分为：L1–3, M4–6, S7–10。除 S10 最小外，其他均可翻译一个病毒多肽。其中 4 个主要结构蛋白 VP2、VP3、VP5 及 VP7 分别由 L2、L3、M5 及 S7 翻译。此外在 BTV 感染的细胞中，还发现 3 个非结构蛋白，分别称为 NS_1、NS_2 及 NS_3，其中 NS_1 由中等体积的 M6 片段翻译，与 BTV 复制有关的一种非结构蛋白。NS_1 比其他 BTV 蛋白能表达更多的蛋白。

（五）病毒分离

国外对环状病毒的研究起步于 20 世纪 50 年代。对该病毒的病原学、流行病学、形态学、免疫学、生物性状和基因结构尤其是分子生物学等方面研究已较为深入。我国学者徐普庭等于 1988 年首次从云南中华按蚊和棕头库蚊中分离出环状病毒。1995 年黄祥瑞等从西藏亚东和错那地区采集的蜱、鸟、鼠和家畜血标本中用 BHK13 细胞和 1～3 日龄乳小鼠进行病毒分离，共获得 17 株环状病毒。

二、流行病学

环状病毒病是由昆虫（库蠓）传播的一组虫媒病毒病。其流行与地理、气候等因素有关。由于库蠓是其传播媒介，故凡是有利于其生长、繁殖的环境，加上有易感动物存在，就可能引起组内疾病的感染及发生。其发生频率是：热带＞亚热带＞温带。在澳大利亚，此类病主要发生在北方的昆士兰州及新南威尔士州中、北部沿海岸地带。国内近年在云南抽样调查发现，易感动物感染率为：水牛 43.7%，黄牛 36.1%，山羊 25.9%，绵羊 5.8%，奶牛 1.1%。山西南部吕梁山区动物感染血清阳性率为：山羊 35%，绵羊 8.2%，黄牛 7.8%，感染主要集中于 8、9 月份库蠓活动季节。

动物间流行仍以蓝舌病为例。BTV 主要引起反刍动物发病。本病是国际流行病学会命名的 15 种 A 类动物流行病之一。蓝舌病最早发生于南非（在 19 世纪后期美利奴羊引入南非后，出现致死性蓝舌病）。进入 20 世纪，本病在世界各地陆续发现并分离出病毒。有记载的是：埃及（1907）、肯尼亚（1909）、西非（1927），塞浦路斯、巴勒斯坦、土耳其、叙利亚（1943—1949），美国（20 世纪 40 年代后期），摩洛哥、葡萄牙、西班牙（1956），巴基斯坦（1958），印度（1960），澳大利亚（1979）。我国于 1979 年在云南师宗县发现本病，随后在湖北（1983）、安徽（1985）、四川（1989）及山西（1993）发现本病。按联合国粮食及农业组织1979《兽医年鉴》称,当时全世界有美国、埃及、印度等18个国家存在本病。在国际反刍动物的贸易中,进口国要求出口国须提供无感染本病的健康证书。澳大利亚是活牛羊及其精液及胚胎出口大国,虽然澳大利亚并未暴发本病,但动物血清检测发现阳性,已使其出口受阻。在中、澳两国的动物贸易中,本病也常成为贸易障碍。

媒介、宿主及传播:环状病毒病主要由叮咬类昆虫如蜱类、蠓、虱、蚊、虻、白蛉等引起传播,传播环节为宿主—媒介—宿主,偶可经胎盘感染。主要宿主动物有绵羊、牛、山羊和野生反刍动物。本病传播与媒介生活史密切相关,影响因素包括地理与气候条件,如海拔、温度、湿度,由于气候、地理条件各异,各国各地发病季节均有不同。

近年国外对环状病毒病的流行病学、形态学、免疫学、分子生物学等方面研究进展较为迅速,包括在流行病学方面,通过大量调查研究,了解宿主动物与媒介种类,发现人与动物间感染的国家已达30个。国内在云南、西藏、福建等地均已发现人或动物间的感染。病毒方面,以BTV为代表,对其内部结构如核心、衣壳、毒粒、外壳、主要结构蛋白都进行深入研究。对病毒的生物学特性、病毒复制方式、吸附与入胞、复合体、管状结构和包涵体、移位释放等都有研究。分子生物学则通过基因序列分析,判定在同一血清群中每10个RNA片段具有保守末端序列,发现病毒在野外可发生基因重组,并用于研究病毒的种系发生。

三、病理学

Flangan对临床病理学做了详细研究。

1. 白细胞下降　正常为$(7 \sim 8) \times 10^9$个/L,感染羊第3天开始下降,第$3 \sim 7$天低于6×10^9个/L,第8天后恢复至7×10^9个/L。

2. 淋巴细胞　从第2天开始下降,第$3 \sim 7$天在$(3 \sim 3.5) \times 10^9$个/L,之后上升。

3. 红细胞压积　由于发热、贫血,红细胞压积下降,在$24\% \sim 26\%$(健康线在30%左右)。

4. 血清酶学　乳酸脱氢酶在9 d后升高,第13天时达到峰值720 U/L,正常在$450 \sim 550$ U/L,谷草转氨酶第13天达峰值86 U/L,正常为$40 \sim 60$ U/L,血清肌酸激酶同工酶第3天达到峰值250 U/L,正常为$50 \sim 100$ U/L,3个酶值变化说明到第13天时,心肌、骨骼肌等损伤最重。

病理解剖变化:大部分病例可见到心血管损伤,主要是充血、水肿、出血,最明显的是肺动脉根部出血灶,有的$2 \sim 3$ cm长。肌肉充血、出血也较明显,此外是消化道充血、水肿以及局部出血。

四、临床学

(一)临床表现

1. 动物　动物感染环状病毒的死亡率并不高,临床症状表现典型者主要是出血性病理变化,系统症状表现较为迟缓。从20世纪40年代(Alexander,1947)到六七十年代以及Uren(1982)等相继观察,临床表现主要是:①高热,面部、口腔、鼻腔出现炎症、水肿,皮肤无毛区充血、出血,蹄冠炎症,跛行等。因此,澳大利亚将症状描述为3 F症(即Fever、Face及Foot症状)。体温:人工感染后,第$6 \sim 8$天体温达到高峰,超过40 ℃,可达41 ℃或更高,以后逐渐下降。②口、鼻腔及面部:从美利奴羊人工试验看,主要有面部充血、水肿,鼻腔充血、水肿、炎症、分泌物增多等一系列变化,口腔炎症、充血、水肿,最重者舌充血发绀(故称为蓝舌病)。③皮肤充血、出血:主要是无毛区,如大腿内侧、蹄冠等。④跛行:主要是蹄部炎症肿胀所致。⑤整体状况:抗病力弱的羊,精神沉郁,卧地、采食能力下降等。

2. 人　国外报道,人感染环状病毒的临床表现以神经系统损害为主,国内尚无系统报道。我们于1997—1999年曾收集部分感染者的临床表现,见表2-28-1、表2-28-2。

表 2-28-1　33 例环状病毒感染者的主要临床表现

症状	发热	脑病变	脊髓病变	皮肤损害	神经损害	关节炎	肌痛	无力	淋巴结肿大
例数	11	8	2	5	3	5	2	2	2

注:脑病变包括病毒脑、脑梗死、脑膜脑炎、脑膜炎、中风等;神经损害包括神经炎、末梢神经炎、面瘫等;皮肤损害包括皮肤红斑、皮疹不退。

表 2-28-2　9 例环状病毒 IgM、IgG 两类抗体阳性者临床表现

症状	发热	肢端麻痹	脊髓病变	脑膜脑炎	皮肤损害	关节炎	肌无力
例数	4	1	1	1	3	2	1

对环状病毒感染者而言,IgG 抗体阳性者表明已遭受该病毒感染,但与现行症状是否相关尚难判定,我们已经调查得知某些林区正常人群间存在感染。IgM 抗体阳性或 IgG、IgM 抗体同时阳性则表明患者处于环状病毒感染的急性期或再次感染的发作期,体内存在病毒,两者同时阳性可能与病毒持续感染以及病毒不断侵袭机体刺激免疫系统有关。由于发现感染者的时间不长,有关该病毒与临床症状之间的进一步关系还有待收集更多的临床资料予以判定。从我们检出 IgG、IgM 两类抗体同时阳性感染者的临床表现看,有发热、皮疹、关节炎、肌无力、脑部病变、脊髓病变、肢端麻痹等症状,与国外文献报道相符。

实验检测环状病毒 IgG、IgM 两类抗体特异性较强,对指导临床诊断具有一定意义。

(二)临床诊断

主要依据患者的流行病学史、临床表现进行诊断。患者发病前 1 个月有被蜱类、蚊类或不明昆虫叮咬史,尤其是野外昆虫更须引起注意,多发于夏季。患者居住地或活动地存在本病自然疫源地。

(三)临床治疗

人环状病毒感染后预后较好。目前尚无特效疗法,一般采取支持疗法和对症疗法。患者饮食宜清淡,多饮水。发热者应卧床休息,防止细菌性继发感染。

对症治疗:高热时可用物理降温,或口服退热药物如阿司匹林,或针刺合谷、曲池等穴位。咽痛、疱疹性溃疡可用华素片等含化,或冰硼散等局部喷洒。气急、哮喘、发绀等可用解痉剂、化痰剂辅以吸痰、给氧等。如果在中、晚期出现病毒性脑炎症状,可采用大剂量糖皮质激素,既可有效控制高热,又能缓解脑皮质的炎症反应,明显减轻脑炎后遗症。头部降温及适当应用脱水剂对保护脑细胞有重要作用。

五、实验室诊断

本病准确诊断要依据患者的流行病学史、临床表现及实验室检查结果作综合分析判断。对于新发现地区的首例确诊还应具有当地流行病学的调查证据。对疑似疫区及发现人群中有不明原因的病毒性脑炎流行时,应开展本病调查。

本病的实验室检测技术包括病原分离鉴定、补体结合实验、中和法、免疫荧光法、酶标法、噬斑减少中和试验、多聚酶链式反应（PCR）等。

（一）病原分离鉴定

最有说服力的实验诊断是将早期患者的血液接种新生小白鼠乳鼠脑或敏感细胞，如地鼠肾传代细胞（BHK–21）、绿猴肾传代（Vero）细胞、白蚊伊蚊传代细胞（C6/36）等，分离出病毒，并进行鉴定，做生物学性状鉴定、病毒核酸型试验、乙醚敏感性试验、病毒基因组检定等。由于分离、鉴定难度大、需时长，不易普及推广。

（二）血清学技术

本病毒已发现 24 个血清型，即 BTV–1、BTV–2、BTV–3……BTV–24，其中美国查出 5 个血清型（BTV–2、BTV–10、BTV–11、BTV–13、BTV–17）。诊断检查方法有琼脂沉淀试验（AGPT）、琼脂凝脂免疫扩散试验（AGID）、微量血清中和试验（SN）、EUSA（包括竞争性 C–ELISA 与间接 ELISA）、PCR 等。早在 1986 年 Mechan 就指出，应用 AGID 及 ELISA 可在病毒感染 7～14 d 时，查出感染，缺点是不能区别 BTV 与 EHD，但用单抗竞争性 ELISA 解决了这一问题，应用 PCR 可快速分离出感染病毒。Mishra（1998）又认为 AGPT 更方便经济，而 ELISA 更敏感，SN 则更专一。Singer（1998）指出，C–ELISA 及 AGID 具有敏感性及专一性，而 SN 则有完美的专一性，敏感性稍差。但需强调的是当有多种血清型存在时，SN 的结果解释要谨慎。Das（1998）比较 AGPT 与 ELISA 后，发现前者检出率低 23%（91/388），后者检出率高 63.6%（247/388）。用 85 份血清对照 C–ELISA 与 I–ELISA 比较，认为基本一致。

黄祥瑞等用分离的病毒检测西藏当地人群血清，人群对该病毒抗体阳性率为 26%，藏族人群感染率高于其他人群。1998 年 6—10 月，采集福建几所医院病毒性脑炎（排除乙脑）及病因不明的脑膜炎、脑膜脑炎、脊髓炎等具有较严重神经损害症状关节炎、皮疹、肌痛等的住院患者血清 153 份进行环状病毒抗体检测，间接免疫荧光法显示 33 例呈阳性反应，另对 126 例同时检测 IgM 抗体，阳性 21 例，其中 IgG、IgM 两类抗体同时阳性 9 例，这是福建首次发现环状病毒的感染者。

（三）分子技术

本病的实验室检测的分子技术有 PCR 等。

六、防控措施

（一）疫苗与免疫

本病既可采用传统的传代程序及选择致弱方式制备弱毒活苗，也可用强毒株制备灭活苗。弱毒苗的优点是易生产、价格便宜、单剂量、拟似自然感染，故有效性好（提供同源血型保护），缺点是免疫后的羊经昆虫叮咬后，可能传给别的羊，这种可能性不能排除。这样疫苗可能在昆虫体内恢复毒力产生致病性。此外据澳大利亚试验，羊在怀胎前一段时间免疫活苗可产生致畸作用，虽然胎儿体内未查出病毒，但 13% 胎儿会因严重畸形死亡。而灭活疫苗的优点是安全性好，在野外也不能传播，在实验室条件下也是有效的。但生产灭活疫苗明显造价高，至少要 2 头份才能产生免疫反应，需更进一步评价有效性与生产开支。利用 DNA 重组技术可为本病制备基因工程苗，这将克服弱毒苗及灭活疫苗双方的不足。

主要目标是针对 BTV 的 4 个主要结构蛋白 VP2、VP5、VP3、VP7。应用 BTV–l 及 BTV–23 型重组

BTV 外壳蛋白（VP2、VP5），病毒样粒子 VLPs（含有 VP2、VP5、VP3 及 VP7）及核心样粒子 CLPs（含有 VP3 及 VP7），3 种重组疫苗进行比较试验，结果外壳蛋白 VP2 及 VP5 单独结合在 21 d 的间隙中产生了群特异及同源中和抗体（60%），第二次免疫后 2 周能对同源强毒株产生抵抗力，但对于异源病毒的致病性基本无抵抗力。CLPs 有较强的群特异抗体反应，但未产生中和抗体。2 次免疫后能对同源及异源病毒（Blu16、Blu23）产生抵抗力。认为 VP2、VP5 乃至 VP7 进行单重组（VP2 或 VP5），双重组（VP2+VP5）或三重组（VP2, VP5+VP7）均可产生抗体，仅是 VP2 免疫性差一些。如联合起来，保护作用会较持久。

（二）预防原则

主要针对传播媒介、宿主与传播途径开展预防，包括开展有关环状病毒病防治知识的宣传教育，培训卫生人员，在流行区流行季节，对进入疫源地工作的人员做好个人防护，避免被昆虫叮咬。

研究显示环状病毒不仅感染动物，也感染人，并引起发病。国内从西藏到福建都发现人群间的感染，并引起发病。

虫媒病毒是近年国内外研究较为活跃的领域之一，该组病毒以节肢动物为传播媒介，在媒介体内繁殖，并通过媒介叮咬敏感脊椎动物再感染人而造成人兽间疾病传播，其中多种疾病对人类与动物造成了严重危害，引起脑病变和出血热等，传播快，病情凶险，死亡率高，是重点研究与防治的病毒性疾病。我国在动物地理区划分上跨古北、东洋两界，地理、气候条件复杂特殊，与人兽共患疫病有关的宿主、媒介数量多、种类杂，可能存在多种虫媒病毒病，但已发现并开展研究的仅有乙脑、肾综合征出血热、登革热等少数几种，显然与实际状况不符，对虫媒病毒病的发现与研究还比较少，希望加强调研，不断发展、不断创新和突破，整体提升对虫媒疾病的研究与防治水平。

第二十九章 尼帕病毒病

1998年9月马来西亚的霹雳州发生病毒性脑炎的流行,许多成年人出现高热、脑炎等临床症状,感染病例急剧增加,死亡率高达40%。1999年初,与马来西亚毗邻的新加坡也发现同样的脑炎患者。由于该病发病凶险,死亡率高,且病因不清,震惊世界。同年3月马来西亚大学的研究人员从霹雳州尼帕镇的病毒性脑炎患者的脑脊液以及病猪的肺、肾等组织中分离到一种新病毒,由于其在形态结构、致病性等方面与1994年在澳大利亚分离到的副黏病毒科(Paramyxoviridae)成员亨德拉病毒(Hendra virus)非常相似,曾将其命名为亨德拉病毒(Hendra virus),后来发现这种病毒与亨德拉病毒并不完全相同,将其命名为尼帕病毒(Nipah virus, NiV),由尼帕病毒引起的以脑炎及呼吸系统症状为主的疫病称尼帕病毒病。

一、病原学

(一)分类

尼帕病毒属于副黏病毒科 *Henipavirus* 属的成员。

(二)形态和结构

尼帕病毒颗粒呈多形性,直径150～300 nm,最外层是脂蛋白包膜,核衣壳呈螺旋对称(图2-29-1)。基因组为不分节段的单链负链RNA,全长约18.2 kb,比其他副黏病毒科成员的基因组(15.1～15.9 kb)略长,目前已经获得大部分基因序列。和其他副黏病毒科成员相同,该病毒有6个转录单位分别编码6个主要结构蛋白——核蛋白(N)、磷酸蛋白(P)、基质蛋白(M)、融合蛋白(F)、脂蛋白或吸附蛋白(G)、大蛋白(L)或RNA聚合酶。

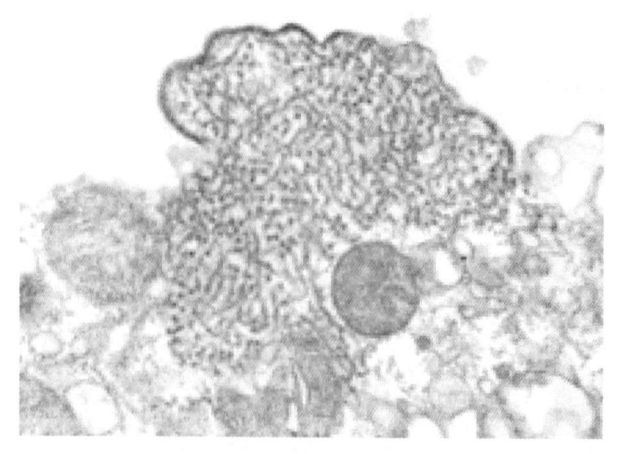

图2-29-1 尼帕病毒电镜照片

（三）理化特性

尼帕病毒抵抗力低，体外不稳定。对热和各种化学消毒剂敏感，加热 56 ℃ 30 min 即可将其灭活。

（四）培养特性

1999 年 3 月初，马来西亚学者用患者的脑脊液接种非洲绿猴肾细胞（Vero, ATCC, CCL81），5 d 后从形成合胞体的 Vero 细胞中分离到了尼帕病毒。

尼帕病毒在很多哺乳动物细胞中都能生长，例如在 Vero、金黄地鼠肾细胞（BHK）中生长良好，但在昆虫细胞中不能生长。在培养细胞中产生明显的病变效应（CPE），表现为多个细胞融合成多核巨细胞，形成特征性合胞体，在细胞浆中形成包涵体。将临床标本接种细胞后 5 ～ 7 d 就能观察到病变，如果用高滴度病毒接种 Vero 细胞，24 h 后即可看到明显病变。

目前已经从患者的呼吸道分泌物、尿液、脑脊液中分离到尼帕病毒。

二、流行病学

（一）传染源与宿主动物

病例对照研究显示，与猪，尤其是病猪直接接触的人容易感染尼帕病毒而患病。新加坡的研究发现，所有患者均为生猪屠宰工人，他们加工的猪来源于马来西亚，当政府禁止进口生猪后，发病率趋近于零。这说明猪是尼帕病毒病的传染源，人与猪的体液及排泄物接触是感染该病毒的危险因素。

尼帕病毒究竟来自于哪里？对其自然宿主的鉴定主要基于尼帕病毒与亨德拉病毒的相似性。由于亨德拉病毒的自然宿主是一种名为果蝠的野生动物，且研究证实这两种病毒在结构和致病性方面均有很多相似之处，于是人们将注意力也集中到野生动物上，其中马来西亚蝙蝠成为监测的主要对象。

研究人员分别对狗、猫、山羊、鸡等家畜和野猪、啮齿动物、鸟、蝙蝠等野生动物的血液等标本进行调查，除了蝙蝠以外，在其他野生动物中都没有检测到该病毒的中和抗体。

蝙蝠属于哺乳动物纲的翼手目，翼手目分为小蝙蝠亚目和大蝙蝠亚目。小蝙蝠亚目的成员即俗称的蝙蝠，使用回声定位，主要捕食昆虫；大蝙蝠亚目只有一个狐蝠科，不使用回声定位，主要以水果为食，故又被称作果蝠。马来西亚境内有很多种蝙蝠，包括至少 60 种食虫蝠和至少 13 种果蝠。飞狐（flying fox）是果蝠的一种，主要以果实、花粉、花蜜以及树枝的汁液为食。研究人员采集了 14 种 324 只蝙蝠的血液和组织标本，在 5 种 21 只蝙蝠中发现了尼帕病毒的中和抗体，这 5 种蝙蝠中包括 4 种果蝠，其中 2 种为飞狐，即岛飞狐（island flying fox）和马来飞狐（malayan flying fox）；从血清阳性的飞狐体内也成功地分离到了尼帕病毒；飞狐的尿液标本能使 Vero 细胞产生特征性的细胞病变，从中扩增的 PCR 产物大小也和从人体内分离到的一样。以上结果显示，以飞狐为主的果蝠就是尼帕病毒的自然宿主。

（二）传播途径

尼帕病毒如何从蝙蝠传播到猪和人的，目前尚不十分清楚，专家推测与生态环境的改变有关。由于城市建设的快速发展导致森林和耕地面积日渐减少，迫使果蝠迁移到果园觅食，而很多养猪场都与果园毗邻。果蝠在食用果实时，只吸吮果汁而将果渣吐掉。猪通过接触果蝠的分泌物或食用果蝠丢弃的果渣而感染并成为该病毒的储存宿主，随后再传播给人。如果这种假设成立的话，则大规模暴发尼帕病毒病的可能性依然存在。因为许多养猪场和屠宰场附近均有大量果树及蝙蝠的栖息地，无法切断蝙蝠—果树—猪—人类的生物链,而马来西亚蝙蝠的分布极广,从澳大利亚到印度都有分布。

以上发现提示,传染病的传播途径并非人们所熟知的由吸血昆虫或动物的直接叮咬而通过血液传播,某种动物的唾液或其他分泌物也可能是重要的传播途径。吸食果汁和以水果为食的蝙蝠是传播病毒的元凶,这在医学传染病史上可能是一个重大发现。

一般猪间发病1~2周后人间开始发病,感染病例多是青壮年男性,大多数是与猪有直接接触的养猪场或屠宰场的工人。通常在发病前2周有过接触史,提示从猪到人的传播存在10 d左右的潜伏期。传播途径主要是接触病猪的体液或排泄物,如唾液、鼻腔分泌物、血液、尿液、粪便等。因为感染者从事的都是给猪接生(包括为新生猪在耳朵上做标记等)、喂食喂药以及死猪的善后处理工作等。病毒在猪之间的传播速度要大于猪与人之间的传播速度。尽管能够从患者的唾液、尿液、鼻咽腔分泌物中分离到病毒,专家们也认为人与人之间传播的可能性非常小。

美国疾病控制与预防中心曾经在收治尼帕病毒感染患者的医务人员中做过调查,评估医源性传播的可能性。在有暴露史的医务人员中没有发现一例尼帕病毒病病例。考虑到该病的严重性,专家们仍然建议诊治该病患者的医务人员应采取必要的防护措施。在2003年孟加拉国发生尼帕病毒感染后,曾经对医院内感染进行评价,仍然没有发现医护人员感染的证据。但是,不论是2003年孟加拉国还是2001年印度的尼帕病毒病流行,患者都没有动物接触史,也没有动物发病的记录,这些特点有别于马来西亚的发病情况,说明尼帕病毒病的传播途径并非单一的果蝠—猪—人。

三、病理学

(一)发病机制

尼帕病毒可以侵害人和动物的呼吸系统和中枢神经系统,但其具体致病机制并不十分明了。目前已知尼帕病毒和Hendra病毒利用相同的细胞受体,通过其膜蛋白G、膜蛋白F吸附并与易感细胞融合而进入。尼帕病毒基因编码的V蛋白能够和信号转导及转录激活因子(STAT1)、STAT2结合形成高分子复合物而抑制宿主细胞干扰素的信号传导,从而逃避宿主细胞的免疫攻击。因此,V蛋白可以作为治疗尼帕病毒感染的一个靶蛋白。

(二)病理变化

病猪的病理解剖可见不同程度的肺部病变,如充血、气肿和淤血,气管、支气管出现渗出,充满泡沫样液体,肺小叶增厚。脑组织可能出现广泛性充血、水肿。病理检查可见广泛出血性间质肺炎,肺血管内皮细胞形成合胞体;肺脏、肾脏和脑组织可见广泛明显的出血、单核细胞浸润或血栓形成。

死亡病例的尸检发现,主要器官发生广泛血管炎和血栓形成,中枢神经系统及周围组织出现缺血性坏死。血管似乎是病毒感染后最早损害的靶器官,血管炎表现为合胞体形成和内皮细胞损伤,主要累及小动脉、毛细血管和小静脉,也可侵及肌肉的大血管。发生炎症的血管壁坏死,周围有中性粒细胞、多形核细胞的浸润灶,血管内有血栓形成。脑组织是尼帕病毒病受累最严重的器官,其次是心、肺、肾等。在脑、肺和肾小球、肾小囊中受累血管内皮细胞周围可见浆细胞,周围或邻近区有缺血和微梗死存在,脑组织中许多炎症血管周围的神经元内有嗜酸性粒细胞和病毒包涵体存在,这与其他副黏病毒感染的表现一致,病灶区内还可形成小胶质细胞结节、血管周围白细胞套状聚集和软膜蛛网膜炎。血管炎微梗死和缺血灶随机分布在大脑灰质、白质、基底神经节,小脑脑干和脊髓。专家认为患者死亡的原因可能是广泛分布的局灶梗死和神经元的直接受累。

四、临床学

（一）临床表现

马来西亚的研究发现，93%患者在发病前2周曾直接与猪接触过，提示从猪到人的直接传播需要2周左右的潜伏期。大部分患者出现脑炎症状，少数出现呼吸道症状，有非典型肺炎体征。

该病发病急，进展较快，通常以发热、头痛、呕吐起病，持续3～14 d，随后出现嗜睡、定向障碍及意识减退，以后可在24～48 h陷入昏迷。临床体征包括单侧眼睑下垂、发声困难以及阶段性肌痉挛、肌腱反射消失、肌张力降低、颈强直、血压升高、心动过快，提示脑干及上颈部脊髓受损，还可以检查到下运动神经元受损的体征，如眼球震颤、辨距障碍、步态不稳。听诊肺部可闻及双肺啰音。典型患者从发病到死亡仅需6 d时间。马来西亚大学对94名感染者进行的临床表现的统计结果显示，发热、头痛、嗜睡和呕吐是出现频率最高的几种症状（具体结果见表2-29-1）。部分表现有严重脑炎症状的患者痊愈后会留下后遗症，如持续惊厥、痉挛以及人格改变等。

尼帕病毒感染后还存在复发的情况，即患者在似乎已经痊愈的情况下又出现神经症状。马来西亚卫生部曾经公布过12例复发病例，这些病例有的是出现轻微临床表现后在并未与猪再次接触的情况下而出现神经系统症状，有的是暴露后经过了很长时间的潜伏期才发病。发热、头痛、抽搐、嗜睡、意识减退是这些患者的主要表现。

此外，还有一些感染者在早期没有临床症状或者不伴有急性脑炎症状，一段时间后才发病，表现为急性脑炎，即迟发型尼帕病毒性脑炎，从感染到发病的平均间隔是8.4个月。在某种程度上，这种迟发型尼帕病毒性脑炎与麻疹病毒感染后导致的亚急性硬化性全脑炎（subacute sclerosing panencephalitis，SSPE）很相似，都是在发病初期并没有脑炎症状，而是之后出现中枢神经系统并发症。但是和SSPE不同的是，虽然迟发型尼帕病毒性脑炎的远期病情进展情况尚不清楚，但仍然有一些患者可以恢复。目前还不清楚是什么因素决定了迟发型尼帕病毒性脑炎的发生，可能和病毒的变异以及机体细胞免疫反应的改变有关。

尼帕病毒在猪中传染速度很快，感染率可以高达100%，但死亡率较低，通常在5%以下。潜伏期为7～14 d。

猪感染该病毒后症状主要涉及呼吸系统和中枢神经系统，表现为麻痹、震颤、肌肉痉挛、后肢无力、咳嗽、张口呼吸或呼吸困难、惊厥等。不同年龄的猪临床表现不尽相同，成年种猪可有精神亢进、咬栏等激惹行为或眼球震颤、头部僵直和破伤风样阵发痉挛，断奶的幼猪表现为高热、呼吸急促、呼吸困难、惊厥等不同程度呼吸系统和中枢神经系统症状，未见有乳猪发病的报道。成年猪感染后进展较快，可在24 h内不表现任何临床症状而迅速死亡。不同年龄的猪临床表现不尽相同，成年种猪可有精神亢进、咬栏等激惹行为或眼球震颤、头部僵直和破伤风样阵发痉挛，断奶的幼猪表现为高热、呼吸急促、呼吸困难、惊厥等不同程度呼吸系统和中枢神经系统症状，未见有乳猪发病的报道。成年猪感染后进展较快，可在24 h内不表现任何临床症状而迅速死亡。

（二）临床诊断

虽然患者相对于出现较多的中枢神经系统症状，呼吸系统症状较少，但是胸部的X线检查仍然显示有低密度阴影。

急性期患者的脑部X线断层检查显示并无异常。

脑电图显示弥漫的节律性慢波，或有双颞侧癫痫样放电，但患者并没有癫痫发作的迹象。

表 2-29-1　94 例尼帕病毒病患者的临床表现

临床表现	病例数 /%（n=94）
发热	91（97）
头痛	61（65）
嗜睡	34（36）
呕吐	25（27）
意识减退	20（21）
干咳	13（14）
局部神经表现	10（11）
小脑症状	3（3）
阶段性肌阵挛	3（3）
小脑症状 + 阶段性肌阵挛	2（2）
眼球震颤	1（1）
语言障碍	1（1）

　　脑组织的 MRI 显示整个脑组织内出现广泛弥散的信号增强区，直径 2 ～ 7 mm，但病灶主要集中在皮质下层和深白质区。一些没有明显感染症状的患者，其大脑 MRI 显示相同的异常。这种微梗死病变的形成是由于小血管发生血管炎及血栓形成。到目前为止，在其他类型的脑炎病例中还没有发现类似的病变。与急性期患者不同的是，复发 / 迟发型病例的 MRI 显示的是呈播散状的大脑半球灰质区的融合（见图 2-29-2）。尼帕病毒病 MRI 的特征性表现对于和流行性乙脑的区分鉴别非常有意义，后者常常在双侧丘脑出现与出血有关的异常表现。

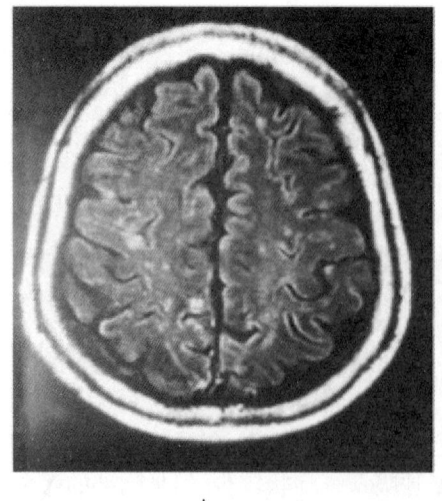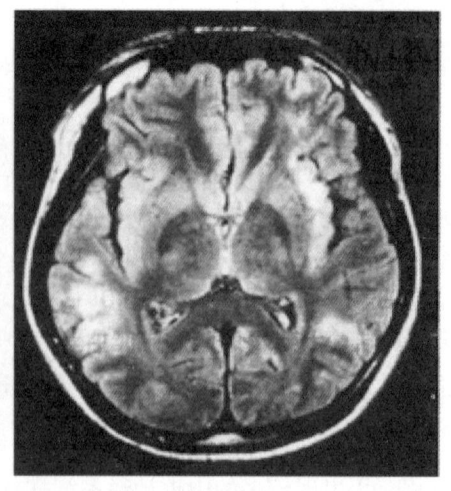

A　　　　　　　　　　　　　　　　B

A 图，急性期患者白质区及灰质区弥散的信号增强区；B 图，复发 / 迟发型患者播散的灰质区融合

图 2-29-2　尼帕病毒病患者的脑组织 MRI

　　鉴别诊断中最重要的是与流行性乙脑的区分, 在该病流行之初, 曾因其临床表现和流行区域的特点被误认为是流行性乙脑, 深入研究后发现该病与流行性乙脑在流行病学和检测等许多方面存在较为明显的差异: 流行性乙脑呈高度散发, 以儿童为主, 没有明显性别差异, 且没有接种过乙脑疫苗; 而尼帕病毒病是集中发病, 以青年男性为主, 大多有乙脑疫苗接种史, 且都有与猪的直接接触史。二者的具体鉴别诊断见表 2-29-2。

表 2-29-2　尼帕病毒病与流行性乙脑的鉴别诊断

鉴别点	流行性乙脑	尼帕病毒病
发病年龄	各年龄均有, 儿童居多	成年人为主
发病情况	散发	集中发病
传播媒介	吸血蚊虫(三带喙库蚊为主)	猪—人
职业	无特征	直接接触猪饲养及加工过程
疫苗接种史	未接种过乙脑疫苗	多数接种过乙脑疫苗
性别	无明显区别	男性青壮年为多
MRI	双侧丘脑信号增强灶	病灶广泛分布于中枢神经系统
组织病理检测	出血性	炎症性
血清学检测	乙脑病毒 IgM、IgG 升高	尼帕病毒 IgM、IgG 升高

(三)临床治疗

　　现在还没有一种药物能有效治疗尼帕病毒病。三(氮)唑核苷(病毒唑)是一种广谱抗病毒制剂, 对呼吸道合胞病毒、流感病毒和麻疹病毒具有不同程度的抑制作用, 此外还可以穿过血脑屏障, 故用于病毒性脑炎的治疗中, 现在也被应用于尼帕病毒感染。

五、实验室诊断

(一)病毒分离培养

　　如果条件允许, 分离出尼帕病毒是本病感染的确证性指标。将患者血清、脑脊液、脑组织及猪的肺、肾等组织置于 Vero-E6 细胞中培养, 当细胞发生病变形成合胞体时即可获得病毒。目前已经从脑脊液、尿液、鼻咽腔分泌物中分离到该病毒, 并且从不同部位分离到的病毒都表现为相同的基因组特征。尼帕病毒的毒力高、传染性强, 与其培养及扩增有关的实验均应在生物安全 4 级实验室(BSL-4)内进行。

(二)血清学检测技术

　　在血清和脑脊液中检测到特异性 IgG、IgM 抗体是该病诊断的关键。用 ELISA IgM 捕获法检测患者血清, 可发现到发病第 12 天所有患者 IgM 抗体都呈阳性, 且滴度较高, 持续至少 3 个月。如果脑炎是继发于其他器官的尼帕病毒感染, 则只有在病程后期才可在脑脊液中测到抗体。但是单一血清样本抗体阳性不能作为急性感染的明确证据, 最可靠的标准是从患者体内分离出病毒或测定急性期和恢复期血清特异性 IgG 抗体滴度升高，且两者相比有 4 倍以上增长。在未得到血清学感染证据的病例中，可测定脑脊液中的特异性抗体，也可取患者脑脊液做 RT-PCR 进行病毒核酸片段扩增来证明病毒存在。

（三）分子检测技术

马来西亚研究人员开发出了一种实时荧光定量 PCR（real-time PCR）方法，不仅能定量检测到多种标本中的尼帕病毒 RNA，而且敏感、可靠、快速，可用于尼帕病毒病的监测和特异性诊断。

六、防控措施

到目前为止，除了从传播途径入手以外，并没有预防尼帕病毒病的有效方法。为了有效切断蝙蝠—猪的传播途径，应建议将猪场建在远离果园的开阔地。

马来西亚大学的研究人员用表达尼帕病毒 P 蛋白或 F 蛋白的重组痘苗病毒免疫仓鼠，成功诱导了免疫反应以保护仓鼠免受致死量病毒的再次攻击，血清转移同样能起到保护作用，这一结果为将来研制有效的预防疫苗打下了坚实基础。

加拿大科学家将尼帕病毒的磷蛋白（P）以及融合蛋白（F）克隆到金丝雀痘病毒载体中，通过肌内注射的方法接种到猪体内，能有效预防猪只感染。

目前我国虽然还没有与尼帕病毒相关的脑炎病例的报道，但并不能说明它不存在。我国南部地区与东南亚相邻，气候条件相仿，随着国与国之间的交流日益频繁，国际贸易使人群移动、传播媒介流动和种群移动增多，许多病毒包括尼帕病毒都有可能传入我国，进而会造成疾病的流行甚至暴发流行，深入研究其致病特性、流行规律、传播媒介等非常重要。对于尼帕病毒病的预防，我国应严格检疫进口生猪，对于在养猪场及猪肉加工厂的工人应进行定期体检，并为其配备防护设备，还应对从业人员进行流行病学监控，防患于未然。

第三十章 亨德拉病毒病

迄今为止，世界上发现的 3 起马匹亨德拉病毒病的暴发均发生于澳大利亚，造成 3 个人感染亨德拉（Hendra）病毒（其中 2 人死亡），他们均有与病马的密切接触史。第一起发生于 1994 年 8 月，在澳大利亚昆士兰州的首府布里斯班以北 1 000 km 的海滨城市麦凯，造成 2 匹马死亡，参与对病马尸解的兽医其丈夫，出现轻微脑膜脑炎症状，治疗后症状消失，但 1995 年因脑炎死亡。当时其血清检测 Hendra 病毒抗体滴度由 1∶16 上升到 1∶1 024，聚合酶链反应脑脊液检测 Hendra 病毒呈阳性反应。第二起发生于 1994 年 9 月布里斯班郊区亨德拉镇，当地一个纯种赛马训练基地突然暴发一起急性呼吸道疾病，21 匹纯种马以及它们的训练技师、马厩工作人员 2 人被感染，导致 14 匹马和训练技师死亡。从病马的肾脏、尿液及口腔分离出 Hendra 病毒。第三起发生在 1999 年 2 月北昆士兰凯恩斯附近，一匹母马发生 Hendra 病毒感染，出现症状 24 h 之后死亡，无其他马匹或人感染病例报告。

一、病原学

（一）病原分类

在电镜下该病毒具有像副黏病毒样颗粒形状，呈螺旋形核蛋白复合体，但表面有 15 nm 和 18 nm 的两种长突起。对 M 基因、F 基因序列进行分析，初步认为其属副黏病毒科。Hendra 病毒基因组序列及 P 基因结构，与副黏病毒科的麻疹病毒属最相近，起初曾称作马麻疹病毒（equine morbillivirus）。Hendra 病毒基因组特别大，含 18 234 个核苷酸，独特的反义基因组末端序列以及与副黏病毒科其他病毒有限的同源性均再次证明它是副黏病毒科的一个新的种属。种系分析表明：Hendra 病毒与在马来西亚发现的 Nipah 病毒亲缘关系很近，但它们与副黏病毒科其他种病毒明显不同，其非编码基因区较副黏病毒科的其他病毒长，预计 Hendra 病毒长度为 18 kb，而副黏病毒科的基因组仅长约 15 kb，其核苷酸序列和氨基酸序列麻疹病毒属和副黏病毒属同源性较低，与腮腺炎病毒属差别更大。在副黏病毒亚科的基因组中有一个 P/C/V（有些论文中称为 P/V/C）基因，包含 3 个阅读框（ORF），但各属间存在微小差别，Hendra 病毒有 4 个 ORF，第 4 个 ORF 位于 V 和 C 之间，与它们重叠。这个 ORF 编码一个小蛋白，是副黏病毒亚科各成员所没有的，而见于某些弹状病毒（rhabdovirus）和丝状病毒（filovirus）。基于 Hendra 病毒基因组大小，比较序列分析、病毒形态、宿主的范围，包括野生动物以及不同的生物学特性, 初步认为 Hendra 病毒不是马的病毒, 也难以列入目前副黏病毒科的 3 个属, 可能是副黏病毒亚科中的一个新属, Murray (1995) 重新将其命名为 Hendra 病毒。

(二) 培养特性

Hendra 病毒适应组织培养的细胞谱比较广, 包括多种哺乳动物原代细胞或传代细胞都容易生长繁殖。实验室常用的是 Vero 细胞。此外它也能在禽类、两栖类、爬虫类和鱼类的细胞培养中适应生长。在细胞培养中它能产生明显 CPE, 形成特征性的合胞体。盖玻片细胞培养染色后镜检, 可以发现在感染细胞的核和胞浆中存在包涵体。Hendra 病毒也能适应于鸡胚, 导致鸡胚死亡。

(三) 动物实验

1. 马匹感染实验 用细胞培养的 Hendra 病毒株经皮下或鼻腔感染健康马匹, 潜伏期 5 ~ 7 d, 之后出现临床症状, 体温升高至 39.2 ~ 40.2 ℃, 呼吸、心动过速, 肌肉阵挛, 头摆动, 畏食, 嗜睡, 头部肿胀, 尤其眼窝和面颊更甚。部分马匹鼻流淌血性分泌物, 剖检病变, 见间质性肺炎, 血管内皮细胞有合胞体形成。免疫检测发现胞质内有 Hendra 病毒抗原。

2. 家猫感染实验 用细胞培养的 Hendra 病毒经口、鼻或皮下接种家猫, 5 ~ 8 d 潜伏期后出现临床症状。24 h 内死亡, 与感染猫同笼饲养的健康猫被感染致死, 而隔笼饲养的对照猫健在。与感染猫同厩饲养的健康马有部分被感染致死。被感染的猫症状主要为呼吸困难; 病变为严重肺水肿, 肺充血、出血、心包、胃肠道、淋巴组织及血管水肿。感染组织细胞出现合胞体, 此与在马匹感染中所见相似; 将感染的猫尿、胸腔积液、肺、肝、脾、肾等组织和分泌物接种 Vero 细胞, 第 1 代即分离出病毒, 有的组织盲传 2 代也能分离出病毒。

3. 豚鼠感染实验 实验感染豚鼠经 7 ~ 12 d 潜伏期后出现呼吸困难, 24 h 内死亡。剖检病变, 见胃肠道充血、水肿, 肺水肿并不严重。组织学检查发现许多器官、组织, 如肺、肾、脾、淋巴结、胃肠道、骨骼肌和血管有病变, 内皮细胞有合胞体形成, 但肺水肿不严重。上述实验动物, 合胞体的形成是其共有的组织病理学变化。

(四) 抵抗力

Hendra 病毒对理化因子抵抗力不强, 一般消毒剂和高温都容易使其灭活。

二、 流行病学

自然界中 Hendra 病毒的自然宿主是什么野生动物呢? 最早发生此病的 2 个地区亨德拉和麦凯相距千里, 是什么因素导致 Hendra 病毒突然出现呢?

早期澳大利亚动物卫生实验室在昆士兰全省做了广泛而深入的调查, 包括分布地区、马的年龄、马的性别、马的用途、饲养方式, 共采集 2 755 份血清样品, 在细胞培养中做血清中和试验。又在附近农场采集 46 种家畜和野生动物的血样, 包括袋狸、猫、犬、骡、猪、山羊、大鼠、小鼠、鸡、火鸡、鹅、蟾蜍等野生哺乳动物的血清样品共 450 份, 用 SNT 检测这些动物中的 Hendra 病毒抗体, 所有标本的血清抗体均为阴性。1996 年 5 月, 在澳大利亚的 4 种狐蝠体内发现抗 Hendra 病毒抗体, 包括黑头狐蝠、灰头狐蝠、小的红狐蝠及斑点狐蝠, 狐蝠体内有 Hendra 病毒的中和抗体, 且阳性率很高。通过皮下或口鼻, 将病毒接种果蝠, 采集血清样品, 用血清中和试验和 ELISA 检测特异性抗体, 并采集各种组织接种 Vero 细胞培养, 分离 Hendra 病毒。结果在接种后第 8 天未检出抗体, 第 21 天检出 1 : (40 ~ 80) 的血清中和抗体, 而 ELISA 均为阳性反应, 但所有血清学阳性的果蝠不显示临床症状。与实验感染的果蝠同笼饲养的对照果蝠, SNT 和 ELISA 均为阴性。从阳性果蝠的多种组织的血管平滑肌和内皮细胞中，用 ELISA 可以检出 Hendra 病毒抗原，但不能从肺、肾、肝、脾、淋巴结、大肠、尿液、脑中分离出病毒。与果蝠同居一室的 2 匹马做 SNT 和 ELISA 检测，结果均为阴性。

感染后不久从一只看似健康的、怀孕的灰头狐蝠的羊水和胚胎中分离到 Hendra 样病毒。进一步研究表明：该毒株与从马匹分离到的毒株极为相近。然而不论是自然感染或实验室接种感染的狐蝠均未出现症状，因此流行病学上将狐蝠归为该病毒的自然宿主证据尚不充分。至于 Hendra 病毒是如何从狐蝠到马匹，传播途径尚不明确。

流行病学调查表明，迄今为止马是唯一能被自然感染的家畜，但实验接种用 Vero 细胞培养增殖的 Hendra 病毒接种家猫、马和豚鼠，能引起他们发病、死亡。合胞体形成是其共同的组织病理学变化。从 Hendra 病毒感染的马匹的肾脏、尿液、口腔以及 Hendra 病毒感染的猫的肾脏、尿液分离出 Hendra 病毒，以尿中病毒滴度最高。根据对实验动物和野生动物的接种试验结果，认为该病毒的传播途径主要是呼吸道和密切接触传播，感染动物经尿液或唾液排出病毒，污染了饲料，摄食或接触被污染的饲料可能是重要的病毒传递方式。研究人员也观察了病毒从猫到马、马与马之间传播，发现 Hendra 病毒传染性并不是很强，人即使与受伤的狐蝠直接密切接触，接触者也未发现曾被感染的证据，病毒经狐蝠直接接触传播的可能性不大。

人的感染来源于马，与马有密切接触史的人是高危人群。迄今为止，还没有发现节肢动物作为生物媒介的任何迹象。目前尚未发现人与人之间的传播。

三、病理学

Hendra 病毒和 Nipah 病毒感染的病理学及发病机制病变主要累及中枢神经系统小血管内皮细胞，导致广泛的内皮损伤、合胞体形成、血管炎、血栓形成、缺血和微梗死。对比病理学表现发现两种病毒均可导致血管组织的细胞融合作用，有亲血管性和（或）亲神经性，从而产生间质性肺炎或脑炎。Nipah 病毒还对猪的呼吸道上皮细胞有亲和性，这可以解释人与猪之间可通过呼吸道传播此病。Hendra 病毒感染人和马的病理特征是病毒感染小血管引起的间质性肺炎。

四、临床学

（一）临床表现

马匹 Hendra 病毒的自然感染潜伏期为 7～14 d。用细胞培养的病毒经皮下或鼻腔实验感染健康马，在接种后第 5 天出现临床症状。被感染的马匹最初会畏食、发热，体温可达 41 ℃，出现抑郁、呼吸困难或急促、心动过快、共济失调、流泡沫样鼻涕、黏膜发绀。一些马可见颈颌部、腿部水肿，大部分被感染的马在症状出现 3 d 内死亡。尸解常见存在多种器官血管损害，有严重肺充血、水肿，灶状坏死性肺炎，受侵的血管内皮细胞形成合胞体。从感染马匹的肺、肾、脾、尿液及唾液均能分离出病毒。其病毒滴度以肾脏中的病毒滴度最高，肺和尿液次之。组织病理学检查发现有间质性肺炎，血管严重变性，内皮细胞有合胞体形成，ELISA 检测发现细胞浆内有 Hendra 病毒抗原。在肾、心、骨骼肌、消化道、脾、淋巴结、膀胱、脑膜等组织存在血管损害，用 ELISA 检测显示血管和合胞体细胞为 Hendra 病毒抗原阳性。

感染 Hendra 病毒的患者也出现与感染马匹一样的临床症状，包括呼吸系统和神经系统的症状和体征，但是侧重的临床表现可能因人而异。目前共发现 3 例 Hendra 病毒感染病例，其中 2 例死亡。第一例为驯马师，患严重致死性肺病和无名热，临床表现类似于军团病；第二例出现严重类流感症状，并完全康复；第三例出现轻度脑膜脑炎，症状消退一年后脑炎复发死亡。上述 3 例均经实验室诊断确诊为 Hendra 病毒感染，他们都有与马匹的密切接触史（如驯马师、饲养员和农民）。

（二）临床诊断

根据流行病学、临床表现和病变初步诊断，应与其他相似疫病鉴别诊断。

（三）临床治疗

目前为止无论是对人还是对马的 Hendra 病毒感染，均无特效的药物或治疗方案。

五、实验室诊断

（一）病原分离

Hendra 病毒感染的确诊，需做病原学及血清学检查，特别是病毒分离。鉴于本病毒对环境因素比较敏感，为了提高检测的敏感性，标本的采集和运输值得关注。一般要求用无菌操作采集肺、肾等组织样品，贮存于 −20 ℃，或在冷藏条件下立即运送。如为棉试样品，则应将其浸入病毒运输液中冷藏递送。运输液可用 PBS 或 Hanks 液（pH 值 7.2），加入 10% 胎牛血清、青霉素、链霉素和卡那霉素。细胞培养通常应用 Vero 细胞，盲传 2 代后如不出现合胞体病变，可判定为阴性。Hendra 病毒在 Vero 细胞培养中连传 5 代后滴度可达 $10^7 \sim 10^8$ TCID$_{50}$/mL。

（二）血清学诊断技术

抗体检测常用的有血清中和抗体试验和 ELISA。

（三）分子诊断技术

逆转录聚合酶链反应（RT-PCR）也可于 Hendra 病毒感染的辅助诊断。

六、防控措施

自然疫源性疾病的自然宿主分布可能受该病影响的地区决定。然而由于 Hendra 病毒是新发现的人兽共患传染病，对于其自然宿主的种类及地理分布尚待进一步的研究。根据现有的资料，人间 Hendra 病毒感染的发生仅与中间宿主——马的感染有关，因此尽早发现中间宿主的感染可能是减少人间 Hendra 病毒感染病例发生的关键所在。同时，在疫情出现时，加强监测，采取积极措施，可防止该病的进一步扩散。避免与被感染的马接触，在与可能被感染的动物接触时，应采取个人防护设施，也能减少发生感染的风险。

第三十一章 戊型病毒性肝炎

戊型肝炎病毒（hepatitis E virus, HEV）原称肠道传播的非甲非乙型肝炎病毒，可引起急性病毒性肝炎，常在亚洲、非洲和美洲的一些发展中国家呈暴发流行或散发传播，在发达国家如美国及欧洲等地区也有散发感染。本病最早有完整文献记载的流行发生在 1955—1956 年的印度新德里，因饮水污染出现大量的黄疸型肝炎病例，之后于 1975 年在印度的艾哈迈达巴德城和 1978 年克什米尔农村地区又发生 2 起水型肝炎流行，1980 年回顾性分析了上述 3 次流行中收集到的患者急性期和恢复期双份血清，认为是流行性非甲非乙型肝炎。1983 年苏联学者 Balayan 等最先发现了戊型肝炎的病原体。1989年 Reyes 等首次克隆出 HEV 缅甸株〔HEV（B）〕部分基因片段。1989 年 9 月在日本东京召开的国际非甲非乙型肝炎和经血传播的传染病学术会议上正式将经肠道传播的非甲非乙型肝炎命名为戊型肝炎（hepatitis E），并将该型肝炎病毒和抗体分别命名为戊型肝炎病毒和抗 –HEV（Anti–HEV）。此后国外有大量的实验报道表明，除了人可感染 HEV 外，在多种动物中也检测到 HEV 抗体，提示这些动物曾感染了 HEV 或 HEV 相关病原体，直到 1997 年，第一株动物源性 HEV——猪 HEV 被发现，之后陆续出现大量有关猪 HEV 的报道，人们才明确提出戊型肝炎为一种人兽共患疫病，成为全球关注的一大公共卫生问题。戊型肝炎为自限性疾病，一般不转为慢性，在一部分患者，尤其是孕妇中易发展为暴发性肝炎，可导致流产或死亡，病死率为 20% ～ 30%。

一、病原学

（一）形态和结构

HEV 呈球体，直径为 27 ～ 38 nm（平均为 33 nm），二十面体，无包膜，表面有突起和缺刻，内部密度不均，实心的为完整的病毒颗粒，空心的为有缺陷的、不完整的病毒颗粒。

（二）理化特性

蔗糖梯度离心时，完整 HEV 颗粒的沉降系数为 183 S，缺陷 HEV 颗粒为 165 S，比甲型肝炎病毒（HAV, 157 S）沉降得快。HEV 在酒石酸钾或甘油中的浮密度为 1.29 g/cm³，在氯化铯中的浮密度为 1.30 g/cm³。从感染 HEV 的动物胆汁中可提取大量病毒，并由此获得病毒基因的分子克隆。根据病毒颗粒的大小、沉降系数、物理学特性和病毒核酸分析，HEV 类似杯状病毒（calicivirus）。

（三）基因组结构

目前国际上已成功分离克隆出多株 HEV 基因全序列及部分序列。不同 HEV 毒株,其核苷酸序列有所差异,但其基因组框架基本相似。HEV 为单链 RNA 病毒,核苷酸全长约 7.5 kb,编码 2 400 ～ 2 533 个氨基酸,由 5′ 端非结构基因区(NS)和 3′ 端结构基因区(S)组成,5′ 端和 3′ 端以外各有一非编码区(NC),长度分别为 27 bp 和 68 bp,3′ 尾端还有一个由 150 ～ 200 个腺苷酸残基组成的多聚 A 结构。

HEV 含有 3 个互相重叠的开放阅读框架(ORF1、ORF2 和 ORF3)。3 个阅读框架均用于表达不同类型的蛋白质。ORF1 始于病毒基因组 5′ 端非编码区的 27 bp 后,向 3′ 端延伸,含 5 079 nt(第 28 ～ 5 107 nt),编码一个多聚蛋白,约 1 690 个氨基酸(aa)。该多聚蛋白包括多个与病毒基因组复制和病毒蛋白加工有关的非结构蛋白。ORF1 氨基酸序列所含的多种功能性结构域从 N 端到 C 端分别为:①病毒甲基转移酶。②功能未明的 Y 结构域。③木瓜素样半胱氨酸蛋白酶。④富含脯氨酸的"铰链"结构域。⑤功能未明的 X 结构域。⑥ RNA 解旋酶。⑦(g)RNA– 依赖的 RNA 聚合酶(RDRP)。ORF1 第 2 011 ～ 2 325 nt 为 HEV 相对高变区(HR),编码约 100 个氨基酸,其变异较整个核酸序列高 2%,相应的氨基酸序列变异达 14%,是整个基因组氨基酸序列变异的 14 倍。大多数病毒基因的高变区位于结构区,与病毒的免疫选择和进化有关,而 HEV 的高变区出现在 NS 区内,可能与 HEV 重要功能基因相对稳定,不重要基因高突变以适应病毒的生存和进化有关。

ORF2 从 ORF1 终止码下游 37 个 bp 开始,长 1 980 bp(第 5 147 ～ 7 127 nt),编码 660 个氨基酸,包括信息蛋白和包膜蛋白。第 5 159 ～ 5 213 nt 间为一疏水区,含潜在的裂解位点(PA/PPP),与 HEV 颗粒的形态形成有关。第 5 214 ～ 5 514 nt 间的序列编码一段富含精氨酸 / 脯氨酸的约 100 个氨基酸残基组成的多肽片段,其中精氨酸(PI=10.55)占 10% 以上,可能为 HEV 的衣壳蛋白,高正电荷的衣壳蛋白保证了在包裹 HEV RNA 时能够有效地中和 RNA 所带负电荷。ORF2 编码的结构蛋白至少含有 7 个抗原表位(包括 406.3–2 克隆序列),其 3′ 端序列编码的多肽片段已被认为是 HEV 的主要抗原蛋白。

ORF3 位于 ORF1 和 ORF2 之间,长 369 bp,编码 123 个氨基酸,分别以 1 bp 和 328 bp 延伸至 ORF1 和 ORF2 内,与 ORF2 重叠的序列较为保守。OFR3 编码蛋白的 N 端含有两个疏水结构域:aa16–32(Ⅰ)和 aa37–62(Ⅱ),ORF3 蛋白通过结构域 I 与细胞骨架结合。研究显示,ORF3 蛋白是一种磷蛋白,其抗原性较强,是胞外信号调节激酶(ERK)和应激活化蛋白激酶 /C-Jun N 端激酶等 MAPK 超家族激酶的底物,在 HEV 感染的细胞信号传导途径中起着重要作用。

此外,HEV 还有基因组外的亚基因信使 RNA,分子大小分别为 3.7 kb 和 2.0 kb,均由基因组外的互补链产生,同源性对应于基因组的 3′ 端。

（四）培养特性

迄今为止,仍未有效地建立起 HEV 体外培养系统。

1. 原代细胞　Tam 等用含 HEV 缅甸株的 10% 粪便悬液静脉注射两只猕猴,在猴的 ALT 明显升高时进行肝脏活检,从活检组织中分离出感染 HEV 的肝细胞。将细胞置于添加了激素和生长因子的无血清培养液(SFM)中培养。在培养的 65 d 中,用株特异性 RT-PCR 的方法一直能在细胞中检出正链病毒 RNA 以及提示病毒复制的负链病毒 RNA,证实该细胞系能在体外支持病毒复制。在培养的前 36 d,上清液中均能检出正链病毒 RNA,将这 36 d 的培养上清液浓缩混合后测得病毒 RNA 滴度为 3×10^6 copies/mL。进一步取感染猴的胆汁,用 20 μL 不同稀释度的胆汁标本与正常猕猴 SFM 中共同孵育。通过对肝细胞中负链病毒 RNA 的检测，得出用含 HEV 胆汁接种正常猕猴肝细胞的最小剂量为 20 μL 已稀释 100 倍的胆汁。为证实细胞培养所得到的病毒颗粒的感染性，Tam 等将感染 HEV 的肝细胞的培养上清液与正常猕猴肝细胞共同孵育，并连续用培养上清液在正常细胞中传代 4 次。在前 3 次传代的细胞中均能检出负链病毒 RNA，从而证实 HEV 在该细胞系中培养所得到的病毒颗粒具有感染性。

2.二倍体细胞　Huang 等用从新疆分离的 HEV87A 株的粪便悬液接种人胚肺二倍体细胞（2BS）并连续传代。该病毒能与来自我国新疆、缅甸、印度及苏联的戊肝患者的急性期血清反应，而与恢复期血清的反应则较差。在第二次传代细胞培养的第 3 天观察到典型的 CPE——胞浆出现病毒包涵体，细胞变圆与破裂，并观察到病毒颗粒在胞浆中呈晶格状排列。

3.传代细胞　用新鲜的恒河猴肾细胞（FRhK-4）培养 HEV 已获成功。在接种后的第 4 天用 RT-PCR 法就能在细胞内检出负链病毒 RNA，证明有病毒复制存在。在传至 25 代后 6～7 d 终于观察到 CPE 的出现，同时发现 CPE 的发生与培养液中的血清浓度有关，而病毒复制则与之无关。

目前可支持 HEV 体外培养的细胞系除了 FRhK-4 外，主要还有来自人肝癌细胞的 HepG2 和 PLC/PRF/5，以及人肺癌细胞的 A549。这些细胞系培养 HEV 后均可产生 CPE。目前的研究已积累了很多经验，这些结果将有助于 HEV 的检测和疫苗的筛选。

（五）HEV 感染动物

HEV 动物模型的研究系 1983 年 Balayan 等所开创，目前已对 10 余种灵长类动物品系进行了较好研究，如猕猴、食蟹猴、非洲绿猴、枭猴、罗猴、鼠猴、猫猴、短尾猴和黑猩猩等。一般而言，灵长类动物感染后的病情较轻，肝酶血症的持续时间较短，血清丙氨酸转氨酶（ALT）峰值多在 300 U/L 以下，而且较少出现胆红素血症，病毒血症也多呈现短暂一过性，但血清抗-HEV 阳转，肝组织中可见到 HEVAg，有时甚至发现 HEV 颗粒。肝脏切片可观察到病理变化，胆汁和粪便中容易检测到 HEV 颗粒，急性期粪便可以感染同种的其他动物，并且能够连续进行传代。多次传代可缩短其潜伏期，病毒致病性也未因连续传代而升高。上述特征提示，灵长类动物的感染过程与人类相似，特别是猕猴，是研究 HEV 比较理想的动物模型。

相比之下，非灵长类动物模型的研究开展不多。有资料显示，家猪和羊羔对 HEV 易感，感染后的症状较重，黄疸较深且不易消退，ALT 血症持续时间长，而且有单峰和双峰两种表现形式，肝组织的病理改变也较明显。但也有相反的报道，因此 HEV 非灵长类动物模型的真正作用尚待肯定。

（六）抗原性

HEV ORF2 编码病毒的衣壳和结构蛋白。已证实，ORF2 中存在多个免疫显性抗原表位、B 细胞抗原表位及产生中和抗体的抗原位点，是疫苗研究的核心和焦点。许多不同的 ORF2 抗原均可诱导产生抗体，有不少研究提示截短的 ORF2 肽较全长蛋白质的抗原性更强。但在多数患者中，这些抗原诱生的抗体对病毒无中和性，因此还不能确定这些抗原能否作为候选疫苗。目前已有数种 ORF2 抗原（大肠埃希菌表达的 NE2、p239、trpE-C2 和昆虫杆状病毒表达的 Burma 62 kD，Pakistan 55 kD）被证实能诱导产生中和抗体。ORF3 编码蛋白的抗原性较强，是一种磷蛋白。我国学者首先分别研制了 ORF2 和 ORF3 具有免疫反应的优势抗原，并将两个抗原做了嵌合表达，获得 ORF3-2 嵌合抗原，并用该嵌合抗原建立起酶免疫分析（EIA）法检测肝炎患者抗-HEV IgG 抗体，该方法具有阳性率高，免疫反应强的特点。

（七）抵抗力

本病毒不稳定，对高盐、氯化铯和氯仿敏感，悬液中的 HEV 经超速离心、反复冻融或在 –70 ～ 8 ℃保存均易降解，在蔗糖或磷酸盐缓冲液中保存也可结成团块或导致活性下降，长期保存需放在液氮内，镁或锰离子有助于保持病毒的完整性，在碱性环境中较为稳定。在蔗糖中的沉降系数为 183 S。该病毒不稳定，在 4 ℃下保存易裂解。

（八）HEV 的株间变异与亚型

不同来源的 HEV 毒株的基因结构存在一定的差距，这种差异比 HAV 大，特别是从相距较远的地区分离到的毒株，差异更为明显。深入的分子生物学研究发现，HEV 的核苷酸变异并非均匀地分布在整个基因组中，而最常出现在 ORF1 内的相对高变区。HEV 基因组 5′ 端和 3′ 端的序列仍然具有较高的同源性，因此多数地区流行的 HEV 可能为同一血清型，特别是相距不远的地区。根据各 HEV 分离株基因序列在核苷酸同源性、氨基酸同源性的大小及系统进化树的分析，目前将世界上的 HEV 分为 8 个基因型。

（1）基因型 1，即亚洲—非洲型。以缅甸株原型为代表，包括东南亚及中亚的巴基斯坦株、中国的新疆株，以及印度株、吉尔吉斯坦株和非洲株。基因型 1 相对来说较保守，其各株之间的核苷酸同源性为 92.0% ～ 89.8%，遗传距离为 0.012 0 ～ 0.085 0。

（2）基因型 2，即墨西哥型，为墨西哥株。

（3）基因型 3，即美国型，包括美国株 US–1、US–2 和美国猪 HEV 分离株。3 型各株之间的核苷酸同源性为 92%，遗传距离为 0.084 9 ～ 0.109 1。

（4）基因型 4，即中国 / 台湾基因型，包括在中国的北京、台湾、厦门、广东、辽宁、上海等地分离的 HEV 毒株。

（5）基因型 5，为意大利分离株，其 ORF1 片段的系统进化树分析显示其为一新的基因型。片段序列比较与新西兰猪 HEV 分离株最为接近。

（6）基因型 6，包括希腊株 1 和西班牙株。

（7）基因型 7，为希腊株 2。

（8）基因型 8，包括阿根廷株和澳大利亚株。其中基因型 3、5、6、7、8 均为这几年发现的新的基因型，其 HEV 分离株大都分布于欧美等发达国家和地区，但是在这些国家和地区戊型肝炎的病例非常少见，这和戊型肝炎在亚洲和非洲一些国家的发病情况有明显的区别。

（九）HEV 种系发生

最初根据 HEV 病毒颗粒的形态和生物物理特征以及基因组结构的相似性，曾将 HEV 归属于杯状病毒科。后来因两点理由国际病毒分类委员会（ICTV）将 HEV 排除于杯状病毒科之外。原因一是虽然 HEV 基因组 5′ 非结构基因和 3′ 结构基因的大致结构与杯状病毒、披膜病毒和冠状病毒相似，尤其是杯状病毒，也具有三个相似的 ORF，但确切的基因组结构机制并不相同。HEV ORF3 与 ORF1 3′ 端和 ORF2 5′ 端有重叠，位置更靠近基因组中部，而杯状病毒 ORF3 位于基因组的 3′ 末端。HEV 与披膜病毒、冠状病毒等其他单股正链 RNA 病毒的基因组结构方式则相差更远。原因二是 HEV ORF1 与杯状病毒和其他小 RNA 病毒相应 ORF 没有 aa 序列的同源性，而与甲病毒苏超家族 RNA 病毒，尤其是披膜病毒科的风疹病毒和黄病毒科的甜菜坏死黄病毒有一定的同源性，但该同源性主要限于 ORF1 中各典型的功能结构域，结构域外的序列则无明显的同源性。

HEV 以其在核苷酸、氨基酸水平上与其他正链 RNA 病毒的无同源性或弱同源性、独特的基因组结构方式、不同于其他单链正链无包膜 RNA 病毒的利用全部三个正极性 ORF 的基因表达策略, 有别于其他单股正链 RNA 病毒 PCP 的病毒蛋白酶和起细胞信号调变作用的特殊功能蛋白 ORF3 编码蛋白等新特征而成为一种原型单股正链 RNA 病毒新成员。据此, ICTV 第 8 次报告建议将 HEV 暂归入一个独立的科: 戊型肝炎病毒科 (hepeviridae) 戊型肝炎病毒属 (*hepevirus*)。

二、流行病学

(一) 传染源

HEV 的传染源包括 HEV 临床型感染者、亚临床型感染者以及感染 HEV 的动物。据文献报告证实, 戊型肝炎人与人间的传播是存在的, 感染 HEV 的人是无可置疑的传染源。至于动物, 目前已有充分的证据显示, 黑猩猩、猕猴、绒猴、鼠猴、枭猴、短尾猴、食蟹猴、非洲绿猴和埃塞俄比亚猴等 10 余种灵长类动物品系和家猪对人 HEV 敏感, 国内外研究人员还先后从猪、牛、羊、犬、鼠和鸡等动物毛发中检出 HEV RNA 或抗 –HEV。国外有人发现, 在 14 个荷兰猪 HEV 分离株中有 7 个与美国的人和猪 HEV 分离株密切相关, 而另 7 个荷兰分离株与欧洲的人和猪 HEV 分离株密切相关。因此这些动物极有可能是人类戊型肝炎传染源。

(二) 传播途径

1. 粪 – 口途径传播　经粪 – 口途径的肠道传播是感染 HEV 的最常见类型, 因此在 1989 年 9 月东京国际肝炎学术会议之前曾把戊型肝炎称为肠道传播的非甲非乙型肝炎。经口途径的传播主要包括水源污染和食物污染。1986—1988 年我国新疆南部曾发生一次迄今世界上最大的戊型肝炎流行, 共计 119 280 人发病, 死亡 707 例, 此次流行的主要因素就是由于水源受到持续污染所致。此外, 生活上的密切接触也可能是粪 – 口途径传播的方式之一。

2. 经血传播　动物实验表明, 通过静脉输入含 HEV 血症的血液, 也会使受血者发生戊型肝炎感染。国内学者从一份抗 –HEV IgM 阳性而 IgG 阴性志愿献血员血浆中分离出 HEV 基因Ⅳ型 RNA 片段, 将该份血浆输入恒河猴后, 恒河猴出现了较典型的急性肝炎生物化学和病理表现和病毒血症, 血清 IgM 和 IgG 抗体阳转, 提示 HEV 经血制品传播的可能性。

3. 人 – 畜交叉感染　到目前为止, 无论是发达国家还是发展中国家, 都已发现 HEV 在非人灵长类动物、啮齿动物、猪、牛、羊、鸡中广泛分布和传播, 表明戊型肝炎是一种人畜共患病。这些动物感染 HEV 后多表现为亚临床感染, 人与感染动物的接触可以解释发达国家健康人群中无疫区冶游史血清 HEV 抗体阳性率高的现象。HEV 种系交叉感染也是一个重要的公共卫生问题——高风险人群 (猪饲养员、屠宰者等) 有可能感染人畜共患性 HEV。有学者对在日本 Hokkaido 地区散发性急性或暴发性戊肝研究表明食用经不适当烹煮的猪肝可使猪源性 HEV 传播给人。Meng 等检测我国部分猪饲养员血清中 HEV 抗体阳性率高达 100%, 提示猪与人之间 HEV 传播的可能性。另外, 猪也是异种器官移植的良好供体, 随着人接受动物器官移植频率的增高, 被感染上动物性 HEV 的风险也在增加。

(三) 易感性

任何年龄组均可感染 HEV。有人观察了戊型肝炎疫区亚临床型感染的发生规律, 发现流行区健康人群中的 IgG 抗 –HEV 阳性率有明显随年龄积累的趋势, 各年龄段人群均为 HEV 的易感人群。

人类感染 HEV 后产生的抗 –HEV 具有一定的免疫力, 其依据是: ①病后患者血清中可检测到持续一定时间的抗 –HEV。②某地发生流行后一般需要间隔若干年才有可能发生再次流行。③未发现 1～2 年内有再次发病者。④在地方性流行区, 外来人群发病率较高, 说明当地人群有一定的免疫力,因此发病率较外来人群低。但病后免疫力维持的时间尚不清楚。无论是临床型还是亚临床型感染，抗 –HEV 的保护意义有待探明。有报道表明，在戊型肝炎地方性流行区，虽然大多数人在儿童时期发生过亚临床型感染，成年后对 HEV 的免疫力往往降至最低水平，可能再次感染得病。

（四）流行特征

戊型肝炎全年均可发生，流行的特征与基因型有关。HEV-1、HEV-2 等人间型病毒导致的戊型肝炎多见于冬、春季，流行主要发生于雨季或洪水后，病例以 15 ～ 40 岁的青壮年为主。水型大暴发主要见于亚洲、非洲和美洲等发展中国家，可能是含 HEV 的粪便污染水源所致。人兽共患型的 HEV-3、HEV-4 导致的戊型肝炎以散发为主，全年均可发生，冬、春季稍多，病例以 40 岁以上的中老年为主，平均年龄 55 ～ 60 岁。我们曾对福建省（2000—2003 年）急性散发性戊型肝炎病毒流行株进行了分子流行病学特征的研究，表明引起福建地区急性散发性戊型肝炎流行的 HEV 均属于 HEV 基因Ⅳ型，基因型内可能存在组群间基因漂移现象，且冬、春季发病率明显高于夏、秋季（69.4% vs. 30.6%，P=0.017）。散发性戊型肝炎也见于发达国家，其中除了少部分患者发病前有去疫区旅游史外，大部分患者发病前无感染 HEV 的危险因素。

三、临床学

（一）临床表现

感染后的表现分为临床型和亚临床型。临床型感染成人多见，亚临床型感染儿童多见。临床型感染与甲型病毒性肝炎（HA）一样，可分为急性黄疸型、急性无黄疸型、淤胆型和重型肝炎。感染 HEV 后的经过与 HA 相似，但重型肝炎的发生率较高。潜伏期一般为 2 ～ 9 周，平均为 40 d。在潜伏期末以及急性期初，戊型肝炎的传染性最强。

1. 急性黄疸型戊型肝炎　起病急，有发热、畏寒、咳嗽、鼻塞、头痛等上呼吸道症状，并伴有全身乏力，继而出现消化道症状，如食欲减退、厌油、恶心、呕吐、上腹不适、肝区疼痛、腹胀腹泻等。部分患者可有肝脏轻度肿大、触痛和叩击痛，尿色逐渐加深。此期持续约数天至半月，平均为 10 d，称为黄疸前期。然后进入黄疸期，尿色会进行性加深，粪便变浅，皮肤、巩膜黄染，全身皮肤瘙痒，肝脏肿大，有压痛和叩击痛，部分患者有脾肿大，持续 2 ～ 4 周。

2. 急性无黄疸型戊型肝炎　症状及体征较黄疸型轻，不出现黄疸。部分患者无临床症状，呈亚临床型。

3. 淤胆型肝炎　发生率高于 HA，临床表现则与 HA 基本相似。

4. 重型戊型肝炎　主要见于孕妇和乙型肝炎表面抗原携带者。该型分为急性和亚急性的重型肝炎，临床表现同其他类型的病毒性重型肝炎。

单纯的戊型肝炎病情一般较轻，无并发症。老年患者及重型患者可合并腹水、原发性腹膜炎、消化道出血、胰腺炎、肝性脑病等并发症。

（二）几种特殊类型的戊型肝炎

1. 妊娠合并戊型肝炎　孕妇感染 HEV 后，病情较为严重，尤其是妊娠晚期的孕妇。孕妇感染 HEV 后易发展成暴发型肝炎，致死率高达 20%，而非妊娠患者致死性暴发型肝炎的发生率只有 1% ～ 3%。肝功能损害还可导致流产或早产，产后可导致大出血，加重病情。

2. 老年患者戊型肝炎　老年患者感染 HEV 后临床表现以急性黄疸型肝炎为主，且胆汁淤积型肝炎及重型肝炎的发生率较青壮年明显增高。表现为消化道症状、胆道系统损伤、黄疸多持续加深，且黄疸期长，皮肤瘙痒多见，肝损伤较青壮年重。在恢复期的残留黄疸不易消退，常发生胆管炎、胆囊炎等合并症。

3. **重叠感染的戊型肝炎**　在我国，多见于在慢性乙型肝炎病毒感染基础上重叠感染 HEV。重叠感染后，可使原来肝脏病变加重，重型肝炎的发生率及死亡率较单纯的戊型肝炎高。

（三）亚临床型感染

与其他嗜肝病毒一样，HEV 感染后可能不发病而仅仅引发一个特异性免疫过程。在从未患过戊型肝炎的健康人或动物血清中检出抗 –HEV，证明 HEV 存在亚临床型感染。感染 HEV 以后是否发病，除病毒的毒力以外，宿主的免疫状况也是一个重要的因素。

（四）戊型肝炎诊断要点

戊型肝炎的诊断要点包括患者的流行病学史、临床表现及实验室检查结果。

1. **流行病学史**　HEV 主要经粪 – 口途径传播，戊型肝炎患者多有食用烹煮不当的猪内脏、饮用或频繁接触未经适当处理的沟河水、与生猪有密切接触、外出用餐、接触戊型肝炎患者史，或有到戊型肝炎地方性流行地区出差及旅游史。

2. **临床表现**　戊型肝炎为自限性疾病，一般仅看临床表现，很难与其他型肝炎区分，尤其是甲型病毒性肝炎。但从总体来说，急性黄疸前期持续时间较长，病情较重，黄疸较深孕妇重症肝炎发病率高，在中轻度黄疸期即可出现肝昏迷，常发生流产或死胎，产后可导致大出血，出血后常使病情恶化，并出现多脏器功能衰竭而死亡；重型戊型肝炎以急性重型为主，亚急性重型病例较少。

3. **实验室检查**　除肝炎的常规生化检查外，戊型肝炎的确诊有赖于实验室病原学检测。HEV 急性感染的诊断指标包括：①抗 –HEV IgM 抗体阳性。②抗 –HEV IgG 抗体阳转或含量有 4 倍及以上升高。③血清和（或）粪便 HEV RNA 阳性。一般情况下这三个指标的任何一个阳性都可作为 HEV 急性感染的临床诊断依据，如同时有两个指标阳性则可确诊。

（五）临床治疗

1. **休息隔离**　急性期要注意卧床休息。急性戊型肝炎患者的粪便排毒时间主要是在急性期早期。因此急性戊型肝炎患者的隔离期可定为发病后 3 周。

2. **饮食**　急性期患者往往有食欲缺乏的症状，饮食应清淡、易消化、富含维生素，能量摄入不足者可予以葡萄糖注射液静脉滴注。

3. **药物治疗**　急性病毒性肝炎多为自限性疾病。应避免滥用药物。急性黄疸型肝炎在中医学中多属阳黄，其中热重者可用茵陈蒿汤、栀子柏皮汤加减；湿重者可用茵陈胃苓汤加减。出现高胆红素血症的患者采用激素治疗可以取得满意效果。其他保肝药可酌情使用。

4. **对症处理**　重型戊型肝炎应密切观察，加强护理，采取各种措施。及时处理出血、感染、脑水肿、肾功能衰竭和电解质紊乱等。妊娠期合并戊型肝炎者消化道症状重，产后大出血多见，重型肝炎比例高，应予以足够重视。

四、病理学

（一）发病机制

HEV 在体内的定位以及感染过程尚未完全弄清，从灵长类动物实验模型以及志愿者口服接种含病毒粪便悬液的研究结果推测，病毒可能主要经口感染，由肠道血液循环侵入肝脏，在肝细胞内增殖后排到血液和胆汁,最后经粪便排出体外。有无肝外复制,尚不清楚。

HEV 感染人体后,临床上可表现为急性黄疸型肝炎、急性无黄疸型肝炎、淤胆型肝炎甚至重症肝炎,但无充分证据说明能发展成慢性肝炎。有报道感染后可以呈现迁延或反复发作的倾向,并存在长期带毒的可能性。

(二)病理变化

患者肝组织病理学改变主要表现为门脉区炎症,有大量的淋巴细胞和库普弗细胞浸润,毛细胆管内常有胆汁淤积,肝细胞广泛气球样变。实验动物(猴类)肝组织病理学改变突出表现为淋巴细胞浸润以及坏死性炎症反应,出现较多的凋亡小体,而胆汁淤积现象并不常见,气球样变也不如人类明显。黑猩猩感染后的肝组织病理改变最为轻微。采用荧光素或辣根过氧化酶标记戊型肝炎患者或实验动物恢复血清 IgG 抗 –HEV,建立免疫荧光法或直接酶标法,可以在感染初期的肝组织中找到 HEVAg。该抗原为均匀细密颗粒,分布在肝细胞胞浆内,偶见于库普弗细胞,但未在炎症细胞和胆管上皮细胞中检出。HEVAg 在肝细胞胞浆中的表达可见胞浆弥漫型、胞浆包涵体型以及核膜胞浆面聚集型,阳性细胞多为单个散在分布,在相对集中区,肝细胞受损较明显,电镜观察可见到淋巴细胞与受损肝细胞发生紧密接触,甚至侵入 HEVAg 阳性肝细胞。进行"攻击"的细胞主要是细胞毒性 T 淋巴细胞,自然杀伤细胞也相对较多,表明戊型肝炎的肝细胞损害可能与细胞免疫反应有关。

采用免疫电镜技术(IEM)对实验动物肝组织做病毒学检测,偶可发现成熟的病毒颗粒散在于肝细胞胞浆中。含病毒颗粒的肝细胞有部分并未发生变性,因而部分专家认为 HEV 无直接细胞致病性。此观点也可从病毒的体外培养研究中得到佐证,通常 HEV 的体外培养系统较难有效建立,且未见有明显的 CPE。

由于成熟的 HEV 颗粒不易在肝组织中直接检测到,故采用分子杂交技术或逆转录聚合酶链反应(RT–PCR),在肝组织原位对病原体进行定性和定位,可以探讨肝细胞损伤的机制。有研究结果表明受染动物恒河猴的肝组织不仅存在 HEV 正链 RNA,同时可检测到负链 RNA(复制中间体)。对猕猴实验感染后肝组织提取的 poly–RNA 进行杂交鉴定,还证实存在 HEV 复制所需的亚基因组 RNA,大小分别为 2.0 kb 和 3.7 kb。上述发现为 HEV 在动物肝内的复制提供了有力的证据。

有报告显示,急性戊型肝炎患者的肝细胞呈弥漫性水样变性,杂以凋亡小体及散在点、灶性坏死。相对于其他病毒性肝炎,其主要特征为:肝细胞羽毛状变性普遍(100.0%),易见较明显的毛细胆管淤胆及胆栓形成(75.0%),部分肝细胞亦往往有淤胆现象,65.0% 病例可见增多的双核与多核肝细胞;肝细胞凋亡小体较易见,偏大,且不规整;尽管 77.8% 病例肝细胞坏死以小范围的点状、灶性坏死为主,然而仍有 22.2% 肝组织出现混合性大灶性坏死和(或)条带状坏死;窦壁细胞增生活跃,结合免疫组化检测,显示增生的窦细胞主要为库普弗细胞,该细胞于炎症病变明显处增生尤为突出,其溶菌酶表达较正常肝细胞明显增强。肝组织汇管区内浸润的单个核细胞(MNC)数量中等,往往呈弥散分布,溶菌酶阳性的 MNC 比例数较高,尤其在炎症较活动的汇管区边缘,66.6% 病例肝组织内均未见淋巴滤泡形成。所有肝组织小叶界板较完整,未见明显界面肝炎(interface hepatitis)。

超微结构观察,肝细胞连接面多数呈现分离状态,但封锁带尚清晰可见,桥粒完好,毛细胆管面微绒毛多数脱失,腔扩大,腔内存积细颗粒样絮状物。可见肝细胞的基质致密,细胞器结构不清楚,溶酶体增多,细胞连接面分离尤为明显,并见微绒毛脱落,这种现象延至窦周面。病变严重者,肝细胞核浓缩,粗面内质网(RER)网池扩张,核糖体脱失,为库普弗细胞包围、吞噬,或坏死肝细胞坠入窦周间隙,包质内见多数溶酶体出现。有的双核肝细胞胞质致密,线粒体(Mi)浓染且畸形,与其周边的透明肝细胞形成鲜明对比,两者之间见众多的次级溶酶体,后者似为液化性病变,而前者似为凝固性病变;

变性乃至坏死的肝细胞旁边常见淋巴细胞包围，且淋巴细胞伸出伪足状突起与肝细胞接触，肝细胞往往出现胞膜部分脱失，浸润于肝细胞间的淋巴细胞胞质中偶见圆形或杆状致密颗粒。

在戊型肝炎恢复期肝组织及肝细胞坏死均明显消退，仅见少部分肝细胞轻度水样变性，但部分病例仍可见轻度毛细胆管及肝细胞内淤胆，小叶内及汇管区 MNC 浸润基本消退，小叶界板完整。电镜下多数肝细胞及毛细胆管结构异常，仅见少数肝细胞，细胞内 Mi 及 RER 轻度肿胀。可见再生肝细胞，未见活化的肝星状细胞及纤维化改变。

原位杂交显示，HEV RNA 定位于肝细胞胞质内，以胞核周围较多，肝细胞核内未见明确的 HEV RNA，小叶内个别增生的 MNC 内有少量病毒 RNA 检出。急性期肝组织内 HEV RNA 阳性率为 100%，HEV RNA 阳性肝细胞数目明显多于恢复期肝组织，呈弥散或灶性分布，炎症病变活动处周围阳性肝细胞数及 HEV RNA 杂交强度较著。与急性期肝组织比较，恢复期肝组织内仅有 12.5%（2/16）呈 HEV RNA 阳性（$P < 0.001$），且阳性肝细胞数少，杂交强度弱，该阳性肝细胞于汇管区周围较易检出。

在慢性乙型肝炎重叠 HEV 感染肝组织中，炎症活动度较单纯性 CHB 肝组织为重，特别是汇管区周围界面炎症较重，MNC 浸润明显，易见浆细胞；小叶内肝细胞点、灶状坏死较多，甚至出现融合性大灶性或带状坏死，44.4% 伴有毛细胆管及肝细胞淤积，易见羽毛状变性；库普弗细胞增生较显著，小叶内及汇管区内浸润的 MNC 中较易见浆细胞。原位杂交检测，HEV RNA 主要见于变性、坏死明显部位或周围肝细胞，尤其界面肝炎周围肝细胞较易检出 HEV。

五、实验室诊断

（一）特异性抗 -HEV 抗体检测

目前已建立起抗 -HEV 检测的方法有：酶免疫分析（EIA）、蛋白质印迹法（WB）、逆转录聚合酶链反应（RT-PCR）及套叠式逆转录聚合酶链反应（RT-nPCR）。

我国学者采用 HEV ORF2、ORF3 合成多肽联合酶联免疫试验对 62 例戊型肝炎患者血清抗 -HEV 做了动态检测。发现血清抗 -HEV IgM 和抗 -HEV IgG 阳性率于发病 2 周内分别为 71.1% 和 97.8%。抗 -HEV IgM 持续时间较短，于发病后 1 个月即有 37.5% 阴转，病后 2、3 个月时抗 -HEV IgM 的阴转率分别为 80.0% 和 90.0%。抗 -HEV IgG 1 个月内累计阳转率为 100%。于病后 2、3、4、5、6、9 和 12 个月抗 -HEV IgG 阴转率分别为 2.0%、14.9%、19.4%、30.0%、43.3%、58.1% 和 71.0%。抗 -HEV IgG 和抗 -HEV IgM 最早检出时间为发病后第 2 天。

我们采用 HEV 衣壳蛋白重组抗原 NE2 建立的捕获法抗 -HEV IgM ELISA（E2-IgM）和国产传统的抗 -HEV IgM ELISA 对 2000 年 1 月至 2003 年 12 月期间住院的 176 例诊断为急性戊型肝炎患者的血清标本做了对比检测。结果 E2-IgM 的检出率为 68.75%，国产传统试剂抗 -HEV IgM 检出率为 56.25%（$P < 0.02$），E2-IgM 的检出时间最短为发病后 3 d，最长为发病后 30 d。另外，我们还对 E2-IgM 阳性的 158 例（其中急性戊型肝炎 121 例，急性非甲—戊型肝炎 37 例）和临床诊断急性戊型肝炎但 E2-IgM 阴性的 23 例进行了 HEV RNA 检测，结果 57.05% 的 E2-IgM 阳性的急性戊型肝炎和 32.43% E2-IgM 阳性的急性非甲—戊型肝炎在血中检出 HEV 核酸，而 E2-IgM 阴性的血清中无 1 例检出 HEV 核酸，表明 E2-IgM 是一种比传统戊肝抗体检测试剂更为敏感和特异的临床急性戊型肝炎诊断方法。

（二）HEV 病原检测

1. 粪便和胆汁　常用的检测方法有免疫电镜技术，即用戊型肝炎患者急性期或恢复期血清作为抗体, 检测粪便和胆汁中 HEV。粪便排毒的持续时间尚未完全弄清。有报道表明急性黄疸型肝炎在首发症状出现后, 粪便检出 HEV RNA 阳性的最长持续时间为 30 d; 0 ~ 3 d 检出率为 53%, 检出率最高的时间为发病第 2 周（第 8 ~ 14 天）, 可达 77%。其他用于检测患者发病早期的粪便、胆汁中 HEV RNA 方法还有 RT-PCR 和 RT-nPCR, 这些方法均可用于早期诊断。

2. 血清　血清检出 HEV RNA 的最长持续时间为发病后 45 d; 0 ~ 3 d 检出率为 71%, 检出率最高的时间为发病后 1 周左右（第 4 ~ 11 天）, 可达 91%。由于 HEV 感染后血液中病毒含量很低, 用一般的分子杂交技术难以检测到 HEV RNA。目前采用的是 RT-nPCR。该法首先是将被检标本中提取的 HEV RNA 逆转录成 cDNA, 在相应引物存在下进行扩增, 其产物经琼脂糖凝胶电泳、溴化乙锭染色后, 置紫外线灯下观察, 通过与标准分子质量 DNA 比较作出判断。由于使用了内外两对引物, 进行两次 PCR 扩增, 因而灵敏性和特异性均大为提高。对 HEV 的 PCR 扩增几乎能够覆盖整个基因组。由于 HEV 基因组的碱基组成除了 ORF1 中的高变区外, 其余部分的保守性和特异性都比较强, 可以对任何一段进行 PCR 扩增以检测 HEV。

3. 肝组织　人类感染 HEV 后, 采用 ELISA 可以在肝组织中检测到 HEVAg, 也可采用 RT-PCR 直接检测肝组织中的 HEV 基因组。

（三）生化检查

戊型肝炎的肝功能检查与 HA 类似。ALT 水平往往呈中度升高。有报道, ALT 活性在病后 0 ~ 3 d 最高以后逐渐下降, 表明病毒复制与肝脏损害不平行。其原因可能是 HEV 通过机械作用从肝细胞释放而不是肝细胞溶解释放, 也可能是 HEV 肝外组织复制所致。同时, 血清胆红素（SB）的升高则较为突出。重症患者和合并妊娠者血清胆固醇及高密度脂蛋白（HDL）明显低下, 此检测可用于估计病情和判断预后。凝血酶原活动度明显降低者预后凶险, 但部分急性黄疸型和淤胆型患者有时也会短时降低, 可能与在肝内胆汁淤积情况下, 脂溶性维生素 K 合成减少及凝血酶原活动度下降有关。

六、防控措施

预防本病的重点是切断粪-口传播途径。因此要加强水源和粪便管理, 改善供水条件, 搞好环境卫生和个人卫生。流行病学调查表明, 本病的发病率随时间和地区的不同有明显的不均衡性, 与当地的卫生设施相关。

提高人群免疫力主要包括被动免疫和主动免疫。由于戊型肝炎迄今尚无特效的治疗和预防方法。因此, 戊型肝炎疫苗的研制受到国内外学者的广泛关注。

第三十二章 羊传染性脓疱

羊传染性脓疱(contagious ecthyma, CE),俗称羊口疮(orf),是由口疮病毒(orf virus, OV)引起的一种人畜共患、接触性、嗜上皮性的传染病。本病主要危害山羊和绵羊,其临床特征为口唇、舌、鼻、乳房等处皮肤和黏膜形成丘疹、脓疱、溃疡并结成疣状厚痂。人接触患病动物或污染媒介通过伤口感染而发病,其病灶多发生于手、手臂和脸。1787 年 Steeb 首次描述此病,1890 年 Walley 首次称该病为羊接触性皮炎(contagious dermatitis),1920 年 Zelller 利用病羊的痂皮复制了本病,1921 年法国 Aynaud 氏证实本病是由病毒引起的,1928 年 Glover 最早分离到病毒,1932 年在美国和欧洲报告人感染本病。随后南非、澳大利亚、新西兰、希腊、土耳其、意大利、印度、美国、捷克、波兰、俄罗斯、阿塞拜疆、吉尔吉斯斯坦等国家均报道有本病流行。目前,世界上几乎所有养羊的国家和地区都发现有本病的存在。在我国新疆、甘肃、宁夏、内蒙古、青海、江苏、山东、黑龙江、河北、陕西、西藏、四川、云南、贵州、福建等地均有此病的流行报道,也不断有人感染发病。本病因病变部位多在口唇周围,严重影响羔羊吸乳、采食和羔羊的增重,病情加重或继发感染会引起羊大批死亡。本病不仅对畜牧业造成了重大的经济损失,还会引起人感染发病,给人类健康造成威胁。因此,本病越来越引起人们的重视。

此病在世界上有 80 余个名称,常见的名称有羊口疮(orf)、羊传染性脓疱(contagious ecthyma)、传染性唇皮炎(infectious labial dermatitis)、羊口疮病(sore mouth)、传染性脓疱口炎(infectious pustular stomatitis)、羊接触传染性脓疱皮炎(contagious pustular dermatitis)、羊传染性脓疱坏死性皮炎(infectious pustular necrodermatitis)、羊接触传染性臁疮(ecthyma contagiosum)等。英国将其命名为 orf,为口疮之意。orf 现在为国际病毒分类与命名所采用。

一、病原学

(一)病原分类

口疮病毒又称传染性脓疱病病毒(contagious ecthyma virus, CEV)、接触传染性脓疱皮炎病毒(contagious pustular dermatitis virus, CPDV)。在分类上属于双链 DNA 病毒,痘病毒科(Poxviridae),脊椎动物痘病毒亚科(Chordopoxvirinae),副痘病毒属(*Parapoxvirus*)的成员。本属成员还有牛脓疱口炎病毒(bovine papular stomatitis virus, BPSV)、假牛痘病毒(pseudocowpox virus, PCPV)、新西兰赤鹿

副痘病毒（PPV of red deer in new zealand, PRDNZ）和灰海豹副痘病毒（PPV of the grey seal）。

（二）形态与结构

OV 的病毒颗粒呈椭圆形、锥形、砖形或圆形等多形型，含有双股 DNA 核心和由脂类复合物组成的囊膜，大小为（200～350）nm×（125～175）nm，其长、短轴比值大约为 1.6。病毒颗粒具有特征的表面结构，即管状条索斜形交叉成线团样编织，其排列多很规则，也有不规则的。

负染标本中，可在病料中发现大小在（170～200）nm×（250～280）nm 的典型病毒颗粒，通常呈纱线团样的椭圆形，多数颗粒有被膜包裹，但也有病毒颗粒呈锥形、方砖形、特殊中空线团样圆形，有时在颗粒面看不到被膜（见图 2-32-1、图 2-32-2）。病毒颗粒有两种外形可以互变的颗粒：一种是"M"（桑椹，Mulberry）形，呈特征性的羊毛球状；另一种是"C"（Clear）形，呈较光滑的球状。"M"形病毒颗粒以表面特殊的管状结构为特征，这些管状结构有规则地斜向平行并以病毒颗粒的长轴由上至下、从左到右呈"8"字形螺旋式缠绕，两平行管中有一定间隙，构成了副痘病毒特有的桑椹外观。"C"形病毒颗粒多呈圆锥状，没有"M"形颗粒的表面特殊结构。病毒颗粒除"8"字形缠绕形成绳索样结构外观外，也有其他各式各样形式缠绕。在 pH 值 8～11 的溶液或有机溶剂中，"M"形可失去表面结构向"C"形转变。在自然发病羊的病料中，"M"形颗粒占绝大多数，"C"形颗粒更少。病毒颗粒表面呈绳索样结构相互交叉排列，是本病毒与其他属痘病毒相区别的最大特征。

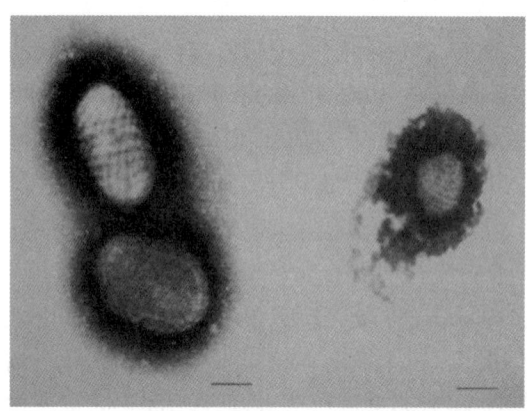

左上：桑葚形；左下：纱线团样；右：短小病毒颗粒，可见到顶部缠绕的螺旋结构。标尺：100 nm

图 2-32-1　OV 颗粒（一）

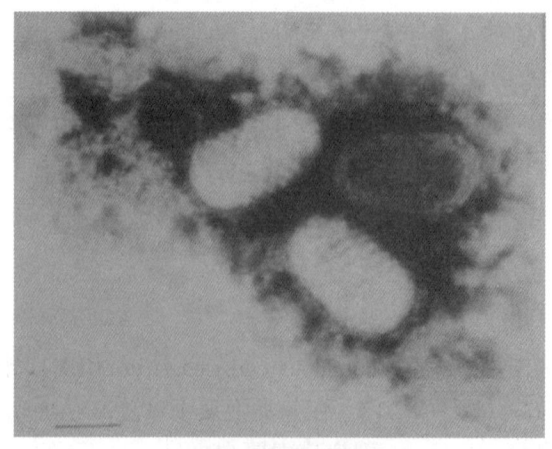

有完整和破裂的病毒颗粒。标尺：100 nm

图 2-32-2　OV 颗粒（二）

在超薄切片中，一般病毒颗粒的外层由较厚的外膜包裹着，其内为圆锥形或长杆形拟核，少数呈哑铃形拟核，在拟核的两侧为侧面小体，有的也只有一个侧面小体或看不到侧面小体（见图 2-32-3）。还有的颗粒最外层有双层膜包裹，大多数呈圆形，其内部为微粒样结构填充，颗粒 200 ~ 300 nm（见图 2-32-4）。

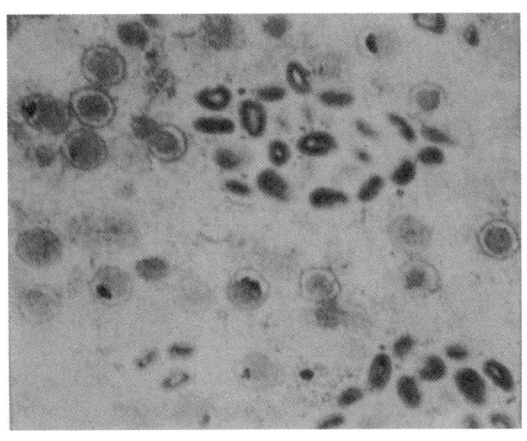

图 2-32-3　OV 超薄切片的透射电镜图

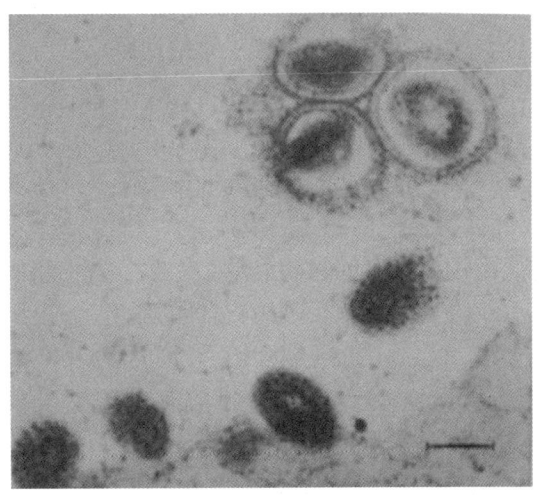

标尺：100 nm

图 2-32-4　有双层膜和无包膜的 OV

在感染细胞胞浆内，可见大小不一、形态不完整的胞浆包涵体，其周围有未成熟的病毒颗粒。有的病毒颗粒以包涵体为基地正在向外突出（出芽）。

成熟病毒颗粒多数分布在感染细胞外间隙、胞浆空泡内和自体吞噬泡内，未成熟病毒颗粒多位于胞浆基质中或包涵体周围，在感染细胞核内未发现病毒颗粒。

（三）病毒基因组与功能

OV 为线性双链 DNA，基因组长度因毒株的不同而有区别。目前公认 OV 基因组大小为 134 ~ 139 kb，平均 G+C% 为 64，含有 16 个开放阅读框（ORFs），推定有 130 ~ 132 个基因。在 127 个双股线性基因中，有 88 个基因是高度保守的，可变区大多数位于基因的末端，中间基因相对保守。基因两端是环状发夹结构，并且两端有约 0.1 kb 的反向末端重复结构（ITR），在 ITR 中有 0.5 ~ 1.0 kb 的变异片段, 临近发夹结构处, 有一段小于 100 bp 的高度保守序列, 其序列是决定 DNA 复制形式所必需的。目前报道的 OV 基因主要有 *G1L*、*OVIFNR*、*VEGF-E*、*OV IL-10*、*GIF*、*F1L*、*B2L* 等多种基因。*G1L* 基因约 1.6 kb, 位于基因组左侧末端约 5 kb, 含 8 个锚蛋白重复序列。*OVIFNR* 基因距基因组左端 20 kb, 是病毒感染早期表达基因, 具有抗干扰素的功能, 该基因蛋白的氨基酸推导序列与牛痘病毒干扰素抗性基因 E3L 蛋白有 31% 的一致性, 在毒力显著不同的 OV 毒株间变化很大。*VEGF-E* 基因对病毒感染起到了重要作用, 在不同 OV 分离毒株间存在 30.8% 变异, 来自同一宿主 (种内) 病毒变异很小而种间病毒变异很大, 但表达出的致病因子对各自的自然宿主的病理作用是相同的。*OVIL-10* 与绵羊 *IL-10* 基因完全相同, 可能病毒在进化过程中, 捕获了宿主的基因, *OV IL-10* 对非特异性免疫和 Th1 细胞具有抑制作用, 在病毒逃避宿主的免疫排斥中发挥着主要作用。*GIF* 基因是病毒感染细胞晚期的基因, 在抗宿主免疫有重要作用。*F1L* 基因的表达蛋白具有较强的免疫原性, 与病毒周期有关。*B2L* 基因距基因组末端约 10 kb, 长约 1.1 kb, 在不同病毒间保守。此基因的蛋白与痘苗病毒的同源性达 42%, 是 OV 的囊膜成分, 为主要保护性抗原之一, 可刺激机体产生强烈的抗体反应。

(四) 理化特性

OV 对干燥环境具有极高的抵抗力, 干燥痂皮内的病毒可以活存几个月甚至几年。含毒的痂皮在干燥条件下室温保存, 保存期可达 698 d, 但痂皮内的病毒于夏季暴晒 30 ～ 60 d, 会丧失致病力。将痂皮经硫酸干燥后制成粉末, 保存于密封的容器内, 置于冰箱, 其传染性达 22 年之久, 但反复冻融会降低病毒效价。病毒在青草里可存活 187 d, 在畜圈里可存活 3 ～ 4 年, 在 50% 甘油中能存活数月。在将病羊移走后污染羊厩仍有传染性, 秋季污染牧地, 翌年春季仍能使健康羊发生感染。病毒对温度较敏感, 37 ℃ 4 h、45 ℃ 90 min、56 ℃ 30 min、60 ℃ 20 min 即可使其灭活, 60 ～ 65 ℃经过数分钟将会杀死病毒。而且随着温度越高, 病毒被灭活的时间越短。OV 对酸、碱敏感, 不能抵抗 pH 值小于 3 或 pH 值大于 11 的处理, pH 越低病毒效价降低越明显。病毒对乙醚和氯仿敏感, 病毒在潮湿的环境里抵抗力很弱。0.01% 硫柳汞、0.05% 的叠氮钠均不影响病毒的活力。痂皮用 1% 苯酚溶液、0.005% 升汞 (1/20 000) 处理 2 h, 10% 石灰乳 30 min、3% 土碱作用 20 min, 2% 甲醛溶液浸泡 20 min, 以及紫外线照射 30 min 能彻底使病毒灭活。去污剂、次氯酸盐、碱性洗涤剂和戊二醛等为 OV 的有效消毒剂。

(五) 培养特性

OV 宿主细胞谱广, 可以在许多组织培养细胞内增殖, 并产生细胞病变效应 (CPE)。实验室通常用胎羊皮肤细胞, 羊和牛的睾丸细胞, 胎羊和胎牛的肾细胞以及人羊膜细胞和 HeLa 细胞等培养病毒。羔羊原代肾细胞、鸡和鸭胚成纤维细胞也能支持病毒增殖, 初代接种时, 于接毒后 1 ～ 2 d 出现细胞病变, 但在连续传代后, 细胞病变消失, 回归羔羊也不能使其发病, 可用于病毒致弱。羔羊和犊牛的原代睾丸细胞是 OV 最敏感的培养细胞, 细胞病变比较明显, 且随传代次数的增加, 细胞病变出现规律化, 一般于接毒后 48 ～ 60 h 即可清楚看到细胞变圆, 团聚并最后脱落等细胞病变, 此时病毒滴度最高, 也有用鸡胚绒毛尿囊膜传代 OV, 可产生病变, 但只能传 2 ～ 3 代。

不同细胞系的 CPE 出现的时间和病变程度有着很大的差异。一般在接毒后 12 ～ 72 h 出现 CPE, 但完全的 CPE 出现的时间可从 25 h 延续至 28 d, 其中受接毒量、细胞类型、细胞密度、毒株和病毒代次等诸多因素的影响。一般情况下, 繁殖期细胞较老龄细胞敏感。在同一细胞系的原代和传代细胞中出现 CPE 的时间也不尽相同。OV 感染各种细胞后的 CPE 主要表现为细胞间质增宽, 细胞变圆、肿胀, 折旋光性增强, 颗粒增多, 细胞融合, 最后脱落等。

（六）病毒复制

OV 经唇、足端（手）、乳房等部位的皮肤、口腔或外阴部黏膜的擦伤和创伤侵入机体，OV 对上皮细胞有很高的亲和性。在感染细胞后 30 min，病毒颗粒吸附在细胞膜上，病毒以吞噬方式侵入上皮细胞。病毒在胞浆内先后脱去囊膜和衣壳释放出病毒核酸，然后转录、翻译和复制。感染 4 h 后，细胞浆内可见到电子密度很高的丝状或颗粒状物质的团块，它是子代病毒的装配工厂，称之为病毒粒质（viroplasm），子代病毒以病毒粒质为中心进行装配，首先在其周围产生双层包膜，包膜从一侧戴帽到双侧封口。开始形成的膜形态粗糙，有皱褶不光滑，随后逐渐形成光滑完整的双侧结构，厚度为 18 ～ 21 nm，称之为早期颗粒。早期颗粒近似于圆形，体积较大，平均为 324 nm×250 nm，轴比为 1.30。随后核酸成份浓缩在颗粒中心装配成芯髓，芯髓周围填充密度较低的衣壳蛋白形成中期颗粒。中期颗粒呈椭圆形，平均为 283 nm×192 nm，轴比为 1.48。与此同时或稍后在芯髓周围装配若干层蛋白质构成的病毒衣壳，原来的包膜与病毒衣壳蛋白紧密结合成病毒颗粒的囊膜。成熟颗粒细而长，比中期颗粒小，平均为 246 nm×139 nm，轴比为 1.77，芯髓呈长杆状或子弹形，衣壳蛋白呈同心层状排列在芯髓周围，外被一层完整的囊膜。一般机体在感染病毒后 8 h 在细胞中出现成熟的子代病毒颗粒，48 h 成熟颗粒最多，成熟的病毒颗粒以出芽的方式从细胞膜上释放出来。病毒在复制过程中能产生二倍体和三倍体病毒颗粒，在感染晚期细胞有特殊的丝状结构。病毒复制活跃点位于感染皮肤浅表坏死层下，增生角化细胞是繁殖旺盛的部位。

（七）毒株（型）及毒力

目前 OV 无型和亚型的区别，所有分离株属同一个型。但交叉免疫试验、理化试验和基因序列分析等表明，不同国家和地区的不同毒株间存在一定的差异，但尚无统一的归类。用十二烷基硫酸钠 - 聚丙烯酰胺凝胶电泳（SDS–PAGE）、核酸酶切图谱分析和电泳区带分析等分子生物学技术对分离株的蛋白和核酸分析后发现，不同分离株间存在着不同程度的差异。随着对 OV 的深入研究发现，各病毒株间的差异越来越突出，主要表现在三方面。

1. 蛋白抗原性和基因序列的差异　株间不能提供完全的免疫保护，不同宿主间的毒株相互间的免疫保护力差。如骆驼毒可部分保护绵羊和山羊毒，而绵羊和山羊毒却不能保护骆驼毒。另外，不同分离株的基因组或同一基因的核酸序列也存在差异，如 *VEGF-E* 基因。

2. 毒株引起的自然感染存在临床症状差异　如我国有些地区的毒株引起唇黏膜和齿龈溃烂，舌、上颚、咽喉等部位出现溃烂斑，而另一些地区的发病羊则表现为口唇边缘、口角、鼻梁、颊等处出现豌豆、蚕豆大小不一的疣状结节。

3. 感染动物的差异　从主要危害绵羊和山羊扩大到危害其他动物，如 1982 年我国新疆骆驼发生本病并分离出 OV；1987 年，新西兰 8 个鹿场暴发本病，发病率达 100%；在苏联和挪威麝牛群中，本病呈持续暴发，在犬群中也有暴发的报道。

OV 可通过在宿主细胞上的传代而致弱，目前国内所用的疫苗株基本为传代致弱的 OV 株。但传代减毒疫苗的保护力有所不同，这与原株的保护力有很大的关系。

二、流行病学

（一）传染源

该病的传染源主要是病羊和带毒羊，特别是病羊的痂皮带毒时间较长，常为新感染暴发的传染源，其他发病动物和带毒动物也可成为本病的传染源，有人传人的报道。

（二）传播媒介

在自然条件下，病毒主要经皮肤或黏膜上的微小刺伤或擦伤而侵入，人因接触患病动物、含病毒材料、污染的厩舍和用具等传播媒介而感染。含有活病毒的羊传染性脓疱疫苗也可传染人，有人在接种疫苗时被感染的报道，免疫过活疫苗的动物也能将本病传染给人。

羊等动物是通过直接或间接接触病毒而被感染。病毒随口涎及脱落的痂皮排出，通过直接与间接接触传染。在本病流行期间，被病毒污染的羊毛、皮革、饲槽、饲料、饮水、护理用具、垫草和牧场（厩舍）都能引起间接传染。圈舍潮湿和拥挤、饲喂带芒刺或尖硬的饲草，均可促使本病的发生。病羊与健康羊同居一个羊舍，同群放牧或将健康羊置于病羊用过的羊舍和污染的牧场，经皮肤和黏膜的擦伤均可感染发病。由于 OV 的抵抗力强，在羊群中可持续多年，羊群一旦被感染，则不易清除。羔羊乳齿发生期，在有多刺或干枯植物的牧场上放牧，饲喂粗干草等造成的小伤口都可成为感染门户，该病毒主要通过损伤的皮肤、黏膜感染。人工针刺健康羊的口腔或造成皮肤划痕，均易引起感染。在呈地方性发病羊群中，成年带毒羊可将病毒传染给小羊。

（三）易感对象

绵羊和山羊是本病的易感动物，以 3～6 月龄羔羊最易感，其他家养和野生反刍动物，如羊驼、骆驼、驯鹿、麝牛、大角羊、野山羊、鹿、麋鹿、羚羊和美洲赤鹿等都可感染发病。人、猴子和猫也可感染，人工通过口腔黏膜接种可使犊、兔、幼犬等发病，狗也有感染发病的报道，而其他动物无论自然感染或人感染均不易致病。与绵羊和山羊等动物接触密切的牧民、兽医、屠夫和牧场工作人员，特别是处理皮革和羊毛的人易感染发病，被认为是一种职业病。但 Uzel 等（2005）报道在土耳其发生了 9 例患者在祭祀宴席中感染发病，说明非职业人员也可能感染本病。

（四）流行特点

1. 人　人感染 OV 具有一定职业性，与绵羊、山羊或发病动物接触密切的牧民、兽医、屠夫和牧场工作人员，特别是处理皮革和羊毛的人感染羊传染性脓疱病非常普遍，但大部分感染者只在感染部位形成单个病变，很少有全身感染的报道。人感染后眼睛病变极少，主要发生于手、手臂和脸等部位。大部分病例能自然康复，不遗留伤痕，一般感染发病后 3～6 周可康复。免疫抑制或免疫缺陷性患者易发生较大的病变，很少有严重感染的病例报道。人有二次感染的报道，但一般病变更小，目前没有死亡病例的报道，人感染后不能提供长期免疫。

2. 动物　本病主要危害绵羊和山羊，以 3～6 月龄羔羊发病最多，并常为群发性流行，成年羊也易感，但发病较少，呈散发性传播。本病一年四季都可发生，但多发生于春末秋初季节，在夏天主要是绵羊发病，无性别和品种的差异。由于病毒的抵抗力较强，本病在羊群中常可连续危害多年。本病在流行地区，许多成年羊因早年感染而有一定程度的免疫力。一般发病率为 30%～50%，死亡率不高，常可自然康复。但在饲养条件不良的羊群中，羔羊的死亡率可高达 25%。如伴有细菌性感染，死亡率会明显增高。在新引进的易感羊群中，本病在短期内可使大多数羊感染，发病率常在 20%～60%，在育肥羔羊中可达 90%，也有发病率 100% 的报道。

三、病理学

（一）人感染

病变初期，在患部出现丘疹，形成一个红斑中心，红斑周围有一发白的环和红斑晕；而后是急性阶段，丘疹开始出现红斑脓性肉芽肿；第三阶段，毛发根部出现暂时性脱毛；第四阶段，再生恢复阶段，病变部变干，表面有黑色结痂，丘疹变成乳头状或扁平状，形成一个干外壳，很少留下伤痕。病变一般小于1 cm，而免疫抑制患者的病变会更大。病变3～6周会自然康复。

　　人感染本病后的组织病理变化与临床症状相关。丘疹呈现假性上皮瘤性增生，有角质化不全的外壳（见图2-32-5）。角膜细胞通常出现细胞膨大、变性和空泡化，带有白色晕的嗜酸性包涵体。乳头真皮显著水肿，真皮出现淋巴细胞、巨噬细胞、中性粒细胞和嗜酸性粒细胞广泛浸润，与深层真皮形成分界面，这些是外层真皮的毛细血管激烈增生和膨胀的结果（见图2-32-6）。

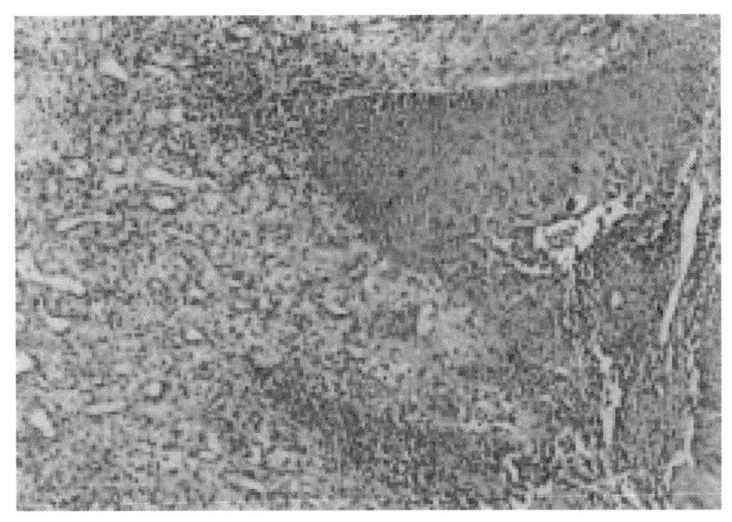

图 2-32-5　患者增生的表皮覆盖鳞痂和过度角化（HE×10）

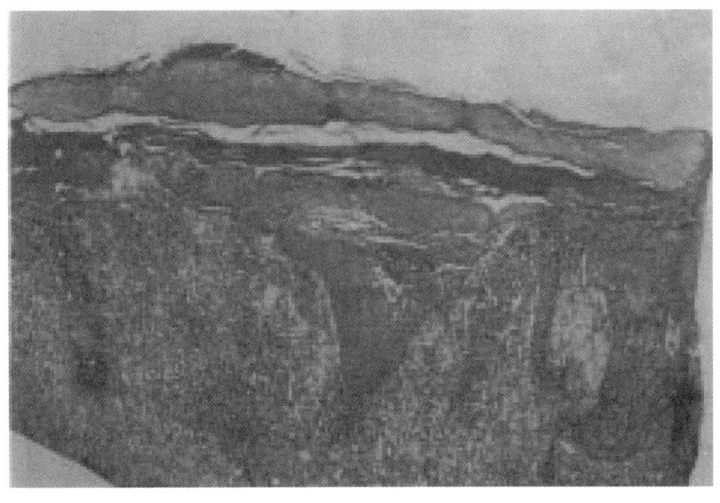

图 2-32-6　患者真皮毛细血管增生伴有慢性炎性浸润（HE×20）

（二）动物感染

　　在自然感染动物的口、鼻、眼睑、蹄、乳房或会阴等部位可见丘疹、脓疱、水疱、溃疡、肉芽组织、炎性病变或厚的易碎棕色结痂。偶可在口内侧发现病变，很少有报道在食道、瘤胃、瓣胃、肺、心和下消化道发现病变。组织学检查，病变部细胞可见细胞膨大，角质化细胞空泡样变性和嗜酸性粒细胞浸润，但常不能看到包涵体。

　　除了皮肤病变外，波尔山羊可有严重的内感染，包括可在感染皮肤周围的引流淋巴结见到有中度到重度的淋巴结炎、化脓性关节炎、慢性纤维素性肺炎和早期胸腺退化病理变化。

对人工感染的动物，在无并发症的条件下，病理变化大致可分为3期。

1. 丘疹水疱期　接种后36 h出现病理变化，表皮细胞核浓缩，胞浆出现空泡。此时，表皮细胞的层数不见增加。真皮层出现炎性浸润，浸润的细胞主要是淋巴细胞，同时有少量的中性粒细胞。血管充血，结缔组织略有增生。接种后第3天，除基层细胞以外，表皮层增厚，真皮的炎性细胞浸润加剧，出现较多的中性粒细胞。此时，肉眼可见接种部位红肿，出现明显的丘疹。

2. 水疱脓疱期　接种后4～5 d，肉眼可见水疱病变时，棘层细胞胞浆部分消失，细胞明显增大，体积为原来的3～4倍。出现核破裂现象，有的核消失。随着病变的进一步发展，空泡化的细胞呈网状结构。接种后第6天，开始出现化脓现象，变性的细胞坏死、破碎，同时大量中性粒细胞浸润，使水疱变成脓疱。

3. 痂皮期　脓疱增大，透明层破裂，由细胞残渣、纤维蛋白以及透明层的残留物和坏死块及炎性渗出物、细胞碎片等混在一起形成痂皮，在痂皮下病变开始愈合。

四、临床学

(一)临床表现

1. 人　人感染OV的潜伏期为3～7 d，通常仅为单一的皮肤病变或病变较轻。最初皮肤开始变红，接着感染周围出现水肿，在病毒感染部位形成小、坚实，呈红色至蓝色的丘疹，通常发生于手指、手背和身体的其他裸露部位(见图2-32-7)。丘疹如进一步发展会形成出血的水疱和脓疱，在疱中心会形成痂，周围皮肤红肿，局部疼痛，容易引起出血(见图2-32-8)。在后期，病变部变成小结，有时会流出液体，有时被痂皮所覆盖，其最终会被厚痂所覆盖。在病变部位也许伴有几天的低热。人腋下淋巴结可能出现肿大和疼痛，一般病灶很少有疼痛。通常数周痊愈，脱痂后无瘢痕，如继发细菌感染时，病程延长，病变可扩大，并有瘢痕形成。过分扩创性治疗如外科或放疗，恢复会更慢。病程一般3～6周会自然痊愈，不遗留伤痕，也很少二次感染。

在免疫抑制和免疫缺陷患者中会有更严重的病变，且不易治愈，包括出现特应性皮炎。也有报道少数病例可引起眼部疾病，以及皮肤和黏膜出现全身性丘疹、水疱。该病可能的并发症有中毒性红斑、多形性红斑和大疱性类天疱疮。

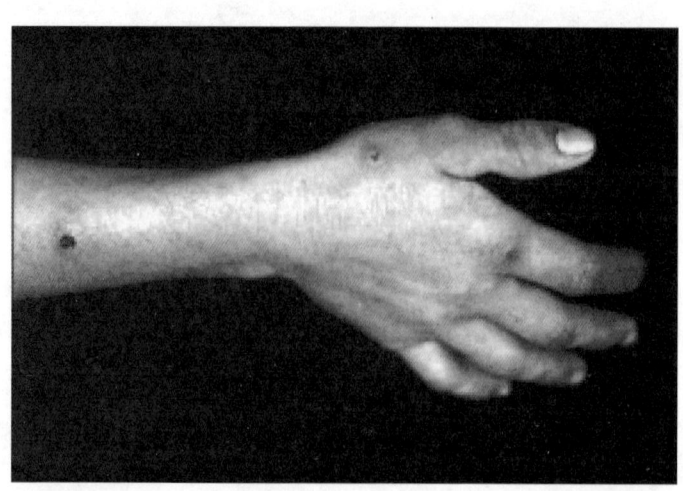

图2-32-7　患者手部有多个紫色红斑，许多呈脐型凹陷

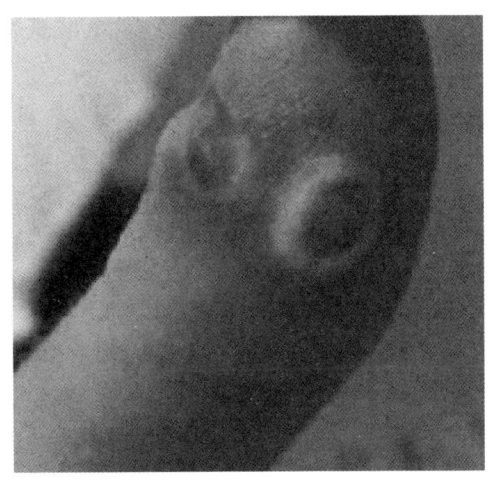

图 2-32-8　被病羊咬后患者拇指有两个去痂的口疮病变（脓疱中心基部红斑，周围有白晕）

2. 动物

1）绵羊和山羊　羊一般潜伏期为 4～7 d, 自然感染的潜伏期为 6～8 d, 人工感染的为 2～7 d, 但这要依据病毒的毒力和数量、感染动物机体状况和其他一些因素而定。在临诊上分为唇、蹄和外阴三型, 也偶见混合型。

2）唇型　唇型是最常见的一种病型。病羊首先在口角或上唇, 有时在鼻镜上发生散在的小红斑, 很快即形成麻子大的小结节, 继而成为水疱或脓疱, 脓疱破溃后, 呈黄色或棕色的疣状硬痂。若为良性经过, 这种痂垢逐渐扩大、加厚、干燥, 1～2 周内脱落而恢复。严重病例, 患部继续发生丘疹、水疱、脓疱、痂垢, 并互相融合, 涉及整个口唇周围及颜面、眼睑和耳廓等部, 形成大面积具有皲裂、易出血的污秽痂垢, 痂垢下伴有肉芽组织增生, 整个嘴唇肿大外翻呈桑椹状突起（见图 2-32-9）, 严重影响采食, 病羊日趋衰弱而死。病程可有 2～3 周。同时常有化脓菌和坏死杆菌等继发感染, 并引起深部组织的化脓和坏死。口腔黏膜也常受害, 有的可见黏膜病变。黏膜潮红增温, 在唇内面、齿龈、颊部、舌及软腭黏膜上发生被红晕所围绕的灰白色水疱, 继之变成脓疱和烂斑, 或愈合后康复, 或恶化形成大面积溃疡, 且往往有坏死杆菌等继发感染, 发生伴有恶臭的深部组织坏死。有时甚至可见部分舌的坏死脱落, 也许蔓延至喉、肺以及第四胃。少数严重病例可因继发性肺炎而死亡。病羔羊可通过吮乳将病传染给母羊, 感染奶头部位的皮肤, 母羊也可能会在唇和蹄部皮肤出现病变。

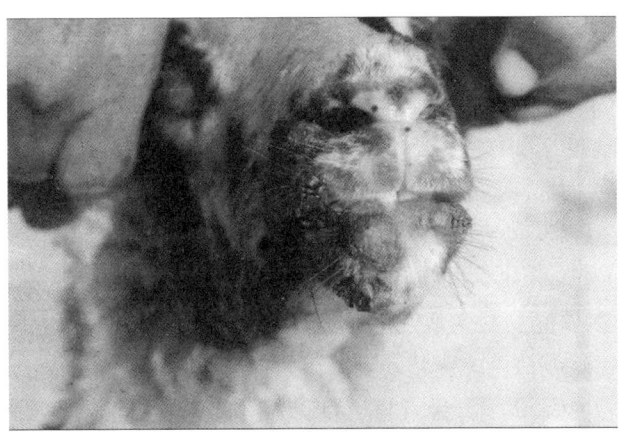

图 2-32-9 羔羊感染 OV 后在唇上形成增生性病变

3）蹄型　几乎仅侵害绵羊，多单独发生，偶有混合型。多为一肢患病，但也可同时或相继侵犯多肢甚至全部蹄端。常在蹄叉、蹄冠或系部皮肤上形成水疱或脓疱，破裂后形成由脓液覆盖的溃疡（见图2-32-10）。如有继发感染会化脓坏死，病变可波及皮基部或蹄骨，病羊跛行，长期卧地，病期缠绵，间或还可能在肺、肝和乳房中发生转移性病灶，严重者衰弱或因败血症而死。

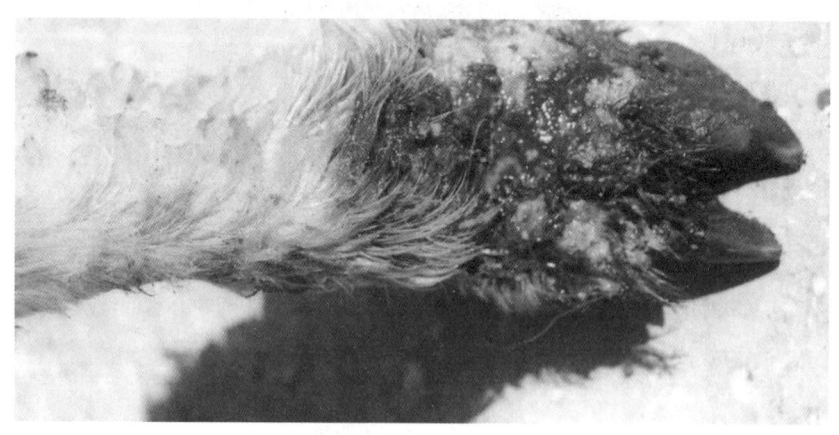

图 2-32-10　羔羊感染 OV 后在蹄冠部出现流血和浅表性溃疡

4）外阴型　此型少见。有黏性和脓性阴道分泌物，在疼痛肿胀的阴唇和附近的皮肤上有溃疡，乳房和乳头的皮肤上可发生脓疱、烂斑和痂垢。该病可导致公羊阴鞘肿胀，阴鞘口和阴茎上发生小脓疱和溃疡。单纯的外阴型很少死亡。

在波尔羊和波尔杂交羊中有更为严重症状的报道，呈多病灶、严重的增生性皮炎，并伴有慢性肺炎、关节炎、中度到重度的严重淋巴结炎，这些症状可持续3个月。

人工针刺接种羊的口腔，齿龈黏膜或皮肤划痕，均易引起感染。发病经过和临床症状与自然病例相似。初见局部黏膜红肿，经1～2 d唇黏膜上呈现清晰的水疱线，水疱很快变为脓疱。接种后4～6 d发展成脓疱。脓疱初为白色，渐变为深黄色，在水疱及脓疱周围有明显的红晕，脓疱塌陷后即成潮红烂斑。有些在下门齿龈部有肉芽增生。羔羊大多流涎，精神沉郁，垂头呆立，不愿吃奶采食。

（二）临床诊断

1. 人　可根据人的职业，与感染羊的接触病史，主要发生于手、手臂和脸等部位。初期皮肤开始变红，接着周围出现水肿，在病毒感染部位形成小、坚实，呈红色至蓝色的丘疹，一般3～6周会自然痊愈，不遗留伤痕等作出诊断。

人感染羊传染性脓疱应与假牛痘进行鉴别诊断：假牛痘是假牛痘病毒引起的，人感染后也叫挤奶者结节，它与人感染羊传染性脓疱有相似的临床症状和病理变化，但可以通过流行病学资料加以鉴别。假牛痘是在挤牛奶时感染发病。

2. 羊　根据流行特点和临床症状可作出诊断，3～6月龄羔羊多发，多发生于春末秋初季节，病羊首先在口角或上唇，有时在鼻镜上发生散在的小红斑，很快即形成麻子大的小结节，继而发展成水疱或脓疱，脓疱破溃后，呈黄色或棕色的疣状硬痂，痂硬易破而造成表面出血，痂皮经过一周后脱落而痊愈。重症者，往往蔓延至唇内侧、齿龈、舌、口腔黏膜等部位，也有极少感染到喉部与肺部的，此时呼吸就更加困难，体质衰弱者，因不能采食而饿死。蹄型主要发生于绵羊，在蹄叉、蹄冠或系部皮肤上形成水疱或脓疱,破裂后形成由脓液覆盖的溃疡,跛行。

羊发病应与羊痘、坏死杆菌病、口蹄疫和蓝舌病等进行鉴别诊断:

1)羊痘　羊痘是全身性的,伴体温升高,全身反应重;痘疹圆形,突出皮肤,界限明显,呈脐状。

2)坏死杆菌病　特征是组织坏死,无水疱和脓疱过程,也无疣状增生物,必要时可做细菌学检查和动物接种。

3)口蹄疫　口蹄疫不仅发生于羊群,也可以感染牛和猪等其他偶蹄动物。

4)蓝舌病　主要发生于绵羊,除口和鼻有溃疡病变外,胃等其他器官也会发生病变,危害程度更甚。

(三)临床治疗

1.人　一般采取支持治疗包括对感染部位的包扎、局部涂上防腐药、手指少活动,或辅以抗生素治疗,防止细菌继发感染。对于严重的病变可通过外科手术去除,对持续感染病变可采用刮除术和电疗法等。

2.羊　以"清洗患部、消炎、收敛"为治疗原则。①用刀片轻轻刮掉干硬痂皮,伤口涂以3%的碘酊,或用红霉素、磺胺类软膏涂抹在清洗过的创面上,每天2~3次。②痂皮较硬时,先用水杨酸软膏将垢痂软化,然后用0.1%~0.2%的高锰酸钾溶液冲洗创面或用浸有5%硫酸铜的棉球擦掉溃疡面上的污垢,再涂以2%甲紫、碘甘油、红霉素等,每日1~2次。③蹄部患病可将蹄部放在3%~10%的甲醛溶液中浸泡3次,每次1 min,间隔5~6 h,于次日用3%的甲紫溶液、1%苦味酸或土霉素软膏涂抹患处。④为了防止继发感染或对于严重继发感染病羊,可用青霉素、链霉素等抗生素配合磺胺类药物或抗病毒类药物进行全身治疗。

五、实验室诊断

人和动物感染OV后,通过发病史、流行病学、临床症状、组织病理变化可作出诊断,确诊还需要进行实验室诊断。

(一)电子显微镜检查

结痂、小块活组织、病变部流出的液体可作为电镜检查的病料,也可将病料接种易感组织细胞培养后,取细胞培养物做电镜检查。取病羊的痂皮组织,经研磨按一定比例加入0.01 mol/L PBS(pH值7.2)缓冲液中,同时加入双抗,置2~4℃冰箱中孵育12~14 h,取经2 000~3 000 r/min 离心15~20 min 后的上清液,磷钨酸负染后直接做电镜检查。用电镜检查时,尽早采集感染期的痂皮。经琼脂糖板和碳蜡垫浓缩的样品,电镜时易寻找到病毒颗粒。在离心沉渣的快速包埋切片样中,病毒颗粒也相当多。因此,如果包埋切片中看不到病毒,可将沉淀物制备成超薄切片进行观察。电镜检查不能区别羊OV与其他副痘病毒。

(二)病毒分离

OV有广泛的培养细胞系,可在体外进行人工培养。通常采用胎羊皮肤细胞,羊和犊牛睾丸细胞进行培养,可出现特异性CPE。采集水疱皮、水疱液、脓疱、痂垢等作为待检样品,然后接种于敏感细胞,一般于接种后3~5 d内产生CPE。其特征性病变是细胞圆缩,聚集,在单层细胞上形成空洞。若接种后4 d还不出现CPE,应再盲传两次,将培养物经反复冻融后离心,取其上清液接种到新的单层细胞做进一步病毒分离。一般在排除非特异性细胞病变的情况下,病毒通过组织培养细胞连续传代后出现规律的细胞病变,可认为是病毒增殖的确切证据。

（三）动物接种试验

一般选择羔羊等敏感动物作为接种对象。将病料制成的乳剂或病料细胞培养物给健康羔羊划痕部接种，一般接种 3 d 后，接种部位会出现红肿，接着出现丘疹、水疱及脓疱，脓疱破溃后形成结痂等变化。接种部位一般选择口唇黏膜、股内侧及乳房部位的皮肤划痕。皮肤和黏膜划痕接种的羊一般会产生典型病变。

（四）血清学方法

用常规病毒血清学试验方法检查人和动物是否遭受 OV 感染较困难，因为 OV 是一种高度嗜上皮细胞病毒，在血清中的抗体滴度很低，且很快消失。血凝、补反和凝集等常规试验方法易出现非特异反应或交叉反应。也有许多用血清中和试验、补体结合试验、琼脂扩散试验、反向间接血凝试验、对流免疫电泳试验、酶联免疫吸附试验（ELISA）、免疫荧光技术等方法检测病毒抗体或病毒抗原的报道。这些血清学方法主要用于羊等动物，也有用于人的报道。其中，中和试验在检测 OV 的抗体时，特异性不高，需对发病初期和恢复期的血清抗体进行比较，如恢复期抗体效价明显增高可诊断为本病。而中和试验用于检测病毒，费时费力，试验周期长，易受病毒毒力、细胞量、病毒血清孵育时间等多种因素影响。与琼脂扩散试验、补体结合试验和中和试验相比，ELISA 具有快速、敏感、简便、易于标准化等优点，目前应用较多。

（五）分子生物学方法

聚合酶链式反应（PCR）和核酸探针技术等分子生物学方法已用于人和动物 OV 的诊断。Inoshina 等（2002）用 PCR 检测和诊断包括 OV 在内的副痘病毒，可用于与羊传染性脓疱临床症状相似疾病的鉴别诊断。Torfson 等（2002）证实 PCR 方法即可用于人的 OV 诊断，也可用于动物的诊断。随后又建立了一些用于人和动物临床样品检测的 PCR 方法。在国内，也有许多用 PCR 检测口疮病毒的报道。Gallina 等（2006）建立了一种基于 TaqMan 技术的实时定量 PCR 方法，可用于临床样品、感染细胞和典型组织培养物中 OV 的定量检测，1 h 可完成。Zheng 等（2007）建立了一种多重 PCR 用于检测和鉴别羊痘病毒和 OV，该方法特异敏感，能检测到 1 个噬菌斑的病毒。PCR 是快速诊断 OV 最灵敏、有效的方法之一。

已有报道用放射性同位素 ^{32}P、光敏生物素和地高辛标记 OV DNA 制成探针，然后对各病毒分离株和不同载体病毒重组 DNA 片段进行诊断和检测，具有较高的灵敏度和特异性，该方法的检测灵敏度分别可达 10 pg 的 OV DNA 和 0.1 pg 重组质粒 DNA 片段。

六、防控措施

（一）预防措施

（1）防止皮肤出现伤口，皮肤如有刮擦等伤口，避免接触感染动物、结痂、痂壳、羊毛和皮革等。在对无症状绵羊、山羊或其他反刍动物（包括骆驼、鹿）进行处理时，应戴无孔的橡胶和乳胶手套。免疫抑制性患者应避免与感染动物接触。

（2）当皮肤被擦伤或挫伤，应用肥皂水洗伤口。对已接触可能感染了病毒的材料者，应在洗手后用 70% 酒精消毒，用防水敷料包扎伤口直到伤口痊愈。

（3）在处理动物的口部，特别是感染羊的口部时更应加强自我防护，采取必要的防护措施。平时应注意保持良好的个人卫生，在处理动物后用肥皂水彻底洗手，勤洗接触动物时穿的工作服。

（4）搞好动物饲养场所的圈舍和环境卫生，定期对圈舍和周围环境进行消毒。减少人和动物接触病毒的机会。

（二）检疫和免疫

对动物加强检疫和免疫，特别是对绵羊和山羊，应定期进行检疫和免疫接种。目前用于羊免疫接种的疫苗有：痂皮强毒苗、灭活苗、细胞弱毒苗、亚单位苗、基因工程疫苗。其中常用的是痂皮强毒苗和细胞弱毒苗。接种方法有皮内注射和皮黏膜划痕，可选择唇黏膜、股内侧、腋窝、尾根、耳内侧等处接种。传染性脓疱活疫苗对人致病，当在给动物进行免疫接种时应配戴手套，防止疫苗感染人。

1. 痂皮强毒苗　痂皮强毒苗是一种古老的疫苗，早在 1923 年 Aynaud 就已有报道，主要是采取疫区病羊的痂皮组织，经干燥、研磨后按一定比例加入 PBS（pH 值 7.2）缓冲液中，加入双抗，置 2 ~ 4 ℃冰箱中孵育后，经离心后的上清制成。疫苗在选取适当的部位和方法接种后，可产生很强的保护力，且免疫持续时间较长。痂皮强毒苗适用于各年龄段的羊，包括羔羊和怀孕母羊。免疫期的长短与动物接种的部位和方式有直接关系。常用股内侧划痕方法接种，13 d 后产生免疫力，免疫期 6 ~ 8 个月。也有研究认为，口腔和蹄部黏膜接种比股内侧、乳房皮下接种产生的免疫期长。痂皮强毒苗虽制作方法简便，生产成本低，效果好，但容易散毒，故仅限于疫区使用。

2. 细胞弱毒苗　目前有弱毒细胞苗和弱毒细胞冻干苗。用细胞弱毒苗免疫的效果和痂皮强毒苗效果一样，免疫期一般可有 5 ~ 10 个月。弱毒疫苗用量少，成本低，接种次数少，可经注射和自然感染途径接种。可引起局部、全身、体液和细胞免疫，能产生强而持久的免疫力，但对人有感染力。

3. 亚单位疫苗　研究报道甚少，曾有报道将病毒纯化、裂解，通过超速离心，提取病毒亚单位蛋白制作的疫苗，免疫 14 d 后，血清平均 ELISA 单位数增高，而且还能诱导部分羊发生细胞免疫反应，可解决散的病毒问题，但生产较困难。有报道 OV 的 F1L 蛋白有可能成为一种亚单位疫苗。

4. 灭活疫苗　灭活疫苗比较安全，稳定，但接种剂量大，成本高，只能做皮下和肌内注射，无局部免疫，细胞免疫作用弱。

5. 基因工程疫苗　在基因工程疫苗方面已研究，李倬等（1999）报道构建了羊 OV 重组表达质粒和基因工程疫苗，动物试验表明具有较好的保护效果。

（三）发生后的控制措施

（1）人一旦感染羊传染性脓疱，在健康人群中，通常是自限性的，一般感染发病后 3 ~ 6 周可自然康复。一般采取支持治疗，包括对感染部位包扎、局部涂上防腐药、手指少活动，或辅以抗生素治疗，防止细菌继发感染。对于严重的病变可通过外科手术去除，对持续感染病变可采用刮除术和电疗法，有报道用冷冻疗法可加速病变的恢复。

（2）人感染后一般抗病毒药没有效果，保持病变干燥可加速病变恢复和防止二次细菌感染。如果发现皮肤有脓疱或溃疡等病变需看医生，并用防水布包扎脓疱或溃疡，保持病变和防水布的干燥和卫生，不要试图揭开脓疱或溃疡，或用针等刺破脓疱或溃疡，不要让病变部接触到脸等身体其他部位。

（3）对发生羊传染性脓疱病的动物疫区进行封锁。观察期不少于 45 d，死亡尸体应予销毁；对染疫羊群中尚未患病的羊及受感染的羊群全部进行预防接种。同时在流行区加强卫生宣传，普及防治知识和技术。做好病羊隔离、疫点消毒和个人防护工作。发现疫情及时报告畜牧兽医部门，并通报有关卫生单位。

第三十三章　马传染性贫血

马传染性贫血（equine infectious anemia）是由反转录病毒科慢病毒属马慢病毒群的马传染性贫血病毒（EIAV）引起的马、骡、驴的一种传染病，以持续感染、反复发热和贫血为特征。主要临床表现以高热（稽留热或间歇热）为主，并有贫血、出血、黄疸、心脏衰弱、浮肿和消瘦等表现。症状在发热期间明显，无热期间逐渐减轻或暂时消失。病理变化以肝、脾、淋巴结等网状内皮细胞的变性、增生为主要特征。组织学变化包括早期的淋巴样细胞增生和实质细胞坏死，随后许多器官中的淋巴细胞在血管周围浸润，淋巴样组织中的网状内皮细胞增生。

本病于 1843 年首先在法国发现，1904 年 Vallee 和 Carre 证明病原体是滤过性的。

马传染性贫血对我国养马事业造成的危害是极其严重的。为了消除这一疾病的危害，各级医疗机构积极开展防治和科研工作，使我国大部分省、市已消灭马传染性贫血。

一、病原学

自 1904 年法国 Vallee 和 Carre 证实本病的病原是病毒以来，世界不少国家相继分离出许多强毒株。

我国自 1960 年以来先后分离出 3 株马传染性贫血标准强毒株，并培育出 1 株驴传染性贫血强毒株，并将这些毒株命名为辽系（L）、黑系（H）、驴系（D）等。

病毒在病马体内分布以及排泄物中是否存在有感染性病毒与病马的病理状态关系极大。在发热期间，病马的唾液、眼分泌物、鼻分泌物、粪便、尿液、乳汁和精液中可能含有病毒。脾、肝、肾及其淋巴结、肠系膜、颌下、颈下、支气管、股前与肩前淋巴结和大脑、小脑、垂体、肺、心、骨髓、肠、胰、肾上腺以及胸腺等组织中，都有 EIAV 存在，并以脾脏中病毒量最多，肺脏次之。

（一）病原分类

EIAV 是反转录病毒科（Retroviridae）、慢病毒属（*Lentivirus*）的成员，为正链 RNA 病毒，其基因组由两条相同的单链 RNA 组成。

（二）形态结构

病毒呈球形，直径为 80 ～ 135 nm。细胞内成熟的病毒中央有一个 40 ～ 60 nm 的类核体，周围有一层 9 nm 厚突起的囊膜。该病毒表面附有顶端带钮状物的纤突，病毒膜有 3 层（单位膜），病毒基质充填于病毒膜与核心壳之间，核心为螺旋结构，其壳呈圆锥形。病毒颗粒存在于感染细胞的胞浆、细胞表面和细胞间隙。细胞核内无 EIAV 粒子。病毒颗粒在氯化铯中浮密度为 1.18 g/cm^3，沉降系数为 110 ～ 120 S，分子质量为 $4.8×10^8$ kD。

（三）理化特性

EIAV 属于 RNA 病毒，含逆转录酶，在病毒复制的早期需 DNA 的合成。对乙醚敏感，在含病毒血清或病毒培养物中加入等量乙醚，振荡 5 min，即可使病毒灭活。易被胆汁酸灭活，对胰酶抵抗，对紫外线的抵抗力强于流感病毒 10 倍。应用乙醚 - 聚山梨酯 80 联合处理，可消除抗原的感染性。从感染脾脏提纯抗原的分子质量，大约为 27 500 kD 的小蛋白质，沉淀系数 2.1 S，密度 1.18 g/mL，等电点为 5.80，在 45 ～ 50 ℃凝结并损失其抗原性。不论细胞培养或感染脾均可得到相似的数据。马传染性贫血病毒可在驴胎的皮肤、肺等一些细胞培养中繁殖，可出现明显细胞病变并具有较好的抗原性。其中驴胎肺或皮肤继代细胞培养的病毒，已用于制造马传染性贫血琼脂扩散抗原。

EIAV 的 *gag* 基因、*gag—pol* 基因分别编码 Gag 前体蛋白 p55 及 Gag-Pol 前体蛋白 p180。p180 经病毒蛋白水解酶裂解后又产生 Gag 及 Pol 前体蛋白。p55 裂解后产生非糖基化蛋白产物：基质蛋白 p15，衣壳蛋白 p26，核衣壳蛋白 p11 及酸性蛋白 p9。EIAV Pol 前体蛋白的裂解产物为病毒蛋白酶（p12）、反转录酶 /RNA 酶 H（p66/p51）、dUTP 酶（p15）及整合酶（p32）。EIAV *env* 基因全长 2 577 bp，编码 859 个氨基酸的囊膜蛋白前体，裂解后形成表面蛋白（SU/gp90）和跨膜蛋白（TM/gp45）。gp90 由 444 个氨基酸组成，不同毒株的病毒分别含有 13 ～ 17 个不等的 N- 连接糖化位点，gp45 由 415 个氨基酸组成，含有 5 个糖基化位点。这些糖侧链有着重要的生物学功能，在病毒与靶细胞的结合过程中，糖侧链能稳定囊膜蛋白构型，有利于病毒与靶细胞结合。糖侧链还有助于囊膜蛋白正确折叠，形成正确的构象。gp90 和 gp45 均含有中和抗原决定簇。病毒基因组还含有一些短小的开放阅读框（ORF）。mRNA 前体经多次剪接后，这些小的 ORF 可形成功能性基因，编码调节蛋白：ORF S1 编码 Tat 蛋白，为反式激活因子，Tat 蛋白可与长末端重复序列（LTR）中的相应的功能区结合，大大提高病毒基因的表达效率；位于 pol 与 env 的编码区之间的 ORF S2 编码蛋白能诱导抗体产生，研究表明，*S2* 基因在持续感染的马体内高度保守，缺失 *S2* 基因会导致病毒毒力减弱，并大大降低病毒的复制水平。这说明 *S2* 基因是病毒在体内复制和致病的重要成分。但也有研究表明缺失 *S2* 基因的感染性分子克隆在体外巨噬细胞内的复制不受影响。

非常易于变异是反转录病毒的一个显著特点。对 EIAV 变异的研究主要集中在抗原变异上，而抗原变异主要发生在囊膜蛋白上，病毒囊膜的变异主要集中在 gp90 区，gp45 的变异较少。通过比较国内与国外 EIAV 毒株发现，gp90 氨基酸的同源性只有 58.5%～ 61.4%，而 gp45 的同源性在 69.6%～ 71.2%。其他结构蛋白（Gag、Pol）的抗原变异相对较少。近年来，利用分子生物学技术，发现 EIAV 的长末端重复序列（LTR）也非常容易变异。LTR 依次由 5′ 独特区（U5）、3′ 独特区（U3）和重复区（R）三个区域构成。U3 区从 5′ 到 3′ 依次分布着负调节区（NRE）、增强子区（ENH）、启动子的 TATA 盒等重要元件。其中增强子区含有多种宿主转录因子和病毒本身调控蛋白结合点，它们的综合作用决定病毒的细胞嗜性。LTR U3 区的增强子区易发生变异。其变异方式主要为点突变和小段序列的插入和缺失。反转录病毒 LTR 增强子区的变异对病毒生物学特性影响很大，其微小的核苷酸变化，就能改变各种调节因子的结合形式，从而极大地影响病毒在宿主内的生物学表型。

（四）抵抗力

EIAV 对外界的抵抗力较强,在粪尿中能生存 2.5 个月,但将粪尿堆积发酵时经 30 d 即可死亡。在 –20 ℃环境中,病毒的毒力可保存 6 个月至 2 年,日光照射 1 ～ 4 h 死亡。2% ～ 4%氢氧化钠溶液和甲醛溶液均可在 5 ～ 10 min 内杀死病毒,3% 克辽林溶液可在 20 min 内杀死病毒。0.5% 苯酚对含毒血清需经 3 ～ 6 个月,甚至 10 个月才能使其灭活。病毒对温度敏感,煮沸立即死亡。血清中的病毒,于56 ℃ 30 min 大部分被灭活;60 ℃处理 60 min 可完全丧失感染力。

（五）毒株分类

中国人民解放军军需大学应用试管中和试验的结果证明,不同地区分离的毒株存在着中和特异性,日本报道,EIAV 至少有 8 个血清型,但各毒株间存在差异,某一株病毒所产生的中和抗体不能中和其他株病毒。

（六）培养特性

EIAV 只能在马属动物的白细胞、骨髓细胞,以及马和驴的胎组织传代细胞中培养繁殖。以马和驴的白细胞敏感性最高,接种后 48 ～ 72 h 毒价达到最高峰,4 d 后细胞出现病变,表现为细胞萎缩、变圆、伪足消失、发暗,细胞内出现空泡和颗粒,贴壁细胞脱落。只有经白细胞多次传代的毒株才能适应驴胎各种脏器和组织的继代细胞,且在接毒后的最初几代,继代细胞虽发生感染和病毒增殖,但不出现细胞病变,只有病毒对继代细胞高度适应后,才能引起明显的细胞病变,且在接毒后10 ～ 15 d 才发生病变。

二、流行病学

（一）易感动物

在动物中只有马属动物对 EIAV 具有易感性,其中以马的易感性最强,骡、驴次之,且不受品种和性别、年龄的限制。主要以进口马和改良马较易感。

除马属动物外,其他畜禽和野生动物一般均不能自然感染。但据东北农学院实验证明,幼猪对EIAV 似有一定的传染性。人也有感染 EIAV 的报道,曾有 3 位兽医因治疗马传染性贫血的病马而受到感染,其血液经 7 年后对人仍有传染性。

马传染性贫血的病马可长期带毒,最长者达 18 年,因此,病马是马传染性贫血最重要的传染来源。EIAV 存在于病马的血液和脏器中,随分泌物和排泄物排出体外而散播传染。由于长期无症状的马仍然带毒,所以这些马往往成为马群中不受重视但极为危险的传染源。

（二）传播途径

马传染性贫血的感染途径是多方面的,主要是通过吸血昆虫(虻类,蚊类,刺蝇及蠓等)的叮咬(机械性传递)。中国科学院动物研究所和中国农业科学院哈尔滨兽医研究所实验证实,虻类是自然界中传播本病的主要媒介。

马传染性贫血还可通过接触感染,中国农业科学院哈尔滨兽医研究所用 8 匹健康马驹与人工感染的马传染性贫血病驹同厩饲养,结果有 2 匹幼驹发病。也可经被 EIAV 污染的器械(如针头、诊疗器械等)散播传染。此外,亦可经交配而感染。

关于通过胎盘感染的问题,结论尚不一致,但大致认为,病马所产幼驹是否带毒,可能与病马怀孕期间的病理状态有关。

（三）流行特征

马传染性贫血通常呈地方性流行或散发,很少是广泛性流行。本病虽然无严格季节性,但在吸血昆虫出现较多的夏、秋季,发病较多。

马传染性贫血流行初期,通常呈急性经过,死亡率高,以后转为亚急性和慢性,死亡率也逐渐降低,但不能排除几年之后会重新暴发。

三、临床学

（一）临床症状

潜伏期长短不一,根据人工感染的病例统计,一般为 10～30 d,短者 5 d,长者 90 余天。

1. 发热　多数在 40 ℃以上,主要表现为间歇热和稽留热。急性型稽留时间长,一般为 10 d 以上;慢性型则时间短,为 1～2 d,且间歇期长。

2. 贫血　发热初期,病马可见黏膜潮红、充血及轻度黄染。随着病程的发展,贫血症状逐渐加重,可见黏膜逐渐变为黄白乃至苍白;同时,常在眼结膜、鼻翼黏膜、齿龈黏膜和阴道黏膜,尤其在舌下出现大小不一的出血点,呈鲜红色或暗红色,最后完全消失,但不久后可伴随发热的出现而再次发生。

3. 心脏功能混乱　由于马传染性贫血病马贫血、心肌变性、心室扩张,致使心脏功能混乱,常常出现心音亢进、第一心音增强、收缩期杂音、心律不齐、心音浑浊以及脉搏增强或减弱等变化。

4. 浮肿　病马前胸、腹下、四肢下端、包皮等处常出现无热无痛呈面团样的肿胀,但本地马出现浮肿的程度很轻。

5. 全身状态　病马精神沉郁、食欲缺乏,逐渐消瘦,轻度使役即出汗和乏力。在病程中后期,由于肌肉变性,坐骨神经受损害,病马表现为后驱无力,运步时左右摇晃,步态不稳。

6. 血液学变化　发病最初阶段,红细胞数量减少不明显,随病程的发展,可逐渐减少到 5.0×10^{12} 个 /L 以下,同时,血红蛋白占比也常下降到 40% 以下。红细胞沉降速率加快。病程初期白细胞数往往呈暂时性增多,并出现中性粒细胞一过性增加,淋巴细胞相对减少。病程中后期白细胞数量减少,淋巴细胞相对增多,成年马、骡可达 50%,1～2 岁幼驹可达 70%;中性粒细胞则相对减少到 20% 左右;单核细胞稍有增多。

四、病理学

（一）发病机制

早期文献认为,EIAV 侵入血液后,引起败血症而导致发热。当病毒从血液中消失时,发热也随之消失,病毒重新进入血流则又发热,因此,发热与血液内病毒含量的多少密切相关。贫血的发生,主要是病毒直接作用于红细胞,造成其大量死亡的结果。东北农学院(1963)选用 56 匹病马试验,认为急性发病初期,贫血由溶血引起。慢性病马的溶血有时可能缓解,这是骨髓造血功能增强和溶血过程停止的结果。

中国农业科学院哈尔滨兽医研究所对 5 例人工感染马传染性贫血驴的检查证实,发病后骨髓内的粒细胞系统、淋巴细胞系统和单核细胞系统的细胞比例增多,其他细胞成分中的网状细胞及组织细胞也增多,而红细胞系统的细胞数和细胞分裂减少。细胞指数增长了近 1 倍。这说明骨髓造血细胞功能处于抑制状态。

东北农学院（1964）对传染性贫血病马物质代谢变化的试验结果表明，病马血清蛋白含量减少，γ-球蛋白含量增多，血清胆红素增多，血清铁减少，这些变化可能与肝功能改变有关；另有研究显示，马传染性贫血病马血清铁显著减少，钠、氯、钙和碱水平也有不同程度降低，而钾明显增高。这些变化可能与肾上腺皮质功能有密切关系。

中国农业科学院哈尔滨兽医研究所在研究病马17项血液生化值和2项肝功能值后，也指出慢性传染性贫血具有肝实质损害。

（二）病理变化

马传染性贫血的病理形态学变化，主要表现为全身性败血症、贫血、网状内皮系统增生和铁的代谢障碍。

1. 急性型　尸体消瘦，但病程过急的病例则尸体营养情况良好。可见黏膜尤其是舌下、鼻腔、阴道和第三眼睑苍白贫血，并伴有黄疸和斑点状出血。在胸前、下腹、四肢下端、包皮周围和阴囊等处常见皮下水肿或浆液出血浸润，血液稀薄、色淡、缺乏黏性，呈现典型的水血症。

全身骨骼肌肿胀、脆弱、褪色，且常伴有出血斑，特别是后肢主要肌群、肋间肌等更为常见。外周神经，特别是坐骨神经周围常见胶样浸润或出血性胶样浸润，神经束膜下短条状出血。

（1）脾脏呈急性淤血、高度肿大，为正常2～4倍，被膜紧张，质地柔软，边缘钝厚，包膜面见有多数出血斑点，红髓显著增量。

（2）肝脏呈不同程度肿大，淡黄红色乃至紫红色，有时可见出血斑点。实质内可见变性、坏死性改变，质地极度脆弱，切面呈黄红褐色，肝小叶固有纹理不清、浑浊，由于小叶中央静脉及窦状隙淤血和肝细胞索变性交织，呈现槟榔样花纹。

（3）肾脏显著肿大、水肿、色泽苍白，表面有散在出血点，切面皮质部灰白色，浑浊，并常见针尖大点状出血，肾盂黏膜覆盖有浑浊白色黏稠分泌物。

（4）心脏扩张，右心室扩张尤为明显，心腔稽留大量不凝或半凝固血液，心外膜点状出血，心冠和纵沟脂肪常呈黄色胶样浸润，并可见散在出血斑点。心内膜下特别是肉柱部呈大斑块状暗红色出血。心肌呈煮肉状。

（5）淋巴结肿大，以内脏器官淋巴结最为显著。淋巴结淡红色，切面柔软多汁，有出血斑。

（6）骨髓在急性型病马中由于病程短，见不到明显变化，个别病例可见红髓区扩大。

（7）马全身各脏器的浆膜和黏膜有多数呈针尖大乃至米粒大的散在性出血斑点。

2. 亚急性型　尸体多消瘦，贫血比较严重，皮下脂肪大量消耗，并可见胶样水肿。可见黏膜苍白，黄疸。脾脏明显肿大，呈蓝紫色，切面膨隆，脾切面色淡，滤泡增生明显，呈粗糙的暗红色大小不均的颗粒状隆起。肝脏肿大。中国农业科学院哈尔滨兽医研究所资料显示，40%以上病例的肝脏呈现萎缩，质地坚硬，小叶像清楚。21%病例可见心脏极度衰竭，两侧房室舒张、弛缓，心壁可随意向任何方向变形。30%左右可见出血和黄疸。淋巴结外观多数近似正常，脏器淋巴结一般都肿大、坚实而硬，切面呈灰白色，可见大颗粒状隆起。骨髓可见明显的红髓增生灶，骨髓内的脂肪大量消耗，而被渗出的黄色或灰黄色浆液所充填。

3. 慢性型　因病程长，尸体消瘦，贫血现象更明显，血液稀薄，但出血性倾向低。脾脏变化有两种情况：一是纤维性脾炎的变化，脾脏体积显著缩小，被膜增厚呈青灰色，边缘变锐，质变硬，切面平坦，含血量极少而呈樱桃红色，小梁增多，呈灰白色线条状或网格状。另一种为细胞增生性脾炎，脾脏体积正常或稍肿大，切面含血少，淡红色，脾白髓由于增生肿大而在切面上呈灰白色颗粒状隆起。肝脏体积正常或稍缩小,暗红褐色,切面平坦,小叶周边呈灰白色网格状(格子肝)。肾被膜剥离困难,切面皮质呈黄褐色,可见数量不等呈放射状的灰白色条纹。

五、实验室诊断

(一)初步诊断

马传染性贫血的病情比较复杂,尤其慢性型和隐形型病例,临床症状不明显和(或)无任何表现,因而诊断较困难。世界各国一直延续使用传统的临床、血液常规等检查方法。

临床综合判定病马标准:

(1)体温在 39 ℃以上(1 岁内幼驹 39.5 ℃以上),呈稽留或间歇热,并具有明显的临床症状和血液学变化者。

(2)体温在 38.6 ℃以上(1 岁内幼驹 39 ℃以上),呈稽留、间歇或不规则热,临床和血液学变化不够明显,但吞噬细胞在万分之二以上(或连续两次在万分之一以上),或肝穿刺活组织检查呈明显反应者。

(3)病史中体温记载不全,但经系统检查具有明显的临床和血液学变化,吞噬细胞在万分之二以上或连续两次在万分之一以上者。

(4)可疑传染性贫血病马死亡后,根据生前诊断资料,结合尸体剖检的病理组织学检查,其病变符合马传染性贫血变化者。

凡不符合上述条件,又有较明显的可疑变化,不能诊断为其他疾病者,可定为可疑病马。其血清学判定标准:以补体结合反应和琼脂扩散反应为标准,具其中之一阳性者,即可诊断。

(二)实验室诊断技术

1. 琼脂扩散反应 现在采用平板双扩散法,其抗原是利用 EIAV 感染的驴细胞培养物或驴胎肺继代细胞培养物制成的。为证实反应的特异性,吉林农业大学、中国农业科学院哈尔滨兽医研究所等单位对健康马、传染性贫血病马和流行性乙型脑炎、疱疹病毒、焦虫、鼻疽、腺疫以及钩端螺旋体等病马血清进行多次对比试验,结果只在抗原孔与传染性贫血马血清孔之间形成白色沉淀线。而健康马血清和其他各种病马血清与琼脂扩散抗原孔间不形成沉淀线。

中国农业科学院哈尔滨兽医研究所对 30 匹人工感染马琼脂扩散抗体消长变化的观察表明,注射后 30 匹马中第 10 天有 3 匹、第 20 天有 8 匹、第 30 天有半数马血清转阳,第 45 天左右有 29 匹为阳性反应,直到 290 d 以后这些实验马仍保持阳性。另外,在长期观察的 3 匹慢性传染性贫血病马中,有的已超过 6 年但其琼脂扩散试验仍为阳性。病马抗体一旦出现,即在体内较长时间存在,波动性小,在比较琼脂扩散和补体结合反应两种抗体的出现情况时,发现 4 匹试验马中,有 2 例在注毒后 10 d 补体结合反应阳性、琼脂扩散阴性,但在长期观察中两种抗体都一直存在;另 2 匹分别在注毒后 7、10、11 个月时补体结合反应检查转为阴性,以后又转为阳性,而琼脂扩散反应则未见波动,一直为阳性。

2. 补体结合反应 本病采用的补体结合反应,是用 EIAV 感染的驴白细胞培养物制备的抗原,来检查被检血清中特异性补体结合反应抗体。术式系用半微量补体稀释法,参与反应的成分有:①不经稀释的病毒抗原和对照抗原。②2 倍或 4 倍稀释的被检马血清。③按比例稀释不同浓度的补体。

补体结合反应为特异性试验。中国农业科学院哈尔滨兽医研究所和吉林农业大学等单位对不同地区的 2 439 匹健康马进行 1 ～ 3 次补体结合反应检查,结果全部为阴性。对马焦虫、马鼻疽、马锥虫、马腺疫、马钩端螺旋体、马副伤寒、马疑似脑炎、马流行性乙型脑炎和马疱疹病毒等 10 种进行马传染性贫血补体结合反应检查,结果全部为阴性。为证明补体结合反应阳性马是否带毒,曾用 17 匹缺乏临床和血液学变化而补体结合反应阳性马的病料进行生物学试验,结果 14 匹阳性,3 匹疑似阳性,进一步说明补体结合反应的特异性很高。对补体结合反应抗体消长的试验表明,32 匹人工感染马在接种后 20 d 内出现抗体的有 13 匹(40.6%),21 ~ 30 d 出现的有 15 匹(46.9%),31 ~ 40 d 出现的有 2 匹(6.2%),41 ~ 80 d 出现的有 2 匹(6.2%),最早出现在第 9 天。另外,39 匹人工感染马的观察结果证实,感染后 1 个月出现抗体的为 71.3%,2 个月累计出现的为 93.3%,3 ~ 4 个月出现的有 2 匹。最早出现的在感染后的第 6 天。

对 63 匹人工接种驴的观察,出现补体结合反应抗体最早的是在接种后第 13 天,最迟在接种后第 169 天,绝大多数在接种后第 20 ~ 60 天。

3. 荧光抗体试验　现采用的荧光抗体分为直接法和间接法两种,都具有高度的敏感性和特异性。

直接法荧光抗体,系用马传染性贫血的阳性血清经盐析和离子交换法提纯,提取 r- 球蛋白,待纯度和浓度检查合格后,按 1% 量结合异硫氧酸荧光素,结合物需除去多余色素,再待 F/P 比值和滴度检查合格后使用。间接荧光抗体用山羊抗马的间接荧光抗体。

马传染性贫血的荧光抗体,无论是对 EIAV 抗原或是抗病毒抗体的检查,都需在感染有 EIAV 的细胞(感染病毒的驴、马的白细胞,或体外培养感染传染性贫血病毒的驴、马白细胞或驴胎组织细胞)上才能进行观察。检查抗原,可用被检查的细胞涂片,干燥后以丙酮固定,用工作量的直接荧光抗体滴加标本,在 37 ℃湿盒中染色 30 min,然后水洗,镜检判定。

在自然或人工感染马的毒血症时期,用病马的白细胞涂片,经荧光抗体染色,可以观察到感染马传染性贫血病毒的细胞,借以证明 EIAV 的存在。

大多数马在注苗后的一定时间内,也可用上述方法观察到弱毒抗原在血液中的存在和消失。有人用此法对 21 匹马在注苗后的 10 次检查,都获得了满意的结果。用间接荧光抗体检查 21 匹马在注苗后抗体的消长曲线,共做 315 匹次,效果良好,还用间接荧光抗体和补体结合反应对照检查 37 匹自然传染性贫血患马血清,结果补体结合反应呈阳性反应的有 34 匹,而间接荧光抗体呈阳性反应的则为 36 匹。

4. 酶联免疫吸附试验(ELISA)　现所采用的是间接 ELISA 法,抗原是 EIAV 感染的驴胎成纤维细胞培养物处理后制成的,酶标抗体是羊抗马 IgG 或 SPA 与辣根过氧化物酶制备的结合物。该方法灵敏度高,特异性强。人工强毒试验感染马(36 号)的血清,同时用 ELISA、补体结合反应和琼脂扩散反应进行终点滴度测定,ELISA 为 1：20 480,补体结合反应为 1：1 028,琼脂扩散反应为 1：64,结果表明 ELISA 比补体结合反应和琼脂扩散反应滴度高得多。用 ELISA 跟踪测定连续两年注射马传染性贫血驴白细胞弱毒疫苗的 3 匹马抗体的消长变化,并与补体结合反应和琼脂扩散反应测定结果进行了比较,结果表明,ELISA 可以连续 24 个月检出抗体,而用补体结合反应检测只有 1 匹马的抗体断断续续持续了 24 个月,其余 2 匹马中有 1 匹在注苗后第 10 个月抗体消失,另外 1 匹在第 8 个月抗体消失;用琼脂扩散反应检出抗体持续的时间就更短了。

为观察 ELISA 的实际应用效果,对来自全国不同地区的 1 626 份马血清进行分类测定,并与琼脂扩散反应比较,其中马传染性贫血老疫区血清有 605 份、新疫区有 313 份、非疫区有 250 份。老疫区 ELISA 检出率比琼脂扩散反应高 3.8%;新疫区为 1%,非疫区两种方法检测均为阴性结果。

为了考核反应的特异性,曾对健康马、传染性贫血马和疱疹病毒(Ⅰ型及Ⅱ型)、鼻疽马、腺疫马进行对比试验,结果表明非 EIAV 抗体与本试验不产生交叉反应。用马传染性贫血特异性抗原预先中和马传染性贫血疫苗免疫马、人工强毒试验感染马及自然感染马的血清,ELISA 检测结果为阴性,阻断试验获得成功。在马血清检测中出现的琼脂扩散反应阴性而 ELISA 阳性的单阳性血清,经阻断试验证明,反应是特异的。对大量的健康马血清反复检测没有出现假阳性,其吸收值极低,在 0 ~ 0.16;而一般自然感染马的吸收值,范围在 0.36 ~ 1.38。由此证明该方法的特异性强。

该项研究在 1983 年哈尔滨马传染性贫血免疫国际讨论会上提出,ELISA 间接法是马传染性贫血检疫净化、定性观察注苗马免疫效果的方法之一。

(三) 鉴别诊断

马传染性贫血与马梨形虫病、伊氏锥虫病、马钩端螺旋体病都具有高热、贫血、黄疸、出血等症状,容易混淆。因此,在诊断时须加以鉴别。

1. 马梨形虫病　有一定的地区性和严格的季节性,驽巴贝西虫病发生于 3—5 月,马巴贝西虫病发生于 6—7 月。网状内皮细胞和脾髓淋巴细胞增生不明显。发热期在细胞中可发现驽巴贝西虫和马巴贝西虫。

2. 伊氏锥虫病　贫血症状较黄疸症状明显。心肌骨骼肌常有淋巴细胞浆细胞和组织细胞浸润,网状内皮细胞常无增生。发热期在血浆里可发现伊氏锥虫。

3. 马钩端螺旋体病　马、骡感染后多无明显症状,仅少数马呈现发热、贫血、黄疸和肾炎等症状。肾小管细胞变性、坏死。肝常无网状内皮细胞增生。在尿液和血液中可发现钩端螺旋体。

六、防控措施

(一) 预防措施

对本病的防治本体分 3 个阶段:第一阶段,1974 年以前主要靠非特异性临床综合诊断进行检疫,查找活动的传染病马,加以控制和消灭,同时采取切断传染媒介和提高个体抵抗力的方法加以预防。但由于隐性或慢性传染性贫血病马查找困难,致使大量潜伏的病马不能清除,因此疫情未能扑灭。第二阶段,由于特异性血清学诊断方法补体结合反应和琼脂扩散反应研究成功,使本病防治工作向前推进了一步,这种方法纳入了《马传染性贫血的防治试行办法》,并采用三种规定的诊断方法开展检疫和净化工作。由于加强饲养管理、提高检疫手段,并隔离病马、封锁疫区、消毒和扑杀处理病马等综合性措施,控制了污染地区的疫情并取得显著成效。第三阶段是马传染性贫血驴白细胞弱毒疫苗研制成功后,1978 年根据实际情况,在本病污染地区把预防注射加进《马传染性贫血防治试行办法》,使之成为更完整的综合性防控措施。

我国于 1967 年开始将 EIAV 强毒株用驴白细胞连续培养并经过长期继代后,改变了病毒的生活特性,最后培育出 1 株毒力弱、免疫原性良好的弱毒株。对驴、马接种后不表现传染性贫血的临床症状,并保持了良好的免疫原性。致弱的驴白细胞病毒复种马、驴后,不同时间采取的含毒材料(血液或脏器),复归于驴,均不能使驴发病;用马、驴连续继代进行 9 代返祖,均不能恢复其原来毒力;接种该疫苗后的马不引起健康马的同居感染。致弱的病毒接种马、驴后产生一定程度的免疫学应答。免疫注射马、驴后,补体结合反应和琼脂扩散反应抗体的阳转率可达到 80%。对免疫马、驴用传染性贫血强毒株攻击,对驴的保护率近 100%,对马的保护率为 80% 左右,不仅对同源强毒有免疫力,而且对异源强毒也有较好的免疫力。免疫期长达 3 年之久。

（二）发生后控制措施

发生马传染性贫血后,应按封锁、检疫、隔离、消毒、处理、免疫接种等要点综合采取防控措施。

1. 封锁　发生马传染性贫血后,要划定疫区或疫点进行封锁。

2. 检疫　除进行临床及血液检查外,以 1 个月为间隔做 3 次补体结合反应和琼脂扩散反应。临床综合诊断、补体结合反应和琼脂扩散反应,任何一种判定为阳性的马、骡,都为马传染性贫血病马。

3. 隔离　检出的马传染性贫血病马或疑似病马,必须进行隔离。

4. 消毒　被污染的马厩、系马场、诊疗场等,都应彻底消毒。粪便应堆积发酵消毒。

5. 处理　病马要集中扑杀处理,对扑杀或自然死亡的病马尸体应焚烧或深埋。

6. 免疫　对假定健康马接种马传染性贫血驴白细胞减毒疫苗,注苗后一般不做定期检疫,检出有症状的病马按规定进行扑杀处理。疫区马在注苗后 6 个月,经诊断,未检出马传染性贫血病马时,即可解除封锁。

第三十四章 新城疫

新城疫（newcastle disease, ND）是由新城疫病毒（Newcastle disease virus, NDV）引起的鸡和多种禽类的急性高度接触性传染病，主要特征是呼吸困难、下痢、神经紊乱、黏膜和浆膜出血。NDV偶尔也可感染人引起发病。

本病1926年首次发现于印度尼西亚，同年发现于英国新城，根据此发现地而命名为新城疫。现在分布于世界各地。1928年我国已有本病的记载，1935年在我国有些地区流行，1946年梁英和马闻天第一次报道在发病鸡群分离出NDV。鸡新城疫又称亚洲鸡瘟，该病传播迅速，死亡率很高，是危害养禽业最严重疫病之一。OIE将本病与高致病性禽流感列为A类疫病，我国将其列入一类动物传染病，世界各国对本病的流行与防控均高度重视。

一、病原学

（一）分类与形态

NDV属于副黏病毒科腮腺炎病毒属（*Rubulavirus*）。基因组全长序列显示，NDV以及其他禽副黏病毒（APMV）与腮腺炎病毒属中其他病毒之间有一定差别。完整病毒颗粒近圆形，直径为100～500 nm，有的呈不同长度的细丝状。病毒有囊膜，囊膜的外层有呈放射状排列的纤突。见图2-34-1，图2-34-2。

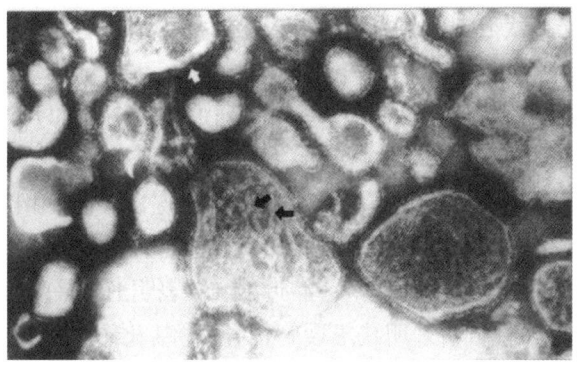

病鸡粪便中有大小不一、形态不一的NDV病毒颗粒，病毒颗粒周围可见纤突结构（白箭头）和囊膜内部核衣壳（黑箭头），负染色

图 2-34-1　NDV 的病毒颗粒

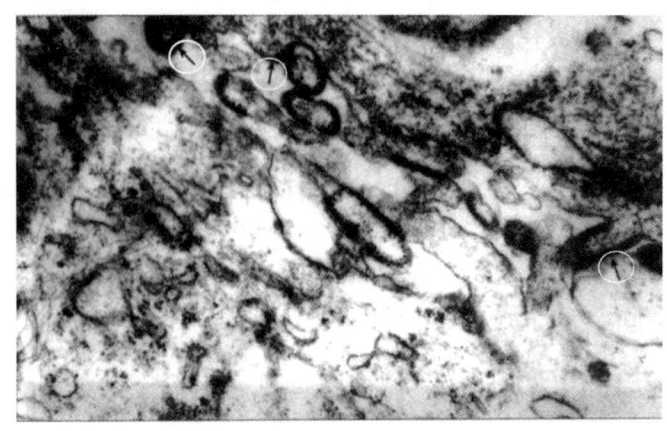

NDV 在鸡胚成纤维细胞培养物中可见到两细胞间歇有多形态的病毒颗粒，有的正在"出芽"（箭头），超薄切片

图 2-34-2　NDV 颗粒"出芽"的切片

（二）基因组结构与编码蛋白

NDV 是单链负链 RNA 病毒，其基因组长度约 15 kb，分子质量约为 51～57 kD。病毒基因组编码核衣壳蛋白（NP）、磷蛋白（P）、基质蛋白（M）、融合蛋白（F）、血凝素－神经氨酸酶（HN）、大分子蛋白（L）6 种特异性结构蛋白，在基因组上的排列顺序是：$3'-NP-P-M-F-HN-L-5'$，L、NP、和 P 三种蛋白，合称为衣壳蛋白，其主要功能是参与病毒的合成；M 蛋白在病毒 RNA 的合成和病毒装配中起重要作用；HN 蛋白和 F 蛋白是重要的宿主保护性抗原，与病毒的致病性和毒力密切相关。

1.F 蛋白　F 基因从其转录起始信号到 Poly（A）尾巴约有 1790 个核苷酸。F 基因有一个开放阅读框，其转录的起始信号是 ACGGGTAGAA，在 1 783～1 786 位含有与真核生物相同的终止密码子 TA（A）G 病毒的 F 基因转录，翻译成 F 蛋白。F 蛋白由 553 个氨基酸组成，分子质量为 59.66 kD。它位于病毒的囊膜上，主要负责病毒与易感细胞发生融合、进入细胞和产生溶血。F 蛋白的前体 F_0 在细胞内被细胞的胰蛋白水解酶裂解为 F_1 和 F_2，两条多肽链，分子质量大小分别为 55 kD 和 12 kD。它们以羧基端嵌合在病毒囊膜上。两个亚单位以二硫键连接，其顺序为 $NH2-F1-S-S-F2-COOH$，裂解后的 F_1 多肽的 N 端产生一个疏水氨基酸区域，直接参与融合活动。F_2 的高度疏水可能与融合作用有关。现在研究表明，F 多肽有 3 个高度疏水区，即 N 端信号肽，F 的 N 端和 C 端跨膜区域有五个糖基化位点，1 个在 F_2 多肽上，4 个在 F_1 多肽上。信号肽区和融合诱导区分别具有使蛋白跨膜转位和直接参与膜融合的功能。蛋白跨膜区具有终止蛋白转移和膜定位的功能。

2.HN 蛋白　NDV 的 HN 基因全长 2.0 kb，基因序列中有一个长的开放式阅读框，通常编码 577 个氨基酸，推测其分子质量约为 6.3 kD。HN 糖蛋白具有血凝素和神经氨酸酶活性，在病毒侵染过程中起着识别细胞受体、介导病毒吸附细胞膜的作用。NDV 可被 HN 单抗和特异性 HN 蛋白抗血清所中和，应用单抗研究表明 HN 蛋白的血凝素和神经氨酸酶两个位点在抗原性上是独立的。HN 蛋白氨基酸序列中有 6 个潜在的糖基化位点，主要疏水区靠近 N 端，表明 HN 是以 N 端与病毒外膜相连的。多肽 N 端一侧的极性氨基酸亲水性分析表明缺乏裂解信号。糖基化作用对 HN 向膜转运无作用，但对神经氨酸酶的作用是必需的。

3.NP 蛋白、P 蛋白和 L 蛋白　NP 蛋白、P 蛋白和 L 蛋白与病毒基因组 RNA 相结合构成病毒核衣壳。NP 蛋白有 2 个主要区域，一是氨基端区域，约占 NP 蛋白的三分之二，它与 RNA 直接结合，另一是羧基端区域，裸露在装配后的核衣壳表面，胰蛋白酶处理后可从核衣壳上解离下来。P 蛋白和 L 蛋白与病毒基因组的转录有关，它们与病毒模板一起构成转录复合物。L 蛋白是 NDV 基因组编码最大的蛋白，是一种病毒 RNA 依赖性的聚合酶。

4.M 蛋白　M 蛋白是由 346 个氨基酸组成的多肽，分子质量为 39.7 kD。Yoshida 等（1979）通过试验认为在 M 蛋白和膜内糖蛋白之间存在着特异的识别位点，也有人提出 M 蛋白与融合糖蛋白（F）之间的重要相互作用对于有感染性的病毒颗粒的形成是必需的。

除上述蛋白外，NDV 基因组还编码两种非结构蛋白，分别为 33 kD 和 36 kD，可能是由 P 蛋白的同一框架编码的。

（三）NDV 毒力强弱的分子基础

NDV 根据毒株的毒力差异可分为强毒株、中等毒力毒株和弱毒株。不同毒株的毒力差异表现在对禽类的感染力不同，造成的损害程度不同。决定 NDV 毒力的主要因素是 F 蛋白，其次是 HN 蛋白，二者有密切的联系。F 蛋白以惰性的前体 F_0 的形式存在，当它被宿主细胞蛋白酶裂解成 F_1、F_2 两个亚单位时，病毒才具有感染活性。裂解后的活性蛋白一旦到达质膜表面即可介导感染细胞与邻近的细胞融合，并导致病毒新的感染。F 蛋白裂解位点位于 112～116 位的氨基酸处，其氨基酸顺序及裂解能力是决定毒力的关键因素。Collins 等（1980）对 26 个 NDV 毒株进行核苷酸序列分析，发现所有强毒株 F 蛋白裂解位点的氨基酸组成都是由被谷氨酰胺隔开的碱性氨基酸对组成，而弱毒株或无毒株相应裂解位点碱性氨基酸对的第 1 个残基被 Gly 取代。另外，强毒株 F_1 多肽首位残基是 Phe，而弱毒株的该残基则被 Leu 取代，即强毒株的切割顺序一般为 ^{112}RRQK/RR/F^{117}，而弱毒株通常为 ^{112}GR/KQ–GR/L^{117}，这就是 NDV 毒力强弱的关键所在。这些不同导致了强弱毒株 F_0 蛋白在宿主细胞内对蛋白裂解酶的敏感性不同，即强毒株的 F0 在接触大多数宿主细胞时都会被胞内蛋白酶裂解为 F_1、F_2 两个多肽。F_1 多肽区具有较强的毒力，直接参与细胞融合活动，而弱毒株 F_0 只能在特定的细胞内被裂解，因此表现出不同毒株致病性的差异。强、弱毒株 F_0 裂解位点的氨基酸序列差异是鉴别 NDV 毒力强弱的分子基础。

（四）血清型与致病型

禽副黏病毒（APMV）有 9 个血清型，即 APMV–1 至 APMV–9。NDV 是 APMV–1，而从火鸡和其他鸟类中分离的 APMV–3 与 APMV–1 有交叉反应。本病毒存在于病鸡所有器官、体液、分泌物和排泄物中，以脑、脾和肺含毒量最高，骨髓含毒时间最长。

NDV 只有一个血清型，但根据不同毒株的致病性差异和感染鸡的表现，可将 NDV 分为几种致病类型：①嗜内脏速发型（强毒型）。各年龄段鸡均易感，呈急性致死性感染。②嗜神经速发型。感染引起各年龄段鸡出现神经症状。③中发型（中毒型）。感染后仅造成幼禽死亡。④缓发型（低毒型）。⑤无症状型（无毒型）。主要为无临床症状肠道感染。NDV 毒株的毒力可通过生物学试验测定，根据鸡胚平均死亡时间（MDT）、1 日龄雏鸡脑内接种致病指数（ICPI）和 6 周龄鸡静脉接种致病指数（IVPI）来区别毒力差异（表 2–34–1）。

表 2-34-1　不同致病型的 NDV 的主要区别

试验方法	缓发型毒株 Lentogenic	中发型毒株 Mesogenic	速发型毒株 Velogenic
1 日龄鸡脑内接种致病指数（ICPI）	$0.0 \sim 0.5$	$1.0 \sim 1.5$	$1.5 \sim 20.0$
6 周龄鸡静脉注射致病指数（IVPI）	0.0	$0.0 \sim 0.5$	$2.0 \sim 3.0$
鸡胚最小致死量平均死亡时间（MDT）/h	> 90.0	$61.0 \sim 90.0$	≤ 60.0
病毒对红细胞凝集解脱的时间	快	快	慢
红细胞凝集素的耐热时间（56 ℃）/min	5.0	5.0	$15.0 \sim 20.0$

（五）基因型

尽管 NDV 只有一个血清型，但采用分子生物学方法可将 NDV 分成不同的基因型，根据基因型和遗传发生关系，可了解病毒来源和流行范围。根据毒株 F 基因的序列和氨基酸序列变化，可将 NDV 分为 9 个基因型：①基因 I 型。主要为从水禽或鸡分离出的无毒株。②基因型 II ～IV。这是 20 世纪 20 年代中期至 50 年代后期第一次大流行期间分离出的毒株。③基因 V 型和基因 VI 型。这是 20 世纪 60 年代和 70 年代第二次大流行期间出现的毒株。④基因 VI b 型。这是 20 世纪 80 年代鸽源的第三次大流行中出现的病毒。⑤基因 VIII 型和 VII 型。这两型分别在 20 世纪 80 年代和 20 世纪 90 年代出现。⑥基因 IX 型。这是中国独有的基因型，包括中国的标准强毒株 F_{48}。通过对 NDV 不同时间、地域流行的毒株进行基因型和遗传进化分析，从全球范围评估和预测 NDV 的流行和传播具有重要意义。目前在我国 NDV 基因型有基因 VIII 型、IX 型、VI 型、VII 型和 VII d 亚型等。

（六）培养特性

NDV 可在鸡胚和多种细胞中增殖。以尿囊腔接种 NDV 于 9 ～ 10 日龄鸡胚，强毒株一般在接种后 30 ～ 60 h 死亡，弱毒株 3 ～ 6 d 死亡。死亡鸡胚的尿囊液含毒量最高，胚体全身出血。用于分离 NDV 的鸡胚，要求用 SPF 鸡胚或未接种新城疫疫苗的鸡胚。NDV 能在多种细胞培养皿上生长，在单层细胞培养皿上能形成蚀斑，毒力越强蚀斑越大。培养病毒用中和试验、蚀斑减数试验和血凝抑制试验等鉴定。

（七）生物学特性

1. 血凝特性　NDV 具有血凝特性，可使鸡、火鸡、鸭、鹅、部分哺乳动物或人的红细胞发生凝集，这种特性与病毒表面的血凝素和神经氨酸酶有关，这种血凝特性能被抗 NDV 的抗体所抑制，因此可用血凝试验（HA）和血凝抑制试验（HI）来鉴定 NDV，用于该病的诊断和免疫监测。

2. 神经氨酸酶活性　所有副黏病毒均存在该酶，在病毒与细胞的融合中发挥了重要作用。

3. 溶血性　NDV 具有一种溶血素，能溶解它所凝集的红细胞。冻结溶解、透析、超声波和渗透压骤变，能增强病毒的溶血活性。

（八）理化特性

NDV 对乙醚、氯仿比较敏感。病毒在 60 ℃ 30 min 失去活力，真空冻干病毒在 30 ℃可保存 30 d，在直射阳光下病毒经 30 min 死亡。病毒在冷冻尸体中可存活 6 个月以上。常用的消毒剂如 2% 氢氧化钠、5% 含氯石灰、70% 酒精在 20 min 即可将 NDV 杀死。NDV pH 值 3 ～ 10 不被破坏。

二、流行病学

（一）易感对象

1. 禽类　鸡、火鸡、珠鸡及野鸡对 NDV 易感，以鸡的易感染性最高，有一定的年龄差异，幼雏和中雏易感性最高。水禽对本病有抵抗力，但可从鸭、鹅肠道中分离到 NDV，发现 NDV 对鹅也有致病性。另外，也从燕八哥、麻雀、猫头鹰、孔雀、鹦鹉、乌鸦、燕雀等禽类分离出 NDV，还有鹦鹉、鸽和鸵鸟可自然感染新城疫而发病死亡的报道。

2. 哺乳动物　哺乳动物对本病有很强的抵抗力。

3. 人　人可感染，表现为结膜炎或类似流感症状。人感染该病主要是因接触病毒、疫苗或病禽而感染，主要是一些从事禽类饲养与产品加工的职业人群，如禽类产品加工厂的工人、兽医、科研人员及饲养员等。

（二）传染源

病禽和带毒禽是本病的主要传染源，同时带毒野鸟在传播过程中也发挥了不可忽视的作用。感染鸡在出现症状前 24 h，其口、鼻分泌物和粪便中已有病毒排出。流行后期的带毒鸡，常呈慢性经过，精神不好，有咳嗽和轻度的神经症状，这也是造成本病持续流行的原因。

（三）传播途径

呼吸道和消化道是本病的主要传播途径，病毒还可经带毒鸡蛋传播。另外，创伤和交配也可感染该病；本病还可通过野禽、寄生虫等机械传播。

（四）流行特点

本病季节性不明显，一年四季均可发生，但以春、秋两季相对较多。这主要与鸡的数量、鸡只流动情况和传播条件等因素有关。购入外表健康的带毒鸡，并将其合群饲养或宰杀，可使病毒散播。污染的环境和带毒鸡群，也常造成本病流行，易感鸡群一旦发生鸡新城疫强毒感染，发病率和病死率可达90%；由于各种原因导致免疫失败，免疫鸡群常发生"非典型新城疫病"。

三、病理学

新城疫的主要病理变化是全身黏膜和浆膜出血，淋巴组织肿胀、出血和坏死，尤其以消化道和呼吸道最为明显。嗉囊酸臭，充满稀薄液体和气体。腺胃黏膜水肿，其乳头或乳头间有明显的出血点，或有溃疡和坏死，此为特征性病理变化（图 2-34-3）。肌胃角质层下也常见有出血点。强毒感染的具有神经症状的鸡还可见大脑充血、出血病变（图 2-34-4）。

从小肠到盲肠和直肠黏膜均有大小不等的出血点（图 2-34-3），肠黏膜上有纤维素性坏死性病理变化，有的形成假膜，假膜脱落后即成溃疡。盲肠、扁桃体常见肿大、出血和坏死。泄殖腔弥漫性出血。

气管出血或坏死，周围组织水肿。肺有时可见淤血或水肿。心冠脂肪有细小如针尖大的出血点。产蛋母鸡的卵泡和输卵管显著充血，卵泡膜极易破裂引起腹膜炎。脾、肝、肾无特殊的病理变化。脑膜充血或出血，而脑实质无肉眼观变化。

免疫鸡群发生新城疫时，病理变化不典型，仅见黏膜卡他性炎症、喉头和气管黏膜充血，腺胃乳头出血少见。但剖检数量较多时，可见有腺胃乳头出血病例，直肠黏膜和盲肠、扁桃体多见出血。

鹅新城疫最明显和最常见的变化是在消化器官和免疫器官。食管有散在的白色或带黄色的坏死灶。腺胃和肌胃黏膜有坏死和出血,肠道有广泛性坏死灶并伴有出血。脾脏和胰腺常有多发性坏死灶,而胰腺偶见出血点。大多数病鹅的法氏囊和胸腺萎缩。

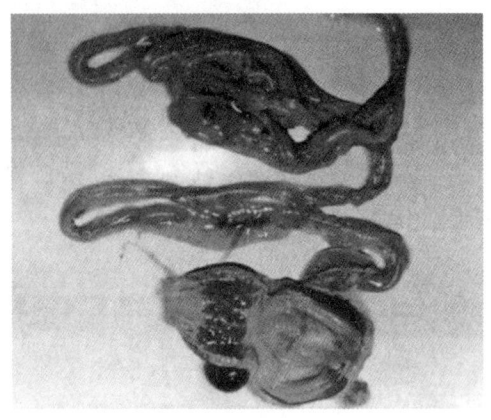

此部分严重出血,部分肠段的黏膜出血和溃疡

图 2-34-3 新城疫发病死亡鸡腺胃黏膜

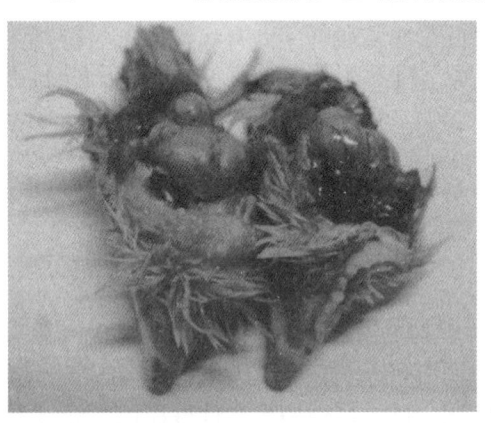

接种 NDV 强毒的 1 月龄商品蛋鸡具有神经症状,死亡后剖检见脑膜出血

图 2-34-4 解剖病鸡

四、临床学

(一)临床表现

1. 人 人新城疫病偶尔发生于与鸡接触密切的人群。潜伏期通常为 1~2 d。患者主要表现为结膜炎或类似流感的症状,常为短暂的单侧结膜炎,偶尔为双侧,不侵害角膜,通常伴有耳前淋巴结肿痛。全身症状有发冷、头痛、不适,偶尔有发热。结膜炎一般持续 3~4 d,常在 1~2 周内痊愈。呼吸道症状通常比较轻微。

2. 鸡 根据表现和病程长短,可分为最急性、急性、亚急性或慢性 3 型。

1)最急性型 突然发病,常无特征症状而迅速死亡。多见于流行初期和雏鸡。

2)急性型 病程 2~5 d。病初体温升高到 43~44 ℃,食欲减退或废绝,有渴感,精神萎靡,不愿走动,垂头缩颈或翅膀下垂,眼半开或全闭,状似昏睡;鸡冠及肉髯逐渐变为暗红色或暗紫色;母鸡停止产蛋或产软壳蛋。随着病程的发展,出现咳嗽,呼吸困难,黏液性鼻漏,常张口呼吸,并发出"咯咯"的喘鸣声或尖锐的叫声。嗉囊内充满液体,倒提时常有大量酸臭液体从口内流出。粪便稀薄,呈黄绿色或黄白色，有时混有少量血液，后期排出蛋清样的排泄物。有的病鸡出现神经症状，如"观星姿势"，翅、腿麻痹等（见图 2-34-5 和图 2-34-6）。最后体温下降，在昏迷中死亡。

3）亚急性或慢性　初期症状与急性相似，不久后渐见减轻，但同时出现神经症状，患鸡翅、腿麻痹，跛行或站立不稳，头颈向后或向一侧扭转，动作失调，反复发作，终于瘫痪或半瘫痪，一般经 10 ～ 20 d 死亡。此型多发生于流行后期的成年鸡，病死率较低。个别患鸡可以康复，部分不死的病鸡遗留有特殊的神经症状，表现为腿、翅麻痹或头颈歪斜。有的鸡状似健康，但若受到惊恐刺激或抢食，会突然后仰倒地，全身抽搐就地旋转，数分钟后又恢复正常。

4）非典型新城疫　主要发生在免疫鸡群中，症状不典型，仅表现呼吸道和神经症状，其发病率和病死率较低，有时在产蛋鸡群仅表现为产蛋下降，有人把这种新城疫叫作"非典型新城疫"或"亚临诊型新城疫"，把这种现象称为新城疫的免疫失败。新城疫免疫失败与免疫程序不当、鸡群强毒感染、免疫方法不当、疫苗失效及其他疾病等多种因素有关。

3. 鹅　病鹅表现为精神不振、食欲减退和下痢，排出带血色或绿色粪便，有些病鹅在后期出现神经症状。

4. 其他禽类　鸽感染 NDV 后主要是腹泻和神经症状；幼龄鹌鹑感染 NDV 表现为神经症状，死亡率较高，成年鹌鹑多为隐性感染；火鸡、珠鸡和鸵鸡感染症状一般与鸡相同，但成年火鸡的感染症状不明显；鸵鸟的发病率和病死率略低于鸡。

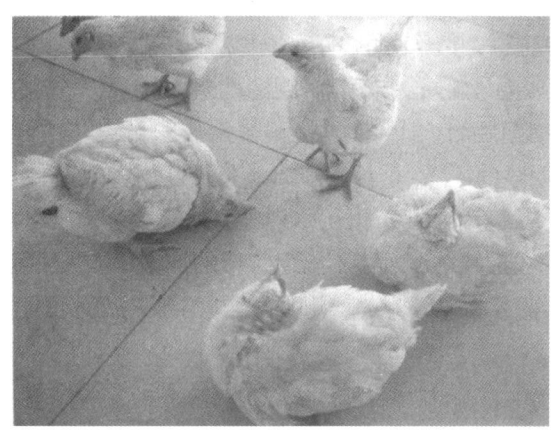

接种 NDV 强毒的 1 月龄商品蛋表现神经症状，呈头颈后仰的"观星姿势"或头颈歪曲等

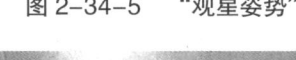

图 2-34-5　"观星姿势"

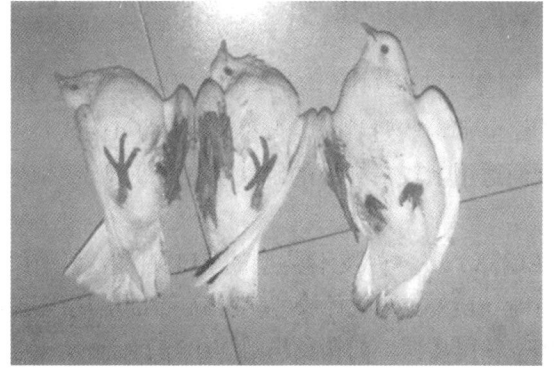

2 月龄鸽接种 NDV 强毒后呈神经症状，失去正常平衡能力，不能自行翻身起立，翅羽沾满绿色粪便

图 2-34-6　失去平衡能力的鸽子

（二）临床诊断

根据该病的流行病学资料、临床表现和病理变化可进行该病的临床初步诊断。临床诊断该病时，应注意与禽霍乱、传染性支气管炎和禽流感等症状相似疫病的鉴别诊断。

（三）临床治疗

1. 人 一般可自行康复，不会引起人群中的传播。新城疫感染者常引起眼结膜炎，可按常规眼结膜炎的治疗措施进行处理，患者可很快康复。

2. 禽类 目前尚无特效疗法，初期可选用新城疫高免血清、高免卵黄抗体或干扰素治疗，配合使用抗生素防止大肠埃希菌等细菌的继发感染，同时在饲料和饮水中添加电解多维、葡萄糖等，增强抵抗力；也可选用一些抗病毒中药进行辅助治疗。

五、实验室诊断

（一）病原分离与鉴定

病毒分离鉴定是目前诊断该病最确切的方法，并且可确定感染毒株的毒力。通常以鸡胚接种方法来分离病毒：采集样品无菌处理，离心取 0.1～0.3 mL 上清液接种于 9～11 日龄鸡胚尿囊腔（要求是 SPF 或无 NDV 母源抗体的鸡胚），接毒鸡胚 37 ℃孵育，弃去 24 h 内死亡的鸡胚，孵 5～7 d，把所有接种胚置于 4 ℃过夜，抽取尿囊液或羊水检测血凝活性，阴性者传代 2 次，阳性者菌检若有细菌，需用 450 nm 滤膜过滤或除去细菌后加抗生素，再接种 9～11 日龄鸡胚。含有卵黄抗体的鸡胚也可以复制 NDV，但病毒滴度常呈现明显的下降，这种蛋应避免作诊断用。鹌鹑胚、鸭胚也可以试用于病毒的分离，但病毒滴度没有鸡胚分离高。NDV 也可以用多种细胞培养物分离，最好是鸡胚成纤维细胞或鸡胚肾细胞。必须指出，有些毒株在细胞培养物中不出现规律的细胞病变，血凝滴度也远比鸡胚低。培养病毒可用 HA 和 HI 试验、电镜观察等进行鉴定。病原的分离与鉴定费时而且费力，很少用于 NDV 的临床快速诊断。

（二）血清学方法

1. HA 和 HI 因为 NDV 病毒存在血凝和血凝抑制现象，所以可以用 HA 和 HI 对 ND 进行定性的检测。HA 和 HI 操作简单，是目前最常用的方法，大多数的鸡场都用 HA 和 HI 进行抗体监测和诊断。HA 和 HI 在操作中应注意减少误差。目前常用的试管血凝试验和微量板凝集试验，微量法的灵敏度和准确性均高于试管法。

2. 荧光抗体技术（FA） 免疫荧光法（IFA）具有简单、快速、灵敏、特异等优点，抗原在 -70 ℃可长期保存，可以随时取出使用，全部试验过程只需要 1 h，免去了 HI 试验中采血、制备红细胞、滴定抗原、倍量稀释血清等步骤，因而适用于较大规模的定性监测 SPF 鸡抗体或与 HI 同时使用，对 HI 阳性动物进行确诊。

3. 酶联免疫吸附试验（ELISA） 各种技术类型的 ELISA 广泛应用于新城疫的抗原、抗体的检测。如 ELISA、SPA-ELISA、Dot-ELISA、双抗体夹心 ELISA 等都被用于该病的监测和诊断。ELISA 灵敏度好、特异性强，特别适用于基层兽医部门和鸡场对 NDV 的血清学诊断和流行病学普查。

4. 琼脂扩散试验（AGP） AGP 是一种定性的检测方法，操作快速而简单。灭活的含毒尿囊液制备 AGP 抗原，方法简单、灵敏、不散毒，用所制的 AGP 抗原检测新城疫抗体 24 h 内即可判定结果。有采用 AGP 检测组织中的病毒, 以多器官检查和统一判定的方法, 对 NDV 的检出率高, 解决了非典型性新城疫诊断困难的难题。

5. 其他方法　如血清中和试验(SNT)、乳胶凝集试验(LAT)、协同凝集试验等方法。

(三)分子生物学技术

1. 核酸探针技术　核酸探针技术是在已经获得的病毒特异片段上标记放射性同位素或生物素, 将特异片段作为探针而建立的一种分子杂交诊断方法。Jareck-Blak 等采用人工合成的寡核苷酸 DNA (cDNA 探针), 在极严格的条件下进行狭缝 – 印迹杂交试验, 该方法可识别被检的 14 个 NDV 毒株, 并且在感染后 12 h 的鸡胚组织中成功地检出 NDV, 该探针序列选自 NDV 基因组高度保守区, 具有高度特异性。贺东生等以长臂光敏生物素标记 cDNA 质粒直接制备探针, 经斑点杂交和碱性磷酸酶显色后, 探针同该 cDNA 的 PCR 产物, PCR 产物重组子和新城疫的强、弱毒株呈现阳性反应, 而与 IBV、ILTV、MG 和正常尿囊液等均呈现阴性反应, 该法能迅速检测出至少 100 pg 的同源 DNA。刘维忠等应用 RT-PCR 获取 NDVF E 株的部分囊膜糖蛋白基因片段, 并将该基因片段标记成地高辛探针, 该探针能检出三株不同毒力的 NDV(F48E9 株、LaSota 株、Ulster 株)基因组 RNA, 而不能检测出 IBDV 和 IBV 基因组的 RNA, 表明该探针能进行新城疫的检测。

2. RT-PCR 技术　RT-PCR 用于新城疫的诊断研究是发展比较快的一项新技术。如阎玉河等根据 NDV 基因的结构特点及强弱毒株 F_0 蛋白裂解位点的序列差异设计了 2 对引物, 建立了快速诊断新城疫并能鉴别强弱毒株的 RT-PCR 技术。黄庚明等建立了检测 NDV 核酸的 RT-nPCR, 为从分子水平探讨 NDV 的发病机理, 临床早期诊断提供了新的研究手段。谢芝勋等建立了 NDV-IBV 多重 RT-PCR, 能对同一样品中的 NDV 和 IBV 同时检测鉴别, 解决了临床上对 NDV、IBV 混合感染快速鉴别诊断的难题。RT-PCR 技术由于其灵敏度高、特异性好、能够区别强弱毒株, 在 NDV 的诊断和流行病学普查方面颇具潜力。

3. 抗多肽抗体法　Hodder 等利用强毒株 Australia-Victorta(AV)、弱毒株 Queenstand(U4)、Eaves-Grimes(EG)、WA2U6 株的裂解位点的氨基酸的组成和序列不同, 设计并人工合成了两个多肽, 将这两个多肽制备免抗血清, 用抗血清可以区分不同毒株的毒力强弱。古长庆等根据我国流行的强毒株 F 蛋白前体(F_0)的 F_2 片段的特异结构, 人工合成特异性多肽, 将其与小牛血清白蛋白化学偶联制备成全抗原, 免疫小鼠制备出抗多肽血清, 经 ELISA 检测, 该抗体可用于 NDV 强弱毒株的快速鉴别。抗多肽抗体法是一种在分子水平上鉴定强弱毒株的方法, 不仅可以用于临床分离野毒的致病性分析和定型, 还可以应用于疫苗株研究中的筛选和疫苗产品的安全性鉴定, 具有较高的实用价值。

此外, 其他方法如神经氨酸酶抑制试验(NIT)、放射免疫试验(RIA)、免疫酶组化技术、基因芯片技术都报道用于 NDV 的诊断。

由于疫苗的广泛使用和一些天然弱毒株的存在, 诊断时应注意区分强弱毒株, 目前能区分 NDV 强弱毒株的方法包括: 生物学特性试验、单克隆抗体技术、RNA 指纹图谱法、核酸探针技术、RT-PCR 技术、抗多肽抗体法和基因芯片技术。

六、防控措施

(一)人

一些与家禽接触密切的人群偶尔会感染新城疫, 但未见有人传播人的情况。人群预防新城疫主要是加强认识, 加强自我防护措施: 兽医人员、实验室人员和从事禽类养殖与加工生产的各类人群, 接触病禽的机会相对较多,因此在进行新城疫相关操作,如免疫接种、实验研究时,应戴口罩、手套和防护眼镜等;操作过程中尽量不要揉眼睛,操作完毕注意洗澡和消毒等。同时,屠宰加工的家禽内脏、污水、粪便等严禁乱抛洒,避免污染环境;避免购买病禽食用。

(二)禽类

1. 综合性预防措施　新城疫是一种危害特别严重的重大传染病,发生后通常会造成非常大的损失,因此对禽类新城疫主要采取以免疫预防为主的综合性控制措施,尽量减少疫病发生。

1)加强饲养管理,提高饲养管理水平　注意饲料平衡,注意禽舍环境的通风,保证空气质量,减少禽群应激,提高禽群整体健康水平,一定要提高禽群的特异免疫力,不能过分依赖疫苗接种。

2)建立健全生物安全制度,提高生物安全实效　采取严格的生物安全措施,防止 NDV 强毒株进入禽群,NDV 强毒株一旦侵入禽群,就能长期持续传播,采用各种措施都很难从禽群清除,因此一定要防止 NDV 强毒株进入禽群。严格的生物安全措施包括:禽场的选址、生产的规模等应有利于疫病防治;采取严密的隔离措施;加强消毒、杀虫、灭鼠、防鸟和禁养猫、狗等动物;进出的人员和车辆及用具消毒处理;保证饲料和饮水安全;实行严格的引种检疫制度;采用全进全出等饲养方式。

3)进行科学的免疫预防,搞好抗体监测　疫苗接种是预防新城疫的最重要的措施,可以提高禽群的特异免疫力,减少 NDV 强毒株的传播,降低新城疫造成的损失。新城疫疫苗分为活疫苗和灭活疫苗两大类,活疫苗能刺激禽群产生体液免疫、细胞免疫和局部黏膜免疫,灭活疫苗主要产生体液免疫。目前,国内使用的活疫苗有Ⅰ系苗(Mukteswar 株)、Ⅱ系苗(B1 株)、Ⅲ系苗(F 株)、Ⅳ系苗(LaSota株)和 V4 弱毒苗 5 种。其中Ⅰ系苗是中毒疫苗,ICPI 为 1.4,绝大多数国家已禁止使用,我国家禽及家禽产品出口基地应禁止使用Ⅰ系苗,其他地区也应逐步停止使用。另外,中国农业科学院哈尔滨兽医研究所研制的禽流感-新城疫重组二联活疫苗(rL-H5 株),可以同时预防禽流感和新城疫。

疫苗的实际免疫效果受到母源抗体、疫苗种类和质量、鸡群日龄以及其他疾病的影响等多种因素,因此禽类养殖场应根据本场的实际情况,制定个性化的免疫程序;免疫禽群还要定期进行抗体监测,随时跟踪了解禽群免疫抗体的动态变化规律。

目前许多禽类养殖场新城疫免疫屡屡失败,一些人开始怀疑是否现在的疫苗效力有问题,但研究证实现有的疫苗株保护力是良好的,能对各种基因型病毒的感染提供有效保护。

2. 发生新城疫后的措施

1)综合处理措施　发病后对场地、用具和物品等进行严格彻底的消毒,对病禽及时隔离、淘汰、扑杀和销毁等。

2)紧急接种　对受威胁区禽群和假定健康禽群实行紧急免疫接种,防止疫情扩大、蔓延。雏鸡可用Ⅳ系苗(或克隆 30 或Ⅱ系)滴鼻、点眼;中雏可用Ⅰ系苗肌内注射,也可用油乳苗肌内注射。紧急接种会加速一部分已感染禽的死亡,但一般会在 7～10 d 内逐渐停止死亡。紧急接种的效果与感染野毒的毒力、禽群整体健康状况、禽群饲养管理水平有很大的关系。

第三十五章 黄热病

黄热病（yellow fever）是由感染黄热病毒的蚊子传播的一种病毒出血性疾病。据估计，全世界每年有 20 万人感染此病，并因此导致 3 万人死亡。该病主要分布在非洲和南美洲的一些地区。它曾经传播于北美洲和欧洲。虽然黄热病已经多年没有在非洲及中南美洲以外的地区流行，但是，每年仍然有病例输入疫区以外国家的报告。它是目前国际卫生条例规定的三种检疫传染病之一，也是 WHO 报告的 9 种可能流行的传染病之一，仍然对全世界的健康构成重大的威胁。

黄热病的发生是 1648 年在美洲的瓜德罗普和尤卡坦首次确切记录到的。有研究认为，大西洋奴隶贸易可能促进了黄热病毒在非洲与美洲之间的传播。历史上，"黄杰克"（黄热病旧称）曾在大西洋贸易路线中多次暴发，成为致命威胁。

通常认为，林德记录的 1768 年驶离塞内加尔海岸船舶上的发热患者，是我们能够确切识别的最早的非洲黄热病病例。记录中未描述临床发热的表现，其为黄热病的证据就是此病首先出现在登岸的人群中，继而在船上传播开来。黄热病首次临床描述的报告是 1782 年由 Schotte 发表的。其在文中是这样描述的：呕吐在继续。呕吐物开始为绿色，继而转为棕色，再后就变成了黑色。呕吐物凝成了小块。然后出现了接连不断的腹泻，同时伴有腹痛，粪便量很大，呈黑色，散发着一种腐臭味。皮肤上到处都是瘀斑。

在 200 多年的时间里，美洲的热带和亚热带地区都遭受着黄热病的蹂躏。其间，北至波士顿，远至远离黄热病地方性流行中心的西班牙、法国、英国和意大利都有黄热病的暴发流行。黄热病流行快速，横扫西印度群岛、中美洲和美国南部，致使人群大量死亡，工业、贸易一度瘫痪。在这段历史期间，费城出现过 20 次黄热病流行，纽约发生过 15 次，波士顿经历过 8 次，而巴尔的摩也有 7 次流行的历史记录。

1848 年 Josiah Clark Nott（1804—1973）首次提出黄热病是通过蚊子传播的论断。1881 年古巴医生 C. J. Finlay 第一个阐述了黄热病是由蚊子传播的严谨理论。

1900 年 9 月，以里德·沃尔特为首的美国黄热病委员会确切证明：①蚊子是黄热病传播媒介。②在蚊子吸食传染性血液后经过一段时间才能够通过叮咬传播给另一个宿主，这段时间大约为 12 d。③抽取发病 1～2 d 黄热病患者的循环血液给正常人皮下注射，可以实验性地制造黄热病患者。④黄热病不会通过污染物传播。

里德和他的同事提出通过消灭蚊子和保护患者不被蚊子叮咬可以最有效地控制黄热病。该委员会还第一次论证，滤过病毒导致了一个具体的人类疾病。1900年初，戈加斯通过铲除蚊子孳生地在哈瓦那和巴拿马彻底消灭了黄热病。他用实践证实了里德及委员会的论证。

1927年，美国黄热病委员会实验室工作人员，A. F. Mahaffy和鲍尔博士将黄热病患者的血液注射给恒河猴，进行了人工传播黄热病的实验。这两位博士证实：①黄热病致病因子是一种滤过病毒。②注射早期患者柠檬酸盐化的血液很容易将黄热病从猴传播给猴或者从人传播给猴。③通过埃及伊蚊叮咬，黄热病可以在猴之间传播。④一旦感染黄热病毒，蚊子就终生具备传播黄热病的能力。⑤猴子被感染黄热病毒的蚊子叮咬一次就足以感染黄热病。

到1928年人们就已经发现黄热病具有以下流行病学特征：①黄热病沿贸易路线（如河流、道路和铁路）传播。②城市黄热病出现之前就已经存在黄热病。③暴发常常发生在丛林中相对孤立的疫点。④暴发几乎都发生在大量无免疫人群到达之后，或者易感部队进入染疫的地区，或者其他大规模人群运动之后。⑤新到达地方流行区疫点的人员几乎都会感染此病。此病对无免疫人群侵袭率高，而本地人则具有相对较高的免疫力。⑥夜间访问黄热病染疫地的人感染黄热病的概率更高。

在20世纪30年代，人们开发了两种活减毒黄热病疫苗，也即法国嗜神经疫苗和17D疫苗。法国嗜神经疫苗是将来自人体的病毒接种到鼠的脑内制备的，而17D疫苗则是将来自人体的病毒接种到鸡胚制备的。

黄热病疫苗的首次大规模预防接种试验，是在原法属撒哈拉以南非洲开展的。在非洲开展大规模黄热病疫苗预防接种之前，1925—1926年在尼日利亚的拉格斯，1926—1927年和1937年在加纳以及1934—1935年在冈比亚的班珠尔都暴发过典型的城市黄热病。1940年，在法语系西非和赤道非洲开展了大规模的黄热病预防接种运动，大约每4年就有2 500万人接受疫苗接种。因此，黄热病逐渐从上述国家消失了。而在未开展免疫工作的国家中，黄热病流行还在不断地出现。从流行病学上充分展示了预防接种在控制黄热病方面发挥了巨大作用。

有史以来记录到的最大规模的黄热病暴发于1960—1962年的埃塞俄比亚。当时埃塞俄比亚西南部没有免疫力的人群有10万，其中10%感染了此病。此次黄热病的流行造成了3 000人死亡。20世纪50年代末，刚果、苏丹和乌干达存在着黄热病的活动。令人惊奇的是突然出现很多致死性病例，病程2～3 d，并不出现肝脏和肾脏体征。昆虫学调查提示非洲伊蚊维持着猴子之间的黄热病传播和不太严重的猴—人传播，而人类本身的黄热病传播是通过辛普森伊蚊实现的。1964年，乌干达发现1例孤立的人类黄热病病例。详细调查得到的证据也表明是非洲伊蚊导致的黄热病毒从猴向人的传播。通过观察发现此种属的蚊子白天在地表高度进食，这也支持非洲伊蚊传播黄热病的结论。

1961年，法语系西非地区终止了对10岁以下儿童的黄热病疫苗的预防接种。1965年黄热病在塞内加尔干旱热带草原地区暴发，受侵袭的人群主要是最后一轮接种后出生的儿童。虽然官方只报告了243例黄热病病例，但是真正的病例数可能高达2万例，病死率为10%。为了控制这次黄热病流行所开展的预防接种运动（使用法国嗜神经疫苗），导致了一场悲惨的医源性疫苗接种后脑炎的暴发（共发生疫苗接种后脑炎248例，其中22%死亡）。法国生产的嗜神经疫苗于1982年停止生产。

20世纪70年代，黄热病的流行仍然在继续，但其严重程度，比其前后10年均轻。1970年尼日利亚Okwoga地区发生了一起小规模的黄热病暴发流行。对这次暴发的调查，第一次发现了非洲伊蚊这种传统的动物疾病传播媒介在人类黄热病流行中发挥传播作用的证据。

黄热病病例发病数的下降致使人们对黄热病不再感兴趣。自 20 世纪 60 年代初期以后，人们针对黄热病的监测工作和预防接种工作逐步被忽略。

1971 年，黄热病在安哥拉消失 99 年后再次出现。官方的发病报告有意对此次黄热病流行的影响轻描淡写，但是血清学调查提示至少有 13% 的城市人口感染了此病。

1977—1979 年，加纳经历了一系列的黄热病流行。和没有开展黄热病预防接种工作的、将英语作为母语的国家发生的其他黄热病流行一样，成人的罹患率很高。

一、病原学

（一）分类与形态

黄热病的致病因子是一种黄病毒科黄病毒属的病毒。此属病毒有 70 余种，可以导致人畜患病，也有人将这组病毒称为 B 组虫媒病毒。黄热病毒只是其中的一种。与其同属的并且大家都比较熟悉的病毒还有登革病毒、日本脑炎病毒、西尼罗病毒和圣路易脑炎病毒等。病毒颗粒呈小球形，二十面体，结构对称，有致密的核心和包膜，直径 43 nm。

（二）基因组结构与功能

病毒系单链正链 RNA 基因组，长约 11 kb，只含有一个大的开放读码框。在此框架内核苷酸占 96%，其 5′ 端的 1/4 为结构蛋白编码区，负责编码病毒的衣壳蛋白（C 蛋白）、膜蛋白（M 蛋白）和包膜蛋白（E 蛋白）；3′ 端的 3/4 为非结构蛋白编码区，负责编码 7 个非结构蛋白（NS_1、NS_{2a}、NS_{2b}、NS_3、NS_{4a}、NS_{4b} 和 NS_5）。此外，在基因组的 5′ 端和 3′ 端均有一段非编码区。

E 蛋白是主要的包膜蛋白，含有病毒血凝素和中和抗原决定簇，它可能是某些宿主细胞表面受体的配体。当它与受体结合后，病毒就可感染细胞。E 蛋白还可能是一种膜融合蛋白，可以诱导病毒颗粒的包膜与细胞膜融合，促使病毒颗粒进入细胞而造成感染。根据包膜蛋白基因序列的差异，可分为两个不同的基因型，即 I 型、II 型，II 型本身又可分为 II A 型和 II B 型。其中 I 型主要分布在非洲东部和中部，而 II A 型和 II B 型则分别分布在非洲西部和美洲。但是目前还缺少各型病毒野病毒株致病力存在差异的证据。M 蛋白形成病毒颗粒的表面结构，能增强病毒的感染性。病毒非结构蛋白在病毒复制与病毒基因产物转译后的修饰与加工中均起着重要的作用。非结构蛋白还可以诱导机体产生体液免疫和细胞免疫反应。

（三）理化特性

黄热病毒在常温下易灭活，但抗干燥，在 pH 值 7 ～ 9 的情况下比较稳定。该病毒对紫外线、胰酶和脂溶剂乙醚、氯仿、去氧胆酸钠均敏感。

二、流行病学

（一）传播媒介与储存宿主

黄热病存在于非洲和南美洲的热带地区。有埃及伊蚊繁衍的中美洲、北美洲和欧洲都受到黄热病输入的严重威胁。这些地区在 20 世纪初仍然有黄热病在传播，它们被看作黄热病易感地区。

黄热病毒的储存宿主是对本病毒易感的媒介蚊种。这些蚊子一旦感染黄热病毒，就可以终身处于感染状态并且可以通过产卵将病毒传给子代。在非洲和美洲，黄热病可以作为一种人畜共患病持续存在，灵长类动物在自然状态下维持着这种疾病。人和猴发挥着黄热病毒扩增器的作用，从而可以使更多的蚊子感染此种病毒。

（二）传播方式与影响传播的因素

1.黄热病毒的垂直传播　1981年人类首次在 *Haemagogus equinus* 蚊种中证实了黄热病毒的垂直传播。在此之前，1979年 Cornet 等人曾在塞内加尔雄性 *Aecles. furcifertaylori* 中发现黄热病毒；Aitken 在实验中也曾发现黄热病毒在埃及伊蚊中呈现垂直传播。这样就可以很容易地解释在没有其他宿主的情况下生活期长的、耐干旱的雌性成蚊能够长期持续地传播黄热病，持续感染脊椎动物，并且黄热病有从动物流行区向远方传播的现象。在塞内加尔再次证实了在自然的状态下黄热病毒可在埃及伊蚊中垂直传播。研究人员认为，垂直传播在黄热病的流行传播中发挥着重要的作用。

在自然界中，黄热病毒垂直传播的作用是通过在野外捕捉到的雄性媒介蚊种中分离出数株黄热病毒而得到证实的。因为存在雄性蚊子在交配过程中将黄热病毒传播给雌性蚊子的可能，此种病毒在蚊体中垂直传播效率可能进一步增加。通过垂直传播，媒介蚊子可以长期保存黄热病毒的存活，因此，媒介蚊子是黄热病毒的真正储存宿主。媒介蚊子垂直传播黄热病毒的现象具有两重流行病学意义。其一雌性埃及伊蚊在羽化后几天的时间内就可以传播黄热病毒；从理论上讲在首次吸血的过程中就可以传播黄热病毒，不需要病毒在体外的 $8 \sim 10\ d$ 的繁育周期。与只有水平传播的情况相比，人群中黄热病传播会更加频繁。其二，黄热病毒能够在蚊卵内轻易地度过旱季，等待雨季的再次来临。

2.黄热病毒的水平传播　黄热病的水平传播是指黄热病毒通过媒介蚊子的叮咬在脊椎动物间传播。黄热病毒不仅在脊椎动物宿主体内复制，而且在媒介蚊子体内也进行复制。依据生态因素的条件，黄热病毒的水平传播可以表现为两种方式。第一种方式称为维持传播。在这种传播的状态下，黄热病疾病患病率相对稳定；媒介与脊椎动物的接触不密切，黄热病的流行状态呈动物间地方性流行或地方性流行。第二种方式称为扩增传播。在这种传播的状态下，传播中的病毒在增加，媒介与脊椎动物的接触密切，黄热病则表现为动物间流行和人间流行。许多生态因素都可能影响水平传播。媒介与宿主动物接触的密切程度取决于病毒的量、媒介和脊椎动物的密度等。媒介的感染不但取决于与无脊椎动物宿主的具体的内在关系（例如：病毒在无脊椎动物体内的播散——穿透内脏的屏障、侵入不同的组织等），而且也与外部因素有关（这些因素独立于病毒），这些外部因素有媒介吸食受染宿主血液后必须被感染，病毒必须在无脊椎动物组织内复制繁殖，而且病毒必须随蚊子的唾液注入到脊椎动物体内。因此媒介蚊子生命周期必须足够长，以便病毒能够在蚊子体内完成所需的发育。在自然状态下，作为媒介的蚊子必须有趋食灵长类动物血液的习性。

3.黄热病在非洲的分布、生态学区域和传播类型

1)植被　黄热病在非洲的分布最好按植被区来划分，这种植被是降水类型的反映，它决定了蚊子媒介的脊椎动物的量及分布。

（1）赤道雨林（动物地方流行区；主要是丛林型）：巨大的赤道雨林地区从西部的几内亚一直延伸到东部的乌干达，南至赤道几内亚，北到安哥拉。在这一区域黄热病一年四季在猴子和非洲伊蚊间传播，是黄热病常年的动物地方流行区。一般情况下黄热病毒呈低水平传播，时有散在病例发生，或者规律性地出现局部的暴发流行。表现的形式与南美洲黄热病相似。这种情况下的黄热病传播主要表现为猴子之间的传播和散发的人类病例。

（2）潮湿/半潮湿草原（也即黄热病浮现区域）：这一地区周期性的出现动物间黄热病流行和人间黄热病流行；猴与猴之间以及猴与人之间的传播都可能发生，是主要的黄热病危险区。

（3）干旱草原（主要是人与人之间的传播，存在出现黄热病流行的可能）：在干旱草原地区降水很少而且雨季短暂。丛林媒介的密度太低或者活跃期太短，无法维持黄热病在动物中的流行。但是病毒可通过埃及伊蚊进入人间传播环。这种现象即可以表现为潮湿草原动物黄热病流行蔓延进入人间传播环，也可表现为黄热病感染者进入存在家栖蚊种的干旱草原而导致黄热病的人间传播。如果病毒被引入城市或者非常干旱的草原地区。在这些地区，人类为生存需要贮存水，并且在居住地及其周围有家栖的埃及伊蚊存在，有可能继之出现城市型传播，从而形成黄热病暴发流行。通常，这样的暴发沿着人类的交通线从一个村庄传播到另一个村庄。一旦发生流行，黄热病毒就可能通过感染者或感染病毒的蚊子传播到远方。

2）非洲存在的黄热病媒介　非洲主要的黄热病传播媒介是伊蚊属埃及伊蚊亚属和 *Diceromyia* 亚属的蚊子。研究显示在自然界有 7 种蚊子在黄热病传播中发挥着重要的作用，它们是埃及伊蚊、非洲伊蚊、opok 伊蚊、luteocephalus 伊蚊、辛普森伊蚊组、furcifer 伊蚊和泰勒伊蚊。

这些媒介蚊子的卵对干旱具有抗性；在旱季它们处于静止状态，一旦滋生地充斥雨水就会孵化。在旱季，大草原地区没有成蚊，黄热病传播中断。伊蚊媒介依据与人的接触程度可以分为三类。第一类家栖类，主要是埃及伊蚊；第二类是野生类，所有其他种类都属于野生类；第三类是半家栖类野生蚊种，它们可以获得家栖蚊种的习性。属于最后这一类的蚊子有 frucifer 伊蚊、非洲伊蚊和 luteocephalus 伊蚊。

3）非洲的脊椎动物宿主　1928 年，斯托克司等描述了一种亚洲猴子：恒河猴对黄热病毒的易感性。这种动物就成为了第一种黄热病的实验动物。在非洲几乎对所有动物学种群都进行了研究但是只有灵长类动物与黄热病毒自然传播环有关，因为其他动物病毒血症低和（或）与已知媒介没有接触。

在非洲，猴子一直是与黄热病毒循环有关的主要脊椎动物，夜猴（也称作 bush babies）也可能在病毒循环中发挥着重要的作用。猴子出现的病毒血症为时很短，一般 2～5 d，最长也不超过 9 d。感染后可获得终生的免疫，因此它们不可能是黄热病毒的储存宿主。在野外病毒流传中，来往于树冠之间的猴子是黄热病毒主要的脊椎动物宿主，一旦它们离开森林，下到地面，进入大农场就会使黄热病毒的野外循环与人类联系起来。在大草原，猴子通常生活在地面，但是它们在树林中睡觉，在那里，它们就会被蚊子叮咬。赤猴或狒狒这类猴子由于活动的领域非常大，所以很容易播散黄热病毒。

4. 非洲黄热病流行病学表现　1986—1991 年是非洲黄热病极其活跃的时期。在这期间，全世界总共报告了 20 424 例黄热病病例，其中 5 447 例死亡。这是自 1948 年世界卫生组织开始黄热病报告以来，黄热病最为活跃的一段时期。尼日利亚报告了大量的黄热病病例，自从 1984 年开始就发现尼日利亚黄热病又重新发展起来。尼日利亚卫生部和世界卫生组织的联合调查表明，当时尼日利亚 Oju 地区 20 万人口发生了 9 800 例黄热病病例，其中 5 600 例死亡。而 1986 年正式报告的贝努埃全州黄热病病例只有 559 例，其中 200 例死亡。调查表明，该国黄热病病例数和死亡数分别只报告了实际数的 1/18 和 1/29。

1987 年在奥约州 17 所医院和 3 个村庄开展了调查，走访了 6 万名居民。结果表明，当时黄热病的罹患率为 2.9%，死亡率为 0.6%。1987 年，黄热病在这一地区暴发，此次暴发发生在人口密集的地区，是由埃及伊蚊传播的城市型黄热病暴发流行。据估计，受黄热病威胁的人口有 400 万；因此估计，奥约州大约发生了 116 000 个病例，其中 24 000 人死亡。实际的黄热病病例数和死亡数分别是报告数的 130 倍和 50 倍。

从 1984—1993 年尼日利亚报告了 20 000 多例黄热病病例, 2 000 多例黄热病死亡。考虑到漏报的问题, 估计该国黄热病的实际病例数应该至少为 100 万。1994 年尼日利亚伊莫州又一次发生了黄热病暴发, 此次黄热病暴发流行一直传播到邻近喀麦隆的数个地区。

喀麦隆首次的黄热病流行发生在 1990 年该国雨季的后半期。已经了解到的黄热病病例是 180 例其中 125 例死亡。受侵袭地区属于黄热病流行带。这一地区是山区, 区内散在有许多村庄。在 11 个村庄开展的一次血清学调查发现, 20% 被调查者黄热病 IgM 抗体阳性。被调查者大多数还不到 10 岁。虽然确实存在 IgG 交叉反应, 但对其他黄病毒属病毒血清 IgM 抗体检测结果皆为阴性。据估计, 已经报告的病例数还不足实际病例数的 4%。实际病例数可能在 5 000 ~ 20 000, 死亡病例数在 500 ~ 1 000。

1992—1993 年, 黄热病的流行从病例数来看并不算严重, 但这却是肯尼亚首次记录到的黄热病流行的一年。这次暴发呈丛林型(猴—人传播), 其所影响的人群主要是青年男性。由于担心黄热病传播到存在埃及伊蚊的城市, 该国开展了大规模的黄热病预防接种活动。在受侵袭地区大约有 100 万人接种了黄热病疫苗。这是在将近 50 年内东非首次报道黄热病病例的报告。1994 年和 1995 年与前两年相比, 黄热病患者数略有升高, 但是与 1992 年以前相比发病率仍然较低。从 1994 年 11 月至 1995 年 1 月加蓬发生了国内首次黄热病暴发。暴发开始为丛林型黄热病, 发生在边远地区丛林中的矿工营地。但是疫情很快就传播到了丛林以外的村庄, 由于村庄内有埃及伊蚊存在, 于是出现了人与人之间的传播。这次黄热病的流行是通过血清学和 RT-PCR 检测结果确定的, 未分离出黄热病毒。继之得到 37 个居住在同一地区, 临床症状表现与黄热病相符患者的血清样本。其中 10 个人通过 RT-PCR 检测发现黄热病毒。对 3 份血清的两段 RNA 进行核苷酸排序发现这一黄热病毒株在核苷酸排序上与 Asibi 黄热病毒株不同。据猜测, 存在一种新的病毒株。

1995 年后期, 利比里亚发生了一次黄热病暴发。首例病例是驻扎在布次纳的一名尼日利亚维和士兵。到 1995 年底, 共报告了 360 个黄热病病例, 其中 9 例死亡。并且在塞拉利昂也确诊了 1 例黄热病病例。为了应对这次暴发, 该国政府开展了群众性的预防接种运动, 接种黄热病疫苗大约 100 万支。

1995 年塞内加尔发生了一次中度的黄热病暴发, 在这次黄热病暴发中至少有 46 人死亡, 估计感染人口大约 9 000 人。这次暴发在开展及时的预防接种运动之后, 被迅速扑灭。

上述这些暴发都发生在潮湿大草原黄热病浮现区附近, 或者干旱大草原地区, 这些地区都在从塞内加尔向埃塞俄比亚和肯尼亚延伸的原先的黄热病带。农村人口受此病侵袭最为严重。初期阶段, 常常以嗜人血的野生蚊种为媒介(如非洲伊蚊、bromeliae 伊蚊和 furcifer 伊蚊)。不过, 城镇也未能免于黄热病的侵袭。

在许多国家, 只有部分地区受到严重暴发的威胁。然而, 1977—1979 年加纳的经验和 1986—1987 年尼日利亚的经验表明, 黄热病可能从一个局部的流行地区传播到一个距离遥远的具有不同气候和环境的地区, 如果条件合适就可以导致一次续发性的黄热病流行。

尽管有明显迹象表明, 非洲受到黄热病流行的威胁, 但是, 在非洲黄热病地方流行的问题尚未得到广泛的重视。大多数地区只记录集中的病例和暴发; 这说明报告系统不够敏感, 因为黄热病毒的地方性传播肯定会发生。然而, 这种地方性流行的疾病所造成的损失很难评估。

5. 黄热病流行的危险因素　黄热病病例的年龄分布取决于暴发发生时人群的免疫状况。一方面当整个人群都缺乏自然免疫或者疫苗所诱导的免疫时, 病例分布与人口统计学的人口构成相似。另一方面, 如果人群在几年前曾经经历过黄热病流行或者接受过大规模的预防接种, 那么成人就还存在一定程度的免疫保护, 受黄热病流行侵袭的程度就相对低。例如, 1969 年由于黄热病的暴发, 加纳北部地区开展了大规模的预防接种运动。当1977—1980年在同一地区再次发生黄热病流行时,黄热病病例主要发生在15岁以下的儿童中,这些儿童在1969年时不可能接受黄热病预防接种。因此,1977—1980年67%的黄热病病例和82%的黄热病死亡病例均发生在这一年龄组人群中。非洲许多国家都出现了这种现象,其中包括布基纳法索(1983年)、马里(1987年)。1990年,喀麦隆70%的黄热病病例都发生在15岁以下儿童这一年龄组。因此,WHO建议,受黄热病流行威胁的国家应将黄热病疫苗预防接种纳入的常规免疫规划中去。

气候条件有两个方面的影响,其一是媒介的密度,其二是病毒在蚊体内的潜伏期,即从蚊子吸食黄热病毒血症的血液到蚊子叮咬能够传播黄热病的间隔。温度较高,病毒在蚊体内的潜伏期就较短。人类活动通过影响宿主的数量能够影响黄热病的传播,如猎猴可以减少宿主的数量,媒介控制可以降低黄热病的传播,也可以增加黄热病传播的力度,如形成更多的人工蚊子滋生地,人口过密;林业活动(如伐树)也可以通过使树冠栖息的蚊子下到地面而增加蚊子叮咬人的可能性。影响黄热病传播因素的详细情况可参见下表2-35-1。

表 2-35-1　影响黄热病传播的生态因素

病毒	病毒扩增循环开始时病毒的量 病毒毒力
媒介	媒介的密度 寿命 营养取向 日血餐次数 黄热病毒在蚊体内潜伏期的时间 媒介能力
脊椎动物宿主	数量 免疫率 易感性(病毒血症的时间和病毒血症的载毒量)
气候	温度 湿度 雨季时间长度
人类行为	捕猎猴子 遗留人工媒介滋生地 林业活动 人口增长 城市化 迁居 政治不稳定

6. 美洲黄热病的流行病学　美洲黄热病流行存在两种流行型:城市型和丛林型。美洲黄热病最后一次城市黄热流行发生在里约热内卢,时间是1928—1929年。两种类型的黄热病的区别在于传播媒介,城市型黄热病是通过埃及伊蚊传播的,而丛林型黄热病是通过趋血蚊属或其他森林滋生的蚊子叮

咬传播的。1949 年有 10 个国家受城市黄热病侵害，分别是巴西、玻利维亚、英属圭亚那、哥伦比亚、厄瓜多尔、法属圭亚那、巴拿马、秘鲁、苏里南和委内瑞拉。这些国家发动了大规模的消灭埃及伊蚊的运动，铲除城市埃及伊蚊的滋生地。到 1965 年，大多数城镇地区都消灭了这种蚊子并且消灭了这种疾病。但是，埃及伊蚊又再次侵扰中南美洲大部分地区，占领了发生黄热病地方性流行地区附近的栖息地。巨大河网系统的雨林地区就是黄热病地方流行区，黄热病在这些地区的猴子之间传播。但是很少出现人类病例。黄热病在动物间流行，使易感的非人灵长类动物受到严重的威胁。繁育缓慢的灵长类动物 5～10 年就能够重建一个足够大的无免疫群体，从而再次导致黄热病毒的传播。

拉丁美洲每年平均报告 115 例黄热病病例。1990 年美洲有 5 个国家报告人类黄热病，分别是巴西、玻利维亚、哥伦比亚、厄瓜多尔和秘鲁。玻利维亚和秘鲁报告的病例占报告总数的 82%。1995 年秘鲁报告了一次丛林型黄热病的暴发，病例数为 440 例，病死率为 38%。这是 20 世纪 50 年代以来这一地区报告的最大的一次暴发。这次黄热病流行的主要感染者是进入森林打猎、打鱼或者伐木的未接种黄热病疫苗的人员。他们因介入丛林传播环而感染此病。这次流行 80% 病例都是年轻的成年男性。黄热病在美洲被认为是一种职业病。

美洲能够长期维持黄热病毒低水平的流行，可能是由于开展了大规模的预防接种运动和媒介控制运动。美洲城镇地区（包括美国南部）存在埃及伊蚊。在 20 世纪 80 年代中期，美洲又发现了白纹伊蚊（这可能是从亚洲进口旧轮胎造成的）。这种蚊子似乎具有极强的适应能力，它们生活在森林和受埃及伊蚊侵扰的城市之间的地区，因此增加了将黄热病毒引入城市环境的风险。黄热病流行的形势可能如同过去所观察到的那样突然逆转。

巴西最近的报告表达了人们对黄热病在拉丁美洲流行的可能性的关注。1993—1994 年巴西马拉尼昂州雨季黄热病毒传播非常活跃。1993 年马拉尼昂州对 932 人进行了检查，通过血清学、组织病理学、病毒分离，发现 70 人黄热病毒阳性；另外，还有 4 人通过临床检查和流行病学调查诊断为黄热病。在米拉多尔（当地有 17 565 个居民），黄热病发病率为 3.5‰，而在农村受黄热病威胁的地区（当地有 14 659 个居民），此发病率则为 4.2‰；在 65 个黄热病感染者中 45.2% 为无症状感染者。1994 年有关机构得到了 49 份血清，经检查确定其中 16 份感染了黄热病毒（2 份是通过病毒分离诊断的，2 份是通过血清阳转诊断的，其余 12 份是通过血清学诊断的）。调查提示，这是近 20 年来巴西发生的最为广泛的黄热病暴发。其原因与缺乏疫苗有关。

埃及伊蚊在 1954 年被彻底根除后，于 1976—1977 年又重新出现。第二种黄病毒的媒介——白纹伊蚊在巴西某些州包括圣保罗已经存在大约 10 年了。通过分析 1972—1994 年黄热病病例分布，发现美洲有两个黄热病流行区。第一个区是黄热病地方流行区，黄热病毒在猴子之间静静传播，很少发现人类病例。第二个区是黄热病流行区，黄热病动物流行或多或少是以一种循环的方式进行的，人类病例可能很多。然而这些暴发被认为是丛林型黄热病流行，这是因为没有埃及伊蚊的介入。在亚马逊地区，这种病毒沿着亚马逊支流的森林，从北向南移行。巴西保州都有登革热流行出现，这一现象说明了在巴西地区有埃及伊蚊的分布。最近，帕拉州南部发现了埃及伊蚊，在卡拉雅斯地区埃及伊蚊就是黄热病流行的主要传染源。另外，白纹伊蚊的分布地区正在扩大，特别是在郊外地区。这种潜在的黄热病传播媒介处于丛林和有埃及伊蚊侵扰的城市中间。因此巴西强调加强黄热病流行病学态势监测的重要性。

7. 黄热病与亚洲　1934 年达德利已经注意到黄热病从其西非地方流行区向非洲东海岸进而向亚洲传播的可能性。从那时以后，1940 年苏丹发生了黄热病流行，1960—1962 年埃塞俄比亚发生了黄热病流行，1992—1993 年肯尼亚出现了黄热病流行，但是黄热病从来没有传播到亚洲。发生这种情况的假定原因如下：①黄热病从来没有输入进亚洲。②人类对黄热病的易感性存在差异。③黄病毒之间存在交叉免疫。④亚洲没有保留这种病毒的传播环。⑤病毒传播媒介的能力或行为存在差异。但是所有这些原因都不能够为亚洲没有黄热病提供满意的解释。理由如下。

（1）黄热病有很多机会传入亚洲，并且在亚洲传播。1914 年巴拿马运河开通，使得亚洲港口与古老黄热病地方流行区有了更为直接的联系。20 世纪 60 年代以来，随着航空旅行市场的扩大，黄热病传入亚洲的机会也进一步增加。1982—1988 年，加尔各答机场平均每年有 20 万旅客下飞机，大约有 25% 旅客没有持有有效的黄热病预防接种证书。

（2）现在还没有令人信服的证据说明亚洲人与其他地方的人在对黄热病易感性方面存在着明显的差异。印度人对黄热病的易感性明显较低，但是这可能反映了其他黄病毒属病毒感染的交叉保护作用。1937 年从澳大利亚、斯里兰卡、中国、印度尼西亚爪哇岛、印度、马来西亚诸州、菲律宾群岛以及叙利亚采集了 876 份人类血清样本，只有两份具有抗黄热病的保护作用。这两份样本均来自印度。根据所了解的情况，两份血清的捐献者均从未接触过感染黄热病的危险因素。

易感性的遗传和种族差异问题还需进一步的研究。据了解遗传因素对黄病毒疾病的发病有影响，而且小鼠对黄热病毒的抗性也是由常染色体的等位基因所决定的。还有迹象表明遗传背景还影响着小鼠体内对黄病毒属病毒的免疫反应。在人体对黄热病免疫反应方面，遗传因素所发挥的作用目前还不清楚。以前的文献屡次提及黄热病致命性方面的种族差异以及在西非、热带非洲及美国黄热病暴发期间黑色人种发病率低于白色人种的情况。现在还不清楚的黑色人种对黄热病抵抗力较高是由获得性免疫所导致的还是由于遗传因素的差异导致的。以登革热为例，在 1981 古巴登革热流行期间，白色人种发病率高于黑色人种。这一现象就无法用种族免疫背景差异来解释。在登革热患者中还发现了人类白细胞抗原 haplotype 与疾病严重性之间的关系。有专家认为不同种族之间对黄热病易感性差异方面的问题，只有在黄热病同时暴发影响不同种族的情况下，开展完整的流行病学和血清学研究对照才能解决。

黄病毒属病毒之间的血清学交叉反应导致实验室诊断困难，而且对其他黄病毒属病毒的交叉免疫经观察也影响对其他黄病毒属病毒的易感性。一些保护措施可能与关系疏远的黄病毒属病毒相同的抗原决定基有关。1960 年对马来西亚士兵开展的一次小型黄热病疫苗反应研究发现大部分士兵预防接种前都具有与黄热病抗体检测试验产生交叉反应的抗体。预防接种后发现以前有抗体的士兵与以前没有抗体的士兵反应比率相同。但是前者达到的抗体水平较低。曾经有人认为，有这样一种可能，即登革热免疫保护力可以对抗黄热病临床病例的发生。但是，鼠保护试验并不支持感染登革病毒可以保护患者不感染黄热病毒这种意见。因为从它们感染登革病毒后的恢复期血清并不含有黄热病毒的免疫抗体。然而，交叉保护可能取决于最初感染的具体病毒、初次感染与二次感染之间的间隔，还可能取决于异种免疫反应的质和量的诸多方面，包括细胞免疫反应。

丛林型、中间型和城市型黄热病流行都需要不同的传播媒介。缺失一个环节就可以导致传播环的中断，从而导致流行的结束。环境可以细分为某一品种或者更多生物种生存的小生境。一种生物严格地适应其地方环境的小生境，不容易被外来种群所替代。在东非黄热病浮现区域，据了解 bromeliae 伊蚊实际上不叮咬人。这样丛林型黄热病维持传播环和建立城市埃及伊蚊—人传播环的中间环节就中断了。另外，早在 1929 年，Dinger 和他的同组工作人员就报告在印度尼西亚爪哇岛黄热病通过白纹伊蚊传播，白纹伊蚊有可能成为黄热病穿越丛林型和城市型的桥梁。从马达加斯加往东一直到亚洲的日本、朝鲜和中国北方都可以发现这种蚊子。再者，在印度河和恒河平原还有大量的猴群，恒河猴就是一种对黄热病毒极其易感的猴子。因此，在亚洲，不存在维持循环中断的明确原因。

亚洲埃及伊蚊虫株可能不像非洲或美洲埃及伊蚊虫株那样能够有效地传播黄热病毒。1929年
Hindle的实验表明印度埃及伊蚊虫株作为黄热病传播媒介没有非洲埃及伊蚊虫株作用强。但是Aitken
和Tabachnick的研究表明，亚洲埃及伊蚊是比西非埃及伊蚊群更好的传播媒介。米勒等人还表明在存
在高密度蚊群的情况下，一种并非适宜的蚊子媒介也能够维持病毒传播从而导致疾病的流行。因此以
传播媒介的不适宜性作为对亚洲没有黄热病的解释，成立的可能性就不大了。

总之，现在还不知道黄热病没有传播到亚洲的原因，但是并没有证据表明这种病不能够传播到亚
洲。所有东南亚国家都应该确保来自拉丁美洲和非洲受黄热病威胁国家的每一个人都持有有效的黄热
病预防接种证书。

三、病理学

在染疫蚊叮咬易感者后，黄热病毒在淋巴组织繁殖后进入血液循环，然后定位于感染者的肝、肾、
脾、淋巴结、骨髓等组织器官。即使在病毒血症结束后，组织器官中仍可发现病毒的存在。

病毒在受感染的组织中聚集、复制、繁殖，可引起组织的广泛病变。在各种组织的病变中，以肝组
织的改变最具特性。肝病变主要见于小叶中央带，镜下可见肝细胞肿胀、透明性变及嗜酸性变，可形
成康斯尔曼体。肝细胞的损伤可引起黄疸、凝血酶原时间延长，严重者还可导致深度黄疸、出血和低
血糖。肾脏病变可见肾小管上皮细胞肿胀、脱落、坏死，肾小球基底膜过碘酸希夫染色阳性，在肾小囊
和近端小管腔内有蛋白样物质沉淀。这就是临床上出现蛋白尿及肾功能不全或肾衰的原因。而急性肾
功能衰竭早期可能是由于肾血流量减少所致，晚期严重者可出现急性肾小球坏死。心肌可出现脂肪性
变、细胞肿胀和退行性变，病变常累及房室传导系统。因此临床上可出现心律失常、心率减慢和心力衰
竭等。脾及淋巴结中可发现淋巴细胞减少，代替它们的是大单核细胞。脑组织有小出血灶及水肿，这可
能与脑水肿的临床表现及代谢紊乱有关。各脏器组织没有炎性细胞浸润，这是黄热病组织病变的特征
性表现之一。此外皮肤黏膜以及各种器官还可以发现出血。这种出血倾向与病变所导致的凝血因子减
少、血小板减少以及功能异常或继发弥漫性血管内凝血（DIC）有关。危重患者在终末期由于多器官功
能衰竭会出现休克、代谢性酸中毒及高钾血症并危及生命。

四、临床学

（一）临床表现

黄热病潜伏期3～6d，但是还可以更长。人感染黄热病毒后，仅5%～20%出现临床症状。大部
分为隐性感染。出现临床症状者的疾病表现差异也很大，轻者可以表现为一过性的发热性疾病，2d内
即可痊愈。重者可危及生命。

典型的黄热病可以表现为两期，即急性感染期和中毒期。

1. 急性感染期　患者发病突然，出现高热（39～40℃），并且伴有寒战、严重的头痛、腰骶部和全
身的肌肉疼痛、恶心、呕吐等症状，患者结膜充血，面部潮红。此期患者尿液可呈黑色，但是却可能不
出现蛋白。此期通常可以见到相对缓脉。一般来说患者在疾病的3～4d后可出现短暂的缓解期。典
型者表现为体温下降，头痛消失，患者全身状况好转。但这段时间仅维持几个小时。然后患者就发展到
了下一期，也即中毒期。

2. 中毒期　此期也称为肝肾中毒期。这时患者体温重新上升；全身症状重新出现。患者可出现黄
疸、呕吐（呕吐物中可能含血或呈黑色），也可能出现其他出血迹象（如胃出血、瘀斑、经血过多和血尿

等），另外此期还可以见到蛋白尿和少尿。

如果患者能够度过中毒期，病程 7 ～ 8 d 即进入恢复期，患者体温下降，症状减轻，蛋白尿逐渐消失，黄疸逐渐消退，乏力的情况可持续 1 ～ 2 周。患者康复后一般无后遗症。

（二）临床诊断

1. 黄热病的诊断标准

1）疑似病例　疑似病例的临床表现与黄热病症状体征相符；并且经调查发现，患者曾前往黄热病流行区旅行或居住，且发病时，离开黄热病流行区尚不足 6 d。患者于发病前未接种黄热病疫苗，或虽然已经接种疫苗，但接种尚未生效（疫苗于接种后 10 d 生效）。

2）确诊病例　如果符合疑似病例的条件且具有以下指标之一阳性者即可诊断为黄热病确诊病例：补体结合试验检测滴度 ≥ 32；免疫荧光试验检测滴度 ≥ 256；红细胞凝集抑制试验滴度 ≥ 320；中和试验滴度 ≥ 160；IgM 捕捉酶免疫试验血清学检测结果阳性，且已排除与其他黄病毒属病毒的血清学交叉反应，并且没有黄热病预防接种史；分离出黄热病毒；检出黄热病 IgM 特异抗体或患者急性期和恢复期血清 IgG 抗体水平呈 4 倍以上升高；尸检肝组织病理学检查阳性；免疫组织化学检查患者组织中检出黄热病毒抗原；用多聚酶链反应技术在患者血液或组织器官中发现黄热病毒基因序列。

2. 黄热病的鉴别诊断

1）黄热病早期的鉴别诊断　黄热病早期（也即急性感染期）临床表现，主要有发热、头痛、恶心、呕吐等症状。诊断此病的医生应该注意与流感、疟疾和登革热相鉴别。这种鉴别诊断除了临床观察和必要的实验室检查以外（如检查疟原虫等），流行病学调查非常重要，常常可为医生提供重要的诊断线索。

2）有典型临床表现病例的鉴别诊断　病例呈突然发热，表现为头痛、恶心、呕吐、寒战、背痛、全身肌肉疼痛、红眼（结膜充血）、黑尿，并且出现了黄疸（有些病例可能不出现黄疸）。这是黄热病典型的临床表现，但是并非是黄热病特异的临床表现。医生在考虑黄热病诊断的同时，还应该注意与疟疾、伤寒、立克次氏体感染和其他虫媒疾病感染所导致的发热相鉴别，以免误诊。在隔离治疗的过程中，除了要防止由蚊虫叮咬传播疾病以外，还应该注意预防可能的消化系统疾病的传播。

3）黄热病后期（发病后 7 ～ 10 d）的鉴别诊断　急性期过后，患者可出现短暂的缓解期，然后病情再次加重，此时即进入了疾病的后期。患者可出现黄疸，可表现出呕吐物带血（呈棕色或咖啡色）、齿龈出血、鼻出血或胃肠道出血、尿血等出血症状，还可表现出少尿或无尿的肾功能障碍现象，甚至会出现休克或死亡。即使患者进入此期，医生仍然需要将疾病与其他伴有出血体征和肝肾功能障碍的疾病［病毒性肝炎、重症疟疾和其他病毒性出血热（拉沙热、马尔堡出血热、埃博拉出血热、克里米亚 - 刚果出血热和汉坦病毒出血热）］、钩端螺旋体病、外科疾病或中毒性疾病所导致的黄疸相鉴别。

（三）临床治疗

患者应该置于具有防蚊设施的病房中隔离治疗，但该病至今尚无特效疗法，主要采取一般治疗措施和对症处理，并严密观察病情变化，及时做相应处理。

五、实验室诊断

实验室检测的结果往往是黄热病诊断最后确诊的客观依据。

（一）常规检查及生化检查

血常规检查可以发现白细胞减少，数值常在$(1.5 \sim 2.5) \times 10^9$个/L，其中中性粒细胞比例下降，血小板计数减少。尿常规检查蛋白增加，并可出现颗粒管型及红细胞。如果消化道存在出血，粪便隐血试验可呈阳性。肝肾受损，可出现肝肾功能异常甚或衰竭。血清胆红素升高，凝血酶原时间延长，部分凝血活酶时间延长，凝血因子Ⅱ、Ⅴ、Ⅸ、Ⅹ均可减少。

（二）病毒培养与分离

急性期患者如被疑感染黄热病毒，可进行病毒培养分离，以便对患者进行确切诊断。

1. 细胞培养　将患者血清或蚊体悬液接种于 C6/36 细胞（白纹伊蚊传代细胞系）或 Vero 细胞，每份标本接种 3 ~ 4 管（瓶）细胞（患者血清有时对 C6/36 细胞有毒性，可于接种后 3 h 换液，可提高检出率）。黄热病毒所致细胞病变表现为细胞折光性增强、圆缩。此时，可收获病毒液低温保存，作传代及鉴定之用。如未出现上述病变，应于第 7 天取培养液接种新细胞，如此盲传三代，仍无细胞病变判为阴性。

2. 动物接种　将待检标本注射于 3 ~ 4 日龄乳鼠脑内（0.025 mL/ 只，4 ~ 6 只 / 份），观察 14 d。病鼠症状一般为松毛、震颤、步履蹒跚。若未发病，取脑组织盲传。有的毒株要盲传十几代才能有规律发病。

3. 蚊胸腔内接种　此法分离病毒要比细胞培养或乳鼠接种敏感，即将待检标本接种在实验室饲养的正常巨蚊胸内（蚊种一般用巨蚊接种），于 30 ℃饲养 10 d 以上，进行鉴定。

4. 分离培养物的鉴定　通过分离培养得到的病毒可以通过生物学方法、分子生物学方法、免疫组织化学方法以及血清学方法等进行鉴定。

（三）血清学试验

为了确诊病例，实验室可以对患者血样进行血清学试验检测。补体结合试验、免疫荧光试验、红细胞凝集抑制试验、中和试验、IgM 捕捉酶免疫试验，并且还可以检测患者急性期和恢复期双份血清中的 IgG 抗体水平。

采用 ELISA 法检测血清中的病毒抗原也是一种很好的检测方法。此种方法特异性强，敏感性高，数小时即可获得结果。

（四）RT-PCR

采用 RT-PCR 检测血清或组织中的黄热病毒 RNA，也可以准确诊断黄热病。

除此之外，还可取死亡病例的肝肾组织进行病理检查，用免疫组织化学方法检测黄热病毒抗原或者用分子生物学技术检测病毒核酸。

六、防控措施

该病主要分布在非洲和南美洲的一些地区。它曾经传播于北美洲和欧洲。此病已经多年没有在非洲及中南美洲以外的地区流行。虽然每年仍然有病例输入到疫区以外国家的报告。但是到目前为止亚洲（其中包括中国）尚没有任何黄热病病例的报告。其原因尚不清楚。

中国作为非疫区，我们的主要任务就是要防止黄热病的传入，防止传入病例在我国造成流行和蔓延。

为了控制黄热病的流行，世界卫生组织为黄热病疫区国家制订了一系列的黄热病监测防控措施。

我国预防控制黄热病传入的主要环节有:

（一）开展旅行医学

旅行医学是一门边缘学科,是在旅行前、旅行中及旅行后保护旅行者以及旅行地人群健康的重要学科。

1.黄热病疫区的旅客应该注意　旅客在进行国际旅行前应该接受旅行卫生咨询。在此过程中,开展旅行医学咨询的医生应该了解咨询者即将进行的旅行进程。如果咨询者将前往黄热病疫区旅行,那么医生就应该建议其接种黄热病疫苗。黄热病疫苗是世界上最成功的疫苗之一,接种后保护作用强,副作用少。但是,接种黄热病疫苗时,应该注意疫苗注射禁忌证。根据世界卫生组织的建议黄热病疫苗接种的禁忌证包括鸡蛋过敏、细胞免疫缺陷(先天具有的或者是后天获得的)以及存在症状的HIV感染者。从理论上讲,在孕期内接种疫苗对胎儿是有害的;但是应该注意的是:如果不接种疫苗前往疫区,母亲感染黄热病危害更严重(孕妇应该尽量避免前往存在黄热病危险的地区旅行)。由于有9个月以下的婴儿接种疫苗发生脑炎的报告,所以建议不足9个月的婴儿不接种黄热病疫苗。最近有接种黄热病疫苗引起严重疫苗反应(包括死亡)的报导。这些反应大多发生在老年人当中。鉴于不接种黄热病疫苗感染黄热病后的危险比接种疫苗而导致严重疫苗反应的危险要大得多,建议有感染黄热病危险的旅行者接种黄热病疫苗。如果咨询者存在黄热病预防接种的禁忌证则应该为其提供免于预防接种证明书。与此同时还应该告诉咨询者在旅行中采取必要的防止蚊子叮咬的措施。特别要注意,传播黄热病的蚊子往往是白天咬人的蚊子。还需要告诉咨询者的问题是如果没有接种过黄热病疫苗,旅行者可能在进入或者离开黄热病疫区国家时,被隔离留验。如果咨询者需要,还可以向其提供杀虫剂浸泡过的蚊帐和含有避蚊胺成分的驱避剂。

2.旅客在旅行中应该密切地注意　保护自己,防止被蚊子叮咬。如果出现与黄热病相关的症状及时就诊。由于黄热病是一种感染性疾病,存在潜伏期。旅行者在离开疫区10 d内出现与黄热病相关的症状仍然可能是黄热病的发作,返国后就诊的旅行者仍需注意将自己的旅行史告诉医生。

3.临床医生应该注意　临床医生应该具备旅行医学的知识。在交通如此发达的今天,在国际交往如此频繁的世界,仍然有医生用本地的疾病谱,选择疾病的诊断显然已经不能满足工作的需要。在面对患者的情况下,医生必须要认真考虑患者的旅行史,避免造成误诊。如果发现黄热病病例或者黄热病疑似病例,马上向疾控部门报告,以便及时采取措施,防止疫情蔓延。患者应该置于具有防蚊设施的病房中隔离治疗。如果病房中存在蚊子一定要彻底消灭干净。

（二）加强国境卫生检疫

来自黄热病疫区的人员必须持有黄热病预防接种证书。这些人员如果没有黄热病预防接种证书,要接受从离开疫区时算起不超过6 d的留验。对来自疫区的交通工具要检查灭蚊证书。如果此交通工具没有灭蚊证书,或者在入境检查时发现活蚊,卫生检疫人员需要按照《中华人民共和国国境卫生检疫法》及其实施细则规定处理。

（三）搞好口岸环境,控制蚊媒密度

口岸本身的媒介控制,是防止外来传播媒介滋生扎根的有效手段。特别是环境控制和生物控制传播媒介的方法应该推广,必要时应该辅以科学的化学控制。这样就使外来传播媒介无法输入我国,即使输入也使其无法扎根,以消除黄热病传播的客观条件,从而在最大限度内保护人们健康,防止黄热病的入侵。

第三十六章 其他人兽共患病毒病

第一节 东部马脑炎

东部马脑炎（eastern equine encephalitis，EEE）是由东部马脑炎病毒（eastern equine encephalitis virus，EEEV）引起的人和马的急性病毒病传染病，主要特征为高热和中枢神经系统症状。该病于 1933 年首先发现于美国东部的新泽西州和弗吉尼亚州沿海地区，从发病的马脑中分离出该病毒，因此命名为东部马脑炎病毒。1938 年从患者脑组织中也分离出同样病毒。

（一）病原学

东部马脑炎病毒属于披膜病毒科甲病毒属，为单链 RNA 病毒，有囊膜，直径为 40 ～ 60 nm，是披膜病毒科中致病性最强的一种病毒。本病毒对乙醚、紫外线、甲醛敏感，对酶类不敏感，60 ℃加热 20 ～ 30 min 可灭活病毒。低温可长期保存，冷冻干燥后真空保存，活力维持 5 ～ 10 年。在 pH 值 7 ～ 8 条件下稳定。

（二）流行病学

本病主要流行于美洲、东南亚的菲律宾、泰国和欧洲的部分地区。有严格的季节性，多发生于 7—10 月，8 月为流行高峰。通常在人类发病之前几周，先有马、骡的流行。野鸟是本病的主要储存宿主，在自然情况下病毒在鸟中传播，一些蚊子如黑尾脉毛蚊、骚扰伊蚊、带喙伊蚊是鸟类和动物之间的传播媒介。人群对本病普遍易感。

（三）临床学

本病临床表现与乙脑很相似，病死率在 50% 以上，病愈后大多留有不同程度的神经系统后遗症。临床经过分三个阶段：

1. 初热期　急性起病，突然出现寒战、高热，伴剧烈头痛，恶心、呕吐等症状，体温很快超过 39 ℃，持续 2 ～ 3 d，稍下降，然后再上升进入极期。

2. 极期（脑炎期）　表现为持续高热（40 ℃以上）和明显中枢神经系统症状、体征。患者有剧烈头痛、呕吐、肌张力增强、嗜睡，很快进入昏迷或惊厥；颈项强直明显，四肢肌肉痉挛，部分患者表现为麻痹；病重者因严重脑水肿发展成脑疝，引起呼吸不规律，直至呼吸、心跳停止。也可因合并肺感染而死亡。死亡多发生在病后 2 周内。此期一般持续 7 ～ 8 d。

3. 恢复期　患病约 10 d 后，体温开始下降，各种症状逐渐改善和恢复，通常遗留有语言障碍、嗜睡、定向力差、对周围事物漠不关心或步态失调等后遗症。

（四）诊断

根据流行病学特点、临诊表现可对本病进行初步诊断；确诊需要借助血清学检查。本病须与西方马脑炎、圣路易斯脑炎、单纯疱疹性脑炎等鉴别诊断。

（五）防治

目前该病无特效疗法，主要采取对症处理和支持疗法等措施，降低死亡率。目前预防该病的疫苗效果并不理想，仅有一些高度易感染的职业人群接种使用，预防该病的重要措施是消灭蚊子等传播媒介，同时做好自我防护，避免被蚊子叮咬。

第二节　西部马脑炎

西部马脑炎（western equine encephalitis, WEE）是由西部马脑炎病毒（western equine encephalitis virus, WEEV）引起的人和马共患的急性病毒性传染病，主要发病特征为发热和中枢神经系统症状。

（一）病原学

西部马脑炎病毒属于披膜病毒科甲病毒属虫媒病毒，是一种 RNA 病毒，有囊膜，病毒直径约40 nm，病毒与东部马脑炎病毒有一定的抗原交叉。本病毒能在鸡胚及多种动物细胞中增殖。病毒在pH 值6.5 ～ 8.5 稳定，60 ～ 70 ℃ 10 min 可灭活病毒，病毒对乙醚、甲醛溶液、紫外线等敏感。

（二）流行病学

本病主要分布于美洲、南美洲的部分国家和地区，如美国、加拿大、阿根廷、墨西哥等国家。其宿主广泛，多种鸟类、啮齿类和家畜都有不同程度的易感性。主要传染源是野鸟，传播媒介是环跗库蚊。环跗库蚊参与病毒在鸟中的循环，还将病毒传播给人类、家畜和野生动物。本病有严格的季节性，主要发生于夏、秋季，7 月为高峰期。

（三）临床学

西部马脑炎可能与东部马脑炎发病机制相似，具有显著的嗜神经性（Castorena, 2008），对血管也有亲和力，有较广泛的脱髓鞘和较大的斑点状出血，症状较东部马脑炎轻。人类对西部马脑炎病毒普遍易感，但仅有少数会出现临床症状。潜伏期一般为 5 ～ 10 d，发病急剧，分为全身症状期和脑炎期。全身症状期表现为发热、头痛、嗜睡和胃肠道功能障碍，仅少数患者病情继续恶化进入脑炎期，出现高热及中枢神经系统症状。急性期持续 7 ～ 10 d，死亡病例多出现于 3 ～ 5 d，病死率为 2% ～ 3%，大多数人痊愈后无后遗症，可获持久免疫。

（四）诊断

临床诊断主要根据流行病学资料、临床症状等；实验室可进行病毒分离鉴定、血清学技术如 ELISA 和免疫荧光法等。注意与乙脑等虫媒性脑炎区别。

（五）防治

本病尚无特效疗法，主要采取对症治疗和支持治疗，加强护理。预防该病可用疫苗接种，可选用灭活苗和弱毒苗，现在也有该病毒 DNA 疫苗研制的报道（Nagata 等，2005）；平时还要搞好灭蚊、防止被叮咬等防护措施。

第三节　委内瑞拉马脑炎

委内瑞拉马脑炎（Wenezuelan equine encephalitis，VEE）是由委内瑞拉马脑炎病毒（Venezuelan equine encephalitis virus，VEEV）引起的一种蚊媒性人畜共患病，该病主要引起中枢神经系统感染，特征为发热和结膜充血、恶心、呕吐等流感样症状，少数有神经系统症状。本病于 1938 年首先在委内瑞拉发生脑炎的马脑组织中分离到，因此而得名。潜伏期常为 2～5 d，对马的危害尤为重大，而人患病后主要表现为发热。该病流行于美洲。

（一）病原学

委内瑞拉马脑炎病毒属披膜病毒科甲病毒属虫媒病毒，该病毒抗原可分为 8 个亚型，引起人和马流行的主要致病性的是亚型为 I A、I B 和 I C，引起人类散发和兽类地方流行的是亚型 II。该病毒具有血凝特性可在鸡胚、HeLa 细胞上生长、增殖。

（二）流行病学

目前该病仅在美洲流行。流行具有一定的周期性，通常 7～10 年有大的流行。本病常以春、夏季多发。本病主要通过蚊虫叮咬传播，主要传播媒介为伊蚊、曼蚊和库蚊等多种蚊虫。人群普遍易感，高危人群包括马、骡、驴等的饲养员、兽医、屠宰人员及实验室工作人员等。

（三）临床学

该病毒主要侵袭人体的淋巴组织，可在网状细胞内大量增殖，而后进入血液导致一系列疾病的发生。感染该病毒的患者多数为儿童，其中 1～4 岁的儿童死亡率较高，其感染类型可分为隐性感染和显性感染（通常比例为 1∶11）。感染后临床表现为发热、流鼻涕、咽喉肿痛、肌肉痛等流感样症状。本病的病死率常为 10%～20%。

（四）诊断

可通过常规的流行病学调查、血清学检查以及病毒检查来诊断，但注意与流感、急性感染性胃炎、钩端螺旋体病以及其他疾病相区别。

（五）防治

本病目前尚无特效治疗手段，主要以支持疗法、对症处理和精心护理为主，尤其是对脑炎患者。预防措施主要包括：①家畜圈养，做好防蚊、灭蚊工作及对马进行免疫。②高危人群可采用 TC83 减毒活疫苗预防接种。

第四节　圣路易斯脑炎

圣路易斯脑炎（St.Louis encephalitis, SLE）是由黄病毒属中圣路易斯脑炎病毒引起的，经蚊虫传播的急性中枢神经系统性虫媒病毒性脑炎。本病经库蚊传播，主要流行于美国的密西西比河附近和俄亥俄河流域，偶尔波及加拿大南部和墨西哥北部地区，其流行与气温及雨量有关，多发生在每年的7—9月（马洪波等，1999）。临床特征包括发热、头痛和中枢神经系统症状。人对本病普遍易感，感染后可获持久免疫力。

美国CDC的资料显示圣路易斯脑炎的一次主要流行发生在20世纪70年代中后期，感染者超过2 500人。后来每5～10年有一次较小的暴发。这些零散暴发使得很多人易于感染。大多数感染圣路易斯脑炎的患者无症状或症状较轻。老年人易发生严重感染，类似西尼罗病毒。脑膜脑炎是本病较为严重的一种表现，死亡率可达20%。

（一）病原学

圣路易斯脑炎病毒属黄病毒科黄病毒属，流行性乙型脑炎亚组，其基因结构序列同源性与日本脑炎病毒更接近，大约为65%。但与其他病毒如黄热病毒、登革病毒同源性则为40%。

（二）流行病学

本病毒主要在库蚊和野鸟中循环传播，病毒的传播主要通过带毒蚊虫对人的叮咬，而发病的人群主要集中在55岁以上的老年人，已患过或接种过登革热疫苗者对圣路易斯脑炎可能有一定程度的交叉保护作用（Manoj等，2009）。该病毒可通过多种库蚊经卵垂直传播。多数动物包括鸟类可能对圣路易斯脑炎病毒自然感染。

（三）临床学

病毒经蚊虫叮咬后进入人体内，经过血液循环透过血脑屏障进入脑内，引起脑膜及脑实质细胞的病理改变。人类感染该病的潜伏期一般为4～21 d。临床上表现为三种综合征即发热、头痛、无菌性脑炎和大脑炎。

（四）诊断

该病通常通过流行病学调查、常规临床检查、血清学检查等来诊断。

（五）防治

目前对该病的治疗尚无特效的疗法，一般采用对症治疗、支持治疗和精心护理。预防本病主要是切断传播途径，做好防蚊、灭蚊工作，同时要搞好该病的流行监测。

第五节　苏格兰脑炎

苏格兰脑炎（Scotland encephalitis）是由羊跳跃病病毒（louping ill virus）引起的一种人兽共患疫病，病毒主要侵犯羊等动物和人体的中枢神经系统，引起以发热、共济失调、肌肉震颤、痉挛、麻痹为临床特征。由于其可导致羊的跳跃步态,又称为"羊跳跃病"(louping illness, LI)。该病最初于1807年发现于苏格兰。

(一)病原学

羊跳跃病病毒属于黄病毒科黄病毒属 B 组,直径 15 ～ 20 nm,分为 4 个亚型。该病毒抵抗力较弱,通常 38 ℃ 10 min、60 ℃ 2 ～ 5 min、80 ℃ 30 s 内可灭活,能被乙醚和脱氧酸钠灭活。

(二)流行病学

蜱是重要的传播媒介和病毒储存宿主,该病通过接触与呼吸道途径感染。人和大多数家畜易感。人感染后一般可以获得牢固的免疫力。本病以春、夏季流行较多,成年男性病例多于成年女性病例。

(三)临床学

该病毒主要侵犯机体的中枢神经系统。导致中枢神经系呈现病毒性脑炎特征性变化:脑组织肿胀、扩张、点状坏死,小脑浦肯野细胞变性坏死,延髓和脊髓也有严重的神经细胞变化,脑膜充血。临床上绵羊的跳跃病呈典型的双相症状。初期表现为发热、迟钝、喜躺卧,第二期开始有短暂的兴奋期,全身震颤、唇和鼻抽搐、步态不稳、站立不能保持平衡。病畜俯卧,腿猛烈蹬动,有时在地上打转,使地上出现特殊的凹坑,随后出现进行性瘫痪,常在短时期内死亡。人感染后典型病例也呈现双相体温曲线。初期为感冒症状,表现为高热,体温可达 41 ～ 42 ℃,经 2 ～ 11 d 体温下降,症状减轻;5 ～ 6 d 后体温再次升高为第二病期。大多数人为隐性感染,显性感染者可表现为顿挫型,仅有流感样症状,也可呈双相热型。

(四)诊断

根据流行病学资料、临床表现并结合实验室检查可以确诊,但需要和其他出现脑炎症状的疾病鉴别诊断。

(五)防治

苏格兰脑炎目前尚无特效治疗,主要根据病症进行综合治疗,可通过灭活疫苗、核酸疫苗、基因重组疫苗等进行预防。平时要搞好环境卫生,做好消毒、防蜱、灭蜱等工作。

第六节　墨累山谷脑炎

墨累山谷脑炎(Murray valley encephalitis, MVE)是由墨累山谷脑炎病毒(Murray valley encephalitis virus)引起的一种急性、高致死率传染病。儿童易感,成人有很高的隐性感染率和轻症感染。目前本病仅见于澳大利亚和巴布亚 – 新几内亚。

(一)病原学

墨累山谷脑炎病毒属于虫媒病毒 B 组,直径 20 ～ 50 nm。病毒对一般消毒剂敏感,易被甲醛灭活,但仍然保留其抗原性。病毒表面有血凝素,可凝集新生小鸡红细胞或鹅红细胞。病毒对鸡胚有很强的致病力,接种后多在 3 d 内死亡并伴有特殊的病理变化。

(二)流行病学

本病由蚊虫传播,库蚊是主要传播媒介。该病发病高峰期在夏季蚊多时期,一般认为鸟类是本病的主要传染源,家禽感染后也可携带病毒成为传染源。人、家畜、家禽、野鸟和多种试验动物对本病毒均有易感性。

(三)临床学

临床上人感染本病多数起病急,表现为体温迅速升高,伴头痛、呕吐、嗜睡,重者可出现反复惊厥,甚至发生中枢性呼吸衰竭,病死率高。存活者可留有不同程度的中枢神经系统后遗症。动物感染后一般没有明显的临床症状。患者外周血常规白细胞数正常或轻度升高,中性粒细胞略占优势。本病病死率为 30%~ 50%。

(四)诊断

可通过临床表现,结合病原分离鉴定,中和试验、补体结合试验进行诊断。

(五)防治

一般采取支持疗法和对症治疗,主要靠防蚊、灭蚊进行防治。Lobigs 等(2009)关于该病疫苗的研究证明,日本乙型脑炎病毒灭活苗在一定程度上可以保护和它有相似结构的墨累山谷脑炎病毒对机体的感染。

第七节　波瓦生脑炎

波瓦生脑炎(Powassan encephalitis, POW)是由波瓦生病毒引起的自然疫源性疾病,主要经蜱类传播,特征为发病急,并伴有持续高热、头痛,随之出现中枢神经症状,有时出现肢体强直或偏瘫。本病于 1959 年首次发现于加拿大东部波瓦生地区,因此得名。后在美国东北部地区也有发病。

(一)病原学

波瓦生脑炎病毒属于黄病毒属虫媒病毒 B 组。病毒可以产生血凝素,使红细胞在 4 ℃发生凝集,且能在猴肾组织细胞中生长,引起新生小鼠病变。

(二)流行病学

本病主要分布于加拿大、美国和北欧,俄罗斯部分地区也有相关报道。主要通过蜱、旱獭或其他小型啮齿动物叮咬传播,人与鼠类对此病均有易感性,多发生于夏、秋季,发病以儿童多见。

(三)临床学

本病潜伏期一般为 7 ~ 14 d,人主要表现为发热,体温可达 40 ℃并持续数天,常常伴有头痛、呕吐、眩晕、呼吸困难和抽搐等,甚至导致中枢性呼吸衰竭。动物没有明显临床症状。

(四)诊断

确诊可通过实验室检查,主要表现有脑脊液细胞增多等;还可以用血清学试验,检测抗体或者补体结合抗体。

(五)防治

本病没有疫苗或特定疗法,主要通过对症治疗或支持疗法,病死率高达 50%。目前还是通过防蜱灭蜱、注意个人防护等防控措施减少发病。

第八节　阿根廷出血热

阿根廷出血热（Argentina hemor-rhagic fever, AHF）是由鸠宁病毒引起的，以啮齿动物传播为主的自然疫源性疾病，临床特征有发热、剧烈肌痛、出血、肾脏损害以及休克、神经异常及白细胞和血小板减少等。此病起病徐缓，以男性、青壮年为多，农民多于城镇居民。

（一）病原学

鸠宁病毒属于沙粒病毒属，为单链负链 RNA 病毒，形态呈圆形或卵圆形，有双层包膜，外膜上有纤突，平均直径为 120 nm，其基因 RNA 可分为大、中、小三个片段。病毒的抵抗力较弱，易被乙醚或氯仿等灭活，不耐酸和 X 射线。

（二）流行病学

本病有明显的地区性和季节性，主要分布于阿根廷北部布宜诺斯艾利斯省的大草原，并向北向西扩大，波及科尔多瓦省的东南部和圣菲省的南部。夏末开始流行，秋季达高峰，冬初逐渐消失。啮齿动物是此病的主要传染源，主要为 *Calomys laucha* 和 *C. musculinus* 两种野鼠。病毒经鼻、口感染野鼠，长期存在于唾液和尿液中，甚至可能终身带毒。由鼠的分泌物、排泄物污染的尘埃或食物，经呼吸道或胃肠道感染，也可经破损的皮肤感染人。人群对本病易感。

（三）临床学

人感染后表现为综合症状，潜伏期一般 7 ～ 16 d，出现发热、头疼、厌食、无力、肌肉疼痛等症状，全身淋巴肿大，随后还可能出现蛋白尿、低血压等甚至全身性出血。一般预后良好。严重病例出现出血、昏迷或者休克，少数严重者在 2 ～ 3 d 死亡。

（四）诊断

根据临床表现初步怀疑本病，确诊需依靠病毒分离和血清学技术。

（五）防治

目前还没有特效疗法，主要是对症治疗，注意维持机体正常电解质和正常体液的平衡，针对出血、休克、神经系统症状以及重叠感染，进行对症处理。近年来，由于治疗措施的改进，因肺水肿等而死亡的病例逐渐减少，而死于出血的病例相对增多。若能及早应用免疫血浆治疗可以降低死亡率（Enria 等，2008）。

预防措施主要是防鼠、灭鼠，应注意个人卫生，搞好自我防护，避免感染等。应用疫苗是阿根廷出血热的主要预防措施。我国目前无本病发生，应特别注意国境检疫，防止本病传入。

第九节　玻利维亚出血热

玻利维亚出血热（Bolivian hemor-rhagic fever, BHF）是由马丘波病毒引起的一种急性传染病，发病特征为发热、肌肉疼痛、结膜炎、肾功能损害、多系统出血、休克等。

（一）病原学

马丘波病毒属于沙粒病毒属。

（二）流行病学

本病仅在玻利维亚东北部贝尼（Beni）省农村流行。发病有明显的季节性，旱季为流行高峰。一种野鼠 *Calomys callosus* 是本病的主要传染源。在密切接触下，可发生人群内传播，但无证据表明人群中的传播能保持此病流行。人对本病普遍易感，多呈显性发病。

（三）临床学

病毒进入人体后吸附于宿主细胞表面，通过糖蛋白的融合与宿主细胞的吞噬作用，病毒核衣壳进入细胞，开始大量复制。大量的复制病毒会进入血液循环，引起全身感染，造成多器官充血、水肿、出血，以肝、脾、肾和淋巴组织的病变最明显。临床表现为病初发热、乏力、头痛、肌痛、干咳。发热期体温升至 39 ℃甚至 40 ℃，全身关节痛、食欲减退、恶心、呕吐、腹泻、精神迟钝、结膜充血、齿龈出血、鼻出血、吐血、血尿、黑便。病后 6 ～ 8 d 出现循环系统症状。随后体温恢复正常，但 2 d 后又上升，且出现低血压危象和肾功能衰竭，大部分死亡病例出现在此阶段，病死率为 5% ～ 30%。恢复期出现起立性低血压，易疲劳感持续 1 ～ 2 个月，伴有暂时性脱发。患者痊愈后无后遗症。

（四）诊断

初步诊断可根据临床症状、流行病学接触史判断，确诊此病可进行病毒分离和血清学实验。

（五）防治

本病主要用对症治疗法。在发热期和低血压期，患者需要保持安静，并注意改变体位。利巴韦林静脉滴注与口服有一定疗效，恢复期患者的血浆与利巴韦林联合应用效果更好。目前尚无疫苗，灭鼠是预防本病的最好措施。

第十节　鄂木斯克出血热

鄂木斯克出血热（Omsk hemorrhagic fever, OHF）是由鄂木斯克出血热病毒引起的一种急性传染病，以高热、头痛、出血和黏膜损伤（口腔、咽部等）为主要特征。本病于 1945 年发现于前苏联的鄂木斯克地区，因此而得名。

（一）病原学

鄂木斯克出血热病毒属黄病毒科，是一种 RNA 病毒。本病毒的抗原与苏格兰脑炎病毒关系密切，对乙醚和脱氧胆酸敏感。本病毒耐干燥，加热 60 ℃ 10 min，煮沸 2 min 可灭活。

（二）流行病学

本病的流行病学较复杂，疫区发现啮齿动物、蜱、野生禽类以及家畜均可感染本病毒。人、小牛、小羊、田鼠、乌鸦、麻雀等对本病毒敏感，可能成为本病的传染源，蜱为主要传播途径，可通过卵将病毒传代，也是病毒的储存宿主。本病仅限于西西伯利亚和新西伯利亚地区，流行期为 5—9 月，与蜱季节活动性相吻合。

（三）临床学

病毒主要侵犯血管和神经系统。染病后潜伏期多为 3～4 d，起病急，伴有高热、呕吐、腹泻等中毒症状。持续性发热，出现呕血、便血、尿血以及皮下出血等症状，全身淋巴结压痛明显，严重者肝、脾肿大。实验室检验可见红细胞及血红蛋白增高，白细胞及血小板减少，中性粒细胞相对增多。患者痊愈后未见后遗症，病死率低于 3%。

（四）诊断

临床诊断可根据临床症状及流行病学资料，确诊可进行病毒分离和血清学实验。分离病毒可取发病两周患者的血液接种于 10～12 日龄鸡胚绒毛尿囊膜上，经 37 ℃孵育 3～4 d 或更长时间。血清学实验可进行补体结合试验及中和试验。

（五）防治

本病尚无特效疗法，可采取对症治疗，必要时进行输血和血清治疗。疫苗效果还不确实，预防措施主要是灭蜱、灭鼠等。

第十一节　寨卡热

寨卡热（Zika fever）是由寨卡病毒（Zika virus）引起的一种蚊媒性人兽共患传染病，Dick 等（1952）首先从乌干达丛林的发病猴子体内分离出该病毒，后又从该丛林的非洲伊蚊中分离出该病毒。MacNamara 等（1954）从尼日利亚一名发热患者血液中分离出寨卡病毒。

（一）病原学

寨卡病毒属黄病毒科虫媒病毒 B 组。

（二）流行病学

该病主要分布于非洲，在马来西亚和密克罗尼西亚也有发现。主要见于人和猴。该病的传染源为病猴或带毒猴，经蚊虫叮咬传播。

（三）临床学

患病动物的症状类似登革热，但在形式上要温和，通常持续 4～7 d。已证明无出血现象。人感染本病后通常表现为斑丘疹，似皮疹，刚开始出现在面部或四肢，然后再转移到其他部位，此外还有结膜炎、关节疼痛、低度发热和头痛等症状。有的病例可出现黄疸。

（四）防治

本病无特效疗法。防治方法主要是防蚊、灭蚊。

第十二节　韦塞尔斯布朗病

韦塞尔斯布朗病（Wesselsbron disease）是由韦塞尔斯布朗病毒（Wesselsbron disease virus）引起的一种经昆虫媒介传播的急性病毒性传染病。临床特征表现为发热、厌食、白细胞减少，怀孕母羊流产和新生羔羊的高度死亡率。本病最早是 1954 年在南非的韦塞尔斯布朗山区绵羊中发现，之后，津巴布韦、莫桑比克、马拉维、赞比亚、乌干达、尼日利亚、肯尼亚、苏丹、安哥拉、塞内加尔、马达加斯加、泰国等国家都有动物发病的报道。1957 年在南非地区的人和蚊子中也分离出该病毒。

（一）病原学

韦塞尔斯布朗病病毒属于披膜病毒科黄病毒属，病毒核酸为单链线状 RNA，为双层膜状结构。病毒颗粒直径 30 nm。该病毒对外界环境因素不稳定，在乙醚、氯仿、胰蛋白酶、去污剂、56 ℃的温度作用下被灭活。但在 pH 值 3 ～ 9 的环境中稳定。本病毒能被抗黄热病毒的血清所中和。

（二）流行病学

自然疫源性和明显的季节性是本病具有的特点。本病多发于多雨潮湿、昆虫滋生的夏、秋季。通过蚊子的叮咬而传播。本病病毒的传播媒介主要是神秘伊蚊（*Aedes caballus*）和环黄伊蚊（*Aedes circumluteolus*）。人和绵羊、牛等动物均可自然感染发病。在非洲除感染绵羊和山羊外，也常感染牛、马、犬、野生动物和人。

（三）临床表现

潜伏期 1 ～ 3 d。新生羔羊：感染后发热、食欲缺乏、虚弱、脑炎、嗜睡，3 ～ 4 d 死亡，死亡率高达 100%。成年羊：感染后约 50 h 出现病毒血症，随后发热、抑郁、食欲缺乏、白细胞减少、出血、黄疸、怀孕母羊流产、胎儿木乃伊化、胎儿畸形和脑膜脑炎等，死亡率一般在 20% ～ 70%，在疫区也可见到亚急性型和隐性型传染。病理学变化主要发生在肝。肝呈金黄色，肿大，肝组织呈弥漫性坏死和脂肪浸润，胆囊肿大，并有线状出血。此外，可见全身性淋巴结病变，浆膜出血，腹腔积有带血的液体。新生羔羊胆汁淤积和脾肿大。镜检可见变性、坏死的肝细胞弥散于整个肝组织，但坏死灶与周围正常组织无明显的界限。库普弗细胞增生、胆管增生、门管区有单核细胞浸润。可常见到肝细胞核内包涵体，胞浆中嗜酸性颗粒。

（四）诊断

本病应同裂谷热、蓝舌病、心水病和羊传染性肠毒血症鉴别，尤其是裂谷热。

（五）防治

本病有较强的免疫性，康复后的动物可获终生免疫。以通过鼠脑连续传代而育成的弱毒株疫苗——鼠脑冻干苗，已广泛用于绵羊并取得良好效果。本病无特效疗法。防治方法主要是防蚊、灭蚊，并做好自我防护。

第十三节　仙台病毒感染

仙台病毒感染（Sendai virus infection）是由仙台病毒（Sendai virus）引起的人兽共患疫病，主要引起多种啮齿动物感染发病和儿童的呼吸道感染。仙台病毒于 1953 年首次发现于日本，现在广泛分布于世界各地。该病是啮齿类试验动物最难控制的疾病之一。

（一）病原学

仙台病毒又名日本凝血病毒（Hemagglutinating virus of Japan, HVJ），属副黏病毒科副黏病毒属。仙台病毒是此属中最早分离出的（M. Kuroya, 1953），质粒为多形态，直径 150 ～ 600 nm。病毒对乙醚敏感，pH 值 2.0 条件下极易失活。病毒几乎可凝集所有种类的红细胞，而且有溶血性。病毒在鸡胚、各种动物肾脏培养细胞的细胞质中增殖，很易被感染的细胞株引起继发感染。因为具有融合各种细胞的能力，所以被广泛地用来进行细胞的异核体形成和培育杂种细胞。

（二）流行病学

仙台病毒广泛分布于世界各地。空气传播和直接接触是病毒传播和扩散的方式，相对湿度高和空气流通慢可促进空气传染。本病一年四季均可发生，但以冬、春季多发，气温骤变、忽冷忽热等环境因素可加重发病和流行。猪、小鼠、豚鼠、地鼠、家兔等对本病毒均有易感性。人易感，尤其儿童对本病易感。

（三）临床学

主要引起婴幼儿下呼吸道感染和较大儿童的上呼吸道感染，以发热、咳嗽、气喘或胸闷、胸痛为主，甚至造成致死性感染，在儿童呼吸道感染病例中占有一定比重。动物感染后表现为急性和慢性两种形式，病鼠表现为被毛粗乱、呼吸困难、弓背弯腰、发育不良、身体消瘦等症状。

（四）诊断

实验室诊断可采用病毒分离、病原检测和抗体检测技术。病毒分离可采用鸡胚和多种细胞。抗体检测可用 ELISA 技术，如耿志贤等（2008）用全血滤纸片为检材用 ELISA 测定小鼠仙台病毒，通过使用全血滤纸片，简化测试样本的制备过程。王宗耀等（2008）建立了仙台病毒的 RT-PCR 检测方法并进行了应用。

第三篇

人兽共患寄生虫病

第一章 | 日本血吸虫病

血吸虫病的病原体为血吸虫，其学名为裂体吸虫，分类属于扁形动物门（Platyhelminthes）吸虫纲（Trematoda）复殖目（Digenea）裂体科（Schistosomatidae）裂体亚科（Schistosomatinae）裂体属（*Schistosoma*）。寄生于人、兽的血吸虫主要有 6 种，即埃及血吸虫（*Schistosoma haematobium* Bilharz，1852）、日本血吸虫（*Schistosoma japomicum* Katsurada，1904）、曼氏血吸虫（*Schistosoma mansoni* Sambon 1907）、间插血吸虫（*Schistosoma intercalatum* Fisher，1934）、湄公血吸虫（*Schistosoma mekogi* Voge 等，1978）和马来血吸虫（*Schistosoma malayensis* Greer 等，1988），其中，以前 3 种流行较广。成虫除埃及血吸虫寄生于泌尿生殖系统外，其余均寄生于终末宿主的门静脉 – 肠系膜静脉丛，所致疾病称为血吸虫病（schistosomiasis）。血吸虫病流行于亚洲、非洲和拉丁美洲的 76 个国家和地区，受威胁人口达 6 亿之多，感染人口近 2 亿，并且感染人数呈增加趋势，估计全球每年有 2 万多人死于血吸虫病。在中国仅有日本血吸虫病流行，故本文仅详细描述日本血吸虫病。

日本血吸虫的终末宿主种类繁多，主要是包括人在内的哺乳动物，中间宿主为水陆两栖的湖北钉螺。人们发现距今 2 100 多年前的长沙马王堆西汉女尸和湖北江陵西汉男尸均感染了日本血吸虫，足见日本血吸虫病在我国流行历史之悠久。日本血吸虫在我国分布广泛，遍及长江以南 12 个省（市、自治区）。日本血吸虫病在我国长期广泛的流行，给人民健康造成了严重危害。截至 2023 年底，上海、浙江、福建、广东、广西五个省（区、市）维持传播阻断标准，云南、湖北、安徽、江西等省于 2023 年新达到传播阻断标准。

一、病原学

（一）形态与生物学特性

1. 成虫　日本血吸虫成虫雌雄异体，在宿主体内大多呈雌雄合抱状态，外观呈圆筒状，以适应血管内的生活。雄虫背腹扁平，体前端具有口吸盘及腹吸盘。在腹吸盘后虫体两侧向腹面卷曲，形成一条沟状结构，雌虫居于其中，称为抱雌沟。雄虫较雌虫粗短，长 10 ～ 18 mm，睾丸处的体宽为 0.44 ～ 0.51 mm；雌虫呈线状，较雄虫细长，雌虫的口、腹吸盘均不及雄虫显著，虫体长度为 3 ～ 20 mm，中段最宽处仅 0.24 ～ 0.30 mm。雌虫因肠管内含有大量红细胞消化后的残留物（铁卟啉类）而呈黑褐色或棕黑色。雌雄成虫体壁厚 $1 \sim 3$ μm，呈海绵状，具有明显而复杂的褶嵴和凹窝，并且在虫体表分布着许多感受器。体壁是由外侧的体被和内侧的细胞体构成，为合胞体的结构，体被与细胞体之间有胞质小管相通。体被覆盖在虫体的表面，整层为胞质性，无核也无细胞界限。体被的最外层为外质膜，内面为基底膜，两层之间为基质。基质内含许多膜层空泡、管状内陷、杆状和盘状分泌小体及若干线粒体。细胞体位于肌层下，称之为体被下细胞体。细胞体发出很多胞质小管，穿过肌层和基底膜与体被相通。肌肉分布在基底膜下，由外环肌和内纵肌两层肌层组成，雄虫肌肉层较雌虫发达。体被具有双层外膜的结构能不断更新，外膜中含有脂类、蛋白质和糖类等成分，具有吸收和交换等重要的生理功能。膜蛋白经 SDS- 聚丙烯酰胺凝胶电泳显示主要为 5 个蛋白质条带，其分子质量分别为：I 64 kD；II 58 kD；III 39 kD；IV 27 kD；V 18.7 kD，其中 I、III、IV 3 个为糖蛋白。体壁含有丰富的碱性磷酸酶、Ca^{2+} 腺苷三磷酸酶、乙酰胆碱酯酶、γ- 谷氨酰转肽酶、环腺苷酸磷酸二酯酶、腺苷酸环化酶等。实验证明血吸虫能通过体被外膜转运物质，如血吸虫对单糖的摄入主要是通过体壁吸收而完成。

虫体内部构造较为复杂，除了充满支持各种器官的网状实质组织外，尚有消化、生殖、排泄、渗透压调节及神经调节等系统。消化系统包括口、食道、两支肠管及延伸至虫体中段汇合成的一条盲管，无肛孔。血吸虫通过口腔不断吞食宿主红细胞，在食道内首先将吞食的红细胞膜破裂溶解，随后在肠腔中多种酶的参与下，将红细胞释放出的血红蛋白加以降解和吸收。研究表明，血吸虫肠道中具有分解血红蛋白的蛋白分解酶，雌虫此酶活力比雄虫高 $3.5 \sim 6.0$ 倍。红细胞被消化后残存于肠管内的褐色物质从口排出。雄虫的睾丸位于腹吸盘后的背部，多数为 7 个，呈串形或非串形排列。输精管从最后一个睾丸发出，穿过每个睾丸的腹侧进入贮精囊，生殖孔开口处呈唇状突起。雌虫生殖系统包括：卵巢、输卵管、卵黄腺、卵黄管、卵—卵黄会合管、卵模、梅氏腺、子宫及生殖孔。卵巢位于虫体中段，呈长椭圆形，大小为 $(0.59 \sim 0.68)$ μm × $(0.14 \sim 0.17)$ μm，产生卵细胞。卵黄腺分布于从卵巢至虫体的末端，由无数横行小叶组成，产生卵黄细胞。组织化学定位实验证明：成熟卵细胞含有丰富的核酸、蛋白质、磷酸酶和少许糖原；成熟卵黄细胞除含有核酸、蛋白质、脂类和磷酸酶外，卵黄颗粒球尚含有碱性蛋白质、酚及酚酶等成分。它们是制造卵壳的原料，作为卵壳的前体贮存在卵黄细胞中。卵细胞及卵黄细胞以不同速度有节奏地被送至卵形成部位——卵模及其周围的梅氏腺，在卵模上皮细胞和梅氏腺分泌物的作用下，卵黄细胞中的颗粒球从细胞质中释放出来并游离于卵模腔内，在卵黄细胞群表面融合成均匀而具可塑性的薄壳状物，随即定形聚合成卵壳，形成具有 1 个受精卵细胞和约 20 个卵黄细胞及被覆一层硬化蛋白质壳的卵，通过子宫将其送至位于腹吸盘下的生殖孔排出。雌虫通常阵发性地连续产卵，故卵在血管内常沉积成串珠状。感染 24 d 的雌虫即开始排卵，产卵力可因宿主和虫龄而异，每条雌虫一般每天可产 $1000 \sim 3500$ 个卵。卵随血流沉积于宿主的肝脏及肠组织中，约经 11 d 卵内细胞经过初产期、空泡期、胚胎期发育至成熟期毛蚴，含有毛蚴的成熟虫卵在 $10 \sim 11$ d 后逐渐死亡。沉积于肠壁组织的一部分卵，由于毛蚴分泌的溶组织物质能透过卵壳，破坏血管，使肠局部组织发生坏死，加上肠蠕动等作用，虫卵可随坏死组织脱落入肠腔，随粪便排出体外。未排出的虫卵沉积在局部组织中逐渐死亡、钙化。

2. 卵　淡黄色，呈椭圆形，大小平均为 89 μm×67 μm。卵壳壁薄而均匀，无卵盖，表面有一短小的侧突，但往往被周围的粪便等污物所掩盖而不易查见。在扫描电镜下，整个卵壳表面布满长短不一的、相互交错的网状纤维基质；在透射电镜下，由薄的电子密度致密的、连续的内层和厚的中等电子致密的均匀外层所构成，偶尔可查见无定形弯曲的微管道。成熟虫卵内有一葫芦状毛蚴，毛蚴与卵壳之间的间隙内可见大小不等的圆形油滴状头腺分泌物。在组织内，从受精的单细胞卵发育成毛蚴约需 11 d。

卵从成熟至死亡为10～11 d,所以在组织内卵的寿命约22 d。按卵胚发育的构造,卵可分为:①单细胞期,是刚从雌虫产出的卵,其中央有一个受精的卵细胞,周围约有20个卵黄细胞。在各个卵黄细胞之间常散布着若干折光的球形卵黄颗粒。②细胞分裂期,卵细胞经反复分裂后形成40～50个细胞群,位于卵的中央呈团块状。在卵裂的早期,因卵黄细胞膨胀透亮,形如空泡,随后卵黄细胞崩解,消失。③器官发生期,在分裂的细胞群中呈现有规则的分化和排列,逐步出现内部各种器官,并能分辨出胚形。④毛蚴成熟期,在卵内有一个椭圆形毛蚴,有时尚可见到伸缩活动。此外还有未发育的变性卵和发育成熟后死亡的卵。在正常情况下,粪便内排出的卵大多数是含毛蚴的成熟卵,而未成熟卵或变性卵只占少数。

虫卵入水后,卵内毛蚴在卵壳内不断运动,最终从卵壳的垂直裂缝中破壳而出,这一现象称为孵化。孵化受温度、渗透压、水质和光照等因素的影响。以水温20～30℃较为适宜,低于10℃或高于37℃,大多数卵的孵化会被抑制。在等渗情况下,卵内毛蚴一般不能孵化,在0.7%～0.9%食盐溶液中,大多数卵的孵化被抑制,在1.2%以上的浓度则完全被抑制。虽然水的pH值在7.0～8.5范围均可使卵孵化,但孵化的最适pH值为7.5～7.8,过酸或过碱对孵化均不利。光照能加速卵的孵化,光暗使孵化受到抑制。

3. 毛蚴　略呈长椭圆形,左右对称,平均大小为99 μm×35 μm。前端有突出的钻器,体表具有21或22个有纤毛的上皮细胞,呈4横排列。各行数目从前端算起,分别为6、8(9)、4、3,第2行纤毛上皮细胞数目常有8或9的变异。体内有一个顶腺和一对头腺,其分泌物构成虫卵可溶性抗原物质的主要成分。体内具有排泄、渗透压调节系统,由两侧对称的2对焰细胞、毛细管及集合管构成。神经系统由中枢神经团、神经干和外周感觉器组成。中枢神经团位于毛蚴体前部的中央,约占整个毛蚴的1/4,呈双叶状。其中央为一圆形团块的嗜酸性中枢,为环绕着许多轴突和树突的神经纤维网。在毛蚴的后半部,充满着30余个生发细胞。毛蚴凭借纤毛在水中做直线游动,并具有向光性和向上性的特点,故在水中,它多存在于光亮较充足的上层。毛蚴在11～25℃可存活14～26 h,过高或过低的温度对毛蚴生存不利。若水中含氯0.7～1.0 mg/kg,30 min内毛蚴全部死亡。毛蚴依靠其钻器及腺细胞分泌物的作用主动侵入钉螺外露的软体部位,而螺蛳的分泌物对毛蚴的行为亦有引诱作用。影响毛蚴感染钉螺的因素很多,有温度、接触时间的长短、毛蚴数量及时龄,钉螺的生长年限,水的pH值、浊度、流量及流速等。

4. 胞蚴　毛蚴侵入钉螺后发育成母胞蚴,它主要寄生于钉螺的头足部。早期母胞蚴虫体小,呈袋状,两端钝圆,体内含许多生发细胞,经分裂和发育成不同大小的幼胚。母胞蚴体内生发细胞增殖迅速,晚期母胞蚴体内含有子胞蚴。成熟的子胞蚴活动能力强,能从母胞蚴体内逸出。母胞蚴在晚期有衰老萎缩现象。早期子胞蚴也呈袋状,但较狭长,有前后端的区别。在子胞蚴前部有体棘,能运动,并向钉螺的消化腺及生殖腺移行。进入消化腺后,长度迅速增加,而宽度增大与之不一致,故有节段形成。发育较成熟者多呈节段性,较细长。母胞蚴及子胞蚴体壁均由体被、基膜和体被下层构成。在外质膜下的基质中分布有线粒体和有关细胞器,基膜下方为外环肌和内纵肌。子胞蚴体内也具有生发细胞,主要分布于育腔的中央。成熟子胞蚴的育腔很明显,内含不同发育阶段的幼胚和尾蚴。此外,尚具有实质细胞,其胞质内含丰富的α-糖原颗粒。成熟的尾蚴从子胞蚴中逸出后,子胞蚴自身并不萎缩,其体内生发细胞能不断繁殖形成幼胚,幼胚又继续发育成尾蚴,故感染钉螺能长期产出新的尾蚴。

血吸虫胞蚴在钉螺体内发育成尾蚴所需时间与周围环境温度关系十分密切,6、7月的气温下,需要47～48 d;10、11月的气温,需159～165 d。一个毛蚴侵入钉螺后所发育成的尾蚴均为同一性别,但有时可能有 2 个以上的毛蚴侵入，故从 1 只钉螺逸出的尾蚴也可能存在雌雄两种性别。感染钉螺只有与水接触或栖息于水中，其体内发育成熟的尾蚴才能逸出并进入水中。水质、水的酸碱度、水温及光照等因素对尾蚴从钉螺体内逸出具有重要影响。以井水、过滤的河水和去氯自来水较为适宜，蒸馏水则不利于尾蚴逸出；pH 值 6.6～7.8 范围的水对尾蚴逸出无不良的影响。虽然能使尾蚴逸出的温度范围较大，但以 20～25 ℃最适宜。光照能明显加快尾蚴的逸出。

5. 尾蚴　日本血吸虫尾蚴属叉尾型尾蚴，由体部及尾部组成，尾部由尾干及尾叉组成。尾蚴大小为（280～360）μm×（60～95）μm。体部呈长椭圆形，大小为（100～150）μm×（40～66）μm。尾干为长圆柱形，大小为（140～160）μm×（20～30）μm，尾叉长 50～70 μm。在尾叉末端的中央有一排泄孔。在与尾部相连接处的体部呈环颈状喇叭口形，尾干套接其中。腹吸盘位于体部后 1/3 处，在其下方有一群生殖细胞。体部的最前端为一头器（head organ），口位于头器下方正腹面的亚端部，食道细长，肠支短小。尾蚴存在对称排列的焰细胞 4 对，以及毛细管、集合管、排泄囊和排泄孔，共同构成尾蚴的排泄和（或）渗透压调节系统。

由于尾蚴是侵袭人体和动物皮肤的感染期幼虫，其形态构造与其高度适应水中生活和侵入宿主皮肤密切相关。尾蚴体部前端的头器略能局部伸缩，在其顶端具有对称排列的两排半月形的嵴，其中含有钻腺导管开口。在每侧半月形结构的外缘有 7 个感觉乳突。此装置与尾蚴在皮肤表面探查钻孔部位有关。尾蚴体内具有 1 个头腺、2 对前钻腺和 3 对后钻腺的单细胞腺。头腺位于头器中，为突起状的多导管，其分泌小体呈圆形或卵圆形环层膜状结构，平均大小为 0.29 μm×0.23 μm。用 Azan 染色头腺，内含物呈橘红色，用显示蛋白质的溴酚蓝和银浸染均呈阳性反应。前钻腺含 A、B 两型分泌小体。A 型分泌小体近似圆形，平均大小为 0.46 μm×0.32 μm，基质为电子致密的均匀结构。B 型分泌小体数量较多，呈不规则的圆形，平均大小为 1.02 μm×0.82 μm，基质为中等电子致密，并含十余个小圆形电子透亮区。内含物用 Azan 染色呈浅蓝色，并对显示钙的紫红素、茜素红和 VonKóssa 3 种染色均呈强阳性反应。后钻腺内含椭圆形或长条形的分泌小体，平均大小为 0.97 μm×0.62 μm，基质呈均质性或伴有电子密度较深的圆形聚集物。内含物用 Azan 染色呈深蓝色，对显示多糖的 PAS 反应呈强阳性反应。实验证明钻腺分泌物含有蛋白酶及多糖酶。每一钻腺细胞均有 1 根直径逐渐变小的细长导管，在向头器的行程中，分成左右两支导管束。每支导管束包括 2 根前钻腺细导管和 3 根后钻腺粗导管，最后伸入头器开口于顶端。

尾蚴全身体表布满体棘，不同部位的体棘形状及大小略有差别。前端头部的体棘较粗钝，呈芝麻状密集排列。口孔后躯干和尾部的棘较尖锐，斜竖于体表。所有体棘的尖端均朝向体的后方。在电镜下可见尾蚴整个体表覆有一层很薄的糖蛋白膜结构，称为糖萼（glycocalyx）。它由许多纤丝构成，弥漫性网状层覆在体表上，此层糖萼呈强的 PAS 和 Alcian 蓝阳性反应的黏性物质，具有调节尾蚴体壁界面通透性的功能，以控制虫体适应淡水的生活，当与血吸虫患者血清接触时能产生尾蚴套膜反应。尾蚴的体壁由体被、基层、间质层和肌肉层构成。尾蚴的肌肉层由外环肌和内纵肌组成，内纵肌较外环肌发达。肌原纤维由直径为 5 nm 的细肌丝和 25 nm 的粗肌丝构成。肌细胞内分布着大而多嵴的线粒体和肌质网。尾蚴的尾部肌肉与体部肌肉在构造上存在明显的差别：尾部的纵肌是由 4 组肌群组成，分别位于背、腹和两侧，每组肌群包含 4～5 个肌细胞；尾肌的肌纤维呈现致密排列的条纹结构，并含大量线粒体和糖原颗粒；相邻的尾肌纤维在靠近肌细胞膜处有对称排列的囊状肌质网，所有这些表明尾部肌肉所具备的特殊结构与其生理功能密切相关。尾蚴的尾部在其自由运动和侵入皮肤过程中均起着重要作用。尾部肌肉的收缩与延伸可使尾干反复作弧形的左右摆动，如圆圈一样地旋转。2 个尾叉如螺旋桨一样起推进作用。尾蚴在水中通常以尾部向前的倒退方式运动，在水中绝大多数尾蚴都是静止地浮悬于水面，故能随水流漂浮到远处。风力、水位涨落和潮汐等影响尾蚴的扩散。由于河岸钉螺多栖息于水线上下，所以尾蚴的分布以在近水边的水面最多。尾蚴的存活时间及其感染力随环境温度、水的性质及尾蚴逸出后时间的长短而异。

6. 童虫　一旦尾蚴与宿主皮肤接触，入侵最快可在 10 s 内完成。尾蚴侵入宿主皮肤是依靠其体内头腺和（或）钻腺分泌物的酶促作用和头器伸缩的探查作用，以及全身肌肉运动的机械作用协同完成的。尾蚴侵入皮肤时最先通过其头器和腹吸盘相互交替地伸缩动作，先对皮肤表面进行探查，寻找入侵部位。随即体部呈现强烈的伸缩运动对皮肤接触点进行攻击，加上尾部的摆动以助推进，尾蚴头器很快钻破皮肤的角质层。与此同时，尾蚴体内腺体排出含有蛋白酶及多糖酶的分泌物，可促使皮肤角蛋白软化并对表皮细胞间质、基底膜和真皮层基质发生降解。尾蚴依靠这些酶的作用和全身肌肉的伸缩机械运动从皮肤裂口处进入，并沿着皮肤的表皮层和真皮层呈倾斜地推进，然后进入皮下血管。实验证明，温度是刺激尾蚴侵入皮肤的重要因子，宿主皮肤表面的脂类物质亦能引发尾蚴的侵入行为，此外尾蚴的皮肤钻穿率与亚油酸浓度和前列腺素的水平有关。由于日本血吸虫尾蚴生活于淡水中，侵入宿主皮肤而转变为童虫后则是恒温的血清组织液环境，而且这一入侵和转变过程又是非常迅速的，所以在此入侵和转变过程中部分虫体随即死亡。

尾蚴从侵入皮肤蜕去尾部，直至发育成熟前的阶段统称为童虫。童虫在宿主体内的移行和发育并非同步，移行最快的童虫在皮肤中停留不到 1 d 即移行至肺，从肺动脉钻入肺静脉，血流经心脏、主动脉到腹主动脉及前、后肠系膜动脉，再经胃静脉、肠系膜静脉于第 3 天汇集到肝。在肝内经 8 ～ 10 d 的生长后，大多数于第 13 ～ 14 天抵达肝门 – 肠系膜静脉定居。雌、雄童虫最早于第 15 ～ 16 天合抱，第 22 天发育成熟，第 24 天开始排卵。在发育过程中，雄虫的存在和合抱对于雌虫的发育和成熟是必不可少的，若无雄虫合抱，单性雌虫不能发育至性成熟，会一直停留在童虫阶段。若无雌虫，单性的雄虫虽可发育成熟，但所需的时间较长，体形也较短小。实验证明，日本血吸虫雌雄的合抱行为是通过化学信息传递的，而且雌雄两性虫体合抱后存在着明显的营养物质和化学物质交换。雄虫能促进被抱雌虫的生理代谢，刺激雌虫对胸腺嘧啶核苷的利用，促使其细胞分裂和 DNA 合成。合抱雄虫可向被抱雌虫转运葡萄糖和糖蛋白，雄虫体内谷胱甘肽的生物合成与其抱雌沟中有无雌虫密切相关，未合抱雄虫体内的谷胱甘肽含量显著高于合抱雄虫。日本血吸虫雌雄两性间营养物质交换和代谢的相互作用是双向的。

（二）生活史

日本血吸虫成虫寄生于人及其他多种哺乳动物的门脉系统中，雌雄虫体合抱产卵。排出的卵随血流沉积于肝脏和肠壁组织中，部分沉积于肠壁的卵落入肠腔后随粪便排出体外。卵在水中适宜温度下孵出毛蚴，并自由游动。毛蚴能主动钻入水陆两栖钉螺的外露软体部位，并在其体内发育成母胞蚴，经发育和无性繁殖产生子胞蚴。经两代胞蚴的无性繁殖后产生大量尾蚴，尾蚴离开钉螺在水面自由活动。人或其他哺乳动物接触疫水后，尾蚴立即主动钻进皮肤，脱尾转变为童虫。经过移行和一段时间的生长，最终在肠系膜静脉寄居并发育成熟。由此日本血吸虫的生活史包括：成虫、卵、毛蚴、胞蚴、尾蚴及童虫 6 个阶段。其中，毛蚴和尾蚴仅能在自然界中进行短暂的独立自由生活。所以，日本血吸虫需要两个宿主转移。一个是人或其他哺乳动物；另一个是钉螺。人或其他哺乳动物被进行有性繁殖的成虫所寄生，称为终末宿主。钉螺被进行无性繁殖的幼虫所寄生，称为中间宿主。这两种繁殖方式相互交替地进行着，称为世代交替。

二、流行病学

（一）宿主

有资料显示，截至今日发现的自然或人工感染日本血吸虫的哺乳动物宿主（人除外）超过 45 种（或亚种）。它们隶属 7 个目（食虫目、啮齿目、兔形目、食肉目、奇蹄目、偶蹄目、灵长目），18 个科（猬科、鼩鼱科、豪猪科、鼠科、豚鼠科、仓鼠科、松鼠科、兔科、鼬科、犬科、灵猫科、猫科、马科、猪科、牛科、鹿科、猴科、猩猩科），34 个属。其中，家畜及家养动物有：黄牛、水牛、犬、猪、马、驴、骡、山羊、绵羊、猫和家兔。已被证实的野生动物有：灰麝鼩、刺猬、臭鼩、褐家鼠、黑家鼠、大足鼠、社鼠、黄胸鼠、黄毛鼠、针毛鼠、黑绒姬鼠、棕色田鼠、小家鼠、黑腹绒鼠、赤腹松鼠、豪猪、短耳兔、黄鼬、食蟹獴、鼬獾、赤狐、貉、獾、豹猫、豹、小灵猫、野猪、小麂、獐、恒河猴等。此外，金黄仓鼠、长爪沙鼠和豚鼠亦可被人工感染。

值得注意的是，东方田鼠（*Microtus fortis*，俗称湖鼠）虽然能被日本血吸虫尾蚴所感染，但随后的童虫发育受阻，并停留在肝脏中，虫体呈现萎缩，未能发育成熟就退变死亡。日本血吸虫在东方田鼠体内的主要消亡部位是肝脏。褐家鼠人工感染尾蚴后，早期童虫的移行和发育尚正常，亦能移行至肠系膜血管而寄居。随着感染时间的延长，大部分虫体出现发育停滞并向肝脏移行，寄居于肝内静脉。虫体生殖器官常呈现萎缩，子宫内多无卵，或仅有少数卵。但部分褐家鼠人工感染后能从粪便中排出虫卵，并能孵出毛蚴，具体原因有待进一步研究。实验证明，上述一些家畜和啮齿动物粪内虫卵孵出的毛蚴能感染钉螺，从钉螺逸出的尾蚴亦可再感染哺乳动物。

根据疫区调查的结果，在家畜中黄牛的自然感染率远较水牛高。黄牛、犬、猪、山羊和绵羊等 1 次人工感染尾蚴后，虫体发育率高，粪便排卵时间长；而水牛和马的虫体发育率略低，粪便排卵时间短，存在自愈现象。为了进一步了解黄牛和水牛对日本血吸虫的易感性，有学者对黄牛和水牛进行了较为详细的比较。结果表明，在相同的实验条件下，黄牛感染日本血吸虫后表现出虫卵开放前期短，成虫体长回收率高，卵巢发育较佳，组织中成熟虫卵周围免疫沉淀反应物强，感染后粪便长期持续排卵等。这充分说明黄牛较水牛对日本血吸虫更为易感。但是，在评价黄牛和水牛对传播日本血吸虫病的作用时，须视各地疫区的具体情况而定。除了易感性外，还应考虑当地疫区牛种数量及其行为和习性。必须要指出的是，水牛是喜水的动物，常浸泡于河边或湖边的浅水中，与疫水接触机会多，可重复感染。而且在我国南方地区的农村，应用水牛从事农业耕种较黄牛更为普遍。可以说，耕牛（包括黄牛和水牛）在我国日本血吸虫病疫区是重要的保虫宿主，尤其在湖沼地区，它们在传播日本血吸虫病中具有极其重要的作用。

（二）传播媒介

钉螺是日本血吸虫病的中间宿主，亦是传播媒介。钉螺属软体动物门腹足纲前鳃亚纲栉鳃目鳞螺科钉螺属。钉螺是水陆两栖动物，常生活于河边、水沟边、田边、草洲和滩地等。钉螺的交配、繁殖、感染和逸出尾蚴均受气温、水量和湿度等条件的影响。长江流域，钉螺于 4—5 月份产卵，5—6 月份出现幼螺，7—8 月份发育成成螺，发育期为 4～5 个月。研究表明，一对钉螺室内饲养 5 年，平均每年产卵 763.8 个，现场每个雌螺于产卵期平均产卵 42.8 个，因此经过 1 个产卵季节，钉螺可增加数十倍。钉螺主动爬行距离甚短，主要是被动迁移，可随植物茎叶、船只，人、畜携带而散播。在风速 3 m/s，水面流速 0.97～2.20 m/s 和浪高 1～3 级的情况下，有 17.3% 的钉螺可随载体漂流 50 km 以上，82.7% 的钉螺散落在 50 km 以内。自然条件下钉螺一般可存活 1 年, 个别可存活 5 年以上, 感染性钉螺多数只能存活半年, 少数能存活 2 年以上。

毛蚴侵入钉螺后发育成尾蚴所需时间, 随温度而异。根据实验资料, 应用双曲线数学公式 $y=a/(x-b)$ [y 为毛蚴在螺内发育成尾蚴的最短时间 (d); $a=856$, 为积温常数; x 为平均温度 (℃), $b=11.5$, 为理论温度临界值 (℃)] 统计分析。在不同相对稳定温度条件下, 毛蚴在钉螺体内发育成尾蚴的时间为: $y=856/(x-11.5)$。据此, 可为实验感染日本血吸虫和日本血吸虫流行病学调查提供参考依据。

据报道, 每个感染性钉螺可逸出平均 (1 269.87±109.01) 条尾蚴。逸出的尾蚴可浮悬于水面, 随水流漂游 1 km 以上, 风力、水位涨落和潮汐等可加速扩散。尾蚴逸出的温度以 20~25 ℃最为适宜, 15~25 ℃时, 经过 60 h, 仍具有感染力。所以, 春末夏初和夏秋之交为易感季节。钉螺, 特别是感染性钉螺的数量和分布水平可影响发病情况。一般来说钉螺密度大, 感染率高, 发病率也随之增高。

20 世纪 50 年代以来, 不少学者对钉螺与日本血吸虫的相容性做了不少工作。有学者将安徽贵池、湖北监利的湖区和广西桂平、四川天全、云南洱源、福建福清 6 地的山区的日本血吸虫, 与不同地域钉螺进行交叉感染, 结果显示各地日本血吸虫和钉螺呈现不同的相容性, 说明钉螺和日本血吸虫存在地域性品系的差别。并且采自现场的钉螺, 经室内饲养传代后, 对日本血吸虫的感染力也发生变异。如安徽贵池日本血吸虫对福建钉螺的感染率仅 8.1%, 但福建钉螺分别与江苏、湖北的钉螺杂交的后代, 对贵池日本血吸虫的感染率升为 23% 以上。贵池日本血吸虫原来均不感染四川和菲律宾的钉螺, 但四川雄螺与江西雌螺杂交的后代对贵池日本血吸虫产生一定的易感性。福建钉螺对贵池日本血吸虫原有一定的易感性, 但福建雄螺与四川雌螺杂交的后代却未能被感染。又有报道, 连续循环 4 代的钉螺, 感染率随代数增加呈上升态势。这种感染力的改变是否是遗传选择的结果, 尚待进一步研究证明。

(三) 疫源地

从野生动物感染日本血吸虫, 以及远离居民点且长时间无人畜活动的地区曾发现有感染日本血吸虫的动物和钉螺的情况来看, 日本血吸虫病可能存在自然疫源地。早在 1957 年有学者就发现, 四川省广元县 (今广元市) 一直未发现日本血吸虫病病例, 而在该地猴粪中查到成熟的日本血吸虫卵, 说明广元山区可能为日本血吸虫病的自然疫源地。在福建省人迹罕至的深山野谷中亦有钉螺滋生, 在安徽省歙县和江西省玉山县等地某些人、畜不至之处, 亦发现有日本血吸虫感染的钉螺。这些情况表明日本血吸虫可以不需人、畜的参与而在野生动物中相互传播。在我国已发现感染日本血吸虫的野生动物种类有 30 余种, 以啮齿动物多见, 特别是鼠类。在鼠类中不少为适宜宿主, 它们繁殖快, 分布广泛, 具有流行病学意义。如褐家鼠 (沟鼠), 不仅数量多, 且感染率高 (39.2%)。鼠类粪便排出的虫卵较多, 如在上海郊区捕获的感染沟鼠, 每日排出的虫卵孵出的毛蚴数为 35~2 499 个, 与人粪排出的虫卵孵出的毛蚴数 (226~2 842 个) 相近。实验证明, 沟鼠、松鼠源的尾蚴能感染猕猴, 人源尾蚴亦可感染沟鼠, 这充分说明日本血吸虫病能在人、兽间相互传播。

(四) 传染源

凡感染日本血吸虫并排出虫卵的人、兽, 均可能是日本血吸虫病的重要传染源。现在已证明有多种的家畜能感染日本血吸虫, 其中以黄牛、水牛等较多。经调查发现能感染日本血吸虫的野生哺乳动物有 30 余种 (请详见宿主部分)。家畜中以黄牛感染率为高, 野生动物中以沟鼠的感染率为高。动物感染率的高低, 一般与当地人和钉螺的感染率相平行。人、兽排卵的数量, 因宿主种类和寄生虫数而异。病牛和患者平均日排卵数相近,病牛粪内虫卵密度虽比患者低,但日排粪量(25 kg)大,为患者日排粪量(250 g)的 100 倍;加上牛粪入水机会多,传播机会也远较人粪更多;野生动物粪中虫卵存活时间较长,在冬季依然可达 4 个月之久。因此,病牛在传播疾病中的作用不能低估;尤其在湖区和沼泽地,水牛数量较多,接触疫水频繁,在传播上起着重要作用。沟鼠日排粪量虽为人的 1/25,但其感染数量众多,平均日排卵数(508.9 个),约为人的(1 453.9 个)1/3,故沟鼠作为传染源,其作用亦不可低估。据调查,四川省绵竹市等山丘地区,各种粪便日本血吸虫卵的检出率,人为 21.8%,犬为 7.1%,牛为 7.5%,猪为 3.9%。在疫区不同宿主的感染率,人为 50.9%,水牛为 35.7%,猪为 60.0%,犬为 75.0%,相对传播指数依次为 7.1%、38.6%、7.7% 和 46.9%。可见在传染源中,除牛、人外,病猪和病犬亦是重要传染源。一般以每克粪虫卵数,即排卵数(EPG)来反映感染度,并用以评价各年龄组感染人群在散播虫卵过程中的潜在作用。以不同宿主的数量、感染率及排卵数计算潜在污染指数(IPC)[IPC= 年龄组占总人口的百分比(%)× 粪检阳性率(%)× 每克粪虫卵几何均数 /100]。

(五)传播途径

日本血吸虫病的传播,与居民生活习惯和生产方式等密切相关。生产用粪管理不好,个人随地大便,在河沟洗刷粪具,渔民、船民直接排粪于水中,牛粪污染湖滩,沟鼠粪便散布于水中等,均是虫卵直接入水的重要途径。在有钉螺的地区,患者感染率的高低与粪便污染方式和频率等有关。人、畜常到之处,往往是易感地带。人群活动情况不同,感染机会和感染度也可能不一样。如渔民和农民因生产接触疫水频繁,时间长,身体暴露面积大,因而容易感染,病情较重。人们在生活中接触疫水时,身体暴露面积虽小,但次数多,日积月累,仍可造成严重感染。而人下河洗澡或游泳,若一次大量感染,往往引起急性发病。不同季节,感染率亦有所不同,春夏之交的感染率常较夏末秋初更高。

(六)易感者

任何人均可感染日本血吸虫病。接触疫水机会越多,感染率越大,如渔民、船民和农民等。不同性别和不同年龄组的易感性并无差别,有些地方男、女感染率不同,各年龄组感染率也不一样,这可能与接触疫水的机会不同有关。因为男性接触疫水的机会多于女性,青少年接触疫水的机会多于幼儿,自然其感染率较高。疫区农村青壮年为主要劳动力,接触疫水机会最多,感染率也最高。调查结果表明,人群感染的时间与尾蚴高发的月份基本一致。尾蚴的月份以 5—7 月较多,其中,4—6 月的感染人数多于其他月份。所以,春夏之交发病率高,急性感染者较多。急性感染的易感地带,一般是人、畜常出没,粪便污染水源较频繁,感染钉螺密度高的地方。急性感染的程度与接触疫水面积、时间以及次数有关。在尾蚴密度高的场所,偶尔接触疫水或非疫区人群到疫区接触疫水,亦可引起重度的急性日本血吸虫感染。

据报道,在动物日本血吸虫病中,黄牛的感染率和感染度一般高于水牛。部分水牛在感染日本血吸虫 23 周后,粪检阴转,30 周后剖检亦未发现成虫和虫卵,表明水牛有自愈现象。不同性别耕牛的感染率未发现有显著性差异,而幼龄牛的感染率较成年牛高。

人感染日本血吸虫后,可产生对再次感染的抵抗力,即获得性免疫,而初次感染的成虫仍可在体内长期存活和产卵,这一现象,称之为伴随免疫。

(七)流行特征

日本血吸虫病的地理分布与钉螺的地理分布基本一致,具有地方性,但也有存在钉螺而无患者和没有钉螺而存在患者的地方。日本血吸虫病患者和钉螺的分布与水系分布基本一致。钉螺沿水系分布,居住在水流附近的居民,接触疫水频繁,感染机会较多,感染率也较高。根据地理环境、钉螺孳生特点和日本血吸虫病流行特征,我国血吸虫病流行区可分为山丘、湖沼和水网 3 种类型。

1. 山丘型　山丘地区地势起伏不平,山峦重叠,自然环境复杂,水系较分明,钉螺沿水系分布,分布较为局限,往往一峰之隔,一边为有螺有病的疫区,另一边为非疫区。自然地理和社会诸因素(如海拔高度、气温、雨量、土壤和植被)的不同均会影响钉螺和日本血吸虫病的分布。云南省日本血吸虫病的分布,上限为海拔 2 450 m 的丽江市金山乡,下限为海拔 1 350 m 的南涧彝族自治县德胜乡。其中以海拔 1 800 m 左右的地区,人群感染率较高。低于或高于这个高程(即海拔高度),人群感染率均呈降低趋势。高于海拔 2 450 m 的地带,未发现日本血吸虫病流行,海拔高度可能是日本血吸虫病流行的地理障碍。在四川攀西地区,钉螺垂直分布亦较明显,最高为海拔 2 400 m,最低为海拔 1 100 m。其中海拔 1 300 ～ 1 800 m 的地带有螺面积占 80%,其余高程的有螺面积呈减少趋势。根据山丘地区自然地理环境和日本血吸虫病流行特点,山丘型又分为高山、丘陵和平坝 3 种亚型。

2. 湖沼型　该型从湖北宜昌沿长江而下直至江苏江阴,两岸有大片生长芦苇和湖草的洲滩,中下游湖泊众多,有著名的洞庭湖和鄱阳湖等,这些湖泊水面较大且终年不干,汛期一片汪洋,水退后洲滩棋布,具有冬陆夏水的共同特点,是钉螺理想的栖息地,给防止日本血吸虫病扩散带来困难。此型钉螺分布与高程、淹水日数有关。不同地段水淹高程的有螺带:沙市为 33.5 ～ 40.8 m,石首为 32.0 ～ 38.0 m,君山为 24.0 ～ 28.0 m,黄陂为 21.1 ～ 24.9 m,九江为 14.5 ～ 17.5 m,湖口为 11.3 ～ 17.0 m,当涂为 4.5 ～ 8.5 m,镇江为 4.4 ～ 7.0 m,靖江为 3.8 ～ 5.3 m。每年水淹 0.5 ～ 5 个月高程内为有螺带,水淹 2 ～ 4 个月高程内为密螺带,水淹 8 个月以上或淹水期极短的地带,则未发现钉螺。因滩地广阔,加上季节性潮起潮落,钉螺分布呈片状,有螺面积为各型之最。根据水位变幅、钉螺孳生地类型、血吸虫病流行程度和居民点位置,湖沼型又分为洲岛、汊滩、洲垸和垸内 4 种亚型。

3. 水网型　水网疫区主要分布于长江三角洲,地跨江苏、浙江、上海,为长江下游的一片冲积平原,面积约 30 000 km²,是著名的鱼米之乡。此区域河流纵横,密如蛛网,水流缓慢,土地肥沃;两岸杂草丛生,是钉螺理想的生长环境。有些省把洲滩围垦成圩区,圩内则成河网化流行区。江浙一带气候温和,雨量充沛,河道水位变化小,最高与最低水位不超过 2 m,人口稠密,交通便利,居民傍水而居,接触疫水频繁,如洗衣、淘米、插秧等皆是居民感染的主要方式。在动物中,牛、犬、沟鼠都可感染日本血吸虫,成为日本血吸虫病的重要传染源。船民、渔民的粪便直接排入水体,也可能是钉螺受感染的来源之一。所以,居民点附近和船只停泊的地方,钉螺感染率往往很高,对居民危害较大。

此外,我国尚存在无病有螺地区,分布于多个省(市、区),各地产生的原因不尽相同,可能与传染源输入量小、平均水温、山区的垂直气温和钉螺分布局限,加上人、畜接触少等因素有关。当然不能排除水运船舶将有螺地区螺带到无螺区,然后导致钉螺大量繁殖的可能。

(八)流行病学监测

全国已有 2/3 县(市)达到消灭或基本消灭日本血吸虫病的标准,余下的县(市)主要分布于云南、安徽、江西、湖南等 5 省,其仍维持传播控制标准,但还未消灭。目前,监测工作是主要任务,需要全面、周密的规划,因地制宜地进行监测,采取切实可行的措施。

1. 钉螺监测内容　①历史有螺地区的监测。②历史有螺区外围的监测。③外来钉螺输入的监测。调查钉螺的方法,有系统抽查法、系统抽样结合环境抽查法和全面细查法 3 种。

2. 传染源监测内容　①原疫区传染源监测。②外来传染源监测。③新感染监测。

（九）流行病学数学模型

流行病学数学模型的基础是密切相关的各种流行病学因素，数学模型是一种能反映流行过程的动力学体系。这里参照的是已建立的模型中各种参数的定量关系，以便合理地运用现有的防治技术，改进疾病的预防和治疗。日本血吸虫病数学模型是 20 世纪 60 年代 Hairston 和 Macdornald 首先提出的。我国学者一直在为建立简单而目的明确的数学模型而努力，以便为更好地防治和监测日本血吸虫病提供方法和手段。

1. 催化模型　根据菲律宾的观察资料，运用催化模型建立毛蚴成功感染钉螺、尾蚴成功感染终末宿主和日本血吸虫病的更新等一系列方程式。

2. 转折点模型　此模型适用于观察日本血吸虫病传播因素变动后对传播动力学的影响。

3. 不稳定区日本血吸虫病传播动力学　对日本血吸虫虫卵落入有螺水域的概率、日本血吸虫虫卵孵出率、不同比例日本血吸虫毛蚴感染钉螺的计量和阳性钉螺逸蚴的计量等都进行了研究。

4. 湖沼地区应用传播动力学　在湖沼地区应用传播动力学时变模型优化防治对策及确定阈值等方面进行了探讨。

5. 层次分析和概率累计法　根据山丘地区流行因素，运用层次分析和概率累计法统计分析，观察年平均气温、传染源数量、感染性钉螺点数等 12 个因素对日本血吸虫病流行的影响。

6. 指数曲线法　用指数曲线法建立简易的数学模型，用以预测日本血吸虫病的流行趋势，是一种简易可行的方法。

此外，还可对人群转归概率和患者转归指数等进行研究。

三、病理学

日本血吸虫从尾蚴入侵，童虫移行，成虫寄生，虫卵在组织中沉积以及它们的分泌物、代谢产物到死亡后的分解物均能诱发一系列免疫应答，引起相应病理变化。虫卵是日本血吸虫病最主要的致病因子，虫卵肉芽肿是日本血吸虫病最基本的病变。从免疫病理角度看，日本血吸虫病实际上是一种免疫性疾病。

（一）发病机制

1. 尾蚴所致病理损害　日本血吸虫尾蚴侵入宿主皮肤后数小时出现粟粒至黄豆大小丘疹或荨麻疹，并伴瘙痒，数小时至几天内消失，此称为尾蚴性皮炎，多发于再感染患者，它是机体过敏反应在局部组织的表现。病理变化为真皮内毛细血管扩张充血，伴有出血、水肿，嗜酸性粒细胞、中性粒细胞和单核细胞浸润，其中主要包含 I 型（速发）和 IV 型（迟发）两种变态反应。其可能机制一方面是通过 IgE 激活肥大细胞脱颗粒，使组胺、激肽、5- 羟色胺等物质活化；另一方面，存在于童虫体表的 C3 激活剂能激活补体旁路途径，产生众多细胞因子，如趋化因子和免疫黏附因子等，吸引多种免疫细胞聚集，并诱导 T 细胞和 B 细胞等活化。

2. 童虫所致病理损害　尾蚴在 10 s 内即可钻入宿主皮肤，并脱尾而变成有 7 层膜的童虫，童虫在宿主皮肤停留不到 1 d 即移行至肺，童虫移行经过肺脏时，可引起肺组织点状出血及白细胞浸润，患者可出现咳嗽、全身不适及发热等症状。这种肺部一过性浸润性血管炎又称为童虫性肺炎，可能与童虫穿破血管、分泌毒素及排泄代谢产物或其死亡后崩解释放出异种蛋白等引起宿主的理化损伤和超敏反应等有关。

3. 成虫所致病理损害　成虫寄居于门脉分支内，其主要致病作用通过以下几种方式来完成：①雌雄合抱后可大量产卵,卵沉积于肝和肠壁等部位,引起以Ⅳ型(迟发)变态反应为主的炎症。②成虫肠道及生殖器官等部位的分泌物和代谢产物不断释放进入血液,破坏宿主内环境平衡,某些抗原成分可刺激机体产生抗体并形成免疫复合物,其中中等大小的免疫复合物沉积在宿主某些特殊部位,如肾小球基底膜、关节滑膜等部位,引起免疫复合物病。③门静脉及肠系膜静脉内的长期寄居及其代谢产物可引起轻微静脉内膜炎,死亡虫体可引起静脉栓塞和静脉内膜炎。

4.虫卵所致病理损害　虫卵为日本血吸虫病的主要发病原因,以沉积于肝、肠内居多,其所引起的肉芽肿系日本血吸虫病的基本病理变化,在疾病的发展中具有极其重要的意义。虫卵从沉积组织至发育成熟需10～11 d,新生未成熟虫卵排泄的分泌物中分子质量为170 kD、66 kD和45 kD的蛋白部分,因无抗原活性,故并不引起宿主的细胞反应,但研究表明,未成熟虫卵内含众多的抗原成分,并且极大部分具有抗原性,能诱导机体产生对尾蚴攻击的免疫保护力,其中的26～28 kD组分能诱导机体产生明显的抗雌虫生殖和抗卵胚发育——减卵率达89.3%,减雌雄合抱率达53.9%。成熟虫卵内毛蚴不断释放可溶性虫卵抗原,它们是一些酶、蛋白质和糖类,其中分子质量为140～160 kD的蛋白部分,有较强的抗原性,可通过卵壳微孔分泌于卵外,激活宿主免疫系统使T细胞致敏,并引起嗜酸性粒细胞、淋巴细胞及巨噬细胞等聚集,构成以虫卵为中心的嗜酸性虫卵肉芽肿。有时成熟虫卵周围可出现火焰样嗜酸性物质,系毛蚴分泌的可溶性虫卵抗原与宿主浆细胞所产生的抗体结合形成的免疫复合物,称何博礼现象(Hoepplu phenomenon)。随着炎症的发展,虫卵周围的细胞可死亡解体,并释放出大量淋巴毒素及溶酶体酶等,导致邻近组织细胞坏死,形成嗜酸性虫卵脓肿。这在急性期的宿主肝肠内较为普遍,是临床出现发热、腹泻、黏血便及肝肿大的主要原因。成熟虫卵的寿命为10～11 d,毛蚴死亡后,虫卵抗原消失,部分嗜酸性虫卵脓肿可逐渐被纤维母细胞、类上皮细胞及多核巨噬细胞等取代而形成假结核性虫卵肉芽肿,这在慢性期的宿主组织内较为多见。由于宿主抗体的封闭及T抑制细胞活性的增强,这期组织内虫卵肉芽肿体积可逐渐缩小,是宿主自身免疫调节的结果,称为内源性脱敏。该期虫卵引起的组织破坏与宿主的修复过程,基本上维持在一个相对平衡的状态。由于病情较为稳定,在临床上可能缺乏症状或仅表现为慢性腹泻、黏血便等,虽肝脾有肿大,但均较轻。假结核性虫卵芽肿可发展成为纤维性虫卵肉芽肿,这种病变在晚期日本血吸虫患者中相当普遍而严重,尤以肝及肠内的变化最为突出。这是由于虫卵肉芽肿炎症与免疫反应,使得纤维组织内的胶原合成增加、降解减少。间接免疫荧光技术定位,发现纤维组织内含有大量Ⅰ型及Ⅲ型胶原,并有大量纤维连接素沉积。Ⅰ型及Ⅲ型胶原的比例普遍增加,对纤维化的形成与发展具有重要的意义。这种变化如发生在肝脏,它可形成干线型纤维化,导致窦前性门静脉高压,使部分血液被迫改道,流入与门静脉相沟通的静脉,形成侧支循环。如若反流至脾,可引起脾充血肿大;回流入胃冠状静脉及食道静脉,可导致胃底及食道下静脉曲张,管壁变薄,严重者可突发上消化道大量出血,甚至死亡。Ⅰ型胶原合成的增加以及肝细胞的受损,可使肝制造白蛋白的功能降低,加上门静脉高压可使血浆内的白蛋白大量流失,肝脏纤维化引起淋巴循环障碍,因而晚期患者可出现腹水。这种纤维化病变若在肠内出现,可使肠壁明显增厚,这是日本血吸虫患者粪检持续阴性的原因之一。另外,日本血吸虫虫卵及其的分泌毒素对宿主组织的长期持续刺激,亦可成为胃肠道黏膜肿瘤发生的诱因。

(二)病理变化

日本血吸虫病的病变主要局限于接受门脉供血的各种脏器,以肝、肠最为严重。在异位寄生造成的损害中,肺的发生率最高,脑次之,其余脏器较少见。

1. 肝　感染初期，肝色泽、大小基本正常，充血、门脉区炎性细胞浸润及肝细胞核分裂相的异常变化均较轻。产卵后的急性期，肝色暗红，充血肿大较明显，包膜紧张，肝脏表面可见散在分布的黄白色粟粒样大小结节。镜下示肝窦充血扩大，有静脉内膜炎及静脉周围炎，门脉区有虫卵血栓或嗜酸性虫卵脓肿形成，邻近的肝细胞有变性和局灶性凝固坏死。轻型早期的日本血吸虫病患者，其肝脏可无明显的肉眼改变，镜下偶见有少量假结核性虫卵肉芽肿的形成。重型或慢性日本血吸虫病患者，其肝脏呈褐色或灰褐色，左叶明显肿大，表面可因纤维结缔组织收缩而形成大小不等外形各异的块状突起，质地坚硬，切面可见较大门脉分支，周围有大量纤维结缔组织形成。严重者，肝内出现纵横交错的纤维束，即通常所说的日本血吸虫病所特有的干线型纤维化。由于日本血吸虫病的肝内变化以间质为主，故纤维性虫卵肉芽肿引起的纤维化主要局限于门脉区。采用间接免疫荧光技术定位，证实晚期日本血吸虫病肝门脉区增生的纤维组织内有大量I型及III型胶原形成，并有大量纤维连接素沉积，I型和（或）III型胶原的比值升高。镜下可见纤维组织向肝小叶的周围伸展，因此小叶结构基本不变，但很少有假小叶出现。肝细胞可因营养障碍而萎缩，门脉分支虽遭虫卵破坏，但亦出现新生血管以及肝动脉分支的代偿性增生。这种循环结构的改建，尽管较为紊乱，但保证了肝供血量基本保持不变。研究结果表明，由于晚期日本血吸虫病患者的免疫力低下，并发乙肝的较多，这可能是日本血吸虫病肝纤维化易发展成肝硬化的原因之一。

2. 肠　由于成虫主要定居于肠系膜下静脉及痔上静脉内，且每天产卵量大，因而降结肠、乙状结肠及直肠的病变较为严重。在急性期，黏膜充血、水肿，并有粟粒样结节和浅表性溃疡形成。黏膜下层由于组织疏松、血管丰富，沉积虫卵较多，嗜酸性虫卵脓肿亦较大，坏死区内可出现夏科－莱登结晶。位于黏膜固有层的虫卵，常可随坏死组织脱落而排入肠腔；深埋于黏膜下层的虫卵脓肿，往往发展成假结核性及纤维性虫卵肉芽肿，慢性早期的黏膜溃疡边缘，可见到肠腺有灶性增殖和息肉形成。至晚期黏膜溃疡可被纤维结缔组织取代，加上黏膜下层纤维组织增生，肠壁明显增厚，此为日本血吸虫患者粪检虫卵持续阴性的主要原因。部分患者肠黏膜萎缩，极少数可能发生癌变，其中以腺癌较为常见。不过此类癌细胞的分化程度较高，恶性程度较低，加上黏膜下层纤维组织的制约，极少发生区域性的淋巴结转移。肠日本血吸虫病亦可引起肠梗阻、肠套叠、结肠瘘、乙状结肠膀胱瘘、直肠阴道瘘及肠穿孔等多种并发症。

3. 胃　重度感染时，胃的幽门静脉内亦可发现两性成虫的寄生。黏膜内可有嗜酸性脓肿、假结核性及纤维肉芽肿形成。病程较长的黏膜可出现息肉，幽门部可因纤维性虫卵肉芽肿的融合收缩而造成不完全性梗阻。有时虫卵周围的黏膜腺体上皮细胞可发生腺上皮化生甚至癌变，鉴于胃日本血吸虫病及胃癌均好发于胃幽门部，因而，胃日本血吸虫病是否可以诱发胃癌以及发生率有多大等问题，尚待进一步的研究证实。

4. 食管　日本血吸虫感染引起的食道病变主要发生于晚期，是由于门静脉高压引起食道下端静脉曲张，血管似蚯蚓样向黏膜表面突出，这种病变有极其重要的临床意义，镜下可见食管黏膜下的静脉极度扩大、管壁相当薄，黏膜有浅表性溃疡形成，当进食、吞咽时极易引起上消化道出血。沉积于黏膜组织内的虫卵数甚少，偶尔发现的虫卵大部分已钙化，故组织反应轻微，只有少量淋巴细胞及单核细胞浸润。

5. 阑尾　虫卵引起的阑尾病理变化与肠组织的基本相似，不同的是：①由于阑尾腺体缺乏增生能力，因而极少发生息肉。②因为阑尾血管的解剖位置集中于一端，血管丰富部位黏膜内的虫卵数较多，病变较严重，因而发生穿孔的机会较多。

6. 胆囊　严重的晚期日本血吸虫病胆囊壁各层组织内，均可查见有虫卵沉积，但多数已趋钙化，故病理变化较轻。

7. 胰　感染严重时,胰腺亦可累及,胰内不但有虫卵沉积,而且有时还有成虫的寄生。胰腺有明显萎缩,质地坚实,镜下胰腺小叶残缺,正常结构破坏,间质内有假结核性及纤维性虫卵肉芽肿形成,但嗜酸性虫卵肉芽肿极少。有的间质内出现大量致密的纤维组织,可能是胰腺质地变硬的病理依据。在临床上,日本血吸虫引起的胰腺病变须与胰蛔虫卵性肉芽肿、胰腺肿瘤以及胰转移癌相鉴别。

8. 脾　急性期,仅见轻度肿大。镜下可见脾小体生发中心扩大,网状内皮细胞轻度增生,髓索内有大量嗜酸性粒细胞及浆细胞浸润,特别是浆细胞的增生相当旺盛,可能是宿主抗体水平急剧上升的主要原因。至晚期,脾脏显著肿大,有的可重达 4 kg,呈青砖色,包膜出现不规则的增厚,呈糖衣样外观。镜下,包膜有玻璃样变性,脾小体普遍萎缩,髓索内有大量纤维组织形成,含丰富的 I 及 III 型胶原,且呈弥漫性分布,脾窦明显充血扩大,窦壁的网状内皮细胞十分活跃,并有明显肿胀。脾脏功能亢进,致使宿主全血细胞明显减少。日本血吸虫的成虫亦可在脾脏内出现,且能就地产卵,但所产虫卵多被网状内皮细胞迅速破坏,因而在脾内很少见到有各期虫卵肉芽肿的形成。

9. 心　心脏亦可受到虫卵及虫体抗原的影响。虫卵沉积于心包可发生缩窄性心包炎,日本血吸虫患者中往往有心瓣膜病和心肌炎病变发生。肉眼可见心瓣膜增厚,内膜出现白色结节,心肌苍白、软化及乳头肌萎缩等病变。镜下心内膜有炎性增厚和赘生物形成,心肌细胞浊肿,空泡样变和坏死,间质有充血水肿和炎性细胞浸润,继而发生不同程度的纤维化、血管周围炎、血栓形成及动脉内膜破坏。由于在心肌内仅检出了球蛋白,推测宿主心肌、心瓣膜上可能存在与日本血吸虫相同的抗原物质——常称为共同抗原(common antigen),因而日本血吸虫抗原刺激机体产生的抗体能与宿主心肌细胞及心瓣膜细胞发生交叉反应(cross reaction);另外也有日本血吸虫感染诱发自身免疫反应的可能。

10. 肾　长期感染或重型的日本血吸虫病,肾内既可发现虫卵沉积,亦能查见成虫寄生。肾小球明显减少,部分出现萎缩或分叶状,有的则发生纤维化及玻璃样变性,肾小球的基底膜及鲍曼囊壁均有显著增厚。电镜显示,肾小球系膜区及基底膜均有电子致密物沉积;免疫荧光染色定位发现,肾小球间质与基底膜内有免疫球蛋白 IgG、IgA、IgM、IgE 及 C3 沉积;放射自显影表明,用 ^{3}H 标记枯草杆菌的 DNA 颗粒,主要沉积于肾小球的血管内壁。液体闪烁计数证实,肾内 DNA 的比放射性增高;用放射免疫法检测反映肾病程度的 ^{125}I 标记的 CI_q,亦显示结合率有明显的升高。由此可见,日本血吸虫病引起的肾病主要是一种免疫复合物性肾病,是由于血液中众多日本血吸虫抗原-抗体复合物沉积于肾小球基底膜所致。

11. 肺　肺是虫卵引起异位损害最常见的折脏器之一。童虫移行经肺时,有充血及出血性炎症发生,但属一过性。重度感染时,宿主肺内不仅有虫卵沉积,而且还可见成虫寄生,提示尚有就地产卵的可能。门脉系统内所产虫卵,可通过门腔吻合支入肺,急性期可高达 77%,晚期占 9% 左右。沉积于肺内的虫卵,可形成各期的虫卵肉芽肿,并引起闭塞性肺小动脉炎,由此所致的管壁增厚和继发的玻璃样变性,是某些宿主并发肺源性心脏病的主要原因之一。

12. 脑　脑亦为虫卵异位损害的脏器之一。随血液进入脑的虫卵,主要分布于大脑中动脉的各属区内,以枕叶、顶叶及额叶后部灰质深层内多见。严重病例,灰质、白质浅部和脑膜亦可遭累及,病变主要表现为血管炎。急性期,以嗜酸性虫卵脓肿居多,但坏死区内无夏科-恰登结晶出现。严重者,可发生脑组织的局灶性软化和广泛的脑水肿;慢性期主要为假结核性及纤维性虫卵肉芽肿发展所形成的疤痕,脑内的星形胶质细胞增生较为显著。

13. 骨髓　急性期,对髓窦内制造红细胞的功能影响不明显,但生产白细胞,特别是制造骨髓内嗜酸性粒细胞及嗜酸性髓细胞的功能却十分活跃,这可能是急性期血象中嗜酸性粒细胞百分比明显上升的原因。慢性期，骨髓内的成熟白细胞数有所减少，但幼稚型的白细胞仍有增加。晚期，患者骨髓内的有核红细胞数显著减少，嗜酸性粒细胞数则有所增加。严重者，颗粒白细胞均出现明显减少，表现为再生障碍性贫血骨髓象，有的骨髓内粒红比例有不同程度的降低，这可能是晚期日本血吸虫病患者全血计数减少的根据。

14. 内分泌及其他　主要见于侏儒症的患者，多是发育期前反复接触疫水而引起严重感染的结果。这种患者的脑下垂体嗜酸性细胞减少；肾上腺皮质萎缩，伴有虫卵沉积；甲状腺滤泡大小不等，上皮细胞扁平，内含的胶状物明显减少，后叶偶见虫卵肉芽肿；睾丸曲细精管各级生精细胞变性，层次较正常同龄人为少，无精子形成；卵巢内的卵泡有囊样变性，未见成熟卵泡出现；子宫内膜明显萎缩；长骨变细，骨骺线闭合延迟，骨小梁纤细，皮质较薄，示有钙化不良改变。

四、临床学

（一）人日本血吸虫病

1. 临床表现　人和其他哺乳动物对日本血吸虫普遍易感，日本血吸虫病视病期、感染度、虫卵沉积部位及人体免疫应答的不同，临床上大体可分为急性、慢性和晚期3种类型及异位损害。

1）急性期　多发生于春季，夏季，夏秋之交，多见于男性青壮年和儿童，以7—9月份较为常见。患者常因游泳、捕鱼摸蟹、打湖草、防汛等，大面积接触疫水而感染。往往一行多人同时暴露而先后发病。多见于初次感染者，但慢性患者大量感染后亦可得急性日本血吸虫病。平均潜伏期为40 d（14～84 d），期间的症状主要为童虫移行过程中产生的机械性损害和人体对其代谢产物的反应，如尾蚴入侵处的点状红疹或丘疹，穿透肺组织时的咳嗽和咯痰以及代谢物刺激产生的畏寒、发热、腹痛、腹泻和荨麻疹等过敏反应。

主要症状、体征为：①发热，急性期患者都有发热。热度高低、热型、热程及全身反应视感染轻重而异。体温多数在38～40 ℃，热型以间歇型多见，次为弛张型，午后体温升高，伴畏寒，午夜汗出热退。无明显毒血症症状。但重度感染者，高热持续不退，可有精神萎靡、意识淡漠、听力减退、腹胀等，可有相对缓脉，易误诊为伤寒。②过敏反应，以荨麻疹较多见，其他尚有血管神经性水肿、全身淋巴结肿大等。③腹部症状，半数以上患者病程中有腹痛、腹泻，可带血和黏液，部分患者可有便秘。重型患者由于虫卵在结肠浆膜层和肠系膜大量沉积，可引起腹膜刺激征，腹部饱满、有柔韧感和压痛，拟似结核性腹膜炎。④肝脾肿大，90%以上的患者有肝脏肿大，伴不同程度压痛，尤以左叶为著。黄疸少见。约半数患者有轻度脾肿大。⑤肺部表现，大多轻微，仅有轻度咳嗽、少痰。体征不明显，可有少许干湿啰音。X线胸部检查可见肺纹理增加，散在点状粟粒样浸润阴影，边缘模糊，以中下部为多。胸膜变化亦常见。一般于3～6个月吸收消散，未见钙化现象。⑥肾脏损害，少数患者有蛋白尿，管型和细胞则不多见。动物实验提示日本血吸虫病性肾炎与免疫复合物有关。⑦其他，尚有消瘦、乏力、肌肉关节酸痛及淋巴结肿大等；个别出现癫痫、瘫痪、精神障碍等脑型症状。重型急性日本血吸虫病病例如不及时治疗可迅速发展为肝纤维化，进入晚期，出现消瘦、贫血、营养不良性水肿、黄疸和腹水，可迅速死亡。

实验室等有关检查：病原检查可采用粪便沉淀孵化；免疫学检查则有环卵沉淀试验、酶联免疫吸附试验、间接血凝试验和乳胶凝集试验；尾蚴膜试验可早期诊断，有条件时可采用肠镜检查，可见乙状结肠和直肠黏膜充血水肿，偶见黄色小结节，活检有50%虫卵检出率。血常规检查有贫血、白细胞和嗜酸性粒细胞增多，重型病例可有中性粒细胞增多。部分病例尿液检查可见尿蛋白。肝功能检查异常示有肝脏损害，常见白蛋白降低、γ-球蛋白增高，因而白蛋白/球蛋白比例倒置；可见 γ_2 球蛋白明显升高。值得注意的是仅少数病例谷丙转氨酶轻度升高。免疫学检查显示，血清特异性 IgG、IgM 与 IgE 几乎全部升高，且高于慢性和晚期病例；大部分病例可检出循环免疫复合物，其中重型病例较轻、中型高。血清补体 C3 多数病例升高，明显不同于慢性和晚期病例。植物血凝素和可溶性虫卵抗原淋巴细胞转化率多低下。重型病例心电图异常：T 波低平或倒置，QT 间期延长和 QRS 波降低等。

2）慢性期　称慢性日本血吸虫病，多系疫区居民反复感染或由急性期演变而来。90% 以上的日本血吸虫病属于此型，少量反复感染后绝大多数表现为慢性日本血吸虫病。急性期患者不经治疗或治疗不彻底亦可演变为慢性甚或晚期日本血吸虫病。大多数病例无症状，多于普查或因其他疾病就诊时发现；这类病例又称为隐匿型日本血吸虫病。有症状者以腹泻、腹痛多见，一天 1～2 次，便稀，偶带血，严重者有脓血便，伴里急后重。常有肝脾肿大，早期以肝肿大为主，尤以左叶为主。随着病情进展，脾渐增大，一般在肋下 2～3 cm，无脾功能亢进和门静脉高压征象。但随病情进展，有乏力、消瘦、劳动力减退，进而发展为肝纤维化。该期病程长，病情轻重不等。同一病例可兼有多种表现。无症状病例可始终无症状，也可因重复感染而出现症状。

实验室等有关检查：多数病例粪便沉淀孵化和血清学检查如环卵沉淀、酶联免疫吸附等试验阳性。肠镜检查可见乙状结肠或直肠黏膜有黄色结节、溃疡、息肉或瘢痕等，活检可检测出虫卵，血常规检查可有贫血，但白细胞多正常。少数病例肝功能检查可异常，但谷丙转氨酶多为正常。

3）晚期　系患者长期反复感染未经有效病原治疗发展所致。临床表现主要与肝脏和肠壁纤维化有关。营养不良和其他疾病（如乙肝等）常使病情复杂化。根据其主要临床表现，晚期日本血吸虫病可分为巨脾型、腹水型、结肠肉芽肿型和侏儒型。①巨脾型：患者常主诉左上腹逐渐增大的块状物，伴坠感，一般情况和食欲尚可，并尚保存部分劳动力。肝功能可处于代偿期。脾肿大，其下缘达脐平线或横径超过腹中线，脾功能亢进表现者甚至超过脐平线，质地坚硬、表面光滑、内缘常可扪及明显切迹。脾肿大程度与门静脉高压程度有时不一定一致，胃底、食管下端静脉曲张的发生率及严重程度和脾肿大程度亦不一定呈平行关系。②腹水型：患者诉腹胀，腹部膨隆。腹水是由门静脉高压、肝功能失代偿和水钠代谢紊乱等诸多因素引起。腹水随病情发展逐渐形成，也可因并发感染、严重腹泻、上消化道出血、劳累及手术等而诱发，反复消长，病程可为数年或 10 余年，重者可出现呼吸困难、右侧胸腔积液、脐疝、股疝和下肢水肿等，也可有黄疸、腹壁静脉曲张伴震颤和杂音（克 - 鲍综合征）等。③结肠肉芽肿型：除有慢性和晚期日本血吸虫病的其他表现外，肠道症状较为突出。患者经常性腹痛、腹泻、便秘，或便秘与腹泻交替。可有不完全性肠梗阻。左下腹可扪及肿块或痉挛性条索状物。结肠镜检可见黏膜增厚、粗糙，息肉形成或肠腔狭窄。本病有并发结肠癌的可能。④侏儒型：儿童期反复感染日本血吸虫后，内分泌腺可出现不同程度萎缩和功能减退，以性腺和垂体功能不全最为明显。性腺功能减退主要继发于垂体前叶受抑制，故表现为垂体性侏儒。除有晚期日本血吸虫病的其他表现外，患者身材呈比例性矮小，性器官不发育，第二性征缺如，但智力正常。X 线检查示骨骼生长成熟显著迟缓，女性骨盆呈漏斗状等，目前此型已少见。

可继发上消化道出血、肝性昏迷、阑尾炎及原发性腹膜炎等并发症。①上消化道出血：多为食管下段或胃底曲张静脉破裂所致，常反复大量出血，以巨脾型的发病率最高，腹水型次之，大多出血后可导致发热、肝性昏迷、腹水或黄疸，休克、肝性昏迷、全身衰竭，出血是晚期患者死亡的主要原因，约占 50%。②肝性昏迷：以腹水型的发病率最高，其次为巨脾型，可由出血、利尿剂使用不当和高蛋白饮食等诱发，肝性昏迷死亡率高达 70%，占晚期死亡病例的 1/4。③阑尾炎：在阑尾虫卵肉芽肿基础上发生的急性阑尾炎病情较严重，易于穿孔。④原发性腹膜炎：表现为发热、食欲减退、腹胀、腹痛、腹泻，继以全身衰竭、恶血质；全腹压痛，轻度腹肌紧张；腹水涂片和细菌培养阳性，细菌以大肠埃希菌、副大肠埃希菌为主，多来自肠道，其预后不良。少数晚期病例同时存在大肠癌或胃癌等肿瘤，癌肿部位常见虫卵沉积。晚期病例合并乙肝者较多，合并感染加重肝损害，加快病程进展。此外，门静脉高压形成后，可出现日本血吸虫性肾病，是抗原–抗体复合物经侧支而进入体循环，沉积于肾小球基底膜所致。

实验室等有关检查：病情进入晚期，粪便沉淀孵化多不易检出虫卵或毛蚴，直肠黏膜活检检出虫卵或者环卵沉淀、酶联免疫吸附试验等阳性可协助诊断。血常规检查可见红细胞、白细胞和血小板减少，有出血倾向者可见毛细血管脆性增加，凝血酶原、第V凝血因子、第Ⅷ凝血因子缺乏和抗凝血物质存在。肝功能试验提示肝功能受损，白蛋白多降低，球蛋白增高，其中以丙种球蛋白增高最为明显，但转氨酶活性多正常；腹水病例血清胆碱酯酶活性显著降低，酚溴酞钠滞留试验的阳性率可高达70%，而血清单胺氧化酶活力多属正常。T细胞功能低下，血清特异性循环免疫复合物增多，血清补体C3、C4含量减少，且非特异性免疫球蛋白明显增高，以IgG增高较为显著。PHA淋巴细胞转化率较低。内分泌检查可见血清蛋白结合碘和^{131}I吸收率减退，尿促滤泡激素、尿17–酮类固醇和尿17–羟类固醇减少。促肾上腺皮质激素试验减退，表明晚期病例垂体前叶、甲状腺、性腺和肾上腺皮质功能均有减退。X线检查提示60%～80%病例有食道下段静脉曲张，另有胃底静脉曲张、肠粘连、小肠黏膜纹理增粗、结肠黏膜充盈缺损、肠壁有息肉或狭窄等形态学改变。晚期血吸虫病B超可见：①肝回声增粗、增强、分布不匀，血管网消失，肝表面不平。②门静脉宽度增加，管壁增厚或粗糙。③脾静脉增粗，可见脾内脾静脉分支。④常可见钙化卵图像。放射性核素肝脏扫描图像显示肝脏右下角萎缩，全肝放射性分布普遍不均匀，呈虫蚀斑状稀疏缺损，心脏显影、肝脏左叶放射性密度降低，脾脏显影密度大于肝脏显影。

上述各型随着病情的发展变化可同时存在。

4）异位损害　日本血吸虫极大部分情况下寄居于门静脉–肠系膜静脉系，引起相应脏器病理改变，除此之外，寄居于其他部位造成的其他器官病理改变称为异位损害。最常见的异位损害脏器有肺和肝脏。①肺型血吸虫病：多见于急性期，偶见于慢性期和晚期。临床症状以干咳为主，痰少，白色黏液状，偶带血，肺部呼吸音减弱，可闻不定位干啰音。在肺部虫卵沉积部位，有间质性病变、灶性血管。X线检查显示为絮片状、绒毛斑点和粟粒状阴影，常对称分布，以中下肺野为主；肺门边缘模糊，纹理增多、粗糙、紊乱。病变进展，可致肺源性心脏病，出现相应症状和心电图等改变。②脑型血吸虫病：是血吸虫病流行区局限性癫痫的主要原因。病变多位于大脑顶叶与枕叶。临床上可分为急性与慢性两型。急性型多见于急性血吸虫病，表现为脑膜脑炎症状，其主要特征为：可出现意识和精神障碍、昏迷、瘫痪及脑膜刺激征等。慢性型多见癫痫、偏瘫、语言障碍等，脑脊液检查正常或蛋白质与白细胞轻度增多。慢性型多见于慢性早期患者，主要症状为局限性癫痫发作，可伴头痛、偏瘫等，无发热，可伴有颅内压增高、脑脊液蛋白和白细胞增高，易误诊为脑瘤。病变累及脊髓，则表现为横断性脊髓炎症状，颅脑CT或MRI显示单侧多发性高密度结节阴影或异常信号，数厘米大小，其周围有脑水肿。内脏病变一般不明显。粪检可找到虫卵。若能及时诊治预后多良好，患者大多完全恢复，无须手术。

此外，异位损害若位于皮肤，出现丘疹、脓疱疹和顽固性溃疡；位于生殖器，出现睾丸鞘膜积液、输卵管狭窄；位于胃，出现胃癌、呕血和梗阻症状；也有位于甲状腺、乳房、心包、心肌、肾、肾上腺、腰肌、膀胱、输尿管、结膜、腮腺等部位而出现相应脏器病理改变的报道。

2.临床诊断

1）急性血吸虫病的诊断　①疫水接触史：发病前3个月内有疫水接触史。发病多在春夏和夏秋之交，以7—9月份为高峰。②尾蚴性皮炎：接触疫水后不久，接触部位出现散在点状红色丘疹、瘙痒，数天内消失。③症状和体征：畏寒、发热、多汗、咳嗽、肝肿大，为急性血吸虫病的主要特征，常伴有肝区痛、脾脏肿大、腹胀及腹泻等。重者可出现腹水和肝功能损害。个别病例出现偏瘫、昏迷、癫痫等脑型血吸虫病症状。④粪检和血象：粪便检查出血吸虫卵或毛蚴是确诊的依据，白细胞总数及嗜酸性粒细胞明显增多，血清血吸虫免疫试验阳性等有辅助诊断价值。

值得一提的是，急性血吸虫病临床表现轻重不一，症状亦较复杂，早期粪便检查可能找不到虫卵或毛蚴，临床表现颇似其他发热疾病，如疟疾、伤寒、败血症、肝脓肿、结核病和钩端螺旋体病等，应根据本病与这些发热性疾病的特点，进行临床分析、病原学检查和免疫血清学试验等加以鉴别。

2）慢性血吸虫病的诊断　①病史、症状和体征：居住在血吸虫病流行区，或曾到过疫区，有疫水接触史。慢性早期患者可能没有任何症状和体征，部分患者有腹痛、腹泻或脓血便，时轻时重，时好时坏，多数伴有肝脏左叶肿大，有时伴有压痛，少数伴有脾脏轻度肿大，体力减退。②病原学检查：粪便镜检出血吸虫卵或孵化法检出毛蚴，或无血吸虫病治疗史者直肠活组织检查发现血吸虫卵，有治疗史者发现活卵或近期变性虫卵。③免疫诊断：无血吸虫病治疗史或治疗 3 年以上的患者环卵沉淀试验（COPT）环沉率 ≥ 3% 和（或）间接血凝试验（IHA）滴度 ≥ 1：10，酶联免疫吸附试验（ELISA）反应阳性，未治疗或治疗后 1 年以上的患者血清血吸循环抗原阳性，这些都有助于诊断。

慢性血吸虫病应与慢性痢疾、慢性结肠炎、肠结核和慢性病毒性肝炎等鉴别。慢性痢疾或肠炎可凭粪便培养检查出痢疾杆菌、其他致病菌或阿米巴原虫而确诊，肠结核多继发于肺或其他部位的结核病，因此常伴有发热等毒血症状，胃肠道钡餐或内镜检查均有助于明确诊断。慢性病毒性肝炎患者大多有食欲减退、肝区胀痛、明显乏力等表现，血清转氨酶常反复增高。而慢性血吸虫患者多数无明显症状，食欲无明显减退，肝功能无明显异常，转氨酶多在正常范围。乙肝抗原、抗体检测有助于乙肝的诊断。但血吸虫患者中存在嗜异性抗体，用反相间接法检测血吸虫患者乙肝表面抗原（HBsAg）可出现假阳性，尤其是急性血吸虫患者，应予注意，但 B 型超声图两者可有不同。

3）晚期血吸虫病的诊断　①病史：长期或反复的疫水接触史，或有明确的血吸虫病治疗史。②症状和体征：临床有肝纤维化门脉高压综合征，如巨脾、腹水、上消化道出血等，或结肠显著肉芽肿性增殖，或严重生长发育障碍的表现。③实验室检查：粪检找到虫卵或毛蚴，或直肠活组织检查发现虫卵，或血清学检查阳性。

晚期血吸虫病主要应与其他原因引起的肝硬化鉴别。我国肝硬化病例较多由病毒性肝炎引起，其肝细胞损害较明显，临床上乏力、食欲减退、腹胀、黄疸、蜘蛛痣、肝掌、男性乳房肿大及杵状指等明显较晚期血吸虫病多见。肝炎后肝硬化在肝脏表面有时可扪及较粗大的结节，后期肝脏常萎缩而难以触及。脾脏肿大不如晚期血吸虫病明显，肝功能损害显著，血清谷丙转氨酶常增高。乙型肝炎抗原、抗体测定可呈阳性，病程进展快，预后较差，而晚期血吸虫病预后较差。晚期血吸虫病合并乙型肝炎病毒（HBV）感染时，表现为以肝炎后肝硬化为主的混合性肝硬化。

3. 临床治疗　主要分为病原治疗和对症治疗，以病原治疗为主，进行对症治疗的病例均必须或争取进行病原治疗。

1）病原治疗　病原治疗药物历史回顾。

1918 年，Christopherson 首先用酒石酸锑钾（PAT）治疗埃及血吸虫病，开创了血吸虫病的化学治疗先河。以后各国又研制了非锑类化合物米拉西尔丁（即硫蒽酮）、海蒽酮（羟蒽酮）、奥沙尼喹（羟氨喹）、尼立达唑（硝唑咪）、硝硫氰胺、吡噻硫酮和吡喹酮等。我国亦广泛开展过抗血吸虫药物的研究。20 世纪 50 年代，我国学者先后研制了二巯基丁二酸锑钠（锑 –58）和没食子酸锑钠（锑 –273），前者可作肌内注射,后者为口服锑剂。1961 年,雷兴翰等合成呋喃丙胺(F30066),具有抗血吸虫作用,为第一个用于临床治疗日本血吸虫病的口服非锑剂。20 世纪 60 年代初,我国学者发现六氯对二甲苯(血防 -846)有抗血吸虫作用。除合成药物外,我国学者还对中草药的抗血吸虫作用进行了研究。值得一提的是,吡喹酮为目前治疗血吸虫的首选药,它是 1972 年由德国的怡默克公司和拜耳药厂协作首先合成的广谱抗蠕虫药。1976 年发现此药对人体几种血吸虫病均有效。1977 年见诸报道后,我国于当年即研制成功。经大规模多学科协作试验确认,此药优于其他抗血吸虫病药物,毒性低、疗效好、疗程短,因此迅速获得了广泛的应用。20 世纪 80 年代初期我国学者先后发现用以治疗疟疾的青蒿素及其衍生物(如蒿甲醚、青蒿琥酯和还原青蒿素等)亦具有抗血吸虫作用。

病原治疗可阻止病情发展,使各期血吸虫病病例症状和体征得到改善,如急性期的退热,肿大的肝脾缩小和侏儒症病例恢复生长发育等;如及早治疗,可避免产生难以逆转的病变后果,如肝硬化、结肠肉芽肿和已进入成年期的侏儒症等。不过病原治疗的疗效除因药物而异外,尚受寄生虫和宿主的影响。影响因素包括虫种、虫株、感染度、虫龄、药物吸收代谢、药物降解排泄、肝肾功能、免疫状态和年龄等,因而治疗方案要依不同的疫区、感染度、患者年龄、病情和个体特征而定。

下面就我国曾经使用和目前正在使用的主要抗血吸虫药物作一介绍和评价。

(1)酒石酸锑钾:此药需要静脉注射给药,我国主要采用总剂量 24 ～ 25 mg/kg(以 52 kg 为上限)的 20 d 疗法。6 个月粪检阴转率为 70%～ 80%。1956 年后曾研究和推广过总剂量 16 mg/kg 的 7 天疗法和 12 mg/kg 的 3 天疗法。该药的毒副作用相当严重,可引起严重的心脏中毒,发生率约为 0.1%,死亡率为 0.005%～ 0.1%,亦可引起中毒性肝炎、急性锑中毒等。该药对血吸虫病的疗效是肯定的,患者经治疗后一般健康都有好转,症状消失,食欲增进,体重增加,日常生活能力提升,侏儒症患者治疗后生长发育增快。1964 年前共治疗日本血吸虫病 500 多万例,加快了血吸虫病的防治步伐,现已少用。

(2)没食子酸锑钠(锑 -273):此药为 20 世纪 60 年代初期我国研制的口服锑剂,1964 年后用于临床治疗血吸虫病。该药口服方便、经济,与酒石酸锑钾相比毒性较低,但其不良反应特别是延迟反应较大,疗效次之,6 个月粪检阴转率为 50%左右。该药和酒石酸锑钾的应用曾对控制或阻断血吸虫病的传播、降低人群感染率发挥了巨大的作用,现已少用。

(3)呋喃丙胺(F30066):此药系我国在 20 世纪 50 年代合成的口服非锑剂类药物,化学名称为 β-(5- 硝基 -2 呋喃)丙烯酰异丙胺,对血吸虫幼虫和成虫均有杀灭作用。患者口服此药后,药物被迅速吸收,在体内可能受红细胞或肝细胞内酶的作用,代谢为杀虫作用明显减弱的产物。原型药物自尿内排出不到 1%。采用每天 60 mg/kg(儿童 80 mg/kg)口服 14 ～ 20 d 治疗急性血吸虫病,有良好疗效,在当时曾使急性血吸虫病的不良预后得到改观。呋喃丙胺的药物不良反应有腹痛、腹泻、食欲减退、恶心、呕吐和肌肉痉挛,少数可便血或出现精神异常。呋喃丙胺对心、肝的毒性较小,因而其单独或合并治疗的毒性均较小,使用较安全和方便,但疗程较长、消化道反应较大。

(4)敌百虫:虽然此药对埃及血吸虫病有较好的疗效,但对曼氏血吸虫病和日本血吸虫病无效或疗效甚差,在 20 世纪 70 年代中期,我国曾采用呋喃丙胺与敌百虫栓剂的联合疗法,即在用呋喃丙胺治疗的第 1 ～ 3 天,每天于服药前由肛门给予敌百虫栓剂,麻痹分布在大肠和直肠系膜血管中的血吸虫,使其随血流移行至肝,然后口服呋喃丙胺,使移行至肝内的虫体能充分受到呋喃丙胺的作用。应用此种合并疗法可提高疗效,在血吸虫病防治历史中曾起过积极作用。

(5)六氯对二甲苯(血防 -846):总剂量一般为 350 ～ 500 mg/kg,疗程 7 ～ 10 d,6 个月的粪检阴转率为 50% ～ 70%。药物的副作用主要为精神反应、溶血反应和中毒性肝炎等。该药在我国血吸虫病的病原治疗中曾被广泛应用,但因其药物不良反应较多,远期疗效欠佳,已被其他更安全有效的药物所替代。

（6）硝硫氰胺（7505）：此药是广谱抗蠕虫药，对多种吸虫和线虫感染有效。该药为二苯胺异硫氰基脂类化合物，在体外有直接杀虫作用。其粗粉不易吸收，微粉型口服 2 h 后血药浓度达高峰，72 h 仍维持较高浓度，在体内代谢较慢，有蓄积作用。临床上采用微粉胶囊型 3 天疗法（成人总剂量 350 mg）；急性期采用总剂量 10 mg/kg，分 5～6 d 服用。药物不良反应较多，神经系统方面有头昏、眩晕、记忆力减退和走路摇摆等，严重者有共济失调；消化系统方面多出现于治疗结束后 1～2 周，有发热、食欲减退、黄疸、肝肿大和谷丙转氨酶升高；尚有皮疹、白细胞或血小板减少、心律失常、心电图 T 波变化和腹痛等。少数病例不良反应可长达数月。其优点为疗效较好、疗程短、使用方便和价格低廉，但药物不良反应限制了其临床应用。

（7）吡喹酮：此药为广谱抗扁虫药，对曼氏、埃及、日本、间插和湄公血吸虫病均有效。吡喹酮的问世是治疗方面的一个突破，大大推进了我国血吸虫病防治的进程。该药为吡嗪和异喹啉化合物。虫体与该药接触后，立即肝移植或就地死亡。吡喹酮毒性较低，治疗剂量对心血管系统、神经系统、血液造血系统及肝肾功能无明显影响，无致畸胎与致突变作用。口服后迅速吸收，1 h 左右血药浓度达高峰，多经肝脏迅速转化为代谢产物而失效，首次通过效应较强。口服剂量 80% 经肾、胆排泄，其中 90% 在 24 h 内排出，无明显蓄积。研究发现，吡喹酮是左、右旋异构体各半组成的外消旋化合物，其中的左旋吡喹酮是主要杀虫成分，而右旋吡喹酮则几乎无杀虫作用。对于慢性期病例，可采用总剂量 60 mg/kg（儿童 70 mg/kg）的 2 天疗法、总剂量 60 mg/kg（儿童 70 mg/kg）或总剂量 50 mg/kg（儿童 60 mg/kg）的 1 天疗法、40 mg/kg 单剂疗法。对晚期、年老或有较严重其他病症的病例，可酌情延长疗程或用总剂量 60 mg/kg 的 3 天疗法、90 mg/kg 的 6 天疗法。对急性期病例，采用总剂量 120 mg/kg（儿童 140 mg/kg）的 4～6 天疗法，重型病例必要时重复治疗。上述各种疗法的粪检阴转率多在 90% 以上，甚至 98%～100%，远期随访结果也显示疗效良好。在浙江嘉兴地区，采用总剂量 60～90 mg/kg 治疗 309 例血吸虫患者，治疗后第 4 年、第 7 年的粪集卵孵化均阴性，酶联免疫吸附试验阴转率分别为 84.4% 和 91.7%。肿大肝脾均有缩小。也有报道称，48 例治疗后 2 年半，25 例环卵沉淀试验转阴性，21 例阳性者环沉率均小于 5%，药物副作用较轻，1/3～1/2 病例无明显不良反应，按期足量完成治疗者约占 98%。吡喹酮的不良反应主要有头昏、头痛、乏力和多汗，少数有眩晕、嗜睡、心悸、期前收缩和皮疹，个别出现昏厥、便血、弛缓性瘫痪、共济失调、黄疸、严重心律失常、心电图 ST 段压低、T 波低、平或倒置。由于其副作用轻，以往难以治疗的晚期和病例，如伴有代偿功能尚可的心血管疾病、慢性肝炎和慢性肾炎等病的患者多能耐受治疗。但随访中仍有个别病例不良反应症状延续时间较长，应加以注意。吡喹酮疗效好，不良反应较轻，疗程短，使用较安全与方便，是目前较理想的治疗药物。

（8）蒿甲醚：对不同发育期的血吸虫，特别是虫龄为 5～21 日的童虫有较好的杀灭作用，其杀童虫作用优于吡喹酮。实验治疗表明最佳给药时间是感染后 2～10 d，最佳给药间隔是 2～10 d。2014 年，卢萍等发现日本血吸虫吡喹酮抗性株对蒿甲醚、青蒿琥酯和双氯青蒿素这 3 类青蒿素衍生物仍然敏感；2019 年 El-Beshbishi S. N. 等发现蒿甲醚与 w-3 多不饱和脂肪酸联合用药，抗曼氏血吸虫效果佳。在江西省鄱阳湖的防洪抢险中，服用蒿甲醚的 99 例中仅 4 例感染血吸虫（粪检虫卵阳性），且无急性感染，而对照组的 110 例中有 44 例感染，且有 29 例发生急性血吸虫病。剂型为胶囊，每粒 40 mg 或 100 mg，可用于整个血吸虫病传播季节的预防，于当地传播开始和接触疫水 7～15 d 口服 1 次蒿甲醚 6 mg/kg，在持续接触疫水期间每 15 d 服相同剂量 1 次，直至传染高峰季节结束，并于末次服药后 7～15 d 再服 1 剂。也可用于短期接触疫水者的预防，可分为下述几种情况：接触疫水 1～3 d 者，于末次接触疫水后 7～15 d，每日服 1 次（剂量同上），连服 2 d；接触疫水 7 d 以内者，于脱离接触疫水后 7 d 服 1 次，7～15 d 后再服 1 次；接触疫水半个月以内者，于脱离接触疫水后服 1 次，7～15 d 后再服 1 次；接触疫水 1 个月或 1 个月以上者，在持续接触疫水其间，每 15 d 服 1 次，脱离接触疫水后 7～15 d 再服 1 剂。有严重肝、肾功能障碍者、血液病者和对青蒿素类药物过敏者慎用。本药物无明显不良反应，少数有短暂恶心、头昏、头痛，极个别有短暂轻度发热，多可自行消失。血、尿常规（包括网织红细胞计数），肝、肾功能检查及心电图检查均未见明显异常，有潜力作为抗血吸虫替代药。

（9）青蒿琥酯：青蒿琥酯对不同发育期的血吸虫均有杀灭作用，而以 6～10 日龄的童虫最为敏感。实验研究表明，人类治疗剂量为 6 mg/kg，增大剂量效果无明显增加。治疗方法以感染后第 7 天服首剂，以后每 7 d 服 1 次，连服 4～5 次，疗效最佳。青蒿琥酯和吡喹酮同时服用不但不增加疗效反而使疗效降低，故一般不和吡喹酮同时服用。1993—1998 年，有学者在江西、安徽和湖北 3 省血吸虫病流行区 11 个疫区用双盲法进行了青蒿琥酯预防日本血吸虫病的研究。受试人群共 3 461 人，实验组人群于接触疫水后每 7 d 或 15 d 口服 1 次青蒿琥酯 6 mg/kg，共 8～12 次；对照组人群在相同时间内口服安慰剂。各组于末次给药后 30 d 作粪检考核预防效果。在每 7 d 服药 1 次的 5 个疫区村中，实验组的粪检阳性率为 0～1.2%，对照组为 4.2%～25.6%，保护率为 89.1%～100%，且实验组无急性血吸虫病发生，对照组有 3 例急性血吸虫病发生。在每 15 d 服药 1 次的 6 个疫区村中，实验组的粪检阳性率为 0～11.8%，对照组为 4.5%～18.8%，保护率为 37.7%～100%。剂型为片剂，每片 100 mg。本药可用于整个血吸虫病传播季节的预防。于传播季节开始，接触疫水后 7 d 口服 1 次青蒿琥酯 6 mg/kg，在持续接触疫水期间每 15 d 服 1 次，直至传染高峰季节结束，并于末次服药后 7 d 再服 1 次；接触疫水 1 个月以内者，于接触疫水后 7 d 口服 1 次，以后每 7 d 服 1 次，脱离接触疫水后 7 d 再服 1 次；接触疫水 1～3 个月者，于接触疫水后 7 d 服 1 次，以后每 7～10 d 服 1 次，脱离接触疫水后 7 d 再服 1 次；接触疫水 3 个月以上者，于接触疫水后，每隔 7～15 d 服 1 次，脱离接触疫水后 7 d 再服 1 次。有严重肝、肾功能障碍者，血液病患者和对青蒿素类药物过敏者慎用。除少数服药者有轻度头晕、乏力、胃肠不适、偶发一过性发热外，未见明显不良反应。血、尿常规和肝、肾功能检查均未见明显异常。其也是具有很大潜力的抗血吸虫替代药。

（10）环孢菌素 A：环孢菌素 A 是一种强效免疫抑制剂，原用于器官移植抗排斥反应。1981 年，Bueding 首次发现其亚免疫抑制剂量具有抗曼氏血吸虫作用，对童虫作用较好，但对成虫无作用或效果较差。在感染前后 5 d 给药，小鼠几乎获得了完全的抵抗力（减虫率达 99%）；即使于感染前第 104 天连续给药 5 d，小鼠仍可获得高度的保护率，减虫率达到 75% 左右。而在感染后 42 d 左右给药，成虫几乎不受药物的影响（Bout D 等，1986）。Munro 等发现小鼠感染曼氏血吸虫时同时给予环孢菌素 A，87%～94% 的童虫被阻杀于皮肤入侵处，其余死于从皮肤至肺部的移行中，童虫均未能抵达肝脏。我国学者（张苏川等，1993）研究发现，环孢菌素 A 不仅对日本血吸虫童虫有抑制作用，而且具有抗日本血吸虫成虫的作用，其抗日本血吸虫成虫的作用优于抗曼氏血吸虫成虫的作用。然而，国外学者研究发现日本血吸虫童虫不如曼氏血吸虫童虫对环孢菌素 A 敏感（Caffrey C R，等，1999）。虽然环孢菌素 A 在器官移植后长期应用会产生一些毒副反应，但在剂量不大、短期给药的情况下，即可产生明显的抗血吸虫作用，且毒副反应很轻，因而可用于血吸虫病尤其是曼氏血吸虫病的预防。此外，环孢菌素 A 及其非免疫抑制的衍生物对其他寄生虫，如疟原虫、绦虫和丝虫等也有杀虫作用，值得进一步研究。

目前关于环孢菌素 A 对血吸虫有治疗作用的机制尚不十分清楚。一般认为环孢菌素 A 有直接杀虫作用，经其治疗的小鼠体内的曼氏血吸虫体表和实质组织都出现破坏，体表有大量泡状物形成，体内肠管膨大突出；另有研究发现，使用环孢菌素 A 治疗后虫体（特别是雌虫）血红蛋白酶活性下降，蛋白质含量明显降低，这可能与药物干扰血吸虫某些代谢途径有关，确切机理有待进一步研究，因其对人体的免疫抑制特性，限制了其的使用。

2）对症治疗

（1）抗肝纤维化：国内应用秋水仙碱治疗血吸虫病肝纤维化，剂量为 1 mg/d，疗程半年至 1 年或更长，取得较好疗效，症状、体征、B 型超声肝脏图像和病理方面均有改善，患者耐受良好。中药桃仁提取物可提高肝组织胶原酶活性从而促进肝内胶原分解，治疗血吸虫病肝纤维化亦取得较好疗效，临床症状与病理变化明显改善。虫草菌丝有改善免疫功能的作用，治疗血吸虫病肝纤维化亦有一定疗效，与桃仁提取物合用效果更佳。

（2）巨脾症：巨脾超过脐线、有明显脾功能亢进、胃底 - 食管静脉曲张及有上消化道出血史者，应积极改善全身情况，为外科手术创造条件。为降低门静脉高压、消除脾亢，可做脾切除，加大网膜腹膜后固定术或静脉断流术，脾 - 肾静脉分流术也可选择性地采用。脾切除能降低人体免疫力，故对仅有脾肿大者一般不主张行脾切除术。

（3）上消化道出血：应补充血容量，纠正循环衰竭。可气囊压迫止血，或以 6 ～ 8 ℃盐水洗胃降低胃壁温度，减少胃壁血流量，灌洗后随即吸出，也可在 100 mL 盐水中加去甲肾上腺素 8 mg，在洗胃后灌注。垂体后叶素、奥曲肽能选择性地降低门脉血流与压力，可酌情使用。三腔镜双气囊压迫止血无效者或近期内曲张静脉出血复发者，可通过纤维胃镜做硬化剂注射疗法，或做静脉断流术。长期服用心得安能降低门静脉压力，对防止食管或胃底曲张静脉的再出血有一定效果。

（4）腹水：控制钠盐和水分摄入。利尿剂以间歇使用为宜，常用者为螺内酯（安替舒通），可酌量加用呋塞米（速尿）或双氢克尿塞。对顽固性腹水病例可行腹水浓缩回输治疗。此外，全身支持疗法如补充白蛋白、血浆等亦可考虑。

（5）肝性脑病：血吸虫病性肝昏迷常见于腹水患者，50%以上有诱因可查，主要为上消化道出血、感染，长期使用利尿剂，低血钾，进食蛋白过多，使用镇静安眠药物或损害肝脏药物等。治疗首先是消除诱因，其他治疗措施包括控制饮食，昏迷期间禁止用蛋白质饮食，以碳水化合物为主要食物，补充足量维生素，可鼻饲。清洁肠道，可采取灌肠和导泻的方法。抑制肠道细菌的生长，可使用肠道吸收极少的广谱抗生素如新霉素，氨苄西林和甲硝唑亦可酌情使用。乳果糖或 D- 半乳糖苷山梨醇口服后在结肠中被细菌分解为乳酸和醋酸，使肠腔呈酸性，从而减少氨的形成和吸收。降低血氨，可使用谷氨酸钠或钾盐、乙酰谷氨酰胺、左旋多巴及胰岛素 - 胰高糖素等，促进氨基酸代谢平衡；可使用高浓度支链氨基酸与少量芳香氨基酸混合液，如 14 氨基酸注射液 -800 等；可用冰帽降低颅内温度，有脑水肿者使用脱水剂，并防治弥漫性血管内凝血；如氮质血症是肝性脑病的主要原因，应采取腹膜透析或血液透析。

（6）侏儒症：经有效的病原治疗后，血吸虫病性侏儒症患者生长和发育常可获得明显的改善。未好转者可试用人生长激素治疗，如思增（4 U/ 支），0.1 U/（kg·次），肌内注射，每月 3 次，或0.05 U/（kg·次），每晚 1 次，持续 1 年左右。男性患者生长激素和雄性激素合用有协同作用，特别是15 ～ 17 岁时常需两者合用。雄性激素如苯丙酸诺龙，每周肌内注射 12.5 ～ 25.0 mg，持续 1 年。

（7）结肠增殖：首先应给予足量的吡喹酮进行病原治疗，大部分患者可得到不同程度好转。由于这类患者常继发肠道感染，应给予抗感染治疗。对经中西医治疗而无明显疗效，有结肠增殖肥厚形成肠梗阻或形成广泛多发性息肉者，或活组织检查提示黏膜异位、腺体有间变等的患者应尽早进行手术治疗。

（二）动物日本血吸虫病

1. 症状　人工感染大量尾蚴的牛可出现发热、食欲减退、精神不振、行动呆滞、消瘦、腹泻和黏血便等症状；羊也类似，有食欲减退、反刍停止、消瘦、精神沉郁和腹泻等。症状的严重程度取决于营养状况，也取决于年龄，以犊牛的症状为重；黄牛的症状又较水牛为重。但是多数家畜很少出现上述症状，与多次小量感染或轻度感染的病牛一样，症状不很明显，突出表现为使役能力减退、消瘦和衰弱。由严重感染转为慢性期的牛，尚可见乳牛产乳量减少、母牛不发情、不孕和流产等现象。胎儿时期即感染血吸虫的小牛，出生后发育特别迟缓，多于出生后不久死亡，存活的犊牛和部分反复轻度感染的犊牛一样，可形成侏儒牛。

2. 诊断　根据症状及实验诊断结果可作出诊断。粪便沉淀孵化检查虫卵或毛蚴多为阳性，这是家畜诊断的主要依据，环卵沉淀试验和间接血凝试验等血清免疫检查可协助诊断。较为多见的是感染较轻的耕牛，不出现任何症状，营养状况和使役能力均正常，仅在粪检时发现血吸虫卵。这类耕牛通过粪便长期向外界散布虫卵，是造成血吸虫病流行的重要原因之一。

3. 治疗　血吸虫病防治项目中，人畜同步化治疗是一项重要措施。可参考人的治疗方法，以病原治疗为主，主要药物如下。

1）吡喹酮　为首选药，治疗家畜血吸虫病疗效高、副作用小。通过不同剂量的治疗试验确定的常规口服治疗剂量为：黄牛 30 mg/kg（体重最高以 300 kg 为限）、水牛 25 mg/kg（体重最高以 400 kg 为限）、猪 30 mg/kg、羊 20 mg/kg、马 20 mg/kg，1 次顿服。此外，有报道用 10% 吡喹酮注射剂 10～15 mg/kg 1 次肌内注射治疗黄牛和水牛血吸虫病，减虫率为 80% 左右，可用于奶牛、马、猪和羊等不易口服用药的家畜。

2）硝硫氰胺　黄牛、水牛和山羊等均可采用，用量为微粉 60 mg/kg，1 次顿服。在家畜中使用方便安全，无特殊禁忌。

3）锑剂　酒石酸锑钾治疗 1 岁以上和 1 岁以下耕牛的用药量分别为 6 mg/kg 和 7 mg/kg，3 d 分 3 次静脉注射。锑 -273 甘油生理盐水注射液治疗黄牛和水牛的用药量均为 12.5 mg/kg，5 d 分 5 次肌内注射。治疗中可能出现过敏反应、肝中毒症状和心脏反应等不良反应，表现为皮疹、心跳呼吸加快、肌肉震颤、嗜睡、黄疸、胀气、腹泻、粪便灰白色带恶臭、心音亢进、心率增速、心律不齐等，以心脏反应的危害性最大。

4）敌百虫　为有机磷制剂，用于水牛血吸虫病。兽用精制敌百虫粉剂或片剂用药量分别为 75 mg/kg 和 80 mg/kg，等分后 5 d 分 5 次口服。少数病牛可出现有机磷中毒症状。

五、实验室诊断

血吸虫病的诊断以实验诊断为主。实验诊断又可分为直接诊断和间接诊断。直接诊断即直接查找病原，系采用粪便检查法和直肠镜取活组织检查法，目的是在粪便中寻找血吸虫虫卵或毛蚴，检查直肠黏膜组织中是否含有血吸虫活卵或近期变性虫卵。这是目前诊断人、畜血吸虫病的重要方法。间接诊断系根据免疫学原理，采用皮试测试患者皮肤的速发型变态反应或用患者血清做各种血清学测定，检测体液中有无特异性抗体或抗原。方法甚多，通过现场扩大应用和改良，其特异性和敏感性不断提高。某些方法不但能用于辅助诊断和流行病学调查，还能作为诊断患者和治疗患者，考核药物疗效和防治效果的依据。

（一）病原学检查（直接法）

1. 粪便检查

1）涂片法　即于载玻片上滴加生理盐水，然后用牙签挑取火柴头大小的粪便涂抹均匀后，加盖玻片镜检。本法虽然简便，但因粪便用量太少，虫卵检出率不高。改良的加藤厚涂片透明法（简称加藤法）则是将挑取的粪样经 105 目 / 时筛网过滤后，用牙签移入载玻片上的塑料定量板的中央孔（1.4 mm 厚，6 mm 直径的圆孔），填满刮平（此法被检粪量平均为 41.7 mg），然后移去定量板，覆盖 1 片浸透甘油 – 孔雀绿溶液的亲水性玻璃纸（32 mm×26 mm），再用橡皮塞或软木塞轻压，使粪便均匀铺开至玻璃纸的边缘，标本置 25 ℃过夜后镜检，计算 EPG（虫卵 / 克粪便）。用 50 mg 粪样检查，其阳性率可达 89%，但若用 10 mg 粪样，检出率仅为 45%。

2）重力沉淀集卵法　取新鲜粪便 20 ～ 30 g，置 60 目 / 时铜筛网上，淋水调浆，其滤液收集于 500 mL 的锥形量杯中，30 min 后，倒去浮液，加换清水，沉淀 20 ～ 30 min，换水沉淀 1 次，15 ～ 20 min 后，再倒去浮液，留下沉淀。用吸管取沉淀 1 ～ 2 滴，滴载玻片上，于低倍镜下观察有无虫卵。当第 1、2 张涂片相继为阴性时至少观察至第 3 张。

3）尼龙袋集卵法　采用锥形 260 目 / 时的尼龙绢袋（上口直径 8 cm，下口直径 1.5 cm，袋深 20 cm）。通常将袋固定于支架上，调浆时下口用铁夹夹住，其上置一铜筛，60 目 / 时，取 30 g 粪便置于筛中，淋水搅拌约 2 min，移去筛网，用竹筷在袋外轻轻刮动助滤，并不断淋水冲洗袋内粪渣至滤液变清。然后取下铁夹，取袋内粪渣做涂片镜检或按加藤法做镜检，亦可将袋内粪渣冲入三角烧瓶进行孵化。

4）孵化法　将用重力沉淀法或尼龙袋集卵法所得到的沉淀倒入 250 mL 三角烧瓶中，加清水至瓶口，置 20 ～ 30 ℃带光温箱中，于 24 h 中观察 2 ～ 3 次，观察部位在瓶颈部分，最好在有黑色背景的灯光下进行观察。有时为了确诊，可用滴管将毛蚴吸出，置于载玻片上，再加碘液 1 滴，于低倍显微镜下观察。

另外还有顶管法及"H"形顶管法，都具有粪便不经淘洗直接投入孵化瓶内进行孵化的优点。其中尼龙袋集卵结合孵化法的优点是缩短集卵时间，节省劳力，节约用水，提高毛蚴检出率，适于大规模普查。

上述方法人、畜均适用，但家畜日本血吸虫病的普查目前仍以粪便孵化为主。粪量可增加至 100 ～ 200 g，集卵用具（沉淀杯与尼龙袋）也需相应增大。为了提高检出率，以集卵法结合孵化法同时进行为宜。如只能进行 1 项检查，应以孵化法为主。通常孵化法的阳性率高于沉淀法，因为涂片镜检只取了部分粪渣，而孵化法则利用了全部粪渣。此外，粪便的检出率还与粪量、送检次数有关。粪量多，送检次数多，检出率就高。一般需三送三检，或一送三检。另外，粪便中的虫卵数与体内虫数有关，故虫卵数可反映宿主的感染程度。在流行病学调查时，每克粪中的虫卵数可反映感染度和不同个体在疾病传播中的重要性。

2. 直肠活组织检查以及死、活虫卵的鉴别　直肠活组织检查是采用直肠镜钳夹取肠黏膜组织，于两块载玻片间压薄后镜检，然后根据虫卵的形态和死、活来进行诊断。组织内活卵呈卵圆形，淡黄色，卵壳薄而边缘整齐，成熟卵内有毛蚴，未成熟卵内有卵黄细胞及胚胎；虫卵死亡后，萎缩成黑灰色，卵壳增厚边缘不齐，卵内毛蚴成团块状，卵黄细胞和胚胎分解成大量的碎片或颗粒，虫卵死亡时间越久，变化越明显，虫卵死亡后形态变化不明显的称为近期变性卵，形态变化明显的称为远期变性卵。只有检到近期变性卵，方可作为治疗依据。为了避免判断的主观性，可采用 2，3，5- 氯化三苯基四氮唑 – 茚三酮或吖啶橙荧光染色方法加以鉴别。

直肠活组织检查是诊断血吸虫病方法之一。其缺点是经反复治疗的患者检出活卵的机会很少，且对被检者有一定损伤，不宜作群体普查。只有查到活卵及近期变性虫卵，才可作为治疗依据，其余只能反映既往有过血吸虫感染，而不能说明体内有活虫。此法只适用于部分无病史的受检者。

（二）免疫学与血清学检查（间接法）

在血吸虫病免疫诊断中，一般采用检测抗体的方法。抗体在血吸虫患者体内可保留较长的时间，但仅抗体的检测较难确诊现症患者和进行疗效观察，因此通常结合对血吸虫循环抗原的检测，以协助诊断血吸虫病。在血吸虫宿主血液中，可检出三类循环抗原，即肠相关抗原（GAA）、膜相关抗原（MAA）和可溶性虫卵抗原（SEA）。目前主要采用的免疫学检测方法有如下几种。

1. 皮内反应　属速发型变态反应。检查时在受试者前臂选一无血管区，酒精消毒后，用 1 mL 注射器注射 0.3 mL 血吸虫成虫皮试抗原于皮下，15 min 后观察反应结果。丘疹直径 ≥ 0.8 mm 者判为阳性，0.8 mm 以下为阴性反应。若注射抗原后在 20 h 后才出现反应者为延迟反应。出现延迟反应者，可作为疑似血吸虫病例，进一步检查。

血吸虫皮试抗原是取血吸虫成虫冻干虫粉，经冷、热浸、过滤除菌的原液稀释后制成 1% 的原液（含氮量 160 pg/mL），做 1∶80 稀释后应用。亦可采用感染 1 500 ～ 2 000 条尾蚴后 43 ～ 45 d 的家兔的肝脏，经匀浆、干燥、脱脂和冷浸后制成肝卵抗原，1% 原液作 1∶60 稀释后应用。皮内试验的优点是操作简便、经济、快速，成虫抗原的阳性率为 95%，假阳性率为 2.1%，与并殖吸虫病患者有7% ～ 15% 的交叉反应。低年龄组和晚期血吸虫病患者有时可出现假阳性反应。肝卵抗原的阳性率可达 97%，假阳性率为 3.5%，与并殖吸虫病患者有 22.2% 的交叉反应。在实际应用中，肝卵抗原不及成虫抗原普遍。皮内试验有早期诊断价值。但患者治愈多年仍呈阳性反应，故无疗效考核价值。在流行区多用于大规模人群筛查、检出新感染及考核防治工作的效果。

2. 环卵沉淀试验　为一种抗原抗抗体的血清沉淀试验。将血吸虫卵与血吸虫感染者的血清于37 ℃共同孵育，卵内毛蚴的排泄分泌物通过卵壳微管与血清中的特异抗体相遇时，在虫卵周围能形成特异的、边缘整齐的、透明的沉淀物。纯卵是将感染尾蚴后 42 ～ 45 d 的家兔的肝脏搅碎，反复过滤、离心洗涤后，再经甲醛溶液处理与真空干燥后制成的冻干虫卵，也有用加热及超声处理的冻干卵，冻干卵在室温中可保存半年以上。常规的环卵沉淀反应是将受检者血清 100 µL 加于预先用熔化石蜡划的两条比盖玻片略窄的蜡线之间，用接种针蘸取少许（100 ～ 150 个）虫卵，混匀，然后盖上盖玻片，再用石蜡将四周封闭，置湿盒内 37 ℃ 48 h 后观察结果。

环卵沉淀试验的阳性率平均为 97.3%，假阳性率为 3.1%，与华支睾吸虫病、丝虫病患者的血清有交叉反应，不过环卵沉淀试验仍是目前使用较广的血清免疫学反应之一，它不仅有较高的敏感性和特异性，对药物疗效考核也有一定参考价值。不少学者对环卵沉淀试验做过改进，如用聚氯乙烯（PVC）膜取代载玻片的 PVC 干卵片，具有方便携带、能邮寄及易于标准化等优点；用双面胶水纸代替蜡线的环卵试验可省略划蜡线和封蜡步骤；将环卵沉淀试验与免疫荧光染色试验和酶染色试验结合起来，可提高反应敏感度，但在实际应用中仍不及常规环卵沉淀试验普遍。

3. 间接血凝试验　这是一种以红细胞为载体的抗原抗体凝集试验。用虫卵可溶性粗抗原或纯化抗原醛化和鞣化羊红细胞或"O"型人红细胞制成抗原试剂，然后滴加经系列稀释的待测血清，震摇10 min，室温静置 1 ～ 2 h 后即可观察结果。红细胞凝集者为阳性反应。血清 1∶10 稀释出现阳性反应可初步诊断为血吸虫病。间接血凝试验与粪便检查结果的阳性符合率可为 92% ～ 100%，但正常人有

2%～5%的假阳性，与并殖吸虫病有较高的交叉反应。本试验操作简便，敏感性高，具有早期诊断价值，适用于血吸虫病普查过筛或流行病学调查。

4. 乳胶凝集试验 乳胶凝集试验也是一种凝集试验，是用可溶性虫卵抗原与羧化聚苯乙烯胶乳化学交链制备成抗原试剂。试验时，取1滴1：10血待测血清，加1滴胶乳试剂，转、摇10 min即可观察结果，出现清晰凝集者为阳性。乳胶凝集试验的敏感性为89.5%，假阳性为3.0%，与华支睾吸虫病及并殖吸虫病有7.7%～10.0%的交叉反应。动物实验证明，感染3周者即可出现阳性反应。本法的优点为抗原稳定，易于标准化，操作简便快速，适用于现场普查和监测使用。

5. 酶免疫测定 酶免疫测定是用酶标记的抗体进行抗原抗体反应。它将抗原抗体反应的特异性与酶催化作用的高效性相结合，通过酶作用于底物后显色来判定结果。可用酶标测定仪测定光密度（OD）值以反映抗原含量。常用于标记的酶有，辣根过氧化物酶（HRP）、碱性磷酸酶（AP）等。常用的方法有酶联免疫吸附试验（ELISA）和酶免疫组化法，前者测定可溶性抗原或抗体，后者测定组织中或细胞表面的抗原。

1）酶联免疫吸附试验是酶免疫测定技术中应用较广的技术。其基本方法是将已知的抗原或抗体吸附在固相载体（聚苯乙烯反应板）表面，使抗原抗体反应在固相表面进行，用洗涤法将液相中的游离成分洗掉。ELISA的操作方法很多，以下简单介绍几种基本方法。

（1）双抗体夹心法：此法用于检查特异抗原。用已知抗体包被固相，加入待测标本，标本中若含有相应抗原即与固相上的抗体结合，洗涤去除未结合的成分，加入该抗原特异的酶标记抗体，洗去未结合的酶标记抗体，加底物后显色。一般而言，包被抗体与酶标记抗体是识别同一抗原上不同决定基的两种抗体。本试验快速、经济，在血吸虫患者临床诊断和血清流行病学调查中具有一定的实用价值，特别适合于普查应用。

（2）间接法：此法用于检查特异抗体。用已知抗原包被固相，加入待测血清标本，再加酶标记的二抗，加底物观察显色反应。本试验阳性率为95.0%，假阳性率为3.6%，与并殖吸虫病、华支睾吸虫病患者血清无明显交叉反应，是一种敏感性高、特异性强、试剂用量少的方法，适用于临床诊断、流行病学调查和筛查，对疗效考核有一定的参考价值。

（3）BAS-ELISA：生物素是广泛分布于动植物体内的一种生长因子，以辅酶形式参与各种羧化反应，故称辅酶R或维生素H。亲和素是卵白及某些微生物中的一种蛋白质，由四个亚单位组成。两者有高度的亲和力，都能偶联抗体、抗原或辣根过氧化物酶而不影响其生物活性。生物素–亲和素系统（BAS）是利用生物素–亲和素系统和酶的连接关系，追踪生物素标记的抗原或抗体，通过酶催化底物显色，可检测相应抗体或抗原。因抗原或抗体可偶联多个生物素，后者再结合亲和素，1个分子亲和素可结合4个分子生物素，组成新的生物放大系统，进一步提高了检测的灵敏度。例如用此法检查标本中的特异抗原时，可先用已知抗体包被固相，依次加入待检样品、生物素标记的特异抗体、亲和素和酶标记的生物素，最后加底物显色。

2）免疫组化技术是用标记物标记的抗体与组织或细胞的抗原反应，结合形态学检查，对抗原作定性、定量、定位分析的技术。现广泛应用的有酶免疫组化（辣根过氧化物酶标记）、免疫金（银）组化（胶体金标记）、免疫电镜技术（铁蛋白、胶体金、过氧化物酶标记）等。

6. 酶联免疫印迹试验 此法是由12烷基硫酸钠聚丙酰稀胺凝胶电泳、电转印及酶联免疫试验三项技术结合而成的一种免疫技术，它不但是蛋白质、核酸分析及鉴别生物活性的有效方法，在诊断疾病上也有一定潜力，其优点是无需分离、提纯抗原。血吸虫抗原经12烷基硫酸钠聚丙烯酰胺电泳后即可分离成不同分子质量大小的蛋白质，然后经电转印到硝酸纤维膜上，与待检血清孵育，进行酶联免疫吸附试验。用血吸虫成虫 31～32 kD 诊断蛋白检测血吸虫病患者血清抗体的阳性率可达 100%，无交叉反应。该法敏感、特异，重现性好，是一种较好的血清诊断方法。

7. 反向间接血凝试验　与上述检测抗体的间接血凝试验的操作方法基本相同。唯一的差别是该法为反向法，是将抗体致敏红细胞用于检测抗原。

8. 其他方法　免疫荧光法与放射免疫测定法（RIA）均属标记技术。用荧光素或放射性同位素标记抗原或抗体，再根据免疫复合物中具有的荧光或放射性来跟踪抗体或抗原。这两种方法均有较高的敏感性与特异性。但免疫荧光法需要昂贵的荧光显微镜，放射免疫测定法需要闪烁计数仪、放射自显影，只能在有较好条件的实验室中进行。除上述方法外，尚有尾蚴膜试验、补体结合试验、酶标记对流免疫电泳，均有较高灵敏度。

此外，生物传感技术、纳米技术及化学发光免疫分析技术在血吸虫病诊断方面也有应用。

六、防控措施

防治血吸虫病是通过各种有效方法，以达到控制或消灭血吸虫病的目的。参照世界卫生组织提出的防治目标，我国的防治血吸虫病目标分为三级：疫情控制→传播控制→传播阻断。运用防治办法时，要根据自然地理条件、疫情特点和不同的防治阶段，采用相应的综合防治策略，以期收到事半功倍的效果。主要的防控措施有健康教育、人与畜的治疗、钉螺控制、粪便管理、安全用水和防护等。

1. 健康教育　血吸虫病健康教育是有目标、有计划、有组织、有评价的干预活动，旨在帮助人们了解和掌握血吸虫病的传播途径和预防知识，增强自我防护意识，自觉改变不良行为习惯，自愿参加血吸虫病防治，从而降低感染，减少血吸虫病的发生。

2. 人与畜的治疗　对流行区人、畜进行治疗旨在杀灭宿主体内的血吸虫，降低感染率和感染度，从而控制和消灭传染源。由于近年来高效、低毒、使用方便的治疗药物的问世，化学治疗在防治日本血吸虫病传播中起着重要作用。目前治疗药物主要有吡喹酮、蒿甲醚和青蒿琥酯。家畜如耕牛和生猪是重要的传染源，因此家畜治疗应与人群同步进行，才能取得较好的防治效果。家畜治疗可采用吡喹酮普治或选择性群体治疗。通过大规模使用吡喹酮等药物进行治疗，流行区人、畜感染率显著降低，大大加速了消灭血吸虫病的步伐。除同步治疗人、畜外，还应捕杀其他传播血吸虫病的储存宿主。

3. 钉螺控制　钉螺是日本血吸虫的唯一中间宿主，消灭钉螺可切断传播途径，所以控制钉螺是防治血吸虫病的重要措施之一。在控制钉螺方面，我国有丰富的经验并取得了很大的成功。钉螺控制方法主要有以下几种。

1）环境改造灭螺　包括垦种灭螺、蓄水养殖灭螺、土埋灭螺、沟渠改造和水田改旱田等。

（1）土埋钉螺是将钉螺压埋于土下至少半年，使之不能爬出，直至死亡，此法主要用于沟、河、塘及洼地等处。可结合农田水利建设，调整水系，截弯取直，改变环境，从而消灭钉螺，扩大耕地面积。常用的方法有开新沟填旧沟、半移沟、铲草皮和土埋等。以"开新沟，填旧沟"的效果为最佳，如能严格按要求进行，几乎可以一举全歼。修筑灭螺带适用于水网地区，效果良好，更有利于复查复灭。

（2）垦植灭螺系将钉螺孳生地改造为干旱、少草的环境，使钉螺暴露于阳光之下而死亡。这种方法主要用于湖沼地区，有围堤垦植和不围堤垦植两种。有螺的草洲经过 2～3 年的深耕细作，种植旱作物，可以消灭钉螺。这种方法兼能除害和增产，是较经济的方法，但由于其影响蓄洪泄洪和生态平衡，减少水产资源，目前难以大规模运用。

（3）蓄水灭螺有蓄水养殖和兴建水库两种方法，经过 2～3 年的水位提高，每年淹水在 8 个月以上，就可以改变钉螺生长环境，以消灭钉螺。

（4）水田改旱地可以消灭钉螺，减少感染血吸虫病的机会，是某些地区采用的一种方法。

2）化学灭螺　化学灭螺是用化学药物杀灭钉螺，其特点是经济、快速、高效，可反复使用。根据药物的不同作用，可分为接触中毒、胃中毒和熏蒸 3 类。根据药物来源，可分为有机或无机化学合成药和植物药两类。根据药物释放的快、慢和药物作用的时间，分为速效药和缓释药。使用时要掌握不同药物的效果和毒性，注意气温、湿度、植被和环境特点，以发挥良好的灭螺作用，注意防止人、畜中毒。常用药物有以下几种。

（1）五氯酚钠：对成螺和螺卵均有良好的杀灭作用，但对人、畜和鱼类有一定的毒性，阳光暴晒会影响灭螺效果。喷洒用量为 $10 \sim 15 \ g/m^2$，浸杀用量为 $15 \sim 20 \ g/m^3$。

（2）氯硝柳胺：对成螺和螺卵均有杀灭作用，其灭螺效果比五氯酚钠高 10 倍，对哺乳动物的毒性低 10 倍，但对鱼类有毒性作用。常用的是血防 –67（含 50% 的氯硝柳胺），喷洒用量为 $2 \ g/m^2$，浸杀用量为 $2 \ g/m^3$。如每立方米水加氯硝柳胺 1g 和五氯酚钠 5g 混合使用，可防止钉螺上爬，以提高灭螺效果。

（3）溴乙酰胺：喷洒用量为 $1 \ g/m^2$，浸杀用量为 $1 \ mg/m^3$。溴乙酰胺杀灭成螺和螺卵的作用较五氯酚钠强 10 倍，当灭螺浓度达 $6 \ mg/m^3$ 时，也未发现死鱼；虽然阳光暴晒可影响灭螺效果，但稳定性比五氯酚钠要好，不过，其对植物和哺乳动物有一定的毒性。

（4）烟酰苯胺：烟酰苯胺对成螺和螺卵均有杀灭作用，精制品和可湿性浸杀分别采用 $0.8 \ mg/m^3$ 和 $0.4 \ mg/m^3$，可获得良好效果；但用于喷洒效果甚差，这可能与该药难溶于水有关。此药对鱼类相当安全，对人、畜毒性甚低，是一种较好的保鱼灭螺剂。

此外，石灰氮（每亩 $15 \sim 25 \ kg$）、氨水（每亩 $20 \sim 30 \ kg$）、尿素、敌百虫和植物灭螺药［如茶子饼（每亩 $15 \sim 25 \ kg$）及巴豆］等，皆有一定的灭螺作用。

3）热力灭螺　用热力杀灭地表钉螺有一定效果，但对土层钉螺几乎无效。走底火灭螺是热力灭螺的方法之一，但只能暂时降低钉螺密度，难以彻底灭螺。

4）生物学灭螺　利用天敌或其他生物来控制钉螺是一种很有发展前途的既保护环境又能减少血吸虫传播的较理想的灭螺方法。我国已发现鲤鱼、蟹、龟、鳖、蟾蜍、步行虫、蚜虫幼虫、黄豆娘幼虫及银蜻蜓幼虫等能捕食或咬碎钉螺。

5）防止钉螺扩散　主要方法有拦网法、平流沉淀法、水封式渠道涵管阻螺法、涵闸弯管深层取水法等。

对不同成因的无病有螺区，要因地制宜，采用相应的防治方法：①缺少传染源而流行条件具备的有螺地区，一旦有足够量的传染源输入即可构成流行，故为潜在流行区，要采用重点灭螺的对策。其中处于疫区较远的地区，传染源输入机会少，如有防治条件，加强传染源管理。②传播环节不易构成流行条件的地区，可暂作非疫区对待，但需加强监测工作。

4. 粪便管理　血吸虫卵随人、畜粪便排出，污染有螺环境而使钉螺感染，是血吸虫病传播的重要环节。因此，加强粪便管理是防治血吸虫病的重要措施之一。粪便须经无害化处理后方可使用。粪便管理应结合农村卫生设施建设、健康教育、改进生产方式等进行。

（1）为防止粪便污染水源，迁移设在河、沟、湖边的厕所、粪池和粪缸，使之远离水源；教育群众不随地排便，不在河、沟、湖水中洗涮粪具；在船上设置便桶，在船只集中停靠的地方修建粪池，专人收集渔民、船民的粪便，经过密封贮存或采取灭卵措施后使用。

（2）杀灭粪中虫卵，例如修建沉卵粪池或沼气贮粪池。沉卵粪池，由 3 个相通的粪池或数只粪缸连接组成,将粪和尿按1:5的比例混合密封贮存。封存时间,夏天为3d,冬季为7d。沼气贮粪池是一种结合沼气池的粪管方法,但要使血吸虫卵自然死亡,需贮存足够的时间。一般说气温愈低,虫卵寿命愈长。在紧急用粪时,每50 kg粪液加敌百虫1 g,气温在20 ℃以上时,经24 h即可杀灭粪中虫卵。若气温低于29 ℃时,则需2～3 d。氨水、石灰氮和尿素等化肥,亦有杀卵作用。每50 kg粪液加氨水0.5～1 kg,或尿素250 g,或石灰氮150 g,经过2 d即可杀灭粪中虫卵。

5. 安全用水　安全用水是防治血吸虫病的一项重要措施,其目的是使水没有传播血吸虫病的危险,同时,也是改善农村卫生条件,减少肠道传染病的重要一环。具体方法有建造和使用井水、分塘用水。在湖滩上进行季节性集体生产时,可挖掘浅水井以供临时使用。紧急生产而需要在有螺水域活动时,可喷洒灭虫剂以杀灭水面尾蚴。消毒饮用水可于50 kg水中加含氯石灰1 g或含氯石灰精0.5 g,搅匀15 min后即可使用。有条件的地方应兴建自来水设施。

6. 防护　集体和个体防护是防治尾蚴感染的重要措施之一。在生产、生活中经常接触的有螺河沟和湖滩等处,应修建道路,筑交通坝或架设便桥。要改革工具和改变操作方法,以减少或避免渔民、船民和水上工作者下水操作,如用长竹竿夹取水草,以网捕、拦捕和诱捕代替下水捕鱼、虾及蟹等。在湖滩割草时,应边割边捆边运,以防止水位突然上涨,抢运湖草时发生感染。必须与水接触时应穿防护鞋、裤,如桐油布袜、长筒胶鞋、塑料防护裤和用氯硝柳胺浸渍过的衣裤等。也可涂搽防护剂,如邻苯二甲酸二丁酯乳剂或油膏。以氯硝柳胺为主的各型防护药物均有一定的防护效果。对于家畜,应禁止到有螺处(如湖滩)放牧,应设立无螺的安全放牧区,以防止牲畜感染和畜粪污染有螺环境。

第二章 棘口吸虫病

人兽共患的棘口吸虫病（Echinostmiasis）是由棘口科（Echinostomatidae）的一些吸虫引起的疾病。棘口科吸虫种类繁多，是家禽、鸟类和哺乳动物常见的寄生虫，有的也寄生人体，呈世界性分布。据报道，寄生于鸟、禽类的棘口吸虫有 433 种，寄生哺乳动物的 67 种，寄生爬行动物的 16 种，寄生鱼类的 2 种，分别隶属于棘口科的 9 个亚科 27 个属。本科吸虫能寄生人体的有 3 个亚科 7 个属 20 多种，我国占 20 种。

一、病原学

（一）分类

我国 20 种寄生人体的棘口吸虫，分别隶属于棘隙亚科（Echinochasminae）、棘口亚科（Echinostomatinae）和低颈亚科（Hypoderainae）。其中棘隙亚科棘隙属（*Echinochasmus*）5 种：日本棘隙吸虫（*E. japonicus*）、抱茎棘隙吸虫（*E. perfoliatus*）、藐小棘隙吸虫（*E. liliputanus*）、九佛棘隙吸虫（*E. jiufoensis*）和福建棘隙吸虫（*E. fujianensis*）。棘口亚科棘口属（*Echinostoma*）10 种：卷棘口吸虫（*E. revolutum*）、狭睾棘口吸虫（*E. angustitestis*）、埃及棘口吸虫（*E. aegyptica*）、圆圃棘口吸虫（*E. hortense*）、接睾棘口吸虫（*E. paraulum*）、宫川棘口吸虫（*E. miyagawai*）、巨睾棘口吸虫（*E. macrorchis*）、移睾棘口吸虫（*E. cinetorchis*）、林杜棘口吸虫（*E. lindoensis*）和马来棘口吸虫（*E. malayanum*）。棘口亚科真缘属（*Euparyphium*）1 种：伊族真缘吸虫（*E. ilocanum*）。棘口亚科棘缘属（*Echinoparyphium*）1 种：曲颈棘缘吸虫（*E. recurvatum*）。棘口亚科似颈属（*Isthmiophora*）2 种：獾似颈吸虫（*I. melis*）和雅西似颈吸虫（*I. jassvense*）；低颈亚科低颈属（*Hypoderaeun*）1 种：似锥低颈吸虫（*H. conoideum*）。

（二）形态

1. 日本棘隙吸虫　呈椭圆形或长椭圆形，前端稍窄，后部钝圆且宽，体长 0.65～0.90 mm，体宽 0.34～0.50 mm。头领发达，具有头棘 24 枚，背部中央间断，头棘（35～45）μm×7 μm。腹吸盘位于体中央偏前方，较口吸盘大。睾丸 2 个，类圆形，位于体后 1/3 处，前后相接排列。卵黄腺自腹吸盘后缘开始分布，至虫体末端。子宫短，内含虫卵仅 1～3 个，卵大小 80.2 μm×51.5 μm。

2. 抱茎棘隙吸虫 又名叶形棘隙吸虫。虫体长叶形，前端较狭小，后端钝或稍尖，体长 3.52～4.48 mm，宽 0.72～0.88 mm。头领发达，具有头棘 24 枚，排成一列，背面中央间断，腹角棘左右各一枚，较短小，为 (52～54) μm×15 μm，其余 22 枚棘较粗长，为 (68～70) μm×18 μm。腹吸盘位于体前 1/5 处。睾丸 2 个，位于体中部或稍后，呈类圆或椭圆形，前后相接排列，卵黄腺自腹吸盘边缘开始，分布至虫体末端，内含虫卵 20 余个，卵大小为 (96～102) μm× (56～60) μm。

3. 蔼小棘隙吸虫 虫体细小，长叶形，两端狭小，体长 1.68～1.76 mm，睾丸所在位置虫体较宽，为 0.23～0.40 mm。头领小，具有头棘 24 枚，排成一列，背部中央间断，左右腹角棘各 4 枚，较小，为 (14～17) μm×17 μm，其余 16 枚细长，为 (21～28) μm× (8～10) μm。腹吸盘位于体中部。睾丸 2 个，类圆形。卵黄腺自腹吸盘后缘始，分布至虫体末端。子宫短，通常仅含 1 个虫卵，卵大小为 (80～88) μm× (54～66) μm。

4. 九佛棘隙吸虫 虫体短小，呈舌状，体长为 0.629～0.279 mm。头领发达，具有头棘 24 枚，单列，背部中央间断。腹吸盘位于中部水平。睾丸 2 个，斜列或横列于虫体后部。卵黄腺发达，自腹吸盘的后缘起，分布至肠支之后。子宫短，含卵 1～3 个，卵大小为 (100～115) μm× (72～79) μm。

5. 福建棘隙吸虫 虫体小，长椭圆形，体长 1.125～1.790 mm，体后部宽而钝圆，体后 1/3 处两睾丸所在位置最宽，体宽 0.375～0.518 mm。头棘 24 枚，排列一行，背部中央间断，左右腹角棘各 4 枚，大小为 (35～50) μm× (10～14) μm，第 2 棘相对较小，背棘大小为 (46～53) μm× (14～18) μm。虫体除头棘、体棘外，尚有口棘，围绕口吸盘排成 4 列。口棘形态与体棘相似，但较小，棘宽为 5 μm，棘间距相当于棘的宽度，棘均向体后部倾斜。腹吸盘位于肠分叉之后、体中部前缘。两睾丸椭圆形，前后相接，横置于体后 1/3 处。子宫短，内含虫卵 4～20 个，卵大小为 (98～113) μm× (64～72) μm。

6. 卷棘口吸虫 虫体大，长叶形，体长 7.6～12.6 mm，两体侧平行，体宽 1.26～1.60 mm。头领发达，呈肾形，具有头棘 37 枚，左右腹角棘各 5 枚，分布密集，排成 2 列，内侧列 3 枚，外侧列 2 枚；左右侧棘各 6 枚，排成单列；背棘 15 枚，其中外侧列 7 枚，内侧列 8 枚，前后交互排列。腹吸盘位于体前 1/4～1/5 处，约为口吸盘的 3.5 倍大，睾丸两个，呈长椭圆形，前后排列，位于体后部。卵黄腺自腹吸盘的后方开始，沿体两侧向后分布至虫体亚末端，虫体后部两侧卵黄腺不伸至虫体中央汇合。子宫长，内含许多虫卵，卵大小为 (114～126) μm× (64～72) μm。

7. 狭睾棘口吸虫 虫体长叶形，体长 5.6 mm，腹吸盘位于体前部 1/4 处，腹吸盘处最宽为 1.04 mm，其后部逐渐狭小。头领发达，具头棘 41 枚，前后两排相互排列，左右腹角棘各 4 枚，分布密集，长度 70～75 μm，其余 33 枚排列整齐，大小 (52～58) μm×21 μm。睾丸两个狭长，边缘具缺刻，位于体后部前后排列。卵黄腺自腹吸盘后缘开始，分布至虫体末端。子宫长而弯，内含许多虫卵，卵大小为 (72～80) μm× (52～55) μm。

8. 埃及棘口吸虫 虫体长叶形，体长 4.5～5.3 mm，体宽 0.55～0.62 mm。头领发达，宽径 0.26～0.326 mm，头棘 43 枚，前后两排相互排列，左右腹角棘各 5 枚，大小为 (35～38) μm× (16～17) μm，其余 33 枚较小，为 (28～35) μm×12 μm。腹吸盘位于体前 1/3～1/4 处，近圆形，大小为 (0.32～0.36) mm× (0.34～0.38) mm。睾丸椭圆形，中部浅凹，位于体后部，前后排列。卵黄腺自腹吸盘后缘沿体两侧分布至虫体亚末端，子宫长而弯曲，内含许多虫卵，卵大小为 (94～103) μm× (52～63) μm。

9. 圆圃棘口吸虫 虫体长，长叶形，腹吸盘前虫体逐渐狭小，虫体长 8.0～9.2 mm，体宽 1.2～1.3 mm。头领小，具有头棘 27 枚，前后两排相互排列，左右腹角棘各 4 枚，分布密集，为 60 μm×15 μm，其余 19 枚较短小，为 $(40 \sim 48)\,\mu m \times (10 \sim 12)\,\mu m$。腹吸盘位于体前部 1/5 处。睾丸后方的卵黄腺至虫体中央汇合。子宫长，内含许多虫卵，卵大小为 $(108 \sim 116)\,\mu m \times (48 \sim 56)\,\mu m$。

10. 接睾棘口吸虫　虫体长叶形，头部狭小，后部宽大，体长 5.5 ～ 5.7 mm，体宽 1.86 ～ 1.92 mm。具有头棘 37 枚，前后两排相互排列，左右腹角棘各 5 枚，分布密集，为 $(105 \sim 112)\,\mu m \times 32\,\mu m$，其余 27 枚等距离排列。卵黄腺自腹吸盘后开始沿体两侧分布至虫体亚末端，子宫长，内含许多虫卵，卵大小为 $(104 \sim 108)\,\mu m \times (56 \sim 60)\,\mu m$。

11. 宫川棘口吸虫　虫体甚长，长为 8.6 ～ 18.4 mm。腹吸盘后两体侧近平行，体宽 1.62 ～ 2.48 mm，头领发达，具有头棘 37 枚，前后两排相互排列，左右腹角棘各 5 枚分布密集，大小为 $(105 \sim 112)\,\mu m \times 32\,\mu m$，其余 27 枚等距离排列，大小为 $(108 \sim 126)\,\mu m \times (28 \sim 38)\,\mu m$。腹吸盘位于体前 1/5 处。睾丸 2 个，边缘具 2 ～ 5 个浅瓣，前后排列于体后部。卵黄腺自腹吸盘后缘开始，分布至虫体末端。子宫长而弯曲，内含许多虫卵，卵大小为 $(95 \sim 104)\,\mu m \times (58 \sim 66)\,\mu m$。

12. 巨睾棘口吸虫　虫体长叶形，两端狭小，体长 3.4 ～ 4.2 mm，在前睾丸处最宽，为 0.68 ～ 0.86 mm。头领小，具有头棘 43 枚，前后两排排列。左右腹角棘各 6 枚，稍粗，大小为 $(39 \sim 41)\,\mu m \times (11 \sim 15)\,\mu m$；背棘 13 枚，大小为 $31\,\mu m \times 10\,\mu m$；侧棘 18 枚，大小为 $(41 \sim 42)\,\mu m \times (10 \sim 11)\,\mu m$。两睾丸发达，位于体后部，近卵圆形，边缘有不规则的缺刻。卵黄腺自腹吸盘后缘开始，分布至虫体末端。子宫长，内含许多虫卵，卵大小为 $(81 \sim 89)\,\mu m \times (44 \sim 48)\,\mu m$。

13. 移睾棘口吸虫　虫体肥大，长叶形，体长 14.0 ～ 18.0 mm。腹吸盘处最宽为 2.5 ～ 3.2 mm，腹吸盘前虫体逐渐狭小。头领细小，具头棘 37 枚，前后两排相互排列，左右角棘各 5 枚，分布密集，大小为 $(65 \sim 70)\,\mu m \times (16 \sim 18)\,\mu m$；其余 27 枚略小，大小为 $(60 \sim 64)\,\mu m \times (14 \sim 16)\,\mu m$。腹吸盘位于体前 1/6 处。两个睾丸细小，呈椭圆形或中部凹陷，前后排列，前睾丸可至卵巢前方。卵黄腺发达，自腹吸盘后缘开始分布。子宫发达，内含许多虫卵，卵大小为 $(96 \sim 105)\,\mu m \times (64 \sim 68)\,\mu m$。

14. 林杜棘口吸虫　虫体大，长叶形，体长 13.0 ～ 22.0 mm，体宽 2.5 ～ 3.0 mm。头棘 37 枚，前后两排交互排列，棘长 70 ～ 85 μm。两睾丸分叶。阴茎囊达腹吸盘前缘稍后。卵黄腺自腹吸盘水平开始，分布至虫体末端。卵大小为 $(92 \sim 124)\,\mu m \times (65 \sim 76)\,\mu m$。

15. 马来棘口吸虫　虫体长叶形，体长 5 ～ 10 mm，体宽 2.2 ～ 3.5 mm。头棘 43 枚，阴茎囊达腹吸盘后缘。两睾丸高度分叶。卵黄腺由腹吸盘水平始分布。卵大小为 137 $\mu m \times 75.5\,\mu m$。

16. 曲颈棘缘吸虫　虫体长叶形，体长 4.1 ～ 5.25 mm，腹吸盘最宽，为 0.68 ～ 0.90 mm，腹吸盘后虫体缩小。子宫部位至后睾丸之间两体侧近平行。头领发达，具有头棘 45 枚，左右腹角棘各 5 枚，分布密集，排成两列（上列 3 枚，下列 2 枚），大小为 $(56 \sim 77)\,\mu m \times (16 \sim 18)\,\mu m$，其余 35 枚前后两排相互排列，前列棘较小，为 $(48 \sim 60)\,\mu m \times (13 \sim 14)\,\mu m$，后列棘较粗，为 $(62 \sim 84)\,\mu m \times (14 \sim 15)\,\mu m$。腹吸盘位于体前部 1/4 处。两睾丸位于虫体后半部，呈长椭圆形，边缘光滑或有凹陷，前后相接排列。卵黄腺自腹吸盘与卵巢之间开始分布。子宫短，内含 6 ～ 28 个虫卵，卵大小为 $(94 \sim 106)\,\mu m \times (58 \sim 68)\,\mu m$。

17. 伊族真缘吸虫　虫体长叶形，两端狭小，体长 4 ～ 5 mm，宽 1.0 ～ 1.35 mm。背腹厚 0.5 ～ 0.6 mm。头领不发达，具有头棘 49 枚，左右腹角棘各 5 ～ 6 枚密集。两侧棘 10 枚，背棘 17 ～ 19 枚，前后两排相互排列。腹吸盘接近体前端。两睾丸位于虫体后部，睾丸两侧有深凹陷，使其分成前后两叶。卵黄腺自腹吸盘至卵巢之间开始分布。子宫长且有许多弯曲，内含许多虫卵，卵大小为 $(85 \sim 110)\,\mu m \times (53 \sim 74)\,\mu m$。

18. 獾似颈吸虫　虫体长椭圆形，两端狭小，体长 6.8 mm，腹吸盘至睾丸间体最宽为 1.8 mm。头领肾形,具有头棘 27 枚,左右腹角棘各 4 枚,分布密集,其余 19 枚前后两排相互排列。两个睾丸类球形,边缘有不规则的凹陷,位于体后部的前半部。卵黄腺发达,自腹吸盘后缘开始沿肠支两侧分布。子宫内含许多虫卵,卵大小为 121 μm×75 μm。

19. 雅西似颈吸虫　虫体细长,两端稍小,体长 10.25～11.98 mm,体宽 1.70～1.76 mm。头领不发达,具头棘 27 枚,前后两排相互排列,左右腹角棘各 4 枚密集分布于两侧,背棘 11 枚,等距离排列。腹吸盘接近口吸盘,两者大小比为(6.07～7.20):1。两睾丸卵圆形,位于体中横线前缘。卵黄腺自前睾丸边缘开始,分布至虫体亚末端。子宫短,含少量虫卵,卵大小为(109～120)μm×(52～60)μm。

20. 似锥低颈吸虫　虫体肥厚,头端钝圆,腹吸盘处最宽,腹吸盘后逐渐狭小。虫体长 5.2～11.8 mm,体宽 0.83～1.79 mm。腹吸盘发达,接近口吸盘。头领呈半圆形,具头棘 49 枚,前后两排相互排列,左右腹角棘 5 枚密集,大小为 36 μm×14 μm。其余 39 枚排列整齐,大小为(25～30)μm×(8～10)μm。两个睾丸呈腊肠状,位于体中横线之后,前后排列。阴茎囊发达,呈长袋状,横置于肠分支与腹吸盘之间。卵黄腺自腹吸盘后缘开始分布至虫体亚末端。子宫甚长,内含许多虫卵,卵大小为(86～112)μm×(56～80)μm。

(三)超微形态学

有学者研究表明,在低倍镜下扫描电镜观察福建棘隙吸虫与日本棘隙吸虫体态均呈"汤匙"形,但高倍镜下两者的超微结构则存在差异(表 3-2-1),表明同属棘口吸虫因虫种不同,其体被超微形态结构也不同。

表 3-2-1　两种棘隙吸虫体被超微结构比较

特征	福建棘隙吸虫(E. fujianensin)	日本棘隙吸虫(E. uaponicus)
口吸盘	有 3 种大小、排列及分布不同的棘	无棘着生
腹吸盘	随腹部凹陷,围孔部分布 18 枚棘	呈锥体状凸于界面,围孔部无棘则分布圆丘形乳突 32 个
口腹吸盘之间	有体棘及感觉乳突分布	无棘着生
体棘	以螺旋式排列成斜行,其间距由前向后递增,不同部位棘大小、形态不同	以螺旋式排列成斜行,其间距由前向后递增,不同部位的棘大小、形态基本相同
体背面	有感觉乳突分布	无感觉乳突分布

在扫描电镜下可清晰分辨出虫体表面不同类型的棘,感觉器和皮式的超微结构显示福建棘隙吸虫头部表面的形态特点最为丰富,有强壮的头棘和 3 种大小分布及排列不同的口棘,尚有不同形态特征的单生、双生或众生的感觉器及代谢孔等。口吸盘与头冠面上的皮式结构为条索状凸起与沟纹的相间分布,可使体壁的表面积大大扩大,有利于物质的吸收和交换。福建棘隙吸虫头领颈部无体棘着生且头棘间有类似禽类足趾间蹼膜,均有利于头部的运动。头棘呈刀状,平时随头部侵入宿主小肠绒毛或黏膜层,头部上分布各类感觉乳突,这些乳突可能是感受器,而这些部位乳突增多,可能更有助于提高虫体对适应寄生部位的感受性。因此福建棘隙吸虫头部形态特征复杂,说明其运动与活动较为活跃。福建棘隙吸虫体前部棘呈贝壳形,腹吸盘之后棘呈手状分支,指棘为尖刀形,它们都有宽阔、强壮的根部,棘尖均朝向后方,说明这种特殊体棘主要起固定作用,同时协同虫体参与移行运动。

国外学者对多种棘口吸虫进行了超微结构研究:卷棘口吸虫(E. revolutum)的口吸盘上感觉乳突

呈圆顶形,有顶凹,头棘顶端尖;而李氏棘口吸虫(*E. liei*)的口吸盘上感觉乳突有纤毛排列,头棘顶端呈球状,腹吸盘边缘状并有丰富的乳突。根据对圆圃棘口吸虫(*E.hortense*)成虫的电镜观察,在口吸盘上的感觉器有4种类型:Ⅰ型纤毛乳突明显,并有一纤毛突出于乳突体被表面,此型乳突在有皮棘的体被和腹吸盘上亦常见;Ⅱ型纤毛乳突有一变形的短纤毛;Ⅲ型为无纤毛的、有一电子微密体的神经球;Ⅳ型无纤毛乳突,位于体被中有一小蒂(Toru M 等,1989)。至于头棘的作用,有学者用扫描电镜观察自ICR 小鼠取得的头棘,出现感染后 3 d 的虫体均显示伸展的棘,而感染 14 d 的则有 70% 左右其头棘缩入体被或丧失,说明头棘在虫体排出中起作用。

(四)生活史与生态学

棘口吸虫的第一、二中间宿主大多为淡水贝类和鱼类,其发育过程分为虫卵、毛蚴、胞蚴、雷蚴、尾蚴、囊蚴和成虫等阶段。虫卵在适当的湿度下发育成毛蚴,毛蚴在第一中间宿主心室内发育成为胞蚴,胞蚴形成大量母雷蚴,母雷蚴逐渐移至螺的肝脏发育成许多子雷蚴,子雷蚴胚团陆续分裂,分批形成尾蚴。

尾蚴生态学研究结果显示,尾蚴发育、逸放、活动和感染鱼类宿主等均与温度、光度有密切关系。

1.尾蚴成熟季节　每年5—6月落入水中的虫卵孵出毛蚴并进入螺体,约经 2 个多月的不断发育,尾蚴自螺体逸出,9—10月为尾蚴逸出高峰,至 11 月后随气温下降,尾蚴的逸出数明显减少。

2.尾蚴逸放　温度对尾蚴的发育和逸出直接相关,日本棘隙吸虫只能在水温 27 ℃以上才能大量逸出尾蚴,每分钟 1 个螺最多可逸出尾蚴 495 条,温度降至 24 ℃时每螺平均逸蚴数仅 2.8 条;如再降为 12 ~ 14 ℃时,则未见尾蚴逸出。福建棘隙吸虫尾蚴自螺体内逸出数呈明显的日周变化,逸出高峰在 10 ~ 12 h,夜间逸出较具趋光性,主要分布于水体 5 cm 以内的浅表层,逸出 6h 内的尾蚴最活跃,以后活力逐渐减弱。水温在 28 ℃时可存活 24 ~ 36 h,20 ℃可存活 72 ~ 90 h,14 ℃可存活 110 ~ 134 h。

3.尾蚴侵染第二中间宿主　尾蚴离开螺体后,在水中如遇第二中间宿主即侵入并完成囊蚴期的发育。有的虫种,第一中间宿主亦可充当第二中间宿主。第二中间宿主主要为鱼类和蛙类。尾蚴逸出后集中在水的浅层活动,当鱼张口吸水时,尾蚴随水流进入鱼口,有的(如棘隙属吸虫)则直接侵入鱼鳃组织,在鳃丝内做尺蠖状移行并不断分泌物质,约经 0.5 h,蚴体活动减弱,即形成椭圆形囊蚴。囊蚴具感染性,被人或畜禽类吞食后即在小肠发育为成虫。

通过对尾蚴的生态观察,Peckenik J A 和 Fried B(1995)提出了能量限定学说:尾蚴的 50% 死亡率和感染能力丧失,达成这两者所花费的时间受能量消耗的速率控制。温度对尾蚴的生活力起至关重要的作用,18 ℃时尾蚴平均生活时间要比 32 ℃时长 2.5 倍;尾蚴保持感染性的时间 18 ℃时要比 32 ℃时长 2.2 倍。

二、流行病学

(一)流行特征

棘口吸虫是一类经口感染的肠道寄生虫,一般认为人体感染主要因食入未煮熟的含有该类吸虫囊蚴的淡水螺和鱼,感染者多有特殊的饮食史,在流行区这种特殊饮食习惯与感染的关系更明显。有调查显示,经常饮用生水的居民棘口吸虫感染率为 20.1%,较不喝生水的居民的感染率(1.5%)高出 13.4倍。说明人感染棘口吸虫的途径不限于生食含有囊蚴的鱼、蛙、贝类等,生食污染的水生植物和水也是不可忽视的感染途径。

（二）流行状况

1. 日本棘隙吸虫　主要分布于日本、朝鲜、韩国和我国的台湾、福建、广西、安徽、江西、广东、四川、江苏、黑龙江、辽宁等地。林金祥（1982）在福建云霄县首次发现人体自然感染病例及流行区后，我国广西、江苏和安徽等地及韩国也相继报告人体感染与死亡病例和流行区。根据流行病学调查，人群感染率随年龄增长而降低，15 岁以内者占 77.5%。其第一中间宿主为纹沼螺、瘤拟黑螺，感染率在 1.1% ～ 16.3%。第二中间宿主为各种淡水鱼类和纹沼螺。调查中还发现蛙类幼体阶段感染囊蚴。已发现的保虫宿主有池鹭、夜鹭、白鹭、鹊鸭、家鸭、家鸡、褐家鼠、家犬、家猫、灵猫、狐等。

2. 抱茎棘隙吸虫　本虫广泛分布于欧洲、亚洲，我国的福建、浙江、河北、四川、广东、湖北、湖南、江西等地有分布，抱茎棘隙吸虫第一中间宿主为纹沼螺，第二中间宿主有麦穗鱼等各种淡水鱼。本虫主要保虫宿主已报告有犬、猫、猪、狐等动物。

3. 藐小棘隙吸虫　分布于埃及和我国福建、安徽等地。藐小棘隙吸虫第一中间宿主为纹中螺，第二中间宿主有棒花鱼、鲫鱼、鲢鱼和鲤鱼等，感染率在 79.4% ～ 88.5%。保虫宿主已发现犬、猫、獾、狐和鼠等动物。

4. 九佛棘隙吸虫　本虫系在 1 位仅 6 个月的女婴肠道中首次发现。本虫生活史第一、二中间宿主和终末宿主等，还有待调查。

5. 福建棘隙吸虫　本虫各期幼虫的形态及其第一中间宿主铜锈环棱螺（全球报告其他 63 种棘隙吸虫均未见此螺充当它们的宿主），可与抱茎棘隙吸虫、藐小棘隙吸虫和日本棘隙吸虫等近似种相区别。本虫保虫宿主为犬、猫、猪和褐家鼠等动物。第一中间宿主为铜锈环棱螺，其感染率为 7.3%（150/2 043）；第二中间宿主为麦穗鱼等各种淡水鱼类，感染率为 32.3%（701/2 166）。通过 DNA（RAPD）分子生物学技术和 LDH 同工酶生化分析技术（程由注等，1999，2000，2000）结合整体生物学研究证明，安徽、湖北及广东等地报告的人体感染的棘隙吸虫是福建棘隙吸虫的同种异名，显示福建棘隙吸虫是我国重要的人兽共患棘隙吸虫病原。

6. 卷棘口吸虫　本虫呈全球性分布，保虫宿主主要是禽类，我国除青海、西藏外，其他各省（市、区）均有分布。本虫第一、二中间宿主为各种螺类等，已报告的有小土蜗、凸旋螺、尖口圆扁螺、折椎实螺、半球多脉扁螺、折叠萝卜螺、斯氏萝卜螺、膀胱螺、平盘螺、豌豆螺、拟琥珀螺、田螺等。

7. 狭睾棘口吸虫　本虫系汪溥钦（1977）用淡水鱼分离囊蚴感染家犬后发现并命名。1984 年福建省云霄县首次发现 2 例人体自然感染病例（程由注、林金祥，1992）。本虫主要分布在福建南安、云霄和漳州等地。

8. 埃及棘口吸虫　分布于埃及、法国、日本和我国福建，保虫宿主有黑家鼠、云豹等。

9. 圆圃棘口吸虫　保虫宿主有黄胸鼠、褐家鼠、水獭、鼬、貂和犬，分布于日本、朝鲜和我国福建、江苏、上海、辽宁、吉林等地。本虫第一中间宿主为小土蜗、日本椎实螺、折叠椎实螺。第二中间宿主有泥鳅、蟾蜍、小鲵、沼蛙、粗皮蛙等。

10. 接睾棘口吸虫　保虫宿主有针尾鸭、赤颈鸭、家鸭、黑水鸡、鹅、天鹅、赤脚鹬等，分布于我国云南、福建、江苏、山东、北京、广西等地。第一中间宿主为扁卷螺，第二中间宿主为沼泽椎实螺。

11. 宫川棘口吸虫　保虫宿主有八哥、罗纹鸭、赤颈鸭、绿头鸭、家鸭、鹅、喜鹊、斑鸠等禽类和犬、猫、鼠等动物。分布在日本和我国福建、江苏、浙江、湖南、安徽、四川、山东、河北等地。第一、二中间宿主有小土蜗、凸旋螺、扁卷螺、椎实螺、萝卜螺等。

12. **巨睾棘口吸虫**　本虫是犬和鼠类寄生虫,分布于日本和我国江苏、吉林等地。本虫第一中间宿主为凸旋螺、隔扁螺;第二中间宿主有圆田螺、凸旋螺、椎实螺、纹沼螺、田螺和黑斑蛙。

13. **移睾棘口吸虫**　保虫宿主有田鼠、褐家鼠和犬,分布于我国福建、台湾、四川、吉林和日本、韩国、朝鲜。本虫第一中间宿主为隔扁螺。第二中间宿主为凸旋螺、小鲵、椎实螺、扁卷螺、泥鳅、黑斑蛙、粗皮蛙和田螺。

14. **林杜棘口吸虫**　保虫宿主有鸭、鸡、鸽和鼠类等动物,分布于印度尼西亚、印度、马来西亚和我国南京。人体感染最早由 Brug 和 Ferch(1937)在印度尼西亚的苏拉威西岛林杜湖地区居民粪检时发现。本虫第一中间宿主在马来西亚是扁卷螺,第二中间宿主是贻贝。20 世纪 40 年代印度尼西亚林杜湖地区居民喜食贻贝,故感染率高达 90%,20 年后随着该地区贻贝数量逐渐减少,林杜棘口吸虫感染随之减少。

15. **马来棘口吸虫**　保虫宿主有犬、猪、猫和鼠类等动物。本虫最初由马来西亚一病例的小肠中获得并命名(Leiper, 1911),后来在吉隆坡、泰国、印度尼西亚、印度、我国四川甘孜藏族自治州也有发现。本虫第一中间宿主在马来西亚和泰国是印度扁卷螺;第二中间宿主在泰国是凸旋螺和蝌蚪等。

16. **曲颈棘缘吸虫**　本虫是鸭、鸡、鹅、乌鸦等禽类常见的寄生虫,亦可寄生犬、猫和鼠类等动物,分布于日本、菲律宾、马来西亚、印度尼西亚、德国、波兰、英国、法国、埃及、美国和我国福建、台湾、江西、安徽、四川、湖南、陕西等地。其第一中间宿主有小土蜗、椎实螺、纹沼螺、扁卷螺、萝卜球螺、蟾蜍、蛙等。

17. **伊族真缘吸虫**　保虫宿主为犬和田鼠。本虫分布于菲律宾、印度尼西亚、马来西亚和我国广东。第一中间宿主为凸旋螺、大脐圆扁螺、斯氏椎实螺;第二中间宿主为凸旋螺、椎实螺、扁卷螺、田螺等。

18. **獾似颈吸虫**　保虫宿主有獾、刺猬、犬、猫、兔、水獭、貂、鼬、黄鼠狼。本虫分布于苏联、罗马尼亚和我国。第一中间宿主为椎实螺;第二中间宿主为云斑鲴和黄鲈。

19. **雅西似颈吸虫**　本虫分布于罗马尼亚和我国。在罗马尼亚除发现人体感染外,还发现保虫宿主 *Homo sapiens*。我国也报道过人体感染致死病例。

20. **似锥低颈吸虫**　保虫宿主有家鸭、鹅,以及各种水禽和鸟类。本虫分布于越南、老挝、柬埔寨、泰国、德国、法国、英国、意大利、保加利亚、墨西哥和非洲及我国江苏、浙江、福建、台湾、江西、安徽、贵州、云南、四川、陕西、北京等地。其第一、二中间宿主为小土蜗、椎实螺、扁卷螺、萝卜螺、田螺等。

三、病理学

棘口吸虫病的病理变化主要见于消化道损害。虫体的头棘、体棘和吸盘对肠黏膜的机械刺激可引起肠炎和消化功能障碍。其病理变化,主要表现为卡他性炎症和浅表黏膜脱落与炎症细胞浸润。Lee S H 等(1990)用 *E. horrtense* 囊蚴感染大鼠(200 个 / 鼠),于感染后 1～3 d 宿主小肠上部的绒毛间隙已见病理改变,7～44 d 虫体主要见于肠腔,病变随感染时间而加重。主要病变有肠黏膜绒毛萎缩,隐窝增生;肠绒毛变钝、融合、损坏以致上皮层丧失;绒毛基质炎症细胞浸润和充血、水肿以及纤维化等,并见杯状细胞数增加。

四、临床学

(一)临床表现

临床表现和危害与感染度有关,一般来说虫荷越大症状越严重,也与个体差异密切相关。吞服 10 个圆圃棘口吸虫囊蚴的志愿者,均表现为乏力、腹泻和上腹痛;而仅 1 条虫荷者,只有轻度腹痛与乏力症状。另有报道显示,4 例志愿者分别吞服 20 ～ 50 个圆圃棘口吸虫囊蚴,有 3 例嗜酸性粒细胞增加(22% ～ 35%),其中仅 1 例服后第 3 ～ 4 周出现严重腹泻和腹痛。大部分报道显示,棘口吸虫病患者有食欲减退,腹痛腹泻,头昏和乏力等症状,严重感染者则出现全身乏力、消瘦、腹痛和浮肿甚至死亡。尸体解剖示,肠黏膜弥漫性出血,坏死性肠炎或水肿、绒毛和黏膜脱落,肠壁有大小不等的溃疡和出血点,其周围有许多虫体和虫卵。

(二)临床治疗

许多文献报道都证明,吡喹酮对棘口吸虫病有较好的远、近期疗效,认为其副作用轻,给药方便,是治疗棘口吸虫病的首选药物。有学者应用吡喹酮 20 mg/kg 顿服治疗 49 例日本棘隙吸虫感染者,1 个月后虫卵阴转率为 93.9%,同时比较 5 mg/kg、10 mg/kg、20 mg/kg 3 组疗效,无显著性差异。20 mg/kg 的吡喹酮对虫体皮层可造成明显损坏,致使头体棘部分脱落或完全脱落,给鉴定虫种造成困难。为获得较为完整的虫体,宜用 5 ～ 6 mg/kg 的吡喹酮顿服,在服药后 2 h,加服 5% 硫酸镁 30 ～ 60 mg 并大量补充水分,然后收集粪便淘虫。也有学者用甲苯达唑药盐治疗肠道线虫病,发现该药对合并感染的福建棘隙吸虫病也有驱治效果,进一步进行现场试验,治疗后 4 周,福建棘隙吸虫感染者虫卵转阴率为 71.4% ～ 85.0%,因此,患者伴有肠道线虫感染时可用 500 mg 甲苯达唑药盐治疗。在流行区采用甲苯达唑药盐治疗,可同时达到控制棘口吸虫和肠道线虫感染的目的。

在进行棘口吸虫感染病例的驱虫疗效观察时,应注意考核的时间间隔不宜过长,最好同时设未驱虫的平行对照。因为此类吸虫有的寄生期短,并有自动排出现象。

五、实验室诊断

棘口吸虫是肠道寄生虫,粪便检查发现虫卵,即可作出诊断。但由于多种棘口吸虫的形态近似,常不易定种,因而需驱虫获得虫体后,根据成虫形态才能确定。常用的粪检方法多,其中改良加藤厚涂片法不仅操作简便,而且还能测定其感染度。程由注等(1996)用此粪检方法对福建棘隙吸虫感染者作数张涂片检查,认为用一人(粪)3 张涂片为宜,可提高诊断棘口吸虫病的的敏感性和检出率。但在加藤片内棘口吸虫的卵与水洗沉淀法粪里的卵形态差别很大,故在用加藤法检测棘口吸虫卵后,宜再用水洗沉淀法粪检(粪渣涂片每人份至少 3 片),在镜下观察形态并测量大小。加藤片内棘口吸虫卵呈椭圆形或卵圆形,卵壳薄,边缘光滑且具黄褐色折光(为加藤片内棘口吸虫、姜片吸虫和肝片吸虫卵的共同特征),一端卵壳不清晰,颜色与加藤片内粪膜颜色相同,故内容物无任何特征,易造成漏检。因涂片挤压,所有虫卵均较正常更大,90% 以上虫卵出现"八"或"一"等形状的裂痕,其大小一般为 (90 ～ 130) μm × (60 ～ 90) μm。而加藤片内姜片吸虫卵及肝片吸虫卵的长度均大于 130 μm,一般为 140 ～ 160 μm。

六、防控措施

棘口吸虫分布广泛，且保虫宿主与第一、二中间宿主众多，在短时间内难以控制和阻断这种人兽共患疫病的传播。因此，应以大力开展健康教育为主，改变生食或半生食螺蛳、双壳贝类和鱼肉等习惯，杜绝虫从口入。对棘口吸虫感染率高的地区，犬、猫和禽类应与患者同步治疗。其粪便应通过堆肥、发酵、杀灭虫卵的流程。居民杀鱼时不得将鱼鳃、内脏随地丢弃，让犬、猫、鸡、鸭吞食。不用螺蛳、小鱼或水生植物喂饲家禽。春节前后是居民进行清塘捕鱼，从而造成人与动物感染较多的时段，这时可用生石灰与含氯石灰清塘灭螺。福建闽南部分地区采用此法控制此病连续 3 年，已使当地人群和犬的感染率分别下降 91.97% 与 90.50%。其做法为：清塘后留 0.2 ~ 1.0 m 深水位，每亩用生石灰 65 kg 和含氯石灰 6.5 kg，加水混匀泼洒即可。

第三章 华支睾吸虫病

华支睾吸虫病(Clonorchiasis)是由华支睾吸虫[*Clonorchis sinensis*(Cobbold, 1875),(Looss, 1907)]寄生于终末宿主肝胆管内所引起的以肝胆病变为主的一种人兽共患疫病,也称为肝吸虫病。华支睾吸虫亦称肝吸虫,隶属于后睾科(Opisthorchiidae)的支睾吸虫属(*Clonorchis*)。该虫于1874年首次由McConnell在印度一死者的肝胆管内检获,随后在世界各地陆续有感染该虫的报道。我国于1908年首次在广东发现该病病例,之后在武汉、北京、沈阳和上海等地相继发现患者。除西北地区外,华支睾吸虫病流行或散发于我国26个省、自治区、直辖市及香港、澳门特别行政区,该病已被我国列为重点防治的寄生虫病之一。1982年,湖北省江陵县马山砖场发掘的战国女尸中发现有大量华支睾吸虫卵,表明该病在我国流行至少有2 300多年。

一、病原学

(一)形态

1. 成虫 虫体狭长,淡红色,半透明,较柔软,背腹扁平,前端较细,后端钝圆,形似葵花籽仁(图3-3-1)。大小一般为(10～25)mm×(3～5)mm。口吸盘略大于腹吸盘,前者位于虫体前端,后者位于虫体前1/5处。消化道简单,分口、咽、食管、肠管。口居于口吸盘中央,咽呈球形,食管短,肠管分两支,沿虫体两侧延伸至后端,止于盲端。雄性生殖器官有睾丸两个,分支状,前后排列,位于虫体后1/3处。两睾丸各发出一输出管,向前延伸,约在虫体中部汇合成输精管,再向前逐渐膨大形成储精囊,接射精管开口于腹吸盘前缘的生殖腔,无阴茎袋、阴茎和前列腺。雌性生殖器官有卵巢1个,边缘分叶,位于睾丸之前;输卵管始于卵巢,远端为卵模,卵膜周围有一群单细胞组成的梅氏腺,子宫呈袋状,从卵模开始盘绕而上,开口于腹吸盘前缘的生殖腔。受精囊在睾丸与卵巢之间,呈椭圆形,与输卵管相通,旁有劳氏管,细长、弯曲,开口于虫体背面;卵黄腺滤泡状,分布于虫体两侧,从腹吸盘延伸至受精囊水平。在受精囊处,排泄系统的左右两支集合管汇合成略带弯曲呈长袋状的排泄囊,排泄孔开口于虫体末端。

2. 虫卵 形似芝麻,一端较窄,另一端钝圆;黄褐色,平均大小为29 μm×17 μm;较窄的前端有一微凸的卵盖,使周围的卵壳增厚而成肩峰状,钝圆的后端有一疣状突起;卵内为一成熟毛蚴(图3-3-

2)。华支睾吸虫卵与几种吸虫卵的鉴别要点见表 3-3-1。

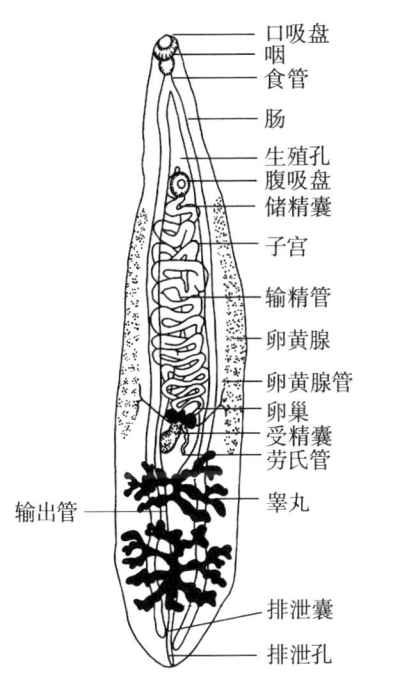

图 3-3-1　华支睾吸虫成虫

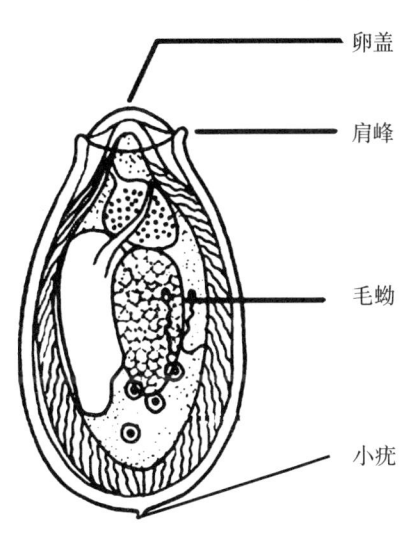

图 3-3-2　华支睾吸虫卵

表 3-3-1　华支睾吸虫卵与几种吸虫卵的鉴别要点

虫卵	大小	主要形态特征
华支睾吸虫卵	(27.7～35.0) μm×(11.7～19.5) μm	芝麻粒形, 卵盖突出, 肩峰明显, 后端有一疣状突起
猫后睾吸虫卵	(26.0～32.0) μm×(11.0～15.0) μm	形似华支睾吸虫卵, 但肩峰不明显, 长短比例比华支睾吸虫卵大
麝猫后睾吸虫卵	(19.0～29.0) μm×(12.0～17.0) μm	与华支睾吸虫卵甚为相似, 卵圆形或灯泡状, 淡黄褐色
异形吸虫卵	(28.0～30.0) μm×(15.0～17.0) μm	卵圆形, 无肩峰, 后端无明显突起, 偶可见一小突起
横川后睾吸虫卵	(26.5～28.0) μm×(15.5～17.0) μm	卵圆形, 卵盖不清楚, 无肩峰, 后端无突起

3. 毛蚴　卵圆形, 前端钝圆, 后端较尖, 大小约 32 μm×17 μm。无眼点, 体表披满纤毛, 纤毛细胞长 16 μm。体前端有一乳突, 乳突前端有长约 2 μm 的突起 1 根; 乳突后方有一发育不全的小管, 此小管为消化器官的雏形和一个腊肠状的分泌腺, 它们开口于乳突的基部。体后部含 8～20 个生殖细胞、1 对焰细胞和原始的中枢神经节 (图 3-3-3a)。

4. 胞蚴　袋状, 无口和消化道, 早期胞蚴大小约为 90 μm×65 μm, 体后部有近乎实质性的生殖细胞团, 它们在胞蚴体积增大时开始分裂。在感染后的第 17 d, 胞蚴内可见若干个发育成熟的雷蚴 (图 3-3-3b)。

5. 雷蚴 长袋状, 新生成的雷蚴大小约为 350 μm×90 μm, 成熟雷蚴约为 1.70 mm×0.17 mm。具口、咽, 口周有 8 根纤毛; 咽的直径约为 22 μm, 咽后为一囊状肠, 肠内常含棕色内容物。雷蚴体内的胚细胞团可发育为 5～15 条尾蚴, 尾蚴发育越成熟越靠近雷蚴的前端(图 3-3-3c)。

6. 尾蚴 由圆筒形的体部和弯曲的尾部组成(图 3-3-3d)。体部大小为(137～240)μm×(62～90)μm, 尾部大小为(320～470)μm×(21～34)μm。体前端的背面有一对眼点, 体内散在分布一些棕灰色的色素颗粒。口吸盘位于体前端, 口孔椭圆形; 腹吸盘位于虫体中线前, 大小约为口吸盘的 1/3。其消化道不完全, 有咽、前咽。穿刺腺 7 对, 分为左右两群, 其中 3 对穿刺腺管通到口的背侧。腹吸盘背侧有一团由生殖细胞组成的生殖原基, 在其后方为一排泄囊, 略呈三角形。从排泄囊前侧发出一支排泄管主干, 向前伸展, 到体中线后即分为前后两支集合管, 每支集合管又分为 2～3 支小分支, 每支小分支分别与焰细胞相连, 所组成的焰细胞公式为 2×[(3+3)+(3+3+3)]。体两侧有 4 对成囊腺细胞。尾部具背鳍、腹鳍和尾鳍, 不分叉, 有由皮层形成的横行弯曲的皱褶, 其腹面也有数条纵行的皱褶。

7. 囊蚴 圆形或椭圆形, 平均大小为(121～150)μm×(85～140)μm。囊壁分内、外两层, 内层薄, 外层较厚, 为 3～4 μm。幼虫迂曲于囊内, 具口、腹吸盘、肠管和含黑色钙质颗粒的排泄囊, 它们常呈不对称排列(图 3-3-3e)。常有东方次睾吸虫囊蚴与华支睾吸虫囊蚴同时寄生于淡水鱼体内, 两种囊蚴的形态十分相似, 其鉴别要点见表 3-3-2。

表 3-3-2 华支睾吸虫与东方次睾吸虫囊蚴的鉴别要点

项目	华支睾吸虫囊蚴	东方次睾吸虫囊蚴
大小 /μm	(127.5～170.0)×(110.5～156.0)	(147.0～176.8)×(122.0～163.0)
囊壁厚度 /μm	1.7～5.1	8.5～20.4
口吸盘大小 /μm	43.5～50.6	49.2～58.9
腹吸盘大小 /μm	50.5～53.1	47.1～54.7
颗粒的大小 /μm	4.1～8.5	1.7～4.7
排泄囊颜色	黑褐色	棕黑色

8. 童虫 从囊蚴内逸出的幼虫被称为童虫。大小为(300～320)μm×(80～90)μm。虫体除前端、末端和口、腹吸盘外, 各处的体表均被有单生皮棘, 每个皮棘均有纵裂, 前端有 2～4 个尖齿。口吸盘直径约 60 μm, 口腔为 6.8 μm×5.7 μm。腹吸盘在虫体的中部偏前处, 开口约 13.0 μm×11.3。口、腹吸盘各有两环细小的乳头, 其中口吸盘每环 6 个, 腹吸盘外环 6 个、内环 3 个。消化道有前咽、咽、食管和伸到体后端的肠支。肠腔内有许多盘状颗粒。虫体内部有两种腺体, 一种称为皮腺, 位于口、腹吸盘的背面和腹面, 分别有 2～8 个和 8～20 个, 各有小孔通向体外; 另一种为头腺, 共有 12 个, 位于肠管和腹吸盘之间, 各有管连接口吸盘的背面以达体外。排泄系统包括排泄囊、两支收集干、前后各两对收集管和 15 对焰细胞, 焰细胞的公式和尾蚴的焰细胞公式相同。排泄囊显著, 宽大于长, 囊内充满颗粒, 排泄孔在虫体末端(图 3-3-3f)。

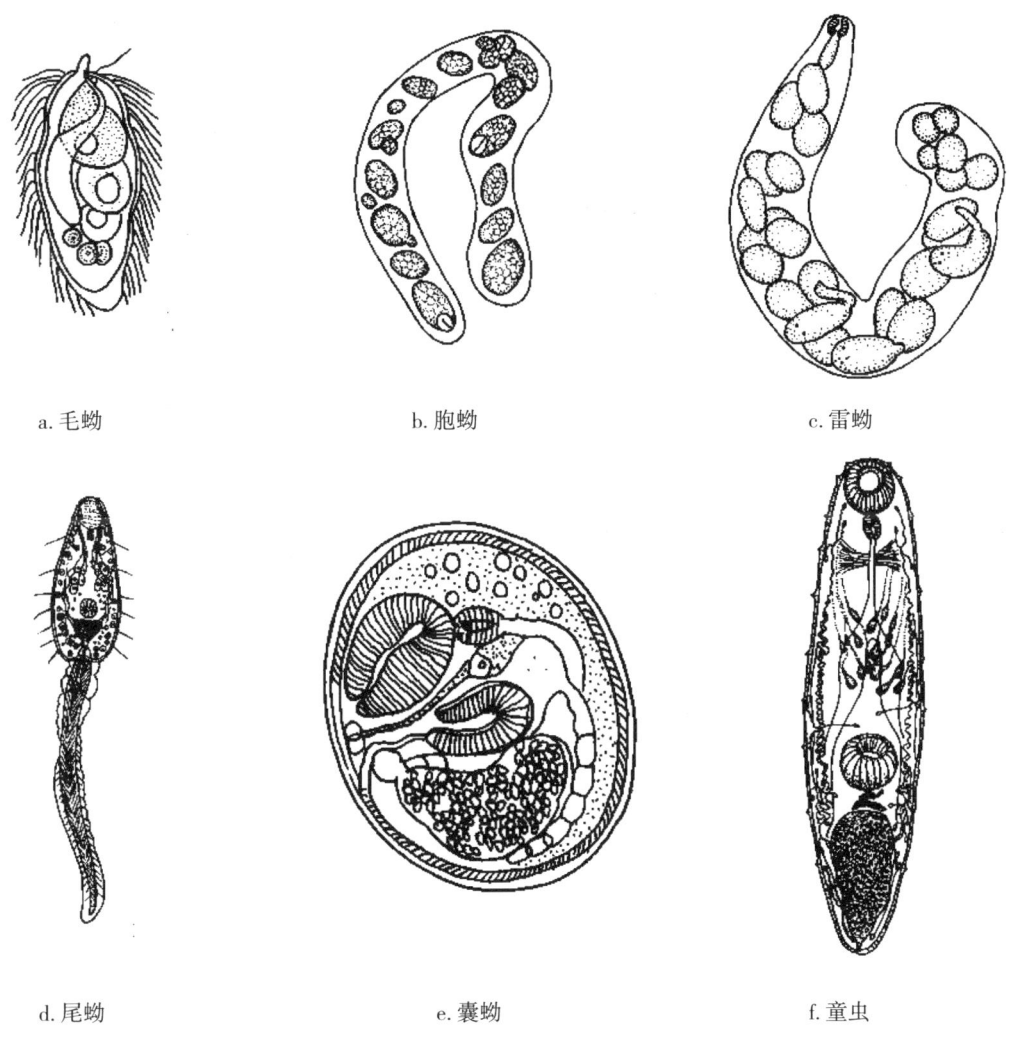

a. 毛蚴　　　　　　　　b. 胞蚴　　　　　　　　c. 雷蚴

d. 尾蚴　　　　　　　　e. 囊蚴　　　　　　　　f. 童虫

图 3-3-3　华支睾吸虫各期幼虫

（二）生活史

华支睾吸虫成虫寄生于人等终末宿主的肝胆管内，整个发育过程中需要 2 个中间宿主，第一中间宿主为淡水螺，第二中间宿主为淡水鱼或虾。其个体发育的全过程包括成虫、虫卵、毛蚴、胞蚴、雷蚴、尾蚴、囊蚴和童虫 8 个阶段。成虫寄生于人、猫等哺乳动物的肝胆管内，虫体发育成熟后产卵，虫卵随宿主胆汁经十二指肠进入肠道，混于粪便随之排出体外。虫卵若有机会入水，在水中被第一中间宿主淡水螺吞食，在螺体消化道内一系列理化因素作用下，卵内毛蚴活动增强，顶开卵盖脱壳而出。在虫卵被吞食后 4 h，毛蚴在螺的肠壁、胃和食管周围的淋巴组织或其他器官内发育为胞蚴；第 11 天，胞蚴体内含有许多胚细胞团，这些胚细胞团分裂发育成许多雷蚴；第 17 天，游离的雷蚴大部分移向螺的肝脏淋巴隙，一部分移向直肠；第 23 天，雷蚴体内的胚细胞团逐渐发育为尾蚴。在此过程中，1 个毛蚴发育为 1 个胞蚴，1 个胞蚴发育为多个雷蚴，雷蚴体内的胚细胞又分批进行分裂繁殖，形成大量的尾蚴，大约在第 100 天，成熟的尾蚴开始在螺体内出现，并分批从螺触角右后方的肛孔内逸出。生活史如图 3-3-4 所示。

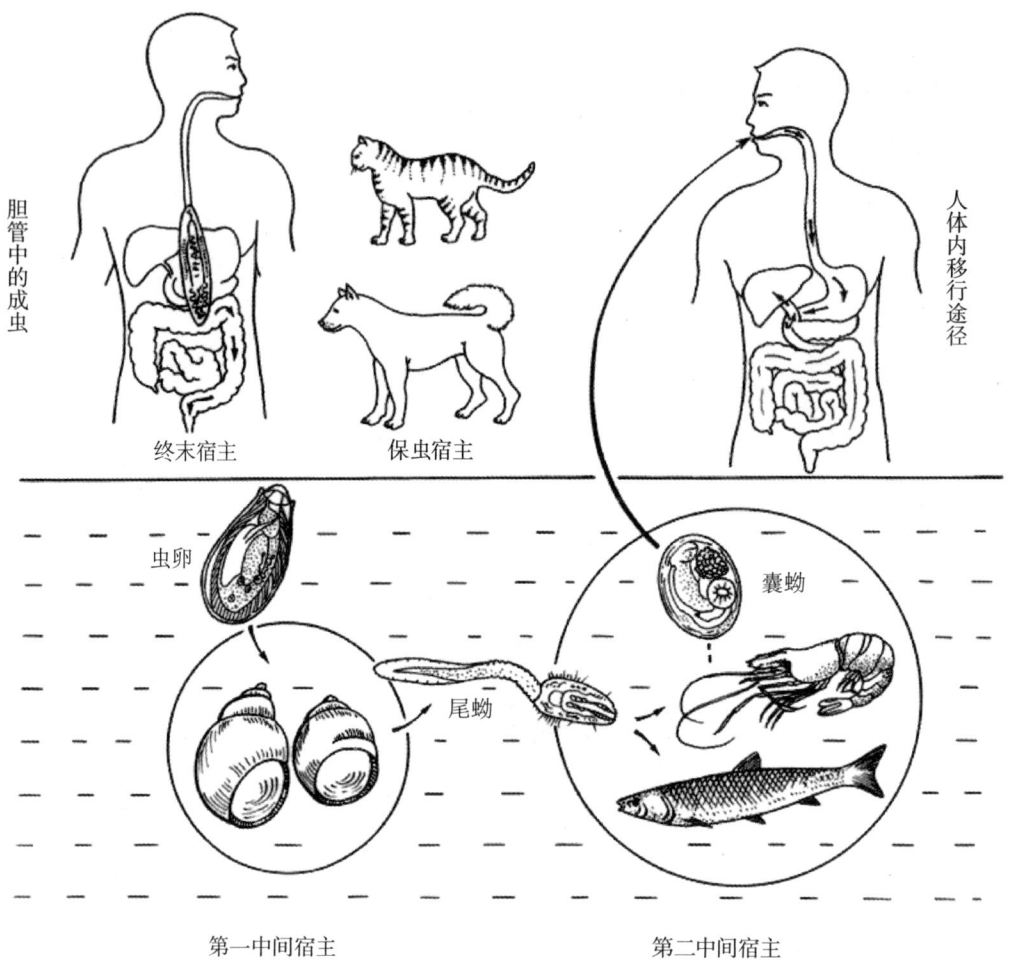

胆管中的成虫

终末宿主　　　保虫宿主

人体内移行途径

虫卵

囊蚴

尾蚴

第一中间宿主　　　　　　　第二中间宿主

图 3-3-4　华支睾吸虫生活史

　　成熟尾蚴自螺体逸出后在水中游动,当遇到第二中间宿主淡水鱼或淡水虾时,则钻入其体内。入侵的尾蚴进入鱼的皮下组织或肌肉内,并在鱼体内移行,在入侵后的数小时内即可形成囊状结构,随后因鱼体组织反应逐渐出现囊外壁,囊内幼虫也逐渐发育成熟,并可通过身体的收缩和伸长而自由活动。一般认为,在温度适宜的情况下,尾蚴侵入鱼体后需要 20 ～ 35 d 才能发育为成熟囊蚴。

　　终末宿主为人、猫或犬等多种哺乳动物,多因生食或半生食含有活囊蚴的淡水鱼虾而感染。囊蚴在终末宿主消化道内,在胃蛋白酶、胰蛋白酶和胆汁等消化液的作用下,囊壁被软化,囊内幼虫活动加剧,在十二指肠内脱囊为童虫。童虫一般逆胆汁流动方向移行,从十二指肠先移行至胆总管,然后进入肝内中、小胆管发育为成虫并定居于此;也可循血管或穿过肠壁经腹腔到肝脏进入肝胆管内,在感染后 1 个月左右发育为成虫,并可在宿主粪便中检获到虫卵。从囊蚴感染至在粪便中检获到虫卵所需时间因宿主种类不同而异,一般为 20 ～ 40 d。每条虫体的日平均产卵量因宿主而异,犬 1 125 个,豚鼠1 600 个,大鼠 2 400 个,家猫 2 400 个,家兔 4 000 个。个体感染虫体数量差别较大,报道最多者为21 000 条。一般认为成虫在人体内可存活 20 ～ 30 年。

二、流行病学

(一) 分布

主要分布于日本、朝鲜、韩国、越南北部、俄罗斯的少部分地区和中国。我国除青海、甘肃、宁夏、新疆、内蒙古、西藏等地未见报道外, 其余 26 个省 (自治区、直辖市) 及香港、澳门均有该病的流行或病例报道, 估计全国感染人口达 1 000 万; 流行较严重的有广东、广西的部分地区及东北三省朝鲜族居民聚居地。国家卫生健康委员会第三次全国人体重要寄生病现状调查显示, 部分地区生食或半生食淡水鱼、虾习俗使华支睾吸虫感染集中, 尤其在珠江三角洲感染率高达 23.36%。

全国各地的调查资料表明, 绝大多数流行区男性的感染率高于女性, 部分地区两性的感染率无明显差异, 个别地区女性的感染率高于男性。感染华支睾吸虫不受年龄的限制, 任何年龄人群均可被感染。但在个别地区, 两者仍呈现一定的关系: 各年龄段的感染率随年龄的增长而增高, 至 25 ~ 30 岁达到高峰, 而后呈下降趋势。此外, 华支睾吸虫的感染具职业特征及呈现一定的家庭聚集性。

(二) 流行因素

1. 传染源　能排出华支睾吸虫卵的患者、带虫者和保虫宿主均为该病的传染源。华支睾吸虫病保虫宿主的种类较多, 国内已报道自然感染的有猫、犬、猪、鼠、狼、豺、貂、狐狸、獾、鼬、野猫、水獭、兔、牛等 33 种动物, 最常见的为猫、犬、猪、鼠。另外, 还有近 10 种动物在实验室内感染成功, 可作为华支睾吸虫病的动物感染模型。人群感染率高的地方, 保虫宿主的感染率也高, 且感染度重, 如有的地区家猫的感染率可达 100%, 一只猫或犬体内可检获数千条虫体。有的地区尽管人群感染率低或无感染, 但保虫宿主 (猫、犬等) 的感染率较高。

2. 中间宿主　华支睾吸虫对中间宿主的选择性不强, 中间宿主的种类多、数量大。①第一中间宿主为淡水螺类。在我国至少有 10 种淡水螺, 主要有: 纹沼螺 (*Parafossarulus striatulus*)、傅氏豆螺 (*Bithynia fuchsianus*)、长角涵螺 (*Alocinma longicornis*)。这些淡水螺类均为塘堰、沟渠中的小型螺类, 适应性强, 繁殖力强。②第二中间宿主为淡水鱼、虾。淡水鱼有 139 种, 我国有 102 种, 主要是鲤科鱼类, 如常见的鲢鱼 (*Hypophthalmichthys molitrix*)、鳙鱼 (*Aristichthys nobilis*) (也称胖头鱼)、青鱼 (*Mylopharyngodon piceus*)、草鱼 (*Ctenopharyngodon idellus*)、鲤鱼 (*Cyprinus carpio*)、鲫鱼 (*Carassius auratus*) 等; 还有一些小杂鱼, 如麦穗鱼 (*Pseudorosbora parva*)、白条鱼 (*Hemiculter leucisculus*) 等, 尤其是麦穗鱼, 感染率有的可高达 100%。70% 以上的囊蚴分布于鱼的肌肉, 每克鱼肉可被寄生数个甚至数千个囊蚴, 其他部位依次为皮下、鳃、鳞和鳍。淡水虾主要是中华长臂虾 (*Palaemonstes sinensis*)、细足米虾 (*Caridina nilotica gracilipes*)、巨掌沼虾 (*Macrobrachium superbum*)。此外, 淡水蛤也可检获华支睾吸虫囊蚴。

任何能影响华支睾吸虫及其中间宿主生长繁殖的自然因素都会直接影响其分布。该病流行与气温密切相关: 当温度适宜时 (气温 > 18 ℃, 水温 > 17 ℃), 适于淡水动物 (螺、鱼) 生长、发育、繁殖, 则人和其他哺乳动物中该虫的感染率就高, 反之则低。与纬度及海拔也相关: 在北纬 48° 30′ 以北、海拔 312 m 以上地区, 由于温度低甚难发现该病患者及中间宿主。此外, 还受地势、地形及水质的影响: 但凡地势平坦, 水网密布, 有机成分较多的水体, 适于其中间宿主的生长、繁殖, 则该病流行较普遍。

3. 感染方式　生食或半生食淡水鱼、虾是感染华支睾吸虫的关键因素, 如广东、香港、台湾等地居民喜食"鱼生""鱼生粥"或烫鱼片；东北朝鲜族居民嗜生鱼佐酒；江西、北京、山东等地喜将鱼烧食或烤食。污染囊蚴的砧板切熟食等可致华支睾吸虫感染；在烧、烤、烫或蒸全鱼时，常因温度不够、时间不足或鱼肉过厚等原因，未能杀死囊蚴；饮生水也能造成感染；喜食小鱼是儿童感染的重要方式。实验证明，厚度约 1 mm 的鱼肉片中的囊蚴，在 90 ℃的热水中 1 s 即死亡，75 ℃水 3 s 内死亡，70 ℃水及 60 ℃水时分别在 6 s 及 15 s 内死亡；囊蚴在醋（醋酸浓度为 3.36%）中可存活 2 h，在酱油（含 NaCI 19.3%）中可存活 5 h。

随着人民生活方式的转变，生食机会增多，食源性寄生虫病随之增加，使华支睾吸虫病由农村向城市蔓延。虽仍以农村为主，但城市居民感染也偶有发生。

猫、犬感染主要是人们习惯用生鱼喂养所致，另外它们也可吃到鱼池清塘时丢弃的非经济鱼类或小溪、河里的小鱼。猪感染主要是有些居民用死鱼、鱼鳃、鱼内脏或洗过鱼的水喂猪；或放养的猪自己在河边找到死鱼；用饭店里的剩菜喂猪，也是造成猪感染的原因之一，因剩菜中常混有吃剩的生鱼片或鱼的内脏等。家鼠与人接触密切，常偷食鲜鱼，或食入居民废弃的生鱼鳃、内脏、鱼鳞等。一些野生肉食类动物在半干涸或水浅的溪沟、小河中捕食鱼，或食入自然死亡的鱼虾而遭感染。食草的动物如牛、兔也可感染，有报道家兔由于食用水草饲料而感染，推测水草中混有小鱼或虾。

（三）自然疫源性

自然界中广泛存在着华支睾吸虫的第一、第二中间宿主及其保虫宿主，所以华支睾吸虫病也是自然疫源性疾病。华支睾吸虫病的疫源地在一个较大范围内往往呈点状分布，其相互之间无明显联系，但每个疫源地均具有共同的特征，即在低洼多水的地区，只要有中间宿主与保虫宿主存在，即可构成自然疫源地。华支睾吸虫病的流行具有多个环节，从构成疫源地的任何一个环节上进行深入调查，均有助于自然疫源地的发现。

华支睾吸虫病是以次发型疫源地为主，又常与原生型疫源地相互交叉而存在。其特征为：①第一中间宿主与疫源地的分布一致。能够作为华支睾吸虫第一中间宿主的淡水螺类，依其自身的生物学特性和生存规律分布很广，但有螺生长分布的地区并不都是自然疫源地。决定自然疫源地形成及其范围的是终末宿主的粪便入水机会和途径等因素。因此在靠近居民点的池塘或小河里，螺的感染率相对较高；而远离居民点的地方，则螺的阳性率较低。②第二中间宿主的分布也与疫源地相平行。在靠近居民点的沟、塘或小河内捕获的淡水鱼感染率一般较高，而远离居民区尤其是江或大河里的鱼类感染率往往很低。③人、畜感染与疫源地的分布相同。无论以何种方式食用带有活囊蚴的淡水鱼、虾，均可引起感染。家养动物及某些野生哺乳动物也可在同一疫源地获得感染。

人作为重要的传染源和被感染对象，从非流行区进入流行区，可能会通过某种途径而被感染。但在流行区已感染了华支睾吸虫的居民进入非流行区，由于当地不存在该病流行和传播的条件，也不会形成新的疫源地，对非流行区的居民不会造成威胁。在非流行区所查到的感染者均是在原疫源地被感染。

值得注意的是，由于养殖业的发展，某些经济鱼种从疫区引进到另外一些地区，或是流行区引进某些新鱼种，在所引进的鱼苗中，有可能被华支睾吸虫囊蚴感染，从而使当地居民有被感染的潜在危险。也有可能是鱼苗中有些是华支睾吸虫囊蚴易感染的鱼种，到流行区后受感染，因而有助于华支睾吸虫病的传播，形成新的疫源地。另一方面，兴修水利、新水系形成，也有可能使老的疫源地扩大，形成新的疫源地。

三、病理学

（一）发病机制

华支睾吸虫成虫主要寄生于终末宿主次级肝胆管内，虫体的机械性损伤以及其分泌物、代谢产物的毒性或化学性刺激是致病的主要因素。

成虫的机械性运动可导致胆管上皮损伤、脱落、增生，胆管壁周围炎性细胞浸润、纤维增生，导致管壁增厚、管腔狭窄；加之大量虫体寄生可引起胆管的机械性梗阻，均能影响胆汁的正常流动而致胆汁淤积。在胆管上皮细胞受损、胆管被虫体阻塞和胆汁淤积的基础上，伴随虫体一起进入胆管的致病菌大量繁殖，从而引起化脓性胆管炎、胆囊炎，甚至继发肝脓肿。

华支睾吸虫病除破坏胆管上皮细胞的正常结构外，亦能改变胆管内的微环境，导致胆管上皮细胞发生杯状细胞化生，糖蛋白分泌增多，胆汁变黏稠，易有结晶析出；胆汁中的细菌性 β - 葡萄糖醛酸苷酶活性升高，该酶可将胆汁中的结合胆红素水解为游离胆红素，后者与钙离子结合成难溶于水的胆红素钙，其易沉积而形成结石。胆管中的华支睾吸虫卵、死亡虫体碎片、崩解物及脱落的胆管上皮细胞均可作为结石的核心。在此条件下，黏蛋白附着于结石核心表面，起支架和黏附剂作用，促进难溶性胆红素钙的沉积，逐渐形成胆管色素类结石。

华支睾吸虫的寄生，刺激机体免疫系统产生特异性 IgG，继而激活粒细胞释放大量的活性氧离子（O^{2-}），一方面作用于胆管中的虫体，另一方面也可使邻近肝细胞发生脂质过氧化反应，损伤肝细胞。肝细胞受损后，其清除活性氧自由基的能力下降，进一步促进了肝细胞的脂质过氧化反应，如此恶性循环，致使外周血中的脂质过氧化物（LPO）不断增多，进一步损及肝脏功能。

华支睾吸虫感染后是否引起肝硬化与感染量、感染次数和感染持续时间的长短有关。少量感染，约 3/4 患者的肝脏无明显改变，而重度感染者肝脏的改变比较明显。感染初期肝脏内小胆管扩张，胆管周围嗜酸性粒细胞浸润，纤维组织增生。随着病程的发展，纤维组织渐向肝小叶内延伸，形成假小叶，肝细胞变性坏死，肝小叶中央出现脂肪变性和萎缩，终致肝硬化。

华支睾吸虫病带来的损伤和刺激还可作为重要的致癌协同因子，在内源性致癌因素参与下，引起胆管上皮细胞癌。成虫寄生的机械性损伤和化学性刺激引起胆管上皮细胞脱落、再生、增生及腺瘤样增生，甚至癌变。此外，华支睾吸虫感染引起的营养不良和代谢紊乱，脑垂体的功能受损，是患儿生长发育障碍的主要原因。

（二）病理变化

华支睾吸虫病的病变可分为 4 个阶段。第 1 阶段上皮脱落、再生；第 2 阶段上皮脱落、再生和增生；第 3 阶段上皮增生加剧，形成腺瘤样组织，胆管壁组织也开始增生，二级胆管扩张，管壁变厚，末梢胆管随之扩张；第 4 阶段结缔组织增生加剧，腺瘤样组织逐渐退化减少。

1. 肉眼观　肝脏大，左叶大多见。肝脏变硬，表面高低不平，可见黄豆大小、灰白色、近圆形扩张的胆管末端突出于肝表面。肝脏切面呈棕色，肝包膜增厚，其下可见胆小管呈树枝状扩张，末端几与肝总管一样粗，整个肝内胆管呈囊状扩张，直径可为 3～6 mm。胆管壁增厚可为 0.5～3.0 mm。管腔内见污浊黏稠的黄褐色液体，或呈血性，或呈胶冻状，常混有小结石，部分管腔内可见华支睾吸虫虫体，造成管腔的不完全梗阻。

2. 镜下　急性期华支睾吸虫病的胆管上皮脱落、坏死，胆管周围炎性细胞浸润，纤维增多，管壁增厚，胆管上皮杯状化生，分泌大量黏液。慢性感染者胆管上皮细胞增生，严重增生者其上皮呈乳头样向管腔内突出,管腔边缘参差不齐,增生的上皮可形成腺样结构,称腺瘤样增生。管壁内有数量不等的淋巴细胞、浆细胞和嗜酸性粒细胞浸润。胆管周围血管增生、充血。汇管区可有结缔组织增生,且向小叶边缘不规则伸入。一些较大的汇管区,由于增生的结缔组织向小叶边缘伸展,包围部分肝细胞,形成似假小叶样结构。有的病例汇管区内除有少量的淋巴细胞、浆细胞和单核细胞浸润外,有时亦可见较多的嗜酸性粒细胞和中性粒细胞浸润。肝小叶的结构一般尚存在,肝细胞大多呈萎缩、浊肿及脂肪变性。病程较长者管壁的炎性细胞减少,纤维增多,管壁增厚(图3-3-5)。管腔有不同程度的阻塞,结石形成,结石的核心有时可见华支睾吸虫虫卵。华支睾吸虫寄生处的胆管上皮大多坏死、脱落,黏膜下水肿。部分患者的汇管区内、胆管周围有大量纤维增生,炎症细胞浸润,并向肝小叶内延伸,致小叶结构被破坏。

3.电镜观察　随着感染时间的推移,胆管上皮微绒毛肿胀,脱落;胞质核质均减少;细胞邻界变直,连接部分离,纤维组织向内增生。细胞核型不规则,部分核膜内陷,核周间隙宽窄不均匀,异染色质集聚固缩。粗面内质网普遍扩张,有的呈池状,数量增多,表面所附的核蛋白体呈阶段性脱落;上皮细胞内有大量的多聚核糖体;线粒体数量增多,肿胀,嵴逐渐溶解消失,基质减少并透明空泡化。溶酶体增多,还可见少量次级溶酶体。毛细血管内可见胆栓形成,肝细胞周围有增生的胶原纤维和嗜酸性粒细胞、单核细胞和淋巴细胞浸润。

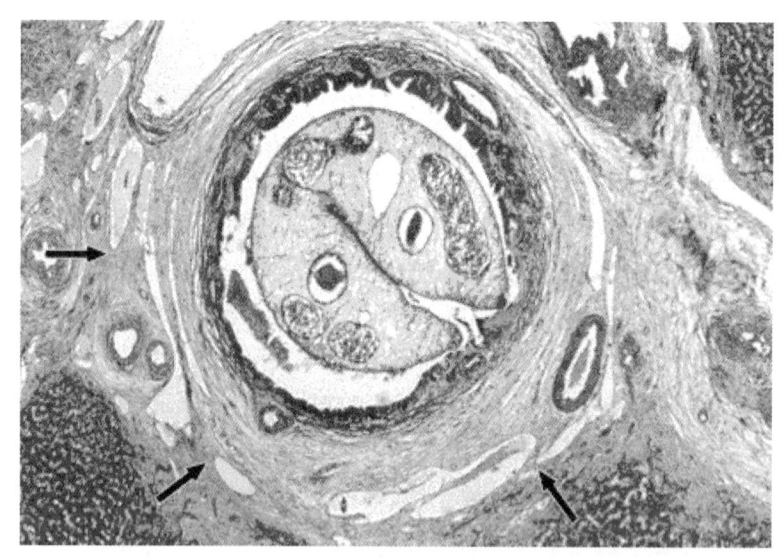

图3-3-5　华支睾吸虫寄生于肝内胆管的病理切片图

注:箭头所示管壁纤维性增厚严重。

4.动物实验观察　豚鼠感染华支睾吸虫1～2周后,肝细胞质内糖原和蛋白质着色反应减弱,肝细胞内RNA减少或消失,或仅见于核膜周边处的胞质,胆管上皮细胞内RNA活性无明显改变。肝小叶内琥珀酸脱氢酶(SDH)和单胺氧化酶(MAD)活性出现弱反应区域或灶性消失,活性部位逐渐减少。碱性磷酸酶(ALP)在新生蚴的胶原纤维区出现阳性反应,有的胆管上皮处活性增强,肝小叶内可见灶性消失。在局灶性坏死处酸性磷酸酶(ACP)活性消失,而其周围浸润的炎性细胞中呈强阳性反应,胆管上皮内活性增强。感染后期残缺肝小叶内、一些扩张或增生的小胆管处酶活性显著增强。感染后第3周,嗜酸性坏死灶周围与增生的纤维组织连接处的肝细胞内出现大小不等的脂肪粒。感染第7周,扩张的胆管和周围增生的小胆管上皮细胞内糖原明显增加,RNA含量增加。在一些胆管上皮处，ALP 活性显著增加，酸性和中性黏液物质增多，但肝细胞内的糖原和 RNA 均减少，甚至消失。约 37.5% 的华支睾吸虫病患者合并胰腺受累。肉眼观可见胰腺切面呈褐色，质稍硬，胰腺周围的部分脂肪组织呈灰黄色或灰白色，失去正常的光泽；在胰头、胰尾处可见散在的小囊腔，直径可为 3 ～ 7 mm，内含华支睾吸虫成虫，虫体较小。镜下可见胰小叶周围纤维组织增生、间质增宽；胰导管极度扩张，管腔内可见华支睾吸虫成虫。华支睾吸虫寄生的胰腺，其管壁上皮细胞部分或全部呈现鳞状上皮化生，管壁纤维组织增生，部分呈腺瘤样改变。周围的胰腺组织受到扩张的胰管压迫，可发生压迫性萎缩，在扩张的胰管周围可见局限性的脂肪组织变性、出血性坏死区，并可有纤维素、单核细胞、中性粒细胞、嗜酸性粒细胞和淋巴细胞浸润。华支睾吸虫病并发肝癌病理组织切片检查可见肝癌中央多坏死，有些部位仍可见肝胆管腺癌，坏死处的周围组织有些亦见胆管腺癌组织，非癌组织中可见门管区纤维组织轻度增生，淋巴细胞浸润。扩张的二级胆管中有时可见华支睾吸虫成虫和虫卵。肝内胆管或有上皮增生，呈多层并失去正常排列，或已呈渐变，或呈腺瘤样增生，有些部位已为腺癌。胆管周围纤维组织增生明显。

四、临床学

华支睾吸虫病的临床表现因人体感染华支睾吸虫的数量、病程长短、有无重复感染及个体的免疫力而异，可分为急性期与慢性期。

1. 急性华支睾吸虫病　一次食入大量华支睾吸虫囊蚴可致急性华支睾吸虫病。潜伏期一般为 30 d 左右，感染愈重，潜伏期愈短。起病一般较急，症状为上腹部疼痛和腹泻，疼痛呈持续性刺痛，进餐后加重，伴有厌油腻，似急性胆囊炎，可伴有胆管阻塞症状；3 ～ 4 d 后出现发热，常伴有明显畏寒，体温可在 39 ℃以上，持续时间长短不一；继而出现肝大，触痛明显、剑突下痛，时有黄疸，并可出现荨麻疹和外周血嗜酸性粒细胞增多。

2. 慢性华支睾吸虫病　反复多次轻度感染或急性华支睾吸虫病未获及时治疗，均可演变为慢性华支睾吸虫病。一般起病隐匿，症状复杂。根据感染程度分为以下 3 种。

1) 轻度感染　临床症状不明显，或仅有胃部不适、进食后腹胀、食欲减退、轻度腹痛等上消化道症状，也可出现肝大，以左叶大为主。

2) 中度感染　有不同程度的倦怠、乏力、食欲减退、消化不良，经常性的腹痛与慢性腹泻等，肝大可触及，肝脏表面不光滑，有压痛和叩击痛，部分患者伴有贫血、营养不良和水肿等症状。

3) 重度感染　上述症状明显加重，晚期可发展成肝硬化和门静脉高压，出现腹水、腹壁静脉曲张，肝大且质地硬，脾常可触及。少数患者可因反复感染出现发热、黄疸。部分患者可并发胆石症、胆绞痛等。儿童患病可伴有明显的生长发育障碍，患者还常常出现神经衰弱症状。肝功能失代偿是重症华支睾吸虫病患者死亡的主要原因。此外，本病还可诱发原发性肝癌或胆管上皮癌；胰腺若有虫体寄生，可致急性胰腺炎。

慢性华支睾吸虫病在临床上可分为以下类型。①肝炎型。此型约占患者总数的 40.22%，临床表现为肝大、肝区隐痛、压痛、叩击痛、疲乏和食欲减退等，约有 1/4 患者血清谷丙转氨酶（ALT）升高。②无症状型。此型约占患者总数的 34.65%，无明显症状，感染者自我感觉尚可。③消化不良型。此型约占患者总数的 16.10%，以腹部不适、腹痛、腹胀、间隙性腹泻或稀便、肝大为主要临床症状。助消化药和抗菌类药物一般无效，驱虫后腹泻等消化道症状可在短期内好转。④胆囊、胆管炎型。此型约占患者总数的 6.34%，有胆囊炎、胆管炎病史，反复发作，胆囊区有压痛，肝大，少数患者可出现黄疸及发热。⑤类神经衰弱型。此型约占患者总数的 2.12%，主要有头晕、头痛、失眠、多梦、记忆力减退和疲乏等症状。⑥肝硬化型。此型约占患者总数的 0.56%，主要有食欲减退、肝脾大、腹水和脾功能亢进等症状。⑦类侏儒型。此型约占患者总数的 0.06%，患者生长发育障碍，身高与体重均低于正常水平，智力无碍。

儿童患华支睾吸虫病易发生营养不良，常常伴有生长发育障碍，与成人华支睾吸虫病的临床表现有一定的差异，各型所占比例也有所差别，病程较长者发育障碍所占比例大。患儿常表现为生长停滞，身材矮小，消瘦，多伴有腹痛、腹胀、腹泻、纳差，不同程度的肝大。发育障碍与肝大不一定成比例。病程一般较长，多在 2 年以上。

五、实验室诊断

华支睾吸虫病的临床表现常呈非特异性，应注意与肝炎、急性与慢性胆囊炎等相鉴别。注意询问患者是否来自流行区或到过流行区，有无生食或半生食淡水鱼、虾史及职业接触等情况；若是儿童，询问有无抓小鱼烤食等，均有助于该病的诊断。

（一）病原学检查

粪便或十二指肠液中检获华支睾吸虫卵是确诊该病的依据。

1. 粪便检查　主要有涂片法和集卵法两大类。直接涂片法操作简便，但由于所用粪便量较少，虫体的排卵量少，虫卵小，因而检出率不高，易漏检。效果较好的粪检方法有：盐酸乙醚离心沉淀法（酸醚法）、细筛定量透明法、小杯稀释计数法等。华支睾吸虫排卵量少，虫卵小，且粪便中虫卵数波动大，感染早期粪检的阳性率较低，有时需反复检查才能获得阳性结果。

2. 十二指肠引流液检查　从十二指肠引流物中检查虫卵，检出率几近 100%，但操作较复杂，仅适于部分住院患者。

（二）免疫学检查

目前免疫学方法已被广泛应用于临床辅助诊断和流行病学调查，常用的方法有：皮内试验（IDT）、间接血凝试验（IHA）、间接荧光抗体试验（IFAT）、酶联免疫吸附试验（ELISA）、斑点免疫金银染色法（Dot-IGSS）等。其中，ELISA 既能检测血清中的抗体，又能检测血中的循环抗原，具有简便、快速、敏感、特异等优点。

随着免疫学与分子生物学研究的深入，分离和鉴定华支睾吸虫病特异性和敏感性诊断抗原的研究仍在进行中。在已发现的与华支睾吸虫病感染血清有反应的蛋白质抗原（分子质量为 8 ～ 90 kD）中，华支睾吸虫分泌排泄物（ESP）显然具有华支睾吸虫病免疫学诊断抗原所需的敏感性和特异性。此外，据报道，华支睾吸虫的半胱氨酸蛋白酶和谷胱甘肽转移酶也可作为华支睾吸虫病的特异性免疫诊断抗原。华支睾吸虫的 7kD ESP 蛋白分子业已被纯化，并已被初步鉴定为华支睾吸虫病的一种免疫诊断抗原，编码该抗原的基因也已明确。研究表明，该蛋白分子不仅可用于华支睾吸虫病的免疫学诊断，提高免疫学诊断的可靠性，并有可能作为华支睾吸虫病诊断性"抗原鸡尾酒"或嵌合抗原的组分之一。

（三）影像学检查

影像学检查是临床诊断华支睾吸虫病的重要辅助手段。

1. B 超　①肝脏型（图 3-3-6a）：肝实质点状回声增粗、增强，有短棒状、索状或网状回声。肝内光点密集不均匀，可见小斑片状影。②胆管型：胆管系统回声增强、管壁增厚，有时可见扩张的胆管内有点状或索状回声。③胆囊型（图 3-3-6b）：胆囊壁增厚、粗糙，囊内有点状、棒状、索状或飘带状回声，有时伴有小结石或胆泥。④混合型：同时表现出上述类型两种以上。

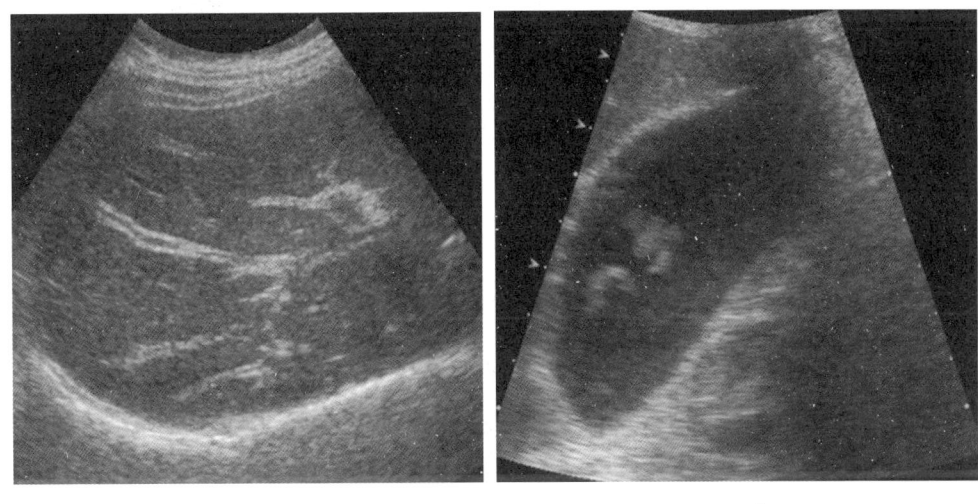

a   b

图 3-3-6　华支睾吸虫病患者的超声波图

注：a，65 岁，右叶肝；　b，75 岁，胆囊。

2. CT 检查　CT 检查对华支睾吸虫病的诊断也有较大价值。患者的肝内胆管从肝门向周围均有不同程度的弥漫性扩张，肝外胆管无明显扩张（图 3-3-7）；多为被膜下小胆管呈囊样扩张，近肝门侧肝内胆管向被膜侧均匀扩张。少数病例胆囊内可见不规则组织块影。

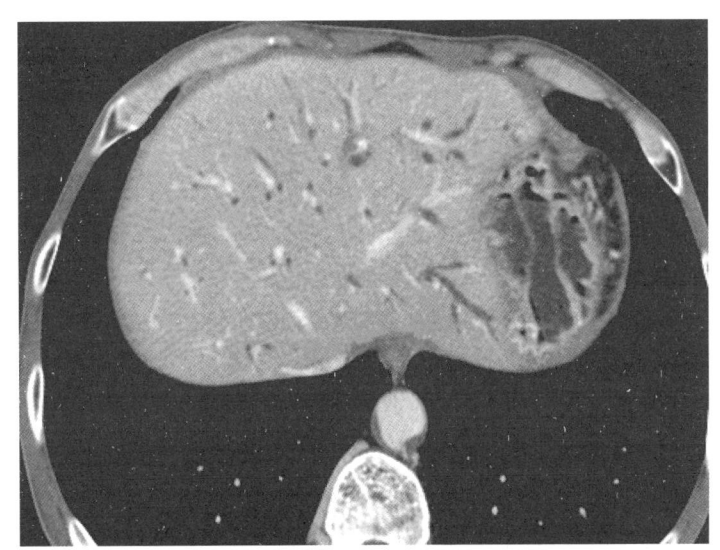

图 3-3-7　华支睾吸虫病患者的 CT 图片

注：肝内小胆管扩张，肝外胆管不扩张。

3. 内窥镜逆行胆胰管造影术（ERCP）　可清晰地显示肝内各级胆管中的虫体及胆管的阻塞部位与程度（图 3-3-8）。

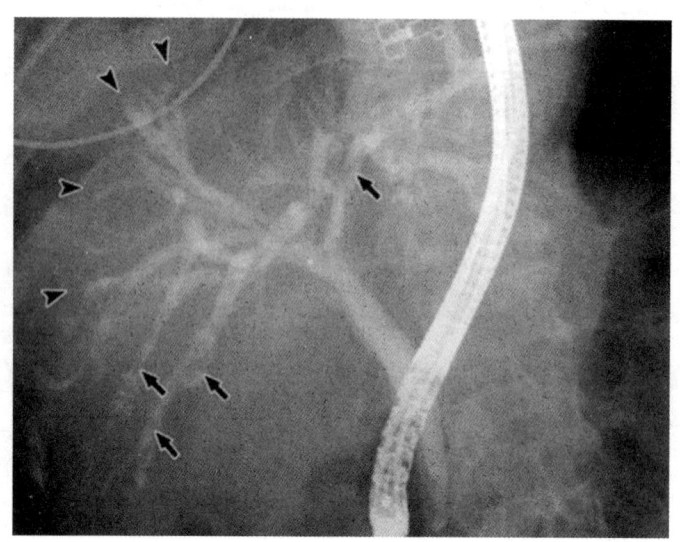

图 3-3-8　华支睾吸虫病患者的胆管造影图片

注: 箭头所示肝内各级胆管中的华支睾吸虫成虫。

(四) 分子生物学检查

PCR 法可鉴别是华支睾吸虫感染还是麝猫后睾吸虫感染, 前者 PCR 的产物为 612 bp, 后者为 1 357 bp。

六、防控措施

(一) 加强健康教育

华支睾吸虫病是一种食源性寄生虫病, 预防该病的关键是加强健康教育, 提高群众, 特别是儿童的自我防范意识。不生食或半生食淡水鱼、虾, 提倡卫生的烹调方法和食鱼习惯, 注意将切生、熟食砧板、刀具等分开使用。

(二) 控制传染源, 积极治疗患者和带虫者

目前应用较多的药物是吡喹酮和阿苯达唑。少数患者经吡喹酮治疗后偶有头昏、头痛、腹泻、恶心等不适, 但持续时间多不长, 一般不影响治疗, 停药后可自行缓解。重度感染者, 可将上述两种药物各减半联合应用, 不但治疗效果好, 而且对伴发感染的其他蠕虫也有满意的驱虫疗效。

加强保虫宿主的管理, 如: 对家养动物猫、犬、猪等, 首先要防止其被感染, 忌用生淡水鱼、虾喂养, 解剖鱼后的鱼鳃、内脏等和洗鱼水应烧开煮熟后再喂猪。对已经感染的家养动物, 要及时治疗。提倡对猪实行圈养, 并加强猪粪的管理。也应禁止用生鱼、虾喂养鸡、鸭。对于家鼠, 一方面要灭鼠; 另一方面要妥善保管鱼类食品, 防止被鼠类偷食。

(三) 加强粪便管理, 防止虫卵入水

无害化处理粪便, 切忌用新鲜粪便养鱼; 禁止猪圈直接与鱼池相通; 结合渔业生产进行清塘、灭螺, 均有利于控制华支睾吸虫病的流行。

第四章 | 阔盘吸虫病

阔盘吸虫病（Eurytremiasis），也称胰吸虫病，是由寄生于人体的阔盘吸虫引起的寄生虫病。阔盘吸虫是双腔科（Dicrocoeliidae）阔盘属（*Eurytrema*）的动物，全世界共10多种，主要寄生于牛、羊以及骆驼、鹿等反刍动物的胰管，少见于胆管及十二指肠。个别种类有感染人体的报道。我国阔盘吸虫主要有胰阔盘吸虫（*Eurytrema pancreaticum*）、腔阔盘吸虫、枝睾阔盘吸虫3种，在全国普遍分布，主要在家畜中流行，其中，胰阔盘吸虫有感染人体的报道。

一、病原学

（一）形态

阔盘吸虫为小型吸虫，体长6.46～22.00 mm，体宽4.81～8.00 mm。虫体活时呈棕红色，固定后为灰白色，虫体扁平较厚，表皮上有细刺，但到成虫时细刺常已脱落。胰阔盘吸虫口吸盘位于亚顶端，腹吸盘位于体中横线附近。咽小，食道短。两个睾丸横列于腹吸盘的稍后方。生殖孔开口于肠管分支的后方，雄茎囊呈管状而后走，达于腹吸盘的前缘。卵巢位于中横线附近、睾丸之后，子宫充满于虫体的后部，末端在腹吸盘一旁作多个绕曲后沿着雄茎囊旁边上行，开口于生殖孔。卵黄腺呈颗粒状，分布于体中部的两侧。排泄系统的纵管沿肠支走向体的两侧，排泄囊呈"T"状，排泄孔开口于体后端尾突的中央。成虫虫体呈前后端略尖锐的椭圆形（图3-4-1）。

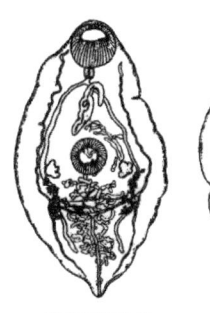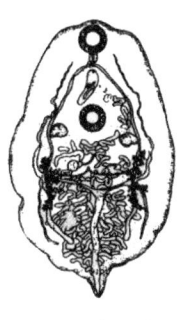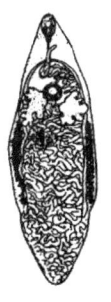

胰阔盘吸虫　　　腔阔盘吸虫　　　枝睾阔盘明虫

图3-4-1　三种阔盘吸虫的形态

虫卵呈黄棕色或深褐色，椭圆形，两侧稍不对称，一端有卵盖。虫卵长 41 ～ 52 μm，宽 30 ～ 34 μm，卵壳厚。卵内含毛蚴。毛蚴呈椭圆形，前端有一锥刺，神经团呈横方形，位于毛蚴中部稍前方；2 个排泄囊卵圆形，对称分布于毛蚴后部两侧。

三种阔盘吸虫的形态比较见表 3-4-1。

表 3-4-1　三种阔盘吸虫的形态比较

虫种	胰阔盘吸虫	腔阔盘吸虫	枝睾阔盘吸虫
形状	椭圆形明显的尾突	短椭圆形，体后具一	前端尖后端钝的瓜子形
口、腹吸盘之比	（1.43 ～ 2.20）：1	（0.9 ～ 1.1）：1	（0.7 ～ 0.8）：1
睾丸形状	边缘具深缺刻	圆形或边缘有缺刻	多具分枝
卵巢形状	分 3 ～ 6 瓣	圆形，少数有缺刻	分 5 ～ 6 瓣

（二）生活史

胰阔盘吸虫的生活史中有两个中间宿主，第一中间宿主为同型巴蜗牛、中华灰巴蜗牛、枝小丽螺和蚱小丽螺。第二中间宿主为中华草螽。腔阔盘吸虫的第二中间宿主为红脊草螽。枝睾阔盘吸虫的第二中间宿主为小针蟀。

阔盘吸虫的生活史都要经过虫卵、毛蚴、母胞蚴、子胞蚴、尾蚴、囊蚴、童虫至成虫等发育阶段，这里以胰阔盘吸虫为例叙述如下。

蜗牛吞食虫卵后 1 ～ 2 d，在其消化管内孵出毛蚴，经 7 ～ 8 d 发育为母胞蚴。感染后 2 ～ 3 个月，母胞蚴体内的胚球陆续发育成子胞蚴，一个母胞蚴体含有 100 多个早期子胞蚴，子胞蚴发育长大，在温暖的季节可经 5 ～ 6 个月发育成熟。成熟的子胞蚴从蜗牛的呼吸孔排出，附在草上，形成圆形的囊，内含尾蚴。第二中间宿主吞食从蜗牛体内排出的含有大量尾蚴的子胞蚴黏团后，尾蚴从子胞蚴中孵出，发育成囊蚴。在 28 ～ 32 ℃条件下，囊蚴成熟需 20 ～ 25 d；在 25 ～ 28 ℃条件下，囊蚴成熟需 25 ～ 30 d，温度降低，发育速度减慢。终末宿主牛、羊吞食含有成熟囊蚴的草螽而感染。囊蚴在其十二指肠内受胰酶作用脱囊后逸出，并顺胰管口进入胰脏。经 80 ～ 100 d 发育为成虫。胰阔盘吸虫完成整个生活史需 10 ～ 16 个月。

二、流行病学

此病呈世界性分布，我国的东北、西北牧区及南方各省都有本病流行。东北的牛、羊感染率为 60% ～ 70%，江南水牛感染率为 60% ～ 80%。许多羊群因患本病而大批死亡；有的羊群因本病而羊毛产量显著下降，质量也降低。在严重感染的牛胰内寄生的虫体可达数百至数千条。在流行病学上，这些家畜成为胰阔盘吸虫的保虫宿主，对于保持胰阔盘吸虫的种群数量起重要作用。家畜胰阔盘吸虫病的流行情况，不但与环境因素有很大的关系，而且与其两个中间宿主的分布、孳生、栖息特点及中间宿主的受感染情况、家畜的放牧和生活习性有密切的关系。中间宿主的分布常具有区域性，没有草螽分布的地区，就没有胰阔盘吸虫的感染，另外，中间宿主生长繁殖一般具有季节性，只有在适宜的季节，第一中间宿主（蜗牛和螺类）、第二中间宿主（草螽）及终末宿主联系到一起，才会在家畜中造成流行。如在南方,感染季节有5—6月和9—10月两个高峰期,而在北方,感染的高峰期仅在9—10月(唐仲璋,1977;唐崇惕,1979,1983);在印度东北山区,胰阔盘吸虫病在牛身上全年都有发生,感染高峰期在冬季(Roy,1992)。

三、病理学

胰阔盘吸虫的成虫寄生于终末宿主的胰管内,由于机械刺激、堵塞、代谢产物的作用及营养掠夺等因素,引起胰脏的病理变化和功能障碍。病理可见胰管高度扩张、胰管上皮细胞增生、管壁增厚、管腔缩小、黏膜不平呈小结节状。严重者可有出血、溃疡、炎性细胞浸润、黏膜上皮细胞被破坏而发生渐进性坏死病变,整个胰腺结缔组织增生,呈慢性增生性胰腺炎,因此使胰腺小叶及胰岛的结构改变,胰液、胰岛素的生成和分泌功能发生障碍。严重感染的动物,由于虫体的机械刺激及患病胰腺对动物机体的影响,可出现营养不良、消瘦、腹泻、贫血等症。

四、临床学

在临床上,患者可出现营养不良、消瘦、贫血、水肿、腹泻等症状,还可使生长发育受阻,有的患者可出现急性胰腺炎的表现,严重者可死亡。胰阔盘吸虫严重感染的动物,呈现衰弱等症,颈部和胸部发生水肿,腹泻,有时带黏液,脉弱,全身消瘦,部分动物陷于恶病质而死亡。

五、实验室诊断

本病在临床上由于无特异性的表现,诊断颇为困难,一些病例因在尸检时发现虫体而确诊。用水洗沉淀法、尼龙袋集卵法进行粪便检查,若发现虫卵可以确诊。

六、防控措施

应用吡喹酮治疗阔盘吸虫效果较好,经口投药,羊按65～80 mg/kg、牛按35 mg/kg给药。腹腔注射剂量为30～50 mg/kg,注射剂可用液体石蜡(灭菌)以1∶5配合,植物油也可,注射时应严格按要求进行,防止注入肾脂肪囊或肝脏内,引起药物滞留或羊出血死亡。对患者用吡喹酮40 mg/kg顿服进行治疗有一定的效果。采取治疗患畜,驱除成虫,消灭其病原;扑灭第一中间宿主蜗牛,切断传播链;划区放牧,防止再感染和从幼畜开始培育无阔盘吸虫的健康畜群等综合措施,可以达到净化牧场的目的。胰阔盘吸虫病主要在牛、羊等家畜中流行,这些家畜在流行病学上成为该虫的保虫宿主。治疗病畜可以有效减少胰阔盘吸虫的种群数量,降低人体感染的机会,是预防此病的重要措施之一。对蜗牛、螺类和草螽进行消杀也是控制此病的重要措施之一。人患此病多因误食草螽或吃了未烧熟的草螽而感染,因此应加强卫生宣传教育,以防经口感染。

双腔吸虫病(Dicrocoeliasis)是由双腔吸虫寄生于人体引起的寄生虫病。双腔吸虫也称歧腔吸虫，是一类属于双腔科（或称歧腔科, Dicrocoeliidae）双腔属(*Dicrocoelium*)的动物，全世界共 10 多种，成虫主要寄生于反刍动物牛、羊、骆驼和鹿的肝脏胆管和胆囊内，偶尔也见于人体。在我国的西北诸省（区）和内蒙古等地广为分布，我国常见的虫种有：矛形双腔吸虫 (*D. lanceatum*)、枝双腔吸虫(*D. dendriticum*)和中华双腔吸虫(*D. chinensis*)。

一、病原学

(一)形态

矛形双腔吸虫(图 3-5-1)的虫体狭长呈矛形，棕红色，最宽处位于虫体后半部，向前逐渐变窄，大小为$(6.67 \sim 8.34)$mm$\times(1.61 \sim 2.14)$mm，体表光滑。口吸盘后紧随有咽，下接食管和 2 支简单的肠管。腹吸盘大于口吸盘，位于体前端1/5处。睾丸 2 个，圆形或边缘具缺刻，前后排列或斜列于腹吸盘的后方。雄茎囊位于肠分叉与腹吸盘之间，内含有扭曲的贮精囊、前列腺和雄茎。生殖孔开口于肠分叉处。卵巢圆形，居于后睾之后，具有受精囊和劳氏管。卵黄腺位于体中部两侧。子宫弯曲，充满虫体的后半部，内含大量虫卵。虫卵似卵圆形，褐色，具卵盖，大小为$(34 \sim 44)$μm$\times(29 \sim 33)$μm，内含毛蚴。中华双腔吸虫(图 3-5-2)与矛形双腔吸虫相似，但虫体较宽扁，其前方体部呈头锥形，后两侧作肩样突；大小为$(3.54 \sim 8.95)$mm$\times(2.03 \sim 3.09)$mm。睾丸 2 个，呈圆形，边缘不整齐或稍分叶，左右并列于腹吸盘后。虫卵大小为$(45 \sim 51)$μm$\times(30 \sim 33)$μm。

(二)生活史

双腔吸虫在我国西北诸省（区）和内蒙古等地广为分布，我国常见的虫种有矛型双腔吸虫(*Dicrocoeliun lancetum*)、枝双腔吸虫(*Dicrocoelium*)和中华双腔吸虫(*Dicrocoeliun*)；第二中间宿主为蚂蚁。中华双腔吸虫的第一中间宿主为同型纹蜗牛、条华蜗牛及枝小丽螺(*Ganesella virgo*)；第二中间宿主为蚂蚁。双腔吸虫的生活史包括虫卵、毛蚴、母胞蚴、子胞蚴、尾蚴、囊蚴（后尾蚴）和成虫等时期，成虫寄生于肝胆管内，虫卵从成虫子宫排出，随终末宿主胆汁进入肠道，随粪便排出体外。在外

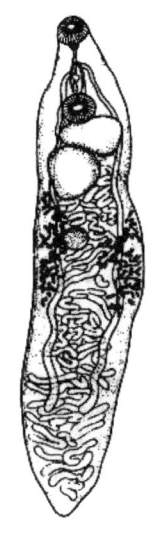
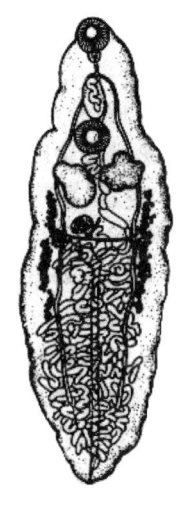

图 3-5-1　矛形双腔吸虫　　　　　　　　图 3-5-2　中华双腔吸虫

界环境中的虫卵被第一中间宿主蜗牛吞食,在其肠腔中孵出毛蚴,毛蚴脱去纤毛板并穿过肠壁到附近肝脏间隙中形成早期囊状的母胞蚴。母胞蚴逐渐发育长大,体内充满许多胚细胞和胚球,胚球逐渐长大形成内含空腔的早期子胞蚴,子胞蚴数量增加,体积增大胀破母胞蚴,子胞蚴分散到肝脏各部位继续发育,随着早期子胞蚴逐渐长大,其体内胚细胞和胚球逐渐增多,这些胚球最后形成尾蚴。尾蚴发育成熟后,从子胞蚴的产孔钻到蜗牛气室中形成由黏液包裹着的黏球,然后从呼吸孔排出到外界。黏球的排出与外界的湿度有关,在自然情况下雨后常有阳性蜗牛排出黏球,黏球内含尾蚴几百条。黏球被第二中间宿主蚂蚁吞食后,尾蚴脱去尾部并利用其锥刺及穿刺腺分泌的酶穿过蚂蚁胃壁到达腹部血腔,在血腔分泌囊壁形成囊蚴。囊壁内含后尾蚴。牛、羊等吃草时吞食了含囊蚴蚂蚁而感染。囊蚴在终末宿主的肠内脱囊,由十二指肠经总胆管到达肝脏胆管内寄生。需 72 ～ 85 d 发育为成虫,成虫在宿主体内可存活 6 年以上。

二、流行病学

双腔吸虫在我国分布较广,有些地区有动物混合感染的流行区(如山西、青海等省),在大部分地区都有各自独立的分布区。矛形双腔吸虫在我国东北各省份、内蒙古、新疆等广大的牧区及河北、山西、宁夏、甘肃、青海、四川、贵州、云南、湖南等省(区)都有其流行区,牛、羊感染率高的可为 70% ～ 80%,有的地方牛羊的感染强度甚高,重度感染的家禽体内矛形双腔吸虫可数千或万计。中华双腔吸虫在黑龙江、吉林、辽宁、内蒙古、河北、山西、青海、西藏、四川、云南有其流行区。枝双腔吸虫见于宁夏、青海、贵州、山东等省(区)(唐崇惕,1995)。流行区的形成与当地有无适宜的传播媒介有密切关系,几种双腔吸虫有共同的第一中间宿主和第二中间宿主,是它们在国内外存在毗邻或混杂分布区的重要原因。动物因感染季节、流行区所处经纬度、幼虫在中间宿主体内发育成熟时间的不同而有所不同。由于蚂蚁可以以成虫形态越冬,体内有成熟囊蚴的蚂蚁,除当年可以感染动物和人外,亦可于越冬后第二年春天感染终末宿主,一年有两次感染高峰。

三、病理学

双腔吸虫的个体虽小,但感染严重的动物体内多达上万条,重度感染的动物症状明显。感染动物肝脏有瘢痕并肿大,大小胆管扩张,管壁上皮细胞增生,结缔组织增厚,严重者有囊状脓肿。

四、临床学

动物感染一般有消瘦、水肿、贫血、消化不良、腹泻、腹水等症,严重者可引起死亡。人体感染病例有便结、胀气性消化不良、肝肿大、腹痛、腹泻、呕吐及浮肿等症。宋克征(1986)曾报道1例病例,患者6岁,自幼生活在新疆半农半牧区,因脐周围阵发性腹痛就诊,粪检发现大量的双腔吸虫卵。Ondriska等(1989)曾报道1例病例,患者11岁,腹痛有一年半之久,伴有嗜酸性粒细胞增多,粪检发现枝双腔吸虫虫卵。

五、实验室诊断

肝胆管内发现虫体可确诊,粪检发现虫卵可提示感染但不能确诊,因为当人食入羊、牛等反刍动物肝脏时可在粪便中发现双腔吸虫卵而出现假性感染。

六、防控措施

对于人体感染,用吡喹酮、六氯对二甲苯、噻苯达唑等药物治疗有效。Ondriska等(1989)曾采用4,6-双氯戊醇对一例双腔吸虫病患者进行治疗,成功驱除了成虫。Shiekh Mohamed等(1990)用吡喹酮对9例枝双腔吸虫病患者进行治疗,其中有4例治愈。人体可经口感染,因此养成良好的饮食卫生习惯,不吃被蚂蚁污染的食物是预防的重要措施之一。双腔吸虫病主要在家畜之间流行,及时防治家畜双腔吸虫病,可以有效控制双腔吸虫的自然种群数量,降低该虫的感染机会。对家畜双腔吸虫病的预防,在流行区,可以于春、秋两季感染高峰采取避开潮湿牧场,或杀灭中间宿主、净化草场等措施。对病畜的治疗,可用海托林,牛30～50 mg/kg,羊40～60 mg/kg,有特效。另外还可使用六氯对二甲苯(血防846),牛、羊200～300 mg/kg口服,驱虫率可为90%以上,连用2次可达100%。噻苯达唑,牛、羊200～300 mg/kg口服,见效快。硝硫氰酸,牛、羊30 mg/kg口服,有一定疗效。Sanz等(1987)采用硝基苯胍药物20 mg/kg,对自然感染枝双腔吸虫的病羊进行口服治疗,有很好的效果,并且未发现副作用。

第六章 肝片形吸虫病

肝片形吸虫 [*Fasciola hepatica* (Linn, 1758)] 是一种常寄生在牛、羊等反刍动物和其他哺乳动物胆管内的大型寄生虫, 人亦可感染, 引起片形吸虫病 (Fascioliasis)。肝片形吸虫病常常引起牛、羊的大批感染和死亡, 造成巨大的经济损失, 过去被认为是一种兽主人次型人兽共患疫病。其危害面和致病力远高于华支睾吸虫病和姜片虫病一种。目前, 肝片形吸虫病的防治和研究得到了越来越广泛的重视。

一、病原学

(一) 形态

肝片形吸虫 (图 3-6-1) 与姜片虫的成虫和虫卵在形状、颜色和大小方面都十分相似。成虫较大, 新鲜时呈淡红色, 死后呈灰白色, 体扁平如叶片状, 体长 20～40 mm, 宽 8～15 mm, 虫体前端有明显突出部, 称为头锥, 两肩蜂明显。体表密布细小棘刺。口吸盘直径约 1.0 mm, 腹吸盘直径约 1.6 mm, 腹吸盘不及姜片虫发达, 两吸盘相距较近。咽管发达, 呈长椭圆形。食管短, 肠支由两侧直达虫体后端, 每支又分支, 各支又再次分支, 布满虫体后半部。睾丸前后排列, 高度分支, 约占虫体中部的 1/3, 两个睾丸各发出 1 条输精小管, 汇合成输精管进入腹吸盘之前的阴茎囊。阴茎囊分三部分, 近端为储精囊, 中部为前列腺环绕, 远端为阳茎。卵巢位于前睾右前方, 呈鹿角状, 由卵巢发出输卵管, 下接卵模, 卵膜周围有梅氏腺, 劳氏管细小, 受精囊缺如。卵黄腺位于虫体两侧和后端, 两侧均由纵管连接, 然后通入横管, 在中间汇合后通入卵模。子宫由梅氏腺发出, 向前盘曲, 充满梅氏腺与腹吸盘之间, 与阴茎分别开口于肠叉后方的生殖孔。

虫卵的形态特征为较淡的棕黄色, 纵径略长 130～150 μm; 卵盖小; 卵壳菲薄均匀, 周围可见胆汁染色颗粒附着; 卵内充满卵黄细胞; 有一个胚细胞, 胚细胞较易见到。

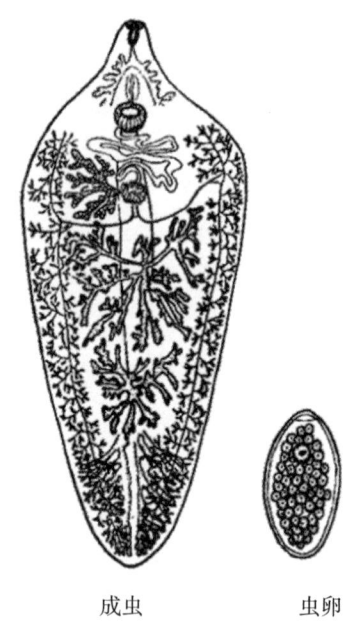

成虫　　　　　虫卵

图 3-6-1　肝片形吸虫

（二）生活史

肝片形吸虫从动物胆管内排出虫卵，随宿主胆汁进入肠道，混在粪便中排出体外。虫卵在外界适宜条件下发育成熟；孵出毛蚴感染椎实螺等中间宿主，在其体内经历胞蚴、母雷蚴、子雷蚴、尾蚴等几个发育阶段；成熟的尾蚴逸出螺体，附着在水面或植物茎叶上形成囊蚴（见图 3-6-2）；囊蚴被牛、羊吞吃，进入十二指肠，童虫脱囊而出，经肠壁、腹腔移行至肝脏，然后进入胆管发育为成虫。

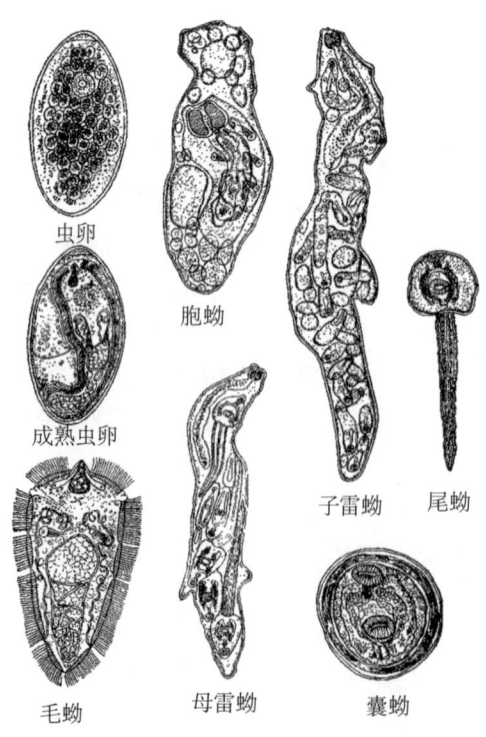

虫卵　　　　胞蚴

成熟虫卵

子雷蚴　尾蚴

毛蚴　　　　母雷蚴　　　囊蚴

图 3-6-2　肝片形吸虫生活史

成虫寄生在终末宿主的肝胆管内，产出的虫卵随胆汁流入肠腔，混在粪便中排出体外。虫卵入水后，在 pH 值 4.2 ～ 9.0 的水内亦能发育。卵发育与温度高低有密切关系，16 ℃开始发育，在最适宜的温度 25 ～ 30 ℃下，经 10 ～ 15 d 发育为毛蚴。毛蚴孵出与温度、光照和水质有关。4 ～ 5 ℃停止孵出，但在 12 ～ 30 ℃都能孵出。光照和新鲜水均可刺激毛蚴大量孵出，毛蚴可在水中生活 3 ～ 36 h，但保持有感染力的时间很短，孵出后 1 h 左右便不能钻入螺体。毛蚴的体表具有 5 列满布纤毛的表皮细胞，背面有眼点 1 对，前端有袋形的原肠，其两侧各有一个穿刺腺，肠后有神经中枢。两侧各有焰细胞 1 个，连接弯曲的排泄管，开孔于后端的两侧。体前端两侧有侧管，体后半部有胚球及胚细胞。

毛蚴具有趋光性，在水中借助其全身的纤毛做活泼的直线游动。遇到适宜的螺类宿主时，以迅速钻动的方式接触螺体，顶乳突向后凹形成吸盘状以利于吸着，腺细胞分泌组织蛋白酶破坏螺组织，毛蚴脱去纤毛层，钻入螺体，在淋巴管变成胞蚴。中间宿主为椎实螺（在我国，主要是小土蜗 、截口土蜗、耳萝卜螺、折叠萝卜螺、斯氏萝卜螺等）。一般情况下只有一代胞蚴，少数可发育二代胞蚴。从毛蚴侵入至胞蚴成熟所需时间与外界温度和螺的营养状态有关，20 ～ 24 ℃需时 14 d，26 ～ 30 ℃需时 10 d。成熟胞蚴平均大小为 0.71 mm×0.137 mm，胞蚴灰白而透明，内有活动的雷蚴。雷蚴有两代。感染 10 d 的母雷蚴平均大小为 0.461 mm×0.137 mm。雷蚴前端有口、咽及肠管，体内有 8 ～ 11 个胚团，体后 2/3 两侧有突出的附肢状运动器。在肠管中部水平有肉质领圈环绕，领圈附近有产孔一个。感染 20 d 后，母雷蚴成熟，此时平均大小为 2.200 mm× 0.416 mm，内有蠕动的子雷蚴。感染后第 22 天，两代雷蚴可同时见于螺肝。子雷蚴发育迅速，感染后第 28 天平均大小为 1.687 mm×0.421 mm，内有雏形尾蚴 8 ～ 12 个。温度 30 ℃下，从毛蚴侵入螺体至尾蚴逸出需 30 d。一只毛蚴大约可发育繁殖 600 条以上的尾蚴。如果在干燥的条件下，螺体内可长期保留成熟的尾蚴，一旦浸入水中，尾蚴便从螺体迅速逸出。尾蚴灰白色，透明。体部伸长时呈椭圆形，大小为 (0.260 ～ 0.397) mm× (0.240 ～ 0.280) mm，具口腹吸盘。消化管包括口、咽、食管和分为两支的肠管。排泄囊位于体部后端中央位置，其上方有一对排泄管，管内有很多屈光性颗粒。尾蚴尾部不分叉，具不突于体表的皮棘，长度约为体部的 3 倍。成熟的尾蚴逸出螺体后 5 min 至 2 h 在植物表面结囊。由于尾蚴有浮于水面的习性，因而水面附近的植物茎叶上囊蚴最多，水中层的茎叶上次之，底部最少。少数尾蚴能在水面形成囊蚴。

囊蚴呈圆形草帽状，平均直径 0.280 mm，具有 3 层囊壁，外层白色，厚而坚实，由鞣化蛋白构成；中层；内层灰黑色，由纤维质的黏蛋白和黏多糖构成。后尾蚴具有口腹吸盘，后者较大。消化管包括口、咽、食道和肠支。排泄囊内有屈光性颗粒。

终末宿主因食入囊蚴而感染。囊蚴在宿主十二指肠中，受胆汁和消化液的作用而激活，后尾蚴分泌酶类使腹塞区消化，在囊内做活跃的转动和吸盘的机械动作，特别是以腹吸盘顶向囊的腹面，然后从形成的小孔中逸出。脱囊过程需 17.5 min 至 1.75 h。此时虫体大小仅为 0.15 mm×0.11 mm，体表有排列整齐而突出的皮棘，尤以体前部最为明显。后尾蚴 2 h 内可穿过肠壁，进入腹腔，少数幼虫 48 h 内钻破肝被膜进入肝脏，大部分 4 ～ 6 d 后到达肝脏。深入肝实质数周后，最终在胆管中寄生，经 7 ～ 8 周发育为成虫。在感染后 64 ～ 67 d 羔羊粪便中开始出现虫卵。童虫在移行过程中有时也可侵入肠系膜静脉或淋巴管而进入肝脏，或通过肝脏，或直接进入右心再转到肺脏，而向大循环移行，导致各种异位寄生，如肺脏、皮下组织、脑室及眼附近等部位。其完成一个生活周期大约需要 11 周。每条虫日产卵量为 20 000 个左右。成虫寿命一般为 4 ～ 5 年，在人体可存活长达 12 年。

二、流行病学

肝片形吸虫病是一种流行广泛、死亡率高、危害严重的群发性人兽共患疫病。终末宿主主要是绵羊、山羊、黄牛、水牛、牦牛、马等家畜和野生动物,其中牛、羊的感染最为多见,人偶有感染。在流行区,牛、羊肝片吸虫感染率多在 20%～60%。该病呈世界性分布,国内北自黑龙江,南至福建、台湾、广东,东从江苏,西至甘肃、青海和新疆,西南的贵州、西藏都有分布,主要分布于内蒙古、山东、江西、湖北、贵州、广东、江苏等 15 个省(区)。

由于病原体与中间宿主——淡水螺的生态学特性,该病的流行明显受自然环境与气候条件的影响。肝片形吸虫的流行与病畜粪便污染牧场及中间宿主椎实螺类的被感染情况有密切关系。肝片形吸虫卵在湿度良好的荒地中可活 8 个月以上,在 2～4 ℃条件下放置 17 个月,孵化率仍在 60% 以上,但在黑龙江省的自然条件下,牧地上的虫卵不能越冬。

中间宿主主要有椎实螺、小土蜗、耳萝卜螺、折叠萝卜螺、截口土蜗等。椎实螺类的壳较薄,稍透明,滋生于池塘、缓流小溪的岸边、低洼牧地的草根附近、小死水湾、动物蹄印及生活在民点附近污水沟边,常群栖成堆。椎实螺属两栖螺类,大部分时间可不在水中生活,能耐干燥和饥饿,在泥块中可保持活力 1 年以上,在实验室易储存和繁殖。小土蜗是适应性极强的水陆两栖螺类,广泛分布于世界各地,是我国最常见的肝片形吸虫中间宿主。尾蚴在植物上附着形成囊蚴,因而牲畜吃草是主要的感染方式。雨后地面积水可引起螺类活动范围发生变化,造成囊蚴的扩散,牲畜感染机会变多。此外,水中也可能有少量囊蚴,饮用生水也可能受到感染。

囊蚴在水中和潮湿条件下生活力颇强,放置水中或湿纸上的囊蚴在温度为 26 ℃时,90 d 仍有感染力。囊蚴不耐干燥和冰冻。沼泽地常年积水湖沼和雨水量大、洪涝易发地区,牛、羊肝片形吸虫病连年流行,感染率可在 80% 以上,使牛、羊大批死亡,造成重大的经济损失。法国、葡萄牙和西班牙是人体感染肝片形吸虫病的主要流行区。在我国,人群感染率为 0.002%～0.171%,其中甘肃省的感染率最高。人可因生吃水生植物(如水芹),喝生水,或生食或半生食含肝片形吸虫童虫的牛、羊内脏(如肝)而感染。

三、病理学

肝片形吸虫的后尾蚴、童虫和成虫均可致病。后尾蚴和早期童虫在穿过肠壁各层进入腹腔的过程中,不断破坏组织并摄取组织为食。在肠壁中可见虫道出血灶,并为细胞残片所填充。童虫在肝实质中移行时以肝细胞为食,可引起广泛的损伤和线形坏死,引起损伤性肝炎。此期对肝脏损害较大,损伤程度因感染的虫数和在肝内移行的时间而异,还可因童虫损伤血管而致肝实质梗塞。随着童虫成长,损害更加明显而广泛,可出现纤维蛋白性腹膜炎。虫体移行所造成的肝损伤处出现巨噬细胞、嗜酸性粒细胞和单核细胞浸润,并逐步被巨噬细胞和成纤维细胞所取代,形成肉芽肿,内有胆小管生成。肝片形吸虫还可产生大量的脯氨酸而诱发胆管上皮增生。

成虫寄生期的主要病变是胆管上皮增生。虫体的吸盘和皮棘等的机械性刺激可引起胆管壁炎症性改变,并易并发细菌感染,表现为胆管炎。肝片形吸虫产生的大量脯氨酸在胆汁中积聚,也是引起胆管上皮增大的重要原因。据测定,胆管内有肝片形吸虫寄生时,胆汁中的脯氨酸浓度可增加 1 万倍以上。

病理剖检变化可见肝脏肿大,有出血,肝包膜有纤维素少量沉积,腹腔内有淡红色液体,并呈现腹膜炎变化，胸腹下有不同程度的组织水肿，并有少量淡黄色液体。肝片形吸虫感染较轻时胆管呈局限性增大，而重感染者胆管的各分支均有管壁增厚，从肝表面可见白色条索穿行于肝组织中，严重者胆管如细绳样凸出于肝脏表面。虫体阻塞胆管使胆汁淤积，造成管腔扩张。同位素标记红细胞实验证实，肝片形吸虫是食血性的，每条虫每天可使宿主失血近 0.5 mL；也有人认为肝片形吸虫是以摄食胆管内容物和增生的上皮为主。

四、临床学

（一）临床表现

1. 兽的临床分型　在肝片形吸虫病流行区，牛、羊等食草动物的感染最为普遍。该病的症状表现因感染程度、机体抵抗力、年龄、饲养管理条件等不同而异，通常临床表现可分为急性型和慢性型。一般羊只感染 50 条左右肝片形吸虫时就会出现明显症状；幼羊轻度感染即表现症状。该病多发生于潮湿、多水地区；急性型多发生于夏末秋初，相当于童虫在肝组织内移行的过程；慢性型多在冬、春季发生，相当于成虫在胆道内寄生的过程。

1）急性型　常因在短时间内遭受严重感染所致。童虫在宿主肝中移行和摄食破坏肝组织，引起损伤性肝炎，主要表现为发热，肝区疼，肝脏肿大。病畜体温在 38.5 ～ 41.0 ℃，衰弱，易疲劳，精神沉郁。食欲减退或消失，反刍停止，部分出现磨牙，胃肠蠕动微弱；呼吸急促，80 ～ 93 次 /min，心跳加快，71 ～ 101 次 /min；腹泻，粪便带有黏液，恶臭，尿液深黄色；结膜苍白，消瘦；很快出现贫血、黄疸和肝脏肿大等。颌下水肿，呈鸡蛋大小，甚至拳头大小，部分出现行动摇摆，卧地不起，部分未出现症状即死亡。

2）慢性型　多见于耐过急性型或轻度感染后的病羊。主要表现为贫血，黏膜苍白，眼睑及体躯下垂部位（如下颌、胸下、腹下等）发生水肿，被毛粗乱，易断；食欲减退或消失；肝肿大和肠炎。经过 1 ～ 2 个月后，病情逐渐恶化，衰竭死亡；或拖到春季，饲养管理条件改善后可逐步恢复。

2. 人的临床分期　在流行区，人群中肝片形吸虫感染者的临床表现可分为急性期、潜隐期和慢性期。也有少数为无症状带虫者。

1）急性期　相当于童虫在组织中移行的过程，亦称侵袭期。发生在感染后 2 ～ 12 周，突发高热、腹痛，并常伴有胀气、呕吐、腹泻或便秘、肝肿大、贫血和血中嗜酸性粒细胞明显增高等表现。有些患者还可出现肺部和皮肤变态反应症状。此期表现持续 2 ～ 4 周。

2）潜隐期　通常在感染后 4 个月左右，相当于虫体已进入胆管。患者的急性疾状减轻或消失，在数月或数年内无明显不适，或稍有胃肠道不适症状，而病变在发展之中。

3）慢性期　成虫在胆管内寄生引起胆管炎和胆管上皮增生的阶段，亦称阻塞期。主要有乏力、右上腹疼痛或胆绞痛、恶心、厌食脂肪食物、贫血、黄疸和肝肿大等表现。此外，成虫所致胆管损伤可引起胆管广泛出血的并发症，这也是贫血的主要原因。

3. 异位损害　又称肝外肝片形吸虫病。童虫在腹腔中移行时，可穿入或随血流到达肺、胃、脑、眼眶及皮下等处，常在手术后才能确诊。在有生食牛肝、羊肝习惯的地方，虫体寄生在咽部，可引起咽部肝片形吸虫病。

（二）临床治疗

治疗本病的药物有硫酸双二六酚、硝氯酚、吡喹酮、丙硫咪唑等。

治疗人肝片吸虫病，首选药物为硫双二氯酚，剂量为成人每天 3 g，儿童每天 50 mg/kg，分 3 次服，

10～15 d 为 1 个疗程。替代药物为六氯对二甲苯或吡喹酮。吡喹酮治疗肝片吸虫剂量应较大,疗程应较长,每次 25 mg/kg,1 日 3 次,连续 3 d 及以上。家畜常用的驱虫药物有硝氯粉,4～6 mg/kg,加水灌服或包在菜叶中口服;硫双二氯酚,100 mg/kg,口服,但服药后有腹泻现象,可自行恢复正常(4 月龄以下的羔羊不宜服);丙硫咪唑,5～15 mg/kg,口服,对成虫具有良好驱除效果。

由于肝片形吸虫寄生在牛肝脏、胆管内,会引起急、慢性肝炎,胆管炎,致肝气郁结,疏泄失常,影响脾胃功能,因此,在化学药物治疗的同时,采用中药调理。慢性感染者选用补中益气汤,重危病例因气虚下陷致脾胃虚寒,则选用附子理中汤,温中止痛,补脾益气,能起到理想的效果。

方一:补中益气汤加减。黄芪 25 g,党参 15 g,白术 15 g,当归 15 g,升麻 15 g,柴胡 5 g,炙甘草 10 g,陈皮 15 g,山楂 25 g,麦芽 30 g,神曲 15 g,共研细末,开水冲调,候温灌服,每日 1 剂,连用 2 剂。

方二:附子理中汤加减。制附子 25 g,党参 15 g,干姜 15 g,白术 15 g,泽泻 10 g,炙甘草 15 g,共研细末,开水冲调,候温灌服,每日 1 剂,连用 3 剂。

五、实验室诊断

(一)病原诊断

粪检或十二指肠引流液沉淀检查以发现虫卵为诊断依据。虫体寄生较少者往往漏检,而肝片形吸虫卵与姜片虫卵、棘口吸虫卵近似,亦可发生误诊。

常用的方法是粪便水洗沉淀集卵法。先将 5～10 g 粪便稀释(加 100 mL 常水),以 60 目/吋铜筛过滤于另一个杯中,静置 20 min,倒去上清液,在沉渣中再加入 100～150 mL 常水,静置 20 min,倒去上清液,再加水,如此反复直到上清液透明为止,倒去上清液,吸取沉渣于载玻片上,显微镜下检查肝片形吸虫卵。该方法常用于患者或病畜的检查。

临床上有不少病例是经外科剖腹探查或进行胆管手术时发现虫体而确诊的。肝脏表面的白色条索状隆起及胆管增粗现象,提示有肝片形吸虫寄生的可能。

(二)免疫诊断

对急性期患者、胆道阻塞患者及异位寄生的病例,采用免疫学检查有助于本病的诊断。用酶联免疫吸附试验(ELISA)、间接血凝试验(IHA)和免疫荧光试验(IFA)等方法检测患者血清中的特异性抗体均有较高的敏感性。由于肝片形吸虫与其他吸虫有较多的共同抗原成分,对其检出的阳性结果应结合临床症状分析。用纯化的肝片形吸虫抗原和排泄分泌物抗原或提高被测血清的稀释度均有助于提高免疫诊断的特异性。随着分子生物学技术和免疫学技术应用于肝片形吸虫的研究,大量能应用于免疫诊断的抗原被鉴定,并克隆了其编码基因,获得了重组蛋白,并将这些蛋白应用于肝片形吸虫的免疫诊断研究。其中包括分子质量为 8 kD 蛋白 Fh8、蛋白酶 Cathepsin L、脂肪酸结合蛋白 FABP1/2、半胱氨酸蛋白酶 Fas1 和 Fas2、分泌排泄抗原中的谷胱甘肽转移酶 GST。利用半胱氨酸蛋白酶通过 ELISA 检测循环抗体,敏感性和特异性分别为 98% 和 96%;组织蛋白酶 Cathepsin L1 重组蛋白通过 ELISA 检测抗体的敏感性和特异性达 100%;这些分泌排泄抗原或者重组抗原除了用于检测特异性抗体外,还可用来制备单抗,以检测患者粪抗原或循环抗原,反映现症感染和感染的程度。用肝片形吸虫分泌排泄抗原中 7～40 kD 去糖基组分制备的单抗,通过 ELISA 可以检测到感染度仅为 1 条肝片形吸虫的羊粪中的抗原;羊、牛粪便中抗原最低检出限度分别为每毫升粪便上清 0.3 ng 和 0.6 ng。

（三）其他检查

血液检查可发现白细胞总数和嗜酸性粒细胞均增多, 尤其在急性期更明显; 胆囊造影有时可发现肝片形吸虫; B 型超声波可显示不同程度肝肿大, 肝实质不均匀, 肝胆管扩张, 胆囊壁肥厚, 有时可发现胆道内肝片形吸虫呈现 0.3 ～ 0.5 cm 圆形阴影。

六、防控措施

预防肝片形吸虫病的关键措施是卫生宣传, 使居民认识到生食媒介植物和动物内脏的潜在危害。防治本病的基本措施主要是对患者、病畜进行及时的驱虫治疗和杀灭环境中的中间宿主及疫苗的应用。

（一）预防性驱虫

每年 6—9 月为肝片形吸虫感染高峰期, 肝片形吸虫的囊蚴进入畜体后 3 ～ 4 个月可发育为成虫, 因此, 每年进行冬、春 2 次驱虫, 既容易组织实施, 又可达到预期效果, 是较为理想的驱虫模式。鉴于多数农户不会主动采取防控措施, 政府的相关部门应把药物驱虫工作纳入日程, 制定规划, 组织药源, 统一实施。定期进行预防性驱虫是一种行之有效的方式。在寒冷地区, 通常在秋末冬初和各本着初分别进行一次全群驱虫; 在温暖地区, 1 年可进行 3 次驱虫。椎实螺、海萝卜螺和狭萝卜螺是牛、羊肝片形吸虫病的传播媒介, 活动季节分别在 4—9 月、5—6 月和 7—8 月, 从中间宿主青海萝卜螺和狭萝卜螺体内逸出的附着于水草植物上的囊蚴被羊采食而发生感染。因此, 低洼沼泽地区放牧羊群应定期消灭中间宿主。

（二）消灭中间宿主

消灭中间宿主, 一是在湖泊、池塘周围饲养鸭、鹅; 二是药物杀灭椎实螺, 即用 5% 硫酸铜溶液（最好再加入 10% 粗制盐酸）, 按每平方米喷洒 5 000 mL, 或选用氯化钾, 按每平方米喷洒 20 ～ 25 g, 每年喷洒 1 ～ 2 次; 圈舍、围栏内粪便发酵处理, 处理好粪便及病原感染物。病牛、病羊的粪便应收集起来密封发酵; 肝脏和肠内容物应深埋或烧毁。

（三）疫苗研究

目前肝片形吸虫的疫苗研究主要集中在重组蛋白疫苗和 DNA 疫苗上, 候选疫苗分子主要包括 P32、Fh8、FABP1/2、GST、Cathepsin L、铁氧还蛋白、半胱氨酸蛋白酶等, 这些分子的保护效果大多都在 40% 以上。动物实验表明, 从脱囊后的尾蚴中分离到的 32 kD P32 分子, 肌内注射免疫后攻击感染, 肝脏虫体数较对照组减少 92.6%, 肠壁阻断率达 57.3%; 用携带半胱氨酸蛋白酶基因的 pcDNA3.1 免疫大鼠, 获得了 100% 的保护; 开发预防性疫苗有可能获得成功。

第七章

布氏姜片吸虫病

布氏姜片吸虫病是由片形科（Fasciolidae）姜片属（*Fasciolopsis*）的布氏姜片吸虫〔*Fasciolopsis buski*（Lankester, 1857）〕寄生于人和猪的小肠而引起的一种人兽共患寄生虫病。本病对人的危害比猪大，常引起腹痛、呕吐、下痢或便秘、食欲缺乏、消瘦、贫血，甚至面部、腹部、下肢水肿，甚至出现腹水，严重者可引起死亡。布氏姜片虫病主要分布于亚洲温带和亚热带地区的一些国家，我国主要分布于江西、安徽、上海、广东、广西、福建、江苏、浙江、湖南、湖北、四川、贵州、云南、陕西、河南、河北、甘肃、山东和台湾等 25 个省（自治区、直辖市）。

一、病原学

（一）形态

布氏姜片吸虫为大型吸虫，长椭圆形，肥厚，外观呈舌状或叶状，新鲜时呈肉红色。虫体前端稍尖，后端钝圆，长 20 ～ 75 mm，宽 8 ～ 20 mm，厚 0.5 ～ 3 mm。口吸盘，直径为 0.5 mm；腹吸盘距口吸盘很近，漏斗状，直径为 2 ～ 3 mm，肉眼可见。在虫体前部腹面，特别在吸盘周围具有单生的横向排列的矛状小棘。在扫描电镜下观察可见，体棘在体周围和腹吸盘处较密，中部较疏，排列成不整齐的横列状。体棘为单生型，分覆盖状体棘、瓦轮状体棘、短铲状体棘和长铲状体棘 4 种。除覆盖状体棘是由虫体分泌物覆盖而形成外，其余 3 种可能是体棘在生长过程中不同发育阶段的表现。虫体表皮下为肌肉层，从外向内分别为外环肌、中斜肌、内纵肌。肌肉下面为实质层。大量间质充塞于各器官之间。

消化系统，口开孔于口吸盘中央，后连一短小的球形前咽，再后为食管。食管后面在腹吸盘前面分为左右两根肠管，并沿虫体两侧向后延伸，形成 4 ～ 6 个波浪状弯曲直达虫体后端，以盲端结束。

生殖系统很发达，雌雄同体。雄性生殖器官有 1 对高度分支的睾丸，前后排列于虫体后 2/3 部两肠管之间。由每个睾丸通出 1 条输出管，向前延伸，在虫体前 1/3 处合并为输精管。输精管通入一弯曲的贮精囊，贮精囊连接于射精管，射精管的周围有前列腺，后者接肌肉质阴茎。贮精囊、射精管、前列腺和阴茎均包围在一长袋状的阴茎囊内。雄茎开口于生殖腔内，生殖腔位于腹吸盘前面和肠叉之间。雌性生殖器官具有一个分支的卵巢,位于虫体中部稍前,偏于中线右侧,子宫和前睾之间。

不同发育类型,其成虫的形态结构稍有差异,壮年期虫体口、腹吸盘最大,睾丸分支整齐、集中,子宫发育良好,肠支弯曲左右对称,弯曲数多为 5～10 个,幼虫期和衰老期的肠支弯曲较多(10～14 个),且左右不对称。采自猪体的标本,在 9—10 月成熟阶段占 92.30%,在冬季成熟阶段则仅 20.9%。因此,在冬季采集的虫体的发育程度和其形态大小,与夏、秋季所采集的标本可能有差异。

虫卵呈椭圆形,淡黄色,卵壳薄,两端钝圆,对称,前端较后端稍尖,有一小卵盖。虫卵大小为 (130～140)μm×(80～85)μm。在扫描电镜下观察,在虫卵的冰冻断裂面上可见卵壳由壳质层和胚膜组成。卵内有胚细胞 1 个,直径平均为 23.9 μm,卵黄球 20～40 个,其排列致密,互相重叠,卵黄球直径平均为 19.5 μm,每个卵黄球内含有 22～28 个折光性强的圆形滴状卵黄颗粒,其直径约为 4.4 μm。

(二)生活史

1.虫卵的发育　一条成虫每天可产卵 15 000～25 000 个。产卵数量与姜片虫的发育程度和在宿主体内存活时间有关。在无重复感染情况下,在猪体内感染后 5～8 个月产卵量最高,9 个月后逐渐减少,1 年后一般不易查到。据许鹏如(1962)报道,在猪体内 10～13 个月虫卵消失;在人体内布氏姜片吸虫每天平均排卵数为 16 000 个,7 个月后逐渐减少、消失。据秦耀廷(1963)报道,布氏姜片吸虫在人体寄生 4 年半后虫卵才消失。有学者报道在人工感染的猪体内布氏姜片吸虫在感染后 50～65 d 开始产卵,90～120 d 达到高峰,以后开始慢慢减少。

虫卵在水中才能发育,发育的速度与季节和温度有密切关系。汪溥钦等(1977)将从姜片虫子宫中剔出的虫卵置室温(30～34 ℃)下培养,发现经 5～6 d 胚胎分裂为桑葚期,第 6～7 天形成囊胚期,第 8～9 天形成毛蚴,第 10～12 天毛蚴发育成熟并借分泌物和伸缩运动将卵盖推开孵出。而在 18～25 ℃下培养则发育甚慢,可延长至 2 个月,而且发育不整齐,部分中途死亡。26～30 ℃下,需 20～24 d 形成毛蚴;28～32 ℃下,则需 16～18 d 形成毛蚴。毛蚴发育成熟时受阳光的刺激作用,虫体迅速做伸缩运动,推开卵盖孵出。孵出的时间多在上午 8—9 时,下午未见有毛蚴孵出,但在无光照的温箱中培养到毛蚴成熟后亦可逐渐孵出。

据 Nguyen V T(2002)报道,姜片吸虫虫卵在外环境中生存的最佳 pH 值为 6.5～7.2,在此水源中虫卵可存活 64～72 d。

2.毛蚴及其在中间宿主体内的发育　刚孵出的毛蚴在水中非常活泼,不停游动,1～3 h 内感染力强,随着时间的延长其活动能力和感染力逐渐下降。毛蚴在 28 ℃的水中可活 18～34 h;在 25～30 ℃水中可活 54～68 h;在 32～34 ℃室温时毛蚴则存活不超过 32 h。毛蚴在水中游动时遇到适宜中间宿主——扁卷螺,特别是幼螺,则附着于其头足部软组织上,借穿刺腺分泌物的化学作用和伸缩运动的机械作用迅速钻入螺体内,在钻入的同时脱去身上的纤毛。侵入螺体的时间一般需 1～2 h。毛蚴进入螺体肌肉组织后先发育成胞蚴。据许鹏如(1962)报道,感染后 2 d 在螺蛳头部就可找到胞蚴,在第 8 天后可在胞蚴体内发现小雷蚴和 3 个胚细胞团,此时胞蚴已移行至螺蛳体腔及淋巴组织内。在室温 30～32 ℃情况下,感染后 12～15 d,胞蚴体内第 1 个母雷蚴发育完成。毛蚴感染后 28 d,螺体内已全部是幼小母雷蚴并移行至肝脏。感染后 35 d,母雷蚴发育成熟并产出子雷蚴。感染后 45 d,子雷蚴发育成熟,在其体内一般含有 7～8 个尾蚴和 10～14 个胚细胞团。

3.尾蚴逸出和囊蚴形成　尾蚴从螺体逸出与光照、温度和氧气有关。布氏姜片吸虫的尾蚴具有强烈的趋光性。在温度 24 ～ 33 ℃下尾蚴大量逸出，34 ℃以上或 22 ℃以下尾蚴逸出减少或停止。尾蚴多在清晨逸出，若早晨换以新鲜冷水和水草也可刺激尾蚴逸出。尾蚴逸出后游动范围不大，经 1 ～ 3 h 后体内腺细胞分泌出分泌物，围绕在体部外周形成囊壁，最后尾部脱落形成囊蚴。囊蚴对附着物无严格选择性，甚至在水面也可以形成囊蚴。附着的水生植物一般都具有光滑的表面，有毛的表面不形成囊蚴。囊蚴在潮湿情况下生活力很强，对干燥抵抗力较弱。在缸中水草上的囊蚴，在室温 30 ～ 32 ℃时可存活 90 d 以上；24 ～ 28 ℃下可存活 60 d；在 4 ～ 5 ℃冰箱中存活不到 25 d。在阳光直射下 10 ～ 12 min 可失去活力。自然干燥，半天后死亡。加温处理，56 ℃ 8 h 囊蚴结构模糊，煮沸 1 min 囊蚴死亡。

4. 在终末宿主体内的发育　人或猪吃入布氏姜片吸虫囊蚴后，在胃液、肠液和胆汁作用下囊壁被消化，后尾蚴逸出，吸附在小肠黏膜上，以小肠内容物为营养，经 1 ～ 3 个月发育为成虫。

布氏姜片吸虫成虫主要寄生于人和猪的十二指肠，但也有报道见于胃部和大肠。寄生的虫数一般从几条到数十条，严重的可达数百条或数千条。

（三）病原染色体组型与基因结构

高隆声等（1982）、刘家英（1981）、李杰华（1987）和戴晓斌（1990）先后对布氏姜片吸虫染色体组型作了研究，其二倍体染色体数为 $2n=14$。林炜等（1994）对布氏姜片吸虫线粒体 DNA 进行了限制性内切酶分析并构建了物理图谱。Rognlie M C 等（1994）报道利用 RT-PCR 可以检测出感染有包括布氏姜片吸虫在内的吸虫的中间宿主。余新炳等（1996）应用末端标记的酶解凝胶直读技术，结合末端鉴定法与片段重叠法，测出了布氏姜片吸虫和肝片形吸虫 5S rRNA 的全核苷酸序列。他们用快速凝胶直读技术对布氏姜片吸虫的 5S rRNA 结构进行了研究。发现布氏姜片吸虫 5S rRNA 全长由 119 个碱基组成，它与肝片吸虫的 5S rRNA 之间仅有 17 个碱基不同，其中包括 9 个位置是嘧啶内替代，同源性为 85%，根据 Dewechte 等（1982）5S rRNA 二级结构模型和 Walters 等（1988）真核生物 5S rRNA 二级结构通用模型构建出的布氏姜片吸虫 5S rRNA 二级结构，是由 5 个环区和 5 个螺旋区构成，其结构是：在 M 环有 GAAG 序列，在 A 螺旋上有 G 与 G 不配对碱基，在 B 螺旋 5′ – 端链上有一个环出的腺嘌呤碱基，在 C 螺旋上可以出现一个环出的胞嘧啶碱基，环 L1 有重复序列 GGCGGC 和颠倒重复序列 AAGGAA，环 H1 上有与 tRNA 分子 TψC 环上 GTψC 序列互补的 GAACt s 保守序列。

二、流行病学

本病主要分布于亚洲温带和亚热带地区的一些国家，在我国流行亦很广，25 个省（自治区、直辖市）均有流行。而猪布氏姜片吸虫病的流行地区比人姜片虫病的流行地区更广泛。流行地区多呈小面积点状分布，但大面积片状或带状分布也在有些省存在。

（一）中间宿主

布氏姜片吸虫病的中间宿主为扁卷螺科的一些小扁螺。据国内报道，可作为布氏姜片吸虫中间宿主的有 4 种，尖口圆扁螺（*Hippeutis cantori*）、大脐圆扁螺（*H.umbilicalis*）、半球多脉扁螺（*Polypylis hemisphaerula*）和凸旋螺（*Gyraulus convexiusculus*），其中尖口圆扁螺和半球多脉扁螺分布较广，而且感染率也比其他两种扁螺更高。在福州地区，通过自然感染螺调查和人工感染实验证明，尖口圆扁螺、半球多脉扁螺与凸旋螺都能感染姜片虫，其感染率分别为 15.8%、2.8% 和 4.3%。但在闽北地区（现建瓯市）的调查发现，感染率分别为 0.93%、12.10% 和 0。在广东新会县，5 514 个大脐圆扁螺的感染率为

1.45%；105 个半球多脉扁螺为 2.86%。福建莆田地区尖口圆扁螺（7 536 个）的感染率为 0.17%；半球多脉扁螺（1 071 个）为 5.04%。陕西汉中地区以半球多脉扁螺为主，尖口圆扁螺其次，凸旋螺最少，其感染率分别为 4.67%、0.63%。总之，各地扁螺种类的分布不同，其感染率也不同。

（二）传染源

感染有布氏姜片吸虫的人和猪是病原的主要携带者和传播者。因为除人和猪以外，其他家畜和野生动物如黄牛、水牛、驴、山羊、绵羊、猫、豚鼠、大白鼠、小白鼠、野兔、獾、野猫、狐、麋鹿、家鸭和家鹅等均未见自然感染或人工感染布氏姜片吸虫获得成功的。野猪和猕猴有过自然感染的报道，犬、兔也可人工感染成功，但它们都不是布氏姜片吸虫的适宜终末宿主。人和猪则对布氏姜片吸虫非常易感。

徐宏庆（1995）等通过对全国发表的文献进行整理，发现布氏姜片吸虫的感染率在降低。Fan PingChin 等（2001）通过对台湾北部外来工人带来寄生虫感染的调查指出，女性感染率较高，20 ～ 30 岁的人群感染率最高，为 11%。向才碧等（2003）从 1986—1992 年的资料中分别随机抽样调查 726 个县（市）、2 848 个点，1 477 742 人进行人体寄生虫分布调查，调查发现感染布氏姜片吸虫人数为 9 531 人，感染率为 0.645%。

Rajkhowa C（1996）对印度一猪场粪样进行检查发现，其感染率较高，且感染的流行时期为 5 月和 6 月。Roy B 等（1992）报道布氏姜片吸虫在夏末秋初感染程度高。Sangeeta K 等（2002）则指出猪群多雨时节易感，年老者亦易感。Ridha M R 等（2021）通过文献的收集和整理，结合印度尼西亚南加里曼丹省和印度尼西亚卫生部的数据，统计了 1985—2018 年布氏姜片吸虫感染的分布情况，发现整体感染率在降低。

（三）传播媒介

布氏姜片吸虫的传播媒介主要是各种水生植物，如水红菱（*Trapa natans*）、大菱和荸荠（*Eliocharis tuberosa*）等。

在一些有生饲习惯的地区，猪则因吃到各种带有囊蚴的菱皮、蔬菜和水草而被感染。如许鹏如（1964）在广东省的调查结果表明，通菜、水浮莲、浮萍、青萍、无根萍、槐叶萍、金鱼藻、满江红、黑藻、日本水仙和茜草等都可作为布氏姜片吸虫的传播媒介，其中水浮莲、通菜的阳性率分别为 23.5% 和 10.28%。人类生食水生植物和生饲猪的习惯是本病流行的重要社会因素，加上用猪粪和人粪直接施肥于菱塘和水浮莲塘及扁螺的存在，往往使塘周围成为布氏姜片吸虫病的流行区，猪可获得很高的感染率。翁玉麟等（1979）在福建的调查认为，布氏姜片吸虫患者中有 10.3% ～ 12.8% 的人是因饮用生水而感染的，猪则有 35.1% ～ 40% 是喂食生水感染的。

三、临床学

（一）临床表现

布氏姜片吸虫对人和动物均有致病作用，表现在机械刺激和毒素作用两方面。虫体寄生于宿主的肠内，以其吸盘吸附于肠黏膜上，可引起局部发炎、出血或溃疡。虫数多时可引起肠道阻塞。虫体的代谢产物和分泌物被宿主吸收后可导致中毒现象，发生变态反应和嗜酸性粒细胞增多，红细胞和血红蛋白减少。

1. 人布氏姜片吸虫病　患者的临床表现常因年龄、体质和感染程度不同而有很大差异。儿童、体弱者、感染数量较大者则临床症状明显而严重；成人、体质好者、感染量少者则临床症状不明显。症状主要表现为腹痛、恶心、呕吐、消化不良、经常腹泻、贫血、精神萎靡。有的还可出现腹水和浮肿，浮肿的部位为眼睑、下肢，严重的可扩及胸腹部和颜面，甚至全身，浮肿率占患者的 0.4% ～ 65.7%。严重病例也可发生死亡。

2. 猪布氏姜片吸虫病　猪发病较常见，但其症状不如人严重，甚至不表现症状，严重感染的可出现食欲减退，精神萎靡，被毛粗乱、无光泽，消瘦，贫血，常发生下痢，有的腹泻与便秘交替发生，后期行动迟缓，四肢站立不稳，肌肉震颤。一般小猪发病比成年猪严重，也有发生死亡的。

（二）临床诊断

根据临床表现和体征，结合发病史和实验室粪便检查结果确诊。

（三）临床治疗

1. 人布氏姜片吸虫病

1）吡喹酮　成人剂量为 50 mg/kg，2 d 分服；儿童为 60 mg/kg，2 d 分服。傅宝珍等（1983）也报道，用吡喹酮 20 mg/kg，1 d 2 次分服，共治 50 例患者，1 个月后粪检全部转阴。

2）阿苯达唑　牛安欧等（1992）用阿苯达唑 400 mg，每日 2 次，连服 5 d 治疗，虫卵转阴率为 72.7%。

3）槟榔　槟榔素能使虫体麻痹和促进人体肠道蠕动，从而将虫体排出。使用方法有两种：①槟榔煎剂。将槟榔粉或槟榔片加 3 ～ 4 倍水，浸泡 12 h，煎煮 2 h，过滤去渣。成人用量为 150 ～ 200 mL，小儿用量按每岁 10 mL 计算。均为 1 次顿服。②槟榔粉剂。将槟榔粉碎成粉末，用 40 目 / 吋过筛。10 岁以上儿童和成人用量为 50 g，10 岁以下儿童 5 g，用开水调服，或制成水泛丸剂便于吞服，并可与黑（白）丑粉混合同服。食用槟榔会有恶心、呕吐和腹痛等不良反应。

2. 猪布氏姜片吸虫病

过去曾经报道过的药物有硫双二氯酚、敌百虫、硝硫氰胺等，但由于这些药物副作用较大，目前已很少使用或不使用。目前较为有效的药物为吡喹酮，沈一平等 （1981）用吡喹酮 30 mg/kg，1 次投服，能将猪体内的布氏姜片吸虫全部驱除，排虫率、虫卵阴转率和治愈率均为 100%。

四、实验室诊断

（一）虫卵检查

诊断主要靠粪便检查虫卵，多用涂片法或沉淀法。姜片虫卵与肝片吸虫卵和棘隙吸虫卵易混淆，但一般说来，后两种虫卵很少见于人和猪。另外 3 种虫卵在形态构造上也有一些区别，如表 3-7-1。

表 3-7-1　3 种吸虫卵的主要区别点

	肝片吸虫卵	姜片吸虫卵	棘隙吸虫卵
大小	(130 ～ 150) μm×(63 ～ 90) μm	(130 ～ 140) μm×(80 ～ 85) μm	(90 ～ 135) μm×(55 ～ 95) μm
卵盖	较大	较小	较大
颜色	深黄色	淡黄色	淡黄色
胚细胞位置	明显，位于中央近前端	不明显，位于前半部	明显，位中部稍前

续表

	肝片吸虫卵	姜片吸虫卵	棘隙吸虫卵
卵黄细胞	颗粒少而细	颗粒多而大	不清楚
卵壳	厚度较均匀	厚度较均匀	后端较厚

此外，据江苏省南通地区卫生防疫站等单位(1980)的报道，用甘油纸透明法检查粪便内姜片虫卵，其检出率比直接涂片法提高62.8%，与水洗沉淀法接近。采用甘油纸透明法只须检查两张涂片，即可达到89.0%的检出率。

（二）免疫学诊断

邬捷等（1980）报道，用1：500稀释的布氏姜片吸虫成虫抗原，皮内注射感染猪，有明显的皮肤反应，检出率达88.23%。Shi J F（1994）报道分子质量为135 000～75 000 MW的抗原蛋白可用于布氏姜片吸虫的血清学诊断。仇锦波（1994）年报道，利用斑点免疫渗滤试验进行检验，该法使用灵活、成本低，反应快，敏感性及特异性均较好，便于在临床检验中应用；他同时还报道了利用Dot-ELISA检测布氏姜片吸虫患者血清抗体，敏感性和特异性均较好。陈思礼等（2004）报道，利用酶联免疫吸附试验检测布氏姜片吸虫感染者血清抗体，该法检测布氏姜片吸虫感染者血清抗体，具有敏感性高、特异性强和交叉反应率低等特点，可代替粪检法广泛用于布氏姜片吸虫感染的检测。Li C K F等（2001）报道，可利用4种免疫方法测定患者循环抗体的含量，利用多克隆抗体和单克隆抗体制成纯抗原；注入抗原后4～6 d就可以检测到抗体的存在，10 d到达高峰，再降低，另一个高峰期出现在18 d；用酶联免疫吸附试验检测相应抗体反应表明，IgM最早检测到，在第10天、第16天到达顶点。IgG1在第16天检测到，且其含量远大于IgG2。

五、防控措施

（1）驱虫：及时治疗病猪、患者。流行地区每年春、秋两季对猪进行定期的预防性驱虫，秋季尤为重要，因秋季是囊蚴在猪体内发育为成虫的时期。

（2）加强粪便管理：人、猪粪便应经堆积发酵杀死虫卵后再作肥料。养猪场可修建贮粪池，加盖密封。养殖水生植物的池塘，可改用牛、羊粪作肥料。贮粪、掏粪工具和患者马桶等勿在池塘中洗涮。

（3）杀灭扁卷螺：对养殖水生植物的水塘可用0.01‰～0.05‰浓度的硫酸铜、0.1%生石灰、0.01%茶子饼等药物灭螺。大力提倡养鸭、养鱼，既发展了养殖业，又可灭螺。扁卷螺不耐干燥，故可干燥灭螺，如有计划地将池水放干作暂时性干涸，或每年秋、冬季，挖塘泥晒干积肥，同时除去池塘周围的杂草，可减少螺的滋生。

（4）防止猪吃到活的囊蚴：改变生吃水生植物的习惯及不用未经无害化处理过的水生植物饲草或蔬菜边叶喂猪等。水生植物可用开水浸烫灭囊或浸煮灭囊后再喂猪，必要时改生饲为熟饲。猪不要敞放，以杜绝猪捞食水生植物。不用有螺水源的水喂猪。

（5）对外地购回的猪应隔离检疫：证明无虫或治愈后再合群饲养，以免引入病原。

人的预防关键在于勿吃入活的囊蚴，生吃菱角、荸荠、茭白等水生食物要洗涮干净，用沸水浸烫，或用刀具削皮后再吃，儿童尤需注意。

第八章 牛带绦虫病

牛带绦虫病（Taeniasis bovis）指由牛带绦虫成虫寄生于人体所引起的肠绦虫病，呈世界性分布，是我国主要的人兽共患寄生虫病之一。其病原为肥胖带绦虫[*Taenia saginata*（Goeze, 1782）]，也称为牛带绦虫、牛肉绦虫、无钩绦虫等。人体感染是因误食入寄生在牛体内的牛带绦虫幼虫（囊尾蚴），而牛又是通过吞食人体排出的该绦虫的孕节和虫卵而被感染，引起牛囊尾蚴病，亦称牛囊虫病。

无论是在中国还是在世界上其他国家，牛带绦虫病及其病原都是较早见于文字记录的。在古埃及（约公元前 1 500 年）的草纸文件和古印度文献中都有关于牛带绦虫病的记载。古希腊的亚里士多德曾提到过此绦虫，波斯名医阿维森纳也记述了牛带绦虫病和治疗的药物。中国古代早在公元 205 年的《金匮要略》中就有关于绦虫的记载。公元 610 年巢元方在《诸病源候论》中曾将它列为"九虫"之一，并描述虫的形态为"长一寸而色白，形小褊"，是"以桑枝贯牛肉炙食"而传染。在《神农本草经》中记录了三种驱虫的草药，到唐代《千金要方》中已列出治寸白虫（牛带绦虫和猪带绦虫的合称）的药方 11 个，再晚的《外台秘要》中更收集了可治寸白虫的药方 24 个。

牛带绦虫在分类上属于绦虫纲圆叶目带科带属（*Taenia*），1859 年 Weinland 根据其头节上没有小钩，曾将牛带绦虫从带属中独立出来，另建立了带吻属 *Taeniarhynchus*，称本虫为 *Taeniarhynchus saginatus*；但是百余年来寄生虫学者对此各持意见，目前世界上大多数学者仍然将牛带绦虫放在带属内。牛带绦虫的囊尾蚴是由 Wepfer 于 1675 年首次发现的，1861 年 Leuckart 将牛带绦虫的孕节喂饲牛后得到牛囊尾蚴，才把幼虫和成虫联系了起来。又过了 8 年，Oliver 用牛囊尾蚴感染人，最终完成了对该虫整个生活史的认识。

20 世纪 50 年代以来，我国经过广泛深入的调查研究，已先后在广西大苗山地区、四川甘孜道孚县、贵州黔东南、内蒙古锡林郭勒盟、西藏昌都等地区发现牛带绦虫病的地方性流行，有的地方人群感染率高达 70%，对当地群众的健康和畜牧业的发展造成了严重威胁。卫生工作者一方面在病区研究和使用槟榔及槟榔与南瓜子合剂驱虫取得好的疗效，随后又提出了鹤草酚、吡喹酮、阿苯达唑等药物，使驱虫治疗取得了较满意的效果。另一方面展开对本病的预防，如在流行地区修建厕所，实行人畜分居，改善环境卫生，杜绝家畜的囊尾蚴感染等，同时通过广泛的宣传教育和普查普治，在城市加强肉类检验工作，并进行了冷藏杀死肉中囊尾蚴的研究和应用等，对牛带绦虫病的防治都起了积极的作用。但直至 20 世纪 90 年代以后，几次全国肠道寄生虫病调查都显示牛带绦虫病依然严重，在西藏、四川和陕西等省（区）甚至有上升趋势。牛带绦虫病仍是制约流行地区群众脱贫致富的主要公共卫生问题之一；另外，进入 21 世纪以来，随着人们饮食方式的多样化，在东亚和东南亚的许多国家及我国国内，不断有牛带绦虫亚洲亚种及新动物中间宿主和新流行传播模式的报道，提示牛带绦虫病今后依然是对人类健康和畜牧业不可忽视的威胁。

一、病原学

（一）形态

牛带绦虫成虫呈乳白色，扁长如带状，前端较细，向后逐渐扁阔，长 5 ～ 10 m，最长可达 25 m。据我国学者顾以铭（1978）、蔡丽云等（1980）实际测量 159 条绦虫，平均长 4.2 m（0.90 ～ 9.29 m）。牟荣等（2004）测量 41 条绦虫，平均长度为 3.84 m（1.00 ～ 7.61 m）。头节略呈方形，直径 1.2 ～ 2.0 mm，其顶端微凹入，无顶突及小钩，4 个杯状的吸盘，直径为 0.7 ～ 0.8 mm，位于头节的四角。另外，头节常因有色素沉着而略呈灰褐色（图 3-8-1）。颈部细长、不分节，直径约为头节之半，长度则为头节的数倍。从颈部向后是由 1 000 ～ 2 000 个节片组成的链体，据顾以铭等（1978）计数，每条虫的节片实际为 853.9（621 ～ 1 157）节；石梦辉等（1982）计数为 961（810 ～ 1 134）节；牟荣等（2004）记数为 914（603 ～ 1 840）节。

链体前段靠近颈部的节片较细小，形状短而宽，其内的生殖器官尚未发育成熟，称为幼节；往后的节片逐渐长大，至链体中部的节片略呈方形，其内生殖器官已发育成熟，称为成节；链体远端的称为孕节，其长度大于宽度，孕节内的生殖器官大多已退化，子宫则充满了虫卵而向两侧发出分支，几乎占满整个节片。幼、成节和孕，3 种节片在整个链体节片总数中所占的比例为：幼节占 40.7%（29.9% ～ 48.8%），成节占 46.4%（40.7% ～ 52.0%），孕节占 10.8%（9.0% ～ 13.6%）。而 3 种节片分别在链体总长度中所占的比例为：幼节占 9.5%（7.5% ～ 10.7%），成节占 59.3%（49.4% ～ 65.9%），孕节占 30.6%（25.4% ～ 40.2%）。链体末端的孕节会逐渐脱落下来，自动逸出或随粪便排出宿主体外，新的节片又会不断自颈部生出，使得虫体始终保持着相对稳定的长度和节片数。

牛带绦虫虫体可出现一些畸形，如头节上的吸盘数有时可多至 10 个，色素沉着可由头节遍及每一节片，有的节片可具有 2 个生殖腔，或出现其他生殖器官的变异。节片也可出现分叉的情形，自头节以后整个链体分为二叉，甚至三、四、五叉的放射状，但有的虫体也可全然不分节。

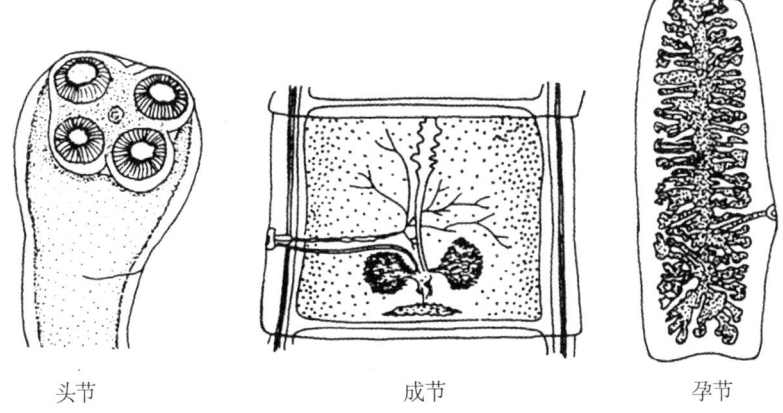

头节　　　　　　　成节　　　　　　　孕节

图 3-8-1　牛带绦虫头节、成节和孕节

每一个节片内均有雌、雄生殖器官各一套,其生殖孔开口于节片侧缘的中部,略向外凸出,不规则地交错排列于链体两侧。雄性生殖器官的发育较雌性的成熟得早。在成节中,雄性生殖器官包括圆形球的睾丸794(657～973)个,散布在间质内中轴线的两侧并靠近虫体一面(习惯称此面为背面),每个睾丸均有一输出管通出,至节片中央汇合成为输精管,后者弯曲地横行至节片侧缘,经阴茎袋开口于生殖腔。阴茎袋呈长圆形,位于排泄管的外侧,袋内的阴茎可伸出虫体外(图3-8-2)。

雌性生殖器官的卵巢位于节片中后部靠近腹面的间质内,分为左右两叶,均呈卵圆形。从两叶卵巢中间发出输卵管,与受精囊汇合后,再经卵膜通向子宫。卵膜外有梅氏腺包绕,并经由卵黄管连通卵黄腺。卵黄腺横列于卵巢之后。阴道是一根较直的管道,从节片中部向边缘横走,与输精管并行,其内侧端膨大为受精囊,连接输卵管,外侧端则与雄性的阴茎囊相邻,也开口于生殖腔。牛带绦虫的阴道外口处具有一簇括约肌,是其与猪带绦虫的重要鉴别点(图3-8-2)。子宫纵列于节片中央,在成节中为一细长的盲管,仅在其末端有细而短的分支;在孕节中则因贮有大量虫卵,子宫主干向两侧分支以增加容量,每侧各具15～30个分支,分支排列较整齐,其末端可再分为小支。在孕节中除见分支的子宫几乎占满整个节片外,只有阴道和输精管尚存在,其他雌、雄生殖器官均已退化。

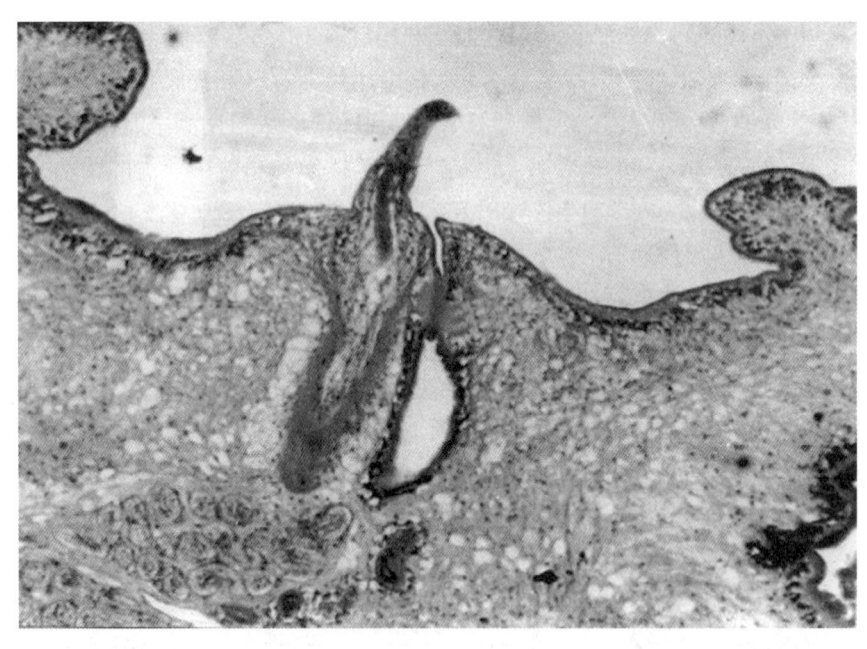

图3-8-2 牛带绦虫成节组织切片(生殖腔)

虫卵呈圆形或近圆形,外层是薄且无色透明的卵壳,内为较厚的黄褐色胚膜,卵壳和胚膜直径之比约为1.4∶1,中空部分有一些残存的卵黄物质。由于卵壳很脆弱,极容易破裂或脱落,所以在粪检时所见的虫卵一般仅为胚膜包围着的六钩蚴,称为不完整虫卵,其体长为36～42 μm,胚膜厚3.0～3.8 μm,光镜下可见其上有呈放射状排列的条纹。在扫描电镜下,可见胚膜是由若干个六(五或七)棱柱体排列而成,其表面呈六(五或七)角的网格状纹理,网格最长者对角线为0.6～3.4 μm,断面呈放射状。胚膜外侧面常有残留的卵黄或卵壳物质而具有黏性,其内侧面为薄而透明的幼虫膜,紧包着六钩蚴。六钩蚴呈球状,直径为14～20 μm,有6个小钩,偶有多至18个小钩,此时卵的直径也相对较大一些（图 3-8-3）。

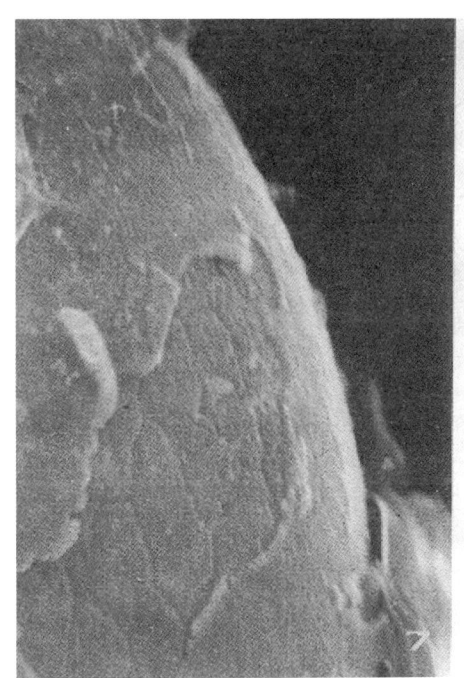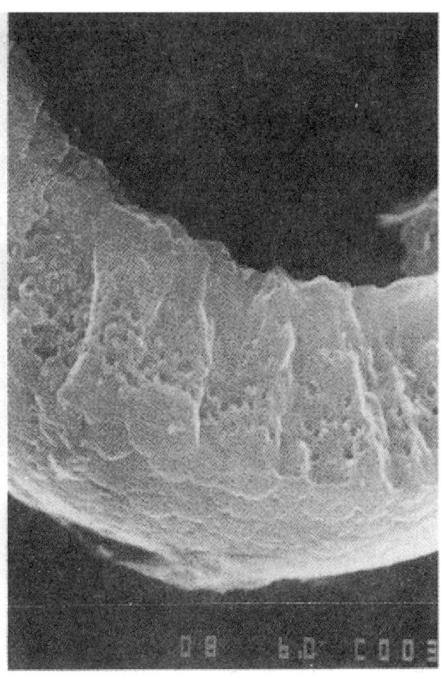

图 3-8-3　牛带绦虫虫卵扫描电镜图

（二）生活史

人是牛带绦虫唯一的终末宿主。自然界中其他灵长类动物未发现此虫的成虫感染，实验室感染猿猴也未成功。成虫寄生于人的小肠内，头节多附着在十二指肠与空肠曲下 40～50 cm 处。虫体在宿主体内并非总是静止不动，而是经常通过不断地向前移动来对抗宿主的肠蠕动以保持寄生位置。在做 X 线检查时多观察到成虫是在回肠中，甚至是在回肠末段，可能是因为虫体的前段较细，在 X 线下不易显现的缘故。

牛带绦虫的受精可在同一节片中完成，也可在同一链体上不同的节片间进行；如果肠道中有一条以上的绦虫，也可在不同虫体之间进行。末端的孕节多单独地从链体脱落，但也可数节相连，如 2～3 节，甚至 20～30 节相连地自链体脱下。脱落的孕节活动性很强，可随宿主粪便排出，也可主动从肛门逸出。逸出的时间不定，但以 13～20 h 为多。每天排出的节片数平均为 9 节（6～12 节），多的可达 34 节，逸出的节片往往遗留在裤子或被褥上，也可从裤子里掉落到地上。

每一孕节中含有虫卵数约 8 万个，所以一条牛带绦虫平均每日排卵约 72 万个。这些虫卵在排出时成熟度并不一致，其中约有 50% 已经成熟，40% 尚未成熟，还有 10% 则为未受精的虫卵。成熟的虫卵只出现于链体最末端的 30～50 个孕节中，其余孕节中的未成熟卵一般经过 2 周才发育成熟。大多数虫卵是借助孕节的伸缩活动和虫卵的相互挤压才得以经过孕节前端排出，通常还会有约 500 个虫卵留存在节片里，须待节片破裂后才得以出来。

成熟的虫卵如被中间宿主牛等吞食，先后经过胃液和肠液的作用，六钩蚴即在其十二指肠内从胚膜中孵出，然后借助其小钩和穿刺腺溶解肠黏膜而穿过肠壁，随血液循环到达身体各部（有实验证明，六钩蚴亦可随血流到肝脏，并在该处寄生）。在小牛的实验证明，发育中的囊尾蚴在感染后第 11 天可被肉眼看到，大小仅为 0.13 mm×0.10 mm，其周围有 3.0 mm×2.0 mm 的结缔组织包绕。感染后第 3 周出现空腔和未成熟的头节，至第 5～6 周头节上的吸盘发育完成，到第 10 周时可见到翻转的颈部，感染后第 10～12 周时囊尾蚴开始具感染性。

成熟的囊尾蚴呈卵圆形，大小为 (7～10) mm×(4～6) mm，乳白色，半透明，囊内充满液体。囊壁分两层，外为皮层，内为间质层。间质层有一处增厚，向囊腔凸入，是翻转的头节。虫体外面另有由宿主结缔组织形成的外膜包绕。囊尾蚴在不同宿主及不同组织中，其存活时间也不相同，在牛肉中的囊尾蚴最长寿命可达 3 年，而在肝、肺、心中的囊尾蚴在感染后 20 d 即退化。牛带绦虫适宜的中间宿主是牛科动物，如黄牛、水牛、牦牛和印度牛等；野生动物山羊、鹿、野猪及驯鹿、美洲驼、羚羊和角马等也可感染；在动物园中的长颈鹿、狐和猴也发现过牛囊尾蚴。但一般认为人体不会受牛囊尾蚴感染。Schramlov (1990) 研究发现牛囊尾蚴在适宜或非适宜宿主体内寄生有明显差别：在适宜宿主体内，囊壁表面有一层酸性黏液物质外被；而在非适宜宿主体内，这层酸性黏液物质外被是缺失或发育不良的；同时他观察到，囊尾蚴在非适宜宿主体内即使达到发育成熟，通常也不在肌肉组织内而是在脑、肺或肝内；他认为这种酸性黏液层缺失或发育不良是因为囊尾蚴在发育早期即受到非适宜宿主体内强烈的组织反应所致。

当人食入生的或未煮熟的有感染性囊尾蚴的牛肉后，囊尾蚴在小肠中受胆汁的刺激，头节翻出来固着于肠黏膜上，长出节片，形成链体，约经 3 个月即可发育为成虫。成虫寿命较长，可达 60 年以上，甚至到宿主死后其生命才结束。

二、流行病学

(一)地理分布和感染情况

牛带绦虫为世界性分布，在多吃牛肉，尤其是在有吃生的或不熟的牛肉习惯的地区或民族中可造成流行，在一般地区则仅有个别、偶然感染。例如在非洲、南美洲的发展中国家流行较严重，是因为人们喜欢食用火烤的大块牛肉，而牛又很容易通过粪便吃到虫卵；在印度穆斯林中该虫感染率很高而印度教教徒中没有感染，因为后者根本不吃牛肉；在美国和欧洲，尽管有严格的卫生检疫，也仅有 80% 的肉品能保证安全，喜食牛肉的人们受到感染的机会还是很多。

我国绝大多数省(自治区、直辖市)均有过人体感染牛带绦虫的报道，但多数为散在发生，仅在少数地区有较高的感染率，如内蒙古、新疆、西藏、云南及四川的涉藏族地区，广西的苗族聚居地区，贵州的苗族、侗族聚居地区等。我国人群中带绦虫的感染率为 5.6%(许隆祺等，1992)。我国 2005—2008 年牛带绦虫流行区的感染率如表 3-8-1 所示。

表 3-8-1　2005—2008 年我国牛带绦虫流行区感染率调查

年份	调查者	地　点	调查人数	感染人数及 (感染率)	排虫人数 / 驱虫人数	虫体条数
2005	莫兴泽	贵州都匀	3 272	88(2.69%)	83/91	88
2005	朱武军	西藏拉萨	—	32	12/32	18
2006	牟　荣	新疆乌什	60	7(6.67%)	4/7	7
2006	李调英	四川雅江	661	202(30.50%)	21/440	—

续表

年份	调查者	地　点	调查人数	感染人数及 （感染率）	排虫人数 / 驱虫人数	虫体条数
2007	阿斗塔	四川雅江	1 806	216（11.96%）	20/34	—
2007	方　文	四川雅江	1 137	73（6.42%）	23/73	28[*]
2007	方　文	甘肃岷县	652	27（4.11%）	—	
2007	杨毅梅	云南大理	504	47（9.30%）	—	17[**]
2008	郎书源	广西宾阳	—	45	3/45	3

注：* 其中有 2 条猪带绦虫；** 其中有 3 条猪带绦虫。

多数地区男性感染率比女性高，如广西男女之比为 4.7∶1，贵州榕江与从江为 2.67∶1 和 2.17∶1。在接受治疗的患者中，男性多于女性，如天津为 4∶1，从江为 4.25∶1，云南景洪更高达 22.3∶1。但也有少数地区女性感染多于男性的，如山西某村 55 名患者中，男女之比为 1∶2.67，据学者认为主要系妇女下厨与生肉接触机会较多，容易被感染。感染牛带绦虫的最小患者年龄记录为 10 个月，患者最高年龄为 86 岁，但以青壮年居多，10 岁以下、60 岁以上者感染较少。

牛带绦虫感染一般为 1 条，但在流行地区多条感染也不少见，多条感染病例的百分率与该地区流行严重程度有关。我国流行地区的多条感染率大多在 50% 以下，每人平均感染在 2 条左右。在流行区如贵州从江县，多条感染率高达 95.2%，每人平均多达 8 条。非流行区如天津，多条感染率则仅为 17%，每人平均为 1.2 条。寄生绦虫多时，虫体相应较小，节片数也少，如 Altman 等（1959）报告一例感染 16 条的患者，每条链体长仅 50 ～ 80 cm。但顾以铭（1977）测量了 8 条以内的多条感染患者体内虫体，认为其虫体大小、节片数目与寄生虫数多少似无明显关系。另外，人们一般认为感染牛带绦虫后不会再重复感染，但有学者等认为多虫寄生可能不是一次食入而是重复感染所致。

（二）流行环节和影响因素

1. 传染源

人是牛带绦虫的唯一终末宿主，感染牛带绦虫的人是牛带绦虫病的传染源。Nelson 等（1965）以牛囊尾蚴喂饲各种实验动物包括猴均未获得成功。他们在肯尼亚检查了 271 只各种野生灵长类动物，也未检到牛带绦虫成虫。

在中间宿主方面，虽然黄牛、水牛、牦牛、野牛、山羊、绵羊、驯鹿、骆驼及美洲驼等多种动物均可感染牛带绦虫囊尾蚴，成为其中间宿主；但人感染牛带绦虫的主要途径仍然是吃了生的或未煮熟的牛肉。在非洲，许多野生反刍动物如角马、多种羚羊（叉角羚、林羚、侏羚、瞪羚、红额羚）及动物园中的长颈鹿、狐猴等体内也曾报道过发现牛囊尾蚴，但尚须进一步研究确定。

2. 传染途径

1）食用牛肉的习惯与方法不当　人感染牛带绦虫常因为食用了带有活囊尾蚴的牛肉。我国大部分地区的居民并没有吃生肉的习惯，牛带绦虫感染系由于偶然进食未煮熟的含有活囊尾蚴的牛肉或受囊尾蚴污染的食物而引起。如在炒菜过程中，特别是在锅大菜多的情况下，由于搅拌不匀，或肉块过大且烹炒时间不足，均可能导致肉中的囊尾蚴未被杀死而使食用者受到感染。还有的人因尝生肉馅而食入囊尾蚴。即使未直接吃到生肉，用切过生肉的刀和砧板再切生冷熟食，也可因食物被囊尾蚴污染而使人受到感染,如有的素食者感染带绦虫病就是明显的例证。通过这些方式感染的地区,牛带绦虫病通常是散发的,其感染率一般低于1%。

Ghebrakidan(1992)曾报道了23种化学因素和5种物理因素对体外培养牛囊尾蚴的影响,他发现牛囊尾蚴在普通食醋和各种饮料中可存活并翻出头节的时间分别为:食醋中5 min,柠檬汁中45 min,法国白兰地中50 min,威士忌中55 min,苦啤酒中75 min,各种瓶装啤酒中90 min,红、白葡萄酒中105 min,白酒中110 min。同时,他发现吸收500Gy的X线,0.001 mA电流1.5 min,以及过量的荧光、离心和振荡等也可破坏囊尾蚴的翻出能力,这说明如果牛肉中的囊尾蚴在烹饪中没有被高温杀死的话,在餐桌上确实是有感染风险的。

2)牛体的囊尾蚴感染和有关影响因素　在牛带绦虫病流行的国家,牛的囊尾蚴感染一般在1%～20%。我国有关牛囊尾蚴感染的资料较少,各地牛的囊尾蚴感染率差别很大。

囊尾蚴在受感染的牛体中分布很不均匀,据呼和浩特25头病牛的统计,囊尾蚴在患牛各部位的发现率依次为:肩胛外侧肌56%,咬肌及心肌各为52%,臀部肌肉48%,舌肌36%,腰部肌28%,肋间肌和颈部肌肉同为16%,内部脂肪12%,枕肌8%,背最长肌8%,颊肌、腓肠肌、腹肌及腹内侧肌均为4%。Kyvsgaard和Ilsoe(1990)在丹麦实验感染了23头牛,发现感染牛囊尾蚴的虫荷从2～2 569个不等,以中位数来统计,发现15.7%的囊尾蚴位于心脏,而6.5%位于咬肌,他们认为这些是囊尾蚴寄生偏好的部位。

人感染牛带绦虫与各地牛的囊尾蚴感染有很大的关系。由于牛是通过吞食含有绦虫孕节或虫卵的牧草、饲料或饮水而受到感染,因此感染与人的粪便污染环境及家畜放牧方法有关。此外,用未经过处理的粪便施肥也是造成环境污染而致家畜感染的原因。还有人在鸟类和蝇类的体表与消化道找到绦虫卵,故认为动物及昆虫也在传播绦虫病上起着一定的作用。

三、病理学

牛带绦虫对人的致病作用大致分为掠夺营养、机械损害、化学和抗原刺激及异位寄生等几方面。牛带绦虫通过体表吸取宿主肠中大量的营养物质,当食物营养被过量消耗后,患者会感觉饥饿疼痛。牛带绦虫长期寄生可造成内源性维生素缺乏症及贫血等症状。

机械损害一般并不十分明显,但当寄生数目较多时,由于头节吸盘的压迫并损伤肠黏膜,可使微生物得以侵入组织,引起肠道轻度或亚急性炎症反应。从链体脱落的节片沿着肠壁活动时,当遇到回盲瓣阻挡会加强活动而使患者产生回盲肠区剧痛;也有因牛带绦虫而致肠穿孔的报道;当大量虫体结团时可造成部分肠梗阻。

用牛带绦虫的浸出液对动物实验证明,其可引起胃肠道的分泌与功能失调,如胃液的分泌减少,酸度降低;在小肠中则先使分泌显著增加,随即减少;可使实验动物发生腹泻、大便带脓血、痉挛、后肢不全麻痹、呼吸及循环障碍等;若注入大量浸出液则可造成动物死亡。Stefaniak(1989)对波兰149个18～50岁牛带绦虫患者胃肠黏膜分泌活性和组织学形态进行了研究,发现57.7%的患者出现胃肠分泌功能失调,49.7%患者出现胃酸减少,多发生在年长者(超过40岁者占71.4%)。选择30个有胃酸减少者进行驱虫治疗前后胃黏膜活组织检查,发现治疗前胃黏膜组织中有广泛的单核细胞浸润,胃腺组织切片中发现壁细胞数比黏膜细胞数低3～4倍;驱虫治疗后有20个患者胃分泌功能和黏膜细胞恢复正常,同时活组织检查发现单核细胞浸润密度降低,胃腺层黏膜细胞减少而壁细胞相对增加。但有10个患者尽管绦虫已排除但胃酸减少和黏膜损伤依然存在。

有研究指出患牛带绦虫病的患者出现中度嗜酸性粒细胞增多的患者占5%～46%(Bacigalupo,

1960; Anodajtp, 1961）。Lapierre（1953）报告一个病例, 在排节片前 1.5 ~ 2 个月嗜酸性粒细胞高达
53%, 在排节片时则为 36%。Талызин（1949）进行自体感染实验, 在感染 78 d 时嗜酸性粒细胞增至
16.5%, 以后逐渐降低, 驱虫后即恢复正常。除此以外, 由于过敏还可出现荨麻疹、瘙痒和哮喘等, 驱虫
以后症状消失。

牛带绦虫异位寄生时可引起其他并发症, 较多见的是并发阑尾炎。Berryd 等（1955）列举各种绦
虫所致阑尾炎病例, 其中有 42 例系由牛带绦虫所致, 猪带绦虫所致 10 例, 其他绦虫引起的 31 例。
在发病的阑尾中一般多为 1 ~ 2 个孕节, 多的达到 4 节, 也有的只有绦虫卵聚集在内, 有 3 例还在其
中找到头节。所引起的病变则可从很轻微的炎症反应到慢性、亚急性甚至急性阑尾炎。如呕吐时孕
节可被上吸, 进入和堵塞呼吸道, 引起窒息; 有的虫体还可经耳咽管进入中耳等。曾有报道牛带绦虫
在患者鼻咽部的腺样组织定居寄生, 并排出孕节, 还曾在子宫腔中发现过虫体, 以及有孕节进入胆总
管的病例等。

四、临床学

（一）临床表现

1. 人牛带绦虫病　牛带绦虫病的临床表现差异很大, 患者可完全没有自觉症状, 也可表现出严重
症状, 偶或造成死亡。部分牛带绦虫患者似乎没有什么症状, 但如进行仔细的检查仍可能发现一些病
症, 如体重减轻、发育迟缓及不显著的血象变化等。这些症状都是在牛带绦虫发育成熟, 尤其是在开始
排节片后发生的。

最明显的症状是孕节自动从宿主肛门逸出, 在肛门周围做短时间的蠕动, 并从会阴及大腿部滑落,
使患者出现肛门瘙痒并产生恐惧的心理反应。除此以外, 不同的患者常会有各自特殊的主诉, 主要表现
为肠胃道与神经方面的症状。节选 1970—2010 年部分观察者的调查, 其症状如表 3-8-2。

表 3-8-2　牛带绦虫病患者症状发生率　　　　　　　　　　　　　　　（单位: %）

症　状	Pawlowski 等 （1972）	顾以铭等 （1980）	石梦辉等 （1982）	范秉真等 （1992）	陈艳等 （2003）
排节片	98.3	100.0	100.0	95.0	100
腹痛	35.6	57.3	48.2	45.0	72
恶心	34.4	35.4	`33.3	46.0	56
乏力感	24.8	57.3	—	17.0	60
体重减轻	21.0	24.0	—	6.0	44
食欲增进	17.0	13.5	33.3	30.0	—
食欲减退	—	29.2	33.3	4.0	28
头痛	15.5	31.3	51.9	26.0	60
便秘	9.4	3.1	33.3	11.0	64
头晕	8.2	46.9	44.4	42.0	60
腹泻	5.9	38.5	48.2	18.0	60
肛门瘙痒	4.5	43.8	29.6	77.0	80

腹痛出现可在上腹部、脐周或不固定的位置,可为钝痛、隐痛、灼痛或绞痛。腹痛与恶心常在早晨明显,而往往在进食后缓解。患者食欲减退和增进都较常见,体重减轻与食欲减退有一定的联系,但也有的体重虽减而食欲并无改变甚或还增加。呕吐也较常见,多发生于儿童及情绪易激动的患者,有时不仅可吐出孕节,还可吐出虫体,后种情况多发生在麻醉情况下。

尽管几乎所有患者都有排节片的症状,但肛门瘙痒的症状各地报道很不一致,除表3-8-2所列外,国内有的报道为100%(广西),有的则仅17.1%(内蒙古),故有人以为是过敏所致,也有人认为高百分比系由其他寄生虫等原因。至于其他过敏性痒症、荨麻疹、结节性痒症等则很少有报告。

神经方面的症状除多见的头痛、头晕等,还有神经过敏、注意力不集中、失眠,甚至有类似梅尼埃病的症状,极少数年轻患者还有癫痫样发作与晕厥,少数中年妇女反映喉部有团块阻塞感。

女性患者出现症状的概率较男性高,症状出现率分别为79.3%与74.9%,食欲改变、体重减轻、恶心、呕吐、便秘、头痛等症状都在女性表现得更重些。儿童受染后多出现食欲改变、腹痛、癫痫样发作与晕厥。

2.牛囊尾蚴病　首次感染的牛犊或成年牛,在感染初期可有较明显的症状,如体温可高为40～41℃,并出现虚弱、下痢、食欲减退、长时间躺卧不起等;感染4～5 d后这些症状逐步消失,但当触诊其胃部、咬肌、四肢及背部、腹部肌肉时,受检牛常表现不安。观察可见其黏膜苍白干燥,结膜有黄疸,呼吸加速并有胸式呼吸,心跳可达每分钟90次。至第6～7天患牛开始恢复,一般到第8～12天时全部症状消失,外表与健康牛一致。极个别感染严重的病牛会在第7、8天左右死亡。

但是在多数情况下,牛自然感染囊尾蚴后并不会出现明显症状,感染囊尾蚴的数量和程度一般也都较轻,往往只在个别部位发现一个或少数几个囊尾蚴,全身肌肉普遍严重感染的很少见。牛囊尾蚴在牛体中经9～12个月即变异钙化,但仍有一些可存活更长的时间。先天感染或在初生时受感染的牛,其体内的囊尾蚴也可存活较长一段时间。

以往的研究认为当牛食入虫卵后,六钩蚴虽可通过淋巴系统和门脉系统两条路径进入组织,但囊尾蚴主要是在全身肌肉内发育,而在肝、肾、肺等脏器内较少见。但汪敏、包怀恩等(2004)发现囊尾蚴也可在牛的肝脏和肾脏内寄生和发育,引起组织和器官的病变。如引起肝脏内大量中性粒细胞浸润,肝细胞变形、溶解、坏死,纤维组织增生等,并引起血清中γ-谷氨酰转移酶、谷丙转氨酶等有关蛋白质代谢酶活性的变化。另外,当不同的虫株感染不同种的宿主牛时,致病性反应差别也很大。如杨锡林(1986)报道:苏丹株牛带绦虫卵对黑白花牛的致病性很强,感染后出现明显的变态反应,如组织水肿、增生和细胞浸润;而同等量的其他株虫卵对该种牛感染后即使是牛犊也不表现任何临床症状。

(二)临床治疗

人是牛带绦虫的唯一终末宿主。驱虫治疗不仅能使患者恢复健康,而且可达到消灭传染源的目的。驱绦虫的药物较多,我国古代医书中记载的槟榔、南瓜子、雷丸、石榴根、锡等均经实验研究证实有效。从仙鹤草中提取的鹤草酚,也具有良好的驱虫效果。西药中早年常用的绵马油树脂、四氯化碳、四氯乙烯、六烷雷琐辛等,因毒性较大而被淘汰或少用。近年多采用槟榔合并南瓜子、灭绦灵(氯硝柳胺)、二氯甲双酚,或合成的广谱驱虫药吡喹酮、阿苯达唑等。

驱绦虫药物大多系在小肠中与虫体接触,然后麻痹或破坏虫体,故服药前一天晚上多建议禁食或稍喝水,晨间空腹服药,以使药物与虫体能更好地接触。服药后加服泻药并多饮水,可使已麻痹或破坏的虫体迅速从患者体内排出。有些药物如槟榔、雷琐仓太、二氯甲双酚、二氯酚、硫双二氯酚等，因药物本身有致泻作用，服后可以不再服泻药。钟惠澜等（1951）治疗的26例牛带绦虫病患者，服药后均未服用泻剂，在患者服药后2 h尚不排便时才给服硫酸镁，结果仅半数患者排出头节。任育三（1960）治疗30例绦虫患者，23例在服药后加服泻剂者全部排出具头节的虫体，而7例未服泻剂的则仅2例排出的虫体带有头节。包怀恩等（1981，1982）比较了用吡喹酮和槟榔加南瓜子驱除牛带绦虫的效果，口服吡喹酮60 mg/kg后3 h就开始排出完整虫体，此时虫体已不能活动而呈挛缩状，孕节缩成三角形；6 h排出的虫体则伸长呈瘫痪状，节片变得柔软细长，12 h后排出的虫体已碎断；而槟榔–南瓜子驱除牛带绦虫一般在6 h左右排出，但大多数虫体尚存活，链体完好无缺，尤其是头节和颈部尚能伸缩活动。证明后一种方法主要是使虫体暂时被麻痹，后被宿主在泻剂作用下排出；而前法在杀死虫体时也可使虫体痉挛而被快速排出，若停留时间稍长则开始崩解。

无论采用那种药物，驱虫后应留取24 h内全部粪便，淘洗检查头节以确定其疗效。未查得头节并不表示驱虫失败，因头节不一定在治疗的当天排出，也可能是驱虫药物使头节破坏或变形而难以辨认。但未获得头节者应继续随访，3～4个月后复查，无孕节或虫卵发现即可视为治愈。如又出现虫卵或节片，还须进行复治。

五、实验室诊断

（一）牛带绦虫

1. 询问排节片史　牛带绦虫的孕节常随粪便排出或自动从肛门逸出，偶然也可从患者口中呕出，因而患者多自知有绦虫感染，所以询问排节片史常是一种简便而可靠的诊断方法。

2. 检查虫卵　由于牛带绦虫的虫卵要等到孕节从宿主体内排出后，经伸缩蠕动或破裂时才逸出，一般难以在患者粪便中检获虫卵，而用肛门拭子法检查虫卵的检获率反而很高。以往常用棉拭子检查，现在主要采用的是透明胶纸法，此法还适用于大规模的流行病学检查。

3. 检验孕节　随宿主粪便排出的孕节一般很容易被发现，对裹夹在粪便中的节片可用清水冲洗得到，将节片夹于两张载玻片中轻压，对着光线肉眼即可见子宫的分支情况，借此可明确诊断。如患者带来的标本已干硬，可用生理盐水浸软后，再按上述方法观察；如节片不透明，可用甘油或乳酸酚等透明剂浸泡后再观察。若用注射器将深色液自生殖孔或节片的前端注入子宫，可使子宫分支显示得更清晰。

4. 检查头节　常用来判定疗效，也可确定虫种。应在患者服药后，留取24 h内的全部粪便进行检查。服药前夜可嘱患者禁食，则粪渣较少使虫体易于辨认。但检查时切忌直接将虫体自粪便中提出，以免头节断落难于寻找。应将粪便放在一较大的容器中加水冲洗，待沉淀后倒去上清液，如此反复换水至粪液澄清为止。将沉渣移入大的器皿中，衬以黑色的背景，拨开缠绕的虫体，顺着链体向细端寻找，如头节已断落更需在沉渣中仔细寻找。

5. 免疫学诊断　以往曾有人用虫体匀浆或虫体蛋白质作抗原进行皮内试验、环状沉淀试验、补体结合试验、乳胶凝集试验等，阳性符合率可为73.7%～99.2%，但对从未感染牛带绦虫及已经治愈的患者都有假阳性反应，其假阳性率为7.2%～20.8%。用葡萄糖磷酸异构酶电泳，可以将牛带绦虫和猪带绦虫的节片碎片清楚的鉴别开来。

Deplazes（1991）使用体外培养牛带绦虫的可溶/分泌抗原免疫家兔得到亲合纯化的多克隆抗体做夹心ELISA试验，发现它与其他绦虫，包括犬复孔绦虫、阔节裂头绦虫等交叉反应很小。对100名合并感染了蛔虫、鞭虫、钩虫、蛲虫、微小膜壳绦虫及无其他蠕虫感染的牛带绦虫患者的粪便进行检测，特异性达到95%。对23个未治疗患者的34份粪便标本进行检测分析，敏感性达到85%；同样标本中虫卵阳性率为62%。用吡喹酮和氯硝柳胺驱虫1～4 d后，粪便中仍有高水平抗原，9～17 d后转为阴性。粪便标本在25 ℃保存5 d仍可检出抗原活性。

6. 分子生物学技术应用　Flisser等（1988）用DNA–DNA点渍法检测虫卵以诊断牛带绦虫病，认为其效果远优于免疫诊断，但检测时需用放射性标记，限制了它的应用。Coll等（1989）、Chehabh和Kan（1989）及Gottstein等（1991）采用聚合酶链式反应（PCR）来检测粪便中的虫卵或虫体体表脱落物质中的微量DNA，以诊断牛带绦虫病，效果很好，而且很适宜现场应用；但由于大多数牛带绦虫病通过病史询问和常规病原学检查已能达到诊断目的，无须大量应用分子生物学技术来进行诊断。现阶段该技术主要被用于虫种间及种下鉴定研究，如Harrison（1990）从牛带绦虫cDNA文库中筛选出特异性片段HDP1和HDP2作为DNA探针鉴别牛带绦虫与猪带绦虫，Zarlenga等（1991、1995）采用PCR技术扩增核糖体RNA片段，Bowles（1994）通过扩增线粒体细胞色素C氧化酶1（COI）基因和rDNA 28S片段，然后通过碱基序列分析来鉴别牛带绦虫和它的可疑亚种亚洲牛带绦虫等，取得了很有价值的结果。

7. X线诊断　在散发地区，对可疑的牛带绦虫感染患者采用肠道钡餐透视，可有助于诊断。

（二）囊尾蚴病

根据动物的症状、病理变化和实验室检查结果可以作出诊断。治疗可选用吡喹酮和甲苯咪唑等。吡喹酮对囊尾蚴病有确切的疗效，甲苯咪唑主要用于感染时间超过79 d的囊尾蚴病。

牛一旦感染了牛带绦虫即可产生很强的免疫力，这种免疫主要是由血液内的抗体产生，可经输血清或通过初乳被动转移。在绵羊身上的实验表明，六钩蚴可释出一种可溶性抗原，使宿主对再感染产生高度免疫。这种免疫应答有两类，一类产生于小肠，有特殊性，针对钻入的六钩蚴；另一类干扰肌肉中幼虫的生长。这种反应很强，可使牛终生不再遭受感染，几乎达到绝对免疫的水平。因此，在体外培养六钩蚴时收集到的抗原，可以成功使人产生获得性免疫。产生免疫还可用照射过的虫卵经口感染，或用六钩蚴肌肉感染，或用其他种的绦虫来诱发异种免疫。Huwer（1989）用25 000～50 000个活虫卵感染牛，获得2 077～6 006个牛囊尾蚴；同时牛体内出现白细胞增多症（主要是淋巴细胞增多），并出现Ig类抗体升高，两者出现的高峰在第14天，与用牛带绦虫节片制备的抗原攻击牛后产生的淋巴细胞增殖和抗体增加类似（后者的高峰在12～13 d）。另外，笔者认为牛带绦虫感染可刺激特异性淋巴细胞产生并消耗白介素–2（IL–2）。Kandil O M等（2015）以牛带绦虫虫体蛋白作为粗抗原，对小鼠进行免疫，发现联合埃及蜂胶使用的小鼠可以获得更高抗体水平，并减少肝脏和肾功能的改变。

六、防控措施

在各种人体寄生虫病中，牛带绦虫病是较易防治的，人体感染和将病原体再传给中间宿主，是人类的生活和生产习惯所导致。因此，认真做好卫生宣传教育，改变流行区群众的生活习惯，改进牲畜的饲养和放牧方法，同时进行驱虫治疗，管理好粪便，加强肉类的检验和加工，就可以较好控制牛带绦虫病的流行，直到最终消灭。

（一）加强肉类的检验和正确处理

肉类检验是很重要的预防牛带绦虫病的公共卫生措施。为提高肉内囊尾蚴的检出率，检验人员要经过训练，掌握牛囊尾蚴的有关知识。对于牛囊尾蚴在牛体内的分布问题，有人认为囊尾蚴有在新陈代谢旺盛及血管分布稠密的肌肉深部定居的倾向，故似乎存在一定的"好发部位"；但因为地区的不同，牛的饲养方法、年龄及肌群的活动性不同，囊尾蚴的分布有所差异。因此，选择检查的肌肉应根据各个国家和地区的情况来确定。如果只检查一处肌肉，总有相当数量的患牛被漏检。

以往对牛囊尾蚴感染的检查主要是依靠肉眼观察，但是据 Dorny（2000）报道，在比利时对 1 164 份牛血清做单克隆抗体酶联免疫吸附（ELISA）试验时发现，囊尾蚴感染率为 3.09%（36 份阳性），而常规肉检仅发现 0.26%（3 份阳性），因此他认为常规肉检在调查中只能起辅助作用。Steele（2000）也从波兰报道常规肉检有大约 50% 漏检。因此，发展牛的血清学检查和更新方法甚为必要。已试用的方法有红细胞凝集试验、胶乳凝集试验、荧光抗体试验、免疫电泳及 ELISA、DNA 探针和 PCR 等。如 Kyvsgaard（1991）用牛囊尾蚴提取物作抗原 ELISA 检测感染牛的血清，发现感染 3～4 周时，血清中 IgG 显著上升。Kamanga（1991）用牛带绦虫成虫提取抗原，通过免疫电泳得到 15 条抗原蛋白，发现其中第 4、8 和 11 分离带可作为 ELISA 诊断牛囊尾蚴的特异性抗原。Joshua（1990）从 4、8、12 和 16 周龄的囊尾蚴提取可溶性蛋白做放射标记后，用感染牛血清做免疫沉淀和十二烷基硫酸钠 – 聚丙烯酰胺凝胶电泳（SDS–PAGE），分离到 12、14、16、20 和 26 kD 蛋白。

除非感染十分严重，否则将有感染的牛肉全部丢弃是很不经济的，一般可用冷冻或加热处理来杀死囊尾蚴。囊尾蚴在 –7 ℃时冷冻 24 h 即可被杀死，大块牛肉中的囊尾蚴在 –9.7 ℃的大型冷藏库中 72 h 也可被杀死。因此，在牛肉供应市场之前，先在 –10 ℃下冷藏处理 10 d，即可避免人体受感染。但需注意若冷藏温度和时间不够依然会造成病原传播。

（二）改进烹调方法和饮食习惯

这是防止牛带绦虫感染的重要措施，对未能执行肉类检验制度和目前尚无冷藏设备的地区非常重要。必须广泛深入地进行宣传教育，不吃生的或未煮熟的牛肉。肉内囊尾蚴加热到 57 ℃时即可被杀死。按一般的烹调方法，将肉由红色加热至呈一致的灰赭色时即可达到此温度。但如肉块过大，其内部可能尚未达到此温度，需延长烹炒时间。

为避免生冷食品受囊尾蚴污染，应教育人们于切肉后洗烫砧板和刀。在厨房，特别是集体食堂和饭店的后厨应有至少两副菜刀和砧板，分别用以切生的和熟的肉、菜，以避免偶然的污染而造成感染。

（三）治疗患者和加强粪便管理

在对患者进行驱虫治疗、消灭传染源的基础上做好粪便管理，防止牛、羊等吞食虫卵或孕节，这些也是防控牛带绦虫病的重要措施。提倡牛有栏、猪有圈，切实做到人、畜分居，改变某些地区在住屋中将粪便直接排入牲畜圈里的习惯，降低牲畜感染的可能性。

附：牛带绦虫病新的病原虫种和流行模式

20 世纪 80 年代以来，在东亚太平洋地区的许多国家和地区，人们发现当地牛带绦虫病的病原虫种无论是在幼虫形态、中间宿主种类和流行传播途径等方面都与传统的牛带绦虫存在一定差别，有的学者认为这些绦虫是牛带绦虫的亚种，称其为亚洲牛带绦虫或牛带绦虫亚洲亚种（*Taenia saginata asiatic*）；也有学者认为它应当是另一新种，即带属的第三种绦虫，称之为亚洲绦虫（*Taenia asiatic*）或台湾绦虫（*Taenia taiwansis*）。

(一)形态和生活史

亚洲牛带绦虫的成虫与传统牛带绦虫形态上非常相似,据范秉真(2000)总结其相同点如下:①两者头节上均无小钩,但似有发育不良的顶突。②孕节子宫分支的数量和特征(包括分支末端的再分支、主干上短的突起及后端分支等)都很相似。③成节睾丸数都超过400个,分布在整个节片的背面,但不分布到卵黄腺之后。④成节的卵巢都分为2叶,阴茎囊都位于排泄管外侧,向内延伸达不到排泄管,阴道近端都具有阴道球。两种成虫的不同点主要在于亚洲牛带绦虫虫体较短、节片数略少等,它们的比较和一些区别点见表3-8-3。

表3-8-3　亚洲牛带绦虫和传统牛带绦虫的比较

区别点	亚洲牛带绦虫	传统牛带绦虫
成虫	较短,4～8 m	较长,4～12 m
节片数	260～1 016 节	1 000～2 000 节
头节直径	1 586(1 430～1 760)μm	1 116(935～1 430)μm
成节睾丸数	838(630～1 190)	897(765～1 059)
卵黄腺	较长,2 193(857～4 038)μm	较短,1 472(631～2 761)μm
孕节子宫分支数	20(11～32)	23(14～32)
囊尾蚴	较小	较大
长	1 290(450～2 000)μm	3 410(1 650～5 720)μm
宽	1 160(580～1 850)μm	2 240(1 160～3 580)μm
原头节大小	640(580～1 850)μm	1720(1 160～3 580)μm
头节小钩	有发育不良的小钩	无
在牛体内分布	肝脏	全身肌肉
在猪体内分布	肝脏	肝脏
发育成熟时间	4 周	10～12 周
六钩蚴移行路径	主要通过肝门脉系统	肝门脉和淋巴系统
自然中间宿主	猪、野猪等	牛等
实验动物宿主	猪、牛、山羊、猴	牛、猪

亚洲牛带绦虫成虫重量为20.5 g(11～41 g),长为390 cm(135～821 cm),有节片597个(186～1 148个);头节长959 μm(525～1 975 μm),顶突略突起者占33%,凹入者占67%;头节吸盘大小为380 μm×348 μm[(165～625)μm×(103～600)μm];成节睾丸有800个(324～1 216个);孕节子宫大小为1.4 cm×0.6 cm[(0.4～2.2)cm×(0.3～1.2)cm];有17个(12～26个)分支,44个(19～87个)再分支。

囊尾蚴大小为1 320 μm×1 237 μm[(450～3 520)μm×(400～3 219)μm],原头节、顶突和吸

盘的直径分别为 678 μm（200～2 386 μm）、106 μm（40～220 μm）和 222 μm（125～375 μm）。据观察，采自韩国和菲律宾等地的标本，原头节上有两圈小钩，内圈小钩 15 个左右，长 11 μm（2～95 μm）；外圈小钩多且细小，小钩常处于发育不良状态；但中国的标本未见小钩；囊外表面有疣状结构。两种牛带绦虫囊尾蚴阶段的区别比较明显，主要是：亚洲牛带绦虫囊尾蚴的体积较小，其内的原头节上具有小钩；而传统牛带绦虫的囊尾蚴较大，头节上没有小钩。

亚洲牛带绦虫的生活史与传统牛带绦虫相似，不同之处仅有以下 4 点：①亚洲牛带绦虫的自然中间宿主是家猪、野猪及其他一些野生动物，而传统牛带绦虫的自然中间宿主是牛科动物。②亚洲牛带绦虫囊尾蚴在中间宿主体内主要分布在肝脏，特别是在肝的实质，而传统牛带绦虫囊尾蚴主要分布在中间宿主的全身肌肉组织，很少在内脏。③亚洲牛带绦虫囊尾蚴发育到成熟的时间约 4 周，而传统牛带绦虫囊尾蚴的发育需 8～10 周。④人感染亚洲牛带绦虫主要是因生食猪肉或其内脏而引起，而感染传统牛带绦虫主要是因生吃牛肉引起。

通过对韩国、印度尼西亚和菲律宾等东亚流行地区的调查，发现这些地区的群众有相似的食肉习惯，都很喜欢吃生的或不熟的野生动物内脏和肌肉，因而易感染亚洲牛带绦虫。当人体排出的孕节和虫卵污染环境后，又使野生动物受到感染，形成完整的生活史循环。在我国台湾山区已查明野猪、家猪和松鼠可自然感染亚洲牛带绦虫的囊尾蚴。此外，在韩国也有猪自然感染的报道。

（二）临床表现、诊断和治疗

据范秉真等（1992）对我国台湾山区 67 个村庄 24 500 位居民的调查，亚洲牛带绦虫的感染率为12%。10 个村庄 1 661 个居民中有绦虫临床表现者占 76%，其中发病率最高的是泰雅族（81%），其次是布农族（66%）和雅美族（61%），最低的是阿美族（40%）。这与各族居民嗜食生的野生动物内脏及肌肉的习惯呈正相关，即泰雅族山民喜食山野动物的程度高于布农族、雅美族和阿美族，其所食的野生动物以山猪最多（98%），其次为飞鼠（92%）、山羊（91%）、黄麂（86%）、野鼠（57%）、猴（92%）、野兔（42%）、鼬鼠（40%）及白鼻猫（9%）等。

感染者中男性略多于女性，10 岁以下感染率较低（4%），此后随年龄增加而感染率上升，以41～50 岁的感染率最高（27%）。此外，感染还表现出一定的家庭聚集趋势，有一户 6 个人同时受感染的记录。多数患者的排节片史为 1～3 年，最长的长达 30 年。

临床表现有：便节片（95%）、肛门瘙痒（77%）、恶心（46%）、腹痛（45%）、头晕（42%）、食欲增加（30%）、头痛（26%）、腹泻（18%）、乏力（17%）、饥饿感（16%）、便秘（11%）、体重减轻（6%）和腹部不适（5%）、疲倦（4%）、食欲减退（4%）、呕吐（4%）等，这些症状都与典型牛带绦虫症的症状相似。

一位志愿者吞服亚洲牛带绦虫囊尾蚴 24 d 后，连续 4 d 出现腹泻，接着有一周轻微腹痛，在随后的 3 个月中常有腹泻、上腹持续疼痛及食欲忽增忽减等；至感染后 122 d 发现第 1 个节片从肛门逸出，第 135 天出现严重的腹泻。随持续性腹痛的发生，患者血清甘油三酯和 β－脂蛋白升高，显示脂类代谢异常。外周血嗜酸性粒细胞的百分比在感染后第 1 月开始上升，到第 4 个月达到高峰，随后逐渐下降，驱虫治疗后恢复正常。用绦虫孕节、成节和未成节分别制成抗原，做 ELISA 检查患者的抗体滴度，结果显示抗孕节抗体的滴度要高于成节和未成节，滴度随时间推移经 6～8 个起伏后，在感染后 185 d 达到高峰，在治疗后 3 个月逐渐下降。猪感染后，体内亦会产生特异性抗体。

亚洲牛带绦虫病的诊断同传统牛带绦虫一样，主要靠病史询问和节片的检查。驱虫药物主要是吡喹酮。范秉真等（1986）报告，吡喹酮 150 mg 一次顿服可驱除亚洲牛带绦虫，对合并感染膜壳绦虫者一次顿服 450 mg 可获良效。其他药物如硫双二氯酚（别丁）、阿的平等亦有疗效，他们认为空腹服药驱虫效果更好，但实验证明阿苯达唑对亚洲牛带绦虫驱虫效果不佳。

对于中间宿主猪，使用吡喹酮 100 mg/kg，连续给药 3 d，可使其体内囊尾蚴全部退化和钙化，治愈率达 100%，研究表明吡喹酮可以穿透囊壁直接作用和杀死幼虫。

（三）中间宿主实验动物感染研究

1983 年以来，范秉真等用取自韩国、印度尼西亚、泰国、菲律宾、缅甸及我国部分地区的亚洲牛带绦虫孕节对猪、牛、羊、鼠，以及兔、犬和猫等做中间宿主动物感染实验，发现猪、牛、羊和猴均可受感染，但只有在猪和牛体内的囊尾蚴能够发育成熟，特别是用小耳小型猪（SEM strain）和 Holstein 小牛感染后，在猪和牛的肝脏内可长成大量囊尾蚴，成熟的囊尾蚴头节上都具有发育不良的小钩。从我国部分地区虫株感染的猪、牛、猴和羊体内检获的 13 148 个囊尾蚴的分布看，68% 位于肝实质内，32% 位于肝脏表面，没有在肌肉和其他内脏发现囊尾蚴。

莫兴泽等（2005）用采自贵州都匀的亚洲牛带绦虫和贵州从江的传统牛带绦虫实验感染长白种乳猪和 Holstein 小牛时，发现在猪体内两个亚种的囊尾蚴都只寄生在肝脏而未达全身；而在小牛体内亚洲牛带绦虫只寄生在肝脏，传统牛带绦虫除了寄生在全身肌肉之外同时也寄居在肝脏，这与上述来自欧美的传统牛带绦虫不同。另外，还发现贵州都匀的亚洲牛带绦虫囊尾蚴头节上未见小钩，而只有可疑的逗点样结构。

亚洲牛带绦虫卵感染中间宿主猪以后，16 d 即可在肝脏查见囊尾蚴，但约需 4 周才达到成熟。其发育各阶段表现为：未成熟者囊内容物呈牛奶色糊状；成熟囊内可见原头节、吸盘、小钩和顶突等，可见阿米巴样运动；30 d 后囊尾蚴开始退化和钙化，钙化的囊内为黑色沙状悬浮物或呈粉状。但以上各个阶段也可同时存在一个宿主体内。

（四）分子遗传学研究

Zarlenga 等（1991）应用克隆核糖体 DNA 片段和多聚酶链式反应（PCR）等来探索亚洲牛带绦虫的部分特征，从台湾株亚洲牛带绦虫中提取 DNA，采用 DNA 限制性内切酶消化和 Southern 印迹杂交等与传统牛带绦虫及其他 9 种绦虫进行了比较，发现亚洲牛带绦虫与传统牛带绦虫在进化上有着近缘关系。王正容等（2003）采用与 Bowles 同样的引物对我国云南兰坪发现的亚洲牛带绦虫进行了 *COI* 基因特异片段的 PCR 扩增，然后进行核酸序列分析，发现云南亚洲牛带绦虫标本的 *COI* 基因特异片段的 DNA 碱基序列与 Bowles 所做台湾亚洲牛带绦虫的序列完全一致。张朝云等（2005）和张科等（2006）进一步通过对亚洲牛带绦虫和传统牛带绦虫的核糖体 DNA 第一和第二内转录间隔区（rDNA-ITS1 和 rDNA-ITS2）进行限制性片段长度多态性分析（RFLP）、序列测定分析及随机引物扩增 DNA 分析（RAPD-PCR）等研究，都进一步证明亚洲牛带绦虫和传统牛带绦虫在进化树上关系最为接近。因此，现阶段多数学者从分子生物学和遗传学的角度都认为把亚洲牛带绦虫看作牛带绦虫的一个亚种比认为它是新种更为合适。

（五）地理分布和流行病学意义

亚洲牛带绦虫的存在具有重要的临床流行病学意义，这主要是由于它是通过猪及其他野生动物来传播这一流行方式。一方面这种流行方式使得它能在许多不食或少食牛肉的国家和地区也形成流行，调查发现在整个亚洲的东部，从日本、韩国直到我国，再到东南亚的泰国、新加坡、缅甸和菲律宾等都有它的分布和流行。据范秉真（1997）资料记载，在中国台湾山区人群感染率为 11%，每位患者平均虫荷 1.6 条，平均虫重量为 20.5 g，估计造成经济损失为 11 327 423 美元，这样大的公共卫生问题是不容忽视的。另一方面,该虫的发现也使以往认为的"牛带绦虫"传播有了一种新的传播和流行模式,即人既可以通过生食牛肉,也可以通过生食猪肝和内脏等感染"牛带绦虫"。

2003 年以来,通过包怀恩、朗书源等对我国西部 6 省(区)8 个县(市)牛带绦虫病的流行病学调查和虫种病原分子生物学鉴定,已进一步证实内蒙古、新疆、西藏,直至云南和贵州的广阔西部地区仍存在传统牛带绦虫病的地方性流行,流行的原因仍是以吃生的或不熟的牛肉为主;同时也已初步发现在云南大理、兰坪,贵州都匀和广西宾阳、融水等地区局部存在着亚洲牛带绦虫的分布,特别是贵州和云南,在省内同时存在两个亚种的不同分布地域,流行的主要原因是吃生的或未熟的猪内脏等。在我国南北方的许多地区,各民族群众吃猪肉的机会远多于牛肉,生吃或食未熟猪肉和内脏的情况也比较普遍,因此进一步研究探明我国其他地区是否有亚洲牛带绦虫的存在,或者说探明各地的"牛带绦虫"是否存在其他的动物中间宿主已势在必行,这对于指导各地制定防治人群牛带绦虫病及预防和控制家畜感染,保护畜牧业的策略和措施有重大意义。龙昌平等(2014)通过对我国西部地区带绦虫病的流行病学调查等文献的整理和收集,发现牛带绦虫主要流行于 20 余个省(市、区),农牧区流行尤为严重,亚洲带绦虫感染的相关报道主要分布在云南、贵州、广西和四川等省(区)。杨亚明等(2019)在全国 31 个省(区、市)抽取 604 个县(市、区),1 977 个调查点调查 484 192 人,检出带虫者 1 753 人,感染率 0.36%,其中,感染率最高的地区是西藏(9.25%)。

第九章　猪带绦虫病

猪带绦虫 [*Taenia solium* (Linnaeus, 1758)] 又称为链状带绦虫、猪肉绦虫或有钩绦虫，是我国主要的人兽共患寄生绦虫。人是猪带绦虫的终末宿主，其成虫寄生在人的小肠内，引起肠绦虫病；但人也是其中间宿主，其幼虫可寄生在人体皮下、肌肉、脑、眼等处，引起严重的囊虫病。

猪带绦虫病在我国很早就已有记载，古代医书中将其与牛带绦虫一起称为"寸白虫"或"白虫"，并把绦虫病的传播与吃生肉和未熟的肉联系起来，解释它的传染来源。人体囊虫病也早在 1558 年为 Rumler 发现，后经 Kuchenmeister (1855) 和 Leuckart (1856) 分别以动物实验证实猪囊尾蚴和成虫的关系。Barnes (1922) 报道了我国的猪囊尾蚴病，而 Hu、Khaw、Frazier 等 (1930) 报道了我国脑囊虫病。

一、病原学

（一）形态

1. **成虫**　虫体背腹扁平，带状，乳白色，较薄而透明，体长 2～4 m，前端较细，向后渐扁阔。虫体分为头节、颈部及链体。头节近似球形，直径 0.6～1.0 mm，有 4 个杯状吸盘和 1 个能伸缩的顶突，其上有小钩，排列成内外两圈，有 25～50 个。颈部为虫体最纤细的部分，为 (5～10) mm× 0.5 mm。链体由 700～1 000 片节片组成。生殖孔位于每一节片侧缘的中部，不规则的分布于链体两侧。近颈部的幼节，节片短而宽，内部结构不清楚；中部的成节近方形，每一节片中均有雌雄生殖器官各一套，睾丸有 150～200 个，卵巢在节片后 1/3 的中央，除左右两大叶外，在子宫与阴道之间另有一中央小叶，卵黄腺位于卵巢之后。末端的孕节较窄长，节片内子宫较发达，其他生殖器官均退化或萎缩。充满虫卵的子宫向两侧分支，每侧 7～13 支，每一支又再分支，呈不规则的树枝状，每一孕节中约含 4 万个虫卵（图 3-9-1）。

2. **虫卵**　与牛带绦虫卵相似，卵壳很薄，易破碎，自孕节散出后，卵壳多已脱落，所以粪检时仅见已失去卵壳的虫卵，虫卵呈球形或近似球形，直径 31～43 μm，外为一具有放射状条纹的胚膜，胚膜较厚，棕黄色，内含一发育成熟、呈球形、具 3 对小钩的六钩蚴（图 3-9-1）。

3. 猪囊尾蚴　俗称囊虫,为卵圆形、5 mm×(8～10)mm 黄豆大小、乳白色、半透明的囊状物,囊内充满液体。囊壁分两层,外为皮层,内为间质层,含有一小米粒大的向内翻卷收缩的头节,其形态与成虫头节相似。

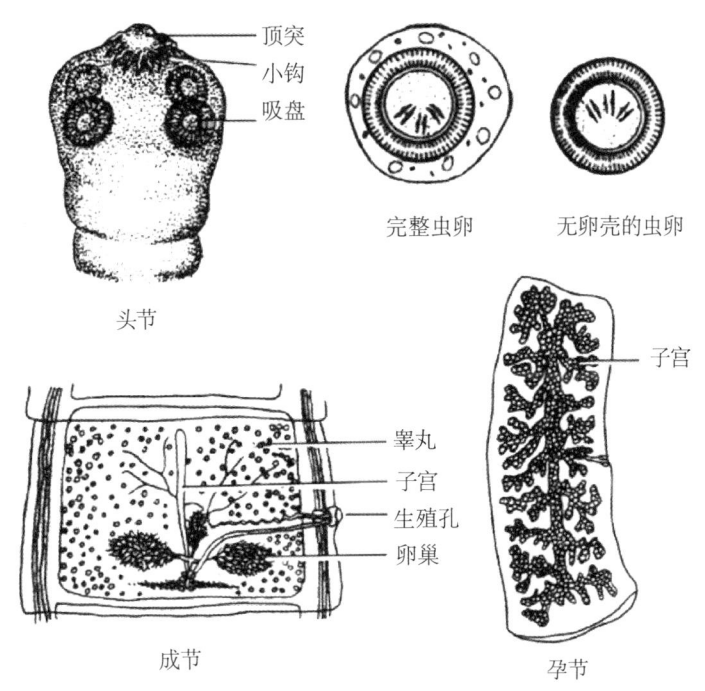

图 3-9-1　猪带绦虫

(二)生活史

人是猪带绦虫的终末宿主,曾有用猪囊尾蚴实验感染大狒狒和白手长臂猿获得成功的报道。中间宿主为猪或野猪,亦有人发现牛、马、羊和其他反刍动物及犬、熊、猴和小灵猫等感染的记录,但尚有待进一步证实。人也可作为猪带绦虫的中间宿主。

猪带绦虫成虫寄生在人的小肠上段,借助头节上的小钩和吸盘附着于肠壁,孕节单独或 5～6 节相连地脱离链体,随粪便排出体外。脱落的孕节由于自身的活动或受挤压使膨胀的子宫破裂,虫卵散出。当虫卵或孕节污染食物或地面,被猪等中间宿主吞食,虫卵在十二指肠内的消化液作用下,经 24～72 h,胚膜破裂,六钩蚴逸出,借助小钩和分泌物,钻入肠壁进入血管或淋巴管内,随血液或淋巴到达宿主身体的各部位。约经 10 周发育为成熟的猪囊尾蚴。含囊尾蚴的猪肉俗称"米猪肉""米糁子肉" 或"豆猪肉"。猪囊尾蚴在猪体内寄生的部位以股内侧肌最多(98.8%),再依次为深腰肌(92.8%)、肩胛肌(90.4%)、咬肌(73.7%)、腹内斜肌(71.9%)、膈肌(35.4%)、心肌(35.3%)等,还可寄生于脑、眼、舌、胸膜、肋间肌及肝等处。另外,也有在猪脂肪组织发现猪囊尾蚴的报道。

人误食生的或未煮熟的含囊尾蚴的猪肉而感染。在小肠,经消化液作用,囊尾蚴的头节翻出,吸附于肠壁,经 2～3 月发育为成虫,并可随粪便排出孕节和虫卵。猪带绦虫的孕节或虫卵如被人误食,六钩蚴自胚膜逸出,钻入肠壁,随血循环至身体各部分,约经 10 周发育为成熟的囊尾蚴。但有人发现在人眼组织内六钩蚴发育为囊尾蚴的时间,从黄斑部下方、视网膜的白色点状物到囊尾蚴头节活动为72 d,从视神经视网膜炎开始到头节活动为 97 d。猪囊尾蚴在中间宿主体内平均可存活 3～5 年,成虫的寿命可在 25 年以上(图 3-9-2)。

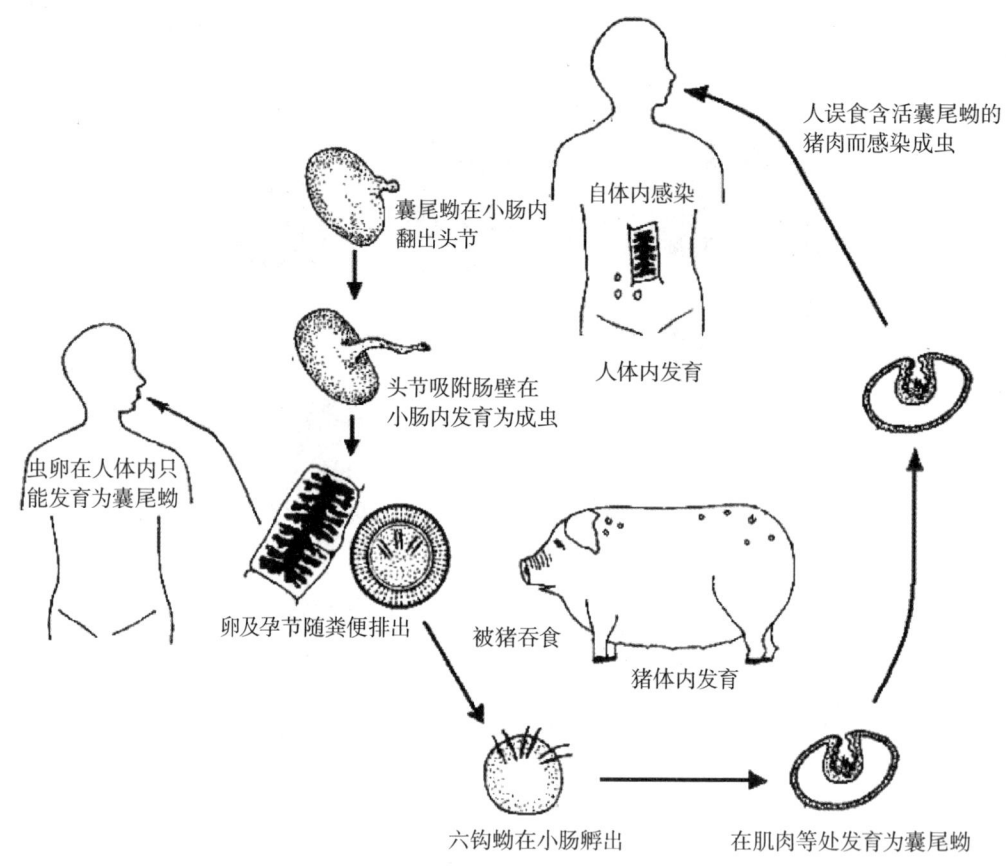

人误食含活囊尾蚴的猪肉而感染成虫

囊尾蚴在小肠内翻出头节

自体内感染

头节吸附肠壁在小肠内发育为成虫

人体内发育

虫卵在人体内只能发育为囊尾蚴

猪体内发育

卵及孕节随粪便排出

被猪吞食

六钩蚴在小肠孵出

在肌肉等处发育为囊尾蚴

图 3-9-2　猪带绦虫生活史

二、流行病学

(一) 分布

猪带绦虫在全世界分布很广,除少数因宗教教规禁食猪肉的国家和民族外,世界各地均有散发的报道,但主要流行于欧洲的俄罗斯、德国等;拉丁美洲的萨尔瓦多、洪都拉斯、哥斯达黎加、危地马拉、尼加拉瓜、巴西和巴拿马;非洲的尼日利亚、埃及;亚洲的印度、朝鲜、中国等。

我国猪带绦虫病及猪囊尾蚴病的分布很广,在一些地区呈地方性流行。目前已知黑龙江、吉林、辽宁、天津、北京、山西、山东、河北、河南、内蒙古、云南、四川、贵州、西藏、甘肃、青海、陕西、新疆、福建、安徽、上海、江苏、浙江、湖南、湖北、广西、广东、海南、宁夏、台湾等 30 多个省(自治区、直辖市)有本病的发生,其中以东北三省、内蒙古、河南、山东、河北及我国西南部地区为高发区。福建、山西等地也较常见,云南省部分地区有局限性地方性流行。

据全国人体寄生虫分布调查证实,我国猪带绦虫感染率约为 0.112%,估计全国有感染人数约 126 万人。国内局部地区的感染率在 0.66% ~ 6.00%,个别村屯感染率可高达 34.71%。猪带绦虫分布虽广泛,但各地感染率却有较大的差异。1992 年黑龙江省的调查资料显示,人群平均感染率为 0.14%。辽宁省于 1995—1997 年在全省范围内对本病进行的流行病学调查显示,全省总感染率为 0.0485%,其中锦州地区的猪带绦虫感染最高,为 0.3197%。河南省经多年大面积普查,发现该省猪带绦虫感染率为

0.55%，淮阳的感染率为 0.78%。许隆琪等（1999）总结了当前我国囊尾蚴病的流行新特点：流行区域扩大，但分布相对集中；儿童患者有上升趋势；城乡患病率的差别正在缩小，甚至来自城镇患病人数比例超过农村。我国卫生健康委员会于 2001 年 6 月至 2004 年底，在全国进行了人体重要寄生虫病现状调查，对 31 个省（区、市），118 个县（市、区），430 000 个样本进行囊尾蚴病调查，结果显示，山西的血清学阳性率最高，其次是福建，分别是 3.35% 和 1.96%，而北京、天津、江苏、浙江、湖南和重庆 6 个省（市）无血清阳性者。

（二）感染方式

虽然多种动物可作为猪带绦虫的中间宿主，但人猪带绦虫的感染与食入生的或半生的含有活囊尾蚴的猪肉密切相关。人体囊虫病的感染有 3 种方式：①异体感染或称外源性感染，是由于误食他人排出的虫卵污染的食物而被感染。②自体外感染，患者误食自己排出的虫卵而造成的感染。③自体内感染，由于猪带绦虫病患者恶心、呕吐时，引起肠道的逆蠕动将孕节反入胃或十二指肠中，虫卵经消化液作用，孵出六钩蚴所致，自体内感染最为严重。李登俊等（2004）对 13 年（1991—2002 年）内在医院就诊的 2 824 例患者分析发现，囊虫病患者中有成虫者为 35.52%，虽明显低于以往报道的 21.6% ~ 67.3%，却提示我国囊尾蚴病的感染是以外源性感染为主，但自身感染也不可忽视。

（三）流行因素

1. 不良的饮食习惯　猪带绦虫 / 囊尾蚴的感染与饮食习惯密切相关。虽然，我国绝大多数居民没有吃生猪肉的习惯，但在云南、贵州等地部分地区吃生的或半生不熟猪肉的习惯相当普遍。这些生吃猪肉的习惯，都会促成猪带绦虫病和囊虫病的流行。在我国吃熟食地区，散发的猪带绦虫 / 囊尾蚴感染多是因食用未充分煮熟的大块肉、带肉馅食品蒸煮时间不足、炒肉片时加温不匀或用热汤烫吃（如温度不够，使肉内的囊尾蚴未被全部杀死）而感染。其次，倘若食入未被杀死的猪带绦虫卵污染的食品，也会罹患囊虫病。此外，如若切生、熟食物的刀和砧板不分，猪肉中的猪带绦虫囊虫或生蔬菜中的猪带绦虫卵可污染食品，直接摄入后也可导致感染。

2. 卫生管理不当

1）生肉及肉制品检疫不严格　邓永年等（1999）分析了湖北省十堰市肉品卫生检验现状，指出该市城区虽有 8 个定点屠宰场，但设施简陋，检验人员匮乏，1998 年全市虽检出不合格的肉类 27 吨（35%），但这些肉类最终仍流入市场，由个体屠宰户自行处理。所以，肉检工作的疏漏，必然导致相当数量囊虫猪肉投入市场，成为猪带绦虫的传染源，造成本病的流行或传播。

2）不良的养猪方式　虽然集中圈养在许多地区为主要的养猪方式，但在我国的农村，尤其是偏远地区，猪只散养方式仍占有很大的比例。刘新等（2003）调查了猪带绦虫 / 囊虫病流行区的 1 413 户居民，其中 749 户养猪，共养猪 1 614 头，散养猪户占 62.1%，时圈时放养猪户占 15.2%，"连茅圈"养猪户占 12.1%，仅 10.6% 家庭纯圈养猪。散养的猪进入开放式厕所即可以吃到人的粪便，若粪便中含有猪带绦虫卵或孕节，猪即可感染囊虫病。

3）厕所结构导致粪便处理不当　①呈开放模式，猪能自由出入，吞食粪便。②在某些地区仍遗留着"连茅圈"，即农民将厕所—猪圈连在一起使用，形成人排粪便猪吞食的局面。③部分地区的居室多为二层竹楼，上边住人，下边作猪圈和厕所，形成人、猪共居一室局面。④我国农村的部分地区尚未能实现粪便的无害化处理，仍用未经无害化处理的粪便为菜地等农田施肥，使猪带绦虫患者粪便排出的孕节和虫卵未能被杀灭，从而造成了猪带绦虫卵的广泛污染。

三、病理学

猪带绦虫成虫的致病机制与牛带绦虫相似，如成虫夺取营养，吸盘吸附的机械作用，孕节脱落对局部组织的刺激等。但由于猪带绦虫头节上具有顶突和小钩，可对肠黏膜造成更为严重的损伤，甚至穿过肠壁，导致腹膜炎。此外，亦有成虫寄生于肌肉、皮下和甲状腺组织的罕见病例报道。

猪囊尾蚴在人体内寄生部位广泛，其危害程度因其数量及寄生部位而异。猪囊尾蚴在人体的寄生部位有皮下组织、肌肉、脑、眼、心、舌、肺、喉、口腔、乳房、神经鞘、骨、脊髓、扁桃体等，其中以脑和眼部报道的病例较多。这主要是由于脑和眼囊尾蚴病最为严重，患者来求医时，后者的诊断较为容易，其他部位则可能因不易发现而被漏诊。

在同一患者体内寄生的囊尾蚴数量可有 1 个至数千个。在眼中，囊尾蚴多寄生在单侧，且为单个囊尾蚴，但也有单眼寄生 2 个囊尾蚴和双眼同时寄生 2 个囊尾蚴的报道。

寄生在人体内的囊尾蚴，其大小和形态可因寄生部位的不同、营养条件与组织反应的变化而不同。在疏松的结缔组织与脑室中的囊尾蚴多呈圆形，大小为 5 ～ 8 mm。在脑底部的囊尾蚴可呈分支或葡萄样的突起，长至 2.5 cm，称为葡萄状囊尾蚴。

组织切片上，虫体表面的表皮层扭曲不平，实质组织中可见同心圆状的钙质颗粒（石灰小体），为其特征。囊腔内可见头节、吸盘、顶突及其小钩。虫体周围组织往往有明显的组织反应或由上皮样细胞及多核巨细胞构成的结节样肉芽肿；或为一层纤维组织包膜包绕虫体。囊尾蚴在体内引起的病理变化过程可分为三期。急性期：在囊尾蚴被膜外的组织中产生弥漫性细胞浸润，以嗜酸性粒细胞及中性粒细胞为主；慢性期：以淋巴细胞、浆细胞为主，伴有胞膜坏死及干酪样病变；晚期：死亡的虫体除液化、吸收外，出现钙化现象。整个过程一般为 3 ～ 5 年。

脑囊虫病时，如囊尾蚴存活，可见典型的猪囊尾蚴，囊壁呈 4 层结构，由内向外分别为细胞层、胶原纤维层、炎性细胞层和神经组织层。在其实质组织中有大量分布不均的卵圆形石灰小体。囊尾蚴死亡后，囊壁明显增厚，但结构层次不清，中心为坏死组织或肉芽肿所填充，其中可见大量的石灰小体。此外，离虫体较远处的脑组织也有弥漫性病变，可有水肿、血管增生及血管周围炎性细胞浸润。

四、临床学

（一）临床表现

1. 人猪带绦虫病　猪带绦虫成虫和猪囊尾蚴寄生于人体，可引起人猪带绦虫病和人猪囊尾蚴病。

1）成虫　成虫寄生于人体小肠内。人体内通常寄生 1 ～ 2 条虫体，但也有一次驱除 5 条，甚至 16 条猪带绦虫成虫的报道。

一般患者无显著症状，多以粪便中发现虫体节片而求医。少数患者有腹部不适、腹痛、食欲亢进、消化不良、腹泻、头痛、体重减轻等症状。偶有穿破肠壁引起腹膜炎或导致肠梗阻的病例，甚至出现慢性腹泻、营养不良、腹水、急性肠出血及阑尾炎。此外，曾有猪带绦虫成虫异位寄生于大腿皮下和甲状腺组织内的罕见病例报道。

2）囊尾蚴　猪囊尾蚴寄生人体所致囊尾蚴病，俗称囊虫病，其危害远较成虫寄生为重。人体囊尾蚴病依其寄生部位可分为以下 6 种。

（1）皮下及肌肉囊尾蚴病　囊尾蚴在皮下、黏膜下或肌肉组织内形成结节，数目可有 1 个至数千个，以躯干较多，其次为四肢和头颈部。局部可触及约黄豆大、似软骨样硬度、略有弹性、与周围组织无粘连、无触痛和压痛的圆形或椭圆形结节。常分批出现，并可逐渐自行消失。感染轻时，可无症状或局部有轻微的麻、痛感。寄生数量多时，可自觉肌肉酸痛无力、发胀、麻木，严重感染者可引发重症多发性囊虫性肥大型肌炎，即假性肌肥大。早期肌肉疼痛、发热、嗜酸性粒细胞显著增多，血沉加快。而后，肢体进行性增粗肥大。患者外表肌肉似极发达，呈"超体力"型，但四肢无力，甚至行走困难。根据国内 100 余篇文献报道的 10 328 例囊虫病病例资料分析，皮肌型囊虫病为 2 715 例，占 26.29%，其中有 41 例为假性肌肥大型囊虫病，占皮肤型囊虫病的 1.51%。

（2）脑囊尾蚴病　脑囊虫病发病率颇高，在上述囊虫病的调查中为 6 746 例（含单纯脑型囊虫病和脑型合并皮肤型囊虫病），占 65.32%，临床症状复杂多样。发病时间以感染后 1 个月至 1 年最为多见，长者可达 30 年。通常病程缓慢，为 3 ～ 6 年，甚至更长。癫痫发作、颅内压增高和精神症状是脑囊尾蚴病的三大主要症状，以癫痫发作和头痛较为多见。还可出现头晕、呕吐、神志不清、视物模糊、颅内压增高等症状，也可出现神经疾患，以及偏瘫、失语、眼底病变、精神症状等。

依据主要临床特征，脑囊尾蚴病可分为以下 7 型。

癫痫型：最为常见，以癫痫发作为其突发症状，囊尾蚴多寄生在大脑皮质运动区，发作前可有一过性记忆力丧失，而后癫痫发作。发作形式可分为大发作、小发作、精神运动性发作和局限性发作。一个患者可有两种以上发作形式，并可互相转化。多样性、易转换、刺激症状较麻痹症状明显为本病的特征。据许隆祺等调查的 6 746 例脑囊虫病中，癫痫型最多，为 2 907 例，占 53.18%。

高颅压型：多数患者具有起病急、进行性加重的剧烈头痛、呕吐、视力障碍、眼底视乳头水肿、脑脊液压力增高等突出症状。如囊尾蚴寄生在三、四脑室，患者还表现强迫头位，布鲁氏征阳性，脑室造影可显示有囊尾蚴寄生；另一部分患者脑室造影可发现颅底蛛网膜粘连，造成脑积水。

脑炎脑膜炎型：患者以急性或亚急性起病，表现为头痛、呕吐、颈项强直、脑膜刺激征阳性，长期持续或反复发作，脑脊液有炎性改变。

精神障碍型：以早期出现进行性加重的精神错乱、幻听、幻视、语言障碍等突出症状为特征，严重者可产生痴呆。

神经衰弱型：患者表现为轻微头昏、头晕、失眠、多梦、记忆力减退等症状，客观检查（如 CT、MRI）脑部有囊尾蚴寄生，血液或脑脊液免疫学检查呈阳性。

混合型：①癫痫合并高颅压型。患者既有癫痫发作，又合并有颅内压增高的症状。②癫痫合并高颅压及精神障碍型。患者癫痫发作、高颅压及精神障碍三种症状均有之。

亚临床型：又称隐性脑囊尾蚴病，即患者脑内有囊尾蚴寄生，但无任何临床症状和体征，可通过 CT、MRI 检查及辅助免疫学检查而确诊。

据报道，脑囊虫病与流行性乙型脑炎之间存在密切关系。在后者的尸检中，脑囊虫病的发现率可为 30.8% ～ 33%，而在一般尸检中，其仅为 0.014% ～ 0.46%。学者们认为囊尾蚴的寄生，破坏了大脑的完整性，降低了机体的防御能力，加重了脑炎病变软化灶的形成。因此，脑囊虫病不仅容易诱发脑炎，也可加重脑炎病变程度，甚至导致死亡。

（3）脊髓型囊虫病　临床上较少见，囊尾蚴在椎管内压迫脊髓引起类似前角灰白质炎或侧索硬化的症状，如感觉障碍、大小便潴留、瘫痪等。

（4）眼囊尾蚴病　囊尾蚴可寄生于眼的任何部位，大多数为单眼的眼球深部、玻璃体及视网膜下。根据国内 10 328 例囊虫病病例资料分析，本组 747 例（包括单纯眼型囊虫病和眼型合并脑型、皮肤型囊虫病），占 7.23%。在有单、双眼寄生记录的 621 例中，除 16 例为双眼有囊尾蚴寄生，12 例 13 只眼同时有 2 个囊尾蚴寄生以外，其余均为 1 个囊尾蚴寄生。分析 483 例寄生部位记录齐全的患者，患眼数为 498 只，囊尾蚴数为 514 个，其中寄生在玻璃体内的 256 个（49.80%），视网膜下 212 个（41.35%），其他部位 46 个（8.95%），包括结膜下 13 个，视网膜前 4 个，前房 6 个，视乳头 2 个，黄斑、泪囊和巩膜各 1 个，眼眶 5 个，眼睑 4 个，眼外肌 9 个。囊尾蚴主要寄生在玻璃体与视网膜下，可能与短后睫状动脉是囊尾蚴易于侵入的途径，而且脉络膜中有许多血流量大、流速缓慢的毛细血管网，视网膜内也有丰富的终末血管有关。囊尾蚴可以随血流入脉络膜，在视网膜下发育，而后穿透视网膜落入玻璃体内，如囊尾蚴的幼体由眼动脉直接进入视网膜动脉，则能更早地进入玻璃体。

起病的时间长短不一，最短的仅为 1 周，长的可达 22 个月，多为 3～6 个月，平均 5±0.2 月。症状轻者表现为视力障碍，常可见虫体的蠕动，重者可失明。眼内囊尾蚴的寿命为 1～2 年。当眼内囊尾蚴活着时，患者一般尚能忍受。虫体死亡后，则产生强烈刺激，引起视网膜炎、脉络膜炎或脓性全眼球炎，甚至产生视网膜剥离，或并发白内障、青光眼，最终导致眼球萎缩而失明。其所引起的病理改变主要是炎症变化，而后则为退行性变。早期炎症仅限于囊尾蚴周围，为不大的浸润灶，以后则扩延至其他组织，可有不同程度的表现，最后成为细菌性眼内炎。在视网膜与血管束的前部炎症反应最为严重，导致脉络膜萎缩，视网膜剥离，棒状与锥状细胞完全消失或退变，同时苗勒氏纤维增生，尤以在囊尾蚴周围为多，造成视网膜完全剥离。早期视网膜下的囊尾蚴常静伏不动，呈局限性灰白色、边缘有色素的隆起。越近黄斑，眼功能损害越严重，通常伴有眼花、发昏、看物时形态不正，有时感到压迫与头痛，视力减弱以致失明，并可伴有青光眼。

在玻璃体的囊尾蚴同样可引起炎症，导致其浑浊，甚至钙化。检查时囊尾蚴呈大小不等的圆形或椭圆形蓝灰色的囊胞，边缘有虹晕色的光环，常见囊尾蚴的蠕动和头节的伸缩，有的患者眼前有影动感。囊尾蚴可随患者头位的改变而移位，视力也随囊胞的移动而突然改变。囊尾蚴寄生在结膜下时，可见结膜下囊性隆起肿物，大小不等、质韧、活动度差，对眼的功能无明显影响，但可有压痛，附近的结膜及眼睑也有炎症现象。囊尾蚴寄生在前房时，多附着于虹膜，引起虹膜炎；偶有寄生于晶状体前则引起晶状体浑浊，导致前房蓄脓，角膜浑浊。如病变累及眼球深部，可导致眼球萎缩。

（5）口腔囊虫病 囊尾蚴可寄生于口腔的舌部、颊黏膜和唇黏膜等处。尤其是舌部，由于血管丰富、淋巴管丛生，囊尾蚴寄生数量较多时可引起舌体肥大，造成运动受限。据 10 328 例囊虫病病例的分析，本组病例有 61 例，占 0.59%。

（6）心脏囊虫病 心脏囊虫病患者可出现胸闷、心慌、心尖部或肺动脉瓣区可有Ⅱ～Ⅲ级收缩期杂音。如果囊虫寄生在关键部位，对心功能可产生影响，如传导阻滞和心律失常。在上述病例分析中，本组病例 45 例（均合并脑型囊虫病），占 0.43%。

2.动物猪带绦虫病 猪囊尾蚴病俗称猪痘病，是一种慢性寄生虫病。猪患囊尾蚴病后，一般症状不明显，当受高度侵袭并时间较长时，可出现营养不良、生长受阻、贫血、消瘦、水肿及衰弱等症状。较典型的是前胸、后躯及四肢肥大，中间细，这是由于肌肉炎性水肿呈现的假性肌肥大，体形常变为特殊的"狮体状"或"哑铃状"。由于虫体的刺激，病猪表现不愿行动、喜卧，行走时步态不自然，摇摆呈醉酒状。如侵害肺部和喉部，则出现叫声嘶哑低沉、吞咽困难、呼吸困难，有时听得"喘鸣音"，或有呼吸短促、憋气等症状。若寄生于眼部，可出现频繁眨眼和流泪、结膜下结节，亦可出现眼球变位，造成视力障碍或失明。若寄生于舌面、舌下或舌根部，有黑色的乳刺或黑色水疱、烂斑，皮肤薄嫩者在尾根部肌肉可触及囊虫样突起。若寄生猪脑，引起神经症状，可出现癫痫、昏迷、抽风、转圈和急性脑炎，甚至突然死亡。

（二）临床治疗

1. **猪带绦虫病的治疗**　由于猪带绦虫成虫寄生在人肠道，常可导致囊虫病，所以必须及早彻底为患者驱虫治疗。常用的驱虫药物均在肠道与虫体接触，破坏或麻痹虫体。因此，在驱虫前一天晚上，进清淡的流食，驱虫的当天早晨禁食，可促进虫体对药物的吸收。此外，加服泻药，并在服泻药后，多喝水，以加速虫体的排出。驱虫后，应留 24 h 粪便，仔细检查有无头节，如未得头节，要继续随访，3～4个月后复查，若未再发现孕节或虫卵，可视为治愈，反之则须进行复治。

常用治疗绦虫病的药物有：中草药，如槟榔和南瓜子合剂、仙鹤草根芽等；西药，如氯硝柳胺、吡喹酮、甲苯咪唑及阿苯达唑等。

1）槟榔和南瓜子合剂　用于牛带绦虫病的治疗，其效果好，副作用小，其分别作用于虫体前部和后部，在硫酸镁的协同下，可驱除完整的绦虫虫体。近年来，也有应用以槟榔为主，配有生大黄、芒硝和甘草的槟榔承气汤治疗猪带绦虫病的报道，在治疗的 548 例猪带绦虫病病例中，治愈 521 例，治愈率为 95.1%。

2）仙鹤草根芽　其有效成分为仙鹤草酚，可使虫体吸盘迅速丧失吸附能力，虫体急剧挛缩呈麻痹状态而死亡。经临床观察治愈率为 94.5%。其疗效及不良反应等方面优于灭绦灵，但缺点是粉剂用量较大（成人 30 g 空腹顿服）。也有报道，以此药为主要成分制成的杀绦灵（鹤草牙浸膏）驱虫效果较好，驱出的虫体完整、无副反应，易为患者接受，而且药源广、价廉、便于推广；缺点是有效期短，仅一年，过期则药效大减。另据报道，应用仙鹤草根芽与适量的导泻中药制成的驱绦胶囊治疗猪带绦虫病效果甚佳，方法为：成人 3.2 g（8 粒），一次顿服，服后需大量饮水；儿童用量酌减，服药前后禁食油腻食物与酒类。此药用量小、服法简单、排出的虫体完整、副作用小、驱虫率可达 100%，88% 的患者在服药后 1～4 h 排出虫体，最晚于服药后 7 h 排虫。

3）氯硝柳胺　又名灭绦灵，不溶于水，口服不易被吸收。对猪、牛带绦虫均有效。可通过抑制虫体内线粒体的氧化磷酸化反应杀死头节与近端虫体，死亡的虫体脱离肠壁而排出。缺点是排出的虫体头节不易辨认。驱治猪带绦虫时，在服药后 2 h 加服硫酸镁导泻以防止孕节在肠腔破裂释放虫卵引起自身感染囊虫病。方法：早晨空腹服 1.0 g 灭绦灵，隔 30 h 再服 1.0 g，服时先将药片充分磨碎后加少量温开水送服，其目的使药物在十二指肠内及小肠上端短时间内达到最高浓度。

4）吡喹酮　该药是异喹啉吡嗪衍生物，对人及动物的近 30 种绦虫有效，具有疗效高、毒性低、疗程短、代谢快、无蓄积等优点，口服后在胃肠道内吸收迅速，2 h 后血中浓度达高峰，在肝内代谢，24 h 后经肾脏排出。杀虫原理是增加虫体浆膜钙离子的通透性，导致细胞内钙离子浓度发生剧烈变化，使虫体肌肉极度挛缩及表皮发生变性，刺激绦虫从消化道内排出。其主要作用于绦虫体极敏感的颈部，该部分是绦虫的生命中枢，对成熟节片与妊娠节片的作用不明显，无致突变、致癌及致畸胎作用，对人体无长期毒性，服药后不良反应轻微，仅感腹部不适，短暂头痛等。但服用此药后虫体节片多被破坏，粪便中含有大量虫卵，如伴有恶心、呕吐，易引起自体内感染。

5）甲苯咪唑　该药是一种广谱抗蠕虫药，口服后吸收极少，大部分以原药形式随粪便排出。其通过抑制虫体对葡萄糖摄入，导致糖原丢失，减少虫体内的腺嘌呤核苷三磷酸（ATP）合成起作用。100 mg/ 次或 300 mg/ 次，每天两次，连用 3 d 治疗带绦虫病效果很好。服用本品驱出的虫体完整，在驱治猪带绦虫时无自身感染囊虫病之虞。本品副反应轻，易耐受，但对孕鼠有致畸胎和胚胎毒性作用，故妊娠期和小于 2 岁者不宜使用，对本品过敏者忌用。

6）阿苯达唑　又叫丙硫咪唑。此药口服吸收良好，服后 16 h 血浓度达高峰，96 h 后检测不出。在肝内代谢，经肾、胆汁排出，无蓄积性。通过抑制虫体对葡萄糖的吸收使虫体无法生存起作用。成人用量为 400 mg/ 次, 每日 3 次, 连服 3 d, 治疗猪、牛带绦虫病的治愈率分别为 95% 和 92%。少数患者服药后有轻度腹痛、头晕等, 无需处理。动物实验证明有胚胎毒性、致畸作用, 故孕妇慎用, 无致突变及致癌作用。

2. 人体囊尾蚴病的治疗　由于人体囊虫病的危害远较人体绦虫病严重, 多年来国内外一直在不断探索对该病的治疗。目前, 对人体囊虫病的首选药物是吡喹酮和阿苯达唑。但在国内, 人们用中西医结合治疗囊虫病, 特别是对一些脑囊虫病取得了较好的疗效, 积累了一定的经验。

1) 中西医结合治疗囊虫病　在 20 世纪 80 年代之前, 国内应用中药治疗囊虫病的报道较多。根据中医理论, 采用软坚散结、活血化瘀及消积杀虫的原则等, 组成众多方剂, 取得了一定疗效。如北京某医院的囊虫丸、内蒙古某医院的千金丸等对控制、减轻症状, 消退皮下囊包均有一定疗效。山东省某研究所自 1971 年以来应用中药干芜散治疗囊虫病千余例, 总有效率达到 90.83%, 治愈和基本治愈率为 74.04%。该药无毒副作用、应用安全, 特别是对不适合化疗的患者, 选择中药干芜散治疗安全有效, 如与化疗药合用可提高疗效。在 1991 年全国寄生虫病防治工作会议上, 干芜散被卫生部 (现卫健委) 认可为有效的抗囊尾蚴药方剂之一。艾万方 (2000) 应用自行研制的内含天麻、全蝎、僵蚕、半夏等多种中草药, 具有平肝熄风、活血通络、开郁消痰之功效的中成药七色丸与西药吡喹酮、苯妥英钠配合使用对 26 例脑囊虫病患者进行治疗, 经 3 个疗程的治疗, 24 例伴有癫痫发作者癫痫停止发作, 4 例伴有皮下肌肉结节者 6 个月内结节全部消失, 全部患者随访 1 年以上未复发。结果表明中西医结合、多药联用, 则标本兼治, 更兼通窍醒脑之功效, 协同互补, 用药后见效快, 治愈率高, 无复发, 是根治脑囊虫病的一种新方法。

陈治水等 (2004) 观察消痰杀虫、熄风活血中药 (灭囊灵, 含矾石、全蝎、水蛭等, 每粒含生药 0.3 g) 治疗癫痫型脑囊虫病的临床疗效。他们将 400 例诊断为癫痫型脑囊虫病的患者随机分为中药灭囊灵治疗组、阿苯达唑治疗组和中西医两者结合治疗组。结果: 中药组治愈率为 72.3%, 阿苯达唑组治愈率为 50.5%, 中西医结合组治愈率为 87.1% ($P < 0.01$), 三组副作用发生率以中药组最低。研究的结果证实消痰杀虫、熄风活血法是治疗癫痫型脑囊虫病的理想治疗法则, 中药治疗脑囊虫病的机理与直接杀伤猪囊尾蚴、降低颅内压和抗癫痫等作用有关。

2) 治疗囊虫病常用药物

(1) 吡喹酮　吡喹酮是一种广谱抗蠕虫药, 1980 年开始用于治疗人体囊虫病取得较好效果, 口服后经胃肠道吸收很快, 口服 1.5 ~ 2 h 后达到血浆浓度高峰。血中游离的或未经代谢的吡喹酮可自由通过血脑屏障, 脑脊液中浓度为血浓度的 1/7 ~ 1/5 即可达到有效杀虫浓度。吡喹酮具高度脂溶性, 能很快分布于人体组织, 80% ~ 85% 的药物与血浆蛋白结合。用药后 24 h 内 90% 的药物经肾脏排泄。

推荐的剂量为 50 mg/(kg·d), 分 3 次口服, 连服 2 周, 可杀死 60% ~ 70% 的脑实质脑囊虫, 必要时 1 个月后重复 1 个疗程。在半衰期内, 吡喹酮能较快地渗透到脑脊液, 而进入虫体的速度较慢。在体外约 1 mg/L 浓度的吡喹酮即可破坏绦虫, 但由于体液和囊尾蚴间的屏障作用使脑脊液或脑实质中药物浓度要增大 7 ~ 10 倍才能有效杀死囊虫。有研究表明, 将吡喹酮与甲氰咪呱或高碳水食物合用, 能增加吡喹酮的血浆浓度, 明显提高杀虫效果。但抗癫痫药物, 特别是卡马西平和苯妥英钠等, 则明显降低吡喹酮的血浆浓度。地塞米松也能明显降低吡喹酮的血药浓度。目前, 对吡喹酮治疗蛛网膜下腔型和脑室型脑囊虫病的报道甚少。

大多数人对吡喹酮有很好的耐受性。少部分人服药后出现头晕、乏力、出汗、头痛、失眠、肌肉颤动、多梦、眼球震颤、肢端麻木和轻度腹泻等不良反应。有些脑囊虫患者在治疗开始后的 1 ~ 2 d, 会出现颅内压增高，并伴有头痛、恶心、呕吐，可持续 2 ～ 3 d，其原因与囊尾蚴被破坏后释放的抗原引起炎症反应和病灶周围水肿有关。与阿苯达唑相比，吡喹酮不良反应的发生率较高且严重。因此，服药时间以饭后 0.5 h 或两餐间为优，以减少消化道反应。激素能有效控制脑囊虫患者的并发症，其他不良反应均较轻微短暂。孕妇和哺乳期妇女不推荐使用此药。

（2）阿苯达唑　阿苯达唑也是一种广谱抗蠕虫药，对治疗肠道线虫、绦虫及吸虫均有效。1987 年发现它能有效治疗神经系统囊虫病，疗效确切，显效率在 85% 以上，不良反应轻，为目前治疗囊虫病的首选药物之一。它的作用机制可能与抑制虫体肠壁对糖原的吸收和抑制抗丁烯二酸盐还原酶有关。阿苯达唑在体内首先经肝脏代谢为氧硫基（ALBSO）和磺基两部分，前者是阿苯达唑起作用的成分。由于它的低脂溶性，个体间药物浓度差异很大。口服 15 mg/kg 的阿苯达唑后，其 ALBSO 浓度的高峰值在 0.45 ～ 2.9 mg/L，半衰期为 6 ～ 15 h。脑脊液中的浓度与血浆浓度之比为 1 : 2。ALBSO 较吡喹酮能更好地透过蛛网膜下腔，这一特性使阿苯达唑有较好的治疗效果。

脂肪食物能促进阿苯达唑的吸收。肠内中性脂肪的存在促进胆汁的分泌，通过胆酸的作用增进药物的吸收。阿苯达唑可与地塞米松联合应用，因减少 ALBSO 的排泄，7 d 后血浆 ALBSO 浓度将增加 50%。激素在阿苯达唑治疗囊尾蚴病和由此引起的炎症反应中起到积极作用。

目前尚无统一的阿苯达唑用药方案。治疗脑囊虫病的方法是每天 15 ～ 20 mg/kg，3 次 /d，10 d 一疗程，一般 3 个疗程，每一疗程间隔 15 d 左右。有学者对每天剂量分别为 14 mg/kg 和 20 mg/kg 的 10 天疗法进行了比较，认为剂量为 20 mg 组的疗效要高于 14 mg 组，而且未见因药量增加致药物反应增大的现象；每天用 15 mg/kg 治疗脑实质型患者 8 d 后，80% ～ 85% 的囊包消失，阿苯达唑对眼部及脑室囊尾蚴均有效，尤其对蛛网膜下腔的大囊型囊尾蚴和脊髓囊尾蚴有明显疗效。王江桥等（2003）对阿苯达唑治疗脑囊虫病进行系统的观察，疗效分析显示阿苯达唑对癫痫型治疗效果最好，脑膜炎型及神经衰弱型效果较好，精神障碍疗效较差，颅内高压型疗效最差；对皮下肌肉囊虫病，在服药后 4 d 皮下结节开始消失，一般 2 ～ 3 个疗程后可完全消失。

患者对阿苯达唑具有较好的耐受性。不良反应主要有头晕、头痛、恶心、呕吐、低热、视力障碍、癫痫等。该药对心脏无明显损害，仅少数患者出现期前收缩、窦性心动过缓，停药后则消失。部分患者出现肝功能损害，但停药后短时间内均可恢复正常，对骨髓、肾脏均未见损害。个别患者反应较重：原有癫痫发作更甚，脑水肿加重，可发生脑疝、脑梗塞、过敏性休克，也有口服阿苯达唑致死的报道。

（3）吡喹酮和阿苯达唑联合应用　由于吡喹酮的杀虫机制是增加易感蠕虫的胞浆膜对钙离子的通透性，引起细胞内钙离子减少，使虫体挛缩、麻痹，导致死亡，而阿苯达唑的杀虫机制则是其代谢产物亚砜能抑制囊尾蚴对葡萄糖的摄取，导致虫体糖原耗竭，并抑制延胡索酸还原酶系统，阻碍 ATP 的生成，致使虫体丧失能量供应而不能生存发育。两药合用可通过不同的机制起作用，加速虫体的死亡过程。黄明皓等（2001）对 478 例经 CT 诊断为急性脑囊虫病（320 例）和慢性期脑囊虫病（158 例）的住院患者均给予吡喹酮、阿苯达唑治疗。方法为：先服阿苯达唑 20 mg（kg·d）分 2 次服，共服 10 d，间隔 5 ～ 7 d 后再给吡喹酮 20 mg/（kg·d）分 2 次服，共服 6 d，以上为一个疗程，间隔 3 月左右再行第 2 个疗程，方法同前，共治疗 3 个疗程。结果发现 320 例急性期组中的 89 例脑炎型、33 例多发小囊型和 17 例大单囊型的患者均全部治愈，而 181 例多发结节型和环状强化型患者中治愈 93 例、好转 78 例，无效 10 例，总的治愈率为 72.5%、有效率为 96.88%，但慢性期组无 1 例治愈，总有效率仅为 43.04%。郭冬梅等（2003）比较了吡喹酮、阿苯达唑单独用药和两药合用治疗脑实质型脑囊虫病的临床疗效，发现联合用药组在缓解头痛、控制癫痫方面明显优于单独用药组（$P < 0.05$），在头颅 MRI 病灶改善方面有非常显著的差异（$P < 0.01$），认为对于脑实质型脑囊虫病不伴颅内压升高者，吡喹酮与阿

苯达唑合用疗效明显提高。

3) 脑囊虫病的抗炎治疗　宿主的免疫反应是脑囊虫病并发症发生的主要原因，一些患者由于形成免疫耐受，囊尾蚴在脑实质内长期生存仅引起轻微的症状；而另一些患者免疫反应强烈，可引起病灶周围水肿、纤维化、血管炎。因此，脑囊虫病的预后及神经系统损害的程度与宿主免疫反应密切相关，而不是由囊尾蚴直接损害所致。可依据影像学、血清学和脑脊液检查结果分析决定抗炎治疗。

抗炎治疗的关键是皮质类固醇药，其适用于囊尾蚴性脑炎和抗囊尾蚴治疗中因虫体死亡所引起的炎性反应。这些反应通常见于儿童和年轻女性。此时首先要控制脑水肿，可大剂量短疗程静脉点滴地塞米松或甲基泼尼松龙，有些患者也可加免疫抑制剂或硫唑嘌呤。在脑炎和颅内压增高得以缓解后，才可进行抗囊尾蚴治疗。在应用吡喹酮治疗 2 ~ 3 d 后，若出现继发反应，可用地塞米松 2 ~ 3 d，通常足以控制这些反应。由于地塞米松能增加阿苯达唑的血浆浓度，故在治疗前 4 d 每天给予地塞米松 10 ~ 20 mg，4 d 后停用或与阿苯达唑同时服用强地松 5 mg，3 次 /d，连服。若在治疗中出现颅内压增高，可快速静滴 125 ~ 250 mL 的 20% 甘露醇脱水，1 ~ 2 次 / d，直至症状消失为止。

如果因脑内囊虫结节过多，引起囊脑水肿，室间孔、中脑导水管、脑底池等脑脊液循环阻塞，可根据颅内压增高程度行一侧或双侧颞肌下减压手术，待颅内压正常后再进行抗囊尾蚴治疗。

治疗 1 ~ 2 个月后，应做影像学复查，若囊虫仍无变化，应更换抗囊尾蚴药物。

4) 外科治疗方法

（1）眼囊虫病　猪囊尾蚴大多寄生在眼球深部、玻璃体及视网膜下，少数位于前房和眶内。由于眼囊尾蚴病的治疗与其他部位囊虫病治疗不同，药物虽可杀死虫体，但可引起强烈的炎症反应，故眼囊虫病首选手术治疗。

手术方法：位于巩膜赤道部以前的视网膜下的囊尾蚴多采用经巩膜切口，分离脉络膜后囊尾蚴自然逸出；后极部囊尾蚴采用玻璃体切割联合视网膜切开术取出；对视乳头与黄斑之间的囊尾蚴可采用激光治疗；玻璃体内的囊尾蚴采取经睫状体平坦部巩膜切口，用无齿镊夹出，或钝针头吸出法，或行玻璃体切割术；前房内的囊尾蚴可经缩瞳在距囊尾蚴最近处切开下方角巩膜缘，用晶体套圈托出囊尾蚴；眶内的囊尾蚴可行眶内肿物摘取术，取出囊尾蚴。

对合并眼球内囊虫（玻璃体、视网膜、视盘旁）的脑囊虫病患者，应先手术摘除眼囊尾蚴后，再杀虫护眼治疗，尽量保持视力；对合并眼外肌、眶内和结膜下囊虫者，可在药物杀虫的同时手术摘除囊尾蚴；对视神经受压或高颅压引起的视力下降者，应以先杀虫，同时降低颅内压，给予神经营养剂，改善脑循环，给予糖皮质类固醇药物减轻脑水肿、视神经炎症和水肿。

（2）脑囊虫病　脑囊虫病的外科治疗应掌握恰当的手术适应证，才能取得良好的疗效。

外科治疗的适应证应为：①脑内单发或有限多发囊虫，且引起癫痫或相应的局灶性神经损害症状者。②脑电图检查癫痫波出现部位与病灶所在部位相符合。③对于囊虫已钙化且无明确临床症状者，可定期随访观察，如患者精神负担过重或出现头痛、失眠、注意力不集中等非特异性症状，也可考虑手术治疗。

外科治疗采用的方法有：①颞肌下减压术，可施行一侧或两侧颞肌下减压术。②开颅囊虫摘除术。③脑室 – 腹腔分流术。④神经内镜囊虫摘除术。

由于脑实质内囊虫病灶较小，传统开颅手术很难客观准确地找到病灶，往往会造成脑功能区皮质及脑血管损伤，导致术后功能障碍甚至危及生命。因此，脑立体定向技术对颅内病灶准确定位（误差仅0.3 mm）后，可以明显缩小开颅范围，减轻脑组织损伤。在手术显微镜下脑皮质切口仅 0.5 ~ 1.0 cm，即可分离切除病灶，且可避开功能区血管，术后避免出现新的神经损害症状，充分体现了现代神经外科中微侵袭技术的优越性。神经导航手术系统是无框架立体定向技术、自动控制技术和虚拟现实技术发展融合而形成的新手术工具,其原理与全球卫星追踪定位系统(GPS)相同,利用CT、MRI扫描数据创建三维容积图像,优化手术通路,术者可在术中随时了解脑及病灶的解剖结构,使手术更加安全可靠。

3. 动物囊尾蚴病的治疗　对临床上确诊的囊虫病猪,用阿苯达唑进行治疗,按 90 mg/ kg 的总剂量,间隔 48 h,分 3 次口服。间隔 1 个月进行第 2 次投药治疗。对健康猪进行预防性驱虫,即在猪 30 kg 左右时用同种药物同样剂量与方法进行第 1 次投药,60 kg 左右时进行第 2 次投药。实践证明,以上两种方法均能起到较好的预防和治疗作用。

五、实验室诊断

(一)猪带绦虫病的诊断

询问是否有生食或半生食"米猪肉"史。由于猪带绦虫的孕节蠕动能力较弱,主动从肛门逸出的机会少,对可疑的患者应连续数天进行粪检,甚至可试用驱虫来确定虫种。将检获的孕节或头节夹在两张载玻片之间轻压后,观察孕节内的子宫分支及头节上的顶突和小钩即可确诊。

粪便检查可查到虫卵,但检出率不高,采用集卵方法,如饱和盐水漂浮法、肛门拭子法,或连续数天粪检的方法可提高虫卵检出率,但依据虫卵形态无法准确区分绦虫的虫种。因此,应用免疫学方法检测粪抗原或血清中的特异性抗体是一种更敏感的方法。Allan 等用猪带绦虫成虫抗原免疫兔血清 ELISA 检测宿主粪便中的特异性抗原,其敏感性为 100%,并且具有很高的特异性,与蛔虫、微小膜壳绦虫、钩虫和鞭虫无交叉反应,检测 5% 甲醛保存 6 个月的感染宿主的粪便,也不影响效果。此外,Wilkins 和 Allan 等应用体外培养所获得的成虫排泄和分泌抗原进行免疫印迹试验,检测隐性感染者血清中的特异性抗成虫抗体,其特异性为 100%,敏感性为 95%。

应用 DNA 斑点杂交技术检测虫卵的核酸进行虫种鉴别更优于免疫学方法。Chapmanr 等报道用同位素标记的特异性 DNA 探针能检测到粪便中的单个虫卵。而用非放射性标记的 DNA 探针,需有 50%～100% 虫卵才能检出。此方法与牛带绦虫、水泡带绦虫、豆状带绦虫、巨颈绦虫和细粒棘球绦虫等无交叉反应,在实验室检测取得良好的结果,但现实的应用价值有待于评价,主要是放射性检测方法不适宜大量临床应用。应用聚合酶链反应(PCR)技术鉴别诊断猪带绦虫,增加了诊断的灵敏性。PCR 能检测到 10 万个细胞中仅 1 个靶 DNA 分子的样品。González 等采用多重 PCR 技术扩增特异性的 DNA 片段,鉴别猪带绦虫、牛带绦虫和细粒棘球绦虫,其敏感性达到 10 pg。

(二)囊尾蚴病的诊断

囊尾蚴病的诊断一般较为困难。与成虫的诊断相似,询问患者是否来自绦、囊虫流行区,有无排出绦虫节片及生食或半生食"米猪肉"史对发现囊尾蚴患者有一定价值。

1. 病原学诊断

1)皮下肌肉囊虫病　在皮下可触摸到约黄豆大,硬度似软骨,与皮下组织无粘连、无压痛的结节。可作皮下结节活组织检查。肌肉内的囊尾蚴,活时肉眼观察呈椭圆形囊状,囊肿直径小的为 5～8 mm,大的为 1.2～1.9 cm,表面光滑,囊壁单薄透明,灰白色,囊内有半透明液体,一端可见灰白色乳头状突起附于囊壁。死后的肉芽肿性肿块,肿块直径为 2～5 cm,表面粗糙。在切面的病变中心部可见囊状、裂隙状或不规则的囊腔,囊内液浑浊,内壁参差不齐。镜下可见囊壁分两层,内层为玻璃样变性组织,外层为细胞浸润,两层间分界明显。在急性期浸润细胞以中性粒细胞和嗜酸性粒细胞为主,慢性期则以淋巴细胞和浆细胞为主。在表皮层内有石灰小体,有时可见到吸盘与小钩。近年来,有报道在口腔下唇黏膜、颊黏膜、腭部、软腭悬雍垂、扁桃体及乳房发现肿物,有的被诊断为肿瘤或癌,手术后发现肿物包膜完整、表面光滑、活动性良好,经病理学诊断为囊尾蚴病。

2)眼囊虫病 患者多表现为视力下降,伴有眼痛、视物变形、眼前黑影等。眼底检查可见灰蓝色或灰白色圆形囊泡,周围有金黄色反射圈,视网膜血管位于其上,有时可见虫体自发间歇性蠕动。如在外眼处可作手术切除,进行病理学诊断。

3)脑囊虫病 所见病变均位于脑实质内,皮质浅层多见,单发结节,肿块直径 0.8 ~ 2.8 cm,手术可完整切除,进行病理学诊断。

2. 免疫学诊断

免疫学诊断包括抗体的检测与循环抗原的检测。免疫学诊断所检查的样品包括:囊虫病免疫学诊断中最常用的样品——血清;其次取脑脊液检测抗体或抗原,对可疑脑囊虫病患者也具有重要意义,所以在检测疑似患有脑囊虫病患者的血清同时也应进行脑脊液的检查。此外,也可从唾液中检测抗囊尾蚴抗体,尽管此方法的特异性和敏感性较血清和脑脊液样品低,但其取材方便,是一种很有潜力的检查方法。

1)抗体的检测 即用已知抗原检测患者体内的未知抗体。由于猪囊尾蚴抗原成分十分复杂,不同虫株甚至同一虫株的不同发育阶段,其抗原性均有差异,且与多种寄生虫,特别与包虫存在共同抗原。

抗体检查所用抗原:提高囊虫病免疫诊断特异性与敏感性的关键在于抗原的筛选与纯化。目前免疫学检查所用抗原有囊尾蚴全囊抗原、囊液抗原、头节抗原、囊壁抗原、头节囊壁混合抗原等粗提抗原;用超速离心法或经葡聚糖凝胶柱层析等法提纯的尿素溶性全囊抗原、囊液抗原、头节抗原、囊壁抗原、头节囊壁混合抗原,胶原蛋白抗原,融合蛋白抗原及异种抗原等。杨毅梅等(2004)应用猪囊尾蚴液、固相多种抗原对 279 份囊虫患者血清及 93 份其他寄生虫病患者血清的免疫诊断效果进行评价,结果证实尿素溶性全囊纯化抗原是较理想的囊虫病 ELISA 诊断抗原。Tsang 等首先用亲合层析柱纯化了全囊抗原,得到了分子质量为 13 ~ 50 kD 的一组糖蛋白(LLGP),并使用此抗原进行免疫印迹试验检测了 541 份血清和 37 份 CSF,其敏感性和特异性分别为 98% 和 100%。LLGP 高度敏感、特异,被西方国家广泛应用,但其纯化过程繁琐。Ito 等用等电聚焦电泳(IEF)和 SDS-PAGE 纯化全囊抗原和囊液抗原获分子质量为 10 ~ 26 kD 的一组糖蛋白,特异性很高(可达 100%),并且纯化过程较 LLGP 简单,重复性好。

免疫诊断所检的抗体有以下几种。

(1)特异性 IgG 抗体:囊虫病患者血清中多种抗体均可升高,其中以 IgG 增高最为显著。人感染囊尾蚴 10 d 后,即可测到抗体,48 d 后达高峰,并可持续 160 d 以上。目前临床检验多是检测 IgG 抗体,但其在治疗后一段时间内变化不显著,无法及时反映疾病的动态发展。

(2)特异性 IgG4 抗体:是 IgG 抗体的亚类。从感染发病到康复,IgG4 抗体会发生由升高到逐渐降低的质和量的变化。在治疗前 IgG4 与 IgG 的阳性检出率几乎相等,而经 4 个疗程后 IgG 虽略下降,但 IgG4 则下降非常显著,所以 IgG4 的检出率明显低于 IgG。此外,IgG4 与囊尾蚴感染程度密切相关,感染越重 IgG4 水平越高;随病情减轻,IgG4 逐渐降低。

(3)特异性 IgE 抗体:囊虫病患者 IgE 升高。IgE 在脑囊虫病的病因学中起一定作用,现常用的皮内试验即为检测 IgE 的方法。

2)循环抗原的检测 循环抗原是虫体的分泌物或其代谢产物,半衰期较短,所以循环抗原的检测可区分是否是现患,可了解体内囊尾蚴是否存活,用于疗效考核。用于检测循环抗原的抗体有多克隆抗体和单克隆抗体,后者优于前者。检测循环抗原的方法很多,如反向间接血凝试验、双抗体夹心

ELISA 试验等, 它们均为敏感、特异、稳定、可靠、简便易行的检测方法, 尤其适用于基层。由于抗原、抗体或抗原抗体复合物是以动态平衡的形式存在, 在循环抗原未过剩的情况下, 循环抗原与抗体形成免疫复合物, 造成抗原上的结合簇被占据, 限制了与检测时所加的抗体结合, 使循环抗原的检出率降低。将待检血清或脑脊液进行加热处理或经聚乙二醇浓缩、木瓜酶消化, 再做沸浴后可提高检出率。

3.常用的免疫诊断方法

1) 皮内试验(ID) 是较早应用的免疫学诊断方法, 敏感性较高, 但交叉反应较多, 而且在体内虫体被杀灭后的较长时间内仍呈阳性。但由于操作方便、敏感性较高, 尽管存在一定的假阳性和交叉反应, 仍可用于初筛和流行病学调查。

2) 间接荧光抗体试验(IFA) 是将荧光显色用于免疫反应。其优点是制备一种荧光标记抗体, 即可用于多种抗原 - 抗体系统的检查, 可测未知抗体或未知抗原。但抗原片不易保存、需荧光显微镜、有交叉的抗原成分并很难制备高特异性抗原等, 限制了此方法的广泛应用, 使这一方法逐渐被其他方法所取代。

3) 间接血凝试验(IHA) 操作简便、不需要特殊器材、灵敏度尚好、适于现场及基层使用, 是目前应用较为广泛的方法之一。但此方法重复性较差, 存在批次间和个体间差异、致敏红细胞不易保存等缺欠。用纯化抗原或融合抗原效果显著优于粗抗原。

4) 酶联免疫吸附试验(ELISA) 是当今应用广泛的方法。此方法可用已知抗原或抗体, 定性或定量地检测特异性抗体或抗原, 通过显色反应, 观察结果, 达到诊断目的; 由于其显色强度与被检抗体或抗原量呈正相关, 具有双重功能的酶结合物既可参与高特异的免疫反应, 又起生物催化放大作用, 使试验具有高度的敏感性和特异性。虽然本法的敏感性和特异性不是最好, 但操作比较容易、简便, 可进行大样本检测, 适合于临床检查和流行病学调查。

5) 单克隆抗体酶联免疫吸附试验(McAb-ELISA) 是利用 ELISA 方法简单、灵敏, 可批量测试, 而单克隆抗体(McAb)具有特异性强, 可批量生产, 易于标准化等优点, 使结果判定具有客观、高特异性, 并可了解患者体内囊虫存活情况。因此两者结合的 McAb-ELISA 易于标准化, 重复性好, 最低抗原检出量达 500 pg/mL, 效果满意, 是应用广泛的一种免疫学诊断方法。王昌源等用此法检测 272 例脑囊虫病患者脑脊液(CSF)中的循环抗原(CAg), 其中多个囊尾蚴活动者 111 例, 少量囊尾蚴者 49 例, 多发钙化者 29 例, 混合型 36 例, 脑室型 36 例, 未发现异常者 24 例, 检测阳性率分别为 87.39%、61.22%、86.21%、72.22%、91.30% 和 58.33%。CAg 的强弱与患者是否进行过治疗及病灶多少密切相关。秦玉瀚等(1998)及买正军等(2003)先后应用此方法对脑囊虫病患者血清和脑脊液中的 CAg 进行检测, 证实只有在虫体活动期方能检测到 CAg, 其出现得较早, 与活虫体共存, 而且释放量与感染度相一致。

6) 斑点酶联免疫吸附试验(Dot-ELISA) 又称斑点免疫酶结合试验(DIA), 是使用硝酸纤维素膜代替聚苯乙烯反应板作为固相载体进行 ELISA 检测, 以减少载体批间差异与抗原吸附性的影响。本法较常规 ELISA 操作简便, 不需特殊仪器, 肉眼即可判定结果, 而且硝酸纤维素膜可长期保存, 便于复查和对照, 更适合临床应用。

7) 生物素 - 亲和素系统酶联免疫吸附试验(ABC-ELISA) 是将高亲和力、高稳定性的生物素 - 亲和素放大系统引入 ELISA 反应的免疫诊断技术, 使其敏感性大为提高。有学者用此法和 Dot-ELISA 法同时检测 49 例患者的血清和 45 份健康献血员血清, 检出率分别为 95.92% 和 83.67%, 平均几何滴度(1 : 2 801.73)约为 Dot-ELISA(1 : 587.26)的 5 倍。

8）酶联免疫转印试验（EITB）　是将十二烷基硫酸钠－聚丙烯酰胺凝胶电泳（SDS-PAGE）的高分辨率和固相酶反应的高效性有机结合起来，使其敏感性和特异性大为提高，成为目前诊断囊虫病的较佳方法。吴静等用植物亲和层析纯化抗原，通过 EITB 检测 80 份未经治疗的脑囊虫患者血清样品中的 IgG 和 IgG4 含量，对照组为采自健康个体的 36 份血清，另外还检测了 27 份肝包虫和肝吸虫患者血清，总 IgG 和 IgG4 抗体水平分别为 96.3% 和 97.5%，0 和 0，7.5% 和 0。

9）胶体金免疫层析法（ICT）　ICT 是在免疫渗滤技术和 ELISA 的基础上建立起来的一种简易快速的免疫学诊断方法。其基本原理是以微孔滤膜为载体，使抗原和抗体在膜上结合，以胶体金标抗体为探针，用层析式间接法检测囊虫感染者的血清抗体。袁建华等在国内外率先应用 ICT 试剂盒检测 133 例患者血清，阳性率为 93.2%；检测 131 例正常人的血清，假阳性率为 0.8%；检测 20 份包虫病患者的血清，交叉反应率为 45%；检测 20 例其他蠕虫患者血清未出现交叉反应。该法敏感性、特异性、重复性均可与 ELISA 媲美，且较 ELISA 简单、快速，不需特殊仪器，凭肉眼即可判断结果，试剂盒可常温运输，适合于临床及现场使用。

10）聚合酶链反应（PCR）　是一种体外扩增特异性 DNA 的技术，有极高的敏感性和特异性。此方法简便、安全、检测周期短、成本低廉、特异性强、灵敏度高，能检出 3 pg 的同源 DNA。如配以 DIG 标记的 PCR 技术可排除非特异性扩增的可能，增加试验的可靠性和准确性，是囊虫病诊断及流行病学调查的有效检测手段，应用前景广阔。

4. 影像学诊断　影像学诊断技术，如 X 线、CT、MRI 检查，在脑囊虫病诊断中的作用已不再局限于辅助诊断，其中一些甚至可为某些部位脑囊虫病的确诊提供直接依据。

由于囊尾蚴在脑内的寄生部位和发育阶段不同，其形状、大小及周围反应也不尽相同。在脑实质内，囊尾蚴一般呈圆形或椭圆形，直径 3～35 mm，周围有轻度炎症、水肿及轻度胶质增生，多数在囊包内可见一高密度结节影——头节，而后虫体死亡、机化或钙化；在脑室内，以第四脑室发病为多，囊尾蚴浸在脑脊液中，虫体较大，直径可为 3～4 cm，可见部分或全部囊壁，1/3 的病灶内可见头节，其大小变化较大，常伴有室管膜炎、梗阻性脑积水和脑室扩大；在软脑膜上，囊尾蚴大小不一，散布于软脑膜和蛛网膜下腔，可形成葡萄样囊丛或巨囊，引起脑膜炎、血管炎及蛛网膜炎，形成脑梗塞及交通性脑积水。

根据囊尾蚴的寄生部位可将脑囊虫病分为脑实质型、脑室型、脑膜型及混合型 4 型；依据虫体状况及病理改变可将其分为活虫期、变性脑炎期、肉芽肿期及钙化期等 4 期。而影像的密度可分为低密度、等密度、高密度 3 种；影像的形状可分为点状、囊状、环状、结节状及不规则形等多种；虫体影像小的仅有粟粒大，大的可呈巨囊形。此外，在磁共振的 T_1 和 T_2 加权图像上又有高信号与低信号之分，这些特征对囊虫病的诊断均有重要帮助。

影像学不仅可用于脑囊虫病的诊断，而且也可用于其他部位囊虫病的诊断，如肝、肺及眼内囊虫病的诊断。韩悦等（2000）对眶内囊虫病的影像学诊断进行比较研究，结果显示囊虫在眶内形成肉芽肿。B 超可见肿块内有低回声液性暗区（囊泡）和点状强回声头节，并可见特异性的虫体蠕动；CT 显示点状高密度头节和低密度囊泡影，对头节的显示率 CT 较 B 超高；MRI 对头节的显示不清，仅可见囊泡，但对眶内囊虫病累及范围和程度的显示较 B 超和 CT 更为清楚。因此，他提出对眶内囊虫病的定性诊断 CT 和 B 超较 MRI 更具优势，而 MRI 在眶内病变的鉴别诊断中有其独特的作用。

5. 脑电图的改变　虽然脑囊虫患者脑电图（EEG）改变的程度与症状的严重性并不完全一致，但研究报道显示，脑电图的异常率占患者总数的 50% 以上，且脑电图改变的概率为轻度＞中度＞重度异常，多为弥漫性改变，没有特征性图像改变，与中枢神经系统的脑电图变化基本相似，而局限性异常多位于额区、颞区和中央区。虽然脑电图检查对脑囊虫患者的诊断无特征性，但 EEG 是反映脑功能较敏感的指标，可反映脑囊虫患者的脑组织功能变化，并且脑电图与病情的发展过程基本一致，在头颅 CT 还未出现改变，甚至尚未出现临床症状之前就可能有改变，随病情的好转，脑电图逐渐转为正常或基本正常；所以 EEG 对脑囊虫患者脑功能损害的早期诊断有较高的辅助价值，而且，对于靠近脑表面的病灶及治疗效果的判定，仍是非常重要的。

6. 超声波诊断　随着彩色多普勒超声技术的广泛应用，发现探头频率在 5MHz 以上，对于发生在浅部的囊虫病的诊断效果很好，具有快速、简便、无损伤、图像清晰等优点，可作为浅部囊虫病的诊断方法之一。

对皮肌型囊虫病，彩超检查发现皮肌型囊虫的特征是：肌层中有囊实性包块，以囊性为主，其内见一实性强回声，不伴声影，包块与周围肌肉分界不清，周边见晕环，对包块周边及实性部分的血流信号检测可推测虫体是否死亡。此外，超声能对发生于躯干、四肢的囊虫结节进行动态扫查，可作为诊断囊虫病的首选检查方法，但应与多发性囊肿、血管脂肪瘤、神经纤维瘤等相鉴别。

超声检查对无论是玻璃体内还是网膜下的眼囊尾蚴病诊断均有很好的特异性。因此，B 超的判定更有重要临床价值。其声像图特征性的表现为：①寄生于眶内及球周围组织内者，囊虫表现为圆形或椭圆形囊状回声（囊虫壁），其内为无回声区（囊液），无回声区内有一居中或偏心的强点状回声（囊虫头节），此特征与皮下囊尾蚴表现相同。②玻璃体内囊虫表现为囊壁单薄的囊状回声，在网膜前玻璃体内漂浮，囊内可见头节强回声光团。③视网膜下囊虫表现为在线状回声下（脱离的视网膜）呈圆形或椭圆形囊状回声。④玻璃体浑浊的患者，B 超表现为强弱不等的点状或团状回声，随眼球转动而漂移，形态多变，忽隐忽现。⑤玻璃体机化者，可见树枝状或团块状回声，其两端与球壁相连。

彩色多普勒和高频探头直接检查眼玻璃体内及眶后病变，图像清晰，操作简便易行。对罕见的含液性包块或混合性包块，特别是眼多发部位囊虫病，彩超能准确迅速地做出早期诊断，因此是较为理想的首选检查方法之一。

囊尾蚴可寄生在人的心脏，确诊较困难。应用二维超声心动图可解决心脏囊虫病诊断这一难题，其表现为心内膜下心肌中可见类圆形无回声区（囊壁），区内有强点状回声（头节）。若病程长或已经多疗程治疗者，可见局部回声增强或呈强点状回声，可能是虫体死亡后钙化所致。

7. 鉴别诊断　脑囊虫病易与脑部病毒性、细菌性及寄生虫感染，血管病，脑肿瘤，原发性癫痫，脱髓鞘疾病和许多精神性疾病等相混淆，应注意鉴别。此外，皮肌型囊虫病还应与多发性神经纤维瘤及脂肪瘤相鉴别，而眼囊虫病应与眼肿瘤及视网膜脱落等相鉴别。

六、防控控施

防治猪带绦虫病和囊虫病是关系到广大人民群众身体健康、保护劳动力、促进经济及保障养猪事业健康发展的大事。因此，应采取一系列的综合对策和措施，预防猪带绦虫病和囊虫病。

（1）建立健全组织机构，认真实施防控措施。各级部门应给予足够重视，切实把流行病学调查工作做好，作统一规划，一并防治。

（2）深入持久地开展健康教育，提高全民自我防护意识，把好"病从口入"关。①普及猪带绦虫病和囊虫病的预防知识教育。包括不养囊虫病猪，不买、不吃囊虫猪肉，不吃生或半生的猪肉，不吃未洗净的生蔬菜，切生肉、熟肉、菜的刀和砧板要分开。②改变不良的饮食习惯，养成良好的个人卫生行为等为内容的文明卫生习惯教育。③结合家庭卫生，管理人粪，推进圈养猪和科学化猪厂，改良厕所等为中心的环境卫生教育。④以预防保健知识为内容的健康教育等。

（3）认真贯彻落实"驱、检、管、治"的综合防治原则。多年来，全面贯彻"驱、检、管、治"的综合性防治原则是我国在防治猪带绦虫病、囊虫病方面十分有效和宝贵的经验。①"驱"是对已发现的绦虫病患者应尽早予以驱绦治疗，消除传染源。②"检"就是认真开展城乡肉和肉制品卫生检疫，确保食品安全。首先对家畜采取"定点屠宰、集中检疫，统一纳税，分散经营"的方式，以杜绝囊虫病猪肉流入市场。其次，要提高人群对猪带绦虫病和囊虫病的认识，了解其传播过程，使人人都拒食囊虫病猪肉，并对病肉进行无害化处理，即深埋或焚烧。③"管"就是管好环境卫生，切断人、猪间互相传播的途径。重点在于修建厕所，管理人粪，同时提倡生猪全年圈养，减少生猪的感染机会，这是改造农村环境的重要内容，也是预防寄生虫病和其他肠道传染病的关键措施。④"治"就是用药物治疗囊虫病患者和病猪，治疗囊虫病患者可减少患者的痛苦，治疗囊虫病病猪可减少传染源。

我国关于猪囊虫病疫苗的研究取得重大的进展，猪囊尾蚴细胞疫苗和猪囊虫病基因工程疫苗均已进行了区域试验，应用猪囊尾蚴细胞疫苗免疫仔猪 5 068 头，猪囊虫病基因工程疫苗免疫仔猪 20 681 头。结果显示，前者猪囊尾蚴的感染率为 0.18%，后者猪囊尾蚴的感染率为 0.21%。随着这些疫苗的广泛推广使用，为防治猪带绦虫病和囊虫病、保护人民群众生命财产安全起到重要的作用。

第十章

棘球蚴病

棘球绦虫是棘球蚴病（包虫病）的致病原。Kumuratilake 综合 1986—1992 年期间报道的棘球属绦虫，共有 16 个虫种，但其中大多数属于同种、亚种的虫株，唯有 4 个已被认定为独立虫种，即细粒棘球绦虫 [*Echinococcus granulosus* (Batsch, 1786)，Eg]、多房棘球绦虫 [*E. multilocularis* (Leuckart 1863)，Em]、少节棘球绦虫 [*E. oligarthrus* (Diesing, 1863)，Eo] 和伏氏棘球绦虫 [*E. vogeli* (Rausch 和 Berstein, 1972)，Ev]（图 3-10-1）。Eg 和 Em 幼虫期在人兽体内分别引起囊型包虫病（CE）和泡型包虫病（AE），后者又称为泡球蚴病。Eo 和 Ev 幼虫期均可发生多房型包虫病（PE），主要见于中美洲和南美洲，因囊泡内有隔膜分开而形成多房，故有多房型包虫病之称。这 4 种棘球绦虫形态上有差异（表 3-10-1）。由于 Eg 发现最早，分布地区又呈全球性，故可作为其余 3 个虫种的代表模式，着重加以介绍，有时在撰写 CE 的生活史、生理生化、免疫和防治等部分内容中与 Em 一并阐述，以作对比。

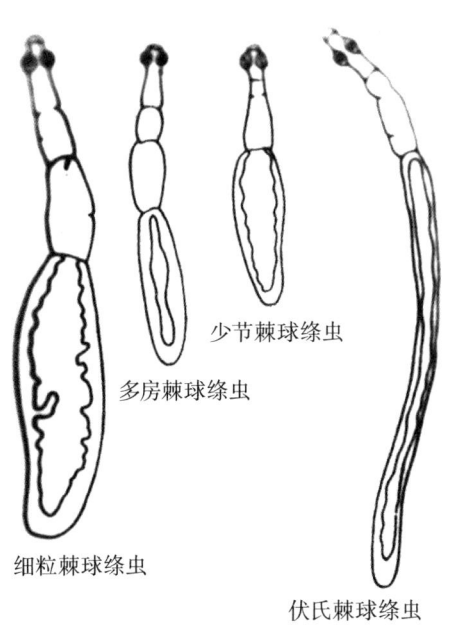

少节棘球绦虫

多房棘球绦虫

细粒棘球绦虫

伏氏棘球绦虫

图 3-10-1　棘球绦虫 4 个独立种的外形比较

现将引起棘球蚴病的 4 个不同棘球绦虫种及其有关方面分别详述如下表 3-10-1。

表 3-10-1　棘球绦虫成虫形态比较

分类标准	细粒棘球绦虫	伏氏棘球绦虫	多房棘球绦虫	少节棘球绦虫
链体长度 /mm	2.0～7.0	3.9～5.6	1.2～3.7	1.9～2.9
顶突大钩长度（平均）/μm	31～49（37～42）	49～57（53）	28～34（31）	43～60（52）
顶突小钩长度（平均）/μm	22～39（29～34）	30～47（43）	23～31（27）	28～45（39）
节片数（范围）	3（4～6）	3	4～5（2～6）	3
睾丸数（平均）	25～80（32～68）	50～67（56）	16～35（18～26）	15～46（29）
睾丸分布（前后生殖孔）	前后生殖孔都有	少数在前孔	多数在后孔	多数在后孔
生殖孔对应于体节中部的位置	中部偏后	后部	前部	前部
成熟节片	倒数第 2 个	倒数第 2 个	倒数第 3 个	倒数第 3 个
子宫形状	有侧囊	长管状	囊状	囊状
链体前部与孕卵节片之比	1：（086～1.30）	1：（1.90～3.00）	1：（0.31～0.80）	1：（0.96～1.10）

第一节　细粒棘球绦虫

细粒棘球绦虫［*Echinococcus granulosus*（Batsch，1786），Eg］呈全球性分布，国内四川和新疆早有记述。终末宿主以犬科动物为主。幼虫（棘球蚴）主要寄生于家畜及野生有蹄类动物，人亦是中间宿主。包虫属于单房型或囊型，通称为包虫囊肿，主要侵犯肝、肺，但可因宿主的不同而异，绵羊、猪或人是肝部侵犯多于肺部侵犯，黄牛恰相反。

一、病原学

（一）形态

Eg 呈全球性分布，各地成虫长度差异大，1.5～9.2 mm 不等。虫体通常由 3～4 节组成链体，除头节和颈节外，按节片生殖器官发育程度分为未成熟节（幼节）、成节和孕节。头节上有两排呈圆圈形放射状排列的小钩，总数 28～48 个。另有 4 个肌肉性吸盘，体部有许多钙质小体。颈节内含发生细胞，再生力强。孕节几乎全被充盈虫卵的子宫占据，子宫侧囊形成是 Eg 的特征。成节内含雌雄两套生殖器官，相汇成为生殖孔，开口于节片侧缘，多居中线偏后。雄性生殖器官包括睾丸、输精管、阴茎囊、射精管、阴茎（射精管末端）及其上的媾（接）刺，输精管在阴茎囊中接纳前列腺后延伸而成为射精管。睾丸平均数为 45～60 个，大多数居于生殖孔之前或前后各半。雌性生殖器官包括卵巢、输卵管、卵黄腺与卵黄总管和卵黄囊、子宫、阴道等。卵巢 1 个，分成左右两叶，位于节片中纵轴的腹面睾丸之后，阴道为略弯曲的小管,其远端开口生殖孔,近端常膨大为受精囊。输卵管依次与阴道、卵黄总管连接,再膨大成卵模,与子宫相通,卵膜外有梅氏腺包绕(图3-10-2)。

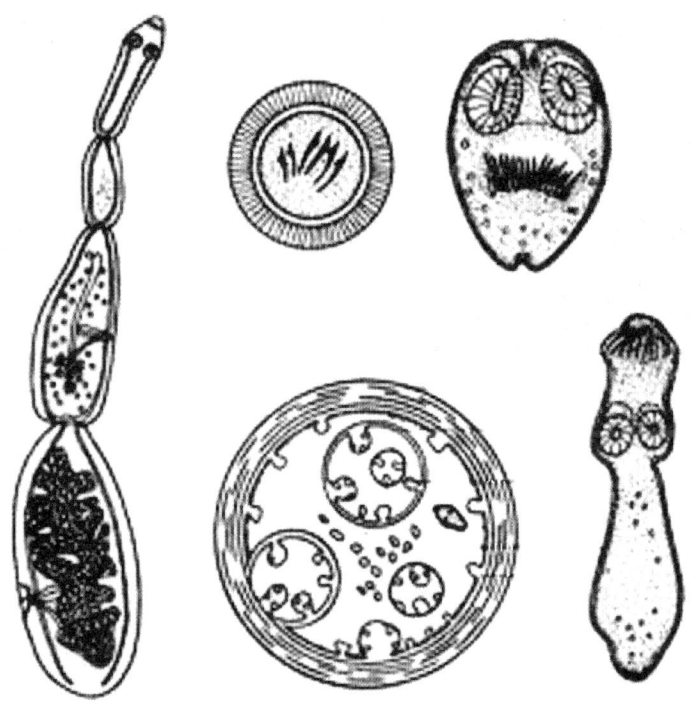

图 3-10-2　Eg 内部结构

　　幼虫在中间宿主内脏中发育为包虫囊肿,称之为囊型包虫病,内含无色透亮液体,囊肿呈扩展性生长,囊壁由外囊和内囊(图3-10-3)构成,后者内为生发层(图3-10-4),外为角质层(图3-10-5),生发层一般为单层细胞核,核间见疏松网状组织。角质层为分层板状结构,过碘酸希夫染色(PAS)呈阳性反应。外囊是宿主组织在其周围产生的一层纤维性被膜和炎症细胞膜浸润。囊肿内有子囊、孙囊等,育囊破裂后原头节逸出,游离于囊液中,静置试管几分钟,可见沉淀物,称为囊砂,1 mL 沉淀物约含40万枚原头节。原头节有内陷和外翻两型,均因肌肉收缩所致,肌肉系统分3组,第1组肌纤维控制吸盘、顶突和头钩的活动,第2组浅部环行或纵行肌纤维专司原头节外翻,第3组深部肌纤维司原头节内陷。原头节具有独特的排泄系统,两边各有侧排泄管,其间有联合支沟通,侧排泄管最后汇入顶突之下的环行管。焰细胞是排泄系统的基本单位,共有30个,分布方式有两种,2(3+3+3+3+3)=30 或 2(3+3+3+3+2+1)=30,3 个焰细胞汇合为集合管,再汇入侧排泄管,焰细胞上有50～100 根纤毛,其活动呈波浪状,形似蜡烛火焰,故名之。由于纤毛有节律的摆动,能带动并保持排泄管内的液体流动。原头节苏木精 – 伊红染色能将死亡幼虫染成红色,而活者则否,乃因染料通过排泄系统排出之故。原头节是包虫囊液中最活跃和富有生理机能的结构之一,因为:①原头节一旦逸入宿主组织器官,可继发包虫种植扩散。建立包虫模型,亦是将游离的原头节注入动物腹腔内。②作包虫免疫试验,原头节抗原的致敏度和特异性均高于囊液抗原。③供包虫保护性免疫研究所用的免疫原制剂,以原头节最有效。④原头节被终末宿主吞入小肠后,一个原头节可以发育为一条细粒棘球绦虫。

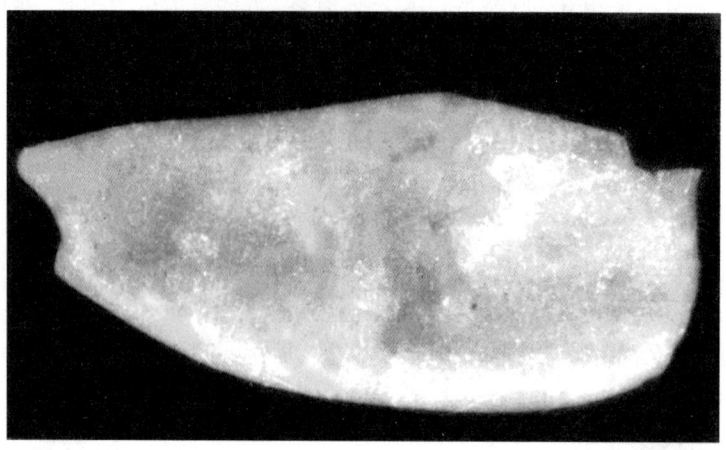

图 3-10-3　包虫囊肿内囊

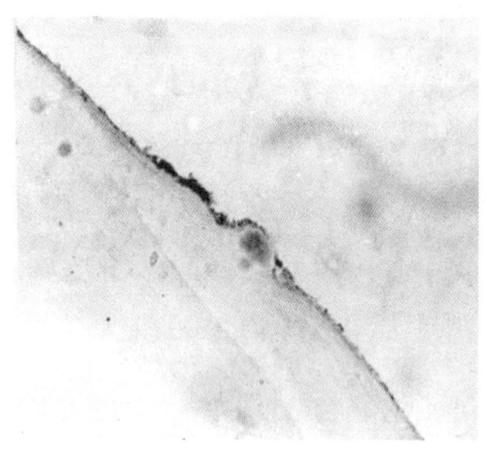

图 3-10-4　包虫内囊生发层

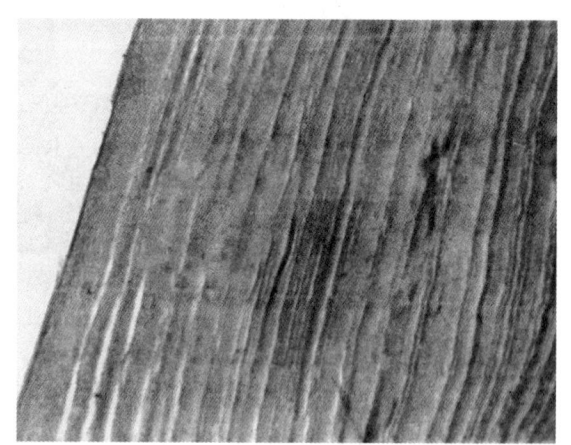

图 3-10-5　包虫内囊角质层

透射电镜观察绵羊细粒棘球蚴,结果显示角质层由细丝状纤维和小颗粒构成,可见排列规则的高电子密度致密线(图 3-10-6),生发层皮层区可见微毛和细胞器等,胞浆合胞体内有大量空泡,尤以微毛根部为多(图 3-10-7、3-10-8)。

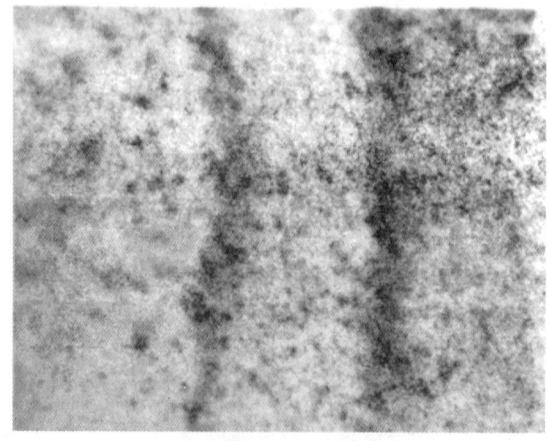

图 3-10-6　绵羊细粒棘球蚴超微结构(×13 000)

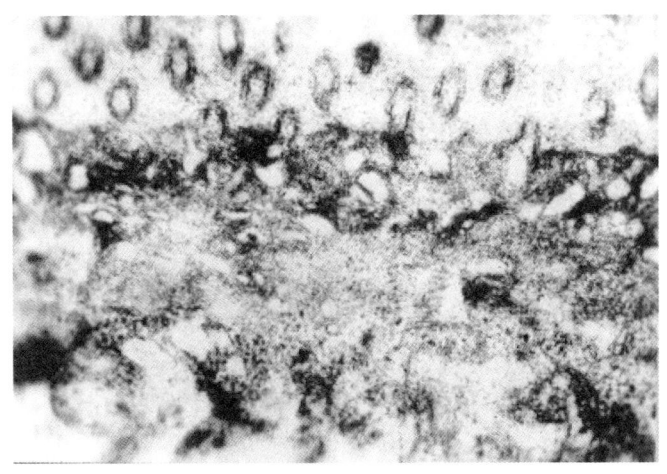

图 3-10-7　细粒棘球蚴生发层超微结构（×26 000）

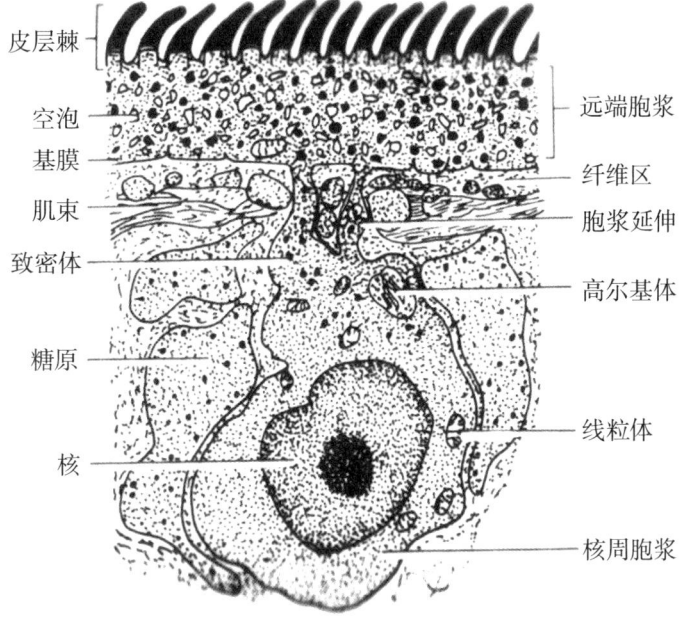

图 3-10-8　细粒棘球蚴原头节透视电镜观察结果

（二）增殖生长

为研究人畜体内包虫的增殖生长和原头节组织发展的过程，笔者早在 1978 年就开始研究，从无到有建立了小鼠包虫模型，为包虫病的实验研究创造了必备的基本条件。CE 模型系将取自牛、羊或人体的棘球蚴包虫囊液，沉淀分离提出原头节，将其 3 000 ～ 5 000 枚注入小鼠腹腔内，半年左右剖检动物，可见似雪球团样的大量包虫小囊泡（图 3-10-9）。AE 模型系从小鼠原已接种感染 AE 的腹腔内切取一 0.5 cm×0.5 cm 大的泡球蚴囊泡组织，手术移植接种小鼠腹腔，虫体迅速增长，不出 4 个月就能长出单个或几个泡球蚴块（图 3-10-10）；或者从泡球蚴组织浆液中吸取原头节，直接注入小鼠腹腔内，亦可接种成功。

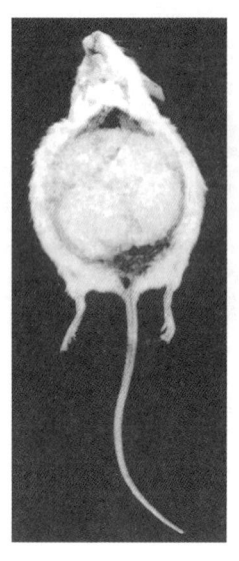

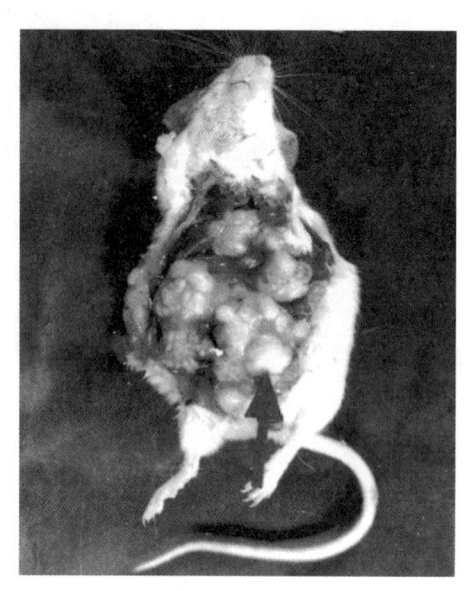

图 3-10-9　小鼠 CE 包虫模型　　　　图 3-10-10　小鼠 AE 包虫模型

关于包虫增殖生长的机理国外虽已研究数十载,但仍不十分清楚。Mehihorn 等综合 1919—1978 年期间提出的 4 种假说,均未超出内殖性芽生和外殖性芽生的两种增殖方式和范围,一般认为,CE 以内殖性芽生为主,AE 则以外殖性芽生为主。20 世纪 50—60 年代欧美学者(Mankau, 1957; Лykawehko, 1964)分别报道光镜下显微观察鼠泡球蚴的增殖方式,均显示内殖性芽生和外殖性芽生两种方式。20 世纪 80 年代 Eckert、Mehlhorn 等分别通过光镜和电镜观察长爪沙鼠泡球蚴的增殖变化过程,均以外殖性芽生为主。笔者开始时主要显微观察人体包虫,后观察小鼠包虫的增殖方式,亦都显示内殖性芽生和外殖性芽生,但其增殖过程各有其特殊性,随 CE 和 AE 之不同而异。

1. 囊型包虫

1)内殖性芽生　囊肿壁发生膜细胞增生形成细胞核群,由于细胞重组排列,在周边密集,在出现无细胞空隙,进一步形成育囊,育囊壁的组织排列是表皮在内,细胞层在外,恰与母囊壁组织结构的排列相反。育囊壁局部增生细胞核群,成为胚胎性原头节的原基,最终发育为成熟原头节。

2)外殖性芽生　指迁徙性生发膜细胞、育囊或原头节的外逸过程,通过生发层进入角质层,再穿过纤维外囊到达外囊外边,然后发育形成继发性 CE。

2. 泡型包虫

1)内殖性芽生　其特点是母泡囊壁局部的腔内突出增殖,继续延伸到对侧而形成隔膜(图 3-10-11),将母囊泡分隔为单房或多房,成为 2 个或多个小泡囊(图 3-10-12)。这种芽生又叫隔膜性芽生,隔膜的组织结构仍含生发层和角质层。笔者发现,有时母泡囊壁有两处增殖突向腔内,朝相对方向延伸,以致相互汇合形成隔膜。

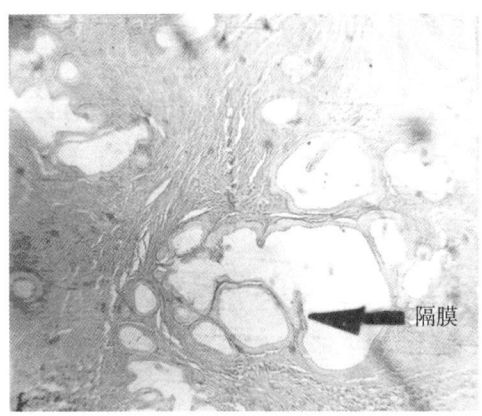

图 3-10-11　AE 内殖性芽生的隔膜

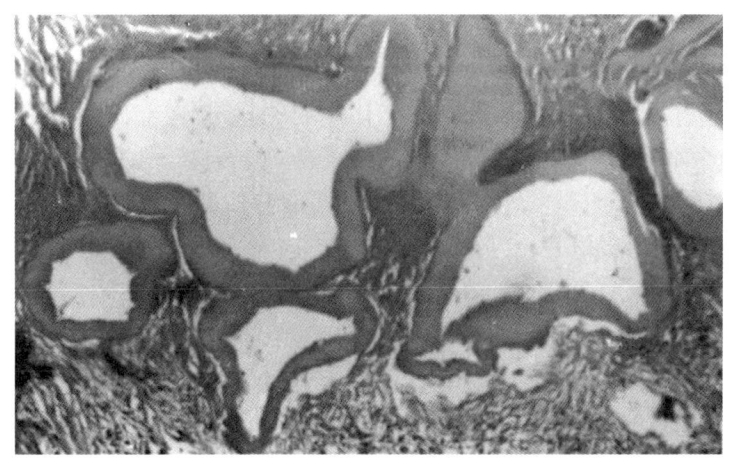

图 3-10-12　母囊泡分隔为多个子囊泡

2) 外殖性芽生　母囊壁的一处或几处向外突出增殖,产生单个或多个子囊泡(一级芽生)(图 3-10-13),子囊泡壁又按同样的增殖方式产生孙囊泡(二级芽生),依此类推,不断向外增殖,形成无数个囊泡(图 3-10-14),可称为多级芽生,其可使泡球蚴块日趋增大,侵袭邻近重要的器官组织,以致晚期患者失去手术根治的时机。

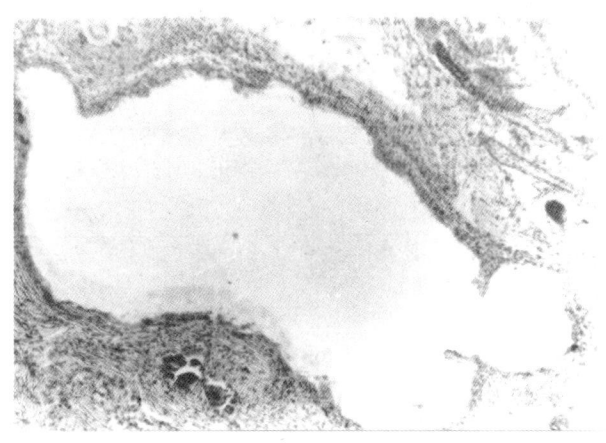

图 3-10-13　泡球蚴外殖性芽生

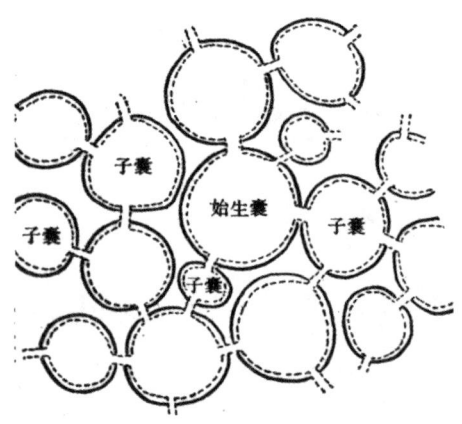

图 3-10-14　泡球蚴多级芽生模式

　　上述 AE 内殖性芽生和外殖性芽生不仅见于肝泡球蚴组织切片中,而且并存于肝门淋巴转移和肺、脑转移的组织切片中。1978 年 Vogel 从光镜水平阐述泡球蚴增殖芽同植物根一样穿过土壤,钻进狭窄的细胞间空隙,起着浸润组织的作用。1983 年 Eckert 等证实增殖芽仅由几个细胞核和皮层构成,只要有少部分甚至单个细胞核脱落,即可通过淋巴或血液扩散转移。

　　无论是 CE 或 AE,原头节组织发展过程必须经过育囊形成的阶段,育囊形成是囊泡(肿)壁生发层局部增殖细胞群重组排列,然后发育形成育囊,这与国内外观察基本一致(图 3-10-15)。但据笔者在漳县剖检 1 只自然感染肝 AE 小家鼠,在囊泡切片的光镜下新发现了一种育囊形成方式(图 3-10-16),尚未见有相似报道。

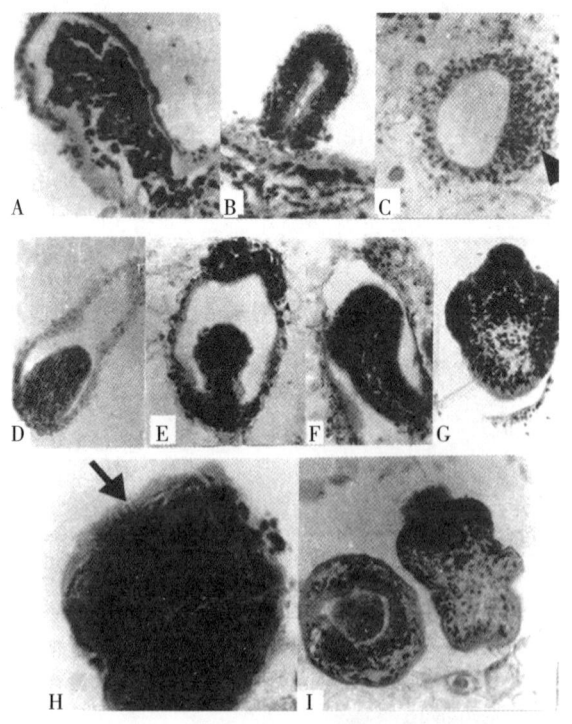

图 3-10-15　小鼠 AE 原头节组织发展全过程

注: A,泡球蚴囊壁生发膜局部细胞增生(×200); B,增生细胞群重组排列,形成育囊(×200); C,育囊壁局部细胞增殖(×400); D,椭圆形突出物突入育囊腔内(×400); E,蘑菇头突出物(×400); F,显舌状突出物(×400); G,原头节额突和吸盘(×400); H,额突出小钩(×800); I,成熟原头节。

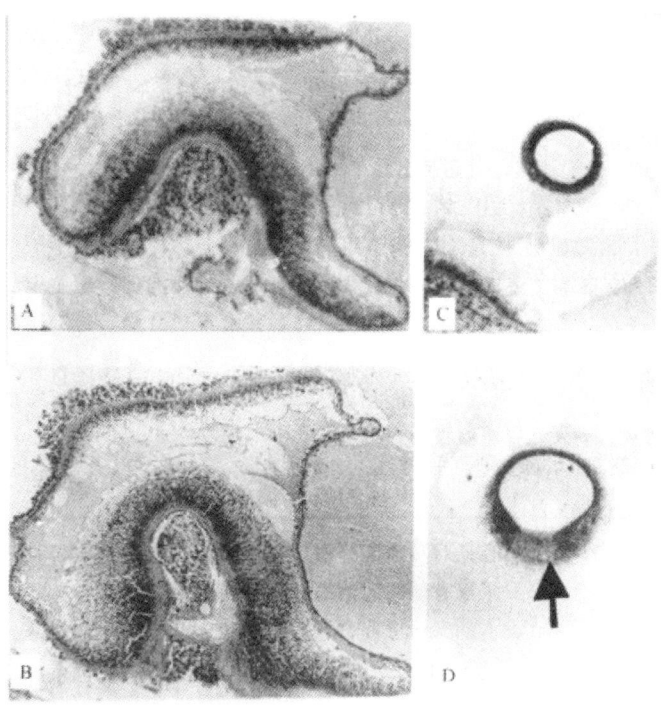

图 3-10-16　小家鼠肝 AE 原头节组织发展的育囊形成过程

注：A，囊泡壁局部增生突入腔内，似倒口袋状（×200）；B，缺口两缘逐渐靠拢闭合（×200）；C，育囊形成（×200）；D，育囊壁局部细胞增生，为胚胎性原头节的开始（×200）。

（三）生活史

棘球绦虫生活史（图 3-10-17）须经过两种不同哺乳动物的中间宿主和终末宿主之间的循环才能完成。幼虫在中间宿主肝、肺等内脏发育形成包虫，一个原头节在终末宿主小肠内发育为一条成虫。

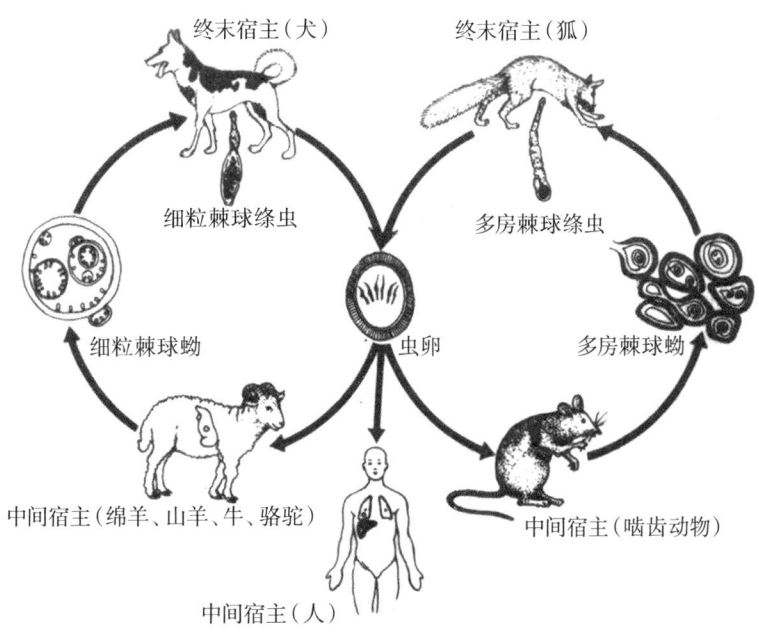

图 3-10-17　Eg 和 Em 的生活史

1. Eg 在有蹄动物中,绵羊是最适宜的中间宿主,山羊包虫感染率比绵羊低,其次是牛、马、骆驼、猪等。甘肃甘南藏族自治州和青藏高原的牦牛为耐高寒牲畜,包虫感染率高出绵羊。青海报道高原鼠兔(黑唇鼠兔)、野生岩羊和藏原羚羊亦是中间宿主,但多侵犯肺脏。国外发现袋鼠(澳大利亚)、野兔(阿根廷)、斑马、长颈鹿、羚羊、狒狒、狮和疣猪(非洲)等,亦均是中间宿主。Eg 有两个生活史循环,其一是家犬和牲畜的家畜环,国内以此为主;其二是野生食肉动物和反刍动物之间的森林环,在美国阿拉斯加州和加拿大西北部森林环建立于狼和麋鹿之间。终末宿主以犬为主,包括家犬、野犬、猎犬、鬣犬(肯尼亚)等;其次是狐和豺,前者包括北极狐(阿拉斯加)、红狐(英国)、银狐(波兰)、鞑靼狐(俄罗斯)等,豺包括黑背豺和金色豺,均见于肯尼亚。

2. Em 中间宿主以啮齿动物为主。国内共发现 8 种啮齿动物,包括达乌尔黄鼠、中华鼢鼠、布氏田鼠、小家鼠、赤颊黄鼠、黑唇鼠兔、灰尾鼠和长爪沙鼠,另 3 种家畜是绵羊、牦牛和猪。终末宿主以狐为主,包括北极狐(阿拉斯加、西伯利亚)、红狐(日本北海道、欧洲)、鞑靼狐(俄罗斯阿尔泰)等;其次是犬、狼(俄罗斯)、家猫(日本北海道、美国北达科他)等。国内已发现红(赤)狐(宁夏)、藏狐(青藏高原)、沙狐(内蒙古)、家犬和野犬(甘肃、四川西部)、狼(新疆)等,均是 Em 的终末宿主。甘肃甘南藏族自治州和青藏高原的牦牛既是 Eg 又是 Em 的中间宿主,以甘南黑牦牛为主,天祝白牦牛未见报道。

人不是棘球绦虫适宜的中间宿主,故泡球蚴囊腔内原头节罕见,包虫感染人体后,生活史遂告中断。由于对手术摘除的包虫脏器未做妥善严格的卫生处理,或因一些国家特殊的葬礼如浅葬和天葬,以致感染包虫的病脏仍有可能被终末宿主犬或野兽食入,使其生活史得以恢复其循环。

二、流行病学

(一)传染方式

传染方式包括直接传染和间接传染,Eg 或 Em 虫卵被中间宿主或家畜吞入后,先在胃内经消化液作用脱壳,孵化发育为六钩蚴钻进小肠壁,随门静脉血流进入肝脏,大多数六钩蚴在肝内停留,进一步发育为 CE 或 AE,少数六钩蚴继续随循环血流到达肺、脑及其他远处脏器。除消化道途径外,虫卵亦可经呼吸道吸入肺内,我国北方气候干燥,城乡植被差,尘土大,虫卵可随扬沙飞散而传播。

(二)流行地区

1. CE 国外分布 呈全球性分布。欧洲见于冰岛、俄罗斯、法国、西班牙和保加利亚等国。南美洲流行面广,遍及阿根廷、巴西、乌拉圭等国。北美洲 CE 感染主要见于美国阿拉斯加州和加拿大西北部等地。非洲流行更重,见于利比亚、埃及、突尼斯、阿尔及利亚、摩洛哥等国,尤以肯尼亚图尔卡那地区为 CE 高度流行区。澳大利亚和新西兰很多年前属 CE 高发区,后因积极防治,疫情现已基本控制。中东地区 CE 分布亦较广泛,波斯湾沿岸国家见于阿联酋、科威特、沙特阿拉伯、伊拉克和伊朗等,地中海东部见于约旦、叙利亚和黎巴嫩等国。亚洲见于日本、土耳其和印度等国。

2. CE 国内分布 CE 主要见于我国西部地区,甘肃、新疆、青海、宁夏、内蒙古、四川西部和青藏高原是流行区。甘肃遍及全省 13 个市(州)和 52 个县,以中部和东部黄土高原(环县)、西部河西走廊(天祝藏族自治县)及甘南藏族自治州牧区为重。新疆遍及全区,患者总数有 15 万～ 20 万。北疆绵羊平均感染率 50%,南疆和东疆为 30%,全疆牛、骆驼和猪平均感染率依次为 40%、60%、30%;犬 Eg 平均感染率 40%。青海青南高原和柴达木地区是高发区。1999 年有报道显示,青南高原人血清 Dot-ELISA 阳性率为 16.01%(368/2299)。宁夏遍及全区 20 个县(市),以固原地区西吉县为重。四川主要流行区在甘孜和阿坝两州所属 20 个县,患者数在 4 万例以上。西藏 1996—2000 年收集的 709 例 CE 中,以那曲为多,其次是拉萨、山南、昌都、林芝、日喀则等地。内蒙古 CE 遍及全区各地,以中部锡林郭勒盟为重。陕西 10 年收集各地主要医院 CE 患者数共 126 例,其中 92 例来自关中平原和陕北地区,陕北以定边县多见。上述各省均属 CE 流行区,近年在河南、山西、山东、云南、贵州、广西、湖南、湖北、吉林、辽宁和上海等非流行区也有报道原发 CE 感染的散发病例。

按上所述,就包虫病流行区而言,新疆、青海、甘肃和青藏高原等地报道频繁,包括人群和动物囊型包虫病和泡型包虫病的流行病学调查和临床病例分析等,尤其对儿童和中小学生作了专项调查,基线调查结果提示血清学阳性率、感染率和患病率等均较高,疫情依然严重。宁夏报告虽少,并不表明包虫病有所控制。就非流行区而言,西南、华东和东北等地的 10 个省陆续有当地感染的散发病例报道,提示包虫病有向非流行区扩散之态势,应予以重视,严加监测。

(三)流行病学调查方法

目前包虫病流行病学国内外采用的调查方法不一致,主要取决于技术设备条件和其他因素。

1. 血清学调查　单做免疫学试验调查,不结合影像检查(X 线检查和超声扫描)。免疫学试验有单项、双项或多项,由于各项试验的灵敏度和特异性不一样,多项试验当然优于单项试验,以避免可能发生的误差。

2. 超声学调查　国内不单用超声检查作为流行病学调查方法,多为国外采用。囊肿检查出阳性率介于 0.4% ~ 5.6%,其优点是超声检测能查出直径 ≥ 2 mm 的包囊和无症状性囊肿携带者,尤其适用于发展中国家,例如东非包虫流行区牧民的免疫学试验灵敏度和特异性不仅低,而且静脉抽血会造成牧民精神紧张,甚至引起抵触情绪。不过,B 超检测仅能查出 70% ~ 75% 的包虫囊肿,而且限于肝脏和腹腔,故需先了解不同地区的包虫病常见器官分布,大多数国家的肝包虫患病率在 65% 以上,但在南美洲秘鲁肺包虫却多于肝包虫。

3. 综合性流行病学调查　在血清学流行调查的基础上,结合影像检查(主要是 B 超和 X 线检查),以期查出更多的肝、肺包虫患者,准确反映某地区人群包虫病感染率和患病率。为了进一步确诊,可对查出的患者进行手术。目前,国内外大多采用综合性流行病学调查,但在具体细节上又有出入。

1)单项免疫学试验结合影像检查　国内报道先做皮内试验(ID)或间接血凝试验(IHA),阳性者再做影像检查。

2)多项免疫学试验结合影像检查　国内报道先用 ID 做初筛,阳性者做 IHA 或酶联免疫吸附试验(ELISA),血清学试验阳性者再做影像检查。

(四)流行趋势的监测

监测的目的是为了解某地区包虫病流行程度的演变和考核控制措施的效果,监测主要是通过以下几方面进行。

(1)调查当地医院近年确诊为包虫病的住院病例数,通过与往年对比,确定患病率的下降或上升,特别要注意控制措施后有无近期感染包虫病的新发现病例。

(2)调查牧畜主要是了解绵羊或牛的包虫病感染率是否逐年下降,这是考核包虫病防治效果的重要指标。

(3)检查犬的感染率是否逐年下降,这也是一项主要的流行数据和考核指标。

(4)抓好严格的质量控制,定期进行有组织的一系列质量检查,以了解控制方案和具体措施是否执行得力,做出如实全面的客观评估,包括屠宰管理、肉食卫生检疫、病畜内脏处理、病犬投药驱绦、群众宣传教育等。

（五）流行因素

（1）牧民素有养犬习惯，广大牧区每户几乎都养牧羊犬，由于羊、犬接触，致使犬排出的虫卵附着在羊肛门周围毛上，通过人的屠宰、接羔、挤奶或剪毛等劳动而发生直接传播。通过虫卵污染水源、蔬菜或瓜果途径可间接感染人。有报道表示，养犬、饲养牦牛或绵羊、食物不防蝇和饮用水源污染等，均可增加感染 CE 和 AE 的机会。

（2）我国北方农民常用畜粪作燃料，若进食前无洗手习惯，可能误吞混入畜粪中的虫卵。

（3）我国部分民族有天葬风俗，犬或部分动物有时会闯入天葬台，感染包虫的内脏有可能被其食入，令包虫生活环周而复始。

（4）家族性感染倾向。1987 年青海报道一户家庭中的夫妇二人和四女一子，其中户主和第三、四女均患肝脾囊型包虫病。1988 年国外突尼斯中部地区报道一家三代 19 口人中，有 11 人患囊型包虫病。基于同一家人员居住在同样的环境中，生活习惯相似，故一家数人完全有可能相继感染包虫病，不过宿主易感性仍有十分重要的作用（Bchir 等，1988）。

三、病理学

（一）CE 囊肿壁角质层的病理改变

1. 基质溶解　显示为板状层纹理模糊，条纹坏损或断裂，可能与中性粒细胞、嗜酸性粒细胞及巨噬细胞等直接侵入角质层有关。

2. 泡状变性　可显示为单个空泡，或者为多个大小不一的空泡，呈散发分布或聚集在一起，空泡不着色，轮廓清晰，相邻空泡可相通，形似哑铃（图 3-10-18）。

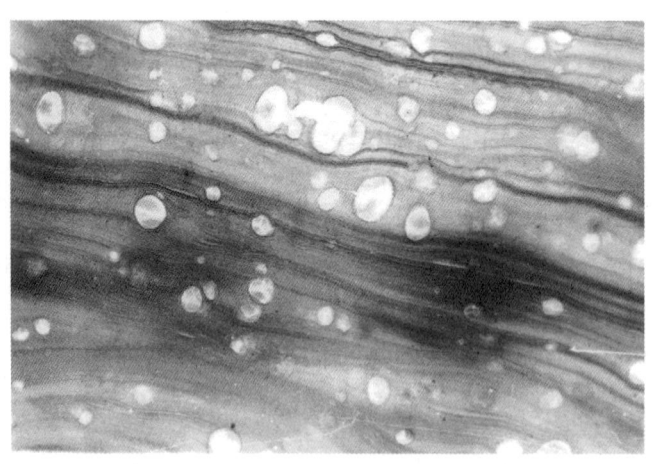

图 3-10-18　肝 CE 角质层泡状变性

3. 颗粒变性　可见无数微小颗粒，直径大，为 1 μm，呈棕褐色，折光性较强。

4. 增生性改变　板状层纹理清晰，可见条纹弯曲，呈增生性变化。

5. 异常排列　角质层纹理呈条索状横行排列。

（二）生发层的病理改变

可发生退化变性，显示生发层变薄或部分脱落，或者仅见少数基质细胞，甚至见不到细胞核。

（三）CE 原头节的病理改变

可发生退化变性,结构模糊不清。

四、临床学

（一）临床表现

1. 肝囊型包虫病　一般以男性多见。年龄以青壮年为主,最小可见 2 岁,最大可见 69 岁。临床症状随包虫病病变性质及其侵犯肝脏的部位而异。

1) 单纯性　CE 若未并发感染或破裂,尤其是深居肝实质内小的单发性小囊肿患者可长期无不适感,小儿包虫病多在母亲为孩子穿裤或洗澡时偶然发现。多发的或巨大的居于肝表面的包虫多有上腹饱满或胀痛感,右下胸或右上腹较左侧隆起。居肝下边缘的包虫可右在肋缘下或剑突下摸到边界整齐的无痛性肿块,大者平脐部,表面光滑,呈鼓胀状,叩之有震颤感。肝顶部包虫病患者一般亦无症状,通常多在胸腹 X 线检查或肝超声检查时发现。邻近肝门的包虫可引起门静脉高压,出现上腹壁表浅静脉曲张、脾大和腹水等症。

2) 复杂性　复杂性指肝包虫并发感染或破裂,两者常互为因果,感染促使破裂,破裂加重感染,使病情复杂化。肝包虫囊内并发细菌混合感染后,临床病症酷似肝脓肿或膈下脓肿,除全身中毒症状如高热、寒颤等之外,肋间隙深部指压痛是定位诊断的可靠依据。若包虫囊壁变厚,影响毒素吸收,则全身中毒症状轻。如包虫囊并发破裂,因原头节逸出引起扩散,继发弥漫性腹腔包虫病,其特点是包虫呈多发性,手术根治十分棘手。随着肝包虫部位的不同,可破入肝实质或邻近的肝外组织器官,尤以破入胆道、腹腔较为常见。

（1）破入胆道:可直接向肝管或总胆管内破裂,临床表现为轻重不等的胆道梗阻征象,引起胆绞痛、黄疸和荨麻疹三联征,重者发生急性梗阻性化脓性胆管炎,患者常被误诊为急性胆囊炎和胆石症,直至手术切开总胆管,发现被胆汁染成黄绿色的包虫碎屑,诊断始明确。有时,进入肝管或总胆管内的包虫碎屑可作为核心,形成胆色素结石。患者胆绞痛发作若突然缓解,也有可能是包虫碎屑完全排入十二指肠内,此时要注意检查患者粪便中有无包虫内容物。

（2）破入腹腔:肝下部表面的包虫多破入腹腔内,患者发生急性弥漫性腹膜炎,出现全腹痛和腹膜刺激征等。由于腹膜吸收面广,可引起过敏反应,以全身荨麻疹常见,重者可发生休克。但多数患者可安然度过危险期,常 1 年后继发多发性腹腔包虫病,腹部多处可触及包块。患者常被误诊为胃十二指肠溃疡并发急性穿孔而做急症手术,发现腹腔布满包虫碎屑和子囊才确诊。

（3）破入胸内:肝顶部包虫可穿通膈肌破入胸内,患者骤起右下胸持续性剧痛,可放射到右上腹部。若右下肺叶底部与胸膈膜及膈肌与肝顶部之间均早已形成粘连,则包虫可直接破入右下肺实质或支气管内,形成肝膈下支气管瘘,患者剧咳频繁,咳出大量染有黄绿色的苦味痰,有时痰中带有包虫碎屑,患者偶因阻塞性窒息而死亡。若右下肺叶底部与膈肌尚未形成粘连,包虫则破入右侧游离的胸膜腔,引发液（气）胸、胆汁胸或脓（气）胸,甚至引起急性进行性张力性气胸,患者出现胸闷、气促或呼吸困难,重者缺氧发绀。脓胸偶尔穿通肋间隙,形成外穿性脓胸,可进一步穿破胸壁,胸腔液、胆汁或包虫碎屑经胸壁瘘口流出到体外。

（4）破入其他脏器:肝包虫尚可破入胃、结肠或右肾盂内,包虫内容物分别随呕吐物、粪、尿排出体外,常被误诊为急性胃肠炎、急性菌痢和泌尿道感染或结石,临床上虽均属罕见,但在包虫流行地区对其进行诊断和鉴别诊断要倍加小心。

2. **肺囊型包虫病** 亦随单纯性或复杂性而异。

1）单纯性 患者一般无明显的症状，通常在胸部 X 线检查时偶然发现，或者出现胸部隐痛、胀痛或刺激性咳嗽，巨大肺包虫囊肿可引起压迫性肺不张，重者胸闷气促，甚至呼吸困难。

2）复杂性 肺包虫囊肿合并感染，出现肺脓肿症状，患者发热、胸痛、咳嗽、咳脓痰，伴有支气管瘘者，脓痰中可混有包虫内囊碎屑，重者咯血。合并破裂者若穿入支气管，则发生剧咳，咳出大量水样囊液，其内带有内囊碎片，重者可窒息死亡，个别患者偶尔全部咳出包虫内容物，外囊塌陷闭合，遂告自愈，但大多数患者不易完全咳出，囊腔继发细菌感染，周围肺实质发生急性或慢性炎症。肺包虫囊肿破入胸膜腔，当即发生液（脓）气胸，急性张力性气胸则更为危重，日后可继发多发性胸膜包虫病。

（二）临床诊断

根据临床表现和体征初步诊断，确诊需进行实验室诊断。

（三）临床治疗

1. **外科手术治疗** 外科手术是 CE 的主要疗法，一直沿用至今。手术的原则包括内囊摘除和外囊外理，摘除内囊前要认真处理包虫囊液，以彻底杀死原头节，防止囊液外逸造成包虫种植扩散。杀原头节剂一般用 10% 甲醛溶液，其次是 H_2O_2、溴烷铵、高渗盐水、酒精等。对薄壁肝 CE 或与胆管相通者，甲醛溶液应慎用或不用，以免并发化学性或硬化性胆管炎。肺 CE 亦不宜用甲醛溶液，可改用 H_2O_2，但要注意有并发气栓症的危险性，其有用于肝 CE 时因胀破肝组织引起大出血的报道。手术摘除内囊的方法不外乎两种，一是完整摘除内囊，适用于表浅部位或居肝边缘的肝 CE，亦可连同周围少量肝组织一并切除，在操作过程中注意勿使囊肿破裂，以免原头节外逸种植；二是先穿刺出包虫囊液，随之注入杀原头节剂，10～15 min 后切开外囊，摘除内囊，在抽液过程中，小心囊液外漏，污染创口缘和邻近软组织，最后酌情妥善处理外囊腔，通常将囊腔缝闭或用闭式引流术。但若囊腔较大，渗漏胆汁或者合并感染，则可考虑作外囊腔闭式引流术或组织填充术，一般常将带有血运的大网膜填入残腔内，对大残腔亦可考虑做 Roux-en-Y 型空肠吻血术。1986 年 Ben Amor 等冲破包虫囊肿忌作穿刺的禁区，提出 PAIR 疗法，即穿刺（puncture）—抽液（cabstraction）—注药（re-pucture）—再穿刺（injection）之意，具体方法是在超声引导下经皮肤穿刺囊肿，抽尽囊液，注入 95% 酒精或 25%NaCl，15 min 后再抽出囊内液，但操作前后要配合化疗。据青海 1 组 1 106 例 CE（囊肿数 1 262 个）的报道表明，PAIR 成功率达 98%，随访 6 个月后囊肿缩小率为 95%（923/971），1 年后为 94%，3 年后为 93%，穿刺后 CE 复发率及并发症发生率均低于手术疗法。肝 CE 手术前辅加化疗的效果比单纯手术治疗为佳。外科治疗单纯性肝 CE 的疗效满意，预后良好，但对并发感染或破裂的复杂性肝 CE 的效果则较差，据甘肃 3 组病例报道复发率为 4.57%～12.04%，肝、肺 CE 破裂分别并发的腹腔或胸腔多发性 CE，手术根治颇为棘手。据青海、甘肃和内蒙古的报道表明，CE 病死率为 2%～4%，西藏 1 组达 5.7%。欧洲手术治愈率为 50%～90%，病死率为 2%～5%，土耳其 1 组 100 例包虫病总的病死率为 30%。法国曾报道作全肝移植术，可是由于患者就诊过晚，早期病例难以发现，故手术成功率很低。

2. **药物治疗** 根据国内外的报道，结合笔者的实践经验，发现药物治疗包虫病适用于以下适应证：①因囊肿破裂或手术时保护欠妥，以致包虫囊液外溢，继发种植扩散，病变呈多发性，难以手术根治。②多脏器 CE，患者不愿或难以耐受多次手术。③患者年迈体弱，或并存重要脏器的器质性疾病，难以承受手术损伤。④无法手术切除的晚期肝 AE，或继发肺、脑转移者。⑤EC 或 AE 手术前后配合化疗，可提高疗效，减少术后复发可能。

在筛选治疗包虫病的多种药物中，以苯并咪唑类化合物（BZA）的疗效最好，毒性又低。BZA 是一类广谱抗寄生虫药，其母体结构是 1, 3−二氮苯，通过在 R_1 和 R_2 上的不同化合物置换，可构成 10 多种衍生物，其中 6 种具有抗包虫活性，尤其是甲苯咪唑（MBZ）和丙硫咪唑（阿苯达唑，ABZ）已被 WHO 作为治疗包虫病的药物。

1）甲苯咪唑　国外多次动物实验证实，MBZ 可明显抑制包虫增殖。国内萧树华等的实验亦取得相同的效果。MBZ 最大的不足之处是肠道吸收差，一般低于 10%，以致影响治疗包虫病的效果。为此，王长虹等（2001）改变剂型，与植物油制成甲苯咪唑混悬乳剂，以期提高 MBZ 的溶解度和生物利用度，达到增强治疗包虫病的效果。

2）丙硫咪唑　国内商品名叫阿苯达唑，其最大的优点是吸收良好，患者口服和 MBZ 相同剂量的 ABZ，血清亚砜浓度（ABZ 代谢物）比 MBZ 浓度高 100 倍，囊液中亚砜浓度高 60 倍，因此，MBZ 已被 ABZ 所取代。但 ABZ 治疗包虫病仍未完全突破，偶可出现不良反应，诸如骨髓抑制和致畸毒性等。为了提高 ABZ 的治疗效果，近年来，学者们进行了改进，取得了一定的进展。

（1）脂质体丙硫咪唑　实验结果发现其疗效优于单用 ABZ，具有一定的缓释靶向作用，可提高药物在器官组织中的效果（温浩等，1998）。

（2）新剂型阿苯达唑乳　2001 年柴君杰等用 ABZ 乳剂治疗 212 例肝囊型包虫病，其中 177 例停药后随访 1～5 年，其中复发者 18 例（10.2%），老年病例复发率较高，经再次服药仍有效。

3. 免疫治疗　参见"防控措施"部分。

五、实验室诊断

实验室诊断以免疫学试验为主，分为检测血清抗体和循环抗原（CAg）。

（一）检测血清抗体

1. 皮内试验　操作简易，至今仍被采用，适用于基层卫生单位。敏感度可高在 90% 以上，但特异性低，常与猪囊尾蚴或腹腔结核等患者发生交叉反应。通常立即发生阳性反应，但有时延迟至 48 h 之后，出现迟缓阳性反应。

2. 血清学试验　包括多种检测方法，但国内以 IHA 和 ELISA 常用，已制成诊断试剂盒，阳性率虽然低于 ID，但特异性高，亦可与寄生虫病尤其是猪囊尾蚴患者产生交叉反应。有用尿液或唾液替代血清作免疫学试验，避免因穿刺抽血给患者带来痛苦。

（二）检测循环抗原和免疫复合物

检测 CAg 常用双抗体 ELISA 法，其意义是：①早期诊断包虫病，尤其是部分肺 CE 患者在尚难测出血清抗体之前，已能查出 CAg。②作为手术后或化疗的疗效依据，因 CAg 随着 CE 的治愈能在短期内阴转。检测免疫复合物（CIC）常用聚乙二醇（PEG）沉淀法，一般应用于抗体检测阴性的患者，因为 CAg 达高峰时多与抗体形成 CIC，造成游离抗体耗竭，以致血清抗体检测呈阴性反应。PEG 沉淀物能用尿素解离 CAg，经检测 CAg 可呈阳性，因而从血清 PEG 沉淀的解离物中检测包虫抗原，亦是测定特异性 CIC 的一种方法。

（三）检测体液中的包虫碎屑和原头节

若肝 CE 破入腹腔，肺 CE 破入胸膜腔，或肾 CE 破入肾盂，则可在显微镜下分别从腹水、胸腔积液和尿中查见原头节（图 3-10-19）。若肝 CE 破入总胆管或胃肠道，肺 CE 破入支气管或肝顶部 CE 破入胸内，则可从粪、尿检出包虫碎屑和原头节，需要时做病理切片进一步证实。

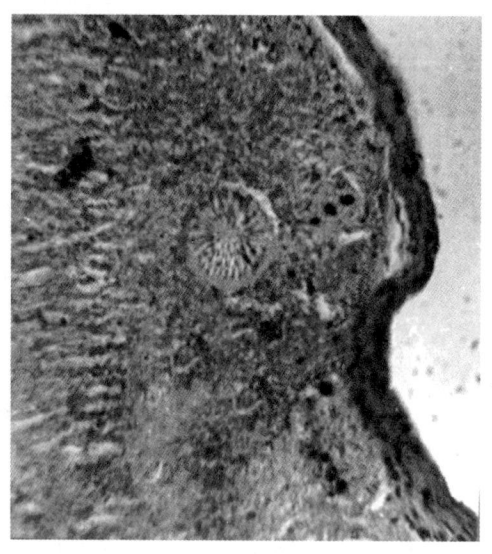

图 3-10-19　肝 CE 穿刺液镜检图

（四）影像学诊断

影像学检查对诊断包虫病很重要，当然也要结合免疫学试验。一般说来，肝 CE 或 AE 以超声检测和计算机断层扫描（CT）为主，肺 CE 则以胸部 X 线检查为主。

1.X 线检查　肝 CE 做 X 线检查可显示为肝影增大，肝顶部 CE 则显示膈肌升高，呈半球状或分叶状突入右胸（图 3-10-20），并发破裂和感染时，可出现囊肿内液平面。钙化征表现不一，多呈弧形或环线状钙化，或显厚壳状浓密团块。单纯性肺 CE 显示为边缘整齐、密度均匀的圆形或椭圆形孤立实影，以单发为多，或显双侧多发性；若合并感染，则肺球形病变边缘毛糙，界限模糊，密度增高；若并发破裂，则显"镰刀征""水上浮莲（百合）征"等液气胸（图 3-10-21）表现。肝 AE 腹部 X 线平片显示肝影增大及肝区点状或丛状钙化影；胸片可见双侧多发性肺转移。

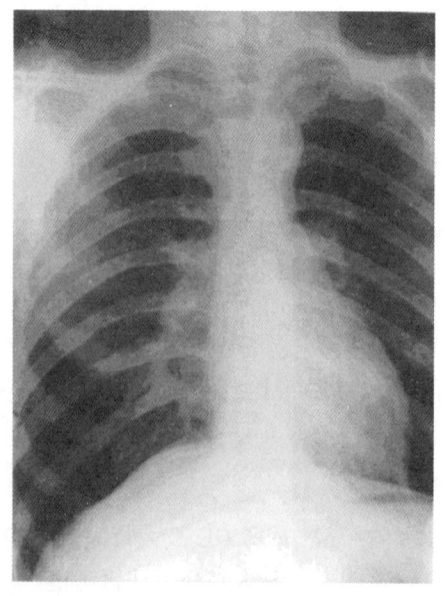

图 3-10-20　胸片显示左膈突出突入胸内

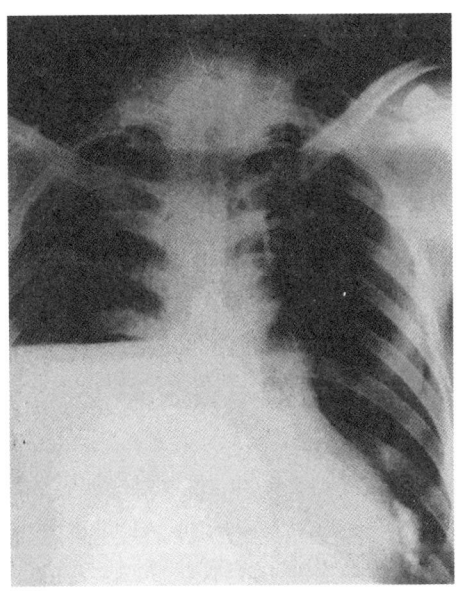

图 3-10-21　胸片显示右肺横贯下胸部

注：右肺包虫破入胸膜腔，肺被压缩。

2.CT　单房性肝 CE 显示为边缘光滑、密度均匀的圆形或卵圆形低密度影，CT 值为 0～30 Hu；囊内显示小圆形子囊影（图 3-10-22），若在其周边规整排列，则显"车轮状"特征影。CE 囊肿壁钙化，呈弧线形或蛋壳形，肝 AE 的 CT 扫描显示，肝内单发或多发性低密度影，有时出现部分钙化（图 3-10-23）。AE 病变若并发中央性坏死腔（图 3-10-24），则显假性囊肿影。

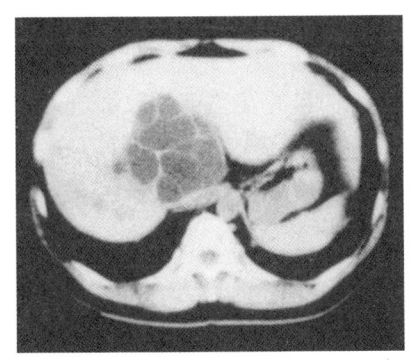

图 3-10-22　CT 显多个圆形影，似葡萄串

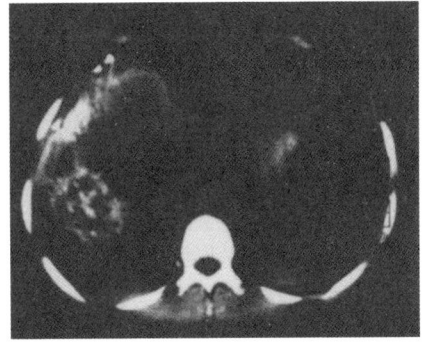

图 3-10-23　CT 显 AE 部分钙化

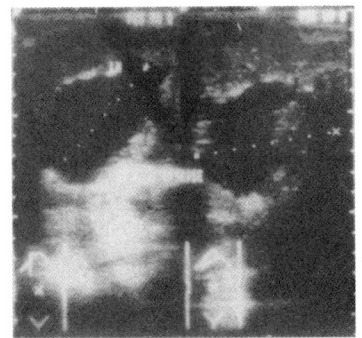

图 3-10-24　CT 显 AE 中央性坏死腔

3. 超声检查　肝 CE 超声图像据笔者所见，随着包虫病变的不同，可有多种表现，例如：①圆形或椭圆形液性暗区，呈单发或多发，囊壁厚薄不定。②车轮状液性暗区有诊断意义。③囊内光点飘浮或游动，提示为破碎内囊、育囊或原头节。④囊壁双层结构，或破碎内囊脱落囊内。⑤囊内强光点或强光带，随着囊内纤维基质的增多，可进一步表现为非均质性强光团，中间被多个液性暗带分隔，或者最终发展为囊内均质性强回声团，提示为囊液干涸后形成的致密纤维基质或凝聚的均质性内囊碎片和囊沙，称之为固体化或实体化。肝 AE 超声检查则通常显示为肝内异常回声区，可见密集光点和大小不等的强光团，呈单个或多个，边缘不整齐，若并发 AE 中央坏死性假囊肿，则显囊腔壁不平的液性暗区。

（五）鉴别诊断

目前，国内有不少人仍将包虫病与猪囊尾蚴病（猪囊虫病）混为一谈，其实这两种寄生虫病无论是病原、传染途径、发病部位、临床病理等均不相同，必须严格加以区分。

肝 CE 和肝 AE 亦可引起混淆，有时两者不易区别。AE 地区分布较 CE 局限，CE 通常呈囊肿性，内有囊液和子囊等，而 AE 呈实质性，小泡囊内仅有胶状物，病变中央坏死后形成假囊肿。触诊上腹部肿物时，CE 呈囊性感，表面光滑，而 AE 质地硬，可呈结节感。B 超检查 CE 多显液性暗区，常见强光或强光带分隔，而 AE 显强回声团，发生坏死性假囊肿亦可显液性暗区。但要注意，CE 和 AE 偶可见于同一位患者。

肝 CE 常与非寄生虫性肝囊肿混淆，随着 B 超检查的普遍应用寄生虫性肝囊肿的发现日益增多。两者的区别是非寄生虫性肝囊肿地区分布较广泛，而 CE 有一定的地域性。B 超图像亦不相同，非寄生虫性肝囊肿通常仅显液性暗区，而 CE 则显包虫特征性 B 超图像，如车轮状囊肿影、囊壁双层结构、生发层脱落征象、囊内非均质性或均质性强回声等，有利于 CE 诊断。血清免疫学试验对鉴别诊断亦有一定的帮助。

单纯性肺 CE 需要与肺部球型病变鉴别，诸如肺结核瘤、错构瘤，以及纵隔良性畸胎瘤、胸腺瘤和支气管囊肿等。根据肺 CE 的 X 线检查特征，诊断并不困难，但一旦并发感染和破裂，诊断难度就增大，可误诊为肺炎、肺脓肿、自发性气胸，甚至肺癌等，此时须详细询问病史，仔细阅读对比前后胸片，配合血清免疫学试验，以利鉴别。

六、防控措施

（一）疫苗研究进展

1. 免疫预防　应用寄生虫免疫原进行 CE 免疫预防的动物实验上，新西兰学者 Heath 做了大量工作，取得可喜成果。免疫原包括原头节、囊肿膜、包虫囊液、虫卵、六钩蚴、成虫或虫体分泌物等，制成干粉剂、匀浆或溶液，给犬口服或做皮下注射，起到免疫预防之效，其中以原头节的效果为最好。卡介苗（BCG）用以治疗实验性 AE 可激活宿主非特异性防御功能，通过巨噬细胞黏附原头节表面以抑制其活力，从而达到免疫预防的效果。

关于多房棘球绦虫疫苗的研究，大致可以分为以下 3 个阶段。

1）灭活疫苗　用多房棘球绦虫虫卵、六钩蚴、原头节分泌物或其匀浆激发小鼠免疫系统后，再用虫卵攻击，可产生不同程度的保护力，但因抗原难以大量供应而限制其广泛应用。

2）分子疫苗　目前已发现的几种分子抗原诸如 EML8/16、EM2、EM Ⅱ/3-10、EM4、EM10、EM13、EM14-3-3、EMP2 等，分别位于原头节的不同部位，它们虽然具有较高的诊断价值，但尚未研究出主抗 AE 的保护力。若将多种分子抗原联合制成混合多价疫苗,可能会诱导宿主产生更强的保护力。然而,分子疫苗要经过基因克隆、表达和蛋白纯化等复杂过程,技术难度大,成本较高。

3)重组伤寒沙门菌疫苗　伤寒沙门菌(*Salmonella typhi*, ST)芳香依赖株 SI3261 是一种 ST 的减毒株,能将外来抗原表达为破伤风毒素片段 C(TelC)的融合蛋白。有人将编码 EM II /3-10 抗原的基因片段克隆入该减毒株,构建 ST-EM II /3-10 疫苗,但其诱导的保护力并不十分满意,因此尚需研究新型疫苗。因新型疫苗免疫原性通常较低,常需加入合适的免疫佐剂,这也是一个亟待解决的问题。

2. 免疫治疗　Romero-Torrest 等(1965)和 Kasis 等(1976)认为免疫治疗包虫病,能促使包虫萎陷,改善患者症状,其适应证包括:①难做手术的重要器官的包虫病。②难以全部摘除的多发性或继发性包虫病。③防止手术时包虫囊液外溢所致的种植扩散。④无法手术的广泛浸润性多房型肝包虫病。

1)寄生虫免疫原

(1)动物包虫病:给 1 只感染细粒棘球蚴的公羊先用包虫囊液脱敏治疗 30 d,再饲喂甲苯咪唑 21 d[50 mg/(kg^1·d^1)],X 线复查囊肿缩小。2 个月后给药 14 d,囊肿消失。给实验感染多房棘球蚴的小鼠单次腹腔注入甲苯咪唑 450 mg/(kg·d),能刺激 B 细胞和 T 细胞,兼有化疗和免疫治疗之效。取细粒棘球蚴囊肿制成抗原,用棕榈酸、麝香草酚或维生素 B 作佐剂,给感染细粒棘球蚴的绵羊注射治疗,结果囊肿外膜显著增厚,囊壁严重钙化,生发层退化变性。

(2)人体包虫病:免疫治疗可能使包虫萎陷,减轻患者症状。如皮内或皮下注射包虫囊液的脱敏疗法,按患者耐受量用 0.1 mL,逐次增至 3 mL,每隔 5～7 d 注射 1 次,疗效未能肯定。1 例 14 岁男孩患细粒棘球蚴病,化疗 8 周后,出现严重过敏反应,但 CT 显示囊肿变小,在继续服药的同时,辅加包虫抗原脱敏治疗,5 个月后,CT 复查囊肿消退。

2)免疫血清中补体的应用　应用宿主抗包虫免疫血清中的补体、细胞毒性抗体或调理素,分别治疗动物包虫病,有杀死六钩蚴和原头节及破坏包虫囊壁之效,但均尚在实验研究阶段。

3)据国外报道,γ- 干扰素(IFN-γ)可用于包虫病的治疗。在小鼠包虫病的实验研究中,已证实 IFN-γ 与甲苯咪唑的联合治疗是有效的。1 例肝、肺、脑 AE 的女性患者,26 岁,患者服甲苯咪唑治疗无效,后改用 IFN-γ 100 mg,每周 2 次,结果肝及肝外病变未见进一步发展,随访 18 个月也无新病灶出现。

综上所述,包虫病疫苗的问世及其临床应用任重道远,尚待努力加强研制。毋庸置疑,未来治疗包虫病的最佳方案应该是包括外科手术、化学治疗、中医药治疗和疫苗在内的一种综合性疗法,按患者具体病况,酌情单用一种治疗方法或几种联合应用。

(二)预防控制

基于棘球绦虫生活史以及中间宿主动物谱均已明确,故控制包虫病的流行成为可能。国内外资料一致表明,包虫病能够进行预防控制。以往在冰岛、新西兰和塞浦路斯等国的包虫病流行十分严重,经过采取长期的控制措施后,取得了良好的效果,CE 患病率降至极低水平。在阿根廷、智利、乌拉圭、西班牙、保加利亚和一些北非国家,虽也取得一定的控制效果,但未完全消除。

国内新疆、甘肃、青海、宁夏、四川西部和内蒙古地区在 20 世纪八九十年代做了包虫病流行病学调查,表明仍有此病存在,部分地区采控制措施后,虽取得了部分成效,但仍未完全消灭此病。

阻断寄生虫生活史的任何一环,是控制包虫病的关键。首先是犬的问题,国内广大农村居民尤其是牧民几乎是每户均养犬,其主要是为了守家护羊。在这种情况下,唯有给犬定期投药驱虫,服氢溴酸槟榔碱或吡喹酮可取得满意的杀虫效果。有新疆的研究表明,在犬的皮下埋植吡喹酮缓释棒,可大大提高包虫病的防治效果(焦伟等,1998)。其次是对屠宰牛羊的内脏必须认真检疫,一旦发现感染包虫,要集中焚烧和挖土坑深埋,不能喂给犬吃。最后是加强此病的宣传教育,增强人们对此病的认识,以便取得更好的防控效果。

第二节　多房棘球绦虫

一、病原学

(一)形态

与 Eg 的形态差别主要是:①虫体较短,头钩和睾丸数均较少。②生殖孔居体节中线偏前。③孕节子宫呈囊状,无侧囊形成(图 3-10-25)。

1. 虫卵　无论是 Eg 还是 Em,虫卵均呈圆形或近似圆形,Eg 虫卵大小为 $(30 \sim 50)\,\mu m \times (22 \sim 44)\,\mu m$, Em 虫卵较小,为 $(30 \sim 38)\,\mu m \times (29 \sim 34)\,\mu m$。按形状难以区别各种绦虫卵。虫卵结构从外层开始有 4 层膜:被膜;卵壳或外层包膜,即卵黄磷蛋白质;胚膜,由角蛋白样的蛋白质构成,较厚,保护六钩蚴,与紧贴内面的颗粒层构成内层包膜;六钩蚴膜。六钩蚴居虫卵中央,大小为 $(29.5 \sim 40.5)\,\mu m \times (27.5 \sim 39.5)\,\mu m$,Em 六钩蚴较小,为 $27.2\,\mu m \times 28.9\,\mu m$。六钩蚴包含 6 个钩、胚芽细胞、腺细胞和肌细胞。当虫卵孵化时,除保留胚膜和六钩蚴膜外,其余两层脱掉。激活后,胚膜被小钩切掉,只剩下六钩蚴膜。六钩蚴随血流到达好发脏器,然后开始发育。前 2 周六钩蚴的 5 对胚芽细胞增殖分裂,小钩退化变性,肌肉萎缩,逐渐囊泡化和形成中央腔隙,囊泡壁进一步发育为生发层和角质层,最终形成棘球蚴。

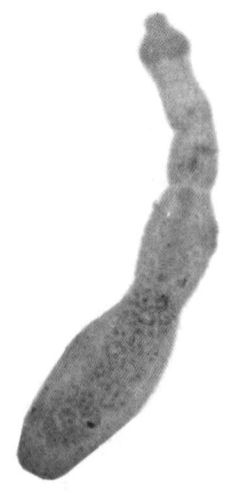

图 3-10-25　多房棘球绦虫成虫

2. 幼虫　幼虫在宿主内脏发育为泡球蚴,称之为泡球蚴病或泡型包虫病,增殖生长呈浸润性,大体观察可见无数小囊泡或多个小结节,泡囊腔内含少量不透明稀薄液或胶状物,聚集而成囊泡群或硬块,通常无纤维性被膜。泡囊壁亦由生发层和角质层构成,人泡球蚴原头节少见,但啮齿动物泡球蚴多见。泡球蚴中央常并发无菌性坏死,崩解液化后形成假囊肿,囊腔壁不规整,内含豆渣样或干酪样物。

(二)泡球蚴增殖生长

表现为内殖性芽生和外殖性芽生,前者特点是母泡囊壁局部增殖,囊壁内呈棘状突出,继续延伸直到囊壁对面;或者是母泡囊壁有两处或几处棘状突出,朝囊腔内向相对方向延伸增殖,最终汇合成隔膜,隔膜仍含生发层和角质层,将母泡囊分隔为两个或几个小泡囊,故内殖性芽生又被称为隔膜样芽生。外殖性芽生是泡球蚴母囊壁一处或几处向外突出的增殖,形成单个或多个子囊泡,称为一级芽生。子囊泡同样突出增殖,形成孙囊泡,称为二级芽生。按此逐级芽生,可增殖为无数多级新囊泡,似癌样浸润扩散,直接侵犯邻近组织器官。Euzeby(1979)认为,外殖性芽生机制是泡囊壁角质层断裂后生发层逸出所致。泡球蚴增殖芽部分脱落后,即使是仅含几个细胞核,若侵入门脉分支,也可随血流在肝实质内广泛扩散,继发泡球蚴多结节,倘若肝静脉受侵,则沿体循环引起远处扩散,以肺或大脑转移常见,偶见肺脑转移并存。日本学者曾将泡球蚴原头节和生发层细胞分别注入长爪沙鼠肠系膜静脉内,4周后剖检肝脏,结果注入原头节者未发现肝泡球蚴,而注入生发层细胞者却见肝泡球蚴小结节,提示生发层侵入血管是引起泡球蚴转移的病因。

(三)Em 的种内变异

仅报告有 3 个株,即欧洲株、阿拉斯加株和北美株,无论是形态、宿主还是致病力均不相同。

(四)Em 亚种

一个亚种之中的西伯利亚株曾被命名为西伯利亚棘球绦虫 [E. *sibiricensis*(Rausch、Schiller、1954)],后来发现其形态特征与见于德国的 Em 相似,遂定为 Em 亚种,两者差异仅是代表性地区的不同,故西伯利亚株亦可被称为 Em 的地理亚种。

二、流行病学

(一)地区分布

AE 主要在我国西部地区流行,国内已有 9 省(区)发现肝 AE。

(二)流行因素

宁夏发现少数 AE 患者中有家族性患病倾向,同一家成员或几代人中有数人先后感染 AE。甘肃漳县和宁夏六盘山地区高度流行 AE,这与自然地理条件有关,当地海拔较高,气候阴湿多雨,严冬冰冻,邻近山脉狐狸、野鼠活动频繁,给 Em 传播流行创造有利条件。笔者实验发现,−30 ℃时小鼠离体泡球蚴活力有效期可长达半年,提示泡球蚴越冬并不丧失其感染力,具有流行病学意义。青海 AE 分布呈散状态势。四川西部 AE 流行以甘孜、石渠、色达等地为重。内蒙古、黑龙江和大连等地有散发病例报道。

三、病理学

(一)内眼观和光镜所见

据笔者综合国内 90 例肝 AE,有巨块型、结节型、混合型三种病理形态,以巨块型(67.8%)居多,结节型和混合型各占 16.7% 和 15.5%,巨块型并发中央性坏死腔者为 21.3%。泡球蚴在显微镜下为单个较大的泡囊,或见多个泡囊聚集成群,大小形状不一,囊壁生发层多已脱落,主要所见是无细胞结构的角质层,纹理分层排列为其特征,可卷曲于泡囊腔内,或者显示为折叠的角质层,腔内原头节少见,泡囊群周围常见纤维结缔增生,呈环形排列,夹杂有嗜酸性粒细胞、淋巴细胞、浆细胞和巨噬细胞等浸润,形成泡球蚴结节,由许多小囊液聚集成群。泡囊群四周可见单个或多个肉芽肿炎症反应。寄生虫可诱发肝假小叶区,提示为肝硬化病变(图 3-10-26)。

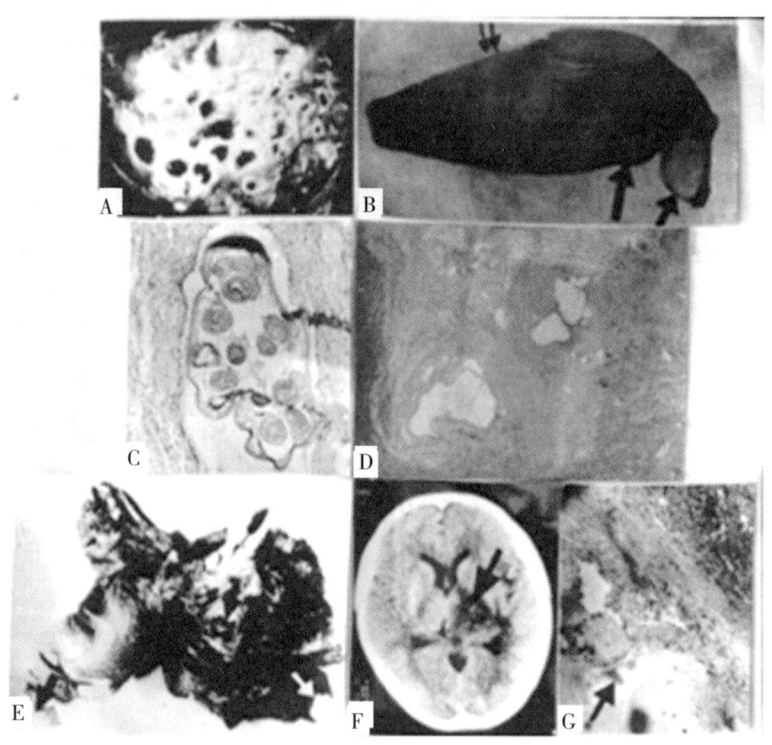

图 3-10-26　肝 AE 病理学

注:A, 人 AE 剖面显泡状观;B, 肉眼观显浸润型(↑↑)、结节型和混合型(↑);C, 脑 AE 育囊和原头节;D, 泡球蚴结节;E, 肝 AE 并发双肺转移;F, 肝 AE 并发大脑转移;G, 肝 AE 并发肝门淋巴结转移。

(二)肝 AE 转移方式

肝 AE 转移方式有三:其一是浸润扩散,泡球蚴通过外殖性芽生可在肝实质内浸润而形成巨块,甚至扩散到邻近的肝外组织器官,如膈肌、下腔静脉、胰腺等。其二是血行扩散,国外学者认为是泡球蚴增殖芽脱落后侵入血流之故;若侵犯门静脉小分支,则在肝实质内广泛扩散,形成多发性泡球蚴结节;若侵犯肝静脉小分支,则循血流扩散到远处器官,以肺多见,脑次之,有时肺、脑同时转移。其三是淋巴转移。笔者曾综合国内 183 例肝 AE 的转移情况,详见表 3-10-2。

表 3-10-2　国内 183 例肝 AE 转移

省(区)	病例数	血行转移例数 /%				淋巴转移例数 /%		
		肺	脑	肺 + 脑	脾	肝门淋巴	腹腔淋巴	结肠系膜淋巴
甘肃	70	3	2	1		1		1
青海	24	1	2		1			

续表

省（区）	病例数	血行转移例数 /%				淋巴转移例数 /%		
		肺	脑	肺 + 脑	脾	肝门淋巴	腹腔淋巴	结肠系膜淋巴
宁夏	22						1	
新疆	43	3	2					
四川	24	2		1				
合 计	183	9（9.9）	6（3.3）	2（1.1）	1（0.5）	1（0.5）	1（0.5）	1（0.5）

四、临床学

（一）临床表现

AE 患者男女发病比率各报道不一，通常是男多于女，但也有女多于男的报道。患者潜伏期较长，可多年无明显的临床症状，患者就诊年龄据国内报道以青壮年（20～45 岁）为多，最小 7 岁，最大 84 岁。但美国报道的一组 33 例 AE 中，50 岁以上者超过半数。

据笔者 1970—1994 年期间诊治的 70 例肝泡型蚴病来看，女（36 例）稍多于男（34 例），年龄最小 11 岁，最大 67 岁，青壮年 65 例（92.9%），女性偏多系因妇女在家务过程中与犬接触较频繁，以致感染机会增多。病程从患者出现自觉症状时算起（当然要短于受感染日期），一般多为 1～5 年，主要症状按其发生率依次为肝肿块、腹痛、黄疸、腹水和脾大等门静脉高压症。肝肿块大小不等，小者仅在剑突下或右肋缘下触及，大者平脐，触诊质地硬似软骨，表面有结节感，压痛轻或无，居于肝顶部的泡球蚴通常不能经腹部触及。黄疸多因肝功能损害或胆管受压侵犯所致。病变广泛浸润，或纤维化，或引起肝硬化，出现门静脉高压症征象。笔者所接触的国内一组 90 例肝泡球蚴病，临床症状亦以肝肿块（91.1%）和腹痛（77.1%）为主，其次是黄疸（26.6%）和消化不良，脾大腹水少见（6.5%）。泡球蚴病变中央常并发无菌性坏死，崩解液化后形成坏死腔，或称为假囊肿，可像肝囊型包虫一样并发感染甚至破裂。国外一组 50 例中有 6 例（12%）为泡球蚴中央坏死性囊肿合并感染，临床表现酷似肝脓肿或膈下脓肿，由于腔壁通常较厚，故患者中毒症状轻微，另 1 例肝顶部泡球蚴破入右下肺支气管、心包膜和下腔静脉，患者猝死于急性大咯血。国内一组 51 例中有 2 例穿通膈肌，形成肝膈下支气管瘘。国外还报道肝泡球蚴破裂所致的急腹症，以及肝泡球蚴压迫引起的下腔静脉完全性阻塞或肝静脉阻塞症。肝泡球蚴一旦继发血行性肺、脑转移，临床上分别出现相应的呼吸道或神经系症状，如咳嗽、咯血、癫痫或偏瘫等，通常多被误诊为转移性肺癌或脑肿瘤，以致肝泡球蚴被掩盖，直到尸解时才明确，笔者报道的 70 例中就占 1 例。

（三）临床治疗

外科手术仍是肝 AE 的首选疗法，其主要将泡球蚴病变连同周围肝组织一并切除，酌情做局部楔形切除或肝叶切除术。法国曾报道做全肝移植术。从实际情况来看，由于患者就诊过晚，手术切除率很低，按国内 223 例肝 AE 综合分析，仅有 27 例（12.1%）做肝切除术，个别病例术后随访已存活 21 年未复发。肝 AE 早期病死率国内外报道介于 16.7%～33.3%，平均 19.0%。由于肝 AE 有"虫癌"之称，曾被认为是不治之症，预后很差，晚期患者多死于门静脉高压症、肝功能衰竭及继发肺和大脑转移或腹腔内淋巴转移。药物治疗可阻滞肝泡球蚴增殖，减轻患者症状，延长患者存活期。给并发泡球蚴中央坏死性假囊肿的患者做体外引流术,可缓解对周围肝组织的压迫,改善患者症状。笔者采用中药消炎胶囊与阿苯达唑的联合治疗,可取得较好的效果。

五、实验室诊断

肝 AE 与肝癌易混淆,两者的鉴别要点是肝 AE 病程较长,短期内不显恶化趋势,血清甲胎蛋白(AFP)测定阴性,而肝癌则为阳性。肝 AE 手术时需做冰冻病理切片,镜下所见一目了然。若术前肝 AE 诊断困难,可考虑做肝穿刺活检或经腹腔镜活检,但若不能排除肝 CE,则肝穿刺要谨慎,以免误穿刺到囊肿,并发囊液扩散或过敏反应。

肝 AE 可经循环血流转移至肺或大脑,而此时肝病并不明显,故常误诊为转移性肺癌或大脑胶质瘤。笔者曾遇到 1 例,直至死后尸解发现肝 AE 病灶才被确诊,肝、肺、脑三脏病理切片镜下观察均显相似的泡球蚴病变特征。

六、防控措施

AE 的防控与 CE 基本相同,但其难度大于 CE,因为终末宿主狐、狼等和中间宿主啮齿动物均属野生动物,不易完全控制。控制措施有定期给犬投药驱除绦虫,严禁养猫,广泛开展灭鼠工作等。山区农民在加工狐皮和进行市场交易的过程中,切实加以防护,饭前一定洗手。早期肝 AE 不易发觉,一旦诊断确定,病程已进入晚期,预后很差,丧失手术根治时机。法国和我国新疆已开展肝移植术治疗 AE。药物治疗可缓解患者症状,延长存活期。

第三节　少节棘球绦虫

少节棘球绦虫最早在巴西从美洲狮体内发现。人体感染病例 1965 年在巴拿马首次报道,至今已有多例诊断,其中 1 例简述如下:患者主诉上腹痛、黄疸,体查肝脾肿大,剖腹探查发现巨大的多房性囊肿,侵犯大部分肝脏,活检证实为多房结构,见有大量原头节。

地区分布主要在中美洲热带地区和南美洲北部,国内尚未发现。终末宿主是猫科动物,由于在家猫体内虫体发育很快,常成为流行区潜在性传染源之一。随着猫粪排出六钩蚴,被中间宿主误吞而发生感染。人常因卫生习惯不良招致感染。猎人可因处理野猫尸体而受染。

Eo 棘球蚴罕有如同 Ev 棘球蚴所见的继发性亚分,且其角质层亦较薄。人体感染常侵犯肝脏,需与肝泡球蚴病鉴别。血凝试验可能有诊断意义。在缺乏钙化的情况下,X 线检查价值不大。剖腹探查和活检是主要的诊断方法。手术切除是唯一的治疗方法。

1995 年 D′Alessandro 做了人体感染少节棘球绦虫的第 2 例病例报道,该病例在 1964 年曾被误诊为细粒棘球绦虫感染。患者男性,70 岁,因肌强直入院,很快死亡。尸检心包增大,腔内抽出淡黄色澄清液 50 mL,左心室壁发现 2 个单房包囊,直径均为 1.5 cm,内含透明胶状物和生发囊。组织切片和染色显示棘球蚴结构分为角质层、生发层和含原头节的育囊,但大部分均已变性,角质层增厚水肿,有许多染色深浅不一的带。生发层见有许多石灰小体,已崩解呈空杯样,外层有单核细胞浸润和由成纤维细胞形成的纤维组织。囊内可见脱落的原头节和小钩,小钩较大,背面很直,钩棘位于小钩中央,呈典型的少节棘球绦虫外观。区别 3 种棘球绦虫的形态特征现以小钩作为主要依据:Eo 的小钩背面直,钩棘约占总长的一半;Ev 的小钩长而弯,约总长的 2/3;Eg 的小钩更长,钩棘所占的比例亦有变化。

第四节　伏氏棘球绦虫

伏氏棘球绦虫以侵犯肝病为主,囊肿直径为 0.2 ～ 8.0 cm,呈单发性或小囊泡群,囊泡内含液体、育囊和原头节,可向邻近组织扩散,但其浸润程度不如多房棘球绦虫严重。因囊泡壁生发层和角质层显内生性增殖,故可形成继发性亚分。

1995 年 Gottestin 介绍诊断该病的血清学方法,所用的抗原有两种:其一是 Ev 粗制抗原;其二是经免疫吸附后的纯化抗原 Ev2。用粗抗原发生的交叉反应主要见于细粒棘球蚴病(36%)和多房棘球蚴病(88%),猪囊尾蚴病为 12%,其他蠕虫病仅有少数交叉反应;用纯化 Ev2 抗原与猪囊虫病和其他非绦虫的寄生虫感染之间的交叉反应显著降低,而与细粒棘球蚴病和多房棘球蚴病之间仍有交叉反应,前者为 20%,后者为 84%。因此,难以用血清学方法特异性地诊断 Ev 棘球蚴病。

2003 年国内厦门大学唐宗惕院士等报道内蒙古多囊蚴(*Polycystia neimonguensis* sp. nov.)新种,其结构与 Ev 相似,却不完全相同,有关其成虫、终末宿主动物等重要资料尚待进一步调查确证。

第十一章 钩虫病

钩虫病(Hookworm disease, Ancylostomiasis)是由钩口科(Ancylostomatidae)线虫(统称钩虫)所致的感染或疾病的通称。钩虫的科属很多,至少包括 17 个属约 100 个种。国内已报告有 7 个属,其中大多数寄生于哺乳动物。寄生于人体的钩虫主要为十二指肠钩虫[*Ancylostoma duodenale* (Dubini, 1843)]和美洲钩虫[*Necator americanus* (Stiles, 1902)]。偶可寄生于人体(指在人体可发育为成虫)的还有锡兰钩虫[*Ancylostoma ceylanicum* (Looss, 1911)]、犬钩虫[*Ancylostoma caninum* (Ercolani, 1859)]、马来钩虫[*Ancylostoma malayanum* (Alessandrini, 1905)]及狭头弯口线虫[*Uncinaria stenocephala* (Railliet, 1884)]等。巴西钩虫[*Ancylostoma braziliense* (Gomez de Faria, 1910)]的感染期幼虫虽可侵入人体,引起局部匐行疹,但一般不能发育为成虫。

钩虫病在临床上以贫血、营养不良、胃肠功能失调为主要表现,可减弱患者体力,降低其工作效能,严重者可导致发育障碍及心功能不全,甚至危及生命。钩虫病呈世界性分布,尤以热带及亚热带地区的国家流行更为严重,据估计全世界钩虫感染人数约有 11.28 亿,其中 9 600 万感染者存在不同程度的临床表现。在我国,除少数高原地区外,大部分省(市、自治区)皆有本病存在和流行,部分患者出现严重或比较严重临床症状。因此,防控及消灭钩虫病仍是我国目前的一项需要关注的任务。

有关钩虫病临床征象的记载,历史悠久。公元前 1553 年埃及草纸书就有类似钩虫病的记载。古希腊医学家 Hippocarates 于公元前 440 年亦有异嗜症的记述。据《史记·扁鹊仓公列传》中记载,国内最早发现于公元前 3 世纪,被称为"蛲瘕病"。我国长江中下游地区民间流传的"桑叶黄"或"懒黄病",最早见于清代同治年间(1862 年),说明当时那里的钩虫病流行已相当普遍。近代的钩虫虫体首先由意大利医生 Dubini(1838)在意大利米兰市一具农村女尸的十二指肠中发现,并命名为十二指肠钩口线虫。但在 1853—1854 年,Bilharz 及 Griesinger 先后发现埃及贫血症(Egyptian chlorosis)与钩虫的寄生有关;Grassi 和 Parona(1878)和 Perroncito(1880)先后在贫血患者的粪便中发现钩虫卵后,才确认该病系由钩虫所致。同年,Perroncito 又报告了钩虫卵在土壤中孵化为杆状蚴和丝状蚴的发育过程。德国蠕虫学家 Looss 于 1898 年在开罗的实验过程中不慎沾到含有钩虫丝状蚴的水滴,初觉局部灼痒,继而罹患典型的钩虫病,并从其粪便中查得了钩虫卵,从而发现了十二指肠钩口线虫从皮肤侵入机体和发育为成虫的整个发育过程。美洲板口线虫,首先由 Stiles 于 1902 年发现于美洲。在我国首先由 Maxwell(1908)于台湾在粪检中找到钩虫卵,证实我国有此种钩虫病的流行。颜福庆（1919）在江西萍乡煤矿钩虫病调查中，证实了我国内陆也有钩虫病流行。其后很多学者在我国各地对钩虫病的分布和影响因素进行了系统的调查和分析，为全国大规模防治和研究建立了有利条件和基础。

一、病原学

（一）形态

1. 成虫的形态与构造　虫体长约 1 cm，形似棉线头，体略弯曲。体壁半透明，呈米白色或浅红色。当虫体肠管内含有有血液时，则虫体后端 2/3 呈灰红色。前端有口囊，内有钩齿或板齿，用以咬附在宿主的肠壁上。口囊连接着肌肉发达的食道。由于食道壁的肌肉伸缩，可以使食道起唧筒样作用，吸取宿主的血液。食道壁内有 3 个食道腺，能分泌多种酶和其他化学物质，如乙酰胆碱酯酶、蛋白酶等。食道后接中肠，中肠肠壁为单层柱状上皮细胞，其内缘具有微绒毛，向肠腔突出，以增加吸收面积。

钩虫的头端有头腺一对，是纺锤形的单细胞腺体。头腺前端与头感器相接，开口在口囊内，后端有分泌功能，可分泌抗凝素，它是一种耐热的非酶性多肽，头腺还被认为有贮存糖原的功能。另有颈腺一对，也是类似纺锤形的细胞腺体，一长一短，位于虫体的腹侧，其功能与排泄有关。

钩虫为雌雄异体（图 3-11-1）。雌虫略大于雄虫，尾端圆尖。雌性十二指肠钩虫尾端有尾刺一根。雌性生殖器官为两套细长而盘曲的小管，一套在虫体中 1/3 处，一套在虫体后 1/3 处，各由卵巢、输卵管、受精囊、子宫和排卵管构成，2 个排卵管汇合成一阴道，开口于虫体中部腹面正中线上的雌性生殖孔。雄性生殖器官为一套，睾丸呈细管状，环绕于肠周围，至虫体中部扩大成贮精囊，连接于肌肉发达的射精管，开口于泄殖腔，通向尾端的交合伞。在射精管两侧有一对胶腺，分泌胶液，交配时能使虫体联结处固定。交合伞为体壁延伸的膜质结构，由背、腹、侧辐肋等伞状辐肋支持。雄虫尾部还有细长的角质交合刺一对。交配时雄虫把交合伞放置于雌虫生殖孔上，交合刺插入雌生殖孔中，胶腺分泌胶液使联结处固定，两虫状似"y"形。

此外，虫体还具有神经系统和排泄系统等，排泄孔位于近头端的腹面正中线上。

十二指肠钩虫与美洲钩虫的形态鉴别可参考表 3-11-1 和图 3-11-2 到图 3-11-6。

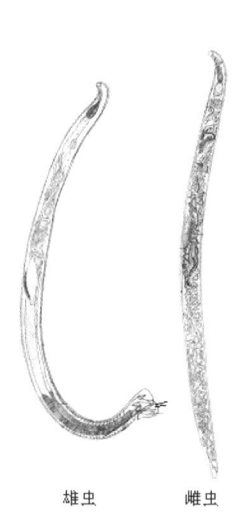

图 3-11-1　钩虫成虫

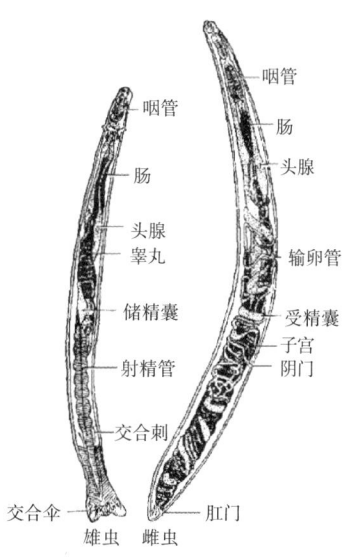

图 3-11-2　十二指肠钩虫成虫体态

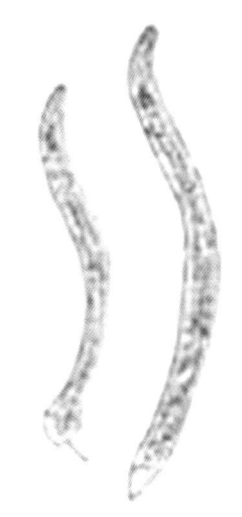

图 3-11-3　美洲钩虫成虫体态

表 3-11-1　十二指肠钩虫与美洲钩虫成虫形态鉴别

钩虫种类		十二指肠钩虫	美洲钩虫
长度	雌虫	1.0～1.3 cm	0.9～1.1 cm
	雄虫	0.8～1.1 cm	0.7～0.9cm
体态		略似"C"形	略似"S"形
口囊		有钩齿两对, 大小相似	有半月形的板齿一对
雄虫	交合伞　形状	宽大于长	长宽相等或呈圆形
	交合伞　背辐肋分支	背辐肋分两支后再分成三小支	背辐肋分为两长支后再分成两小支
	交合刺	两根末端分开	两根末端合并, 且弯曲成钩状
雌虫	尾刺	有	无
	雌生殖孔	在虫体中央略后	在虫体中央略前

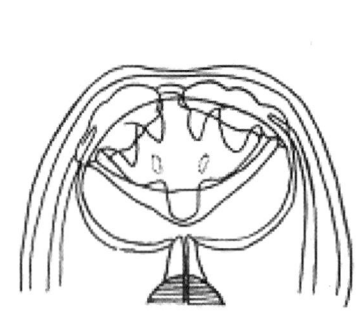
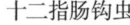
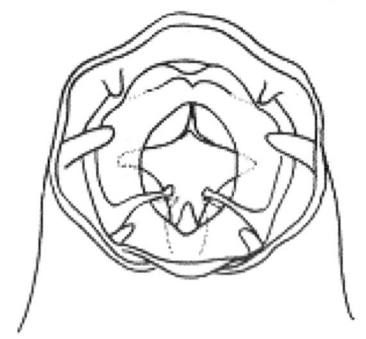

十二指肠钩虫　　　　　　　　　　　　美洲钩虫

图 3-11-4　十二指肠钩虫和美洲钩虫成虫的口囊

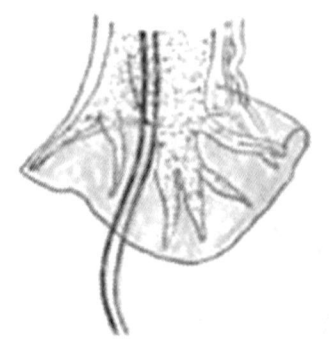
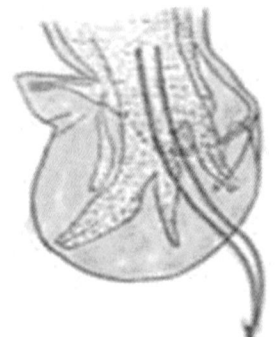

十二指肠钩虫　　　　　　　美洲钩虫

图 3-11-5　十二指肠钩虫和美洲钩虫成虫的交合伞（侧面观）、交合刺

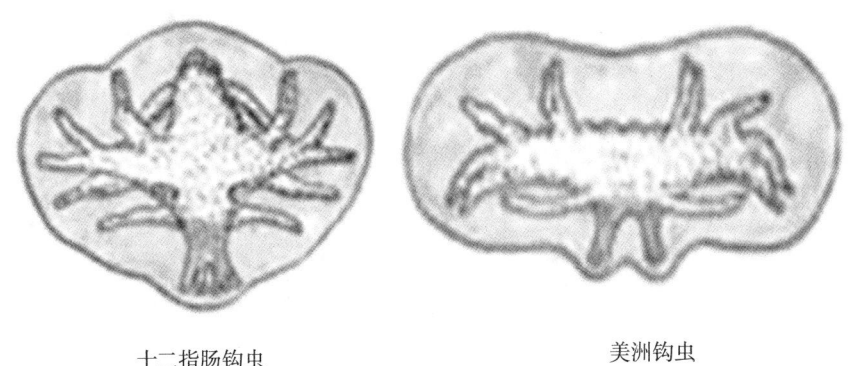

十二指肠钩虫　　　　　　　　　　　　　　美洲钩虫

图 3-11-6　十二指肠钩虫和美洲钩虫成虫的交合伞（伸展状态）

犬钩虫成虫的体形呈"C"形，雌虫平均长 14 mm，粗 0.6 mm；雄虫长 10 mm，粗 0.4 mm。口囊宽大，呈卵圆形（图 3-11-7），有钩齿三对，其大小循序向内递减。雄虫尾端的交合伞宽大，末端分两小支，再各分三小支，且这三小支并不一样大小。雄虫的两支交合刺完全分开。雌虫尾端具有尾刺。卵和十二指肠钩虫相同，但较大。

锡兰钩虫成虫的体形亦呈"C"形，但虫体较小，雌虫平均长 7 mm，雄虫平均长 5 mm。口囊较小，有一对腹齿和一对小而明显的副齿（图 3-11-7）。交合伞侧叶较短，长宽约相等；外侧辐肋与中侧辐肋分离，中侧辐肋与后侧辐肋平行；背辐肋的基部较长，交合刺两支完全分开。雌虫尾端具有尾刺。虫卵与十二指肠钩虫相似，难以区别。

巴西钩虫成虫的体形呈"C"形，像锡兰钩虫，虫体亦较小。雌虫平均长 9.0 ～ 10.5 mm，粗 0.375 mm；雄虫长 7.75 ～ 8.50 mm，粗 0.35 mm。口囊较小，呈卵圆形（图 3-11-7），与锡兰钩虫的主要区别点在于：有一对腹齿及一对很小而不明显的副齿；交合伞侧叶较长，故背叶较不显著；交合伞辐肋的三侧辐肋各自分离，背辐肋与外背辐肋的共同基部较短。交合刺两支完全分开。雌虫尾端具有尾刺。虫卵与十二指肠钩虫相似，难以区别。

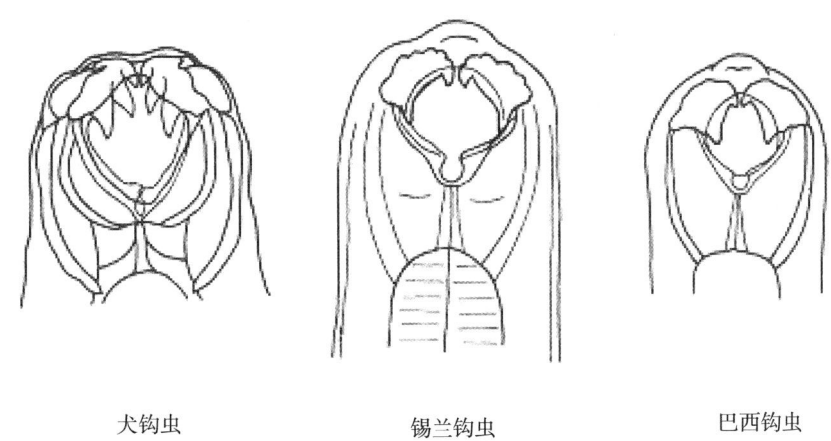

犬钩虫　　　　　　　　　锡兰钩虫　　　　　　　　　巴西钩虫

图 3-11-7　犬钩虫、锡兰钩虫和巴西钩虫的口囊

2. 虫卵的形态　钩虫卵为椭圆形（图 3-11-8），壳薄而无色透明，十二指肠钩虫卵大小约为（56 ～ 60）μm×（36 ～ 40）μm，较美洲钩虫卵［（64 ～ 76）μm×（36 ～ 40）μm］略短，一般不易区别。初随人粪便排出时,卵内细胞一般已经分裂成 2～4 个(属早期分裂卵),粪便搁置后,则卵内细胞可以分裂成多细胞,或发育成含蚴卵。

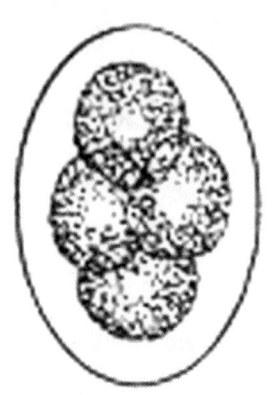

图 3-11-8　钩虫卵

与其他线虫一样,正常的钩虫卵是在受精后,方开始形成卵壳。在普通显微镜下所见到的卵壳实际上是由三层组成的,内层称酯层或蛔甙层,含甙或酯甙及蛋白质,有调节渗透的功能。中层为壳质层,较厚,含壳质及蛋白质,具有一定的硬度,能抵抗机械压力的破坏,是卵壳的主要组成部分。外层起源于受精卵母细胞的卵黄膜或卵膜,较薄,含蛋白质,有加固虫卵的作用。

在适宜的条件下,虫卵能在外界环境中发育、孵化。孵化时由于幼虫的运动及所分泌的酶,卵壳的蛔甙层被破坏,卵壳失去了防水能力,水分渗入,幼虫体积膨胀,使卵内压力增高,致卵壳胀破,幼虫常自钩虫卵的一端略侧面破壳而出。孵出的幼虫即为第一期杆状蚴。

在有东方毛圆线虫感染的地区,可能会在粪检中查到东方毛圆线虫的卵,应当注意和钩虫卵鉴别。

3. 钩虫幼虫的形态　钩虫在外界发育过程中有两型幼虫,即杆状蚴和感染性蚴(又称丝状蚴)。

1)杆状蚴　初由卵内孵出的幼虫称第一期杆状蚴,体长 0.25～0.30 mm,最大横径约 0.017 mm,虫体为圆柱形,头端钝圆,尾端尖细。细长圆筒形的口腔下接食道,食道粗,长度约占虫体长的 1/3,末端膨大呈球形。第一期杆状蚴以泥土内的细菌和有机物为食物,在适宜的环境内,于孵出后 48 h 左右体长可以增到 0.4 mm,即行第一次蜕皮,蜕皮后称第二期杆状蚴。后者在形态上和生活上仍和第一期杆状蚴相似,通常在第 5 或第 8 天内,蚴口封闭不再进食,并且行第二次蜕皮,成感染性蚴。

十二指肠钩虫和美洲钩虫的杆状蚴,目前尚缺乏较为便捷鉴别的方法。

2)感染性蚴　体形细长,大小为(0.5～0.7)mm×0.029 mm。由于口是封闭的,不能进食,只能利用体内原来贮存的食物来维持最低的能量代谢,其中以脂类代谢为主。感染性蚴的口腔内,在和食道相连接处有一对矛状的角质构造,一根位于口腔背面,另一根位于口腔腹面,称为口矛(又称食道矛),有穿刺皮肤的功能。

由于十二指肠钩虫和美洲钩虫的分布、流行、临床表现及对驱虫药物的敏感程度都有明显差异,所以其感染性蚴的鉴别,在流行病学、寄生虫种群数量和生态学及在钩虫病的防治工作中都有实际应用意义。两种钩虫感染性蚴的鉴别点见表 3-11-2 和图 3-11-9。

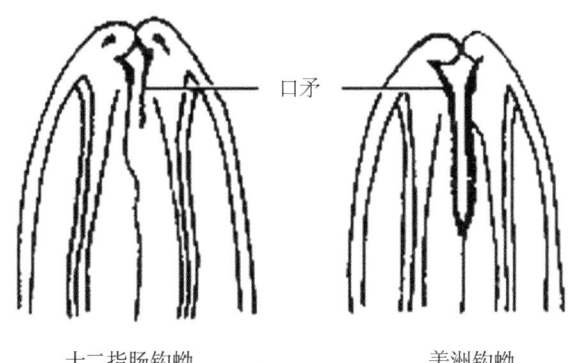

十二指肠钩蚴　　　　美洲钩蚴

图 3-11-9　十二指肠钩虫和美洲钩虫的感染性蚴的头端(侧面观)

表 3-11-2　十二指肠钩虫和美洲钩虫的感染性蚴的鉴别特征

鉴别特征	十二指肠钩虫感染性蚴		美洲钩虫感染性蚴	
	低倍物镜	高倍物镜	低倍物镜	高倍物镜
活动力	在室温时 20～25 ℃时，运动活泼，静置 3～5 min 后仍有微弱蠕动；10 ℃以下时大多静止不动；静止时多数虫体尾向一侧弯曲		在室温 20～25 ℃时运动较缓慢，静置 3～5 min 后，几乎全部不动；10 ℃以下时全部静止不动；静止时大多数虫体尾部伸直	
外形	外形狭长(0.5～0.7 mm)，虫体中部虽稍粗，但不明显		外形较粗短(0.4～0.6 mm)，虫体中段较前段和后段稍粗	
体色	体色较深		体色较浅，折光强	
头端形状		头端扁平，口腔部微向内陷		头端钝圆，口腔部不内陷
口矛	口矛不易见或细、短	口矛可见，透明如丝状	口矛明显，呈黑绿色杆状	口矛很清楚，黑色，粗而长，二矛前端分叉
食道	食道基部的宽度大于肠管的宽度		食道基部与肠管前端宽度相近	
肠管	管腔较狭窄，肠壁细胞颗粒丰富		管腔宽广，肠壁细胞颗粒较少	
生殖原基	位于虫体中部稍后		接近虫体中部或稍前	
尾部形态	自肛门开始，缓缓向后变细，末端较钝，虫体与鞘膜的间隙小		自肛门开始，向后急速变细，末端尖锐，虫体与鞘膜的间隙大	
鞘膜横纹		鞘膜上的环状横纹不明显，纹理细密		鞘膜上的环状横纹很清楚，纹理粗糙

进行钩虫感染性蚴虫鉴定时，一般根据口腔内的口矛看得清或看不清即可定种，必要时可以更换高倍镜观察。其次体形及鞘膜横纹、头端、尾部的形状等都可以作为鉴别时的依据。

在鉴定虫种工作中，有时会遇到粪类圆线虫的杆状蚴或感染性蚴，易和钩虫的杆状蚴或感染性蚴相混淆，现列表（表3-11-3）比较如下，以利鉴别。

表3-11-3　钩虫蚴和粪类圆线虫蚴的区别

蚴期	鉴别点	钩虫	粪类圆线虫
杆状蚴	虫体长度	较长，0.25～0.3 mm，一般为0.275 mm	略短，0.20～0.25 mm，一般为0.25 mm
	口腔	长而窄（口腔的长度大于虫体的宽度）	短（口腔的长度和虫体宽度相近）
	尾端形态	尾端短而尖	尾端短，末端少钝
	生殖原基	微小不易见	显而易见
感染性蚴	体长	较长，0.6～0.8 mm	较短，0.5～0.7 mm
	食道	较短，约为体长的1/5，食道后端略呈球形	较长，约为体长的2/5，食道完全呈圆筒形
	尾端形态	尾端尖细	尾端分叉
	生殖原基	位于虫体中部	位于虫体后部

在土壤中，钩虫的杆状蚴和感染性蚴常和土壤里自由生活的线虫幼虫混同在一起。采集土壤作精确鉴别时，除主要依据上述各期钩蚴的形态特征外，还可借助培养法，把可疑的幼虫置于潮湿阴暗处。经数天后，若为钩虫，则杆状蚴可以发育成感染性蚴，就能鉴别定种，若为自由生活的线虫幼虫，可能已经发育为成虫，而钩蚴决不会发育为成虫。

（二）生活史

美洲钩虫和十二指肠钩虫的生活史基本相似。见图3-11-10。

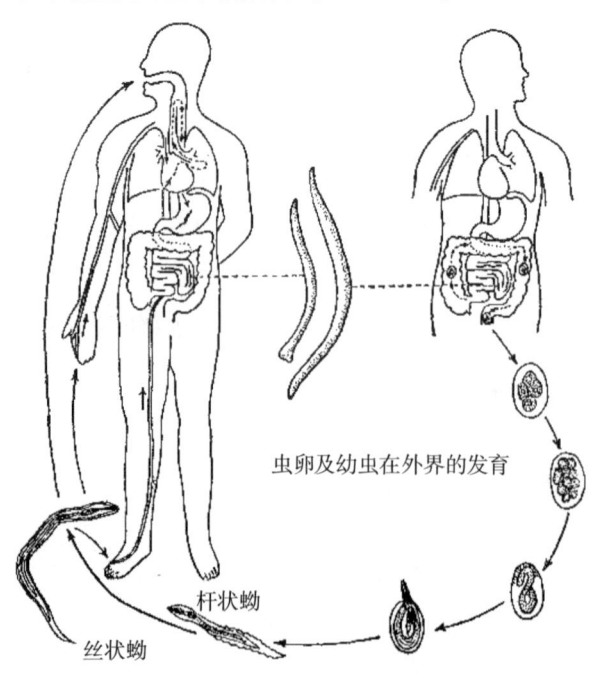

虫卵及幼虫在外界的发育

杆状蚴

丝状蚴

图3-11-10　钩虫的生活史

十二指肠钩虫的寄生部位以空肠、回肠为主，美洲钩虫则以十二指肠和空肠为主。成虫以口囊内的钩齿或板齿咬附于肠黏膜上。雌虫经交配后产卵，卵随人的大便排出人体外，在没有被稀释的人粪内虫卵发育缓慢，但是在潮湿、温暖（25 ℃左右）、疏松而含有足够空气的土壤里，并在不受阳光直接照射的情况下，于24～48 h内，经多细胞期、桑葚胚期、含蚴期，最后幼虫自卵壳一端略侧面破壳而出，成为第一期杆状蚴（又称第一期幼虫）。第一期杆状蚴吞食土壤里的有机物和细菌，虫体增长，再经48 h后即可第一次蜕皮成为第二期杆状蚴（又称第二期幼虫）。第二期杆状蚴除体长略有增长，其他和第一期杆状蚴相似。第二期杆状蚴再经2～4 d，口孔封闭，不再进食，经过第二次蜕皮后成为感染性蚴（又称第三期幼虫）。旧皮留在感染性蚴的体表成为鞘膜。自虫卵发育到感染性蚴，一般需要5～8 d。

感染性蚴是生活史中的一个"静止期"，虽然它能够做活泼的运动，但既不摄食，亦不进行生长，而是依靠储存的物质以维持生存。因此，有的学者认为此期更接近于休眠前的活动期。

感染性蚴分布在近地面的含有水分的土壤间，土壤表面潮湿时即向上爬升。感染性蚴具有向温向触等特性。其活动能力还与水膜有关，当水膜太厚或完全干燥时，其活动能力可大大减弱或消失。当感染性蚴与人体皮肤接触时，立即表现出极为活跃的钻刺活动。特别在手、足皮肤薄嫩的部位，经毛囊、汗腺或已经发生破损的地方，以虫体前端的角质尖顶和口矛的穿刺能力，并借助酶（可能主要是胶原酶）的作用，于30 min至1 h内穿入皮肤。根据动物实验，95%以上侵入皮肤的钩蚴，潜留在侵入处的局部皮肤和肌肉组织内24 h左右，这种情况称之为"潜移期"（可能是休眠状态），然后进入活动较为快速的"活跃期"。在此期，钩蚴以较快的速度陆续向远处移行，进入静脉或淋巴管，随血流经过心脏到达肺脏，穿破肺毛细血管壁进入肺泡内。在肺泡内，幼虫可以游动，当到达小支气管后，借助于气管上皮纤毛的摆动，被携带上升，沿支气管、气管到达喉部，随人的吞咽进入食管，经胃到达小肠，在小肠内完成第三次蜕皮（又称第四期幼虫）。此时虫体已经形成临时口囊，附着于肠壁黏膜上。再经10 d左右，进行第四次蜕皮，成为第五期幼虫，然后，生殖系统逐渐形成，发育为成虫。经口腔或食管黏膜侵入血管的钩蚴，一般仍循上述途径到达肠腔。

在钩虫的生活史中，有四次蜕皮，这是所有线虫发育过程中的显著特征，即在旧角皮下形成新的角皮，然后幼虫的亚腹腺在腹神经节内神经细胞的控制下，分泌一种含有酶（主要成分可能是亮氨酸氨肽酶）的液体，从腺体开口流进新旧角皮间隙中，旧角皮在酶的侵蚀下，逐层溶解，终至破裂而蜕去。这种蜕皮现象与外界环境和宿主体内的环境变化有一定的联系。

感染性蚴侵入人体后，一般经5～7周即可在粪便内查见虫卵，此后虫卵数目日渐增多。

成虫在人体内一般可以生存1～2年，部分可以长达5～9年，个别有15年之久的。在无重复感染的情况下，约有70%的成虫在一年内可以陆续被排出。寄生于人体内的钩虫数量，可有数条、数百条乃至上万条。

钩虫成虫借口囊内的钩齿或板齿咬破宿主的肠黏膜，并分泌抗凝血酶，延长凝血酶原时间，借肠道的蠕动作用，吸取宿主的血液、淋巴液、肠黏膜及脱落的上皮细胞作为食物。钩虫必须获得的养分供应，如氨基酸，则主要来自血浆。成虫具有较完善的三羧酸循环，并含有这一循环所需的酶来进行糖类的有氧代谢，当氧气充分时，脂肪酸也可氧化释放能量。

每条十二指肠钩虫雌虫平均每日产卵10 000～30 000个，美洲钩虫雌虫平均每日产卵5 000～15 000个。每日的产卵量差异可很大，这与虫种、虫龄、寄生数量和宿主的机体情况有关。早期性成熟的雌虫，排卵量逐日增加，达到高峰后，维持一段时间，然后下降，保持一定的水平。排卵量的多少还与蛋白质代谢有关，产卵的高峰，一般是在侵入人体后半年至一年内，此后3～6个月内虫卵迅速减少。十二指肠钩虫在 2 年内，美洲钩虫在 1 年内，虫卵数目都可能减少 70% 左右。但 Palmer 于 1955 年根据自身感染美洲钩虫的情况，发现感染后 11 个月体内虫卵数达高峰，6 年内排卵数目相当恒定，以后逐渐下降，在浙江、四川等地，寄生于人体的钩虫，冬季有短期停止排卵的现象，有时有 5 ～ 17 周之久。

十二指肠钩虫和美洲钩虫主要寄生于人体。此外，曾有虎、狮、猫、猪、犬等自然感染十二指肠钩虫的记载，并有黑猩猩与猴自然感染美洲钩虫的报道，但都十分罕见。

二、流行病学

（一）世界分布情况

钩虫病的流行和气候有密切的关系。北纬 45° ～南纬 30° 的热带、亚热带和温带是钩虫病流行最为广泛的地区。当然在这个地区中间，各个国家的流行情况也极不一致。而在这个地区之外的地方，因局部的小气候较为温暖潮湿，钩虫病也可局部流行。

据 WHO 报告，2024 年研究显示全世界钩虫感染人数约有 11.28 亿，其中 9 600 万感染者存在不同程度的临床表现。

十二指肠钩虫主要分布在温带地区，如欧洲南部、非洲的北部沿海地区以及印度北部、中国北部和日本。美洲钩虫多见于热带地区，如非洲的中部及南部、美国南部、拉丁美洲各国、西印度群岛、亚洲的南部和大洋洲东部某些地方。由于人口迁移等种种原因，两种钩虫的分布常无严格界线，不少地区两种钩虫混合存在，只是虫种的比例有所差异。总的来说，全世界还是以美洲钩虫感染居优势。

锡兰钩虫、巴西钩虫和犬钩虫主要分布于南北半球热带、亚热带地区，成虫主要寄生于犬科和猫科动物，犬钩虫和巴西钩虫的感染性蚴可侵入人体皮肤，在皮内移行并引起红而发痒的匍行疹。

（二）我国的分布和流行现状

我国位于亚洲中部和东部，太平洋西岸，幅员辽阔，自然条件因地而异。除了青海、新疆、内蒙古和黑龙江等省（自治区）因气候比较干燥寒冷，可能没有钩虫病流行的条件外，其余各省、市、自治区或多或少都有钩虫病的存在或流行。据卫生部（现国家卫生健康委员会）2001—2004 年人体寄生虫分布调查结果显示，全国约有 3 930 万人感染钩虫，平均感染率为 6.12%。钩虫病的流行区主要分布于长江流域及其以南十余省的广大农村地区。流行于我国的钩虫为十二指肠钩虫和美洲钩虫，前者主要分布于纬度较高的长江中段以北地区，后者则分布于华南的热带、亚热带地区，而两者之间的长江中下游地区则多为两种钩虫的混合流行区。近年来对原来钩虫流行较严重的江苏、安徽、湖北、四川、云南等省进行流行病学抽样调查结果显示，因经济发展、卫生条件改善和耕作方式改变，致使钩虫感染率已有所降低，但个别省份（如海南）全省钩虫病的平均感染率仍高达 33.17%，并在一些流行区观察到因钩虫严重感染而出现临床症状的患者。钩虫感染所致的失血除了导致缺血性贫血及营养不良外，还可引起儿童及新生儿智力发育障碍，甚至引起严重的消化道出血，应该引起足够的重视。

目前所使用的多种药物都对十二指肠钩虫驱虫效果较好，而对美洲钩虫驱虫效果较差。今后随着驱虫药物的广泛应用，某些地区的钩虫虫种比例将有发生变化的可能。

我国华南地区全年平均气温在 20 ～ 25 ℃，长江流域为 15 ～ 20 ℃，两地全年雨量都在 1 000 mm

以上；而华北地区全年平均气温为 10 ~ 15 ℃，雨量在 1 000 mm 以下。所以各地钩虫感染季节有所不同，南方早而长，北方迟而短。一般来说，流行情况南方亦比北方严重。

犬钩虫在我国是常见的犬体寄生虫，分布在北京、广东、浙江、福建、四川、天津、河北、辽宁、吉林、上海、湖南、广西、甘肃、台湾等，寄生于犬、猪、猫、狐、浣熊、獾和其他肉食动物小肠，偶见寄生于人。

巴西钩虫和锡兰钩虫在四川、贵州、福建、广东、台湾、云南等地犬及猫体内寄生。

狭头弯口线虫，多见分布于北方寒冷地区，主要寄生于猫小肠。

（三）传播的三个环节

钩虫病的传播必须具备下述三个环节，即传染源、传播途径和人群的易感性，它们是构成钩虫病在人群中蔓延的生物学基础，只要缺少了其中任何一个环节，钩虫病就不能在人群中蔓延。但是应当指出，三个环节的孤立并存并不能发生新的传染和传播，只有当三者相互联系才能构成钩虫病的蔓延。

1. 传染源　钩虫病的传染源主要是有临床症状的钩虫患者及无明显临床症状的钩虫感染者，十二指肠钩虫和美洲钩虫虽偶尔寄生于猪、犬、虎、狮、猩猩、猴等动物，但是保虫宿主在钩虫病的流行病学上并不重要。

2. 传播途径　钩虫卵随着患者或感染者的粪便排出，由于施肥等原因污染泥土，在适宜的环境下很快发育为感染性蚴。感染性蚴生活于泥土表面，当与人体皮肤接触时即利用头部角质尖端和口矛的穿刺能力及酶的作用而侵入。

根据我国各地流行病学调查结果显示，在我国美洲钩虫和十二指肠钩虫仍以经皮肤感染为主，虽有因生吃小白菜、韭菜、葱叶而经口腔黏膜感染的报道，但不多见，一般来说经脚和手的感染机会较多。十二指肠钩虫感染性蚴经吞入后 41 ~ 56 d 可从粪内找到虫卵。一般而言，十二指肠钩虫感染性蚴比美洲钩虫感染性蚴似更易经口腔黏膜感染。

除上述感染途径外，钩虫幼虫也可经胎盘侵入胎儿，但十分罕见。

3. 人群易感性　人对钩虫普遍易感，不同人群感染率的高低主要与接触有钩蚴的土壤的机会多少有关。相同人群不仅可以多次重复感染同一种钩虫，也可以两种钩虫混合感染。

（四）影响钩虫病流行的因素

1. 地面（土壤）受污染情况　人粪是我国农业的重要肥料，使用含有钩虫卵而没有经过无害化处理的人粪肥料，是土壤被钩虫污染的主要原因。南方农村习惯用水粪，将其贮存于粪缸或粪池内，常随贮随用；北方农村常把人粪晒干后使用。经实验证明，干粪内的钩虫卵并没有被全部杀死，因此活的钩虫卵可污染土壤。此外，猪、犬倘若吃到人粪，粪中的钩虫卵通过它们的胃肠道再污染地面，钩虫卵仍然能够发育成感染性蚴，起到传播作用。

2. 自然因素　自然因素主要有气温、雨量、土质和日照等。

3. 温度和雨量　我国南方气温高、雨量多、湿度大，适合钩虫在土壤中的发育和生存，最适宜于钩虫卵和蚴发育的温度是 25 ~ 30 ℃，高于 35 ℃ 或低于 17 ℃ 对钩虫的发育都不利，37 ℃ 时虫卵发育虽然迅速，但很多不能完成发育，部分甚至死亡，40 ℃ 时完全不能发育，50 ℃ 半小时钩虫卵即死亡。

若年平均降雨量在 1 000 mm 以上，且绝大部分雨量降在温暖的季节里，则易于发生钩虫病。这是因泥土受雨水湿润保持一定湿度，这有利于钩虫卵和蚴顺利发育。

4. 农作物和耕种方法　流行病学调查证明,我国某些农作物的种植方法(包括使用人粪肥料),与钩虫病的传播有密切关系。

1)山芋　培植山芋苗一般在4、5月,多用人粪肥;山芋的枝叶茂密,苗圃泥土潮湿,适合钩虫卵和蚴的发育,若土壤被钩蚴污染严重,农民赤着脚在苗圃里工作极易发生感染。

2)玉米和山芋的套种　四川等地农民常于5、6月,把玉米和山芋套种在一块田里,种前先将田土翻松整平,开成很多条高出地面的轮脊,再于每条轮脊的一侧近沟处挖一排穴,穴内施人粪,并且下玉米种子数粒,用土覆盖,半月后选雨后泥土松湿时,赤脚进入田里把山芋苗栽插于已经种好玉米的轮脊上,因而可能发生严重的钩虫感染。

3)桑园　植桑养蚕是江苏、浙江、安徽、广东等省农村的重要副业之一,每年养蚕一般不少于2代(春茧和夏茧),亦有6～8代的。因采桑次数频繁,每次采桑之前先施人粪肥,在华东地区第二次施肥和采桑均在梅雨季节里,桑园里土壤湿润,适宜钩虫卵和蚴的发育。桑树树干低矮,采桑人可因赤脚立在树下采桑叶而感染钩虫。有些地方常在桑园里套种蔬菜,则更容易引起钩虫病的传播。

4)蔬菜及瓜田　菜园及瓜田土质疏松,常施用人粪肥;蔬菜和瓜类枝叶茂密、经常浇水,土壤保持湿润,形成十分有利于钩虫卵和蚴发育生存的环境。当土壤被严重污染时,农民在菜园、瓜田里赤足工作则很容易感染钩虫。

5)棉花　有些地区棉田也是传播钩虫的主要地方,部分棉田泥土钩蚴的阳性率可高达93.3%,每百克土壤平均蚴数为10条。因棉田中施肥多、农活勤,农民经常同污染严重的泥土接触,很容易发生钩虫感染。

6)烟草　有研究报道,对山东25份烟草田土壤进行钩蚴分离,阳性率为56%,每克土壤含钩蚴数最高达85条;贵州烟农的钩虫感染率在50%以上;四川烟农的钩虫感染率也常在40%以上,说明用新鲜人粪施肥种植烟草容易传播钩虫。

5. 生活习惯　除了上述传播因素,在个别地区还有传播钩虫病的其他因素。例如在山东,韭菜、葱叶的钩虫感染性蚴污染率很高,当地群众有生食这些蔬菜的习惯,故有可能由于传染性蚴侵入黏膜而引起感染;在辽宁也有因为生食小白菜而引起钩虫感染的报道。上述感染方式都和群众的生活习惯有关。

6. 感染季节　在四川,每年以4—7月土壤里含钩蚴数量最高(每百克土壤含有钩蚴68～171条)和污染最普遍(土壤的钩蚴阳性率为83.3%～100%),10月至来年3月土壤内仍有少数钩蚴(每百克土壤平均含蚴2条),农民以5、6月受感染最多,7月次之,10月至来年3月一般不会发生感染。江苏、浙江、安徽、山东感染钩虫的季节是5—8月份,尤以黄梅雨季最易感染。根据上述情形可以看出南方发生钩虫感染的季节开始早而时间长,北方引起钩虫感染的季节开始迟而时间短。另据调查发现,在能引起感染的季节里,以清晨露水未干和雨后初晴的时段最易发生感染。

矿井下环境阴暗、潮湿、终年温度恒定,据煤矿井下测定,其平均温度为23.5 ℃,相对湿度为94.3%,适宜钩虫卵的发育和钩蚴的生活,因此在矿井下全年都可以发生钩虫感染。

三、病理学

钩虫病的病理改变主要发生于皮肤、肺组织、肠组织等,引起的原因有以下几方面:①钩蚴侵入皮肤及移行所致。②成虫寄生于肠道所致。③慢性失血、贫血所致各脏器的损害。④虫体分泌物和排泄物被吸收后所致组织损害。

（一）皮肤

钩蚴性皮炎可见局部血管扩张、出血、血清渗出，表皮被掀起形成水疱。在渗出物及真皮内有中性粒细胞、嗜酸性粒细胞、单核细胞和成纤维细胞浸润，在结缔组织、淋巴管和血管内有时可见到幼虫。有时皮肤呈荨麻疹样病变。

（二）肺

肺组织有点状出血，中性粒细胞、嗜酸性粒细胞和成纤维细胞浸润。若有大量钩蚴移行，则可引起肺组织广泛性炎症反应，甚至可形成肺小叶实变。后期可见纤维瘢痕形成和不规则的气肿小块。

（三）小肠

成虫借口囊咬附于肠黏膜上，造成多数出血点及小溃疡，其大小、深度及范围，视感染虫数及宿主机体反应性不同而异。常见者为散在、直径 3 ～ 5 mm 的浅层出血或糜烂，其次为大块、深及黏膜下层甚至肌层的出血性瘀斑。溃疡周围黏膜层、固有层及黏膜下层常有水肿及中性粒细胞、嗜酸性粒细胞和淋巴细胞浸润。严重的出血病变可能是溃疡破坏肠壁小动脉或与机体过敏反应有关。病变一般发生在空肠，但上自胃，下至结肠均可产生慢性炎症。

四、临床学

（一）临床表现

钩虫在人体的寄生，可分为两个阶段，即感染性蚴的侵入、移行阶段，以及成虫在小肠内的寄生阶段。一般说来，在这两个阶段中，人体都可能产生或多或少的损害和症状。但相当一部分人虽有钩虫成虫寄生而无明显的症状，这种情况称为钩虫感染。这与机体的营养状况、虫种、钩虫寄生的数量和宿主的免疫等有密切关系。感染钩虫而产生明显症状的，称为钩虫病。两种钩虫引起的疾病相似，但十二指肠钩虫成虫的致病力较强。

1. 感染性蚴的致病情况

1) 钩虫性皮炎　钩虫性皮炎是因机体的过敏反应所致。民间常称其为"粪怪""着土痒""粪毒""红苕疙瘩""粪疙瘩"等。当感染性蚴钻入人体皮肤后，经数分钟至数小时，在钻入处可发生局部充血及水肿，呈现充血的小型斑点或颗粒状小丘疹，有奇痒感或烧灼感。严重的甚至用力擦抓，亦难解其痒，此类小丘疹有的可自行消失，有的在 1 ～ 2 d 内变成小水疱，邻近的水疱也可以互相融合，疱底组织有红肿现象，如被抓破，可流出黄色液体，一般在数日内可自行愈合。若继发细菌感染可变为脓疱。最后经结痂、脱皮而自愈，但一般都要经过两周左右，有的可长达一个月之久。在发生皮炎的同时，可有腹股沟和腋窝部淋巴结肿大及疼痛。

在病理组织切片中，早期可见到局部充血及嗜酸性粒细胞和淋巴细胞浸润，稍晚则出现单核细胞和少量成纤维细胞。在结缔组织、淋巴管和血管内均可见到脱去鞘膜的钩蚴。

皮炎多见于手、足等常与土壤接触的部位。一般认为美洲钩蚴引起的皮炎多而重，而十二指肠钩蚴所引起的皮炎可能少而轻。须注意凡发生"着土痒"者，并非皆为钩蚴感染所致。

2) 呼吸系统反应　钩蚴随血流进入肺脏后，穿过肺微血管壁侵入肺泡。微血管破裂，部分发生点状出血，并引起粒细胞和成纤维细胞的先后浸润。这种现象不但在肺泡壁出现，同时在细支气管壁也可见到。最后，这些创伤可纤维化甚至形成肺气肿。在移行钩蚴数量甚多的病例中，有时肺组织可以发生剧烈的炎症反应，偶可形成支气管肺炎及支气管炎。由于这些病理变化，致使患者常在感染后

3～7 d内出现咽痒、咳嗽、音哑,入夜加重,痰出不畅,甚至痰带血丝,发热,或类哮喘样发作。血液嗜酸性粒细胞增多。肺部听诊有干性啰音。胸部X线检查显示,肺纹理增生或肺门阴影增生,偶可引起短暂的肺浸润性病变。部分患者可由于虫体的代谢物及虫体死亡后的分解物而出现荨麻疹。症状轻重程度与同一时期内进入肺泡的虫数有关。严重的钩蚴感染,亦可引起肺大咯血。上述症状多在数日至1～2个月内消失。有报道称,由于钩蚴在人体内有一个长时间的迁延移行过程,因此部分患者亦可一次感染后出现咳嗽、哮喘反复发作,持续200多天。

钩蚴偶可移行至其他组织器官如肝、眼等,引起局部炎症反应,产生相应的临床症状,但很少见。

2. 成虫的致病情况　所谓钩虫病,通常指的是钩虫成虫引起的疾病,可分为宿主消化道反应、血液循环系统反应和其他反应等。

1)消化道反应　成虫寄生在小肠内,用其口器(钩齿或板齿)咬住肠黏膜,吸取血液,并不时迁移部位,使肠壁发生许多出血斑点及或多或少的小溃疡,大小3～5 mm,呈散在分布,有时为大块出血性瘀斑,直径为1～2 cm,深达黏膜下层甚至肌层。出血点周围的黏膜呈慢性炎症变化,在病理组织切片中,可以见到嗜酸性粒细胞及淋巴细胞浸润。被钩虫咬过的创口呈灰白色,并逐渐纤维化,黏膜腺萎缩,黏膜肿胀,肠壁增厚,引起消化、吸收功能紊乱。严重病变可能与机体过敏反应有关。

多数患者先表现为食欲亢进,容易饥饿,但疲乏无力,上腹部发胀或隐痛为常见症状,按压或进食后其不适与疼痛感可减轻。胃酸增高,类似溃疡,易发生误诊,但钩虫引起的疼痛往往无节律性,服用抗酸药物后效果不显。严重病例可因贫血以致胃酸减少或缺乏而引起食欲减退,出现腹部绞痛、肠鸣、恶心、呕吐、腹泻或便秘,大便内有隐血及不消化食物,舌乳头萎缩。

部分患者可喜食人们意想不到的东西,如泥土、炉灰、石灰、煤炭、破布、碎纸、生米等,人们通称这类异乎寻常的嗜好为异嗜症。引起异嗜症的原因至今尚不清楚,可能与铁质的损耗有关,绝大多数患者在补充铁剂以后,异嗜症即可消失。严重的蛔虫感染,营养不良或其他情况亦可出现异嗜症,需与钩虫引起者鉴别。

2)血液循环系统反应　贫血和由贫血所引起的症状是钩虫成虫所引起的主要临床表现。钩虫成虫在肠壁吸血,分泌抗凝物质,使形成的伤口凝血障碍,并且成虫经常更换咬附点,而留下的伤口仍可不断出血。近年来,由钩虫寄生引起消化道大出血的报道值得注意。钩虫所吸的血液常未经消化和改变,即自虫体肛门不断排出,虫体只从所吸红细胞中获得其生理代谢所需要的氧气。根据不同实验的估计,每条钩虫每天所引起的失血量为:十二指肠钩虫0.08～0.40 mL,甚至0.67 mL,美洲钩虫0.01～0.10 mL。如患者营养状况不佳,食物中的含铁量不能补偿由于钩虫感染所损失的铁量,则逐渐出现贫血。患者发生贫血后,胃口不佳,消化功能不良,以致影响铁质的吸收,成为恶性循环,终至贫血不断加重。若患者营养良好,食物中有足够的铁质和蛋白质,即使虫数较多,仍然可以没有贫血或贫血轻微。可见贫血的有无和轻重与营养的关系十分密切,而并不完全与寄生虫数的多少成正比。

钩虫引起贫血后,患者的面色往往苍白而带蜡黄。并由于血浆蛋白,特别是清蛋白的损失,易致血浆渗入组织而引起局部组织或周身水肿。因患者黄而"发胖",俗称"黄肿""黄胖"。钩虫病的贫血系进行性的,周身皮肤黏膜苍白,但不伴黄疸、瘀点及淋巴结肿大。钩虫性贫血的另一特点是红细胞体积变小,着色变浅,系缺铁性、低色素性、小细胞性贫血。网织红细胞可在3%以下,有时可为5%～6%,白细胞总数在早期可以增加,甚至可达5万个以上,引起类白血病反应。嗜酸性粒细胞一般在10%～30%,有时可高达65%。现根据贫血的不同程度分述症状如下。

轻度钩虫性贫血患者可无明显症状，或仅有轻度头晕、头昏、乏力、注意力不集中，劳动力减弱，劳动时轻度气促，心悸等，或有轻度的消化道症状，血红蛋白大多在 90 g/L 以上。

中度钩虫性贫血患者，面色苍白带蜡黄，口腔、眼结膜、手掌及指甲等都呈苍白色，皮肤干燥，少汗，可有轻度凹陷性水肿，肌肉松弛，疲乏无力，伴有耳鸣、眼花、头昏、头痛、怕冷。由于红细胞减少，血液携带氧的功能亦下降，引起心率增速和血液循环时间缩短。心脏可有增大，心尖部及心前区有明显收缩期杂音，患者的血红蛋白大多在 50～90 g/L 之间。

严重钩虫性贫血患者的全身皮肤黏膜极度苍白，有显著的全身皮下凹陷性水肿。头昏、眼花、全身软弱无力等症状更为突出，并由于严重贫血可从三方面影响心脏：①贫血可引起动力性循环，增加心脏的负荷；②贫血可诱发心绞痛或导致其他冠状动脉血液供应不足的征象；③严重贫血可因心肌缺血而引起心肌变性等改变，以致心肌异常松弛。因此患者轻度活动即严重气促，心悸及心前区疼痛，脉搏快而弱，心脏扩大，心尖区出现明显吹风样收缩期杂音，偶可闻及舒张期杂音。心电图检查可见 T 波平坦或倒置，ST 段压低。当发生心力衰竭时，水肿更加明显，除下肢、腹部或全身发生水肿外，甚至产生腹水和胸腔积液。肝肿大，有压痛。血红蛋白多在 50 g/L 以下。

四川、安徽、山东、江苏等部分地区发现一些患儿钩虫病例，主要表现为患儿贫血严重，面黄、浮肿、食欲减退，排柏油样黑便，在心尖区听诊可闻及收缩期杂音，有轻度肝、脾肿大，少数患儿并发心力衰竭。大多数患儿白细胞总数及嗜酸性粒细胞百分数显著升高，呈类白血病反应。经治疗后，上述症状可消失。多数患儿都有接触土壤的病史，在防治上应予以重视。

3. 钩虫感染的免疫　钩蚴入侵皮肤并在宿主体内移行的过程，诱导宿主产生复杂的免疫应答，包括体液免疫和细胞免疫，同时钩虫在吞食血细胞和肠黏膜细胞时，又向宿主注入多种调节宿主保护性免疫反应、利于其摄食的分子。宿主免疫系统与钩虫免疫逃逸机制的相互作用，影响了钩虫在宿主体内的存活，并与暴露程度一起决定了感染程度和临床症状。探究宿主对钩虫的抗感染免疫和钩虫免疫逃逸机制，成为了解钩虫在宿主体内与宿主的免疫系统发生复杂相互作用的着眼点。

1）钩虫感染的免疫应答

（1）保护性免疫：宿主的免疫反应可以减少钩虫存活数量，在一定程度上降低感染程度和症状。动物实验证明，用活钩蚴或钩虫抗原可诱导家犬、小鼠及仓鼠等宿主产生对钩虫的保护性免疫力。用 X 线照射减毒的活钩蚴，皮下接种幼犬 1～2 次，可以对家犬产生很好的保护效果，减虫率为 37%～90%。有研究报道，用犬钩虫第三期幼虫经口免疫小鼠 3 次，每次 500 条，再以等数量活第三期幼虫进行攻击感染，48 h 后检获移行至肺部的钩蚴数比对照鼠减少 91.2%。

在研究锡兰钩虫诱发仓鼠的免疫反应时发现，免疫两次后的仓鼠，再感染时体内的第三期幼虫生长缓慢，大部分钩蚴一周内被清除，小部分钩蚴滞育在第四期幼虫阶段。幼虫清除作用与黏膜肥大细胞活性及抗体水平升高有关。宿主保护性炎症反应作用于钩虫的第三期、第四期幼虫，阻止其成熟。

以上研究中，宿主的保护力主要表现为虫荷减少、新感染虫体发育延缓或发育不良、已发育虫体较小、成虫的生殖能力下降及宿主失血量减少。

（2）免疫应答机制：保护力的产生是钩虫特定抗原刺激和多种因素综合作用的结果，是多细胞、多信号参与的过程。究竟是什么因素导致了宿主对钩虫的不完全保护性免疫？涉及的众多因素中哪些在抗钩虫感染中发挥更为突出的作用？均是目前亟待解决的问题。

已有的研究表明，嗜酸性粒细胞、巨噬细胞、中性粒细胞、肥大细胞等是抗钩虫感染免疫的重要效应细胞。而大量特异性抗体如 IgE 等，激活各种细胞如肥大细胞、嗜酸性粒细胞等参与抗感染过程，也起到减轻钩虫感染的作用。

（3）细胞免疫：嗜酸性粒细胞的效应主要参与依赖抗体的细胞介导的细胞毒（ADCC）作用。在美洲钩虫小鼠模型实验研究中，用 350 条美洲钩蚴经皮肤感染小鼠 5 d 后，观察到小鼠肺泡中白细胞尤其是嗜酸性粒细胞的数量，在两次感染的小鼠体内明显升高，嗜酸性粒细胞的峰值比正常组及初次感染组分别高了 5 倍和 2 倍，炎症、浸润反应显著增强，宿主保护性炎症反应明显。

（4）体液免疫：在钩虫感染中，首先是 CD4$^+$T 细胞被激活增殖，释放出以淋巴因子 IL-4、IL-5 为主的 Th2 细胞因子，刺激 B 细胞增殖分化，产生 IgG 等抗体，与嗜酸性粒细胞结合协同发挥 ADCC 作用，作用于钩虫的不同功能靶，在抗感染中发挥作用。研究发现，在钩虫感染者体内，分泌型 IgA 抗体水平显著高于正常人。在犬感染锡兰钩虫三期幼虫 2 周后检测到特异性抗体的产生。感染钩虫的犬体内 IgG、IgM、IgE 水平显著升高，且随 IgG 浓度升高，虫卵数下降。用锡兰钩虫的 ES 抗原刺激仓鼠抗体水平明显升高，最高血清抗体滴度达 1∶3 200，诱导仓鼠对钩虫感染的中度及较强的保护力（后者可达 67.02%），并发现诱导的保护力水平与抗体水平呈正相关，这种保护力可通过血清转移。抗体 IgG 通过细胞上的 Fc 受体（FCR3 受体）介导 ADCC 反应，能识别美洲钩虫成虫分泌的酶类，干预第三期幼虫蛋白水解酶的分泌，从而影响幼虫的发育和移行，是与效应细胞共同作用的 IgE、IgA 等几种抗体之一。感染人群中的抗成虫 ES 抗原的 IgG、IgM、IgE 及抗幼虫的 IgG 水平与虫荷之间密切相关，且随宿主年龄增长几类抗体水平与虫荷间由正相关转变为负相关。成人抗体的高水平能够降低虫荷数，表现出保护性。而对钩虫流行区人群血清流行病学的调查结果表明，IgG4 抗体水平与十二指肠钩虫的感染率和感染度呈显著正相关，可作为钩虫血清流行病学的调查指标，反映钩虫的感染状况。用保护性重组抗原 AC-ASP1 免疫小鼠，观察到 IgG1a 和 IgG2b 水平显著增高，同时伴随移行肺部钩蚴数目的减少。

2）钩虫的免疫逃避　对钩虫及其与宿主免疫学关系的研究证明，钩虫感染可激活并增强宿主体内对钩虫成虫及幼虫的免疫应答，但这种免疫反应只有部分保护性作用。不能使人体抵抗钩虫病的发病和再感染。对钩虫保护性免疫不完全这一现象的解释是钩虫存在非常有效的免疫逃避机制。

目前提出的钩虫免疫逃避机制的假说有：①钩虫于组织中移行和肠道内吸血时在虫体周围形成保护膜，具有抵抗免疫细胞杀伤的作用。②钩虫分泌活性物质，诱导虫体四周的免疫活性细胞发生细胞凋亡，尤其针对处于活动期的 T 淋巴细胞，因抗钩虫的保护力部分是由 T 细胞依赖的抗体应答产生的。钩虫的分泌产物可诱导 T 细胞内染色体断裂为短的 DNA 片段，启动细胞凋亡。细胞凋亡不同于细胞坏死，凋亡细胞被巨噬细胞清除，细胞内物质不外泄，不引发过敏性炎症反应，维持了体内免疫系统的平衡。这样钩虫的寄生既不扰乱人体免疫系统，又逃避了免疫系统的作用。③钩虫与人体建立相互作用的共生关系，一方面钩虫感染激发显著的 Th2 辅助细胞活性，使宿主产生一定的保护力，另一方面钩虫感染又在人体的免疫环境中建立长期的免疫抑制。免疫系统的作用可在一定程度上清除钩虫感染，而钩虫的免疫逃避又平衡了免疫损伤作用。

（二）临床诊断

临床诊断主要是根据流行病学、病史、临床症状、体征等作出初步诊断和鉴别诊断，必要时或辅以血液检查。

1.临床诊断要点　根据患者的地区、职业等流行病学资料，着重询问有无钩虫性皮炎史（包括皮炎发生的部位、疹子的性状、有无奇痒、有无变成水疱或脓疱），并注意与其他病原体（如血吸虫尾蚴、粪类圆线虫等）引起的皮炎相鉴别，以及随后（约 1 周）有无发生咳嗽、咳痰，甚至哮喘、荨麻疹等病史。血吸虫性皮炎往往与疫水接触有关,其他线虫引起的皮炎则常与牛、羊、猪粪等接触有关。

主诉有无钩虫病的自觉症状,如乏力、气急、心悸、头晕、耳鸣、眼花,劳动力减退,容易饥饿或消化不良,上腹部不适或疼痛,有时有便秘或腹泻及异嗜症等。

体格检查:对钩虫性皮炎患者应着重检查与土壤接触部位的皮疹性状,以便与其他皮炎进行鉴别。对其他患者应注意有无贫血外貌,口唇、眼结合膜、指甲是否苍白,皮肤是否干燥。贫血严重者可有血压降低,心脏扩大,心尖区收缩期杂音,面部、下肢浮肿。发育情况亦应注意。

2. 血液检查　钩虫病患者血红蛋白血红细胞比容的降低尤为显著(血红蛋白的正常值,男性为 120 ~ 160 g/L;女性为 110 ~ 150 g/L;血细胞比容的正常值,男性为 40% ~ 50%;女性为 35% ~ 45%),故临床上常以血红蛋白的降低程度来衡量钩虫病的贫血情况。

嗜酸性粒细胞常有增高,尤其在感染初期或病情处于轻度及中度时,这类患者的嗜酸性粒细胞一般在 10% ~ 30%(正常值为 0 ~ 3%)。在病情变得很严重,机体的反应能力变得很弱时,嗜酸性粒细胞往往并不增加,甚至还会减少。据报道,婴儿钩虫患者白细胞总数可高达 30 000 ~ 50 000,嗜酸性粒细胞百分比最高可达 60%。

3. 鉴别诊断　单纯钩虫感染的典型患者诊断不难,但应与其他原因引起的皮炎,缺铁性贫血,慢性失血性贫血如胃溃疡、胃癌、痔疮等,以及其他原因引起的贫血如再生障碍性贫血、溶血性贫血、恶性贫血等相鉴别,也应与有消化道症状的疾病如慢性胃炎、慢性胆囊炎等鉴别,有时两种疾病还可同时存在。因此在诊断钩虫病贫血时,一般在驱虫前应做粪便钩虫卵计数检查,当发现患者贫血程度与钩虫卵计数不相称时,应积极寻找其原因,作出鉴别诊断。

由于钩虫病患者亦可有头晕、头痛、多梦、畏寒、心悸、记忆力减退、精神不振或烦躁、手抖等症状,极易误诊为神经症(或神经衰弱),但经驱虫治疗并纠正贫血后,即可恢复。

(三)临床治疗

钩虫病患者如无严重贫血或营养不良,即可进行驱虫。如果贫血严重,则应首先纠正贫血然后进行驱虫治疗。

1. 纠正贫血　贫血和低蛋白血症是本病的主要症状,故纠正贫血甚为重要。饮食应富有铁质、蛋白质和维生素。补充铁剂,常用硫酸亚铁片,或富马酸亚铁溶片,或 10% 枸橼酸铁铵;同时服用稀盐酸或维生素 C,以利铁剂吸收。如不能耐受口服铁剂,可肌内注射山梨醇铁或右旋糖酐铁,用法遵医嘱。严重贫血的患者,可少量多次输血,每次 150 mL。经过充分的铁剂治疗及补充营养,钩虫病贫血能迅速好转,最初几周每天血红蛋白能提高 1%,铁剂可继续少量口服 1 ~ 2 个月,防止贫血的再发。儿童用药量按年龄递减。

2. 驱虫治疗　有效驱虫药种类很多,曾经被国内外广泛施用的有四氯乙烯、土荆芥油、一溴二萘酚、苄酚宁(灭虫灵)、四咪唑(驱虫净)等,它们多因疗效较差、不良反应重已被新药代替。当前广泛用于驱钩虫的药物如下。

1)甲苯达唑(甲苯咪唑)　是一种广谱驱肠道寄生虫药物。有研究报道,其对美洲钩虫的转阴率为 84.2% ~ 100%,对十二指肠钩虫的转阴率为 88.9% ~ 100%,这说明它对 2 种钩虫的驱虫效果均较好。但甲苯达唑对妊娠大鼠的胚胎有毒,可致畸胎,因此妊娠期禁用,小于 2 岁的幼儿也不宜使用。

2)阿苯达唑(丙硫咪唑)　本药也为广谱驱肠虫药,对钩虫的作用特点为①驱除两种钩虫效果均较好,特别对美洲钩虫效果优于噻嘧啶。②对体内移行期幼虫也有一定作用。③本药在肠道内作用于钩虫卵,抑制钩虫卵发育,使之不能孵化,治疗后第 2 天幼虫培养全部转为阴性。阿苯达唑毒性很低,即使采用大剂量长疗程时,也未见有明显毒性反应,但孕妇忌用。

3)噻嘧啶 亦为广谱驱虫药。对十二指肠钩虫病患者的近期及远期虫卵转阴率分别为 91.57% 和 83.23%。但对美洲钩虫的效果较差。本药副作用轻,但动脉硬化及冠心病患者慎用,孕妇忌用。

4)联合用药 有研究报道,两种药物联合应用,可减少剂量,提高疗效。①用阿苯达唑 300 mg,复方甲苯达唑(每片含甲苯达唑 100 mg,盐酸左旋咪唑 25 mg)375 mg 联合治疗,总剂量分 3 次服用,每次各 1 片,1.5 d 分 3 次服完,治后 2 d 对钩虫卵的转阴率为 100%。②用复方阿苯达唑片(每片含阿苯达唑 67 mg,噻嘧啶 250 mg)3 片,阿苯达唑片(400 mg)2 片及噻嘧啶 30 mg/kg 三种药物 1 次顿服,半月后复查,联合用药组钩虫卵转阴率为 65.0%,阿苯达唑组为 47.6%,噻嘧啶组为 38.5%($P < 0.01$)。说明两药有协同作用。

3. 钩蚴性皮炎的治疗 钩蚴钻入皮肤后 24 h 内,大部分停留在局部,故采用多种物理、化学等措施治疗钩蚴性皮炎,有一定疗效。

1)左旋咪唑涂肤剂 左旋咪唑 750 mg,加 70% 二甲亚砜水溶液 100 mL,或加入亲水软膏 100 g 调匀即成。涂于皮炎处能较快止痒、消肿,并能预防呼吸道症状的发生。轻症 3 次 /d 即可,重症需涂药 2 d 及以上才有效。

2)15% 噻苯达唑软膏 本药局部使用能穿入皮肤,并在表皮中维持较高浓度。宜在钩蚴皮炎早期使用,3 次 /d,持续 2 d。

3)皮肤透热疗法 包括热浸法、热敷法和热熏法三种。热浸法用 53 ℃ 热水间歇浸泡患处,每次 2 s,间歇 8 s,持续 25 min。热敷法用多层纱布或毛巾浸于上述热水中,稍挤干紧敷于皮炎部位,每 30 s 换 1 次,持续 10 min。热熏法用艾卷或草纸卷点火,在患部熏烫 5 min。治疗过程中应注意防止烫伤。

五、实验室诊断

诊断钩虫病的方法大致可分为病原体检查、临床诊断和免疫诊断等三个方面。其中病原体检查仍是当前确诊钩虫病和钩虫感染的主要方法,其他方法仅作辅助诊断之用。

(一)病原学诊断

病原体检查是指在粪便内找到钩虫卵,培养出钩蚴或查到成虫等病原体。

粪内钩虫卵的检查方法有好几种,并可分为定性检查和定量检查两个方面。定性检查主要用于确诊是否有钩虫感染,方法有直接涂片法、饱和盐水浮聚法等,其中饱和盐水浮聚法不仅方法简单且检出率较高,故最常用;定量检查主要用于感染度的测定,以改良洪式虫卵计数法最为常用。

试管钩蚴培养检查,尤适于缺乏显微镜的地方进行钩虫病的诊断,其检出率和饱和盐水浮聚法相近。如采用定量粪便,则可以标本中孵出的钩蚴计数代替虫卵计数,并可作虫种鉴定之用,且此计数法比司式稀释虫卵计数法精确。缺点是需要 4～7 d 后才能观察结果,冬季需要保温。

1. 直接涂片法 本法适用于检查各种寄生虫卵和肠道原虫,对产卵量较少的寄生虫(如钩虫、日本血吸虫)或感染度轻时,检出率较低。据实验,如果每克粪含钩虫卵数在 400 个以下时,用本法往往不易检到。检查时最好在粪便的三处不同部位取材,涂片检查三张,以提高检出率。

操作方法:先滴 2～3 滴生理盐水于一洁净无油的载玻片中央,再用牙签挑取少许粪便与载玻片上的生理盐水搅匀,涂成约占玻片 2/3 大小的薄粪膜。粪膜的厚度,以透过粪膜能看清纸上的印刷字迹为宜,即可用低倍镜检查。

2. 饱和盐水浮聚法　此法是一种简易而效率高的漂浮浓集法,主要用于检查钩虫卵,亦可同时检查蛔虫卵(未受精蛔虫卵常不易浮起)和鞭虫卵,但不能浮集吸虫卵及绦虫卵。其原理是利用钩虫卵的比重(1.06～1.09)较饱和盐水的比重(1.20)轻,因而使虫卵浮集于盐水表面。

1)饱和盐水的制备　称取普通市售食盐 2 kg,加水 5 kg(20 ℃时氯化钠在 100 g 水中的溶解度为 35.8 g,100 ℃时其溶解度为 39.2 g),煮沸使溶化,冷却后,底部有食盐结晶析出,说明已达饱和,取上清液备用。如盐水不洁净,则可用棉花过滤后使用。

2)操作方法　在漂浮管(管径 2.0～2.2 cm,高 3.0～4.0 cm,直壁平底玻管或塑料管,管口要平整)内,加入饱和盐水少许,用竹签取粪便 0.5～1 g(花生米大小)与管内盐水充分调匀。再加饱和盐水至液面略高于管口,但不溢出,盖上洁净无油的载玻片,使与液面接触,注意不留有气泡,静置漂浮 15～20 min(最好不超过 30 min),平提载玻片,然后小心而迅速地翻转 (图 3-11-11),翻转时应注意不使玻片上的盐水滴落,以免影响检出率。用低倍镜检查,由于虫卵多数仍浮于盐水表面,故镜检时应注意盐水的表面及底层有无虫卵。

3)影响饱和盐水浮聚虫卵的因素　①如用青霉素瓶或小酒杯作浮聚器皿,因青霉素瓶有颈,浮起的虫卵有部分可被阻于瓶颈弯曲处,不能直接浮至盐水表面;如截去瓶颈,磨平管口,可无此弊。②操作中所挑取的粪量不宜太多或太少,其与饱和盐水的比以 1∶14 为宜。③用饱和盐水浮聚虫卵以 10～30 min 的浮卵效果较好,如超过 30 min,则部分虫卵可能下沉,而影响检出率。④除去粪内粗渣(包括大的浮渣)有利于提高虫卵上浮的效果。⑤用饱和盐水浮聚虫卵,其效果与温度有一定关系,22～23 ℃时检出的钩虫卵数多于 6～8 ℃,故寒冷季节进行粪检时需注意保持水温及室温(图 3-11-11)。

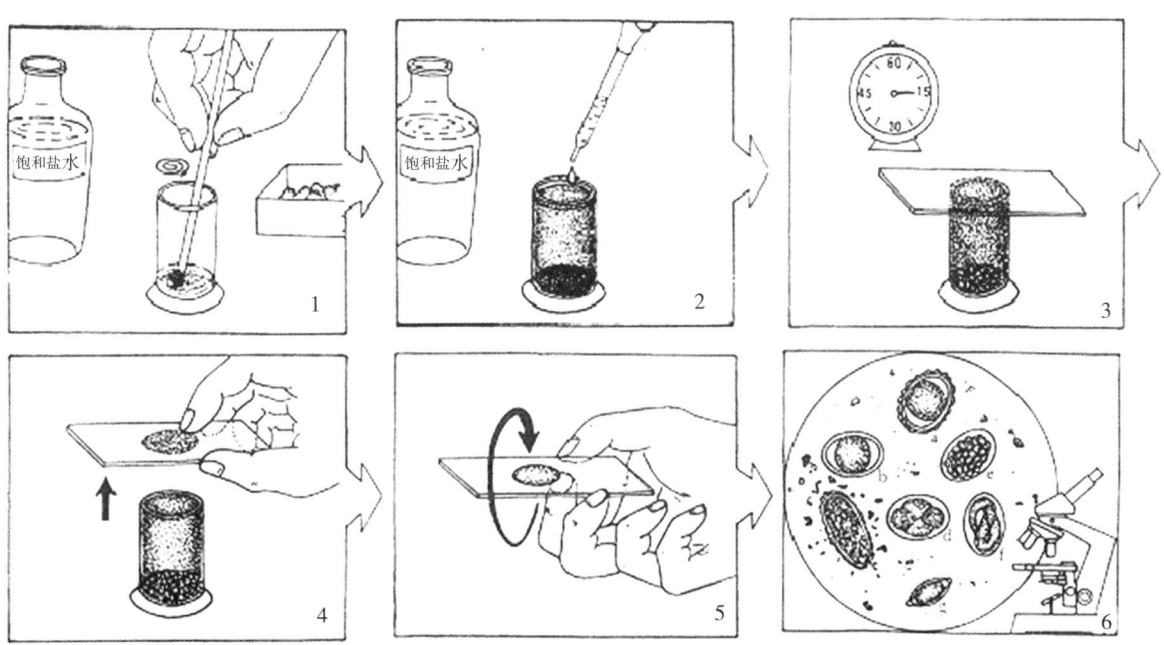

图 3-11-11　饱和盐水浮聚法示意图

3. 钩蚴培养及计数和虫种鉴定法　如前所述,钩蚴培养不仅适用于确诊钩虫感染,定量粪便培养还可用作计数和虫种鉴定。钩蚴培养法有小试管培养法、大试管培养法等。

1）小试管培养法

（1）用口径约 1 cm,长约 10 cm 的试管,管底盛冷开水 1～2 mL（普通生水中可能有自由生活的线虫）。

（2）将滤纸条［用普通滤纸剪成 1.4 cm×（6.0～7.0）cm 的纸条,或根据所用试管的大小适当放大或缩小］两侧对折后,再摊开,用牙签挑取粪便 0.2～0.5 g（黄豆大小）,均匀地涂在滤纸条的中段,纸条上端留空较少,纸条下端留空较多。

（3）将已涂粪的滤纸条插入试管,纸条下端留空部分的一半浸入水中,但以涂粪处不与试管中的水直接接触为限。

（4）在 25～30 ℃温箱或室温中培养 4～7 d,用肉眼或放大镜对光观察,检查管底水中有无类蛇样活动的钩蚴,即可作出诊断（图 3-11-12）。

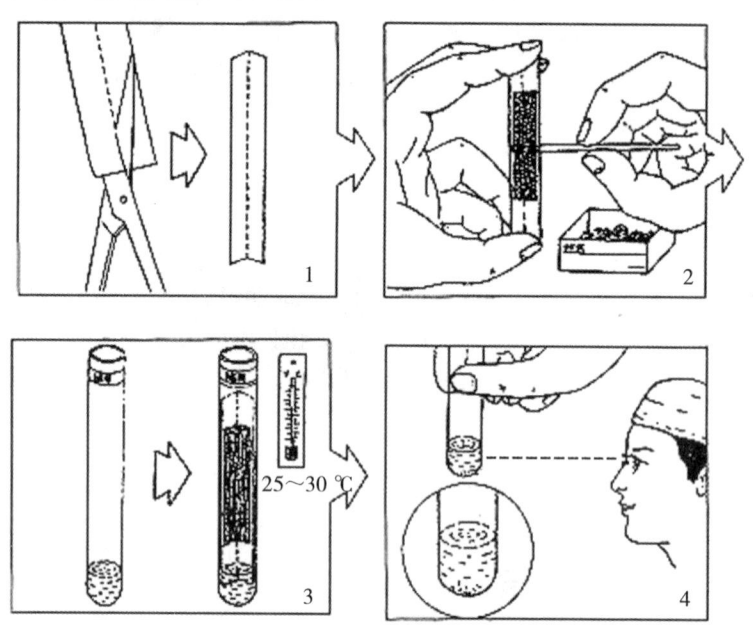

图 3-11-12　小试管培养法示意图

在操作过程中要注意如下事项:①所用滤纸条应用剪刀剪,不能用刀裁,以免滤纸纤维落入水中与钩蚴混淆。②要密切注意控制温度,过低会贻误培养时间,过高会使虫卵死亡。③由于试管内水分挥发,故应时常注意水分的补充,使滤纸条下端保持与水接触,加水时可用小滴管沿管壁缓缓加入,切勿使水直接滴在粪膜上。④夏天应用纸或纱布遮盖管口,以免其他昆虫进入管内,将水搅浑。⑤若天气寒冷,钩蚴不甚活动而难于鉴别时,可将试管略加摆动或稍加温。⑥因培养出来的钩蚴,部分已发育至感染性蚴,观察时最好戴医用橡皮手套操作,以防感染,检查完毕,应全部煮沸杀灭。⑦集体普查时,每个试管要标明姓名或编号,注明检验日期。

据实验报道,天气寒冷对钩虫卵的发育不利或可使其死亡,15 ℃经 8 h 培养钩蚴减少率为 9.4%,10 ℃经 8 h 可减少 28.0%,5 ℃时减少 86.8%。故冬季进行钩蚴培养时必须注意粪便新鲜度;夏天粪便搁置过久,易发酵,亦可影响培养结果。

2）粪便内钩虫成虫检查　驱虫治疗之后,考核驱虫效果时,必须连续 3 d 收集全量粪便,淘洗后直接拣虫或用饱和盐水漂浮拣虫、计数并鉴别虫种,其步骤如下。

（1）将全部粪便放在大容器内,加水搅成粪液,用直径 15～20 cm、高约 5 cm、30 目/吋的铜丝筛过滤,并用清水淘洗,至粪汁全部洗净,留下筛中粪渣,倒入大的玻璃平皿中,皿底垫以黑纸,用小镊子直接拣虫。

(2)若粪渣较多时,亦可将筛中洗清的粪渣倒入盛有饱和盐水的大玻璃平皿中(粪渣太多时,可分批漂浮),皿下衬以黑纸,以易于发现虫体,并用竹筷轻轻搅动粪渣,使虫体漂浮于饱和盐水表面;或可加入 0.1% 亚甲蓝液少许,使粪渣染成蓝色,此时虫体仍为米白色,便于识别。

(3)用小镊子轻轻挑出虫体,移入盛有生理盐水的小试管中,充分摇振除去口囊及虫体上附着的粪渣,然后倒入小玻璃平皿中鉴别虫种和计数。若须保存虫样,则将洗净的虫体放入加热至 70 ℃ 的70% 酒精中,使虫体伸直而保持其原有形态,冷却后保存于 70% 酒精中。

(4)鉴别虫种时,一般根据虫体的形态即可鉴别(两种成虫形态特征见第一节)。如果必须观察口囊和交合伞,其方法是在洗净虫体后,不经固定,而将虫体放入预先滴了一滴生理盐水的载玻片上,虫体上盖上一张盖玻片,轻轻移动盖玻片,滚压虫体,使口囊向上,用手指轻压盖玻片,以细线扎住盖片两边,在低倍镜下观察口囊和交合伞的特点。若交合伞的特点还不清楚,则需用锐利刀片于交合伞的基底部切断,然后用盖玻片的边缘置于交合伞的左右两叶间,轻轻移动,使交合伞撑开,盖上盖玻片,用低倍镜观察背辐肋的分支情况。

观察虫体结构,可将虫体置于载玻片上,滴上一滴乳酸–酚混合液(苯酚 1 份,乳酸 2 份,甘油 1份,蒸馏水 1 份),虫体透明后即可观察。用毕,仍将虫体移入 70% 酒精中保存。

(二)免疫学诊断

从粪便中检出虫卵或经培养孵出钩蚴是钩虫感染确诊的依据,但粪检的漏诊率较高。文献报道用 Kato-Katz 法及试管滤纸培养法检测钩虫感染率,两种方法的阳性符合率均低于 60%。免疫学诊断一般用于钩虫产卵前,可结合病史等进行早期诊断。常用的免疫学诊断方法有酶联免疫吸附试验(ELISA)。有研究以十二指肠钩虫及美洲钩虫成虫和幼虫的可溶性抗原为包被抗原,用 ELISA 检测钩虫感染小鼠及钩虫感染者的血清,钩虫感染阳性率分别为 87.5% 和 62.5%,对照组的假阳性率分别为 2.5% 和 5%,结果提示用 ELISA 检测钩虫卵具有较高的敏感性和特异性,且成虫抗原的敏感性和特异性高于幼虫抗原。

六、防控措施

(一)预防

钩虫病在我国流行广泛,感染人数众多。近 50 年来我国积极开展了积极的群防群治工作,随着国民经济的发展,人民生活水平的提高,劳动条件也得到了改善,钩虫病的防治工作取得了显著成绩,感染率与感染度普遍下降,但要全面消灭钩虫病还必须采取综合防控措施。

1. 粪便管理　通过对人粪的管理,杀死粪便中的钩虫卵是预防钩虫病的重要措施。几十年来,我国各地居民结合当地堆肥习惯,创造和推广过多种粪便管理方法。①修建无害化厕所或粪池,有 5 格 3池式、3 格式沉卵粪池等。②堆肥发酵法,高温发酵(53 ～ 55 ℃, 1 d)或中温发酵(35 ～ 37 ℃, 10 d)后钩虫卵死亡率均为 100%,常温发酵(8 ～ 25 ℃, 30 d)则为 90%。③沼气池法,有报道将沼气池的出口排出液与入口粪液相比较,前者寄生虫卵减少了 99.98% ～ 100%。④急需用肥季节,为使新鲜人粪无害化,可于粪中加入氨水、尿素和生石灰等,以杀灭虫卵。

2. 个人防护　个人防护对于防治新感染或重复感染有重要意义,在易感季节进入高危作物耕地时更应注意个人防护。个人防护的方法有①穿鞋下地,用工具代替徒手操作。②涂擦防护剂,动物实验和实际观察表明,左旋咪唑涂肤剂有良好的预防效果。

(二)钩虫疫苗

1.钩虫防治中存在的问题　现有的防治钩虫感染的措施除了改善卫生条件和普及健康教育,从而减少感染的的机会外,主要还是依靠抗蠕虫药物的治疗。噻嘧啶、甲苯达唑及阿苯达唑等驱虫药仍是目前治疗钩虫感染的常用药物,但对美洲钩虫的驱虫效果较差。尽管钩虫的感染可诱发机体产生一定的免疫反应,表现为感染者血清抗体滴度的升高,但并不能诱导宿主免疫系统产生足够的保护性免疫反应,故流行区人群往往反复感染,长期带虫。这可能与寄生虫与宿主之间建立起来的免疫逃避机制有关。由于获得性免疫的缺失,钩虫感染患者往往在经驱虫药物治疗后短时间内重复感染,而长期应用抗蠕药物又有可能产生抗药性。有鉴于此,人们把目光转向疫苗研制开发,因此从钩虫体内寻找一些能诱发人体保护性免疫的抗原成分,研制钩虫疫苗已成为控制钩虫流行的一研究方向。

2.钩虫疫苗研究进展　尽管钩虫在自然感染过程中不能诱导人体产生保护性免疫反应,但一些研究结果表明,长期反复感染可使一些感染者体内的虫荷降低。近年的血清流行病学调查结果亦显示,流行区人群中的 IgM 抗体水平与钩虫感染度呈一定的负相关,说明钩虫在自然感染过程中可诱导宿主产生一定的保护力。由于钩虫的排泄分泌物可刺激宿主免疫系统产生保护性免疫反应,故这些抗原成分已成为钩虫疫苗研究的主要靶位之一。

1)动物模型　动物模型的缺乏是阻碍人体钩虫研究的一大问题。由于犬钩虫与十二指肠钩虫同属于钩口线虫,且两者的形态结构和生物学特征亦相似,故钩虫的研究常用犬－犬钩虫模型进行。由于疫苗的筛选需用大量的动物,而应用家犬进疫苗保护性筛选不仅费用昂贵,而且实验周期长、重复性差,且很难避免自然重复感染,故尚需寻求其他动物模型以适应早期疫苗筛选需要。有学者提出应用小鼠作为钩虫疫苗筛选取的动物模型,虽然犬钩蚴不能在小鼠肠腔内发育为成虫,但其在小鼠体内的移行过程与在犬体内的相仿,根据经口感染的犬钩蚴在小鼠体内移行的规律,以感染后48 h自肺内检获的钩蚴数作为评价保护性免疫反应的依据。结果小鼠经口用犬钩蚴免疫后,再用犬钩蚴攻击感染时,自肺内检的钩蚴数较未免疫对照组减少 $60\% \sim 90\%$。此小鼠模型的试验方法简便、费用低廉、重复性好,可用于钩虫疫苗的初筛,但由于小鼠毕竟不是钩虫的适宜宿主,故此模型不能作为成虫期保护性抗原的筛选模型。为此,有学者又创建了仓鼠－美洲钩虫模型,感染的美洲钩蚴幼虫可在仓鼠体内发育为成虫并产卵。这一模型除用以保存美洲钩虫外,亦用于治疗药物的研究和探讨筛选钩虫疫苗的可能性。

2)钩蚴疫苗　早期的动物实验证明,反复多次感染犬钩虫幼虫的家犬可获得一定的抗再次感染的保护性免疫力,减虫率可为 $50\% \sim 90\%$。保护性免疫表现为:①体内虫荷降低。②虫体的发育延迟。③成虫发育不良。④成虫的产卵率降低。考虑到活钩蚴免疫不安全,又试用放射线照射减毒的活钩蚴进行免疫,可获得 90% 的减虫率。减毒活钩蚴疫苗曾试图发展为商业疫苗用于畜牧业,但由于其保护性免疫不够理想并缺乏市场而终止。

3)基因工程重组疫苗　尽管减毒活钩蚴具有较好的保护性免疫效果,但作为一种人体疫苗是不安全的,故不宜开展临床试用。近年来,随着分子生物学技术的高速发展,基因工程重组疫苗越来越引起人们的重视,这是因为筛选和克隆的虫体保护性抗原成分可在体外大量表达,从而可大量生产廉价有效、安全可靠的疫苗抗原蛋白。

(1)排泄分泌抗原(ES 抗原):业已证明美洲钩虫三期幼虫可分泌多种蛋白酶,包括门冬酰胺酶、半胱氨酸酶、丝氨酸蛋白酶及金属蛋白酶。在钩虫的自然感染过程中,宿主免疫反应产生的抗体所识别的靶位多为钩蚴口器和排泄孔排出的 ES 抗原。目前已从活化钩蚴分泌的 ES 抗原中鉴定并克隆了 3 个抗原成分: 钩虫分泌抗原子 1(ASP-1)、ASP-2 及金属蛋白酶。ASP-1 是钩蚴分泌的 ES 抗原中的主要成分。犬钩虫 ASP-1(Ac-ASP-1)cDNA 编码一个由 424 个氨基酸组成的蛋白质,分子质量约为 45 kD,N- 端 18 个氨基酸构成分泌信号肽,此蛋白氨基酸序列与膜翅目昆虫毒素及富丝氨酸分泌蛋白(CRISPs)氨基酸序列有同源性。应用小鼠动物模型检测 Ac-ASP-1 重组蛋白的保护性免疫显示,用明矾沉淀的 ASP-1 免疫小鼠其肺部钩蚴的减虫率达 79%。此保护性免疫为抗体介导,血清被动免疫的小鼠也可获得同样的保护作用,而 ASP-2 则未显示有保护性。来源于不同种钩虫 ASP-1 的保护性与其分子间的氨基酸序列同源性大小密切相关(表 3-11-4)。Na-ASP-1 与 Ac-ASP-1 之间的同源性高,其保护性免疫也相近;而 Ad-ASP-1 与 Ac-ASP-1 之间的同源性仅 88%,其抗犬钩蚴攻击的保护性免疫下降为 28.2%,说明交叉保护性至少需要 90% 的分子同源性。

表 3-11-4　来源于不同种钩虫 ASP 间的交叉保护性

疫苗抗原	保护率 /%	与 Ac-ASP-1 美国株之间的同源性 /%
Ac-ASP-1	57.6 ～ 58.5	98
Na-ASP-1	61.7	97
Ad-ASP-1	28.2	88
Ac-ASP-2	16.7	55

　　除了钩蚴分泌抗原外,成虫在寄生部位分泌的一些酶蛋白及其他功能分子也被认为是疫苗筛选的重要靶抗原,因为这些生物活性物质在成虫的寄生过程中起重要作用,至今已鉴定或克隆得到的分子有: 蛋白酶、乙酰胆碱酯酶、超氧化物歧化酶、透明质酸酶、中性粒细胞抑制因子及犬钩虫抗凝多肽(AcAP)等。

　　(2)虫体抗原: 钩虫在宿主体内的寄生过程中,除了排泄分泌抗原(ES),虫体体表抗原也是激发宿主免疫反应的主要靶抗原。经免疫印迹试验证实,犬钩虫三期幼虫免疫的小鼠血清可识别三期幼虫可溶性 28 ～ 51 kD 及 132 ～ 200 kD 主要蛋白抗原成分,应用这些血清筛选犬钩虫 cDNA 文库得到一编码酪氨酸蛋白磷酸酶(PTP)的 cDNA 片段,其功能及保护性有待进一步测定。在研究钩虫感染人群体液免疫应答与抗感染保护力之间的关系中发现,血清中 IgE 抗体滴度与感染者虫荷及粪便中虫卵数呈负相关,说明 IgE 水平与 Th2 细胞活化有关。寻找与 IgE 相关的钩虫抗原可能更有希望获得保护性疫苗分子。

　　基因工程重组疫苗具有安全有效、制备方便、费用低廉等优点,是疫苗发展的方向之一。近年来在钩虫疫苗研究中,钩蚴分泌的 ASP-1 蛋白似可作为候选疫苗分子,具有很大的发展潜力。目前正对其保护性免疫机制及功能位点作进一步探索与研究,通过优化组合,如增加一些 T 细胞识别位点,进一步提高其保护力,可望研制成一种有效的保护性抗钩虫疫苗。对此分子在不同地理株之间的基因差异尚有待研究,以便为此疫苗在不同地区的应用提供依据。除了 ASP-1 分子外,其他钩虫 ES 抗原及虫体表面抗原将是寻找保护性疫苗分子的重要靶位。

第十二章　蛔虫病

蛔虫隶属于线形动物门线形纲蛔虫目（Ascaridata），以蛔科与弓首科最为常见，前者如人蛔虫和猪蛔虫（*Ascaris suum*），后者如犬弓首线虫（*Toxocara canis*，简称犬蛔虫）和猫弓首线虫（*Toxocara cati*，简称猫蛔虫）。

人蛔虫是人体内最常见的寄生虫之一，学名为似蚓蛔线虫[*Ascaris lumbricoides* (Linnaeus, 1758)]，在我国古代医学著作中它被称作"蛟蛕"或"蟜虫"，楚墓古尸中蛔虫卵的发现，表明蛔虫寄生于人体的历史已有2 300余年。

蛔虫在人体与其他动物的流行相当广泛，其中以人蛔虫和猪蛔虫与人的关系最为密切，蛔虫病已成为一种严重危害人类与其他动物的人兽共患疫病。

一、病原学

（一）形态

1.人蛔虫　成虫为寄生于人体肠道线虫中体型最大者，活着时略呈粉红色；长圆柱形，前端尖细，尾端略钝圆，形似蚯蚓（图3-12-1）；体表可见横纹和两条侧线；口孔位于虫体顶端，周有"品"字形排列的3个唇瓣，唇瓣内缘有细齿分布，两侧缘各具1对小乳突。雌虫长20～35 cm，尾端钝圆，生殖系统为双管型，阴门位于虫体前、中1/3交界处的腹面；雄虫一般长15～31 cm，尾端向腹面弯曲，生殖系统为单管型，尾端具有象牙状交合刺1对。虫卵蛔虫受精卵椭圆形，大小为（45～75）μm×（35～50）μm；卵壳厚而透明，由内至外分为3层，即卵黄膜、壳质与蛋白质膜；卵内含一个尚未分裂、大而圆的卵细胞；未受精卵长椭圆形，大小为（88～94）μm×（39～44）μm；卵壳与蛋白质膜均较薄，卵内含大小不一的屈光颗粒（图3-12-2）。

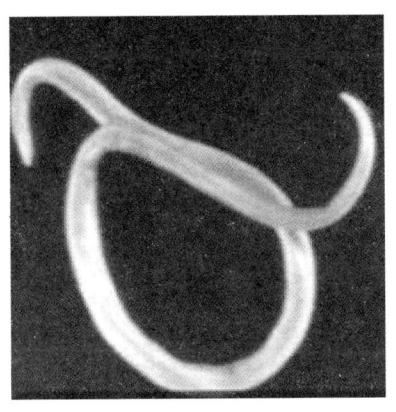

图 3-12-1　人蛔虫成虫图

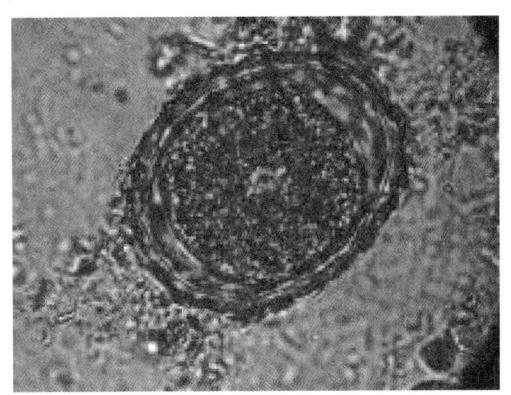

3-12-2　粪便中人蛔虫卵

2. 猪蛔虫　成虫成虫形态与人蛔虫相似，为一种圆柱状的大型线虫，活体淡黄色；雌虫长 20 ～ 40 cm；雄虫一般长 12 ～ 15 cm，尾端向腹面弯曲。虫卵大小为（60 ～ 70）μm×（40 ～ 60）μm，淡黄色或黄褐色，短椭圆形，卵壳厚，最外层为凹凸不平的蛋白膜，卵内含一个未分裂的卵细胞。

3. 犬蛔虫　成虫呈淡黄白色，顶端有 3 片唇瓣，体侧有狭长的颈翼膜；犬蛔虫在食道与肠管连接处有一个小胃；雌虫长 9 ～ 18 cm，尾端直；雄虫长 5 ～ 11 cm，尾端弯曲。虫卵短椭圆形，大小为（68 ～ 85）μm×（64 ～ 72）μm；壳厚，外层具明显的小泡状结构。

4. 猫蛔虫　成虫形似犬蛔虫，虫体浅黄色，头端有 3 片唇，缺少口腔结构，食道简单，食道与肠管相连处有一个小胃；颈翼膜短而宽，近头端颈翼膜变窄，虫体前端呈箭头状；雌虫长 4 ～ 10 cm，尾端直，子宫总管长，阴门开口于虫体前半部；雄虫长 3 ～ 6 cm，尾端具 1 对交合刺，长约 1.63 ～ 2.08 mm。虫卵呈球形，大小为 65 μm×70 μm，卵壳厚，表面小泡状结构。

（二）生活史

1. 人蛔虫　人蛔虫的生活史不需要中间宿主，属直接发育型。虫卵随粪便散布外界，受精卵内的卵细胞约经 2 周发育为幼虫；幼虫再经约 1 周时间第 1 次蜕皮，成为第 2 期幼虫，此期虫卵具有感染性，为感染期虫卵。感染期卵被人误食后，幼虫在小肠内从卵中孵出。幼虫穿过肠黏膜及黏膜下层，随血循环进入肺泡并先后发育为第 3、第 4 期幼虫。随后，第 4 期幼虫沿支气管、气管逆行至宿主咽喉部，随吞咽下移经胃至小肠。在此，第 4 次蜕皮后再经数周发育为成虫。成虫寿命一般为 1 年。

2. 猪蛔虫　猪蛔虫的生活史基本同于人蛔虫。其在猪体内由虫卵发育为成虫需经 2 ～ 3 个月，在宿主体内寿命为 7 ～ 9 个月。猪蛔虫生活史中幼虫尚有其他移行途径：幼虫钻入肠壁后进入淋巴管，经胸导管进入前腔静脉而入右心，再按上述正常途径移行；亦可穿过肠壁于腹腔中移行，经肝脏表面进入肝脏，或穿过膈肌进入胸腔，入肺至肺泡等。少数幼虫到达心脏后，可随体循环进入脾脏、脑等脏器，直至死亡。

3. 犬蛔虫　犬蛔虫的虫卵随粪便排出体外，在适当条件下，约经 5 d 发育为内含幼虫的感染性虫卵。感染性虫卵被宿主吞食后，在其肠内孵出幼虫，幼虫进入肠壁血管而随血循环行至肺泡。幼虫在肺脏停留发育，在支气管纤毛上皮及咳嗽等作用下，随支气管黏液经支气管回到咽喉，又被吞咽下行至小肠内发育为成虫。有一部分犬蛔虫的幼虫移行到肺以后，经毛细血管而进入血液循环，随血行而转移到其他脏器和组织，形成被囊，处于长期存活的休眠状态。

母犬妊娠时如感染蛔虫，幼虫也能经胎盘感染胎儿。在哺乳期间幼犬也可被乳汁感染。

有些啮齿类动物吞食感染性犬蛔虫虫卵也可被感染，但幼虫在其体内处于休眠状态，不能发育为成虫。若犬捕食这些被感染动物，幼虫可在犬体内完成肺部移行，然后在小肠内发育为成虫。

4. 猫蛔虫　猫蛔虫虫卵随粪便排出体外，在适当条件下经 10～15 d 发育成感染性虫卵。猫吞食感染性虫卵后，幼虫在小肠内逸出，钻入肠壁，经淋巴系统到肠系膜淋巴结后，再经血液循环到达肺脏，幼虫经咽喉被吞入食道，再进入小肠中发育为成虫。若感染性虫卵被蚯蚓、蟑螂、鸟类、啮齿动物等吞食，幼虫在其体内以包囊形式存活；当猫吃了这些被感染动物后，幼虫在胃壁蜕化为第 3 期幼虫。后入小肠发育为成虫。

二、流行病学

（一）人蛔虫病

人蛔虫病呈世界性分布，在温热潮湿、经济不发达及卫生条件差的地区流行更为广泛。

人蛔虫病的感染率，农村高于城市，儿童高于成人。国家卫生健康委员会显示，2001—2004 年全国人蛔虫平均感染为 12.72%。

1. 传染源　粪便内含受精蛔虫卵的人是蛔虫的传染源，蛔虫卵在外界无需中间宿主而直接发育为感染期卵。蛔虫繁殖力强，产卵量大。卵对外界各种理化因素均有很强的抵抗力，在荫蔽的土壤中或蔬菜上，一般可活数月至一年。

2. 传播途径　使用未经无害化处理的人粪做肥料和随地大便是造成蛔虫卵污染土壤、蔬菜或地面的主要方式。鸡、犬及蝇类等动物的机械性携带（包括通过其消化道排出），也有利于蛔虫卵的散播。人因接触被虫卵污染的土壤，如农田、菜地等，或误食被虫卵污染的生菜、泡菜和瓜果等而感染。因此，粪便管理不严及不良卫生习惯是造成人蛔虫病流行广泛的重要因素。

3. 感染率与感染季节　据我国第二次全国人体寄生虫调查结果表明，我国各省（市）均有蛔虫流行，其中，我国蛔虫感染率为 12.72%，推算我国蛔虫感染人数为 8 593 万人。蛔虫的感染季节与当地气候、生产活动等因素有关，一般认为主要在春、夏季节。

（二）猪蛔虫病

猪蛔虫病主要流行于卫生环境条件差的生猪养殖场内。猪在掘土、进食被感染性虫卵污染的食物时均可被感染，仔猪蛔虫病尤其多见，3～5 月龄的仔猪最容易大批感染，主要原因是母猪乳房往往沾染大量感染性蛔虫虫卵。猪蛔虫病的流行与饲养管理、环境卫生关系密切。饲养管理不良、卫生条件恶劣及猪只密度过高的饲养场，在营养缺乏，特别是饲料中缺少维生素和必需矿物质时，猪群感染将加重。

（三）犬蛔虫病

犬蛔虫病广泛流行主要是由于犬蛔虫的生活史简单且虫卵的抵抗力强等因素。犬常因进食和饮水，舔舐器物、地面，或由于嬉戏吞入感染性虫卵而感染。哺乳幼犬亦有可能是通过吞入黏附于母犬乳头和被毛上的虫卵而受到感染。另吞食感染犬蛔虫的啮齿类动物等也可使犬感染。

（四）猫蛔虫病

猫蛔虫在猫只密集的地方流行，如猫在进食或嬉戏时吞入感染性虫卵而感染，或猫吞食已被感染的动物如鸟类、啮齿动物等，也可被感染。国外常以猫为伴侣动物，欧美国家猫的感染率甚至过半, 且常有儿童感染猫蛔虫的报道。近年来, 我国养猫者增多, 故我国猫蛔虫感染率有上升趋势。

三、病理学

蛔虫的致病机制包括幼虫在宿主体内移行和成虫寄居对宿主的损害作用, 主要表现为机械性损伤、变态反应及肠功能障碍等。

(一)蛔虫幼虫的致病作用

蛔虫幼虫侵入宿主肠壁, 经肝、肺移行, 可引起组织损伤。其发育、蜕皮、释出免疫原性物质, 可引起宿主的免疫反应及局部和全身的变态反应, 幼虫周围可见嗜酸性粒细胞和中性粒细胞浸润, 后可转变为由组织细胞、上皮样细胞与多核巨细胞形成的肉芽肿。其中以肺部病变更为明显, 当重度感染时, 肺部可出现出血、水肿, 同时支气管扩张、黏液分泌增加等。宿主可出现发热、干咳、哮喘、血痰及血中嗜酸性粒细胞比例增高等临床征象, 有时痰中可检出幼虫。肺部 X 线透视, 可见明显浸润性病变, 病灶常有游走现象, 并多在 7 ~ 14 d 内自行消失。这种单纯的血中嗜酸性粒细胞增多和肺部炎性细胞浸润的症状, 称为肺蛔虫症, 亦称 Loeffler 综合征。如重度感染, 幼虫亦可侵入甲状腺、肾、脾、脑等器官, 引起异位损害。此外, 如果人吞食犬蛔虫、猫蛔虫的虫卵, 孵出的幼虫不能发育为成虫, 而是在肝、肺、脑和眼等器官移行, 并刺激局部组织形成嗜酸性肉芽肿, 引起内脏幼虫移行症(VLM)。

(二)蛔虫成虫的致病作用

成虫对宿主的致病作用表现为以下四个方面。

1. 损伤肠黏膜　成虫寄生于小肠, 造成空肠黏膜异常, 微绒毛较未感染者的短而粗, 腺腔变浅, 提示有炎症现象。肠黏膜的损伤可能与蛔虫的唇齿及其代谢产物有关, 可出现间歇性脐周腹痛、消化不良、腹泻等症状。

2. 导致营养不良　体内寄生的虫数过多可导致宿主营养不良。成虫不但掠夺宿主小肠内消化或半消化食物的营养, 而且还影响宿主对蛋白质、脂类及部分维生素的吸收, 主要原因是肠黏膜损伤, 微绒毛与腺腔面积比例减小, 从而导致消化和吸收障碍。重度感染的儿童或幼兽甚至可出现发育障碍。

3. 引起变态反应　有学者从猪蛔虫粗浸出物中分离出一种糖蛋白, 已证实它是一种能刺激 IgE 产生及在免疫动物中引起介质释放的变应原。蛔虫的变应原可引起皮肤瘙痒、荨麻疹及血管神经性水肿等过敏反应, 严重时可导致休克。

4. 引起并发症　蛔虫成虫具有钻孔的习性, 故可钻入开口于肠壁的管道, 如胆道、胰管和阑尾等, 引起胆道蛔虫病、胰腺炎、阑尾炎甚至梗阻。临床上最为常见的并发症是胆道蛔虫病, 此外, 肠梗阻也是蛔虫病常见并发症之一。

四、临床学

(一)临床表现

1. 人蛔虫病　人蛔虫是引起人蛔虫病的主要病原, 偶见犬、猫蛔虫感染人。

1) 幼虫移行期　少量幼虫在肺部移行时, 一般无任何临床表现。重度感染时, 可引起蛔蚴性肺炎、哮喘或嗜酸性粒细胞增多症。患者可出现发热、咳嗽、喘息、胸痛或荨麻疹, 甚至呼吸困难，血象显示嗜酸性粒细胞比例增高至 11% ～ 15%。出现嗜酸性粒细胞增多综合征的儿童，肺部常有浸润性阴影。

2）成虫期　小肠内成虫数目过多可造成营养不良，主要表现为蛋白质和脂肪吸收障碍、丢失，故粪便中氮和脂肪含量偏高。儿童感染可出现腹痛、食欲缺乏、呕吐及情绪烦躁等症状，重度感染者可影响生长发育及导致智力障碍，有时出现磨牙现象。

3）并发症　①胆道蛔虫病：当宿主肠道内环境或全身状况改变时，如患者体温上升、进食辛辣食物、麻醉或不适当的驱虫治疗等，蛔虫受到刺激可钻入胆道，引起胆道大出血、肝脓肿、胆结石和胆汁性腹膜炎等病变，有时甚至可引起肠穿孔。蛔虫性肝脓肿是胆道蛔虫的严重并发症（图 3-12-3）。②肠梗阻：如大量蛔虫扭结成团，或蛔虫寄生肠段蠕动障碍，均可导致机械性肠梗阻。梗阻部位多见于回肠。主要临床表现为脐周或右下腹突发间歇性疼痛并伴有腹胀、恶心，患者腹部可触及条索状移动团块，严重的梗阻可导致肠扭转和肠坏死。另外，若蛔虫钻入胰管、阑尾、尿道、脑及眼部等器官可引起相应器官的异位蛔虫病，如胰腺炎、阑尾炎、蛔虫中毒性脑病及视神经脊髓炎等。

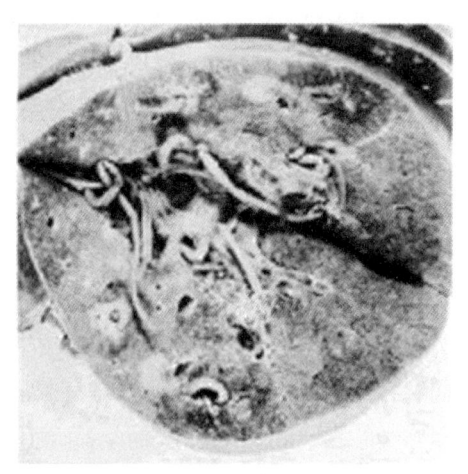

图 3-12-3　蛔虫性肝脓肿

4）内脏幼虫移行症　人误食犬、猫蛔虫等其他蛔虫虫种的虫卵，孵出的幼虫在深部器官如肝、肺、脑及眼等移行。如侵入肝脏可导致患者出现发热、外周血嗜酸性粒细胞增多和肝脏肿大；如移行于肺部则可出现发热、咳嗽、哮喘及浸润性肺部阴影等症状；如侵入眼部常形成肉芽肿，引起前房和视网膜慢性炎症，甚至失明；如侵入脑部，患者可出现全身惊厥、癫痫等症状。

2. 动物蛔虫病

1）猪　大量幼虫移行至肺脏时，引起蛔虫性肺炎，病猪表现为被毛粗乱，咳嗽，呼吸短促，体温升高，食欲减退，精神沉郁，卧圈不起，是形成僵猪的重要原因。成虫期，病猪出现下痢、腹泻和便秘交替等消化道症状。大量成虫寄生时，可引起肠梗阻、肠穿孔。有时蛔虫进入胆管，造成堵塞，引起黄疸症状，重者表现为腹泻，体温升高，食欲废绝，有时发生痉挛，四肢乱蹬不安，直至死亡。仔猪还可因虫体的毒素作用引起痉挛、皮疹等过敏表现。

2）犬　幼虫移行可引起犬肺损伤，又可并发细菌性肺炎，因此可伴发不同程度的呼吸困难，有时病变部位可见肉芽肿。犬蛔虫病的主要症状为消瘦，被毛粗乱、无光泽，腹胀，食欲减退，呕吐，先腹泻后便秘，有时出现阵发性癫痫样痉挛、角弓反张、四肢抽动及异嗜等。幼犬的生长发育迟缓，有时可引起肠梗阻，甚至继发肠破裂。严重感染时，患犬喜卧，腹部穿刺可见透明淡黄色腹水。

3) 猫　猫蛔虫在猫体内的寄生过程中主要是夺取动物体内营养,给机体造成机械性刺激。虫体在小肠内可以引起卡性肠炎,使肠黏膜损伤出血。当大量蛔虫寄生时,可使肠管发生蛔虫性阻塞、肠套叠、肠穿孔及肠坏死。当虫体逆行至胃、胆管、胰管中,可引起患猫呕吐、黄疸和出现胆囊炎、胰腺炎。幼虫在体内移行过程中,特别是在肺中,可引起肺炎、支气管炎症状,伴有体温升高,呼吸困难,肺部听诊有啰音等症状。虫体在肠道中寄生,使肠黏膜损伤出血并掠夺机体大量的营养物质,造成猫肠胃功能紊乱、营养不良、腹泻、消瘦、贫血、被毛粗乱,有时呕吐物和粪便中可见有蛔虫体。严重感染造成蛔虫性肠梗阻、肠套叠或肠扭转时,可出现反复呕吐、腹痛、脱水、停止排便。手触诊其腹部,可感到腹部有硬块或肠壁由粗变细。有时患猫还可出现痉挛等神经症状。

(二)临床诊断

根据患者和患病动物的病史、临床表现,结合实验室检查结果可诊断。具体见本病的"实验室诊断"部分。

(三)临床治疗

1. 人蛔虫病的治疗

1)药物驱虫治疗

(1)丙硫咪唑(又名阿苯达唑或肠虫清):成人顿服,400 mg/d,连服 1 ~ 2 d。

(2)甲苯达唑:成人顿服,100 mg/d,连服 3 ~ 4 d,可同时杀灭蛔虫卵和蛔虫蚴,副作用轻微。

(3)依维菌素:成人顿服,200 μg/kg,剂量少而安全,蛔虫病治愈率可达 100%。

(4)枸橼酸哌嗪:成人 3 g/d,2 ~ 3 次 /d,连服 3 d,效果安全可靠。

此外,尚有左旋咪唑、噻嘧啶、使君子和复方甲苯达唑等有效驱虫药物。

2)并发症治疗　胆道蛔虫病的常用治疗方法有硝苯吡啶与左旋咪唑联合治疗法、硝苯吡啶与过氧化氢溶液联合治疗法、胃内给氧与阿托品联合治疗法、内镜取虫法及外科手术取虫治疗。蛔虫性肠梗阻可按治疗肠梗阻的一般原则处理,同时可使用氧气疗法和豆油疗法进行驱虫。蛔虫性肠穿孔和肝脓肿一般可予以手术治疗。

3)内脏幼虫移行症治疗　目前使用依维菌素治疗效果较好,150 ~ 200 μg/kg,顿服。

2. 动物蛔虫病的治疗

药物治疗可选用丙硫咪唑、左旋咪唑或噻嘧啶等进行治疗。

1)丙硫咪唑　5 ~ 20 mg/kg,1 次喂服或隔日再喂服 1 次。

2)左旋咪唑　8 ~ 10 mg/kg,1 次 /d,连服 3 d。

3)噻嘧啶(抗虫灵)　5 mg/kg,1 次喂服。

五、实验室诊断

(一)人蛔虫病的诊断

在幼虫移行期,对蛔虫病的诊断比较困难,如流行区出现暴发性哮喘而难以确诊时,可结合患者病史、体征及肺部透视结果,考虑可能为急性蛔虫感染。对于成虫期的诊断,一般用直接涂片法检出粪便中蛔虫卵,或有吐虫、排虫史,即可确诊。直接涂片法一般重复涂 3 片,可获得高达 95% 的虫卵检出率,必要时可采用沉淀法或漂浮浓聚法检查虫卵,如若只有雄虫寄生,粪便中检不出虫卵,可结合患者临床症状,用试验驱虫法进行治疗性诊断。

对内脏幼虫移行症的诊断比较困难,由于侵入人体内的幼虫难以找到,因此,详细询问患者病史,如与犬、猫等动物的接触史，将有助于诊断。如能在嗜酸性肉芽肿活体组织中查获幼虫，即可确诊。

另外，血清学诊断方法，如皮内试验、间接血凝试验、酶联免疫吸附试验及免疫荧光法等均有一定的辅助诊断作用，应注意有时会出现交叉反应。

（二）动物蛔虫病的诊断

如发现猪、犬和猫生长发育迟缓，伴有肺炎、慢性消化道等症状，应考虑患本病的可能。从患病动物粪便中查得虫卵，或患病动物吐虫、排虫，即可确诊。

六、防控措施

（一）人蛔虫病的防控

1. 广泛开展卫生知识宣传教育　注意饮食卫生，饭前便后洗手，不随地排便，不生吃未洗干净的腌菜、甘薯、胡萝卜等蔬菜，防止吞入感染期蛔虫卵。

2. 使用无害化粪便做肥料　使用沼气池或堆肥的方法处理粪便，可达到杀灭虫卵的效果，进而可防止粪便污染环境，改善环境卫生，减少土壤中和地面上的蛔虫卵。

3. 对患者和带虫者进行驱虫治疗　对流行区人群每年定期用药进行集体驱虫，时间宜在感染季节之后，多为秋季、冬季，次年3月对阳性者再进行一次驱虫。具体药物参见本病的"临床学"部分。

（二）动物蛔虫病的防控

预防蛔虫病，应创造干净卫生的饲养条件，经常清扫、消毒猪圈和犬、猫舍，及时清除粪便并进行堆肥发酵；防止食物、饮水、用具被蛔虫卵污染；定期驱虫，尤其对仔猪和怀孕初期的母猪，应分次进行驱虫。药物治疗参见本病的"临床学"部分。

第十三章 丝虫病

丝虫病（包括淋巴丝虫病和盘尾丝虫病）是世界卫生组织（WHO）热带病研究和培训特别规划中重要的热带病。我国隋代（公元 610 年）巢元方著的《诸病源候论》中，即有类似肢体丝虫病症状的描述，可见丝虫病在我国历史悠久。寄生人体的丝虫中，班氏丝虫是分布最广泛、认识最早的一种丝虫，Demarquay（1863）在巴黎首次从一位来自哈瓦那的患者阴囊鞘膜积液中发现本虫的感染期幼虫（微丝蚴）。Bancroft（1876）于澳大利亚布里斯班一名中国患者手臂淋巴脓肿中发现成虫。Manson（1877, 1879）首次报道丝虫是由蚊子传播和微丝蚴具有夜现周期性这两个重大发现，Bancroft（1899）和 Low（1900）则发现成熟的丝虫幼虫可从蚊喙逸出，经皮肤钻入人体发育为成虫。Lichtenstein（1927）在苏门答腊岛首先发现了马来丝虫的微丝蚴，1940 年 Rao 和 Maplestone 首次在一名印度患者的前臂囊肿中发现两条马来丝虫雌虫和两条马来丝虫雄虫。我国首次丝虫病的调查是 1925 年由学者李宗恩进行的，他发现江苏北部班氏丝虫流行非常普遍，1933 年冯兰洲在厦门首先发现我国浙江籍的马来丝虫病患者，并详细比较了马来微丝蚴与班氏微丝蚴不同的形态特征及蚊媒体内的各期马来丝虫的异同。

一、病原学

丝虫为线形动物门线虫纲丝虫目丝虫科盖头亚科吴策线虫属，是由吸血节肢动物传播的一类寄生性线虫，因成虫细长形如丝线而得名。寄生于人体的丝虫已知有 8 种：班氏吴策线虫（班氏丝虫）[*Wuchereria bancrofti*（Cobbold, 1877; Seurat, 1921）]、马来布鲁线虫（马来丝虫）[*Brugia malayi*（Brug, 1927; Buckley, 1958）]、帝汶布鲁线虫（帝汶丝虫）[*Brugia timori*（David et Edeson, 1964; Partono 等, 1977）]、旋盘尾线虫（盘尾丝虫）[*Onchocerca volvulus*（Leucart, 1893; Railliet et Henry, 1910）]、罗阿罗阿线虫（罗阿丝虫）[*Loa loa*（Cobbold, 1864; Castellani et Chalniers, 1913）]、链尾唇棘线虫（链尾丝虫）[*Dipetalonema streptocerca*（Macfie et Corson, 1922; Peeland chardone, 1946）]、常现唇棘线虫（常现丝虫）[*Dipetalonema perstans*（Manson, 1891; Orihel et Eberhard, 1982）]和奥氏曼森线虫（奥氏丝虫）[*Mansonella ozzardi*（Manson, 1892; Fanst, 1929）]。我国流行的主要为班氏丝虫和马来丝虫，根据丝虫基因组计划，发现马来丝虫的基因组长 85～95 kD，共约有 19 000 个基因，至今已

有 26 000 多个序列表达标签(EST)被测序并提交给 DNA 数据库 dbEST。

(一)形态

马来丝虫和班氏丝虫成虫的形态相似,虫体乳白色,细长如丝线,雌虫大于雄虫,体表光滑;头端略膨大,口在头顶正中,周围有两圈乳突;雄虫尾部向腹面弯曲成圈;雌性生殖器官为双管型;子宫膨大,近卵巢段含大量虫卵,向前虫卵逐渐发育成薄壳透明状,内含卷曲的幼虫;在向阴门移动过程中,卵壳伸展成鞘膜,包被于幼虫体表,即为微丝蚴。两种微丝蚴的共同特征为:虫体细长,头端钝圆,尾端尖细,外被鞘膜,虫体长为 177 ~ 296 μm,宽为 5 ~ 7 μm;班氏微丝蚴稍大些。经吉姆萨或瑞特染色后,在显微镜下可见体内有很多圆形或椭圆形的体核,头端无核区为头间隙。微丝蚴体表有无鞘膜、尾端有无尾核、头间隙长与宽比例、体核密度与分布等是鉴别不同种微丝蚴的要点。

感染期幼虫(丝状蚴)寄生于蚊体内,虫体细长,活跃。

(二)生活史

两种丝虫的生活史基本相似,都需要经过幼虫在蚊体内发育和成虫在人体内发育的两个发育过程(图 3-13-1,图 3-13-2)。

1. 在蚊体内的发育　当蚊叮吸带有微丝蚴的人血后,微丝蚴随血液进入蚊胃,经 1 ~ 7 h 脱鞘并穿过胃壁经血管侵入胸肌,经 2 ~ 4 d,形成腊肠期幼虫,其间蜕皮 2 次后,发育为活跃的感染期幼虫,随即离开胸肌,进入蚊血腔,到达蚊下唇,当蚊再次叮人吸血时,幼虫自蚊下唇逸出,经吸血伤口或正常皮肤侵入人体。在蚊体寄生阶段,幼虫仅进行发育并无增殖。

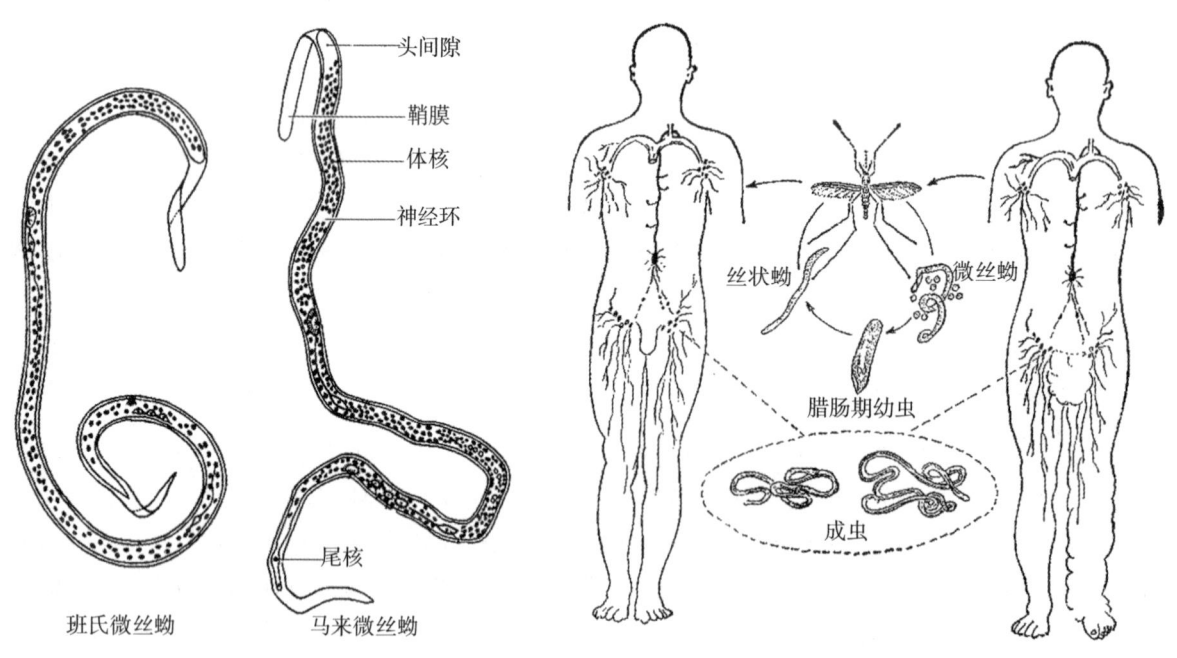

图 3-13-1　我国的两种人体丝虫微丝蚴　　　　图 3-13-2　丝虫生活史

2. 在人体内的发育　感染期幼虫进入人体后的具体移行途径,至今尚未完全清楚。一般认为,它可迅速侵入皮下的淋巴管,再移行至大淋巴管及淋巴结,在此经 2 次蜕皮发育为成虫。雌、雄成虫相互缠绕,以淋巴液为食。交配后雌虫产出微丝蚴。微丝蚴大多随淋巴液经胸导管进入血循环,在宿主的内脏或皮肤血管之中移行。微丝蚴在易感蚊体内发育至感染期蚴所需时间,与温度和湿度有关。最适合的温度为 20 ~ 30 ℃,相对湿度为 75% ~ 90%,在此温、湿度条件下,班氏丝虫需 10 ~ 14 d,马来丝虫需 6.0 ~ 6.5 d,人体感染班氏丝虫后最早 3 个月可在淋巴组织中查见成虫。

两种丝虫成虫寄生于人体淋巴系统的部位有所不同。班氏丝虫除寄生于浅部淋巴系统外,多寄生于下肢、阴囊、精索、腹股沟、腹腔、肾盂等处的深部淋巴系统。马来丝虫则多寄生于上、下肢浅部淋巴系统,以下肢为多见。此外,两种丝虫均可有异位寄生,如眼前房、乳房、肺、脾、心包等处,以班氏丝虫较多见。

两种丝虫成虫的寿命一般为 4 ~ 10 年,个别可长达 40 年。微丝蚴的寿命一般为 2 ~ 3 个月,最长可存活 2 年以上,在体外 4 ℃条件下可活 6 周。

人是班氏丝虫唯一的终末宿主。马来丝虫除寄生于人体外,还能在多种脊椎动物体内发育成熟。在国外,能自然感染亚周期型马来丝虫的动物有长尾猴和叶猴,以及家猫、野猫、狸猫、穿山甲等,其中叶猴感染率可达 70%。这种动物源性丝虫病可发生动物至人的传播。

丝虫病患者体内的微丝蚴,一般白天滞留在肺毛细血管中,夜间出现在外周血液,这种微丝蚴在外周血中表现为夜多昼少的现象称为夜现周期性。两种微丝蚴在外周血液中出现的高峰时间略有不同:班氏丝虫微丝蚴为晚上 10 h 至次晨 2 h,马来丝虫微丝蚴为晚上 8 h 至次晨 4 h。世界上流行的丝虫大多具有明显的夜现周期性,但少数丝虫其周期性不明显。根据微丝蚴在外周血出现的时间,可将其分为夜现周期型、亚周期型和无周期型。我国流行的两种丝虫均属夜现周期型。关于微丝蚴夜现周期性的形成机制,尽管国内外学者已做了不少研究,但迄今尚未完全阐明。有实验研究表明,微丝蚴的周期性与人的中枢神经系统特别是迷走神经的兴奋、抑制,微血管舒张、收缩或氧气吸入量有关。总之,微丝蚴的夜视周期性既与宿主的因素有关,也与微丝蚴自身的生物学特性有关。而微丝蚴在外周血中出现的高峰时间与当地蚊媒活动季节相吻合。

二、流行病学

丝虫病是全世界重点控制的六大热带病之一。淋巴丝虫病可导致患者永久或长期残疾,曾被 WHO 列为第二大致残病因。班氏丝虫病遍及全球,以亚洲、非洲较严重。马来丝虫病主要流行于非洲、东南亚的 10 个国家。根据 2000 年世界卫生组织的估计,全世界受淋巴丝虫病威胁的人达 10 亿,占世界人口的 2%。约有 1.28 亿人感染丝虫病,4 400 万人处于临床症状期,7 600 万人处于临床前期。事实上数据可能更严重些,因为大部分国家的调查以查到血中的微丝蚴作为标准,使用抗原检测证实仅查微丝蚴可低估 30% 丝虫病的流行情况。在 20 世纪 50 年代,我国的丝虫病分布于山东、河南、安徽、江苏、上海、浙江、江西、福建、广东、广西、湖南、湖北、贵州、四川、海南和台湾等 16 个省(市、区),共 864 个县(市)。除山东、海南及台湾仅流行班氏丝虫病外,其余 13 个省(市)两种丝虫病均有流行。我国受丝虫病威胁的人口达 3.3 亿,丝虫病患者 3 099.4 万。经过 40 多年的科学防治,取得了巨大的成绩,到 1994 年全国已实现基本消灭丝虫病的标准(以行政村为单位,人群微丝蚴率降至 1% 以下)。根据 1997 年的病原学和临床监测资料,推算全国尚有微丝蚴血症者 10.57 万余人和丝虫病临床表现者 139 万余人。2008 年,卫生部(现国家卫生健康委)宣布:经 WHO 审核认可,我国率先在全球 83 个丝虫病流行国家和地区中消除了丝虫病。

（一）传染源

血中带有微丝蚴的患者和无症状带虫者都是丝虫病传染源。一般认为微丝蚴在血液中的密度需达到 15 条 /20 μL 以上时才能使蚊感染，多于 100 条 /20 μL 时，常可致蚊死亡。近年来，我国对丝虫病传播阈值的研究结果证明，在达到基本消灭丝虫病的标准后，人群中残存微丝蚴血症者的微丝蚴密度在 5 条 /60 μL 以下时，即使不防治，也可陆续转阴。据全国 82 个纵向监测点的资料分析表明，停止防控措施后，203 例残存微丝蚴血症者在 10 年内全部转阴，微丝蚴率和蚊媒自然感染率均为零，未发现新感染。因此，在基本消灭该病的地区，应加强对外来人口的查治，以防止传染源的输入。

（二）传播媒介

我国传播丝虫病的蚊媒有 10 多种。班氏丝虫病的主要传播媒介为淡色库蚊和致倦库蚊，次要媒介有中华按蚊。马来丝虫病的主要传播媒介为中华按蚊和嗜人按蚊，东乡伊蚊亦是我国东南沿海地区的传播媒介之一。

（三）易感人群

男女老少均可感染。流行区人群感染率的高低视人们受蚊媒叮咬的机会而定，一般 21 ～ 30 岁的人群其微丝蚴感染率最高，部分人群可因感染过丝虫而产生一定的免疫力。在班氏丝虫高度流行区，无症状感染者的血中，可查到高水平的 IgG、IgM 和 IgE 特异性抗丝虫抗体；在流行区，母亲若有微丝蚴血症，其子女感染丝虫后多为微丝蚴血症者；非流行区人群进入流行区，感染丝虫则多出现急性症状而无微丝蚴血症。以上情况说明人体感染丝虫后的表现与获得性免疫和免疫应答水平有关。另有研究发现，淋巴丝虫病微丝蚴血症者的细胞免疫功能低下，具有急、慢性症状和体征的丝虫患者的细胞免疫功能受到严重损害。

（四）影响流行因素

丝虫病的流行因素与其他流行病一样，也受到自然因素和社会因素的影响。

1. 自然因素　自然环境条件对蚊媒的孳生繁殖、密度、寿命，人蚊接触机会，幼丝虫感染率，以及幼虫在蚊体内的发育等均有影响。有自然水源、广大稻田区或种植水稻的山麓，可孳生中华按蚊和嗜人按蚊以传播马来丝虫病，使附近的村庄有形成流行区的可能。季节性的气候变化，使丝虫病在当地形成一定的流行季节。气温、湿度和雨量直接影响蚊媒的孳生地及其发育、吸血、消化、交配和繁殖；风亦影响蚊媒的飞翔和活动。一般气温在 28 ℃左右、相对湿度在 90% 左右的夏、秋季，嗜人按蚊的存活率高、吸血活动频繁、繁殖快、密度高、寿命长，幼丝虫在蚊体内发育最快者只须 6 d，故传播机会多。湿度明显影响感染期幼虫从蚊吻逸出和进入宿主皮内，在干燥情况下从蚊喙逸出的感染期幼虫数少，如随感染期幼虫渗出的蚊虫血淋巴在 4 min 内干燥，或感染期幼虫在 4 min 内未能钻进皮肤，则死于皮面，干燥越快，感染期幼虫死亡越多。湿度过低或气温高于 30 ℃，则蚊体内新陈代谢旺盛，体内水分蒸发散失迅速，均易导致其脱水死亡。气温在 10 ℃以下或相对湿度低于 60% 时，幼丝虫均不能在蚊体内发育。雨量过大时，会冲刷蚊虫孳生地，使成蚊密度下降而降低丝虫病的流行。

2. 社会因素　在经济不发达和落后地区，居民生活贫困、文化卫生水平低、防蚊设备差、医疗防疫保健组织少，均有利于中华按蚊和嗜人按蚊的孳生和马来丝虫病的流行，故马来丝虫病为典型的落后病。随着现代化建设、耕作方法改变，稻田使用农药，蚊媒大量减少，居住条件改善，可减少乃至消除人蚊接触机会，马来丝虫病亦可逐渐减少，乃至消失。

此外，人群睡眠和穿衣的习惯，影响其与蚊媒接触的机会；大牲畜饲养的数量则影响中华按蚊袭人的频率，在缺少大牲畜供血的地区，中华按蚊叮吸人血的概率增高，使其传播马来丝虫病的作用加大。开发山区、发展交通、改变人口密度、改变人群聚居类型，可影响嗜人按蚊孳生，改变当地蚊相，甚至使嗜人按蚊自行消失，从而使马来丝虫病无法在当地继续流行。

三、病理学

人感染丝虫后发病与否，除受感染虫数、感染频率等因素制约外，主要与人体对丝虫感染的免疫应答程度有关。研究结果表明，个体对丝虫感染的免疫应答呈弱反应性者，其多为无症状的微丝蚴血症者，反之，呈强反应性的，结果或为健康者，或为无微丝蚴血症而有症状的患者。

丝虫在人体内生活时的分泌物和排泄物及其死亡后的虫体分解物，均可使人体产生免疫反应，导致局部淋巴通路狭窄乃至阻塞，使远端淋巴液回流受阻、淋巴管扩张、瓣膜功能失效，出现淋巴液肿。淤滞的淋巴液可因血循环吸收其部分水分而浓缩 5～6 倍，成为含高蛋白 3% 以上的淋巴液，刺激局部结缔组织大量增生而形成象皮肿。人下肢比上肢活动少，受蚊叮咬的机会多，而马来丝虫又只寄生于人体浅层淋巴系统中，故常在下肢造成损害。由于人体对丝虫的免疫反应出现复发性淋巴系统炎症，亦可并发细菌感染而化脓。

丝虫所寄生的淋巴系统主要表现为肉芽性类上皮细胞淋巴管炎与类上皮细胞淋巴周围炎。发病初期，组织内的成虫结构尚清晰，仅雌虫体内微丝蚴的体核出现破碎现象，继之成虫结构染色模糊，坏死逐渐显著，碎片有被其外的类上皮细胞与巨细胞吞噬的现象，使虫体四分五裂，然后结构消失而成一团苏木精–伊红染色物质。死虫所在部位的空腔如较大，则虫体周围首先出现淋巴液、纤维素与由少量淋巴细胞形成的淋巴栓，周围组织渗出较多的嗜酸性粒细胞于腔中，而与淋巴栓混杂，故虫体周围有较多的嗜酸性粒细胞，靠近组织的虫体附近，尚有散在的组织细胞。继发感染者则渗出多形核粒细胞，组织内壁有较多的嗜酸性粒细胞、淋巴细胞，乃至少数多形核粒细胞浸润，内膜内皮细胞增大、增生。随后虫体周围积聚大量的嗜酸性粒细胞，虫体坏死崩裂形成嗜酸性粒细胞脓肿。管内壁水肿严重时可使管壁中层平滑肌细胞萎缩乃至消失，继之嗜酸性粒细胞脓肿内容物坏死，形成一大片模糊无定形结构的苏木精–伊红染色物质。坏死物质四周为来自管壁、作放射状排列的类上皮细胞、巨细胞与纤维母细胞增生形成的肉芽肿。少数巨噬细胞和类上皮细胞内有成虫碎片。淋巴细胞、浆细胞、纤维母细胞和纤维细胞增多。丝虫在较小的管腔内死后，管内壁接近虫体，来自管壁组织细胞的类上皮细胞，易在虫体附近形成肉芽肿，虫体附近有少数嗜酸性粒细胞浸润，类上皮细胞包围虫体，出现吞噬死虫碎片的现象。肉芽肿外周可包有结缔组织，腔大者常数圈呈同心圈包围。在肉芽肿之间为多数的淋巴细胞、浆细胞与少数的嗜酸性粒细胞浸润的肉芽组织，然后肉芽肿纤维化形成纤维结节，肉芽组织亦纤维化，使淋巴管成为纤维索状物。病变的淋巴结包膜轻度增厚，输入和输出的淋巴管扩张增厚，淋巴窦常有不规则的纤维化，淋巴组织尤其髓质部，有大量浆细胞与少数散在的嗜酸性粒细胞浸润。包膜增厚与淋巴组织纤维化现象逐渐明显，淋巴窦中有类上皮细胞增生形成的肉芽肿，并可阻塞之。最后淋巴结变成纤维结节，且常与邻近的淋巴结或周围组织粘连。少数形成溃疡继发细菌感染。病变的淋巴管周围组织亦出现大量嗜酸性粒细胞浸润，毛细血管与小血管显著充血，内皮细胞与血管外膜细胞肿胀增生，致血管壁、较大的小动脉与静脉管壁均增厚，中层平滑肌肥厚。小血管壁上的淋巴细胞、浆细胞、间质纤维母细胞与纤维组织均增多，但最终仅在部分增厚的小血管与淋巴管中留有纤维组织。与死虫邻近的淋巴管亦可扩张或管壁增厚，管壁内皮细胞肿大和增生，内膜纤维组织可普遍增多，亦可不均匀增多而形成息肉样突入管腔，并可阻塞其较窄者。管壁则因中层平滑肌的显著肥厚而增厚，可有淋巴细胞、浆细胞和嗜酸性粒细胞浸润，此较多见于内外膜。管腔中可积有淋巴液与数目不等的淋巴细胞。

寄生活虫的淋巴管壁增厚，但因显著扩张而又变薄，仅见内膜增厚与纤维化。内皮细胞因管腔扩张而扁平，管壁有浆细胞、淋巴细胞与嗜酸性粒细胞浸润，管腔内积有淋巴液，但无肉芽肿与纤维素沉积。毛细淋巴管炎时大量细淋巴管扩张，真皮水肿，小血管附近组织细胞增生，并有淋巴细胞与少数嗜酸性粒细胞浸润。皮质窦内有少数微丝蚴的淋巴结，其输入淋巴管增厚并显著扩张。在象皮肿组织切片中，可见到表皮下与内膜肌纤维间结缔组织增生，常因水肿而显得疏松，淋巴管扩张，小血管与淋巴管附近的组织尤其皮下有多数淋巴细胞、浆细胞与个别的嗜酸性粒细胞浸润。象皮肿的形成不仅需要淋巴阻滞，产生淋巴渗出液，尚需通过炎症过程变漏出液为渗出液，而其所含多量的蛋白质和胆酸，均可刺激局部皮下结缔组织大量增生。局部慢性炎症性真皮水肿和胶原纤维的严重增生与退行性变，破坏表皮正常组织及其附属器官。

四、临床学

（一）临床表现

丝虫的成虫、感染期蚴、微丝蚴对人体均有致病作用，但以成虫尤其是雌虫起主要作用。人体感染丝虫后，其发病机制取决于多种因素，如机体对丝虫抗原刺激的反应、侵入的虫种和数量、重复感染的次数、虫体的死活，寄生部位以及有无继发感染等。丝虫病的潜伏期多为 4 ~ 5 个月，也有 1 年或更长。病程可长达数年至数十年。临床过程大致可分为以下几种。

1. 微丝蚴血症　潜伏期后血中出现微丝蚴，达到一定密度后趋于相对稳定，成为带虫者。患者一般无任何症状或仅有发热和淋巴管炎表现，如不治疗，此微丝蚴血症可持续 10 年以上。有资料证明微丝蚴能引起热带肺嗜酸性粒细胞增多症（TPE）。

2. 急性期过敏和炎症反应　幼虫和成虫的代谢产物、雌虫的子宫排出物、幼虫的蜕皮液、丝虫崩解产物等均可刺激机体产生局部和全身反应。在感染早期，淋巴管出现内膜肿胀、内皮细胞增生，周围组织发生炎症细胞浸润，导致淋巴管壁增厚、瓣膜功能受损。临床表现为急性淋巴管炎、淋巴结炎及丹毒样皮炎等。淋巴结炎主要发生在肱骨内上髁、颈部、锁骨上、腋窝、肘前、腹股沟、股部、骨盆及腹部的淋巴结，表现为局部淋巴结肿大、压痛。淋巴管炎表现的特征为逆行性，发作时可见皮下有一条呈离心性发展的红线，俗称"流火"，常发于下肢；当炎症波及浅表细微淋巴管时，局部皮肤可出现一片弥漫性红肿，有压痛和灼热感，状似丹毒，故称丹毒样皮炎。有学者认为丝虫引起的急性炎症过程属于I型或III型变态反应。

3. 慢性期阻塞性病变　随着急性炎症的反复发作，死亡成虫和微丝蚴形成的丝虫性肉芽、活成虫的代谢产物及雌虫子宫的排出物均可刺激机体产生全身性变态反应，导致周期性发作的淋巴管、淋巴结炎，局部淋巴回流受阻，受阻部位的远端管内压力增高而发生淋巴管曲张或破裂，淋巴液流入周围组织导致淋巴水肿或淋巴积液。由于病变部位不同，患者的临床表现也因之而异。

1) 象皮肿　象皮肿是晚期丝虫病最常见的体征，多于下肢和阴囊，也可发生在上肢、阴茎、阴唇、阴蒂和乳房等处。象皮肿是由于淋巴管破溃流出含高蛋白质的淋巴液积聚在皮下组织，刺激纤维组织增生而形成的，初期表现为淋巴水肿，如在四肢，多为压凹性水肿，提高肢体位置可消退，继而组织纤维化，出现非压凹性水肿，提高肢体位置不能消退，皮肤增厚、弹性消失、变粗、变硬，形似象皮，致使局部血液循环障碍，皮肤的汗腺及毛囊功能消失，抵抗力降低，易并发细菌感染，出现急性炎症或慢性溃疡。以上病损又可加重淋巴管阻塞与纤维组织增生,加速象皮肿病变发展。上、下肢象皮肿可见于两种丝虫病,而生殖系统象皮肿仅见于班氏丝虫病。一般在象皮肿患者血中不易查到微丝蚴。

2)睾丸鞘膜积液　此症在班氏丝虫病中常见。由于精索、睾丸淋巴管受阻塞,淋巴液渗入鞘膜腔内形成积液,阴囊肿大,部分患者可在积液中查到微丝蚴。

3)乳糜尿　乳糜尿是班氏丝虫病患者的泌尿及腹部淋巴管阻塞后所致的病变。阻塞部位在主动脉前淋巴结或肠淋巴结,使腰淋巴压力增高,导致从小肠吸收的乳糜液经侧支流入肾淋巴管并经肾乳头黏膜薄弱处破溃而流入肾盂,混于尿中排出。乳糜尿呈乳白色,似牛奶。如果肾淋巴管伴行的肾毛细血管同时破裂,则可出现血性乳糜尿。乳糜尿中含大量的蛋白质及脂肪,在体外放置后易凝结成胶胨状。沉淀物中有时可查见微丝蚴。

此外,在临床上还可见到女性乳房丝虫结节、眼丝虫病、丝虫性心包炎、乳糜胸腔积液、乳糜血痰及腹、脾、胸、背、颈、肾等部位形成的丝虫性肉芽肿。

4)隐性丝虫病　此病又称为热带肺嗜酸性粒细胞增多症,此类患者占丝虫患者中的 1% 左右。患者表现为夜间阵发性咳嗽、哮喘,血中嗜酸性粒细胞持续性增多和 IgE 水平升高,胸部 X 线检查可见中下肺弥漫性粟粒样阴影。在外周血中查不到微丝蚴,但可在肺或淋巴结的活检物中查到。其机制主要是宿主对微丝蚴抗原引起的 I 型变态反应。

(二)临床诊断

临床上,对来自丝虫病流行区,有反复出现发热、淋巴管炎、淋巴结炎及泌尿系统炎症的患者,应考虑患本病的可能,若同时有鞘膜积液或乳糜尿或象皮肿等表现,则可基本确诊。进一步的诊断包括病原学和免疫学检查。

(三)临床治疗

见本病"防控措施"部分。

五、实验室诊断

实验室诊断包括病原学和免疫学检查。目前循环抗原检测被认为是诊断班氏丝虫病的重要手段,特异性好,敏感性高于早先的病原学检测,亦适用于非微丝蚴血症但有临床表现的患者,以及有微丝蚴血症经药物治疗后看起来似乎正常的患者的复查。

(一)病原诊断

从患者外周血、乳糜尿、抽出液或活检物中查出微丝蚴和成虫是诊断本病的依据。

1.血内微丝蚴检查　方法有厚血膜法、新鲜血滴法、离心沉淀浓集法、薄膜过滤浓集法和海群生(又名乙胺嗪,DEC)白天诱出法等,其中以厚血膜法最常用,离心沉淀浓集法适用于门诊检查。由于微丝蚴具有夜现周期性,取血时间以晚上 9 时至次晨 2 时为宜。亦可用海群生白天诱出法,即在白天患者服海群生 2 ~ 6 mg/kg 体重,30 min 后取血检查。

2.体液和尿液内微丝蚴检查　微丝蚴可见于各种体液和尿液中,故可对患者的鞘膜积液、淋巴液、乳糜尿、乳糜胸腔积液、乳糜腹水、心包积液甚至骨髓抽出液进行离心沉淀,涂片、染色、镜检。据报道,尿中有时亦可见丝虫成虫。

3.组织内活检成虫　对有淋巴结肿大或在乳房等部位有可疑结节的患者,可用注射器抽取其中成虫或切除结节作病理切片,镜检成虫或微丝蚴。

（二）免疫诊断

多数有体征的患者常检查不到病原体，用免疫学方法检查患者血清中的特异性抗体或循环抗原，不仅对轻度感染者和具有阻塞性病症的患者可作辅助诊断，而且可用于流行病学调查和防治效果考核。较理想的方法有 IFA、免疫金－银染色法（IGSS）和 ELISA，对抗体阳性检出率可为90%～100%，对抗原阳性检出率为54%～93%。DNA 探针也用于丝虫病的诊断。用 PCR–ELISA 法可特异地检出 50 μL 血内仅有 1 条马来丝虫微丝蚴的感染者。

对于隐性丝虫病患者（热带肺嗜酸性粒细胞增多症）的临床诊断主要是结合临床表现，这些患者的 IgE 水平非常高（> 10 000 ng/mL），且特异抗丝虫 IgG、IgE 水平很高，IgG_4 亚类检测有助于诊断急性感染。

六、防控措施

防治丝虫病的重要措施是普查、普治和防蚊灭蚊，即治疗患者，减少蚊虫的感染，切断从蚊传播到人的途径。在流行区，采取全民药物治疗（MDA），可达到阻断传播的目的。方法为：①阿苯达唑 600 mg 加乙胺嗪（DEC）6 mg/kg；②阿苯达唑 600 mg 加依维菌素 400 ug/kg，每年 1 次，连续5～6 年。后者适用于撒哈拉以南非洲兼有盘尾丝虫病和（或）罗阿丝虫病流行的地区，此类地区禁忌使用乙胺嗪及其药盐。阿苯达唑和依维菌素均能明显降低微丝蚴血症的感染水平，连续治疗多年可控制淋巴丝虫病的传播。目前，我国已达到基本消灭丝虫病，对其防治重点应放在监测管理和对慢性或晚期患者的诊治上。

我国基本消灭丝虫病的目标已于 1994 年实现。我国丝虫病防治和检测工作所取得的成就是我国寄生虫病防治工作的一个重大突破。主要措施是：在流行区，血液检查 1 岁以上的居民。血液检查阳性者作病原治疗，药物有乙胺嗪、呋喃嘧酮和依维菌素。它们对丝虫成虫及微丝蚴均有杀灭作用，最常用的药物为乙胺嗪。对急性期和晚期丝虫病患者，除给予乙胺嗪杀虫外，还须对症治疗。如用保泰松治疗丝虫性淋巴管炎、淋巴结炎具有显效；结合中药及桑叶注射液加绑扎法或烘绑法治疗象皮肿；用鞘膜翻转手术治疗阴囊象皮肿及鞘膜积液者；用生桑叶片剂或手术疗法治疗乳糜尿患者，这些方法均能取得一定效果。预防感染，除防蚊灭蚊之外，一般对流行区人群采用乙胺嗪药盐（按每人每天平均服用乙胺嗪 50 mg 计，制成浓度为 0.3% 的药盐），食用半年，可使中、低度流行区居民的微丝蚴阳性率降至 1% 以下。

我国基本消灭丝虫病后的监测工作包括：①人群监测。即对重点村的居民进行微丝蚴血检普查，受检人数要达到流行区总人口的 3% 以上和流行乡镇的 30% 以上。②原微丝蚴血症人群监测。即对本地原检出有微丝蚴的人群，每年血检一次。③流动人口监测。即对来自丝虫病流行区的人进行血检。④蚊媒监测。捕捉当地传播蚊媒，解剖蚊体检查有无人体丝虫幼虫。⑤血清学监测。用免疫学方法如 ELISA，对居民进行检查。监测的终止指标为：受检人群的微丝蚴率在 0.1% 以下；阳性者的微丝蚴密度< 5 条每 60 μL 血；未发现新感染者；蚊媒监测未发现人体丝虫幼虫。

当前，我国丝虫病防治和研究的主要问题有：一是确保监测工作的质量，以实现消灭丝虫病；二是开展对遗留的乳糜尿和象皮肿患者的治疗与研究。尽管我国在丝虫病的防治上取得了巨大成绩，但是由于丝虫生活史很复杂，成虫易感，治疗药物昂贵，以及其他国家与地区丝虫病的流行仍很严重，因此，丝虫的防治仍然是世界性难题。

第十四章 旋毛线虫病

旋毛线虫病(Trichinellosis),简称旋毛虫病,主要因人生食或半生食含有旋毛线虫[*Trichinella spiralis*(Owen, 1835)]幼虫囊包的猪肉或其他动物肉类而感染,临床上主要表现为在急性期有发热、眼睑水肿、皮疹等过敏反应,继之出现肌肉剧烈疼痛、四肢酸困乏力等症状,重症患者可因并发症而死亡。

旋毛线虫系 Peacock 于 1828 年在伦敦进行常规尸检时首次在人体肌肉中发现。1835 年 Owen 描述了本虫的形态,并命名,简称旋毛虫。在我国,Manson 于 1881 年在厦门猪肉中发现此虫,50 余年后 Yugawa(1934)、秦耀庭(1937)分别在东北发现犬和猫的感染;唐仲璋(1939)在福建鼠体内检出此虫。中华人民共和国成立后,除海南和台湾外的省(市、区)均有动物感染旋毛虫的报道(Wang等,2007)。

旋毛虫病从发现以来,尽管人们一直试图将其控制或消灭,但世界上许多地区仍有本病的发生。据估计,全世界大约有 1 100 万感染者。世界动物卫生组织(WOAH)1998 年报道了 1 万头生猪感染旋毛虫的事件(Murrell 等,2000; Dupouy-Camet,2000)。本病不仅严重危害人体健康,对养猪业也可造成巨大的经济损失。

一、病原学

(一)分类

旋毛虫属于有腺纲(Adenophorea)毛形虫科(Trichinellidae)毛形线虫属(*Trichinella*)。自 1835 年 Owen 发现旋毛虫以后,人们一直认为旋毛虫属只有一个种,即旋毛型线虫(*Trichinella spiralis*),并认为只有猪和少数生态上与人有关联的动物(如鼠等)是其保虫宿主,野生动物感染旋毛虫被认为是罕见的。但现已发现旋毛虫是野生食肉动物和杂食性动物的一种常见寄生虫,从不同地区的宿主分离出的旋毛虫在生物学特性方面亦有差异。自 1972 年发现无囊包的可感染鸟类的伪旋毛虫以后,遗传学、生物学和生物化学研究提示旋毛虫属含有多个虫种。有学者对世界各地收集到的 300 多个旋毛虫分离株进行生物学和生物化学研究,应用随机扩增多态性(RAPD)和限制性片段长度多态性(RFLP)

DNA 技术,已将旋毛虫属分为 9 个种,即旋毛虫(*T. spiralis*,T1)、乡土旋毛虫(*T. nativa*,T2)、布氏旋毛虫(*T. britovi*,T3)、伪旋毛虫(*T. pseudospiralis*,T4)、穆氏旋毛虫(*T. murrelli*,T5)、纳氏旋毛虫(*T. nelsoni*,T7)、巴布亚旋毛虫(*T. papuae*,T10)、津巴布韦旋毛虫(*T. zimbabwensis*,T11)及巴塔哥尼亚旋毛虫(*T. patagoniesis*,T12),以及 3 个分类地位尚未确定的基因型,即 *T6*、*T8*、*T9*(王中全等,2002;Krivokapich 等,2008)。其中,旋毛虫分布广泛,是引起人体旋毛虫病的主要病原体,多数死亡病例是由此种旋毛虫所致;伪旋毛虫、巴布亚旋毛虫及津巴布韦旋毛虫在肌肉内不形成幼虫囊包。每种旋毛虫的地理分布、宿主、对人体的致病作用及生物学特性等均不相同。7 种旋毛虫的主要特征见表 3-14-1。

表 3-14-1　7 种旋毛虫的主要特征

特征		旋毛虫	乡土旋毛虫	布氏旋毛虫	伪旋毛虫	穆氏旋毛虫	纳氏旋毛虫	巴布亚旋毛虫
虫体长度 / mm	雄成虫	1.00～1.80	1.00～1.80	0.99～1.91	0.60～0.90	0.91～1.09	1.00～1.80	0.81～1.06
	雌成虫	1.37～3.70	1.37～3.70	2.20～3.40	1.26～2.10	1.55～1.81	1.30～3.70	0.88～1.31
	肌幼虫	0.61～1.00	0.61～1.00	0.86～1.00	0.62～0.76	0.84～0.92	0.61～1.00	0.88～1.38
幼虫在肌肉中是否成囊		是	是	是	否	是	是	否
体外 72 h 新生幼虫产量 / 个		110.0±2.60	29.80±2.00	47.40±1.20	48.50±3.10	30.60±1.90	47.00±3.20	未做[*]
Wistar 大鼠体内生殖能力指数(RCI)		185～237	0.02～0.20	0.20～1.00	47.0～62.00	0.70～1.20	0.40～0.80	未做
营养细胞发育时间(感染后天数)/d		16～34	20～30	24～42	无	24～70	30～60	无
对家猪的感染性(每克肌肉获幼虫数)/ 个		171.50	0.15	30.60	23.90	2.40	58.60	未做
肌肉中幼虫 -30 ℃存活天数 /d		0	1.50～2.50	1.00	0	0	0	未做
地理分布		世界性	北极	温带	世界性	温带	热带	巴布亚 - 新几内亚
1 月份的等温线温度 / ℃		无	-5(南界)	-6(北界)	无	-6	30	未做

[*] 在小鼠体内的生殖能力指数为 5.3。

1990—2001 年西班牙暴发 49 次人体旋毛虫病,对其中 13 次暴发的虫种进行鉴定,结果表明因布氏旋毛虫引起者占 61.5%,而由旋毛虫引起者仅占 38.5%,表明布氏旋毛虫在西班牙已成为引起人体旋毛虫病的主要虫种(Rodriguez de las Parras 等,2004)。在保加利亚,1999—2002 年发生了 10 次由布氏旋毛虫引起的人体旋毛虫病。

1995 年新西兰首次报道了 1 例由伪旋毛虫引起的人体旋毛虫病,主要表现为慢性肌炎,经肌肉活检、ELISA 和 RAPD 技术而证实(Andrews 等,1995),该例患者可能是在澳大利亚时吃了袋鼠科中的一种小型兽的肉或猪肉而感染。1994—1995 年泰国南部首次暴发了人体伪旋毛虫病,系食生野猪肉所致,累及 59 人,死亡 1 人。对其中 6 例患者进行的肌肉活检发现未成囊可活动的旋毛虫幼虫,用活检获取的幼虫喂食小鼠后,发现与伪旋毛虫一样的未成囊肌幼虫,经 RAPD 技术证实系伪旋毛虫。患者的主要临床表现为肌肉肿胀、肌痛、乏力,持续 4 个月以上,肌酸磷酸激酶和乳酸脱氢酶水平明显升高。所有患者用 ELISA 均可检测到特异性的 IgG 抗体。用阿苯达唑治疗效果良好。

国内学者通过单对虫体杂交试验、冷冻耐力试验、RAPD 及多重 PCR 和营养细胞出现时间的观察,发现从我国哈尔滨、沈阳、大理、十堰、西安及南阳收集的猪源株均为旋毛虫,而哈尔滨犬源株和长春犬源株则为乡土旋毛虫(许汴利等,1997;崔晶等,2008)。因此,目前我国至少存在有两种旋毛虫,即旋毛虫和乡土旋毛虫。

(二)形态

1. 成虫　旋毛虫成虫微小,细线状,乳白色,表皮光滑,假分节,背腹部有成对的皮下腺细胞。头端较尾端稍细。雌雄异体。雄虫大小为(1.00 ~ 1.80)mm×(0.03 ~ 0.05)mm,雌虫为(2.50 ~ 3.50)mm×0.05 mm。成虫的消化道为一简单管道,包括口、咽管、中肠、后肠和肛门。口为圆形。咽管和后肠衬以表皮,中肠无表皮。咽管结构特殊,甚长,占虫体的 1/3 ~ 1/2,从口至神经环部为毛细管状,继之开始膨大为球部,然后又变为毛细管状,并与肠管相连。在咽管后段的背侧为杆状体,由数十个(雄虫 53 ~ 59 个,雌虫 44 ~ 47 个)排列成串的单层圆盘状杆细胞组成,杆细胞分泌物经小管排入咽管腔,具有消化功能和抗原性。肛门位于尾端。

两性成虫的生殖器官均为单管型。雄虫睾丸管状、壁厚,生殖细胞附着于整个管壁上,管内充满精子。连接睾丸的是输精管,稍后是较膨大的贮精囊,其远端直径变小,具肌细胞的部分为射精管。射精管和后肠开口于泄殖腔,交配时泄殖腔可向外翻出。虫体尾端有 2 个扁平的叶状交配附器(或称钟状乳头),精子经两交配叶间排出。无交合刺。雌虫尾部直而钝圆。卵巢位于虫体的后部,管状,原卵细胞附着于管壁并沿其一侧发育,卵细胞长到适宜大小时落入管腔。卵巢之后为一短而窄的输卵管。在输卵管和子宫之间为受精囊,内藏无数精子。子宫较卵巢为长,其内可见到胚胎发育的各期,从未分裂的卵细胞到近阴道处的成熟幼虫。成熟的虫卵为椭圆形,表面光滑,内含明显的胞浆核糖体,一个清晰的核和发育完好的核仁;发育中的早期胚胎由一些小细胞组成,外被鞘膜,当胚胎发育成熟时脱去鞘膜并将其遗留在子宫内(Takahashi 等,1995)。阴道分为两部分,即薄壁的较长部分和厚壁的较短部分。阴门开口于虫体前端 1/5 处,即紧连杆状体的后部。成熟幼虫自阴门排出,故旋毛虫的生殖方式为卵胎生(图 3-14-1)。

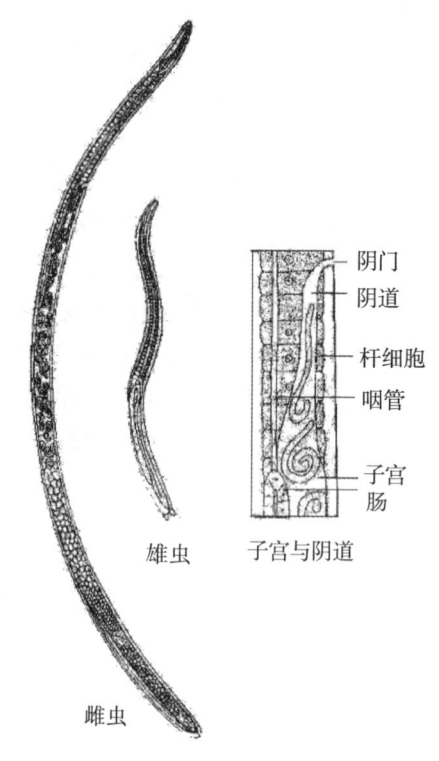

图 3-14-1　旋毛虫成虫

2.新生幼虫　刚产出的幼虫甚微小，在生理盐水中加热杀死时大小约为 124 μm× 6 μm，呈圆柱状或棒状，两端钝圆。顶端微有凹陷（系正在发育的口孔），其后为分化较差的咽管球，咽管以后布满细胞核。在虫体前半部，核数较密，在顶端后 26 μm 处有一倾斜的空隙，为神经环。

3.成熟幼虫　成熟幼虫亦称感染性幼虫、成囊期或肌肉期幼虫，具有感染性，大小约为1.00 mm×0.03 mm。由于在幼虫假体腔内含有血红蛋白，幼虫呈淡橙红色，尤其是当大量幼虫集中在一起时这一特征更为明显。幼虫表皮光滑，具有假分节，但无皮下腺细胞。虫体两端钝圆，无异常突起或附器。消化道完全，咽管结构和成虫的相似。杆状体由 45 ～ 55 个杆细胞组成。生殖系统由未分化的生殖原基组成，此时根据其解剖特点，已可区分雌雄幼虫（Campbell, 1983）。成熟幼虫卷曲于骨骼肌内的梭形囊包中。囊包大小为（0.25 ～ 0.50）mm ×（0.21 ～ 0.42）mm，其长轴与骨骼肌纤维平行排列（图3-14-2）。一个囊包内通常含有 1 ～ 2 条幼虫，有时可有 6 ～ 7 条。

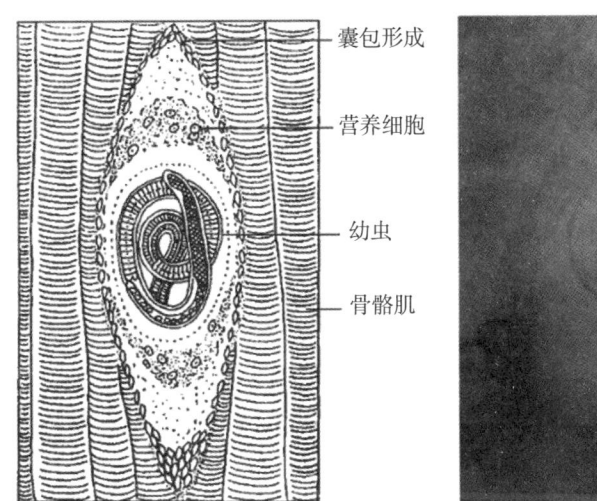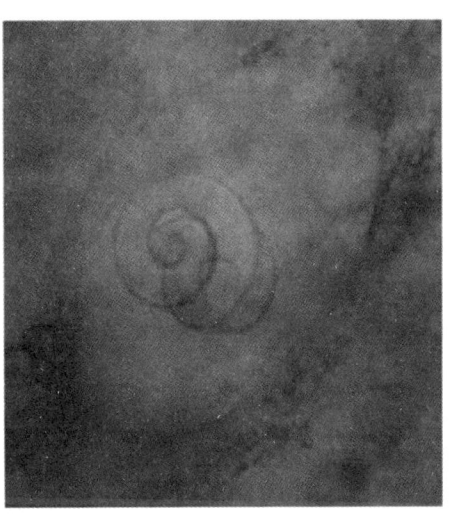

囊包形成

营养细胞

幼虫

骨骼肌

图 3-14-2　旋毛虫幼虫囊包在骨骼肌内

4.超微结构　旋毛虫超微结构的研究主要集中在肌幼虫,尤其是肌内旋毛虫幼虫咽管部及杆状体等的电镜观察。

1)咽管　包括前部、球部和杆状体部 3 部分。咽管腔横断面呈三叉形。咽管前部位于虫体中央,毛细管状,长 30 ～ 60 μm,直径约 4 μm,外周包有一层膜,管腔表面衬以一层无定形的电子致密层,与体表的表皮相连,但两者的结构不同,管腔壁具有向外呈放射状分布的纤细的无横纹肌丝,可能具有收缩作用。咽管球部长 30 ～ 60 μm,直径大于前部。管壁较厚,细胞界限清楚,任一横断面似均由 6 个细胞组成。胞浆内含丰富的糖原、大量小而致密的线粒体及极少数的溶酶体等。放射状肌束通过半桥粒附着于胞浆膜上,外周被一层细胞性鞘所围绕。此鞘含稀疏分散的核和肌性细丝,肌丝呈束状排列,相互交织,形成肌网。鞘与咽管细胞间被两层基膜分开,鞘的外周又被一层基膜所覆盖。咽管在杆状体旁通过的部分,为毛细管状,直径与咽管前部相似。管壁的结构与球部的很相似,但放射状肌组织大为减少。管壁细胞的大部分被糖原占据,细胞界限明显,任一横断面至少由 3 个细胞组成。咽管细胞和杆细胞的胞浆膜有两层基膜相隔,在这两类细胞之间有小管相通。小管近咽管端内腔壁衬以角皮,近杆细胞端则衬以膜,小管伸入杆细胞,与杆细胞内的微管系统相连。幼虫杆细胞的分泌物由此通道排入咽管腔。电镜研究证实,第 1 期幼虫的咽管和中肠腔中存在有抗原性物质,但在旋毛虫生活史的其他时期则无抗原性物质的存在(Despommier,1993)。

2)杆状体　肌肉内成熟幼虫的杆状体长约 450 μm,约占虫体的前 1/2,由 45 ～ 55 个形似串珠状的杆细胞组成。杆细胞宽约 25 μm,长 8 ～ 10 μm,外被一层 5 nm 厚的膜,相邻两杆细胞间有 20 nm 宽的间隙。每个杆细胞各具核一个,位于中央,含均匀分布的染色质和一个较大的颗粒性核仁。胞浆中有很多糖原,还有线粒体和高尔基体、糙面内质网及相当数量的有高度抗原性的分泌颗粒。目前已将颗粒至少分为 5 个亚型,即 α_0、α_1、α_2、β 及 γ 颗粒,其形状、大小、内容物、抗原性及其在杆状体的部位均不相同。根据所含颗粒的种类,将杆细胞分为 3 类:α、β 及 γ。这些细胞在幼虫蜕皮过程中分泌颗粒内含物,故幼虫经口感染后 30 h 在其所有杆细胞内均未发现颗粒。Sanmartin 等(1991)应用一种三原色染色法发现了第 4 种杆细胞(δ 杆细胞),但不清楚是否含有分泌颗粒。

通常一个杆细胞仅含一种类型的颗粒。α 颗粒的直径约为 800 nm,基质颗粒性,含一个电子致密的类结晶包含体。β 颗粒的直径约为 600 nm,基质均质性。两型颗粒外周皆围以一单层膜。含 α 颗粒的杆细胞称为 α 杆细胞,有 10～13 个,位于杆状体的后部;含 β 颗粒的杆细胞称为 β 杆细胞,组成杆状体的其余部分。α 杆细胞约含 2 000 个颗粒,β 杆细胞约含 3 000 个颗粒。每个杆细胞的胞浆腹侧有树枝状的微管,这些微管合并为单一的小管后通向咽管腔。从杆细胞的超微结构及杆细胞和咽管的特殊关系,表明杆状体具有腺体样作用。杆细胞可能分泌消化液入咽管腔,帮助消化食物。此外,杆细胞的分泌物具有明显的抗原性,注入动物后能诱导保护性免疫力的产生。应用免疫电镜在肌幼虫 α 和 β 杆细胞的颗粒中发现了谷胱甘肽 S- 转移酶(TsGST),实验感染旋毛虫的兔可产生高水平的抗 TsGST 抗体,且用夹心法 ELISA 可在其血清中检出 TsGST(Rojas 等,1997)。

成虫的杆细胞与幼虫的有所不同。幼虫在蜕皮过程中杆细胞数保持不变,但第 4 次蜕皮之后成虫的杆细胞再次生成,杆细胞内分泌颗粒和糖原消失,胞浆中的线粒体增多、增大,糙面内质网的数量增多。感染后 48 h,在成虫的杆细胞胞浆中重新观察到分泌颗粒,与第 1 期幼虫的相比,体积较小且形状不规则。成虫的杆细胞含有两种类型的颗粒(Ⅰ和Ⅱ型),其结构与肌幼虫的亦不同,两型颗粒均有一层膜包绕均匀的基质。Ⅰ型颗粒对用肌幼虫排泄 - 分泌(ES)产物免疫的小鼠血清可产生阳性的免疫染色,Ⅱ型颗粒则为阴性。幼虫和成虫杆细胞颗粒之间的抗原亦有差异,抗肌幼虫 α 颗粒的单克隆抗体(简称单抗)不与成虫的颗粒结合,Azan 染色显示幼虫和成虫杆细胞间存在有组化差异,成虫杆细胞染为黄色,幼虫杆细胞则染为红色或蓝色。

有人认为外分泌颗粒含有 ES 抗原,后者可改变宿主细胞的生理状态,从而使其在宿主体内营寄生生活。从肌幼虫到成虫的正常发育过程中,虫体的超微结构也发生了变化。体壁的皮层和中肠在感染后第 14 小时首先脱皮,但咽管的皮层无脱皮。感染后第 30 小时皮下腺在侧索内形成。在感染后 3 d,生殖原基发育为雄性或雌性生殖器官,并完成其性成熟和受精。在发育过程中糖原消失。杆状体的超微结构也随虫体的发育而发生了变化。在感染后第 14 小时,肌幼虫杆细胞内的颗粒被排出,然后杆状体合成一种新型颗粒,到感染后第 30 小时此颗粒从杆状体内消失。这种短暂存在的颗粒在形态上与肌幼虫和成虫的颗粒均不相同(Xu 等,1997)。

(三)生活史

旋毛虫成虫寄生于宿主小肠,主要在十二指肠和空肠上段,含幼虫的囊包则寄生于同一宿主的骨骼肌细胞内,对新宿主具有感染性,两者均不需要在外界发育,但必须转换宿主才能继续下一代生活史。因此,被旋毛虫寄生的宿主既是终宿主,也是中间宿主。人、猪、犬、猫、鼠、熊及多种野生动物和食草动物均可作为本虫的宿主(图 3-14-3)。

人或动物食了含有活的旋毛虫幼虫囊包的肉类之后,经胃液和肠液的消化作用,数小时内幼虫在十二指肠自囊包内逸出,侵入十二指肠及空肠上部黏膜的多细胞内龛中。后者由一排柱状上皮细胞组成,由于感染性第 1 期幼虫长约 1 mm,直径 35～38 μm,而每个柱状细胞大小为 32.0 μm×8.5 μm,故此期虫体占据大约 117 个柱状上皮细胞,此时细胞膜融合形成合胞体以容纳幼虫。镜下观此期幼虫无刺状口孔,幼虫侵入上皮细胞的机理尚不清楚,可能与虫体释放蛋白酶、破坏上皮细胞有关(Criado-Fornelio 等,1992)。有学者认为大部分幼虫定居在十二指肠,影响其定居部位的因素有肠蠕动和肠内容物等理化因素,且定居部位与成虫的生殖力有关,手术移植到空肠的雌成虫比移植到回肠的生殖力明显增强(Sukhdeo,1991)。

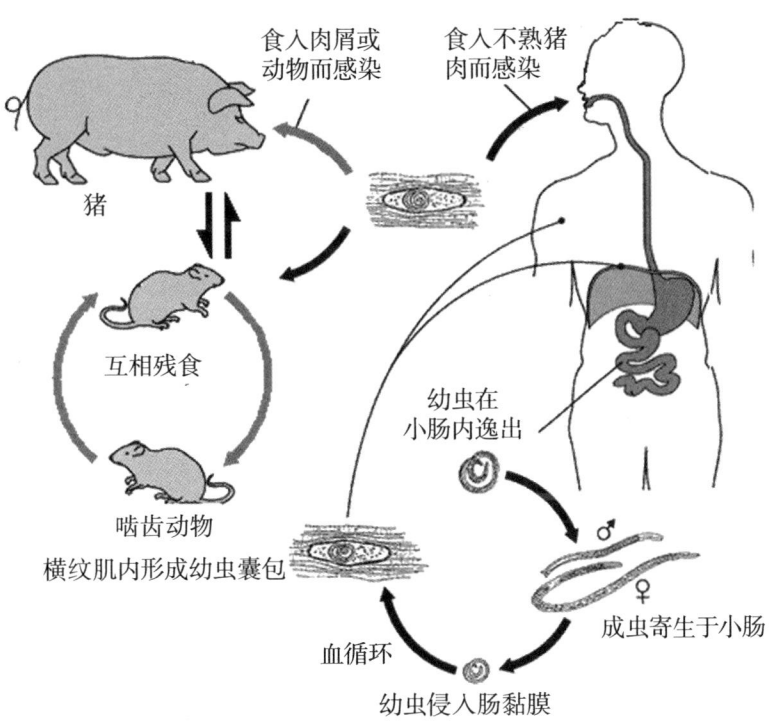

图 3-14-3　旋毛虫生活史

幼虫在 48 h 内发育为成虫。雌、雄虫交配，受精。交配可能是在多细胞内龛中进行的。一般认为雄虫多在交配后不久即死亡，自肠腔排出；雌虫则继续长大并深入肠黏膜，甚至到腹膜与肠系膜淋巴结处寄生。但国内学者的研究结果表明，雄虫在交配后未立即死亡，常与雌虫相伴而死。成虫在小鼠肠道出现的时间是感染后 24 h，消失的时间是 28～44 d（朱兴全，1988）。约在感染后 48 h，雌虫子宫中可见到精子，并开始形成卵细胞。受过精的卵细胞与卵黄物质相结合，在子宫的后部卵被一层薄的卵黄膜包裹，随之形成很薄的卵壳。虫卵椭圆形，大小为 20 μm×15 μm。卵细胞在卵壳形成后不久即开始分裂，直至完成胚胎的发育。卵壳内幼虫继续生长和分化，外形呈卷曲状。在感染后 3～4 d，幼虫在子宫内孵化，不再卷曲，第 5 天开始产出幼虫。产幼虫期可持续 4～16 周，少数可持续到死亡。在此期间，每条雌虫可产幼虫 1 000～2 000 条，雌虫寿命一般为 1 个月，有的 3～4 个月，雌虫死亡之后随宿主粪便排出体外。

附在肠黏膜表面的少数新生幼虫可自肠腔排出，绝大多数在黏膜内侵入局部的淋巴管和小静脉，随血循环至全身器官、组织及体腔，但只有到达骨骼肌的幼虫才能继续发育长大。绝大多数新生幼虫（约占 95%）是经小肠的毛细血管和门静脉进入体循环，少部分经小肠的淋巴管和胸导管进入体循环。新生幼虫的移行过程非常短暂，在血液循环中的时间认为不超过 5 h。新生幼虫在移行过程中并无发育（Despommier，1993），但其表皮结构有所改变（Jungery 等，1983），在经肺移行时亦可从表皮释放某些物质（Brusche 等，1992）。新生幼虫表皮的这些改变可能与其抗宿主反应有关。

血循环中幼虫数量最多的时间是在感染后 7～25 d。在感染后 6～9 d 第 1 批幼虫可到达骨骼肌，幼虫侵入肌肉后，穿破微血管入肌纤维（肌细胞）内。幼虫经历了一系列变化，在 5 d 内幼虫停止生长，此后继续生长，20 d 后幼虫体积增大约 200 倍。实验感染的小鼠，感染后 133 h，膈肌内出现幼虫，并于肌纤维内首次见到幼虫。此时幼虫的形态基本上与血液中的幼虫相似。感染后 148 h，肌肉内幼虫明显短于血液中的幼虫，运动迟缓。感染第 7 天，幼虫消化道分化为两个不同部分，即咽管和肠管，在咽管部分有 18～24 个不规则排列的类立方体形或金字塔形细胞，即后来的杆细胞。感染后第 16 天，可通过直肠的长短来区分肌幼虫的雌雄性别。雌性幼虫的直肠长 21 μm，雄性幼虫的长 28 μm。在感染后第 17 天，幼虫的形态无多大变化。此时幼虫可呈 U 形或螺旋形卷曲，能抵抗胃蛋白酶消化，并对新宿主具感染性。至感染后第 19 天，幼虫的杆细胞数已从感染后第 1 天的 20 个增加到 50～55 个（Campell，1983）。

因幼虫的机械性刺激及其代谢产物的化学性刺激，使肌纤维受损，出现炎症细胞浸润，纤维组织增生。受累的肌细胞出现了结构上的明显变化（如肌丝崩解和肌细胞核增大等），形成了在解剖结构上独立于其他肌肉组织的营养细胞（保姆细胞），其功能是给幼虫提供所需的营养物质并保护幼虫免受宿主免疫反应的破坏。营养细胞实际上就是原来的骨骼肌细胞，但在形态上与其他任何的哺乳动物细胞已不相同。感染后第 3 天，受累肌细胞的线粒体变为空泡，ATP 合成与有氧代谢途径分离，并持续至整个感染过程。感染后第 5 天，肌细胞丧失正常结构和收缩功能，肌动蛋白和肌浆球蛋白开始消失，肌纤维膜与收缩成分相分离。受累肌细胞的胞浆也发生了变化，溶菌酶活性增高，线粒体、高尔基体和糙面内质网增多，HE 染色时胞浆为嗜碱性（Matsuo 等，2000）。受累肌细胞的嗜碱性转变与新生幼虫的虫龄有关，将 1 h、9 h、6 d 龄的幼虫分别肌内注射小鼠，结果发现 1 h 龄幼虫的诱导能力最强，随着虫龄延长，其诱导能力则逐渐丧失。同时，骨骼肌细胞的一些典型特征亦丢失，如某些肌纤维蛋白水平增加及横纹消失等。受累的肌细胞含有大约 40 个增大的肌细胞核和幼虫而转变为营养细胞，后者被一层源于宿主的胶原所覆盖，胶原囊周围由毛细血管网包裹，至此形成了营养细胞 - 感染性第 1 期幼虫复合体（图 3-14-4 和图 3-14-5），即旋毛虫幼虫囊包。胶原的合成是在感染后第 10 天开始的，胶原囊继续增厚并持续至感染后第 26 天。感染后第 12 天开始形成毛细血管网，形成过程持续 8～10 d。毛细血管网由扁平曲折的血管组成，比一般的毛细血管宽大，类似于构成静脉窦的血管，其中一些血管为盲端。毛细血管网的功能可能是使幼虫获得营养物质并转运一些幼虫排泄的小分子物质（崔晶等，2002）。

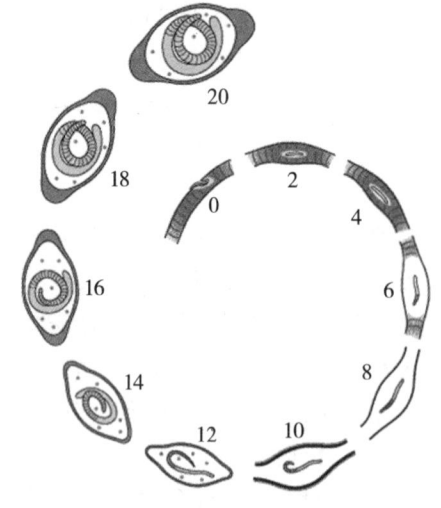

图 3-14-4 营养细胞形成过程
注：图中数字为旋毛虫幼虫侵入肌细胞后的天数

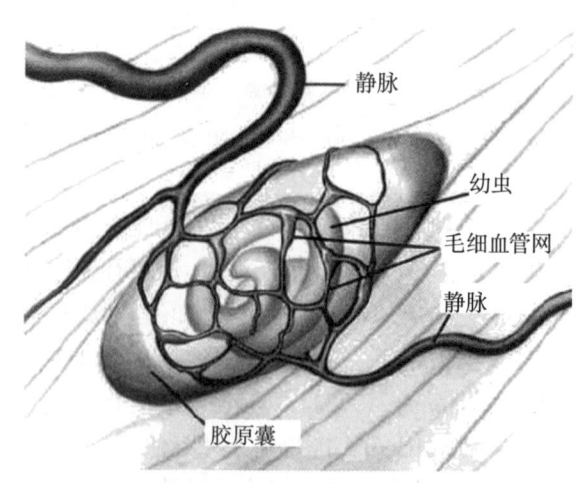

**图 3-14-5 营养细胞 - 旋毛虫幼虫复合体
（幼虫囊包）的结构**

约在感染后 1 个月内（最早在第 19 天），幼虫周围形成梭形囊包。成熟囊包对宿主具有感染性，被新宿主吞食后，则又可重复其生活史。国内学者发现，感染后第 11 天的幼虫对小鼠已具有感染性，但仍以成囊幼虫的感染力最强（周吉礼等，2001）。多数研究均已发现，在感染旋毛虫动物的血清中存在有肌幼虫抗原及抗肌幼虫抗体，但肌幼虫周围的胶原囊包阻止了抗体进入囊内，幼虫则安然无恙。约经半年囊包两端开始出现钙化，幼虫则逐渐丧失感染能力并随之死亡，最后整个囊包钙化，但有时钙化囊包内的幼虫可继续存活数年以上，据文献记载，在人体内幼虫最长可存活 39 年（Froscher 等，1989），在其他哺乳动物体内幼虫则可生存到动物死亡。

幼虫在肌肉中的密度与肌肉类型和宿主种类有关。尽管旋毛虫的宿主特异性很差，但旋毛虫幼虫的寄生却具有极强的组织特异性。虽然只有骨骼肌才是幼虫适宜寄生的组织，但在脑、心肌、肺、肝及肾脏等器官中也可发现旋毛虫幼虫，只是幼虫在骨骼肌以外的组织内不能形成囊包。

（四）免疫学

人们对旋毛虫感染的免疫学进行了大量研究，多数研究是以啮齿动物（大鼠和小鼠等）为实验模型进行的（Bell，1998），因为啮齿动物和人体所识别的抗原表位是相同的。在所有感染旋毛虫的动物中，除先天无胸腺裸鼠外，均可对再感染产生一定的免疫力，其直接针对成虫和肌幼虫，表现为肠道内幼虫发育障碍、成虫发育不全、生殖能力减弱和早期排虫，从而减少肌肉内幼虫的数量。免疫的大鼠能耐受旋毛虫感染的致死量为正常对照鼠的 2 倍。说明旋毛虫具有较强的免疫原性，其抗原能有效刺激机体产生免疫应答。这种保护性免疫力的产生依赖于 T 细胞，旋毛虫诱发宿主产生保护性免疫力的功能性抗原属胸腺依赖性抗原。

1. 抗原

1）旋毛虫抗原的传统分类 对旋毛虫抗原的分类，传统上按照抗原的来源将其分为虫体抗原、表面抗原、ES 抗原及杆细胞颗粒相关抗原。其中一些抗原的化学成分已研究清楚，磷酸胆碱是旋毛虫感染中调节免疫反应的一种重要的半抗原，而糖蛋白是表面抗原和 ES 抗原的主要成分，其中 43 kD 的糖蛋白已被作为免疫诊断和研制疫苗的良好的候选抗原（Dea-Ayuela 等，1999）。因肌幼虫容易获得，所以抗原材料主要取自肌幼虫。

（1）虫体抗原：或称为体抗原，来自虫体内部。旋毛虫的各期虫体（成虫、新生幼虫和肌幼虫）均有一定的抗原性。虽然对旋毛虫抗原的研究主要集中于表面抗原和 ES 抗原，然而，一旦虫体死亡，虫体可分解出多种抗原，引起宿主明显的免疫病理反应。Takahashi 等（1990）发现宿主对旋毛虫肌幼虫产生的抗体反应是针对多种抗原成分的，包括内皮层、真皮下层、血液淋巴、糖原、生殖原基细胞、肠腺细胞颗粒及胞浆颗粒等。以旋毛虫成虫、肌幼虫和新生幼虫抗原免疫小鼠或家猪后均可诱导出期特异性免疫反应（Darwish 等，1996；许汴利等，1997；涂涛等，2001）。肌幼虫虫体抗原的活性部分（28～68 kD）主要存在于与宿主之间相互接触或有物质交换的部位。詹艳爱等（2000）应用 6 株单抗对肌幼虫可溶性抗原中具有免疫显性的表位进行了研究，发现与单抗特异性反应的抗原条带分子质量为 40～70 kD，IFA 观察到单抗靶抗原定位在肌幼虫的表皮层或杆状体。肌幼虫粗抗原中的特异性抗原组分为 109 kD，对旋毛虫病的诊断具有特异性，不与其他寄生虫患者和正常人血清发生交叉反应（Mahannop 等，1995）。Leung 等（1997）在肌幼虫虫体和 ES 产物中发现了分子质量为 45～53 kD 的免疫显性抗原，其与抗其他线虫的抗血清无交叉反应，可作为旋毛虫病血清学诊断的特异性抗原。

（2）表面抗原：寄生虫的体表是宿主 – 寄生虫免疫应答过程中相互作用的重要部位，也是宿主免疫系统最先识别的部位，可引起宿主的保护性免疫应答，故对旋毛虫表面抗原的研究有助于疫苗的研制及免疫诊断的发展。用放射性碘标记技术证明，虫体表面成分为期特异的糖蛋白。Grencis 等（1986）发现，旋毛虫角皮上的表面抗原具有较强的免疫原性和免疫保护性。不同发育期的旋毛虫表面抗原互不相同，具有期特异性。肌幼虫的表面抗原分别为 105 kD、90 kD、55 kD、47 kD；新生幼虫为 64 kD、58 kD、30 kD、28 kD；成虫表面抗原分别为 40 kD、33 kD、20 kD。虫体表面的一些蛋白质分子，在蜕皮后发生质的改变，在某一发育期生长期间发生量的变化。幼虫从雌成虫产出后 30 min，仅有一种表面标记抗原，至 6 h 仍为一种。但 18 h 后，新生幼虫则有 4 种表面抗原成分。Ortega-Pierres 等（1984）用不同发育期虫体特异的单抗检测旋毛虫抗原分子质量和抗原定位，发现可诱导免疫反应的抗原是暴露于虫体表面的抗原决定簇，并认为并不是所有的旋毛虫不同发育期的表面抗原都能诱导宿主产生保护性免疫力，而是有期特异性免疫现象。Yepez-Mulia 等（1989）从旋毛虫的 cDNA 文库中筛选出能够编码 2 个多肽的 3 个克隆，发现能够识别这些多肽的抗体亦能识别 4 种分子质量的表面抗原（105 kD、90 kD、55 kD、47 kD）。

（3）杆细胞颗粒相关抗原：杆细胞的 α 和 β 颗粒均具高度抗原性。两型颗粒间及与 ES 之间存在共同抗原，但每型颗粒至少含 4 种特异性抗原。Despommier 等（1981）描述了一种命名为 S3 的抗原组分，在肌幼虫杆状体分泌颗粒中含量丰富，注射小鼠后可诱导高水平的保护性免疫力。S3 组分中含有 20 种抗原成分，大部分为糖蛋白。随后用单抗亲和层析法纯化该组分中的各种蛋白，其中被单抗所识别的一种分子质量为 48 kD 的抗原，在肌幼虫 ES 中含量最多，与 S3 组分一样可诱导高水平的保护性免疫力（Silberstein 等，1984）。在一些成虫的肠道中也可发现 48 kD 的抗原，提示肌幼虫在蜕皮过程中并未将其全部排空（Capo 等，1986）。杆细胞颗粒相关抗原是旋毛虫功能性抗原的重要来源。这种抗原即使其蛋白含量低至 10 μg，也能刺激免疫力产生，表现为攻击感染后肌肉内幼虫数可降低98%；而 10 μg 肌幼虫匀浆免疫的小鼠，在攻击感染后 30 d，肌肉内幼虫数降低 65% 左右。Niiimura 等（1992）应用单抗亲和层析从肌幼虫 α 杆细胞中分离出了一种分子质量为 160 kD 的抗原，命名为 Ts-α160，将此抗原用于检测感染后 33～109 d 的 13 例旋毛虫患者血清中的抗体，其抗体滴度明显高于用粗抗原检测到的抗体滴度。该抗原是旋毛虫肌幼虫 ES 产物中的一个组分，与鞭虫、颚口线虫及并殖吸虫患者血清无交叉反应（Niimura 等，1996）。

（4）排泄 – 分泌（ES）抗原：虽然旋毛虫的成虫、新生幼虫和肌幼虫均具有抗原性，但因肌幼虫较容易获得，故抗原材料主要取自肌幼虫。Campbell（1955）首次发现含有肌幼虫 ES 产物的培养液具有免疫原性。用 ^{35}S- 甲硫氨酸体外标记肌幼虫、成虫和新生幼虫，提示所有 ES 成分是期特异性的，但并不全为抗原。ES 抗原主要来自杆状体的分泌颗粒，含有多种蛋白成分，其中主要的特异性蛋白有 3 种，分子质量分别为 45 kD、49 kD、53 kD，占 ES 蛋白总量的 50% 以上。用单抗 $7C_2C_5$ 亲和层析法纯化肌幼虫的 ES 产物，得到含 49 kD 和 53 kD 蛋白的混合物，该蛋白混合物与肌幼虫 ES 产物具有相似的保护性免疫力。

2）旋毛虫抗原的国际分类和命名　近年报道的多种旋毛虫抗原中有许多是相似或相同的，在多数情况下是因分析技术的不同导致的抗原分子质量的细小差异。一些学者曾试图根据旋毛虫抗原产生的免疫反应将其进行分组或分类，但需要制定统一的分类和命名标准。鉴于此，国际旋毛虫病委员会于 1990 年在荷兰组织召开了旋毛虫抗原国际讨论会。由不同研究小组提供针对旋毛虫成虫、新生幼虫和肌幼虫及其 ES 产物的单抗和多抗，通过 ELISA、免疫印迹和免疫沉淀试验对旋毛虫抗原按同样的实验程序至少分别在 2 个实验室进行了分析，结果表明旋毛虫抗原可分为 9 组，即 8 组肌幼虫抗原

(TSL-1至TSL-8)和1组成虫抗原(TSA-1)(王中全等,2003)。上述肌幼虫抗原中绝大多数是期特异性的。通过ELISA发现,针对TSL-1、TSL-2、TSL-3、TSL-5、TSL-6、TSL-7抗原的抗体均不与旋毛虫成虫(感染后4 d和6 d)粗提物、成虫ES产物及新生幼虫粗提物中的抗原结合,而携带有磷酸胆碱表位的抗原则不是期特异性的,如抗TSL-4抗原的抗体亦可与成虫和新生幼虫粗提物中的抗原相结合,TSL-8抗原在肌幼虫和成虫的粗提物中均存在。

还有人根据旋毛虫肌幼虫抗原对抗体反应时间的先后顺序不同,将旋毛虫幼虫抗原分为两组:Ⅰ组抗原于感染后2周出现于幼虫的内皮层、血淋巴、胚鞘、皮下层及雄性生殖道的外分泌颗粒中,称为快反应组抗原;Ⅱ组抗原于感染后4周出现于肌幼虫的表面和幼虫的杆状体颗粒中,称为慢反应组抗原。两组抗原具有不同的特性,Ⅰ组抗原为携带有磷酸胆碱的相关抗原;Ⅱ组抗原为携带有肌幼虫ES产物的抗原(卫海燕等,2004)。

3)旋毛虫种间的抗原变异　旋毛虫和伪旋毛虫的ES抗原及表面抗原中存在有共同的和种特异性的蛋白,但其免疫原性无明显差异。旋毛虫、伪旋毛虫及北方旋毛虫间存在相同的免疫显性表位,但虫体表面和分泌物中的蛋白构成有差异。Zhang等(1995)证实旋毛虫和伪旋毛虫肌幼虫ES产物中的主要成分(45 kD蛋白)存在有较大差异,尤其是用二维电泳分析时两种旋毛虫的45 kD蛋白具有不同的等电点。不同种间旋毛虫抗原的差异可作为鉴别人体旋毛虫病病原的依据。同种旋毛虫的不同分离株间亦存在抗原变异,后者可能与不同分离株对宿主的感染性不同有关,并可影响宿主的免疫应答。

2.免疫应答　宿主初次感染旋毛虫后对再次感染具有较强的免疫力。在大鼠和小鼠,这种免疫力主要攻击感染的成虫前期(感染后最初24～48 h期间发育的虫体),绝大多数被攻击的虫体在成虫前期即被快速排出,只有7%～24%的虫体可持续24 h以上,被快速排出的虫体仍具有感染性,还可再感染其他宿主。与初次感染不同的是,再次感染的虫体在早期即出现结构上的改变,如肠道内幼虫发育障碍、成虫发育不全、生殖能力降低等。此外,再次感染后出现的肠道炎症反应比初次感染时早。NIH小鼠再次感染后2 d即出现肠系膜淋巴结T淋巴母细胞反应。虽然大鼠的快速排虫反应可将再次感染的虫体排出,但仍有少数虫体可发育成熟。

小鼠和大鼠对旋毛虫再次感染产生的保护性免疫明显不同,小鼠初次感染后的保护性免疫仅见于肠道期,持续时间不超过初次感染后16 d,且是针对成虫的,表现为成虫快速从肠道中排出,对旋毛虫再次感染的保护性免疫与肠系膜淋巴结中的T淋巴细胞有关。大鼠初次感染旋毛虫时,除了产生针对成虫的保护性免疫(亦表现为快速排出)外,亦产生抗成虫前期和肌肉期幼虫的免疫力。在感染后最初24 h内,可将99%的感染幼虫排出。

1)体液免疫　旋毛虫感染可刺激宿主全身的免疫系统,产生抗成虫和抗幼虫抗体。人及动物感染旋毛虫后,血清中免疫球蛋白(Ig)浓度增加,形成特异性IgG、IgM、IgA、IgE抗体,抗体具有期特异性。在感染后7～10 d内Ig水平首先降低,随后明显升高。Ig的升高是同型特异性的,其中IgE增高最明显,有50～100倍,其次为IgG_1,增高10～20倍,IgM和IgA少量增加。IgG是最具有保护作用的抗体,但不同种旋毛虫感染小鼠的血清IgG抗体水平和动态变化不同,小鼠感染旋毛虫、乡土旋毛虫、布氏旋毛虫及纳氏旋毛虫后3～5周,血清IgG抗体水平快速升高,至感染后第8周达高峰,此后旋毛虫和乡土旋毛虫感染小鼠的血清IgG抗体水平缓慢下降,布氏旋毛虫及纳氏旋毛虫感染小鼠的血清IgG抗体水平迅速下降;小鼠感染伪旋毛虫后3～5周血清IgG抗体水平快速升高,至第16周达高峰,之后缓慢下降(王洁等,2007)。宿主感染旋毛虫后的免疫血清或其IgM、IgG组分均可破坏或降低肌幼虫的感染性,杀伤肌幼虫及成虫。在旋毛虫感染的急性期,IgE 分泌细胞的多克隆活化,导致特异性 IgE 增多。

小鼠从感染旋毛虫后第 10 天开始,在其血清中存在有高水平的特异性 IgE,并发现不同品系的小鼠产生的变态反应是相似的,成虫期足以诱导可检出水平的抗旋毛虫 IgE。但用成虫前期虫体免疫小鼠则不能诱导可检出水平的抗旋毛虫 IgE,但可产生记忆细胞,当发生再次感染或用旋毛虫抗原再次免疫时可加速 IgE 抗体的应答,并存在两类旋毛虫变应原,一类为种特异性的主要变应原,一类为引起交叉反应性 IgE 的次要变应原。IgE 在免疫大鼠体内直接参与肠道中旋毛虫的快速排出,并可使旋毛虫幼虫穿过小肠上皮的时间推迟 6 h。野生型小鼠感染旋毛虫后 IgE 可促进虫体从肠道排出,它沉积在肌幼虫周围,调节小鼠体内肥大细胞的动态平衡(Gurish 等,2004)。

2)细胞免疫　宿主感染旋毛虫后 T 细胞及其亚群都有变化,这种变化与虫体的侵袭程度及 T 细胞的驱除作用相对应。感染不同剂量的旋毛虫后第 3 天,外周血液中 T 细胞总数开始增多,第 14 天时增至最高水平,以后逐渐减少并趋于正常,但在感染后第 11 周仍未恢复到正常水平。随着感染剂量的增加,外周血液中 T 细胞增加更明显。T 细胞亚群从感染后第 3 天起就出现变化,而且感染剂量越大,T 细胞亚群变化越明显,表现为辅助性 T 细胞(Th)减少,抑制性 T 细胞(Ts)增加,Th/Ts 比值降低,于第 14 天时降至最低水平。自第 21 天起,Ts 逐渐减少,Th 增多,Th/Ts 趋于恢复,但到第 77 天时,还未恢复到正常值。

旋毛虫感染宿主后数天,在肠系膜淋巴结内产生大量淋巴母细胞和正在分裂的许多 T 细胞,成虫排出后则消失。关于成虫排出的时间依宿主种类而异,在大鼠和小鼠为 10～20 d,在人类为 6 周或更长。旋毛虫感染肠道期的保护性免疫是由感染过程中产生的淋巴细胞调节的。在大鼠和小鼠,调节肠道排虫反应的 T 细胞亚型是 CD4+ 细胞,原来存在于肠系膜淋巴结中的 CD4+ 细胞受到旋毛虫抗原的刺激后移行到肠壁组织,在此调节肠道炎症反应,与成虫的排出有直接关系(Vallance 等,1999)。在旋毛虫感染后第 10 天,肠道炎症反应在组织学上表现为肠绒毛萎缩、滤泡和杯状细胞增生及上皮内淋巴细胞减少。小鼠感染旋毛虫后第 22 天,肠系膜淋巴结 CD4+ 细胞达高峰,并占据整个绒毛质中心区,基底膜固有层中的 CD4+ 细胞数增多,同时在咬肌中也发现大量的 CD4+ 细胞。感染后第 36 天,CD4+ 细胞占囊包周围炎性浸润细胞的 20%～40%。第 50 天时在幼虫囊包周围仍见散在的 CD4+ 细胞。CD8+ 细胞主要集中在肠系膜淋巴上皮,于感染后第 28 天,可在咬肌中发现,以后数量增加;在第 36 天时约 1/3 的幼虫囊包周围可见 CD8+ 细胞浸润;第 42 天时约占 1/2;第 60 天时 CD8+ 细胞急剧下降(Karmarska,1995)。肠道排虫反应可被环胞菌素 A 阻止,且应用环胞菌素 A 的动物没有肠绒毛萎缩和炎症细胞数量的变化,表明肠道排虫反应和肠道病变均是由 T 细胞介导的。CD4+ 细胞通过释放淋巴因子,调节上述变化。

啮齿动物感染旋毛虫后的肠道反应表现为肠黏膜结构的改变和炎症的再现,并伴有虫体排出。在宿主的排虫反应中需要 T 细胞的参与。研究表明,Th2 细胞(而不是 Th1 细胞)与宿主对旋毛虫的抵抗有关,Th2 细胞因子不仅与排虫反应有关,也与肠黏膜特异性细胞的改变(如上皮细胞表型及平滑肌的改变等)有关。在旋毛虫感染过程中,许多细胞因子参与了介导和调节免疫应答(韩化敏等,2004)。

3)抗体依赖细胞介导的细胞毒作用

(1)嗜酸性粒细胞:在旋毛虫感染免疫中,嗜酸性粒细胞可能作为免疫效应细胞而发挥作用,在免疫血清存在时嗜酸性粒细胞在体外可杀伤旋毛虫成虫、新生幼虫及肌幼虫,但其主要作用限于旋毛虫的幼虫阶段。将取自感染鼠腹腔的嗜酸性粒细胞与取自鼠体的新生幼虫在免疫血清中孵育,8 h 后幼虫死亡率为 32%，24 h 达 78%；如只在免疫血清或细胞中孵育则无明显杀伤作用。说明嗜酸性粒细胞介导的杀伤幼虫的作用依赖于抗体的存在。

（2）肥大细胞：除 T 淋巴细胞和嗜酸性粒细胞外，肥大细胞亦参与了旋毛虫感染的肠道免疫。直接由旋毛虫抗原或通过 IgE 或 IgG_1 引起的肥大细胞脱颗粒可产生组织胺，后者可使血管通透性、小肠黏膜和肠上皮细胞渗透性增加及产生黏液，从而促进成虫的排出。

综上所述，感染旋毛虫后，机体产生的免疫力是体液免疫和细胞免疫协同作用的结果。

4）肠道排虫免疫　宿主感染旋毛虫后，除先天无胸腺裸鼠外，均可发生排虫反应，将肠道内的大部分虫体排出体外。有胸腺小鼠在感染旋毛虫后 10 d 虫体即被排出，而在无胸腺小鼠的肠内虫体直至感染后 83 d 仍存留，肌肉中的幼虫数也较有胸腺小鼠多 4～5 倍；在有胸腺小鼠还发现有肠浆细胞的产生和肠嗜酸性粒细胞增多，并检测到了抗旋毛虫抗体，在无胸腺小鼠则无上述现象，因而认为宿主感染旋毛虫后发生的排虫反应是 T 细胞依赖性的免疫反应，故也称之为排虫免疫。也有学者认为排虫反应是由 IgA 介导的，因为肠道是旋毛虫首先寄生的部位，也是发生免疫反应的最初部位。

宿主感染旋毛虫后排虫反应的发生机理目前还不完全清楚，可能是由多种因素相互作用的结果，既有黏蛋白分泌量的增加，又有肠平滑肌收缩能力的增强，两者均受体液免疫和细胞免疫的调节。在体液免疫中，主要是 SIgA 和 IgE 与排虫反应有关；在细胞免疫中，调节肠道排虫反应的主要是 $CD4^+$ 细胞，通过释放细胞因子调节肠道的生理和病理变化。细胞因子对旋毛虫感染的免疫调节作用是非常复杂的，有些细胞因子可提高宿主对旋毛虫感染的抵抗力，促进虫体排出或抑制体内虫体的生存，如 IL-2、IL-3、IL-4、IL-9、IL-10、NGF、MGF 等；而有些细胞因子则可明显抑制宿主小肠的肥大细胞反应、延迟虫体排出而增加肌肉幼虫虫荷，从而对旋毛虫的生存有利，如 IL-12 和 IL-18 等。此外，有些细胞因子之间还可发生拮抗作用，如 IL-4 可促进虫体的排出，而 IL-5 的作用则相反。因此，细胞因子在调节旋毛虫感染的免疫反应中，只有当免疫上调因子与免疫下调因子达到某种动态平衡时，才可提高宿主对旋毛虫感染的抵抗力而发生排虫反应（崔晶等，2004）。因此，研究旋毛虫感染后肠道排虫反应的发生机理，对旋毛虫病的发病机制、治疗和免疫预防均具有重要意义。

二、流行病学

（一）地理分布与流行概况

1. 人体旋毛虫病　旋毛虫病呈世界性分布，以前在欧洲及北美国家发病率较高，以后通过严格肉类检查现已明显下降。在 1991—1996 年，美国疾病控制和预防中心（CDC）共报告 230 例旋毛虫病患者；1997—2001 年，美国 18 个州向 CDC 共报告 72 例旋毛虫病患者，其中包括累及 2 例以上患者的 9 次暴发；罗马尼亚 1980—2004 年共报道 28 293 例人体旋毛虫病，每年的发病率为 51/10 万人（Blaga 等，2007）。法国、加拿大、西班牙、意大利及黎巴嫩等地也有本病暴发。此外，在巴布亚、印度尼西亚、澳大利亚、墨西哥、智利、阿根廷及玻利维亚亦发现有本病发生（Ortega-Pierres 等，2000）。在我国周边国家，如日本、老挝、印度、越南等均已发现有本病存在。

我国自 1964 年在西藏发现人体旋毛虫病以来，在云南、广东、广西、四川、内蒙古、辽宁、吉林、黑龙江、河北、湖北、四川等地均已有本病的散发或暴发流行。我国人体旋毛虫病的流行区主要位于西南、中原和东北地区。在旋毛虫病暴发中出现的死亡病例全部发生在西南地区，可能与当地少数民族有吃生肉习惯、感染程度较重有关。

在 2000—2003 年,我国共报道 17 次人体旋毛虫病暴发,发病 828 人,死亡 11 人。我国旋毛虫病的暴发地区仍是位于西南、中原和东北地区。其中云南 6 次暴发,发病 659 人,死亡 6 人;西藏 3 次暴发,发病 50 人,死亡 4 人;广西 2 次暴发,发病 61 人,无死亡;四川 1 次暴发,发病 23 人,死亡 1 人;湖北 1 次暴发,发病 19 人,无死亡;河南 2 次暴发,发病 7 人,无死亡;辽宁和黑龙江各有 1 次暴发,分别发病 3 人和 7 人,无死亡。所有死亡病例仍是全部发生在西南地区(Wang 等,2006)。

2. 猪旋毛虫病　猪的感染属于家养动物环,主要是由于吞食含有旋毛虫囊包的肉屑或鼠类,具体感染方式有以下 5 种:①摄入含有猪肉屑的未煮熟的泔水。②摄入含有猪肉屑的垃圾(即垃圾饲养的猪)。③通过互相残食在猪与猪之间直接传播,如猪之间互相咬耳朵或尾巴,或猪死亡后未将尸体从猪圈内及时清除。④摄入感染有旋毛虫的猪的粪便,此种感染方式以感染后 4 h 所排出的粪便感染力最强。⑤通过生活在猪圈附近的生态上与人关联的动物(如鼠、狐等)传播给猪,如猪误食死鼠或在户外散养时食入了被其他腐烂动物尸体污染的青草(王中全等,2003)。由于旋毛虫幼虫在营养细胞中可进行无氧代谢,成囊幼虫在高度腐败的肉中也可存活 2～3 个月,提示当旋毛虫不再受宿主的恒温条件保护时,其在自然循环中可能存在自由生活阶段,此时环境温度和湿度对旋毛虫在动物中的传播具有重要作用(Pozio,2001)。

1)欧洲与北美洲　在欧洲猪旋毛虫的感染仅见于芬兰的南部和西班牙的一些地区,只限于用传统方法饲养的猪或是在野地放养的猪,但用此种方法饲养的猪如今只占欧洲饲养猪的很小比例。在瑞典,自 20 世纪 70 年代以后家猪的旋毛虫感染率明显降低,2000 年以来已无家猪旋毛虫病的报道。在美国和加拿大,虽然仍有人体旋毛虫病的散发(主要因食野生动物肉类所致),但近年来已无家猪旋毛虫病的流行(Appleyard 等,2000)。

在一些国家(如白俄罗斯、克罗地亚、立陶宛、俄罗斯、格鲁吉亚、罗马尼亚、保加利亚等)的集体化养猪场,以前由于应用颗粒饲料在室内饲养生猪及高水平的兽医控制措施,猪旋毛虫的感染率很低。但在 20 世纪 90 年代,由于社会制度的变化、经济或战争的原因导致国家养猪场的解散和政府兽医部门控制措施不力,引起家猪旋毛虫感染率的明显升高,如在苏联的集体化养猪场,生猪的饲养数量从 1980 年的 2 600 万头降至 1994 年的 700 万头,但猪旋毛虫的感染率则从 1982 年的 0.000 25%升至 1994 年的 0.000 89%,而农户饲养的猪的旋毛虫感染率又比集体化养猪场的高约 10 倍,在 1994 年达 0.008 41%,在某些村庄猪旋毛虫的感染率达 50%。在北高加索地区,1971—2002 年共报道 675 例患者,发病率为 0.5/10 万人～16.9/10 万人,70.7%的病例因食猪肉所致;个体养猪场猪的感染率为 0.06%～1.40%,而集体化养猪场猪的感染率仅为 0.003 3%～0.034 0%[Med Parazitol(Mosk),2005]。1999 年,爱沙尼亚家猪的旋毛虫感染率为 0.6%(6/1 002)。1993—1995 年,波兰猪的旋毛虫感染率为 0.001 6%～0.003 2%。1998—1999 年,克罗地亚猪的旋毛虫感染率为 0.7%(1 923/273 955)～0.91%(3 895/428 695)。在塞尔维亚,猪的旋毛虫感染率从 1994 年的 0.064%(984/1 539 151)升至 1999 年的 0.17%(3 475/2 053 782)。在罗马尼亚,1992 年、1993 年及 1999 年猪的旋毛虫感染率分别为 0.11%(6 892/6 112 627)、0.16%(10 540/6 676 640)及 0.15%(5 250/3 535 585)(崔晶等,2006)。

2)中南美洲　在墨西哥、智利、阿根廷及玻利维亚,猪旋毛虫病仍然流行。猪的感染主要见于屠宰后无兽医检查治疗的小养猪场,家猪的血清旋毛虫抗体阳性率为 13.4%。2000—2002 年,在阿根廷黑河省大山区血清学调查发现猪的旋毛虫感染率平均为 20%,消化法检查感染率为 2.1%～5.6%(Larrieu 等,2004)。在墨西哥,猪旋毛虫病至少流行于 15 个联邦区,家庭饲养猪的旋毛虫抗体阳性率为 1% ～ 20%（王中全等，2006）。

3）亚洲与非洲　散在的人体旋毛虫病暴发见于一些国家，如柬埔寨、印度尼西亚、老挝、马来西亚、日本、印度等。在非洲，家养动物旋毛虫病仅见于猪和犬（王中全等，2003）。

1999 年之前，猪旋毛虫病已见于我国 26 个省（市、区），屠宰猪群中旋毛虫检出率在 0.1% ～ 34.2% 的 5 个省（区）分别是：辽宁 0.34%（232/685 418），黑龙江 0.12%（2 274/1 878 874），湖北 2.18% 和 6.76%，河南 34.2% 及云南 1%（157/15 515）和 0.31%（1 329/431 400）。另 9 个省市区的猪群中旋毛虫检出率在 0.000 1% ～ 0.089 0%（王中全等，2003）。应用 ELISA 在 7 个省市区进行的猪旋毛虫病血清流行病学调查发现，猪旋毛虫抗体阳性率为 0.09% ～ 29.63%（Wang 等，2001）。

2000—2004 年，云南、四川、广西、湖北、河南及辽宁 6 个省的肉联厂和屠宰厂报告检查猪肉时发现有旋毛虫，除湖北省猪旋毛虫的感染率在 0.000 1% ～ 0.000 3% 外，其余 5 省猪的感染率为 0.02% ～ 1.26%。在云南、广西及河南省应用 ELISA 进行猪旋毛虫病血清流行病学调查发现，猪旋毛虫抗体阳性率为 1.63% ～ 15.21%；对河南、甘肃及青海 3 个省市场出售的猪肉进行调查，发现猪肉中旋毛虫的检出率为 0.52% ～ 3.66%。

我国感染旋毛虫的猪主要来自城郊的小养猪场和山区。市郊的小养猪场多以未煮熟的含有猪肉屑的泔水喂猪，故感染率较高，而工业化养猪场则主要以颗粒饲料喂猪，故猪旋毛虫的感染率已明显降低（Cui 等，2006）。

3. 其他动物旋毛虫病

1）鼠旋毛虫病　鼠可能是旋毛虫的保虫宿主。1999 年之前，我国云南、西藏、广西、湖北、河南等 5 个省（区）鼠旋毛虫病的感染率为 1.98% ～ 15.06%。2000—2003 年，有学者应用肌肉压片镜检法进行流行病学调查，结果表明，河南、内蒙古及云南鼠的旋毛虫感染率分别为 1.09%（5/459）、14.29%（21/147）及 1.26%（12/956）。关于鼠是旋毛虫的保虫宿主或仅是偶尔的宿主，多年来一直争论不休，且目前尚无定论。然而，当防止啮齿动物等进入猪圈和粮仓的微生物学屏障与其他控制措施联合应用后，猪群中旋毛虫病的传播即可停止。

2）犬旋毛虫病　在莫斯科，犬的旋毛虫感染为 12.3%。在立陶宛，野犬和家犬的旋毛虫感染率分别为 18.3% 和 8.8%。在智利，犬的旋毛虫的感染率为 4% ～ 11%。在希腊，犬的旋毛虫血清抗体 IgG 阳性率为 4.3%。在丹麦，雪橇犬的旋毛虫感染率达 71%。

我国犬的旋毛虫感染率也较高，1999 年之前对我国 9 个省（区）19 662 只犬进行旋毛虫感染的流行病学调查结果表明，我国犬旋毛虫的平均感染率为 21.1%。其中，辽宁为 0.8% ～ 28.6%，吉林为 9.8%，黑龙江为 4.9% ～ 54.3%，河北为 11.3%，甘肃为 0.9% ～ 27.2%，河南为 7%，湖北为 18.6%，广西为 33.3%，云南为 9.6% ～ 10.4%（Cui 等，2001）。2000—2003 年的调查发现，河北、辽宁、上海及云南 4 个省（市）屠宰狗的旋毛虫感染率分别为 1.42%（27/1 896）、12.89%（348/2 700）、15.64%（664/4 245）及 1.21%（28/2 306）；河北和内蒙古集贸市场上狗肉中旋毛虫的检出率分别为 18%（144/800）和 5.88%（2/34）（Wang 等，2007）。

3）食草动物旋毛虫病　以前人们认为食草动物的食物中不含肉类而不会感染旋毛虫，但马可实验感染旋毛虫。并且在罗马尼亚和墨西哥已发现马的旋毛虫自然感染率分别为 3.6%（1/28）和 5%（4/80）。有研究发现，在墨西哥 147 份马血清中，旋毛虫抗体阳性率为 7%。绵羊和山羊均可实验感染旋毛虫。在俄罗斯、克罗地亚及埃及还发现有驯鹿、牝黇鹿及骆驼自然感染有旋毛虫。2000—2003 年的调查发现，我国河南集贸市场上出售的羊肉中旋毛虫检出率为 0.58%（1/172），内蒙古集贸市场上羊肉和牛肉中旋毛虫的检出率分别为 2.33%（1/43）和 2.13%（1/47）。

食草动物自然感染旋毛虫的原因可能是其饲料中掺入了含有旋毛虫的猪肉屑、泔水或用洗肉水拌草料，或是在放牧时食入了被腐烂动物尸体污染的青草所致。许多国家将动物源性蛋白作为食草动物的饲料，尤其是在秋季和冬季屠宰动物之前将动物源性蛋白作为育肥的措施，更增加了感染旋毛虫的机会。在塞尔维亚，用动物蛋白喂马是一种常见的饲养方法，尤其是营养状态不良的马更喜欢进食肉类。有实验表明，马在正常状态下食肉，且可被含有旋毛虫幼虫的肉类人工感染（Murrell 等，2004）。虽然食草动物感染旋毛虫的机理尚未完全阐明，但食草动物作为人体旋毛虫病感染来源的重要性正在逐步增加。

4）陆地野生动物旋毛虫病　在自然界中，有多种野生动物感染旋毛虫，包括有袋目、食虫目、翼手目、贫齿目、灵长目、复齿目、啮齿目、鲸目、食肉目、偶蹄目等。在野生动物中，旋毛虫病的传播主要因这些动物互相残杀吞食或食入因本病死亡的动物尸体所致，从而引起野生动物旋毛虫病，亦称为森林型旋毛虫病（王中全等，2003）。1998—2000 年，在俄罗斯的特维尔和斯摩棱斯克地区，狼的感染率达 97.3%（73/75）（Casulli 等，2001）。甘肃省狐的旋毛虫感染率达 47.1%（49/104）。黑龙江省熊的感染率为 7.7%（1/13）。此外，在内蒙古的艾鼬和虎鼬及吉林的貉也发现有旋毛虫的自然感染。2003 年调查发现，云南中缅树鼩和白尾鼹的旋毛虫感染率分别为 1.48%（2/135）和 7.69%（1/13）。

5）海洋哺乳动物旋毛虫病　一些海洋哺乳动物如北极熊、海象、海豹及鲸等也有旋毛虫感染的报道。在美国阿拉斯加、丹麦格陵兰岛及挪威部分地区，北极熊的旋毛虫感染率分别为 60.9%（56/92）、32.0%（12/38）和 31.4%（118/376）。海象的旋毛虫感染比海豹更常见，已成为北极地区旋毛虫的主要保虫宿主。在美国阿拉斯加、丹麦格陵兰岛及俄罗斯的楚科奇半岛，海象的旋毛虫感染率为 0～9.4%，平均为 2.4%（37/1529），鲸的感染率为 0.2%（1/482）。同类相食可能是北极熊中旋毛虫病传播的重要因素。北极熊、北极狐常有旋毛虫感染，当地居民将这些动物剥去皮毛后将其胴体废弃在海洋中，从而可导致海象等海洋哺乳动物的感染。

6）爬行动物旋毛虫病　一般认为爬行类和冷血脊椎动物不是自然界中旋毛虫的适宜宿主，但在实验条件下，蜥蜴、乌龟、蝰蛇等亦可感染旋毛虫。此外，在津巴布韦 11 个水塘的鳄鱼肌肉内还发现了未成囊的旋毛虫属幼虫，这些幼虫可实验感染大鼠、狒狒及家猪。由于一些国家允许出售鳄鱼肉供人食用，故鳄鱼体内旋毛虫的发现又对人体健康构成了新的潜在威胁（王中全等，2003）。

（二）传染源

绝大多数哺乳动物及食肉鸟类对旋毛虫均易感，现已发现有 150 多种家畜和野生动物自然感染旋毛虫，这些动物互相残杀吞食或食入含有旋毛虫活幼虫的动物尸体而互相传播。但因人多食猪肉，故以猪与人感染的关系最密切，猪肉及猪肉制品仍是我国人体旋毛虫病的主要感染来源，其次为狗肉。在北美和欧洲国家，野生动物肉类和马肉已成为当地的主要传染源。

（三）传播途径与感染方式

1. 水平传播　人体感染旋毛虫病主要是因为生食或半生食含有旋毛虫的猪肉和其他动物的肉类所致，其感染方式取决于当地居民的饮食习惯。①吃生肉。在云南省等少数民族地区，常将生肉剁碎或切成肉丝，伴以佐料后生食（傣族叫"剁生"，白族叫"生皮"）。而法国和意大利的旋毛虫病暴发则主要是因生食马肉和半生食马排所致。②吃"过桥米线"。"过桥米线"为云南著名的地方小吃，现已被全国大多数地区引进，系将生猪肉片浸入热油汤中烫吃，如汤的温度不够、烫的时间不长或肉片太厚，都有可能导致感染。③吃加工肉。腌肉、香肠、腊肠或酸肉（生肉发酵）等，用熏烤、腌制、曝晒等方法加工制作肉类食品，常不足以杀死肉中的幼虫。如果加热烹调时间不足，食后亦可感染。④生、熟刀砧不分，切生熟食品的刀、砧不分开，造成含有旋毛虫幼虫囊包的肉屑污染刀砧，继而又污染熟食或凉拌菜，从而导致感染。

我国旋毛虫病的暴发流行多因聚餐时吃"涮猪肉""串白肉""炸春卷""爆炒猪肉片"或未煮熟的猪肉水饺所致；散发病例多因家庭生、熟刀砧不分，尝饺子馅等所致。但近年来随着居民生活习惯的改变，亦有因食"凉拌生猪肉丝""生猪肉饺子馅"而感染者。此外，居民吃火锅和烤羊肉串者日渐增多，若肉片厚或涮、烤的时间短，则不能杀死肉中的旋毛虫，也可感染本病。

动物实验证明，旋毛虫病还可通过粪便传播，这是因误食了粪便中的旋毛虫幼虫所致。此种感染方式以感染后 4 h 所排出粪便感染力最强，经 24 h 后粪便感染的机会则相当小。在人群中，这种传播方式亦有可能性。

2. 垂直传播　虽然子宫内感染少见，但在豚鼠中已证实有垂直传播。将感染旋毛虫的孕 17 d 雌性小鼠剖腹取出的胎鼠经人工消化法检查，在胎鼠中发现有旋毛虫。用大鼠旋毛虫病动物模型也在孕 18～20 d 的雌鼠子宫及胎鼠体内发现旋毛虫，表明旋毛虫可通过胎盘传播（Cosoroaba 等，1998）。感染旋毛虫后 8 d 和 22 d，受孕雌鼠所产子鼠的感染率分别为 20%（2/10）和 25%（2/8）（Cui 等，2006）。在斯洛伐克共和国的一次旋毛虫病暴发中，一位妊娠 12 周的孕妇感染了旋毛虫，在人工流产后的胎盘、体腔液和其他器官中均发现有旋毛虫幼虫（Dubinsky 等，2001），还有人报道在 1 例 7 月龄的胎儿和 1 例 6 周龄的婴儿体内检出旋毛虫。

（四）易感人群

不论男女老幼和种族，人对旋毛虫均易感。

（五）发病季节

人类的行为对旋毛虫病的传播有明显的影响，在北半球人体旋毛虫病主要发生于 12 月至次年 2 月，此时屠宰猪数量增加，也是狩猎的高峰季节。在美国，旋毛虫病主要发生在 12 月至次年 1 月，与圣诞节期间食肉家庭制作的猪肉香肠有关。在立陶宛，旋毛虫病的暴发具有明显的季节性，主要集中在冬季（11 月至次年 3 月），而在 6—8 月则无病例报道。在泰国，旋毛虫病的暴发主要集中在农村地区，与村民庆祝当地的传统节日如泰国北部的春节、结婚庆典或其他节日有密切关系，但感染来源主要是居民饲养的小山猪或野猪。而在南半球的阿根廷和智利，冬季的 6—8 月则为旋毛虫病的高发季节，与此时当地居民狩猎活动增多及摄入野味增加有关。我国的散发病例见于全年，暴发病例多发生于节假日、当地居民的传统节日或婚丧等宴会时。

三、病理学

旋毛虫的主要致病阶段为幼虫，致病作用与很多因素有关，如食入幼虫囊包的数量、肉类的加工方式（生肉、熏肉或腌肉等）、食肉时饮用的白酒量（白酒对幼虫具有杀伤作用，可提高机体对感染的抵抗力）、幼虫的发育阶段、幼虫侵犯的部位及宿主的状态等。此外，旋毛虫的致病还与感染的虫种有关，不同种的旋毛虫雌虫产生的新生幼虫数量不同。能引起人体出现旋毛虫病症状的感染量至少为 70～150 条幼虫（Murrell 等，1994）。旋毛虫的致病过程可分为 3 个时期。

（一）侵入期

侵入期约 1 周。由于脱囊幼虫和成虫侵入肠黏膜，尤其是成虫以肠绒毛为食，加之虫体的 ES 产物及产出的大量幼虫的刺激，引起十二指肠和空肠广泛炎症。小鼠感染旋毛虫后早期，肠黏膜上皮细胞发生改变，尤其是空肠的微绒毛刷状缘、固有层及平滑肌的改变更明显。肠绒毛变平，肠绒毛边缘的肠细胞增生。肠绒毛高度降低约 50%，隐窝深度增加约 50%，黏膜下层有大量细胞浸润。小鼠感染旋毛虫后 8 ～ 10 d，肠组织中可出现严重的细胞浸润，病灶中含有大量的嗜酸性粒细胞、浆细胞及淋巴细胞；感染后 22 d 肠道中的所有成虫几乎全被排出，此时肠道炎症反应明显减弱。初次感染旋毛虫后肠道中成虫的持续时间因宿主种类而不同，在人体内成虫可持续 6 周或更长时间，在豚鼠体内为 30 ～ 40 d，在小鼠和大鼠体内为 10 ～ 20 d。肠道期以成虫的突然或逐渐消失而终止。旋毛虫感染诱导的肠道平滑肌收缩能力的增强可能与旋毛虫病的一些胃肠道症状（如腹痛、腹泻等）有关。大鼠初次感染旋毛虫后 1 周，小肠排空时间明显缩短，并伴有肠道炎症、刷状缘二糖酶活性降低及肠道净分泌量增加等。病变局部充血、水肿、灶性出血，甚至出现浅表溃疡，但病变一般比较轻微。旋毛虫患者死后的尸检结果发现，胃肠道病变常不明显，仅有小的溃疡，出血性病变并不常见。

（二）幼虫移行期

持续 2 ～ 3 周。雌虫产出的新生幼虫从肠黏膜侵入血液循环中移行，并穿破各脏器的毛细血管，其毒性代谢产物引起全身中毒症状及过敏反应，从而导致全身性血管炎和肌炎。幼虫侵入肌肉时，使肌纤维遭到严重破坏，表现为肌纤维肿胀、排列紊乱、横纹消失、呈网状结构，间质有轻度水肿和不同程度的炎性细胞浸润，包括嗜酸性粒细胞、中性粒细胞、淋巴细胞及巨噬细胞。心肌中偶可查到幼虫，但从未见其形成囊包。心肌有不同程度的损害，主要是心肌、心内膜充血、水肿，间质性炎症甚至心肌坏死，可伴有嗜酸性粒细胞和单核细胞的浸润及肉芽肿形成（Koiecka，2000）。心包腔可有较多的积液。心肌炎并发心力衰竭是本病患者死亡的主要原因。在重度感染者，幼虫可侵入中枢神经系统引起非化脓性脑膜脑炎和颅内压增高，大脑皮质下可见肉芽肿样结节，脑脊液中偶可查到幼虫。幼虫移行损害肺毛细血管时可导致灶性出血或广泛性肺出血、肺水肿、支气管肺炎、胸膜炎甚至胸腔积液。旋毛虫实验感染动物检查结果表明，膈肌是感染幼虫最严重的肌肉，检查发现每克膈肌含幼虫达 2 095 条。肝、脾、肾等脏器有时可出现病变，出现肝、脾肿大等。

幼虫最后定居于骨骼肌，被侵犯的肌肉以膈肌、咀嚼肌、舌肌、肋间肌、肱二头肌和腓肠肌等多见，这可能是因为这些肌肉活动频繁，血液供应丰富，侵入的幼虫数量较多及肌糖原含量较低，有利于囊包的形成。骨骼肌的主要病理变化依次有：①肌纤维变性和肌浆溶解；②幼虫逐渐死亡后引起肉芽肿反应；③囊包形成；④囊包从两端开始钙化，继而波及整个囊包。

（三）成囊期

持续 4 ～ 16 周。随着虫龄的增长，虫体蜷曲，幼虫定居的肌细胞逐渐膨大呈菱形，形成一棱形肌腔包围虫体。外周的炎性细胞浸润逐渐减退，肌膜周围直接相连的纤维结缔组织增生，最后在囊包外表形成一层很薄的囊壁外层，称纤维层。因此，囊包壁的外层较薄，由周围的纤维结缔组织增生形成，是机体反应的结果。内层较厚，是机体对被损伤肌细胞进行修复的过程中，由成肌细胞转化而成的。

四、临床学

(一)临床表现

旋毛虫病的潜伏期一般为 5 ～ 15 d, 平均 10 d 左右, 但也有短为数小时, 长达 46 d 者。一般是潜伏期越短, 病情越重。本病的临床表现多种多样, 轻者可无明显症状, 症状不典型者常可导致误诊, 重者可在发病后 3 ～ 7 周内死亡。临床表现与致病过程相应地分为 3 期。

1. 肠道期 由于虫体侵犯肠黏膜而引起患者胃肠道不适。发病第一周内患者可出现恶心、呕吐、腹痛、腹泻等症状, 也可出现便秘。呕吐可在摄食后 2 h 内突然出现并可持续 4 ～ 5 周。腹泻和腹痛是本期最常见的症状, 严重患者腹泻每天可为 10 ～ 15 次, 腹泻便中常含有黏液但无脓血。除严重感染者外, 本期症状一般较轻微, 常被患者忽视。患者在此期还可同时伴有乏力、畏寒及低热等全身症状。患者在此期的死亡罕见, 极个别患者死于此期是因广泛性肠炎和严重腹泻所致。

2. 急性期 也称为肌肉期或肠外期。急性期的典型表现为持续性高热、眼睑和面部水肿、过敏性皮疹、血中嗜酸性粒细胞增多等变态反应性表现及全身性肌肉酸痛等。患者一般在发病后第 2 周出现持续性高热, 体温常在 38 ～ 40 ℃, 热型以弛张热为主, 也可呈稽留热、不规则热或低热, 一般持续 2 ～ 4 周, 重者可达 6 周, 以后热度逐渐下降。在发热的同时多数患者出现眼睑、眼眶周围及面部水肿(图 3-14-6), 重者可伴有下肢甚至全身水肿。据对 2 160 例旋毛虫患者的分析, 眼眶周围水肿的发生率为 17% ～ 100%, 平均为 50%。眼眶周围及面部水肿常在感染后 1 周内出现并可持续 1 周, 消失后罕见复发。因面部水肿患者原有的面部特征不易被识别, 在国外常称此期患者为"大头病"。眼眶周围水肿的发生机理可能是变态反应, 实验表明伴有眼眶周围水肿的旋毛虫患者特异性 IgE 的阳性率为 87%, 而无水肿的患者 IgE 的阳性率只有 62.5%。水肿是对称性的, 常在治疗后 5 ～ 7 d 内消失。部分患者可出现眼球结膜水肿、出血(图 3-14-7)。约有 18% 的患者出现指、趾甲下线状或半月形出血。这种出血常见于感染后 1 周, 以后陆续增多, 可发生于 1 个、数个或全部甲下。出血线初为红色, 后变成褐色, 随甲的增长向甲的远端移行, 最后全部离开甲床而脱落。结膜和甲下出血是旋毛虫性血管炎所致。全身性肌痛是本病最为突出的症状, 肌肉肿胀, 有硬结感, 压痛与触痛明显, 常影响颈肌、躯干肌和上下肢肌肉, 尤以腓肠肌、肱二头肌及肱三头肌为甚, 患者常呈强迫屈曲状而不敢活动, 几乎呈瘫痪状态。部分患者可伴有咀嚼吞咽和说话困难, 呼吸和动眼时均感疼痛, 患者感觉极度乏力。肌痛常在运动时出现, 多数严重患者在休息时亦有肌痛。水肿可遍及多个器官, 如肺水肿、胸腔和心包腔积液等, 可出现心力衰竭和颅内压增高, 甚至有心肌炎, 肝、肾功能损害及视网膜出血的表现。少数患者则以呼吸道症状为主(王中全等, 1994)。据对法国发生的因食马肉引起的 1 600 多例旋毛虫患者的临床观察, 主要症状的发生率有, 腹泻为 41% ～ 50%, 腹痛为 82% ～ 93%, 发热为 81% ～ 90%, 面部水肿为 58% ～ 84%, 皮疹为 11% ～ 44%(Ancelle 等, 1998)。

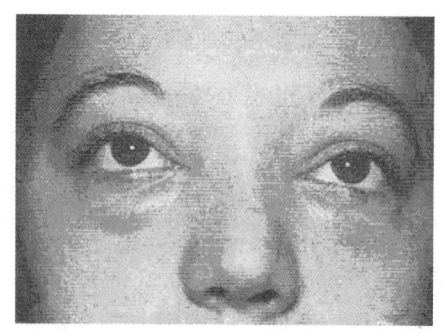

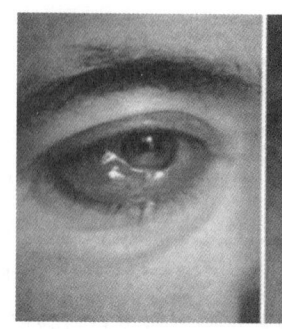

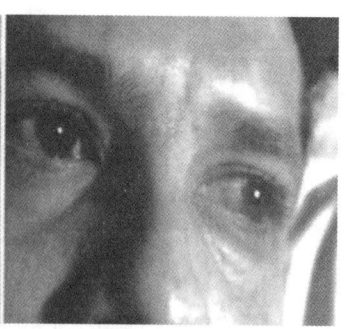

图 3-14-6　旋毛虫患者眼睑水肿　　　　　　　　图 3-14-7　旋毛虫患者眼结膜下出血

3.恢复期　当肠道内的成虫停止产幼虫且肌肉内的幼虫形成囊包后开始进入恢复期,急性炎症消退,全身症状和体征逐渐减轻,实验室检查结果逐渐转为正常,但肌痛可维持数月之久。若不进行病原治疗,幼虫可存活数十年。恢复期常在感染后第 6 ～ 8 周开始。重症者可呈恶病质,虚脱,或因并发心肌炎、肺炎或脑炎等而死亡。

上述临床表现是旋毛虫病典型的致病过程,常见于有食生肉习惯的西藏、云南等地的感染者以及严重感染者,而我国北方地区多数患者的症状一般较轻或不典型。据调查,除暴发病例及严重感染者具有上述典型临床表现以外,多数患者主要表现为长期不明原因发热及四肢、腰背部肌肉酸痛,部分患者伴有早期眼睑或(和)面部水肿,绝大多数患者无胃肠道症状,皮疹亦少见。还有部分患者肌肉疼痛也不明显,仅表现为四肢关节疼痛、颈和腰背部疼痛或仅有四肢酸困乏力(Wang 等,1998)。少数患者表现为皮下肿块(王中全等,1994)和眼眶蜂窝组织炎(张虹等,2000)。儿童患者的临床表现更不典型,潜伏期长,病情较轻,主要表现为长期发热和嗜酸性粒细胞增多。有些患儿可无肌痛,仅在体检时有肌肉触压痛,可能与儿童神经系统发育不健全或语言表达能力差有关(崔晶等,1997)。虽然肌炎在旋毛虫病中比较常见,但少数患者表现为皮肌炎或多发性肌炎,且类风湿因子水平增高。

此外,在加拿大北极圈内的 10 名居民食入生海象肉患旋毛虫病后出现了长达 14 周的腹泻而无发热,只有短暂的肌肉症状,且主要见于年长的居民,提示了在长期腹泻的鉴别诊断中应当包括旋毛虫病(Viallet 等,1986;Maclean 等,1989)。一些患者在急性感染后出现的慢性腹部症状可能与小肠外肌层细胞中环加氧酶 -2(COX-2)激活后导致平滑肌长期高度收缩有关(Barbara 等,2001)。

(二)并发症

并发症常在发病后的前 2 周内出现,主要见于重度感染者,但中度感染者若未进行及时治疗,也可出现并发症。老年患者也易发生并发症,有报道称患者的年龄和并发症的发生率及严重程度之间呈正相关(Fourestie 等,1993)。重症患者在急性期内可出现心脏、中枢神经系统与肺部并发症,表现为心肌炎、心包积液、脑炎及支气管肺炎等。心肌炎和脑炎常同时出现,并可威胁患者生命。

关于慢性旋毛虫病是否实际存在目前尚有争论。但有些患者在急性期后出现慢性疼痛、全身不适、妄想、烦躁等症状,可持续数月甚至数年。持续性的蚁走感、麻木及大量出汗等更常见于重症旋毛虫病患者恢复以后(Pielok 等,2001)。有些患者甚至在感染后 10 年仍有肌肉乏力、共济失调、眼结膜炎及高水平的血清特异性 IgG 抗体。检查可发现肌肉的生物电紊乱,活检可发现肌肉中炎性细胞浸润,甚至在感染后 39 年还可在肌肉中发现活的旋毛虫幼虫。

（三）诊断与鉴别诊断

1. 流行病学史　旋毛虫病因无特异性的症状和体征，临床诊断较困难，故流行病学资料非常重要。患者常有吃生肉或半生肉的历史，在暴发性流行时同批患者往往能追溯到会餐史。当同一家庭有2个或2个以上成员或同一社区有一些人出现高热、眼眶周围或面部水肿及肌痛时，应高度疑为旋毛虫病。一旦怀疑旋毛虫感染，应进一步询问是否有摄入生肉或半生肉及肉制品的历史，包括购买和消费肉类的时间及地点。

2. 临床表现　患者常以全身不适和头痛开始，以后逐渐出现发热、寒战，有时伴有腹泻或（和）腹痛。发热、眼睑或面部水肿及肌肉疼痛是急性期的主要症状，此时可伴有心肌炎、血栓性疾病和脑炎。典型病例有腹泻、发热、眼睑水肿、肌肉疼痛等，结合流行病学史可以临床拟诊。

3. 实验室检查　实验室常规检查时可发现嗜酸性粒细胞明显增多和肌酸磷酸激酶活性增高。肌肉活检后进行寄生虫学检查和特异性抗体检测可以确诊（Dupouy-Camet 等，2002；王中全等，2008）。

4. 鉴别诊断　由于旋毛虫病的症状和体征无特异性，本病在临床上常被误诊。高热和肌痛常被误诊为流感，尤其是在冬季。长期腹泻易被误诊为沙门氏菌病、志贺菌病或其他消化道感染。嗜酸性粒细胞增多伴有肌痛和炎症反应时，应当与嗜酸性粒细胞增多性肌痛综合征（如毒油综合征等）相鉴别；伴有发热时应与其他蠕虫病（如急性肝吸虫病、肺吸虫病及血吸虫病等）相鉴别。眼眶周围和面部水肿伴有发热时应与急性肾小球肾炎、血清病、变态反应、多发性肌炎、皮肌炎、结节性动脉周围炎等相鉴别。剧烈头痛伴有昏迷、嗜睡、脑膜刺激征时，应与感染性脑膜炎和脑病鉴别。结膜出血、皮肤有出血斑点伴发热时，应与钩端螺旋体病、细菌性心内膜炎及斑疹伤寒相鉴别。此外，本病早期还应与上呼吸道感染等相鉴别。在急性期还应与风湿病、亚败血症及变应性血管炎等相鉴别。

（四）临床治疗

见本病"防控措施"部分。

五、实验室诊断

（一）实验室常规检查

在感染后第2～5周白细胞水平增长迅速，急性期患者白细胞总数多在（15～30）×10⁹ 个 /L 之间。绝大多数患者的嗜酸性粒细胞数量明显升高，占 10%～40%，甚至高达 90%，绝对计数为 600～3 000 个细胞 /μL，最高可达 19 000 个细胞 /μL；嗜酸性粒细胞增多出现较早，常在全身临床症状和体征出现之前已出现，嗜酸性粒细胞水平与肌痛的严重程度有关，有神经系统并发症的患者明显升高。有时患者被误诊为特发性嗜酸性粒细胞增多综合征（Hundt 等，1999）。但在发病早期（第1周），重症患者及应用激素治疗后的患者，嗜酸性粒细胞可不增多，但应用抗旋毛虫药物治疗后嗜酸性粒细胞可明显升高（崔晶等，1997）。对有中枢神经系统症状的本病患者检查脑脊液标本时，也可发现嗜酸性粒细胞增多，偶可发现旋毛虫幼虫。

（二）病原学检查

患者如有吃剩的残余肉类，可取小块肌肉压片镜检，查找旋毛虫幼虫或囊包，以资佐证。用新鲜肉压片镜检时，虫体及囊包均很清晰；若放置一段时间，则发生自溶，肌汁浸透其内容物，幼虫轮廓变得模糊不清，幼龄囊包则完全看不见。此时如用亚甲蓝溶液（0.5 mL 饱和亚甲蓝酒精溶液及 10 mL 蒸馏水）染色，即可看清囊包，此外还可将余肉进行动物接种检查。

从患者肌肉组织中查出旋毛虫幼虫是最可靠的确诊方法。一般于发病10 d后从腓肠肌、肱二头肌或三角肌摘取米粒大小的肌肉（0.2～0.5 g，不含脂肪和皮肤）压片镜检，查到旋毛虫幼虫或梭形囊包即可确诊，检出率为50%左右。为提高检出率，可采用人工胃液（1%胃蛋白酶—1%盐酸）消化法分离幼虫。先将肌肉消化，然后直接取沉渣检查，或用贝氏法分离幼虫，活虫不被消化，能活动，死虫则被消化。消化法可精确计数每克肌肉中的幼虫数，并通过分子生物学方法鉴定的幼虫虫种。然而，如果在感染早期进行肌肉活检，幼虫可被消化法破坏。只有在感染后2～3周进行肌肉活检，10～12日龄的肌幼虫可不被消化法破坏。虽然检查肌肉发现幼虫囊包为确诊本病的方法，但因受摘取肌肉组织局限性的影响，在发病早期或轻度感染者肌肉活检阳性率不高。肌肉活检后应用压片镜检法可看清囊包的完整结构及其中所含的幼虫，一般不需肌肉组织切片检查。若对肌肉标本进行组织切片病理检查，则可发现旋毛虫幼虫的不同断面、胶原囊的存在、炎性细胞的浸润或肌细胞的嗜碱性转变（图3-14-8）。即使在组织切片上未发现旋毛虫幼虫，肌细胞的嗜碱性转变也是诊断旋毛虫感染的一条重要标准。

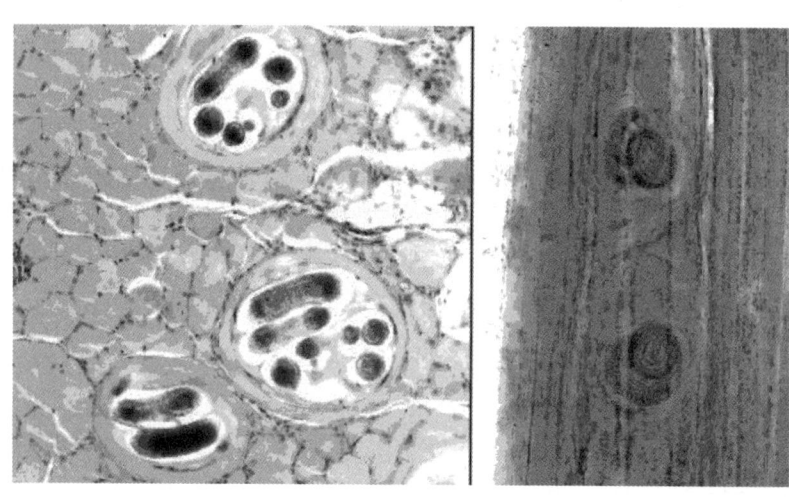

图3-14-8　肌肉组织切片

注：左，HE染色，显示旋毛虫幼虫囊包及幼虫断面与肌肉压片；右，染色中的旋毛虫幼虫。

（三）分子生物学检查

Uparanukraw等（1997）应用聚合酶链式反应（PCR）在小鼠实验感染旋毛虫后5～14 d，在其血液中扩增出了移行期幼虫的DNA。温艳等（2001）应用PCR检测血浆中旋毛虫幼虫DNA，结果显示可从仅含1条旋毛虫幼虫的25 μL正常小鼠血浆中扩增出特异性片段。Robert等（1996）应用PCR在旋毛虫患者血液中扩增出幼虫DNA。由于旋毛虫幼虫在血液循环中存在时间较短，故检测旋毛虫DNA对于免疫功能低下者在感染早期抗体检测阴性时有一定应用价值。

（四）血清学检查

1. 检测抗体　有多种血清学方法已被用于旋毛虫病的诊断和血清流行病学调查。根据试验方法的不同，可用血清或滤纸血作为检测标本。对临床可疑为旋毛虫病的患者进行检测时，建议同时应用两种免疫学方法，以提高其敏感性和特异性。一般认为人体感染旋毛虫后首先出现IgE抗体，IgE在旋毛虫病的急性期明显升高,但由于IgE在血清中的半衰期相对较短,故临床上很少将检测IgE用于旋毛虫病的诊断。由于IgG在血清中含量高,持续时间长,较易检测,且酶结合物来源方便,价格便宜,故在进行旋毛虫病的血清学诊断和血清流行病学调查时,一般首选检测IgG。即使是在轻度或无症状的感染者,特异性IgG也可在感染后持续存在多年。有时在急性期的最初几天,血清学诊断可能为阴性,建议对这些患者几天后应进行第2次检测(王中全等,2008)。

用于检测抗旋毛虫抗体的血清学方法有环蚴沉淀试验(CLPT)、间接血凝试验(IHAT)、间接荧光抗体试验(IFAT)、乳胶凝集试验(LAT)、免疫酶染色试验(IEST)、酶联免疫印渍技术(ELIB)及酶联免疫吸附试验(ELISA)等(李雍龙,1989;王中全等,1994;崔晶等,1995)。其中以ELISA的敏感性最高,且ELISA具有经济、检测方法标准化、特异性和敏感性比较稳定及检测结果可信度高等优点,已经成为人及动物旋毛虫病最常用的检测方法,同时也是世界动物卫生组织唯一推荐使用的、用于家猪旋毛虫感染的血清学检测方法(Gamble等,2004)。每次ELISA检测均应设阴性和阳性对照,从而评价操作过程是否得当。ELISA也是国际旋毛虫病委员会(ICT)专家组推荐应用的方法,当ELISA结果阳性时,应再进行蛋白质印渍技术检测,以进一步证实ELISA阳性标本或排除ELISA的假阳性结果(Dupouy-Camet等,2002)。在ELISA中,种特异性的抗IgG偶联试剂的特异性优于葡萄球菌A蛋白偶联试剂,因此建议使用前者来做ELISA,如检测患者最好用酶标记的羊抗人IgG。

对旋毛虫新生幼虫特异性IgA的研究表明,感染旋毛虫后3周80%以上的病例特异性IgA阳性,提示用新生幼虫抗原检测特异性IgA可对旋毛虫感染进行早期诊断。申丽洁等(2000)对30例旋毛虫患者血清中的特异性抗体进行检测,检出率依次是IgG、IgM、IgD、IgA和IgM。IgM和IgE在寄生虫感染的急性期常明显升高,对早期诊断更有特殊意义。Bruschi等(1990)应用ELISA检测旋毛虫患者血清中特异性IgG、IgM和IgE,感染后1年内阳性率为78.2%～86.9%。Morakote等(1992)报告人体感染旋毛虫后50 d IgE的阳性率为100%;感染后第31个月检测时IgG和IgE的阳性率分别为88.24%和47.06%,而IgM的阳性率已降至11.76%。抗旋毛虫45 kD抗原的特异性血清IgG_4在旋毛虫患者和无症状感染者中可持续至感染后18个月(Pinelli等,2004)。

1)酶联免疫吸附试验　包括传统的间接ELISA、竞争性ELISA、快速ELISA、Dot-ELISA、PVC-ELISA、SPA-ELISA及ABC-ELISA等(崔晶等,1995)。ELISA诊断旋毛虫病的特异性主要取决于抗原的质量,早期使用的抗原多为旋毛虫幼虫可溶性抗原(即粗抗原),由于抗原成分复杂,常有交叉反应和假阳性反应(崔晶等,1996),故现多用ES抗原及单抗纯化抗原。Camble等(1997)应用合成的糖抗原对47头感染猪进行检测时,发现合成的糖抗原和天然的ES抗原具有同样的敏感性,阳性检出率均为97.8%。Forbes等(2004)通过ELISA比较了合成的泰威糖抗原及旋毛虫ES抗原诊断猪旋毛虫病的敏感性和特异性,在15头实验感染旋毛虫的猪中有8头用泰威糖抗原比用ES抗原早检测到了抗体,并且用其他所有方法检测阴性的2头感染猪用泰威糖抗原检测阳性;猪感染后49 d泰威糖抗原ELISA的敏感性和特异性分别是94.3%和96.7%,结果表明泰威糖抗原-ELISA检测猪的旋毛虫感染等于或优于ES-ELISA。Escalante等(2004)比较了肌幼虫粗抗原、脱糖抗原、单抗US4亲和层析纯化的携带有泰威糖的抗原(TSL-1组抗原)及用单抗US4固定于包被板上的TSL-1组抗原诊断人体旋毛虫病的敏感性和特异性,然后进行ELISA检测,发现用TSL-1组抗原诊断人体感染旋毛虫的特异性和敏感性均达100%。

在ELISA所使用的各种抗原中,特异性和敏感性均较满意者是肌幼虫ES抗原和合成的泰威糖抗原(Kaple等,2000;Pozio等,2002)。TSL-1组抗原具有共同的抗原表位,即泰威糖,其优点在于特异性较高、稳定性较好和标准化程度高，但敏感性较低；此外，用泰威糖抗原检测旋毛虫感染也可能与异尖线虫病等出现交叉反应，因此对泰威糖抗原的诊断特异性仍需进一步研究。

2）酶联免疫印渍技术　亦称蛋白质印渍技术（Western blot 或 immuno-blotting），其能识别抗原中某些特定的组分，较常规的免疫学方法具有更强的特异性，已被用于旋毛虫病的诊断。Nuez 等（2000）应用肌幼虫 ES 抗原进行 ABC-ELIB，发现所有急性和慢性旋毛虫患者的血清均可识别 55 kD 的蛋白带。国际旋毛虫病委员会专家组认为应用肌幼虫 ES 抗原的 ELIB 可作为确认旋毛虫感染的方法，当检测到针对 TSL-1 组抗原组分（40～70 kD）的特异性抗体时，可确认为旋毛虫感染。Moller 等（2007）报道应用旋毛虫 ES 抗原进行 ELIB 可消除与异尖线虫感染的交叉反应。然而，笔者等应用 ELIB 对旋毛虫肌幼虫体外培养 18 h 及 30 h 后的 ES 抗原中的蛋白组分进行研究，结果表明 18 h ES 抗原中的 53 kD 蛋白组分和 30 h ES 抗原中的 53、49、45 及 43 kD 蛋白组分均与并殖吸虫病、华支睾吸虫病、日本血吸虫病及囊尾蚴病患者血清发生明显的交叉反应，而旋毛虫肌幼虫 ES 抗原中的 23 kD 蛋白组分只与旋毛虫感染的大鼠、小鼠及患者血清反应，而不与其他寄生虫感染者、正常大鼠和小鼠及正常人血清发生交叉反应。表明旋毛虫肌幼虫 ES 抗原中的 23 kD 蛋白组分为旋毛虫肌幼虫的特异性抗原，可用于旋毛虫病的血清学诊断（王中全等，2003；崔晶等，2003）。

3）免疫层析试纸条　以胶体金标 SPA 和旋毛虫肌幼虫 ES 抗原制备免疫层析试纸条，对旋毛虫病及其他寄生虫病患者血清、旋毛虫及其他寄生虫感染的动物血清进行检测。结果表明，试纸条检测旋毛虫病患者与旋毛虫感染的小鼠、大鼠、兔、猪血清的阳性率分别为 100%（20/20）、97.87%（92/94）、100%（5/5）、100%（5/5）及 100%（25/25），其他寄生虫病（并殖吸虫病、血吸虫病、华支睾吸虫病、囊虫病及包虫病等）患者及正常人血清、其他寄生虫感染动物及正常动物血清均为阴性。试纸条对乡土旋毛虫、布氏旋毛虫、伪旋毛虫及纳氏旋毛虫感染小鼠血清检测的阳性率亦均为 100%。试纸条在 4 ℃ 可保存 13 个月，检测结果在室温下可保存 3 个月。整个操作时间仅需 15 min，特异性和敏感性与 ELISA 基本相同，并具有操作简便、不需特殊仪器设备、检测结果可长期保存等优点，是一种较理想的旋毛虫病免疫学诊断方法（秦银霞等，2007）。

2. 检测循环抗原（CAg）　Nishiyama 等（1992）对 127 例有临床症状的旋毛虫患者应用夹心法 ELISA 检测其血清中的 CAg 时，阳性率为 29.9%（38/127），抗体阳性率为 18.9%（24/127）；在 220 份无症状的可疑患者血清中，CAg 阳性率为 21.4%（47/220），抗体阳性率为 5%（11/220）；有临床症状而抗体阴性的血清中，CAg 阳性率为 14.6%（26/103）。Arriaga 等（1995）应用双抗体夹心法检测了实验和自然感染旋毛虫的猪血清中的 CAg，发现抗原血症见于 54% 的实验感染猪，且具有两个高峰，第 1 个高峰出现在感染后 1～4 周，第 2 个高峰出现在感染后 10～14 周。抗旋毛虫表面成分或杆状体成分的特异性抗体在所有的实验感染猪于感染后 3～4 周被检测出。在自然感染猪 CAg 的检出率是 56%，抗体检出率则为 94%。Li 等（2001）应用双夹心荧光免疫测定法可检出 1 ng/mL 的 CAg，小鼠实验感染后 4 d 和 6 d 可在其血清中检出相当量的 CAg，感染后 10 d 达高峰，然后下降，至感染后 18 d 出现第 2 个高峰，而 IgM 和 IgG_1 抗体则分别在感染后 10 d 和 16 d 被检出。上述结果表明，检测 CAg 对旋毛虫病具有早期诊断和考核疗效的价值。但由于 CAg 在血清中的含量通常很低，其检出率常低于抗体的检出率，因此，应进一步研究浓缩 CAg 的方法并采用高度敏感的技术进行检测。在目前条件下，为了提高诊断旋毛虫病的准确性，最好能同时检测抗体和 CAg。

3. 基因重组抗原的研究　Nagano 等（2001）对伪旋毛虫分泌物中的 21 kD 蛋白进行了分子克隆和定性，重组的融合蛋白可与抗伪旋毛虫 ES 产物的抗体及伪旋毛虫感染血清反应。抗融合蛋白的血清亦只能与免疫印迹分析时伪旋毛虫虫体粗抗原及其 ES 产物中 21 kD 的蛋白带相结合；免疫组化染色显示，抗融合蛋白的血清可与伪旋毛虫的杆细胞反应。笔者等对旋毛虫幼虫 43 kD、31 kD、21 kD 抗原的结构基因进行了克隆和表达，重组的融合蛋白可被感染旋毛虫的大鼠血清及旋毛虫病患者血清识别（任道峰等，2008；崔晶等，2002；王中全等，2007）。诸欣平等（2003）对旋毛虫成虫抗原基因 Ts87 进行了克隆和表达，发现表达产物为约 40 kD 的重组蛋白，可被感染旋毛虫的猪、兔血清及人工免疫兔血清所识别，与感染囊尾蚴、棘球蚴的患者血清或感染日本血吸虫的兔血清不发生交叉免疫反应。结果提示基因重组抗原对于旋毛虫病的特异性免疫学诊断具有潜在的应用价值。

六、防控措施

（一）猪旋毛虫病的防控措施

1. 建立工业化养猪场　如前所述，在东欧等国家的集体化养猪场，以前由于是应用颗粒饲料在室内饲养生猪以及高水平的兽医控制措施，猪旋毛虫的感染率很低。但在 20 世纪 90 年代，国营养猪场解散后家猪旋毛虫感染率的明显升高，如在俄罗斯猪旋毛虫的感染率则从 1982 年的 0.000 25% 升至 1994 年的 0.000 89%，在 1994 年达 0.008 41%，在某些村庄猪旋毛虫的感染率达 50%。在克罗地亚的旋毛虫病流行区，室外散养猪的旋毛虫感染率高于圈养的猪（Nockler 等，2004）。因此，目前在我国预防旋毛虫病的有效措施，是在有条件的地方尽量建立工业化养猪场，并加强预防旋毛虫病的各项措施。

2. 药物预防　有学者在河南省南阳地区将阿苯达唑（0.01% ～ 0.02%）作为猪饲料添加剂对 42 头猪饲喂 3 ～ 4 个月，期间用旋毛虫试图感染 10 次，结果所有猪均未感染，表明阿苯达唑用作猪饲料添加剂对猪旋毛虫病具有良好的预防作用。但是，关于阿苯达唑在猪肉中的药物残留问题尚不清楚，因此，不宜将阿苯达唑作为猪饲料添加剂推广应用。

3. 免疫预防　旋毛虫病疫苗和其他疫苗一样可分为两大类，即减毒活疫苗和灭活疫苗。减毒活疫苗是应用放射线或药物将旋毛虫虫体减毒后降低致病性，但仍保留其免疫原性；灭活疫苗包括天然虫体抗原疫苗、合成肽疫苗及重组抗原疫苗等，近年来又出现了核酸疫苗（许汴利等，1997；崔晶等，2004；Wang 等，2006）。但目前尚无特效疫苗可使家猪对攻击感染获得完全的保护率，故旋毛虫病疫苗的研究距实际应用还有较大距离。

（二）人体旋毛虫病的防控措施

1. 加强健康教育　进行卫生宣传和健康教育是预防本病的关键措施。改变不良的饮食习惯和烹饪方法，不生食或半生食猪肉及其他动物肉类和其制成品（如腊肠），提倡生、熟食品刀、砧分开，防止生肉屑污染餐具。旋毛虫囊包内的幼虫对低温的抵抗力较强，能耐低温。如猪肉中囊包内的幼虫在 –15 ℃时贮存近 20 d 才死亡，在 –12 ℃时可存活 57 d；北极熊肉中的幼虫甚至在 –15 ℃条件下冰冻保存 12 个月以后还能存活，并对实验动物仍具有感染性，而北极狐中的乡土旋毛虫在 –18 ℃时可存活 4 年（Kapel 等，1999）。熏烤、烙制及暴晒等常不能杀死囊包内的幼虫。但是，旋毛虫幼虫不耐热，在肉块中心温度达到 71 ℃时囊包内的幼虫即可被杀死。生食或半生食受染的猪肉或其他动物肉类及其制品，是人类感染的主要方式。因此，肉类及肉制品应完全烹熟。

由于我国因旋毛虫病死亡的病例大多来自西南地区，故该地区是我国旋毛虫病的防治重点，应加大卫生宣传和健康教育的力度，彻底改变当地居民生食或半生食猪肉的习惯。在云南省部分地区进行的控制旋毛虫病的健康教育已取得了明显的效果。如在广南县者兔乡，居民血清抗体阳性率由健康教育前的 3.28%（37/1127）降至健康教育后的 1.95%（10/513）；食生肉人数由健康教育前的 72.73%（1561/2146）降至健康教育后的 47.43%（489/1031）；而具备旋毛虫病常识者则由健康教育前的 15.48%（332/2146）增加至健康教育后的 73.62%（759/1031）。由于当地居民提高了对旋毛虫病危害的认识，自觉改变了食生肉的习惯，已取得了较好的预防旋毛虫病的效果。

2. 加强肉类检疫　认真贯彻肉品卫生检查制度，加强食品卫生管理，不准未经屠宰后检疫的猪肉上市和销售，感染旋毛虫的猪肉要坚决销毁，这是预防工作中的重要环节，如在墨西哥、智利和阿根廷发生的旋毛虫病暴发，多数是因食入了私自屠宰后未检疫的猪肉或猪肉制品引起的（Ortega-Pierres 等，2000）。

虽然我国对生猪实施了"定点屠宰，集中检疫"的政策，但按目前我国采用的肉类旋毛虫检疫方法取膈肌检验旋毛虫偶有漏检现象发生，且出口的肉多为分割肉（二分肉或四分肉），分割肉的膈肌多被剔除。此外，我国居民的食谱非常广泛，而旋毛虫又可感染 150 多种动物。因此，需要对检疫规程进行修订和补充，羊等食草动物、犬等杂食动物及野猪等野生动物的肉类及肉制品也应列入常规检验旋毛虫的范围（王中全等，2007）。

国际旋毛虫病委员会推荐使用混合肌肉样本（至少 1 g，最好 5 g）消化法（Gamble 等，2000），也称为集中肌肉样本消化法，简称集样消化法或消化法。它是利用胃蛋白酶将肌肉组织消化后，活的旋毛虫幼虫从囊包中释放出来。由于旋毛虫幼虫只寄生在骨骼肌而不寄生在脂肪及结缔组织中，且脂肪及结缔组织不能被胃蛋白酶消化，故消化前应先除去所有脂肪及结缔组织。在多种人工消化法中，只有磁力搅拌法经过了确认研究，是目前公认的"金标准"（崔晶等，2006）。

3. 治疗患者

1）病原治疗

（1）阿苯达唑：以前国内译为丙硫咪唑，它是目前治疗旋毛虫病的首选药物，此药不仅有驱除肠内早期脱囊幼虫和成虫及抑制雌虫产幼虫的作用，而且还能杀死移行期幼虫和肌肉中的幼虫，其疗效明显优于甲苯达唑与噻苯达唑。剂量为每日 20 ～ 30 mg/kg，2 次 /d 口服，连服 5 ～ 7 d 为一疗程。多数患者于治疗开始后 2 d 开始退热，3 ～ 5 d 内恢复正常，浮肿消退，肌痛明显减轻并逐渐消失，具有明显的退热、镇痛及抗炎作用。本药的副作用少而轻，可有短暂的头晕、恶心、食欲下降及脱发等，少数患者于服药后第 2 至 3 天可出现皮疹或热度反而升高，为虫体死亡后引起的异体蛋白反应所致，一般不需停药。应强调指出，阿苯达唑杀灭肠内脱囊幼虫、成虫及移行期幼虫的作用优于成囊期幼虫，因此，在本病暴发流行时应强调早期诊断和及时治疗，并对可疑患者进行预防性治疗。对于幼虫成囊后才就诊的患者应给予 2 个以上疗程。Cabie（1996）认为阿苯达唑和噻苯达唑治疗人体旋毛病的效果相似，但患者对阿苯达唑的耐受性更好。

（2）甲苯达唑：剂量为每日 300 mg，3 次 /d 口服，连服 5 ～ 9 d，无明显毒性作用，但疗效较差。Pozio 等（2001）对甲苯达挫治疗结束后 1 d 至 16 个月的小鼠肌肉活检结果表明，该药不能杀死在肌肉中已成囊的旋毛虫幼虫，故国内已不将其作为首选药物。

因阿苯达唑和甲苯达唑可能具有致畸性，故孕妇和 2 岁以下儿童禁用。噻嘧啶因在胃肠道内吸收较差而被推荐用于治疗孕妇和 2 岁以下的儿童旋毛虫病患者，但其疗效目前尚不确定，有症状的孕妇患者应住院治疗，重度感染的孕妇应在医生监护下应用阿苯达唑。

2）一般治疗与对症处理　多数患者仅给予病原治疗即可。急性期患者应卧床休息，重症者适当给予镇痛剂，并注意纠正水、电解质紊乱。虽然糖皮质激素有非特异性消炎、退热与抗过敏的作用，且对重症患者具有降低高热、减轻肌痛的效果，但对旋毛虫病患者是否能应用糖皮质激素多年来一直有争论（Watt 等，2004）。因糖皮质激素可延长旋毛虫感染的肠道期，通过延迟肠道排虫反应而增加患者的肌肉虫荷，建议糖皮质激素仅用于重症患者，且必须与阿苯达唑联合应用而不能单独使用。一般可选用氢化可的松 100 mg 静脉滴注或泼尼松 10 mg，每日 3 次口服，疗程不宜长，一般用药 3 ～ 10 d。

4. 预后　本病的预后主要取决于感染程度、并发症及治疗是否及时等因素。大多数患者预后良好，于 1 ～ 2 个月恢复。患者死亡已较少见，主要死亡原因为心肌炎导致的心力衰竭、脑炎和肺炎，但也有新生幼虫通过心肌时引起的突然死亡。以前国内本病的死亡率约为 3%，现随着阿苯达唑的应用亦显著降低。在急性期症状逐消退后，恢复期可持续数月，在一些病例甚至达数年之久。患者的临床症状完全消失后，肌肉内幼虫的彻底破坏和最终钙化可能需 6 年甚至长达 31 年。由其他种旋毛虫引起的感染，幼虫死亡和钙化时间可能短些。

第十五章 弓形虫病

弓形虫（*Toxoplasma*）是由法国学者 Nicolle 和 Manceaux（1908）首先在突尼斯巴斯德研究所内饲养的一种沙漠野生啮齿类动物刚地鼠（*Ctenodactylus gondii*）体内单核细胞中发现的。由于该虫的滋养体酷似"弓形"或"半月形"，又是在刚地鼠体内发现，故被命为刚地弓形虫（*Toxoplasma gondii*）。过去国内曾将其译为"弓形体""弓浆虫"和"毒胞浆虫"等。

人类弓形虫感染是医师 Janku（1923）首次先报告的，直到 1937 年 Wolf 才首次从患者体内分离出弓形虫。后来 Sabin 等（1941）从一例患急性脑炎的 5 岁小儿脊髓中找到一株弓形虫，并以该患儿姓名的第一个字母命名为 RH 株，这就是目前世界上广泛采用的强毒代表株。Hutchison（1969）从猫粪便中发现了弓形虫卵囊，接着研究了弓形虫的无性繁殖和有性繁殖，并确定弓形虫为一种球虫。

1949 年前国内并不了解此虫。20 世纪 50 年代，于恩庶等在福建首次从家兔和猫体内分离出弓形虫虫株。谢天华（1964）在江西发现一例眼型弓形虫病。20 世纪 60 年代末，我国许多省（市）发生大批"无名高热猪"，病因未明。吴硕显等（1977）从病猪中分离出弓形虫，证实所谓"无名高热猪"系弓形虫感染所致。徐秉锟等（1979，1980）从患者的后颈淋巴结分离到两株人体弓形虫，并保种传代至今。他们将两虫株定为 ZS_1 和 ZS_2。此后，陆续有弓形虫病例和分离到弓形虫株的报道。

目前多数学者认为全世界只有刚地弓形虫一个种。弓形虫感染（病）是危害人体及家畜健康的食源性寄生虫病。人群普遍易感，无性别和年龄差异。有学者估计全世界有 5 亿～10 亿人受弓形虫感染，虽多为隐性感染，但在免疫功能低下时，可因中枢神经系统和全身性播散性损害而死亡。先天性感染常致胎儿畸形，且病死率高，是优生学关注的重要问题。

一、病原学

（一）形态

弓形虫的整个发育过程需要两个宿主——中间宿主和终末宿主。中间宿主包括爬虫类、鱼类、昆虫类、鸟类、哺乳动物和人，猫科动物如家猫为终末宿主。弓形虫在终末宿主体内的肠上皮细胞内进行无性和有性生殖。有性生殖只限于猫小肠绒毛上皮细胞内,而无性生殖既可在猫小肠上皮细胞,又可在小肠外其他器官组织内进行。弓形虫对中间宿主的选择极不严格,哺乳动物和人都可为中间宿主。在中间宿主内只进行无性生殖,猫既是唯一的终末宿主又可作中间宿主。弓形虫对组织细胞的选择也不严格,除红细胞外,任何有核细胞都可侵犯。弓形虫整个生活史过程包括5个发育期,即:速殖子,在假包囊内或外;缓殖子,在组织包囊内;子孢子,在卵囊内;裂殖体,内含裂殖子;配子体,分雌(大)配子和雄(小)配子。

速殖子亦称滋养体。速殖子在中间宿主有核细胞内,行内二芽殖、二分裂及裂体增殖。当数个或数十个速殖子占据整个宿主的细胞质,宿主的细胞膜成为速殖子集合体的外膜时,称之为假包囊。如细胞膜破裂,速殖子则离散在细胞外。虫体呈新月形或香蕉形;一端较尖,一端钝圆;一边较扁平,一边较弯曲,长4～7 μm,最宽处2～4 μm。运动方式多变,或滑动,或"翻筋斗",或呈螺旋式转动。用吉姆萨或瑞特染色后,核呈紫红色,位于虫体中央稍偏后,细胞质呈蓝色,有少量颗粒。在组织切片中,虫体呈椭圆形或圆形。在电镜下虫体表膜由两层组成。外层是典型的单位膜,包绕整个虫体,内层比外层厚。外层在侧缘向内凹陷而成胞口样结构的微孔。内层在前端、侧缘和后端三处裂开。虫体前端包括类锥体和极环。类锥体是由一组或几组向上旋曲的纤丝组成的中空截圆锥状结构,类似一个压缩的弹簧,长0.25～0.27 μm,前端直径0.16～0.18 μm,后端直径0.25～0.37 μm。极环由内膜前端增厚而成,厚约58.8～78.4 μm,直径0.25～0.29 μm。从极环发出的22条微管紧贴着内膜内面向后延伸至后端。棒状体8～10条,由类锥体向后延伸至核的前沿,呈棒状,颈部较细而致密,直径0.02 μm,后端膨大,直径0.24 μm,切面空泡状,呈腺体样结构,类锥体的分泌物有助于虫体穿入宿主细胞。核为圆形或卵圆形,核膜由两层组成,有核孔。染色质呈块状散布于核质中,核仁位置不定。高尔基体常位于核的前沿凹陷处,为一些紧密重叠在一起的膜囊样结构。线粒体常位于核前方,有众多的嵴。虫体内还有发达的糙面内质网、溶酶体和多聚核糖体。

包囊呈圆形或椭圆形,具有一层由虫体分泌的有弹性和坚韧性的囊壁。囊内虫体反复增殖,包囊体积逐渐增大,小的直径为5 μm,内含缓殖子,大的直径可达100 μm,内含数百个缓殖子。缓殖子的形态与速殖子区别很小,仅核稍偏后,胞浆含少许过碘酸希夫染色(PAS)阳性的肝糖原颗粒。电镜下,囊壁为由一层空泡膜和膜下不定形物质组成的夹膜,厚为0.2～0.3 μm。囊内充满颗粒,将缓殖子隔开。缓殖于比速殖子小,内含众多的透亮空泡。

裂殖体多出现在猫小肠绒毛上皮细胞顶端,很少在固有层。在杯状细胞内,虫体位于细胞核和刷状缘之间,与细胞长轴构成一斜角。一个细胞内可有多个不同发育期的虫体。少数较小的虫体呈新月形,为刚进入细胞内的裂殖子,胞浆呈双极染色。较大的虫体呈宽椭圆形,有一个泡状核,核质疏松,核仁很明显,胞浆着色较深,有一个或多个空泡。核分裂中的虫体直到多核阶段,胞浆仍未分裂。早期裂殖体的胞浆嗜碱性,有粗大颗粒。成熟裂殖体的胞质着色较淡,几无颗粒,内含4～29个或多至30～40个裂殖子,以10～15个居多,呈扇形排列。有些裂殖体内含残留体,有些没有。裂殖子呈新月状,前端较尖,后端较钝,大小为3.5～4.5 μm,宽1 μm。

配子体有雌雄之分。雄配子体呈卵圆形或椭圆形,直径约10 μm。在发育过程中,胞浆出现连续裂带或呈楔状块,核质表现为树杈状或碎块状。核分裂完成后,粗大的致密核粒移向虫体的外围,随后变长而纤细。成熟配子体含12～32个雄配子,残留体1～2个。雄配子近似新月形,两端尖,长约3 μm,光镜下不易见鞭毛。电镜下,核几乎占整个雄配子全长,前端可见到一个穿孔器,其内有基体及由此发出的2根鞭毛,长6～10 μm,由9条周围微管和2条中央微管及外膜构成。核旁有一个较大的线粒体,5条微管紧靠核缘向后延伸,这些微管可能是发育不全的第3根鞭毛。雌配子体呈圆形,成熟后称为雌配子,在发育过程中形态变化不大,只体积增大,可为15～20 μm。染色后,核呈深红色,较大,常位于虫体的一侧,胞质内充满粗大深蓝色颗粒,随着虫体的成熟逐渐减少至完全消失。电镜下,雌配子体内有一个裂殖子遗留下来的类锥体,还有粗面和滑面内质网、许多线粒体、双膜空泡和成壁小体及一些胶淀粉颗粒与脂肪球。当受精卵囊形成时,成壁小体逐渐消失。

卵囊在未孢子化时,呈圆形或椭圆形,大小为10 μm×12 μm,稍带绿色,具两层光滑透明囊壁,无小孔和极粒,充满均匀小颗粒。在体外适宜的温度和湿度条件下,卵囊发育迅速,几小时后开始孢子化,此时囊内颗粒收缩成圆球形,与两端囊壁形成半月状空隙,24 h后发育为2个孢子囊。孢子化卵囊的体积稍增大,宽为11 μm,长13 μm。孢子囊宽为6 μm,长8 μm。孢子囊内含4个子孢子,呈新月状,一端较尖,一端较钝,宽2 μm,长6～8 μm,一个核居中或在亚末端,胞质内含少许PAS染色阳性颗粒。在电镜下含有丰富的微线体和棒状体。

(二)生活史

1. **在中间宿主体内的发育繁殖** 卵囊、包囊或假包囊被哺乳动物吞食后,子孢子、缓殖子和速殖子随淋巴和血液循环到肠外的各组织器官,常侵入网状内皮系统的细胞。侵入宿主细胞的过程一般是先以前端的类锥体接触宿主细胞膜,使细胞膜出现凹陷,虫体前端借助棒状体分泌的"穿透增强因子"(PEF)的作用及旋转运动穿入胞质。此外也可通过吞噬作用进入细胞内。虫体侵入能力及侵入细胞所需时间随虫株的毒力不同有所差异,同一虫株亦有个体差别。不论子孢子、缓殖子或速殖子都必须进入有核细胞内才能发育繁殖。除了在细胞质内繁殖外,也偶见在细胞核内的繁殖。在繁殖过程中,虫体可形成各式各样的群落,如环形、长队形、玫瑰花形和蜂窝形等。当宿主细胞破裂后速殖子又侵入新的宿主细胞,继续不断地循环。有些速殖子侵入细胞后,特别是脑、眼及骨骼肌等组织的细胞内时,虫体不进行迅速增殖,而是分泌物质形成囊壁,虫体在囊壁内缓慢地增殖,直至胀破宿主细胞而成为独立的包囊。影响包囊形成的因素和机理还不完全明了。一般在宿主获得免疫后的慢性期出现。

包囊可由于某种因素引起破裂,因素包括宿主免疫功能低下时,或者使用免疫抑制剂如在泼尼松龙等糖皮质激素类药物诱导时。通常小白鼠急性感染期的虫血症出现以后便转为慢性隐性感染期,此时体内存在包囊。当给予大剂量糖皮质激素泼尼松龙后,小白鼠虫血症再次出现,这可能是因包囊破裂,释放出的缓殖子进入血液所致。

2. **在终末宿主内的发育繁殖** 当猫科动物吞食卵囊、假包囊或包囊后,虫体通过胃及十二指肠进入小肠。主要在回肠内,子孢子、速殖子或缓殖子进入上皮细胞内(主要在回肠)增殖,形成裂殖体,成熟后释出的裂殖子再侵入新的上皮细胞,形成第二代、第三代裂殖体。通常在猫吞食包囊后3～7 d可查到成熟裂殖体。经数代增殖后,部分裂殖子在宿主肠上皮细胞内发育为配子母细胞,继而发育为大小配子体,大(雌)配子体占多数,小(雄)配子体占少数。当小配子发生时,雄配子体,核分裂产生10～12个核,并向周围移动,最后脱离母体,钻入雌配子体使之受精成为合子,最后发育为卵囊。卵囊成熟后从肠上皮细胞脱出进入肠腔,随粪便排出体外。新排出的卵囊不具感染性。卵囊发育所需时间视温度及空气条件而定。在室温(28～32 ℃)时发育迅速,几小时后囊内颗粒样物质收缩成圆球形,24 h后发育为2个孢子囊,每个孢子囊分化发育为4个孢子。

二、流行病学

（一）传染源

动物是弓形虫病最重要的传染源，几乎所有温血动物都可以是人弓形虫感染的来源。根据病原学证实有弓形虫感染的哺乳动物至少有 141 种。猫及猫科动物，感染率相当高，有的地区在 80% 以上。感染的猫科动物，可在粪便中排出卵囊，是人类弓形虫感染不可忽视的传染源。家畜的弓形虫感染甚为普遍，国内猪弓形虫感染率在 4.0% ～ 71.4%，因此猪是重要传染源之一。牛弓形虫感染率为0.2% ～ 43.0%。绵羊、山羊、犬、马、鹿、骆驼、驴等均有弓形虫感染。家禽类的鸡、鸭、鹅及野禽等也是传染源。啮齿动物中鼠类是种类最多的，占全部哺乳动物的 1/3 以上，由于种类多、分布广，对弓形虫的传播起重要作用。此外，各种野生动物，已发现有弓形虫感染的就有 40 多种。已证实蚊、虱、蚤、蟑螂和臭虫等 17 种昆虫可携带本虫，起机械传播的作用。

（二）传播途径

弓形虫感染的传播途径有先天性和获得性两种。

先天性感染是妇女妊娠期感染者出现虫血症，速殖子经胎盘感染胎儿。这一传播方式又称为垂直传播。一般以妊娠早期弓形虫感染导致胎儿先天感染较为多见。国外的研究认为，只有弓形虫抗体阴性转阳性的妊娠期妇女（即初感染）发生先天性感染较常见。

后天感染即获得性感染。弓形虫感染以获得性感染占绝大多数。其主要传播途径可分为经消化道及损伤的皮肤、黏膜传播；经输血和器官移植传播等。

经消化道传播：一是吞食含有包囊的动物肉。包囊多存在于脑、视网膜、横纹肌和心肌内，且存活时间长，甚至可在宿主体内长期存在，直至宿主死亡。同时包囊具有较强的抵抗力，于 4 ℃可存活68 d，冰冻状态下可存活 35 d，在 –196 ℃的甘油保存液中可长期保存。因此食用生或半生肉及长期接触生肉者均易受到感染，即"肉→人"的感染方式，这种"包囊→肉→人"的传播方式对造成人的弓形虫感染至关重要。二是"卵囊→环境→人"的传播方式。因为猫是终末宿主，受感染的猫粪便中排出的卵囊，在外界环境中感染力可保存最长可达数年，卵囊污染手或食物，以及通过蟑螂、苍蝇等的机械运动将卵囊带至人的食物上，造成人类感染。

经损伤皮肤及黏膜传播。实验室工作人员经常接触感染器材，不慎经口、鼻和眼或注射针头刺伤皮肤等途径，亦可造成感染。有人报道 17 例实验室感染的病例，主要由试管吸入，注射针头刺破皮肤或手指，感染材料溅落在伤口、眼结膜或黏膜而导致弓形虫感染。以速殖子悬液滴入小鼠眼、鼻及口腔等均可使小鼠被感染，由此可见，经损伤皮肤、黏膜的感染方式也是弓形虫传播途径中不可忽视的。

弓形虫感染可产生弓形虫血症，造成全身性感染，并可散布于全身各器官，因而输血或器官移植可能为传播的又一方式。有人报道一例 5 岁小孩患淋巴性白血病，从另一患者身上抽血输入白细胞后，出现发热、皮疹及心肺肝症状，经治疗无效死亡。尸解从脑、肺、脾、骨髓和胰等组织分离到弓形虫。另据报道，8 例接受心脏移植术的患者，其中 7 例感染了弓形虫病。

（三）人群易感性

1. 人类对弓形虫普遍易感　弓形虫是专性细胞内寄生原虫，广泛感染人类，呈世界性分布，在人群中的血清阳性率为 0.6% ～ 94.0%，许多国家阳性率在 25% ～ 50%。有报道称，法国最高血清阳性率近 80%，孕妇阳性率在 50% ～ 72%。孕妇血清抗体在妊娠期间由阴转阳的阳性率为 0.4% ～ 1.6%。我国各地人群中的阳性率，由于作者在不同地区，采用不同方法调查的阳性率为 0.3% ～ 47.3%；采用同一方法 IHA 对 19 个省（市、区）81 968 份血清标本进行检测，阳性率为 0.33% ～ 11.79%。中国人口标准化阳性率为 6.02%，国际人口标准化阳性率为 5.52%，男女无显著差异。据此推算，我国至少有 5 138 万人感染弓形虫。不分年龄、性别及种族，均可获得感染，亦无季节之分。

2. 自然疫源性　弓形虫已从多种动物体内分离出来，并证实有弓形虫感染的哺乳动物有 141 种。弓形虫在这些动物的各种组织内寄生和繁殖，多呈隐性感染过程。动物间的互相厮杀、捕食，使弓形虫在野生动物物中长期交替、循环不绝，这就意味着弓形虫感染的自然疫源性的存在。弓形虫从野生动物传播至家畜，使家畜感染弓形虫，这就构成家畜的自然疫源性，从而对人类造成很大的威胁。

三、病理学

弓形虫病的发病机制与病理是宿主和寄生虫之间相互作用的结果。两者之间的相互作用是十分复杂的。Frenkel（1988）曾有过阐述，但有些问题至今仍没有全面的认识。

弓形虫无论从什么途径侵入人体，均可经淋巴或直接进入血液循环，造成虫血症，然后再播散到全身其他组织和器官。感染初期，机体尚未建立特异性免疫。弓形虫侵入宿主细胞后迅速分裂增殖，直至宿主细胞破裂。宿主细胞破裂后，速殖子逸出，再侵入宿主细胞，如此反复进行，在局部组织形成坏死病灶，同时伴有以单核细胞浸润为主的急性炎症反应，这就是弓形虫病最基本的病理变化。病变程度取决于虫体增殖的快、慢和坏死时间的长、短，以及机体的免疫状态。在慢性感染期，机体免疫状态低下，处于"静态"的包囊破裂，虫体播散和急性增殖。弓形虫的病理改变可分三种类型：①速殖子在宿主细胞内增殖引起的坏死病灶，可被新的细胞取代，或形成纤维瘢痕，在瘢痕组织周围常有无炎症反应的包囊。②包囊破裂引起的病变。包囊破裂后释出缓殖子，多数在免疫过程中被破坏，同时引起宿主产生迟发型变态反应，导致附近组织坏死，形成肉芽肿病变，病变中央为局灶性坏死或不明显。周围有淋巴细胞、浆细胞、组织细胞、中性粒细胞，偶见嗜酸性粒细胞浸润。在脑组织内有不同程度的胶质细胞反应，细小胶质细胞增生。病灶周围血管内皮细胞增生，炎性细胞浸润等。病程后期坏死组织可被吸收或为纤维瘢痕所代替，炎性细胞消失。在肉芽肿病变内通常难找到弓形虫，但边缘及附近组织内却可发现游离的弓形虫。③弓形虫所致的局灶性损害，也可引起继发性病变，血管的炎症可造成血管栓塞，引起组织梗死，这种情况多见于脑部。重症弓形虫患者常见到血管阻塞性坏死。胎儿患弓形虫病时，常见脑内形成大片梗死。脑钙化又可在脑坏死之后，脑坏死包括脑室周围性和脑内散在梗死性坏死。胎儿弓形虫病时，脑内大片钙化。胎儿弓形虫病多数引起发育障碍，如眼发育停滞，导致小眼畸形，病变累及大脑导水管时，可在导水管狭窄部形成阻塞，造成脑水肿。

弓形虫除经胎盘途径传给胎儿外，还可经羊水进入胎儿胃肠道使其感染。孕妇可感染弓形虫，但并不意味着每个胎儿都感染或发病。由于弓形虫侵害的时期不同，不同胎龄对弓形虫的反应也不一样，即胎儿的发病情况和母体感染时间有密切关系。早期胎儿大体上是妊娠第 4 ～ 28 周在子宫内感染，出生的婴儿有宫内残余感染的病变及脑膜炎等，大脑的分化形成受阻、受抑制或停顿；妊娠 29 周以后至出生期间受弓形虫感染，即后期宫内感染的胎儿可观察到脑膜炎等病变。胎儿感染发生在出生前不久或出生时，新生儿呈现一般传染病表现，类似成人急性全身性弓形虫病，其经过及症状则有新生儿反应的特点。

四、临床学

（一）临床表现

人体感染弓形虫,多数是无症状的带虫者,亦有少数发病。弓形虫病临床表现复杂,轻者为隐性感染,重者为多器官损害的严重症状,通常分为先天性弓形虫病和获得性弓形虫病两种类型。

1.先天性弓形虫病临床表现　神经系统病变甚为多见,如脑的大、小畸形及颅缝裂开,侧脑室壁有坏死组织和脑导水管壁内堵塞性脑积水,脑积水造成无梗死性脑积水伴小头畸形。脑内有钙化灶亦是常见现象,尤以枕部及脑囟部为甚。由于脑部受损,婴儿可出现不同程度的智力发育障碍,智力低下,甚或精神性躁动。有报道称,在存活的婴儿中,精神发育障碍者占 90%,约有 70% 表现为惊厥、痉挛和瘫痪,部分有脑膜炎、脑炎或脑膜脑炎。发生脑膜脑炎时,患儿常嗜睡、兴奋、啼哭、抽搐及意识障碍。先天性弓形虫病患者有脑部症状的预后不良,若能存活亦常留有后遗症,如惊厥、智力减退、脉络膜视网膜炎、斜视和失明等。感染弓形虫的孕妇比未感染的孕妇出现畸形儿的概率高 4.48 倍。

眼部表现亦多见,常见于儿童和青年人。可累及双眼,最常侵犯脉络膜、视网膜,导致脉络膜视网膜炎,发生率可为 40% ～ 80%,多见于黄斑区,且常为周期性。眼部病变还有视神经炎、视神经萎缩、虹膜睫状体炎、白内障和眼肌麻痹等。

妊娠期间感染弓形虫,常引起流产,在流产分泌物中可发现弓形虫。如感染发生在妊娠后期,胎儿又有免疫异常,则导致胎儿死亡或早产。有弓形虫感染的胎儿出生后可有先天性畸形,如脑积水,无脑儿,小头畸形,眼畸形,硬、软腭裂,兔唇,无耳廓,无肛门及两性畸形等。Tomos（1984）曾报道一胎 3 婴均患先天性弓形虫病的病例,母亲在受孕 3 个月时自觉疲倦、低热和颈部淋巴结肿大。妊娠第 31 周分娩,娩出 3 个胎儿,均被证实为先天性弓形虫病,一例死亡,2 例存活。3 例均为女婴,体重分别为 1 420 g、1 200 g 和 1 450 g。一例头围 33 cm,右眼小,双侧视网膜炎及贫血,CT 扫描显示广泛脑积水及脑钙化,脑脊液中找到弓形虫。分娩时母亲血清 IgG-IFA 抗体阳性,滴度为 1∶512,4 个月后为 1∶256。此外,亦有发热、肺炎、皮疹及腹泻、呕吐等症状的病例。

2.获得性弓形虫病的临床表现　获得性弓形虫病出现临床表现,主要与宿主的免疫状态有密切关系,特别是与获得性免疫缺陷综合征（艾滋病）及使用肾上腺皮质激素等免疫抑制剂类药物的关系紧密。

淋巴结肿大是由于弓形虫可引起淋巴滤泡增生,并伴有网织淋巴细胞增多所致。Macab（1987）分析 107 例获得性弓形虫病,发现患者头部、颈部的淋巴结肿大最为常见。淋巴结肿大是常见体征,但有不少病例在临床上常被视为"不明原因的淋巴结肿大",其实有部分应为获得性弓形虫病。所以对不明原因的淋巴结肿大而又缺乏其他临床表现者,淋巴结活体组织检查是十分必要的。

中枢神经系统表现多见于免疫功能低下者,如器官移植、服用肾上腺皮质激素等免疫抑制剂、肿瘤及获得性免疫缺陷综合征等患者,常表现为脑炎、脑膜炎、脑膜脑炎、癫痫和精神异常等。刘德纯（1995）报告纽约 18 例患者病变累及脑,其中 17 例呈脑炎表现,3 例分别合并脑膜、小脑、脊髓病变。脑内多发性灶性坏死,神经细胞消失,周边有淋巴细胞、巨噬细胞浸润及血管充血,并见包囊及游离速殖子。李雅杰（1991）报告,采用 IHA 对原因不明性头痛、癫痫、疑似脑瘤等症状的 2 133 例患者作检测,结果阳性 329 例（15.9%）,并在 30 例患者脑脊液中查见弓形虫。Farash 等（1996）报告 90 例艾滋病病例,其中 18 例有中枢神经系统表现,并在 12 例活检或尸解中证实有弓形虫。

心肌心包炎型弓形虫病可出现发热、腹痛、扁桃体炎、心悸、眼睑浮肿、颈静脉怒张、肺部湿性啰音、心浊音扩大及心电图异常等。

肌炎型弓形虫病可有大腿肿块,组织切片可见肌纤维断裂,横纹肌间质纤维增生,灶性单核细胞及淋巴细胞浸润,组织切片检查可见弓形虫。

肝脾肿大型弓形虫病腹部饱胀、食欲减退、体重减轻、肝脾肿大,骨髓涂片偶可查到弓形虫。

肝炎型弓形虫病临床症状类似肝炎。人患弓形虫病后,肝受损主要是由于弓形虫侵犯、破坏肝细胞及肝细胞炎症浸润和局部坏死。先天性弓形虫病患者约有一半出现黄疸和肝肿大,肝边缘变钝,暗绿色,肝切面小叶界限不清。镜检显示肝细胞严重退变,胞浆肿胀,胆色素淤积,并见点状坏死及再生的肝细胞。肝窦扭曲,库普弗细胞肿胀,吞噬棕绿色胆色素,汇管区有髓外造血灶。获得性弓形虫病的肝受累较先天性弓形虫病少,其病变为肝内有播散性黄白色小结节,直径 $1 \sim 3$ mm,很像粟粒性结核,但较大而不规则。镜检发现,这些结节主要由上皮样细胞组成,有的病灶中央有坏死,小的病灶中央无明显坏死,周围有中性粒细胞等炎症细胞围绕。在库普弗细胞内有很多弓形虫,偶尔还可在病灶边缘的肝细胞索及坏死的病灶中央找到游离的弓形虫。

弓形虫性肝炎不但单核吞噬细胞使系统受损,发生间质性肝炎,而且肝脏实质细胞也可受损,发生实质性肝炎,先天性弓形虫患者发生弓形虫性肝炎者报道不多。而在临床上以肝炎为主要表现的病例报道,却多见于获得性弓形虫病,并且可在肝组织中找见弓形虫。Vischer 和 Bernhein(1967)报道 2 例弓形虫感染所致的肝炎,皮肤有黄疸、食欲减退及倦怠,肝大达边缘下 8 cm,很像急性传染性肝炎,所不同的是后者有较长的前驱期和黄疸之前有淋巴结肿大。两例均在黄疸后 18 d 作了肝穿刺活检,肝的组织学变化表现为汇管区扩大,主要是单核细胞浸润,此外,有灶性肝细胞坏死,周围炎性细胞浸润,部分肝细胞肿大和颗粒性变,肝窦内皮细胞增大,毛细胆管内有少量胆栓。用荧光抗体显示在坏死的细胞或肝细胞内有成群的弓形虫。4 个月后作活检,有些肝细胞仍有坏死和炎症,汇管区持续有灶性单核细胞浸润。6 个月后再作活检,肝细胞再生,未见坏死。

弓形虫对肝的慢性损害,Kabelitz 于 1959 年已有描述,他报告的慢性肝炎患者,是渐进性发病,伴有轻度血清胆红素增高,他认为慢性肝炎系弓形虫性肝炎的另一种表现。该学者(1962)认为获得性弓形虫病的肝损害有原发性及继发性两种,原发性肝炎多呈急性经过,常以肠炎症状开始,较少出现淋巴结肿大。而继发性肝炎则多发生于弓形虫性淋巴结炎之后,有时伴有脾肿大,病程长,易于复发,并可发展成肝硬化、腹水或班替(Banti)综合征。

关节炎型有微热、关节肿痛。

神经精神型经常头晕、全身酸痛、心悸、遗精、神经衰弱。李柯娃等(1994)对病因不明神经系统疾病患者做血清弓形虫 CAg 和特异性抗体检测,47 例癫痫患者有 2 例 CAg 阳性(4.3%),19 例中 IgG 阳性 6 例(31.6%),其中一例 CAg 与 IgG 同时阳性。

(二)临床诊断

1.诊断　弓形虫感染(病)的诊断,由于侵袭的细胞种类多,累及器官广泛,病情复杂,临床表现各种各样,缺乏特有的临床指征,单靠临床表现和体征难于确诊,要与病原学诊断、血清学诊断及其他辅助方法相结合才能提高确诊率。

患者职业,生活习惯(如有无生食或半生吃猪、羊、牛、鸡、蛋类等的饮食习惯),有无与猫接触史(85% 弓形虫眼病患者都有与猫的密切接触史),育龄妇女的不良妊娠史,儿童智力、神经系统发育不良,既往不明原因的发热,淋巴结肿大、癫痫、视物模糊或视力下降、头痛,有无输血史及使用免疫抑制剂史均有助于诊断。

2. 鉴别诊断　先天性弓形虫病需与巨细胞病病毒感染、疱疹和风疹等其他感染所引起的脑病相鉴别。有学者曾发现巨噬细胞病毒感染和风疹与脑积水、小头畸形和脑钙化有关，小头畸形在巨噬细胞病毒感染比在弓形病还多见。其他先天性畸形在先天性弓形病并不常见。弓形虫脑病患者脑脊液蛋白含量常高于巨噬细胞病毒感染者。疱疹、巨细胞病毒感染和风疹都可引起视网膜脉络膜炎。弓形虫性视网膜脉络膜炎需根据视网膜损害表现和免疫学检查结果与上述病毒、结核病、梅毒、钩端螺旋体病、布氏菌病、组织胞浆菌病和类肉瘤病等所引起的眼病相区别。本病引起的脑膜脑炎与细菌或霉菌所引起的脑膜脑炎可应用直接检查、培养病原体及免疫学方法等来帮助鉴别。

获得性弓形虫病有淋巴结肿大者需与传染性单核细胞增多病、巨细胞病毒感染和淋巴瘤相鉴别；也需与结核病、布氏菌病、兔热病、猫抓病和一些全身性的病毒或立克次体感染相鉴别。本病与传染性单核细胞增多症的鉴别为：本病的病程较后者为长，在本病看不到很多异常淋巴细胞，无嗜异性凝集抗体，血清转氨酶多正常或接近正常。与淋巴瘤的鉴别为：本病多无明显贫血，无肺门淋巴结肿大，淋巴结活检看不到肿瘤细胞。与其他淋巴病变和感染性疾病的鉴别可应用血清学试验、皮肤试验、活组织检查、培养和动物接种等方法来帮助区别。

（三）临床治疗

1. 治疗

目前公认有效的治疗药物有乙胺嘧啶、磺胺嘧啶或磺胺吡嗪、磺胺二甲嘧啶、复方胺甲唑、阿奇霉素和螺旋霉素、克林霉素等。这类药物对弓形虫速殖子的治疗有可靠的疗效，但对弓形虫包囊则至今未有理想的药物，虽近期疗效好，但复发率较高。

1）治疗弓形虫病应注意的问题

（1）宜联合用药，用药量及疗程应规范。

（2）应密切注意药物的毒副作用，孕妇用药应更慎重。

（3）不宜将"弓形虫 IgG 抗体效价的下降"作为考核疗效的标准。

2）几种患者的治疗方案

（1）免疫功能正常者：①磺胺嘧啶 + 乙胺嘧啶，磺胺嘧啶 80 mg/（kg·d），每天两次或每天四次，首次加倍，15 d 为 1 个疗程，或复方新诺明 2 片，每天两次，首次加倍，15 d 为 1 个疗程；乙胺嘧啶 25 mg，每天两次，首次加倍，15 d 为 1 个疗程。②螺旋霉素，3 ～ 4 g/d，每天三次，20 d 为 1 个疗程，可与磺胺药联合应用（用法同前）。③阿奇霉素，5 mg/（kg·d），每天四次，首次加倍，10 d 为 1 个疗程，可与磺胺药联合应用（用法同前）。④克林霉素，10 ～ 30 mg/（kg·d），每天三次，10 ～ 15 d 为 1 个疗程，可与磺胺药联合应用（用法同前）。

以上疗法，1 次治疗后可根据病情需要，间隔 5 ～ 7 d 后再用 1 ～ 2 个疗程。

（2）免疫功能低下者：上述各种用药方案的疗程时间较前延长 1 倍；次数最少不低于 2 个疗程，可同时加用 γ 干扰素治疗。

（3）孕妇：①螺旋霉素（或克林霉素），用药方法同前，早孕者建议用两个疗程。②阿奇霉素，早孕者建议用 2 个疗程，中、晚期妊娠者可用 1 个疗程。

（4）新生儿：可采用螺旋霉素（或乙胺嘧啶）+ 磺胺嘧啶，或阿奇霉素治疗，用法同前。

（5）眼弓形虫病：①磺胺类药物 + 乙胺嘧啶（或螺旋霉素），疗程至少 1 个月。②氯林可霉素，300 mg，每天四次，至少连服 3 周。炎症累及黄斑区者加用肾上腺皮质激素。

细胞因子(Cks)在弓形虫病治疗中的应用仍在探讨阶段。如白细胞介素2(IL-2)可提高NK细胞的直接杀伤活性,但在弓形虫感染的急性期,IL-2似乎不能明显逆转感染。肿瘤坏死因子(TNF)可通过活化细胞免疫机制发挥抗虫作用。γ干扰素(TNF-γ)加乙胺嘧啶或氯林可霉素合用,较单用的效果更显著。

2.预后

本病预后和虫株毒力及受感染者的易感性有关。先天性感染的预后多较严重,未治疗病例的病死率约为12%,出生后即有明显转移感染的病死率更高一些。先天性感染最常见的后遗症为视网膜脉络膜炎,其次为脑钙化、精神障碍、脑积水、小脑畸形和抽搐等。

获得性感染如及时治疗,预后多较好。中等程度急性获得性感染如不治疗,淋巴结肿大等症状可持续数月,但多无不良后果而自然消退。特异性治疗可以缩短病程。多器官被侵犯,特别是有免疫抑制的病例,后果非常严重。获得性感染的病死率,目前尚缺少精确的统计。

五、实验室诊断

(一)病原学检查

(1)在送检材料中查见弓形虫滋养体、包囊需用免疫酶标技术或免疫荧光试验确认。

(2)分离到弓形虫株者需做鉴定。

(3)PCR阳性者应同时做免疫学检查。

(二)免疫学检查

可采用间接血凝试验、直接凝集反应试验、免疫酶标技术、免疫荧光试验、免疫金标记技术等方法,检测IgG、IgM、IgA抗体或CAg。

(1)IgG抗体阳性(间接血凝试验的血清稀释度不低于1:64,免疫酶标技术的血清稀释度不低于1:100),2周后复查(第一份血清及2周后复查的血清应同时检测),效价有4倍以上增长。

(2)IgM(或IgA)抗体阳性。

(3)CAg阳性。

(三)下列情况者可确诊或有助诊断

(1)病原学检查阳性者可确诊。

(2)免疫学3项检查中有2项阳性者。

(3)免疫功能低下患者(如艾滋病患者、接受器官移植的患者、某些恶性肿瘤和血液病患者、长期大量应用肾上腺皮质激素或其他免疫抑制剂的患者等)除检测弓形虫抗体外,建议做PCR和检测CAg,以助诊断。

(四)诊断中须注意以下事项

(1)一定要选用质量可靠的诊断试剂,并注明厂家。

(2)严格区分弓形虫感染与弓形虫病。

(3)不宜以"抗弓形虫治疗有效"作为回顾性诊断。

(4)DNA分子杂交技术、PCR、DNA探针技术等对实验室所得结果的敏感性及特异性都很理想。但有许多因素影响结果,特别是实验条件和设备不完善时,最好还有其他资料佐证。

（五）脑 CT 扫描或磁共振

有助于脑弓形虫病的诊断,可提示病变部位及范围,随访病灶演变情况。

六、防控措施

（一）预防措施

对弓形虫感染的预防更重于治疗。尤其是对免疫缺陷者及需使用免疫抑制剂者,更要注意预防感染。预防水平传播包括注意个人饮食卫生,对肉类应充分煮熟以杀灭肉内包囊;防止猫粪污染餐具、水源、食物和动物家畜饲料。为预防先天性弓形虫病,有些国家已制定对育龄妇女及孕妇进行血清学监测的法规,甚至某些国家把孕妇的弓形虫检测看作与梅毒、艾滋病等同等重要的检测,具有重要地位,已成为常规妊娠检查项目之一,在法国是强制性的。如发现为弓形虫急性感染期(检出特异性 IgM 或 CAg 阳性者),在妊娠初期应予人工流产,中后期妊娠应预防性治疗。对孕妇、育龄妇女进行预防教育等。疫苗预防本是最好的方法,但研究进展仍处于实验研究阶段。有关弓形虫疫苗的研究已在全虫疫苗、虫体特异性组分疫苗及核酸疫苗等方面做了一些探索。

1. 弓形虫全虫疫苗

1)灭活疫苗　早在 20 世纪 60 年代,人们就对弓形虫病的预防接种材料进行了探讨。Huldt(1966)发现用灭活疫苗的小鼠对攻击感染缺乏保护性免疫。此后,有人用甲醛杀死的虫体接种豚鼠并使豚鼠获得抗致死剂量的强毒力 RH 株弓形虫感染的免疫保护力;而用此疫苗免疫小鼠,却未见任何效果,估计可能与所用动物模型有关。Waldeland 等制备了灭活疫苗和减毒活疫苗,观察它们对小鼠的保护性免疫效应,结果表明,减毒活疫苗的效果优于灭活疫苗,加有佐剂的灭活疫苗效果比不加佐剂者为佳。Buxton 等(1980)用杀死的弓形虫速殖子加或不加弗氏佐剂免疫受孕绵羊,均不能使之免遭弓形虫的实验攻击。虽然灭活疫苗一般比较安全,但只能引发辅助性 T 细胞(Th)和体液免疫应答,不能诱导细胞毒性 T 细胞(CTL)反应,且免疫原性较低,作为疫苗前景暗淡。

2)减毒活疫苗　随着分子遗传学的发展,人们采用紫外线、放射线及化学试剂等手段,成功地研制出无毒力株和弱毒力株疫苗,特别是以无毒力弓形虫 Ts-4 温敏变异体活速殖子作疫苗接种,在获得抗攻击感染的研究方面已取得了可喜的成绩。1992 年,爱尔兰及英国推出了一种 S48 速殖子的组织培养疫苗,它是一种以流产羔羊胎膜浸出物接种小鼠而分离的弓形虫"不完全株"。用其对绵羊进行了实验,结果发现从第 4 周起大部分原虫已不存在;第 6 周抗体滴度达到高峰,组织内找不到弓形虫,一次性预防接种后其保护时间至少维持 18 个月。Ffefferkon 等曾从强毒力 RH 株中诱导分离出温度敏感突变株。该突变株弓形虫对小鼠无致病性,也不使小鼠发生慢性感染,被认为是一种有希望的疫苗接种材料。Waldeland 等(1983)比较了无毒力突变株、药物抑制的有毒力株、灭活疫苗和灭活疫苗加佐剂等几种疫苗免疫效果表明,攻击感染采用有毒力的 M-7741 株。结果,用灭活疫苗或灭活疫苗加佐剂仅有轻度的保护作用;Ts-4 突变株免疫可使宿主产生强大的保护力。虽然 Ts-4 突变株是减毒活疫苗,但对宿主无任何致病影响,即使大剂量接种小鼠,也不会使小鼠发病。接种后 2 个月,速殖子自宿主体内逐渐消失,存活期较短,用卵囊经口感染宿主,亦有交叉保护性免疫。此外,该突变株不在脑内形成包囊,但能诱导宿主产生高滴度的特异性抗体。由于上述优点,因此用突变株作疫苗有一定的价值。虽然减毒活疫苗可刺激机体产生 CTL 和 Th 及增强体液免疫等多种保护性反应,但接种时可引起免疫抑制,减毒不充分可导致感染,减毒过程又可使疫苗效价降低,还有回复为毒力株的潜在危险。Pinckney 的进一步研究表明,Ts-4 突变株对孕鼠或成年鼠无毒性作用,但能使乳鼠幼鼠致病或致死。

由于受到疫苗抗原材料来源的限制,因此其疫苗的前景并不太乐观。

2. 速殖子膜抗原疫苗　速殖子是弓形虫急性感染期的滋养体,其表膜是虫体与外界环境物质交换的界面,也是宿主免疫系统识别并杀伤虫体的主要作用部位。Couvreur 用 McAb 识别的免疫荧光试验、免疫印迹法和同位素标记的速殖子膜蛋白免疫沉淀法测到 5 个膜抗原成分,其中 p22 的 McAb 与 p35 发生交叉反应,p22 与 Handman 所述的 p14 可能属于同一种抗原。5 种膜抗原均被聚糖磷脂酰肌醇(GPI)锚定在膜上。p30、p22 是期特异性抗原,仅能在弓形虫的速殖子期检测到,而不出现在缓殖子和孢子期。目前研究较多的为 p30 和 p35 抗原。

1)p30 抗原蛋白疫苗(SAGI)　p30 抗原是近年来研究最多,也是较有发展前景的疫苗。p30 是 Keasper 用弓形虫的 McAb 吸附子载体分离纯化出的分子质量为 30 kD 的表膜抗原,其量占虫体总蛋白的 3% ~ 5%,可抑制患者血清中抗体活性的 50%。说明 p30 虽含量甚微,但为速殖子的主要抗原成分,是诱导宿主免疫应答的主要靶抗原,是急性期或恢复期血清抗体识别的主要抗原,具有高度的免疫原性和免疫保护性。p30 可刺激产生 IgG、IgA、IgM、IgE 和分泌型 IgA,抗 p30 抗体在体外有杀虫作用,在体内有保护作用。p30 抗原特异性的 CD8[+] T 细胞能直接杀伤细胞外弓形虫,对弓形虫感染的腹腔巨噬细胞亦具有细胞毒性。不少学者用单克隆抗体纯化的 p30 抗原免疫小鼠,部分实验显示被攻击小鼠得到保护,用脂质体和皂素 QuilA 等佐剂与 p30 联合使用,以适当途径接种小鼠取得了很好的保护作用。虽然有些实验亦报道增加了小鼠的死亡率和包囊数,但并不能否认 p30 抗原作为疫苗候选抗原的可能性。p30 抗原对免疫动物的作用受许多因素影响,如免疫鼠种、免疫佐剂类型、免疫量及途径等,尤其是受佐剂和鼠种对其影响较大。

2)p35 抗原蛋白疫苗　由于各实验室所用的抗原提取和检测方法的不同,在分子质量计算中又难免有偏差,因此目前对几种膜抗原的认识不一。p35 抗原为 Handman 用 McAb 研究膜抗原时发现的。在所有膜组分中,p35 抗原与免疫小鼠血清 IgG 反应最强。用部分纯化的 p35 抗原免疫 BALB/c 小鼠,可延长小鼠被攻击感染后的存活时间。其对 p35 抗原的抗体有补体依赖的溶细胞作用,对虫体有较强的凝聚活性。Potasman 等认为 p35 是膜蛋白的主要成分,也是诱导血清 IgG 抗体产生的主要抗原。Johnson 亦认为 p35 在免疫保护方面起着重要作用。

3. 基因工程疫苗　由于纯化速殖子膜抗原造价昂贵且费时,近年来随着基因工程技术迅猛发展,也为弓形虫的诊断、鉴定及大量抗原在体外获得提供了良好的手段。它包括亚单位疫苗和复合多价疫苗。

1)亚单位疫苗　Burg 于 1988 年报道了弓形虫编码 p30 的基因序列,为重组 p30 抗原奠定了基础。用基因工程技术在体外表达 p30 蛋白,是产生大量均一的 p30 抗原的良好途径。Makioka 等通过 PCR 扩增 p30 基因,重组于 3 种不同的质粒载体上,分别导入 3 种不同的大肠埃希菌菌株中。PGEX-1 重组质粒能以谷胱甘肽 S- 转移酶融合蛋白的形式高效表达,但该融合蛋白具有不可溶性,难以用亲合层析法回收。用 GST/p30 免疫小鼠,观察到重组 p30 抗原能激活巨噬细胞在体外杀伤弓形虫,且巨噬细胞的激活是融合蛋白中 p30 所致,而不是谷胱甘肽 S- 转移酶。由于在原核细胞表达不能折叠成天然构型,其分子结构、理化性质、生物学功能与天然蛋白有差距,且难以分离,因而在真核细胞中表达的效果更佳。Xiong 等用辛德比斯病毒载体与 p30 和 GST 转移酶基因重组,在幼仓鼠细胞中表达,发现抗真核表达 GST/p30 的免疫血清与还原的或非还原的 p30 及纯化的或粗制的速殖子溶解物均产生较强反应,而抗原核表达 GST/p30 的兔血清仅与还原的 p30 和速殖子溶解物起反应。Kim 等用中国仓鼠卵巢细胞表达了大量与天然构型接近的 p30 蛋白,该重组蛋白可被天然蛋白血清及人工免疫血清有效识别。但总的来说,动物和人体实验表明亚单位疫苗效果不太理想。

2）复合多价疫苗　近几年复合多价疫苗在寄生虫病中的应用也为弓形虫病疫苗的研究带来了新的生机。Laund 等将 p30、p22 及另一种抗原混合制成复合物免疫小鼠,使小鼠产生了对弓形虫高滴度的迟发性变态反应。Darcy 等发现以 p30 合成肽组装的复合抗原肽构建体可诱导产生部分保护性免疫反应,他认为将其与 23 kD 的分泌型抗原的 170～193 多肽及弓形虫其他一些抗原的多肽联合应用,可能会产生更好的免疫效果。由于 IL-2 和 IFN-γ 在弓形虫感染的防治上起重要作用,目前,国内外有一些研究者将 *p30* 基因和 *IL-2*、*IFN-γ* 基因在体外重组,产生 p30/IL-2 或 p30/IFN-γ 融合抗原蛋白。国外实验室对 *p22* 基因进行克隆,表达出了融合蛋白。急性和慢性弓形虫感染者血清中的 IgG 抗体可以识别 p22 蛋白的抗原决定簇,从而说明 p22 抗原具有一定的免疫原性。

4. 核酸疫苗　核酸疫苗是将编码外源蛋白的核酸表达载体直接转化到机体内,经宿主细胞摄取并表达,在宿主体内诱导产生保护性免疫应答,又称核酸免疫。核酸疫苗问世时间虽短,发展却十分迅速,在传染病疫苗的研究中已显示出光明的前景。有关弓形虫核酸疫苗的研究,国外有 Augus 等（1996）用弓形虫 SAGI 重组质粒免疫小鼠的报道。国内周永安等（1999）用 PcDNA3-p30 真核表达质粒直接免疫小鼠,结果显示: NK 细胞活性明显增高,CD8+T 细胞增高及 CD4+/CD8+ 比值下降,血清抗体上升,小鼠存活时间延长。郭虹等（1999）构建 PcDNA-ROPI 重组质粒,以 IFN-γ 为佐剂对小鼠进行免疫,结果显示: NK 细胞活性、脾淋巴细胞 T 细胞亚群,CD8+T 细胞明显增高,CD4+/CD8+ 比值明显降低。陈海峰等（2003）用构建的重组质粒 pGFP-N3-SAG1+ROPI 及 pGFP-N3-SAG1/ROPI 免疫小鼠后,明显延长小鼠的存活时间,提高其存活率。

治疗见本病的"临床学"。

第十六章　阿米巴病

溶组织内阿米巴［*Entamoeba histolytica*(Schaudinn, 1903)］主要流行于热带和亚热带地区，全世界约有 10% 的人口感染，仅少数感染者发展为临床症状。其发病率和死亡率与虫株、地理位置、宿主的免疫状态有关。溶组织内阿米巴主要寄生于结肠，是阿米巴痢疾和阿米巴结肠炎的病原体，并可侵犯肝、肺、脑等其他器官，引起肠外阿米巴病。全球每年因阿米巴病死亡的人数超过 5 万，在寄生虫病致死人数中，阿米巴病排第 3 位。

Losch 于 1875 年从圣彼得堡的一位痢疾患者粪便中发现并首次描述溶组织内阿米巴，而后，他又从结肠活检的溃疡组织中发现了滋养体，并以患者的黏液血便感染犬，使后者也产生了痢疾；但他并不知道溶组织内阿米巴与急性结肠炎之间的关系。Kartulis（1886）等人通过临床和病理学研究证明，溶组织内阿米巴是导致痢疾和肝脓肿的病原体。1893 年，Quincke 和 Roos 发现了包囊，Schaudinn 给它命名为"*Entamoeba histolytica*"，以区别其他肠腔内寄生虫种如"*E. coli*"等。10 年后，Walker 和 Sellards 在菲律宾的实验室从自愿者体内获取证据并证明"*E. histolytica*"可以导致阿米巴结肠炎，"*E. coli*"为共生性原虫，无致病性。

一、病原学

阿米巴通常称叶足虫，属于肉足鞭毛门（Sarcomastigophora）肉足亚门（Sarcodina）叶足纲（Lobosea）。营自生生活型阿米巴占多数，属于阿米巴科（Amoebidae），寄生型阿米巴均属于内阿米巴科（Entamoebidae），主要在脊椎动物和无脊椎动物的消化管道中寄生。这些虫体以外质形成宽大的伪足运动器为特征。阿米巴原虫生活史一般包括滋养体和包囊两个阶段，滋养体阶段为特有，以二分裂方式繁殖；当环境不适宜时某些种类阿米巴的滋养体可转变成静止的包囊；包囊对周围环境抵抗力较强，并提供从一个宿主传给另一个宿主的机会。常见的寄生于人体的阿米巴虫种有溶组织内阿米巴、迪斯帕内阿米巴、哈氏内阿米巴、结肠内阿米巴、齿龈内阿米巴、微小内蜒阿米巴和布氏嗜碘阿米巴，其中溶组织内阿米巴是致病性原虫。随着现代分子生物学和酶学技术的应用，人们对形态上与溶组织内阿米巴相似、为肠腔共栖型阿米巴的迪斯帕内阿米巴（*Entamoeba dispar*）进行分离和鉴定，澄清了多年来认为迪斯帕内阿米巴是溶组织内阿米巴非致病型的误解。

溶组织内阿米巴生活史由 4 个阶段的虫体组成，即滋养体、囊前期、包囊和囊后期。在粪便中常见滋养体和包囊，在组织中仅有滋养体阶段。

1. 滋养体 滋养体是溶组织内阿米巴活动、摄食和增殖的阶段，也是致病阶段。活的未染色滋养体大小不一，直径为 12 ～ 60 μm，在痢疾患者的黏液血便或组织中较大，平均直径约为 30 μm，胞质内常见被摄入的红细胞、白细胞和细菌等。肠腔内新鲜不成形的粪便中及有菌培养的滋养体大小常在 10 ～ 30 μm，不含红细胞。滋养体外质透明，内质颗粒状，分界明显。透明的外质形成伪足，呈宽指状，滋养体借助于伪足活动，运动活跃，通常呈进行性定向运动，即溶组织内阿米巴原虫外质形成舌状或指状的伪足，颗粒状内质缓慢流入其内，使溶组织内阿米巴向伪足形成的方向移动。细胞核一般不易看清，呈模糊细小的颗粒环状。内质中新鲜吞噬的红细胞呈折光性、浅绿色。死亡后的虫体团缩，胞质内有空泡形成，极难鉴定。在铁–苏木素染色标本中，细胞核一个，呈球形、泡状，占滋养体直径的 1/6 ～ 1/5，核膜清晰，核膜内缘有大小一致、分布均匀、规则排列的核周染色质粒。核仁清晰，位于核中心。核仁与核膜染色质有时可见放射状排列、着色较浅的网状核丝。新鲜吞噬的红细胞被染成蓝灰色，当红细胞被消化时，红细胞着色浅，呈灰白色。内质中可见到被吞噬的红细胞是鉴别其他肠道内寄生的非致病性阿米巴滋养体的重要特征（图 3-16-1）。

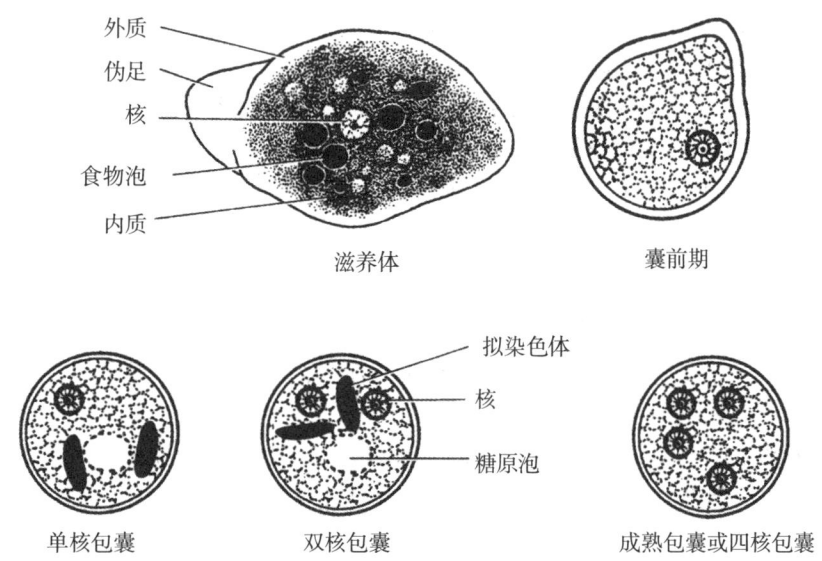

图 3-16-1 溶组织内阿米巴的形态特征

2. 包囊 为溶组织内阿米巴不摄食、不繁殖的静止阶段。未染色的包囊圆球形，偶尔呈不规则形。直径为 10 ～ 20 μm，囊壁折光性强，内含 1 ～ 4 个细胞核，核呈圆形的反光体，拥有 4 个核者为成熟包囊。拟染色体为棒状的透明区，糖原泡一般看不见。

1) 碘液染色 包囊呈淡黄色，核膜与核仁均为浅棕色、清晰，拟染色体不着色，呈棒状透亮区。糖原泡着色明显，呈黄棕色，边缘较模糊，在未成熟包囊中多见。

2) 铁–苏木素染色 包囊呈蓝褐色，核膜与核仁清晰，细胞核结构类似于滋养体；胞质中可见棒状、两端钝圆、蓝褐色的拟染色体，后者于成熟包囊形成中逐渐消失。糖原泡在染色过程中被溶解，故不着色，呈原有的空泡状（图 3-16-1）。

电镜下滋养体表面粗糙，胞膜外被有一绒毛状的糖萼；表膜还分布有许多的含肌动蛋白呈丝状凸起的丝状伪足，多集中于伪尾区；无典型的线粒体、糙面内质网和高尔基复合体。包囊壁呈双层，囊内核糖体聚集成结晶样的拟染色体，糖原颗粒聚集成块状。

溶组织内阿米巴营兼性厌氧代谢，主要以糖酵解途径获取能量，碳水化合物是其主要的能量来源，葡萄糖被主动运输到胞质。由于缺乏线粒体，无三羧酸循环，原虫可利用各种受氢体，以分解丙酮酸产生乳酸和乙醇，同时虫体的辅酶 Ⅱ 黄素氧化还原酶和含铁过氧化歧化酶可产生过氧化氢，所产生的分子氧用于代谢。此外，原虫的电子转运还原酶系统可使虫体在有氧环境中有限地利用氧，利用这一特性可以设计有效的药物阻断该代谢过程以达到杀虫的目的。溶组织内阿米巴虽然缺少线粒体，但存有线粒体的核酸编码，如吡啶核苷酸氢氧化物转移酶、热激蛋白 60 等，说明原虫曾有过线粒体。衣霉素可抑制蛋白的糖基化，表明原虫有简单的内质网及高尔基体功能。相较于其他真核生物而言，溶组织内阿米巴基因组较小，约 3.2×10^7 bp，编码基因中 AT 非常丰富（67%）；蛋白编码基因的内含子均不相似，表明不存在多顺反子转录。mRNA 5′-未翻译区序列中平均只有 11 bp，3′-未翻译区也很短；核糖体 RNA 有一个圆形的、24 kD 的 DNA 附加体序列片段。溶组织内阿米巴的核心启动子构造非常特殊，其由 3 个保守元件组成，即一个 TATA 框、一个起始密码子和一个 GAAC 序列，该构造能引导转录起始位点。目前还证明与黏附、细胞毒有关的溶组织内阿米巴凝集素保守序列和肝细胞生长因子相似，阐明了原虫侵入肝脏的分子机制及对肝脏特殊的趋向性。

溶组织内阿米巴生活史比较简单，包括滋养体期和包囊期两个阶段。生活史的基本过程为包囊 - 肠腔内滋养体 - 包囊，主要表现为人际传播型，感染阶段为含 4 核的成熟包囊。人作为溶组织内阿米巴的适宜宿主，虽然某些动物如猫、犬、鼠等可作为偶尔宿主，但动物与人之间相互传播的关系不大，动物保虫宿主在传播上的意义也不大。

当人体误食被成熟包囊污染的食物或水后，包囊通过胃和小肠，在小肠碱性环境中，肠内消化酶使囊壁在某一点变薄，形成囊后期；随着囊壁破裂，囊内虫体活动、多次伸缩，最后 4 个核的溶组织内阿米巴脱囊而出。该虫体经 3 次胞质分裂和 1 次核分裂形成 8 个单核滋养体。这些滋养体逐渐向结肠移行，在结肠的上端摄食细菌或肠内容物，以二分裂增殖。随着其在结肠中与肠内容物继续下行，肠内环境改变，如水分被吸收等因素可以刺激虫体排出未消化的食物，体形变圆，形成囊前期，再分泌囊壁成囊。早期的包囊只有 1 个核，囊内含有拟染色体和糖原泡，经二次有丝分裂后形成 4 核包囊，成熟包囊因在分裂时期消耗了营养物质，囊内的拟染色体和糖原泡均消失。包囊及成熟包囊随成形的粪便排出，有证据表明一个带虫者每天最多可排出 4 亿个包囊。

滋养体在外界存活时间短暂，即使被吞食后，通过消化道时也会被消化液杀死。包囊抵抗力强，在外界环境中可存活较长时间（数日至数月），但于干燥环境中极易死亡。在一定的条件下，滋养体可侵入肠黏膜，破坏肠壁组织，吞噬红细胞，导致组织溶解和肠壁溃疡，引起原发病灶；滋养体也可进入肠壁血管，随血流播散至其他脏器，如肝、肺、脑等；也可随坏死的肠壁组织脱落至肠腔，随肠内容物排出体外。在组织中的滋养体不能形成包囊（图 3-16-2）。

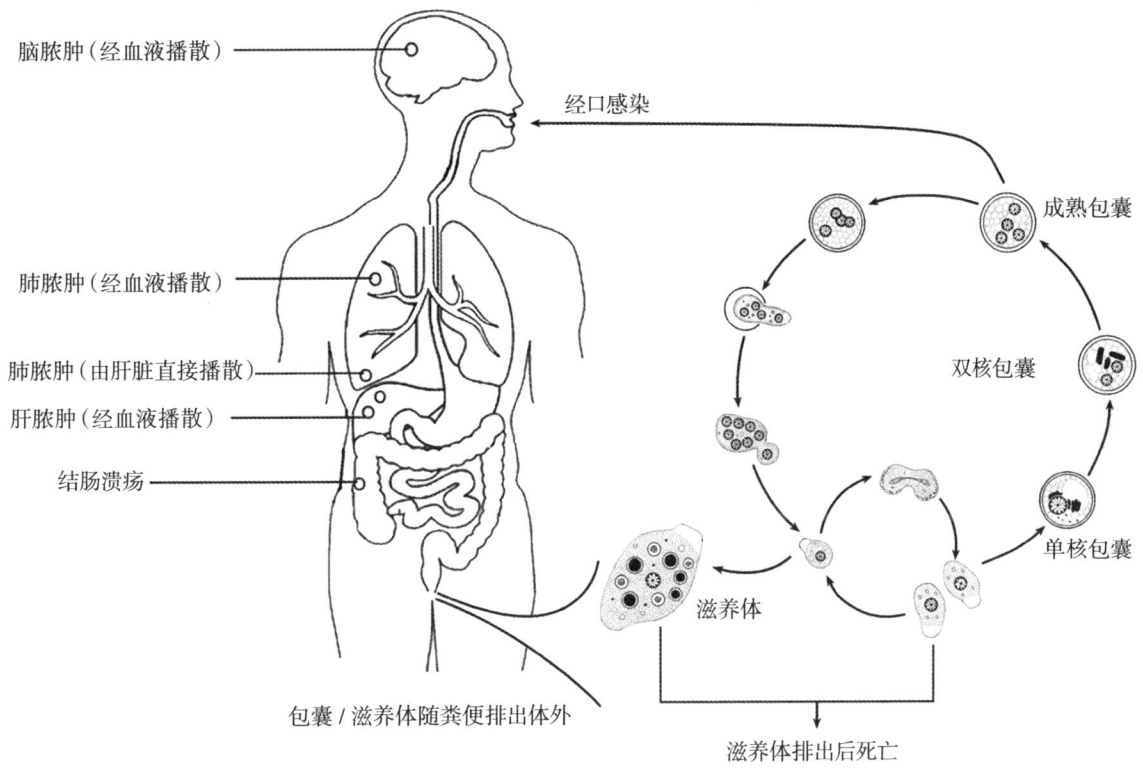

图 3-16-2　溶组织内阿米巴的生活史

二、流行病学

溶组织内阿米巴呈世界性分布，流行区域广泛，从西半球的安克雷奇（61°N）到麦哲伦海峡（52°N），东半球的芬兰（60°N）到澳大利亚和南非（30°N）均可见到，主要流行于热带、亚热带地区，尤其是经济发展滞后、营养匮乏、卫生条件差的地区，严重疾患及并发症患者也多见于这些地区。温带地区较少流行，大多数为无症状的感染者。全球约 5 亿人感染溶组织内阿米巴，4 ～ 5 千万人出现临床症状，4 ～ 10 万患者死于阿米巴病。高度流行区的人群感染率在 50% 以上，包括埃及、利比里亚、厄瓜多尔、墨西哥、海地、巴拿马；中度流行区感染率为 20% 左右，有中东和非洲的某些国家、中美洲及南美洲的许多国家、东南亚的一些国家（如印度）等。在美国沿墨西哥边境的数个州，移民的发病率很高，其中 33% 来自墨西哥，17% 来自亚洲和太平洋群岛；此外，加利福尼亚州、得克萨斯州、伊利诺伊州阿米巴的感染率为 2.0% ～ 3.9%，俄克拉何马州以及纽约为 4.0% ～ 5.9%、亚利桑那州为 8%。我国属于中度流行区，各地均有感染报告，全国平均感染率为 0.949%，感染率低于 1% 的共有 18 个省（自治区、直辖市），其中北京为 0.167%，上海为 0.008%；超过 1% 者有 12 个省（自治区、直辖市）；其中西藏、云南、新疆、贵州、甘肃的感染率超过 2%，以西藏感染率最高，达 8.124%。北美、西欧感染率较低，感染率仅为 1% 左右，为低度感染区。该病在欧美国家被列为性传播疾病（STD）。溶组织内阿米巴感染的高危人群包括旅游者、流动人群、智力障碍人群、免疫功能低下者及并发感染的儿童、孕妇等。

　　包囊在外界环境中呈现较强的抵抗力，温度越低，它的存活时间越长，在低温潮湿的环境中可存活 12 d 以上，在 0 ℃ 一般可存活 1 个月，最长者可达 14 个月；在室温条件下（20 ～ 25 ℃），可存活数周。在水中可存活力 9～30 d，可完整无损地通过蝇或蟑螂的消化道。它对许多消毒剂的抵抗力，也比一般细菌强，包囊对化学消毒剂抵抗力也强，在 0.5% 甲醛和 1% 苯酚中可存活 30 min，自来水中余氯量不能杀死包囊。但包囊对干燥或 55 ℃以上温度抵抗弱，均可杀死包囊。滋养体在外界的抵抗力极低，很快死亡；也可被消化液及胃酸杀死。

急性阿米巴痢疾患者以排滋养体为主，在疾病传播的意义不大。慢性病患者可排出滋养体和包囊，无症状带囊者仅排包囊，这些排包囊者是阿米巴病主要的传染源。

人体感染溶组织内阿米巴的主要途径为经口感染，无症状带囊者是最重要的传染源，因为带囊者排囊数量很大，1 d 的排囊量可为 1.7 万～2 000 万；他们大多无临床征象，人们对之无警惕性。传播的途径包括以下几种。

1）包囊污染水源和食物　包囊污染水源：粪便管理不严、卫生习惯不良（如随地大小便、在沟塘处洗刷粪具）或利用鲜粪施肥，常常使河水、池水、井水等遭到污染。包囊污染食物：从事食品加工、运输和销售的人员，若是包囊排出者，如无良好的卫生习惯，他们传播阿米巴病的机会将远胜于一般带囊者。包囊在手的表面可存活 5 min，在指甲盖下可存活 45 min。在卫生条件较差的环境，尤其是在食堂、饮食店等地方（如苍蝇较多），瓜、果、蔬菜被包囊污染的可能性大大增加。

2）媒介昆虫的传播　苍蝇和蟑螂是包囊重要的机械性传播媒介。从苍蝇的吐出物、排泄物及体表都曾分离到活的包囊。在热带和亚热带地区，苍蝇的繁殖及活动季节较长，蟑螂也可以机械性地传播阿米巴病。包囊在蟑螂的肠管中可存活 2 d，甚至更长的时间。此外，该 2 种昆虫在生活习性上有边吃边拉的习惯，在传播病原上有比较重要的作用。

3）日常生活接触的传播作用　用粪检和血清学方法进行的调查结果表明，阿米巴病的分布有明显的家庭聚集性，多发于人口多、住房拥挤、个人卫生习惯不良的家庭。

4）性接触传播　在国外，有口－肛性行为者因食入包囊而感染溶组织内阿米巴的报道。

在分子流行病学方面：以 PCR 扩增 *SSU* rRNA 基因限制性内切酶位点进行多态性分析，可以鉴别溶组织内阿米巴的传播类型、种、株、毒力及免疫原性。目前应用溶组织内阿米巴丝氨酸蛋白（SREHP）基因巢式 PCR 及 Alu 酶切产物分析发现，*SREHP* 基因呈地域性和多态性，通过比较、总结和归纳流行病学参数，可对不同地域溶组织内阿米巴发病率、病情的严重度、就诊率和流行病学分布等做出准确的评判，同时也可用于种间／种内基因差异的检测及基因图的研究。

三、免疫学

（一）先天性免疫

宿主的先天性免疫主要包括皮肤和黏膜屏障、血液中吞噬细胞的吞噬作用等。血清补体通过介导细胞作用而限制滋养体的入侵数量，可降低病情的严重度。但是先天性免疫对溶组织内阿米巴入侵的防御效果不明显。实验证明，肠道内一些细菌、肠壁细胞及肠黏液也参与对溶组织内阿米巴入侵防御屏障功能，如肠道内某些细菌可以竞争性地附着于黏蛋白造成其消耗，结果使滋养体半乳糖／乙酰氨基半乳糖凝集素 170 kD 亚单位与肠上皮细胞黏蛋白结合量下降，从而间接限制了虫体启动"触杀"程序及溶解细胞的过程；肠黏液中含有 L- 岩藻糖，有抑制滋养体的活动。此外，结肠黏液富含半乳糖／乙酰氨基半乳糖成分，后者与溶组织内阿米巴发生竞争性受体结合，阻断滋养体对肠黏膜上皮细胞的黏附。

（二）获得性免疫

宿主对溶组织内阿米巴的免疫表现为细胞免疫和体液免疫，相比较之下，细胞免疫在抗再感染的过程中更为重要。

1.体液免疫　感染溶组织内阿米巴患者血清中可出现各种类型的特异性抗体，以 IgG 为主，其他有 IgM、IgA 和 IgE。IgG 消退时间很慢，能维持数年至十年。IgM 和 IgE 在患者治愈后 60 d 可恢复正常水平。约 80% 阿米巴病患者可检测出抗体，高滴度抗体并不意味着感染的虫荷及病程的严重度。在患者的粪便、唾液及感染溶组织内阿米巴孕妇的初乳中还可检出抗虫和阿米巴凝集素 IgA，阿米巴肝脓肿患者以 IgG_2 为主。特异性抗体可以黏附于虫体的表面，凝集虫体，部分激活巨噬细胞的活性，或通过经典和旁路途径激活补体共同参与杀虫作用等，但在保护性免疫中的效果并不明显。动物实验证明，SCID 小鼠在无抗体的条件下呈现抗阿米巴肝脓肿现象，表明抗阿米巴免疫可以不需抗体存在。某些理论甚至认为抗体有可能使病程恶化，如抗半乳糖 / 乙酰氨基半乳糖抗体可提高滋养体对靶细胞的附着力，从而增加虫体对宿主细胞的破坏性；结肠和肝脏在免疫复合物存在下更容易致病；血清中的特殊抗体作用 T 细胞后可抑制淋巴细胞反应等。

2.细胞免疫　由中性细胞和巨噬细胞介导的保护性免疫在抗虫过程中起着重要作用，业已证明溶组织内阿米巴抗原可刺激机体淋巴细胞产生 IL-2 和 IFN-γ，后两者可激活巨噬细胞和中性粒细胞，使其吞噬力增强，直接杀伤虫体；由此而产生的超氧化物，或由 IFN-γ 活化巨噬细胞所诱导产生的一氧化氮，对虫体有直接毒性作用。细胞介导的保护性免疫，一般在感染后期才呈现较为明显的抗虫效应。

1）T 细胞　T 细胞抗阿米巴作用表现在：①通过细胞毒作用触杀、溶解滋养体。②产生细胞因子，活化巨噬细胞，介导细胞毒作用。③释放淋巴因子，辅助 B 细胞产生抗体，T 细胞产生的淋巴因子主要有 IL-2 和 IFN-γ。

2）巨噬细胞　在 Th1 释放的淋巴因子作用和活化后，巨噬细胞可通过直接触杀，或释放活性因子作用于虫体，或在淋巴因子、H_2O_2、NO 和 O^{2-} 离子共同参与下直接杀死虫体。

3）中性粒细胞　中性粒细胞可以被 IL-2 和 IFN-γ 等淋巴因子激活。体外实验证明，中性粒细胞在淋巴因子协同下于 6 h 内杀伤 31%～60% 滋养体；在病程早期，可以抑制脓肿的形成。

4）天然杀伤细胞　杀虫机制与巨噬细胞相似，可以抑制脓肿的形成。

（三）逃避免疫

阿米巴滋养体具有独特的逃避宿主免疫的机制，原虫分泌的抗原可诱发机体产生免疫抑制，逃避宿主的免疫，有利于虫体的存活；该现象在疫苗的研制中应引起重视。阿米巴滋养体通过释放蛋白酶降解 IgA 和 IgG，逃避体液免疫作用；降解 C3a 和 C5a 介质，逃避补体的溶解。还可以阻止补体吸附在虫体表面、降解补体以中止补体的溶解作用。滋养体利用膜质运动，尤其是通过伪尾区周期性体表脱落把结合于体表的抗体清除，影响巨噬细胞和 T 细胞功能，尤其是 Th1。滋养体通过调节单核细胞释放移动抑制因子来影响巨噬细胞呼吸暴发，使之产生 PGE_2，后者可以抑制巨噬细胞表面 IA 分子的表达，同时使 T 细胞释放的 IL-2 和 IFN-γ 等淋巴因子减少，降低细胞毒的攻击；还可以诱导 Th2 产生 IL-4 和 IL-10 等因子，造成宿主免疫功能下降，逃避宿主免疫。带虫者的保护性免疫功能尚不清楚。

(四) 疫苗免疫

与某些原虫生活史不同,溶组织内阿米巴生活史简单,仅有活动的滋养体和静止的包囊期,因此抗虫疫苗的研制相对容易。目前,疫苗研制的中心主要集中在能够侵入宿主的阶段——滋养体。研究发现,1 021 位阿米巴肝脓肿患者在彻底治愈后的复发率仅为 0.29%,显著低于无免疫力的人群,后者肝脓肿的复发率为 2%～5%,说明感染后宿主抗阿米巴保护性免疫力是存在的。动物模型实验进一步表明接种疫苗可诱导抗阿米巴免疫力。

1. 候选疫苗组分

1) 富含丝氨酸蛋白 (SREHP)   该蛋白主要存在于滋养体表膜,为单拷贝基因调控。其结构中的 8 肽和 12 肽有很强的抗原性,不同虫种或虫株甚至临床分离株的表达量不尽相同。SREHP 可能与滋养体的化学趋化作用有关,具体功能仍然不很清楚。重组 SREHP 含 8 肽和 12 肽分子结构,抗 SREHP 抗体可以阻断滋养体附着于哺乳动物细胞,近 80% 肝脓肿患者血清可检测出抗体;被动免疫也呈现抗阿米巴肝脓肿作用。免疫重组 SREHP 蛋白沙鼠动物模型可产生高水平的保护性免疫。进一步研究表明,SREHP/MBP (麦芽糖) 融合蛋白免疫非洲绿猴后,动物血清含高滴度抗体,无副反应出现;荧光试验证明该抗体可以阻止滋养体黏附哺乳动物细胞,但该结果未在人体实验中得以证实。

2) 半乳糖/乙酰氨基半乳糖凝集素 (Gal/GalNAc) 亚单位   该单位为最具阿米巴特征的组分,是滋养体吸附哺乳动物细胞的重要结构,也是抵抗宿主补体系统攻击的关键构造。Gal/GalNAc 由 170 kD 和 35 kD 亚单位组成,前者为多基因 (至少 3 个基因家族) 调控,89.2%～95.2% 氨基酸序列已测序。阿米巴半乳糖/乙酰氨基半乳糖凝集素为糖蛋白,分子结构含多种功能,其对半乳糖和乙酰氨基半乳糖有特异性亲和力。天然 170 kD 亚单位有很强的免疫原性,抗 170 kD 亚单位单克隆抗体可以阻止阿米巴滋养体黏附组织细胞。以纯化的天然半乳糖/乙酰氨基半乳糖凝集素 (含 170 kD 和 35 kD 两亚单位) 结合福氏佐剂免疫沙鼠后可获得 43%～86% 抗阿米巴肝脓肿保护性免疫力,血清含高滴度抗 170 kD 亚单位抗体。令人惊奇的是,免疫一旦失败,肝脓肿的发生甚至比未经任何免疫的对照组还要严重。实验还证明,重组半乳糖/乙酰氨基半乳糖凝集素可诱导细胞免疫即 IFN-γ 介导的巨噬细胞 -NO 效应过程。

3) 富含半胱氨酸抗原   该组分为 29/30 kD 蛋白,具体功能并不清楚。氨基酸序列与原核动物烷基氢过氧化物还原酶 (一种胞质溶胶酶,与氢过氧化物失活有关) 高度同源。该蛋白存在于质膜和细胞质内。天然 29 kD 蛋白具有很好的抗原性,80% 以上的肝脓肿患者可测出抗 29 kD 抗原 IgG。天然和重组 29 kD 蛋白均可诱导外周血单核细胞增殖反应 (采自肝脓肿患者血液),重组蛋白免疫沙鼠后可获 54% 抗肝脓肿保护性免疫力。

2. 重组蛋白疫苗表达系统

1) 沙门菌表达系统   应用减毒、含有外源蛋白编码质粒的沙门菌株表达口服疫苗是一种有效的途径,既可以提高抗阿米巴黏膜免疫功能,也可以增加抗沙门菌黏膜保护性免疫,该系统表达的疫苗又称联合抗腹泻疫苗。有学者以减毒伤寒杆菌株作为抗溶组织内阿米巴疫苗的表达系统,也有学者尝试以鼠伤寒沙门菌 X3987 株表达 SREHP,表达产物显示很高的免疫原性,免疫沙鼠后,黏膜和血清既含抗伤寒杆菌抗体,也有抗 SREHP 抗体及响应的细胞免疫效应,但未能发现黏膜 IgA。新一代的表达系统正在研制之中,如 SREHP/asd (天冬氨酸半醛脱氢酶) 质粒表达系统,发展抗腹泻疫苗是一条可行之路。

2) 霍乱毒素 (Ctx) -SREHP-12 表达系统   以 SREHP 主导表位基因与霍乱毒素 B 亚单位基因拼接后整合至 pVA1542 载体及 pIN Ⅲ ompA2 表达载体,创建 pVA-Ⅱ/Ctx-SREHP-12 质粒,最后

在 *E. coli* 表达融合蛋白。Ctx-SREHP-12 融合蛋白含有 SREHP 12 多肽，后者与 CtxB 蛋白 N 端相连而形成五聚体（图 3-16-3）。Ctx-SREHP-12 融合蛋白口服免疫小鼠后，小鼠肠系膜淋巴结及脾细胞可以分泌抗 SREHP IgA 和 IgG，抗体可以与天然 SREHP 分子及滋养体结合。作为第二代疫苗，Ctx-SREHP-12 融合蛋白能诱导产生抗阿米巴黏膜免疫，在协同抗腹泻功能上有非常诱人的应用前景。

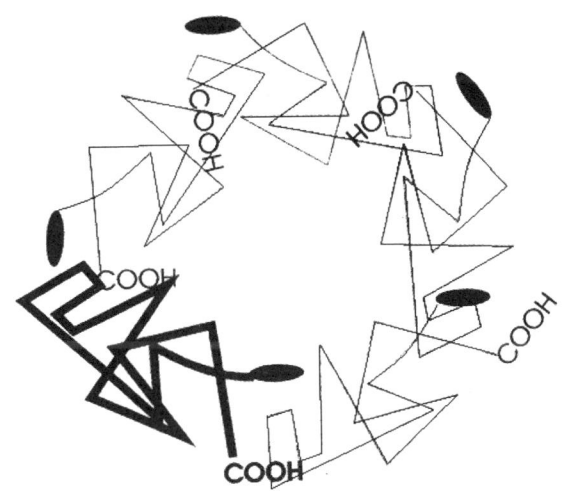

图 3-16-3　Ctx- SREHP-12 融合蛋白五聚体构相

3. 疫苗的应用

1）多价疫苗　多种抗溶组织内阿米巴重组蛋白疫苗候选组分联合使用，以期获得高于单一疫苗成分所产生的保护性免疫力，如 SREHP 和 170 kD 融合蛋白共同免疫沙鼠（14 只），感染溶组织内阿米巴后仅 2 只发展成为阿米巴肝脓肿，而对照组肝脓肿发生率高达 98%。值得一提的是，单一疫苗也可诱导很有效的保护性免疫力。目前，多价疫苗的使用仍存有争议。

2）口服免疫途径　溶组织内阿米巴于肠道内生长发育，侵入时必须黏附于肠壁组织，因此，口服疫苗免疫刺激肠黏膜产生抗阿米巴黏膜免疫反应而获得抗阿米巴感染的方式是可行的。口服疫苗有很多优点，如免疫诱导抗半乳糖 / 乙酰氨基半乳糖凝集素 IgA 产生，后者可阻止滋养体黏附肠组织和哺乳动物细胞，阻止阿米巴病进一步发展。口服疫苗还有安全、可靠、操作方法简便及患者容易接受等优点。

四、病理学

（一）发病机制

溶组织内阿米巴的致病作用与原虫的毒力，寄生环境中的理化、生物因素及宿主的免疫状态有关。滋养体是致病阶段，具有侵入性。人体被感染后，可以表现出无症状的带虫者、肠外阿米巴病或肠阿米巴病等多种临床类型，病理和病程变化复杂。

1. 虫株毒力　溶组织内阿米巴致病性与毒力因虫株而异。如热带地区虫株的毒力较寒带、温带地区虫株强，从阿米巴病患者分离的虫株（H_{120} 与 C_1 株）毒力强于从带虫者分离的虫株（H_{101} 和 H_{103} 株）。分析阿米巴同 I 酶组，鉴别出 II、IIa、VI、VII、XI、XII、XIV、XX 酶型者为致病型，其中 XIV 酶型溶组织内阿米巴主要分布东半球，也是我国主要的致病种；II 酶型者分布于西半球。I、III、IV、V、VIII、IX、X、XIII、XV 等酶型者为非致病型。特异性单克隆抗体技术、现代分子生物学技术也可用于虫株的分型、毒力鉴定。此外，虫株的毒力还具有遗传特性，即使是同一致病株经连续的离体培养，毒力降低，如果转种于动物宿主,即可恢复。

2. **侵袭力** 溶组织内阿米巴滋养体侵入黏膜的机制与3种重要的因子有关,即半乳糖/乙酰氨基半乳糖凝集素、阿米巴穿孔蛋白和半胱氨酸蛋白酶,前者与吸附于宿主组织的细胞有关,穿孔蛋白造成组织细胞孔状破坏,后者可溶解宿主组织。阿米巴半乳糖/乙酰氨基半乳糖凝集素分子质量为260 kD,结构为含有重、轻亚单位的异源性二聚体。实验证明,该凝集素与结肠黏膜有很高的亲和力,抗阿米巴凝集素抗体可以降解滋养体对组织细胞的溶解作用,参与黏附的结构为轻亚单位。此外,凝集素还参与细胞的溶解和细胞信号的转导。阿米巴穿孔蛋白存在于滋养体胞质颗粒中,分子质量约5 kD,当滋养体接触靶细胞时释放,造成组织细胞的孔状溶解、破坏;在培养基中的滋养体并不分泌穿孔蛋白。半胱氨酸蛋白酶约30 kD,具有降解纤连蛋白、层黏连蛋白和I类胶原纤维,参与溶解靶细胞的作用,还具有降解补体(C3)的功能。滋养体借助于上述致病因子通过接触溶解侵入肠黏膜组织,吞噬红细胞,借助血液循环播散至肝脏及其他脏器。当滋养体侵入组织后,直接暴露于宿主的免疫系统如补体的虫体可以逃避补体系统的攻击,实验证明滋养体可以激活补体,但可阻止补体C5b～C9覆盖在其表面,因为滋养体表面的半乳糖/乙酰氨基半乳糖凝集素分子的结构和序列与CD5～CD9相似,后者为人类补体C5b～C9的抑制因子。溶组织内阿米巴吞噬红细胞与肌球蛋白IB有关。

3. **宿主的免疫状态** 宿主的免疫状态与溶组织内阿米巴的致病存在密切关系,如免疫抑制、营养不良、长期服用肾上腺皮质激素、晚期肿瘤等有利于溶组织内阿米巴的侵入。此外,肠道损伤、并发其他细菌或某些鞭毛虫感染,造成肠道抵抗力下降也有利于原虫的侵入。

4. **肠道菌群对溶组织内阿米巴致病的影响** 宿主肠道内环境,尤其是共生菌群对溶组织内阿米巴致病的影响非常显著。动物实验证明,产气荚膜杆菌等多种细菌感染者的溶组织内阿米巴感染较无菌对照组高,致病更严重。细菌可以增强溶组织内阿米巴的侵袭力或为侵入创造有利条件,这是因为:①细胞代谢所形成的厌氧环境有利于溶组织内阿米巴的生长,所产生的氧化还原电位可加速溶组织内阿米巴分裂、繁殖,成囊和脱囊。②细菌本身可提供溶组织内阿米巴的营养成分。③细菌为溶组织内阿米巴提供其他致病因子。

滋养体侵入过程:溶组织阿米巴接触肠黏膜,分泌半乳糖/乙酰氨基半乳糖凝集素、阿米巴穿孔蛋白和半胱氨酸蛋白酶等,通过接触性溶解侵入组织。由于黏膜肌层为天然的屏障,一般情况下溶组织内阿米巴的侵入在此停止,病变向两侧延伸和扩大,形成底宽、呈烧瓶样的坏死。严重的情况下,溶组织内阿米巴可穿破肌层或随血液、淋巴液播散至深部组织和其他脏器,造成肠穿孔和继发性损伤(图3-16-4)。

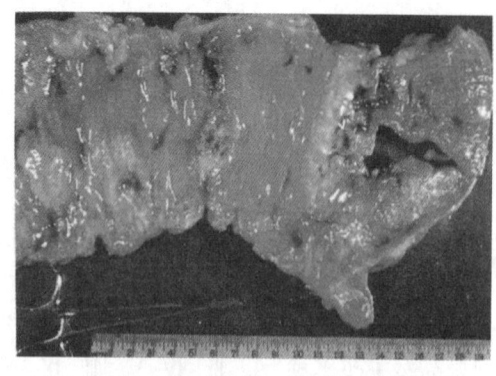
阿米巴结肠炎大体标本

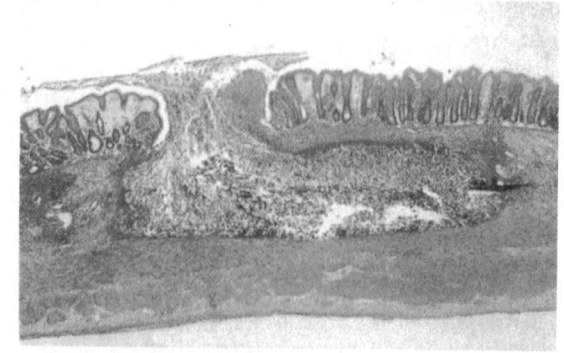
阿米巴结肠溃疡部位切片标本

图3-16-4 阿米巴结肠炎病理变化

阿米巴结肠的病理变化包括黏膜增厚，多处散发性结肠黏膜溃疡和炎症，黏膜水肿、坏死、肠壁成孔。早期由滋养体附着结肠上皮细胞，通过半乳糖 / 乙酰氨基半乳糖凝集素、一种 170 kD 与 35/31 kD 两亚单位以双硫键连接的二聚体及 150 kD 的相关蛋白引导"触杀"或"成孔"过程。这些成孔蛋白可诱导细胞调亡，杀死宿主细胞。滋养体的半胱氨酸蛋白酶可参与消化、溶解细胞外基质蛋白，有助于滋养体侵入黏膜下层组织。实验证明，半胱氨酸蛋白酶基因去除的滋养体缺乏侵入性，并在啮齿动物肝脓肿模型中显示很低的毒力。溶组织阿米巴滋养体也可以溶解中性粒细胞，这解释了为什么人体病灶组织和溶组织内阿米巴直接接触处中性粒细胞少见的原因。滋养体入侵后，肠壁组织也呈现出炎症反应，如释放 IL-1β、IL-8 和环氧合酶（COX）-2 等炎性因子，中性粒细胞、吞噬细胞等被这些因子趋化、聚集，共同参与炎症过程（图 3-16-5）。

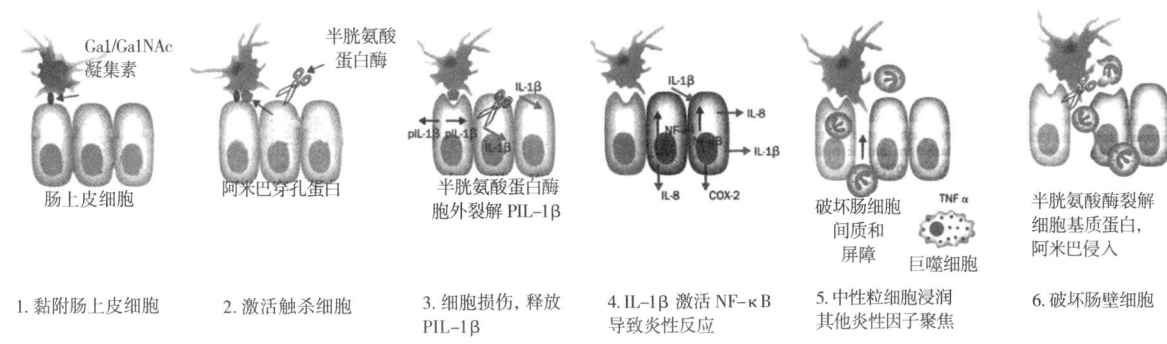

图 3-16-5　溶组织内阿米巴侵入及阿米巴结肠炎形成机制

（二）病理变化

肠阿米巴常累及回盲部、阑尾、乙状结肠等。典型的病理损伤为口小底宽的烧瓶样溃疡，病变一般在肌层停止。镜下可见大量的坏死组织，炎性细胞以浆细胞和淋巴细胞为主，中性粒细胞极少见（图 3-16-6）。感染严重的急性患者，滋养体可突破黏膜肌层，形成的溃疡可深及肌层，并与邻近坏死组织融合，形成大片黏膜脱落。组织学上，黏膜细胞变性，阿米巴最常出现于黏液渗出物附近，当袭击组织时，滋养体内含被吞噬的红细胞。病灶有浆细胞、巨噬细胞和淋巴细胞浸润，有时继发感染可见中性粒细胞。当滋养体侵入较深层组织，则集中于病灶进展的前缘，覆盖的黏膜缺血坏死。当肠壁组织纤维化后，伴随肉芽肿的形成，又称阿米巴肿，此呈结节状、质硬、可移动，以回盲部和乙状结肠多见，其内可查出滋养体，需与其他肿瘤进行鉴别。

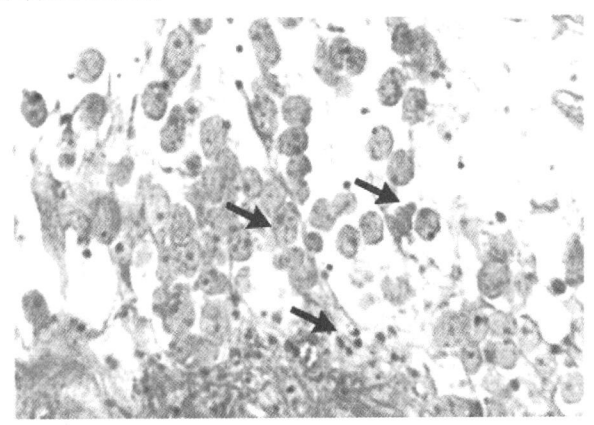

图 3-16-6　阿米巴结肠炎组织切片

注：箭头所指为阿米巴滋养体

肠外阿米巴病以阿米巴肝脓肿最常见。肝阿米巴病是结肠病变的延续或合并症,滋养体通过门脉系统播散至肝,在肝内繁殖并引起肝细胞小灶性坏死,早期为多发性坏死小病灶,急性炎症反应,中央液化坏死明显,淋巴细胞浸润;随着病程进展,多个小病灶可融合成大的肝脓肿。脓液中含有肝细胞、红细胞、脂肪颗粒、坏死组织及阿米巴滋养体等。病灶的直径可在 10 cm 以上,常位于右叶。肉眼上,脓肿中央为坏死肝细胞碎屑、纤维素和血液组成的浓稠、带红棕色液体,周边为灰白色的绒毛状坏死物。组织学上,腔壁有多少不一的滋养体,坏死细胞区周围的肝细胞发生水肿和慢性炎症改变,腔内或腔周围可见多形核白细胞,因此并非真正的脓肿(图 3-16-7)。

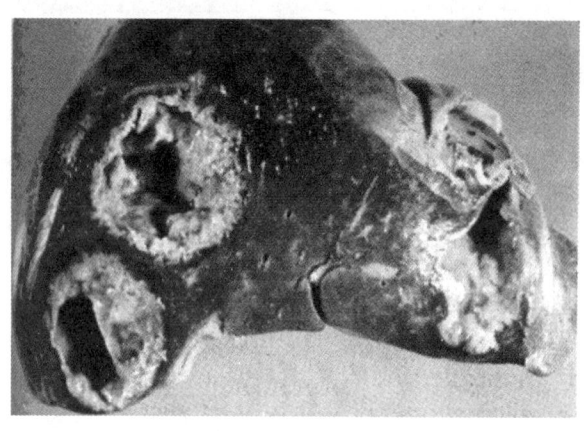

图 3-16-7　阿米巴肝脓肿

胸膜、肺阿米巴病有肠源性(血源性)和肝源性。前者由原发病灶结肠壁组织中的滋养体经中、下痔静脉、下腔静脉、右心抵达肺组织或自肠系膜淋巴管经胸导管、右心抵达肺组织,形成局限性肺炎和肺脓肿,可不累及横膈。后者可由肝脏病灶中的滋养体直接侵入所致,初起病灶可见局限性肺炎伴脓肿形成,血管充血,炎性细胞浸润。

脑阿米巴病脓肿主要由血行播散所致,脓肿部位可见水肿、充血。脓肿的外壁薄,内壁模糊,内含棕色糊状物,无菌性,附近组织的毛细血管可充血并发生栓塞。镜下可见溶解性坏死及脓肿形成,脓肿壁周围有死亡的肝细胞、液化细胞和细胞碎片;滋养体在坏死物的周围,还有较多的退变组织细胞、红细胞和白细胞;结缔组织中炎性细胞少见。在脓肿壁的内层常可发现许多淋巴样细胞、变性的神经细胞和滋养体。

皮肤阿米巴溃疡扩展迅速,边界不规则,有一个由坏疽的表皮组成的悬空边缘,溃疡周围暗红色,渐渐与正常的皮肤融合。肉眼可见病灶部位水肿,溃疡边缘坚硬、高而隆起,溃疡内含有血染的恶臭物质和灰色的坏死基底。显微镜下坏死的组织内可见侵入周围组织的滋养体。

五、临床学

(一)临床表现

绝大多数溶组织内阿米巴感染者无临床症状,其中 4% ～ 10% 无症状者于一年后发展成为阿米巴病。

1. 无症状者　指人感染溶组织内阿米巴后,无任何临床症状,或仅出现轻微的胃肠道不适,便秘,胀气等。这部分人时常可查出阿米巴包囊,可作为阿米巴病的携带者。无症状者占大多数。

2. 肠阿米巴病　溶组织内阿米巴可引起阿米巴性结肠炎、肠阿米巴肿和一些相关的并发症。

1）阿米巴性结肠炎　临床上可分为急性和慢性阿米巴性结肠炎。急性期常见的临床表现为阿米巴痢疾，典型的阿米巴痢疾常伴有腹痛、里急后重、黏液血便，每日4～6次，持续1～3周，血便腥臭味，内含黏膜坏死组织和阿米巴滋养体。其他症状包括恶心、呕吐、腹部不适、胀气等，如果肠穿孔可引起腹膜炎等症状，患者还有厌食、体重减轻；如果广泛性腹痛意味着腹膜炎征象及大规模结肠受损。在儿童患者中，有无腹泻的直肠出血现象；婴幼儿的肠阿米巴病起病急，发热或高热（39 ℃），呕吐，全身中毒症状明显，如脱水、谵妄、抽搐等，腹泻症状不典型，如粪便呈胶胨样、淡绿色黏液便或稀水便、蛋花汤样等。白细胞可出现于粪便中，尤其是严重的患者。阿米巴结肠炎的临床症状与体征见表3-16-1。

表 3-16-1　阿米巴结肠炎的临床症状与体征

症状与体征	发病情况
渐进性发病	见于大多数患者
腹泻	94%～100%
阿米巴痢疾	94%～100%
腹痛	12%～80%
体重减轻	44%
发热＞38 ℃	10%
血便	100%

2）暴发型肠阿米巴病　主要好发于营养不良者、孕妇、免疫缺陷患者及接受类固醇激素治疗的患者、糖尿病患者及酗酒者等。暴发型肠阿米巴病占急性肠阿米巴病入院病例的5%～10%，死亡率高达40%。全结肠壁弥漫性增厚，黏膜面遍布大小不一的溃疡，并有大块剥离的坏死组织，肠壁各层均有炎症反应，约半数可发生穿孔。临床表现主要为中毒综合征。起病急骤，畏寒高热，大便一日十数次至数十次，甚至失禁，有剧烈的里急后重，腹泻物为血水样，全腹剧烈的绞痛，腹部因腹膜炎表现而腹肌紧张。患者可迅速出现脱水和电解质紊乱，严重者昏迷。此型患者极易发生肠出血和肠穿孔。病情不断进展，患者可因毒血症或衰竭于1～2周内死亡。

3）迁延型（慢性）肠阿米巴病　大多数患者表现为持续性腹泻，间断性反复发作；在间歇期可无症状或仅有腹部不适、腹胀；交替出现腹泻和便秘等。疾病可随患者饮食失常、情绪紧张、劳累、受凉等原因加重，如腹泻次数增加，大便可以伴有脓血。如果长期消化道功能紊乱容易导致患者消瘦、贫血，儿童生长发育迟缓。

4）并发症　常见的并发症有肠阿米巴瘤、中毒性巨结肠和阿米巴性腹膜炎等。肠阿米巴瘤好发于盲肠和升结肠，肿块位于环形的炎性块中央。患者有肠梗阻及狭窄症状，伴有不规律腹痛、腹胀等。严重者可发生完全性肠梗阻或肠套叠。中毒性巨结肠常因不规律接受类固醇激素治疗所致，发生率约为0.5%。

3. 肠外阿米巴病

1）阿米巴肝脓肿　为肠外阿米巴病最常见的类型，约占全部阿米巴病例的10%，以青壮年多见，常累及肝右叶（＞80%），感染主要从肠道病灶经血流播散所致。21世纪前，阿米巴肝脓肿是致死性的。随着现代医学的发展及早期诊断，该病的死亡率降为1%～3%。临床症状有发热、寒战、厌食，右上腹疼痛，并向右肩放射；体征有肝肿大、黄疸、体重下降等。最早症状以发热及肛区疼痛为主，其余为腹内肿块,或仅有食欲减退及全身不适,或为右肩及背痛,体温多波动在 38 ～ 39 ℃,以弛张热及不规则发热较为多见;少数为低热或稽留热,其中 1/3 合并有细菌感染。有些患者无发热症状,住院期间体温也不高,此种病例常不易使人想到体内有化脓性病灶存在。腹部疼痛部位与脓肿在肝内的位置有关。右叶肝脓肿以右上腹或右季肋部疼痛最为突出,亦可在右腰部,疼痛可向右肩、右腋及右背放射;左叶肝脓肿则以上中腹或左上腹疼痛为主,可向左肩放射。疼痛呈钝痛,或酸痛,或有坠胀沉重感。疼痛程度与脓肿在肝内的深浅、大小等因素相关。当有混合感染或深呼吸、咳嗽等时疼痛加剧。右上腹可有肌紧张,压痛明显。脓肿穿破时,不仅疼痛加剧,而且全腹有压痛或反跳痛。肝肿大及肝区压痛或叩击痛,路德洛夫征阳性(压迫肝区肋间隙可引起肝内深在性疼痛)。由于肝脏肿大向上压迫,右肺底部常可发现浊音,呼吸音减低及右肺运动消失,有时并听到湿性啰音。某些阿米巴肝脓肿患者可伴有邻近的心包反应,可闻及心包摩擦音。

慢性病例可迁延数月至一两年之久,患者表现进行性消瘦、贫血、营养不良性水肿、腹水。15% ～ 40% 的患者可继发细菌感染,此时患者寒战、高热,全身症状加重,肝区疼痛加剧,白细胞数增高,肝脓液变为黄绿色。

临床上可分为急性、慢性和暴发性三型。急性阿米巴肝脓肿多见于年轻人和非流行区,为初次感染者,患者出现发热、白细胞增多,急性全身性表现明显。慢性阿米巴肝脓肿患者则多为流行区的年长者,由于体内产生了一定的免疫力限制了脓肿的继续发展,临床表现较急性期轻。暴发性又称为超急性型或暴发型肝脓肿,常伴有暴发型阿米巴结肠炎,往往可以致命。前两型以单发脓肿为主,暴发型则有几个或多个脓肿,病情重,预后也较差。此外,尚有一些类型如单纯发热型、假囊肿型、黄疸型、未发育型等应引起注意,通常这些类型的临床表现并不引起医生对肝脏的注意,容易误诊。

2)阿米巴性肺脓肿　通常由肝脓肿中的滋养体通过横膈入侵肺部,也可以从肠壁病灶经血流播散至肺。肺脓肿病灶常见于右下肺叶,患者主要症状为发热、胸痛、咳嗽、咳痰,痰呈咖啡色、果酱状。病变还可累及支气管,导致支气管瘘的形成,脓肿可排入气管随痰咳出体外。并发细菌感染时,肺部呈炎症表现。肺有叩诊浊音或实音、语颤增强、吸气音增强、湿啰音或空瓮音等体征。患者多呈消耗性病容。

3)阿米巴脑脓肿　该病罕见,几乎所有病例均伴发阿米巴肝脓肿(99.9%),常呈现中枢皮质单一性脓肿。发病突然,临床症状有头痛、呕吐、眩晕和精神异常;有些患者表现为惊厥、幻觉及脑瘤压迫症状。阿米巴脑脓肿的脑膜刺激征少见。如果脓肿破溃入脑室或蛛网膜下腔,患者则出现高热、昏迷。死亡率极高,可达半数。

4)皮肤阿米巴病　常因直接接触阿米巴滋养体而引发,如直肠的病灶滋养体接触到会阴部皮肤,可造成会阴皮肤阿米巴病,由此可发展为周围阴道、阴茎等皮肤阿米巴病,肝脓肿穿破形成外接口周围皮肤感染,阿米巴直肠溃疡累及肛周皮肤,或阿米巴肝脓肿、阑尾炎手术治疗后继发的腹部切口引流口周围皮肤感染等。皮肤阿米巴病具有蔓延迅速、溃疡广泛和对特效治疗不甚敏感等特点,但少见,仅发生于营养不良或衰弱的患者,且多为继发性病变。

5)其他的异位损伤　如脾、肾、心包、生殖器阿米巴病等　阿米巴性心包炎较为少见,多系阿米巴肝脓肿穿破所致。发病率占阿米巴肝脓肿的 1.3% ～ 1.7%,病死率极高。临床表现可分为两类:心包填塞型,此型较常见;另为休克型。泌尿生殖系统阿米巴病包括阿米巴性阴道炎、尿道炎、前列腺炎、龟头炎等,均比较少见。阿米巴阴道炎多继发于肠阿米巴病,由肛周 – 外阴及阴道蔓延所致,少数由阴道直肠瘘、阴道膀胱瘘的蔓延以及不洁性接触所致。

此外，阿米巴肝脓肿破溃可引起穿破性并发症。据国内外 3 279 例阿米巴肝脓肿的统计表明，穿破率为 22.7%，穿破部位依次为胸膜腔、肺、腹膜腔、支气管、心包、胸腹壁，少数或个别穿破至胆道、胃、结肠、小肠、下腔静脉、右肾和纵隔等，可引起脓胸、肺脓肿、弥漫性或局限性腹膜炎、支气管瘘、心包炎、膈下脓肿等相应部位的炎症脓肿。当脓肿位于肝左叶时，其穿破率比右叶脓肿高出 1 倍，其中半数穿破至左胸腔或心包腔。

（二）临床诊断

见本病"实验室诊断"中"鉴别诊断"。

（三）临床治疗

1. 治疗患者和带囊者

1）肠内阿米巴病的治疗　甲硝唑灭滴灵为目前治疗阿米巴病的首选药，该药主要针对滋养体，对包囊效果不明显，主要用于阿米巴痢疾的治疗。类似的药物还包括替硝唑、奥硝唑和塞克硝唑。能够杀灭溶组织内阿米巴包囊的药物有二氯散糠酸酯及二碘羟基喹啉。

2）肠外阿米巴病的治疗　主要针对组织中阿米巴病的治疗，药物有甲硝唑、替硝唑、碘喹啉、氯喹等。其中，甲硝唑为治疗肝脓肿的首选药；对于较大的脓肿往往以外科穿刺排脓结合化疗，可以取得良好的效果。

3）带囊者的治疗　对包囊携带者的治疗应该选择肠壁不易吸收的药物，如巴龙霉素、喹碘方等；此外，二氯散糠酸酯为抗包囊的特效药，二碘羟基喹啉也一定的效果。

2. 穿刺及手术引流排脓

1）穿刺排脓　一般认为肝脓肿大于 4 cm 者可以进行穿刺排脓，先经 3～5 d 抗阿米巴治疗后再行穿刺比较安全。穿刺点应选择压痛点最明显处或以超声定位，一般在腋中线第 7～8 肋间，亦可根据脓肿的部位在肋下或剑突下穿刺。超声波引导穿刺方向和深度，穿刺深度不应超过 8 cm。触及脓液后应尽量抽尽；如果脓液过度黏稠时，可注入生理盐水稀释后抽吸；抽空的脓腔内可注入抗生素和小剂量依米丁。抽脓后需用甲硝唑重复治疗一个疗程。最后超声波复检以确定疗效。穿刺排脓可改善阿米巴肝脓肿患者的中毒症状，减少因脓肿破溃而引发其他阿米巴病的危险。

2）手术引流　手术引流适应征为：①脓肿位置较深或位于右叶顶部、左叶时，肝穿刺有困难或危险者。②肝脓肿穿破引起脓胸、腹膜炎、心包炎等重要并发症者。③脓液量超过 500 mL，有继发感染、脓液黏稠、含有腐败组织而穿刺困难者。④经病原治疗和穿刺抽脓效果不明显者。手术开腹后，暴露肿大的肝脓肿，直接做穿刺排脓。

此外，阿米巴性脓胸可行胸腔闭式引流术，阿米巴心包炎可行心包切开引流术。

六、实验室诊断

阿米巴病的诊断主要包括病原学检查、血清学检查、核酸检测和影像检查。

（一）病原学检查

从患者的脓血便、腹泻的稀便、病灶组织内检测到阿米巴滋养体，以从慢性患者、带囊者的成形粪便中检测到包囊，即可对溶组织内阿米巴进行诊断。辨别虫体时需注意与其他非致病性阿米巴相鉴别。

1. 粪便检查

1）生理盐水涂片法　此法是诊断急性阿米巴痢疾患者有效的方法之一，检测对象为阿米巴滋养体。从急性阿米巴痢疾患者脓血便或阿米巴肠炎的稀便中挑选黏液部分,用生理盐水做直接涂片镜检。在合适温度(25～30℃)下,观察活动的滋养体。镜下可见溶组织内阿米巴滋养体运动活跃,内含有被吞噬的红细胞,后者是重要的诊断依据。黏液里常含有夏科-莱登结晶,可作为鉴别诊断细菌性痢疾的依据。在检测活滋养体时应注意:标本必须新鲜,送检快速,容器清洁,注意保温,否则影响检出率。

2)碘液涂片法　从带囊者或慢性患者成形粪便中检查包囊。轻度感染可用硫酸锌漂浮法、甲醛乙醚法沉淀包囊后提高检出率。因粪便排出包囊数量的变化很大,需多次进行粪检;对于某些慢性患者,粪检应持续数周,以避免漏诊。

2. 病灶组织检查

1)肝脓肿穿刺液检查　脓液呈咖啡色,有腥臭味。在穿刺液涂片检查中一般不易发现滋养体,从脓肿壁层附近获取的坏死组织滋养体较多。

2)活体组织检查　主要针对慢性患者,使用乙状结肠镜从可疑病变处获取组织或分泌物,行活体组织及生理盐水涂片检查。

3. 体外培养

常用罗伯孙氏疱肉培养基,该法检出率虽然较高,但对实验条件的要求也很高,不宜用作常规检查。

(二)血清学诊断

血清学诊断可作为溶组织内阿米巴病尤其是对肠外阿米巴病的辅助诊断,因其简单、方便、快速、经济、敏感性较高,具有很大的实用价值。随着溶组织内阿米巴无菌培养的成功,为血清学诊断提供了优质的抗原,从而加速了该项诊断技术的应用和推广。目前常用的方法有 ELISA、IFA、IHA 和对流免疫电泳。ELISA 是最常用的方法之一,特异性抗体的检出率在 90% 以上,肝脓肿患者的检出率更高,并呈现高滴度;提示特异性抗体滴度高者应首先考虑本病,尤其是急性期患者。IFA、IHA 和对流免疫电泳对阿米巴患者特异性抗体的检出率也很高,相比较而言,前者对阿米巴肝脓肿诊断的敏感性较高。上述的免疫学方法均存在一个问题,那就是不能区别现症患者和既往感染者,因为患者在治疗后,特异性抗体可维持数年至 10 年之久;即使在发达国家,也不能单靠一种血清学检测方法而对阿米巴病做出最后的诊断。

(三)核酸诊断

PCR 结合特异性引物对患者排泄物、脓肿穿刺物、活体组织等提取的 DNA 进行扩增反应,再对扩增产物进行电泳分析,以鉴别溶组织内阿米巴和其他阿米巴原虫,该技术还可用于虫株的鉴定、分析粪便中的抗原与分子流行病学调查等领域。

(四)影像诊断

除了结肠镜可用于肠阿米巴病的诊断,超声波、X 线、CT 等影像技术也可用于肠外阿米巴病的诊断。一般肺阿米巴脓肿以 X 线、CT 检测,肝阿米巴病行超声波检测,阿米巴脑脓肿以 CT 检测为主。X 线检查阿米巴肝脓肿时,呈现肝大,右膈抬高,膈面模糊,肋膈角不清或变浅,右肺下部可见盘状肺不张,肝脓肿如穿入胸部,胸部正侧位可见右下肺大片密实阴影,与膈面紧密相连,阿米巴心包炎时,心影扩大,失去正常转廓,呈烧瓶状。超声波检测阿米巴肝脓肿形成期时,呈现无回声液性暗区,多为圆形、椭圆形,边缘不清楚,后壁回声及脓肿深部肝组织回声增强,大脓腔呈典型的无回声,透声性好。CT 检测阿米巴肝脓肿时,呈现为均匀的密度减低区(吸收值 0～25 Hu),边界稍模糊,脓肿周围为环状的密度增高影。超声波和 CT 对肺脓肿、脓胸脑脓肿、心包炎等不仅有相当的诊断价值,而且能通过检查确定脓肿的大小、数目和位置,对选择穿刺部位方向和估计穿刺深度及评价治疗效果很有意义,如在超声波的监控下行脓肿的穿刺、减压,与治疗同步进行。

总之,作为辅助诊断的影像技术必须结合病原学检测,方可对阿米巴病做出准确的诊断。

(五)鉴别诊断

1. 溶组织内阿米巴与其他肠道内非致病性阿米巴的形态学鉴别　溶组织内阿米巴与其他肠道内非致病性阿米巴的形态学鉴别见表 3-16-2。

表 3-16-2　肠道内寄生阿米巴原虫的形态特征

特征		溶组织内阿米巴	迪斯帕内阿米巴	结肠内阿米巴	哈氏内阿米巴	微小内蜒阿米巴	布氏嗜碘阿米巴
未染色滋养体	大小	15～60 μm	15～60 μm	15～50 μm	15～60 μm	8～10 μm	8～20 μm
	运动	非常活泼	活泼	迟缓	活泼	迟缓	较活泼
	细胞外质	丰富	丰富	少	丰富	少	少
	伪足	指状,清晰	指状,清晰	形钝,颗粒状	指状,清晰	形钝,颗粒状	形钝
	食物泡的红细胞	可见被消化细菌等	无红细胞细菌等	有食物颗粒	无红细胞	有食物颗粒	细菌等
	细胞核	一般不可见	一般不可见	折光环状	一般不可见	一般不可见	一般不可见
包囊	大小	10～12 μm	10～12 μm	10～30 μm	8～10 μm	5～14 μm	5～18 μm
	形状	球形	球形	球形	球形	卵圆形	不规则
	囊壁	薄	薄	厚	薄	薄	薄
	糖原块	偶尔出现	偶尔出现	弥散状	偶尔出现	无	显著,泡状
	拟染色体	偶尔出现	偶尔出现	通常无	偶尔出现	无	无
	核的数目	1～4	1～4	1～8	1～4	4	1
染色滋养体	细胞质	黑色(包括红细胞)	—	浅蓝灰和黑色	—	浅蓝灰和黑色	浅蓝灰和黑色
	细胞膜	清晰	清晰	厚	清晰	薄	厚
	核膜上的染色质颗粒	清晰,颗粒状	清晰,颗粒状	粗糙	清晰,颗粒状	无	偶尔为颗粒状
	核仁	小,中心位	小,中心位	粗糙,一般偏心位	小,中心位	大,不规则	大,偏心位
	糖原块(碘染)	弥散性,成熟包囊中无	弥散性,成熟包囊中无	聚集成快,成熟包囊中无	可有,可无	如果有为弥散性	大,显著的团块状

2. 肠阿米巴病与肠道其他疾病的鉴别

1）阿米巴痢疾与细菌性痢疾的鉴别　阿米巴痢疾与细菌性痢疾的鉴别见表 3-16-3。

2）肠阿米巴病与非特异性溃疡性结肠炎的鉴别　非特异性溃疡性结肠炎好发于 20 ～ 40 岁的成年人，有慢性痢疾样症状。肠黏膜杯状细胞减少，广泛充血、水肿、出血、糜烂和众多的散发溃疡，几乎见不到正常黏膜。钡灌肠呈正常袋状结构消失，整个大肠缩短，形如光滑管子状。病原学检查阿米巴阴性，血清阿米巴抗体阴性，抗菌及抗阿米巴治疗均无效。

3）暴发型阿米巴痢疾与急性坏死性出血性肠炎的鉴别　急性坏死性出血性肠炎好发于儿童，有呕吐和明显的腹膜刺激征，少有里急后重，发热明显；急性腹泻，为血水样恶臭的大便。阿米巴病原学、血清学及核酸检测阴性。

4）慢性阿米巴痢疾合并肠狭窄、肉芽肿或有阿米巴瘤与结肠癌的鉴别　结肠癌肛门直肠指诊阳性；乙状结肠镜或纤维结肠镜检查、活组织检查可见癌变组织，血清抗体、核酸检测及诊断性治疗有助于鉴别。

表 3-16-3　阿米巴痢疾与细菌性痢疾的鉴别

鉴别要点		阿米巴痢疾	细菌性痢疾
临床症状与体征	发热	低热或无热	高热为主
	腹痛和腹泻	腹痛轻微，腹泻次数较少	腹痛明显，腹泻次数较多
	腹部触痛	右下腹明显	左下腹明显
	里急后重	较轻	较重
病原学检测	粪检 显微镜检查	黏液血便，呈红色或果酱样；红细胞（+），偶见白细胞；可见活动的滋养体	量少，脓血便；白细胞（+），偶见红细胞；滋养体（-）；痢疾杆菌（+）
	粪检 乙状镜检查	肠壁组织呈烧瓶样溃疡；慢性期呈现肠黏膜增厚、息肉样改变、偶见阿米巴瘤	肠黏膜弥漫性充血、水肿，散在性出血或浅表性溃疡；慢性期肠黏膜增厚、息肉、狭窄等
免疫学检测		抗阿米巴抗体阳性	抗阿米巴抗体阴性
核酸检测		阿米巴基因阳性	阿米巴基因阴性

3. 阿米巴肝脓肿与化脓性肝脓肿的鉴别

阿米巴肝脓肿与化脓性肝脓肿的鉴别见表 3-16-4。

表 3-16-4　阿米巴肝脓肿与化脓性肝脓肿的鉴别

鉴别要点		阿米巴肝脓肿	细菌性肝脓肿
病史		有腹泻史或无；起病多缓慢	近期有胆道感染、败血症、阑尾炎等病史；起病较急骤
临床症状与体征	寒战高热	较少见（但发热现象常见）	多见
	肝脏触诊	明显隆起较多	明显隆起较少

续表

鉴别要点	阿米巴肝脓肿	细菌性肝脓肿
诊断性穿刺	脓液呈巧克力色,可发现阿米巴滋养体	脓液黄白色,细菌培养阳性
血清学检测	非常高滴度抗阿米巴抗体	抗阿米巴抗体阴性
核酸检测	阿米巴基因阳性	阿米巴基因阴性
药物治疗	抗阿米巴有效	抗生素有效

4. 阿米巴肝脓肿与胆道或腹部其他疾病的鉴别

如胆囊炎、胆道感染、胆囊穿孔等急腹症,腹腔脓肿等,其他如偶尔肾周围脓肿、阑尾脓肿、腹壁脓肿、横结肠癌等也因腹块和压痛而易与本病混淆,一般不难鉴别,主要通过病史、病原学诊断和血清学诊断进行鉴别。值得一提的是,血清学试验中呈现非常高滴度的抗阿米巴抗体是阿米巴肝脓肿的特征之一。

5. 胸、肺阿米巴病与胸部疾病的鉴别

如与胸膜炎、脓胸、肺炎,甚至肺结核和肺癌的鉴别。前者绝大多数继发于阿米巴肝脓肿,有比较特殊的阿米巴病发病特点,再通过病原学、血清学及影像学诊断一般不难鉴别。

七、防控措施

(1)保护水源,避免污染,切断阿米巴病传播的主要环节。

(2)管理粪便,对垃圾和粪便进行无害化处理,消灭粪便中的包囊,防止粪便污染水源及食物。

(3)提倡良好的卫生习惯,注意饮食卫生、个人卫生,防止病从口入。

(4)整治卫生环境,加强饮食服务行业卫生管理;消灭苍蝇、蟑螂等机械性传播媒介。

第十七章　人芽囊原虫病

人芽囊原虫病是由人芽囊原虫(*Blastocystis hominis, B.h*)引起的一种肠道原虫病。该虫广泛寄生于人和其他灵长类动物,以及犬、猪、猫、小鼠、大鼠、家兔、豚鼠、蛙、蛇、蚯蚓和家禽等,主要寄生在回盲部,引起胃肠功能紊乱,可出现严重的肠炎腹泻症状,近年来逐渐被人们认识。人芽囊原虫长期以来一直被误认为是一种无害的人肠道酵母菌。国内 1988 年将"人酵母菌"改为现译名"人芽囊原虫",1990 年在广州儿童医院首次发现人芽囊原虫病病例。

一、病原学

(一)分类

人芽囊原虫的分类学地位目前尚未最后确定。人芽囊原虫最早在 1911 年由 Alexieff 第一个描述,并命名为"*Blastocystis entercola*",被误认为无害的酵母菌。Brumpt(1912)更名为"*Blastocystis hominis*",仍将其归入酵母菌,此名一直沿用至今。1967 年 Zierdt 等根据形态学和生理学标准描述了它的原生动物性质,并认为它是一种寄生于人和灵长类动物肠道内的致病原虫。但学界对 Zierdt 将其归入原生动物亚界肉足鞭毛门的肉足亚门内存有争议。江静波(1993)认为人芽囊原虫阿米巴型不完全包含人芽囊原虫的所有特征,且缺乏顶端复合器,应在肉鞭毛门下立一新亚门,即芽囊原虫亚门(Blastocysta)芽囊原虫纲(Blastocystea)芽囊原虫目(Blastocystida)芽囊原虫科(Blastocystidae)芽囊原虫属(*Blastocystis*)。根据 Cavalier-Smith(1998)重新修订的生物六界分类法,芽囊原虫作为一种藻物归属在蛙片虫亚门(Opalinata)下新创建的芽囊原虫纲(Blastocystea)。

(二)形态与生活史

1. 形态　一般认为,*B.h* 有 4 种基本类型:空泡型、颗粒型、阿米巴型(或称变形型)和复分裂型。空泡型的虫体显示出中央有一染色较深而清楚的区域,核呈月牙状或块状,位于边缘(图 3-17-1),核数 1～4 个不等;颗粒型的虫体充满颗粒状物质(图 3-17-2),颗粒分为代谢颗粒、脂肪颗粒和繁殖颗粒 3 种;阿米巴型虫体形似溶组织内阿米巴(图 3-17-3),形态多变,体内有许多明显的小颗粒物质,伪足伸缩过程中虫体并不移动;复分裂型虫体内含多核,核与核之间胞质相连,将泡状结构分隔成多个小"泡状结构"(图 3-17-4)。一个虫体分裂成 3 个、4 个或更多。近年有的研究尚提到包囊型(图 3-17-

5），包囊型虫体内含较多的 RNA 样物质,可能与蛋白合成功能增强有关。Moe 在研究中指出,包囊型虫体较能抵御外界不良环境,有利于 *B.h* 的生存和传播。

人芽囊原虫虫体大小变化较大,多数虫体大小为 6～15 μm。在多变的形态中,以空泡型最多见,占 84%,颗粒型占 12.8%,变形型仅占 3.1%。虫体内有一个质膜包囊的中心体(又称为空泡,为生殖细胞器),占据着很大的容量,周围是细胞质和细胞外膜所形成的环带区,含有细胞核和其他细胞器。

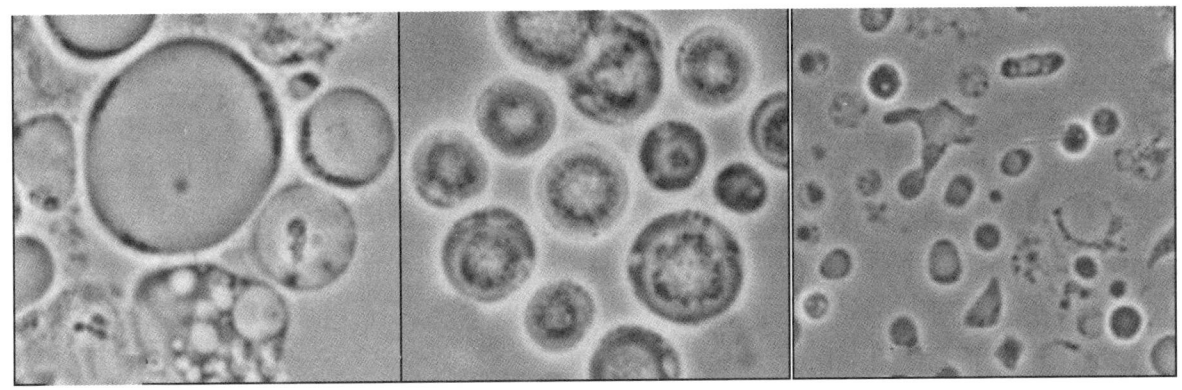

图 3-17-1　空泡型人芽囊原虫　　图 3-17-2　颗粒型人芽囊原虫　　图 3-17-3　阿米巴型人芽囊原虫

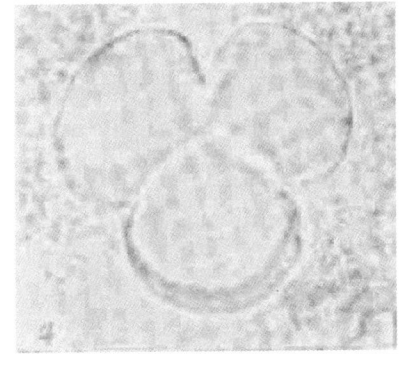
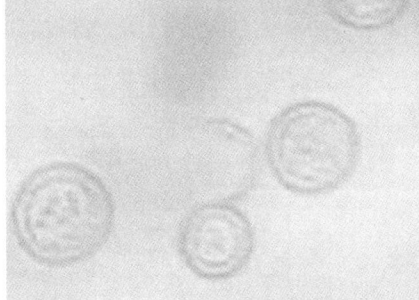
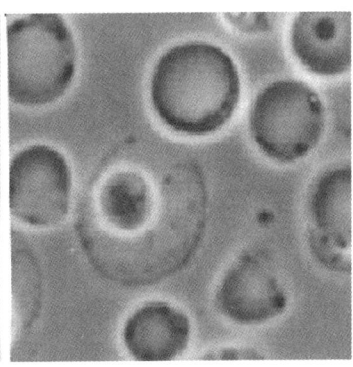

图 3-17-4　复分裂型人芽囊原虫　　　　　图 3-17-5　*B.h* 包囊形人芽囊原虫

2.**繁殖方式**　有学者在对粪便标本、培养物及动物模型肠道内容物的观察中发现 *B.h* 共有 3 种繁殖方式。

1)二分裂增殖　可见哑铃形分裂的虫体,在母细胞中间出现凹陷,细胞两端膨出,两子细胞已具雏形,由细胞质相连,已完成或正在完成核物质的重新分配。可见一个大的中央空泡先分裂为两个(两空泡间可见一层膜),横跨两空泡的胞质区尚未分开。

2)内二芽增殖　可见母细胞表面长出一个指状(枝杈状)芽体,细胞膜连续完整,细胞质相连,母细胞与芽体大小差异显著,其内均见核物质。

3)裂体增殖　可见母细胞呈圆形(近圆形),大小为空泡型、颗粒型虫体的 4～5 倍,其内可见多个呈泡状结构的子细胞,每个子细胞上都有多个核,核之间胞质相连,有的小泡状结构内含有更小的泡状结构。

3.**生活史**　*B.h* 的生活史有两个形态期,即滋养体期和包囊期。包囊通过污染的水和食物实现宿主转换和完成生活史。

空泡型虫体常以二分裂繁殖(体外培养偶见内二分裂和复分裂),但也可由中心体形成颗粒(颗粒型虫体),然后发育成10~70个子代空泡型虫体,自母体逸出或释出,因而在其试管培养物的底层往往能见到成堆的大小一致的小空泡型虫体。由于这种不同批之间的子代空泡型虫体生长发育的不同步性和数量上的不确定性,使得所见到的虫体大小相差悬殊,而且无法用简单公式来计算它的生长曲线。颗粒型除含颗粒外,其余细胞结构与空泡型相似。颗粒型虫体有时所含颗粒并非生殖颗粒,而是代谢颗粒,如髓磷脂内含物、小囊泡、晶状体蛋白颗粒或脂粒。

包囊型虫体也来源于空泡型,当长期培养的虫体中存在其他型时也偶见成囊。粪便包囊呈圆球形至卵圆形,在电镜下的直径为3~5 μm,具有外层纤维膜的为4~6 μm;国内光镜下测得的大小为3.87~7.74 μm。囊壁厚,分三层。内壁相对较薄,致密而恒定,包绕虫体。外膜较厚,易变化。在内壁与外膜之间为无色透明的中间层,甚厚。包囊虫体内含1~4个核,含4个核的可能为成熟包囊。

包囊在脱囊时形成4个子代空泡型虫体。粪便包囊对外界抵抗力颇强,在自来水或蒸馏水中置室温下可存活19 d(其他型虫体在水中迅速溶解);在干燥环境中存活3 d,故包囊型虫体为人芽囊原虫的传播阶段。

人芽囊原虫主要寄生于宿主的回盲部,以肠腔内容物为营养来源,各型虫体均可随粪便排出,空泡型虫体在粪便内可以继续形成包囊。包囊可通过粪–口途径,通过污染的水和食物实现宿主转换和完成生活史(图3-17-6)。

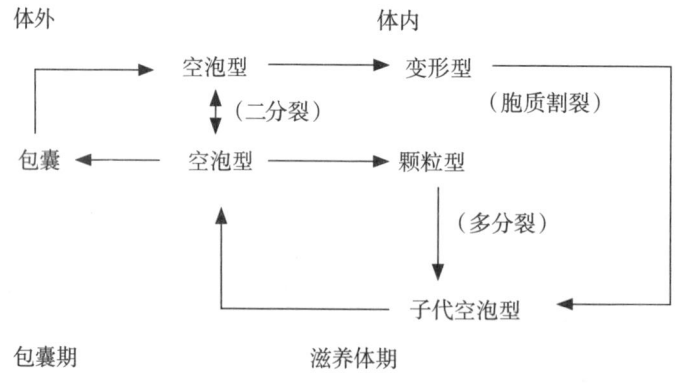

图3-17-6　*B.h* 生活史示意图

二、流行病学

人芽囊原虫呈世界性分布,各地感染率差异很大。我国各省(自治区、直辖市)的人群感染率在0.1%~8.0%。但在腹泻患者中的检出率较高,曾经广州市为15.9%,甚至高达49.1%;福州地区婴幼儿腹泻患者中为8.5%。人芽囊原虫病一般呈散在发病,但也有暴发流行。其流行与三个基本环节有关。

(一)传染源

凡粪便中排出人芽囊原虫的患者、带虫者或保虫宿主都可成为传染源。猴类中有致死性人芽囊原虫感染,曾有动物园职工与无尾猿同时感染人芽囊原虫的报道,因此感染人芽囊原虫的猴类动物也可能是本病的传染源。至于寄生于其他动物如猫、犬、牛、猪等的芽囊原虫(*Blastocystis sp.*)能否感染人尚无病例报道。

（二）传播途径

B.h 是以粪 – 口途径为主要传播方式的肠道寄生虫病。该病的发生与性别和居住地点无关，而与个人的生活习惯有关，误食人芽囊原虫污染的食物或饮水，易致人芽囊原虫感染。吴国宏等（2000）曾报道一起因自来水受污染而引起的人芽囊原虫病暴发流行，一个小镇 8 d 内发病 1 122 人。有报道在 52 例患者中发现与猪和禽类密切接触者约半数以上（57.6% ～ 75.0%），故认为应考虑接触感染所致。其次是蝇类和蟑螂也可以携带本虫，起到一定的传播作用。

（三）人群易感性

B.h 致病力弱，其发病常与机体免疫力和抵抗力下降有关，机体保护性免疫功能增强，可使人感染 *B.h* 后表现为一定的自限性临床过程。*B.h* 呈世界性分布，但研究报道主要来自欧洲、北美洲和亚洲，还有澳大利亚。多数报告表明，男女发病率无明显差异，部分患者有旅游史、动物接触史。乡村发病率高于城镇。本病在国外好发于 30 ～ 39 岁的成年人，但国内报道以婴幼儿发病率为高。

三、病理学

（一）发病机制

一般认为人芽囊原虫致病力弱，发病常与机体免疫力和虫数有关。人芽囊原虫对宿主的损害主要有 3 个方面：掠夺营养、机械性损伤、毒性与免疫病理作用。对人芽囊原虫感染者的内窥镜和活组织检查发现，人芽囊原虫虽引起肠黏膜水肿和发炎，但并不破坏结肠黏膜的完整性，提示人芽囊原虫对肠黏膜的机械性损伤作用较弱。实验显示，经口接种粪包囊的青年小鼠（8 周龄以上），2 d 后能查见虫体，约 2 周后感染自然被清除；而接种的幼龄小鼠则出现体重减轻和嗜睡，尸解时发现其盲肠和结肠扩张，组织学检查有强烈的炎症细胞浸润，黏膜固有层水肿和黏膜溃疡。Martin（1991）研究表明，患者肠道中大肠埃希菌过度增殖，念珠菌增多，而乳酸杆菌数量却减少，粪便 pH 值升高。这些情况可能有利于人芽囊原虫的大量繁殖和侵入肠黏膜。

（二）病理变化

B.h 主要寄生于人体的回盲部，其致病机制尚不明确，可能是当人体感染人芽囊原虫而肠道内环境适宜时即行繁殖，虫体寄生的屏障作用和肠上皮细胞受损，导致消化吸收障碍及肠功能紊乱，形成肠蠕动亢进与抑制失调的恶性循环的结果。多数病例病理变化不明显，仅少数病例出现肠黏膜充血。有研究表明，*B.h* 致病的轻重与感染数量有关，同时肠黏膜的破坏是引起临床症状的主要原因。国内有关 *B.h* 感染的病理学改变的研究报道显示，*B.h* 主要引起回肠末端以及盲肠充血、水肿、胀气，颗粒型和空泡型虫体也可寄生于微绒毛边缘或侵入上皮细胞内。

四、临床学

（一）临床表现

人芽囊原虫感染者临床表现各异，从无症状到出现不同程度的消化道症状。从 40 例有症状患者的病历资料统计，患者均有腹泻症状（其中 3 例伴里急后重）。腹泻次数一般为每天 5 ～ 10 次，但也有少至 3 ～ 4 次和多至 15 ～ 16 次者。腹泻水样便 19 例，糊状便 11 例，黏液血便 10 例，常伴有发热（31 例）、腹痛（28 例）和恶心呕吐（11 例）等症状。王善观察 31 例人芽囊原虫病患者，以腹泻（100%）、腹胀（54.8%）、发热（32.2%）多见，成人患者在腹泻与便秘交替之间腹胀更为明显。病程多为 1 ～ 2 周，也有持续数月甚至一年以上者。间歇时间为数天或数月。慢性迁延性病程多于急性病程，免疫功能正常的患者多数为自限性。患者病情常与感染度有关，粪检每个高倍视野在 5 个以上者出现症状，10 个以上者症状较重。感染者免疫功能正常时多可自愈；免疫功能低下时，如感染白血病、HIV 者症状较重，且多迁延。

（二）临床诊断

人芽囊原虫感染者临床表现各异，不具有特征性，诊断最好结合实验室检查结果。

（三）临床治疗

B.h 致病力弱，发病常与机体免疫力和抵抗力下降有关，机体保护性免疫功能增强，可使患者感染人芽囊原虫后表现为一定的自限性临床过程。

对有持续症状，大便多次检出芽囊原虫而又无其他明确病原体存在的患者，应给予药物治疗。目前常用于病原学治疗的药物有：①甲硝唑（灭滴灵）。成人常用剂量为 0.4 ～ 0.6 g，每天三次顿服，7 ～ 10 d 为 1 个疗程，有效率可达 93.5%，但易复发。动物试验显示本药有致畸作用，孕妇和哺乳期妇女应慎用。②三甲氧苄氨嘧啶 – 磺胺甲基异噁唑（TMP–SMZ，即复方新诺明）。成人常用量为 TMP 320 mg/d，SMZ 1 600 mg/d，7 d 为 1 个疗程，有效率为 93.3% ～ 94.7%。但对磺胺类过敏者及孕妇禁用。③白头翁汤。每天一剂，水煎分 3 次服，10 d 为 1 个疗程；同时可用白头翁汤灌肠，7 ～ 10 d 为 1 个疗程。

五、实验室诊断

（一）病原学诊断

一般取患者粪便镜检找虫体，最简便的方法有 3 种。

1. 生理盐水直接涂片　常见占多数的空泡型虫体，呈圆球形，闪亮不透明；虫体大小不一，容易与阿米巴包囊相混淆。变形型虫体形状不规则，易与阿米巴滋养体相混淆。但其特殊的二分裂状态虫体可以作为判定人芽囊原虫的依据。

2. 2% 碘液染色涂片　虫体内中心体棕褐色；细胞质淡棕褐色，呈环状或月牙状，围绕于中心体，极易辨认。

3. 试管培养　当涂片中虫体形似人芽囊原虫，但碘染不着色；或涂片中仅见疑似包囊时，须取粪便接种于洛氏液 – 营养琼脂斜面双相培养基或洛氏液 – 鸡蛋斜面双相培养基内，37 ℃厌氧孵育 48 h 即可见到本虫的旺盛生长。

鉴别诊断需排除其他寄生虫、细菌、病毒感染所引起的胃肠功能紊乱。

（二）免疫学检查

可采用 ELISA 试验、直接或间接免疫荧光抗体试验、免疫扩散试验等检测抗原或抗体协助诊断。

（三）内窥镜检查

目前虽有用结肠镜、直肠镜等内窥镜检查 *B.h* 感染者，但均未发现明显肠道病变。

六、防控措施

（一）治疗

见本病"临床学"。

（二）预防

尽量结合其他粪－口途径传播的寄生虫病进行综合防治。

（1）查治患者和带虫者，特别要发现和治疗从事饮食行业的感染者，以控制传染源。

（2）保护水源，确保安全供水。对城镇供水系统要严防与下水道交叉和防渗漏情况。

（3）搞好粪便、垃圾和污水的无害化处理，防止蝇类和蟑螂孳生。

（4）注意个人卫生和饮食卫生。饭前便后要洗手，生吃蔬菜、水果要洗净或削皮，对熟食要防蝇、防蟑螂，严把病从口入关。

第十八章 内脏利什曼病

内脏利什曼病（Visceral leishmaniasis）是由杜氏利什曼原虫引起的人兽共患慢性传染病。病原体主要有杜氏利什曼原虫（*Leishmania donovani*）、婴儿利什曼原虫（*Leishmania infantum*）和恰氏利什曼原虫（*Leishmania chagasi*），仅用形态学和血清学方法无法鉴别这3种利什曼原虫，但其生物化学、临床表现、药物治疗效果和流行病学等特点却不同。本病主要分布在亚洲、欧洲、非洲和南美洲，除南美洲由罗蛉（*Lutzomyia*）传播外，其他各洲传播媒介均是白蛉（*Phlebotomus*）。保虫宿主包括多种哺乳动物，如犬、猫、狐、豺、沙鼠、仓鼠、松鼠和猴。

在我国主要流行杜氏利什曼原虫和婴儿利什曼原虫。1903年Leishman和Donovan医师在患者脾脏中发现杜氏利什曼原虫，Ross为纪念他们，将其命名为"*Leishmania donovani*"。1908年Nicolle发现某些哺乳动物（特别是犬）也可感染，1942年Swaminath及其合作者用志愿者实验证实其传播媒介为白蛉。

长期以来人们忽视了内脏利什曼病对人类的危害，1993年以来调查发现本病的实际情况比以往估计的严重，而发病率有上升的趋势。许多国家的城镇化、森林砍伐、荒漠开发、兴修水利、战乱和人类免疫缺陷病毒（HIV）感染加剧了内脏利什曼病的蔓延。内脏利什曼病如得不到及时治疗，大多数患者在病后1～2年内因并发其他疾病而死亡。因此该病仍是严重危害人民健康的寄生虫病之一。

一、病原学

利什曼原虫为异种寄生，生活史有两个阶段（均为无性阶段），分别寄生于各自的宿主。无鞭毛体为细胞内寄生阶段，寄生在人体和保虫宿主巨噬细胞内，虫体呈圆形或椭圆形，大小为$3\mu m \times 23\mu m$，姬氏或瑞特染色标本中细胞膜纤细，细胞核较大，常位于虫体一侧；动基体细小杆状，位于虫体中部；核和动基体均呈紫红色，有些虫体可见根丝体，为残留的鞭毛；无外鞭毛。在透射电镜下可见鞭毛袋、动基体（一种特化的线粒体结构，内含核外DNA，形成链环状物）、线粒体、内质网、高尔基复合体和膜下微管等结构。

前鞭毛体形态略有差异，主要两种类型：①短前鞭毛体短粗，呈梨形，动基体位于核的侧面。②后循环前鞭毛体细长，$(10 \sim 15)\mu m \times (1.5 \sim 3.5)\mu m$。一根鞭毛从基体发出，向前伸出，游离体外，与虫体等长；细胞核位于虫体中央；动基体位于虫体前端，近鞭毛基部。活前鞭毛体鞭毛不停地摆动，运动活泼。

传播媒介（白蛉、罗蛉）叮咬患者和受染哺乳动物，无鞭毛体在白蛉中肠 24 h 后转变为前鞭毛体，并吸附在中肠上皮细胞表面，行纵二分裂繁殖，当前鞭毛体发育为后循环前鞭毛体时从肠壁脱落，向前移行，阻塞胃和咽，白蛉再次叮咬人体，前鞭毛体被注入人体。

在白蛉叮咬部位扩张因子（致宿主毛细血管扩张 48 h）和唾液免疫抑制因子（抑制免疫系统杀伤入侵的原虫）的作用下，前鞭毛体进入人体，并存活。

侵入人体的前鞭毛体停留在宿主细胞外环境，并激活补体致中性粒细胞及巨噬细胞聚集，多数前鞭毛体被中性粒细胞吞噬破坏。部分虫体表面 Gp63 蛋白和酯磷聚糖（LPG）两种因子通过与补体系统成分和巨噬细胞表面分子的相互作用，介导巨噬细胞摄入前鞭毛体，前鞭毛体在巨噬细胞纳虫空泡内转变为无鞭毛体，无鞭毛体产生抗溶酶体物质，如过氧化氢酶、超氧化物歧化酶和谷胱甘肽氧化酶，此虫体通过调节内部 pH 值，其表面抗酸性水解酶可保护虫体在巨噬细胞内生存、二分裂增殖。最初原虫在叮咬部位发育、繁殖，胀破巨噬细胞，释放出的无鞭毛体侵犯其他巨噬细胞，几天后可被携带到身体其他部位，以脾、肝和骨髓感染最重。有些无鞭毛体可感染血液循环系统和皮肤浅层中的巨噬细胞。

二、流行病学

内脏利什曼病主要分布在印度和孟加拉国等 47 个国家（包括我国），约有 2 亿人口生活在疫区。

内脏利什曼病最常见的病原体有杜氏利什曼原虫、婴儿利什曼原虫和恰氏利什曼原虫，偶然从典型的内脏利什曼病患者中分离出其他利什曼原虫，如拉丁美洲的亚马孙利什曼原虫或中东、非洲的热带利什曼原虫。

本病的传播依靠适宜的保虫宿主、媒介和敏感宿主。罗蛉和白蛉分别是美洲和世界其他地区的传播媒介，偶然可致先天性内脏利什曼病，也可经输血和实验室意外针刺损伤感染，但罕见。

各地内脏利什曼病的流行特征不尽相同。

在东印度和孟加拉国，内脏利什曼原虫病病原体为杜氏利什曼原虫，儿童和青年最常感染，无动物保虫宿主，由银足白蛉（*Phlebotomus argentipes*）和其他嗜人白蛉传播。而在东非，常在相同人群散发，其保虫宿主可能有鼠类/啮齿类动物和其他小型食肉动物。

在地中海沿岸和中东，内脏利什曼病散布，大鼠（如黑鼠）和犬分别是杜氏利什曼原虫和婴儿利什曼原虫的保虫宿主。在儿童和免疫缺陷患者（包括艾滋病和器官移植患者）中偶然散发。

在拉丁美洲，内脏利什曼病病原体为恰氏利什曼原虫。在农村散发，儿童最常见。长须罗蛉（*Lutzomyia longipalis*）是主要传播媒介。家犬和野狐为主要保虫宿主。

在我国北部和亚洲中部内脏利什曼病流行区，保虫宿主为犬属动物。1958 年我国大部分流行区基本消灭内脏利什曼病，21 世纪我国每年新发病例在 100 例左右。

在我国内脏利什曼病流行可分为 3 种类型。

1. 人源型 主要分布在苏北、皖北、鲁南、豫东、冀南、鄂北、陕西关中和新疆喀什等平原地区。病原体为杜氏利什曼原虫，主要以人—白蛉—人方式在人群中传播，患者以少年和青壮年为主。无保虫宿主，传播媒介为家栖中华白蛉（*Phlebotomus chinensis*），在新疆喀什地区为近家栖长管白蛉（*Phlebotomus longiductus*）。目前在新疆喀什地区仍有内脏利什曼病流行，其他地区已得到有效控制。

2. 人犬共患型　主要分布在西北、华北和东北山区、丘陵地区,包括青海东部、甘肃部分地区、宁夏南部、四川北部、陕西北部、河北东北部、辽宁中南部和北京市等地区。病原体是婴儿利什曼原虫,主要以犬—白蛉—犬方式在犬之间传播。病犬为人内脏利什曼病的传染源。北京市密云区从貂的内脏分离出婴儿利什曼原虫,因此貂可能是冀北地区内脏利什曼病的野生动物宿主。患者以 10 岁以下儿童为主,其中婴儿发病率高。传播媒介为野栖或近野栖中华白蛉。有些地区该型内脏利什曼病已得到控制,但在陕北、冀中东、四川北部等地仍不断出现新感染病例。

3. 野生动物型　主要分布在新疆和内蒙古阿拉善盟的荒漠地区。病原体为婴儿利什曼原虫。患者以 2 岁以内婴儿和 10 岁以下儿童为主,病例散发。传播媒介为野栖亚历山大白蛉(*P. alexandri*)和吴氏白蛉(*P. wui*)。此型的传染源很可能来自某些野生动物,但至今尚未查明。

三、病理学

杜氏利什曼原虫无鞭毛体寄生在单核巨噬细胞内,引起内脏利什曼病。前鞭毛体被注入人体后在单核巨噬细胞内转变为无鞭毛体,在白蛉叮咬部位形成由充满无鞭毛体的组织细胞组成的肉芽肿,无鞭毛体相继扩散到局部淋巴结和全身各处,刺激肉芽肿细胞介导的免疫反应。

在骨髓、淋巴结、皮肤和其他器官可发现感染的单核巨噬细胞,但在脾、肝、骨髓和淋巴结的巨噬细胞中最易繁殖,由于虫数大量增加,胀破巨噬细胞,散在的无鞭毛体侵入其他巨噬细胞,如此反复,引起巨噬细胞大量破坏和极度增生,导致脾、肝和淋巴结明显肿大,其中以脾肿大最常见,除细胞增生外,窦状隙淤血也是脾肿大的原因之一。急性期脾软,表面光滑,无痛感,慢性期由于纤维组织增生而变硬。由于无鞭毛体寄生的肝巨噬细胞(库普弗细胞)增生、增大及淋巴细胞和浆细胞浸润导致肝肿大,肝软,其边缘一般锐利,表面光滑。病变早期不影响肝功能,转氨酶和胆红素偶尔升高,治愈后肝、脾可恢复原大小。

由于脾肿大、脾功能亢进、骨髓造血功能降低和免疫溶血,引起全血贫血,红细胞、白细胞和血小板均减少。

内脏利什曼患者几乎都有贫血症状,这可能由于多种因子(溶血、骨髓中感染的巨噬细胞增生影响造血功能、出血、红细胞在脾中隐居,血液稀释和肿瘤坏死因子)的联合作用。免疫溶血主要原因为红细胞可能黏附利什曼原虫抗原,杜氏利什曼原虫的代谢产物中有 1～2 种抗原与红细胞相同,机体产生的抗此原虫抗体可能直接与红细胞膜结合,激活补体,导致溶血。

血细胞减少易继发细菌、病毒和其他病原体感染,皮肤、呼吸道、中耳继发性细菌感染在重度内脏利什曼患者常见,可因细菌性肺炎、败血症、结核病、腹泻、麻疹,或因营养不良、严重贫血和出血(血小板减少可引起齿龈、唇、鼻和肠等多处黏膜异常出血)死亡。

高丙种球蛋白血症、循环免疫复合物和类风湿因子在大部分内脏利什曼患者血清中存在。

免疫复合物沉着在肾小球血管内皮下和肾小球膜,从免疫复合物中,鉴定出 IgA、IgG、IgM、补体和纤维蛋白原。内脏利什曼病引起肾炎为间质性肾炎和增生性肾炎,肾衰罕见。

患者血清中蛋白总量减少,主要是清蛋白减少所致。但球蛋白增高至 90 g/L,清蛋白与球蛋白比例倒置。血清蛋白减少可能与肝受损合成减少和肾受损清蛋白从尿中排出有关。浆细胞大量增生致球蛋白增加。

免疫缺陷病毒(HIV)感染者可机会感染杜氏利什曼原虫。据估计,在地中海沿岸国家,成人内脏利什曼病例中 70% 与 HIV 感染有关,10% 的 HIV 感染者新获得或重新活化内脏利什曼病,随着 HIV 感染率的增加,混合感染的危险性必将引起人们的高度重视。人感染 HIV 后免疫状态受到严重抑制,一旦被感染利什曼原虫的白蛉叮咬，几乎都可发生严重的内脏利什曼病。亚临床型内脏利什曼病和隐性感染者合并 HIV 感染后均可使隐匿在机体内的利什曼原虫增殖，进而发展为典型的内脏利什曼病。由于利什曼原虫在机体内大量增殖，加速了 HIV 在人体内的复制，使患者的免疫状态更趋恶化而导致死亡。合并感染者的临床表现与单一利什曼原虫感染所致的内脏利什曼原虫相似，但混合感染者更为严重和复杂多变。根据对西欧地区患者的观察，一般具有发热（87% ～ 88%）、脾肿（74% ～ 78%）、肝肿（49% ～ 79%）和淋巴结肿大（50%），此外还有白细胞减少（79%）、贫血、体重减轻和胃肠道症状等。患者可因利什曼原虫的异位寄生出现其他症状，如寄生在肺组织引起剧烈咳嗽或胸腔积液。在实质器官（肾、心）移植接受者、免疫抑制剂治疗（肿瘤化疗、长期服用皮质激素类药物）和免疫功能低下者可机会感染内脏利什曼病。因此，世界卫生组织利什曼专家委员会认为内脏利什曼病是一种机会感染疾病。

在内脏利什曼病的免疫应答中，细胞免疫是主要的，对疾病的最终控制起决定作用，其基本过程包括抗原致敏的 T 淋巴细胞增殖、释放淋巴因子、激活巨噬细胞，通过氧化和非氧化机制杀伤无鞭毛体。

在内脏利什曼病患者血清中具有高滴度抗体，抗体的存在和重要性与疾病呈反比，即不具有抗无鞭毛体作用，为获得性免疫反应，试验均遭失败。

四、临床学

（一）临床表现

世界不同地区内脏利什曼病的临床症状极其相似，感染利什曼原虫可出现发热、体重下降、巨脾、贫血、白细胞减少、高丙种球蛋白血症等典型临床症状，但有的感染者无临床症状，呈自愈型感染。此型感染与症状明显的内脏利什曼病比例因地理分布和患者年龄不同而异。在巴西东北部，恰氏利什曼原虫两型感染比例为 13：2 ～ 18：1。尽管许多感染无临床症状，但发展到症状明显的内脏利什曼病或自愈之前都会有些轻微症状。

潜伏期一般为 3 ～ 8 个月，短则 10 d 以下，长者达 34 个月。内脏利什曼病潜伏期长短与患者免疫力、营养状态和感染虫数有关。

外来人群感染者常呈急性发作，在流行区内脏利什曼病症状为间歇热、脾肿大明显、腹部不适等，其他常见症状和体征有体重下降、腹泻、咳嗽、腹部膨隆（肝、脾肿大所致），一部位或多部位出血，以鼻和齿龈出血最常见，皮下瘀点和瘀斑可在四肢见到，有些病例出现牙周炎。晚期患者体弱、消瘦、皮肤干燥、毛发减少、面色苍白、精神萎靡，甚至出现恶病质。实验室检查红细胞和血红蛋白明显减少，红细胞数一般降至 4.0×10^{12} 个 /L（多为 2.0×10^{12} 个 /L ～ 3.0×10^{12} 个 /L），血红蛋白为 6 ～ 10 g/L，白细胞偶然低于 1×10^9 个 /L，血小板为 100×10^9 个 / L。由于贫血、丙种球蛋白和纤维蛋白原的增加，血沉速率加快。

热带内脏利什曼病病原体为热带利什曼原虫，主要症状有慢性低热、身体不适、疲劳，有的病例可出现腹泻和中等脾大，发展为典型的内脏利什曼病者罕见。

内脏利什曼病治疗后可出现皮肤利什曼病。在印度患者治疗后 2 年出现，并可持续 20 年；在非洲通常在患者治疗数月后或治疗结束时出现，仅持续数月；在我国主要分布在平原地区，患者在内脏利什曼病治愈后数年，或治疗不当 1 ～ 2 年出现。此病在我国少见，占治愈患者 10% 或以下。皮肤利什曼病与内脏利什曼病并存者占 58%，内脏病变消失多年后出现的病例占 32.7%，只有 7% 可能为隐型感染。皮肤利什曼病患者皮肤损伤多样,色素斑(我国患者无色素沉着)和小结节明显,多在面部和颈部,有时可侵犯口腔黏膜,在临床和病理上易与麻风混淆,嗜酸性粒细胞增多,结节中巨噬细胞充满无鞭毛体,此型患者可作为传染源,在内脏利什曼病流行中具有重要作用。

在我国内蒙古荒漠地区,成年人中流行淋巴型内脏利什曼病。既往无内脏利什曼病史,由于注入人体的利什曼原虫经淋巴管进入淋巴结,被其内的巨噬细胞吞噬而未扩散所致。主要临床表现为局部淋巴结肿大,以腹股沟和股部居多,位于皮肤表浅部位,大小不一(花生米或蚕豆般大小),无压痛和红肿,血象基本正常,嗜酸性粒细胞增多是本病的特征之一。

(二)临床诊断

1. 诊断　在流行区,长期发热、体重下降明显、体弱、肝脾肿大、贫血、白细胞减少和高丙种球蛋白血症者应高度怀疑内脏利什曼病,用病原学和(或)血清学检查确诊,症状不典型者(不发热、肝脾不大、并发 HIV 感染者)诊断困难。

2. 鉴别诊断　内脏利什曼病临床症状常不易与其他传染病区别。急性内脏利什曼病易与疟疾、伤寒、斑疹伤寒、急性恰加斯病、急性血吸虫病、粟粒性肺结核、阿米巴肝脓肿混淆。亚急性或慢性内脏利什曼病可与布鲁菌病、荚膜组织肥浆菌病、传染性单核细胞增多症、白血病和肝脾型血吸虫病混淆。慢性疟疾和内脏利什曼病后的皮肤利什曼病引起的脾大须与麻风、雅司病和梅毒鉴别。

(三)临床治疗

五价锑化合物已应用数十年,但药物抗性和治疗失败常见,免疫缺陷患者常无反应或复发,副作用常见。葡萄糖酸锑钠是治疗内脏利什曼病的特效药,初治病例用 6 d 疗法,成人总量为 120 ～ 150 mg/kg,儿童总量为 200 ～ 240 mg/kg,分 6 次,每日肌内或静脉注射 1 次。

两性霉素 B 比五价锑剂毒性小,对于免疫活性患者用 3.0 mg/(kg·d),在第 1、2、3、4、5、14、21 天每天注射一次,而免疫缺陷患者用 4.0 mg/(kg·d),在第 1、2、3、4、5、10、17、24、31、38 天每天注射一次。在 HIV 感染者常复发。两性霉素 B 脂类复合物治疗内脏利什曼病有效。

抗锑剂内脏利什曼病患者可用戊烷脒和羟脒治疗,重组 INF-γ 和五价锑联合应用可成功治疗仅用五价锑剂者或治疗后复发者,以及少数 AIDS 患者。

不幸的是临床上尚无治愈内脏利什曼病的严格标准,发热停止,体重增加,贫血、白细胞减少和血小板减少和肝脾肿大等症状消失,可作为治愈的参考指标。病原学以治疗后 1 年骨髓穿刺物体外培养阴性作为治愈标准。

五、实验室诊断

本病的确诊需要进行实验室诊断,包括用病原学、免疫学和分子生物学诊断方法。

(一)病原学检查

组织吸取物涂片,吉姆萨或瑞特染色,检查无鞭毛体,一般根据细胞学或组织病理学所见确诊。用免疫过氧化物酶染色鉴定感染组织中的无鞭毛体更敏感。

1. 穿刺检查　脾穿刺是最敏感的诊断方法,在许多地区常规使用,但有引起脾划破、出血、休克和死亡的危险,所以穿刺后应仔细检查,以免发生意外。脾穿刺物涂片或体外培养阳性率高达 98%。骨髓穿刺和淋巴结穿刺安全,但不够敏感,阳性率分别仅为 54% ～ 86% 和 46% ～ 87%。肝穿刺因有出血危险,很少使用。

2. 体外培养　因涂片中无鞭毛体小,数量少,又无明显运动,鉴别困难。用体外培养方法可提高阳性率。取脾、骨髓、淋巴结抽取物和合并 HIV 患者血液，用施奈德和 NNN 培养基，22～26 ℃培养数天，其内大量活动前鞭毛体容易识别。

3. 动物接种　将患者的穿刺物和活检材料接种到易感动物（仓鼠）腹腔内，1～2 个月后取脾、肝作病理切片或涂片（或印片），吉姆萨或瑞特染色、检查。

4. 活组织检查　用消毒针头刺破皮损（结节）处皮肤，或用手术刀刮取组织液涂片、染色，检查无鞭毛体。合并 HIV 感染者在支气管灌洗液、胸腔积液，口咽、胃或肠活检标本中鉴别无鞭毛体。

（二）免疫学检查

1. 抗体检测　具有临床诊断和流行病学调查价值。

内脏利什曼病患者抗利什曼原虫抗体水平高，酶联免疫吸附试验（ELISA）、间接荧光抗体试验（IFA）和直接凝集试验（DAT）均敏感，阳性率超 90%，但可出现假阳性，与麻风病、恰加斯病、疟疾、血吸虫病、弓形虫病和皮肤利什曼病有交叉反应。但合并 HIV 感染的患者常无抗体，即使有抗体，滴度也低。

ELISA 用杜氏利什曼原虫无鞭毛体 200 kD 纯化抗原和可溶性抗原检测内脏利什曼病和内脏利什曼病后皮肤利什曼病，阳性率分别为 96.6%、100% 和 100%、100%。也可用杜氏利什曼原虫前鞭毛体抗原。使用恰氏利什曼原虫重组抗原 rk39（类 Kinesin 抗原）进行 ELISA 检测，敏感性和特异性均高，治愈后抗体滴度下降，复发病例回升，可考核疗效。

DAT 可用于内脏利什曼病的早期诊断及流行病学调查，其检查率为 97.2%～100%。微量凝集板节约抗原，方法简便、快速、经济、安全，适宜现场应用。

2. 抗原检测　单克隆抗体 – 抗原斑点试验（McAb–AST）阳性率可为 94%～100%，敏感性和特异性高。内脏利什曼病治愈后血清循环抗原常随体内原虫消除而迅速消失，可用于考核疗效，还可用单克隆抗体 – 酶联免疫印渍技术（McAb–EITB）和双抗体夹心斑点酶联免疫吸附试验等方法检测抗原。

1）免疫印渍试验　患者血清能识别 14～110 kD 杜氏利什曼原虫抗原，其中 40 kd、55 kd、65 kd、70 kd、82 kD 区抗原带最多。83% 内脏利什曼病患者血清抗体能识别此 5 条抗原带中的 4 条。近 94% 内脏利什曼病患者血清抗体能识别 70 kD 抗原带，它属于热休克蛋白家族，70 kD 可能是一个较有前途的靶抗原，此方法较 IFA、ELISA 敏感和特异。

2）利什曼素皮肤试验　皮内注入利什曼原虫抗原引起的迟发性变态反应，48 h 观察结果，注射部位出现红色团块为阳性，内脏利什曼病活动期为阴性。治愈 6 周～1 年，90% 患者转为阳性，维持时间长，甚至终身阳性。因此此法对诊断内脏利什曼病无价值，主要用于流行病学研究，确定疫区或非疫区，以及判断流行程度和趋势、考核疗效和内脏利什曼病基本消灭后的监测。

（三）分子生物学方法

聚合酶链式反应（PCR）扩增利什曼原虫 DNA，敏感性和特异性均高，可用于疾病活动期和现症感染的检测，以及鉴别利什曼原虫地理株。PCR 扩增阳性率与所选择的引物、样品的处理和取样部位有关。

Campino（2000）使用 PCR 方法检测外周血斑（滤纸片法）阳性率明显大于镜检和培养法。Lachand（2001）采用蛋白酶 K 法和胍法处理患者血样，在低虫荷血样，蛋白酶 K 法优于胍法，而在高虫荷血样，两种方法无差异，另外提取红细胞比用全血 PCR 阳性率高 10 倍。

六、防控措施

主要应采取措施防控白蛉媒介，发现和检查保虫宿主及治疗患者。控制白蛉是消灭内脏利什曼病的根本措施，白蛉活动范围有限，对杀虫剂敏感，又不易产生抗药性。住房及周围喷洒杀虫剂，使用蚊帐（蚊帐可用2.5%溴氰菊酯浸泡），安装纱门、纱窗对防家栖和近家栖白蛉效果明显。在荒漠地区夜间，野外执勤人员应在身体裸露部位涂驱虫剂，防止白蛉叮咬。

在人—白蛉—人传播地区，诊断和治疗患者是重要措施。在犬源型内脏利什曼病流行区应以查治和捕杀病犬，消灭传染源为主，但犬利什曼病预后较差，且经常复发。在许多地区内脏利什曼病是一种动物源性疾病，在这些地区控制和消灭保虫宿主难度很大，而且不切实际。

免疫预防集中在应用重组利什曼原虫抗原和合适的佐剂研制疫苗，诱导保护性免疫反应。另外，发展基因工程无毒活前鞭毛体疫苗尚须时日。

第十九章　隐孢子虫病

隐孢子虫病（Cryptosporidiosis）是一种人畜共患病，呈世界性分布。该病病原体为隐孢子虫 [*Cryptosporidium* (Tyzzer, 1907)]，其属于孢子虫纲（Sporozoa）球虫目（Coccidia）隐孢子虫科（Cryptosporidae），为体积微小的球虫类寄生虫，是一种引起人和动物腹泻的重要机会性致病原虫。目前，在多种脊椎动物包括哺乳动物、鸟类、爬行类和鱼类中分离出 20 余种隐孢子虫，其中感染人和大多数哺乳动物的为微小隐孢子虫（*Cryptosporidium parvum*）。隐孢子虫可以引起人和哺乳动物的严重腹泻和禽类剧烈的呼吸道症状，引起严重的公共卫生问题，造成畜牧生产的巨大经济损失。人的隐孢子虫病于 1976 年首先由 Nime 和 Meisel 报道。

一、病原学

（一）分类

隐孢子虫在分类上属于复顶门（Apocomlexa）孢子虫纲真球虫目（Eucoccidiorida）艾美耳球虫亚目（Eimeriorina）隐孢科（Cryptosporidiidae）隐孢属（*Cryptosporidium*）。Clarke（1895）在小鼠胃黏膜上皮细胞上观察到的游动孢子可能是最早发现的隐孢子虫内生发育阶段的虫体。目前共有 20 余种隐孢子虫，其具体分类还不确定：有人将隐孢子虫归纳为 4 个有效种，每纲脊椎动物有一个种，感染鱼类为鼻隐孢子虫（*C. nasorum*），爬行类为响尾蛇隐孢子虫（*C. crotatil*），鸟类为火鸡隐孢子虫（*C. meleagridis*）和哺乳动物包括人类为鼠隐孢子虫（*C. muris*）；而另一种则将其分为寄生哺乳动物的鼠隐孢子虫（*C. muris*）和微小隐孢子虫（*C. parvum*）及寄生鸟类的贝氏隐孢子虫（*C. baileyi*）。

寄生哺乳动物的隐孢子虫有两种，一种是鼠隐孢子虫，寄生于小鼠的胃中，大小为 7.3 μm×5.6 μm，另一种是微小隐孢子虫，寄生于小鼠的小肠黏膜，大小为 4.5 μm×4.5 μm。禽类的两种隐孢子虫，即贝氏隐孢子虫和火鸡隐孢子虫。其中后者个体较小（4.67 μm×3.91 μm），寄生于小肠和直肠；而贝氏隐孢子虫个体较大（6.3 μm×5.1 μm），寄生于泄殖腔、法氏囊和呼吸道各部位。

隐孢子虫生活史中有子孢子、滋养体、裂殖体、裂殖子、配子体、雌雄配子、合子和卵囊等发育阶段，其中卵囊为本虫唯一感染阶段。卵囊呈圆形或椭圆形，直径 4～6 μm，成熟卵囊含 4 个呈月牙形或香蕉形的子孢子和1个颗粒状的残留体。用改良抗酸法染色后,虫体可被染成玫瑰色,镜下观察时,囊内子孢子呈不规则排列,残留体呈暗黑色或棕色的颗粒状,未经染色的卵囊难以识别(图3-19-1)。隐孢子虫卵囊对各种抗微生物、抗寄生虫药物和消毒药均有很强的抵抗力,在0 ℃以下和65 ℃以上条件下能存活30 min,在4 ℃能存活2～6个月,在密闭容器中能存活8～9个月。

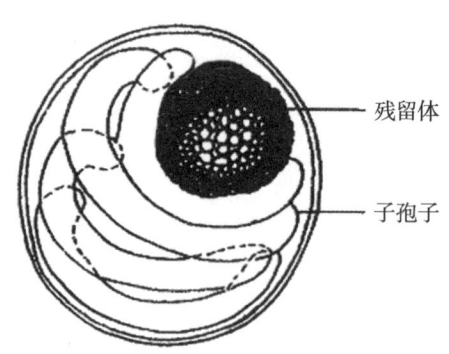

图3-19-1 隐孢子虫卵囊的模式图

(二)形态

隐孢子虫的卵囊呈圆形或椭圆形,卵囊壁光滑,囊壁上有裂缝,无微孔、极粒和孢子囊。每个卵囊内含有4个裸露的香蕉形子孢子和一个残体,残体由1个折光体和一些颗粒组成(图3-19-2)。在电子显微镜下观察,虫体寄生于宿主黏膜上皮细胞表面的微绒毛刷状缘内带虫空泡中,带虫空泡来源于宿主上皮细胞的微绒毛,带虫空泡直接与宿主细胞的胞浆膜相连。上皮细胞与虫体紧密结合,使虫体与宿主细胞相融合(图3-19-3)。融合区的电子致密度较高,位于基部的虫体表膜反复折叠形成板层状的外观,人们称此为营养器,因此,隐孢子虫的寄生部位是在宿主上皮细胞的细胞膜内和细胞浆之外。

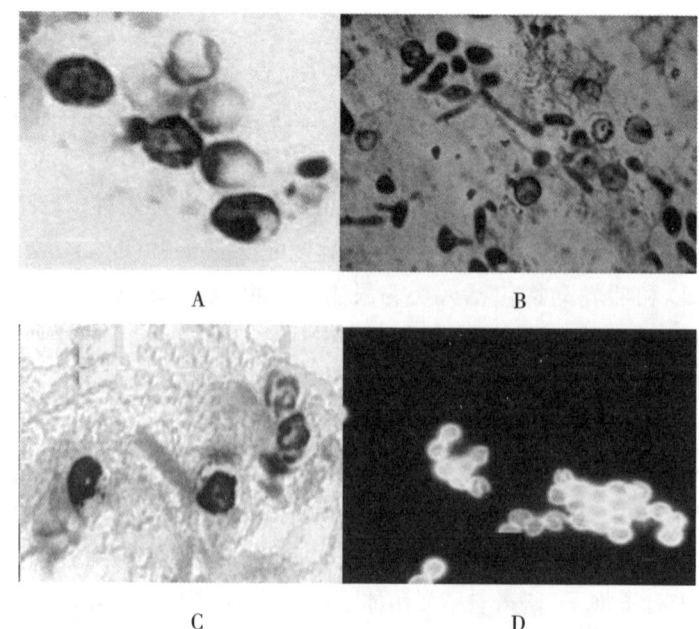

图3-19-2 不同染色条件下的隐孢子虫卵囊

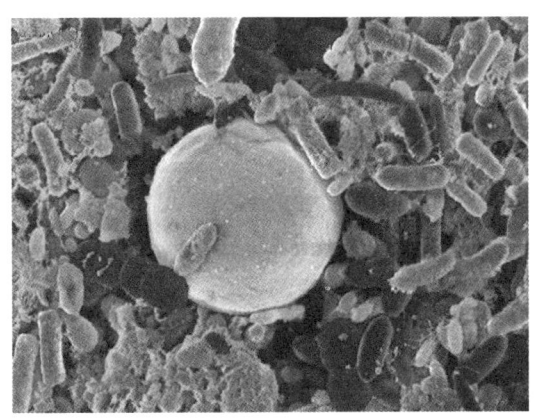

图 3-19-3　电子显微镜下观察的隐孢子虫虫体

（三）生活史

根据 Current 等（1983—1986）和作者的研究（1986—1994），隐孢子虫的发育过程与球虫的发育基本相似，全部生活史需经 3 个发育阶段。

1.裂殖生殖　孢子化卵囊进入体内后，由于温度的作用使其内部的子孢子活力增强，引起子孢子的运动和重排，卵囊壁上的裂缝扩大，子孢子从裂缝中钻出。脱囊后的子孢子很活跃，以其头端与黏膜上皮细胞表面接触后，逐步发育为球形的滋养体。滋养体经 2 ～ 3 次核的二分裂后产生 3 代裂殖体，其中第 1、3 代裂殖体内含有 8 个裂殖子，第 2 代裂殖体内含有 4 个裂殖子。

2.配子生殖　裂殖子进一步发育为雌配子体或雄配子体。成熟的小配子体含有 16 个子弹形的小配子和 1 个大残体，小配子无鞭毛。小配子附着于大配子上受精，受精后的大配子在宿主黏膜上皮细胞表面的带虫空泡中形成合子，合子外层形成囊壁后即发育为卵囊。

3.孢子生殖　隐孢子虫的孢子生殖过程全部在宿主黏膜上皮细胞表面的带虫空泡中进行（球虫是在外界环境中完成孢子生殖的）。在宿主体内可产生两种不同类型的卵囊，即薄壁型卵囊和厚壁型卵囊。前者占 20%，在宿主体内可自行脱囊，从而造成宿主的自体循环感染；后者占 80%，卵囊随粪便和痰液排至外界，污染周围环境，造成个体间的相互感染。但在体外细胞培养和鸡胚培养中，众多学者均未能观察到薄壁型卵囊。

隐孢子虫的生活史简单，整个发育过程无需宿主转换。繁殖方式包括无性生殖（裂体增殖和孢子增殖）及有性生殖（配子生殖），两种方式在同一宿主体内完成。虫体各发育期均在由宿主小肠上皮细胞膜与胞质间形成的带虫空泡内进行。

隐孢子虫的生活史为：卵囊→子孢子→滋养体→Ⅰ型裂殖体→裂殖子→2 代滋养体 →Ⅱ型裂殖体→ 4 个裂殖子→雌、雄配子体→雌雄配子→合子 →卵囊。

卵囊随宿主粪便排出体外后即具感染性，被人和易感动物吞食后，在消化液作用下，子孢子从囊内逸出，附着于肠上皮细胞并侵入细胞，在带虫空泡内进行裂体增殖。滋养体经 3 次核分裂发育为Ⅰ型裂殖体，成熟的Ⅰ型裂殖体含 8 个裂殖子。成熟裂殖子释放后侵入其他上皮细胞，发育为第 2 代滋养体，再经 2 次核分裂发育为Ⅱ型裂殖体。含 4 个裂殖子的成熟Ⅱ型裂殖体释出的裂殖子，进一步发育为雌、雄配子体，两者结合后形成合子，开始孢子增殖。合子发育成卵囊，成熟的卵囊含 4 个裸露的子孢子。卵囊有薄壁和厚壁两种类型之分。只有一层单位膜的为薄壁卵囊，其囊内子孢子逸出后可直接侵入肠上皮细胞，进行裂体繁殖，导致宿主自体内重复感染；厚壁卵囊在肠上皮细胞或肠腔内经孢子化，囊内形成 4 个子孢子后随宿主粪便排出体外。完成整个生活史需

5～11 d（图3-19-4）。

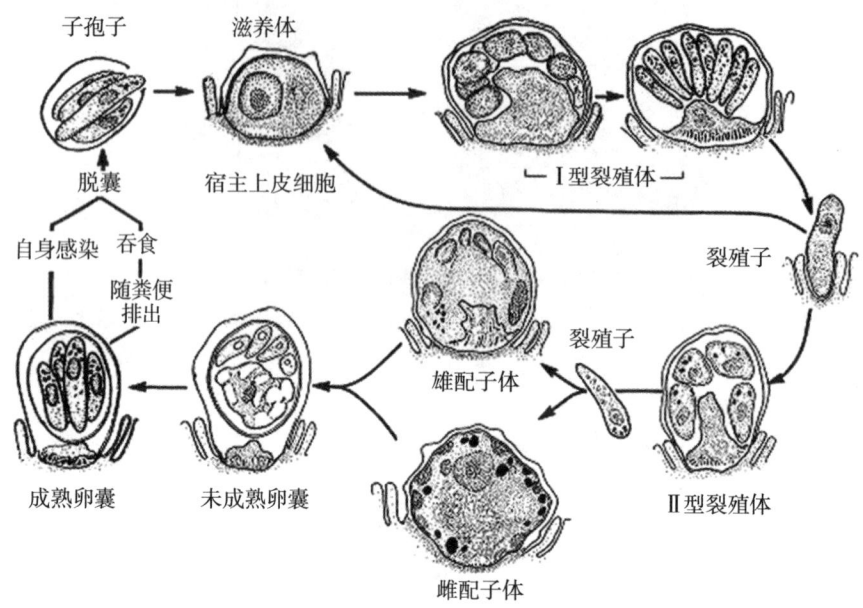

图 3-19-4　隐孢子虫的生活史

二、流行病学

（一）传染源

隐孢子虫病患者的粪便和呕吐物中有大量的卵囊，急性期每克粪便可含 10 个卵囊，多数患者在症状消退后仍有卵囊排出，可持续几天至 5 周，是主要的传染源，带虫者也是重要的传染源。动物传染源包括羊、猫、犬、兔和新生小牛等隐孢子虫易感动物，它们与人存在有交叉感染，是动物源性传染源。

隐孢子虫的宿主范围很广，现已发现可寄生于 46 种脊椎动物，其中包括 7 个目的哺乳动物、4 个目的鸟类、1 个目的爬行动物和 2 个目的鱼类。除感染人外，已报道的有黄牛、水牛、奶牛、马、绵羊、山羊、猫、犬、鹿、猴、兔、大鼠、小鼠、豚鼠等哺乳动物。

隐孢子虫具有不很明显的宿主特异性。分离自牛的隐孢子虫虫株除感染牛外，尚能感染绵羊、山羊、猪、豚鼠和小鼠。分离自豚鼠的虫株可感染豚鼠、小鼠和羔羊，其结果是小鼠呈亚临床型发病，豚鼠发生腹泻并死亡；2 只羔羊仅有 1 只感染成功。用来自人的虫株感染无特定病原（SPF）羔羊引起了动物发病，但与来自牛的虫株相比较则发病较轻。另一分离自人的虫株引起了 SPF 仔猪和犊牛的小肠炎及结肠炎，动物呈现腹泻症状，其致病性与分离自牛的虫株基本上相似。学者们用分离自鸭、鸡和鹌鹑的贝氏隐孢子虫虫株，成功感染了鸡、鸭、鹅和鹌鹑，并使上述动物严重发病，引起了剧烈的呼吸道症状并发生死亡，但分离自鸭、鸡和鹌鹑的虫株不能感染小鼠。

（二）传播途径

人际间的传播主要通过被卵囊污染的水源和食物，经消化道而发生感染。水源污染是造成隐孢子虫病在人群中暴发流行的主要原因。医务人员、实验室工作者、与牲畜密切接触者如兽医、屠宰工等均有较多的感染机会。家禽也可经呼吸道感染。用仔猪的卵囊进行气管注射及结膜囊接种均获得成功。人的隐孢子虫感染主要是由牛传播的，在城市居民中，有发现同一家庭和邻居同时发病的现象，证明隐孢子虫可在人群间传播。由于隐孢子虫在发育过程中能产生薄壁型卵囊，因而隐孢子虫可发生自身感染。

（1）以卵囊经粪 – 口、手 – 口途径为主：隐孢子虫卵囊随宿主粪便排出体外时就具有感染性，通过人际密切接触，以粪 – 口传播为最重要的传播途径。

（2）经水源传播：在农村，粪便处理不当、用人畜粪施肥均是污染水源的重要因素。在城市，自来水水源被污染和（或）消毒不标准，水中隐孢子虫卵囊未杀灭或超过感染人类的剂量也可造成水源性流行。

（3）经食物传播：用未经过处理的粪便施肥，可使蔬菜和水果受卵囊污染。

（4）经呼吸道传播：隐孢子虫卵囊十分微小，可随尘埃飞扬，可进入人呼吸道上皮。从人肺泡、痰液中可检测到隐孢子虫卵囊，患者和感染动物均可出现呼吸系统症状，提示隐孢子虫可经空气传播。

（5）医院内感染：研究者调查发现，大多数医生知道隐孢子虫病可引起水样腹泻，但75%以上的专家、医生，极少甚至不安排做隐孢子虫检验，导致该病漏诊或误诊，成为传染源。医院的艾滋病患者、应用免疫抑制剂的器官移植者和重症营养不良者，极易感染隐孢子虫，又易传播给他人，使其在患者与患者、患者与医护人员之间互相传播。

（三）易感人群动物和易感人群

目前已知的易感动物有鱼类、爬行类、鸟类、灵长类、牛、羊及各种宠物等。一般来说，幼年的动物易被感染而发病，成年的免疫功能正常的动物常常表现为无症状的感染。大量研究表明，在家畜中隐孢子虫感染很常见。

宠物（猫、犬、鸟等）也是隐孢子虫的易感动物，Morgan 和 Faye 等发现隐孢子虫能感染猫、犬以及其他宠物，并且犬的感染表现为一种无症状的感染，6 个月以内的幼年犬的发病率比其他年龄段要高得多。

人对隐孢子虫普遍易感，婴幼儿和长期接受免疫抑制剂治疗的患者、免疫功能低下者，尤以大量使用多种抗生素者，患水痘、麻疹和经常感冒者及艾滋病患者更为多见。有研究表明，人对隐孢子虫的易感性与年龄有关。

（四）流行特征

1. 流行因素　隐孢子虫卵囊排出的数量多，排出后即具有感染力，且对外界抵抗力较强，各种常规的消毒剂对之杀伤力低。卵囊被吞食后，不易被消化液杀死，反而有促进子孢子自囊内脱出的作用。即使吞食少量的卵囊，宿主也可被感染。此外，国际间的交往、人口的流动、环境污染、家庭饲养宠物的流行等因素增加了人类与隐孢子虫的接触机会；艾滋病患者、同性恋和吸毒人群及长期使用免疫抑制剂和滥用抗生素而造成免疫功能下降的人群的增加均造成隐孢子虫病的增加。因此，隐孢子虫病在人群中传播、流行及造成的危害有增加的趋势。

2. 地理分布　Nime 等（1976）首次报道了隐孢子虫感染人的病例，随后证实隐孢子虫可导致人的急性肠道感染。自此之后，六大洲的 90 多个国家相继出现相关报道。隐孢子虫病与其他肠道寄生虫病不同的是，它不但多见于不发达的国家，即使在欧美等许多发达的国家也常常出现流行或暴发。美国估计有 2% 的受检人群隐孢子虫呈阳性，每年大约在 15 万名腹泻患者中，有 3 万名感染隐孢子虫。血清流行病学研究还表明，美国一些州及驻非洲维和部队的免疫功能正常的健康青年中，隐孢子虫感染者为17%～32%。巴西一贫困地区婴儿的血清隐孢子虫阳性率竟超过90%。调查发现，1%～2%艾滋病患者的死亡是由隐孢子虫感染造成的，高危人群如婴幼儿、免疫功能抑制者、免疫功能缺陷者的感染率为15%～49%，全世界每年约有5 000万5岁以下儿童感染，主要集中在发展中国家。对腹泻患者粪便样品大规模调查表明（艾滋病患者和特殊的暴发病例排除在外），在发达的工业化国家，隐孢子虫病流行情况为0.1%～27.1%，在不发达国家为0.1%～31.5%；调查无症状个体，发达国家的流行率为0～2%，不发达国家的为0～9.8%（张龙现和蒋金书，2001）。欧美等发达国家随着艾滋病患者等的增多，合并隐孢子虫的感染者也明显增加，且症状较重。本虫已被列为艾滋病检查必检项目，该病列为艾滋病的怀疑指标之一。1995年，Adal等综合了100篇有关文献，发现该病在不同国家或地区的不同免疫状况人群中的流行程度不同，详见表3-19-1。

表3-19-1　不同国家或地区不同免疫状况人群的微小隐孢子虫感染率

地区	指标	艾滋病病毒阳性者		免疫功能正常人群	
		伴腹泻	无腹泻	腹泻	无腹泻
发达国家或地区	观察人数 / 人	1 074	35	107 329	1 941
	感染人数 / 人	148	0	2 232	3
	平均感染率 /%	13.8	0	2.1	0.2
	感染率波动范围 /%	6～70	/	0.26～22.0	0～2.40
发展中国家或地区	观察人数 / 人	503	101	24 269	4 146
	感染人数 / 人	120	5	1 486	61
	平均感染率 /%	23.9	5.0	6.1	1.5
	感染率波动范围 /%	8.7～48.0	4.9～5.3	1.4～40.9	0～7.5
	合计感染率 /%	17.0	3.7	2.8	11.0

国内自韩范等（1987）首次报道在南京地区发现人体病例以来，随后云南、湖南、浙江、河南、山东、黑龙江、甘肃、台湾等地均有隐孢子虫病例报道，感染率为0.23%～13.30%。到1998年初，全国共检测44 789人，隐孢子虫感染病例为938例，主要分布在19个省（自治区、直辖市），平均感染率为2.14%（许隆棋等，2000）。陆绍红等（2000）调查浙江省腹泻儿童的隐孢子虫感染率为10.40%。王旭等（2022）统计分析我国已有文献发现，感染主要集中在上海、江苏、安徽、江西、湖北和湖南等长江中下游省份，以及黄河下游流经的山东省部分地区，累积报告隐孢子虫感染者3 196名，占全国的64.24%，浙江、福建和广东等东南沿海省份及云南省的感染者和流行地区也相对较多。

另外，隐孢子虫的分布一般农村比城市多，沿海港口城市比内地城市多，经济落后、卫生状况差的地区比发达的地区多，畜牧地区比非畜牧地区多。

现将部分调查结果列于下，见表3-19-2。

表 3-19-2　我国部分地区腹泻患者隐孢子虫感染率

报道者（年度）	调查地区	调查例数 / 例	卵囊检出数 / 个	感染率 /%
韩范等（1989）	江苏南京	4 582	59	1.29
苏庆平等（1989）	福建福州	120	16	13.33
苏庆平等（1991）	福建漳州	257	8	3.11
陈有贵等（1990）	江苏徐州	230	12	5.22
陈有贵等（1991）	江苏徐淮	2 613	67	2.56
苏云普等（1992）	河南开封	483	12	2.48
卢良安等（1992）	湖南湘中	3 739	69	1.85
宫玉香等（1993）	山东青岛	2 154	47	2.18
苏庄莲等（1993）	江西赣州	121	2	1.65
郑梓荣等（1993）	福建南平	385	31	8.05
孙玺等（1993）	江苏海安	314	1	0.32
宫玉香等（1996）	山东青岛	3 655	87	2.40
陈秀春等（1996）	山东内陆	3 631	36	1.00
赵雪妮等（1997）	黑龙江哈尔滨	931	13	1.39
戎聚全等（1999）	贵州黔南	1 946	41	2.11
陆绍红等（2000）	浙江（腹泻儿童）	548	57	10.40
崔巍等（2000）	山东潍坊	1 943	55	2.83
张炳祥等（2000）	云南	378	20	5.29
章亚倞等（2001）	四川成都	406	12	2.96
王克霞等（2002）	安徽	610	14	2.30
曾少华等（2002）	湖南长沙	356	3	0.84
李朝品等（2003）	安徽	5 421	74	1.33
周玉香等（2003）	山东菏泽	237	6	2.50
李岩等（2004）	辽宁沈阳	353	15	4.25
申丽洁等（2004）	云南大理	500	84	16.18
许惠珍等（2004）	福建龙海	248	7	2.82
牛勇等（2005）	黑龙江齐齐哈尔	330	11	3.33
王红艳等（2006）	贵州黔南	1 739	40	2.30
朱名胜等（2007）	湖北十堰	941	62	6.60

　　隐孢子虫可以感染 79 种不同的哺乳动物，绝大多数感染归因于 *C.parvum*，少数病例归因为 *C. muris*。良好的环境卫生和饲养管理条件，对防治隐孢子虫的感染极为重要。经调查表明，一般饲养密度大、鸡舍通风不良、饲养管理不善，或环境卫生较差的鸡场，隐孢子虫的感染率明显增高。

　　隐孢子虫病呈世界性分布，在澳大利亚、美国，以及中南美洲、亚洲、非洲和欧洲均有该病流行。

3. 季节性　隐孢子虫病一年四季均有发生。但仍具有较强的季节性,温暖、潮湿季节发病率高。卢安良报道说国内夏季和秋季为高峰期(2.14%)。陈有贵等调查表明,隐孢子虫感染病例均在夏季被发现,高峰期为6—11月。崔巍等发现,沂蒙山区在夏、秋季粪便中隐孢子虫卵囊检出率最高,表明隐孢子虫病的流行有季节性消长,多发生于温暖、湿润的季节。

三、临床学

(一)临床表现

1. 人隐孢子虫病　隐孢子虫卵囊感染人体后,虫体寄居于小肠上皮细胞刷状缘部位的带虫空泡内,以空肠近端数量最多。临床上有80%左右的人发病并出现症状,其余为隐性感染。本病潜伏期为1周左右。轻度感染者,肠黏膜病理变化并不明显;严重感染者,小肠绒毛表面可出现凹陷、萎缩、变短、变粗或融合、移位、脱落。由于肠黏膜病变破坏了小肠正常生理功能,因此导致消化吸收障碍和腹泻。

患者临床症状的严重程度与机体免疫状态有关。免疫功能正常者感染后,主要表现为急性胃肠炎症状,每日腹泻4～6次带黏液的水样便,有的伴明显腹痛、恶心、厌食、发热和全身不适等症状,除极少数病例病程达1个月或以上外,一般持续1～2周,症状逐渐减轻或消失。临床症状平稳后,患者仍可持续数周排出卵囊。当免疫功能受抑制时,则表现为慢性腹泻,水样腹泻难以控制,疾病发作常为递进式,腹泻更严重,日泻6～25次不等,病程有的长达数月,并伴有呕吐、上腹疼挛、体重减轻等。如果患者的免疫缺陷状况得不到纠正,虫体不被清除,腹泻可长期甚至终生持续下去,继而导致营养吸收障碍、肠外组织器官如肺脏和胆道系统感染,故可在痰液、肺组织及胆汁标本中查见虫体。

值得注意的是,隐孢子虫是艾滋病患者合并肠道感染的常见病原体,感染后常常危及患者生命。据文献报道,在欧洲和非洲艾滋病患者并发隐孢子虫感染的高达50%,美国的感染率为8%～37%。大多数患者为顽固性腹泻,表现为霍乱样水样腹泻,每日高达数十次,造成患者严重脱水、电解质紊乱或营养不良,最终可因全身衰竭而死亡。故此,目前国外已把隐孢子虫的检查列为艾滋病患者的常规检查项目。

2. 动物隐孢子虫病　哺乳动物隐孢子虫病:主要表现为腹泻,以间歇性腹泻常见;并伴有水样便、黏液稀便、恶心、厌食、腹痛、腹胀、发热等症状。

家畜隐孢子虫病:其中以犊牛、羔羊、和仔猪的发病较为严重。本病主要是由小隐孢子虫引起的。潜伏期为3～7 d。主要临床症状为精神沉郁,厌食,腹泻,粪便带有大量的纤维素,有时含有血液。患畜生长发育停滞,极度消瘦,有时体温升高。羊的病程为1～2周,死亡率可达40%;牛的死亡率为16%～40%,尤以3～14日龄的羔羊和4～30月龄的犊牛死亡率更高。临床上发病多见于1～4周龄的犊牛,病程一般持续2～14 d。犊牛的隐孢子虫常与其他肠道病原,如轮状病毒、牛腹泻病毒、冠状病毒、细小病毒、大肠埃希菌和艾美耳球虫等合并感染,使病情趋于复杂化。绵羊羔发病通常在8～12日龄,病程7 d,康复后的羔羊常复发;山羊羔多在5～21日龄发病,病程3～7 d。大多数哺乳动物的感染是由 *C. parvum* 引起的,它寄生在小肠并且有一定的临床症状。相反, *C. mufs* 却很少见到,它仅仅寄生于自然感染的小鼠、大鼠、牛和骆驼的胃黏膜。幼龄动物易感该虫,且死亡率很高,表现为生长缓慢,呼吸加快,最明显的症状为水样腹泻。病理组织学变化主要表现为绒毛缩短、融合,并出现交叉桥,伴有上皮层变薄;固有层细胞过多,并带有单核细胞浸润。

家禽隐孢子虫病:其中以鸡、火鸡和鹌鹑的发病最为严重。本病主要是由贝氏隐孢子虫引起的。潜伏期为 3～5 d。排卵囊时间为 4～24 d。其主要症状为呼吸困难、咳嗽、打喷嚏,有啰音。病禽饮食欲锐减或废绝,体重减轻和发生死亡。由火鸡隐孢子虫引起的鸟类消化道疾病较少发生,虫体寄生在肠道。

(二)临床诊断

人隐孢子虫病的诊断是综合临床症状、病理变化、流行病学、血清学反应、组织学检查和虫体检查。畜禽隐孢子虫病诊断并不困难,主要是从新鲜粪便和肠黏膜(空、回肠)的刮取物中找到虫体,生前诊断主要通过肠道组织学活检和粪便检查,死后诊断则依赖于肠道组织学病理检查或肠黏膜刮取物的检查,家禽还可根据呼吸器官(气管、支气管)黏膜刮拭物检出病原标志物。

(三)临床治疗

1. 人隐孢子虫病　隐孢子虫病的治疗是一个世界性的难题,迄今为止,学者们试用过 54 多种药物,包括大部分抗生素、抗球虫药及磺胺类药物等,但没有一种真正有效,但有人认为螺旋霉素可以减轻腹泻症状。韩范等用大蒜素胶囊治疗,每日 4 次,每次 20～40 mg,首剂加倍,6 日为 1 个疗程,共治 65 例,服用 1～3 d,排便次数明显减少,一般 1～2 个疗程后症状和卵囊即可消失。卢良安等用大蒜汁治疗 2 例,每天 4 次,每次 30 mL,连服 1 周,1 例治愈,1 例好转。

2. 动物隐孢子虫病　尚无确切、可靠的药物。学者们曾试用抗生素、抗球虫药和磺胺类药等 41 种,均未见明显效果。但用大蒜制剂治疗,能收到一定效果,可参见人的治疗方法。蒋雯等(1994)用阿奇霉素,400 mg/kg 治疗小鼠的隐孢子虫感染有效果。对患病畜禽一般采用抗微生物制剂,如可给患病牛口服磺胺喹恶啉 8 g,或 160 mg/kg 体重,连用 10 d;或在出生后第 10～14 d,口服磺胺二甲嘧啶 3.75 g(配成 12.5%溶液)。防止合并感染或继发感染对控制本病都是必要的和有益的。

四、实验室诊断

由于隐孢子虫感染多呈隐性经过,感染者可以只向外界排出卵囊,而不表现出任何临床症状。对一些发病的禽类来说,即使有明显的症状,也常常是属于非特异性的,只能作为诊断的参考指标,而不能用于确诊。另外,由于动物在发病时常伴有许多条件性病原体的感染,因而,确切的诊断只能依靠实验室手段观察虫体,或采用免疫学技术检测抗原或抗体,有时还应采用动物接种法来进一步确诊。

(一)病原学检查

病原学检查目前仍是隐孢子虫病确诊的"金标准",有着其他方法不可替代的优势:快速、简便、对仪器要求不高。病原学检查主要是应用组织切片染色、黏膜涂片染色、粪便集卵法或新鲜黏膜涂片染色,直接观察各发育阶段的虫体,由此可做出确切的诊断。

1. 组织切片　可在动物死前或死后 6 h 之内取相应的组织器官,如小肠、呼吸道、泄殖腔和法氏囊等的组织块,按常规方法进行取材、固定和 HE 染色,在光镜下可见嗜碱性虫体寄生于宿主黏膜上皮细胞表面的微绒毛层边缘,虫体呈圆形或椭圆形,大小为 2～5 μm(Bird 等,1980)。见图 3-19-5,在小肠黏膜内腔边界的圆形蓝色生物体是隐孢子虫。隐孢子虫的个体极小,用光镜观察不易辨认,常配合使用电镜观察加以确诊。

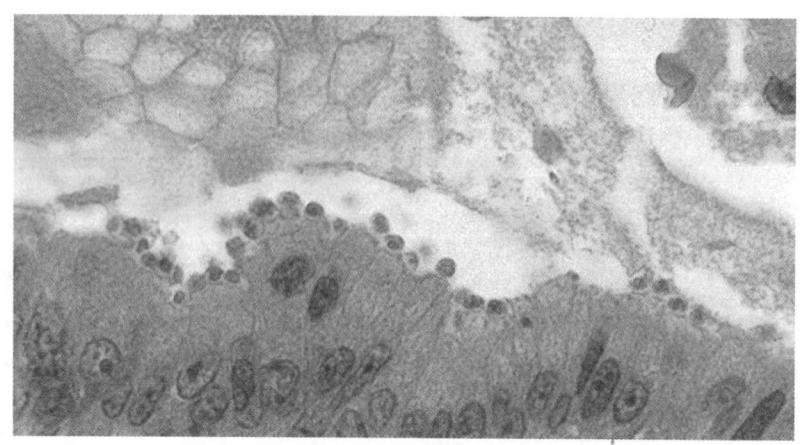

图 3-19-5　隐孢子感染小肠

2. 黏膜涂片　观察活虫体是在动物死前或死后 6 h 尸体尚未发生自溶之前，取相应部位黏膜刮取物涂片，加生理盐水或平衡盐溶液（HBSS）于室温下用微分干涉显微镜（NIC）或者通光镜观察各发育阶段的虫体。用 NIC 观察新鲜标本时，可清楚地看到香蕉状的裂殖子或子孢子（见图 3-19-6）。此法简便易行，诊断准确率高（Current 等，1986；查红波等，1992）。

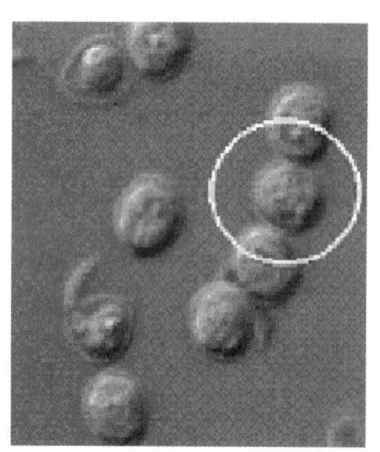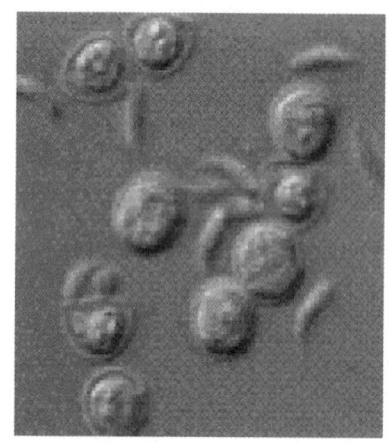

图 3-19-6　微分干涉显微镜下观察的新鲜隐孢子虫卵囊

3. 黏膜及粪便涂片染色法　在动物死前或死后 36 h 之内（尸体发生自溶不会影响虫体染色和观察），取消化道或呼吸道黏膜的涂片，或用新鲜稀粪涂片，自然干燥后用甲醇或乙醇固定 10 min，然后染色观察。染色方法效果较好，其特点是快速、简便，易于观察，诊断准确率也高。

1）金胺 – 酚染色法　采用荧光显微镜观察染色后的卵囊，虫体为圆形，呈乳白色略带绿色荧光，中央淡染似环状（图 3-19-2 D）。

2）改良抗酸染色法　标本染色后，背景为蓝绿色，卵囊呈玫瑰红色，可见内部结构。但标本中存在的非特异性红色抗酸颗粒易与卵囊相混淆，需要加以鉴别（图 3-19-2 A～C）。

3）金胺酚 – 改良抗酸染色法　此法可克服改良抗酸染色法的不足。在金胺酚染色后，再用改良抗酸染色法复染。光学显微镜下观察，卵囊染成玫瑰红色，非特异性颗粒被染成蓝黑色，两者颜色极易区分，使检出率和准确性大大提高（图 3-19-7）。

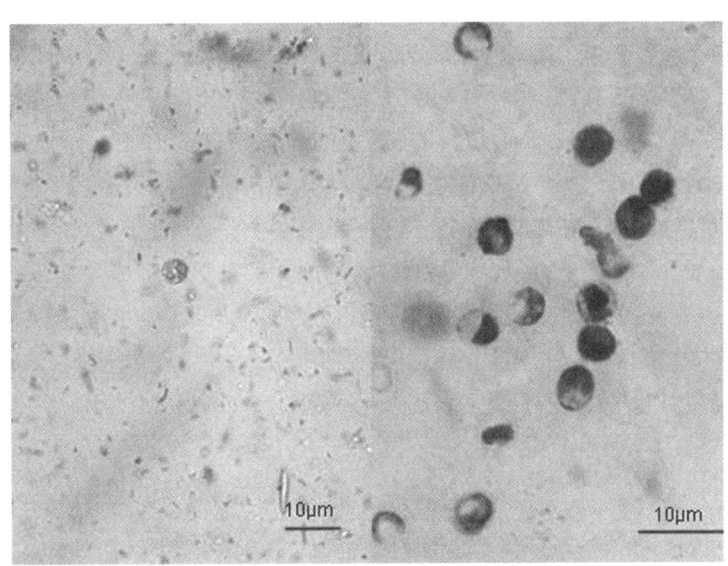

图 3-19-7　未染色（左）与金胺酚 – 改良抗酸染色（右）的隐孢子虫卵囊

4）粪便集卵法　主要适用于感染强度小、排卵囊量少的动物，该种在流行病学调查上具有一定的实用意义。已报道的主要有漂浮法和沉淀法（即醛醚沉淀法）。有人报道隐孢子虫卵囊比重为 1.09。目前报道的 4 种漂浮法中，以饱和蔗糖溶液漂浮法应用最为广泛。用该法观察新鲜卵囊时，可在显微镜下发现卵囊内部略带红色，外观呈淡红色的球形虫体，极易辨认。笔者多次试验表明，用比重为 1.28 的食用白糖溶液漂浮效果最好。此法与 Anderson 等（1981）的方法效果相同。有人认为要达到准确的诊断，应同时采用饱和蔗糖溶液漂浮法和涂片染色方法进行综合性诊断。

腹泻患者粪便中查出卵囊即可确诊。未染色的卵囊无色透明，易与标本中的非特异性颗粒相混淆，故需采用以下方法进行鉴别诊断。

（二）动物实验

要求所用动物为 1～5 日龄的易感动物，主要用于进一步确诊经集卵法和染色法认为可疑的病例。方法是经口接种所收集的病料或提取物，自接种后第 2 天起检查粪便中所排出的虫体（用漂浮法或涂片染色法），第 6 天解剖实验动物，取相应的器官黏膜检查寻找虫体（Reese 等，1982；Sherwood 等，1982）。

（三）免疫学检查

近年来，国内外的许多研究者都致力于隐孢子虫免疫学诊断的探索。目前的研究多集中于隐孢子虫抗原的检测，应用的技术主要有酶联免疫吸附试验（ELISA）、免疫印迹技术，流式细胞术（FCM）和电化学发光检测技术等，而对隐孢子虫抗体的研究还不多。

1. 酶联免疫吸附试验　ELISA 是较早应用的免疫学检测方法，目前对隐孢子虫的研究也较多，这种方法也较为完善。本法具有很高的特异性、敏感性和稳定性，且操作简便，易于掌握，适用于对本病临床病例的诊断和流行病学调查。采用提纯的卵囊抗原悬液，可检测患者粪便、血清和十二指肠液中的特异性 IgM、IgG 和 IgA 抗体。这些标本应先经 Quik-Sepsystem Ⅱ色谱仪将其中的免疫球蛋白 IgM、IgG 和 IgA 分离，并做适当稀释，然后按 ELISA 常规法进行。有人证明，用此法检测粪便中卵囊与常规镜检法进行比较，其敏感性为 82.3%，特异性为 96.7%。Anusz（1990）和 Robert（1990）首先应用单抗捕获法 ELISA 检查牛粪中的卵囊，该法最低可检出每毫升 $3×10^5$ 个卵囊，而抗酸染色法为 $1×10^6$ 个 /mL，免疫荧光试验（IFA）法为 $1×10^3$ 个 /mL。与改良抗酸染色法相比，捕获法 ELISA 的优点在于阳性率高且无假阳性。Cirak 等报道，用隐孢子虫抗原包被的 ELISA 方法的灵敏度要比使用直接涂片加抗酸染色法高出几十倍，且不需要检测者有熟练辨认隐孢子虫卵囊的能力。Sliva 等研究后认为，ELISA 法的灵敏度高于 IFA，并且比 IFA 更具有可操作性。

2. 免疫荧光试验　随着隐孢子虫单克隆抗体的制备成功，有学者将荧光标记的卵囊单克隆抗体用于检测隐孢子虫囊。免疫荧光试验的原理是荧光素标记的抗体与卵囊壁上的抗原特异性结合，通过显微镜观察经荧光素抗体标记的卵囊。本法可用于抗原和抗体分析鉴定和定位检查，是一种具有实用价值的免疫诊断方法。以提纯卵囊为抗原涂片，干燥，甲醇固定，加 1 ∶ 100 稀释待检血清温育后，加荧光抗体。荧光显微镜检查，并与改良抗酸染色法对照检查 119 份患者粪便，显示荧光法敏感性为 100%，特异性为 97%。Zhu 等认为，免疫荧光标记技术是一种极具发展前景的检测方法，国外已将该法作为隐孢子虫诊断的常规方法。

3. 免疫酶染色法　免疫过氧化物酶反应底物选用 3，3- 二氨基联苯胺（DAB）或 3- 氨基 -9 乙基咔唑（AEC）。生物素连接的单抗能识别粪便和病变小肠黏膜中的卵囊，在淡蓝色背景下隐孢子虫卵囊呈棕色和红色。该法简便，并节省抗原，已染色标本可以长期保存，无需特殊仪器设备，适于基层应用。

4. 免疫印迹技术　免疫印迹技术具有很高的分辨率，它可以将不同相对分子质量（Mr）的抗原片段分开加以鉴别，使准确性大为提高，还可用于遗传基因的分型。感染隐孢子虫的人、牛、马恢复期血清，均能识别分子质量为 20 kD 的子孢子抗原，且血清 P 与 20 kD 抗原反应的抗体高峰，出现于恢复期，而与另一些高分子质量抗原的反应持续 1 年以上。由于本法具有高分辨率、高敏感性和特异性，而有利于提高诊断效果。Frost 等使用蛋白印迹技术检测不同年龄、不同阶层、不同地区志愿者，发现大多数志愿者体内的血清都能对 Mr 为 15 000、17 000 的抗原片段产生较强的免疫反应。这表明免疫印迹技术可用于隐孢子虫流行病学的研究。

5. 流式细胞术　流式细胞术是将卵囊提纯后，用隐孢子虫的单克隆抗体荧光素（FITC）标记，再通过流式细胞计数仪计数，其敏感度比直接免疫荧光抗体法高 4 ～ 34 倍，不仅适用于大规模的样品检测，而且适合于对那些无此病记录却突然发病者、感染程度较低者或无症状带虫者的检测，并且可以用于检测卵囊的活力，这对隐孢子虫流行病学的研究有重要意义。

6. 化学发光技术　化学发光技术是近年来发展起来的一种微量检测技术，它继承放射免疫分析法高灵敏度的优点，可用于微量隐孢子虫卵囊的定性和定量检测。该技术一经投入使用就表现出在灵敏度和精确度方面的优势，但 Kuczynska 等认为该方法还应进一步完善，克服自身背景的干扰，以进一步提高灵敏度和准确度。

7. 抗体检测　目前对于隐孢子虫抗体检测的研究尚不多，虽然国外已建立了用高度纯化的隐孢子虫卵囊抗原悬液检测动物血清、粪便和体液中特异 IgG、IgM、IgA 水平的方法，然而特异性抗体只能在动物隐孢子虫感染潜伏期以后才能检测到，特别是在一些个体中，中高度的抗体可保持 12 个月之久，不具备临床诊断意义。因此免疫血清检查不适合于临床诊断，但可把它作为免疫学和流行病学调查研究的一种有用工具。

（四）分子生物学方法

近年来分子生物学发展迅速,目前用于检测隐孢子虫的分子生物学方法包括聚合酶链式反应（PCR）、核酸分子杂交技术、限制性核酸内切酶片段多态性分析法（RFLP）和随机扩增多态性 DNA 法（RAPD）、基因芯片和蛋白质芯片等。

1.PCR　PCR 法的特点是灵敏度高,很早就有人将 PCR 技术用于隐孢子虫的检测。随着对隐孢子虫特异性基因片段的发现及新型引物的应用,PCR 技术的灵敏度和特异性较过去有了很大提高,检测能力也不再是早期的定性检测。

巢式 PCR 技术是最早使用的 PCR 技术。Lauchlin 等的检测结果表明,PCR 检测方法比任何染色加显微镜检测都更为敏感。但巢式 PCR 有一个致命的缺点,就是极易受到污染,临床检测的假阳性率太高,因而限制了它的推广使用。并且普通的巢式 PCR 并不能提供关于隐孢子虫虫体活力和感染力方面的信息。

RT-PCR 技术是一种半定量检测方法,主要用于对隐孢子虫虫体活力的研究。Guillot 等使用 RT-PCR 技术检测隐孢子虫卵囊热激蛋白 70（HSP70）mRNA,用以测定卵囊的活力。此发现为人们研究隐孢子虫卵囊的活力提供了一种新方法,研究者运用 RT-PCR 技术就可以检测粪便、体液、自然水源中隐孢子虫卵囊的活力,用以分析该地区隐孢子虫病流行的趋势,为可能暴发的隐孢子虫病做好预防。

实时 PCR 技术是一种定量 PCR 检测技术,不但可以做定量测定,还可以用于鉴定生物的物种。Amar 等认为实时 PCR 技术可以快速检测粪标本及自然环境中的隐孢子虫卵囊,还可用于分析鉴定各种不同类型的隐孢子虫卵囊和虫种。Caccio 认为实时 PCR 技术除了定量分析样品中的隐孢子虫卵囊含量外,还能用于定量分析处于不同发育阶段隐孢子虫的基因表达量。

2.生物芯片技术　生物芯片技术包含基因芯片技术和蛋白质芯片技术,目前基因芯片技术比较成熟,但蛋白质芯片技术由于在固化蛋白抗体的稳定性上还存在着诸多问题,因此还停留在实验室阶段,远未达到临床应用的水平。

国外对基因芯片技术的研究起步较早,目前已有多种可以用于临床检测的基因芯片。Wang 等选取隐孢子虫及其他肠道寄生虫（溶组织内阿米巴、蓝氏贾第鞭毛虫等）的多个特异性基因序列,经多重 PCR 扩增、荧光标记后,与固化在基因芯片上的探针特异性结合,可以快速准确地检测临床标本及环境标本中的隐孢子虫和其他肠道寄生虫,还可用于确定虫种的基因型。基因芯片技术为隐孢子虫病的检测提供了一种快速准确的检测方法,有助于防止和控制隐孢子虫病的暴发。我国在基因芯片技术上还处于起步阶段,与国外存在着较大差距,但随着我国芯片制造技术的提高,对隐孢子虫基因芯片的研究将会蓬勃展开,从而逐步缩小与国外的差距。

3.传感器技术　传感器技术是近年来出现的一种简便、快速的新型定量检测技术。目前的传感器有:生物传感器、免疫传感器和 DNA/RNA 传感器。其原理是固定在传感器探头上的脂质体、待检物质、偶联反应系统三者形成一种"三明治夹心"结构,启动偶联反应系统的指示反应,指示待测物质的存在。它可以检测特定的核酸序列或是特定的蛋白质抗原,是一种极具发展前景的检测技术。国外近年来对传感器技术研究较多。Beaumner 等经实验发现,生物传感器技术检测特定的核酸序列,灵敏度高,操作简便,维护费用低,样本来源广泛,不必纯化就可以直接测定,是一种可以满足现代化医学实验室定量、快速和准确要求的优良检测技术。

六、防控措施

随着城市人口的日益集中，以及家畜饲养的密集化，隐孢子虫卵囊污染严重威胁着人类的饮水和食物安全。因此，预防和治疗隐孢子虫的感染成为迫在眉睫的研究。

（一）预防措施

预防感染和暴发流行是控制该病的关键步骤。暴发流行多见于与患者或病牛等家畜接触后的人群。儿童较成人易感，非母乳喂养的婴儿较母乳喂养的易感，幼儿园和托儿所等儿童集聚的地方也易暴发流行。该病传播途径广泛，可通过污染水源、食物、接触动物等途径感染人，因此患者和病畜卵囊污染水源、食物，是引起隐孢子虫病在人群中流行的主要原因。因此，加强人、畜粪便管理，注意个人饮食卫生是预防本病的基本措施，接触有腹泻和呼吸道症状的动物要洗手，护理隐孢子虫病患者或接触患者标本的实验室人员，应严格遵守卫生措施。对于免疫功能低下的人群，如艾滋病患者要加强防护，除增强免疫功能外，提倡喝热白开水也是防止感染的重要措施。卵囊不耐热，65～70 ℃，30 min 可死亡。对患者及发病动物粪便要彻底消毒。对污染物应焚化处理。一般自来水厂的加氯消毒对其基本无效。小隐孢子虫比其他寄生虫更易突破供水系统的过滤和消毒环节而造成水源性暴发。切断经水传播最经济可靠的办法首推严格有效的水过滤处理，其次辅以化学消毒。对个人和家庭而言，煮沸 1 min 以上或采用滤孔直径不超过 1 μm 且维护良好的家用净水器可确保饮水安全。根据牛隐孢子虫卵囊排出规律，对带虫牛舍的消毒及清扫工作应选择在早晨。隐孢子虫病和其他传染病一样，预防应抓好三个环节：①隔离病畜及携带者；②保护环境，以防止污染；③加强幼畜的饲养管理，提高对疾病的抵抗力。未来的重点在于激发政府部门和公众的注意力，增强人们自我防护意识，找到预防和控制暴发流行的有效手段及继续努力开拓新疗法和新药物等。

（二）治疗措施

除了防止脱水、纠正电解质紊乱、加强营养补充和止泻等对症支持治疗外，目前尚未找到治疗隐孢子虫病的特效药物。国内研究者运用一些中草药制剂（大蒜素、苦参合剂等）治疗隐孢子虫病取得一定疗效，但缺少严格的临床对照组。White 等发现巴龙霉素虽然不能根除艾滋病患者体内的微小隐孢子虫，但可缓解患者的腹泻症状和减少卵囊排出量。对先天性免疫缺陷和艾滋病患者来说，持续有效的对症支持治疗十分重要，甚至性命攸关。

国内外对本病的防治研究，用于临床的报道较少，且结论尚不一致。探讨研究出控制隐孢子虫感染宿主细胞的基因靶位及控制隐孢子虫繁殖代谢的保守基因序列，对进一步筛选治疗隐孢子虫病的有效药物有着深远的意义。

第二十章　住肉孢子虫病

住肉孢子虫是一类细胞内的寄生性原虫，广泛发现于爬行类、鸟类和包括人、猴、鲸、各种家畜在内的哺乳动物。根据 Levine（1986）统计，文献记载的住肉孢子虫种有 120 多种，其中已知生活史的有 56 种。人住肉孢子虫病是 20 世纪 70 年代开始明确的一类重要的人畜共患寄生虫病，其流行广，感染率高，危害大，为国内外医学与兽医学界重视，并进行了大量的研究工作，目前已在病原学、流行病学、发病机理与病理学、临床学和防控等方面取得了重要进展。

一、病原学

第一个报道的住肉孢子虫是 Miescher（1843），他从家鼠骨骼肌中发现了鼠住肉孢子虫，称为米氏小管；Kühn（1865）在猪肉中也发现类似的小管，命名为"*Synchytriun miescherianum*"。后来经 Labbe（1899）修订，把该原虫纳入 Lankester（1882）建立的住肉孢子虫属，称为米氏住肉孢子虫（*Sarcosystis mieschriana*），成为该属的代表种。1882 年 Bütschli 建立了住肉孢子虫目。后来 Levine（1973，1986）对原虫分类进行了较大的修订，把这一类原虫划归顶器亚门（Apicomplexa）孢子虫纲（Sporozoasida）球虫亚纲（Coccidiasina）真球虫目（Euccoccidiorida）住肉孢子虫科（Sarcocystidae）。

住肉孢子虫的生活史长期不清楚，Fayer（1972）用取自鹦哥体内的一种住肉孢子虫包囊内缓殖子进行细胞培养，从而获得球虫配子和卵囊样阶段的虫体。同年，Rommel 等、Heydorn 和 Rommel、Rommel 和 Heydorm 也相继发现，住肉孢子虫需要在两个不同种的宿主中循环，才能完成其生活史（图 3-20-1）。无性发育阶段通常发生在被捕食动物（中间宿主），有性发育阶段发生在捕食动物（终末宿主）。

终末宿主可因吞食含包囊的肉而感染，包囊在胃肠道内释放出缓殖子，进入小肠上皮细胞或固有层，1～2 d 内发育成大配子和小配子，大小配子受精形成卵囊，卵囊第 5 天左右开始孢子化，经 8～12 d 发育成熟，并随粪便排出。卵囊内含有两个椭圆形孢子囊，每个孢子囊内有 4 个瓜子形的子孢子。由于卵囊囊壁很薄，紧贴孢子囊壁，往往通过肠道内的摩擦而破裂，因此，在粪便中见到的常为孢子囊。进入粪便的孢子囊呈椭圆形，无色透明，大小为（13.6～16.4）μm×（8.3～10.6）μm（图 3-20-2）。

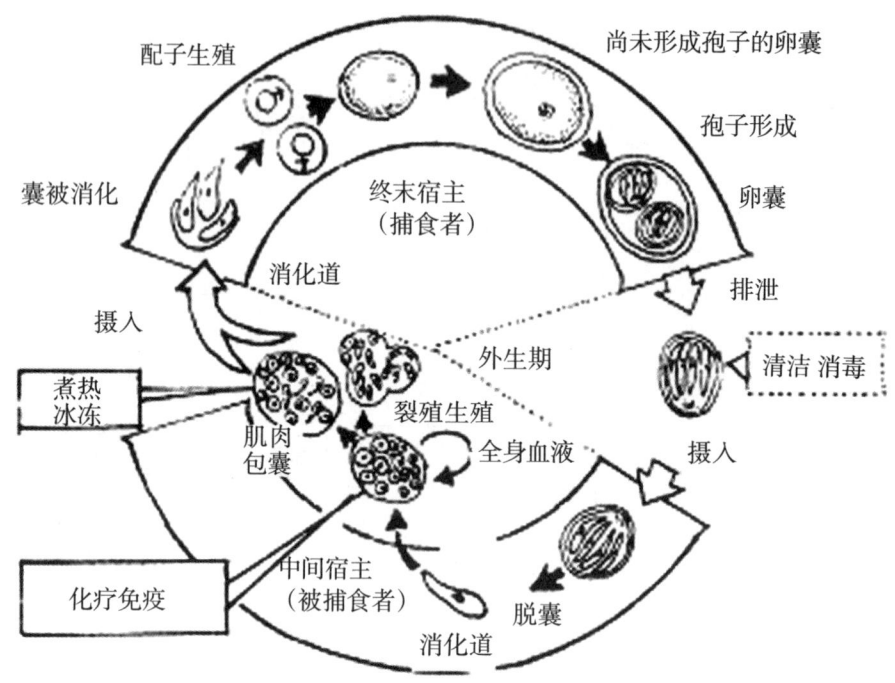

图 3-20-1 住肉孢子虫的生活史

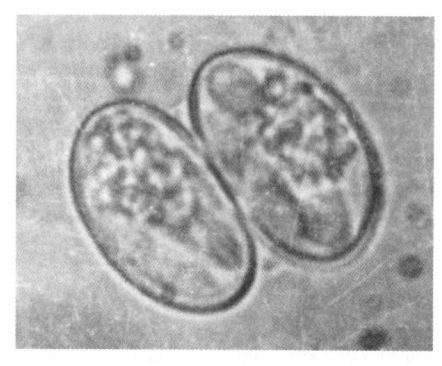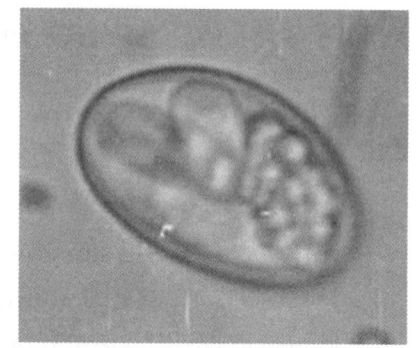

图 3-20-2 住肉孢子虫包囊

中间宿主因吞食终末宿主粪便中的卵囊而遭受感染。子孢子在肠道内逸出,进入全身血管内皮细胞进行2次裂殖生殖,然后进入血液或单核细胞内进行第3次裂殖生殖。最后,进入心肌与骨骼肌纤维内发育成包囊。整个发育史需1~2个月。

肌肉中的包囊乳白色,呈长椭圆形至长梭形,大小因虫种而异,长度从几毫米到几厘米不等。包囊由囊壁下基质向囊内延伸形成许多中隔,分成若干小室,外层小室含有正在发育的球形滋养体(母细胞),深层小室含有成熟的香蕉形状的滋养体(缓殖子),囊中心部分无中隔和滋养体,为住肉孢子虫毒素所充满。成熟的滋养体大小为(6~15)μm×(2~4)μm,一端稍尖,一端钝圆,核位于钝端,胞浆中有许多异染颗粒(图3-20-3)。寄生于牛肌肉中的牛人住肉孢子虫包囊和寄生于猪肌肉中的猪人住肉孢子虫包囊均很小,只有几毫米,甚至不足1 mm,肉眼难以察觉。包囊在光镜下依据外部形态、大小和内部结构很难鉴别到种。在电镜下,包囊具有单层质膜和原囊壁。原囊壁向外表面皱褶形成许多突起。囊壁的厚度、突起的形态和构造因种而异,成为虫种鉴别的重要依据,牛人住肉孢子虫囊壁突起呈倒伏状,猪人住肉孢子虫囊壁突起呈竖立状(图3-20-4)。

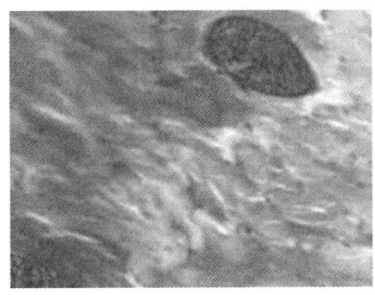
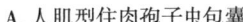
A. 人肌型住肉孢子虫包囊

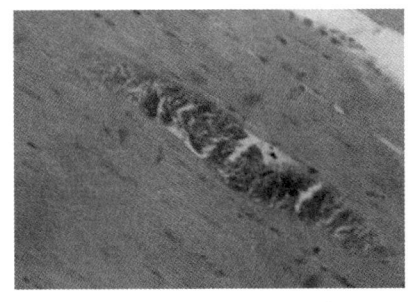
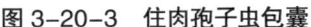
B. 水牛枯氏住肉孢子虫包囊

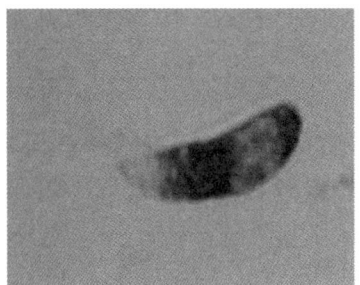
C. 缓殖子

图3-20-3　住肉孢子虫包囊

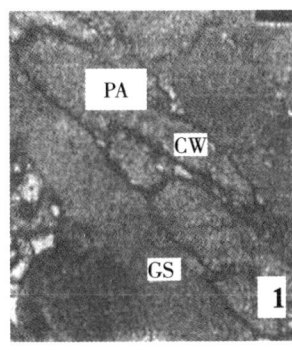
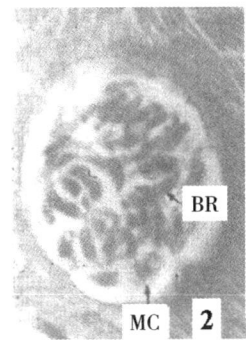
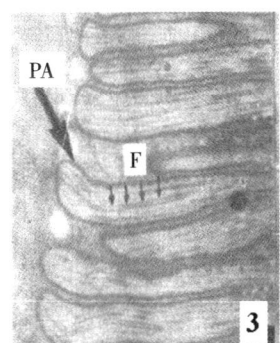
A. 牛人住肉孢子虫囊壁　　　　　　　　　　　　B. 猪人住肉孢子虫囊壁

图3-20-4　人住肉孢子虫囊壁超微结构电镜照片

注:1为包囊横切图;2为包囊囊壁突起纵切图,可见其内的微丝;3为包囊囊壁突起横切图。PA,包囊壁突起; GS,基质;BR,缓殖子;MC,母细胞;F,微丝。

寄生于人体的住肉孢子虫有两类:一类是寄生于动物肌纤维内的肌肉型住肉孢子虫,有林氏住肉孢子虫 (*S. lindemanni*)等;另一类是寄生于动物肠壁上皮细胞内的肠型住肉孢子虫,有人住肉孢子虫(*S. hominis*)、牛人住肉孢子虫(*S. bovihominis*)和猪人住肉孢子虫(*S. suihominis*)。林氏住肉孢子虫的其中间宿主为人,其生活史迄今不明,因终末宿主尚未弄清,仅在慢性住肉孢子虫患者的肌肉样本中找到包囊或在急性住肉孢子虫患者体内查到幼包囊和裂殖体。人是牛人住肉孢子虫和猪人住肉孢子虫的终末宿主,人可因生食或半生食含住肉孢子虫包囊的牛肉或猪肉而感染。因其住肉孢子虫的有性生殖阶段发生在小肠壁内,形成的卵囊或孢子囊进入肠道随粪排出,整个发育过程在肠内完成,故又称人肠型住肉孢子虫。

二、流行病学

猪人住肉孢子虫和牛人住肉孢子虫的终末宿主是人、黑猩猩和罗猴,它们流行于世界各地,各种年龄的人均可感染,感染率随着年龄的增长而增高。据世界卫生组织报告,猪人住肉孢子虫感染率为6%～10%;在泰国劳工中,人肠型住肉孢子虫病感染率达23%,马来西亚的人肠型住肉孢子虫血清阳性检出率达19.8%,我国云南地区曾报道经粪便漂浮方法确诊人肠型住肉孢子虫病55例,其中男性23例,女性32例,年龄6～54岁,14岁以下28例,占51%,同时伴有蛔虫感染者占87.3%。我国人肠型住肉孢子虫病主要发现在云南地区。人肌肉型住肉孢子虫病因寄生在肌肉中不易发现,只有在偶然的病例中发现,所以其准确的发病率和流行情况不清楚,但全世界都有分布,且发病主要集中在东南亚地区。

包囊内缓殖子在常温下能保持活力很长时间,但对高温、冷冻和盐渍敏感,67 ℃ 5 min,−20 ℃ 2 d,每千克肉加 60 g 食盐腌制 3 d,即可灭活肌肉中的包囊缓殖子,达到无害化处理。终末宿主粪便中的卵囊或孢子囊是造成住肉孢子虫病的传染源。终末宿主一次感染,可持续排卵囊或孢子囊十几天仍至数月,并对重复感染不产生免疫力。孢子囊对外环境抵抗力极强,4 ℃下保存 1 年仍具有感染力。

三、病理学

住肉孢子虫对中间宿主通常具有较强的致病性,某些虫种能引起高热、贫血、恶病质,甚至死亡。其毒力强弱依种而异,对终末宿主致病力较弱,通常引起患病动物肠道不适,如腹泻等。

发病机理:住肉孢子虫对中间宿主的致病作用除一般的机械作用与吸收营养外,和弓形虫、锥虫等寄生原虫一样,发育的各阶段产生致病性很强的毒素,引起细胞凋亡,局部发炎,全身出血等。M.cowan(1974)、Lund 和 Jacobs(1964)指出,住肉孢子虫体的溶解物是一种毒素。Sbah(1983)用住肉孢子虫包囊毒素(浸出物)注射小白鼠使之局部发炎,体重下降,最终死亡。张义生、肖兵南(1989)报道用 0.15 mL/kg 的水牛梭型住肉孢子虫包囊提取液和 0.05 mL/kg 的枯氏住肉孢子虫包囊提取液注射家兔,家兔急性发病死亡。Fayer 等(1988)证实枯氏住肉孢子虫缓殖子溶解物类似细菌内毒素,能刺激巨噬细胞产生释放杀细胞因子,这种作用能被兔抗鼠肉芽肿坏死因子(TNF)抗体抑制。肖兵南、龚振芳(1991)证实,住肉孢子虫包囊毒素为一种蛋白质,能被高温灭活或为其抗体中和,抑制其毒素引起的急性住肉孢子虫病病症。急性住肉孢子虫病发生在住肉孢子虫裂殖体阶段,表现出类似内毒素样休克、体温升高、全身组织器官出血、水肿与死亡;慢性住肉孢子虫病出现在住肉孢子虫包囊期,因其 TNF 能直接抑制骨骼生长,还干扰生长激素释放,间接影响生长。所以慢性住肉孢子虫病患者可出现恶病质、肌肉萎缩,生长发育受阻。

四、临床学

(一)临床表现

人往往在食用被住肉孢子虫污染的牛肉、猪肉 1 d 后出现急性肠型住肉孢子虫病症状,表现为恶心、腹泻、头痛、发汗、寒战、发热、呕吐、便秘、大便溏薄等,有的还有脱水、腹胀、腹部触痛、关节酸痛的症状。临床化验结果显示,其红细胞减少,血红蛋白下降,嗜酸性粒细胞增加,肝功能(谷丙转氨酶、血清蛋白)也略有升高。慢性肠型住肉孢子虫病表现为肌肉肿胀、发热、体弱、慢性腹泻等症状。

急性肌肉型住肉孢子虫病表现为心跳、呼吸加快,腹胀,肌肉肿胀(直径 1 ~ 3 cm),伴有红斑、肌肉触痛、肌肉无力、发热(38.3 ~ 39.7 ℃)、局灶性心肌炎(图 3-20-5)。临床化验结果显示,红细胞压积、红细胞数和血红素含量急剧下降;血尿素氮(BUN)和胆红素上升,血清中肌酸磷酸激酶(CPK)、乳酸脱氢酶(LDH)、天门冬氨酸氨基转移酶(AST)和山梨醇脱氢酶(SDH)含量上升;中性粒细胞减少,嗜酸性粒细胞增多,淋巴细胞增加或变化不显著,血小板减少;尿量、尿钠与钾排出减少,尿氮、3- 甲基组氨酸与鸟嘌呤排出增加或出现血红蛋白尿。表现出肝肿大、全身性的点状或斑状出血，从全身软组织的血管内皮细胞镜检出裂殖体，从心肌和骨骼肌中可查出大量未成熟的包囊。

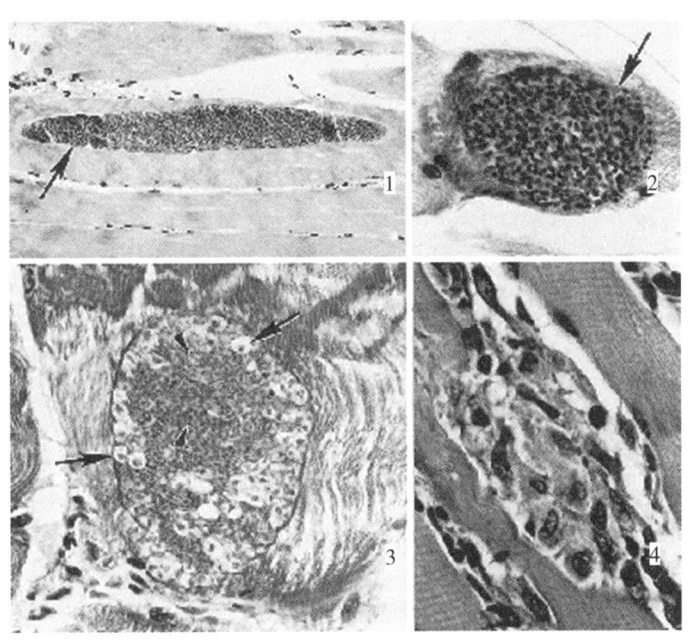

图 3-20-5 急性肌肉型住肉孢子虫病临床表现

注：1. 人肌肉中住肉孢子虫包囊；2. 住肉孢子虫包囊与肌肉组织交界；3. 未成熟住肉孢子虫包囊与肌肉组织交界；4. 住肉孢子虫包囊引起的肌肉溃烂与炎症。

（二）临床治疗

住肉孢子虫病的治疗尚处于探索阶段，暂无特制药物。肠型住肉孢子虫病可用磺胺嘧啶、复方新诺明治疗；肌肉型住肉孢子虫病可用一些有作用的抗球虫药物，如通过众多的试验，初步筛选出一些有抑制作用的药物，常山酮、土霉素、磺胺喹噁啉加乙胺嘧啶、莫能霉素及伯氨喹等。

五、实验室诊断

肠型住肉孢子虫可以用饱和盐水或饱和蔗糖溶液，通过粪便漂浮方法检查卵囊进行诊断；而肌肉型住肉孢子虫病的诊断必须在临床学和流行病学的基础上，通过免疫学诊断与病理学检查来确诊。目前，住肉孢子虫病诊断的血清学方法主要有间接血凝试验、酶联免疫吸附试验、间接荧光抗体试验、琼脂扩散法等，以同种或异种住肉孢子虫包囊和缓殖子作抗原，诊断血清抗体 IgG 和 IgM。IgM 应答出现在感染早期，该应答可用于急性住肉孢子虫病的诊断；IgG 产生较迟，但持续时间长，其检测可用于急性与慢性住肉孢子虫病的诊断。血清学方法检测血液中的抗原能提早诊断。有学者报道，用双抗夹心免疫酶标法能从感染后 4～49 d 的鼠和感染后 1～6 周的水牛血液中查到住肉孢子虫抗原。

组织学检查是十分必要的，因为特异性抗体阳性往往并不能真实地反映疾病状态。只有根据特异性的全身性点状出血等病理变化，并在血管内皮细胞中检查到裂殖体或在肌肉组织中检查到大量的幼包囊，才可确诊为急性住肉孢子虫病。但还应注意与弓形虫相区别，前者裂殖体寄生于血管内皮细胞内的胞浆中，过碘酸希夫染色（PAS）反应阳性，而后者裂殖体寄生于所有有核细胞内，且有寄生泡与宿主细胞浆分隔,PAS染色反应阴性。

六、防控措施

(一)治疗措施

见本病"临床学"。

(二)预防措施

1.加强肉品检验工作 可对屠宰猪肉,牛心肌、膈肌、食道肌作压片镜检,提高住肉孢子虫的检出率。

2.做好肉品的无害化处理 无害化处理包括蒸、煮、盐渍、低温冰冻等,以减少人被感染的机会。

3.防止终末宿主感染 注意个人饮食卫生,不吃生的或未煮熟的各种肉食,这是防止人体作为终末宿主被感染的较好方法。犬猫可以作为家畜多种住肉孢子虫的终末宿主,因此也要加强管理,以熟肉喂养。

4.防止中间宿主感染 严禁包括人在内的终末宿主的粪便污染猪的饲料、饮水和饲养场地,以切断传染途径。

第二十一章

蟎病

蟎病(Acariasis)泛指由蜱蟎类节肢动物直接寄生或直接危害人或动物所引起的疾病,如蜱瘫痪、疥疮、蠕形蟎病、尘蟎过敏、肺蟎病、肠蟎病、尿蟎病及各种蟎性皮炎等,属于虫源病(虫源性疾病、节肢动物源性疾病)的范畴。虫源病泛指那些由节肢动物直接危害所导致的疾病,除了由蜱蟎所引起的各种蟎病外,还包括了由其他节肢动物(特别是昆虫类)直接危害所引起的各种病症,如蝇蛆病、潜蚤病、虱病、松毛虫病、桑毛虫皮炎、隐翅虫皮炎、舌形虫病及由昆虫或其他节肢动物叮刺所引起的各种虫咬性皮炎等。

人类关于蟎病的认识由来已久。由疥蟎所引起的疥疮应该是最早被人类认识的蟎病,可以追溯到远古时代。我国早在公元前1562—公元前771年殷周时代的甲骨文中就有了关于疥疮的记载,该病在欧洲最早的记载是公元前1200年(Roncalli,1987)。对蠕形蟎的最早认识可以追溯到1841年[Berger在人外耳道内首先发现了蠕形蟎,当时认为是自由生活的节肢动物,被划入缓步动物门(Tardigrata)]。继1893年Miyake和Scribe在日本一名患血尿和乳糜尿患者的导尿标本中查到有蟎(后被Oudemans证实是一种跗线蟎)之后,Hinmam和Kammeier(1934)首先报道了粉蟎科(Acaridae)中的长食酪蟎(*Tyroglyphus longior*)所引起的肠蟎病,日本平山柴(1935)首先从痰中查到了蟎,Cater(1944)报道了17例人体肺蟎病,Kern(1921)和Cooke(1922)首先提出了灰尘内的特殊抗原物质(后被证实为尘蟎)与过敏性哮喘和过敏性鼻炎有关。随着科学研究的不断深入,人类对各种蟎病的认识已经越来越清晰。

一、病原学

蜱类和蟎类是引起蟎病的主要病原体,以蟎类最重要。引起蟎病的病原体种类繁多,涉及疥蟎、蠕形蟎、尘蟎、粉蟎、蒲蟎、跗线蟎、肉食蟎、革蟎、恙蟎及蜱等多个类群,在这些类群中,有的营专性寄生生活(疥蟎、蠕形蟎等);有的营兼性寄生生活(恙蟎及部分革蟎种类);有的主要营自由生活,但可偶尔进入人或动物体内引起疾病(粉蟎、跗线蟎等)。蜱类、恙蟎及多数革蟎种类虽然可以引起蜱瘫痪、蟎性皮炎或肺蟎病等,但其在医学上的主要意义还在于它们是许多人兽共患疫病及虫媒传染病的传播媒介。

（一）疥螨

疥螨是一类永久性寄生螨，是人和哺乳动物疥疮（Scabies）的病原体。在动物分类上，疥螨属于真螨目无气门亚目（Astigmata）或疥螨亚目（Sarcoptiformes）疥螨总科（Sarcoptoidea）中的疥螨科（Sarcoptidae）。根据 Fain（1968）的分类，疥螨科下分 2 个亚科，即疥螨亚科（Sarcoptinae）和背肛疥螨亚科（Notoedrinae）。疥螨亚科下分 5 个属，即疥螨属（*Sarcoptes*）、前疥螨属（*Prosarcoptes*）、同疥螨属（*Cosarcoptes*）、猿疥螨属（*Pithesarcoptes*）和鼠疥螨属（*Trixacarus*）；背肛疥螨亚科下分 5 个属，即背肛疥螨属（*Notoedres*）、翼手疥螨属（*Chirophagoides*）、抢叶蝠疥螨属（*Chirnyssoides*）、皱唇蝠疥螨属（*Chirnyssus*）和蝠疥螨属（*Nycteridocoptes*）。关于疥螨的种类目前尚有一些争议，有记载的疥螨有 28 种和 15 亚种（变种）。疥螨寄生的宿主动物广泛，涉及 7 目 17 科中的 43 种哺乳动物，除人外，还有马、牛、山羊、绵羊、猪、骆驼、犬、兔、狐、狮、狼、蝙蝠、鼠等。疥螨对宿主的选择有一定的特异性，寄生于不同动物的疥螨种类不同，寄生于人体的疥螨为人疥螨［*Sarcoptes scabiei*（Var hominis de Geer, 1778）］，动物疥螨偶尔也可以感染人。疥螨生活史分为卵、幼虫、前若虫、后若虫和成虫 5 个时期。疥螨寄生在宿主表皮角质层的深处，以角质组织和淋巴液为食。疥螨所引起的螨病是疥疮。疥疮是由于疥螨直接寄生皮肤所引起的。

（二）蠕形螨

蠕形螨（毛囊虫）是一类永久性寄生螨，寄生于人和哺乳动物的毛囊和皮脂腺内。在动物分类上，蠕形螨属于真螨目辐螨亚目（Actinedida）肉食螨总科或擒螨总科（Cheyletoidea）中的蠕形螨科（Demodicidae）。蠕形螨科一般分为 5 个属，即蠕螨属（*Demodex*）、口蠕螨属（*Stomatodex*）、鼻蠕螨属（*Rhinodex*）、眼蠕螨属（*Ophthalmodex*）和翼蠕螨属（*Pterodex*），目前已知的约有 140 种、亚种和变种（其中蠕螨属占 120 多种），其中可以肯定的有 50 多种，大多数寄生于各种哺乳动物体表和（或）内脏中，引起皮炎或内脏病。寄生于人体的仅两种，即毛囊蠕形螨［*Demodex folliculorum*（Simon, 1842）］和皮脂蠕形螨［*D. brevis*（Akbuatova, 1963）］。我国学者研究发现，我国的毛囊蠕形螨在大小、咽泡、生殖器及雄性生殖孔位置等方面都不同于国外的毛囊蠕形螨，进而定名为毛囊蠕形螨中华亚种［*D. folliculorum* sinensis（Xie 等, 1982）］。人体两种蠕形螨生活史相似，分卵、幼虫、前若虫、后若虫和成虫 5 个时期。蠕形螨成虫寄生于毛囊或皮脂腺，以宿主细胞、皮脂腺分泌物、皮脂、角质蛋白和细胞代谢物为食物来源。由蠕形螨引起的螨病称为蠕形螨病（Demodicidosis），可以表现为皮炎或内脏病。人体蠕形螨寄生可出现毛囊扩张、上皮变性、角化过度或角化不全、真皮层毛细血管增生扩张及皮脂腺分泌阻塞等病变，虫体代谢产物可引起变态反应，虫体进出活动携带其他病原生物进入毛囊或皮脂腺可致继发感染。

（三）尘螨

尘螨是啮食性自由生活螨类，在动物分类上隶属于真螨目粉螨亚目（Acaridida）痒螨总科（Psoroptoidea）中的蚍螨科（Pyroglyphidae）。蚍螨科分为 2 个亚科，即蚍螨亚科（Pyroglyphinae）和尘螨亚科（Dermatophagoidinae），共 13 属 4 亚属 34 种。与人类过敏性疾病有关的主要有 3 种，即尘螨亚科尘螨属中的屋尘螨［*Dermatophagoides pteronyssinus*（Trouessart, 1897）］和粉尘螨［*Dermatophagoides farinae*（Hughes, 1961）］及蚍螨亚科中的埋内宇尘螨［*Euroglyphus maynei*（Cooreman, 1950）］。尘螨的生活史分卵、幼虫、第一期若虫、第二期若虫和成虫 5 个时期，在适宜条件下完成一代需 20～30 d。屋尘螨多见于卧室内的枕头、被褥、软垫和家具中，粉尘螨可在面粉厂、棉纺厂、食品仓库、中药仓库等地面大量孳生。一般在春、秋季大量繁殖，秋后数量下降，季节消长因地区不同而异。由尘螨引起的螨病主要是过敏性疾病。尘螨是强烈的过敏原,可引起尘螨哮喘和尘螨性鼻炎等外源性变态反应性疾病,患者往往有家族过敏史或个人过敏史。

(四)粉螨

粉螨多数为自由生活螨类,仅少数偶尔寄生。对粉螨的分类目前尚未完全统一,目前倾向于将其划入真螨目粉螨亚目中的粉螨总科(Acaroidea),下分粉螨科(Acaridae)、食甜螨科或甘螨科(Glycyphagidae)、果螨科(Carpoglyphidae)、嗜渣螨科(Chortoglyphidae)和食菌螨科(Anoetidae)等若干个科。粉螨种类较多,仅我国记载属于粉螨亚目的种类就有 59 种。生活史包括卵、幼虫、第一期若虫、第二期若虫和成虫 5 个时期。粉螨分布广泛,可在粮食仓库、食品加工厂、饲料厂、食品贮藏室、纺织厂、养殖场、中药房、住宅房屋等场所的食品(如面粉、砂糖、稻谷、大米、小麦、花生、米糠、黄豆、干酪、红枣等)、药材、粉尘或灰尘中发现,也可以出现在地毯、沙发和床垫的灰尘中,温暖潮湿有利于其孳生。粉螨的医学意义主要在于其可引起各种不同的螨病。粉螨与皮肤接触可引起螨性皮炎,有的种类可侵入消化道、呼吸道、泌尿生殖道及血循环引起肠螨病、肺螨病、尿螨病和血螨病等,都属于螨病的范畴。

(五)蒲螨

蒲螨属于真螨目气门亚目(Prostigmata)或辐螨亚目跗线螨总科(Tarsonemoidea)中的蒲螨科(Pyemotidae)。蒲螨种类很多,主要出现于谷物种植区,是农业、林业及仓储害虫的天敌。与医学有关的主要是蒲螨属(*Pyemotes*)中的球腹蒲螨[*Pyemotes ventricosus*(Oudemans, 1936)]。球腹蒲螨属卵胎生,其卵、幼虫及若虫均在母体内发育,由雌螨产出的已经是发育到性成熟的雌雄成虫。雄螨很小,刚产出的雄螨并不离开母体,而是终生在母体的球腹部外刺吸寄生,并依附在母体上与刚产出的雌螨交配。雌螨可寄生于某些膜翅目、鞘翅目及鳞翅目的幼虫或蛹体上,靠刺吸其体液为生。由蒲螨引起的螨病主要是蒲螨性皮炎和尿螨病。蒲螨性皮炎又称为谷痒症或草痒症,是人们接触含有蒲螨的粮食制品、稻草或草制品(草席、草垫、蒲枕等),被蒲螨叮咬所致。

(六)跗线螨

跗线螨属于自由生活螨类,常以霉菌为食,亦可刺吸昆虫体液。在动物分类上,跗线螨属于真螨目气门亚目或辐螨亚目跗线螨总科中的跗线螨科(Tarsonemidae),与医学关系密切的主要是跗线螨属(*Tarsonemus*)中的谷跗线螨[*Tarsonemus granaries*(Lindquist, 1972)]。谷跗线螨生活史简单,雌螨产卵后孵化为幼虫,幼虫经过一段时间休眠后直接发育为成虫,该螨在自然界营自由生活,但偶尔可侵入人体,寄生于组织器官内导致肺螨病或尿螨病,谷跗线螨是人体肺螨病和尿螨病的重要病因之一。

(七)恙螨

恙螨属于真螨目气门亚目或辐螨亚目中的恙螨总科(Trombidoidea),下分许多科、亚科及属等,全球有 3 000 多种及亚种,中国有 400 多种及亚种,约有 50 种可侵袭人体。恙螨生活史分为卵、前幼虫、幼虫、若蛹、若虫、成蛹和成虫 7 个时期,仅幼虫营体表寄生。幼虫足有 3 对,若虫与成虫足有 4 对。恙螨幼虫叮刺取食可造成周围组织的凝固性坏死,产生炎症性损害,称为恙螨皮炎,但恙螨的主要医学意义在于其间接损害,即传播恙虫病等。

(八)甲螨

甲螨是一个十分庞大的自由生活类群,主要危害农作物,可以作为监测环境污染和土壤肥力的指示生物,在动物分类上属于真螨目隐气门亚目(Cryptostigmata)或甲螨亚目(Oribatida)中的甲螨总股(Oribatei)。甲螨种类繁多,已经记载的有 150 科 1 000 多属,约 7 000 种。甲螨可营卵生或卵胎生,以卵生最为普遍。甲螨生活史分为卵、幼虫、第一期若虫、第二期若虫(有的甲螨有第三期若虫)及雌雄成虫几个阶段,可栖居多种生态环境,以腐烂的高等植物、菌类或藻类为食。有些甲螨种类偶尔可侵入肺部引起肺螨病。另外有些甲螨种类可作为某些动物绦虫的中间宿主。

(九)肉食螨

肉食螨属于自由生活螨类,在动物分类上属于真螨目中的肉食螨科(Cheyletidae),与医学有关的主要是肉食螨属(*Cheyletus*)中的普通肉食螨(*Cheyletus eruditus*)和马六甲肉食螨(*Cheyletus malaccensis*)。肉食螨的生活史分为卵、幼虫、第一期若虫、第二期若虫和雌雄成虫几个时期,系捕食性螨类,靠捕食其他螨类、吸食其他螨类体液为生,常在粮食堆里捕食粉螨,人体接触肉食螨后可被其叮咬引起皮炎,普通肉食螨和马六甲肉食螨偶尔可侵入人体引起肺螨病等。

(十)革螨

革螨是一个很大的类群,有的营自由生活,有的营专性或兼性寄生生活。在动物分类上,革螨属于寄螨目中气门亚目(Mesostigmata)或革螨亚目(Gamasida)中的革螨科(Gamasina)。我国记载的革螨已达到 21 科 78 属 600 多种。革螨生活史分为卵、幼虫、前若虫(第一期若虫)、后若虫(第二期若虫)和成虫 5 个时期。雌螨直接产卵的称为卵生,直接产幼虫或若虫的称为卵胎生,有的行孤雌生殖。一般情况下 1～2 周完成生活史。革螨的主要医学意义在于其间接损害,其与立克次体痘和流行性出血热(EHF)等 20 多种疾病的传播有关。由革螨所引起的螨病主要是革螨性皮炎及肺螨病。革螨叮刺吸血可造成局部皮肤损害(包括过敏性损害),产生炎症性损害,称为革螨皮炎。少数革螨偶尔侵入人体,引起各种螨病,如肺刺螨属(*Pneumonyssus*)的革螨寄生肺部可以引起肺螨病等。

(十一)蜱类

蜱类属于专性体表寄生虫,与医学有关的是硬蜱和软蜱两大类。在动物分类上,硬蜱属于蛛形纲蜱螨亚纲寄螨目(Parasitiformes)后气门亚目(Metastigmata)或蜱亚目(Ixodida)中的硬蜱科(Ixodidae),全球已记录硬蜱 700 多种,中国约 100 种。软蜱属于蜱亚目中的软蜱科(Argasidae),种类较少,全球已记录软蜱约 50 种,中国约 10 种。蜱的生活史过程分为卵、幼虫、若虫和成虫 4 个时期。硬蜱若虫只一期,软蜱若虫经过 1～6 期不等。幼虫足 3 对,若虫足 4 对。由蜱类引起的直接损害主要是其叮刺所致的叮咬性皮炎及蜱瘫痪,蜱瘫痪主要由硬蜱引起。蜱在叮刺吸血时多无痛感,但由于螯肢、口下板同时刺入宿主皮肤,可造成局部充血、水肿等急性炎症反应,还可引起继发性感染。有些硬蜱的唾液中含神经毒素,可随蜱的叮刺吸血活动注入宿主导致运动性神经纤维传导障碍,引起上行性肌肉麻痹,重者可致呼吸衰竭而死亡,称为蜱瘫痪。值得注意的是,蜱类的医学意义主要在于其间接损害,即蜱类能够作为传播媒介传播森林脑炎、新疆出血热、蜱媒回归热或地方性回归热、莱姆病、北亚蜱传立克次体病或西伯利亚蜱传斑疹伤寒等蜱媒病。

二、致病机制与疾病类型

(一)致病机制

螨病是蜱螨类节肢动物对人或动物直接危害的结果,其直接危害的方式有以下几种。

1.叮刺、吸血和骚扰　如革螨、恙螨的叮刺、吸血或骚扰等。

2. 毒质损害　毒质损害为蜱螨类节肢动物通过分泌毒物或刺叮时将毒液注入人体所导致的危害，重者可致死亡。分泌的有毒物质可以通过螯肢或口器注入皮下。某些硬蜱叮刺后，其唾液可使宿主出现蜱瘫痪。

3. 过敏反应　过敏体质的人接触某些蜱螨类节肢动物的唾液、分泌物、排泄物和皮壳后，可引起过敏反应，如尘螨引起的哮喘、鼻炎，革螨、恙螨、粉螨、蒲螨引起的螨性皮炎等。

4. 直接寄生　有的蜱螨类节肢动物可寄生于人畜体内或体表从而引起损害，如疥螨寄生于人或动物皮肤可引起疥疮，蠕形螨的直接寄生可导致蠕形螨病，有些螨类（粉螨、跗线螨等）的直接寄生还可致肺螨病、肠螨病、尿螨病、眼螨病和血螨病等。

（二）疾病类型

螨病的疾病类型可以根据引起螨病的病原体生活习性的不同，分为专性螨病、兼性螨病和偶然螨病；也可以根据螨病所发生的部位及疾病的性质或临床表现，分为皮肤螨病、内脏螨病、螨性过敏及蜱瘫痪。对螨病疾病类型的划分是相对的和主观的，有的螨病很难确切划归某一类。

专性螨病系由专性寄生的蜱螨类节肢动物所引起，如由疥螨的专性寄生所引起的疥疮，由蠕形螨专性寄生所引起的蠕形螨病，由肺刺螨专性寄生所引起的猴肺螨病等。兼性螨病系由兼性寄生的蜱螨类节肢动物所引起，如恙螨性皮炎、革螨性皮炎等。偶然螨病系由自由生活螨类接触人（或动物）皮肤或侵入体内所引起，如蒲螨性皮炎、肉食螨皮炎、多数肺螨病和肠螨病等。

皮肤螨病即由螨类寄生人或动物皮肤所导致的各种病症，如疥疮和蠕形螨病等。由于螨类直接叮咬所导致的各种螨性皮炎也可以划归皮肤螨病的范畴，如革螨性皮炎、恙螨性皮炎、粉螨性皮炎、蒲螨性皮炎等。内脏螨病即由于螨类侵入人或动物内脏所引起的各种病症，如肺螨病、肠螨病、尿螨病和眼螨病等。由尘螨及其排泄、分泌产物为过敏原所引起的尘螨性哮喘和尘螨性鼻炎等属于螨性过敏，因偶尔接触一些自由生活螨类（非直接叮咬）所导致的接触性皮炎也可以划归这一范畴。蜱瘫痪是由一些特殊种类的蜱叮咬动物或人所引起的上行性萎缩性肌肉麻痹或肌肉瘫痪，系由蜱唾液内的一种神经毒素所引起，是一类特殊的螨病。

第一节　螨性皮炎

螨所引起的疾病在我国早有记载，晋代葛洪曾在岭南地区发现恙螨（沙虱），并简述了其形态。隋朝巢元方较全面地记载了恙螨病的临床症状："沙虱，水陆皆有之，人晨暮践沙，必着人，如毛发刺人，便入皮里，虱为红色。"1914 年，Hirst 首先在埃及境内发现革螨叮咬人后可引起皮炎。

20 世纪 20 年代，Macfie 等发现革螨可传播鸟类锥虫；20 世纪 30 年代山田首先证明鼠疫疫区鼠体的柏氏禽刺螨叮咬健康鼠后可使其发病；美国学者也研究了革螨与脑炎、立克次体痘的关系；苏联在开展自然疫源性疾病调查时发现并证明了兔热病、Q 热、立克次体痘及北亚蜱媒斑点热等与革螨有关。

一、病原学

螨属于节肢动物门（Arthrropoda）蜘蛛纲（Arachnida）蜱螨亚纲（Acari），分中气门亚目（Mesostigmata）、无气门亚目（Astigmata）、前气门亚目（Prostigmata）、隐气门亚目（Cryptostigmata）4 类。

螨在自然界中广泛存在,生存于各种生态环境中,遍及全球。例如在森林中的土壤,实验测得 1 m^2 中存在的螨类可达 16.4 万只;碎米中的粉螨在适宜温度下繁殖,可达 1 cm^3 数千只;在鼠窝内可收集几十至几百只革螨;孟阳春等在雨季从一燕窝中测得蛭状皮刺螨约 10 万只,测得一个鸡窝中有上万只囊禽刺螨。

以螨对人类的危害方式可将螨分为两大类:一类是直接寄生、叮咬或致变态反应,引起螨源性疾病,如螨性皮炎;另一类是间接地作为媒介传播病原体,引起虫媒病,如恙虫病等。

(一)寄生

螨类本身作为病原体寄生于宿主而致病,如人疥螨侵入人体皮肤内引起疥疮。

(二)致敏

螨类本身及其分泌物、代谢物和死亡虫体等为过敏原而引起的过敏反应,如粉螨、尘螨、革螨、蒲螨、肉食螨、蚴线螨等引起的螨性皮炎。

(三)刺螯和毒害

虫螨的叮咬及其毒素的分泌使宿主受害,如恙螨幼虫叮咬局部皮肤后引起的焦痂和溃疡等。

能引起人类螨性皮炎的螨类繁多,在中气门亚目中常见的螨有以下几种。

1. 柏氏禽刺螨　此螨广泛分布,喜湿环境,全年均可见,5、6 月为其繁殖高峰,为专性吸血螨。其主要寄居于家鼠及其窝内,也常寄生于大、小白鼠等实验动物上,常侵袭人群。在我国多见于实验动物房、以面粉为主要原料的副食品加工厂、纺织厂房、仓库、学生宿舍和居民房屋等地。我国黑龙江省牡丹江市(1990—1992 年)、辽宁省大连市(1998 年)、甘肃省永靖县(2002 年)等地都曾发生过柏氏禽刺螨的暴发流行。

2. 鸡皮刺螨　此螨与家禽及住宅附近的鸟窝有关,常叮咬人体。

3. 囊禽刺螨　此螨分布于较温暖地区,常叮咬人。当人们从鸡窝捕捉鸡时,该螨可迅速转移至人体,叮咬人体后常致局部皮肤发生奇痒。

4. 茅舍血厉螨　在纺织厂、棉花垛及学生宿舍等处,均有受此螨侵袭的报道。

无气门亚目多为仓储害螨,可引起人体皮炎。前气门亚目螨主要通过叮咬而引起皮炎。我国发生此类皮炎多在码头、药材站、轧花厂和棉花垛及学校等地方。

三、临床学

螨性皮炎的主要临床表现有以下几种。

(一)革螨性皮炎

叮咬部位多在手臂、腋窝、腰部等。在叮咬皮肤处,早期形成局部发红的丘疹,如遇大量侵袭,疹块融合则呈现大片疹状的急性皮炎。

(二)恙螨性皮炎

主要是由于该螨叮咬人体时,分泌液溶解宿主组织细胞引起局部凝固性坏死,出现炎症反应。西欧地区是恙螨性皮炎的高发区,近年来此病在东欧地区也较为流行。

(三)疥螨性皮炎

疥螨对人体的危害是其直接寄生皮肤导致疥疮。疥疮的皮损为小丘疹、小疱及隧道样皮疹,常对称分布。此螨主要寄生于人体皮肤柔软嫩薄处,如指间、腕屈侧、肘窝、腋下、腋窝前后、乳房、脐周、下背部、腹股沟、股上部内侧、外生殖器、足趾等部位；儿童皮肤嫩薄，全身均可被侵犯。疥疮丘疹淡红色，针头大小，可稀疏分布，中间皮肤正常；亦可密集成群，但不融合。剧烈瘙痒是疥疮最突出的症状，白天瘙痒较轻，夜晚加剧，睡后更甚。其致病机制主要是由于机械性刺激和虫体分泌物及死亡虫体崩解物引起的过敏反应。疥疮初期由于疥螨的分泌物和排泄物积聚，而发生针头大小微红的丘疹和发亮的水疱，呈淡红色或紫红色，其后表现为过度角化、鳞样、结痂和角化赘疣。近年来疥疮症状的特点是非特异型病例增多，表现为症状轻微，皮损处常无明显"隧道"，易被误诊而传播。由于剧烈瘙痒、搔抓，皮肤破损处常可引起继发性感染，发生脓疮、毛囊炎或疖肿。

(四)蠕形螨性皮炎

蠕形螨在毛囊中以口针刺入上皮细胞，破坏上皮细胞层和皮脂腺，可引起毛囊扩张、上皮变性、角化过度或角化不全、真皮层毛细血管增生。同时，蠕形螨寄生时的机械刺激和代谢产物的化学刺激可引起炎症反应。虫体进出活动携带其他病原体进入毛囊或皮脂腺，易使细菌侵入而继发感染，发生皮脂腺炎、痤疮和疖肿。临床上表现为鼻尖、鼻翼两侧、颊、眉间血管扩张，患处皮肤出现潮红、充血，有的出现红色痤疮状丘疹（针尖至粟粒大小不等）、湿疹样红斑、脓疮、结痂及脱屑，皮肤有痒感及烧灼感。另外，蠕形螨感染可能与痤疮、脂溢性皮炎和睑缘炎等皮肤病的发生有关。蠕形螨寄生眼部多引起寄生部位皮肤发痒和流泪等现象。在"酒糟鼻"的问题人群中，鼻部皮肤检验中发现蠕形螨的概率较正常人群为高，因此有学者认为此螨是引起"酒糟鼻"成因之一。在绝大多数情况下，蠕形螨感染者无自觉症状，表现为无症状的带虫者，故有人认为蠕形螨属于条件性致病寄生虫。

(五)粉螨性皮炎

主要发生在与螨类孳生物接触的人体暴露部位。局部皮肤先出现红色斑点，患者因剧痒而常常抓破皮肤，可导致继发感染，出现脓疮，继而湿疹化，甚至出现化脓性皮炎。引起人体皮炎可能与粉螨的分泌物、排泄物、代谢产物、死亡螨体及其裂解物等有关。

(六)尘螨性皮炎

多见于婴儿期，表现为面部湿疹。成人多见于四肢屈面、肘窝、腋窝等皮肤细嫩处。表现为湿疹和苔藓多样变，多缠绵不愈。如病程较长可累及全身。值得特别注意的是，尘螨及其代谢产物是强烈的过敏原，可引起尘螨哮喘和过敏性鼻炎等外源性变态反应性疾病，在临床上较为常见。患者往往有家族过敏史或个人过敏史。尘螨性哮喘属于吸入型哮喘（吸入尘螨抗原所致），患者往往在幼年时期开始发病，起病急，常反复发作。发作时出现呼气性呼吸困难，胸闷气急，不能平卧，严重时因缺氧而导致口、唇、指端发绀。每次发作往往症状重而持续时间短，多见于睡后或晨起。春、秋季好发，与环境中的尘螨大量孳生有关。过敏性鼻炎常在接触尘螨过敏原后突然发作，发病持续时间与接触的时间和尘螨数量有关，表现为鼻塞、鼻内奇痒、连续喷嚏和大量流清鼻涕，为阵发性，症状消失快。

(七)蒲螨性皮炎

也称枯草热，当人接触谷物、草制品等被其叮咬所致。人与螨接触后，被叮咬处出现持续性剧痒，继而出现皮疹，以丘疹或丘疱疹为主要特征。皮疹上常可见螨叮咬的痕迹，中央有水疱，5～6 d自行消退。

有的种类可侵入消化道、呼吸道、泌尿生殖道及血循环引起肠螨病、肺螨病、尿螨病和血螨病等。

三、实验室诊断

（一）病原体诊断

常用的方法有：①用消毒针挑或刮取患处皮屑镜检；②用消毒的矿物油滴于皮肤患处，再用刀片轻刮局部，将刮取物镜检。③用手挤压或用消毒的各种刮器（痤疮压迫器、弯镊、曲别针等）刮取受检部位皮肤，将挤压物或刮取物置于载玻片上，加 1 滴甘油铺开，然后加盖玻片镜检；④透明胶纸法：用透明胶纸于晚上睡前粘贴于面部的额、鼻、鼻沟、颧及颏部等处，次晨取下贴于载玻片上镜检。

（二）免疫学检查

用以检测患者血清或其他体液中的特异性抗体，也可用免疫动物所获得的特异性抗体来检测相应的未知抗原。检测抗体时，双份患者血清平行检查，4 倍以上抗体效价增高才有诊断意义。常用的免疫学试验有凝集试验、沉淀试验、补体结合试验、中和试验、酶标记技术、荧光标记技术、放射核素标记技术、DNA 探针技术、电镜技术等。

临床上对哮喘和过敏性鼻炎的诊断并不困难，但要确定是否为尘螨过敏则相对比较困难，需结合病史及免疫学检查进行诊断，常用的免疫诊断方法有皮内试验、皮肤挑刺试验、黏膜激发试验、酶联免疫吸附试验等。

四、防控措施

（一）预防措施

预防措施主要有改造环境、杀灭寄主老鼠和禁止在住房内饲养家禽，保持干燥通风的人员居住和物资仓储条件。在螨类孳生的环境工作，穿防护衣裤和使用驱避剂也是有效的预防手段。对有螨物品可进行暴晒或清洗，必要时可选用倍硫磷、杀螟松、尼帕净、苯甲酸卡酯和虫螨磷等药物杀螨。国外有用捕食性螨杀灭其他有害螨获得成功的报道。

（二）治疗措施

螨性皮炎的治疗多为对症治疗和杜绝再次受到螨类的侵袭，可采用 3% 甲硝唑、10% 硫磺软膏、2% 薄荷、15% 炉甘石洗剂、5% 樟脑酒精、氟氢可的松霜等外涂。严重者可先用 10% 硫磺氧化锌软膏外涂，待急性炎症消退后，再用 15% 炉甘石洗剂，同时配合抗感染治疗。个别皮疹广泛、瘙痒严重者，可给予氯苯那敏、苯海拉明、盐酸西替利嗪片等抗过敏药物。蠕形螨所致的蠕螨性皮炎往往用药时间较长，治标消炎容易，治本灭虫较难。

第二节　疥螨病

疥螨病，即疥疮，是一种传染性很强的常见皮肤病，分布遍及全世界。我国殷周时代（公元前1562—公元前 771 年）的甲骨文中已有疥疮的卜辞，在战国时代（公元前 403—公元前 221 年）的《周礼》和《礼记》里有"夏时有痒疥之疾"及"仲秋行春,令民多疾疠"的记载,至隋代,巢元方(610年)所著的《诸病源候论》(卷三十五,疥候)中有 "干疥者,但痒,搔之皮起作干痂。湿疥者,小疮皮薄,常有汁出。并皆有虫,人往往以针挑出,状如水中涡虫"等阐述。古代民间早就沿用升华硫磺熏洗或涂搽治疗疥螨病。而在欧洲该病最早的记载为公元前1200年(Roncalli, 1987)。

20世纪初到20世纪40年代,疥疮在世界各地流行,引起许多学者对疥螨的多方面研究。Melanby(1943)研究了人疥螨的生活史。20世纪60年代至20世纪70年代,疥疮再次在世界各国先后流行。Hejasi等(1975)认为,急性湿疹型的表皮反应与真皮多形红斑型组织反应共同存在时,应考虑疥疮的可能。苏敬泽等(1984)指出,丘疹、水疱、脓疱、结节、"隧道"等五种皮损,均为疥疮的原发疹,在诊断上与"隧道"一样,具有同等的肯定意义。屈孟卿等(1988)对疥螨的离体生态、阻断传播的方法等进行了研究。Argenziano等(1997)将发光皮肤显微镜应用于临床诊断疥疮获得满意效果。Mattsson等(2001)用纯化的疥螨mRNA构建了cDNA表达库,为疥疮的病理学、免疫血清学研究提供了条件。病原学检查方法及确诊水平的提高,使防控措施进一步完善。Bezold(2001)把PCR基因诊断技术运用于非典型的临床疥疮患者的诊断,方便快捷,减少漏诊。Shelley等(2007)指出,表达和纯化的重组 *S. scabiei* 抗原在疥螨早期感染的鉴别诊断中具有重要价值。Set Bornstein(2006)和Vercruysse J等(2006)也评价了ELISA方法诊断动物疥螨感染的特异性和敏感性。Rambozzi等(2007)用免疫斑点试验鉴别出两个抗原成分对诊断慢性感染的猪疥螨具有价值。Micali等(2004)运用电视皮肤显微镜(VD)观察疥疮治疗过程中、用药后疥螨的活动和死亡情况,表明用VD监控可以减少用药,避免药物副作用的危害。Walton等(2004)对澳大利亚北部疥螨的遗传流行病学进行研究认为,人群之间的互相传播是当地疥疮流行的主要方面。在治疗用药上,依维菌素逐步用于临床治疗疥疮(Chouela, 2002),Lawrence G(2005)在患儿中运用依维菌素治疗也证明有效。Shelley等(2004)还试用茶树油活性成分杀螨,表明其在疥疮治疗上有重要价值。McCarthy(2004)指出,由于疥疮的危害,带来治疗手段和诊断技术的发展的进步,为更好地控制疥疮的流行,还需加快药物学及疥疮疫苗的研究。

一、病原学

(一)疥螨的种类

疥螨是疥疮的病原体,寄生于人和哺乳动物的皮肤角质层内,疥螨属于疥螨科(Sarcoptidae)。根据Rain(1968, 1975)的报道,有记载的疥螨有28个种和亚种,Rain研究了疥螨属内虫体的毛序和皮棘等变异,认为来源于不同种宿主的疥螨是单一的种。由于疥螨寄生宿主有7个目17个科40余种哺乳动物,除人以外,还有牛、马、骆驼、羊、犬、兔、猫等动物。寄生于不同宿主体内的疥螨,形态虽然很相似,但其生理上可能存在差异。许多种动物的疥螨可传播给人(表3-21-1),但在人体内寄生的时间较短,危害较轻。然而这一致病能力的差异可以经过一定时间的适应得以驯化,而且有些动物体内的疥螨尚处于演化过程中,遗传性状尚未特异化,这些动物的疥螨有侵袭人体的可能性。寄生于人体的疥螨称为人疥螨(*Sarcoptes scabiei* scabiei,或称 *Sarcoptes scabiei* huminis),人疥螨同样也可感染动物,引起的症状也是暂时的。

表 3-21-1　部分疥螨种或亚种名主要宿主/非主要宿主(仿 Pillers, 1921)

疥螨种或亚种名	主要宿主	非主要宿主
马疥螨(*Sarcoptes scabiei* var. *equi*)	马	人、牛
牛疥螨(*S. scabiei* var. *bovis*)	牛	人
绵羊疥螨(*S. scabiei* var. *ovis*)	绵羊	山羊、猪、人
山羊疥螨(*S. scabiei* var. *caprae*)	山羊	绵羊、牛、马、猪、人
猪疥螨(*S. scabiei* var. *suis*)	猪	人
骆驼疥螨(*S. scabiei* var. *dromedarii*)	骆驼	人
犬疥螨(*S. scabiei* var. *canis*)	犬	人
兔疥螨(*S. scabiei* var. *caniculi*)	兔	鼬、豚鼠、人
狐疥螨(*S. scabiei* var. *vulpes*)	狐	人
狮疥螨(*S. scabiei* var. *leonis*)	狮	人
美洲驼疥螨(*S. scabiei* var. *aucheniae*)	美洲驼	羊驼、绵羊、马、人
蝙蝠疥螨(*S. scabiei* var. *wombati*)	蝙蝠	人
狼疥螨(*S. scabiei* var. *lupi*)	狼	马

(二) 疥螨的形态

人和动物疥螨在外形特征上差异较小,下面以人疥螨的形态为例介绍疥螨的形态。

1. 人疥螨成虫　雌螨(图 3-21-1)大小为(300 ～ 500)μm×(250 ～ 400)μm, 雄螨(图 3-21-2)为(200 ～ 304)μm×(150 ～ 200)μm; 体近圆形, 背面隆起, 乳白色半透明。足 4 对, 位于腹面。颚体短小, 位于躯体前端, 由螯肢、触须和口下板组成。螯肢 1 对, 位于背面中央, 呈钳状, 其定趾与动趾内缘有锯齿, 触须 1 对, 位于螯肢的两侧, 各由 3 节组成, 每节具有刚毛, 触须外缘有一膜状结构, 呈鞘状覆盖于其两侧; 口下板位于腹面。

躯体呈囊状, 背面隆起, 腹面较平, 体表有大量波状横行皮纹、成列的圆锥形皮棘、成对的粗刺和刚毛. 躯体背部前端有盾板。雌螨的盾板呈长方形, 宽大于长; 雄螨的盾板则呈盾牌状, 长大于宽。躯体中部表皮突起, 形成许多皮棘。肛门位于躯体后缘正中。疥螨的足粗短, 圆锥形, 前两对与后两对间距较远, 各足基节与腹壁融合成骨化的基节内突。第 1 对足的基节内突在中央汇合, 然后向躯体后方延伸为二条呈 "Y" 形的胸骨; 第 2 对足的基节内突互不连接, 跗节的端部有一个带长柄的吸垫。吸垫为膜质, 呈钟形, 具有吸盘功能。第 3、4 对足, 雌螨基节内突相互分离, 跗节末端各具 1 根长鬃; 雄螨基节内突互相连接, 第 3 对足跗节末端各具 1 根长鬃, 第 4 对足跗节末端则为长柄吸垫。雄螨的生殖区位于第 4 对足之间略后, 生殖器骨化较深, 呈钟形, 前方有一细长的骨质内突, 称为生殖器前突, 与第 3、4 对足的基节内突相连, 正中有弯钩状的阳茎。雌螨的产卵孔呈横裂状, 位于腹面足体中央, 在躯体后方紧接肛门的背前端, 有一骨化较强的交合突(copuletory papilla), 此突的后缘有一交合孔, 经一细弯管通至体内的受精囊, 受精囊呈球形。

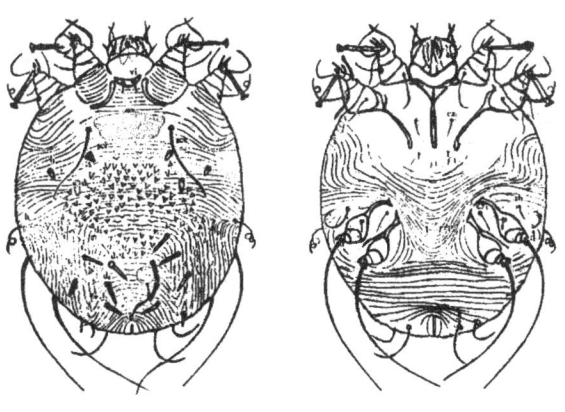

图 3-21-1 疥螨雌成虫(左,背面;右,腹面)

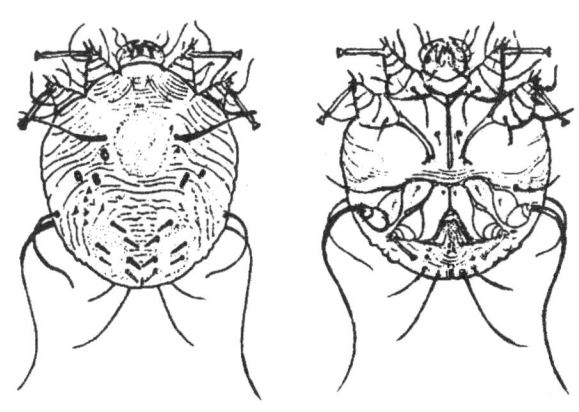

图 3-21-2 疥螨雄成虫(左,背面;右,腹面)

2.若虫 若虫似成虫,但比成虫小,且生殖器官尚未显现。雄螨只有 1 个若虫期,而雌螨则有 2 个若虫期。第一期若虫长约 416 μm,第 4 对足较第 3 对足短,各足无转节毛;第二期若虫长 220 ~ 250 μm,产卵孔尚未发育完全,但交合孔已生长,可行交配。躯体腹面在第 4 对足之间有生殖毛 2 对,第 1 ~ 3 对足各有转节毛 1 根。第 3、4 对足端部具长鬃(图 3-21-3)。

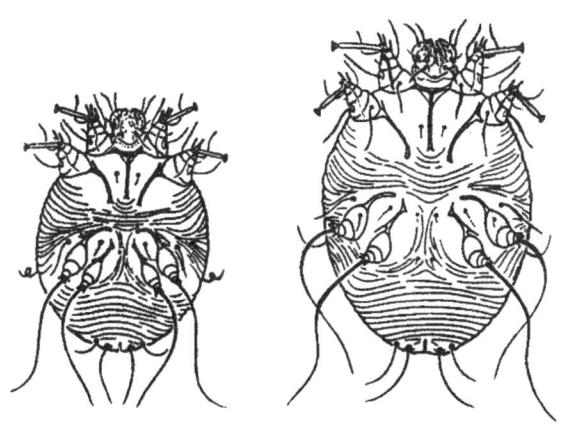

图 3-21-3 疥螨若虫(左,第一期若虫;右,第二期若虫)

3. 幼虫 大小为 $(120～160)\mu m×(100～150)\mu m$，形似成螨，但只有 3 对足，前 2 对具有吸垫，后 1 对具长鬃；身体后半部有杆状毛 5 对；生殖器官未发育；足转节均无毛（图 3-21-4）。

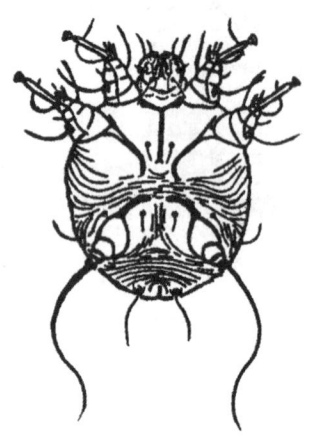

图 3-21-4　疥螨幼虫

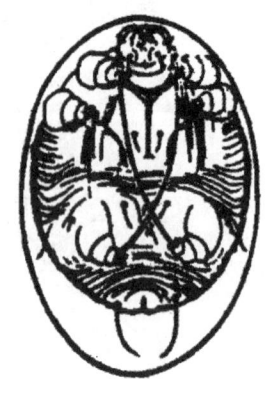

图 3-21-5　疥螨卵

4. 卵 疥螨卵长椭圆形，淡黄色，壳很薄，大小为 180 μm×80 μm，常见隧道内 4～6 个卵群集在一处。初产的卵未完全发育，后期的卵可透过卵壳看到发育中的幼虫（图 3-21-5），电镜扫描显示，卵壳表面密布大小不等、形状不尽一致的多边形、扁平状疣形突起。

（三）疥螨的生活史与生态

1. 生活史 疥螨的生活史包括卵、幼虫、若虫和成虫 4 个阶段，雌疥螨有 2 个若虫期。全部生活史在宿主皮肤的角质层疥螨自掘的"隧道"内完成。从卵发育到成螨，一般需 10～14 d。雌螨产卵于"隧道"内，一生可产卵 40～50 个，一般于 3～7 d 内孵化为幼虫。若外界温度降低时，孵化期可延长到 10 d 左右。幼虫很活跃，有的离开"隧道"，爬到宿主皮肤表面，重新再凿一"隧道"生活，有的在原来的"隧道"旁挖掘一侧道定居，有的仍在母体"隧道"内寄居。幼虫期 3～4 d，在定居的"隧道"内蜕皮变为若虫。雄若虫只有一期，经 2～3 d 蜕皮发育为雄螨；雌螨有 2 个若虫期，第一期若虫又称为青春期若虫，2～3 d 后蜕皮变为第二期若虫。疥螨的交配现象较为特殊，多于夜间在宿主皮肤表面进行。雄成螨游离于皮肤表面，寻找配偶，与雌性第二期若虫交配。雄螨交配后不久即死亡，或凿一短"隧道"短期生活。雌性第二期若虫则于交配后 20～30 min 重新钻入宿主皮内，不久蜕皮变为雌成螨，再经 2～3 d 产卵一次，每次可产卵 2～3 个。雌螨产完卵后即死在"隧道"尽头，其寿命一般为 2 个月左右。疥螨在表皮内以角质层组织和渗出的淋巴液为食。Mellanby（1943）发现人疥螨各发育期的死亡率是很高的，仅 1% 的卵能最后发育为成螨，雌、雄螨比例为 3∶1。

2. 生态 新羽化疥螨的交配活动必须在宿主皮肤表面完成，交配后再侵犯原宿主或扩散传播至新的宿主。疥螨离开"隧道"后和再感染人的这一特定生活阶段，受到外界诸多因素的影响。屈孟卿等（1988）对离体疥螨的离体生态进行了观察，实验结果表明，离体疥螨散播温度为 13～43 ℃，最适散播温度为 15～32 ℃，在此温度界限内可侵犯宿主，造成人体感染的机会最多。离体雌性活疥螨在 50 ℃水温中 1 min 内的死亡率为 100%。离体雌性活疥螨在外界温度 13～14 ℃时，每分钟的平均爬行距离为 3 mm；在 23～27 ℃时，平均爬行距离为 11.4 mm；在 32 ℃时，1 min 内最快可爬行 35 mm。疥螨挖掘人体皮肤角质层的部位，一般在两条以上皮纹沟交叉的柔嫩皱褶处。Madsen（1965）认为，疥疮多发生在皮薄而嫩的部位，与疥螨喜侵犯毛囊皮脂腺单位密度低和角层质较薄的区域有关。

有实验表明, 在中性及弱碱情况下, 对疥螨生存有利; 强碱及强酸时对疥螨不利。屈孟卿等 (1988) 建议将治疥外用药物的氢离子浓度调整至 pH 值为 4 ~ 5, 或用 pH 值为 5 的水溶液沐浴后再涂搽治疥用药, 可能会提高药物疗效和缩短疗程。

外界微小环境低温高湿或高温低湿对离体疥螨在外界的存活均不利。离体雌性疥螨的寿命亦受外界温度和相对湿度的影响与制约。屈孟卿等认为, 暴露在干燥滤纸皿内和置于生理盐水湿滤纸皿内的疥螨生存条件, 与离体后疥螨所处的外界干、湿条件较为接近, 若结合其离体后的活动与温度来分析, 并以平均寿命作为离体疥螨存活的有效时限, 在外界比较干燥的条件下, 估计其有效扩散温度为 15 ~ 20 ℃, 有效扩散时限为 1.00 ~ 2.49 d, 而在外环境较为湿润的条件下, 有效扩散温度为 15 ~ 35 ℃, 有效扩散时限为 1.05 ~ 5.85 d。

二、流行病学

(一) 流行周期

疥疮是一种世界范围的接触性传播的皮肤病, 曾因世界战争、经济大萧条和居民流动等因素, 出现两次世界性大流行, 分别是在 1914 年和 1940 年。

我国在抗日战争与解放战争期间, 疥疮流行广泛, 遍及全国各地, 1954—1957 年间各省 (市、区) 先后终止流行。我国于 1959 年宣告基本消灭疥疮后, 十余年间未见到新病例报道, 再次流行开始于 20 世纪 70 年代。1970 年在福建、广西壮族自治区等省 (区) 发现散在病例, 继而自南向北逐渐流行, 很快波及全国。20 世纪中期以来, 许多学者认为该病呈周期性流行, 其流行规律一般以 30 年为一周期, 每一次流行之间常有 15 年的间歇, 每次流行常持续 15 年左右。

(二) 流行因素

关于疥疮发生周期性流行的原因还不太清楚, 但是很多有说服力的资料提示: 免疫学因素可能起着重要作用, 多数学者认为人群免疫力的下降是形成疥疮流行的主要原因之一。

人与人的密切接触是疥疮传播的主要途径。疥疮常常在家庭内、集体住宿的学校和单位中流行。70% 的患者有阳性家族史。家庭内的疥疮常常是由上学的儿童首先带入, 也有由亲戚和朋友外出经商、外出务工传进的。邻居之间的传播, 多由婴幼儿、学龄前儿童患者引起。中、小学生集体宿舍, 个体企业等人群集中地是疥疮流行的重要场所。

疥螨是在夜间爬出"隧道"进行交配的, 疥螨在整个夜间均有主动或被动地散布于患者被窝及床单上的机会, 与患者同床共被或被褥相邻, 是家庭成员或同睡者感染的重要方式。离体疥螨在 32 ℃ ±1 ℃ 的条件下, 每分钟平均爬行距离为 35mm, 易于扩散, 是造成同住成员罹患疥疮的原因。

疥螨离体后, 在外环境 8 ~ 10 ℃ 及相对湿度 52% ~ 66% 的条件下, 能生存 4 ~ 5 d; 犬疥螨及人疥螨离体后在 21 ℃, 相对湿度 40% ~ 80% 的条件下可存活 24 ~ 36 h; 犬疥螨在 22 ~ 24 ℃, 相对湿度 75% 条件下离体 36 h 尚具再感染性。

公共浴池的更衣间是疥螨散播的重要场所。穿用患者衣服, 在患者睡过的床单、席子、被套里睡觉也可间接感染。人口流动量大, 为疥疮流行创造了条件。外出务工人员、学生假期流动造成疥疮传播机会增多, 因此 9—11 月、2—3 月为全年疥疮流行的两次高峰。

缺乏防治疥疮的知识、部分医务人员专业生疏、类固醇激素外用药的滥用等, 使部分患者症状轻微和不典型等,也是造成疥疮流行的一个因素。

动物疥螨传播给人目前也成为一个重要问题。国内关于人体感染动物疥螨的报道多为兔疥螨,患者多是养兔场职工或家属。受兔疥螨感染者的临床特点为病程短,皮损散在,无"隧道",接触病兔后 1～3 d 内发病,如不继续感染,则能够自愈。周玉璋(1992)报道了猫疥螨致人疥螨病的 22 例病例。随着农村养殖业的发展、城市养宠物家庭的增多,动物疥螨对人的感染值得人们重视。

(三)多发季节

苏敬泽等(1983)报道,疥疮在广东湛江的流行 1—3 月以及 10—12 月高于 4—9 月上旬;在日本亦发现患者数以 10 月到次年 3 月为多,12 月为高峰。Sokolova 等(1989)发现疥疮患者"隧道"中的平均卵数在 9—12 月份高于 1—7 月,研究证明,该地在疥疮流行期里,月平均气温高于 21 ℃以上的月份,疥疮就诊者随着气温的上升而下降,而在月平均气温 21 ℃以下的各月就诊者增多。这一现象似与离体雌性活疥螨于 20～25 ℃时,在外界环境干燥条件下平均寿命为 1.16～1.40 d,而在外环境湿润的情况下为 1.94～2.51 d 有密切关系。

(四)患者年龄、性别与职业分布

关于疥疮的发病年龄,15 岁以下的人群发病率较低,15～50 岁年龄段人群疥疮感染比例最高,60 岁以上人群发病比例也较低(张尚仁等,1989;苏敬泽等,1983),年龄最小的为 42 d,最大者为 70 岁。可见,活动能力较强的人群,流动性大,有更多感染疥疮的机会。

从感染疥疮患者的性别分析,男女患者比例从 1.33∶1 到 4.90∶1 不等,但存在男性患者多于女性患者的总趋势。

就疥疮患者的职业分布而论,学生与农民占患者人数的 52.20%～73.87%,说明在疥疮流行期内,学生与农民发病率最高。

三、病理学

疥螨的致病主要有两个方面:其一是虫体直接的机械刺激作用和挖掘"隧道";其二是由于螨虫的排泄物和分泌物引起的过敏反应。宿主对疥螨的免疫应答以体液免疫为主。半数疥疮患者血清 IgE 明显升高,最高达 24.2 mg/L。血清中的 IgA、IgG 和 IgM 均有升高的现象,尤以 IgA 增高显著,占患者总数的 44.2%,与此同时还显示补体 C3 降低。如用疥螨浸出液皮试,患者不仅出现阳性反应,且被动转移皮肤试验也为阳性。Arlian 等(2004)发现普通疥疮患者与结痂性疥疮患者的血清对犬疥螨抗原存在显著的 IgE 反应,而普通疥疮患者的血清对犬疥螨抗原的 IgE 反应不显著。Van Neste 和 Lachapelle (1981)报道疥疮患者急性期外周血 B/T 细胞比例明显升高,并存在 B 细胞被激活的现象。Heefling (1980)和 Salo(1982)的免疫实验均显示疥螨丘疹、结节和"隧道"的真皮连接处、真皮血管处有 IgM、IgA 和 C3 沉积,而且还发现血液嗜酸性粒细胞增高的患者中,大部分有 C3 及免疫球蛋白异常,外周血 T/B 母细胞之比与以 I 型变态反应为特征的异位皮炎相似,而与 IV 型变态反应(接触性皮炎)不同,均提示疥疮的发病为 I 型变态反应所致。据 Galosi 等(1982)报道,71% 的疥疮患者血清免疫球蛋白浓度有变化,不管病程长短,IgE 都是升高的,而未见 IgA、IgG 和 IgM 的显著变化。Dahl(1983)也指出疥螨本身导致的皮炎比较轻微,皮疹和瘙痒主要是由免疫反应引起的。免疫反应可直接依靠所产生的毒性成分或间接地通过刺激搔抓而限制疥螨的数量。疥螨抗原与疥疮肉芽肿的形成亦有密切关系。Vignale 等(1990)指出,疥螨抗原与肉芽肿病变有关,疥螨抗原一旦消失后,T 淋巴细胞与巨噬细胞的相互作用即被打破, 肉芽肿的形成与发展即告中断。另外, 郎格罕细胞在疥疮的病理反应中可能也起到重要的作用。Burch(2004)报道2例儿童疥疮被误诊为郎格罕组织细胞增多症。

不同的疥螨亚种间, 甚至与其他螨类如屋尘螨间均可能存在共同抗原(Schumann, 2001)。Moustafa等(1998)证明, 疥螨与粉尘螨和贮藏螨(*Tyrophagus putrescentia*)存在抗原交叉反应, 这种现象可以解释一些疥疮患者即使对疥疮进行了合适治疗, 症状依然持续存在的问题, 说明尘螨和贮藏螨在疥疮的病理过程中产生了作用。Deborah等(2003)发现了一种丝氨酸蛋白酶基因产物活性改变, 为免疫防治疥疮病提供可能性。

急性湿疹型疥疮组织学变化为表皮不规则肥厚、组织间水肿、细胞外渗、表皮内水疱形成。真皮改变类似多形红斑, 其血管周围有纤维蛋白样物质沉积及炎性细胞浸润。有些疥疮表皮内病变轻微, 仅显示有细胞外渗现象。疥疮结节组织学显示表皮组织的棘层肥厚, 表皮增长, 细胞内水肿为主, 其次为角化不全, 表皮内淋巴细胞浸润、组织间水肿, 表皮内微肿形成和角化过度, 表皮内微肿的细胞成分以中性粒细胞和嗜酸性粒细胞或组织细胞为主, 具有完整的角质覆盖, 但表皮内嗜酸性粒细胞浸润少见。有报告显示, 有密集的淋巴细胞、嗜酸性粒细胞和组织细胞浸润, 浸润可伸展到皮下脂肪组织, 并可出现生发滤泡, 似网织红细胞增生。在真皮的变化中, 以血管增生、血管周围和淋巴管周围炎症细胞浸润为主。浸润扩散较深, 呈衣袖样或斑片状, 浸润主要由不同数量的淋巴细胞、嗜酸性粒细胞和组织细胞组成, 也似多形红斑型变化, 外观很像淋巴瘤。部分病例伴有红细胞外渗或毛细血管内皮细胞肿胀, 进而导致管腔狭窄和闭塞。组织切片内一般不显示疥螨或虫卵, 但发病1个月内结节中偶尔可以查见。

四 、临床学

(一)临床表现

1. **潜伏期**　感染疥螨的人, 不立即出现症状, 当疥螨繁殖增多引起宿主免疫应答之后, 一般经4周以上才出现瘙痒和皮肤丘疹。Mellanby(1944)证实, 4例首次感染疥疮志愿者持续观察160 d, 在感染之初的25～30 d内, 没有新的"隧道", 随后"隧道"数目逐渐增加, 感染者出现瘙痒和"隧道"周围有炎症红斑反应等症状。再感染者的潜伏期较短, 常常只有数日。Fajardo-Velazquez等(2004)报道, 48例疥疮患者是在接触1例挪威型疥疮患者后平均15 d(12 d至27 d不等)出现症状的。

2. **临床症状**　瘙痒是疥疮的主要症状(Arya, 2003), 这种剧烈瘙痒具有夜间加重的特征, 常常影响患者的睡眠。由于搔抓常引起表皮剥脱和出血, 体检时往往可见抓痕、血痂, 也容易引起继发感染而发生脓疱疥、疖、毛囊炎、甲沟炎等并发症。

3. **疥螨寄生部位**　疥螨常寄生于较薄而柔软的皮肤角质层, 如指蹼、指间、掌面、手腕、肘窝、腋窝、脐周、腰部、下腹部、腹股沟、臀间沟、会阴部、股内侧、外生殖器, 重者遍及全身, 女性患者还可见于乳房、乳晕处。芦宗正(1989)指出, 60岁以上的患者皮损多分布在背部及下肢; 除少见的挪威型疥疮外, 成人的一般皮损不侵犯头面及跖部; 婴幼儿疥疮除上述部位外, 还可累及头、面、颈背部、踝部和跖部。Terry等(2001)的调查发现, 疥疮皮损发生在身体各部位, 尤以手指、上下肢、面部、腹部和生殖器最常见。

4. **疥疮皮损特征**　以往认为疥螨"隧道"是本病的特征, 而丘疹、水疱、结节是继发或过敏疹, 脓疱为继发感染所形成。苏敬泽(1984)认为, 上述皮损均为病原的直接作用或过敏反应所致, 是在病理过程中产生的。他还发现了疥疮炎症损害显微改变与临床表现的关系,认为疥疮的丘疹、水疱、脓疱、结节都具有特征性和独立的图像,不仅可以相互区别,也区别于其他皮肤病皮损,是疥疮特异的原发疹。这些皮损均与"隧道"一样,在诊断上有同等的、肯定的意义。

1)丘疹　典型特征为浅在毛囊或非毛囊性丘疹,稍高出皮面,顶略尖或圆,皮色或浅红,基底无或有浅在红斑,直径 1～2 mm,孤立分布、无簇集及融合倾向。在丘状隆起的范围内或稍外的角质层内可见幼虫或成虫及"隧道",基底炎症轻微,有别于伴发风团和炎症深在的其他节肢动物叮咬;异于密集骤发、炎症明显并有融合倾向的接触性敏感性皮炎的斑丘疹或血疱疹。

2)水疱　常为直径 2～4 mm、圆形、紧张的小水疱,高出皮面,界限清楚,充满透明液体,基底无或稍有充血。典型者在疱缘可找到虫点,或见灰黑色虚线状"隧道"轨迹横过或始于其上。角质层完整,疱缘近处可见"隧道"及螨体、带胚虫卵和排泄物,与群发的疱疹样皮炎有所不同。

3)脓疱　多发生在水疱的基础上,因继发细菌感染而引起。其为正圆形、乳黄色、充盈的脓疱,中心可见褐色或秽黄绿色小点,疱底外绕宽 1～2 mm 的红晕,构成以点为中心的红黄两色同心圆,临床征象很特殊。红黄交界处可发现螨点,脓疱顶偶见淡棕色虚线状"隧道"轨迹。在脓疱边缘的角质层"隧道"内可见螨体及其排泄物。脓疱为角质层下大疱,个别切片提示为表皮内小水疱融合而成,内容为纤维蛋白及大量嗜中性粒细胞,疱底棘层受压萎缩。

4)结节　为棕红色或褐红色、绿豆至黄豆大小的半球形、水肿性、中等硬度的皮内痒性结节,表面可见"隧道"、螨点、鳞屑或血痂。结节数目不定,散在分布,一般多发生于外生殖器、腹股沟、臀部、腋部等处,最常见于阴囊和阴茎。结节表皮角化过度,角质层内可见断续的"隧道"、糜烂,"隧道"内有螨体及卵。疥疮性结节须与霍奇金病、蕈样肉芽肿、节肢动物叮咬反应的持久性肉芽肿相鉴别。

5)"隧道"　疥螨"隧道"是疥疮的显著特征。"隧道"的形态特征在生活史部分已阐述。从组织学上来看,整个"隧道"几乎全在角质层内,正常及部分角化不良的细胞构成"隧道"的顶部和基底。顶部致密完整,基底组织有不同程度的炎性反应。"隧道"盲端与棘层相连,始端常有马蹄形的小口,并伴有淡黄色小痂或点状糜烂面。至于"隧道"的外观色泽,可能系疥螨的排泄物和外界尘土侵入污染而形成。新鲜典型的"隧道"外观比较完整,色泽较浅,"隧道"除始端外无其他开口,而陈旧性"隧道"呈棕褐色或黑色,干枯,多数表皮脱落残缺不全,且"隧道"内偶见短小侧枝,其中常检出幼虫,可能系幼虫所致。

5. 特殊类型疥疮

1)婴幼儿疥疮　主要指 3 岁以内婴幼儿所患的疥疮,多由母亲、家人或邻居的传染罹患。其发病部位和临床表现均与成人有所不同,除全身发疹外,头、颈与掌跖较易受到侵犯,疥螨"隧道"也多见于掌跖部,其次才是指间、腹部及跖部。皮疹以水疱损害多见,甚至有的发生大疱,也有在阴囊表皮出现结节者,此外继发湿疹样变化往往较成人明显,具有泛发性,常易造成误诊。

2)隐匿性疥疮　多因使用肾上腺皮质激素,造成其临床表现、部位及分布不典型,因类似疱疹样皮炎、毛囊角化病等皮肤病而误诊。

3)卫生条件较好的疥疮　多见于城市患者和夏季患病者。由于卫生条件好,洗涤、更衣频繁,发病部位不典型,皮疹往往不太明显,数目也少,有的仅有几个散在的瘙痒性小丘疹和抓痕,"隧道"难被发现,常常被误诊为其他皮肤病。

4)结节性疥疮　又称疥疮炎性结节、疥疮后持续性结节,曾占疥螨患者的 27.50%～59.05%。

5)挪威疥疮　这型疥疮很少见,临床特点不同于一般疥疮,具有高度接触传染性,患部有大量的鳞屑和结痂，因此亦称为角化性疥疮或结痂性疥疮。挪威疥疮易发生于营养不良和精神障碍患者或身体虚弱的人。艾滋病患者（Perna 等，2004；Burstein 等，2003）、长期应用免疫制剂之类固醇激素或接受放射治疗的患者、慢性淋巴性或粒细胞性白血病患者、麻风患者等亦多罹患。患者手、足、掌、跖、指、趾间可见大片的角化过度的银屑病样鳞屑，尤以甲下、指端和关节附近为甚。甲廓也可遭受侵犯，甲板变厚、变形，在手足可形成大的疣状痂，掌跖则可出现不规则的肥厚和皲裂。头皮、面部、颈部和躯干呈广泛的红斑、浸润和鳞屑，头面部还可有化脓性痂皮，发出恶臭。毛发干燥无光泽。在肘、膝、臀等易受压迫的部位极易发生角化脱落性皮损。患者浅表淋巴结肿大，周围血液中嗜酸性粒细胞增多，自觉轻痒或不痒，少数患者剧痒。在患处鳞屑或痂皮下可检出大量疥螨，一个患者身体可寄生 500万～1 000万个疥螨。挪威疥疮整个病程发展较慢，通常为 1 年左右，而后持续多年，有 21 年以上的。本病传染性很强。

6. 疥疮的并发症　疥疮的并发症较多，基本可分为两个类型，即变态反应性并发症和感染中毒性并发症。前者如湿疹、疥疮结节、荨麻疹等，病情不重，但治疗时间较长；后者如脓疱疮、肾炎、败血症及皮肤吸收外用药中毒等，病情较重。

7. 常见的动物疥疮

1）犬疥疮　较为常见，初发于头部，渐波及全身，皮肤上出现红色斑点、丘疹，渐形成丘疱疹或脓疱，表面有黄痂，脱毛，剧痒，犬常坐卧不安，挠足搔腮，久之皮肤增厚皲裂，严重者可全身脱毛，尤其是幼犬表现更严重。此时人若与犬接触，可传染给人。

2）猪疥疮　开始出现于头部，后发展至眼部、耳部，渐扩展至全身，引起脱毛，皮肤增厚而发生较深的皲裂。尤其小猪症状更明显，若人喂猪或打扫猪舍可传染给人。

3）牛疥疮　以面、颈、背部多见，严重时可遍及全身，表现为脱毛、结痂、皮肤增厚、牛消瘦、使所产牛皮质量降低，尤其多发生于营养欠佳的小牛，严重者能引起死亡。在喂牛或给牛清洁皮肤时，若不注意易传染给人。

4）绵羊疥疮　在牧区较常见，多发生于头部，其次是耳、面部，由于绵羊毛厚，故躯干处不易感染，表现为脱毛、结痂、皮肤增厚。

5）兔疥疮　常发生在头部、掌部、短毛处，而后蔓延至躯干，主要症状为脱毛、发炎、结痂。皮肤刮屑检查可发现疥螨。

6）其他动物疥疮　如马、猫、山羊、骆驼等动物疥疮在牧区也颇常见。

（二）临床诊断

根据疥疮有一定的好发部位，以及以丘疹为主的皮肤损害和夜间剧烈瘙痒，家庭中或集体宿舍往往有数人同时或相继发病，特别是发现"隧道"等临床表现，一般不难作出诊断。但是其临床表现易与湿疹、皮炎、皮肤瘙痒症等相混淆而贻误治疗，且滥用肾上腺皮质激素制剂（如氟轻松软膏等），虽然其瘙痒等症状可以一时稍有减轻，但病变仍加剧，致使原有的典型皮疹变为不典型，因不易辨认而误诊。检出疥螨则是确诊疥疮的最有力证据。如找不到疥螨，仅找到疥螨的卵或粪便，抑或是典型"隧道"，亦可作出诊断。若查不到疥螨及"隧道"，应结合临床资料及流行病学证据，甚至对治疗的反应等作出诊断（Chouela 等，2002）。

（三）临床治疗

正确诊断和合理用药是治疗疥疮的关键。治疗原则是杀螨、止痒、预防再感染和处理并发症。通常以外用药物为主，根据并发症的情况作相应处理。

1. 常用的外用药物

1）硫磺软膏　为一种传统、有效、安全的灭疥药物（Pruksachatkunakor 等，2003）。当硫磺与皮肤及组织的分泌物结合后，生成硫化氢和五硫磺酸，具有杀虫作用。一般成人用 10% 硫磺软膏，儿童用 5% 硫磺软膏，4 岁以下儿童最好先用 2.5% 硫磺软膏。用法：患者在涂药前应先用肥皂洗净全身皮肤，搽药时先将药膏少量放在手掌内，从指间开始，沿前臂内侧、肘窝、腋窝前后、乳房下、臀部及股部等有皮疹处，依次将药膏涂一遍。然后从颈部开始，用力把药膏薄涂全身。涂搽药膏要细致、全面，涂药后用滑石粉薄撒一层，最后再穿换洗的衣服。每晚涂药 1 次，连续 3～4 d 为 1 个疗程，一般 1 个疗程即可治愈。疗程结束后，彻底用肥皂洗澡 1 次，再换已消毒的衣被。必要时停药 3 d 后，再涂药 1 个疗程。对顽固的患者可能 3 个疗程才能根治。禁忌证：对硫磺过敏者禁用，皮肤细菌感染严重者需在控制感染之后再用本剂为宜。不良反应：偶见刺激性反应，使皮肤红肿及引起湿疹样反应。本药有臭味，易污染衣服，且疗程较长，不易为患者所接受，但对治疗疥疮结节效果较好。

2）1% γ-666 霜　γ-666 是化学杀虫药物 666 的一种异构体，具有高效的杀虫作用。1948 年 Cannon 首次用其治疗疥疮。用法：除头、面、颈部不可用药之外，一定要从颈部以下全身涂搽本剂，成人一次用药量为 20～30 g，经 24 h 之后，用温水洗去残留药物，一般经 1 次治疗痊愈率可为 90%～95%。一周后再重复用药一次，痊愈率为 100%。禁忌证：凡 10 岁以下儿童或营养不良者、孕妇及哺乳期妇女禁用；神经性疾患及癫痫患者亦禁用。不良反应：本剂对少数患者可以引起过敏或刺激现象，起风团丘疹，局限性瘙痒。停药及内服抗组胺药之后，可以缓解瘙痒症状，皮疹消退。

3）10%～25% 苯甲酸苄酯乳剂或洗剂　此药是一种化学合成药物，临床用于治疗疥疮和虱病，止痒效果明显，具有轻度刺激性。沐浴后，擦干，蘸用本药遍擦颈以下全身皮肤，生殖部点涂皮损，第 2 天照样遍擦一次，停用 1 d，未愈者重复以上疗程直至痊愈。痊愈率为 92.9%，治愈时间平均 8 d，疥疮结节消退时间平均为 17.4 d。

4）10% 克罗米通霜剂　亦名优力肤霜。本品稍有臭味，具有局部麻醉止痒和抗过敏作用，对疥螨有良好的选择性杀灭作用。自颈以下全身涂搽本剂，第 1 次用是以 2～3 支为宜。其后每日涂药 1 次，连续可用 3～5 d。每日洗澡 1 次，除去残留药物。本剂可以用于 4 岁以上儿童，但每日用量限于 1 支。不良反应：偶可引起过敏反应、红斑、丘疹风团反应。停用药之后内服抗组胺药可以缓解上述不良反应。本品虽然在完整皮肤上不被吸收，但在溃烂的皮肤上可被吸收而引起中毒，且对脓疱和疥疮结节的治疗效果较差。

5）30% 肤安软膏　肤安是一种从柠檬桉树中分离提取的驱蚊原料。用热水洗澡后，自颈以下全身涂搽药物，早晚各一次，每次涂 15 g，3 d 为 1 个疗程，治疗期间每晚服苯海拉明 25 mg。未愈者进行第 2、3 疗程。

6）10% 复方甲硝唑软膏　甲硝唑原为抗滴虫药物，继又发现对阿米巴、结肠小袋纤毛虫和蓝氏贾第鞭毛虫有杀灭作用，用于治疗疥疮，效果较为理想。李章全（1986）使用其研制的 10% 甲硝唑软膏（甲硝唑粉 10 g，苯酚 1 g，冰片 0.5 g，液体石蜡适量，凡士林加至 100 g）治疗疥疮 200 例，痊愈率 96%。其采用的治疗方法为自颈部以下全身涂药，皮损部位反复揉搓，早晚各一次，3 d 为 1 疗程，未愈者再重复 1 疗程。

7）液氮冷冻治疗疥疮炎性结节　采用液氮冷冻治疗疥疮炎性结节，是目前常用的方法之一。用棉签浸蘸液氮后，将附有液氮的棉签尖部稍用力地直接贴敷于结节上，持续 30～40 s，一般 7～15 d 后进行第 2 次治疗。

8) 依维菌素　依维菌素为半合成的大环内酯类衍生药物，由于其作用于细胞膜上的离子通道，可以引起许多种线虫和节肢动物麻痹，多用于治疗丝虫病，也可用于抗体外寄生虫疥螨和头虱（Develoux，2004）。口服依维菌素是一种治疗结痂性疥疮的有效方法，可作为根除结痂性疥疮的治疗方法（Flinders，2004）。

五、实验室诊断

实验诊断常用的检查疥螨的方法有以下几种。

（一）针挑法

选用消毒的 6 号注射针头，持针与皮肤平面呈 10°～20°，针口斜面向上，在"隧道"末端距螨点约 1 mm 处垂直于"隧道"长轴进针，直插至螨点底部并绕过螨体，然后放平针杆（呈 5～10°）并稍加转动，疥螨即落入针口孔槽内，缓慢挑破皮肤或直接退出针头，移至滴有一滴甘油或 10% 氢氧化钾溶液的载玻片上镜检（苏敬泽，1983）。

（二）刮皮法

选择新发的、未经搔抓的无结痂的炎性丘疹，用消毒的圆口外科手术刀片，蘸少许矿物油，滴在炎性丘疹表面，然后用刀片平刮 6～7 次，以刮破丘疹顶部的角质层部分，至油滴内有细小血点为度。如此连刮 6～7 个皮疹后，将刮取物移至载玻片上镜检确诊。该法除可检出各期疥螨螨体外，还可发现疥螨卵及疥螨排出的棕褐色、外形不规则的尘粒状粪便（Levine，1991）。

（三）解剖镜镜检法

让就诊者将手及掌腕部置于 4×10 倍镜或 2.5×10 倍镜的双目解剖镜视野下，检查者利用 45° 入射的强光源（100W 普通灯泡），在其指侧及掌腕等嫩薄皮肤的皮损处观察，可清晰地看到疥疮患者的疥螨"隧道"及其内的疥螨轮廓和所在部位。然后，用消毒的尖口手术刀挑出镜检，一般在 1～2 min 内即可确诊。在解剖镜下，"隧道"内的疥螨呈淡黄色或淡棕色，螨体透明，颚体及躯体前部色泽较重，且隐约可见前足基节内突。该法患者皮损处的"隧道"发现率为 100%，"隧道"内检螨阳性率为 92.51%～97.65%（张尚仁等，1986）。

（四）"隧道"染色法

用棉签蘸取蓝或黑墨水，涂抹于可疑的皮损处，使其覆盖上一层颜色，1～2 min 后用水棉球揩去表面墨迹，浸入"隧道"内者则大部分被保留，"隧道"着色后更易观察。借此特征确定诊断。该法阳性率为 81.5%（张尚仁等，1988）。

（五）滤过紫外线灯检查

在患者皮损处涂 0.1% 四环素溶液，自然干燥 3 min，然后用蒸馏水棉球拭净并晾干，再将该皮损部位置于滤过紫外线灯（Wood's lamp）下照射，疥疮患者皮损"隧道"处可呈现亮绿色荧光反应，即为阳性（朱兆友等，1989）。屈孟卿用此法检查临床诊断为疥疮的患者，阳性率 90.5%，有 8 例（20.5%）出现假阳性。

（六）发光皮肤显微镜检查

Argenziano 等（1997）将发光皮肤显微镜（ELM）应用于临床检查疥螨获得满意的效果。检查 70 个病例中 65 人（93%）的疥疮在 ELM 检查部位表现出小黑三角结构。三角形的后面因有小气泡而可见一条细线段。两者的结构似喷气飞机的轨迹。用普通显微镜检查皮肤刮取物证实，三角形结构与所有病例中疥螨有色的身体前段符合。ELM 观察所见的线段是疥螨的"隧道"及虫卵和粪便。第一次检查阴性的病例在 20 d 后再次进行 ELM 检查可为阳性。Argenziano 等认为 ELM 是体外诊断疥疮非常有用的工具,因为其快速、易被患者接受、假阴性率低。

（七）PCR 基因诊断技术

对于有非典型的湿疹、隐性的疥疮患者,运用 PCR 基因扩增技术检查皮肤组织中的疥螨 DNA,有助于快速、方便的确诊疥疮患者(Bezold, 2001)。

六、防控措施

疥疮蔓延快、易流行、危害大,因此必须坚决贯彻预防为主的方针,有关部门应密切协作,切实执行积极治疗患者、切断传播途径、保护易感人群的有效措施。

（一）预防措施

有效的预防措施包括了解疥螨的流行病学知识,结合改善居住环境的卫生条件,加强健康教育,普及疥疮的防治知识,提高民众预防和治疗疥疮的主动性(Heukelbach, 2004)。讲究个人卫生,避免接触患者及其衣被等。加强对旅馆、宾馆、澡堂等服务行业及车船交通部门的卫生管理和监督。加强对学校、幼儿园、工矿企业等集体单位的卫生监督和监测,发现患者要立即隔离和彻底治疗。在防治人型疥疮的同时应积极防治动物疥疮,尤其是城市家庭饲养的宠物和农村养殖场动物疥疮的防治,治疗动物的疥疮,减少动物疥疮接触传播的机会。

患者的内衣、床单、被套及毛巾、手套等物品,用沸水浇烫或蒸汽消毒;冬季将患者的内衣、被褥等物置于室外通风处冷冻;或将被褥置室外太阳下晾晒 1 ～ 2 d,均能有效杀灭离体疥螨;对患者的房间、集体宿舍、社会人群主要感染场所用杀螨剂进行处理。

（二）治疗措施

见本病的"临床学"。

第三节　肺螨病

肺螨病(pulmonary acariasis)是螨类侵入人或动物并寄生在肺部所引起的疾病。早在 1935 年,日本平山柴就从两位以血痰为特征的患者痰中发现了螨。Cater(1944)在锡兰报道了 17 例人体肺螨病,Soysa(1945)报道了 11 例肺螨病的病例,Van der Sar(1946)、佐佐学(1947)、田中茂、杉蒲、北本(1949)及高桥圭尔、矶田、植木等(1949)相继做了许多研究。1951 年佐佐学编写了《人体内寄生螨症》一书,对在此以前关于肺螨病的知识做了一个总结和归纳。我国学者对肺螨病的研究始于 20 世纪50 年代,高景铭等(1956)首先报道了一例人体肺螨病,张恩铎(1982)报道过一例人体肺螨病,魏庆云(1983)报道了 41 例。20 世纪 80 年代以后国内陆续出现了一系列关于肺螨病的报道和研究,内容已经涉及肺螨病的病原学、流行病学、生态学、致病机制、病理学、临床特征、实验诊断、预防和治疗等各个领域。

一、病原学

引起肺螨病的螨类构成比较复杂,既有专性寄生的螨类(如肺刺螨属的某些种类),也有营自由生活的螨类(如粉螨、蚋线螨、甲螨及肉食螨中的某些种类)。引起灵长类动物肺螨病的病原体大多属于寄螨目中气门亚目或革螨亚目皮刺螨总科革螨股皮刺螨科肺刺螨属(*Pneumonyssus*)中的种类。引起人肺螨病的种类比较复杂,涉及粉螨、蚋线螨、尘螨、肉食螨和甲螨等多个类群,大多数是人们生活环境中常见的一些自由生活种类,以粉螨及蚋线螨最为多见。这些螨类通常生活在粮食仓库、食品加工厂、饲料厂、食品贮藏室、纺织厂、养殖场、中药房、住宅房屋等场所的食品、药材、粉尘或灰尘中,也可以出现在地毯、沙发和床垫的灰尘中,其食谱广,对环境适应力很强,在自然状况下多营自由生活,但也可侵入人或动物体内进行寄生生活。Cater(1944)在17人的痰中发现5属10种;佐佐学记载了引起肺螨病的14种螨;我国魏庆云等(1983)从41例患者的痰中查出7属8种,大多数属于粉螨和蚋线螨;陈兴保等(1989)在安徽省肺螨病的调查中从患者的痰中记述了13种螨,分别属于5科12属,与Cater、Sasa和魏庆云等记述的种类基本相似。

二、流行病学

(一)流行分布

1. 流行地域　肺螨病的流行分布比较广泛,流行于世界各地,如中国、日本、委内瑞拉、西班牙、朝鲜等国家。国内的报道主要来自黑龙江、安徽、山东、江苏、海南、广东、广西、四川等地。适合肺螨病病原体(粉螨、蚋线螨等)生活的环境很多,肺螨病的实际分布区域可能远比文献报道的广泛。

2. 人群分布　肺螨病的感染与发病存在一定的职业性,感染者和患者主要见于从事粮食加工、保管工作(如粮食仓库、粮站、面粉厂、食品加工厂和农村磨坊的工作等)及与中药材有密切接触的人群,这些特殊人群的感染率和发病率往往比较高。人群肺螨的感染率及肺螨病的发病率因所调查地区、所调查的人群对象及研究者选用的具体调查方法不同而有很大差异。从事粮食工作的人群(粮食仓库、粮站、面粉厂)肺螨感染率和肺螨病发病率可为20%以上。来自国内的研究表明,肺螨病的感染与发病主要以青壮年(16 ～ 45 岁)多见,其中以36—45 岁年龄段最为严重。在性别分布上,男女对肺螨病的易感性均等,其感染率和发病率没有本质的差别。

3. 季节分布　该病的发病并无明显的季节性,但由于春、秋两季外界环境温度、湿度较高,易于螨类生长和繁殖,故这两个季节肺螨的感染机会要多一些。

(二)传播途径

目前多数学者认为螨类是通过呼吸道侵入宿主肺脏的,侵入的螨首先到达支气管末端的肺泡囊,然后进入肺实质寄生。除了经过呼吸道侵入外,有学者认为螨卵和幼虫还有可能被吞入肠道,然后卵孵化出幼虫并穿过肠壁进入肠壁血管或淋巴管,进而经血液或淋巴液进入肺脏寄生。从肠道侵入传播的说法还有待进一步证实。

三、病理学

(一)病理变化

1. 大体病变　在用人工气管接种活螨建立的豚鼠肺螨病动物模型,肉眼可见肺部有散在的结节样病变,结节可位于肺部任何部位,部分结节可隆出于胸膜表面。结节数量不等,大小不一,直径多数 1 ～ 2 mm,少数可为 4 ～ 5 mm,色微黄,常单个孤立存在,少数可互相融合成大的结节或扩大成小囊状。解剖镜下可见白色或微黄凝胶物,并可见到寄生的螨体。在猴肺螨病时,肺部散在结节多为

2～4 mm，少数可为 10 mm 以上，结节内可见螨体。

2. 镜下病变　在用人工气管接种活螨所建立的豚鼠肺螨病动物模型，显微镜下可见细支气管上皮细胞脱落、坏死和反应性增生，细支气管周围肺实质内有散在异物性肉芽肿形成，内含淡黄色、折光性强的过碘酸希夫染色（PAS）阳性物质和多核巨细胞。有些异物巨细胞内吞噬有色素及虫体残骸，周围有淋巴细胞及成纤维细胞聚集，可见淋巴滤泡形成。部分肺泡间隔可见毛细血管扩张，伴有巨噬细胞、中性粒细胞、淋巴细胞等炎症细胞浸润，使肺泡间隔明显增宽，颇似间质性肺炎。有些病变以细支气管为中心，如小叶性肺炎。偶见肺实质灶性出血、水肿及代偿性肺气肿。有时还可见到细支气管小动脉平滑肌明显增厚，管腔变窄甚至消失，部分小动脉内可见螨体残骸。Hiraoka 等（2001）对短尾猴肺螨病的病理组织进行观察，发现螨体周围有嗜酸性粒细胞、类嗜酸性粒细胞、异物巨细胞浸润及胶原聚集，同时还有肥大细胞浸润。

（二）致病机制

1. 机械性损伤　环境中的螨类在随呼吸道侵入肺部的过程中，螨体及其螯肢、体毛与棘刺、足的活动等都可以对细支气管及其周围肺组织造成机械性损伤。机械性损伤可导致局部的急性炎症反应，伴有较多的中性粒细胞、巨噬细胞和淋巴细胞浸润，进而导致异物性肉芽肿（结节）的形成。在螨类侵入后 20 d 可见到以上急性炎症反应。

2. 免疫病理反应　在用兔所建立的肺螨病动物模型，于接种后 40 d 可见到局部明显的嗜酸性粒细胞浸润，这主要是由于螨类侵入肺部后，螨类的分泌物、代谢产物、皮屑和螨体死亡后的分解产物导致机体的过敏反应，通过 IgE 诱导嗜酸性粒细胞游走，导致局部嗜酸性粒细胞浸润。除了局部的变化外，往往还伴有血清 IgG、IgA 和 IgE 的升高。

3. 其他　在猴肺螨病的致病机制中，除了机械性损伤外，螨类寄生于肺组织，以吸食宿主的血液或组织液为食，可导致宿主猴的营养消耗，从而营养不良。有些螨体内释放出来的毒素所导致的毒质损害可能也是一个重要原因。

四、临床学

（一）临床表现

1. 症状　肺螨病患者往往无特殊的临床表现，临床上可出现与普通感冒、急（慢）性支气管炎、肺结核、胸膜炎及哮喘等类似的症状，很容易被误诊为慢性支气管炎、肺结核和哮喘等疾病。肺螨病的主要临床症状有咳嗽、咳痰（痰多呈白色黏液泡沫状）、胸闷、气短、乏力、痰中带血和咯血等，其中咳嗽、咳痰最为常见，为许多患者共有的症状。有些患者可终年咳嗽、咳痰，秋、冬季节加重，类似慢性支气管炎。部分患者可出现干咳、喘息、低热、盗汗、头痛、胸痛、背痛等症状。个别患者可出现哮喘，发作时不能平卧。

2. 体征　肺螨病患者无特殊的临床体征，患者肺部大多可听到干啰音，少数有湿啰音及哮鸣音。胸部 X 线检查可见不同程度的肺纹理增多、增粗、模糊，肺门变宽，出现云雾状阴影，部分患者可见肺部散在的、大小不等的结节状阴影，阴影的直径为 2～10 mm，边缘常比较清楚，多见于肺门和肺下叶。

（二）临床治疗

见本病的"防控措施"部分。

五、实验室诊断

（一）病原诊断

从痰液中查螨是肺螨病的确诊手段。通常取患者 24 h 痰液或早晨起床后的第一口痰进行消化、离心和镜检。一般的检查步骤为：①用清洁玻璃器皿收集早晨起床后的第一口痰或留置 24 h 痰液。②等量加入 5.0% ～ 7.5% 氢氧化钠或 5% 氢氧化钾消化痰液 2 ～ 3 h，然后离心（1 500 r/min，10 ～ 15 min），弃上清，取沉淀分离出螨。③用毛笔挑取螨置于载玻片上，用霍氏（Hoyer）液封片，然后置于 45 ℃烘烤箱内干燥。④显微镜下鉴定螨的种类。魏庆云等（1983）所采用的"消化液"可代替单纯的 5.0% ～ 7.5% 氢氧化钠或 5% 氢氧化钾处理、消化痰液，效果也比较理想，该消化液的配方如下：碳酸钠 60 g 加水 100 mL、含氯石灰 40 g 加水 400 mL、15% 氢氧化钠溶液 400 mL，三者充分混合后过滤即成。虽然痰液检查是确诊肺螨病的重要依据，但临床上痰液检查的漏诊率较高，此时应充分利用免疫学检查结果来加以诊断。

（二）其他辅助诊断

白细胞分类计数中，肺螨病患者的嗜酸性粒细胞比例明显增高，可为 30% 以上，嗜酸性粒细胞的绝对值也往往高于正常水平。利用粉尘螨混合抗原检测肺螨病患者血清中的抗体有助于该病的诊断，目前采用的技术有 IHA、ELISA、IFA、ABC–ELISA、Dot–ELISA 等。免疫学检测方法是目前肺螨病重要的辅助诊断手段。

六、防控措施

（一）预防措施

对肺螨病的预防主要是防螨、灭螨，包括：①加强对肺螨病危害方面的宣传，使人们（尤其是重点作业人群）对此病有足够的认识，让他们采取一系列预防措施，防止粉尘和螨类的吸入。②保持粮仓、房舍通风良好，保持清洁干燥，勤洗勤换衣服、被褥、枕头等，减少室内螨的孳生。③用药物杀螨应当选用那些具有较好杀螨效果、毒性低（对人畜安全、无害）、无明显环境污染和价格低廉的杀虫剂或消毒剂，如虫螨磷、杀螟松、倍硫磷和酚类等。

（二）治疗措施

1. 病因治疗　目前国内外治疗肺螨病多选用卡巴砷、枸橼酸乙胺嗪（海群生）、甲硝唑（灭滴灵）、阿苯达唑、吡喹酮、硫代二苯胺、乙酰肿胺、依米丁等药物，以根除病因。通过国内外的许多临床试验表明，在上述杀螨药物中，以甲硝唑比较理想，该药不但杀螨效果比较好，而且副作用相对较小，临床上比较安全。几种主要药物的用量及疗程如下：①甲硝唑，治疗量 0.2 g，每天 3 次（或 0.4 g，每天 2 次），7 d 为 1 疗程，每个疗程间隔 7 ～ 10 d，总治疗时间为 3 个疗程，对肺螨病的总有效率可为 80.0% 以上，痰螨转阴率可为 90% 以上。甲硝唑的常见副作用是胃肠道反应，如食欲缺乏、恶心、腹泻等，停药后大多自行消失。为了缓解甲硝唑的胃肠道反应，在治疗中可以在服用甲硝唑的同时，每次加服 10 mg 维生素 B_6（Vit B_6）。②卡巴砷，治疗量每次 0.1 ～ 0.2 g，每天 2 次，连用 10 d 为 1 个疗程，间隔 10 d 再进行第 2 个疗程，治愈率可为 75%。卡巴砷毒性较大，轻者恶心、全身无力、腹胀等；重者可发生粒细胞减少和前庭功能障碍，如眩晕、步态蹒跚等症状。由于卡巴砷毒性较大，临床上要慎用。

2. 辅助治疗　根据患者的症状进行对症治疗，如肺螨病患者伴有细菌感染时，可加用抗生素进行辅助治疗；此外还可以用免疫抑制剂、抗过敏药物（氯雷他定、马来酸氯苯那敏等）进行辅助治疗。

第四节　肠螨病

肠螨病（Intestinal acariasis）是螨类侵入人体并寄生在肠道（肠腔或肠壁）所引起的疾病。关于肠螨病的研究迄今已经有多年的历史了。继 Kodama（1931，1932）在人的粪便中发现了裂酪螨科（Tyroglyphidae）的某些螨及其卵后，Hinmam 和 Kammeier（1934）首先报道了粉螨科（Acaridae）中的长食酪螨（*Tyrophagus longior*）所引起的肠螨病。此后，Zachvatkin（1940）、细谷英夫（1954）、Herny（1958）、Robertson（1959）相继作了类似的报道。国内从 20 世纪 60 年代以后陆续出现了有关肠螨病的报道，如李有松（1972，1980）从人粪便中查到螨和螨卵；周洪福等（1980，1986，1991）报道了乳（甜）果螨引起的肠螨病等。

一、病原学

引起肠螨病的螨类构成比较复杂，主要是真螨目粉螨亚目（如粉螨科、跗线螨科、果螨科、食甜螨科、蚍螨科）及辐螨亚目中的一些种类。这些螨类通常生活在粮食仓库、食品加工厂、饲料厂、食品贮藏室、纺织厂、养殖场、中药房、住宅房屋等场所的食品、药材、粉尘或灰尘中，也可以出现在地毯、沙发和床垫的灰尘中，其食谱广，对环境适应力很强，在自然状况下多营自由生活，但也可侵入人或动物体内进行寄生生活。已经报道过的有螨类孳生的食品种类很多，如红糖、谷糠、谷物、马铃薯、干果、蔬菜、蘑菇、水产品、调味品、蜜饯、肉制品及许多中药材等。迄今为止所报道的能够引起肠螨病的螨类有 10 余种，如粗脚粉螨（*Acarus siro*）、长食酪螨（*Tyrophagus longior*）、腐食酪螨（*T. putrescentiae*）、乳（甜）果螨（*Carpoglyphus lactis*）、家食甜螨（*Glycyphagus domesticus*）、隆头食甜螨（*G. ornatus*）、河野脂螨（*Lardoglyphus konoi*）、害嗜鳞螨（*Lepidoglyphus destructor*）、粉尘螨（*Dermatophagoides farinae*）、屋尘螨（*D. pteronyssinus*）、谷跗线螨（*Tarsonemus granarius*）等，其中最为重要的是腐食酪螨和乳（甜）果螨。腐食酪螨是一种广布全球的储藏物害螨，也是在我国广泛分布且危害比较严重的仓储食品害螨；乳（甜）果螨，其原名为痢疾粉螨（*Acarus dysenteriae*），常孳生于食糖及含糖食品中。

二、流行病学

（一）流行分布

目前对肠螨病的详细地域分布情况尚不太清楚，但适合肠螨病病原体（粉螨、跗线螨等）生活的环境很多，肠螨病的分布区域可能是很广泛的。迄今为止的研究表明，肠螨病的发病率与职业有一定关系，一些与粉螨有密切接触的特殊人群很容易感染，但与性别、年龄的关系不大。肠螨病的发病无明显的季节性，春、秋两个季节肠螨病的感染机会相对较多。

（二）传播途径

螨类主要是通过被螨类污染的食物经口侵入消化道，有些人喜欢用一些中药泡水、泡茶喝，这是肠螨病感染的一个重要途径。除了通过食物进入外，也可通过环境中的尘埃经口进入消化道。患有肺螨病的患者,其含有螨的痰液被咽入消化道也可引起肠螨病。另外,螨类从肛门逆行进入消化道也可能是感染肠螨病的一个原因。

三、病理学

(一)发病机制

肠螨病的致病机制涉及机械性损伤、免疫病理反应和毒质损害等多个方面,与肺螨病的致病机制类似,详见"肺螨病"部分。

(二)病理变化

螨类进入消化道后由于其停留或寄生的部位不同,其病理损害也不尽一致,多数引起肠道炎症或溃疡,少数可引起胃的炎症或溃疡。直肠或结肠镜下可见肠壁黏膜呈颗粒状(螨和螨卵所导致的炎性结节),肠壁苍白,有少量点状瘀斑、出血点及溃疡,溃疡直径 1～2 mm,彼此多不融合。镜下可见肠壁组织的炎症性损害及螨性结节的形成,肠壁组织或溃疡边缘常可见散在或呈簇的螨卵或螨体。在组织中的螨卵颜色往往较深,内容物比较模糊。

四、临床学

(一)临床表现

1. 症状　肠螨病患者往往无特殊的临床表现,轻者往往无任何临床症状(无症状感染者)。肠螨病患者临床上可出现与过敏性肠炎、神经性肠炎及阿米巴痢疾等类似的症状,主要症状有腹痛、腹泻、腹胀或腹部不适、恶心、呕吐、纳差、黏液样便、脓血便、乏力、精神不振、消瘦、低热、肛门烧灼感等,腹泻往往是常见症状。腹泻次数每天 3～4 次不等,多则 6～8 次,可伴有黏液便或脓血便,腹泻持续时间因感染严重程度及患者的体质情况不同而有很大差异,有的患者腹泻数天后不治而愈,有的则持续数月或数年,时好时坏,反复发作。有的患者可出现剧烈腹痛甚至阵发性绞痛。

2. 体征　肠螨病患者无特殊的临床体征,腹泻患者腹部可听到肠鸣音亢进,以腹痛为主要表现者腹部可出现不定位的压痛。

(二)临床治疗

见本病的"防控措施"。

五、实验室诊断

(一)病原诊断

从粪便中查螨是肠螨病的确诊手段。可取患者粪便直接进行生理盐水涂片检查,也可用饱和盐水漂浮法或沉淀法进行浓集。直接涂片的检出率一般比较低,最好采用饱和盐水漂浮法或沉淀法浓集后再检查。镜检中见到活螨、死螨、螨卵或螨的残骸便可确诊。如果需要鉴定螨的种类,则将螨分离出来,用霍氏液(Berlese)液或阿拉伯胶氯醛液(Hoyer)液封片,制作成临时或永久性玻片标本,然后在显微镜下鉴定螨的种类。

(二)其他辅助诊断

肠螨病患者的嗜酸性粒细胞分类计数可高于正常水平,伴有黏液便或脓血便的患者粪便中可见到白细胞等。必要时根据病变部位选择直肠镜或结肠镜进行检查，取有病变的肠黏膜组织进行病理组织切片检查，可查见肠壁组织的炎症性变化及其中的螨卵或螨体。此外，还可应用免疫学方法进行辅助诊断。

六、防控措施

（一）预防措施

对肠螨病的预防主要是防螨、灭螨，包括注意食品卫生，防止病从口入；保持粮仓、中药房、食品储藏库、房舍通风良好，保持清洁干燥，勤洗勤换衣服、被褥、枕头等，减少螨的孳生；选用杀螨效果较好、毒性低的杀虫剂或消毒剂进行药物灭螨等。

（二）治疗措施

治疗肠螨病可选用依维菌素、甲硝唑、吡喹酮及阿苯达唑等药物杀螨以根除病因，以依维菌素比较理想，其用量及疗程为：0.1 mg/kg，一次顿服，7 d 为 1 疗程，总治疗时间为 3 个疗程，两个疗程之间间隔 7 d。

第五节　尿螨病与血螨病及其他螨病

一、尿螨病

尿螨病（Urinary acariasis）是螨类侵入人或动物并寄生在泌尿系统所引起的疾病。早在 1893 年，Miyake 和 Scariba 在日本一名患血尿和乳糜尿患者导尿标本中查到螨。

（一）病原学

引起尿螨病的螨类主要是真螨目粉螨亚目中的一些种类（如粉螨科、果螨科、食甜螨科、蚍螨科中的种类）及辐螨亚目（前气门亚目）跗线螨总科跗线螨科中的一些种类，此外还有蒲螨科的种类。在自然状况下营自由生活、能引起肺螨病和肠螨病的许多螨种都可以引起尿螨病。

（二）流行病学

1. 流行分布　尿螨病与肺螨病、肠螨病一样，可能广泛流行于许多国家和地区，但因研究较少，详细地域分布尚不太清楚。尿螨感染及尿螨病的流行分布表现出职业倾向，从事中药储藏、加工，粮食储藏、加工的人员，尿螨阳性检出率较高。尿螨病与性别、年龄的关系可能不大。

2. 传播途径　关于尿螨病的传播途径，推测可能有以下几种：①螨类污染内裤等，从尿道口逆行进入泌尿系统，进而在泌尿系统寄生导致尿螨病。②螨类经过皮肤侵入。③环境或食物中的螨经过呼吸道或消化道侵入血循环，进而进入泌尿道寄生。

（三）病理学

与肺螨病、肠螨病类似，尿螨病的致病机制也涉及机械性损伤、免疫病理反应和毒质损害等方面，主要病理变化是急、慢性炎症损害，包括炎症细胞浸润、组织坏死、溃疡和组织增生等。长期的炎症刺激可导致尿道管壁增厚，管腔狭窄。

（四）临床学

尿螨病患者临床上可出现夜间遗尿、尿频、尿急、尿痛、尿量异常、蛋白尿、血尿、脓尿等表现,部分患者可出现全身不适、发热、面部及下肢水肿、小便失禁、恶心、呕吐、消瘦等症状。在以上临床表现中,夜间遗尿、尿频、尿急、尿痛症状比较常见。

（五）实验室诊断

1.病原诊断　从尿中查螨是尿螨病的确诊手段。可取患者早晨第1次尿或24 h尿,2 500 r/min离心30 min,取沉淀物进行螨的分离、封片,置镜下检查并进行螨种鉴定。也可用铜丝筛(每吋80目)过滤尿液,然后将铜丝筛置镜下观察。镜检中见到成螨、幼螨、螨卵、螨的残骸或螨的体毛等,便可确诊。

2.其他辅助诊断　尿螨病患者血中嗜酸性粒细胞计数可高于正常水平,尿常规检查可见较多的上皮细胞,部分患者可查出蛋白尿或血尿。患者常伴有不同程度的血清总IgE水平增高及螨特异IgE水平增高。膀胱镜下可见局部黏膜的各种损害,如黏膜充血、溃疡、增生、肥厚、粉红色脓肿等。在膀胱镜下取活组织进行病理学组织切片,可进一步明确诊断。

（六）防控措施

1.治疗　治疗尿螨病目前尚无特效药物,可选用依维菌素、氯喹等药物进行治疗,以依维菌素效果较好。依维菌素的用量及疗程如下:0.1 mg/kg,一次顿服,7 d为1疗程,总治疗时间为3个疗程。

2.预防　包括:注意环境卫生及个人卫生,保持周围环境的清洁干净,减少螨的孳生;防止螨类从尿道口逆行进入泌尿道,防止螨类经过皮肤、呼吸道或消化道等途径进入体内;药物杀螨(见肺螨病和肠螨病的防治)。

二、血螨病及其他螨病

（一）血螨病

血螨病(Sanguis acariasis)也可称为螨血症,是由螨类侵入人或动物循环系统而引起的一种病症。国内外关于血螨病的报道很少,我国曾经报道过1例(张恩铎等,1988)。血螨病患者临床上可表现为周期性发作,发作时心跳加速,血压下降,四肢疼痛、麻木、冰冷,严重时可引起昏厥。血螨病患者的临床表现可能与以下因素有关:①螨类在血液中繁殖,阻塞微血管(如脑部微小血管等),导致局部梗塞。②螨类在血液中繁殖,所产生的毒素、分泌物、代谢物及螨死亡尸体引起变态反应。关于螨类侵入血液循环的途径尚不清楚,推测可能经过以下途径进入血液循环:①螨类经过皮肤侵入局部微血管而进入。②环境或食物中的螨经过呼吸道或消化道侵入血液循环。血螨病的预防、治疗可参考肺螨病的治疗方法进行,可选用甲硝唑等药物进行治疗。

（二）其他螨病

螨类除了可以引起肺螨病、肠螨病、尿螨病和血螨病外,还可以随血液循环进入身体的其他部位寄生,引起相应部位的病变。从理论上讲,只要螨类进入了血液循环,就有可能引起多器官的损害,但这方面的文献资料很少。Castellani 和 Chalmers(1919)在一例印度男性患者的睾丸中发现了由螨引起的囊肿,这是螨性生殖系统疾病的一个典型例子。Henryk(1958)报道,螨类可引起输卵管和子宫充血、肝脏出血甚至全身中毒症状。Samsinak(1960)曾经报道了由螨类进入人体脊髓所引起的神经系统疾病,其病原螨是跗线螨科中的人跗线螨(*Tarsonemus hominis*)和粉螨科中的一种皱皮螨（*Sugasia sp.*）。

第六节　尘螨性过敏

尘螨性过敏是由尘螨（dust mite）等螨类分泌物、代谢物、排泄物为过敏原所引起的一系列过敏性疾病的统称，如尘螨性哮喘、尘螨性鼻炎及尘螨性皮炎等。能够引起过敏性反应的过敏原（变应原）有很多，尘螨是导致过敏性疾病的重要原因之一。早在 1662 年 Helmont 就提出接触尘埃可导致哮喘的发作。Kern（1921）和 Cooke（1922）指出灰尘内的特殊抗原物质与过敏性哮喘和过敏性鼻炎有关。Dekker（1928）指出，屋尘中的螨类是过敏原，是导致过敏性哮喘的原因之一。荷兰学者 Voorhost 等（1964）提出尘螨的代谢物是屋尘中的重要过敏原，并首先用尘螨浸液对过敏患者进行了免疫治疗。继 Voorhost 等的探索之后，关于尘螨性过敏的研究，取得了一系列成就。

一、病原学

引起尘螨性过敏的病原体主要是真螨目粉螨亚目痒螨总科蚍螨科（Pyroglyphidae）中的各种尘螨。尘螨是啮食性自由生活螨类，专指蚍螨科的螨类。尘螨的生活史分卵、幼虫、第一期若虫、第二期若虫和成虫 5 个时期。蚍螨科（尘螨）分为 2 个亚科，即蚍螨亚科和尘螨亚科，共 13 属 4 亚属 34 种，与人类过敏性疾病有关的主要有 3 种，即屋尘螨、粉尘螨和埋内宇尘螨。屋尘螨［*Dermatophagoides pteronyssinus*（Trouessart, 1897）］又名欧洲尘螨，是欧亚大陆主要的致敏螨种，广布于欧亚大陆，也是我国居室内的优势螨种，多见于卧室内的枕头、被褥、地毯、沙发、各种软垫及家具储柜中。粉尘螨［*Dermatophagoides farinae*（Hughes, 1961）］又名美洲尘螨，是美洲主要的致敏螨种，我国各地均有分布，可在面粉厂、棉纺厂、食品仓库、中药仓库等地面大量孳生。埋内宇尘螨［*Euroglyphus maynei*（Cooreman, 1950）］又名埋内欧尘螨、梅氏嗜霉螨，多见于欧洲，主要分布于高原地区，在我国和日本也普遍存在，主要见于卧室、被褥、羊毛衣物、棉籽饼中。除了屋尘螨、粉尘螨及埋内宇尘螨外，室内屋尘（灰尘）中还存在其他尘螨，如微角尘螨（*Dermatophagoides microceras*）、热带无爪螨（*Blomia tropicalis*）、长嗜霉螨（*Euroglyphus longior*）、舍赫尘螨（*Hirstia domicola*）、中间马来尘螨（*Malayoglyphus intermedius*）等。其他不属于蚍螨科（非尘螨类）的螨类（通常将孳生于屋尘中的尘螨和其他螨类统称为"屋宇螨类"）也能导致螨性过敏，但重要性远不及尘螨类。屋宇螨种类较多，可达 141 种（Bronswijk, 1981）。

二、流行病学

1. 流行地域　尘螨性过敏呈世界性分布。尘螨性过敏最早在意大利发现，此后荷兰、英国、日本、南美、北美、北欧、非洲、澳大利亚、中国、俄罗斯、新加坡、泰国、马来西亚等国家和地区相继发现该病的流行与分布。来自国内尘螨性过敏的报道很多，其流行分布范围很广，遍及全国。尘螨性过敏的地区分布范围是由尘螨的分布范围所决定的。尘螨为啮食性螨类，大多营自由生活，主要以皮屑、面粉、霉菌等为食物，分布极为广泛。随着物质生活水平的不断提高，温暖湿润的居室环境及人口的逐步城市化，使尘螨赖以生存的环境逐步扩大，尘螨性过敏的发病率将随着家庭室内陈设的现代化及城市化水平的提高而趋于升高。沙发、地毯、床垫和卧室地板尘埃中尘螨的密度很高，是家室居所尘螨的主要孳生场所。旅客列车的布料坐垫、卧铺车厢的被褥上也常有大量尘螨孳生。尘螨的地域分布与经纬度、海拔、气温、相对湿度、房舍建筑风格、居住习惯及室内卫生状况等一系列因素有关,气候温暖和潮湿的低海拔、低纬度地区尘螨孳生十分普遍。

2. 人群分布　尘螨性过敏在人群中的发生频率因不同地区、不同季节和不同人群而有较大的差别,各地调查结果差异很大。尘螨性过敏与职业有一定关系,棉纺厂、粮食仓库、面粉加工厂、食品或药材仓库的工作人员,尘螨性过敏的发病率比一般人群要高,这主要是因为其工作场所有利于尘螨的大量孳生。

3. 季节分布　尘螨性过敏可全年发生,但常见于春、秋两个季节,以秋季为高,这主要是由于尘螨本身的季节消长所决定的。尘螨活动的适宜温度范围在 10 ~ 32 ℃之间,最适温度为(25±2) ℃。相对湿度低于 50% 将不利于尘螨的生长繁殖。

三、病理学

(一)致病因素

在尘螨过敏中,病原体就是尘螨,尘螨是导致过敏性疾病的直接原因。然而,生活在有尘螨孳生的环境中的人群并非人人都会过敏,遗传因素、免疫状态、内分泌因素、精神因素等在尘螨过敏中都起着不同程度的作用。在过敏性疾病的发病中,尘螨只是导致过敏的一个外部因素(外因),是否过敏则与人的诸多内在因素(遗传、免疫、内分泌等)有关。

1. 变应原(过敏原)　导致尘螨过敏的化学物质称为尘螨变应原或过敏原,其主要是蛋白类和多糖类,存在于尘螨体内或其分泌、排泄物中。蛋白类变应原免疫原性及抗原性强,是最重要的变应原,糖类的免疫原性、抗原性不如蛋白。引起尘螨过敏的蛋白质比较复杂,可分为十几个组,用 Der 表示,Der p 代表屋尘螨抗原,Der f 代表粉尘螨抗原。尘螨类的变应原分为 12 组,即 Der 1 ~ Der 11 和 Der 14,非尘螨类的变应原归入 Der 12 ~ Der 13 组。Der p1 和 Der f1 主要存在于螨粪中,不耐热,有 80% 同源性,属于半胱氨酸蛋白酶,分子质量为 24 kD;Der p2 和 Der f2 主要存在于螨体内,不耐热,有 88% 的同源性,分子质量分 14 kD,与附睾蛋白的一个家族很相似;Der p4 和 Der f4 属于淀粉酶类,分子质量为 56 ~ 63 kD;Der p9 属于胶原溶解酶类,分子质量分 24 ~ 68 kD;Der p10 和 Der f10 有 98% 同源性,属于原肌球蛋白,分子质量分 37 kD。

2. 遗传因素　遗传因素在尘螨过敏中十分重要,过敏体质的人对尘螨的易感性明显高于一般人群。支气管哮喘的发生除了与尘螨过敏等外部因素有关外,遗传因素也很重要。哮喘患者亲属患病率明显高于一般群体,亲缘系数越大,患病率越高;患者病情越重,其亲属患病率越高。因此,支气管哮喘被认为是一种多基因遗传病,遗传度在 70% ~ 80%。多基因遗传病由多对"微效"致病基因控制,受遗传与环境双重因素影响,多对"微效"基因之间无明显的显性和隐性之分,但若干微效基因有积累效应。国外学者已发现在第 6 号染色体上存在与人体过敏有关的基因位点,其位置靠近 HLA 基因,具有遗传倾向。国内的研究表明,哮喘患者 HLA-DR6(13) 和 HLA-DR52 基因频率明显高于对照组的健康人群,而 HLA-DR2(15) 和 HLA-DR51 基因频率则低于对照组人群,提示 HLA-DR6(13) 和 HLA-DR52 可能为哮喘易感基因,HLA-DR2(15) 和 HLA-DR51 可能为哮喘抗性基因。

3. 免疫因素　过敏性疾病常伴有嗜酸性粒细胞及 IgE 水平增高,嗜酸性粒细胞是哮喘发作过程中的重要效应细胞,在发作初期嗜酸性粒细胞具有灭活慢反应物质、组胺、血小板活化因子及吞噬肥大细胞释放的颗粒等作用。随着哮喘的进行,嗜酸性粒细胞参与哮喘的炎症变化,使气道上皮通透性增加,对哮喘的维持和加重有重要作用。此外,与过敏有关的重要免疫因素还有 CD4$^+$T 细胞的聚集与活化、白介素（IL-4、IL-5 和 IL-10 等）和 γ-IFN 的产生等。

4. 其他　环境因素通过影响尘螨的孳生影响哮喘的流行，在现代建筑及室内设施布置的过程中，一切温暖湿润的外在因素都能促进尘螨的孳生和大量繁殖。此外，人的内分泌因素、精神因素及饮食因素等也会对过敏性疾病产生一定影响。

（二）病理反应过程

在尘螨所致的过敏性疾病中，以尘螨性哮喘最为重要，其变态反应过程可以分为致敏期（感应期）、发敏期（攻击期或反应期）和效应期（发作期）3 个基本过程。根据变态反应机制的不同，可以分为速发型哮喘（IAR）和迟发型哮喘（LAR）两种基本类型，速发型哮喘反应出现早，在变应原吸入后立即发作，15 ～ 30 min 达到高峰，1 ～ 2 h 内恢复；迟发型哮喘反应较慢，在吸入变应原后 1 ～ 6 h 甚至次日才发病，持续时间较长，可达数天。

1. 致敏期　尘螨性哮喘为 I 型变态反应，是以 Th2 型为主要特征的免疫应答。尘螨变应原被吸入体内后，抗原物质可被巨噬细胞、肺泡细胞或淋巴细胞等抗原提呈细胞（APC）摄取、加工、处理，然后以抗原肽 -MHC II 类分子复合物形式转运至抗原提呈细胞表面供 TCR 识别，然后通过 CD4$^+$ Th 细胞的 TCR 识别将信息传递给 T 细胞，使静止的 Th 细胞活化并分泌 IL-2。在 IL-2 的刺激诱导下，Th 细胞增殖、分化为效应 Th 细胞（Th2 细胞）。效应 Th 细胞分泌多种细胞因子促使 B 淋巴细胞增殖、分化、活化为浆细胞，进而合成产生过敏性 IgE 抗体。IgE 属于亲细胞性抗体，可通过 IgE 受体结合于肥大细胞和嗜碱性粒细胞表面（肥大细胞和嗜碱性粒细胞都具有与 IgE 相结合的受体），进入致敏状态，这种致敏状态可以维持半年以上。

2. 发敏期　当相同的变应原再次进入机体后，可与已经致敏的肥大细胞或嗜碱性粒细胞上的 IgE 结合（每个抗原分子与 2 个或 2 个以上靶细胞上 IgE 的 Fab 段交联，产生桥架现象），诱导磷脂甲基化作用和增加细胞内 cAMP 浓度，促使钙和镁离子流入增多，激活一系列酶原活性，促发肥大细胞或嗜碱性粒细胞"脱颗粒"，释放一系列过敏介质（化学活性介质、炎症介质），如组胺、慢反应物质、缓激肽、前列腺素、白三烯、5- 羟色胺、嗜酸性粒细胞趋化因子、血小板活化因子、肝素等。

3. 效应期　当化学活性介质从靶细胞内释放出来并达到一定浓度时，就会出现支气管平滑肌痉挛、黏液分泌增加、毛细血管扩张、通透性增高、血浆渗出及各种炎症细胞浸润等一系列反应，进而引起小气道狭窄、通气功能下降，出现哮鸣，导致支气管哮喘发作。

（三）病理变化

尘螨性哮喘发作早期没有明显的病理变化，随着哮喘发作的进展，可出现支气管壁增厚、黏膜肿胀充血、黏液分泌增加甚至形成黏液栓，镜下可见肥大细胞、肺泡吞噬细胞、嗜酸性粒细胞、淋巴细胞及中性粒细胞浸润。尘螨性鼻炎也可见黏膜肿胀充血、黏液分泌增加和各种炎症细胞浸润等病理变化。

尘螨性鼻炎属于变态性鼻炎，可见鼻黏膜充血、毛细血管通透性增高，导致黏膜肿胀、鼻腔分泌物增加、局部炎症细胞浸润（嗜酸性粒细胞、中性粒细胞和单核细胞浸润，以嗜酸性粒细胞浸润为主）。尘螨性皮炎表现为局部皮肤毛细血管通透性增高、局部水肿和炎症细胞浸润。

四、临床学

根据在临床上所表现的疾病类型不同，尘螨性过敏分为尘螨性哮喘、尘螨性鼻炎和尘螨性皮炎等几种类型，哮喘、鼻炎和皮炎可以单独出现，也可以同时出现在一个患者身上，一般以哮喘最为严重。

(一) 尘螨性哮喘

1. **症状**　尘螨性哮喘在临床上表现为支气管哮喘。根据病因不同,支气管哮喘可分为内源性和外源性两种类型,由尘螨所引起的过敏性哮喘属于外源性中的吸入型,系吸入尘螨变应原所致。患者多有明显的过敏史或家族过敏史,幼年时常有婴儿湿疹等病史,3～5岁转为哮喘,病程可迁延至40岁。哮喘出现常为突发性,发作时间多在夜间或早晨起床时,发作前可有干咳、连续喷嚏、咳泡沫样痰等先驱症状,继而出现喘息、吸气性呼吸困难、胸闷或咳嗽等哮喘发作症状,患者往往因呼吸困难而不能平卧,出现端坐呼吸,严重时可因缺氧而出现口唇或甲床发绀。部分患者可出现心悸、期前收缩、心律失常。哮喘症状持续数分钟、数小时至数天不等(多数时间较短),可突然自行中止发作。多为常年发病,以春、秋季节好发,离开过敏场所后症状会自行缓解。

2. **体征**　哮喘发作时可见患者胸部饱满,听诊时双肺呈过度清音,双肺满布哮鸣音,呼气音延长,重者可出现心率加快、奇脉、发绀等体征。

3. **临床分级**　尘螨性哮喘按照严重程度可分为轻度、中度和重度三个等级。轻度哮喘表现为间歇、短暂发作,每周1～2次(或少于每天1次),每月夜间发作2次以下,两次发作间无症状;中度哮喘发作多于每周2次(或每天发作),夜间发作多于每月2次(或每周1次);重度哮喘发作次数频繁,活动受限,近期曾有危及生命的大发作。

4. **诊断标准**　在确诊为支气管哮喘的基础上,如果患者出现对尘螨过敏原的阳性反应,就可以诊断为尘螨性哮喘。

(二) 尘螨性鼻炎

常在接触变应原后突然发作,出现连续喷嚏、鼻塞、鼻痒、流清鼻涕等典型症状,可伴有流泪、咳嗽、头痛、发热等感冒样症状,发作持续时间为数分钟至数小时不等,与接触过敏原的时间和剂量有关。体检时可见鼻黏膜苍白肿胀,充血或呈浅蓝色,分泌亢进,分泌物呈浆液性。大多数患者症状出现快,消失也快,少数患者可全年持续,反复发作后可发展为慢性鼻炎或鼻息肉。

(三) 尘螨性皮炎

尘螨性皮炎在临床上多表现为湿疹,多见于婴儿时期。湿疹是由多种病因引起的一种真皮浅层及表皮炎症,临床上开始多表现为红斑,随后红斑中央可出现丘疹或丘疱疹,严重时可出现水疱,常融合成片,边界不清,瘙痒剧烈,搔抓后可出现糜烂、浆液渗出,可继发感染。婴儿尘螨性皮炎常表现为面部湿疹,成人尘螨性皮炎可出现湿疹或苔藓样变,常见于四肢屈面、肘窝、腋窝和腘窝等皮肤细嫩处。

五、实验室诊断

(一) 非特异性实验室检查

尘螨性过敏者外周血嗜酸性粒细胞计数增加,尘螨性哮喘患者痰中可见大量嗜酸性粒细胞或由嗜酸性粒细胞变性形成的结晶。用棉签取尘螨性鼻炎患者的鼻分泌物涂片后用苏木精-伊红染色镜检,可见嗜酸性粒细胞增多。

(二) 皮肤特异性过敏原体内试验

1. **斑贴试验**　取粉尘螨抗原浸液一滴,滴于受试者前臂屈侧皮肤(也可以将尘螨抗原浸液滴于1 cm×1 cm纱布后贴于皮肤),微干后加盖一片玻璃纸,外用纱布包扎,每隔24 h、48 h、72 h观察,尘螨抗原浸液浓度可选用 1∶100（W/V）或 1∶15（W/V）。出现阳性反应表明对尘螨过敏，阳性反应严重程度用"+"的数量反映。局部轻度发红判定为"+"；局部红肿并有小疱疹为"++"；出现大疱疹为"+++"；大疱疹并渗出或溃疡为"++++"。

2. 划痕试验　滴尘螨抗原一滴于受试者前臂屈侧皮肤，用消毒的三棱针在皮肤表面纵划两痕，长 1 cm 左右，深度以不出血为佳，15～20 min 后观察。轻度水肿，周围有淡红晕为"+"；出现丘疹样隆起并超出划痕长度，有明显红斑者为"++"；丘疹有伪足，周围出现大面积边缘不规则红斑者为"+++"；丘疹出现多个伪足，皮肤大面积充血者为"++++"。

3. 皮肤挑刺试验（SPT）　取 1∶100 螨浸液抗原 0.01 mL 滴于受试者前臂屈侧皮肤，用消毒的大头针或注射器针头刺入皮肤 1 mm 并挑破表皮，以不出血为宜，15～20 min 后观察。皮肤丘疹直径 0.4 cm，周围有红斑者为"±"；丘疹直径 0.5～1.0 cm，周围有红斑者为"+"；丘疹直径 1.0～1.5 cm，红斑成片者为"++"；丘疹直径 1.5 cm 以上或有伪足，周围有大片红斑者为"+++"；除局部明显丘疹及红斑外，还出现皮痒、憋气等表现为"++++"。皮肤挑刺试验简便易行，结果可靠。

4. 皮内试验　用 1 mL 注射器取 1∶10 000 螨浸抗原 0.1 mL 注射于受试者前臂屈侧皮内，然后按照皮肤挑刺试验的判定标准进行结果判定。此法反应迅速、抗原量及浓度容易掌握、结果灵敏准确，临床上多采用此法。

在进行以上特异性过敏原试验时，应用生理盐水或抗原溶媒作为对照，以排除非特异性皮肤反应。结果分析时，要注意排除假阳性或假阴性对结果的干扰。抗原用量过小、浓度太低或注射太深时，可出现假阴性；抗原用量过大、浓度太高时，可出现假阳性。在进行皮肤特异性过敏原试验时，要密切观察受试者有无全身反应，要特别注意过敏性休克的发生和紧急抗休克处理。

（三）其他特异性过敏原体内试验

1. 鼻黏膜激发试验　分别用 1∶100 000 的螨浸液和生理盐水滴入左右鼻腔下鼻甲处，每次 1～2 滴，用手轻捏鼻翼使螨浸液与鼻黏膜充分接触，10～15 min 后观察，若无反应再依次用 1∶10 000 和 1∶1 000 重复试验。螨浸液滴入后出现喷嚏、鼻塞或流清鼻涕（而滴入生理盐水无反应）者为阳性。滴入 1∶100 000 螨浸液就出现反应者为"+++"；滴入 1∶10 000 螨浸液出现反应者为"++"；滴入 1∶1 000 螨浸液才出现反应者为"+"。

2. 气管内激发试验　有气管内抗原吸入法和气管内抗原滴入法两种，目前多采用抗原气雾吸入法，用气道反应性测定仪进行连续观察，所吸入的抗原浓度由低到高依次进行，通过仪器自动记录剂量反应曲线。此法适于支气管哮喘的诊断，特别是隐匿型哮喘的早期诊断。

在进行鼻黏膜激发试验和气管内激发试验时，也要注意防止过敏性休克的发生。

（四）特异性过敏原体外试验

根据抗原抗体反应的基本原理，可以进行特异性过敏原的体外检测和 IgE、IgG 测定，其具体方法很多，如琼脂扩散试验、肥大细胞脱颗粒试验、淋巴细胞转化试验、体外白细胞组胺释放试验、特异性放射过敏原固相试验、荧光酶联免疫试验等。

（五）环境中特异性过敏原检测

环境中特异性过敏原检测包括螨计数、鸟嘌呤测定和用单抗直接进行特异性抗原检测等方法。McAb 可以用于直接检测环境中 Der p1、Der f1 和 Der p2 的抗原含量。

六、防控措施

（一）预防

预防尘螨过敏最有效办法是减少或清除尘螨的孳生,使患者处于低水平的过敏原环境中,可以减轻患者的临床症状。预防干预的目标是减少活螨数量、降低过敏原水平和减少与过敏原的接触。

1. 降低室内相对湿度　尘螨适宜生存温度一般为 20 ～ 25 ℃,适宜生存相对湿度(RH)在 55%以上,其中湿度对尘螨孳生影响很大。热带和亚热带地区的湿度一般都比较高,为了降低室内的相对湿度,除了经常开窗通风外,有人建议使用高性能吸湿机和空调机使室内的相对湿度维持在 50%以下。

2. 保持室内清洁卫生　尘螨孳生场所常是尘埃较多的地方,其食物来源往往是人和动物皮屑及霉菌等。对于适宜尘螨孳生的地区,要经常打扫和清除室内地板、家具及室内死角(特别是床下、柜台死角)的尘埃;经常用真空吸尘器吸尘,保持地毯的清洁与干燥,减少地毯表面螨及变应原数量;床垫和沙发垫可用真空吸尘,也可定期放在太阳下暴晒以保持清洁干燥;经常清洗、烘干(或干洗)衣物及床上用品(枕头套、被套、床单、毛毯等)。用 55 ℃热水清洗床单、枕套、被套、床罩、毛毯等可杀死螨体并清除大多数过敏原,因此对能够耐受高温的床上用品建议用 55 ℃以上热水清洗(或先烫后洗)。

3. 使用特殊的包装套　使用特殊的包装套包装枕头、床垫等,可以防止螨的进入和繁殖,如塑料包装套、孔径很小的细织物包装材料。细织物孔径小于 10 μm,可减少 Der p1 和 Der f1 抗原透过,孔径小于 20 μm 的织物可阻止所有螨的通过(幼螨宽度一般大于 50 μm)。

4. 更换地毯、窗帘及布料家庭装饰品　对于尘螨高发的温暖潮湿地区,建议更换地毯、布制窗帘及布制家庭装饰品(如布制玩具等),改用木板或瓷砖铺垫地面,窗帘改用百叶窗,家庭装饰物更换为皮革品或乙烯树脂材料。

5. 保持个人卫生　勤洗澡、勤洗衣物,保持个人卫生。

6. 药物灭螨　在尘螨孳生的高峰季节,可以配合其他措施加用灭螨药物进行控制:① 1% 尼帕净(一种杀霉菌剂,原用于罐头食品的防腐)可抑制尘螨生长,5% 则可将螨全部杀死。②林丹按照 10 g/m² 浸渍衣物,杀螨率可达 100%,并可保持效果 150 d 左右。③人工保幼激素类似物、苯甲酸苄酯、虫螨磷、氨基甲酸酯类、倍硫磷、杀螟松等,对尘螨均有一定杀灭效果。

（二）治疗

1. 病因治疗　利用尘螨过敏原进行小量多次的脱敏疗法是针对病因的一种治疗方案,通过脱敏治疗,可以上调 Th1 细胞因子,下调 Th2 细胞因子,从而达到缓解症状的目的。脱敏治疗中的抗原主要来源于粉尘螨和屋尘螨。可以用于脱敏的抗原比较多,有尘螨整体抗原(即全螨浸液)、尘螨皮壳或消化道抗原、尘螨代谢排泄抗原(如螨粪等)、混合抗原(整体抗原 + 代谢排泄抗原)及基因重组抗原等,目前国内主要采用粉尘螨整体抗原。将粉尘螨经过脱脂、烘干、浸渍、过滤、灭菌后分装即成粉尘螨整体抗原(尘螨浸液),浓度为 1 : 10 000(W/V),蛋白含量约为 0.07 μg/mL。

进行脱敏治疗的基本原则是开始使用低浓度、小剂量行皮下注射,以后逐步、缓慢增加注射剂量和注射浓度(剂量和浓度的增加以不出现过敏反应副作用为宜),以逐步达到脱敏效果。例如,开始可使用 1 : 10 000 尘螨浸液皮下注射,每周注射一次,0.1 mL/ 次,连续注射 2 周后逐步增加剂量(第3 周 0.2 mL、第 4 周 0.4 mL、第 5 周 0.6 mL、第 6 周 0.8 mL)。第 7 周后可改用 1 : 5 000 的浓度注射

（第7周0.4 mL、第8周0.6 mL、第9周以后1.0 mL），可连续注射到第16周。

用尘螨抗原进行免疫诊断和对尘螨过敏者进行免疫治疗，总体安全性较高，但少数人可能会出现全身荨麻疹、哮喘大发作、过敏性休克、血管神经性水肿等不良反应，总发生率1‰～2‰。

2. 对症治疗 对尘螨性哮喘的对症治疗可根据病情选用氨茶碱、抗胆碱药物、糖皮质激素、色甘酸钠和β₂受体激动剂等。对尘螨性鼻炎的对症治疗可根据病情选用糖皮质激素、抗组胺药物、色甘酸钠和麻黄碱等。对尘螨性皮炎的对症治疗可选用抗组胺类药物治疗，还可选用炉甘石洗剂、锌氧洗剂和苯海拉明霜进行局部涂搽。

第七节　蜱瘫痪

蜱瘫痪（Tick paralysis）是由蜱叮咬人或动物后引起的上行性肌萎缩性瘫痪或麻痹，是由于蜱在叮咬时其唾液腺中的神经毒素注入人或动物体内所致。蜱瘫痪是一种比较少见的蜱源性疾病，主要分布于北美和澳大利亚等地，临床上以肌肉麻痹、无力和毒血症样表现为特征。

关于蜱瘫痪，早在19世纪初澳大利亚就有关于牛犊患蜱瘫痪的报道，后来北美、南非、欧洲相继出现了有关家畜蜱瘫痪的零星报道。蜱瘫痪可发生于家畜、野生动物或人，人发生蜱瘫痪并不多见，所报道的病例大多是小于10岁的女孩。

一、病原学

蜱是引起蜱瘫痪的病原体。蜱的种类较多，能够引起蜱瘫痪的是那些唾液腺含有引起蜱瘫痪的毒素（神经毒素）的蜱种。由于地区不同，能够引起蜱瘫痪的蜱种类也不相同，硬蜱和软蜱都可能导致蜱瘫痪，但以硬蜱科中的种类最为重要。在北美（美国、加拿大），能够引起蜱瘫痪的种类有安氏革蜱（*Dermacenter andersoni*）、变异革蜱（*D. variabilis*）、有斑花蜱（*Amblyomma maculatum*）、美洲花蜱（*A. americanum*）和肩突硬蜱（*I. scapularis*）等，以安氏革蜱最常见；大洋洲（澳大利亚）主要是紫环硬蜱（*Ixodes holocyclus*）；欧洲主要是蓖麻硬蜱（*I. ricinus*）、草原硬蜱（*I. crenulatus*）、缺角血蜱（*Haemaphysalis inermis*）、刻点血蜱（*H. punctata*）、埃及璃眼蜱（*Hyalomma aegyptium*）和拉合尔钝缘蜱（*Ornithodoros laborensis*）等；非洲主要是血红扇头蜱（*Rhipicephalus sanguineus*）和红润硬蜱（*Ixodes rubicundus*）。除了上述蜱种外，距刺牛蜱（*Boophilus calcaratus*）、无色牛蜱（*B. decoloratus*）、盾糙璃眼蜱（*Hyalomma scupense*）、囊形扇头蜱（*Rhipicephalus bursa*）、埃弗茨扇头蜱（*Rh. evertsi*）、多毛硬蜱（*Ixodes pilosus*）和里赫血蜱（*Haemaphysalis leachi*）等种类因通过实验证实含有引起蜱瘫痪的毒素，也被怀疑是导致蜱瘫痪的潜在的、危险的病原蜱种。

二、流行病学

蜱瘫痪是一种比较少见的疾病，主要见于家畜（牛）、宠物（狗、猫）和野生动物，人类蜱瘫痪的发病率较低。迄今为止，已经报道有蜱瘫痪的国家有美国、加拿大、澳大利亚、苏丹、英国、法国、俄罗斯及中国等，其中来自美国、加拿大和澳大利亚的报道相对较多。我国山东曾出现过一例蜱瘫痪病例。已报道蜱瘫痪的动物有犬、猫、牛、马、羊、猪、骆驼等动物。国外蜱瘫痪的报道大多集中在家畜和宠物（特别是狗和猫），来自野生动物的报道相对较少。蜱瘫痪全年均可发生，但以春、秋季节更常见。

三、病理学

蜱瘫痪并非由某一传染性或寄生性病原体所致，而是由某些蜱种含有的毒素所引起。至于毒素产生及生化结构目前尚不完全清楚。近年的研究表明，蜱瘫毒素是由雌蜱唾液腺所分泌的一种神经毒素。当蜱叮咬人或动物皮肤后，蜱瘫毒素随着蜱的吸血活动进入人或动物的血液循环，进而通过抑制肌肉神经接头处乙酰胆碱的释放，引起运动神经纤维的传导障碍，导致急性上行性肌肉麻痹，严重者波及延髓受累，出现颈部及咽部肌肉麻痹，不能发声和吞咽，最后呼吸麻痹而死亡。引起蜱瘫痪的神经毒素已被证实主要是多肽类物质，蜱瘫毒素进入机体后会诱导宿主（动物或人）产生抗毒素，临床上早期应用含有抗毒素的血清可以达到治疗蜱瘫痪的目的。

四、临床学

家畜和野生动物出现蜱瘫痪时，早期会出现精神沉郁、食欲减退等毒血症样表现，随后即出现程度不同的拒食、呼吸急促、步态不稳（走路摇晃）、站立困难及卧地不起等表现，严重者会因为呼吸肌麻痹而死亡。人类蜱瘫痪与其他动物的临床表现大同小异，主要表现为上行性、对称性、运动性、无力性瘫痪，颅神经受损较早，可出现眼神经麻痹。早期可能有过敏或非特异性麻木感等前驱症状，随后逐步出现四肢无力、不愿行走、步态不稳（摇摆步态）、难以站立、眼神经麻痹、深部腱反射消失及呼吸急促等表现，严重者可出现四肢肌肉瘫痪，完全不能站立。瘫痪可在蜱叮咬后数天出现，若不及时处理，部分病例可因延髓受累、呼吸麻痹（呼吸肌瘫痪）而死亡。多数病例无明显感觉障碍，体征多不明显。

五、实验室诊断

因蜱瘫痪比较少见，不太容易引起临床医生的注意，因此在临床上凡遇到身体被蜱叮咬，同时出现了上行性肌肉麻痹的患者，应首先考虑蜱瘫痪的可能。国外绝大多数蜱瘫痪的最后确诊都是因为在患者的身体上发现了蜱的叮咬。蜱在叮咬人体时，其唾液腺中的毒素会造成局部神经麻痹，使人感觉不到疼痛，因而不容易被发现。蜱叮咬人体时，借助其口下板的倒齿牢固地固定在皮肤上，其叮咬吸血可持续较长时间，许多病例在发生了肌肉瘫痪后，蜱在其皮肤上的叮咬吸血活动仍在继续。

实验室检查对诊断蜱瘫痪的意义不大，多数病例没有特异性的血象或脑脊液改变。临床上根据蜱瘫痪的典型表现、被蜱叮咬的病史或发病时发现了蜱的叮咬即可确诊。

蜱瘫痪应与脊髓灰质炎及感染性急性多发性神经炎等疾病相鉴别。蜱瘫痪还应与蜱中毒相区别。有学者报道，被拉合尔钝缘蜱叮咬后，部分人会出现头晕、乏力、心慌、气短、恶性、呕吐等急性中毒症状，约0.5 h后便出现舌麻木、言语不清、口唇及眼睑水肿，严重者可在1～2 h内死亡，这种情况被认为属于蜱中毒。

六、防控措施

（一）预防

1. 加强宣传　在蜱高发地区应注意加强对蜱瘫痪知识的宣传，以提高人们预防蜱叮咬的意识，主动预防蜱瘫痪的发生。

2. 个人防护　当进入有蜱孳生的环境时，要穿紧身衣裤，扎紧袖口、领口和裤腿，穿白布制成的长筒袜（防蚤袜），以防止蜱的侵袭。在林区作业时，要注意检查皮肤暴露部位（头皮、耳后、颈部等）是否有蜱的叮咬，蜱叮咬因无疼痛感觉很容易被忽略。要尽量避免在蜱孳生环境中静卧或休息。

3. 驱避剂的使用　用驱避剂软膏或乳剂涂搽皮肤或浸泡衣服（晾干后使用，驱蜱作用可以维持7～20 d），可到达驱蜱的效果。常用的驱避剂有苯二甲酸二辛酯、邻苯二甲酯、邻苯二甲酸二甲酯、苯甲酸苄酯、避蚊胺和避蚊酮等。用倍硫磷（5%）、敌敌畏（5%）、乙酰基四氢喹啉（10%）、桃醛（10%）、表面活性剂（2%）和乙醇（18%）配制而成的复方驱蜱剂喷洒或涂于衣服、裤脚、袖口、领口等处（每人每次用量10 g），可保持20 d，有驱蜱效果。

对家畜或宠物体表的蜱可使用2%敌百虫进行体表喷洒，每隔两周喷一次；也可以使用依维菌素（0.2 mg/kg）进行皮下注射，每半月一次。

4. 保持环境卫生　注意居民住宅区及其周围环境的卫生清洁，注意周围杂草的及时铲除，经常灭鼠、堵塞鼠洞，尽量消除蜱类赖以生存的环境，减少蜱的孳生。

（二）治疗

1. 蜱的去除　当发现蜱瘫痪的人或动物体表仍然有蜱在叮刺吸血时，应设法尽快去除正在吸血的蜱。多数病例在去除蜱后症状会得到逐步缓解，轻者去除蜱后数小时内可能恢复正常，重者需要数日甚至数周才能逐步恢复正常。蜱叮刺吸血时其带有倒齿的口下板刺入皮肤，牢固地固定在皮肤上，因此去除蜱时应轻轻地移除，不能用力过猛，否则蜱的口器会断裂残留在皮肤内。用蘸有乙醚或三氯甲烷的棉球涂搽蜱的身体可以造成蜱的麻醉，然后一次性取出整个蜱。

应当指出的是，蜱的去除宜早不宜迟。一旦延髓受累出现呼吸肌麻痹，即使去除所有的蜱也不能逆转患者的病情，其死亡率将仍然很高。

2. 抗血清治疗　对蜱瘫痪患者早期注射针对蜱瘫痪毒素的抗血清，能有效缓解病情。抗血清（抗毒素）的使用应在早期使用，晚期使用对病情缓解帮助不大。抗血清尤其适用于重症患者的治疗，但因其会引起过敏反应，在注射过程中应加强观察和监护，一旦出现过敏反应，应及时给予抗过敏处理。

3. 对症治疗　对出现呼吸麻痹的患者要及时使用呼吸机进行辅助呼吸，重症患者要密切观察和监护，要及时处理可能出现的心律失常等并发症，要避免呼吸衰竭的出现。为了防止部分病例并发细菌感染，可使用一定量的抗生素。

第二十二章　并殖吸虫病

　　由并殖吸虫（*Paragonimus*）引起的并殖吸虫病（Paragonimaisis）统称为肺吸虫病，为世界性分布的人兽共患疫病。根据世界卫生组织统计，全世界约有 2 000 万患者，是一个应当重视的公共卫生问题。

　　并殖吸虫种类很多，世界各地报道多达 50 个种和亚种，但其中不少是同物异名，故在分类学上尚未统一。对人有致病力的虫种，公认的有卫氏并殖吸虫、斯氏并殖吸虫、异盘并殖吸虫、非洲并殖吸虫和双侧子宫并殖吸虫等。

　　并殖吸虫成虫寄生在肺部产生呼吸道症状，如咳嗽、咯血等，可从痰中排出虫卵。而成虫与童虫均具有游走性，可侵犯人体肝脏、脑、脊髓、眼等器官，产生异位病变，以脑型最为严重，可引起瘫痪、癫痫等严重后果。

　　肺吸虫（并殖吸虫）与肺吸虫病研究发现简史：19 世纪中叶 Diesing（1850）在巴西水獭肺中发现成虫，1859 年 Cobbold 在印度的豹及 1878 年 Westerman 在荷兰阿姆斯特丹动物园印度引入虎体内获得成虫；1881 年 Kerbert 将其定名为卫氏双口吸虫（*Distomun westermani*），1879 年 Ringer 在我国台湾的一名葡萄牙人的肺中找到成虫，次年 Manson 在厦门经常往返闽、台的福州籍盐商的痰内发现肺吸虫卵，由 Cobbold（1880）定名为林氏双口吸虫（*D.ringeri*），1880 年 Baelz 在日本亦发现虫体，但原以为是原虫，命名为肺簇虫（*Gragarina pulmonals*），至 1883 年，改为肺双口吸虫（*D.pulmonnale*），吴光早在 1937 年认为此虫即为卫氏并殖吸虫。Nakagawa 等（1915，1919）日本学者率先开展生活史研究，其后有美国的 Ameel（1934）、我国陈心陶（1933）于广州；吴光（1935，1936）于浙江、福建；刘同伦（1935）于沈阳；许雨阶（1935）、唐仲璋（1940）也开展肺吸虫病的调研。我国科学家（1959，1962）发现了对人体致皮下游走性结节的并殖吸虫新种；钟惠澜等（1962）发现拟钉螺属螺类可充当并殖吸虫的第一中间宿主；20 世纪 60 年代，硫双二氯酚（别丁）开始普遍应用，1978 年，新的抗肺吸虫病药物吡喹酮由于对肺吸虫成虫、童虫与虫卵均有强大杀灭作用，成为治疗主要药物；近几十年来，有许多新技术、新方法，如染色体、同工酶技术、单克隆抗体、数值分类学及各类数学模型、分子生物学技术的发展与应用，以物种基因型的鉴定代替传统单一的形态学鉴定引人关注；流行病学中对疫区调查的扩大、疫情变化及原因都作了深入的探讨，防治工作取得了显著的成绩。

一、病原学

并殖吸虫属并殖科（Paragonimidae）吸虫，国内外报道的虫种中皆有混同的情况。S.Lwata 和 K.Nagayoshi（1984）认为由宫崎一郎等报道的暹罗并殖吸虫、曼谷并殖吸虫、哈氏并殖吸虫、墨西哥并殖吸虫、亚马逊并殖吸虫和印加并殖吸虫在形态、吸盘大小方面的差异系标本制作时的个体差异所致，这些虫种为卫氏并殖吸虫的同物异名。陈心陶认为钟惠澜等（1962）报道的四川并殖吸虫和卫氏并殖吸虫四川变种及继后的团山并殖吸虫、勐腊并殖吸虫和会同并殖吸虫，分别为斯氏狸殖吸虫、卫氏并殖吸虫、异盘并殖吸虫、丰宫并殖吸虫和斯氏狸殖吸虫的同物异名。而钟氏认为是陈氏最先报道的斯氏并殖吸虫为无效名，经不断更改，使虫体的形态特征愈来愈靠近四川并殖吸虫；团山并殖吸虫、勐腊并殖吸虫是他们深入云南疫区调查后发现的新种。贺联印（1991）除保留钟氏的意见外，还认为陈氏并殖吸虫、小睾并殖吸虫、岐囊并殖吸虫分别为河口并殖吸虫、云南并殖吸虫和白水河并殖吸虫的同物异名。

笔者以陈、钟的意见为基础，结合并殖吸虫对人体致病性等提出综合判断，这些条件包括：成虫、囊蚴、虫卵、子雷蚴、生活史及各阶段宿主的选择性、对人体的致病性和新技术在分类上应用等。

（一）并殖吸虫虫种的鉴定

1. 成虫　成虫至今仍是虫种鉴定的最主要根据，主要特征有以下几方面。

1) 形态　由虫体的宽、长比例所决定，如卫氏并殖吸虫的宽、长比例在 1∶2 以下，呈椭圆形；斯氏并殖吸虫的宽、长比例在 1∶2.4 以上，呈长梭形；而闽清并殖吸虫、三平正并殖吸虫的宽长比例则介乎于上述二者之间而倾向于后者，为钝梭形。

2) 口腹吸盘大小及相对位置　多数并殖吸虫的腹吸盘大于口吸盘，但也有例外，如福建并殖吸虫和异盘并殖吸虫的腹吸盘均大于口吸盘，后一种更大至一倍，腹吸盘相对位置多依体态而定，如椭圆形组多在体中部或稍前，而长梭形则位于体前 1/3 处。钝梭形虫种的腹吸盘则既有位于体中部，又有位于接近体前 1/3 处，腹吸盘所在位置往往是虫体最宽处。

3) 卵巢形态与位置　卵巢形态由其分支水平所决定，如卫氏并殖吸虫的卵巢作简单星状分支（即具中心体，分为 4 ~ 6 支，分支依虫龄的不同或光滑或具瘤状突起），并多有一支伸入腹吸盘，而大平并殖吸虫、怡乐村并殖吸虫卵巢分支有 10 多支。斯氏并殖吸虫等为二级分支，即分支上再分多支，且同腹吸盘有一定距离。

2. 第一、二中间宿主　某些虫种对第一中间宿主的选择性较强，如卫氏并殖吸虫为放逸短沟蜷等；斯氏并殖吸虫等则为拟钉螺、洱海螺属的螺类。但各种并殖吸虫对第二中间宿主的要求多不如对螺类的严格，似只与其分布环境的蟹种有关。例如怡乐村并殖吸虫、大平并殖吸虫只感染分布于沿海淡咸水交界处的蟹；而携带卫氏并殖吸虫囊蚴的淡水蟹类在我国已有 50 种以上，同样，在一蟹体内可发现有多种并殖吸虫囊蚴混合感染。有些虫种的囊蚴寄居在蟹体的特定部位，如三平正并殖吸虫囊蚴寄居于蟹的心脏；大平并殖吸虫、怡乐村并殖吸虫囊蚴寄居于蟹的肝脏。这些寄居特殊部位的虫种的数量显然较通常寄居于肌肉中的卫氏并殖吸虫、斯氏并殖吸虫等为少。

3. 囊蚴及其蟹类（或蝲蛄）宿主　尾蚴遇第二中间宿主时便侵入并在其体内发育，但如何侵入尚不清楚，有人认为由体表关节侵入，有人认为经口侵入；还有人认为是蟹捕食螺蛳时受感染，藉以解释多达数以千个囊蚴的严重寄生，但却不能说明个体小与感染轻的溪蟹。尾蚴侵入宿主后多移行到腮叶、胸肌、内脏、足肌等处形成囊蚴。

囊蚴形态、大小、囊壁层数与厚度等在不同虫种有别，所以应当注意因囊蚴形态的多变性而呈现的多样性，将其作为虫种鉴定根据时应十分慎重，如扁囊并殖吸虫和泡囊狸殖吸虫新种均系因形态特殊而误报。

4. 终宿主及对人体的致病性　有不少虫种可表现对终宿主的选择与适应性，从而也反映出对人体的致病性。寄生于鼠类的虫种，如福建并殖吸虫、大平并殖吸虫、怡乐村并殖吸虫在鼠肺中可正常发育至成虫，对人体不致病；而卫氏并殖吸虫则相反，在鼠体长期寄居于肌肉中处于滞育的童虫状态，远比在猫、犬科动物中发育差。大多在猫、犬科动物体内能良好发育的虫种可感染人体并致病，如卫氏、斯氏并殖吸虫等，对人体致病的可能还有巨睾并殖吸虫、三平正并殖吸虫、闽清并殖吸虫、江苏并殖吸虫等虫种。

5. 新技术、新方法应用于并殖吸虫研究的分类

1）染色体　1977 年 Sakaguchi 报告卫氏并殖吸虫染色体有 3 $n=33$ 的三倍体和 2 $n=22$ 二倍体两种，贺联印等（1982）对我国 9 种并殖吸虫进行检测，结果除云南并殖吸虫为 2 $n=26$ 和卫氏并殖吸虫有 3 $n=33$、2 $n=22$ 外，其余都是 2 $n=22$，说明该技术应用价值有限。

2）同工酶技术　Agatsuma 和 Suzuki（1981）发现大平并殖吸虫和宫崎并殖吸虫的 6PGD、GPI、G6PD、ALAT 的酶带数、迁移率或酶带活性不同，EST 酶谱的迁移率有时出现差异。对大平并殖吸虫、怡乐村并殖吸虫和佐渡并殖吸虫的遗传学杂交酶谱分析表明，磷酸葡萄糖变位酶（PGM）和谷草转氨酶（AST）的遗传方式在 3 个虫种是相同的，故认为这 3 个近缘虫种可能属于同一种。

3）单克隆抗体　单克隆抗体在寄生虫病免疫学诊断和寄生虫的分类方面应用较为广泛，单克隆抗体具有高度的特异性、同质性并可"无限"大量提供，从而使其成为寄生虫抗原分析强的有力工具，用于鉴别寄生虫株或变异株。交叉反应性单抗有助于卫氏并殖吸虫、斯氏并殖吸虫和异盘并殖吸虫等感染的鉴别，以便进一步了解并殖吸虫之间的亲缘关系。

4）数值分类学及各类数学模型在寄生虫分类、生态及流行病学的研究应用　徐秉锟等（1981）首次应用数值分类方法将虫体 7 项形态特征进行聚类分析，发现 6 种并殖吸虫（巨睾狸殖吸虫、斯氏狸殖吸虫、四川并殖吸虫、卫氏并殖吸虫、大平并殖吸虫及怡乐村并殖吸虫）可归为两大类，可将其中同物异名的虫种加以区分；袁建华等（1986）借助多元逐步回归分析法对东北地区两型（2 n、3 n）卫氏并殖吸虫的囊蚴、虫卵和成虫作鉴别分析，建立两个鉴别函数及临界值，并对东北 5 个地区及江西、安徽的样本进行了检验。

5）分子生物学技术的发展与应用　物种进化和物种分类研究进入分子领域，以物种基因型的鉴定代替传统单一的形态学鉴定。分子遗传学及分子生物学技术为解决并殖吸虫分类命名混乱在不断探索。冯笑川等（1992）通过建立卫氏并殖吸虫基因组文库，制备了重组 DNA 探针卫氏并殖吸虫 B19，结果表明，卫氏并殖吸虫与斯氏狸殖吸虫的杂交区带明显不同，而与扁囊并殖吸虫的杂交带型相同，支持卫氏并殖吸虫和扁囊并殖吸虫是同物异名的观点。在 Blair 等（1997）的几篇报道中，首先是大平并殖吸虫、怡乐村并殖吸虫、佐渡并殖吸虫间的 *ITSZ* 和 *COI* 基因检测，它们间的序列差异仅 1～2 个碱基，而与卫氏并殖吸虫有 78～81 个差异，故表明这 3 者为同一虫种。继而显示卫氏并殖吸虫三倍体型与二倍体型虽有细小的地理株（东北组与南方组）差别，但为同一虫种。这种单纯的 DNA 检测结果却难以解释这两种虫种在成虫虫体、虫卵、囊蚴及致肺型、肺外型等方面的不同与差别。他与我国学者合作收集各地标本作检测，结果：陈心陶报道的斯氏狸殖吸虫同宫崎一郎报道的佐渡并殖吸虫无区别，四川并殖吸虫为斯氏狸殖吸虫的同物异名，并且认为根据三平正并殖吸虫的 DNA 检测结果，其特点仍为并殖属，所以陈氏建立的正并殖属（*Genus Euparagonimus*）应予废除。

(二）并殖吸虫的形态和生活史

并殖吸虫中最重要的病原虫种公认的是卫氏并殖吸虫[*Paragonimus westermani*（Kerbert，1878）]，其形态生活史描述多以此虫种为代表。

1. 成虫　成虫寄生在人和动物的肺脏，形成囊肿，囊肿内大多寄居 2 只虫体。新鲜的成虫肥硕，椭圆形，亦可因伸缩活动形态多变，伸展时的长度可为收缩时的 2 倍，肉红色，背部隆起而腹侧扁平，呈半粒黄豆状。其大小：体长 7.5～12.0 mm，宽 4.0～6.0 mm，厚 3.5～5.0 mm，虫体的宽、长比例约为1：2。全身体表具尖刀形或凿形体棘，分散排列。体棘在口吸盘周围较密集，腹吸盘后稀疏，并随着虫龄的增长出现裂隙或远端具缺刻状。口、腹吸盘大小相近，腹吸盘位于虫体中部横线之前。消化器官包括前端的口部、短小的前咽和食管及位于虫体两侧而终于体末并作数度弯曲的肠管。生殖器官结构复杂并占虫体大部分位置，雌雄同体，睾丸一对，作指状简单分支，排列于腹吸盘后虫体之两侧；同睾丸大小相近的一个卵巢位于腹吸盘左侧或右侧，并作 4～6 分支，分支上多具瘤状突起，高龄虫尤为明显，常有分支伸于腹吸盘者。由卵巢发出一支输卵管先与受精囊和卵黄总管相接，随后再通入卵模。卵模周围为辐射状环形排列的梅氏腺。劳氏管起于受精囊的一端，开口于虫体的背面，在卵巢的对侧为多圈卷曲、管径大小不一并盘曲成形状不定的子宫，其近端接卵模，远端开口于生殖孔，子宫内含大量成熟与未成熟的虫卵。虫体大部分由卵黄滤泡所组成的卵黄腺所充满，卵黄腺在虫体两侧形成前后纵行的卵黄管，于虫体中部又汇合为横行的卵黄总管通入输卵管及受精囊的交界处。陈观今（1980）曾对我国黑龙江等 8 省 117 个卫氏并殖吸虫成虫标本进行观察比较，认为卫氏并殖吸虫可因地区、宿主、虫龄及标本的处理与观察等因素而异，例如：虫体的宽长比值可自（1：1.34）～（1：2.1），但大部分在1：2。

2. 虫卵　动物体内卫氏并殖吸虫的虫卵在肺脏经气管、会厌再吞入由食管到肠，随粪便排出体外。患者体内的虫卵主要由痰咳出，但儿童及有吞咽痰习惯者也可经粪便排出。虫卵只有入水才能发育成毛蚴，且其发育快慢与水温有密切的关系。在 25～30 ℃的条件下，卵经 2～3 周发育，成熟虫卵内的毛蚴在光线变化时可迅速破壳而出，但在暗处则孵出较少或延迟孵化，在低温下可活数周而不孵出，一只成虫每天平均排卵可为 8 850～9 430 个。

3. 毛蚴　孵出的毛蚴呈梨形或圆锥形，大小为（80～90）μm×（36～54）μm，体表密布纤毛。毛蚴顶端为吻突，能伸缩自如，内有几个腺细胞并成的顶腺，能分泌具溶解组织功能的物质，在体的两侧有一对焰细胞，各接一条弯曲的排泄管通于两侧体表的排泄孔。体的后端有大小不等的胚细胞。毛蚴孵出后在水中借纤毛的摆动而自由游动，遇到适宜的第一中间宿主——淡水螺类（如放逸短沟蜷），则迅速钻入并发育，没有钻入螺蛳的毛蚴在水中仅可存活 1～3 d。

4. 胞蚴、雷蚴、尾蚴及其螺类宿主　毛蚴侵入淡水螺后，进到淋巴间隙，即形成胞蚴。胞蚴经过35 d 左右发育成熟，体内带有母雷蚴和发育不等的胚球和胚胞。母雷蚴不断由胞蚴体内破裂而逸出，移行到宿主的肝脏，约再经一个月后成熟，体内带有许多发育程度不等的子雷蚴和胚球、胚胞等。成熟的子雷蚴不断由母雷蚴的产孔排出并留居肝脏继续发育，新生的子雷蚴体内带有许多发育程度不同的尾蚴以及胚球、胚胞。成熟的尾蚴不断由子雷蚴的产孔排出逸入水中。尾蚴全身披有等长的细棘，尾部甚短，呈球形，尾蚴的前端为口吸盘，其背壁有一支锥刺。腹吸盘较小，于虫体的中央稍后处。腹吸盘两侧上方各有穿刺腺 7 对，外侧 4 对较大，染色较深；内侧 3 对较小，染色较淡。

尾蚴在适宜条件下经 20～30 d 左右由宿主螺肝组织内逸入水中游动，可随水漂流亦可借助两吸盘在水底作尺蠖状的爬行，在水中可活 1～2 d。

并殖吸虫生活史过程中的毛蚴、胞蚴、母雷蚴、子雷蚴及尾蚴诸阶段，必须在其特定的第一中间宿主淡水螺类体内发育增殖。Davis 等(1994)将亚洲和美洲已报道的并殖吸虫的螺类宿主作修正与整理,分别隶属于腹足纲(Gastropoda)前鳃亚纲(Prosobranchia)蟹守螺超科(Cerithecea)的黑贝科(Pleuroceridae)和蜷科(Thiaridae);麂眼螺超科(Rissoacea)的拟沼螺科(Assimineidae)、觽螺科(Hydrobiidae)和圆口螺科(Pomatiopsidae)五科。

蜷科的螺类,为卫氏并殖吸虫的螺类宿主,其壳高为 10 ~ 20 mm,中等大小,壳质坚硬,外形呈塔锥形、长圆锥形或圆锥形,螺层壳顶常被磨蚀,残缺不全,俗称断尾螺。贝壳表面因所处环境中植物腐质影响而呈黄褐色、褐色或黑色,或具有暗色、暗红色带。壳表面光滑,或具有螺纹、纵肋、瘤状结节等。生长于平原或丘陵地带流速适中而终年不涸、水面较宽的河流、溪流中。此类螺耐寒性强,即使水面结冰,仍可在水底砂石中越冬。在我国北自黑龙江、吉林、辽宁,南至福建、广东、云南、台湾均有分布,其中黑龙江短沟蜷、细石短沟蜷、方格短沟蜷主要分布于我国北方诸省;而放逸短沟蜷广泛分布于辽宁南至台湾、福建等地。蜷科螺,如瘤拟黑螺主要分布于我国南方,斜粒粒蜷见于海南岛。

麂眼螺超科螺类中的拟沼螺科、觽螺科和圆口螺科所属螺种,分别为墨西哥并殖吸虫、卡利并殖吸虫、啮齿类并殖吸虫(怡乐村并殖吸虫、大平并殖吸虫、福建并殖吸虫)和斯氏狸殖吸虫的宿主。

拟钉螺和洱海螺为斯氏并殖吸虫等的第一中间宿主。

5. 囊蚴及其宿主 肺吸虫囊蚴寄居于甲壳纲的淡水蟹与蝲蛄。蝲蛄为我国东北地区及朝鲜、韩国的卫氏并殖吸虫的第二中间宿主,而溪蟹种类繁多,分布广泛。多孳生于溪流、河流及河床为石块堆积且清水长流处,也有生长在湖泊,池塘、沟渠等处。经调查,在我国主要有蝲蛄科(Cambaridae)、方蟹科(Grapeidae)、石蟹科(Isolapotamidae)、溪蟹科(Potamidae)、华溪蟹科(Sinopotamidae)5 科数十种。

由于蟹类生活区大都与溪流、石块有着不可分割的关系,因此通常将之称为溪蟹或石蟹。溪蟹活动范围小,分布的地理隔离现象比较明显,各类种群分布有着一定的区域性,对生存环境的选择也各异,不同的溪蟹和不同的并殖吸虫第一中间宿主螺类常互相组成不同的区系类型,所携带的并殖吸虫囊蚴也各有不同,因此鉴别和了解作为并殖吸虫第二中间宿主的种类、寄生及生活习性等,对于弄清并殖吸虫病原生物学、流行病学和进行防治等均具有重要意义。

6. 童虫和成虫及其终末宿主 蟹体或蝲蛄体内的囊蚴,被动物或人吞食后 30 ~ 60 min, 在宿主的胃酸、胆汁及体温作用下迅速脱囊。幼虫穿过肠壁进入腹腔,这些幼虫在宿主体内可经过 20 ~ 100 d 的游窜后大部分经肝脏穿过横膈,进入胸腔并进入肺脏,在细支气管附近定居,形成囊肿。童虫在体内移行时,有遇到任何器官如肝脏、肠系膜、肾上腺、淋巴结、横膈、精索、脊髓、眼窝、肌肉、皮下及脑部等便侵入的趋势,因而出现游走性结节等病变,在适宜宿主内自囊蚴感染至检及虫卵,需 50 ~ 100 d。其终末宿主在我国主要有猫科、犬科、灵猫科及人等。

除卫氏并殖吸虫外,我国还有一些对人体致病的虫种,简介如下。

斯氏狸殖吸虫:由陈心陶(1959)从广东果子狸体内获得,为我国又一种重要的肺吸虫病病原。成虫呈梭形,长 11.0 ~ 18.5 mm,宽 3.5 ~ 6.0 mm,其宽、长比例 1 : (2.6 ~ 3.7),体表密布单生体棘,棘作凿形或尖刀形,有的远端呈锯齿状。吸盘 0.64 mm。腹吸盘较大,0.77 ~ 0.79 mm,位于体前 1/3 处。卵巢分支细多,大小平均为 1.68 mm×1.37 mm,位于腹吸盘后方一侧,并有相当的距离。睾丸 6 分支,长约 2 mm,宽约 0.8 mm,并列体后半部的前两侧。卵呈椭圆形,多数略不对称,卵壳厚薄略不均匀,最宽处接近于有盖一端,大小为(71 ~ 81) μm×(45 ~ 48) μm,平均为 75.0 μm×46.5 μm。其生活史,林宇光(1981)已有详尽报告。

异盘并殖吸虫：本虫种为 1964 年由陈心陶、夏代光报道。成虫肥厚，背面较凸，腹面较扁平，活标本为粉红色，作蛭状运动。轻压固定标本呈长圆形，虫体大小为 10.54 mm×5.48 mm，宽、长比例为1∶2；体表密布体棘，光镜观察以单生、分散排列为主，但有 2～3 条棘丛生。口吸盘明显大于腹吸盘，为本虫种的主要特征。口吸盘大小为 0.849 mm×0.906 mm，腹吸盘为 60.5 mm×50.6 mm，睾丸除一般分支外常有纤细的分支，长短不一，其末端有显著膨大，左睾大小为 2.12 mm×1.61 mm，右睾为2.67 mm×1.62 mm，卵巢位于腹吸盘稍后外方右侧或左侧，分支细而多，大小为腹吸盘的 2.7 倍，与后者有一定距离，贮精囊呈直形或只稍弯曲。

7. 转续宿主　卫氏并殖吸虫可在动物间进行转续传播。早在 20 世纪 40 年代唐仲璋即用感染卫氏并殖吸虫囊蚴的小鼠感染猫；1973—1975 年 Norimatsu 在日本鹿儿岛发现 136 名因生食野猪肉片而感染卫氏并殖吸虫病的患者；宫崎与波部（1976）发现卫氏并殖吸虫囊蚴被野猪食入后，童虫大多数侵入肌肉，长期处于滞育状态，分离的童虫感染家犬可充分发育为成虫。国内董苌安、严涛等通过大量的实验观察发现，斯氏狸殖吸虫、三平正并殖吸虫、异盘并殖吸虫也存在转续宿主和转续传播，转续宿主有虎纹蛙、黑斑蛙、雏鸡、雏鸭、鹌鹑、鹦鹉等。

二、流行病学

肺吸虫病的虫种和各阶段宿主繁多，所以如其临床表现极为复杂一样，其流行病学也有颇多特征。基本的共同特点为典型的自然疫源性性质，即它是兽主畜次人再次、共患互染、不取决于人、可在野外循环、人为偶然入围的一类疾病。

（一）形成疫区的条件

由于肺吸虫病生活史完成须有终末宿主→第一、第二中间宿主螺、蟹（蝲蛄）→终宿主（或经转续宿主→终末宿主）的复杂过程，完整周期近 200 d 之久，这些宿主的适宜孳生地的条件必须是植被丰富、山高林密、水源丰足的河沟纵横之处，因而山区、林区、丘陵山地往往是肺吸虫病的自然疫源地。对人体常见的致病虫种卫氏并殖吸虫与斯氏并殖吸虫的疫区分布虽然都是山丘型，但又有些差别，从位置上看，卫氏并殖吸虫大多在流域的中、下游，河沟开阔处；而斯氏并殖吸虫则在山涧的上游源头，孳生地为砂石相混、草木荫蔽且有涓涓细流不断渗润之处，这主要是两者的第一中间宿主分别为中型的放逸短沟蜷和小型的拟钉螺（或洱海螺）生长环境要求不同的结果。

1. 传染源　以猫、犬、鼠科动物为主，人为次。动物中又以野生动物为主，猫科动物为甚。小型猫科动物除经常捕食溪蟹、蝲蛄外，还可以因经常捕食一些转续宿主动物而使感染不断加重。这些动物生活在深山大林里，其排便虽然多选择视野开阔、光洁的石块上，但粪便可被雨水冲入溪沟中，孵出毛蚴感染螺蛳，又由螺体逸出尾蚴感染蟹或蝲蛄。显然，上述这些动物感染的虫种是卫氏并殖吸虫或斯氏并殖吸虫，而在平原地区淡海水交接处流行的大平并殖吸虫等虫种，其正常终末宿主，主要为沟鼠、黄胸鼠、黄毛鼠、针毛鼠、臭鼬等。

2. 传播途径　作为终末宿主的动物感染方式通常是捕食淡水蟹、蝲蛄，或长期在疫区饮用蟹（蝲蛄）死亡腐败后散落在水中的囊蚴。

人的感染方式为生吃、半生吃溪蟹（蝲蛄）。

3. 易感者　人无先天性免疫，感染后产生的免疫力并不足以抵抗再感染。因此，人体对并殖吸虫是普遍易感的，感染情况取决于他们生活、生产是否在疫区及是否吞食感染性幼虫。林区和山区的林业工人、农民和他们的子女，其中尤以生性活泼好动的男孩被感染多。外来人群，如城镇人群进入疫区者感染尤多尤重, 在福建闽北一伐木工场, 来自山东、浙江、福建闽南的工人肺吸虫成虫抗原皮内试验阳性率高于世居当地的农民 4.45 倍 [35.6%（284/797）：8.0%（9/112）] 为典型例子。随着旅游业的发展, 到风光秀丽的青山绿水中游玩的人不断增加, 而风景区往往是并殖吸虫疫区, 在游玩中, 人捕捉鱼、虾、蟹, 生吃、烤食也可被感染, 陕西华山、安徽黄山、福建武夷山的游客都曾出现过受感染人群。

（二）自然因素对流行的影响

自然因素决定了本病的流行与否、流行类型及其程度, 通常是千百年的延续, 对流行的影响不大, 但有一些偶然的情况, 例如山洪暴发, 可将溪坑中的大部分螺、蟹冲刷掉, 使局部流行程度明显下降。

（三）社会因素对流行的影响

相比自然因素, 社会因素对并殖吸虫流行的影响更为明显。随着人口的增加、交通的发展、人们对自然资源的改造与索取, 可在短时间内改变本病的流行条件, 突出的例子是许多地方因森林砍伐、道路的修建, 使野生动物无处躲藏, 溪河干涸, 螺蟹（蜊蛄）死亡, 使重疫区变为轻疫区甚至非疫区。

人流、物流的扩大发展使本来散布在农村、林区的并殖吸虫病扩散到城镇, 不但外出旅游的人群受染, 而且在一些城市还出现暴发流行。如一些人工饲养蟹池, 从山洞引用溪水, 其山坑原来为并殖吸虫疫区, 螺内不断逸出的尾蚴陆续感染蟹体并供应市场, 从而造成人群感染。

三、病理学

（一）幼虫活动引起的病变

肺吸虫囊蚴脱囊后的后尾蚴穿过肠壁, 至黏膜下层、肌层到腹腔, 经肝脏再穿通横膈进入胸腔, 在肺内营囊产卵; 在不完全适应的宿主体内, 部分虫体离开胸腔、腹腔向外移行至其他脏器或组织, 发生蚴虫移行症, 以斯氏并殖吸虫幼虫最常见。幼虫期的主要病变有以下几点。

1. 早期的特殊的点状出血　出血点圆形, 微隆起, 中心可见糜烂或小孔, 之后出血点变为褐色, 糜烂 – 浅溃疡与机化, 再后为纤维化期, 可有血性窦道和脓性窦道及愈合的纤维素性窦道。纤维素性浆膜炎可发现在虫体活动的浆膜面, 如胸膜、腹膜、心包膜等。发生弥漫性条索状的纤维素性炎或浆液性、血性、纤维索性炎。

2. 皮下结节　人的皮下结节, 是虫体（多为幼虫、滞育幼虫）移行症形成的皮下结节。以斯氏并殖吸虫多见; 在安徽、四川、黑龙江等地发现的不适合寄生于人类肺脏的卫氏并殖吸虫亦可发生皮下结节, 具痒感、刺痛, 为局限性硬结肿块, （1～8）cm×（3～12）cm 大小, 可单发, 但大多数成群成中出现, 切面有 "隧道" 样虫窦, 内容物褐色, 豆渣样, 如穿通皮肤可形成溃疡。镜检可见病变为窦道的嗜酸性肉芽肿, 窦壁一般由三层构成, 内层为嗜酸性粒细胞、上皮样细胞, 呈栅状排列, 少数病例可见窦壁内层有一片高度红染纤维样坏死物质, 此物质有人认为是患者在局部的过敏表现, 近窦腔有夏科 – 莱登结晶; 中层为肉芽组织及较多的嗜酸性粒细胞; 外层为增生的纤维组织及各种慢性炎细胞。

（二）成虫引起的病变

1. 肺吸虫囊肿　本病最特殊的病变为出血性坏死性脓肿。此期为组织破坏期（窟穴形成期）, 当童虫或成虫在肺组织掘穴定居, 组织收缩或被增生的肉芽组织所填塞, 虫体即被包围其中, 腔中充满血液、坏死物及脓性渗出物, 实为脓包。脓肿壁发生肉芽组织增生、纤维化, 有大量白细胞和嗜酸性粒细胞浸润, 部分呈玻璃样变, 囊腔中有许多虫卵靠近囊壁, X 线片上显示边缘清楚, 当虫体死亡或移行至他处时, 囊肿肉芽组织增生、纤维化更为明显。

2. 胸腔的病变　胸膜出血等基本病变以右侧膈部、纵隔部、脊柱缘的胸膜多见, 气胸后发生胸腔积液、胸膜炎等, 以右胸为多。

3. 肝脏的病变　移行的幼虫和定居的成虫都可引起肝脏损害, 可使肝功能检查时丙种球蛋白显著升高及白蛋白、球蛋白比例倒置, 易误诊为病毒性肝炎。

4. 中枢神经系统肺吸虫病　多见于儿童和青年, 可能由于颈动脉周围的软组织在年轻时较为疏松, 虫体穿行时阻碍较少所致。虫体进入颅腔后, 大多自枕叶或枕叶底部进入大脑, 引起蛛网膜下腔出血, 以后侵犯灰白质内囊及侧脑室, 引起严重的室管膜炎。除囊壁大多为神经胶质细胞及纤维组织外, 尚可见虫卵碎片、嗜酸性粒细胞及异物巨细胞等, 被致密的结缔组织包绕形成特殊的结节, 偶见死亡的虫体。

四、临床学

(一)临床表现

1. 潜伏期　由于本病患者大多为重复感染, 故其潜伏期往往不易确定。据文献报道最短者仅 2～15 d, 最长者可达数年, 多数为 1 个月, 一般认为脑脊髓型肺吸虫病潜伏期可为 2～3 年。

2. 急性肺吸虫病　较为少见, 临床特点为潜伏期短, 发病急, 全身症状较明显。常见症状有食欲减退、腹痛、腹泻、发热(低热多见, 部分可呈弛张热伴畏寒)、乏力、盗汗、皮疹(可反复出现荨麻疹)等, 继而出现胸痛, 胸闷、气短、咳嗽等症状。一般腹部症状常在感染后 2～10 d 出现, 常同时伴有全身症状, 呼吸道症状在感染后 10～30 d 出现。这些症状的出现顺序和并殖吸虫囊蚴在患者肠道内脱囊后穿过肠壁、刺激肠道及腹膜并引起机体对异体蛋白的过敏反应, 以及其后又经胸腔进入肺脏成囊有关, 多发现于重疫区重度感染的人群。

3. 慢性肺吸虫病　并殖吸虫多数表现为慢性经过。卫氏并殖吸虫主要寄生部位为肺脏, 因此临床表现有咳嗽、咳痰、胸痛、咯血, 胸膜往往同时受累, 故常可引起胸膜粘连或增厚, 但发生胸腔积液者较少, 呈草绿色, 偶可呈血性或乳白色, 部分可呈包裹性积液。此型开始时多为干咳, 以后有咳痰, 痰液多为白色黏稠状; 可带腥味, 然后转为典型的铁锈色或果酱样血痰, 有时可呈烂桃酱样, 以晨起时较剧烈, 痰量多少不等, 一般每天可为 100～300 mL。此类特征性血痰中极易找到卫氏肺吸虫卵及夏科 – 莱登结晶与嗜酸性粒细胞。偶有发生大咯血者, 如有继发感染亦可咳脓性血痰。体征一般不明显, 偶可闻及局限性干性或湿性啰音。胸痛亦较常见, 多位于腋间或下胸, 一般不严重。

皮肤型为斯氏并殖吸虫病主要与最常见的临床类型, 其发生率可为 50%～80%; 卫氏并殖吸虫病亦可出现, 占 1%～20%。主要表现为皮下结节和包块, 以游走性为特征, 此起彼伏。有 79% 出现游走现象, 游走距离可近可远, 近者可在原包块附近, 远者于 5 周内在相距原包块 2～3 cm 处出现新包块。卫氏并殖吸虫亦有出现游走性皮下包块者。皮下包块出现的部位以腹部较多见, 胸部、腰背部、大腿、下肢亦时可见到, 一般在 1～3 cm, 1 个或数个不等, 最多可达 20 个; 形状有圆形、椭圆形或长条形等, 边缘周界不清; 初起时质软、后期稍硬, 一般多浅表, 偶可深达肌层, 皮肤表面正常, 呈青紫色或略红, 不热, 有痒感或略有轻压痛, 能移动; 存在时间不一, 一般 1～2 个月, 包块消退后可残留纤维组织, 新老包块间有时可扪及条索状纤维块。皮下包块活检, 斯氏并殖吸虫病可见童虫, 其余大都可呈典型的并殖吸虫 "隧道样" 变化, 镜检可见到嗜酸粒细胞及夏科 – 莱登结晶。

4. 亚临床型或隐性感染　卫氏并殖吸虫病也可出现肺外症状（如脑脊髓、皮下结节、肝脏等），以"幼虫移行症"为主要临床特征，引起游走性皮下结节及其他肺外症状（如肝脏、心包、眼、脑、脊髓等），肺部症状较少或不显著，因此又称为"不适合人体寄生型"并殖吸虫病。

此外，并殖吸虫还可致脑脊髓、肝脏、眼、阴囊等病变，脑脊髓以儿童受累较多，主要侵犯大脑，兼有侵犯脊髓者，引起瘫痪及同侧偏盲者少见。

（二）临床诊断

1. 诊断　肺吸虫病在痰或粪便中查到肺吸虫虫卵、皮下包块或其他活体组织、体液或脑脊液检查发现肺吸虫成虫、童虫或虫卵者可确诊，发现典型的肺吸虫病理损害（窦道、嗜酸性脓肿、嗜酸性囊肿等）或（及）大量嗜酸性粒细胞与夏科 – 莱登结晶，肺部 X 线检查发现特征性的肺吸虫病改变（如环状、空泡状、囊状、蜂窝状、结节状阴影），或虽仅发现浸润性阴影及肺纹理增粗，出现脑或脊髓的特征性症状和体征，肝功能明显异常，外周血嗜酸性粒细胞显著增高，经抗肺吸虫病原治疗后症状有效者，并结合有在肺吸虫病流行区生食、半生食石蟹、蝲蛄或饮用流行区生溪水史；肺吸虫成虫抗原皮内试验阳性者均可考虑本病。

2. 鉴别诊断　卫氏并殖吸虫引起的肺脏病变应与支气管炎、支气管扩张、肺炎、肺脓肿和肺囊肿、肺结核、结核性胸膜炎等相鉴别；而斯氏狸殖吸虫引起的肺外型肺吸虫病，应与皮下脂肪瘤相鉴别；一些患者，突出表现为肝肿大及肝功能损害，同时还伴有乏力及食欲减退、恶心、呕吐等胃肠道症状，应与病毒性肝炎、肝脓肿、肝囊肿相鉴别。

（三）临床治疗

1. 吡喹酮　吡喹酮是一种广谱抗蠕虫病药物，由于吡喹酮对肺吸虫成虫、童虫与虫卵均有强大杀灭作用，故已成为治疗肺吸虫病的主要药物。

动物实验证明，吡喹酮口服后在胃肠道内吸收快，转化快，排泄也快，给药后 15 ～ 30 min 肠道吸收率可为 75%～ 100%，0.5 ～ 1 h 达吸收最高峰，4 h 后降低一半，24 h 后可基本排空。血清中生物半衰期为 1 ～ 1.5 h。90% 以上的代谢产物在 2 h 内排泄，在体内无积蓄作用。无致畸变、突变和致癌作用，被认为是一种高效、低毒的广谱抗蠕虫病新药。

吡喹酮对肺吸虫病的作用机制为使虫体浆膜对钙离子通透性增加，引起肌肉极度挛缩、麻痹、瘫痪，部分虫体肿胀、坏死。经病理观察，虫体死亡后可液化吸收。国内陈志康（1980）观察吡喹酮对卫氏并殖吸虫病后尾蚴超微结构的动态变化，可见纵肌和环肌出现退行性变化，1 个月时上述变化逐渐明显，肌纤维肿胀并有空泡形成，线粒体也空泡化，2 个月以上变化更为明显，虫体接近死亡状态，3 个月时内壁组织水肿，出现退行性变，肌束纤维解离分散，虫体死亡。

吡喹酮治疗肺吸虫病的推荐剂量与疗程有以下三种方案：① 25 mg/kg，3 次 /d，2 d 为 1 疗程，总剂量为 50 mg/kg。② 30 mg/kg，2 次 /d，3 d 为 1 疗程，总剂量为 180 mg。③ 25 mg/kg，3 次 /d，3 d 为 1 疗程，总剂量为 225 mg/kg。虫卵阴转率一般可达 90% 或更高，因斯氏狸殖吸虫感染人体后长期处于童虫状态，对药物的抗性要比成虫大得多，所以剂量、疗程都要增加。

2. 阿苯达唑　治疗肺吸虫病的另一种药物为阿苯达唑，该药被认为是一种驱虫谱较广、杀虫作用强的驱虫药。目前已广泛用于治疗肺吸虫病、囊虫病、棘球蚴病、钩虫病、蛔虫病及肝吸虫病等寄生虫病。

阿苯达唑对并殖吸虫等多种吸虫类寄生虫均有高度活性，对虫卵发育也有显著的抑制作用。在体内迅速代谢成亚砜与砜，抑制寄生虫对葡萄糖原的吸收，导致虫体糖原耗竭，抑制延胡索酸还原酶系统,阻碍 ATP 的产生,致使寄生虫无法生存和发育。毒理试验表明,该药毒性小,安全。虫卵阴转率一般可达 90%或更高。

五、实验室诊断

由于并殖吸虫虫种多、引起的临床表现多种多样,所以诊断要依据流行病学调查、病原学检查、免疫学检测及 X 线检查结合临床症状和体征等综合判断。

(一)流行病学调查

由于肺吸虫病是一种地方性自然疫源性兽主人次的流行病,所以本病的流行病学调查要准确了解人群和动物的感染与发病、虫种及其中间宿主、转续宿主与终末宿主体内存在与发育情况,同时还要了解影响本病流行的自然因素与社会因素,力图全面反映流行情况,为防治工作提供依据。

1. 流行病学调查

1)患者线索   肺吸虫病患者无疑是最准确、最便捷的调查线索,首先在诊断病例的时候,应询问其是否有生吃、半生吃溪蟹的历史,同时了解溪蟹来源地淡水螺蛳和溪蟹的感染情况。

2)相邻疫区流行病学调查   选择与已知疫区相类似或相邻的地理地貌地区,由于地理相邻、气候、植被和动物资源一致,作为并殖吸虫终末宿主的野猫等可出没在这些山头溪涧中捕食溪蟹、饮水而感染,排卵入水,孵出毛蚴感染螺蛳,发育成尾蚴逸出后侵入溪蟹发育为囊蚴,形成自然疫源地,当人群介入时变成人兽共患疫病。所以在已知疫区相似环境的调查也是发现疫源地的便捷之途。

2. 流行病学调查的调查对象与方法

1)调查人群的选择   疫区中易感人群具有普遍性,如在职业上林业工人和农民感染较多;在性别上男性通常高于女性;在年龄上,以活泼好动的少年儿童被感染为多;还有来自非疫区的外来流动人群等应列为易感与发病人群的调查对象。

2)人群感染的调查方法选择   人群感染的检查方法有肺吸虫成虫抗原皮内试验(皮试)、血清抗体检测、循环抗原检测、皮下结节活体检查、外周血白细胞与嗜酸性粒细胞检查、痰或粪便虫卵检查、胸部 X 线检查等。但最为简便的为皮内试验,通常可在小学 4 ~ 6 年级学生中进行,这既是易感人群,又来自不同村落,所以具有代表性,又集中在教室中,1 个人可在 1 ~ 2 h 调查完 1 个班级。皮试筛查阳性者即为进一步调查的基础。

3)各阶段宿主调查内容与方法的选择   并殖吸虫流行涉及第一、二中间宿主螺、蟹(蝲蛄)和猫、犬、啮齿科各种动物。因为第一中间宿主螺类虽然捕捉容易,但其感染率通常低至 1‰,由于尾蚴罕见,检验者难于从类似者中分辨;而终末宿主的野生动物更难于(有的不准)捕获,虽然可收捡野生动物和猫、犬的粪便检查虫卵之有无,但由于无法判断其所产卵的是哪一只动物因而价值不大。轻疫区的螺类及野生与家养动物的阳性率通常也不高,所以流行病学调查应选择最能反映感染程度与水平的溪蟹体内的囊蚴检查,并根据溪蟹检查结果判断疫区与非疫区及疫区的轻重,在蟹体内囊蚴阳性率高,感染度重者,再作其他各阶段宿主的调查可获阳性结果。

4)动物宿主(含转续宿主)的调查   肺吸虫的动物宿主包括终末宿主与转续宿主。前者可分为家养动物(如猫、狗)与野生的兽类食肉目动物(如虎、豹、狐、狸、野猫等),转续宿主是指肺吸虫感染后既不发育(或很少发育)也不死亡,以幼虫形式在其体内长期存活者。可作为并殖吸虫转续宿主的动物颇多,调查方法有粪便检查、解剖检查等。

5）中间宿主调查

（1）第一中间宿主调查。捕捉各种螺类：我国已发现的可作为并殖吸虫第一中间宿主的有几类螺蛳，黑螺科螺蛳多孳生在溪水清澈见底、流速缓慢的山涧溪流中，多附着在石块上，当山洪暴发，则多爬到石块底下或缓流处，拣拾不难。拟钉螺、洱海螺多孳生在坑沟边，大多是草木葱茏、终年荫蔽处，这些螺蛳主要附着在枯枝烂叶或小石上，密度高，捕捉时可将有螺附着的枯枝烂叶收集于桶内，带回实验室用水冲洗使螺蛳沉留桶底而收集之。

螺类感染肺吸虫的检查：洗涤待检的螺类标本，个体较大的如黑螺科螺蛳，可用铁钳或小铁锤钳（敲）破并用小镊子清除外壳，以钝竹筷将螺体的尾部（肝脏）捣碎，加水调成匀浆在镜下检查，操作时应避免污染。对于拟钉螺、豆螺和拟沼螺科的螺蛳，由于壳薄、个体小，可直接放在载玻片上间隔排列 2 ～ 5 个，用另一载玻片把它们压碎，滴加清水，移到镜下检查。

对螺蛳检查还可用饲养逸蚴法：将野外捕捉的螺蛳置室内，在去氯水或生理盐水中饲养，阳性者可自然逸出尾蚴。因螺蛳在夜晚活动较为活跃，故尾蚴逸出观察通常应过夜。

并殖吸虫尾蚴为体大尾短的短尾型尾蚴，体前端背面有一锥刺，尾蚴体长 212 ～ 249 μm，宽 83 ～ 90 μm，尾长宽均为 7.5 μm，排泄囊腹面有一凹陷呈倒梨形，体内组织结构清晰。刚逸出的尾蚴极为活泼，当尾蚴活动时，排泄囊前端的凹陷结构突出分明，它是鉴别真伪肺并殖虫尾蚴的重要依据。螺蛳体内存在许多种类的尾蚴，有长尾的也有短尾的，其中一种尾蚴和并殖吸虫尾蚴十分相似，它除了个体较小 [为（180 ～ 192）μm ×（80 ～ 82）μm，尾球约 10 μm] 排泄囊下方腹面的凹陷呈 Y 形外，其余结构基本相同，因而曾屡见误将之当作并殖吸虫尾蚴而加以报道。

（2）第二中间宿主调查。并殖吸虫第二中间宿主为多种蟹类与蝲蛄。蟹类的捕捉原则是"清水捉蟹"，从下游至上游，轻轻地搬动石块，避免把水搅浑；在夜晚，可用灯具诱捕出来觅食的石蟹；深水中的蟹类可用蚯蚓、青蛙、咸鱼干等为诱饵钓捕；此外还可利用蟹类嗜吃腐败性食物的习惯将臭鱼烂虾包进纱布，在溪流不同位置安放，蟹陆续而至，可不时收集之。由于并殖吸虫虫种不同，其囊蚴寄居蟹体的部位也有差别，故应采用不同的检查部位与方法。

蟹类心脏、肝脏直接压片检查法：适用于三平正并殖吸虫、恰乐村并殖吸虫和大平并殖吸虫囊蚴的检查。打开被甲，取肝脏和心脏于载玻片上，用另一载玻片压薄，解剖镜下检查囊蚴，阳性者做进一步鉴别。

组织消化法：捣烂后，将残渣移入烧杯内，以 1：5 比例加入消化液（配方：胰蛋白酶 10 g 或胃蛋白酶 25 g，浓盐酸 5 ～ 7 mL，加水至 1 000 mL），于 37 ℃ 温箱中消化。当室温在 30 ℃ 以上时，可在室温消化，此法操作烦琐，多被捣碎法所取代。

组织捣碎分离法：将蟹、蝲蛄经捣碎后的残渣过滤后取沉渣镜检。此法简单易行，但常因组织捣碎不细，囊蚴有丢失，加上镜检时因残渣多等影响结果。

樊培方（1980）提出，以第二中间宿主囊蚴的感染率及感染程度计其感染指数来划分疫区等级，即感染率 × 每蟹平均囊蚴数 × 每克蟹重平均囊蚴数 = 囊蚴感染指数。按指数的大小，分为 4 个等级：≥ 100 为 I 级（超高度疫源地）；1 ～ 99 为 II 级（高度疫源地）；0.01 ～ 0.99 为 III 级（中度疫源地）；≤ 0.01 为 IV 级（轻度疫源地）。

6）中间宿主与实验动物的人工感染

（1）第二中间宿主的人工感染及饲养：蟹对外界环境适应能力强，人工饲养并不困难。饲养环境可模仿其现场生态场所。一般用水泥制成方盘，具进出水口，底部放大小不等的卵石，然后加入流动清水（水流量不宜大），室温在 20 ℃ 左右，每相隔 10 d 投放少量切碎的新鲜鱼、虾等食物，蟹不可投放太多，宜单一蟹种，大小相近，以免互相斗殴致死，并加盆罩以防猫、鼠偷食。用作人工感染的蟹，要求来自非疫区并通过抽查证实为阴性蟹或室内从小养育大。感染方式为用尖头吸管吸取尾蚴混悬液，慢慢从口器中部滴入，或与阳性螺共养于一池，让其自然感染。

（2）终末宿主的人工感染：感染方法有喂饲法、腹腔注射法、皮下或肌肉接种法等。常用的动物有犬、猫、鼠等，每只犬可感染囊蚴 100～200 个，猫 30～50 个。

（二）病原学检查

病原学检查包括从患者痰液、粪便、活组织或体液中寻找虫卵、童虫或成虫。

1. 痰液检查

1）直接涂片法　收集患者早晨咳出的第一口痰，取带血或脓性黏稠部分直接涂于载玻片上，使其成直径 1～2 cm、厚度适宜的痰膜（太薄会影响检出率，太厚会影响光线通过，不利于镜检），然后置于显微镜下检查，寻找虫卵，此法简单易行，但一般检出率较低。

2）消化浓缩集卵法　如患者症状较轻或不典型，则收集患者的 24 h 痰液，然后以 10% 氢氧化钠或10% 氢氧化钾溶液消化，经离心沉淀后镜检，寻找虫卵。

2. 粪便检查　由于患者常将痰液咽下，虫卵进入肠腔而随粪便排出，此外，保虫宿主家犬、猫、果子狸、虎、豹等动物粪便中找到虫卵，亦有流行病学调查价值。

1）直接涂片法　取粪便少许于载玻片上，使其成直径为 1～2 cm、厚度适宜的膜，镜检寻找虫卵。

2）沉淀集卵法　按常规操作。

3. 活组织检查　用于皮下包块外科手术检查童虫、成虫，多为斯氏肺吸虫病，亦可见于卫氏肺吸虫病。结节中间多为坏死组织形成的果酱样液体，其中含有夏科 – 莱登结晶和大量的嗜酸性粒细胞，有时可见虫体移行经过的"隧道"。

4. 间接病原诊断　捕捉患者发病前吃蟹处的溪蟹（或蝲蛄），检查并殖吸虫囊蚴的种类、感染率和感染度，从而间接判断患者所感染的虫种和严重程度，同时为流行病学调查研究提供线索。

（三）外周血嗜酸性粒细胞检验

肺吸虫病患者因组织中肥大细胞增多，血中组胺浓度升高，进而刺激骨髓释放或生成嗜酸粒细胞能力加强，导致血液中嗜酸性粒细胞增高。

（四）免疫学检测

1. 皮内试验　皮内试验是一种应用广泛、使用简便、沿用已久的免疫学诊断方法。

基本原理：将抗原注射于受试者皮内，抗原与局部肥大细胞表面的 IgE 相结合，引起局部皮肤的超敏反应，产生红肿（丘疹和红晕）和痒感是为阳性反应，此法于 20 世纪 50 年代起就已用于肺吸虫病的调查和诊断。

此法简便迅速，特异性、敏感性均较高，重复性好，适用于流行病学调查（初筛）。但此法不能判断感染程度的轻重，也不能用于考核疗效，因患者治愈后仍可长时间保持阳性。

2. 血清抗体检测　方法颇多，但多只用于辅助诊断。如双向免疫扩散试验、对流免疫电泳、免疫印迹术（ELIB）、间接血凝试验、循环免疫复合物检测和后尾蚴膜反应等。其中后尾蚴膜反应的原理同用于血吸虫病诊断的尾蚴膜反应相似，最早由蚌埠医学院（现蚌埠医科大学）樊培方等（1975）提出。将溪蟹分离取出新鲜囊蚴，洗净后加胆汁或胆酸盐脱囊，37 ℃、24 h 后，获后尾蚴备用。将后尾蚴与被检血清直接反应，血清中的特异性抗体与后尾蚴体表直接接触所形成的沉淀膜状物即为后尾蚴膜反应。此法操作简单,敏感性和特异性较高,并有早期诊断价值。但此法需用活材料,保存不易,而且在判断弱阳性反应时可能会发生技术误差。

3. 肝功能检验　肺吸虫病患者多数表现为球蛋白增高,白蛋白、球蛋白比值倒置,谷丙转氨酶大多正常或仅轻度增高。

4. 影像检查　卵阳性者,其病理改变为脓肿窟穴期,为肺吸虫排卵旺盛阶段的现症患者,X 线显示均为结节状、囊状、环状与空泡,X 线征象归纳为浸润、囊肿、硬结及钙化四期或出血、窟穴、包裹及愈合四期,或分为早、中、晚三期。

六、防控措施

(一)健康教育

肺吸虫病是食源性寄生虫病,关键性预防措施就是加强宣传教育、防止生食或半生食溪蟹、蝲蛄、啮齿类动物及野生动物的肉及螺类。在肺吸虫病流行区,开展对本病的广泛、深入、持久的宣传教育,尤其要加强对学龄儿童的教育和管理,提倡熟食;并防止在加工过程中污染砧板、菜刀、碗等食具。

(二)传染源控制

动物宿主粪便下水是使溪螺感染的主要原因,尤其是肺吸虫病流行区,犬和猫感染肺吸虫很普遍,因此防止犬和猫的粪便污染水源尤为重要。在流行区尽量不养犬或者圈养犬,有肺吸虫病患者的地区防止患者粪便和痰下水,不要在溪水中洗刷马桶、痰盂,以防止肺吸虫卵入溪水。

患者也是传染源之一,肺吸虫病对人群,尤其是青少年的健康危害较大。广泛地动员群众,积极防治,本病是可以被控制的。

(三)天敌灭螺

将鸭子养在溪里,能吃食螺类,减少第一中间宿主。

第二十三章 缩小膜壳绦虫病

缩小膜壳绦虫病(hymenolepiasis diminuta)是由缩小膜壳绦虫[*Hymenolepis diminuta*(Blanchard,1891)]寄生于人或鼠类的小肠引起的一种人兽共患绦虫病。缩小膜壳绦虫属膜壳科膜壳属,俗称长膜壳绦虫。1766年Olfters在巴西家鼠体内首次检获虫体。1805年Rudolphi报告首例人体感染。1891年Blanchard正式命名本虫为*Hymenolepis diminuta*。1892年Grassi和Roverlli证实多种直翅目甲虫为其中间宿主。后来,Nicoll和Minchin(1911)、Nickerson(1911)、Johnston(1913)、Joyeux(1920)及本乡玄一(1925)分别在英国、美洲、澳大利亚、法国和日本等地区证实多种鼠蚤、米虫等昆虫是该虫的中间宿主。

一、病原学

(一)形态

1. **成虫** 与微小膜壳绦虫成虫形态基本相似,但较长、较大,大小为$(200 \sim 600)$mm×$(3.5 \sim 4.0)$mm, $800 \sim 1 000$个节片,所有节片均为宽度大于长度的矩形。头节呈球形,直径$0.2 \sim 0.5$mm,有4个吸盘,顶突内陷,不易伸缩,无小钩。生殖开口位于节片一侧边缘的中部,大多位于链体的同一侧。成熟节片有睾丸3个,孕节内子宫呈袋状,边缘不整齐,充满虫卵。

2. **虫卵** 圆形或类圆形,大小为$(60 \sim 79)\mu$m×$(72 \sim 86)\mu$m,黄褐色,卵壳较厚,胚膜两端无极丝,内含一个六钩蚴。

3. **似囊尾蚴** 呈蝌蚪状,分体部和尾部,体部膨大,大小为$(339 \sim 478)\mu$m×$(235 \sim 357)\mu$m,中央有内缩的头节和2个对称的黑色斑点,尾部前宽后窄,长度为$399 \sim 525 \mu$m,末端钝圆。头节翻出时,可见未发育成熟的顶突和吸盘,形态与成虫相似。

两种膜壳绦虫成虫和虫卵的主要形态区别见表3-23-1。

表 3-23-1　两种膜壳绦虫成虫、虫卵形态鉴别

区别点	微小膜壳绦虫	缩小膜壳绦虫
虫体	小型,长 5 ～ 80 mm	中型,长 200 ～ 600 mm

续表

区别点	微小膜壳绦虫	缩小膜壳绦虫
头节	顶突发育良好,可自由伸缩,有 20～30 个小钩	顶突发育不良,不易伸出,无小钩
链体	由 100～200 个节片组成	由 800～1 000 个节片组成
孕节	子宫袋状,边缘较规则	子宫袋状,边缘不整齐
虫卵	较小,圆形或椭圆形,(48～60)μm×(36～48)μm, 无色透明,卵壳较薄,胚膜两端有 4～8 根丝	稍大,类圆形,(60～79)μm×(72～86)μm, 黄褐色,卵壳较厚,胚膜两端无极丝

(二)生活史

与微小膜壳绦虫生活史相似,但必须经中间宿主发育。成虫寄生于人或鼠小肠内,孕节和虫卵随粪便排出体外,虫卵被蚤类、甲虫、倍足类、蟑螂和鳞翅目昆虫等 20 多种中间宿主吞食,在其体腔内孵出六钩蚴,经 7～10 d 发育为似囊尾蚴。鼠和人吞食这种受染中间宿主,似囊尾蚴在终末宿主肠腔内经12～13 d 发育为成虫。杨维平等(1998)在实验室建立了大鼠与赤拟谷盗(*Tribolium castaneum*)之间的缩小膜壳绦虫生活史模型,发现中间宿主赤拟谷盗的人工感染成功率为 25.3%,平均感染似囊尾蚴 2.8 条,并发现似囊尾蚴在中间宿主体内的发育包括成熟期、有泡期和保护性外膜形成期三个阶段。

二、流行病学

缩小膜壳绦虫感染在鼠类普遍存在,而人类感染少见,所以对人类而言,鼠类是重要的保虫宿主和传染源。缩小膜壳绦虫有广泛的中间宿主,其中鳞翅目昆虫为最适宜的中间宿主,其大多数是粮仓害虫,主要生活在鼠类栖息、活动的场所,这是构成鼠类普遍感染的主要原因。人类感染主要因误食含似囊尾蚴的昆虫而引起,儿童因有不良卫生习惯而感染率较高。

(一)人类感染

缩小膜壳绦虫为鼠类常见的寄生虫,偶尔寄生人体引起缩小膜壳绦虫病。国外自 1805 年 Rudolphi首次报道人体感染以来,已报道近 500 例,分别散布于美洲、欧洲、亚洲、非洲和大洋洲等地。Waloch(2003,2004)报道在 2001 年确诊的 286 例波兰肠绦虫感染者中有 1 例缩小膜壳绦虫感染,在 2002年确诊的 264 例肠道绦虫感染者中缩小膜壳绦虫和微小膜壳绦虫感染各 1 例。Wiwanitkit(2004)回顾泰国病例报道文献,6 次报道共 10 例,1 例死亡,4 例年龄分布从 22 个月至 55 岁,5 例性别比例为3 男 2 女,感染者大多(9/10)无症状。毛协仁等(1995)综合国内文献统计病例数为 188 例,散在分布于江苏、湖北、广西、云南等 24 个省(自治区、直辖市),其中江苏、河南报道病例数最多,其次为湖北、广西等地。经文献检索,1995—2007 年新增病例报道 18 例,其中 5 例为婴幼儿感染。张平等(2006)报道婴幼儿重度感染 1 例,男,1 岁,用南瓜子、槟榔疗法驱出成虫 70 余条。

杨维平等(1992,1994)先后在江苏省的一个乡共发现缩小膜壳绦虫感染者 33 例,经流行病学调查分析,认为人群的感染与流行可能与下列因素有关:①传染源除感染者外,更重要的是保虫宿主(鼠类)。②不良饮食习惯可增加误食带有似囊尾蚴中间宿主的机会。③人群普遍易感。④其他因素,包括文化、经济、防病知识、环境卫生及个人卫生等。

（二）动物感染

多种啮齿动物是缩小膜壳绦虫的天然宿主。其中家鼠感染较为常见,是重要的保虫宿主。实验用的大鼠和仓鼠常有感染发生,而在犬和猴类偶有感染发现。周梓林等（1993）检查鼠类 3 868 只,219 只阳性,感染率 5.66%。感染鼠主要为褐家鼠和黄胸鼠。杨光友等（1994）报道四川省雅安市鼠类人兽共患寄生虫自然感染情况中,褐家鼠感染率为 14.29%,黑线姬鼠（*Apodemus agrarius pallas*）为 7.78%,大足鼠为 2.82%。Abdel-Wahed （1999）报道埃及某水库附近的褐家鼠感染率为 23.8%。Abu-Madi（2001）调查卡塔尔首都多哈的褐家鼠感染率为 17.6%,认为感染率与鼠龄有关而与其性别无关。Sures（2003）在解剖埃及开罗城的褐家鼠时检获大量虫体,分别寄生于鼠的肠道、肝脏和肾脏。李佳兴等（2003）报道在云南省洱源县捕获的齐氏姬鼠、大绒鼠、锡金小鼠、大足鼠和褐家鼠等 1 目 5 种 20 只鼠类有感染,感染率分别为 4.55%、6.56%、5.00%、5.26% 和 2.10%。吴军等（2004）报道广东湛江市褐家鼠感染率为 27.81%、黄胸鼠为 13.46%,广州市褐家鼠为 10.70%,中山市褐家鼠为 17.8%,深圳市褐家鼠为 8.70%。

目前已发现 20 多种节肢动物可作为缩小膜壳绦虫的中间宿主。较常见的中间宿主有大黄粉虫（*Tenebrio molitor*）、谷蛾（*Tinia granella*）、具带病蚤（*Nosopsyllus fasciatus*）、印鼠客蚤（*Xenopsylla cheopis*）和拟谷盗属（*Tribolium*）中的多种甲虫。带有似囊尾蚴的中间宿主被鼠类吞食,就可发生感染。粮食和谷物常有害虫孳生,而粮食、谷物等贮存场所是鼠类活动和栖息之处。感染鼠随粪排出孕节和虫卵,污染食物和环境,使中间宿主有机会吞食虫卵,发育为似囊尾蚴,具有感染性,再被鼠类吞食构成感染循环。观察发现,具带病蚤、印鼠客蚤等大鼠蚤类自然感染时,可带有 1 ～ 2 个似囊尾蚴。杨维平等（1998）人工感染赤拟谷盗后第 10 d 开始检获似囊尾蚴,第 2 ～ 10 周共计解剖成虫 202 只,似囊尾蚴阳性 51 只,感染成功率 25.3%,检获虫体 145 条,平均感染似囊尾蚴 2.8 条（1 ～ 14 条）。Zhong（2003）通过数量性状位点（QTL）分析研究,认为多次自然感染及异位显性是赤拟谷盗对缩小膜壳绦虫易感性的重要遗传机制。Pappas （1999）研究发现黄粉虫食入虫卵后,能完整无损地排出虫卵,在新鲜的麸糠上存活至少 48 h,成为其他昆虫感染的来源,也是形成虫卵播散的机制。Hurd（2003）研究发现黄粉虫与感染似囊尾蚴的雄虫交配后可增强生殖能力,提示黄粉虫在流行病学中起重要作用。

三、病理学

缩小膜壳绦虫致病机理及病理与微小膜壳绦虫相似。

四、临床学

（一）临床表现

缩小膜壳绦虫感染者无自体内重复感染现象,寄生虫数亦较少。大多数感染者无明显临床症状,或仅有轻微神经系统和消化系统症状,如头痛、失眠、磨牙、食欲减退、恶心、腹痛、腹泻等,严重者可出现眩晕、消瘦、贫血等症状。对于动物宿主的感染,一般影响不大,但大量感染时可伴发卡他性肠炎。若实验动物感染缩小膜壳绦虫,对实验研究结果可产生干扰。

（二）临床治疗

驱虫治疗方法与微小膜壳绦虫病基本相同。

吡喹酮高效低毒,列为首选药物,常用 15 ～ 25 mg/kg,顿服,治愈率在 90% 以上。动物和临床实验均证实吡喹酮驱除缩小膜壳绦虫有效。

槟榔、南瓜子联合疗法: 取南瓜子仁 50 ~ 90 g, 炒熟后去皮研成细粉。再取槟榔 80 g, 儿童酌减, 置于 500 mL 水中煎煮 1 h, 浓缩至约 200 mL。晨间先服南瓜子仁粉, 2 h 后服槟榔煎剂, 30 min 后加服 50% 硫酸镁水溶液 60 mL 导泻。

苯并咪唑类对缩小膜壳绦虫病有驱虫作用, 但疗效不及吡喹酮。成人可用阿苯达唑 400 mg/d, 连服 3 d, 儿童酌减。Lipkowitz 等 (1993) 研究认为甲苯达唑和阿苯达唑在体内对缩小膜壳绦虫的杀伤作用分别依赖于杂环 5 位上的苯甲酰基基团及丙基基团的定位作用及大分子双极力矩。甲苯达唑治疗可使虫体糖原含量下降, 糖原 / 蛋白质比率下降。McCracken 等 (1991) 在体内研究中发现, 治疗剂量的阿苯达唑可引起缩小膜壳绦虫能量平衡紊乱。杨维平等 (1992) 用复方甲苯咪唑 2 片 (每片含甲苯咪唑 100 mg、左旋咪唑 25 mg) 和用复方甲苯咪唑 (6 片) 配合阿苯达唑 (300 mg) 分 3 次口服, 各治愈 1 例感染者。

Marangi (2003) 报道用贝螺杀 (氯硝柳胺) 治疗 1 例意大利患儿有效。Wiwanitkit (2004) 用贝螺杀治疗 2 例泰国患者亦取得较好疗效。

五、实验室诊断

诊断方法与微小膜壳绦虫病相同, 粪便检获虫卵或孕节作为确诊的依据。改良加藤厚涂片法、水洗沉淀法或浮聚集卵法可提高检出率。

六、防控措施

防控原则有: ①查治患者和带虫者, 消灭鼠类, 控制传染源。②加强粪、水管理, 杀灭粮仓害虫, 减少环境污染, 切断传播途径。③加强健康教育, 搞好环境卫生, 注意个人卫生和饮食卫生, 保护易感人群。

第二十四章 裂头蚴病

裂头蚴病（Sparganosis）主要是由曼氏迭宫绦虫（*Spirometra mansoni*）幼虫裂头蚴寄生于人体所致的曼氏裂头蚴病，主要表现为皮下组织、黏膜、浅表肌肉或其他组织的炎症或嗜酸性肉芽肿。有少数罕见的裂头蚴病是由其他类型裂头蚴引起的，如"增殖型"裂头蚴病或增殖裂头蚴病（赵慰先，1994）。分化不完全的裂头蚴或四头蚴寄生于人体引起"增殖型"裂头蚴病。

1882年，Manson首次在我国福建一男尸的肾脏周围发现12条裂头蚴；同年，Scheube在日本的一名男子尿道中发现1条裂头蚴。1883年，Cobbold将该虫定名为"*Spirometra mansoni*"。此后，在东南亚、非洲、欧洲等地亦陆续有报道。1927年，Combe报告了我国的第二例人体裂头蚴病。

裂头蚴主要寄生于青蛙、蛇、鸟等宿主的皮下组织、肌肉、结缔组织或体腔内，人体感染裂头蚴主要是由于特殊的生活方式、饮食和卫生习惯等因素所致，其病例呈散在分布。

一、病原学

（一）分类

曼氏迭宫绦虫[*Spirometra mansoni*（Cobbold，1883）]又称孟氏裂头绦虫，隶属于假叶目（Pseudophyllidea）裂头科（Diphyllobothriidae）迭宫属（*Spirometra*）。

（二）形态

1. 成虫　成虫乳白色，带状，长60～100 cm，宽0.5～0.6 cm。链体节片约1 000个。头节呈指状，背腹面各有一纵行吸槽。颈节细长。成节与孕节的形态相似，每节均有雄性和雌性生殖器官，滤泡状睾丸散布在节片两侧，卵巢分两叶，位于节片后端中部。雄性生殖孔位于节片前部腹面中央，其后为雌性生殖孔（阴道开口），最后是螺旋盘曲状子宫的开口（子宫孔）（图3-24-1）。

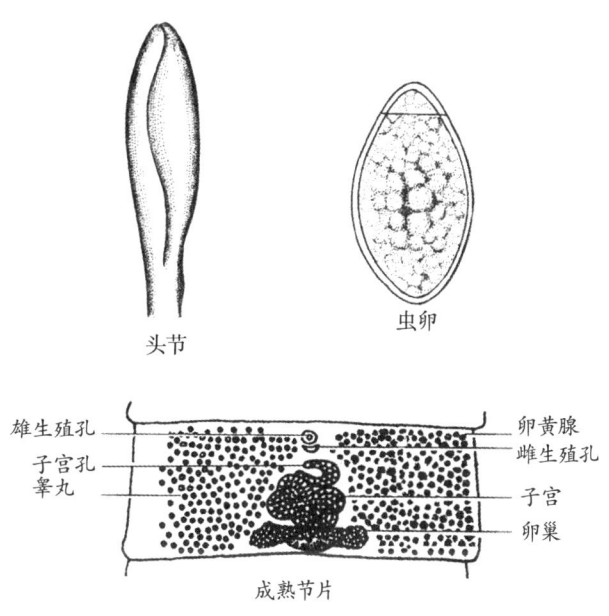

头节　　　　　　虫卵

雄生殖孔　　　　　　　　　　卵黄腺
子宫孔　　　　　　　　　　　雌生殖孔
睾丸　　　　　　　　　　　　子宫
　　　　　　　　　　　　　　卵巢

成熟节片

图 3-24-1　曼氏迭宫绦虫

2. 虫卵　虫卵常见于猫、犬等粪便内，容易与肺吸虫卵混淆。椭圆形，两端较尖，大小为（52～76）μm×（31～44）μm，浅灰褐色，卵壳较薄，卵盖明显，卵内有一个卵细胞和许多卵黄细胞。卵细胞与卵黄细胞混合在一起，难以区分。

3. 裂头蚴　裂头蚴寄生在宿主的皮下组织、肌肉、结缔组织或体腔内，由极其薄的纤维膜包围成小囊。裂头蚴长约 300 mm，宽约 0.7 mm，乳白色，虫体不分节但体表有横纹，前端稍粗大并有一凹陷（图 3-24-2），具有很强的活动、存活及生长发育能力。

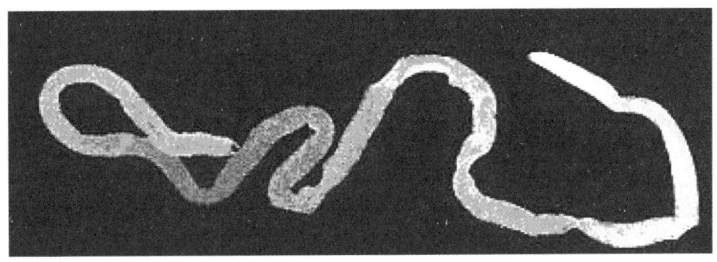

图 3-24-2　曼氏迭宫绦虫裂头蚴

（三）生活史

成虫寄生在猫、犬等终末宿主的小肠内，虫卵随粪便排出体外，在水中经半月以上时间发育，孵出钩球蚴，或称钩毛蚴。钩球蚴被第一中间宿主剑水蚤吞食后在其血腔内发育为原尾蚴。第二中间宿主蝌蚪吞食带有原尾蚴的剑水蚤后，在蝌蚪变成青蛙的过程中原尾蚴发育为裂头蚴。猫、犬等终末宿主吞食了带有裂头蚴的蛙或鸟、蛇等宿主后，经 2～3 周，裂头蚴在终末宿主的肠内发育为成虫并产卵。

受染的蛙若被蛇、鸟和猪等非正常宿主食入，裂头蚴不能在其小肠内发育为成虫，而是移行至其腹腔、肌肉和皮下等处继续生存，因此蛇、鸟和猪等动物可作为曼氏迭宫绦虫的转续宿主。

人感染裂头蚴成为该虫的第二中间宿主或转续宿主，若裂头蚴在人的小肠发育为成虫，人则作为终末宿主。

裂头蚴通过体表渗透吸收营养和排泄代谢物。裂头蚴的一些蛋白水解酶，如半胱氨酸蛋白酶，具有溶解宿主组织的功能，可以帮助其穿透宿主组织，获取营养。裂头蚴的寿命较长，在鼠体内可存活 16 年，在人体内可活 12 年，甚至可达 35 年。根据体外培养试验结果，裂头蚴的最佳存活温度为 10 ~ 20 ℃。在生理盐水中，48 ℃时裂头蚴活动增加，49 ℃时活动迟缓，50 ℃以上则活动停止、死亡。在 10 ℃温度条件下，在含有血清的培养基内培养 65 d 的裂头蚴仍具感染性。剪下的裂头蚴头节还能在终末宿主体内发育为成虫。切掉头节的裂头蚴可以增长，但不能再生出头节。裂头蚴经皮肤或口进入宿主体内，通过移行到达身体各部位，游走距离可为 5.0 ~ 36.6 cm（赵辉元，1998）。

二、流行病学

（一）人体裂头蚴病

人感染裂头蚴的方式主要是局部敷贴生蛙肉治疗伤口、脓肿、疮疖或眼疾，裂头蚴经伤口或正常皮肤、黏膜侵入组织。生吞蝌蚪、青蛙、蛇胆，食生的或未煮熟的蛙、蛇、鸟和猪肉也可能感染裂头蚴。饮用生水、游泳时误吞生水也可能误食感染原尾蚴的剑水蚤，使原尾蚴在人体内发育为裂头蚴。吴泽江等（2007）对 2000 年以后国内文献报道的 104 例裂头蚴病例进行分析，结果因生吃或半生吃蛙、蛇肉等导致感染者占 34.62%（36/104）；因局部用蛙、蛇肉敷贴疮疖感染者占 19.23%（20/104）；因饮用生水感染者占 25.00%（26/104）；感染原因不明者占 21.15%（22/104）。

曼氏裂头蚴病主要分布在中国、朝鲜、韩国、日本、越南、印度尼西亚、菲律宾、马来西亚等亚洲国家，其中中国、越南、日本较多。我国的裂头蚴病病例数较多、分布广，但主要散发分布于农村。根据许隆祺等的统计，截至 1998 年底全国共有 632 例裂头蚴感染报告；根据 1999 年 1 月至 2009 年 10 月的明确病例报告资料，全国新报告裂头蚴感染病例 152 例（表 3-24-1）。目前国内已有 20 多个省自治区、直辖市有裂头蚴病例报道，主要分布在广东、福建、吉林、四川、湖南、广西、海南、浙江等省（区），实际的裂头蚴感染者数量远超过已正式报道的病例人数。根据许隆祺等（2000）对曼氏裂头蚴病例的年龄和性别分布的统计分析（表 3-24-2），发现在有年龄记录的 93 例中，7 ~ 14 岁组的构成比例最高，达到 24.73%，其次是 31 ~ 40 岁组，为 20.43%；在有性别记录的 110 例中，男性 58 例（占 52.73%），女性 52 例（占 47.27%）。

表 3-24-1　我国曼氏裂头病的病例分布及新增病例分布（1999—2009 年）

省（市、自治区）	病例数	其中新增例数	省（市、自治区）	病例数	其中新增例数
广东	115	8	辽宁	13	6
吉林	90	15	湖北	29	10
福建	102	9	新疆	6	0
四川	64	2	河南	23	20
广西	50	4	上海	12	8
湖南	78	31	北京	2	1
浙江	43	7	河北	3	2
海南	40	2	山东	2	1

续表

省(市、自治区)	病例数	其中新增例数	省(市、自治区)	病例数	其中新增例数
江西	30	3	宁夏	1	0
江苏	19	4	台湾	11	0
贵州	18	2	黑龙江	2	2
云南	12	4	重庆	3	3
安徽	13	5	青海	3	3

表 3-24-2　我国曼氏裂头蚴病病例的年龄分布

年龄组	病例数	构成比 /%
0～6 岁	13	13.98
7～14 岁	23	24.73
15～20 岁	15	16.13
21～30 岁	13	13.98
31～40 岁	19	20.43
41～50 岁	5	5.38
51～60 岁	3	3.23
61 岁以上	2	2.15
合计	93	100

(二)动物裂头蚴感染

裂头蚴寄生的动物宿主广泛,包括两栖类、爬行类、鸟类和哺乳类,在我国裂头蚴寄生的脊椎动物种类见表 3-24-3 到表 3-24-6。蛙是曼氏迭宫绦虫主要的第二中间宿主。蛇、鸟、猪等脊椎动物实际上多为转续宿主。

两栖类动物是曼氏裂头蚴最常见的宿主。裂头蚴寄生的蛙的种类多,分布广(表 3-24-3),但各地区不同蛙的感染率存在差异。蛙体内裂头蚴的数量不等,多见于蛙体后肢大腿部肌肉间。蛙的裂头蚴感染率与蛙体重大小的关系在不同的研究报道中存在差异。孙占峰等(1992)报道江西省上饶地区3 个县(市)捕捉的 6 种蛙感染曼氏裂头蚴的感染率为 77.03%(114/148),其中黑斑蛙、泽蛙、饰纹姬蛙、无斑雨蛙、中国林蛙和金线蛙的感染率分别是 91.67%(33/36)、94.87%(37/39)、85.29%(29/34)、84.62%(11/13)、16.67%(2/12)、14.29%(2/14),虫体负荷多在 3 条以下,虫体多见于蛙体两后肢大腿部肌肉间。张瑞琳等在 1996 年调查发现,广州市某定点专卖市场的虎纹蛙裂头蚴感染率为 46.2%,但随后的调查(1997—2002 年)发现感染率下降至 38.5%(465/1246)。吴健桦等(1997)调查发现广州市某农贸市场中出售的人工养殖虎纹蛙(*Rana tigrina nigulosa*)感染曼氏裂头蚴的自然感染率为58.4%,与刘国章等(1984)从农田捕的野生蛙的裂头蚴感染率和寄生部位相似;裂头蚴寄生部位以蛙后腿(86.1%)、背部(45.6%)、腹部(31.6%)及前肢(20.1%)为主。吴可华等(2001)对福建省闽侯县野外捕获的泽蛙调查发现裂头蚴感染率为 40.98%(25/61),感染率大小与蛙的体重有显著的相关,体重在低于 5 g、6～10 g、11 g 以上的三个区间各组泽蛙的感染率分别为 7.14%(1/14)、25.00%(3/12)、63.63%(21/33),作者分析这种差异可能与蛙龄长短、接触疫水的时间和次数有关。谢文海等于 2002

年底对广西玉林市黑斑蛙在冬季感染曼氏迭宫绦虫裂头蚴的情况进行了调查,结果是裂头蚴总感染率达 77.6%,平均感染虫体 7.2 条,感染虫体最多者竟达 35 条;裂头蚴感染率并随蛙体重量增加而增多,以 35.1～45.0 g 这一重量段感染率最高,达 92.30%,同时感染虫体数最多,平均达 8.92 条;在不同部位,以后肢肌肉检出率最高,感染率为 72.37%,平均感染虫体数为 5.07 条,并且首次报道蛙的肝脏内有裂头蚴感染。谢文海等于 2003 年 4—5 月对广西玉林市黑斑蛙在春季感染曼氏迭宫绦虫裂头蚴情况进行了调查,发现总感染率达 71.4%,阳性蛙平均感染虫体数为 5.8 条,以 25.1～35.0 g 这一重量段感染率为最高,达 84.62%,雌性感染率略高于雄性。陈红等于 2005 年 4—8 月对贵州省贵阳市花溪地区捕获的 810 只黑斑蛙感染裂头蚴情况进行调查,发现感染率为 15.16%(123/810),感染强度 1～23 条。感染 1 条的占 48.78%(60/123),2～3 条的占 35.77%(44/123),4～9 条的占 8.95%(11/123),10 条以上的占 6.50%(8/123),平均感染度 2.68 条。裂头蚴主要寄生在其大腿,为 87.80%(108/123);少数寄生于小腿为 6.50%(8/123);背部为 1.63%(2/123);腹部为 3.25%(4/123)。张同富(2002)在总结 1980—2002 年的调查资料后,报道四川省自贡市、雅安市、宜宾市黑斑蛙的裂头蚴感染率分别为 16.36%(35/214)、27.78%(15/54)、13.73%(7/51)、30%(3/10),自贡市的沼蛙、泽蛙裂头蚴感染率分别为 13.18%(5/38)、75%(3/4),雅安市双团棘胸蛙的裂头蚴感染率为 3.17%(2/63)。叶丽萍等(2003)发现浙江省宁波市青蛙的裂头蚴感染率是 8.51%(12/141),感染率与蛙的体重无关,按寄生部位分析,其中大腿占 74.28%,背部占 17.14%,胸部占 2.86%,腹部占 2.86%,小腿占 2.86%。蒋红涛等(2008)调查发现贵州省 5 个地区的野生青蛙裂头蚴的自然感染率为 18.04%(882/4 888),感染强度为 1～41 条。

表 3-24-3　我国有裂头蚴寄生的两栖类

种类	宿主	已有报道的地区
蟾蜍科	中华大蟾蜍	吉林、贵州、辽宁
	黑眶蟾蜍	福建、广东
姬蛙科	北方狭口蛙	不详
	饰纹姬蛙	福建、江西
蛙科	棘腹蛙	上海、浙江
	沼蛙	福建、辽宁、四川
	泽蛙	福建、广东、四川、海南、辽宁、江西
	黑斑蛙	上海、浙江、吉林、贵州、四川、海南、辽宁、江西、广西
	金线蛙	浙江、广东、江西
	虎纹蛙	上海、吉林、福建、台湾、海南
	阔褶蛙	台湾
	中国林蛙	江西
树蛙科	海南树蛙	海南

在爬行类动物中,蛇是曼氏裂头蚴的重要宿主(表3-24-4),各地有裂头蚴寄生的蛇种类、感染情况不同,其中台湾省的蛇种类最多。据资料显示(赵慰先,1994),贵州及辽宁虎斑游蛇的裂头蚴感染率为100%。陈景礼等(1990)发现死亡白眉蝮蛇的裂头蚴感染率为30%,裂头蚴数量一般为1~2条,有的几十条。张同富(2002)在四川省犍为县的1条乌梢蛇体内找到371条裂头蚴。蒋红涛等(2008)调查发现贵州省5个地区野生蛇类的自然感染率为24.04%(25/104),其中以乌梢蛇和王锦蛇的感染率较高,感染强度为1~212条。

表3-24-4 我国有裂头蚴寄生的爬行类

种类	宿主	已有报道的地区
游蛇科	绞花林蛇	台湾
	火赤链蛇	吉林、台湾
	王锦蛇	台湾
	紫灰锦蛇	台湾
	黑眉锦蛇	台湾
	中国水蛇	台湾
	铅色水蛇	台湾
	水赤链游蛇	台湾
	渔游蛇	福建、台湾
	草游蛇	台湾
	虎斑游蛇	福建、贵州、辽宁、台湾
	紫沙蛇	台湾
	灰鼠蛇	台湾
	滑鼠蛇	台湾
	乌梢蛇	台湾
腹蛇科	五步蛇	台湾
	白唇竹叶青	福建、台湾
	烙铁头	台湾
	竹叶青	台湾
眼镜蛇科	银环蛇	台湾
	眼镜蛇	台湾
海蛇科	长吻海蛇	台湾
蝰蛇科	蝰蛇	台湾

一些肉食性或杂食性鸟类通过食入蝌蚪、青蛙、蛇等动物也可感染裂头蚴，成为曼氏迭宫绦虫的转续宿主（表 3-24-5）。张同富（2002）调查到四川省自贡市棕背伯劳的裂头蚴感染率为 33.33%（2/6），雅安市红尾伯劳的裂头蚴感染率为 20.00%（1/5）。

表 3-24-5　我国发现有裂头蚴寄生的鸟类

种类	宿主	已有报道的地区
杜鹃科	小鸦鹃	台湾
卷尾科	黑卷尾	台湾
雉科	鸡	福建、贵州
文鸟科	家雀	贵州
鸱鸮科	雕鸮（猫头鹰）	贵州
椋鸟科	灰椋鸟	福建
鸫亚科	蓝矶鸫	台湾

一些哺乳动物食入含裂头蚴的动物也可成为转续宿主（表 3-24-6），裂头蚴仍然在这些动物体内存活。猪等食用动物的裂头蚴感染则对人的裂头蚴病有重要的流行病学意义，人若食入生猪肉可致感染。兰国祥等（1995）在云南省丽江西部一个高海拔山寨农户屠宰的 207 头猪中检查到 91 头有裂头蚴，感染率为 43.96%。李清洲（2002）在猪肉检疫中检出大量肉猪感染裂头蚴，裂头蚴寄生数量一般为 1～7 条，最多可达 10 条，也有成堆寄生的情况。多数寄生在皮下脂肪与肌肉间的疏松结缔组织、板状层、肠系膜、肝脏等器官表面也有检出。此外，在背部、腹部、肩胛、胸部、臀部、横膈肌也有寄生。同一宿主常见多部位寄生。虫体常见蜷曲成团，如脂肪结节状，展开后如棉线样，位于腹膜下者常较舒展。寄生在出血部位的虫体头端往往被含铁血红素染成黄色。虫体大小相差悬殊，虫体最长达 107 cm，最短的只有 3.1 cm，常见于 30～80 cm，虫体宽为 0.01～0.05 cm，虫体厚为 0.1 cm。在肝脏及腹内肌膜表面寄生的虫体较小，长仅为 3.1～6.2 cm，呈白线头状。裂头蚴多在皮下脂肪形成"隧道"，常有出血性炎症。感染重者皮下组织严重炎症，有皮与脂肪脱离的空隙，切面见白色虫体断面，附近淋巴结呈现轻度出血性炎症。李忠凡等（2007）在猪肉检疫工作中也多次大量检出裂头蚴病。戴友枢（2001）还在云南省昭通市的褐家鼠肝内发现裂头蚴（大小约 8.0 cm×0.4 cm）寄生。熊钟瑾等（2001）以裂头蚴人工感染实验小鼠引起多发性肝脓肿。猫科、犬科动物除了作为终宿主外，也可以成为转续宿主，裂头蚴在猫、犬肠道外的其他组织内寄生。

表 3-24-6　我国发现有裂头蚴寄生的哺乳动物

种　类	宿主	已有报道的地区
犬科	貉	天津、吉林、福建、湖南
猬科	刺猬	贵州
猫科	家猫	吉林、福建、湖南、辽宁
	豹猫	贵州
鼠科	板齿鼠	台湾
	褐家鼠	天津、福建、台湾、云南
鼬科	黄喉貂	贵州
	黄鼬	贵州
鼩鼱科	灰麝鼩	贵州
	臭鼩	台湾
猪科	猪	吉林、贵州、江苏、湖南、辽宁、云南
灵猫科	食蟹獴	台湾
	果子狸	台湾
	灵猫	福建

三、病理学

裂头蚴是曼氏迭宫绦虫主要的致病阶段,其危害性远大于成虫。无论宿主是动物还是人,裂头蚴病主要是在寄生部位形成嗜酸性肉芽肿囊包,肉芽肿囊包直径 1 ～ 6 cm,致使局部肿胀,甚至发生脓肿。裂头蚴寄生人体多种部位,分别导致眼、皮下、口腔颌面部、脑和内脏裂头蚴病。

裂头蚴多寄生在皮下组织、黏膜下或浅表肌肉内,被侵袭部位呈炎症反应。手术切下的皮下病理组织一般大约 1.0 cm×0.5 cm,多附有脂肪或肌肉,切面灰白,常见不规则腔隙,有的可见虫体。镜下观察,病理组织一般呈炎性肉芽肿的改变。病灶中可见大小不等、形状不规则的腔隙,腔内壁为厚薄不等的无结构嗜酸性坏死物,混有红细胞,其外层为增生的纤维组织,伴有较多嗜酸性粒细胞和不等量的淋巴细胞、浆细胞浸润,偶见异物巨细胞。病灶中的小血管管壁增厚,内皮细胞肿胀增生,在有的腔隙内可见幼虫虫体的断面, 其表面为角质层包绕, 内为疏松网状组织, 含有平滑肌束, 虫体内可见石灰小体。

脑裂头蚴病患者脑组织在开颅手术中可见到变性虫体及周围炎性肉芽肿、白色线条状虫体, 有的活虫离体后仍自行游动。裂头蚴病理组织学特点为: ①虫体长度 5.0 ～ 11.5 cm。②虫体是实体, 无体腔, 具有特征性的体壁。③虫体内有散在分布的圆形或椭圆形的石灰小体及束状纵行肌纤维。④头节存在特征性的口裂。⑤虫体周围脑组织内散在新旧不一的多发性小脓肿, 体现了裂头蚴具有幼虫移行症的生理特点。

四、临床学

(一)临床表现

裂头蚴病的潜伏期长短与感染方式有关。裂头蚴直接从皮肤局部侵入的较短, 通常为 6 ～ 11 d, 个别长达 3 年; 吞入感染的较长, 一般是 1 年以上。

根据刘国章(1990)的统计, 在资料较完整的 485 例裂头蚴病中, 以眼部寄生最多, 占 44.74%; 其次是口腔颌面部和躯体, 分别为 21.03% 和 16.29%。但是, 吴泽江等(2007)对 2000 年以后国内文献报道的 104 例裂头蚴病例分析结果是脑脊髓裂头蚴病的发病率最高, 占 40.38%(42/104), 其次是皮下裂头蚴病、眼裂头蚴病、口腔颌面部裂头蚴病及内脏裂头蚴病, 分别占 35.58%、14.42%、8.65% 及 0.96%。各部位裂头蚴病临床表现不同。

1. 皮下裂头蚴病　常见。通常在胸壁、乳房、腹壁、四肢及外生殖器等的皮下表浅部出现游走性皮下结节, 结节呈圆形、柱形和条索状等, 大小不一, 径长 0.5 ～ 5.0 cm, 局部可有痒感和虫爬感。若有炎症, 可有间歇性或持续性疼痛或触痛, 或有荨麻疹。

2. 眼裂头蚴病　较常见。裂头蚴可寄生于人的眼睑、眼眶、结膜、内外眦、泪腺及眼球, 以眼睑内寄生最多。表现为眼睛红肿、结膜充血, 畏光、流泪、微痛、奇痒、有虫爬感; 有时伴有恶心、呕吐、发热等症状。眼睑和结膜下可见到条索状肿块, 可有游动性, 偶尔破溃, 裂头蚴自动逸出而自愈。多为单侧眼受累, 常反复发作, 经年不愈, 严重的可引起角膜溃疡、继发性白内障等, 裂头蚴侵入眼球, 可造成视力明显下降甚至失明。

3. 口腔颌面部裂头蚴病　较常见。多因局部敷贴蛙肉所致, 累及患者的口腔及面颊部。表现为患处红肿、发痒, 或有虫爬感。皮下或黏膜下出现直径 0.5 ～ 3.0 cm 大小的硬结或肿块。部分病例的肿块有迁移性。患处多有 "小白虫" 逸出史。面颊部的肿块常被误诊为炎性肿块。有的肿块因出现的时间短、发展快、边界不清而被误诊为肿瘤, 在手术切除后才确诊为裂头蚴感染。

4. 脑裂头蚴病　较少见。表现酷似脑瘤症状, 极易误诊。其症状依裂头蚴寄生脑内的部位而异, 主要表现有癫痫、阵发性头痛、轻度偏瘫、偏身感觉障碍等。裂头蚴进入大脑的途径, 可能是裂头蚴经消化道腔壁, 穿过横膈至纵隔, 再上移至颈部, 沿动脉周围向上, 经颅底内动脉或破裂孔至颅内; 也可能是喝生水, 误食了含原尾蚴的剑水蚤所致, 原尾蚴借助尾部的穿刺腺, 经肠壁静脉进入血循环, 到达脑部血管末梢定居并发育为裂头蚴。

5. 内脏裂头蚴病　罕见。裂头蚴可寄生于多种组织结构, 如腹膜、脊髓、椎管、尿道、膀胱等, 出现不同的临床症状。

(二)临床诊断

裂头蚴病的诊断应注意询问患者有无相关的病史, 尤其是青蛙肉敷贴伤口史, 生食蛙、蛇、鸟、猪肉史,湖塘游泳及喝生水的经历。确诊需要结合实验室检查。

(三)临床治疗

治疗以手术治疗为主,完整手术切除裂头蚴肉芽肿。若手术或穿刺得到活虫体,则需检查其头节是否完整;如未发现,手术后则需密切随访,以防复发。

口腔颌面部的裂头蚴病主要以手术治疗为主。对于较为局限、边界清楚的肿块,直接行手术,但应注意找到完整的虫体。若未找到虫体,应注意有无迁移"隧道",必要时可沿"隧道"切开查找虫体。若病变范围较大、边界不清或部位较深,用 2～4 mL 酒精普鲁卡因溶液(乙醇加等量 2% 普鲁卡因)局部封闭也可杀虫。

眼部的裂头蚴病以手术治疗为主。手术时应注意将头节取出。寄生于眼球深部的裂头蚴手术治疗困难时,可用药物注射局部杀死虫体(谢醒民等,1999),如用 40% 酒精普鲁卡因 2～4 mL,或含5～10 mg 的糜蛋白酶液 5～10 mL 局部注射,一般注射 2～3 次,每次间隔 5～10 d。

脑裂头蚴病也是以手术取虫为主要治疗方法。吡喹酮、丙硫咪唑有一定的杀裂头蚴的效果,也可考虑用于治疗脑裂头蚴病。

五、实验室诊断

裂头蚴病的可疑患者,常以手术从患处检出虫体。必要时可将手术检出的活虫饲喂猫、犬等动物,经约 1 个月后解剖动物,鉴定成虫。若找不到虫体时,结合病史和临床因虫体活动刺激产生的症状,如奇痒与虫体爬钻感,以及血中嗜酸性粒细胞增多等,可作为本病的诊断依据。

皮下裂头蚴结节常被误诊为脂肪瘤、皮脂囊肿或纤维瘤,寄生在乳房的裂头蚴常被误诊为乳腺瘤,而确诊往往要等到手术切除后的病理检查报告。皮下包块也可用细针吸取细胞做检查诊断(刘顺燕等,2000),即用 10 mL 一次性注射器,2～4 mL 负压,在包块内抽吸 3～4 次,吸取细胞涂片后用95% 酒精固定,HE 染色镜检。

眼裂头蚴病诊断较困难,常被误诊为眼部化脓性炎症或肿瘤。一般在手术中或探查时发现的虫体在病理诊断中可得以确诊。

脑裂头蚴病病例较为少见,极易误诊,CT 等影像技术有助于脑裂头蚴病的诊断。在脑裂头蚴病影像学检查中较易与脑胶质瘤、炎症性病变混淆,且血中嗜酸性粒细胞数大多在正常范围内,因此确诊必须进行组织学检查。脑裂头蚴病的病理组织学诊断需与脑猪囊尾蚴病、结核性肉芽肿鉴别。光镜下观察,脑猪囊尾蚴病病理组织中猪囊尾蚴有头节和囊体,囊体内有液体。脑裂头蚴病的脓肿中较少出现多核巨细胞和类上皮细胞,有助于与结核性肉芽肿鉴别。脑裂头蚴病的脑部磁共振成像(MRI)表现具有一定的特征性,可以用于脑裂头蚴病的辅助诊断。

一些免疫诊断方法也试用于裂头蚴病的实验室诊断,如以酶联免疫吸附试验(ELISA)法查血清、脑脊液中的脑裂头蚴抗体。周金春等(1995)以酶联免疫印迹技术证实裂头蚴的一些可溶性抗原可以与裂头蚴感染兔血清发生反应。王越等(2006,2008)探索了曼氏裂头蚴可溶性抗原胶体金标免疫渗滤法(DIGFA)快速检测曼氏裂头蚴特异性抗体的免疫诊断价值,发现用曼氏裂头蚴粗抗原检测感染动物血清中的特异性抗体具有较好的敏感性和特异性,有潜在的应用价值。

六、防控措施

除对患者进行手术或药物治疗外，预防的重点是加强卫生知识的宣传教育，提高大众对该病危害性的认识。不用蛙肉敷贴伤口或疮疖，不生吞蝌蚪、蛙肉、蛇肉或蛇胆，不食生的或未煮熟的肉类（尤其是蛙类、蛇类），不饮用生水。

裂头蚴寄生的宿主广泛，对裂头蚴病的传播起着重要的作用，要注意加强对鸡、鸭、猪等食用动物的饲养管理和肉类检疫。

第二十五章　亚洲带绦虫病

亚洲带绦虫病(Taeniasis asiatica)是由亚洲带绦虫的成虫寄生于人体小肠所引起的一种肠绦虫病。首先由台湾学者 Huang 等(1967)对台湾某些地区的所谓牛带绦虫提出疑问。范秉真等(1986)根据形态学观察,将其称为亚洲带绦虫或亚洲肥胖带绦虫。Crossed Murrel(1991)称其为台湾牛带绦虫。成虫及囊尾蚴的形态特征、免疫、遗传学(Eom 等,1993)、rDNA 研究(Zarlenga 等,1991)及细胞遗传学研究(Bowles 等,1994)等证明亚洲带绦虫与亚洲肥胖带绦虫近缘。系统进化分析(Ito A 等,2004),特别是线粒体 DNA(mtDNA)序列测定(Eom KS,2006)等认为该绦虫是一新种,故定名为亚洲带绦虫(*Taenia asiatica*)。包怀恩课题组(张科等,2006)经过染色体线粒体细胞色素 C 氧化酶Ⅰ(*mtCO* Ⅰ)基因特异性片段 PCR 扩增和序列分析及感染猪、牛的生物学、生化、病理及病原学等相关研究,主张该种绦虫为牛带绦虫亚洲亚种(*Taenia saginta asiatica*),传统牛带绦虫为牛带绦虫指名亚种(*Taenia saginata saginata*)。亚洲带绦虫主要分布在东亚和东南亚的一些国家和地区,包括中国的台湾、云南、广西、贵州,以及韩国、泰国、缅甸、印度尼西亚、菲律宾等地。范秉真等(1982—1992 年)调查显示亚洲带绦虫病在台湾不同地区的少数民族中感染率很高(7%～37%),约有 27 000 例患者遍布台湾 11 个县的山区。韩国济州岛的感染率约为 7%。印度尼西亚约为 9.5%。泰国约为 2.5%。张莉莉等(1995)、黎学铭等(1998)、王正蓉等(2003)分别报道了我国云南、广西和贵州地区人体亚洲带绦虫病例。云南省感染率为 17.67 %～42.12 %,广西 4 县的感染率为 6.78%～10.91%,贵州省都匀市感染率为 2.69%。人是唯一的终末宿主,中间宿主有猪、牛、羊、猴等多种动物。

一、病原学

(一) 形态

1. 成虫　为大型绦虫,乳白色,带状,体长 3 ～ 4 m,最宽处 9.5 mm(短的 1 m 左右,长的可在 5 m以上)。体节有百余节到 2 500 节。头节圆形或近方形,有一尖的顶突,长 0.81 ～ 2.00 mm。在扫描电镜下可见顶突,但无小钩。有 4 个吸盘,直径 0.24 ～ 0.29 mm,颈部明显膨大。成节中,睾丸滤泡状,散布于节片背面,在卵黄腺之前,约 1 000 个。阴茎袋囊状,达不到排泄管。卵巢两叶,大小不一,位于节片的近后缘,卵黄腺之前。卵黄腺在节片后缘,生殖孔囊状,位于节片侧缘,呈不规则地交替排列。孕节片长 1.0～2.0 cm，宽 0.5～1.0 cm。子宫主干有侧支，侧支 18 支（16～21 支），侧支上有更多的分支（57～99 支），孕节后缘常有突出物（Eom 等，1993）。

2. 虫卵　椭圆形，棕黄色。虫卵直径约 35.7 μm（33.8～40.0 μm）。卵壳薄而易碎，卵内有六钩蚴，大小约 20 μm×17 μm。

3. 囊尾蚴　椭圆形或近似圆形，大小为（2.09～2.14）mm×（1.98～2.01）mm，乳白色，头向囊内凹陷。外观半透明，可见凹入的头节。头节直径 1 mm 左右，上有两圈小钩，内圈的较小，12～17 个，外圈的稍大，20 个左右。小钩常呈退化状态，尤以外圈更显著，呈逗点状，不易计数。囊壁外表面有小的疣状形成物。

亚洲带绦虫与牛带绦虫颇相似，但与其比较（表 3-25-1），亚洲带绦虫有 4 个不同的特征：①成虫头节有顶突。②孕节后缘有突出物。③子宫侧支有更多的再分支。④囊尾蚴的囊壁上可见小的疣状形成物。

表 3-25-1　亚洲带绦虫和牛带绦虫的形态比较

比较项	亚洲带绦虫	牛带绦虫
成虫节片数	260～1 016 节	1 000～2 000 节
头节直径	1 430～1 760 μm	935～1 430 μm
成节睾丸数	354～1 190 个	800～1 200 个
孕节子宫分支数	11～32	14～32
中间宿主	猪、野猪等	牛、其他牛科动物
发育时间	4 周	8～18 周
囊尾蚴	（450～2 000）μm×（580～1 580）μm	（1 650～5 720）μm×（1 160～3 580）μm
头节	580～1 580 μm	1 160～3 580 μm
头节小钩	有 2 圈小钩	无小钩
在牛体内分布	肝脏	全身肌肉
猪体内分布	肝脏	肝脏
发育成熟时间	4 周	10～12 周
六钩蚴移行路径	主要通过肝门脉系统	肝门脉系统和淋巴系统
自然中间宿主	猪、野猪等	牛、其他牛科动物
实验动物宿主	猪、牛、山羊、猴	牛、猪

（二）生活史

成虫寄生在人的小肠，人是唯一的终末宿主。中间宿主有猪、牛、羊、猴等（Fan 等，1988）。主要感染其胸内脏器，如肝脏、网膜、浆膜及肺脏（Eom 等，1991）。Fan（1987）以虫卵实验感染 31 种动物，有 17 种感染成功。张莉莉等（1995）在实验感染的猪（2 头）肝脏、大网膜及肠系膜检获 23 个囊尾蚴；解剖自然感染的猪 1 头，在肝脏及大网膜查到 3 个囊尾蚴。

成虫寄生在终末宿主小肠,以头节附着在肠壁。孕节随粪便排出。中间宿主吞食人粪便中排出的孕节或散布在粪便中的虫卵,卵内六钩蚴至小肠上段孵出,钻入肠壁,随血液流至周身各处,在中间宿主的内脏(主要在肝脏)发育为囊尾蚴。人食入活的囊尾蚴而感染,完成生活史约需 4 周。

Chao 等(1988)在人体志愿者感染试验中,3 名志愿者吞食取自小牛肝脏的活囊尾蚴,1 个月后,其中 1 人被感染,在第 122 天发现有节片排出,估计囊尾蚴在人体小肠内发育为成虫约需 4 个月。Eom 等(1993)也报道了人体摄入感染性家猪肝脏囊尾蚴而实验感染的例子。

二、流行病学

(一)流行环节

亚洲带绦虫病的流行与当地存在传染源、适宜的中间宿主及居民嗜食生动物内脏特别是猪肝的习俗有关。

1. 传染源　人是亚洲带绦虫的终末宿主,感染亚洲带绦虫的人是亚洲带绦虫病的传染源。亚洲带绦虫病感染者排出节片的持续时间较长,6 ～ 10 年者占 23%,11 ～ 30 年者占 23%,在 30 年以上者占 3%。

2. 传播途径　生食或半生食中间宿主的内脏是本病的主要传播途径。Cross 等观察到台湾当地居民食山羊、猴、鹿、野猪、飞鼠、啮齿动物肉和内脏时,在刚杀死后动物尸体还是热的时候立即食用,而且特别喜食猪和羊的肝脏,从不熟食。当地居民也特别喜食野生食草动物的肠和胃。他们认为这些动物非常清洁,其消化器官味美、富有营养,对孕妇更是如此。台湾兰屿岛上的当地居民喜食家猪和山羊的生肉和内脏。这些特殊的饮食习惯可能在带绦虫病的传播中起到重要的作用。朝鲜人,特别是 20 ～ 49 岁的男性,常在饮酒时食用生猪肉或牛肉而感染。Fan 等(1992)的调查 1 520 名患亚洲带绦虫病的台湾当地居民食生肉来源,结果显示主要来源于野猪(73%)、飞鼠(66%)、野山羊(65%)、鹿(56%)、野鼠(49%)、猴子(46%)、野兔(38%)、香猫(20%)、鼬鼠(18%)、雉(17%)、松鼠(14%)等 19 种动物。据报道,多数当地居民因生食动物肝脏(刚取出的热肝脏)而感染,其中 73%系生食大肠、心脏而感染(Fan,1999)。当地居民认为生食肝脏(片食)有营养。有的地区鼓励儿童食生猪肝治疗贫血和其他疾病,而造成儿童感染。也有生食野猪肉感染亚洲带绦虫的报道。在我国云南省兰坪地区有 96%的人嗜食生猪肝,表明了感染源是猪和牛的肝脏(张莉莉等,1995)。贵州省从江及都匀地区亚洲带绦虫病的感染因素为吃生的或未熟的猪肝、猪脑和猪肉(陈艳等,2003)。2000—2014 年对云南部分地区的 5 089 人进行亚洲带绦虫感染情况调查,感染率为 16.71%,93.11%的当地居民有生食猪肝的习惯。

3. 中间宿主　亚洲带绦虫的适宜中间宿主为猪(野猪)、牛、羊、猴等。台湾不同山区的 12 种野猪、46 种家猪、3 种松鼠和 8 种黄鹿体内检出带科绦虫的囊尾蚴。张莉莉等(1995)在实验感染的猪(2 头)肝脏、大网膜及肠系膜检获 23 个囊尾蚴,解剖自然感染的猪 1 头,在肝脏及大网膜查到 3 个囊尾蚴。Eom 和 Rim 报道,1989—1990 年期间,发现 1.01%(256/26 358)的家猪肝脏有自然感染的囊尾蚴,其中 256 头猪肝脏的囊尾蚴数为 1 ～ 96 个,且大多数已变性和钙化。在检查的 64 个囊尾蚴中有 54 个具有头节,3 个头节有小钩雏基,因此,认为亚洲带绦虫的自然中间宿主是家猪和野猪。用台湾亚洲带绦虫虫卵饲喂 31 种动物,17 种动物感染成功。易感动物包括 3 种荷斯坦小牛(7 日龄)、4 种台湾山羊(18 日龄)、10 种兰屿猪(9 只 7 日龄,1 只 2 年龄),感染后在肝脏中总共发现 1 435 个囊尾蚴,仅在猪和小牛找到成熟的囊尾蚴。用朝鲜的亚洲带绦虫卵感染猪、小牛和山羊,用泰国和菲律宾的亚洲带绦虫卵感染猪和小牛,都只在猪体找到成熟囊尾蚴,用印度尼西亚和缅甸的亚洲带绦虫卵感染猪，都在猪体发现有成熟囊尾蚴。囊尾蚴头节大小是牛囊尾蚴的 1/4～1/3，具有两圈小钩，成熟期为 4 周，而牛囊尾蚴需 8～18 周。以上资料证实了家猪和野猪均为其天然中间宿主，家猪，特别是小耳微小种是亚洲带绦虫最适宜的实验室中间宿主（范秉真等，1987）。莫兴泽等（2005）用亚洲带绦虫感染牛获成功。

将亚洲带绦虫六钩蚴经皮下注射严重联合免疫缺陷（SCID）小鼠背部后，在小鼠皮下获得成熟的囊尾蚴，经形态和发育时间比较证实，亚洲牛带绦虫囊尾蚴在免疫缺陷小鼠体内发育时无小钩，而在猪体内发育时有小钩（Ito 等，1994），成功建立了亚洲带绦虫 SCID 小鼠的实验动物模型（Ito 等，1999；范秉真等，2000）。

三、病理学

（一）发病机制

亚洲带绦虫的致病机制与牛带绦虫和猪带绦虫相似，主要为成虫寄生小肠，通过体表吸取宿主的大量营养物质，当正常量的食物消耗后，患者有饥饿痛；成虫活动对肠黏膜的机械性刺激及头节吸盘压迫并损伤肠黏膜致消化道症状；虫体的分泌物及排泄物的毒性损害等。

（二）病理变化

亚洲带绦虫虫卵感染家猪实验显示，肝组织病变从急性炎症向慢性炎症发展。由早期囊尾蚴周围大量中性粒细胞及嗜酸粒细胞浸润，致囊尾蚴坏死、钙化，最后形成典型肉芽肿（汪敏等，2005；令狐艳等，2006），总结如表 3-25-2。

表 3-25-2　亚洲带绦虫虫卵实验感染家猪后肝脏病变

感染天数 /d	肝脏大体病变	肝脏组织病理变化	肝脏组织化学变化
4	肝脏改变不明显	组织切片未见囊尾蚴结构，部分肝细胞出现轻度肿大，组织、血管内较多嗜酸性粒细胞、中性粒细胞浸润、聚集，库普弗细胞轻度增生	肝细胞内见少量脂滴；肝糖原显色反应为强阳性；部分肝细胞蛋白质显色反应轻度减弱
10～20	肝脏稍大，质脆，切面有暗红色血液渗出，表面及实质见白色细小点状囊尾蚴结构	切片中显示囊尾蚴结构，大部分虫体变性坏死，炎细胞围绕，外围纤维组织增生；肝细胞水肿加剧，胞浆疏松化明显，部分细胞呈气球样变；部分肝小叶细胞结构消失，同时可见小片状坏死；小血管扩张，肝血窦充血，炎性渗出明显，大量中性粒细胞及嗜酸性粒细胞浸润，库普弗细胞增生明显；汇管区纤维组织增生	肝细胞内脂滴增多，呈不均匀分布，囊尾蚴周边脂肪代谢紊乱较重，远离肝小叶则较轻或无明显改变；弥漫性肝细胞糖原显色反应较前减弱；肝蛋白质含量降低，着色浅淡
40～60	肝脏肿大不明显或轻度肿大，见数个点状和米粒大小的结构，部分囊尾蚴清晰，囊壁较薄，可见向内翻转的头节和少数钙化的囊尾蚴出现	切片显示囊尾蚴结构清晰，可见头节和吸盘结构，虫体周围的肝细胞水肿，小叶间纤维组织增生，部分肝小叶出现中央静脉偏位或缺如，肝索排列紊乱等肝硬化病变	肝细胞脂肪代谢紊乱相对减轻；随囊尾蚴发育成熟，其周围的肝细胞内糖原逐渐开始恢复；肝细胞蛋白质含量逐渐恢复，肝蛋白质反应增加

续表

感染天数 /d	肝脏大体病变	肝脏组织病理变化	肝脏组织化学变化
70～80	肝脏无明显肿大，囊尾蚴大部分钙化或完全钙化，仅有少数几个成熟囊尾蚴出现	肝组织中囊尾蚴部分或完全钙化，形成肉芽肿；炎性反应周围纤维组织增生明显，汇管区纤维增生带变宽，局部呈肝硬化改变；汇管区可见胆管增生改变	肝组织中脂滴逐渐减少，总体恢复较慢；囊尾蚴开始钙化，肝细胞糖原显色反应也逐渐恢复，外周糖原显色反应已接近正常肝细胞；肝蛋白质反应接近正常

实验感染猪、牛的血清酶学活性动态变化可反映宿主肝脏损伤程度。采用贵州都匀亚洲带绦虫及贵州从江牛带绦虫孕节灌喂健康乳猪、乳牛，隔离饲养，分别于感染前、感染后 25 d、50 d、75 d 抽血，检测 γ- 谷氨酰转移酶（γ-GT）、谷丙转移酶（ALT）、谷草转氨酶（AST）、总蛋白（TP）、前白蛋白（PA）、碱性磷酸酶（ALP）、N- 乙酰 -β- 葡萄糖苷酶（NAG）、乳酸脱氢酶（LDH）、亮氨酸氨基肽酶（LAP）和 α1- 抗胰蛋白酶（α1-AT）含量。结果显示感染猪、牛后，γ-GT、ALT、AST、NAG、LDH、LAP 和 α1-AT 含量升高，感染 75 d 与感染前相比含量呈倍数增加，而 PA 含量呈下降趋势（李溥等，2005）。此外，陈利红等（2005）用都匀亚洲带绦虫感染免疫抑制小鼠，成功建立了小鼠动物模型，实现了实验感染小鼠免疫指标动态观察（龚莉莉等，2006），为囊尾蚴感染后中间宿主的免疫功能研究奠定了基础（李溥等，2006；杨鹏等，2007）。

四、临床学

（一）临床表现

多数患者表现为消化系统及神经系统方面的症状，部分患者可无症状。亚洲带绦虫病最明显的症状是孕节自动地从宿主肛门逸出。当节片穿过直肠时，经 5～10 min，患者有明显的虫体移行感，当节片穿过肛门时有虫体蠕动和肛门瘙痒感，孕节可从会阴及大腿部滑落。这一症状的发生率为 95%。这一表现可短于 1 年，或长达 30 年。肛门瘙痒多在节片排出时，但部分患者可为持续性瘙痒，可能与虫体的排泄物或分泌物的刺激或变态反应有关。恶心是本病第三个常见症状，可能与十二指肠或空肠扩张、痉挛或胃酸分泌减少有关。腹痛通常位于上腹中部或脐区，可为钝痛、隐痛、绞痛、烧灼痛或咬痛，可能与虫体蠕动刺激导致肠壁扩张或痉挛有关，属于内脏痛，其特点是在进食后疼痛迅速缓解。多数有食欲亢进，少数食欲减退，或两者交替出现。体重减轻常伴发于食欲下降者。Fan（1992）对 1 661 例亚洲带绦虫病患者的调查显示，症状发生率约为 76%（1 258/1 661），包括：排节片史 95%；肛门瘙痒 77%；恶心 46%；腹痛 45%；头晕 42%；食欲 30%；头痛 26%；腹泻 18%；虚弱 17%；饥饿感 16%；便秘 11% 等。

Chao 和 Fan 等（1988）报道人体实验感染成功的病例，男性，35 岁，于 1980 年 1 月 29 日食入小牛体内的活囊尾蚴。感染后 24 d 出现腹泻（持续 4 d），1 周后出现饥饿性腹痛，每次进餐时开始，持续 20～30 min，感染的 3 个月期间，食欲亢进或减退；感染后 135～140 d，出现持续、严重的迁移性腹痛，之后 6 d 出现严重腹泻，在水样粪便中未见虫卵和孕节。第 135～136 d，出现饭后即刻腹痛，持续 4～5 h。感染后第 143 d 从粪便排出长 326 cm 的链体，未见头节。2 周后患者出现难以忍受的严重腹痛，故用阿的平治疗，排出 1 条长 71 cm，具有头节的虫体（共 347 个节片），但头节未见小钩。

张莉莉等（1995）报道云南地区的亚洲带绦虫病患者均有排节片史,常感肛周不适,或有节片逸出,腹部隐痛等症状。莫兴泽等（2005）在贵州省 9 个有亚洲带绦虫病流行的村寨调查,询问病史3 273人,近期排节片者88人,临床症状以排节片、腹部不适、肛门瘙痒、恶心、腹泻为主。

亚洲带绦虫未见囊尾蚴病的报道。

（二）临床诊断

根据患者来自流行区、有喜食生猪肝及动物内脏的习惯及相应的临床表现,可做出初步诊断。

（三）临床治疗

已报道的驱治亚洲带绦虫的药物有 6 种: 槟榔南瓜子合剂、阿的平、吡喹酮、氯硝柳胺、阿苯达唑、甲苯达唑。其中吡喹酮的疗效最好,阿苯达唑仅有轻度驱虫效果,甲苯咪唑疗效最差。

1. 槟榔南瓜子合剂　槟榔和南瓜子的用法同猪带绦虫的治疗。台湾范秉真教授等于1974—1983 年采用槟榔南瓜子合剂共驱治38 例亚洲带绦虫病患者,在追踪粪检的 34 例患者中治愈33 例（97%）,检获虫体54 条,其中 47 条具有头节,平均每例患者带虫1.6 条。38 例中出现副作用者 7 例,主要表现为头晕、耳鸣、恶心和呕吐。发生昏迷和轻度腹痛1 例。李树林等（2007）认为南瓜子合并槟榔是治疗亚洲绦虫病的首选药物,其排虫率达到100%,平均排虫时间 51 min。

2. 阿的平　为抗疟药。1939 年开始用于带绦虫感染的治疗,作用机制为干扰虫体的吸附活动。用法: 总量 0.8 ～ 1.2 g,分 2 次晨间空腹服用,隔 0.5 h,服用碳酸氢钠 4 g,1.5 h 后服硫酸镁25 g。阿的平易吸收,即使严重腹泻时也是如此。范秉真教授于1992 年采用 0.8、1.0、1.2 g 三种剂量共驱治亚洲带绦虫感染者491 例,追踪粪检 377 例,其中治愈 317 例,治愈率为84%。驱虫451 条,其中有头节者337 条,无头节者 114 条。

3. 吡喹酮　吡喹酮为广谱抗蠕虫新药,对人和各种动物的吸虫及绦虫感染具有高效的驱虫作用,尤其对带绦虫包括亚洲带绦虫的颈部表皮有极快的破坏作用。用法: 驱除绦虫 150 mg,顿服。范秉真等1992 年驱治 31 例亚洲带绦虫感染者,治愈率为 100%。张莉莉等（2005）治疗亚洲无钩绦虫感染者效果观察 817 例,其中服驱绦胶囊治疗 617 例,吡喹酮治疗 200 例,治愈率分别为82.50 %（509/ 617）和 75.00 %（150/ 200）。

4. 氯硝柳胺　氯硝柳胺能抑制绦虫线粒体的氧化磷酸化,干扰其代谢,药物与虫体接触后,头节及其附近节片被破坏,也可能在肠腔内被消化,因此,驱出绦虫时不需寻找头节。该药对亚洲带绦虫有高效,但作用慢。用法: 总量 2 g,早晨空腹分 2 次服下,间隔 30 min,同时加服 3 g 碳酸氢钠,1.5 h后服硫酸镁 25 g（溶于 300 ～ 500 mL 水中）。本药口服吸收极少,有利于在肠腔发挥药效,不良反应少。范秉真教授（1992）报道驱治 19 例亚洲带绦虫感染者,治愈率为 84.2%,驱出成虫 33 条,其中11 条有头节, 22 条无头节,头节排出率为 33%。出现恶心、呕吐、头晕等不良反应 5 例,可能为泻剂所致。

5. 阿苯达唑　又称丙硫咪唑,为广谱高效抗蠕虫药。该药作用于细胞质内微管,使虫体肠管和上皮细胞发生退行性变。本品为驱除肠道线虫的首选药物,但对亚洲带绦虫也有效。范秉真教授（1992）报道,用总量 0.4 ～ 3.6 g,分 1 ～ 3 d 服用,驱治 116 例亚洲带绦虫感染者,治愈率为 19.1%。副作用有头晕、腹部不适、轻微头痛等。

6. 甲苯达唑　甲苯达唑为广谱抗肠虫药,对线虫有高效,对亚洲带绦虫疗效差。范秉真（1986）报道采用甲苯达唑驱治 33 例亚洲带绦虫病患者,治愈率仅为 18%,疗效最差。

五、实验室诊断

（一）病原学诊断

如发现排出的孕节, 根据其形态特点即可确诊。

（二）外周血血象检查

外周血嗜酸性粒细胞的变化与临床表现平行, 感染后 1 个月, 血嗜酸性粒细胞百分比与绝对计数增高, 4 个月达到高峰, 以后逐渐降低, 治疗后, 降至正常水平。

（三）血清学检查

1. 血脂代谢指标检查　在持续腹痛发作期间, 血脂代谢表现异常, 血甘油三酯和 β–脂蛋白增高, 治疗后 1 周恢复正常。

2. 血清抗体滴度（ELISA 法）检查　感染后第 185 天（3 个月）抗体滴度达到高峰, 阿的平治疗 3 个月后, 抗体滴度逐渐降低。孕节抗原的滴度最高, 幼节抗原最低, 成节抗原的抗体滴度在感染期间可增高 8 ～ 16 倍。

3. 谷胱甘肽转移酶（GST）测定　GST 为属特异性抗原, 可作为亚洲带绦虫的辅助诊断方法（黄江等, 2007）。

（四）分子生物学诊断

亚洲带绦虫功能基因组学的研究, 有助于亚洲带绦虫分类、分子诊断。其中成虫 cDNA 文库中筛选出 Arp2/3 基因, 并预测该基因编码蛋白的结构和功能特性, 为亚洲带绦虫的诊断、药物及疫苗研究提供线索（唐保东等, 2007）。rDNA 内转录间隔区 1（rDNA–ITS1）和内转录间隔区 2（rDNA–ITS2）片段为高度变异区, 在种间具有显著差异, 在种内也具有个体差异, 对 ITS1 和 ITS2 序列进行测定, 构建系统发育树, 可用于牛带绦虫与亚洲带绦虫的鉴别（张朝云等, 2006）。亚洲带绦虫 cDNA 文库中识别出一个 RNA 聚合酶亚单位 II 的编码基因, 该基因全长 645 bp, 编码区为 45 ～ 517, 编码 157 个氨基酸, 蛋白质的理化分析表明, 具有较稳定的理化性质, 在原核和真核表达系统及水溶液中的稳定性比较高, 分子进化树比对揭示 RNA 聚合酶亚单位 II 适合作为分子进化的指标。亚洲带绦虫成虫延伸因子–1（EF-1）蛋白的生物学特性也可作为带绦虫的分子诊断。亚洲带绦虫成虫核糖体蛋白 L10a 的全长编码基因全长 698 bp, 编码区为 24 ～ 681, 编码 218 个氨基酸（申萍香, 2007）。DNA 随机扩增多态性 DNA（RAPD）可作为带绦虫鉴别的遗传标记物（Dias AK 等, 2007）。

六、防控措施

（1）治疗患者, 减少传染源。实施积极个案调查（主动监视）和治疗绦虫携带者, 开展健康教育, 使居民了解生食猪肝的危害, 在文化、宗教、教育程度、经济水平、生活习惯和行为等方面提出因地制宜的方案。

（2）加强家畜内脏的检查, 以防病畜内脏流入市场。建立建全严格的肉品质量检疫制度。提倡家畜圈养, 防止人的粪便污染饲料, 提倡使用厕所等。

（3）注射疫苗预防猪、牛的感染。

颚口线虫病主要是由棘颚口线虫［*Gnathostoma spinigerum*(Owen, 1836)］导致的人兽共患寄生虫病。该虫为犬、猫等肉食性动物的常见寄生虫，也寄生于虎、狮、豹等野生食肉动物，其幼虫偶可感染人体引起颚口线虫病(Gnathostomiasis)。

在 1900 年，伦敦大学卫生与热带医学院的蠕虫学家 Leiper 博士偶然在泰国人的皮下肿瘤中发现导致该病的一条小型线虫。Levinsen (1889)命名为"*Cheiracanthus siamensis*"，随后他详细地描述该虫，重新分类为颚口线虫属，并命名为棘颚口线虫(*Gnathostoma siamense*，后又更名为 *G. spinigerum*)。在 1889 年 Levinsen 介绍首例颚口线虫病的临床表现。但早在 1836 年 Owen 在伦敦动物园一例因主动脉破裂死亡的老虎胃壁发现该虫的标本，并描述该虫的形态。但从那时以来，在包括我国在内多个国家的多种哺乳动物体内发现该虫，多见于东南亚地区。人体感染以日本和泰国最为多见，在我国以犬、猫的寄生较为常见，而人体的寄生病例仍罕见。1919 年 Ikegami 在福建厦门又报道由棘颚口线虫引起的一例皮肤匐行疹，1925 年 Morisshita 及 Faust 根据该文的描述和图片，认为该病例可能是颚口线虫幼虫所致。

一、病原学

颚口线虫在动物分类上属于泡翼总科(Physalopteroidea)颚口科(Gnathostomatidae)颚口属(*Gnathostoma*)的一种线虫。

据 Miyazaki(1960)记载，颚口属有 19 种，但他认为其中大多数系以往描述虫种的同种异名，可能成立的只有 7 种，加上后来增加的 3 个新种，共为 10 种。Daensvang(1981)提出已确定的虫种为 10～12 种，其中有 5 种在东南亚国家发现并报道。这 5 种颚口线虫除越南颚口线虫(*Gnathostoma vietnamicum*)的成虫和幼虫寄生于水獭的泌尿系统外，其余种类的雌雄成虫通常都寄居于终末宿主的胃壁内，并导致寄生部位的炎症反应，出现溃疡和纤维组织增生。在我国已发现的颚口线虫为棘颚口线虫(*G. spinigerum*)、刚棘颚口线虫(*G. hispidum*)和杜氏颚口线虫(*G. doloresi*)。三者之间的主要区别是第三期幼虫头球的大小和小钩数目(图 3-26-1，表 3-26-1)。由于最早发现的颚口线虫虫种为棘颚口线虫，因此对该虫种的生物学特性研究较多，以下就是棘颚口线虫为例介绍虫体的生物学特征和颚口线虫病。

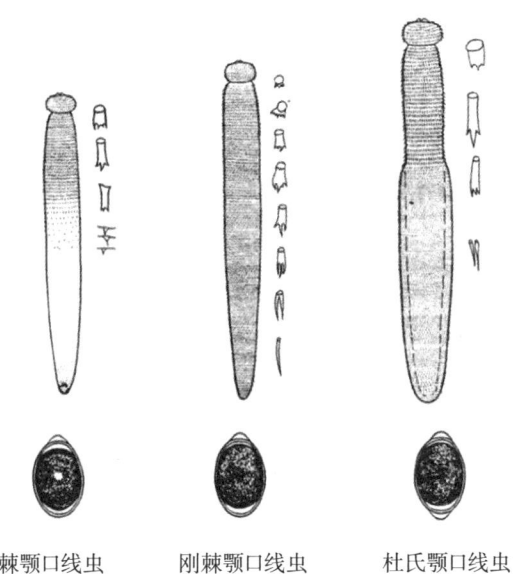

棘颚口线虫　　　刚棘颚口线虫　　　杜氏颚口线虫

图 3-26-1　三种颚口线虫雌虫和虫卵形态的比较

表 3-26-1　颚口线虫第三期幼虫头球的大小和小钩数目比较

特征 虫种	虫体头球的大小	虫体头球小钩排数和数目			
		1	2	3	4
棘颚口线虫	(0.094±0.032) mm×(0.187±0.060) mm	43.3	46.0	48.5	52.7
刚棘颚口线虫	(0.113±0.051) mm×(0.176±0.050) mm	38.3	40.5	41.8	46.0
杜氏颚口线虫	(0.062±0.011) mm×(0.150±0.029) mm	38.3 (2.1)	37.9 (1.9)	35.6 (2.2)	35.7 (2.2)
日本颚口线虫*	(0.074±0.210) mm×(0.145±0.046) mm	37.0 (35～38)	37.1 (37～41)	41.0 (40～43)	

注: 日本颚口线虫 * 为 G.nipponicum。

(一)形态

1.成虫　较粗大,圆柱形,两端略向腹面弯曲,活时为鲜红色,略透明。雄虫长 11～25 mm,雌虫长 25～54 mm。虫体前端膨大成球形的头部,上有 8 圈前后排列的小倒钩。顶部中央有口,口周有 1 对肥厚的唇。颈部狭窄。头部与尾部均弯向腹面,以尾部弯曲更为明显。体表前半部和近尾端有很多体棘,体后半部体棘消失。虫体前部的体棘较小,短而宽,后端呈锯齿状;随后的体棘增长,同时分裂成三齿状,中间者较两侧略长,数目较多;至虫体中部体棘数目减少,后半部基本无棘,仅在尾端,尤其是腹面,有很微细的小棘,呈单尖状。虫体各部位体棘的形态、大小差别在分类上有重要意义。

虫体消化道由食道、肠及小锥形的直肠构成。食管长可达虫体长度之半,食管两旁的两对颈囊各有管道通出,双双汇合开口于唇部。

雄虫末端膨大成假交合伞,有 4 对有柄乳突,交合刺 1 对,不等长,左 0.9～2.1 mm,右 0.4～

0.5 mm。雄虫的泄殖孔周围有一"Y"形无棘区,泄殖孔后有一、二列弧形排列的微棘。雌虫阴门位于虫体中部略后,阴道较长。

2.虫卵　椭圆形,在雌虫子宫内的虫卵无色透明,落入宿主肠腔后被染成黄色和棕色。卵壳表面粗糙不平,呈颗粒状,一端有帽状透明塞,卵内含1～2个细胞,大小为(62～79)μm×(36～42)μm,平均为69.3 μm×38.5 μm。见图3-26-2。

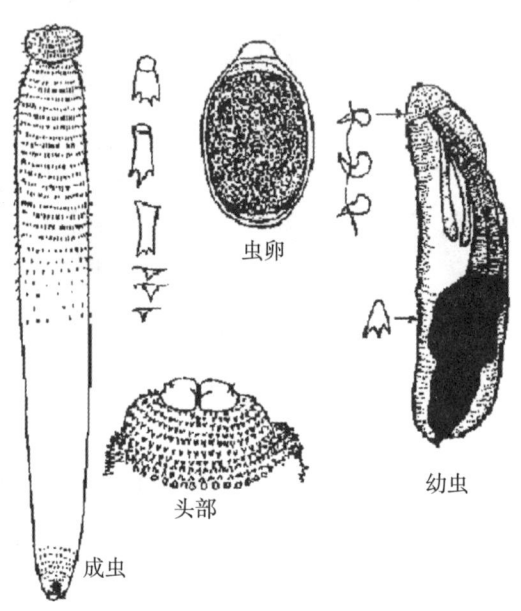

图3-26-2　棘颚口线虫的成虫、幼虫和虫卵图

3.第二期幼虫　长度为0.3～0.5 mm,全身被有微小体棘,球状的头部上有4环排的小钩,每环平均小钩数目前向后分别为43.2、44.8、46.7和52.3个,这些数目在鉴定虫种时有重要意义。

4.第三期幼虫　长2.59～3.14 mm,也可达4 mm,球状的头部上也有4环排小钩,其数目和形状同样有重要的鉴别意义。在大多数标本,每环排的小钩数均在40个以上,越往后列则数目逐渐增多,平均数为44.3、47.3、49.6和52.0个,几乎与第二期幼虫一致。小钩基部椭圆形,第一环排和第四环排的小钩较其他两环排的略小。幼虫全体被有200列以上的单齿皮棘,体前部的棘长10 μm,排列紧密,往后逐渐变小、变稀,长度仅2 μm,易被忽视。幼虫体内有4个肌质的管状颈囊,各自开口于头球内的气室中,内含浆液,这4个构造对头球的膨胀和收缩似有重要作用。食管分为肌性和腺性两部分,后者进一步分为1个背腺和2个亚腺,它们的导管在腺性部前缘附近开口于食管腔内。幼虫含有血红色的体腔液,这种颜色来自液体内的氧化血红蛋白,在恒温动物体内寄生的要比在变温动物体内寄生的深得多。

棘颚口线虫的第三期幼虫扫描电镜观察(Anantaphruti等,1982)显示,虫体头球具1对唇,每唇各具1对唇乳突和1个位于唇乳突之间的头感器。头球的第一、二环小钩侧面观呈矩形,而第三、四环的侧面呈三角形。两个颈乳突的位置在7～8列至14～15列体棘之间。在身体后半部则可见1对在光镜下未能观察到的体乳突(图3-26-3)。Han等(2003)对采集于韩国的蛇体内的日本颚口线虫(Gnathostoma nipponicum)第三期幼虫进行扫描电镜观察,显示虫体的头球前端有一对唇瓣,而每一唇瓣有2个唇乳头和1个头感器。头球仅有3排小钩,每排小钩数由前向后递增分别为36、38、43个。幼虫全身披有细小的表皮单齿,总数为213～232个,组成横向的条纹。两对颈乳头位于第8、第12横向的条纹之间。一对体乳头在虫体前三分之一的侧面。一对尾感器在体末端。日本颚口线虫的第三期幼虫与其他颚口线虫种类具有独特的形态特征(表3-26-1)。

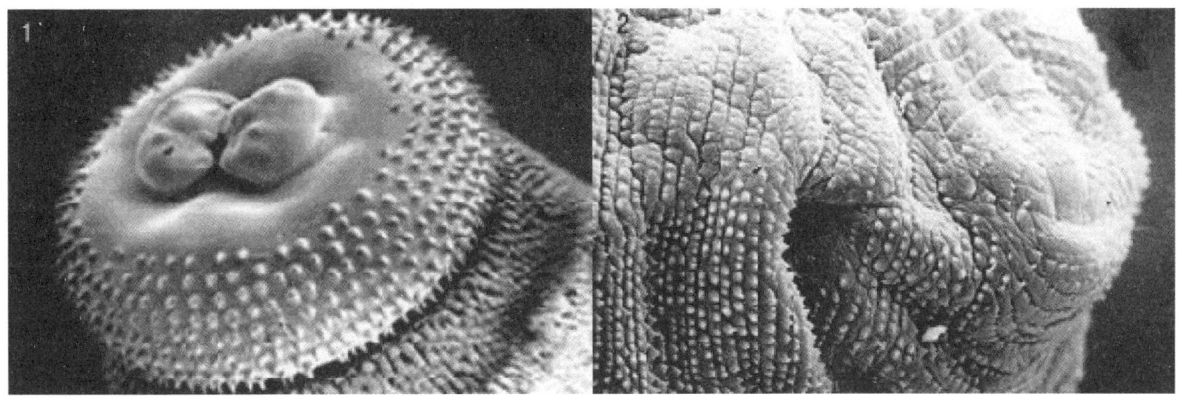

1. 虫体前端的头球；2. 虫体后端的体棘

图 3-26-3　棘颚口线虫雌虫的头、尾端的扫描电镜观察

(二)生活史

颚口线虫在生长、发育过程中,需要两个中间宿主和一个终末宿主。终末宿主为犬、猫或虎、豹等食肉动物,有报道猪可为刚棘颚口线虫、日本颚口线虫的终末宿主或转续宿主；第一中间宿主是剑水蚤,在我国已证明作为第一中间宿主的剑水蚤有6种。如刘氏中剑水蚤(*Mesocylops leucharti*)、锯缘真剑水蚤(*Eucyclops serrulatus*)、英勇剑水蚤(*Cyclops strenus*)、近邻剑水蚤(*Cyclops vicinus*)、短角异剑水蚤(*Apocyclep royi*)和台湾温剑水蚤(*Thermocy lops taihokuensis*)等；第二中间宿主为淡水鱼,如乌鳢(*Ophicephalus argus*)、泥鳅(*Misgurnus anguillicaudatus*)等。在我国动物棘颚口线虫病严重流行的江苏洪泽湖地区,发现有14种经济鱼类自然感染本虫,以乌鳢、黄鳝(*Monopterus albus*)、鳜鱼(*Siniperca churatis*)、黄颡鱼(*Pseudobagrus fulvidraco*)、沙鳢(*Odontobutis obscurus*)感染最严重,感染率可为35.5% ~ 69.4%,乌鳢和黄鳝的感染度分别为平均每尾鱼含虫13.7条和30.9条。鱼、蛙、蛇、鸟、鸡、鸭和黄鼬等也可作为第二中间宿主,美国蝲蛄、蟹、蛙、蛇、鸡、鸭、鸟、鼠、猪及灵长类动物等可作为棘颚口线虫的转续宿主,幼虫在它们体内一般不发育,停留在第三期幼虫阶段。

成虫寄生于终末宿主胃壁的肿块中。受精虫卵产生后随宿主粪便排出体外。在27 ~ 31 ℃水中,经过5 d发育成为含有第一期幼虫的卵,经7 d后卵内孵出幼虫。第一期幼虫带有鞘膜,长约0.3 mm,它在水中活泼运动。第一期幼虫如被第一中间宿主剑水蚤吞食后,在消化道内脱鞘,钻进宿主胃壁并进入体腔,经7 ~ 10 d发育为第二期幼虫。当含有第二期成熟幼虫的剑水蚤被第二中间宿主淡水鱼等吞食后,幼虫穿过后者的胃壁,大部分移行至肌肉,一个月后发育为第三期幼虫,两个月后虫体被纤维膜包围成囊,虫囊直径约1 mm。当终末宿主犬、猫等动物吞食被感染的第二中间宿主,如鱼类或转续宿主后,第三期幼虫在胃内脱囊,穿过肠壁进入腹腔。进入肝脏,然后游移于肌肉或结缔组织间,逐渐长大,至将近成熟时,虫体再进入胃壁,到达黏膜下形成特殊的肿块,发育为成虫。每个宿主通常仅有一个这样的肿块,少数也可有两个或更多,在肿块中常有一至数条虫寄生。典型的肿块具有洞穴,由一个小孔与胃腔相通。成虫寄居在洞穴内,以虫体的前端钻入增厚的胃壁,产下的虫卵通过小孔排入胃腔。宿主受染后经100多天,即可在其粪便中出现虫卵(图3-26-4)。

除以上感染方式外,终末宿主还可由活跃的第三期幼虫穿透皮肤,或经胎盘和口腔被感染。与人感染关系最为密切的鳢属 (*Ophiocephalus*) 淡水鱼, 无论在日本或泰国感染都是很严重的。在我国此属淡水鱼感染率亦高, 幼虫进入鱼体后情况与日本的不同, 多在肝脏寄居, 在肌肉中很少发现。Daengsvang (1971) 用胃管将第三期早期幼虫灌入灵长类体内, 仅 0.4% ～ 3.1% 的幼虫在灵长类的不同器官内发育为第三期晚期幼虫, 并且成囊者占大多数。用第三期晚期幼虫喂给 8 只灵长类动物, 13% ～ 43% 的幼虫在 7 只动物的不同器官内发现, 除虫体的体积略为增大外, 形态上无进一步发育。因此认为灵长类即可作为第二中间宿主, 也可作为转续宿主。Daengsvang (1976) 还观察到自由活动的第三期幼虫和剑水蚤体内发育成熟的第二期幼虫, 在 26 ℃下分别可对脊椎动物保持感染力 4 d 和 16 d, 认为灵长类可由于饮用含有第二期幼虫的剑水蚤的生水而得到感染。人并非本虫的适宜宿主, 从人体取得的虫子绝大多数为幼虫或性未成熟的成虫。幼虫在人体内的移行可持续多年, 成虫寿命可在 10 年以上。

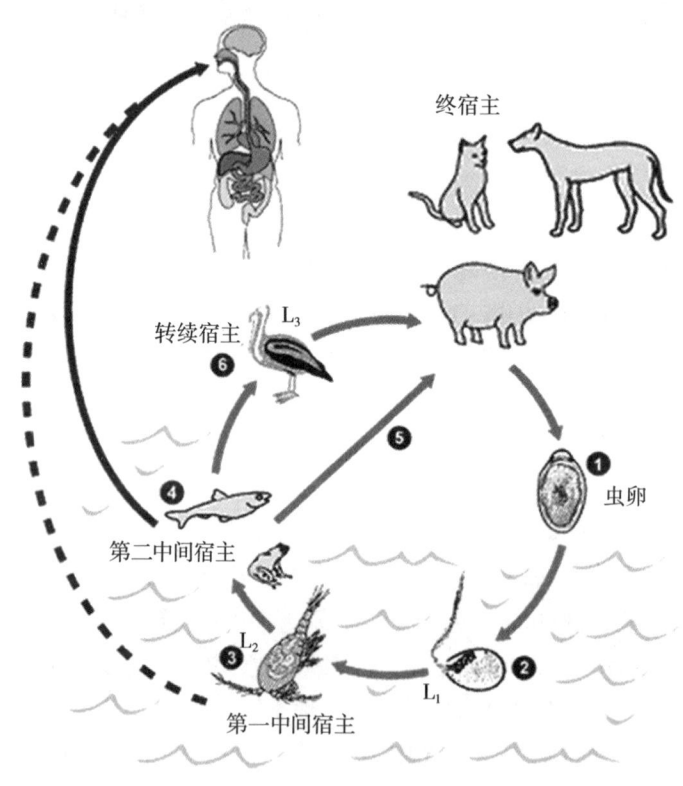

图 3-26-4　颚口线虫的生活史

二、流行病学

　　颚口线虫病主要分布于亚洲和南美洲的一些国家, 包括日本、中国、泰国、柬埔寨、越南、马来西亚、印度尼西亚、菲律宾、印度、孟加拉国、巴基斯坦、墨西哥、厄瓜多尔等。以日本、泰国感染最为严重, 可能与这两国人皆有食生鱼的嗜好有关。日本人不仅在国内感染多, 侨居热带或亚热带地区的日本人也往往有感染者。在日本某些地区, 乌鳢的感染率可高达 80.4% (1 002/1 246), 人的感染率可占全人口的 3.2% (1 264/39 091), 而文献报道的病例以泰国居首位。在墨西哥、厄瓜多尔和喀麦隆也有此虫的人体病例。此外, 澳大利亚也早有病例报道。

(一)感染的途径和方式

人体感染颚口线虫的主要途径是经口感染,但也有从皮肤侵入或经胎盘传播的病例报道。感染第三期幼虫后,主要表现为幼虫移行症,虫体在人体内移行窜扰,因而患者临床表现复杂多样,依累及的部位不同而异。在人体颚口线虫病流行的日本和泰国,人体感染本病大多因吃未煮熟的含有颚口线虫第三期幼虫的鱼、鸡肉,也有生食鱼、鸡、鸭和猪肉而感染的,颚口线虫的幼虫在煮熟的肉中不能存活。在我国江苏洪泽湖区淡水鱼感染严重,当地居民又有"快炒乌鱼片"的饮食习惯,因此对该地区个体感染情况应密切加以注意。我国目前已报道约40余例,感染的趋势是女性多于男性。主要因生食淡水鱼而感染,其中一例因吞食活泥鳅而受染,也有因捉鱼烧、烤吃而得病者。对广东五华县棘颚口线虫幼虫感染的调查也显示,与患者喜欢吃"鱼生"的习惯有关,而且当地的群众亦普遍喜吃"鱼生",推测当地人群中一定有本虫的感染者。当前,社会经济的迅速发展,饮食习惯的改变,容易引发食源性寄生虫病,是一个值得重视的问题。

(二)中间宿主和转续宿主

颚口线虫的成虫寄生于狗、猫或野生猫科动物的胃黏膜。虫卵随粪排出,入水发育为幼虫,幼虫被第一中间宿主剑水蚤吞食,发育为第二期幼虫,第二中间宿主淡水鱼、蛙、蛇等吞食剑水蚤后,第二期幼虫在第二中间宿主的肌肉组织中发育为具感染性的第三期幼虫,这一期幼虫对猫、犬等终末宿主和人即具有了感染性。鸡、鸭、猪等动物食入第二中间宿主也会成为感染性幼虫的携带宿主或转续宿主。对颚口线虫生活史的主要环节都需进行调查。剑水蚤是一种分布广泛的节肢动物,为常见的淡水桡足类节肢动物,作为颚口线虫的第一中间宿主。在当地采集的剑水蚤体内有棘颚口线虫第二期幼虫寄生。剑水蚤感染的存在为该虫完成生活史及感染人体创造了条件。亦有研究表明,喝生水误食剑水蚤也可能造成棘颚口线虫的感染。Rojekittikhun 等(2000)报道在泰国有47种鱼、青蛙、爬行动物、鸟和哺乳动物为棘颚口线虫的第二中间宿主和(或)转续宿主。当然,鱼是最适宜第二中间宿主和(或)转续宿主,具有高的感染率和感染度。

林秀敏等(1991)报道棘颚口线虫的感染率和感染度,黄鳝远高于泥鳅和鲤鱼等其他鱼类,在广东五华县的流行病学调查也得到了相似的结果。且从结果可见,肝脏第三期幼虫的检出率高于肌肉,说明受检部位不同会影响检查结果。"鱼生"是五华县当地人的美食,而生食淡水鱼是感染棘颚口线虫的主要原因之一。但对市场出售的当地制作鱼生的鱼种———一种鲤鱼进行的检查却未能发现该寄生虫,原因可能是:①目前当地市场出售的鲤鱼多为用饲料人工喂养,生长周期缩短,因此感染棘颚口线虫的概率较低。②调查数量不够。③当地市场出售的鲤鱼多由邻近的丰顺县输入,而检查的泥鳅和黄鳝均为当地人在野外捕捉,可见寄生虫感染率较高。当地野生鱼的棘颚口线虫感染情况如何,值得进一步调查了解。调查还发现,泥鳅中一种寄生性线虫的感染率高达64%。用此种泥鳅饲喂大鼠进行动物感染实验,结果显示:①其对大鼠有感染性。②由于大鼠不是其适宜的终末宿主,故在大鼠体内不能发育至成熟,但可引起内脏幼虫移行症。由于当地人喜欢食用油炸泥鳅,如果加工过程中,加热时间不够,使泥鳅未熟透,部分寄生虫没有被杀死,食用后有可能造成感染,如果人的大脑受到累及,将造成严重后果。

对广东省五华县农村的猫、犬的检查结果显示,在猫粪便中发现棘颚口线虫虫卵,而在犬粪便和犬胃中均未能检出该虫,提示猫可能是当地棘颚口线虫的主要终末宿主和传染源。另外,对于猫粪便中棘颚口线虫卵的检查表明,饱和盐水浮聚法检出率明显高于直接涂片法。这主要是因为前者取材量较大的缘故,同时由于视野较为干净,镜检时节省时间,因此认为饱和盐水浮聚法是一种较好的肠道寄生虫卵的检查方法,特别是对于线虫卵。五华县位于广东东部,属亚热带气候,自然环境适合寄生虫滋生;而当地民众亦普遍喜吃"鱼生",具备棘颚口线虫流行的必要条件。尽管与林秀敏等报道的结果相比,五华县的鱼类和猫棘颚口线虫的感染属于较低水平,但其对人体健康的威胁,仍值得关注。

三、病理学

人体为本虫的非适宜宿主,除极个别病例外,从人体病变部位手术取得的虫体大多为第三期幼虫或未完全性成熟的童虫。在人体内的寄生方式可分为静止型和移行型两种,无论是移行期幼虫或童虫对宿主机体所致损害的部位都极为广泛,可引起多器官和组织的损伤。

人体因进食未烹熟或生食含感染性第三期幼虫的鱼、蛙、蛇肉等而被感染;其次生食泥鳅、猪肉、鸡肉等也可被感染;偶接触以上含第三期幼虫动物的动物肉类,虫体可经皮肤侵入而感染。幼虫侵入人体后移行于皮肤或皮下组织形成皮肤型颚口线虫病;移行至内脏由于幼虫机械性或毒素刺激与过敏反应可致急性阑尾炎、膀胱炎、胸膜炎等内脏型颚口线虫病。另外幼虫侵入眼、脑、脊髓引起相应部位如眼前房、神经系统的病变。

虫体在组织中移行可能与虫体的某些结构有关。头球上的小钩及体表的皮棘均有利于虫体在组织中钻凿移行,头球与虫体主体部交界处表皮的套筒式装置便于虫体在钻探组织时做伸缩运动,最前端的唇瓣推测具有吸吮功能;在虫体侵入的局部组织和器官,出现由虫体的机械性运动对组织的损伤外,大多是由虫体分泌的毒素引起的毒性损害和免疫病理反应,也有利于虫体移行。研究证明这些毒素是由虫体的食管分泌的,包含多种因子,如类乙酰胆碱、透明质酸酶和蛋白水解酶等物质。病变部位有明显的组织炎症反应,大量嗜酸性粒细胞浸润。Baquera 等(1998)对 49 例颚口线虫幼虫移行性皮炎进行组织病理学检查,认为颚口线虫病的组织病理变化有三种类型:①组织病理变化不明显的低反应性。②从真皮层到皮下脂肪组织间,出现嗜酸性粒细胞、淋巴细胞和少量肥大细胞浸润的中度反应。③肿胀性炎症反应,伴随组织坏死、血管损伤和肉芽肿病变,血管病变为嗜酸性脉管炎。

虫体停留在某一部位寄生,即可在该处形成脓肿或以脓肿为中心的硬结节,常见于胸、腹、咽、面、耳、眼前房等部位。病灶局部有大量嗜酸性粒细胞、浆细胞及中性粒细胞浸润。虫体也可移行于皮肤的表面和真皮之间或皮下组织,形成"隧道",即皮肤幼虫移行症,产生匐行疹或间歇出现皮下游走性肿块,局部皮肤表面稍红,有时有水肿,疼痛一般不明显,可有痒感。虫体也可在消化、呼吸、泌尿、神经等系统内移行,引起内脏幼虫移行症,临床表现随不同寄生部位而异。如进入脊髓及脑可引起嗜酸性粒细胞增多性脑脊髓炎,后果严重,甚至死亡。临床表现有严重的神经根痛、四肢麻痹、突发的嗜睡至深度昏迷,脑脊液大多为血性或黄色。此外,还曾有随尿或痰排出虫体,或咳嗽时咳出虫体的报道。

四、临床学

(一)临床表现

人体颚口线虫病一般分为皮肤移行型和内脏移行型两种,但常见患者皆为皮肤型。皮肤型幼虫移行症可见于胸膜、四肢和脸部的皮肤。其症状和体征是皮肤出现间歇性、大小不一的移行肿胀,手压不陷,持续时间 1～2 周,少数病例出现线状匐行疹;肿块及其周围出现炎症反应;发痒或刺激性疼痛。内脏型幼虫移行症可发生在各内脏器官,包括肺、气管、咽、喉、胃肠道等。另外也可寄生于眼、脑和脊髓等,出现眼和神经系统的症状和体征,如眼感染后,出现眼部肿胀、眼压增高、葡萄膜和(或)视网膜炎、玻璃体出血，最终可导致失明；神经系统病变包括头痛、脊神经根炎、运动敏感性缺陷、意识反应降低，可引起瘫痪、昏迷甚至死亡。因此颚口线虫病的症状随寄生部位而异。根据目前的报道，虫体常侵犯的部位依次为皮下、肺、胃、胆道、眼和中枢神经系统等。检获虫体是确诊本病的关键，曾有虫体随尿和痰液排出的报道，但多数为经手术检获。由于人不是本虫的适宜宿主，除个别病例外，所见的虫体多为第三期幼虫或未性成熟的童虫。

1. 皮肤型幼虫移行症　人体感染颚口线虫后，虫体在消化道内穿过胃、肠壁，进入腹腔；或经血液循环到全身各组织、器官，进入肌肉或皮肤，导致组织病变。幼虫入侵后 3 ～ 4 周，有时在数月后，患者开始有食欲减退、恶心、呕吐，尤其是上腹部疼痛等早期的症状。这时要明确诊断是困难的。人并非本虫的适宜宿主，在人体内一般不能发育成熟为成虫。虫体窜游的特性，在皮肤的表皮和真皮之间或皮下组织内形成"隧道"，导致皮肤幼虫移行症（图 3-26-5）。

据资料统计，我国感染颚口线虫病例，绝大多数为第三期幼虫或未性成熟的童虫，造成人体的损害主要是皮下脓肿、结节和皮肤型幼虫移行症。全身四肢多出现移行性肿块，局部皮肤有红肿、疼痛和瘙痒感（图 3-26-5）。当虫体近于体表时，可出现皮下硬结、线状疹或匐形疹，患者不发热。如继发细菌感染，也可形成脓肿，此时患者出现发热等全身症状。皮肤型颚口线虫病患者一般身体健康，但外周血嗜酸性粒细胞增高，增高 10% ～ 70%，平均数为 1 546 个 /mm³（范围 398 ～ 3 245 个 /mm³）。国内报道皮肤型颚口线虫患者胸部有弯曲的线状红斑，行末端皮肤切除术，病理切片见嗜酸性粒细胞浸润，未见虫体。切除后第 2 天，患者又出现红色线状皮症，并见尖顶状突起，挑破皮肤见一针头大小、似虫体的小黑点，取出送检。显微镜观察、鉴定：虫体长 2.74 mm，前部头球上有 4 环小钩排列，口周有一对肉质唇，每环头钩数自前向后排列，虫体体表有横纹及被有侧棘，单齿皮棘 200 列以上，有 4 个肌质的管状颈囊，各自开口于头球的气室中。与文献记载的虫体对照，确认本病病原体为棘颚口线虫第一期幼虫。

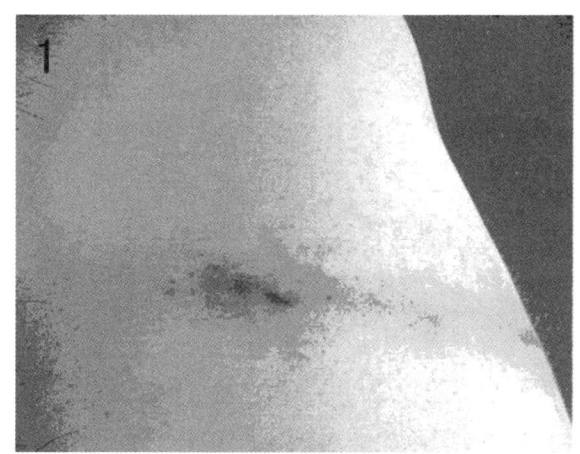 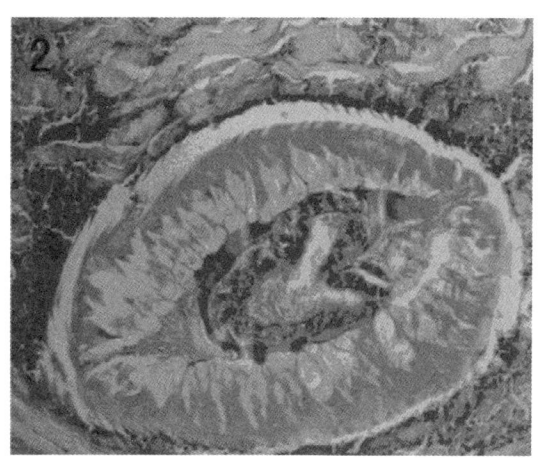

1. 红色线状皮症 ；2. 病理切片中的虫体

图 3-26-5　棘颚口线虫第三期幼虫所致皮肤型移行症

2. 内脏型幼虫移行症　一般情况下，人体感染颚口线虫第三期幼虫后，幼虫大多在皮下或内脏移行，且虫体短小，形成这种现象的原因，可能是虫体到达其他组织后很难回到胃壁，而其他组织器官不能提供虫体发育的某些必要条件，因此发育不良。但就算在胃壁定居生长，除虫体较大外，不能达到性成熟，表明人体非本虫适宜的终末宿主。虫体寄生或栖息的组织或器官，包括肺、气管、胃肠道、肝脏、尿道、子宫等。其临床表现随虫体寄生不同部位而异,一般损伤部位常出现急性和慢性炎症,有大量嗜酸性粒细胞、中性粒细胞、淋巴细胞和浆细胞浸润;也常并发出血、组织坏死和纤维化、肉芽肿形成等,甚至在内脏,如结肠壁上形成类似恶性肿瘤样的肿块,外科手术切除肿块,病理学检测可见嗜酸性肉芽肿和嗜酸性脓肿的病理改变。

3. 其他　除皮肤型、内脏型幼虫移行症外,颚口线虫的幼虫可侵入眼、脑和脊髓,寄生于眼可引起失明。Baquera-Heredia(2002)报道墨西哥 42 岁的女性患者,4 年来脸部肿痛、瘙痒,眼睑水肿伴有眼结膜损伤的红斑。眼部检查显示,在眼前房有一活动的虫体,随后手术检获虫体,经光镜、电镜观察,鉴定为颚口线虫第三期幼虫。如侵入脑、脊髓导致嗜酸性粒细胞增多性脑脊髓炎,患者可出现头痛、意识和反应降低,昏迷甚至死亡的严重病变。检查患者脑脊液嗜酸性粒细胞计数＞10 个/mL 或分类计数在 10% 以上。

(二)临床诊断

根据患者的流行病学史、临床症状和体征进行临床初步诊断,确诊需进行实验室诊断。

(三)临床治疗

由于尚无特效药物,所以临床常用外科手术方法和(或)抗线虫病药物治疗。

1. 外科手术治疗　对于皮肤幼虫移行症的患者,治疗以外科手术摘除幼虫为主,一般手术治疗预后较好。但手术需注意检获虫体,因虫体在皮下移行速度较快,可切除虫体栖息处皮肤的病变组织,检获幼虫以达到治愈的目的,但一般在手术后,服用驱除肠道线虫药物以巩固治疗效果,预防复发。

2. 药物治疗　药物治疗颚口线虫病有一定疗效,近年来报告较多的主要用于驱除肠道线虫的药物有噻苯咪唑、阿苯达唑、甲苯咪唑或依维菌素。Sukontason 等(2000)采用体外试验,以扫描电镜观察阿苯达唑对棘颚口线虫第三期幼虫的作用,结果显示药物作用后虫体颈部和体部的形态有改变,活动迟缓,但无一幼虫死亡,因此认为阿苯达唑不能控制棘颚口线虫病的急性症状。而 Nontasut 等(2000)以单剂量依维菌素治疗 21 例颚口线虫病皮肤型幼虫移行症患者,成人使用 12 mg/kg 体重;2～14 岁的儿童使用 6 mg/kg 体重;另外,用同样剂量的阿苯达唑治疗 49 例患者作比较,结果显示治愈率分别为 95.0% 和 93.8%,两种药物对颚口线虫皮肤型幼虫移行症患者治愈率几乎相同。

五、实验室诊断

自可疑病变组织中检出虫体是最可靠的确诊方法。对无明显体表损害的可疑患者,可结合其有无生吃或半生吃颚口线虫第二中间宿主或转续宿主的病史,应用皮内试验、血清沉淀反应、尿沉淀反应、对流免疫电泳试验、间接荧光抗体试验和酶联免疫吸附试验等做辅助诊断。因此患者的流行病史,如到过颚口线虫病流行区或来自本病的流行地,有生吃或半生吃本虫第二中间宿主或转续宿主等病史,具有本病的临床症状或体征时,应考虑本病并做进一步的检查。

(一)病原学检查

人体感染颚口线虫时,病原学诊断有时是困难的。因做病原学诊断需根据检获的虫体,而外科手术检出虫体多为未成熟的虫体,即第二、三期幼虫,且检虫率低;需对检获虫体依据虫种的形态特征进行鉴定,才能作出诊断,如检获虫体不完整,就难以作出诊断。另外,对非移行型的局部皮肤感染性肿块,需注意与局部皮肤的细菌性感染病变、钩蚴性皮炎和皮肤蝇蛆病等进行鉴别。对移行型的皮肤肿块也需与皮下型并殖吸虫病、裂头蚴病等相鉴别。国内陈清泉 (1992) 报道对棘颚口线虫、刚棘颚口线虫和杜氏颚口线虫的第三期幼虫进行形态比较观察，认为虫体头部 4 排小钩的数目和形态、颈乳突和排泄孔的位置、体棘的环数是鉴别虫种的重要依据。Akahane (1986) 应用组织学方法研究棘颚口线虫、刚棘颚口线虫和杜氏颚口线虫第三期幼虫肠上皮细胞的形态，发现这几种颚口线虫的肠上皮细胞核数目有显著不同，认为其可作为鉴定虫种的依据。林秀敏等 (1995) 也比较了我国 3 种颚口线虫的第三期幼虫肠上皮细胞核数目，发现棘颚口线虫肠上皮细胞有 3～7 个核，杜氏颚口线虫多数为两个核，刚棘颚口线虫肠上皮细胞大多有 1 个明显的核，进一步证实此法具有临床诊断和鉴别诊断虫种的价值。李小敏 (2003) 报道在一患者的痰液中有活动虫体，检获虫体肉眼观虫体为灰褐色，长度约 12 mm；压片镜下可见头部球形，有 4 环小钩；前端可见突出的唇瓣，颈部狭窄；尾部钝，末端可见乳突。虫体外被体棘，呈单齿状，环状排列；前端和后端体棘较长，中段体棘较短。鉴定该虫为棘额口线虫的未成熟虫体。

(二) 免疫诊断

当前对颚口线虫病的病原诊断还存在一定的困难，因为不是所有的皮肤型患者都能取出虫体，而内脏型颚口线虫病大多数是幼虫寄生所致，目前还没有专一的诊断方法，因此常用免疫诊断技术，作为实验诊断的重要手段。

1. 皮内试验　Miyazaki (1960) 使用 1：5 000 棘颚口线虫或杜氏颚口线幼虫或成虫抗原的生理盐水溶液作皮内试验，皮下注射 0.05 mL 后 15 min 观察反应，丘疹直径超过 10 mm 以上，外周有红晕者为阳性。Tada (1966) 用日本颚口线虫成虫抗原作皮内试验，肿块出现在 6 个月内者检出率为 64.8%（11/17），在 6 个月以上者为 90.2%（37/41）。该试验与多种线虫有交叉反应，假阳性率为 6.4%，但与并殖吸虫病、2 例曼氏裂头蚴皮下感染和 1 例异形吸虫病不起反应。

2. 酶联免疫吸附试验 (ELISA)　以感染动物体内检获的棘颚口线虫成虫和第三期幼虫制备粗抗原，检测 IgG 抗体，但存在交叉反应。Nuchprayoon 等 (2003) 评价用抗棘颚口线虫第三期幼虫 IgG 亚单位诊断 43 例颚口线虫病的敏感性和特异性。大多数颚口线虫病患者的嗜酸性粒细胞增多，检测抗棘颚口线虫第三期幼虫的 IgG1 有高度敏感性 (98%)，而 IgG2 有高度的特异性 (88%)。ELISA 检测抗棘颚口线虫第三期幼虫的 IgG1 为实验室筛选试验，而测 IgG2 将能明确诊断。Ikadai 等 (2003) 制备抗日本颚口线虫第三期幼虫的单克隆抗体，将获得的 6 个单抗 (Gn2C3、Gn2H3、Gn4C3、Gn4E9、GnSH1 和 Gn10B7) 用于 ELISA 试验。Gn4E9 和 GnSH1 似乎为特异性，与异尖属虫种、犬恶丝虫、美丽筒线虫、犬弓首蛔虫、狐毛首线虫、后殖吸虫或迭宫绦虫等未产生交叉反应。免疫组化显示 Gn2C3、Gn4E9 和 Gn5H1 与虫体的食管、表皮、肌肉和颈囊产生强反应；Gn4C3 和 Gn10B7 与表皮、肌肉、食管、肠管及 AdL3 的颈囊起反应。免疫印迹分析表明，Gn2C3、Gn4E9 和 GnSH1 与 60 kD、53 kD、46 kD 和 41 kD 蛋白产生反应；Gn4C3 与日本颚口线虫第三期幼虫蛋白 (> 42 kD) 反应。这些实验结果为颚口线虫病的免疫诊断方法、评价诊断抗原提供理论依据。

3. 影像学检查　Sawanyawisuth 等 (2004) 对 2 例脑脊髓颚口线虫病的磁共振图像显示，脊髓扩张，而且在脊髓灰、白质区出现高强度的弥散区。脑的磁共振图像显示出血道，为弥散的脑内深部出血，白质区损伤伴有结节状增加。上述磁共振图像可结合血清学诊断结果以了解病变部位和损伤程度。

六、防控措施

　　预防颚口线虫病主要在于不食生的或半生的鱼类及鸡、鸭、蛙等中间宿主或转续宿主的肉。近年来，随着生活水平的提高，城乡居民的饮食习惯发生了较大变化，一些人常吃"鱼生"、龙虾、醉蟹、蛇、蛙肉等，这些佳肴烹调时多数不加温或稍加温，如凉拌生食、烧烤、涮等，往往不能将可能寄生在其体内的虫体杀灭，食入后很容易感染本虫。因此，该病的发病率呈逐年增长的态势，在先后诊治的10多例棘颚口线虫患者中，均有在酒宴上吃"鱼生"或其他生食的历史。因此，要加强公共卫生的教育和宣传，在流行区，使人们自觉做到不吃"鱼生"和其他未熟食品。另一方面，加强防疫检查的力度，对于制作"鱼生"的各种鱼类，应严格要求，不能随便在自由市场购置，这样才能有效预防本病的发生。

　　治疗见本病的"临床学"。

第二十七章 恶丝虫病

恶丝虫病（Dirofilariasis）是由恶丝虫属（*Dirofilaria*）丝虫引起的人兽共患寄生虫病。人不是恶丝虫的适宜宿主，但当人被含有恶丝虫感染期幼虫的蚊虫叮咬后，亦可受到感染，引起人体恶丝虫病。

虽然有多种恶丝虫可引起恶丝虫病，尤其是被称为"狗心脏虫"的犬恶丝虫，但近年来人们才认识到其对人体和动物健康的危害性，在美国尤其如此。像其他人兽共患蠕虫病一样，在多数国家病例报道的增多可能与诊断技术的进步有关，但其他因素，如生活方式的改变，也可能起主要作用。如在美国的一些地区，犬的数量已明显增多，而美国人又喜欢户外活动和娱乐，因此增加了接触犬恶丝虫的传播媒介蚊虫的机会。除美国外，犬只群数量的明显增多也见于日本和澳大利亚。而人体恶丝虫病患者的逐渐增多，则见于美国、加拿大、欧洲、印度、斯里兰卡及波多黎各等国家和地区（崔晶，2002；Theis，2005）。在西班牙西部地区犬的感染率为33%，人群抗犬恶丝虫血清抗体阳性率为21%（Muro 等，1999）。在一些国家，随着淋巴丝虫病被控制和消除，恶丝虫病作为一种新发现的人兽共患丝虫病正日益受到重视。

一、病原学

恶丝虫是恶丝虫属的总称，恶丝虫属（*Dirofilaria*）隶属于有腺纲（Adenophorea）盘尾科（Onchocercidae），约包含有40种虫体，但只有少数几种恶丝虫能感染人体，即犬恶丝虫［*Dirofilaria immitis*（Leidy，1856）］、匍行恶丝虫［*D. repens*（Railliet 等，1911）］、结膜恶丝虫（*D. conjunctivae*）、细薄恶丝虫（*D. tenuis*）和熊恶丝虫（*D. ursi*）等。目前报道的多数人体恶丝虫病是由犬恶丝虫和匍行恶丝虫感染引起的。

结膜恶丝虫的同种异名有"*Filaria conjunctiva*""*Filaria palpebris*""*Filaria inermis*""*Loa extraocularis*"等。在人体恶丝虫病的早期报告中，常将在眼结膜和眼周围皮下发现的恶丝虫称为结膜恶丝虫，但Origel 等（1965）发现结膜恶丝虫和细薄恶丝虫在形态学上并没有什么区别，因此认为以前报道的结膜恶丝虫实际上就是细薄恶丝虫。后人们通过电泳分析证实，结膜恶丝虫为匍行恶丝虫的同种异名。

（一）形态

恶丝虫属虫体细长，呈丝线状。口无唇瓣，头部乳突不明显，食管分前后两段，前段腺性，后段肌性。雄虫有尾翼，有交合刺引带。体表具有数量不等的乳突，乳突的数量、大小、位置是种的分类依据。雌虫卵胎生，外周血液中查到的微丝蚴无鞘膜。成虫寄生于终末宿主的心脏、肺动脉内或皮下组织中。

犬恶丝虫的食管长 1.25 ～ 1.50 mm，食管亦分为前后两段，前段腺性，后段肌性。雄虫（12 ～ 200）×0.8 mm，后端呈螺旋形卷曲，尾部具有小的侧翼，有交合刺引带。虫体尾部有 4 ～ 6 对（通常 5 对）卵圆形乳突，其中 1 对位于肛孔之后，2 对指形乳突位于肛孔的侧后方，3 ～ 4 对小的圆锥形乳突接近于尾尖部，后乳突缺如。具有长短不等的交合刺两根，左侧的交合刺长 0.324 ～ 0.375 mm，末端尖细；右侧的交合刺长 0.190 ～ 0.229 mm，末端较钝。雌虫（250 ～ 310）×1 mm，卵胎生，阴门紧靠食管之后。犬恶丝虫的成虫主要寄生于犬和猫等食肉动物的心脏和肺动脉内（图 3-27-1），微丝蚴无鞘膜，大小为 298.1 μm×7.4 μm，尾部细长，体内除含有体核外，还具有神经环、排泄孔、排泄细胞、生殖细胞、肛孔及尾核。微丝蚴存在于宿主的外周血液中。

（二）生活史

犬恶丝虫主要引起肺部恶丝虫病，而匍行恶丝虫则主要引起皮下恶丝虫病，两者均呈世界性分布。

1. 犬恶丝虫　犬恶丝虫成虫寄生于终末宿主的右心和肺动脉内，主要寄生于犬，但也可寄生于猫、狐、狼等食肉动物体内。雌成虫在心脏和肺动脉内产微丝蚴并随血液循环分布到身体各部。在外周血液中 24 h 均可查到微丝蚴，但在夜间较多，具有夜现周期性，但没有班氏丝虫微丝蚴的夜现周期性明显。从幼丝虫感染终末宿主至外周血液中发现微丝蚴需 7 ～ 9 个月，但有人报道感染后 191 ～ 197 d 即可在外周血液中查到微丝蚴。

犬恶丝虫的传播媒介为雌性蚊虫。当蚊虫叮咬宿主吸血时，微丝蚴随血液进入蚊胃，并在蚊胃内停留 24 h，然后移行到马氏管内，在此变短变粗，成为"腊肠期"幼虫。大约在感染后 10 d，蜕皮成为第二期幼虫；感染后第 13 天，开始第 2 次蜕皮，继续发育，至感染后第 17 天发育为具有感染性的第三期幼虫。感染期幼虫钻出马氏管，经血管移行至喙。当蚊虫叮咬新宿主吸血时，幼虫从喙逸出至宿主皮肤上，再经蚊虫叮刺的皮肤伤口进入宿主体内。感染早期，可在食肉动物宿主的皮下肌肉和脂肪组织内发现幼虫，然后幼虫进入静脉，移行到心脏发育为成虫。幼虫在终末宿主体内 8 ～ 9 个月发育成熟，成虫可存活数年。犬恶丝虫幼虫除在蚊体内完成发育外，也可在犬蚤（*Ctenocephalides canis*）、猫蚤（*Ctenocephalides felis*）及人蚤（*Pulex irritans*）体内完成从微丝蚴至感染期幼虫的发育。微丝蚴在蚤体内需要 5 d 发育至感染期幼虫，在蚊体内则需要 10 d（崔晶，2005）。

Hayasaki 等（2003）用 100 ～ 123 条犬恶丝虫第三期幼虫实验感染 4 只杂种雌家猫，结果只有 1 只猫在接种后 201 d 出现了微丝蚴血症，在接种后 237 d 时（外周血中出现足够数量的微丝蚴）每隔 2 h 1 次、连续 24 h 观察外周血中微丝蚴密度的变化，发现 21 时微丝蚴密度最高（1 350 条 /mL 血液），然后逐渐下降，至次日 7 时降至最低（300 条 /mL 血液）；尸检发现该猫体内有 10 条活成虫（3 条雄虫、7 条雌虫），而在另一只无微丝蚴血症的猫体内仅发现了 1 条活雄虫。结果提示，犬恶丝虫微丝蚴在猫的外周血液中亦呈夜现周期性。

2. 匍行恶丝虫　同种异名尚有"*Filaria acutiuscula*"。匍行恶丝虫是犬的自然寄生虫，分布于意大利、印度、东南亚、阿根廷、巴西及美国等国家和地区。成虫寄生犬的皮下结缔组织中，埃及伊蚊和五斑按蚊可能是其传播媒介。微丝蚴存在于皮下淋巴组织中。

　　人是恶丝虫的非正常宿主，幼虫在人体内很难发育到性成熟，故在人体外周血液中查不到微丝蚴。此外，人是恶丝虫生活史的终点，恶丝虫病患者在流行病学上的意义不大。

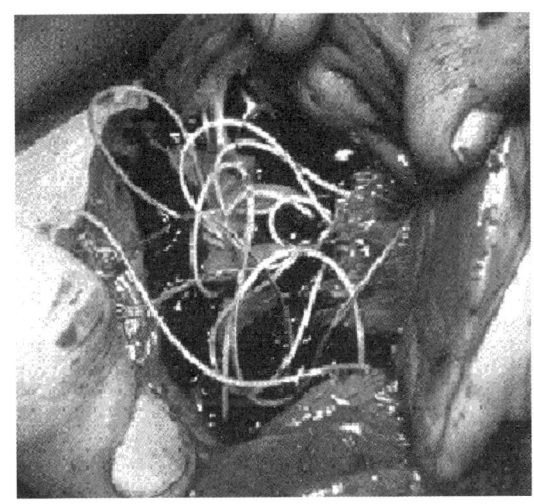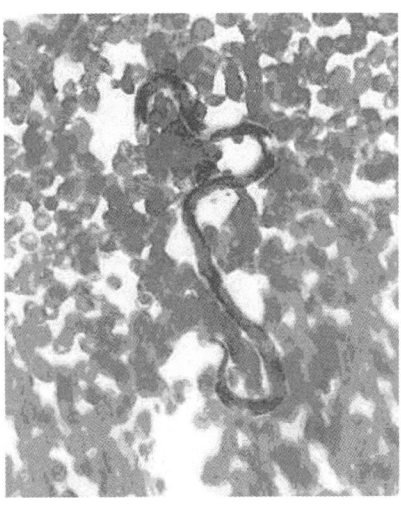

图 3-27-1　犬心脏中的犬恶丝虫成虫（左）与外周血液中的微丝蚴（右）

二、流行病学

（一）地理分布

1. 动物恶丝虫病的地理分布

1）犬和猫的犬恶丝虫病　分布于印度、中国、日本、澳大利亚及南欧、北美洲和南美洲等国家和地区。在欧洲的许多地区如西班牙和法国均有犬恶丝虫病的流行。在澳大利亚，犬的犬恶丝虫感染率为 12%～20%（Narine 等，1999）。现有的一些报道可能低估了犬恶丝虫的感染率，因为许多调查只是应用薄膜过滤法检查微丝蚴，而没有应用检测犬恶丝虫抗原的方法发现犬恶丝虫的隐性感染。

　　目前已报道的犬的犬恶丝虫感染率可达 60%，意大利报道的感染率最高。Capelli 等（1996）在意大利帕多瓦省对 175 只无主犬进行尸检和薄膜过滤法检查，发现犬恶丝虫感染为 66.9%；在罗维戈省，Di Sacco 等（1989）对 138 只犬进行尸检发现犬恶丝虫的感染率为 76.1%；在乌迪内省和戈里齐亚省应用薄膜过滤法和 ELISA 检测抗原，303 只犬中 53.8% 的犬阳性（Pietrobelli 等，1998），而用同样方法在威尼托和弗留利－威尼斯地区，275 只犬中 44% 的犬阳性（Poglayen 等，1996）。

　　犬恶丝虫感染率较高的其他地区包括大西洋的马德拉岛，Clemente（1996）对该岛 55 只犬应用溶血离心浓集法检查，犬恶丝虫微丝蚴阳性率为 89%。在西班牙的加拿利群岛，Valladares 等（1987）在特内里费岛上对 310 只犬进行溶血离心浓集法检查，微丝蚴阳性率为 41.8%；在大加纳利岛，应用间接血凝试验对 2 034 只犬进行检测犬恶丝虫抗原，阳性率为 58.9%（Montoya 等，1998）。

　　1997—2001 年在阿根廷布宜诺斯爱利斯市及其南郊、西郊及北郊采集 782 份犬血进行犬恶丝虫抗原的检测，结果市区内的犬均为阴性，南郊和北郊的犬抗原阳性率分别为 17.7% 和 23.5%，雄犬和雌犬的阳性率分别为 62.5% 和 37.5%。结果表明，犬恶丝虫病的地理分布与生态因素（如水流、茂盛的植被及全年蚊虫的存在）等密切相关，其中蚊虫的存在对完成犬恶丝虫的生活史是必不可少的（Rosa 等，2002）。在莫桑比克的赞比西省，13 只当地犬中有 4 只发现有犬恶丝虫微丝蚴（Schwan

等，2002）。

关于猫的犬恶丝虫感染情况，文献报道较少。然而，在犬体犬恶丝虫病流行区，当地猫的感染率也较高。Genchi 等（1992）对意大利北部 120 只猫进行尸检，发现猫的犬恶丝虫感染率为 12.5%；在米兰和帕维亚省对 427 只猫进行溶血离心浓集法和 ELISA 检测抗原，阳性率为 1.2%；在皮埃蒙特市及其市郊对 442 只猫进行 ELISA 检测抗原，阳性率为 1.3%（Fezia 等，1994）。在意大利北部对 1 045 只无症状的家猫进行抗犬恶丝虫抗体的检测，猫的抗体阳性率为 16%（9% ～ 27%），雄猫和室外饲养的猫的阳性率明显高于雌猫和室内饲养的猫（Kramer 等，2002）。在美国西北部的乔治亚州，猫的犬恶丝虫感染率 2.1%（4/184），低于美国东南部地区猫的感染率（Carleton 等，2004）。

2）犬和猫的匍行恶丝虫病　关于犬的匍行恶丝虫感染率，绝大多数调查是应用薄膜过滤法检查微丝蚴。Cancrini 等（2000）应用溶血离心浓集法和 PCR 在西班牙东南部城市阿利坎特对一窝 13 只犬进行调查，匍行恶丝虫阳性率为 84.6%；应用同样方法在西班牙埃尔切市对 62 只犬的调查，阳性率为 37.1%。在西班牙埃布罗河三角洲地区，299 只犬中匍行恶丝虫的感染率为 39.4%（Anguera Galiana，1995）。在意大利西西里岛的特拉帕尼市，215 只犬的匍行恶丝虫感染率为 23.3%（Giannetto 等，1997）；在格罗塞托省海岸地区对 384 只犬进行调查，匍行恶丝虫的感染率为 27.6%（Marconcini 等，1991）。2002 年在罗马西部的拉齐奥区，17% 的犬外周血中发现有匍行恶丝虫微丝蚴（Cancrini 等，2003）。在北马其顿与希腊交界处的塞雷省，252 只犬中匍行恶丝虫的感染率为 33.3%（Founta 等，1999）。在以色列亦发现有 2 只在当地出生且从未到过外地的犬感染有匍行恶丝虫（Harrus 等，1999）。

关于猫匍行恶丝虫的感染情况，在米兰和帕维亚省对 427 只猫进行了调查，发现 0.2% 的猫感染有匍行恶丝虫（Genchi 等，1992）。

2. 人体恶丝虫病的地理分布　恶丝虫病呈世界性分布，仅在欧洲国家已报道 270 多例恶丝虫病患者，其中多数是因匍行恶丝虫所致，仅有 10 例是因犬恶丝虫引起的；病例主要见于意大利（66%），其次是法国（21.7%）、希腊（8%）和西班牙（4%）；在澳大利亚亦有 2 例人体犬恶丝虫感染的报道（Narine 等，1999）。美国东南部、澳大利亚及欧洲国家是恶丝虫病的主要流行区。在非洲和亚洲的一些国家，恶丝虫病的报道逐渐增多，已成为新的恶丝虫病流行区。至今世界各地报道的人体皮下恶丝虫感染有 300 多例，寄生虫种有匍行恶丝虫、犬恶丝虫、细薄恶丝虫和熊恶丝虫。其中以犬恶丝虫和匍行恶丝虫引起的犬恶丝虫病和匍行恶丝虫病较常见（王中全等，2005）。人体犬恶丝虫病在美国、意大利、澳大利亚、斯里兰卡、日本等国均有报道。在中美洲的萨尔瓦多、哥斯达黎加等也开始有犬恶丝虫感染的患者。至 2001 年，在日本已报道 97 例人体恶丝虫病（Kojima 等，2001）。在朝鲜亦有肺部犬恶丝虫病的报道（Lee 等，2000）。在哥斯达黎加，也有人体眼眶周围组织寄生犬恶丝虫的病例报道（Rodriguez 等，2003）。

匍行恶丝虫病分布于亚洲、南美洲、北欧及美国和俄罗斯，尤其是在南欧、东欧、小亚细亚、中亚和南亚地区较多见，在法国北纬 46° 亦有分布（Raccurt，2000）。在奥地利报道了 1 例经鼻内镜将眼眶内虫体完全取出的病例（Braun 等，1999）。印度报道 1 例结膜下恶丝虫病，表现为左眼疼痛和肿胀，手术取出一条 3.5 cm 长的雄成虫，经鉴定为雄性匍行恶丝虫成虫（Nadgir 等，2001）。在地中海及南亚的部分国家，匍行恶丝虫病已成为一种常见的人兽共患寄生虫病。在沙特阿拉伯，报道了 1 例前臂皮下匍行恶丝虫感染的病例（Chopra 等，2004）。

在俄罗斯的车里雅宾斯克州地区，报道了 1 例 70 岁妇女匍行恶丝虫病，该妇女 18 年来未离开过当地，应视为在当地感染（Kazachkov 等，2004）。伏尔加格勒地区已成为恶丝虫病的新流行区。

2000—2002 年在莫斯科地区首次记载了 11 例匐行恶丝虫患者（6 例男性，5 例女性，年龄 4～72 岁），患者来自莫斯科的南部和东南部，男性病例感染部位多见于外生殖器，在莫斯科地区匐行恶丝虫病也是一种新发现的人兽共患疫病（Bronshtein 等，2003）。

在我国常发现感染犬恶丝虫的犬，但目前仅有 2 例人体感染犬恶丝虫的病例报道。关于匐行恶丝虫病，我国已有 4 例报道，其中 3 例寄生于眼部（黄舜毅等，1980；原好瑞等，1984；孙秀琴等，1987）和 1 例寄生于皮下（张文玉和张艳芳，1986）。我国台湾省已发现 2 例肺部犬恶丝虫病（Tsung 等，2003）。我国香港报道 1 例口腔黏膜下的恶丝虫病，但未鉴定虫种（To 等，2003）。

（二）传染源

感染犬恶丝虫的犬是人体犬恶丝虫病的主要传染源，该传染源分布极为广泛，凡有犬类分布的地方，几乎都有恶丝虫病犬的存在。此外，狼、猫、狐、貉、豺、浣熊、水獭等也可作为本病的传染源。在日本的一个动物园，还报道了 1 只美洲豹感染犬恶丝虫，在右心室及肺动脉内检获 3 条虫体（Murata 等，2003）。

在美国，人体恶丝虫病的分布与犬恶丝虫病的分布密切相关。Theis 等（2001）应用抗原检测和薄膜过滤法对华盛顿州的 6 079 只犬进行了犬恶丝虫病的调查，在华盛顿西区曾到过外州旅行的公犬和母犬的犬恶丝虫感染率均分别为 0.8%（6/791）和 0.8%（7/901），另有 2 只公犬和母犬各分别感染棘唇属丝虫（*Dipetalonema reconditum*）；未到过外州的 392 只公犬和 362 只母犬中只有 1 只母犬（0.1%）感染犬恶丝虫，另有 2 只公犬（0.5%）和 1 只母犬（0.2%）感染棘唇属丝虫。在华盛顿东区曾到过外州的公犬和母犬的犬恶丝虫感染率分别为 1.0%（9/707）和 0.5%（4/826），未发现棘唇属丝虫感染犬；未到过外州的 376 只公犬和 412 只母犬的犬恶丝虫感染率分别为 0.8% 和 7%，另有 1 只母犬（0.2%）感染棘唇属丝虫。结果表明，在华盛顿东区和西区的当地犬中均有犬恶丝虫和棘唇属丝虫的感染。在加拿大对 344 031 只犬进行调查，发现其中 417 只犬感染犬恶丝虫，感染率为 0.18%（Slocombe 等，1993）。1995—1999 年，在巴西东北部阿拉戈斯州的马塞约市及两个海岸地区，对 1 519 只犬进行犬恶丝虫病的流行病学调查，发现在马塞约市犬的微丝蚴阳性率为 12.7%。1998—1999 年在巴西巴拉那州海岸，对 256 只当地犬的血样进行检查，犬恶丝虫微丝蚴阳性率为 5.47%（Reifur 等，2004）。

在密歇根州猫的犬恶丝虫感染率为 2.5%（Hermesmeyer 等，2000）。在加利福尼亚州圣米根和圣罗莎群岛，成年狐的犬恶丝虫感染率从 1988 年的 85% 上升到 1998 年的 100%（Roemer 等，2000）。在美国的伊利诺伊州，1995—1997 年小狼的犬恶丝虫感染率为 16.0%，雄性（17.7%）高于雌性（14.1%），且感染率随年龄的增长而升高；感染度为 1～111 条虫体（平均为 8.7 条），感染度与性别和年龄无关；小狼可作为犬恶丝虫的保虫宿主，并可将犬恶丝虫传播给家犬（Nelson 等，2003）。

2002 年对意大利翁布里亚地区 7 个城镇 2 406 只犬采血进行恶丝虫微丝蚴血症的检查，并应用商品化 ELISA 试剂盒进行犬恶丝虫成虫抗原检测，结果发现共有 439 只犬感染，感染率为 18%；在 286 只犬（13%）中发现了犬恶丝虫微丝蚴，而 112 只犬（6%）发现有匐行恶丝虫微丝蚴，41 只犬（1.6%）发现有犬恶丝虫和匐行恶丝虫的混合感染。在西班牙西北部对 47 只狼的调查表明，狼的犬恶丝虫感染率为 2.1%（Segovia 等，2001）。在意大利北部和瑞士南部的交界地区，犬的犬恶丝虫和匐行恶丝虫感染率分别为 10.7%（33/308）和 5.5%（17/308）。

在亚洲的一些国家，犬和猫的犬恶丝虫感染率也相当高，如在印度，犬和猫的犬恶丝虫感染率分别高达 57% 和 50%（Patnaik，1989）。在日本，犬的犬恶丝虫感染率达 63%，其中 47% 的犬发现有微丝蚴（Tada 等，1991）。在日本东京和神奈川地区，貉的犬恶丝虫的平均感染率为 10.7%（8/75）（Nakagaki

等,2000)。

在我国湖南省,对 106 只犬进行调查,在 11 只犬心脏中检获犬恶丝虫 14 条,感染率为 10.37%(陈善龙等,1996)。在辽宁省丹东地区对 12 个品种 1 048 只不同年龄、不同饲养条件的犬应用纯化抗原做 ELISA 进行血清流行病学调查并同时与检虫法进行比较,发现丹东地区犬恶丝虫的血清抗体阳性率为 28.5%,检虫法的阳性率为 22.6%;结果还表明犬恶丝虫的感染率与犬的品种、性别无关,但与犬的饲养条件及年龄有关(侯洪烈等,2005)。为了调查台湾省家犬中犬恶丝虫感染情况,Fan 等(2001)应用商品化试剂盒对台北市和台湾省东部 14 个山地社区的 664 只犬进行了犬恶丝虫循环抗原检测,总的抗原阳性率为 13.4%,台北市和山地社区的犬的阳性率分别为 13.6% 和 12.1%。1 ~ 3 岁犬、3 ~ 6 岁犬及 6 岁以上犬的阳性率分别为 6.3%、14.1% 和 23.7%,表明犬的年龄越大,感染率越高。1993—1997 年,在台湾省北部解剖 837 只无主犬检查犬恶丝虫的感染情况,尸检前从每只犬采外周血 20 mL 制备厚血膜检查微丝蚴,犬恶丝虫感染率平均为 57%;对台湾省不同地区的 1 228 只家犬同样采集 20 mL 外周血制备厚血膜检查微丝蚴,平均微丝蚴的检出率为 25%,其中在台湾省东部花莲县的检出率为 4%,台湾省中部南投县的检出率达 41%。结果表明,在台湾省犬的犬恶丝虫病流行率近年来已明显升高,且流行率与当地的风速、温度、相对湿度及海拔等有关(Wu 等,2003)。

(三)传播媒介

犬恶丝虫的传播媒介为雌性蚊虫,包括库蚊、伊蚊、按蚊及吻蚊(*Myzorhynehus*)。在美国已发现 12 种蚊虫可作为本虫的传播媒介(Mahmood 等,1989;Knapp 等,1993),但主要传播媒介为中华按蚊、埃及伊蚊、朝鲜骚扰伊蚊、常型曼蚊、三带喙库蚊、淡色库蚊等。在泰国,东乡伊蚊对马来丝虫和犬恶丝虫感染的敏感性相似(Junkum 等,2003)。

意大利的尖音库蚊和伊蚊(*Aedes geniclatus*)含有犬恶丝虫的感染期幼虫(Petruschke 等,2001)。2000—2002 年夏季在意大利帕多瓦镇,采用白天人诱法共捕获 2 721 只蚊虫,其中 2 534 只为白纹伊蚊(*Aedes albopictus*)。PCR 检测发现,2000 年夏季捕获的蚊虫腹部样本中 27.5%(19/69)检出丝虫 DNA;2001 年和 2002 年夏季捕获的蚊虫头胸部样本中分别有 11.1%(16/144)和 4.9%(6/123)检出丝虫 DNA,检出的丝虫 DNA 均属于犬恶丝虫 DNA。表明白纹伊蚊在意大利是犬恶丝虫主要的自然传播媒介,并可将犬恶丝虫从动物传播给人(Cancrini 等,2003)。2002 年在罗马西部的拉里奥区,捕获的白纹伊蚊在 27 ℃、相对湿度 70% 的条件下饲养 6 d 以便幼丝虫发育,然后用丝虫特异性引物 rS2-S16 进行分子鉴定。为了鉴别恶丝虫的感染性第三期幼虫,分别从蚊虫的腹部和头胸部提取 DNA,通过测序鉴别恶丝虫虫种,并应用犬恶丝虫和匍行恶丝虫特异性引物对阳性标本进行 PCR 扩增,进一步鉴定虫种。结果 2%(3/154)的白纹伊蚊检出了恶丝虫 DNA,其中在 1 只蚊虫的腹部和头胸部标本中检出了匍行恶丝虫 DNA,在 1 只蚊虫的腹部标本中检出了犬恶丝虫 DNA,在另 1 只蚊虫的头胸部标本中检出了犬恶丝虫和匍行恶丝虫 DNA。结果进一步表明白纹伊蚊在意大利是上述两种恶丝虫的传播媒介(Cancrini 等,2003)。

在巴西,尖音库蚊犬恶丝虫幼虫的感染率为 0.1%(8/6 579)(Brito 等,2001)。在我国台湾省中部致倦库蚊和白纹伊蚊的犬恶丝虫感染率分别为 4.28% 和 3.74%(Lai 等,2001)。

(四)人口流动对恶丝虫病传播的影响

随着旅游业的发展,非流行区居民因到流行区旅游亦有感染恶丝虫病的可能性。恶丝虫病在欧洲分布的北部边界是法国的瑟堡,但在奥地利和德国随主人到过南欧国家的犬亦有患恶丝虫病的报道。在斯洛文尼亚报道了从 1 例患者的枕部肿块中发现了 1 条匍行恶丝虫雌成虫,该例患者可能是

7个月前在西班牙加那利群岛感染的(Logar 等, 2001)。在法国的科西嘉岛已报道了2例居民患匐行恶丝虫病, 其中1例在足背皮下发现了1条妊娠雌虫; 另有10人因到该岛旅游或短期停留而患本病(Pampiglione 等, 1999)。法国北部的一名41岁妇女在法国西南部蒙托邦地区度假后6个月出现了腋下肿胀, 另一例53岁患者在中欧和北美旅行后出现了眼眶内肿块, 2例患者均是在手术后诊断为匐行恶丝虫感染(Cordonnier 等, 2002)。2名荷兰妇女到法国南部旅游后出现了瘙痒性皮下结节, 嗜酸性粒细胞中度增多, 抗丝虫抗体阳性, 结节切除后寄生虫学检查诊断为匐行恶丝虫感染(De Vries 等, 2003)。

三、病理学

犬恶丝虫在一些动物心脏和肺动脉内寄生时, 可无任何损害和症状, 仅在尸检时发现虫体, 但有时可引起动物死亡。大量虫体寄生时可引起心内膜炎、动脉内膜炎伴血栓形成, 血栓可延伸至肺部的小动脉, 引起肺部炎性浸润和实变。当部分血栓剥离时可引起肺动脉分支栓塞。在一些慢性感染的动物, 肺动脉的损伤可引起腹部静脉回流障碍, 导致腹水和水肿。其他症状有后肢麻痹、视力障碍、抽搐及狂犬病样症状等。

犬恶丝虫感染严重时犬肺动脉压明显升高, 在组织切片上光镜下可见肺动脉分支扩张、内膜损伤及增生, 肺动脉狭窄或阻塞, 受累的肺动脉周围可见一些扩张的支气管动脉。在小的肺静脉内可见静脉括约肌增厚。在扫描电镜下, 可见受累的肺叶动脉扩张、变细、狭窄或阻塞; 在小动脉或细动脉内, 可见动脉瘤和水肿, 支气管动脉高度扩张, 与动脉(从肺动脉主干到周围动脉)形成一些吻合。肺内毛血管扩张, 静脉括约肌、平滑肌细胞增生引起小的肺静脉不规则的环形狭窄。上述病变可能与犬恶丝虫感染犬的肺循环障碍及肺动脉高压有关(Ninomiya 等, 2002)。由死亡虫体或血栓引起的肺动脉栓塞可引起动物的犬恶丝虫腔静脉综合征而突然死亡(Hidaka 等, 2003)。

在实验和自然感染犬恶丝虫的犬, 肾小球基底膜增厚并有免疫复合沉淀, 这些改变在感染犬恶丝虫1年以上的犬、有微丝蚴血症的犬及虫荷大于14条的犬更明显, 可能与感染犬的肾小球肾病有关(Paes de-Almeida 等, 2003)。

犬恶丝虫和匐行恶丝虫携带有沃尔巴克氏体属的细胞内共生菌, 这些细菌与恶丝虫的发病机理可能有关。研究表明, 沃尔巴克氏体属细菌的主要表面蛋白可诱导犬恶丝虫感染犬的特异性 IgG 反应, 纯化的重组主要表面蛋白在体外可诱导犬中性粒细胞的趋化作用, RT-PCR 显示主要表面蛋白与犬中性粒细胞一起培养, 可增加 IL-18 的产生。感染犬恶丝虫的犬, 中性粒细胞聚集在肾脏和肺动脉内壁, 与此部位的炎症反应有关(Bazzocchi 等, 2003)。

人体感染恶丝虫后, 由于感染期幼虫的移行和发育, 其分泌代谢产物及虫体死亡后的分解产物, 使局部组织发生炎症和过敏反应, 炎症及过敏反应反复发作后, 虫体周围出现增生性结核样肉芽肿, 并有嗜酸性粒细胞、浆细胞、类上皮细胞、异物巨细胞和成纤维细胞, 形成外被纤维结缔组织所包围的结节或肉芽肿。死亡的虫体也可引起小的肺动脉栓塞和肺梗塞, 随后出现肺部单个结节。

四、临床学

(一)临床表现

1.动物恶丝虫病　感染犬恶丝虫的犬具有肺部病变时, 临床上出现咳嗽、呼吸困难和乏力; 其他表现有瘙痒性皮炎、脾气暴躁等, 体检时可发现皮肤红斑、多处脱毛、丘疹及皮肤过度角化等(Tarello

等，2002），偶可出现皮下恶丝虫结节（Cornegliani 等，2003）。

犬和猫感染匐行恶丝虫后，最常见的表现为瘙痒、皮肤红斑、脱毛、性格暴躁、丘疹及皮下结节等（Tarello，2003），但亦可只出现瘙痒而无皮肤损害，瘙痒性皮炎可能与微丝蚴血症有关。

2. 人体恶丝虫病

1）人体犬恶丝虫病 根据犬恶丝虫在人体的寄生部位，可将人体犬恶丝虫病分为肺部犬恶丝虫病、皮下犬恶丝虫病、眼部犬恶丝虫病及心血管犬恶丝虫病等。

（1）肺部犬恶丝虫病：肺部犬恶丝虫病是人体犬恶丝虫病最常见的表现，自1961年首次报道人体犬恶丝虫病以来（Dasgiell G F，1961），世界上已有100多例报道，发病年龄为28～75岁，未见儿童患者的报道。蚊体内的第三期幼虫进入人体后逐渐生长到一定大小，经上、下腔静脉进入右心室和肺动脉，虫体死亡后可引起小的肺动脉栓塞和肺梗塞，随后出现肺部单个结节。据对63例人体恶丝虫病患者年龄、性别、种族、症状是否存在、肺部结节的部位及相关实验室资料的分析，发现患者是否有临床症状与肺部结节的部位及患者的年龄和性别无关（Cifferri，1982）。大多数患者（95%）只有单一结节，且90%的结节内只含有1条虫体，但在同一结节内可含有多达23条虫体。

较常见的临床症状为咳嗽、咯血或咯血痰、哮喘、胸痛及呼吸困难。全身症状包括发热、乏力、出汗及食欲减退。嗜酸性粒细胞增多者不多见。也有报道细胞学检查疑为肺癌者（Akaogi 等，1993）。

Hiroshima 等（1999）报道了6例肺部恶丝虫病，3例的肺部结节呈圆球形，但有2例呈哑铃状。显微镜下检查结节是肉芽肿，中央为凝固性坏死，周围是伴有圆形细胞、组织细胞及多形核巨细胞浸润的纤维化。结节中央可见坏死的肺动脉伴单个或多个变性虫体的切面。在4例的结节中发现了伴有炎症的细支气管扩张。结节周围有肺泡塌陷、肺炎及充满含铁血红素的巨噬细胞。作者认为肺部恶丝虫结节并不是肺梗塞，而是由恶丝虫释放的抗原引起的肉芽肿。

（2）皮下犬恶丝虫病：可发生于身体任何部位，表现为浅表的皮下结节，部位固定，局部无痛、痒感。病理检查时可在结节肉芽肿内发现虫体断面，周围有嗜酸性粒细胞浸润（王中全等，1988），但外周血液嗜酸性粒细胞增多并不多见（Jelinek 等，1996）。

（3）眼部犬恶丝虫病：虫体可寄生于眼结膜下、眼前房、玻璃体及泪腺内，表现为眼睑肿胀，结膜充血，眼痛、视力障碍及泪腺肿块等，有时可发现结膜下有虫体蠕动；虫体位于眼前房内时，在裂隙灯下可见虫体呈丝线样，在房水中卷曲扭动，手术取出虫体后上述症状可逐渐消失。

（4）心血管犬恶丝虫病：世界上仅有4例报道，其中美国2例，巴西和日本各1例。虫体位于心脏、上下腔静脉或肺动脉内，均为尸检时偶然发现，患者生前均无明显的临床症状，这可能是因为心血管内寄生的虫体数量较少。根据对虫体的测量结果和虫体的形态学特征表明，在人体心血管内寄生的犬恶丝虫可生长为成虫并能发育到性成熟。

（5）其他部位的犬恶丝虫病：犬恶丝虫除可寄生于上述人体部位外，亦可见于腹腔、大血管、腹壁、肠系膜及子宫等处，但甚为罕见，多因进行腹部手术或尸检时偶然发现（Skidmore 等，2000）。Theis 等（2001）报道了加利福尼亚州的第4例人体犬恶丝虫感染，累及精索，曾被疑为腹股沟钳顿疝，因术中冰冻切片不能排除肿瘤而施行了睾丸切除术，术后组织病理切片发现了保存完好的未成熟的犬恶丝虫成虫并经 PCR 证实。韩国报道了1例肝脏犬恶丝虫病，系体检时偶然发现肝脏结节，术后病理检查确诊（Kim 等，2002），提示肺外型犬恶丝虫病的鉴别诊断比较困难。

2）人体匐行恶丝虫病 虽然匐行恶丝虫是犬皮下组织的自然寄生虫，但也可寄生于人体引起皮下结节。感染部位常见于上、下眼睑，结膜下和眶内软组织及皮下结缔组织（额部、上下肢、肩部、腹部及乳房等处），临床表现为扁豆大小的肿块，硬度中等，触之有弹性感，多数不出现明显的炎症反应，可有轻微疼痛, 位于皮下者临床上常被误诊为脂肪瘤、粉瘤等。如肿块在眼部, 则多发生眼睑红肿、结膜充血等, 症状多不严重; 寄生于眼睑者表现为眼睑下垂和肿胀; 寄生于结膜下者, 体检时肉眼即可发现虫体。虫体的代谢产物常引起患者的全身反应, 多数患者表现为血中嗜酸性粒细胞轻度升高。1991—2000 年, 希腊报道了 3 例皮下匐行恶丝虫病, 2 例表现为乳房结节, 另 1 例表现为腋下结节 (Maltezos 等, 2002)。在突尼斯共报道了 6 例匐行恶丝虫病, 其中 1 例表现为阴囊皮下结节 (Soussi 等, 2001)。斯里兰卡报道了 7 例口腔内匐行恶丝虫病, 表现为口腔内结节 (Tilakaratne 等, 2003); 土耳其报道了 1 例匐行恶丝虫感染引起的咬肌软组织肿块 (Latifoglu 等, 2002)。

在意大利已报道了 90 多例人体匐行恶丝虫病患者 (Pampiglione 等, 2001), 仅 1990—1999 年间在意大利即报道了 60 例匐行恶丝虫引起的人体恶丝虫病新病例, 均为活检或手术后组织学检查确诊, 其中寄生于皮下组织者 49 例, 寄生于附睾、精索、肺部、乳房及网膜者各 2 例, 寄生于结膜下者 1 例, 并从一例 43 岁的妇女体内检获了 1 条完整的妊娠雄虫。在意大利绝大多数患者被误诊为恶性或良性肿瘤及异物肉芽肿。

本虫在人体其他脏器内寄生者甚为罕见, 可引起复杂的临床症状。有人曾将本虫腹腔感染误诊为阑尾炎, 手术时在大网膜上发现了未成熟的匐行恶丝虫雌虫; 还有人在胰腺切除术中, 于胰腺的脂肪组织中发现了该虫。目前世界上已报道 8 例精索匐行恶丝虫病 (Pampiglione 等, 2002)。希腊还首次报道了 1 例人体肺部的匐行恶丝虫病, 表现为不明原因的发热, X 线胸部检查时表现为左肺钱币样损害, 因怀疑为肺癌而施行了肺叶切除术, 术后病理检查在梗塞的肺结节内发现了未成熟的匐行恶丝虫雌虫 (Pampiglione 等, 2000)。

(二) 临床诊断

根据临床表现和病变可初步诊断, 确诊可进行实验室检查。

(三) 临床治疗

见本病 "防控措施" 部分。

五、实验室诊断

(一) 动物恶丝虫病的实验诊断

1. 外周血检微丝蚴　犬和猫等动物犬恶丝虫病的诊断比人体恶丝虫病更容易, 因为在其外周血液内可发现微丝蚴。检查人体外周血中微丝蚴的方法, 如厚血膜法、溶血离心浓集法 (Knott′s 试验)、微孔或核孔薄膜过滤浓集法等, 均可用于犬外周血液中犬恶丝虫微丝蚴的检查。进行溶血离心浓集法检查微丝蚴时, 丙酮对犬红细胞的溶解效果优于蒸馏水、2% 甲醛溶液、5% Tween-20 及 1% 或 0.1% SDS 溶液 (Watanabe 等, 2004)。厚血膜法和溶血离心浓集法均有漏检情况, 如在巴西 12 只犬恶丝虫微丝蚴血症阳性犬, 厚血膜法检查时仅有 2 只阳性, 溶血离心浓集法也只有 5 只阳性 (Araujo 等, 2003)。

犬恶丝虫和匐行恶丝虫微丝蚴的鉴别, 可通过酸性磷酸酶组化染色来进行。Peribanez 等 (2001) 报道了一种萘酚 -AS-OL 试剂盒可对上述两种微丝蚴进行快速、简便的鉴定。

2. 超声检查　心脏超波检查可确定犬恶丝虫成虫在心脏内的部位。

3. 血清学检查

1) 检测抗犬恶丝虫抗体　犬实验感染犬恶丝虫后 7 ~ 14 周 ELISA 检测抗体滴度达高峰, 感染后 15 ~ 24 周抗体滴度降低, 至感染后 25 ~ 30 周开始出现微丝蚴血症时又出现第 2 个抗体滴度高峰, 并可持续至感染后第 37 周。对犬恶丝虫成虫可溶性抗原进行 SDS-PAGE 分析时发现有 10 条蛋白带,主带的分子质量为 22 kD、40 kD、46 kD、56 kD、70 kD、72 kD、89 kD，进行 Western blot 时被感染犬恶丝虫的犬血清识别的蛋白带的分子质量为 22 kD、24 kD、58 kD、70 kD、80 kD、84 kD、110 kD（Song 等，2002）。通过连续凝胶过滤和阴离子交换层析，从犬恶丝虫成虫抗原中分离出的 20～30 kD 的抗原组分是猫犬恶丝虫病的分子标记物，在间接 ELISA 中应用这些抗原组分（20～26 kD 及 30 kD）对猫犬恶丝虫病的诊断具有重要价值；这两组抗原在感染后 2 个月均可检出隐性（显性前）感染及临床期的感染，当通过手术从心脏中取出虫体后或应用依维菌素治疗后抗体很快下降，提示这些抗原组分还可用于犬恶丝虫病的疗效考核。其中 20～26 kD 抗原组分对于检测临床期猫血清中的抗体价值更大，30 kD 抗原组分对于发现早期感染更敏感（Prieto 等，2002）。

Sacks 等（2002）对 100 只感染犬恶丝虫的小狼和 165 只无犬恶丝虫感染的小狼的滤纸血标本应用 ELISA 进行检测，ELISA 的特异性和敏感性分别为 96% 和 85%。滤纸血和冰冻的全血细胞上清（即溶血的血浆）的检测效果相似。

2）检测犬恶丝虫循环抗原　已有检测犬恶丝虫循环抗原的商品化诊断试剂盒供应。Knapp 等（1993）在美国蒙大拿州应用抗原试剂盒对 3 490 份犬血清样本进行了检测，结果 24 份阳性。Atkins（2003）应用检测犬恶丝虫抗原的 3 种商品化试剂盒对 208 只尸检证实为低虫荷（1～4 条雌成虫）的犬血清进行检测，3 种试剂盒的敏感性为 78%～84%，敏感性均随虫荷增加而升高，特异性均为 97%，但 3 种试剂盒均有一定的假阳性和假阴性。

4. 分子生物学检查　Lee 等（2004）比较了酸性磷酸酶染色与 PCR 对匍行恶丝虫感染的诊断效果，对韩国饲养的 543 只德国牧羊犬（255 只雌犬和 288 只雄犬），通过 Knott's 试验检查匍行恶丝虫微丝蚴，15.5%（84/543）的犬微丝蚴阳性，然后对微丝蚴阳性标本进行酸性磷酸酶染色和 PCR 分析，84 份微丝蚴阳性标本中酸性磷酸酶染色阳性 6 份（7.1%）和 PCR 阳性 17 份（20.2%），酸性磷酸酶染色阳性的 6 份标本 PCR 均阳性，表明 PCR 对匍行恶丝虫感染的诊断比酸性磷酸酶染色更有价值。

在犬的外周血液中可发现犬恶丝虫和棘唇属丝虫（Dipetalonema reconditum）的微丝蚴，但两者从形态上不易区分。Mar 等（2002）设计了两对特异性引物进行 PCR，犬恶丝虫和棘唇属丝虫内转录间隔区 2（ITS2）基因的扩增子分别是 302 bp 和 348 bp，该技术可对 100 条粉碎微丝蚴或混合的两种丝虫微丝蚴进行鉴别（Mar 等，2002）。

（二）人体恶丝虫病的实验诊断

1. 影像学检查

1）X 线检查　约有 60% 的肺部犬恶丝虫病患者无任何临床症状，只是在常规胸部 X 线检查时偶然发现的。X 线检查时可见肺部有圆形孤立的硬币样阴影（图 3-27-2），直径 1～3 cm，病变部位多见于右肺，但两肺均有好发于下叶的倾向。肺部犬恶丝虫病的结节一般不发生钙化，但结节中心可伴有凝固性坏死和空洞形成。少数患者表现为胸腔积液，积液中嗜酸性粒细胞增多（Sano 等，2000；Sako 等，2000；Ogasawara 等，2003）。

2）CT 检查　Oshiro 等（2004）对 4 例经病理学检查证实的肺部犬恶丝虫病的 5 个结节进行了 CT 检查，结果 4 例患者中 3 例具有单个结节，另 1 例患者具有 2 个结节。所有结节均位于右肺下叶，与胸膜相连。结节呈圆球形或卵圆形，最大直径 11～22 mm（平均 17 mm）。在 CT 薄层扫描时，结节边缘光滑，无或伴有浅的凹陷，结节与肺动脉分支相连，偶尔与静脉相连。在 CT 增强扫描时，所有的结节均含有均匀的低信号区，与组织病理检查时的凝固性坏死区相对应。虽然肺部犬恶丝虫病结节的 CT 检查结果是非特异性的，但有助于与恶性肿瘤结节的鉴别诊断。

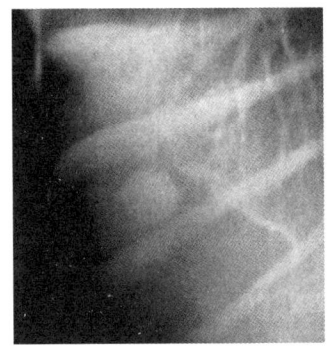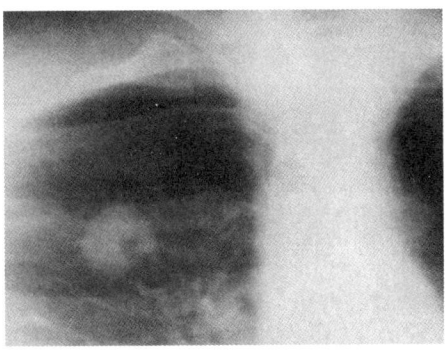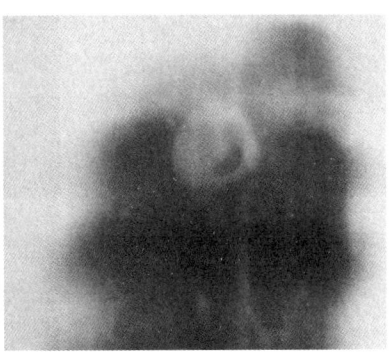

图 3-27-2　肺部犬恶丝虫病患者的肺部表现

注：左示 X 线检查右肺下叶有一圆形孤立的硬币样阴影；中为另一患者右肺下叶孤立的圆形结节；右是中间同一患者的 CT 检查，示结节中央空洞。

3）超声检查　乳房部位的皮下恶丝虫结节进行超声检查时，在低回声的结节内可见短棒状结构的虫体（O' Reilly 等，2002）。

2.免疫诊断　应用犬恶丝虫成虫体抗原或 ES 抗原进行血清学试验可作为犬恶丝虫病的辅助诊断。Villanueva 等（1993）应用体抗原 ELISA 在波多黎各对 300 人进行了流行病学调查，发现当地居民恶丝虫病的感染率为 2.66%。应用 ELISA 对 1 例无症状但肺部有硬币样损害的恶丝虫病患者（术后证实为犬恶丝虫感染）的血清进行检测，结果阳性，对其 5 名家庭成员进行检测，其中 3 名 ELISA 阳性，提示血清学检查有助于发现犬恶丝虫的亚临床型感染（Mori 等，2004）。有学者指出，35 kD 的融合蛋白和 22 kD 的天然多肽对肺部恶丝虫病的诊断具有特异性（Perera 等，1994）。Vieira 等（2000）从犬恶丝虫成虫 ES 产物中分离出了一种 56 kD 的多肽，将其作为抗原，应用 ELISA 在哥伦比亚用于人体犬恶丝虫感染的血清流行病学调查，在 74 份血清中有 11 份阳性。

在肺部犬恶丝虫病患者，抗犬恶丝虫细胞内共生菌沃尔巴克氏体表面蛋白的 IgG 水平升高，故检测抗沃尔巴克氏体表面蛋白的 IgG 有助于犬恶丝虫病的诊断（Simon 等，2003）。

3.活检与病理学检查　对于人体犬恶丝虫病目前尚无满意的诊断方法，主要依据外科手术或活检获得虫体进行形态学鉴定而确诊，1 个皮下结节内常含有 1 条虫体。活检时多数虫体已死亡和退化，常伴有大量炎性细胞浸润。绝大多数患者均未做出正确的术前诊断。术后病理检查时在坏死组织的小动脉内，可发现未成熟的犬恶丝虫成虫断面（图 3-27-3）或退化死亡的虫体；不含虫体的其他肺动脉分支，表现为动脉内膜炎、内膜纤维化或有血管炎的改变。一般认为，较常见的临床症状如咳嗽、胸痛及咯血等是局部肺梗塞所致。因此，病理检查时如遇到小范围的肺梗塞、动脉内膜炎和肉芽肿形成同时存在，应高度疑为本病（王中全等，1988）。术后对组织切片标本进行银染色，可清楚地观察到结节中的虫体结构，约有 30 个银染色细胞；进行免疫组化时虫体的体壁肌肉可被抗犬恶丝虫抗体染色（Hirano 等，2002）。

Ng 等（2002）在中国香港报道 2 例成年妇女乳房匐行恶丝虫病，通过细针抽吸乳房内容物活检而确诊。抽吸物涂片可见大量的急性炎症细胞，包括嗜酸性粒细胞；在每例患者的组织切片中均发现了部分坏死的直径 400～450 μm 的线虫成虫断面，虫体特征为皮层较厚，具有纵的皮脊，皮层表面具有细的横纹，可见到大量的肌肉、肠管、生殖管或子宫。乳房恶丝虫病的临床表现和 X 线检测均无特异性，常被误诊为乳房肿瘤或炎性结节。因此，对乳房恶丝虫病患者进行细针抽吸和活检具有重要的诊断价值。

一般认为恶丝虫在人体内不能发育到性成熟,即使成熟也不产微丝蚴,但有人在感染细薄恶丝虫的活检标本中,发现在雌性成虫的子宫内和虫体周围有微丝蚴的存在,但未在外周血液中发现微丝蚴,这可能是宿主的免疫反应将其清除的结果。

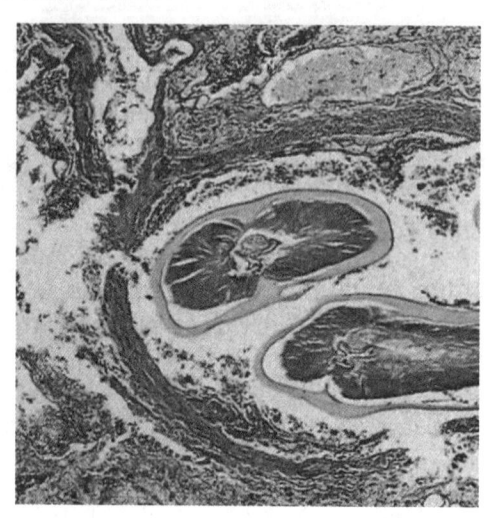

图 3-27-3　肺部犬恶丝虫病患者的肺部结节的组织病理切片

4.同工酶分析　对恶丝虫的虫体进行同工酶的电泳分析和研究有助于恶丝虫属虫种的鉴定,尤其是当从结节内只检获虫体片段或未成熟虫体时。Cancrini 等(1991)应用电泳分析,可区分犬恶丝虫和匍行恶丝虫。

5.分子生物学检查　Genchi 等(1993)应用随机扩增多态性 DNA 技术观察了犬恶丝虫和匍行恶丝虫 DNA 间的差异。Favia(1997)首次应用 PCR 技术,对分离自 1 例西西里拉丘兹城感染者的恶丝虫进行了鉴定,从患者的手指中取出 1 条长约 10.5 cm 的成虫,迅速放入酒精中,取一段 1 cm 长的虫体,提取基因组 DNA,应用对犬恶丝虫和匍行恶丝虫特异的引物进行扩增,结果对匍行恶丝虫特异性引物产生了扩增产物,该例患者确诊为匍行恶丝虫感染。Favia 等(1996)设计出了通过 PCR 能扩增上述两种丝虫 DNA 的特异性引物,该技术可用于冰冻或其他方法保存的样本,但除甲醛溶液外,因其可抑制 *Taq* 聚合酶的活性。故从甲醛溶液固定的活检材料或手术标本中常不能扩增出恶丝虫的 DNA。Vakalis 等(1999)报道了一种改良的 PCR 方案,所用的一套引物能对相对稳定、高度重复的匍行恶丝虫特异的基因组 DNA 靶进行扩增,还可对甲醛溶液固定保存 20 d 的生物材料中的恶丝虫 DNA 进行扩增,对本病的常规临床诊断具有潜在的应用价值。

以 PCR 为基础的鉴定方法,不仅有较高的敏感性和特异性,而且操作简便、迅速、经济,还可用于鉴定恶丝虫生活史中的任何一个阶段,包括未成熟的幼虫。

(三)蚊媒中恶丝虫感染性幼虫的检查

检查蚊虫是否感染有恶丝虫幼虫一般是先解剖蚊虫,然后在显微镜下寻找恶丝虫幼虫,但此种方法不敏感和缺乏特异性。Watts 等(1999)根据探针原理设计出了一种更有效的 PCR 诊断方法,其靶基因是一段 16S rRNA 基因,该方法可检出低至 10 pg 的犬恶丝虫基因组 DNA,相当于从 1 条第三期幼虫获得的 DNA,可从 200 只蚊头中检出 1 条第三期幼虫,并与其他丝虫无交叉反应。该方法具有高度敏感性和特异性,可作为犬恶丝虫病蚊媒流行病学的调查工具。

六、防控措施

(一)动物恶丝虫病

对犬体犬恶丝虫病的治疗,可用左旋咪唑,剂量为 5 mg/kg,每日 3 次,连用 5 d;也可用依维菌素 6 ~ 9 mg/kg,每日 1 次,连用 6 d。感染匍行恶丝虫的犬和猫出现皮肤肿胀、皮下结节或皮炎时,应给予抗丝虫治疗,可将杀成虫的砷剂美拉索明与杀微丝蚴的依维菌素联合应用。

Arita 等(2003)比较了荧光透视(FS)或经食管超声心动扫描(TEE)引导下应用可弯曲的短钩钳钳取犬恶丝虫的效果,结果表明两种方法对犬恶丝虫的清除效果相似,但经食管超声心动扫描引导下钳取虫体有利于观察心室和肺动脉中的虫体,比荧光透视引导下钳取虫体更实用。Atwell 等(2002)对13 只实验感染犬恶丝虫的猫首先进行心脏超声检查确定成虫位置,若发现虫体在右心房内,则切开颈静脉插管取出虫体,取虫率达 96%。

关于犬体犬恶丝虫病的预防,对犬仅肌内注射一次莫西菌素的缓释剂(0.17 mg/kg),即可对犬恶丝虫感染期幼虫的攻击感染产生完全的保护作用,且保护作用至少可持续 180 d(Lok 等,2001)。在意大利北部和中部的犬恶丝虫病流行区,对 243 只肌内注射莫西菌素的缓释剂,6 个月后加强注射 1 次,末次注射后 6、7、11 及 19 个月所有接受注射的犬,外周血微丝蚴及成虫循环抗原检测均阴性,除第 1 次注射后在注射部位有轻度疼痛及肿胀(5 ~ 6 cm)外,未观察到明显的副作用;而未接受预防性治疗的对照犬的犬恶丝虫感染率为 33% ~ 63%,表明肌内注射莫西菌素缓释剂对于预防犬的犬恶丝虫感染是安全有效的,其保护效果可持续 1 年以上(Genchi 等,2002)。

(二)人体恶丝虫病

由于人体的肺部恶丝虫病很难与原发性或转移性肺癌相区别,且结节周围伴有炎症,故应将结节手术切除。目前已报道的绝大多数人体恶丝虫病患者均是实施手术取出虫体,术后亦可按常规剂量口服依维菌素(150 mg/kg)和枸橼酸乙胺嗪(2 mg/kg,3 次 /d,连服 4 周)进行治疗,以杀死未被发现的虫体(Jelinek 等,1996)。

预防人体恶丝虫感染还需从防蚊、灭蚊和防治犬、猫恶丝虫病做起。在恶丝虫病流行区的蚊虫活动季节及活动季节过后,也可给犬口服枸橼酸乙胺嗪或肌内注射莫西菌素的缓释剂进行预防。

第二十八章　广州管圆线虫病

广州管圆线虫病（Angiostrongyliasis）是指由广州管圆线虫（*Angiostrongylus cantonensis*）幼虫在人体内移行，侵入中枢神经系统引起的以急性剧烈头痛为主要表现的嗜酸性粒细胞增多性脑膜炎或脑膜脑炎。1933 年，我国学者陈心陶首次在广州市鼠肺内发现该虫，1935 年确定为新属、新种，命名为广州肺线虫（*Pulmonema cantonensis*）。1937 年 Matsumoto 在台湾省野鼠肺动脉内也发现一种线虫，Yokogawa 将其命名为鼠血圆线虫（*Haemostrongylus ratti*）。Dougherty（1945）经过认真比较认为鼠血圆线虫和广州肺线虫系同种异名。首例人体患者为 1945 年由 Nomura 和 Lin 在台湾省发现，他们从 1 例 15 岁男孩脑脊液中检获该虫幼虫而确诊。

本病分布广泛，从埃及至古巴，跨越南北回归线地带，发现确诊和可疑病例的国家与地区有 20 多个。早在第二次世界大战后，在太平洋地区某些岛屿及东南亚一些国家就有散在病例或暴发流行。1944—1978 年我国台湾省共发现管圆线虫病及嗜酸性脑膜炎和脑膜脑炎共 259 例，其中 8 例死亡。与此同时，在日本、印度尼西亚、泰国、越南、老挝等国家及太平洋、印度洋各岛屿均有报道发现病例。在我国，首先由黄贤舜等（1979）于广州报道一疑似病例。常正山等（1997）在患者脑脊液中同时查见广州管圆线虫第三期幼虫及发育期雌性成虫。随后我国内陆地区发病报道逐渐增多。

一、病原学

（一）形态

1. 成虫　雌雄异体，线状，活时呈白色，两端略尖，表皮光滑，具三角形的齿，缺口囊，食管棍棒状，神经环约位于食管中部，其后为排泄孔，该孔开口于腹面，肛孔位于虫体末端。虫体大小及其各部分的测量数字，各地区略有差异。

雌虫角皮透明光滑，具微细横纹。头端略圆，尾端呈斜锥形。无明显口囊，咽管较短，后端连接直的肠管，活虫体肠管内充满血液，与白色的子宫相缠绕，颇为醒目。子宫为双管，内可见有单细胞的虫卵，卵的大小约 70 μm×30 μm（图 3-28-1）。

雄虫尾端有一略呈肾形的单叶交合伞。腹肋稍短，紧靠腹侧肋，中侧肋较后侧肋略长，两者长度比值约为 0.61。外背肋粗大，背肋则甚短小，末端有 3 个疣状突起。睾丸前端达虫体前 1/4 处，贮精囊与输精管位于虫体后 1/5 处。交合刺 1 对,呈棕色,具横纹,长 1.0～1.2 mm,引带不明显。交合伞肋的形态虽为鉴定种的主要依据之一,但应注意存在个体和地区群体间的差异(图 3-28-2、图 3-28-3)。

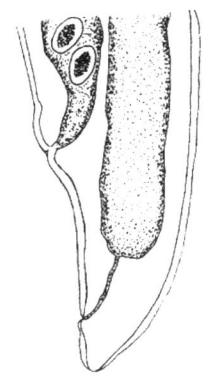 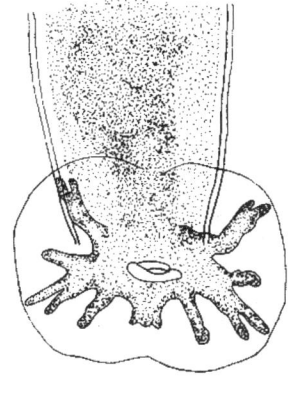 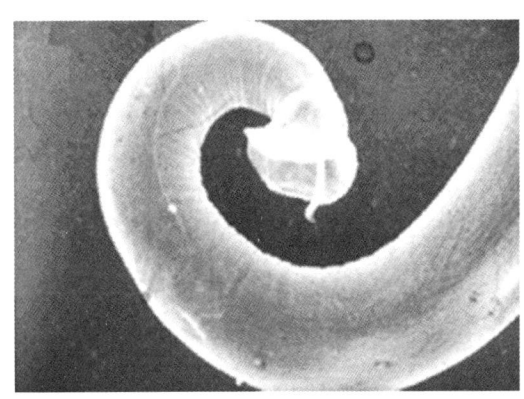

图 3-28-1　雌虫尾端　　　图 3-28-2　雄虫尾端　　　图 3-28-3　雄虫尾端交合伞(电镜)

2. 虫卵　椭圆形,壳薄而透明,新鲜产出的虫卵内含单个细胞,大小(64.2～82.1)μm×(33.8～48.3)μm,平均为 75.10～41.65 μm。

3. 幼虫

1)第一期幼虫　可自终末宿主粪内检出,虫体细长,具侧翼,几与虫体等长。咽管约为虫体长度之半,生殖原基约在肠中部稍前,尾稍尖,背侧有一凹陷,测量结果见表 3-28-1。

2)第二期幼虫　较第 1 期幼虫略为粗长,体表具有外鞘。体内有许多屈光颗粒,尤以肠道内最为明显。

3)第三期幼虫　体表具有两层外鞘。头端稍圆,尾部顶端骤变尖细,排泄孔、肛孔及生殖原基更为清晰可见(图 3-28-4)。

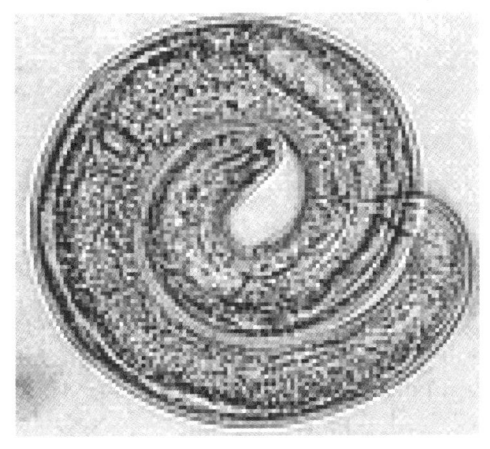

图 3-28-4　第三期广州管圆线虫幼虫

4)第四期幼虫　体长约为第三期幼虫的 2 倍,肠内充满折光颗粒。亚腹腺较短,位于咽肠连接处的腹侧,此时幼虫雌雄的区别已显示出来。雌虫前端有双管子宫,阴道止于虫体近末端肛孔处。雄虫后端膨大,发育中的单生殖管位于虫体的后 1/3,并可见到泄殖腔背面的交合刺及交合刺囊。

5）第五期幼虫　体长、宽都较前期增加，亚腹腺短而窄。雄虫已具有一小交合伞，与成虫相似。交合刺囊及交合刺均清楚可见，但刺激上尚无或很少有角质层沉着，泄殖腔已形成。雌性童虫阴门已形成，生殖器官位于虫体后半部（表 3-28-1）。

表 3-28-1　广州管圆线虫第一期幼虫及第三期幼虫形态测量结果

项目	第一期幼虫 /mm		第三期幼虫 /mm	
	平均	范围	平均	范围
体长	0.270	0.250～0.290	0.492	0.462～0.525
体宽	0.016	0.014	0.024	0.022～0.027
咽长	0.120	0.120～0.130	0.194	0.175～0.225
咽宽（球部）	—	—	0.013	0.011～0.016
神经球	0.064	0.060～0.070	0.080	0.050～0.086
排泄孔[①]	0.073	0.070～0.080	0.093	0.075～0.097
生殖原基[②]	0.054	0.050～0.060	0.111	0.080～0.150
肛孔[③]	0.029	0.026～0.032	0.040	0.038～0.043

注：①距幼虫体前端；②距咽长联络处；③距幼虫体后端。

（二）生活史

成虫寄生于终末宿主黑家鼠、褐家鼠及多种野鼠等肺动脉内，偶见于右心，雌虫产卵于血液中。虫卵在肺毛细血管内发育成熟，并孵出第一期幼虫，幼虫穿破毛细血管进入肺泡，沿呼吸道移行至咽喉部，再吞入消化道，随宿主粪便排出体外。第一期幼虫在体外潮湿或有水的环境中可活3周，但不耐干燥。当被吞入或主动侵入中间宿主螺或蛞蝓体内后，幼虫即可进入宿主肺及其他内脏、肌肉等处，在适宜温度（25～26 ℃）下，约经1周蜕皮变为第二期幼虫，2周后经第2次蜕皮发育成第三期（感染期）幼虫。鼠类等终末宿主因吞入含有第三期幼虫的中间宿主、转续宿主及被污染的食物而感染。第三期幼虫在终末宿主消化道内穿肠壁进入血液循环，经肝、肺、心至身体各部器官，但多数幼虫沿颈总动脉到达脑部，穿破血管在脑组织表面蠕行。在感染后4～6 d和7～9 d先后在脑部经2次蜕皮发育为幼龄成虫，此期已能区别雌雄。幼龄成虫大多于感染后24～30 d经静脉回到肺动脉，继续发育至成虫。雌虫多在感染后35 d才能成熟。雌虫产卵随血流到肺部小血管，并在血管中孵化为第1期幼虫，然后穿过微血管进入肺泡，再移行到气管、咽喉，经吞咽进行胃肠，随粪便排出。一般在感染后42～45 d在粪便内即可找到第1期幼虫。何竞智等（1983）报道一条雌虫平均每天可产卵约15 000个，而Kino（1984）报道感染大鼠14～15周，当只有2条成虫寄生时，雌虫每天排出的幼虫在50 000条以上，而当虫荷增加时，幼虫排出量反而减少。成虫寿命可长达507 d甚至更长，在一般情况下寄生虫数越多，对宿主的危害越大，死亡发生的可能性越大、时间越早。

人由于食入生的或半生的中间宿主螺类、蛞蝓或转续宿主蛙类、鱼、虾、蟹等而感染，生食被幼虫污染的蔬菜、瓜果或喝含幼虫的生水也可感染。动物实验提示，第三期幼虫可经皮肤主动侵入宿主。由于人是广州管圆线虫的非正常宿主，故幼虫侵入人体后主要停留在中枢神经系统，如在患者的大脑髓质、脑桥、小脑和软脑膜曾发现幼虫。但如果幼虫进入肺部，似也可在肺血管内完成发育。虫体停留在第四期幼虫或成虫早期(性未成熟)阶段,我国台湾省曾报道从人的肺脏中检获成虫,且雌虫子宫内含虫卵,但毕竟为少数病例。

广州管圆线虫在人体的移行、发育大致上和鼠类相同。在人体幼虫通常留在中枢神经系统,并在其中完成发育,但也可以出现在眼前房、后房、视网膜或不同部位。从理论上说,通过血流或幼虫本身的移行,虫体可在人的任何器官或组织出现,但由于血流动力学等原因使机会并不均等,如广州管圆线虫侵入人体中枢神经系统的机会特别多,并在其中完成发育,认为是幼虫嗜神经性的向性和特性,可以看作是生物在进化过程中遗留下来的记忆。幼虫进入眼内,Kanchanaranya 等(1971)认为可能有三条途径:一是第三期幼虫直接进入眼,发育成第四、五期幼虫。二是在脑中发育成第五期幼虫后,再通过视网膜中央动脉,或从涡静脉或睫状动脉入眼,但可能性较小。三是在脑发育成第五期幼虫后,沿脑表面移至脑底,再到视神经,然后在视神经的脑膜间隙中潜行,到达眼球后极,穿入巩膜筛板入眼;或幼虫继续沿着眼球表面前行,最后从角巩膜缘入眼。

调查资料显示,在人体幼虫通常不在肺血管完成其发育,但如果幼虫进入肺部也可完成发育。如鄢璞等在广州尸检一例11月龄女孩时,在入肺门处发现大量广州管圆线虫虫体沿肺动脉平行排列,形成致密的两股虫束,栓塞两侧肺动脉腔。两肺切面,在肺动脉分支内也见虫体形成虫栓。在较大的肺动脉分支内可见多个虫体的横断面,形成虫栓。此外,许多肺泡内壁有透明膜形成,但如此严重的感染为何发生在仅11月龄幼儿,而且为何无虫卵与第一期幼虫检出,迄今难以解释。刘佩梅等(2000)曾在鼻部发现成虫,认为可能是由于幼虫在体内移行过程中侵犯心脏,停留于肺脏,上行至气管、咽喉部经鼻咽管进入鼻腔所致。

二、流行病学

(一)传染源

广州管圆线虫可寄生几十种哺乳动物,包括啮齿类、犬类、猫类等,其中主要是啮齿类。终末宿主国内外均以褐家鼠和家鼠较普遍,此外有白腹巨鼠、黄毛鼠、屋顶鼠、板齿鼠和蛛猴。在广东,许多年前就已在褐家鼠、黑家鼠和一些未定种的鼠类查出该虫;在海南,黄毛鼠、海南鼩鼱和褐家鼠都是本虫的自然宿主。广州的调查发现,广州市 3 个区的感染率分别为 2.3%(104/4 558)、1.2%(58/4 878)与0.3%(2/598),其中有 1 只鼠的寄生数量多,共检获成虫 91 条(雌 48,雄 43),约 30% 的鼠仅检获成虫1 条。上述资料说明广州管圆线虫主要寄生于啮齿类,啮齿类是最主要的传染源。本病虽然是一种人兽共患疫病,但人作为传染源的意义不大,人是广州管圆线虫的非正常宿主,是偶然宿主。

(二)传播媒介

1.中间宿主 以软体动物的众多种类为主,多达数十种。陈德牛等(1988)、沈浩贤等(2004)曾有过多次整理,以贝类为主。如陆地蜗牛包括褐云玛瑙螺(非洲大蜗螺,*Achatina fulica*)和水陆两栖的福寿螺等。福寿螺在许多地方,由于其习性杂、食量大、繁殖快,大有取代褐云玛瑙螺等原有的中间宿主,显示出外来物种在新环境中大力繁衍而表现出极为顽强的生命力。其不但成为传播广州管圆线虫的主要媒介,还大量迅速吞噬农作物,成为多重公害的外来物种,并且随着全球气候变暖,对广州管圆线虫的扩大流行将产生潜在影响。此外,实验证实中国圆田螺和铜锈环棱螺也可感染广州管圆线虫。

2.转续宿主 能吞食贝类等的动物,即有可能将原先感染于螺等体内的广州管圆线虫幼虫带进体内,并不全部杀死,而在体内长期携带,成为广州管圆线虫的新宿主,如蛙、蟾蜍、淡水虾,以及猪、蟹、咸水鱼、淡水鱼、海蛇、牛和鸡等。国内只报道黑眶蟾蜍一种。2006 年,福建省发现沼水蛙为广州管圆线虫新的转续宿主。

(三)传播途径

传播途径主要是经口传播、从口到达消化道,其感染的方式有以下几方面。

(1)生吃或半生吃陆地螺。

(2)幼虫污染食物或手。常见于用螺类喂养家禽的人或螺类加工人员。陆地螺或蛞蝓含有幼虫的分泌物污染地面,儿童地面玩耍接触而被感染。

(3)生吃蔬菜。吞食附于蔬菜的陆地蜗牛(转续宿主)或蛞蝓分泌物(黏液)含有感染性幼虫。

(4)吞食蛞蝓或转续宿主如蟾蜍、蛙等而被感染。

(5)生吃或吃半生转续宿主淡水虾、虾制品,蟹(螃蟹和螃蟹制品)、鱼等。台湾和大陆沿海地区居民有此习惯。

(6)饮水污染。水生甲壳类吞食软体动物体中的幼虫后排入水中,或淡水螺死亡后幼虫从螺体逸出污染水源。

(7)实验证明感染性幼虫可经皮肤(完好或损伤)侵入大白鼠,故不能排除通过皮肤感染人体的可能性。

(四)人群易感性与流行特征

根据各地的调查材料,人对广州管圆线虫是易感的。人群易感性主要表现在生活方式和行为习惯等方面,感染与否及感染程度与生或半生的方式(如醉、腌、急炒)进食含幼虫的螺、蛙等及食入的次数与数量有关。儿童尤其是男童捡拾螺类、捕捉鱼虾后简单烧烤而吞食,被感染机会较大。在餐馆点食生螺片感染者则男女无别。

广州管圆线虫分布于热带、亚热带地区,约从南纬 23° 到北纬 23°,已有确诊病例报道的国家和地区有:泰国、马来西亚、越南、中国、日本、夏威夷群岛、新赫布里底群岛等。曾报道发现病例但未经病原确诊的有:柬埔寨、老挝、菲律宾、印度、澳大利亚、波利尼西亚、古巴和太平洋的 8 个岛屿。此外还有几个国家仅从动物体内发现广州管圆线虫。

三、病理学

广州管圆线虫病症状的出现是由于幼虫侵犯中枢神经系统引起炎症细胞特别是嗜酸性粒细胞浸润而导致临床上的"酸脑",以脑脊液中嗜酸性粒细胞显著升高为特征。病变集中在脑组织,除大脑及脑膜外,还包括小脑、脑干及脊髓等处。根据 Tangchai(1967)报道,广州管圆线虫引起的炎症反应有3 个特点:①血管反应。脑部血管扩张,尤以蛛网膜下腔中的静脉为甚,有时出现栓塞损伤。②嗜酸性炎症反应。虫体周围常有大量嗜酸性粒细胞浸润,甚至形成嗜酸性肉芽肿。③肉芽肿反应。在死虫周围,有单核细胞及巨细胞聚集,在损伤之间还有淋巴细胞及浆细胞浸润。广州鄢璞等报道的死亡病例中,其侵犯人体引起的病变特点和部位不同于有关文献:在左右肺动脉及其分支内有数百条的成虫并形成虫栓;肺组织内形成以钙化的异形巨细胞为中心的肉芽肿;肺及脑膜的肉芽肿内缺乏嗜酸性粒细胞。

本虫对大白鼠感染后所致的病理损害可分 3 期:①早期是感染性幼虫引起的肺充血、出血和水肿,其次是脑实质和脑膜的损伤。②中期因幼龄成虫在鼠脑中的活动和转移,而引起脑实质、脑膜严重损害和出血,及至转移至肺,使肺部重新再出现充血、出血和水肿。③后期因成虫定居于肺及心脑所致,并有虫卵沉着于肺,幼虫穿破毛细血管,引起炎症反应及虫卵结节形成。严重时可出现肺脓肿。寄生在心脏内的虫体,可引起心肌间质血管充血和间质性心肌炎,甚至可蜷成团,导致房室间的阻塞等。脑部及肺的严重损害,是引起死亡的主要原因。

四、临床学

(一)临床表现

广州管圆线虫幼虫侵入人体后,在人体内移行,至中枢神经系统引起脑膜炎或脑膜脑炎,以脑脊液中嗜酸性粒细胞急剧增多为特征。病变集中在脑组织,除大脑及脑膜外,还包括小脑、脑干及脊髓等处,主要病理改变为充血、出血、脑组织损伤,引起巨噬细胞、淋巴细胞、浆细胞和嗜酸性粒细胞(并以后者为主要浸润细胞)所组成的肉芽肿性炎症反应。多数患者发病较急,临床表现主要有剧烈头痛,其次为颈项强直、发热、恶心、呕吐、下肢无力,全身多处肌肉痛,皮肤过敏,少数患者可出现面瘫,感觉异常如麻木、烧灼感等,严重病例可有瘫痪、嗜睡、昏迷,甚至死亡。如能做到早诊断并正确治疗,绝大多数患者预后良好,极个别感染虫体数量过多者病情严重可致死或有失明、智力障碍、神经根性感觉减退或感觉异常等后遗症。

(二)临床诊断

1. 流行病学史　曾生食或食半生陆生或水生螺类,转续宿主淡水虾、虾制品、蟹(螃蟹和螃蟹制品)、鱼、蛙、蛇等;生食或接触被含有感染性幼虫的陆生或水生蜗牛或蛞蝓分泌物(黏液)污染过的蔬菜、餐具、地面、水源等。

2. 临床症状　典型临床症状为嗜酸性粒细胞增多性脑膜炎、脑膜脑炎和脊髓炎等。其他表现可出现畏光、视力障碍,甚至视野缺损,多为单侧,偶有双侧感染者。少数可出现眼肌麻痹,双眼集合反应消失等,甚至失明。

3. 影像学诊断

1)胸部影像学检查　胸部 X 线检查可见肺内阴影,CT 表现则包括:①小结节病灶,结节影直径均在 0.5～1.0 cm,位居肺野外带胸膜下部,部分患者还可表现为小结节影周缘可见磨玻璃样密度的晕圈,即月晕征。②小斑片局灶性毛玻璃样密度影,在肺野外带浸润,斑片与正常肺临界缘呈"小三角形"改变,部分在肺尖部散在,形似浸润型结核。③外带支气管血管束呈局灶性"Y"形增粗。

2)脑影像学检查　头颅 CT 断层扫描可见到脑组织斑片状改变,边界模糊。MRI 表现多种多样①脑脊髓膜内多发长条形影或结节状强化病灶,强化灶周围有低信号水肿区。②软脑膜或(和)室管膜呈线条形或结节状强化及神经根强化。③轻度脑室扩张,部分患者还可表现为顶叶边界不清的长 T1 和长 T2 信号或颈椎和脑内信号异常等。

胸部和脑 CT 或 MRI 检查并不具特异性表现,只能作为辅助检查,不能作为诊断的依据。

(三)临床治疗

治疗原则为:祛除病因,治疗原发病,对症支持,治疗并发症。

1. 一般治疗　卧床休息,防止情绪波动,监测生命体征的变化,询问病史,可结合疫源地调查以间接判断病原与感染度。安慰患者,说明人不是广州管圆线虫的正常宿主,本病为自限性疾病,通常预后良好。

2. 病原学治疗　阿苯达唑为广谱驱虫药,可以通过血脑屏障,用量为 20 mg/(kg·d),分 3 次服用，连服 7 d，可辅助采用地塞米松静脉滴注，5～10 mg/d。病情较轻者可口服，3 次 /d，每次 1.5 mg。但该药物有一定的不良反应，并可引起脑炎综合征，发病率约为 45.8/10 万人。

3. 对症支持治疗　对症支持治疗包括以下几点：①对于高颅压的患者可静脉滴注甘露醇或者甘油果糖，并根据颅内压调整用量及时间间隔。②为了减少杀虫后异性蛋白反应，病情较轻者可口服地塞米松。③对于疼痛严重者可酌情给予镇痛剂。④对某些患者可酌情给予神经营养药物，如维生素 B_1（100 mg）、甲钴胺（0.5 mg）、吡拉西坦（0.8 g）等。⑤间断、低流量吸氧有助于改善患者脑组织缺氧、水肿及高颅压的情况，有利于改善预后，减少并发症、后遗症的发生。⑥心理治疗。

五、实验室诊断

（一）病原学检查

可从脑脊液、眼或身体其他部位检获广州管圆线虫幼虫、幼龄成虫或成虫，以脑脊液中为多见，绝大多数为幼虫，偶可见成虫。

（二）病理检查

根据该病引起炎症病理反应的 3 个特点进行病理检查。

（三）免疫学检查

可采用 ELISA 法检测血清和脑脊液抗体，在患者发病 10～30 d 后可出现阳性结果，高滴度抗体提示近期感染可能。

（四）免疫 -PCR

Chye 等应用免疫 -PCR 检测广州管圆线虫循环抗原，以纯化的 IgG2a 单抗包被，加待测血清样本，再加生物素标记、链霉抗生物素蛋白和引物进行 PCR 扩增，用琼脂糖凝胶电泳鉴定 PCR 产物，用双抗体夹心法检测 PCR 扩增的标记 DNA 的循环抗原。该法的敏感性和特异性分别为 98% 和 100%，均明显高于双夹心 ELISA 法。

（五）蛋白质组学与生物芯片技术

由于抗体检测持续时间长和交叉反应等缺点及循环抗原的含量较低，成分较复杂等缺陷限制了其在免疫学诊断中的可靠性及疗效考核。因此，利用蛋白质组学技术和蛋白芯片的高通量、高灵敏度、高特异性技术特点，建立高效、快速、特异、可靠的蛋白芯片检测方法，是广州管圆线虫病实验室诊断的研究热点。

六、防控措施

（一）预防措施

本病是一种不当饮食引起的食源性寄生虫病，只要将危害性和引起感染发病的原因与机制向群众说明，使其知晓生食、半生食螺、鱼、蛇、蛙、蟹等食品的潜在危害，从效果上说，宣传教育的作用甚于发病后的诊断治疗。对于重度疫源地，鼠、螺感染率高、感染度重，人群常被感染发病的地区，应当作防治重点，做好宣传教育，结合农田渠道水泥硬化，开展乡村环境改造；开展群众性的灭鼠、灭螺工作。灭螺可采取物理、化学、生态及人工捕捉等方法。大型螺类，如福寿螺、褐云玛瑙螺等可发动群众收拣，作为饲料喂饲鸭，但据鸭农介绍，鸭子大量吃福寿螺后会发生跛脚现象，是否螺内感染有广州管圆线虫第三期幼虫，而这些幼虫也会侵犯鸭的颅脑并引起跛脚等症状，应加以实验证实。预防起见，可将螺类煮熟后再喂饲。

（二）发病后的控制措施

凡是发现嗜酸性粒细胞增多的脑炎患者，如病史和临床症状符合，应首先考虑与本病感染有关，并及时采集脑脊液进行病原学检查；即使未查获病原体，也应考虑与本虫感染有关，而尽快用药物杀虫治疗以免延误病情，出现严重后果。根据经验，对疑似患者也可试用阿苯达唑等药物治疗，若对症则患者相应的临床症状可以缓解、消失，乃至恢复正常。在病原治疗的同时，应采取适宜的对症治疗和支持疗法；颅内压增高者可用甘露醇脱水，或采用腰穿抽取脑脊液以减轻头痛，必要时数天可重复1次。症状严重的可酌情用肾上腺皮质激素，如地塞米松等。

第二十九章　粪类圆线虫病

粪类圆线虫病（Strongyloidiasis）是由粪类圆线虫的丝状蚴侵入人体所致。若患者免疫功能正常，则临床症状较轻，或者表现为慢性病程。但是，如患者免疫功能受损，则可呈现全身播散性感染，病情重者，甚至可导致死亡。近年来，在艾滋病患者中，播散性粪类圆线虫病已相当常见。

粪类圆线虫首先由 Normand（1876）在一名从越南归国的法国军人的腹泻便中发现，Bavay（1876）称它为 *Anguillula stercoralis*。该患者死后尸检时，又在其小肠壁、胆道、胰管中发现许多与粪便中的虫体不同形态的线虫，Bavay（1876）认为后者是不同的虫种，称之为 *Anguillula intestinalis*。至 1882 年，Leukart 指出粪内查出的与尸检发现的虫体均为粪类圆线虫，只是发育阶段不同。此后，Leichtenstern（1885，1892）、Durme（1902）、Looss（1905）、Ransom（1907）及 Fulleborn（1914）等陆续证实了粪类圆线虫的生活史、侵入人体的途径及在人体的移行过程。

一、病原学

粪类圆线虫（*Strongyloides stercoralis*）属尾感器亚纲（Phasmidea）小杆目（Rhabditata）粪圆科（Strongyloididae）粪圆线虫属（*Strongyloides*），为兼性寄生虫，生活史较复杂，包括自生世代和寄生世代。

（一）自生世代

雄虫大小为 0.7 mm×（0.04～0.05）mm，尾端向腹面卷曲，具两根交合刺，一个引带。雌虫大小为 1.0 mm×（0.050～0.075）mm，尾端较尖细（图 3-29-1），生殖器官为双管型。成熟雌虫的子宫内含有不同发育阶段的虫卵，数目为 4～16 个，呈单行排列。阴门位于虫体腹侧中部靠后。雌虫产出的受精卵为椭圆形，壳薄，大小约 70 μm×40 μm，部分卵内含有胚胎。外界环境条件适宜时，虫卵经数小时孵出杆状蚴，后者长 0.20～0.45 mm，具双球型咽管。1～2 d 内，经 4 次蜕皮发育为自生世代成虫。

自生世代可循环多次，称为间接发育。在此情况下，雄虫逐渐消失，雌虫遂进行单性生殖，但不能持久。因此，人工培养的粪类圆线虫最终均趋死亡。如遇不适宜的环境，杆状蚴蜕皮两次，发育为丝状蚴（图 3-29-2）。丝状蚴虫体变细长，长 0.6～0.7 mm，具有很长的咽管，呈柱状。光镜下见丝状蚴的尾端具细小两歧（图 3-29-3），在电镜下它由数个突起组成（图 3-29-4），尾端这一特殊形态在诊断上具有重要意义。丝状蚴可经皮肤或黏膜侵入人体开始寄生生活, 称为直接发育。

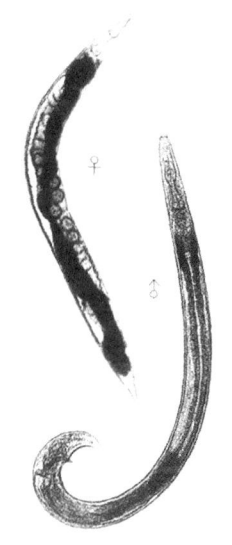

图 3-29-1　粪类圆线虫自生世代的雌、雄虫

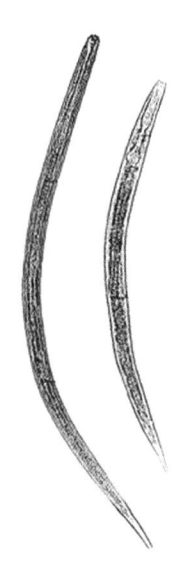

图 3-29-2　人粪便内的杆状蚴(左)和经培养后发育成的丝状蚴(右)

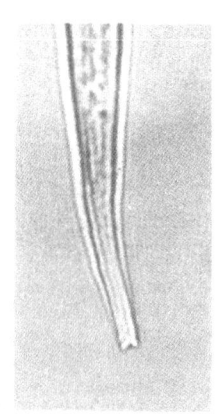

图 3-29-3　光镜下的丝状蚴尾端

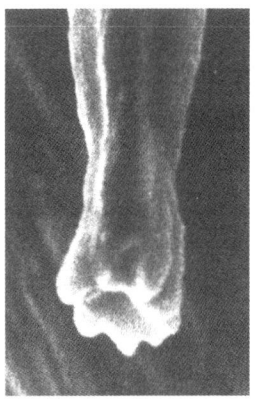

图 3-29-4　扫描电镜下的丝状蚴尾端

(二)寄生世代

丝状蚴侵入人体通过体循环, 经右心至肺, 需 3 ~ 30 d 发育为童虫。少数虫体在肺和支气管内即可发育成熟, 但大部分虫体仍需穿破毛细血管, 进入肺泡, 沿支气管上行至咽, 再被吞咽至消化道, 定居于小肠, 尤以十二指肠及空肠为多。

寄生世代的雌虫较细长, 大小为(2.2 ~ 2.5)mm×(0.04 ~ 0.05)mm(图 3-29-5)。虫体半透明, 角皮具细横纹, 尾尖细, 末端略呈锥形。口腔短, 有 4 个不显著的唇瓣。咽管细长, 为虫体长的 1/3 ~ 2/3。肛门位于近虫体末端。生殖器官为双管型, 子宫前后排列, 内含虫卵个数

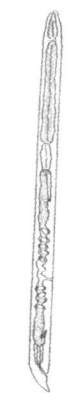

图 3-29-5　寄生世代的粪类圆线虫雌虫

不等，单行纵列。雌虫多于肠黏膜内产卵，每条雌虫每日约可产卵50个。卵比自生世代的略小，约为70 μm×43 μm。数小时后孵出杆状蚴，大小为（0.20～0.25）mm×0.016 mm，自肠黏膜逸出，随粪便排至体外。此时虫体已增大2～3倍。杆状蚴排出后，经两次蜕皮发育为丝状蚴，再感染人体。也可经间接发育为自生世代成虫。

自感染人体开始至杆状蚴排出，最少需17 d。严重腹泻的患者可排出含胚胎的虫卵。

二、流行病学

粪类圆线虫主要分布于热带和亚热带地区，温带亦常见，寒冷地区多为散发感染，雨量多的潮湿地区和卫生条件差的地区感染率较高。其具有较明显的地方性，分布情况与钩虫相近，但感染率较低。国外有些人群感染率为30%左右，如Sithithaworn等（2003）采用琼脂板培养技术（APCT）检测泰国东北农村的332例样本，发现粪类圆线虫是最常见的寄生虫感染（平均28.9%），而用甲醛－乙醚醋酸浓集技术（MFECT）检测为5.4%。

国内粪类圆线虫感染率，过去各地报道大都在10%以下。

许隆祺等（2000）报道我国共查出粪类圆线虫病例1 803人，全国平均感染率为0.122%，估计全国感染人数为151万。26个省（自治区、直辖市）查到粪类圆线虫感染者，其中四川、广东、安徽、云南、湖南、贵州、甘肃、广西、海南等9个省（区）的感染率超过全国加权感染率，以海南省感染率最高（1.709%），其次为广西（1.091%），而河北、北京、江苏、辽宁、山东、西藏等6省（自治区、直辖市）都低于0.01%。台湾省各地报道的粪类圆线虫感染率较低，为0.12%～5.70%。国内人群分布粪类圆线虫的加权感染率以45～49岁组最高，职业分布以渔民感染率（0.358%）最高。

粪类圆线虫病的传染源为患者及无症状带虫者。患者离开流行区后，其体内感染可持续多年，甚至可长达数十年。

实验室内人粪类圆线虫可成功感染犬和家兔（文继祖，1983）。在美洲和非洲，曾有自犬和猴传染给人的报道（陈兴保等，2002）。

三、病理学

粪类圆线虫的致病性包括虫体对宿主组织的直接损伤、宿主变态反应及可能并发消化道细菌感染所致的溃疡病变等。该病的发病机制与其感染程度及人体免疫力有密切关系。

如生活史中所述，该虫的寄生世代包括从丝状蚴穿入皮肤或黏膜侵入人体后，进入血液、淋巴液循环，滞留在肺组织中或穿越肺泡最终到达肠道的移行途径，以及发育成熟的雌虫埋在肠黏膜组织内产卵等环节，这些均可对所涉及的组织造成机械性损伤。

幼虫发育中的蜕皮液和成虫的代谢产物是变应原，可以刺激机体产生变态反应。如感染粪类圆线虫的人血清能识别幼虫的32 kD和34 kD抗原，而正常人血清则不出现反应，这一结果提示，感染性幼虫体表的免疫原在幼虫于宿主体内移行过程中可致敏免疫系统。

大鼠感染鼠类圆线虫后，可产生保护性免疫。血液和组织内嗜酸性粒细胞增多，肠黏膜内肥大细胞增生，血中IgM、IgG上升，当排虫开始时，IgE水平增高。虫体的排出可能与肥大细胞介导的炎症反应有关。这种免疫力是胸腺依赖的，可经血清或淋巴细胞转移。

Ligas J A等（2003）证明从采用活的三期幼虫增强免疫小鼠3周，回收纯化的IgG，转移高水平的保护性免疫力至新生鼠。转移至经阻断补体激活或排除颗粒细胞处理的小鼠时，IgG未能杀灭攻击的幼虫。转移免疫IgG至IL-5敲除（KO）小鼠导致幼虫减少，这种小鼠缺乏嗜酸性粒细胞；而转移至

FcRgamma KO 小鼠并不出现杀虫效果。结果提示用活的三期幼虫免疫的小鼠 IgG 需要补体活化和中性粒细胞,通过抗体依赖细胞介导的细胞毒性机制(ADCC)杀死三期幼虫。该作者认为 IgM 和 IgG 是两种抗粪类圆线虫幼虫的保护性抗体,它们能识别不同的抗原,并且利用不同的杀虫机制杀虫。

在粪类圆线虫病流行区人群中,有的未感染、有的在粪中可检到幼虫、有的血清中可检到特异性抗体,但反复检查粪便,检不到幼虫,却能阻止或清除感染。在慢性、无合并症的患者,最常见的现象是血中嗜酸性粒细胞高度增多和血清中 IgE 水平上升。近乎 90% 的患者血清中存在针对丝状蚴抗原的 IgG 和 IgE 抗体。血清、十二指肠液或粪便中, IgA 均无变化,在严重病例可低于正常水平。播散性感染患者血中嗜酸性粒细胞减少,特异性 IgE 水平低于非播散性感染者。应用患者血清中的 IgG 进行免疫印迹试验,识别粪类圆线虫丝状蚴可溶性抗原的蛋白带,在无症状慢性患者,识别的带多而明显,而伴有艾滋病的播散性患者则不能识别。

粪类圆线虫病一般为慢性病程,但各种消耗性疾病如恶性肿瘤、白血病、结核病、糖尿病等引起的机体极度营养不良,先天性免疫缺陷,或者在免疫功能受累的一些情况下,自身感染还可以发展为潜在致命的重度感染综合征,特征为粪便和痰液内感染性丝状蚴数量增加、因增加的虫荷数和虫体移行造成的临床症状,如胃肠道出血和呼吸道不适。粪类圆线虫重度感染,大量丝状蚴经血液转移至肠外器官,经常伴随由肠内病菌引起的败血症和脑膜炎。糖皮质激素治疗和人类 I 型 T 淋巴细胞增殖病毒是与激发重度感染有关的最特殊的两种情况(Keiser 等,2004)。

组织学检查发现重度感染患者的淋巴结及肝脏胸腺依赖区均缺乏淋巴细胞,宿主对幼虫缺乏炎症反应和免疫反应。

四、临床学

(一)临床表现

1.皮肤损伤　丝状蚴侵入皮肤可引起局部小出血点、斑丘疹、水肿,伴有刺痛或瘙痒感,还可出现移行性线状荨麻疹,并可持续数周。由于自身感染的原因,上述病变常可反复出现在肛周、腹股沟、臀部等处皮肤。由于幼虫在皮内移行较快,所引起的荨麻疹蔓延也快,因此荨麻疹的出现部位及蔓延速度,常常是粪类圆线虫病早期诊断的依据。

2.肺部病变及症状　粪类圆线虫幼虫在肺部移行时引起的病变类似钩蚴和蛔蚴所造成的病变,肺部有出血、细支气管炎性细胞浸润。X 线表现呈局限性或弥漫性炎性阴影。患者出现咳嗽、多痰、哮喘、呼吸困难、发绀、嗜酸性粒细胞增多等症状。如虫体定居于肺、支气管内,继续产卵孵出幼虫,则肺部症状更加严重,持续时间也长。曾报道 1 例罕见的粪类圆线虫弥漫性肺部感染,患者肺功能衰竭、高热,尸检发现肺内有大量幼虫,肺泡内大量出血。艾滋病患者伴发肺粪类圆线虫病的胸片可见弥漫性间质性病变,全肺布满界限清楚直径为 2 ～ 5 mm 大小的网状结节阴影,粪检及支气管肺泡灌洗液检查发现大量杆状蚴,痰液中也可检出幼虫。

3.消化道病变及症状　雌虫在肠黏膜内产卵,并很快孵出幼虫,由于虫体机械性刺激及毒性作用,可引起组织炎症反应。肠道黏膜病变可分为卡他性、水肿性和溃疡性肠炎。以卡他性肠炎最常见,其腺窝中有粪类圆线虫存在。水肿性肠炎的肠壁增厚、水肿、黏膜皱襞减少,镜下可见绒毛扩大、黏膜萎缩、黏膜下水肿,肠壁各层都可见到虫体。溃疡性肠炎的肠壁增厚、变硬或有多发性溃疡,甚至肠穿孔,整个肠壁内都可发现虫体。患者有上腹部烧灼感,恶心、呕吐,间歇性反复性腹泻,粪便呈水样或黏液血便。重症感染者,可出现全腹痛、麻痹性肠梗阻、腹胀、脱水、循环衰竭等,患者可伴有发热、贫血、全身不适及嗜酸性粒细胞增多等反应。

4.其他 粪类圆线虫的丝状蚴或成虫可移行至全身各器官,如心、肝、肾、胰、脑及泌尿生殖系统等处,并可形成肉芽肿,从而引起多器官损害,引起播散性粪类圆线虫病,其发病可能与患者细胞免疫功能低下有关。Yim 等(1970)报告一例霍奇金病患者,接受免疫抑制剂治疗后,导致粪类圆线虫重症感染而死亡。尸检发现肺部及肠道有大量虫体,在肝、胆囊、肠系膜、淋巴结、肾、甲状腺、脑、心内膜等处均检出幼虫。赵水华(2007)报道 1 死亡病例,经磁共振检查为"颅内粪类圆线虫"。

重度粪类圆线虫感染所致的播散性粪类圆线虫病已成为各种免疫缺陷患者死亡的原因之一,值得临床医师注意。曾有报道 12 例重度粪类圆线虫感染,全部使用过糖皮质激素,其中 9 例死亡。另一个报道 32 例重度粪类圆线虫感染病例,全部死亡,其中直接死于重度粪类圆线虫的感染者 24 例,伴营养不良者 24 例,用过糖皮质激素类药物者 12 例。国内广西医学院(现广西医科大学)和韩范等共报道 3 例粪类圆线虫重度自身感染病例,2 例因恶性大疱性多形红斑和关节炎而使用过激素,其中 1 例死亡。沈琼(2002)报道吉兰 – 巴雷综合征(Fisher)伴发感染粪类圆线虫 1 例,治疗中应用过大剂量肾上腺皮质激素。马天勇等(2004)报道系统性红斑狼疮感染粪类圆线虫 1 例。李艳文等(2004)报道红斑狼疮肾炎合并粪类圆线虫播散感染 1 例。

(二)临床治疗

粪类圆线虫病的治本方法是驱虫,杀虫药物以甲苯达唑效果最好。几种有效杀虫药物的用药剂量如下。

1.甲苯达唑 剂量为成人 100 mg/ 次,2 次 /d,连服 3 d。副作用较轻微,孕妇不宜服用。对顽固性粪类圆线虫病应加大剂量,延长疗程,总剂量可达 11 g。

2.阿苯达唑 剂量为 400 mg/d 或 800 mg/d,3 d 为 1 个疗程,1 ~ 2 周重复 1 次。也有学者采用 400 mg,1次 /d 或 2 次 /d,连服 5 d,共服 2 个疗程见效。

临床上重症患者除支持疗法和对症处理外,应进行抗休克、纠正水电解质紊乱、防止呼吸衰竭及采用抗生素控制细菌感染等。

五、实验室诊断

病原学诊断主要依靠从粪便中查出杆状蚴或丝状蚴,常规用粪便涂片法,如在 24 h 内的新鲜粪便中同时查见杆状蚴和丝状蚴,即可认为存在自身感染。有时在腹泻患者的粪便内也可查见虫卵。如多次粪便检查阴性,应结合临床症状检查胃液、十二指肠液或痰液。反复查不到病原体时,可考虑应用免疫学检查以辅助诊断,如应用酶联免疫吸附试验检查患者血清中的特异性抗体,阳性率可达 94.4%,具有较高的敏感性。

六、防控措施

加强粪便管理,应注意个人防护,避免发生自身感染。临床使用激素治疗或进行化疗之前,应做粪类圆线虫常规检查,如有感染,需给予彻底治疗。

具体治疗方法见本病"临床学"。

第三十章 疟疾

疟疾（Malaria）俗称"打摆子""寒热病"，是由疟原虫所致的严重危害人类健康、影响社会经济发展的寄生虫病。疟疾的流行历史悠久，世界上许多古国如古中国、古印度、古希腊和古埃及的医学书籍中均有记载。19世纪以前人们认为疟疾是"恶浊之气"所致；1880年法国军医Laveran发现了疟疾病原体，1885年定名为疟原虫（*Plasmodium*）；19世纪末英国军医Ross和意大利学者进一步证实了按蚊是传播疟疾的媒介。

疟疾是全球性疾病，全世界100个国家或地区有疟疾流行，其中92个国家、地区有恶性疟，8个国家只有间日疟。估计每年全球临床病例数为3亿～5亿；每年死于疟疾的人数为150万～270万人，其中约100万为5岁以下儿童。在我国，经过数十年的反复斗争及国力增强、防蚊条件的改善，使疟疾流行得到了有效控制，2005年全国发病42 319例，年发病率为5.9/10万人，死亡48人。但南方一些省（区）及边境地区曾时而出现局部暴发；输入型疟疾在内陆省份仍是个问题。疟疾问题是包括我国在内的发展中国家的一个公共卫生问题。

一、病原学

（一）分类

疟疾的病原体是疟原虫，疟原虫在动物界属顶端复合物门（Apicomplexa）孢子纲（Sporozoa）球虫亚纲（Coccidia）真球虫目（Eucoccidiida）血孢子亚目（Heamosporima）疟原虫科（Plasmodidae）疟原虫属（*Plasmodium*）。疟原虫属可分为9个亚属，至今共发现疟原虫近120种，其中至少有22种见于灵长类宿主。灵长类疟原虫分别归于3个亚属，即指名亚属（*Plasmodium*）、拉弗兰亚属（*Laverania*）和文氏亚属（*Vinckeia*），在指名亚属内，根据其在红细胞内裂体增殖周期及生物特性又分为4类（表3-30-1）。迄今为止，世界公认的只有2个亚属4种疟原虫为人类疟原虫，即指名亚属中的间日疟原虫（*P. vivax*）、三日疟原虫（*P. malariae*）、卵形疟原虫（*P. ovale*）和拉弗兰亚属中的恶性疟原虫（*P. falciparum*）。

每一种疟原虫，又可依其潜伏期、复发间隔、对药物敏感性、对按蚊易感性、致病力和宿主对疟原虫的免疫力等分为若干株或亚种。株与株之间在形态上一般无明显差异，但在生物学上有明显不同，例如间日疟原虫有长潜伏期与短潜伏期的区别；有的却差别甚微，例如同是对氯喹产生抗性的恶性疟原虫，往往因发现这种原虫的地区不同和抗性大小，而被命名为不同的株，如哥伦比亚株、意大利株等。

（二）形态

疟原虫具核、胞浆和色素。在新鲜标本中，只能看到外形或色素，不能分辨核和胞浆；染色后，其结构就可清晰地显示出来。无论是新鲜标本，还是染色标本，疟原虫的分类鉴别均根据其形态特征、虫体大小及被寄生红细胞的变化。

1.新鲜标本　在新鲜标本中，红细胞内的疟原虫如同一个空泡，虫体透明，具一定屈光性和阿米巴样运动，内含疟色素（褐色）。

表 3-30-1　灵长类及其他哺乳动物疟原虫

亚属	类型	种名	脊椎动物宿主
指名亚属	间日疟类	间日疟原虫（*P. vivax*） 食蟹猴疟原虫（*P. cynomolgi*） 艾氏猿疟原虫（*P. eylesi*） 冈氏猿疟原虫（*P. gonderi*） 长臂猿疟原虫（*P. hylobati*） 杰氏猿疟原虫（*P. fefferyi*） 矮小猩猩疟原虫（*P. pitheci*） 施魏氏猩猩疟原虫（*P. schwetzi*） 吼猴疟原虫（*P. smium*） 西法提猿疟原虫（*P. sylvaticum*） 杨氏猿疟原虫（*P. youngi*）	灵长类
	卵形疟类	卵形疟原虫（*P. ovale*） 费氏猴疟原虫（*P. fieldi*） 似卵形疟猴疟原虫（*P. simiovale*）	灵长类
	三日疟类	三日疟原虫（*P. malariae*） 巴西猴疟原虫（*P. brasilianum*） 豚尾猴疟原虫（*P. inui*）	灵长类
	未定类	柯氏猴疟原虫（*P. coatneyi*） 脆弱猴疟原虫（*P. fragile*） 诺氏猴疟原虫（*P. knowlesi*）	灵长类
拉弗兰亚属	未定类	恶性疟原虫（*P. falciparum*） 赖氏猩猩疟原虫（*P. reichenowi*）	灵长类
文氏亚属	未定类	大多数虫种	染狐猴、鼠类、蝙蝠及其他低等哺乳动物

2.薄血片染色标本　染色后，核呈鲜红色或紫红色，胞浆呈蓝色，色素呈黄褐色或深褐色。

1）间日疟原虫

（1）滋养体：小滋养体似环状，亦称环状体。较大，约占红细胞直径的 1/3，核较大，胞浆较厚。大滋养体呈阿米巴样, 核 1 个, 胞浆不规则, 常含 1 个或几个空泡, 色素黄褐色, 细小杆状, 散在分布。

被寄生的红细胞明显胀大, 褪色, 常可见数量多、红色、细小的薛氏点。成熟大滋养体约比正常红细胞大 1.5 倍, 几乎充满红细胞。

(2)裂殖体: 大滋养体变成圆形, 略为缩小, 进而核开始分裂, 称早期裂殖体或未成熟裂殖体。早期裂殖体的核继续分裂, 胞浆也分裂, 色素渐趋集中, 分布不均, 最后每一部分胞浆包住 1 个核, 即成熟裂殖体。成熟裂殖体常充满胀大的红细胞, 裂殖子 12 ～ 24 个, 通常 16 ～ 18 个, 较大, 排列不规则, 色素常聚集于一侧。

(3)配子体: 呈圆形或卵圆形, 核 1 个, 胞浆内不含空泡。幼稚配子体在外周血液不易发现, 雌雄亦难区别。成熟配子体一般大于正常红细胞 1.5 ～ 2.0 倍, 色素粗大, 分布均匀。雌 (大)配子体圆形或卵圆形, 核小而致密, 深红色, 常位于虫体一侧, 胞浆深蓝色。雄 (小)配子体圆形, 核大而疏松, 淡红色, 常位于虫体中央, 胞浆浅蓝色或淡红色。

2) 恶性疟原虫

(1)滋养体: 小滋养体约占红细胞直径的 1/6, 核小, 胞浆纤细。常见 1 个红细胞寄生 2 个或几个小滋养体, 以及 1 个小滋养体中有 2 个核, 小滋养体贴于红细胞的边缘。有时可见大滋养体, 与间日疟相似, 不易区别。大滋养体常呈圆形, 体小结实, 一般空泡不显著, 色素金黄色, 颗粒细小, 结成团块后, 呈黑褐色。

被恶性疟原虫寄生的红细胞大小不正常, 颜色正常或稍紫, 可见几粒或十几粒、大小不一、红色、粗大的薛氏点。

(2)裂殖体: 早期裂殖体核分裂成 2 个以上, 胞浆也分裂。成熟裂殖体小于正常红细胞, 含裂殖子 8 ～ 26 个, 常为 8 ～ 18 个, 排列不规则, 色素结成团块, 黑褐色。裂殖子较小。

(3)配子体: 幼稚配子体在外周血液不易发现, 一般呈梭状, 两端尖锐, 核常位于一端, 色素遍布于胞浆中。成熟大配子体呈新月形, 两端尖锐, 核小而致密, 深红色, 位于中央, 胞浆深蓝色, 色素比较紧密分布于核的周围。小配子体呈腊肠形, 两端钝圆, 核大而疏松, 淡红色, 位于中央, 胞浆浅蓝色或淡红色, 色素较松散分布于核的周围。

3) 三日疟原虫

(1)滋养体: 小滋养体略小于间日疟原虫, 核较小, 胞浆较粗厚, 有时可见色素。大滋养体常呈带状, 极少呈圆形, 核常呈长条状, 胞浆结实, 一般不含空泡, 色素颗粒粗大, 深褐色, 常沿边缘分布。

被三日疟原虫寄生的红细胞大小正常或略有缩小、颜色正常, 偶见淡紫色微细的西门氏点, 其数少于薛氏点而多于茂氏点。

(2)裂殖体: 裂殖体前期核分裂成 2 个以上, 胞浆也分裂, 色素渐趋集中, 分布不均。成熟裂殖体小于正常红细胞, 含裂殖子 6 ～ 12 个, 常为 8 个, 形成菊花状, 色素常集中于中央。

(3)配子体: 形态与间日疟相似, 但虫体小于正常红细胞, 色素颗粒粗大。

4) 卵形疟原虫

(1)滋养体: 小滋养体与三日疟相似, 核较大, 胞浆较粗厚。大滋养体结实, 空泡不显著, 常呈圆形, 极少呈带状, 色素棕黄色, 颗粒粗大。

被卵形疟原虫寄生的红细胞, 大小正常或稍胀大, 褪色, 部分红细胞变为卵圆形或边缘呈伞状, 可见较多的薛氏点, 且比间日疟出现早, 于小滋养体期已可见到, 斑点也稍粗大。

(2)裂殖体: 与三日疟相似, 圆而结实, 约占红细胞的 3/4, 一般不超过正常红细胞的大小。成熟裂殖体含裂殖子 6 ～ 12 个, 常为 8 个, 一般排列成菊花状。

（3）配子体：亦与三日疟相似，一般不超过正常红细胞的大小。

3. 厚血片染色标本　厚血片由于用血量较多，血膜小，细胞重叠，干燥缓慢，以致虫体皱缩，空泡消失，胞浆变形，所以其形态同薄血片相比，有所改变。改变程度与原虫运动的强弱、空泡的有无和大小有关。在发育各期的疟原虫中，除大、小滋养体有明显的阿米巴样运动外，其他各期仅有轻微运动或者没有；除大、小滋养体含有空泡外，早期裂殖体的空泡已不显著或者消失，成熟裂殖体和配子体均无空泡。在厚血片中，各期疟原虫的体积都略为缩小，其中只有大、小滋养体的形态有较大改变，而裂殖体和配子体的形态均无明显变化。

1）小滋养体　呈环状或因空泡消失而变成各种形状，形状的改变因胞浆向核的一侧，或同时向两侧收缩，或围住核，或环中间有几处断裂开而决定。镜检时常见"!"","飞鸟""V"形和"鸟眼"状等。

间日疟原虫小滋养体大于恶性疟小滋养体，核较大，胞浆较厚，常呈"!"或","状等，常伴有各期疟原虫。

三日疟原虫小滋养体大于恶性疟而略小于间日疟的小滋养体。核较大，胞浆较粗厚，常呈","或"鸟眼"状等，有时可见色素。

恶性疟小滋养体体积较小，核小，胞浆纤细，常呈"!""飞鸟""V"形或"断环"状等。如片上有许多这样的小滋养体而无大滋养体，可断定为恶性疟原虫。恶性疟大环状体（大型小滋养体）与间日疟相似，较难区别，此时应依据片上有无其他时期疟原虫来确定。

2）大滋养体　间日疟大滋养体运动活泼，空泡大，故形态变化较大，而恶性疟和三日疟大滋养体仅有轻微运动，空泡小，故形态变化较小。

间日疟大滋养体呈阿米巴样或缩成各种形状，常见有些原虫的胞浆缩为圆形，核和色素均被包在中间，着色很深，只能看到深蓝色的胞浆和黄褐色的色素屈光，核模糊不清，或仅于调节显微镜的亮光时，才隐约可见。有些胞浆皱缩断裂成几个团块，大小不一，互不连接，核位于胞浆之中或外边，色素分布不匀。有些则仅见胞浆和色素而核看不清楚。

三日疟大滋养体常呈圆形或卵圆形，带状者罕见。由于它的胞浆结实，色素颗粒粗大，深褐色，数量较多，以致整个原虫呈黄绿色，核不太清楚。

恶性疟大滋养体，几乎与薄血片一样，常呈圆形，体小结实，色素细小，金黄色，结成团块后，呈黑褐色。

3）裂殖体　3种疟原虫的裂殖体前期及裂殖体，除虫体略有缩小而着色较深外，几乎与薄血片一样。间日疟裂殖体较大，而恶性疟和三日疟均较小。三日疟裂殖子较大，间日疟次之，恶性疟较小。

4）配子体　间日疟和三日疟的配子体相似，均呈圆形，但前者比后者大。间日疟雄配子体核大，圆形或星状，胞浆较少，着色淡，色素粗大，数量较少。间日疟雌配子体与成熟大滋养体相似，但配子体的色素颗粒粗大，多而分散，有沿边分布的现象。恶性疟配子体呈新月形或腊肠形，常见其边缘上附着一小块皱缩的红细胞膜，有时可见缩成圆形，核位于中央，色素散在核周，其外为一圈胞浆，还可见配子体的胞浆部分或全部消失，只留下核和色素，或核和胞浆均消失，只留下色素。

5）被疟原虫寄生的红细胞　厚血片染色后，红细胞的血红蛋白溶解，其轮廓消失，但斑点却十分清楚。有时尚残留红细胞的模糊痕迹"影子"，血片边缘部分较薄，更易发现。

（三）超微结构

研究表明，各种疟原虫的超微结构基本相似，生活史各期原虫在超微结构特征上也有许多共同之处。这里简要介绍红细胞内期(红内期)各期疟原虫的超微结构。

1. 裂殖子 呈卵形,有表膜复合膜包绕。其大小随虫种而略有不同,平均长 1.5 μm,平均直径为 1 μm,虫体前端有一顶突。

表膜由一质膜和两层紧贴的内膜组成,有膜孔。这些膜孔在鸟类和爬行类动物上的疟原虫更显著,而在哺乳动物上的疟原虫则不太明显。紧靠内膜复合体的下面是一排起于顶端的极环和向后部放散的表膜下微管。在裂殖子侧面表膜有一胞口,呈圆形,红内期各期原虫通过胞口摄取宿主细胞浆。

核大而圆,位于中央。核染色质沿核膜集聚,核原浆中有散在、小而致密的颗粒和细的纤丝,沿核膜可见核孔。

裂殖子顶端呈圆锥形突起,有 3 个极环。可见两个电子致密的棒状体和数个微线体。由每个棒状体各伸出 1 条小管,伸展至顶端形成总管。冷冻断裂研究证明在裂殖子质膜的原浆(P)面顶端有一微凹,此微凹相当于棒状体管的管口。在鸟类和爬行类疟原虫的红内期裂殖子后部可见一线粒体。由外膜和内膜组成,而内膜反折形成一些微管状嵴。某些哺乳动物上的疟原虫如恶性疟原虫、三日疟原虫、间日疟原虫、食蟹猴疟原虫亦有线粒体。但哺乳动物疟原虫线粒体中嵴的数目少于鸟类和爬行类疟原虫。裂殖子的内质网很少,但胞浆内有丰富的核糖体。高尔基氏复合体在裂殖子内不明显。

2. 滋养体 红细胞外期(红外期)裂殖子感染红细胞后,由于内膜复合体和表膜复合膜的膜下微管迅速退变,其形态变圆成为滋养体。此时的疟原虫除有一层纳虫空泡膜外,仅被一层质膜包绕。顶端细胞器如极环、棒状体及微线体亦崩解。

当滋养体长大时,因为没有坚硬的表膜复合膜,其形状变为不规则。有些滋养体,特别是灵长类疟原虫,显示胞浆有扭曲的伸展和反折。冷冻断裂对诺氏疟原虫进行观察,发现疟原虫质膜的 P 面有丰富的膜内颗粒(IMP),而内面(E)膜内颗粒较少。

滋养体的核含有细颗粒状和纤丝状的核染色质,核仁没有或不明显。滋养体通过胞口摄取细胞浆。色素颗粒呈结晶状或长方形。鸟类和爬行类疟原虫红内期滋养体有数个线粒体,由外膜和内膜组成,而哺乳动物则呈双层膜合一的结构。

滋养体有丰富的核糖体,其中大部分是游离的,呈单体和聚合体两类,单体由一大一小两个亚基组成,聚核糖体常由 4 ~ 6 个成直线排列的单体组成。内质网稀疏,由核糖体以小泡或小管状的形式组成。高尔基小体在滋养体内不明显,由与内质网疏松结合的小泡组成。

3. 裂殖体 在裂体增殖期间,细胞核发生分裂和细胞浆的细胞器发生分化。核分裂期间最早的变化之一是在核内出现微管。成束的微管从位于核膜内轮廓不清晰的电子不透明区呈扇状放射出来。这些束与其他来自对侧极的微管束在核的中点会合。这个电子不透明区曾被称作中心粒斑。在微管末端可见具有亚单位的微小的电子致密构造,这些构造像是着丝粒。在着丝粒之间有界限不清的电子致密物质。当核分裂时,核变为哑铃形,继而两个子代的核终于形成。核膜在核分裂期间除中心粒斑所在的位置外保持完整。

伴随核分裂出现胞浆内细胞器的变化,线粒体增大并形成几个子芽,在滋养体发育期曾消失的多种细胞器再现,包括裂殖子表膜的内膜随机分布的片段,它们通常见于中心粒斑的对面。随着内膜复合体的形成,表膜下微管和棒状体前身在内膜下出现。在裂殖子形成的过程中,棒状体前身变得更为致密。被内膜覆盖的区域开始向外突出伸入纳虫空泡,形成新的裂殖子。

各种细胞器,如细胞核和线粒体,随裂殖子芽生的进展由裂殖体移入发育中的裂殖子。在很多裂殖子形成的同时,原裂殖体的虫体减小,最后只剩下残余虫体和疟色素颗粒。

4. 配子体 单核,有 3 层膜包绕,最外层为纳虫空泡膜,中间为质膜,内层膜厚,有些虫种可见一排表膜下微管。

配子体通过胞口摄取宿主细胞的胞浆。经过胞口形成的食物泡被一单层膜包绕,疟色素在这些食物泡内产生。靠近表膜的胞浆内有小的圆形电子致密的嗜锇小体,这些小体有一单层膜包绕并常有窄的小管伸向表膜。这些嗜锇小体的功能与棒状体和微线体相似,它们在雄配子体中较在雌配子体中更为常见。线粒体靠近核,有显著的微管状嵴,在线粒体的基质内偶尔可见到致密的小颗粒。

雌配子体含有丰富的核糖体,而雄配子体较少。雌配子体核致密而雄配子体核大而疏松。雌配子体的核中有一清晰的核仁而雄配子体则没有。在成熟的配子体内,核附近可见中心粒,外观呈车轮状,由 2 条中央微管和 9 条放射状排列的微管组成。

(四)生活史

寄生于人体的疟原虫生活史基本相同,需要人和按蚊两个宿主。在人体内先后寄生于肝细胞和红细胞内,进行裂体增殖。在红细胞内除进行裂体增殖外,尚可形成配子体,开始有性生殖的初期发育。在蚊体内,完成配子生殖,继以子孢子增殖。

1. 在人体内的发育 分肝细胞内的发育和红细胞内的发育两个阶段。在肝细胞内发育称红细胞外期(红外期)。在红细胞内的发育包括红细胞内期(红内期)和配子体形成。

1)红细胞外期 当唾液腺中带有成熟子孢子的雌性按蚊刺吸人血时,子孢子随唾液进入人体,约经 30 min 随血液进入肝细胞形成红外期裂殖体,数天后裂殖体即可分裂成数以万计的圆形或椭圆形小体(成熟裂殖体),每个小体有 1 个核;外被少量胞浆,称红外期裂殖子,成熟的红外期裂殖体直径 45 ~ 60 μm。最后肝细胞破裂,裂殖子释出进入血液,一部分被吞噬细胞吞噬,一部分侵入红细胞内,开始红细胞内期的发育。间日疟原虫完成红外期的时间约 8 d,恶性疟原虫约 6 d,三日疟原虫为 11 ~ 12 d,卵形疟原虫为 9 d。

目前认为间日疟原虫和卵形疟原虫的子孢子具有遗传学上不同的两种类型,即速发型子孢子(TS)和迟发型子孢子(BS)。两型子孢子进入肝细胞后,速发型子孢子继续发育完成红外期的裂殖增殖,而迟发型子孢子视虫株的不同,经过一段或长或短(数月至年余)的休眠状态后,才完成红外期的裂体增殖。在肝细胞内停止发育的微小裂殖体称为休眠体。恶性疟原虫和三日疟原虫无休眠体。

2)红细胞内期 由肝细胞释出的红外期裂殖子进入血液后随即侵入红细胞内发育为小滋养体(环状体),摄食红细胞内的血红蛋白及其他营养物质,渐渐发育长大,细胞浆呈阿米巴样活动,称大滋养体(阿米巴滋养体)。疟原虫摄取血红蛋白后的代谢产物,积蓄在细胞浆内,成为疟色素;随着虫体发育,疟色素逐渐增多,核开始分裂,此时,称为早期裂殖体(未成熟裂殖体)。随着核的分裂,细胞浆也跟着分裂,最后分裂成 8 ~ 26 个裂殖子,每一个核被部分细胞浆包裹起来,形成许多椭圆形的裂殖子。在分裂过程中,疟色素逐渐集中成堆,多位于虫体中央,裂殖子占满了胀大的红细胞,此时称为成熟裂殖体,裂殖体成熟后,红细胞破裂,裂殖子散入血液,部分为吞噬细胞所消灭,其余又侵入其他正常红细胞继续进行裂体增殖,如此循环往复。红内期疟原虫发育成熟的时间,因种而异,间日疟和卵形疟原虫为 48 h,三日疟原虫为 72 h,恶性疟原虫为 36 ~ 48 h。恶性疟原虫的小滋养体在外周血液中经十几个小时的发育,逐渐隐匿于内脏血管、血窦或其他血流缓慢处,继续发育成大滋养体及裂殖体,这两个时期在外周血液中一般不易见到。4 种疟原虫对红细胞有不同选择,间日疟原虫和卵形疟原虫主要寄生于网织红细胞,三日疟原虫多寄生于较衰老的红细胞,而恶性疟原虫可寄生于各时期的红细胞。

裂殖子侵入红细胞的过程包括以下步骤：①裂殖子通过特异部位识别和附着于红细胞膜表面受体。②红细胞膜在环绕裂殖子处凹入形成纳虫泡。③裂殖子入侵完成后纳虫泡密封。

3）配子体的形成　红细胞内期原虫经过几代裂体增殖后，部分裂殖子侵入红细胞后不再进行裂体增殖而发育为雌、雄配子体，疟色素均匀分布于细胞浆内。配子体如有机会被适合的雌性按蚊吸入后，即在蚊胃中进行配子生殖。否则在人体内经 30 ～ 60 d 即衰老变性而被吞噬细胞所消灭。

2. 在按蚊体内的发育　当雌性按蚊刺吸疟疾患者或带虫者血液时，红细胞内各期疟原虫均随血液被吸入蚊胃并被消化，仅雌、雄配子体继续发育。在蚊胃内雌、雄配子体发育为雌、雄配子（雄配子体经过出丝形成 4 ～ 8 条雄配子），雄配子钻入雌配子体内，受精形成合子。合子很快发育成一端较尖一端钝圆、能够蠕动的合子，穿过胃壁，停留在胃壁和弹性纤维膜之间，发育形成圆形的囊合子（卵囊），虫体在其中反复分裂进行孢子增殖，囊合子逐渐增大呈瘤状向蚊胃壁外突起，成熟时内含成千上万的子孢子。每个蚊胃可同时感染数个至数十个囊合子。子孢子的发育与温度有密切关系，16 ～ 30 ℃是疟原虫子孢子发育的适宜温度，在此范围内，温度愈高，发育愈快，低于 16 ℃或高于 30 ℃时发育变慢，并退化变性，直至死亡，成熟的子孢子可以从囊壁的微孔逸出。有时也可由于囊合子的破裂而散入蚊的体腔，随蚊的血液淋巴转移，最后集中于涎腺中。子孢子长约 8 μm，宽约 1 μm，形如新月，两端尖细，中有一核，能微微作弯曲运动。Menard 等用基因敲除技术剔除了伯氏疟原虫的环子孢子蛋白（CSP）基因，结果显示，CSP 有促进蚊体卵囊内子孢子发育的作用。当受染蚊子叮咬人时，子孢子即随蚊涎液侵入人体。在最适条件下，疟原虫在按蚊体内发育成熟所需的时间为：间日疟原虫 9 ～ 10 d，恶性疟原虫 10 ～ 12 d，三日疟原虫 25 ～ 28 d，卵形疟原虫约为 16 d。

二、流行病学

（一）自然疫源性

研究表明，至少有以下猿猴疟原虫对人易感：施魏氏猩猩疟原虫（*P. schwetzi*）、巴西猴疟原虫（*P. brasilianum*）、食蟹猴疟原虫指名亚种（*P. cynomolgi cynomolgi*）、食蟹猴疟原虫巴氏亚种（*P. cynomolgi bastianellii*）、诺氏猴疟原虫（*P. knowlesi*）、豚尾猴疟原虫指名亚种（*P. inuiinui*）、豚尾猴疟原虫肖氏亚种（*P. inui shortti*）、吼猴疟原虫（*P. slmlum*）。实验证明，通过血液传播或子孢子接种，间日疟原虫可以感染黑猩猩、夜猴、白掌长臂猿、松鼠猴、蛛猴、巴拿马猴。恶性疟原虫可感染黑猩猩、白掌长臂猿、夜猴、松鼠猴、白面猴、狝猴、恒河猴、食蟹猴、豚尾猴。三日疟原虫可感染黑猩猩、夜猴。卵形疟原虫可感染黑猩猩。

（二）传染源

疟疾传染源是疟疾患者和无症状带虫者。在疟疾传播过程中，传染源本身有两个重要意义的数值，即传染性时间（配子体存在的时间）和感染的持续时间（疟原虫寿命）。

1. 传染性时间　疟疾患者或无症状带虫者，当其末梢血液出现配子体时才具有传染性。配子体在末梢血液出现的时间，随虫种不同而异，间日疟原虫一般在无性体出现 2 ～ 3 d 之后出现，复发的病例配子体出现得更早。而恶性疟原虫配子体要在无性体出现 7 ～ 10 d 后开始出现。配子体在末梢血液中存在的时间比无性体短。对于无免疫力患者，其存在的时间占整个病程的 40%，恶性疟原虫具有传染性的时间为 60 ～ 80 d（不一定是连续的）。影响配子体传染性的因素很多，通常认为有以下 4 个方面。

1）蚊媒吸入配子体的数量　实验观察表明，血液中疟原虫密度愈高，配子体率也愈高。不同病例或同一病例的不同时期,配子体数目也不相同。一般认为,蚊媒吸入配子体数目愈多,感染性愈强。

2)配子体的成熟程度 初发病例在发病初期出现的配子体未成熟,对蚊媒不具感染性,一般而言,恶性疟配子体在血液中存在 2 d 后才能成熟,间日疟原虫配子体则需 3 d 才能成熟,而复发患者往往在临床症状出现的当天,甚至在症状出现之前,血液中就出现了成熟配子体。

3)雌雄配子体的比例 在末梢血液中雌雄配子体是不成比例的,通常雌配子体比雄配子体多。如果吸入蚊胃的雌雄配子体的比例悬殊太大,造成蚊媒感染机会就很小,如果只有单一配子体,就不能使蚊媒获得感染。一般认为雌雄配子体的比例为 8：1,蚊媒受感染的机会较大。

4)配子体的"体质" 有时血液中配子体的数量、雌雄配子体的比例,以及配子体的成熟程度均无问题,仍不能使按蚊感染成功,对于这个现象的解释,有些学者归因于配子体的"体质"。

配子体的产生受机体免疫力的限制。在无免疫力的人群中,大部分患者均可出现配子体,而且数量很多。在高度地方性流行区,配子体率随年龄的增加而逐渐下降,而低疟区各年龄组配子体率常无显著差异。

2. 疟原虫寿命 疟原虫在人体内的存活时间有一定的限度,恶性疟原虫的寿命一般不超过 1 年,间日疟原虫为 2 年,三日疟原虫为 3 年。疟原虫寿命随虫株不同稍有差异,例如间日疟溪桑株为 2.5 年,恶性疟原虫寿命在欧洲为 1 年,在美洲和非洲为 1.5 年,而在非洲毛里求斯有长达 3 年的。实验观察结果,恶性疟原虫感染性持续时间可达 27 个月,间日疟原虫和三日疟原虫可在人体存活 8 年和 10 年。在自然情况下,个别三日疟感染最长可达 50 年。

(三)传播媒介

按蚊是传播人和灵长类动物疟疾的唯一媒介,但并非所有按蚊都能充当媒介,至今全球已发现 400 余种和亚种按蚊,其中能在实验室感染上人疟原虫者仅 150 多种。我国有按蚊 54 种和亚种按蚊,其中查及自然感染者 14 种,认为较重要的传疟媒介有 7 种,中华按蚊是我国广大平原区的主要媒介,嗜人按蚊、微小按蚊和日月潭按蚊是长江流域以南山地丘陵地带的主要媒介,大劣按蚊和微小按蚊是海南岛山区的主要媒介,麦赛按蚊是东北北部和新疆北部的主要媒介,萨卡洛按蚊是新疆南部的主要媒介。

能够充当传疟媒介的按蚊,首先必须吸人血,对疟原虫有一定的敏感性;其次必须有相当的密度和足够的寿命。

1. 嗜血习性 不同按蚊嗜血习性差异很大,有的嗜吸人血,有的嗜吸畜血,有的则人畜血兼吸,越是嗜好吸人血的按蚊,越可能成为高效的媒介。嗜血习性的指征是人血指数,其计算公式如下:

人血指数=各种场所人血阳性样本总和/各种场所胃血样本总和

同一按蚊在不同地区、不同时期的吸人血程度均有差异,例如:微小按蚊在海南岛人血指数很高,是高效媒介,随着纬度的北移,其人血指数逐渐降低。外界条件的变化,特别是杀虫剂滞留喷洒前后,按蚊的嗜血习性可发生变化。兼吸人血和牛血的按蚊,当牛大量减少时,就可能改变其嗜血习性,即使原来不吸人血的蚊种,也会转向吸人血,以致疟疾暴发流行。

2. 对疟原虫的敏感性 无论在自然情况下,还是在实验条件下,按蚊对疟原虫的敏感性,首先以不同蚊种而异,而同一蚊种对不同种疟原虫的敏感性又有差别。福建中华按蚊的腺感染率仅 0.16%,而其近缘种嗜人按蚊可达 0.47%。同是中华按蚊,对间日疟原虫比较敏感,人工感染率可高达 20.8%,而对恶性疟原虫,人工感染率仅为 1.16%。按蚊自然感染率的高低除与敏感性有关外,还受嗜血习性、寿命等因素影响，因此人工感染的结果不能作为判定媒介的唯一依据，如派登按蚊人工感染率可高达81.8%，远比中华按蚊高，但派登按蚊与人接触少或不接触而没有流行病学意义，而中华按蚊实际上却是华北地区的传疟媒介。

3. 种群数量　媒介按蚊种群数量与疟疾流行有密切的关系。种群数量很大、分布广泛的按蚊，即使对疟原虫的敏感性较低，有时也可以对流行起着主导作用。例如中华按蚊由于偏爱吸食畜血，一般认为不是高效的传疟媒介，但在水灾或其他自然条件变更后，种群数量剧增，在条件适宜的地区可能造成疟疾暴发流行。

一个地区传疟媒介的数量变动，常常是决定当地疟疾盛衰的重要因素。福建省闽北中度疫区，疟疾的流行高峰明显随着嗜人按蚊密度高峰而形成，一旦开展杀虫剂滞留喷洒后，蚊媒密度下降，疟疾发病率也明显随之下降。

在疟疾传播过程中，所要了解的媒介数量，是以叮人率来表示的，所谓叮人率是指每人每晚受到某种媒介叮咬的平均只数。叮人率愈高，媒介的传疟作用愈大。

4. 寿命　按蚊寿命是影响该蚊种传疟能力的重要因素。疟原虫在蚊体内发育成具有感染力的子孢子需要一定的时间，即孢子增殖期。而蚊种寿命必须长于疟原虫的孢子增殖所需的时间，才具有传染力。个体寿命可以从存活天数来计算，但在流行病学上有意义的是种群寿命，种群寿命可用按蚊每天的存活率来估算，每天存活率高，预期传染性寿命愈长，传疟能力就越大，计算寿命的公式如下：

$$每天存活率 P = M^{1/x}（M 为经产蚊比率，X 为初次产卵期）$$

$$预期寿命 L = 1/-\ln P（P 为每天存活率）$$

$$预期传染性寿命 E = P^n/-\ln P（n 为孢子增殖期）$$

（四）易感性与免疫力

除西非的黑色人种对间日疟不易感外，其他人种对各种人类疟原虫普遍易感。易感性与血型有关，国外研究，Duffy 氏血型阳性的白种、黄种人对间日疟易感，而 Duffy 氏血型阴性的西非黑色人种及个别白种人则对间日疟不易感，提示间日疟原虫侵入红细胞，可能需要此种血型物质作为受体。患镰状红细胞的西非儿童感染恶性疟后，病情较轻；缺乏葡萄糖 –6– 磷酸脱氢酶（G–6–PD）的红细胞受恶性疟原虫的感染率较少，而 β– 地中海贫血者对疟原虫的抵抗力较差，说明红细胞的易感性与血红蛋白分子结构的不同有关。

高疟区初生儿可自母体经胎盘获得抗体 IgG，3 个月后抗体消失而易感，2 岁以内发病率最高；此后由于自然感染后免疫力的增长，故感染轻、发病少。

疟疾的免疫有种、株的特异性，即对同一种、株疟原虫具有一定的免疫性，而对不同种、株原虫的再感染免疫力差，所以在某些地区常常出现两种或三种疟原虫混合感染的现象。同种疟原虫中又以同株原虫的免疫力更强，在单一虫种存在的低度疟区，如从外地输入同种异株原虫，也有可能引起暴发流行。

实验接种疟疾证明，不同种疟原虫获得高度免疫力的难易程度亦各不相同。间日疟原虫在一次接种之后，有 34% 的人获得免疫力，可抵抗重复再感染，而且随年龄的增加，免疫力明显增强，但恶性疟原虫在一次接种之后，只有 22% 的人具有免疫力，且各年龄组之间无显著差别。

对同一种株的疟疾免疫力，随疟区性质的不同而有明显差别，低疟区居民，不分年龄大小，发病率和疟原虫率大体相近。高度疟区随着重复感染机会的增多，免疫力逐渐增强，无症状带虫者相对增多，有明显症状者多集中在儿童，在疟疾暴发流行的初期，由于人群均缺乏免疫力，因此各年龄组发病率和疟原虫率相差不大,随着流行的持续,儿童的发病率和原虫率显著高于成人。

(五)流行特征

疟疾呈全球性流行,在北纬60°和南纬40°之间的宽阔地带都存在疟疾。我国地域辽阔,疟疾分布很广,除青藏高原以外,均有疟疾发生。间日疟分布最广,遍及全国;恶性疟次之,主要在秦岭、淮河以南;三日疟在长江流域以南散在发现,卵型疟仅在云南、贵州发现数例。经过调查分析,我国疟疾的地理分布及各类区的分布特征见表3-30-2。

温度和雨量是影响疟疾流行的两个重要自然因素。一般气温低于16 ℃或高于30 ℃都不利于媒介蚊种生长,并能抑制蚊体内疟原虫孢子增殖的速度。南、北半球最高月平均温度低于16 ℃等温线附近的地区,无疟疾发生。海拔超过3 000 m的山区,因平均温度较低,亦无疟疾发生。雨量对疟疾流行的影响较为复杂,一般随地区与媒介蚊种孳生习性的不同而有显著差异。一些地区多雨成灾,可引起疟疾暴发流行,而在另一些地区,少雨干旱亦可造成暴发流行。降雨季节的分布也左右着疟疾流行的季节变动。温带地区的低洼易涝地带,疟疾流行高峰季节在雨季之后;而热带雨林区,疟疾流行高峰则在雨季到来之时。温度过高或过低,对媒介蚊种的生存与寿命有一定影响,因而间接影响疟疾的流行。

表3-30-2　我国疟疾分布特征

地 区	传播期	原虫种类	媒介按蚊	分布特征
北纬33°以北	3～6个月	间日疟为主,若有恶性疟输入,不会持续太久	中华按蚊、萨卡洛按蚊、麦赛按蚊	疟疾沿河流、湖泊和低洼地带分布,系非稳定性的低度流行区,西部高寒地带无疟疾
北纬25～33°	6～8个月	间日疟较普遍,高峰季节恶性疟较多,三日疟散在性分布	中华按蚊、嗜人按蚊、微小按蚊、日月潭按蚊	疟疾分布广泛,山区较为严重,多为非稳定性中、低度地方性疟区
北纬25°以南	9～12个月	三种疟疾均有,混合感染较多	微小按蚊、大劣按蚊、日月潭按蚊、中华按蚊	疟疾分布甚广,山区较为严重,呈现稳定性高度地方性流行,平原为非稳定性中、低度疟区

我国南方平均气温高、湿度大,疟疾传播季节长,海南岛一年四季均有流行,北方干旱、寒冷,传播季节短,发病高峰在夏、秋季。一般而言,农村发病率较城市高,呈地方性流行。在稳定性高疟区,由于人群免疫力高,发病率呈相对稳定状态,不易发生暴发性流行。在非稳定性低疟区,由于人群免疫力低,有可能出现发病率急剧上升、超过常年数倍的暴发流行。

人类社会活动、生产建设、人群生活的风俗习惯,以及经济文化水平等社会因素,都直接或间接地与疟疾的流行相关。在北美、西欧等发达国家,因经济的发展,人民生活水平的提高,居住条件的改善,耕作方法现代化,疟疾因而逐步自然消失,而大规模的人口流动,使无免疫的人群进入疟区,或疟区人群(传染源)进入无疟区,及外地媒介的输入等各种原因导致媒介按蚊数量的增加、按蚊嗜血习性的改变,均可能导致疟疾暴发流行。

三、病理学

疟原虫引起人体发生疟疾,但在有抗病免疫力的受感染者可带虫而无临床症状。疟疾的临床表现、病理改变及致病机理与疟原虫种类(不同虫种及毒力不等的虫株)及宿主的遗传特性和免疫状态有关。一般而言,间日疟、卵形疟和三日疟均较温和,急性感染时极少有致命的危险,严重的病理变化和症状体征多为恶性疟所致。在疟原虫寄生于人体的各阶段中,红细胞外期的致病作用不大,红细胞内期数量可高达红细胞总数的 5%。而且因为红内期裂殖体成熟后从红细胞释出裂殖子及多种代谢产物,对机体是强烈的刺激,会引起宿主复杂的应答,使内环境的平衡失调,并出现疟疾的多种临床表现。疟疾的表现多种多样,不典型的症状可被误诊为感冒、上呼吸道感染、肠胃炎、胆囊炎、原因不明发热等;典型的表现则包括有一定的潜伏期,周期性寒热发作,治疗不彻底或因感染了耐药虫株可出现再燃。间日疟和卵形疟可有复发,脾及肝肿大,贫血;恶性疟原虫的感染有时发展为重症疟疾,包括脑型疟、严重贫血、低血糖、代谢性酸中毒、肾功能衰竭、肺水肿等,病情十分严重,虽经积极抢救仍有 15% ~ 25% 的病死率。较温和的疟疾病例虽不致死但均在急性期及恢复期丧失劳动力,一般抵抗力下降。

(一)周期性寒热发作

典型的疟疾发作周期与疟原虫红内期裂体增殖的周期相一致,间日疟及卵形疟为 48 h,但恶性疟的畏寒期往往不明显,发热呈持续性或热度稍有升降,故发作的周期性不很明确。无免疫力的患者未接受有效治疗,可连续发作多次后自行停止,恶性疟为 2 ~ 3 周,间日疟为 6 ~ 8 周,三日疟为 4 ~ 6 个月。

疟疾的寒热发作是由疟原虫裂殖体成熟从红细胞破出时释放的代谢产物刺激下丘脑体温调节中枢,又可通过激活单核巨噬细胞,使之产生肿瘤坏死因子(TNF)及白细胞介素 –1(IL–1),间接影响体温调节。寒战和发热是个连续过程。体温调节中枢在外源和内源性热原质的影响下,使体温上调,首先通过收缩外周小血管和毛孔,减少热量的消耗,并使肌肉震颤以增加产热。体温上升后数小时,病理性刺激物(虫源性热源质及 TNF、IL–1 等)的作用逐渐消失,体温又由高热降为正常。最初几次的发作由于疟原虫红内期的裂体增殖不完全同步,分批成熟,故间日疟可每天发作一次,以后占次要地位的原虫被淘汰,发作的周期就与占主导地位的原虫发育周期相一致,间日疟就呈典型的隔天发作一次。

疟原虫代谢产物中引起机体发热等症状的成分称为疟疾毒素。通过对疟原虫可溶性抗原的活性成分作细致的生物化学分析,已鉴定出其中有毒性的主要成分是糖基磷脂酰肌醇(GPI)、疟原虫产生的前列腺素(PGs)、色素。

目前,各国疟疾发病机制研究中有关疟疾毒素的内容还在不断增加。发热对机体和疟原虫都有影响。过高的发热对机体极为不利,是重症恶性疟的并发症之一。但一般程度的发热是机体防御功能的表现,有利于各种免疫效应功能的发挥,并使一部分疟原虫(红内期裂殖体及晚期滋养体)在较高温度下死亡,限制了疟原虫密度的过分增高,有利于保持寄生虫与宿主相互关系的平衡。

(二)再燃及复发

疟疾患者在初发后未作正规治疗,或虽作了正规治疗却由于疟原虫为耐药株,红内期未被彻底消灭而停止发作,经过一段时间后,在无再感染的情况下,疟原虫数量增加并引起疟疾发作,这种由残存的红内期原虫大量增殖引起的再次发作称为再燃。恶性疟原虫耐氯喹株可在服药后 1 周内再燃。三日疟原虫红内期可以极低密度生活在人体内 50 年以上。有些欧洲传教士年轻时去非洲传教受三日疟感染，当时临床上已痊愈，返回故土后，待年过 70，机体抵抗力衰退时，又出现三日疟症状，并在血液中查见疟原虫。我国南方一些省（区）早在 20 世纪 50 年代后期即已极少有三日疟病例，但至 20 世纪 90 年代仍见到通过输血而感染三日疟的病例，说明三日疟原虫红内期在人体内存活时间很长，只要条件适宜就会出现再燃。造成再燃的因素为：疟原虫发生抗原变异和宿主免疫力的下降。20 世纪 60 年代，Brown 等就发现诺氏疟原虫（*P. knowlesi*）感染恒河猴后可刺激宿主产生能凝集裂殖体感染红细胞的抗体。这种抗体不能有效地杀灭疟原虫，却可诱导原虫产生抗原变异并逃避宿主免疫效应机制的作用。再燃时，疟原虫感染的红细胞不再被猴血清中的抗体凝集。20 世纪 90 年代以来，大量的实验证明，恶性疟原虫和其他疟原虫红内期亦有迅速发生抗原变异的特性，最有代表性的是由 var 基因家族编码的 PfEMP-1 表面抗原，此外还有 rif 基因、stevor 基因等编码的受感染红细胞表膜虫源性蛋白。这些基因均为有数十甚至数百个成员的大家族，每一次裂体增殖后只表达其中的一个或数个，使疟原虫的抗原成分变化多端，机体的免疫防御机制效率下降。

影响疟疾再燃的宿主因素是机体免疫力下降。人体反复受疟原虫感染或大量接种射线处理的子孢子后，均可产生明显的抗感染免疫力，但其维持时间不长，仅 0.5 ～ 1.0 年。当人体过于疲劳或患有其他疾病，就会使抵抗力下降，促使残存的疟原虫大量增殖。

复发是指疟疾患者在初发后经药物治疗已清除了红内期疟原虫，经过一段时间后，虽未受再感染，却又出现了疟疾发作，后者就是复发。复发仅见于人类的间日疟、卵形疟和猴类的食蟹疟原虫感染。复发时的症状一般较初发为轻，持续时间较短，易被忽视或误诊，但由于复发者往往在第一次出现症状时就有对按蚊有高感染性的配子体，故可成为重要的传染源，在流行病学上必须给予高度重视。

引起复发的机理曾有过较长时间的争论，现在绝大多数学者接受休眠体复苏学说，即疟疾的复发是由肝细胞内滞育的休眠体复苏后发育增殖，裂殖子侵入红细胞并达到一定数量后所致。不少学者认为，从疟原虫生活史的角度而言，复发实际上是另一次初发。关于休眠体的存在，Krotoski 等的实验是有力的证据，他们用免疫荧光反应和组织酶反应技术，结合姬氏染色法，对接种了大量食蟹猴疟原虫子孢子的猕猴和接种间日疟原虫子孢子的猩猩，作定期肝活组织检查。结果，在感染后 7 d 的猴肝细胞内发现了成熟的红细胞外期裂殖体，又在感染后 1.5 d、3 d、5 d、7 d 及 14 ～ 105 d 的猴肝细胞内发现了直径仅 2.9 ～ 7.0 μm，核未分裂的疟原虫，即休眠体。猩猩接种间日疟原虫子孢子后 7 d，其肝细胞内亦发现了体积小、核未分裂的休眠体。Hollingdale 等用体外培养法证明间日疟原虫子孢子侵入人肝细胞 HepG-2 后，一部分发育迅速，在 8 d 内进行了多次核分裂，另一部分则发育缓慢，15 d 后仍为体积小、单核的虫体。国内刘多等以体外培养法结合免疫酶及免疫荧光染色证明了我国间日疟原虫休眠体的存在，还比较了从不同纬度的地区（广东的深圳、始兴；湖南长沙；湖北应城）获得的 4 个间日疟原虫分离株子孢子发育为休眠体的比例。证明自南至北，休眠体占红外期疟原虫总数的比例逐渐增高，分别为 40.1%、43.5%、50.6% 及 57.1%。将有腺感染的按蚊置于（13±1）℃的环境中 5 d，再取其子孢子接种 HepG-2 细胞，获得的休眠体占红外期疟原虫总数的 62.5%，而置于（26±1）℃环境中者，仅 40.1% 为休眠体（$P < 0.05$），说明蚊体内子孢子所处的环境温度对红外期发育的趋向有一定的关系。

Craig 等为了阐明引起初发和复发的间日疟原虫是否有遗传性的差异，取 6 例间日疟患者初发和复发时的血样，配对分离疟原虫，对它们的环子孢子蛋白（CSP）及裂殖子表面蛋白 -1（MSP-1）编码基因作单链构象多态性（SSCP）和核苷酸序列的分析比较。结果，其中 5 个复发分离虫株的 *CSP* 和 *MSP-1* 基因的 SSCP 类型及核苷酸序列均与其初发虫株者相同，只有 1 例复发与初发虫株的有关基因构成有差异，说明绝大多数间日疟的复发是由初发感染的同一原虫种群所致，而不是遗传性不同的另一型。至于为什么同一原虫种群有的在肝细胞内发育快，有的却长久处于滞育状态，以后又是哪些因素促使休眠体复苏, 均有待于进一步研究。

(三) 贫血

疟疾时常有贫血, 有些恶性疟患儿和孕妇贫血十分严重, 他们的血红蛋白水平 < 50 g/L, 或红细胞压积 < 15%。疟疾性贫血是多种因素造成的, 包括红细胞破坏加剧及其生成受抑制两个方面。红细胞破坏加剧的发生机理有: ①疟原虫对红细胞的直接破坏。②急性疟疾时, 机体的网状内皮系统中巨噬细胞增加, 活性超常, 不仅吞噬被寄生的红细胞, 还吞噬未被寄生的红细胞。有的巨噬细胞甚至可以不破坏红细胞膜而从其细胞内攫取疟原虫吞噬 (可称之为 "挖虫")。③患疟时脾脏肿大, 功能亢进。如小鼠受伯氏疟原虫感染后, 其脾脏的吞噬能力可为正常脾脏的 200 倍。④自身免疫性贫血。疟原虫寄生于红细胞时, 使后者表面结构有所改变, 隐藏的抗原得以暴露, 并刺激机体产生自身抗体; 亦可能是一些疟原虫的半抗原附着于红细胞表面, 使之成为自身抗原并诱生抗体, 在补体的共同作用下, 红细胞被溶解。另一方面, 疟原虫的存在还使人体内红细胞的生成被抑制。其机理是, 疟原虫抗原刺激 Th1 促使 IL-10 产生的过程, 被 TNF 介导的负反馈所抑制, 于是影响了下列过程: IL-10 与红细胞生成素 (EPO) 协同作用促进骨髓中红细胞的生成, IL-10 对多种炎症细胞因子合成的抑制作用, 及 IL-10 使巨噬细胞的吞噬反应下调等, 使红细胞生成减少而被消灭的过程加剧。

(四) 脾肿大及肝肿大

疟疾患者常有脾肿大, 其肿大程度与感染的原虫种类及病程长短、宿主的免疫应答特性等有关。恶性疟引起的脾肿大最为显著。急性期, 脾肿大为轻至中度, 重量为正常脾的 3～5 倍, 反复发作者可在 1 000 g 以上。肉眼观呈暗红色, 质地柔软, 被膜薄, 切面呈泥浆状。镜下可见脾窦及脾索内有大量不同发育阶段疟原虫寄生的红细胞, 还有吞噬了疟色素、红细胞碎片的巨噬细胞。间日疟和三日疟患者的脾肿大程度较轻, 但有间日疟患者因受外力冲击而发生致命的脾破裂的报道。慢性期, 脾肿大更为突出, 增大的脾脏可达到 5 000 g。此时, 脾质地坚实, 包膜增厚并与相邻脏器粘连。镜下见脾索广泛纤维化, 网状内皮细胞增生并吞噬了大量疟色素。

在非洲和大洋洲的某些地区, 部分患者可因疟疾而发生巨脾症, 称为热带巨脾综合征。患者脾脏持续性增大, 血清中 IgM 和疟疾特异性抗体异常性增高, 并有大分子质量免疫复合物存在, 全血细胞减少, 说明宿主对疟疾的免疫应答异常。

除脾肿大外, 急性疟疾患者常肝肿大, 边缘变钝, 呈棕色或瓦灰色。切片中见肝脏明显充血, 肝窦扩张, 库普弗细胞肥大、增生, 它们和游离于肝窦内的巨噬细胞中均有大量被吞噬的疟色素颗粒。高原虫血症者往往有肝细胞损害, 肝细胞索排列不规则, 肝小叶中间带和实质细胞均可出现球状脂滴, 胞核大小不等和灶性坏死等。恶性疟和部分间日疟患者可有肝功能损害。

(五) 免疫性病理损害

宿主对疟原虫的某些免疫应答不仅不能杀伤疟原虫, 反而导致对机体的损害, 其主要表现有以下几种。

1. 高球蛋白血症以及 IgE 的致病作用 疟疾患者的血清总球蛋白 (Ig) 量远超过正常值。生活在高疟区的冈比亚成人血清 Ig 量为欧洲白人的 7 倍, 但其中只有极少部分是有保护作用的抗疟特异性 IgG 及 IgM。高球蛋白血症产生的机理可能是疟疾抗原诱导产生 IL-6, 使多克隆 B 细胞被激活并分泌 Ig, 疟原虫抗原的复杂性和变异性也是导致 Ig 过度产生的原因。

IgE 在蠕虫感染的免疫中常证明有保护作用, 但有报道说明 IgE 是脑型疟疾中的一个致病因子。Perlmann 等证明, 大多数高疟区居民血清中总 IgE 和抗疟特异性 IgE 均较非疟区居民高, 这种情况在脑型疟患者尤为显著。他们对埃塞俄比亚的 15 例一般恶性疟患者及 15 例脑型疟患者分别测总 IgE 和特异性 IgE，前者分别为 (143 ± 26) ng/mL 及 (413 ± 125) ng/mL，后者分别为 (6.1 ± 0.05) ng/mL 及 (8.8 ± 1.0) ng/mL $(P<0.01)$。以后又对苏丹 31 例恶性疟患者作检查，结果亦相似。将这种含高 IgE 的患者血清与兔抗人 IgE 相加，产生的免疫复合物能诱导外周血单核细胞产生高水平的 TNF，而 IgG 与抗 IgG 免疫复合物则无此种作用。

2. 疟性肾病　三日疟急性期常有蛋白尿，病情较重者可有水肿。恶性疟患者可有蛋白尿或血红蛋白尿，肾脏肿大，组织切片中可见肾小球内有疟色素，毛细血管内有含疟原虫的红细胞，局灶性肾小管坏死，某些肾小管管腔内可有血红蛋白管型或嗜酸性颗粒管型。疟疾急性期的肾炎均为一过性的病变，经药物治疗后可逐渐恢复。慢性三日疟时肾小球可因免疫复合物的沉积引起进行性损害，临床上表现为肾病综合征。组织活检见有膜性增生性肾炎，曾有 96% 的病例有 IgM 和 IgG 的沉积，33% 有补体，25% 发现有三日疟原虫抗原，经抗疟药治疗无效。

3. 血小板减少症　各类疟疾患者均常有血小板减少的表现。Touze 等曾对 25 名疟疾病例作血小板计数，证明 19 例（恶性疟 11 例，卵型疟 6 例，间日疟 2 例）有血小板减少症（血小板 $\leqslant 150\times10^9$ 个 /L），骨髓检查未见巨核细胞系异常，但患者间接库姆斯（Coombs）试验阳性，抗血小板 IgG 及 IgE 均呈阳性反应。血小板表面可有疟疾半抗原黏附，刺激机体产生抗血小板抗体，通过免疫效应机制损害血小板。

（六）重症疟疾

重症疟疾的症状十分凶险，死亡率高，临床工作者必须及时做出正确诊断并给予适当的治疗，以保障人民的生命安全。根据 1985 及 1988 年世界卫生组织召开的两次疟疾专家会议的意见，重症疟疾是指患者血液中查见恶性疟原虫又排除了其他疟疾的可能性，而具备下列表现之一者：超高原虫血症（外周血中恶性疟原虫无性体感染率 > 5%）；持续 6 h 以上昏迷或其他意识障碍（脑型疟）；严重贫血（血红蛋白 < 50 g/L）；黄疸；水、电解质或酸碱平衡失调；肾功能衰竭（24 h 尿量少于 400 mL）；超高热或有其他夹杂症（肺水肿、循环衰竭等）。其中以脑型疟及严重贫血最为多见。

关于重症疟疾的发病机制至今仍在深入研究之中。1985 年，Langreth 及 Peterson 证明当某些恶性疟原虫在体外培养后，其感染红细胞表膜不再形成小疣时，就不会与细胞发生黏连，注入猴体内，只引起温和的或无症状的感染。此外，重症疟疾，特别是脑型疟疾患者，死亡后立即做病理组织学检查，常发现脑部小血管中聚集着大量受感染红细胞（PRBC），电镜证明 PRBC 与脑血管内皮细胞间有紧密的黏连。但这种特殊的细胞黏连或隔离究竟是如何引起重症疟疾的，就有两派不同的学说：血管阻塞学说及细胞因子学说。

1. 血管阻塞学说　重症疟疾时局部脑组织微循环血流受到来自三方的影响：PRBC 与血管内皮细胞的黏连；PRBC 与未受感染红细胞的黏连（玫瑰花结形成），红细胞变形能力下降。这三方面的作用互相配合，使微血管被阻塞，组织缺氧，导致重要器官发生器质性病变，临床上表现为重症疟疾。

PRBC 与血管内皮细胞的黏连。恶性疟原虫红内期发育至较成熟的滋养体和裂殖体阶段，被寄生红细胞表膜就形成许多突出的小疣，这些小疣可与脑部毛细血管及毛细血管后小静脉的内皮细胞发生黏连。近年来对介导这种细胞黏连的分子学基础已有较深入的了解。起先，人们认为小疣是 PRBC 与内皮细胞黏连的关键性结构。从现场新分离的恶性疟原虫株，其 PRBC 均有小疣（K+），但经多代体外培养并作选择后可获得不形成小疣的虫株（K−）。作细胞黏连性试验时，K− 虫株仍获阳性结果，说明小疣并非介导细胞黏连所必需，它可能起浓集配体分子使黏连更牢固的作用。此后大量的研究先后证明，PRBC 膜上有多种蛋白质是与血管内皮细胞黏连的配体，包括恶性疟原虫感染的红细胞表膜蛋白 1（$p.f.$EMP1）、红细胞表膜蛋白 3（$p.f.$EMP3）、与小疣相联系的富含组氨酸蛋白（KAHRP）、隔离素、由疟原虫引起的红细胞转运蛋白带 3 的变型分子、与细胞黏连相关联的无性期基因编码蛋白（CLAG），由 rif 基因编码的小分子表面蛋白（RIFIN）等，这些分子与内皮细胞相关受体特异性结合的关系不少已得到证实，有的则还需要进一步证实。其中，由 var 基因编码的 $p.f.$EM1 最为重要，它能与多种受体结合而且在不同株 $P.f.$ 中，甚至经克隆化后的 $P.f.$ 虫系统传代后，均有分子学改变。这是因为 var 基因是个大家族，至少含 40 个成员，每个无性期世代只有其中的 1 个基因进行表达，而在体外培养时，每传代 1 次就有约 2% 的虫体 PfEM1 有了改变。因此，$P.f.$ 不同分离株的细胞黏连特性可有明显差异。

关于内皮细胞或孕妇的胎盘合胞体滋养层母细胞与 PRBC 黏连的受体，经研究证明其成分十分复杂，包括 CD36、凝血酶敏感蛋白（TSP）、细胞间黏连分子 –1（ICAM–1）、内皮细胞白细胞黏连分子 –1（ELAM–1）、血小板内皮细胞黏连分子 –1（PECAM–1）、血管细胞粘连分子 –1（VCAM–1）、硫酸软骨素 A（CSA）、乙酰肝素（HS）、透明质酸（HA）等。

除了实验室的体外细胞黏连试验，还做了大量的脑组织黏连分子检查。Ockenhouse 等对 13 名死于脑型疟者及 5 名死于其他疾病者的大脑作免疫荧光检查，结果脑型疟者中 CD36 阳性 6 例，TSP 阳性 11 例，ICAM–1 阳性 10 例，VCAM–1 阳性 10 例，而对照组的脑组织中黏连分子全部阴性。Turner 等（1994）对死于脑型疟者的组织学研究表明，脑部的微血管阻塞较心、肝、肺及肾脏严重，免疫组化结果提示，以上器官均有 CD36、ICAM–1 等的高度表达，但脑部的表达明显高于其他器官。

除了恶性疟原虫的 PRBC 与微血管内皮细胞发生黏连外，还可观察到 PRBC 与未感染 RBC 的黏连（玫瑰花结形成）。由于恶性疟患者外周血中没有 $P.f.$ 晚期滋养体和裂殖体阶段感染的红细胞，故玫瑰花结形成检测只能在体外培养系统中观察，有些学者对这种检测能否反映体内的实际情况提出疑问。但从现场及实验室观察的结果似能证明玫瑰花结形成与疟疾的严重性有一定关系。Rowe 等对肯尼亚 154 名患恶性疟儿童（其中症状较轻者 54 例，中等者 64 例，重症 36 例）进行检查，分离他们的疟原虫，培养至晚期滋养体及裂殖体阶段时观察各组原虫的玫瑰花结形成率，结果轻症组为 1%（0 ～ 82%），中等组为 5%（0 ～ 45%），重症组为 7%（0 ～ 97%），各组间均差异显著。以大鼠的盲肠系膜为模型，灌注能形成玫瑰花结的或不形成花结的恶性疟 PRBC，证明前者使血管内阻力增大的程度远大于后者。但由于致病力温和的 $P.\ vivax$ 及 $P.\ malariae$ 亦有玫瑰花结形成，故其在重症疟疾发病机制中的作用仍不能肯定。

恶性疟患者红细胞（包括 PRBC 及未受感染红细胞）变形能力的下降对脑部及其他重要器官、组织血流的影响，已引起人们的注意。正常情况下，红细胞到达小动脉时流速变慢，切应力增大。当血管内径 < 250 μm 时，红细胞就伸长并移向血管腔轴心，血浆则沿壁分布，成为有润滑作用的边缘层，使血液黏稠度下降。毛细血管直径仅 3 ～ 5 μm，而红细胞直径为 7.5 μm，故当红细胞通过毛细血管时必须变形，否则将无法流过。在血管内径 < 5 μm 时，起润滑功能的血浆层已不复存在，于是血流阻力突然上升，使红细胞的流动更为困难。患恶性疟时，PRBC 与血管内皮细胞相互黏连，毛细血管及小静脉内径常在 5 μm 以下，此时，红细胞的变形能力对血流畅通就显得极为重要。变形能力下降就意味着毛细血管流量的显著减少和组织供氧不足。事实上，随着红内期疟原虫的发育成熟，红细胞的变形能力越来越差，其外形由双凹碟形变为球形，红细胞内部的黏稠度增大，胞膜由柔软变得僵硬，可弯折性变小。Dondorp 等对泰国 53 名恶性疟患者（包括无并发症者 30 名，重症疟疾治疗后存活者 16 名，重症疟疾死亡者 7 名）及健康人 17 名用细胞变形计量法测量红细胞的变形能力，以延长指数（EI）表

示之。EI=(红细胞长径 – 短径)/(红细胞长径 + 短径)。当切应力 =1.7 pa 时（相当于毛细血管内的切应力），健康人、无并发症恶性疟者、重症疟疾存活者及重症疟疾死亡者的 EI 值分别为 0.284、0.270、0.252 及 0.189，死亡者的 EI 值显著小于其他组。提出 EI < 0.21 是极严重的预后指数。红细胞变形能力下降包括 PRBC 及未受感染 RBC，发生机理为多种虫源性蛋白质可与 PRBC 及未感染红细胞膜的细胞骨架相结合，特别是 KAHRP 与红细胞膜的坚韧性关系最大。此外，血浆中纤维蛋白原水平升高可使血液的黏稠度增大并促使 RBC 聚集，导致血流不畅甚至阻塞。

2. 细胞因子学说　以 Clark 为代表的学派在 20 世纪 70 年代后期就提出疟疾和其他多数全身性微生物感染相似，其疾病是由病原体的毒素诱导宿主产生过量的炎症细胞因子家族（包括 TNF、IL-1 及 IFN-γ）所致。其依据为疟疾的临床表现与肿瘤患者接受 TNF 注射后产生的副反应相似，患者血清中 TNF 浓度与疟疾病情有密切关系，如 Kwiatkowski 等检测了非疟疾患者、一般恶性疟者、脑型疟（CM）者及因脑型疟死亡者的血清，各组 TNF 浓度分别为小于 10 pg/mL、24 pg/mL、51 pg/mL 及 269 pg/mL，CM 患者的 TNF 水平显著高于一般恶性疟者，而死于脑型疟者为一般恶性疟患者的 10 倍以上。Schofied 等证明疟疾毒素 GPI 有诱生这些炎症细胞因子的能力。McGuire 等检查了 1 144 名冈比亚儿童的 TNF 编码基因，发现有些儿童为 TNF2 等位基因纯合子。该基因位于 TNF 启动子区，能增加 TNF 的转录。TNF2 等位基因纯合子者较其他组儿童患脑型疟的概率高 4 倍，而此因脑型疟导致死亡的概率高 8 倍，说明 TNF 与脑型疟的发病及死亡有密切关系。此外，给重症疟疾患者注射抗 TNF 血清可显著减轻其症状，也说明 TNF 与发病的关系。

随着对炎症细胞因子应答的性质及参与成分的深入研究，一氧化氮的重要性已逐渐被认识。有学者还证明疟疾毒素在有 INF-γ 的配合下，可使炎症细胞因子的某些活性成倍增加。

以本学说为基础可较好地解释重症疟疾时的高乳酸血症和低血糖，脑型疟中可逆转的昏迷等表现。

1）高乳酸血症及低血糖　传统的阻塞学说认为这是疟疾时微血管被 PRBC 阻塞，组织的灌注不足，细胞缺氧，糖酵解增强所致。但有些学者认为机体内直接测量细胞是否缺氧的技术不能证明高乳酸血症与细胞性低氧有联系，若确有低灌注而发生酵解增强，则乳酸与丙酮酸的浓度比值将大为升高。然而，多数重症疟疾的乳酸与丙酮酸水平紧密联系，两者的比值无明显改变。Clark 等认为高乳酸血症与低血糖，主要是机体在疟疾毒素刺激下释放多种有协同作用的细胞因子的网络性反应所致。试验证明小剂量的 TNF 就可使受文氏疟原虫（P.vinckei）感染小鼠的乳酸水平上升，血糖下降。将 TNF 注入肿瘤患者，也使之产生高乳酸血症。TNF 对糖代谢也有明显影响，一方面 TNF 及 IL-1 均可使细胞膜上葡萄糖转运子的表达增加，使葡萄糖的摄入和利用增大；另一方面，TNF 又可激活 1, 6- 双磷酸盐酶（FBP），后者与磷酸果糖激酶（PFK-1）相配合，在果糖 6- 磷酸盐与果糖 1, 6- 双磷酸盐之间形成一种无效底物的循环，它不仅不产生能量还要消耗能量，于是作为一种代偿机制，糖酵解被增强。加之，以上细胞因子还抑制肝脏的糖异生作用，亦促使血糖降低。

2）脑型疟（CM）　脑型疟患者虽有较长时间的昏迷，病情却可逆转，且绝大多数（98% 的成年患者，89% 的儿童）无后遗症，阻塞学说对此现象难以解释。细胞因子学派认为脑型疟的发展过程（从先有认知障碍，昏昏欲睡，再发展为昏迷）与 TNF 水平有关，其临床表现与中暑（非感染引起）及严重的脓毒症颇相似，均昏迷较久但无神经系统后遗症，它们都有血清中 TNF 及 IL-1 水平升高。有的病例血清 TNF 升高不明显，但不能排除脑微血管中 PRBC 聚集处局部有高浓度的 TNF。

TNF 及 IL-1 等并非直接的作用而影响神经元的功能，很可能通过一氧化氮（NO）为介体。NO 在调控神经元突触的复杂功能中起关键性作用。正常情况下，神经元产生的 NO 由神经元型一氧化氮合酶(nNOS)精密调控,在 Ca^{2+} 影响下,短时间内这种酶就会失活,使 NO 浓度维持在较低的水平,NO 的产生是间歇性的。但在 TNF、IL-1 及疟疾毒素诱导下,血管内皮细胞、脑胶质细胞等可产生诱生型 NO 合酶(iNOS)。该酶一旦生成,就可保持活性 24 ~ 36 h 之久,在组织内产生大量 NO。不仅细胞因子可诱生 iNOS,Ghigo 等报道,受 *P. f.* 感染的 RBC 亦可诱导内皮细胞产生 iNOS,甚至受感染的红细胞本身亦有较高的 iNOS 活性,以上几种因素均使疟疾患者体内 NO 的产生增加。大量的 NO 使神经元突触的可塑性和神经传导的调控能力均被损害,导致行为改变,丧失意识,最后陷入昏迷。Al Yaman 等以血清中反应性氮中间产物(RNI)的水平作为 NO 产出总量的指征,对巴布亚新几内亚 CM 患儿做调查,证明昏迷较深、持续时间较久,甚至死亡者,血清中 RNI 水平亦较高。上述实验室资料充分说明炎症性细胞因子及其诱生的 NO 与 CM 发病的关系。

目前,以上两种主要学说互相取长补短,既肯定脑血管内疟原虫寄生红细胞与血管内皮细胞黏连,局部疟原虫聚集,造成血流不畅甚至阻塞的重要性,又承认 TNF-α 等细胞因子在发病中不容忽视的作用。

四、临床学

(一)临床表现

1. 潜伏期　疟疾潜伏期随疟原虫种类而异。恶性疟潜伏期为 6 ~ 27 d(平均 11 d),三日疟为 18 ~ 35 d(平均 28 d),卵型疟为 13 ~ 15 d(平均 14 d),间日疟原虫存在 3 个生物学上独立的虫株,相应引起的第 I、II 两型间日疟潜伏期短仅 11 ~ 25 d(平均 14 d),第 III 型潜伏期长,可为 6 ~ 12 个月。

2. 典型发作　临床上典型的疟疾发作大体分为 3 个连续的时期,即寒战期、发热期和出汗退热期,在发作之前往往会出现前驱症状。

1)前驱期　发作前几天,每天或隔天可有程度不等的发热,同时伴有疲劳、头痛、腰背痛、肌肉酸痛、畏冷、食欲减退、恶心、呕吐。幼儿疟疾多数无前驱表现,仅少数在急性发作前出现厌食、行动无力、嗜睡和呕吐。前驱期长短和症状的轻重程度因人而异。

2)寒战期　此期时长数分钟至 1 ~ 2 h,患者先感觉四肢及背部发冷,逐渐漫及全身,同时肌肉及关节酸痛,颜面苍白,口唇及指甲发绀,皮肤起鸡皮疙瘩。接着四肢甚至全身发抖,牙齿打战,虽是三伏盛夏,盖上两三床棉被仍感寒冷难受。此时脉细速有力,常伴头痛、恶心和呕吐,体温也迅速上升。

3)发热期　此期持续 1 ~ 8 h,一般为 3 ~ 4 h。在发冷期过后,口唇指甲发绀消失,面色由白转红,全身皮肤灼热、干燥,结膜充血,口渴思饮。脉洪大快速,呼吸急促,头昏、头痛剧烈,常出现呕吐。有时可见口唇疱疹和荨麻疹。此时体温可能高在 40 ℃以上,患者烦躁不安,甚至出现谵妄。虽袒胸露背,仍感高热难受。发热期症状的轻重与感染程度成正比,与免疫力强弱成反比。初发时症状一般较轻,发作 2 ~ 3 次后症状渐重,而反复发作后又逐渐减轻。

4)出汗退热期　此期长 1 ~ 5 h。先是颜面和双手出现微汗,渐至大汗淋漓。衣被尽湿。此时体温迅速下降,各种临床症状随之消退,患者颇感轻快,仅感疲劳及头晕等症状,往往就此入睡。数小时后,患者恢复正常。

3.4 种疟疾的临床特点

1)间日疟　初发疟疾患者前驱症状普遍存在,发作前可有几天不规则的弛张热或间歇热,而复发病例前驱症状往往不明显甚至没有，可以一开始就出现典型的临床发作。发作时间多始于中午前后或傍晚，夜间少见。典型的间日疟发作是隔日发作，发作规律通常是下一次比上一次提前 1～2 h，最初 1～2 次症状较轻，热度较低，以后日益加重，随着免疫力产生，症状又由重转轻，渐趋自愈。病例中常见口唇疱疹，往往在发作几次后出现，复发病例出现较早，发作停止，结痂干燥脱落而消失。

复发是间日疟的特征，在疟原虫消失以后，血中再度出现疟原虫而无症状者称原虫复发，有原虫又有症状者为临床复发。初发后 3 个月出现近期复发，而远期复发则出现在初发后的 8～12 个月。

间日疟预后绝大多数良好，凶险型极少，故有"良性疟"之称。

2）恶性疟　往往起病急，突然发病，前驱症状不显著。但也有一部分病例在发作前 3～4 d 出现前驱症状，此时多数患者可查及少量疟原虫。起病时绝大多数仅有发冷感觉，无寒战，其临床特点是贫血、头痛、肌痛、恶心呕吐、烦渴等症状较著，有时可见腹泻、鼻衄和精神抑郁。发作结束时不出汗或出汗不明显。热型很不规则，初起往往为间歇热、弛张热和不规则热。后期一般有持续高热，发热期可为 20～36 h 以上，无热期短，甚至没有间歇。恶性疟的体温曲线复杂多变，有隔日热型、每日热型、不规则热型等。在发作时周围血中通常可查及大量原虫，但在发作间歇期可能查不到原虫。

恶性疟子孢子只有速发型，因此一般认为没有复发，若血中疟原虫尚未肃清，而再次发作称为复燃。复燃一般发生在初发后 8 周之内，以后还可复燃数次，鲜有超过 4 次者，但抗氯喹恶性疟株有个别病例复燃达 7 次。

多数恶性疟的症状并不凶险，预后较好，若合并急性肾功能衰竭、脑水肿和急性肺水肿时，预后较差，常导致死亡。

3）三日疟　一般没有前驱症状，偶见在发作前 3～4 d 疲倦，筋骨酸痛，有寒冷感及头痛。发作以午后较多见，偶亦见于近中午的时候，发冷、发热和出汗 3 个时期较明显，因退热较迅速，故有虚脱可能。由于三日疟原虫发育比较整齐，故自然感染者多数以 72 h 为一个发作周期，少数病例出现双重或三重感染时，可隔日或每日发作。

新近的实验研究证明，三日疟原虫不存在复发。氯喹和奎宁均能予以根治，文献中报道 1 例，患者在数十年之后，因其他疾病激起三日疟发作，乃是由于机体免疫力降低而使残留在血内的原虫大量繁殖。

三日疟病情比较缓和，一般预后良好。若症状持续不愈时肾脏受累者较多，约半数病例出现蛋白尿，其发生率远较间日疟和恶性疟为高。

4）卵型疟　临床症状比较缓和，无明显寒战。半数以上病例一开始就呈现典型的间日疟热型，热度较低，一般在 17 h 以后或晚上发作，若不经根治，可出现复发。

4. 其他临床体征

1）脾肿大　发病后 3～4 d 即可触及脾脏，质地柔软，有压痛，治疗后很快缩小。经常复发和多次感染者脾肿显著，甚至可超过脐部直达盆腔。此时质地坚硬，边缘清楚，无触痛，发展到晚期发生脾纤维化。巨脾对周围脏器的机械性压迫，可引起血循环障碍和功能紊乱。

2）肝肿大　一般发生在脾肿之后，程度亦较轻。疟疾发作几次后能触及光滑的边缘，以右叶明显，有触痛。

儿童有所谓肝型疟疾，表现为肝脏明显肿大而脾脏肿大较小，多次发病则肝脏继续肿大，质地变硬，右肋下有自发性疼痛或沉重感，经抗疟治疗后逐渐缩小，多数在 1～2 个月恢复正常。

一般病例肝功能无异常，急性期所见的黄疸为肝外溶血性，少数可发生急性实质性肝炎，预后良好，常随疟疾的治愈而逐渐好转，不易发展成肝硬化。重症疟疾病例，尤其是恶性疟，肝损害严重，能发展成急性肝萎缩而死亡。

3) 血液变化　在发作数次后，红细胞数因受疟原虫的破坏和网状内皮细胞的吞噬而迅速下降，网织细胞数逐步增多。间日疟引起的贫血远不如恶性疟严重，三日疟和卵型疟更轻。白细胞在急性发作初期一般略增多，疟疾病程中白细胞数下降，间歇期正常或偏低。血小板减少是疟疾常见的表现之一，可降到正常的 1/4～1/2，从而出现出血时间延长。

4) 疟疾性肾炎　疟疾是引起肾疾患的重要原因之一，其主要临床表现是高血压、蛋白尿和水肿，除恶性疟能引起急性肾功能不全而导致死亡外，三日疟和间日疟肾炎的预后均较好，罕见转成慢性者。

5. 凶险型疟疾　在疟疾暴发流行时，或在疟区无免疫力人群中，由于疟原虫数量剧增，机体抵抗力差，出现凶险症状而危及生命，多见于恶性疟，间日疟偶见。此型特点是来势凶猛、病情险恶、病死率高。现将常见类型分述如下。

1) 脑型或昏迷型　此型多发于儿童和低免疫力的外来人员，以 8—10 月恶性疟发病高峰期较多，其临床表现如下。

(1) 发冷、发热：脑型疟疾患者在昏迷之前大都有一至数天的发冷发热，甚至昏迷之后都有发热，热度多持续在 38.5～40 ℃，亦有 41 ℃以上者。极少数患者由于体质虚弱，机体反应差，体温甚至在常温之下。

(2) 意识障碍、嗜睡、昏迷：发热一天至数天后，患者先见烦躁谵妄，渐而意识不清，沉沉嗜睡，逐渐转入昏迷不醒。脑型疟病情变化很大，可以不出现嗜睡期和昏迷前期，一开始就陷入深昏迷，也可能始终处于嗜睡状态，甚至死亡也不进入昏迷期。

(3) 抽搐：约半数患者出现抽搐症状，或局部肢体抽搐或全身抽搐，或阵发抽搐，或频频抽搐，视脑部损害情况而异。抽搐在儿童更为常见。

(4) 神经反射：昏迷时腹壁、提睾反射消失，腱反射亢进，瞳孔对光反射迟钝，有时两侧大小不等，约有半数患者颈项强直，巴宾斯基征、克尼格征阳性。清醒后 2～3 d 神经反射恢复，其顺序先是脚底，后为提睾反射，最后为腹壁反射。

大多数脑型疟经治疗后完全恢复健康，少数残留手足震颤，偏瘫，失明，小脑共济失调等后遗症，一般经过治疗，4 个月内恢复。凡并发呼吸衰竭、心力衰竭、周围循环衰竭、急性肾功能衰竭和深度黄疸者，病死率较高。昏迷程度深、持续时间长、抢救迟者，预后亦差。

2) 超高热型　起病较急，体温迅速上升到 42 ℃或 43 ℃以上，初发时有时也像普通发作，但在病程中体温忽然升高，持续不退。患者呼吸急促，烦躁不安，不久出现谵妄，迅速转入深度昏迷。昏迷中常见肌肉痉挛，大小便失禁，皮肤红热、干燥，有时呈青紫色。汗腺功能障碍可能是造成高热的原因。患者可在数小时内死亡，或在脑型病程中转为本型而迅速死亡。

3) 厥冷型　特点是四肢软弱无力，很快陷入虚脱状况。患者相貌特殊，眉蹙嘴歪，双眼深陷，呈困苦状，呼吸浅表，脉搏细速软弱，皮肤苍白或轻度发青，汗多，摸之湿冷而黏。皮肤虽冷，但肛温常在39 ℃以上。上腹可有阵阵剧痛且常伴有顽固的呕吐，或排泄大量水样便，血压低，血中原虫数甚多，若不及时治疗，就进入昏迷状态。此时脉细且不规则，呼吸速率不齐。

4) 胃肠型　有明显腹泻，状似急性胃肠炎或痢疾。有的以腹痛为主，而无腹泻，类似阑尾炎或其他急腹症。腹泻频繁者，初为水样便，渐见血液、黏液、上皮细胞乃至坏死的组织。里急后重，腹痛如绞，有压痛，特别是在结肠部位显著，恶心呕吐亦属多见。发热一般为高热弛张型，易误为急性菌痢，或误诊为阑尾炎而开刀，有时可因大量水样便而误诊为霍乱，若作血检及粪便涂片，染色后可见大量疟原虫。症状持续时，脉搏细速，血压下降，皮肤厥冷，有冷汗，初期热度逐渐升高，晚期下降酷似厥冷型。

往往尿少或无尿,因尿毒症死亡。本型是凶险型中预后较好、病死率较低的一型。

5)严重贫血型　为正常红细胞性贫血,红细胞比容<15%,或血红蛋白<50 g/L。多见于非洲3岁以下婴幼儿恶性疟患者,死亡率很高。

6)低血糖症及代谢性酸中毒　高原虫血症及用奎宁治疗的疟疾患者常血糖过低(全血葡萄糖浓度<2.2 mmol/L),临床上表现为意识水平降低。代谢性酸中毒可与脑型疟同时存在,血浆中碳酸氢盐浓度<15 mmol/L,患者呼吸变深是酸中毒的指征,预后较差。低血糖可由疟疾毒素(特别是其中的GPI)所致,低血糖和高乳酸血症均是由于脑部微血管被疟原虫寄生的红细胞阻塞,造成脑组织局部缺氧所致。在低氧条件下,低氧诱生性因子 –1(,可使多种糖酵解酶及转运因子的表达上调,于是血糖降低,乳酸浓度升高。Bedard 等(1997)还证明由 iNOS 产生的 NO,也通过以上机制使糖酵解过程增强。

7)肺水肿　这是一种最严重的疟疾并发症,死亡率超过50%,常由输液过多所致,表现为呼吸频率加快、呼吸困难等。

6. 黑尿热　恶性疟患者突然发生的急性血管内溶血、血红蛋白尿和高热等严重并发症,是疟原虫感染引起的自身免疫反应所致。严重者导致肾缺血及肾小管坏死,管腔内充满血红蛋白管型;脾脏显著肿大,充满疟色素;肝脏可因严重贫血和缺氧而出现中心坏死。一般起病骤急,有寒战、高热、腰痛、尿量骤减,呈暗红色或黑色(酱油色),病程发展迅速,数小时内出现溶血性黄疸,尿量减少,尿中出现白蛋白、上皮细胞及血红蛋白。发作期虫红细胞首先溶解,故血中疟原虫不易找到。近半数患者有进行性贫血、黄疸及肝功能异常。周围血象中红细胞、血红蛋白明显下降,红细胞可减少至(1.0～1.5)×10^{12} 个/L,血红蛋白可降至正常的15%～20%。网织红细胞显著增加(可高达25%),白细胞总数和中性粒细胞数常可增高。血胆红素增高,以间接胆红素为主,尿胆红素阴性,尿胆原强阳性。轻者神志清醒,仅见一过性黑尿。重者常呈极度衰竭状态,高热,意识模糊,抽搐,多次复发则可能死于心力衰竭或肾功能衰竭。有尿闭和出血倾向者预后严重。黑尿热病病死率在20%～30%,病后极度软弱,恢复慢,易复发。

7. 先天性疟疾　先天性疟疾是指出生后7 d内在没有按蚊感染或输血情况下由母体感染的疟疾。出生7 d以后不能排除按蚊叮咬而感染,所以只能诊断为新生儿疟疾。先天性疟疾我国已有多例报道,感染途径有以下3种。

1)胎儿感染　因胎盘发生某种病变,母体血渗入胎儿血,这是真性先天性疟疾,可引起胎儿死亡或婴儿出生后即贫血,脾肿大,血检疟原虫阳性。

2)产期感染　分娩时胎盘损伤,母体血渗入胎儿血所致。

3)产道感染　分娩过程中胎儿通过产道时皮肤受损,母体血沾染胎儿伤口而感染。

先天性疟疾的临床表现为发热,惊厥或惊跳,吸吮少或拒吸吮,呕吐、腹泻,觅食或吸吮反射减弱,肝肿大,贫血。

新生儿疟疾临床表现为发热、惊厥,呼吸窘迫,意识障碍,循环衰竭,呕吐,腹泻,贫血,肝肿大,脾肿大。

8. 输血性疟疾　由输血造成的疟疾感染,称为输血性疟疾。血液感染的潜伏期长短与输入的疟原虫数量、感染途径和受血者的易感性有关,静脉接种的潜伏期较皮下注射和肌内注射为短。3种疟疾静脉接种的潜伏期是:恶性疟为5.6～14.4 d,间日疟为8.4～24.8 d,三日疟为19.8～62.4 d。此外,潜伏期长短与血型有一定的关系,接种同型血的间日疟潜伏期平均为12.1 d,异型血则为20.5 d。贮血时间长短与引起疟疾发作也有一定关系。贮血时间短于6 d的血最危险,7～12 d较安全,贮存12 d以上的血极少引起疟疾。

如何避免输血感染疟疾是个困难的问题。根据实验结果,一般认为3～5年前有疟疾史者,不宜用其全血;无疟区人口居住过疟区,回来后至少在2个月内无疟疾发作史,或回来后服过一疗程足量抗疟药者,可用其全血。凡3个月内曾经输血的患者出现原因不明的发热,均应考虑输血性疟疾的可能。输血性疟疾的症状、病情严重程度及病情发展快慢,由于不同原虫株而有差别。恶性疟原虫所致输血性疟疾为输血疟疾中发展最快、最危险的一种。输血恶性疟的并发症发生率和严重性明显高于自然感染恶性疟,这是延误诊断造成的。由于需要输血的原发疾病症状的掩盖(特别是发热、畏寒、头痛),或采用抗生素 / 抗菌药物、激素治疗抑制疟疾发热或延缓疟疾发作是误诊的重要因素。三日疟原虫所致的输血性疟疾起病迟缓、不引人注目,诊断最困难,原虫血症可上升到较高水平,出现并发症,甚至导致死亡。从输血到三日疟发作可相隔数周甚至数月,疟疾发病时患者常已出院,从而更加重危险性。间日疟和卵形疟原虫所致输血性疟疾早期发热非周期性,温度常不高,脾肿大不明显,少见黄疸,很少引起死亡。

9. 婴幼儿疟疾　除极易发展为重症疟疾外,各种婴幼儿疟疾的临床表现如下。

1)间日疟和卵形疟原虫感染　症状较轻,尤以卵形疟原虫轻微。病儿可出现不安、拒食、嗜睡,年长儿诉头痛和恶心;经数日不规则的弛张热后,出现周期性的发热,每日发作多于间日发作;发冷、寒战发作不多见。原虫感染红细胞不严重(红细胞感染率< 2%),初发时较少引起贫血,但反复发作可导致严重贫血。肝肿大,血清总胆红素轻微升高,黄疸少见,转氨酶短暂升高。脾肿大(第二周可触及),反复发作变为巨脾。惊厥以6个月至5岁病儿多见,如伴有严重营养不良和重度贫血可引起死亡。

2)三日疟原虫感染　除三日周期性发热外,临床症状基本与间日疟相同,而发热周期更规则,寒战更明显。可引起肾病综合征(5～7岁为发病高峰年龄),病儿出现严重全身性水肿,持续性大量蛋白尿和严重的低蛋白血症,甚或有腹水。

3)恶性疟原虫感染　高疟区婴幼儿急性发作最易发生于5岁以下的婴幼儿,低疟区各年龄组均易急性感染。早期表现为倦怠、嗜睡、易激动、拒食。年长儿诉说头痛,发热不规则,周期性发作不明显。红细胞感染率可为15%～20%或更高。常见有厌食、恶心和呕吐。肝肿大,脾肿大,多次复燃可发展为质硬的巨脾。贫血严重,常并发脑型疟等严重并发症。

10. 机场疟疾　指通过飞机将感染性的按蚊由疟疾流行区携带到无疟区的机场,患者在机场或机场附近被按蚊叮咬后感染疟原虫并发作。这类疟疾由于缺乏流行病学证据(无疟区居住或逗留史),常易延误诊断和治疗。报道机场疟疾较多的国家是法国、比利时、美国,其发病多在夏季,恶性疟较常见。由于患者通常无免疫力,病情常较凶险。患者常为机场工作人员、机场附近的居民及临时出入机场的人员。随着我国国内外旅游业及航空业的发展,存在"输入性"按蚊引起疟疾的可能性。

(二)临床诊断

1. 临床诊断　凡在疟区居住过或疟区人口,每日、隔日或隔两日出现周期性发冷,发热症状,体温在短期内迅速上升,持续数小时,然后急剧下降,继而有不同程度地出汗,分析体温曲线,夜间体温下降至正常或常温以下,在发病数天后常伴有贫血、脾肿大,即可作临床诊断。

在临床上遇有下列情况者,可疑为疟疾,需进一步检查。①生活在疫区或去过疫区、有感染疟疾的机会、现有疑似疟疾症状者。②间歇性发热,每天、隔天或隔两天定时出现1次。③贫血,红细胞内见粗细不一的嗜碱性点彩,白细胞数接近正常或偏低,单核细胞比率增高,白细胞内查见疟色素颗粒。④发病数天后触及脾脏,有时在脾肿前即有脾触痛。⑤投以抗疟药后,症状很快消失。

2. 实验室辅助诊断

1) 病原学检查 从耳垂或手指取血制成涂片,经染色后镜检疟原虫,迄今仍是最可靠的确诊疟疾的方法。

人体 4 种疟原虫只有恶性疟在外周血液可查见环状体和配子体,且在发作期检出机会较多,发作间歇期原虫进入内脏毛细血管,因此恶性疟在发作期间查血最为适宜;其余 3 种疟疾的血检不受时间限制。当然,在发作期由于疟原虫刚刚分裂,虫数较多,容易检出;间歇期虫数虽少,但疟原虫已发育成大滋养体,容易辨别,也有利于鉴定虫种。

临床上酷似疟疾、血检疟原虫阴性者,应坚持一天查血 2 次,连续几天,细致地检查厚血膜,凡是疟疾,最终定能在周围血中查到疟原虫(最少看 50 个油镜视野)。

鉴于镜检法的准确性受到血中原虫密度、制片和染色技术、服药后疟原虫变形或密度下降,以及镜检经验等因素的影响,近年采用荧光吖啶橙染色法,用荧光光源,以高倍镜检查疟原虫。鉴定要点是:有一个以上呈黄绿色荧光的核点;有橙红色荧光且形态多不规则的胞浆;多数有不显现荧光的原虫空泡;符合疟原虫的形态特点。

此外,以 0.5% ～ 1.0% 皂素溶液代替普通水溶血,然后以吉姆萨染色镜检,可使厚血膜视野清晰,无红细胞残骸和血小板干扰,有助于疟原虫检出。以聚山梨酯 -80 的 0.5% ～ 1.0% 溶液代替皂素,效果亦很满意。

2) 血清学方法 目前难以代替病原学诊断,主要用于流行病学调查,但在临床上与血检配合,有助于疟疾的追踪诊断和供血对象的筛选,防止输血感染疟疾(详见实验诊断技术部分)。

3) 分子生物学技术 随着分子生物学技术的发展,核酸探针和 PCR 已用于疟疾的诊断,但因需一定的实验条件和技术,推广应用受到限制。

3. 鉴别诊断

临床表现典型的疟疾,诊断并不困难,但有 1/3 以上为症状不典型病例,须和以发热和肝脾肿大为特点的其他疾病相鉴别。

1) 一般疟疾病例的鉴别诊断

(1)血吸虫病:急性血吸虫病多数有间歇热及弛张热,发热前常有畏寒甚至寒战,退热时有大汗,并见肝脾肿大,在疟疾流行区容易和疟疾混淆。鉴别要点是:发病前数周接触疫水后,在接触部位出现红色丘疹,常见食欲减退、腹胀、腹痛、腹泻等消化系统症状及干咳而少痰,痰中出现嗜酸性粒细胞,90% 以上病例出现肝肿大,半数患者仅见轻度脾肿大,白细胞增加,尤其是嗜酸性粒细胞增加 15% ～ 30%,肝功能异常,尾蚴膜反应和环卵试验阳性,粪检可查获虫卵。

(2)丝虫病:丝虫患者所出现的“丝虫热”是疲劳后出现畏冷和寒战,体温在 38 ～ 39 ℃,有头昏、头痛、四肢乏力、全身酸痛及恶心、呕吐等症状,持续 2 ～ 5 d 自愈,和疟疾的区别是热度不高,白细胞和嗜酸性粒细胞增多,无贫血和脾肿大,细询常有离心性淋巴管炎(俗称流火)的存在,血检微丝蚴多为阳性。

(3)菌血症:因体温迅速升高,伴寒战、出汗和头痛而与疟疾相似,但体温上升规律,一天内可上下几次,疟疾的体温则多于上午或中午前后上升,且发作有定时。此外,菌血症患者一般可发现炎症病灶或感染原因,血培养病原菌阳性,且白细胞显著增多。

(4)钩端螺旋体:具有黄疸和出血的典型病例不难鉴别,容易误诊的是没有黄疸和皮疹,体温呈弛张热和肝脾肿大的散发病例。钩端螺旋体有别于疟疾的主要特点是多数仅见畏寒,殊少反复寒战,体温多呈持续热或弛张热,鲜见间歇热。眼结膜充血,腓肠肌痛和压痛,淋巴结肿痛,对抗疟药无反应,青霉素治之奏效,血清学试验阳性,血、尿、脑脊液镜检可查到钩端螺旋体。

（5）流感:热型一般为弛张热,常有明显的上呼吸道卡他现象,与疟疾不难鉴别。

（6）急性肾盂肾炎:此病多见于妇女,其发冷、发热、出汗、退热等症状有时酷似疟疾,但发作无定时,患者有尿频、尿急及浑浊尿,有腰酸及向下腹部、阴部或大腿内侧放射痛。尿检查见大量白细胞、少量红细胞、管型及蛋白。

2）脑型疟疾的鉴别诊断

（1）乙型脑炎:乙型脑炎和脑型疟疾出现季节相同,但起病时呕吐较多见,寒战较少较轻,发热持续不退,感染愈重,发热愈高,持续时间可为 7 ~ 10 d,抽搐亦为乙型脑炎常见症状,较脑型疟为重,昏迷程度随着炎症的发展和脑组织的损害而日渐严重。病情较长,病理神经反射较常出现而明显,脑脊液检查白细胞数增多,蛋白稍微增高。末梢血液白细胞总数为（10 ~ 20）×10⁹ 个 /L,中性粒细胞轻度增高。

（2）流行性脑膜炎和化脓性脑膜炎:流行性脑膜炎多见于冬、春季,其他季节也有散在性发病,起病急骤,寒战时间短,头痛剧烈,常有呕吐,早期便可出现血性皮疹,压不褪色,涂片检查可发现双球菌,病理神经反射较明显,白细胞显著增加,中性粒细胞占 80% ~ 90% 以上,脑脊液常混浊,甚至脓性,细胞数显著增加。中性粒细胞占 90% 以上,糖及氯化物均减少,涂片可发现致病菌。化脓性脑膜炎起病比较缓慢,常有中耳炎、乳突炎、肺炎或脓肿等原发病灶。

（3）结核性脑膜炎:意识障碍、嗜睡、昏迷等脑神经症状发展较缓慢,逐渐加重,有原发结核病灶,脑脊液细胞数增加,但以淋巴细胞为主,糖及氯化物减少,蛋白增加,涂片抗酸染色可发现结核分枝杆菌,脑脊液静置 24 h 后观察有毛玻璃状沉淀。

（4）中毒性痢疾:起病急骤,无前驱症状,休克昏迷的出现较脑型疟疾迅速,常在发病当天便休克昏迷,但病理神经反射阴性,脑脊液正常,血液检查白细胞增加,中性粒细胞偏高,肛门拭子涂片检查发现脓球和黏液,很快出现腹胀、肠鸣减弱等中毒性肠麻痹症状。

（5）中毒性肺炎:昏迷为中毒性休克所致,无病理神经反射,而有呼吸道症状和体征,常出现呼吸困难,血液检查白细胞增高,尤以中性粒细胞偏高。

此外中毒性脑炎、脑血管意外症、钩端螺旋体脑膜炎、破伤风、败血症等病都会出现昏迷,应注意鉴别。

（三）临床治疗

1. 疟疾治疗的一般原则

1）早期用药　确诊疟疾后应尽快给予高效的红内期裂殖体杀灭剂,特别是对无免疫力的恶性疟病例,必须及时处理,以免转为凶险型发作。此外延迟治疗能使外周血中出现配子体,造成疟疾传播。

2）抗疟药选择　抗疟药按其对疟原虫生活史期作用的不同,可分为三类:①作用于红细胞外期休眠体的根治药,如伯氨喹。②作用于红细胞内期裂殖体的控制临床发作药,如氯喹、奎宁、咯萘啶、甲氟喹、青蒿琥酯、蒿甲醚等。③作用于配子体的阻断传播药,如伯氨喹和乙胺嘧啶。

凡疟疾病例必须同时服用红内期裂殖体杀灭剂和红外期休眠体杀灭剂,以达到根治目的。一般疟疾病例的红内期裂殖体杀灭剂应首选氯喹,抗氯喹恶性疟病例可选用青蒿素、甲氟喹、喹哌、咯萘啶等抗疟药或几种抗疟药联合使用。

3）给药途径　红内期裂殖体杀灭剂服药后吸收快,能口服的病例不要注射给药。危重病例及不能口服者，应酌情采用注射途径给药。恶性疟病例，当感染红细胞超过 3% 或在服药后第 3 天仍可查见疟原虫而临床症状比较严重者，也应考虑注射给药。某些既不能口服又不宜于注射的儿童，可用直肠给药法。

4）对症治疗及护理　凶险型发作期间及发热后 24 h，应卧床休息，发冷期间应加盖衣被，注意保暖；高热时可物理降温，酌予解热剂，多饮水，流质饮食，吐泻明显者可输液。严重贫血者可予输血，补充铁剂及高蛋白饮食。

2. 一般病例（单纯急性感染）的治疗　同一种抗疟药的治疗效果，可因疟原虫种类、患者免疫状态的不同及有无并发症而有很大差别。但无严重合并症的单纯急性感染，不论间日疟或恶性疟病例，经过下列一种抗疟药治疗后，一般均可迅速地控制发作。

1）磷酸氯喹　口服吸收快而完全，1～2 h 血浓度达高峰，在体内代谢及排泄较慢，半衰期 5 d，故奏效快而持久。其作用主要是干扰疟原虫的核酸代谢，通过喹啉环与疟原虫 DNA 中的鸟嘌呤、胞嘧啶结合，插入 DNA 双股螺旋结构之间，抑制 DNA 的复制，使其核酸合成减少，同时干扰原虫蛋白酶，分解来自宿主红细胞的血红蛋白，使虫体氨基酸缺乏，从而干扰原虫的繁殖，抗疟作用强，成人总剂量为 1.5 g（基质），3 d 分服，首日顿服 0.6 g，第 2～3 天各顿服 0.45 g。

2）磷酸咯萘啶　成人口服总剂量为 1.2 g（基质）。3 d 分服，首日 0.6 g，2 次分服，间隔 4～6 h。第 2～3 天各顿服 0.3 g。对间日疟和恶性疟的平均退热时间分别为 36 h 和 44 h。疟原虫转阴时间平均为 45 h 和 49 h。若同时加服周效磺胺 0.5 g 及乙胺嘧啶 25 mg 可提高疗效，并可延缓抗药性的产生。

3）磷酸咯啶　为 9- 氨基吖啶类衍生物。成人口服总剂量为 0.9 g（基质），第 1 天 0.5 g，第 2 天 0.4 g，均 2 次分服。对无免疫力的恶性疟和间日疟病例，平均退热时间分别为 40 h 和 20 h，平均疟原虫转阴时间分别为 60 h 和 33～48 h。

为防止复发，需加用红外期休眠体杀灭剂治疗，首选磷酸伯喹。磷酸伯喹是 8- 氨基喹啉类衍生物，其抗疟机理是对疟原虫线粒体造成损害，并在体内代谢生成羟化物质，加速虫体和宿主细胞的氧化过程。

对间日疟病例，可在上述方案疗程的同时每日服用伯氨喹 22.5 mg，连服 8 d，或者每日服用 30 mg，连服 4 d，间隔 10～15 d 再服 4 d。恶性疟病例加服伯氨喹 4 d 即可。5- 对氟苯氧基伯喹柠檬酸盐，口服基质 22.5 mg，疗程 5 d，疗效类似伯喹，而毒性仅为伯喹的 1/5。伯喹脂质体能被肝细胞选择性摄取，可减轻毒性，增强抗疟作用，是较有前途的替代伯氨喹的药物。

3. 抗性疟疾病例的治疗

1）青蒿素

（1）青蒿素制剂由黄花蒿提取的快速红内期裂殖体杀灭剂，有片剂、水混悬剂、肛栓剂等多种剂型，可供口服、肌内注射或肛栓，口服后吸收迅速，于 0.5～1.0 h 血浓度达高峰，4 h 后下降至高峰血浓度的 1/2，能透过血脑屏障，达到有效治疗浓度。24 h 内经尿和粪排出 62%～84%。成人口服总剂量为 2.5 g。首剂 1 g，6～8 h 后服 0.5 g，第 2～3 天再各服 0.5 g。昏迷不能服药的患者，可用栓剂（含药 0.3 g），放入直肠，每日 2 次，连用 3 d，疗效良好。水混悬液 100 mg 肌内注射，第 1 天 2 次，以后每日 1 次，疗程 3 d。本品抗疟作用强，吸收快，适用于凶险型疟疾的抢救。由于排泄迅速，故易再燃。

（2）复方蒿甲醚片，成人口服总剂量为 16 片，每次 4 片，首日两次，每次间隔 4～6 h；第 2、3 天每次 4 片，每日 1 次。治疗恶性疟的退热时间为（26.2±16.2）h；疟原虫的转阴时间为（27.4±14.7）h。

（3）青蒿琥酯钠：成人口服总剂量为 600 mg。每次 40 mg，每日两次，连服 7 d，首剂加倍。治疗恶性疟的平均退热时间为 18～54 h；疟原虫的转阴时间为 23～65 h。该药有明显胚胎毒，故孕妇慎用。

　　（4）双氢青蒿素：成人口服总剂量为 480 mg。每次 60 mg，每日 1 次，首次加倍，连服 7 d。治疗恶性疟的平均退热时间为 14～28 h；疟原虫的转阴时间为 47～64 h。

　　2）喹哌　作用类似氯喹，成人口服总剂量为 1.5 g，3 d 分服，首日顿服 0.6 g，第 2～3 天各顿服 0.45 g，一研究在海南用此剂量治疗抗氯喹恶性疟病例，根治率可在 95% 以上。

　　3）羟基喹哌　作用同喹哌，口服疗程 3 d，每日各服 0.6 g、0.6 g、0.3 g（恶性疟）或 0.6 g、0.3 g、0.3 g（间日疟）。在海南岛曾治疗抗氯喹恶性疟 66 例，服药 96 h 内全部退热且血中疟原虫转阴，对其中 64 例随访，于治疗后 21 d 及 28 d 各有 3 例疟原虫再现，再燃率为 9.38%。

　　4）盐酸甲氟喹　系 4-喹啉甲醇类抗疟药。红细胞对甲氟喹有高度聚集能力，3～4 h 血药浓度在 100 μg/mL 以上。48～72 h 达到高峰，有效时间维持 30 d 左右，对恶性疟敏感株、抗氯喹株均有较好效果。成人顿服 1.0～1.5 g，在海南观察对恶性疟的治疗效果，3 d 内疟原虫转阴，治愈率达 85.7%。

　　5）硫酸奎宁　为喹啉类化合物，能人工合成。目前主要为人工合成。治疗方案：每日服 3 次，每次 0.3～0.6 g，连服 7 d。孕妇不宜使用，儿童可用无味奎宁，每天 30 mg/kg，分 3 次服，疗程 7 d。二盐酸奎宁经稀释后可静滴，每次 10 mg/kg，但不宜静推和肌内注射。奎宁疗效不及氯喹，其吸收排泄快，维持时间短，目前主要用于抗氯喹疟原虫株感染。

　　无论使用何种方案，均可加服伯氨喹每日 22.5 mg，连服 4 d，以杀灭恶性疟配子体。

　　为了增强抗疟药的协同作用，延缓抗药性产生，对抗药性病例的治疗，目前多主张几种抗疟药联合使用，现介绍几种常用方案，见表 3-30-3。

　　4. 凶险型病例的治疗　恶性疟疾病例，特别是无免疫力的外来人口，只要红细胞感染达到 10%，或外周血液中发现含疟色素的大滋养体或裂殖体，虽一时症状轻微，也应看作是病情危重的预兆，应及时采取积极措施。

　　1）抗疟治疗

　　（1）青蒿琥酯钠注射液：静脉注射成人总剂量为 240 mg。首次给 60 mg 后，间隔 2 h、24 h、48 h 再重复分别给 60 mg。用时将青蒿琥酯钠 60 mg 加入 5% 碳酸氢钠注射液 0.6 mL，摇动至完全溶解后，再加入 5% 葡萄糖液，稀释至 6 mL 缓慢静脉注射。

　　肌内注射成人总剂量为 400 mg。每次 100 mg，首日肌内注射 2 次。第 2、3 天分别各 1 次。

表 3-30-3　抗疟药联合使用方案

序号	药物	治疗剂量（成人）
1	磷酸咯萘啶 + 周效磺胺 + 乙胺嘧啶	咯萘啶首剂 0.8 g，第 2 天服 0.4 g；周效磺胺首剂 250 mg；乙胺嘧啶首剂 12.5 mg；第 2～3 天各服 6.25 mg
2	磷酸咯萘啶（针剂）+ 周效磺胺 + 乙胺嘧啶	咯萘啶 160 mg，1 次肌内注射，周效磺胺 1 000 mg 合并乙胺嘧啶 70 mg，顿服
3	甲氟喹 + 周效磺胺 + 乙胺嘧啶	合剂三片，顿服（每片含甲氟喹 250 mg，周效磺胺 500 mg，乙胺嘧啶 25 mg）
4	喹哌 + 防疟片 2 号	每日 1 次，服喹哌 4 片，防疟片 2 号 2 片，连服 2 d
5	喹哌 + 周效磺胺	喹哌首剂 600 mg，第 2～3 天各服 450 mg；周效磺胺首剂 1 000 mg，第 2 天用 500 mg

续表

序号	药物	治疗剂量（成人）
6	硫酸奎宁 + 四环素	奎宁每次 600 mg, 每日 2 次, 连服 7 d; 四环素每次 250 mg, 每天 4 次, 连服 7 d
7	硝喹 + 氨苯砜合剂	每日 1 次, 每次 4 片, 连服 3 d

（2）蒿甲醚注射液：成人肌内注射总剂量为 480 mg。每次 80 mg, 每日 1 次, 首日肌内注射 2 次, 5 d 为 1 个疗程。

（3）磷酸咯萘啶注射液：首剂 4 ～ 6 mg/kg, 加 5% 葡萄糖液或生理盐水 250 ～ 500 mL 静滴, 以后 24 h 内, 2 mg/kg, 肌内注射 3 次。

（4）磷酸咯啶注射液：成人 3 d 为 1 个疗程, 每日分别肌内注射 0.3 g、0.15 g、0.15 g。

（5）二盐酸奎宁注射液：静滴 3 d, 成人 1.5 g/d, 每 500 mL 葡萄糖液加二盐酸奎宁 0.50 ～ 0.75 g, 稀释为 1.0 ～ 1.5 mg/mL, 滴速每分钟 40 ～ 50 滴, 不宜过快。密切注意血压, 不宜静脉注射和肌内注射。

治疗期间注意事项：①首日剂量要在入院后 12 h 内输入, 不可延误。②上述各药在患者清醒后, 尽早改为口服。③予抗疟治疗的同时, 加用地塞米松, 可减轻发热反应。

此外, 国内以鼻饲喹哌救治已昏迷的脑型疟患者获显著疗效。国外有试用甲氟喹抢救脑型疟疾获得成功。虽有学者认为甲氟喹 1.5 g 顿服, 可使越南株抗氯喹恶性疟根治, 但对有凶险型发作的患者, 第 1 天宜加用奎宁、青蒿素或咯萘啶, 以保障安全。

2）改善微循环　对凶险型恶性疟病例, 要维持各脏器尤其是脑部血液循环的畅通, 预防毛细血管血流停滞, 可用低分子右旋糖酐, 成人每次可滴注 6% 的溶液 500 mL, 小儿每次 10 ～ 20 mL/kg, 间隔 4 ～ 6 h 可重复应用。该药可降低血液黏度, 防止血管内红细胞凝集, 减少血栓形成, 从而改善内脏血循环, 有利于休克的纠正, 目前多主张早期应用。此外, 该药还有利尿作用, 有助于肾功能衰竭的防治。但反复应用时要注意循环负荷, 以防发生肺水肿。

恶性疟凶险病例可产生弥漫性血管内凝血。有人主张用肝素治疗, 以防止微血管内凝血时间延长, 增加血管内皮细胞的渗透性, 但过量有引起内脏出血的危险, 使用时应慎重。肝素用量一般每次可按 100 U/kg 计算, 溶于 10% 葡萄糖或生理盐水 50 ～ 100 mL 中静滴, 每分钟 20 ～ 30 滴, 4 h 后可重复应用, 以保持其抗凝作用的有效水平。对有显著出血倾向或潜在性出血性疾病的患者, 或没有条件开展凝血试验的情况下, 都不宜用肝素治疗。

3）抗炎解毒, 防止毛细血管内皮层崩解　激素具有非特异性抗炎、解毒、抗过敏和保护组织细胞的作用, 可抑制多种发炎过程, 糖皮质激素能预防或减轻脑水肿, 通常使用氢化可的松, 每次 100 ～ 200 mg, 每日 300 ～ 500 mg, 症状缓解后减量。

地塞米松抗炎作用较氢化可的松强 30 倍, 且水钠潴留作用极小, 可每 4 ～ 6 h 肌内注射 5 mg, 必要时亦可将 10 ～ 20 mg 地塞米松稀释后静滴, 每日 2 ～ 3 次, 连用 5 ～ 7 d。

4）调节血管紧张度, 恢复正常血压　恶性疟昏迷时, 血压下降, 可用去甲肾上腺素来升压, 当收缩压上升到 12.0 ～ 13.3 kPa 时, 再逐渐减量直至停药。但对休克伴尿少或肾功能不全者, 升压药应慎用。

5）维持体液和电解质平衡　脑型疟病例因意识障碍, 高热而不能进食, 水和能量消耗较多, 应适当补液和提供能量。除休克和严重脱水外, 成人每天可输液 1 500 ～ 2 000 mL, 儿童每千克体重

40 ～ 50 mL。对昏迷病例，在病程前 3 d 应控制钠盐，输液量也应适当控制，以免发生肺水肿。在重度感染时，由于微循环障碍、组织缺氧、无氧代谢增加，而使酸性代谢产物积聚，易形成代谢性酸中毒；轻者经适当补液和补充能量即可缓解，重者需用碱性药物纠正。

6）其他对症治疗　治疗和防止反复抽搐是降低病死率的主要措施，应针对不同原因加以处理，颅内压显著增高者，宜以脱水剂为主；高热或代谢紊乱者，以降温及纠正代谢紊乱为主；全身性反复剧烈抽搐者，宜给予足量抗痉药物，如苯妥英钠每日 400 mg。

脑水肿时应及时应用脱水剂，一般用 20% 甘露醇或 25% 山梨醇，每次 1 ～ 2 g/kg，肾功能正常时可用尿素脱水。

合并心力衰竭者可用毒毛旋花子苷 K 或去乙酰毛花苷。一般用强心剂后，随着心功能的好转，肺水肿也逐渐消除，若肺水肿严重时可配合乙醇湿化吸氧，并使用氨茶碱。

严重贫血者，应酌情输血，成人每次 200 ～ 300 mL，儿童酌减。

昏迷时间较长者，应用抗菌药物预防感染，在护理方面应及时消除喉头分泌物及呕吐物，保持呼吸道畅通，并应注意防止压疮。

5. 黑尿热的治疗

（1）立即停用可能引起溶血的药物，如奎宁、伯氨喹、复方阿司匹林、磺胺类药物等，如血中仍有疟原虫，可以用喹哌、青蒿素、磷酸咯萘啶等治疗。

（2）氢化可的松 200 ～ 300 mg 以上，或相当剂量的地塞米松静滴，以控制溶血。

（3）静脉输入 5% 碳酸氢钠 250 ～ 500 mL，碱化尿液，以防肾小管梗阻。

（4）酌情给予利尿剂，肾衰者采用透析疗法，不宜用利尿剂。

（5）明显贫血者酌情输血。

（6）心衰者给予强心剂毒毛旋花子苷 K 或毛花苷丙，患者应卧床休息至急性症状完全消失后 10 d 方可起床活动，以防心力衰竭。

五、实验室诊断

疟疾患者多有发热及周期性寒热发作等典型症状，有助于临床上做出初步诊断，但还有不少带虫者毫无自觉症状，有些患者虽有发热、全身酸痛或腹泻呕吐等症状，却很不典型，无法根据临床表现进行诊断。因此，实验诊断对于疟疾确诊有重要意义。

（一）病原学检查

100 多年来沿用的厚、薄血膜涂片，经吉姆萨或瑞特染色后镜检，仍为当前应用最广泛的实验诊断方法，它的敏感度每微升血 20 ～ 40 个疟原虫。本法的优点为能判别疟原虫种类，若为恶性疟原虫感染，其临床治疗应更为积极慎重，能根据血片中疟原虫出现的频率大致推断原虫密度，经抗疟药治疗后检查血涂片可判断治疗是否有效。但对低密度原虫血症的检查费时费力，容易造成误诊漏诊。取血时间以寒热发作数小时为宜。正确的诊断与涂片质量、染色效果、镜检员的技术水平及显微镜的维护等有密切关系。为了提高检出率，用抗凝血离心后，取上层红细胞涂片再染色镜检，或改用吖啶橙染色或定量血沉棕黄层检查法（QBC 法），后 2 种方法虽使疟原虫较易辨认但需用荧光显微镜，QBC 法还要用特制的离心管，价格昂贵，不易鉴别疟原虫种类，故未被大面积推广应用。

若镜检查见恶性疟原虫，在云南、海南等对氯喹有高度耐药虫株的地区受感染者，则应密切监测原虫对氯喹的敏感性，以便选择有效的抗疟药。以下介绍对氯喹敏感的恶性疟体内测定 1 周及 4 周法。

选择本次发病前未用过抗疟药，血检有恶性疟原虫无性体密度 > 500 个 /μL 的现症患者或原虫密度 > 500 个 /μL，2 周内未服抗疟药的带虫者为对象，给服氯喹总量 1.5 g，3 d 分服。服药前及服药后 1～7 d 内，每天在相同时间采血镜检。镜检厚血膜 100 个视野未见疟原虫者判为阴性。第 14 天、21 天及 28 天对患者进行随访并采血镜检。抗性级别的判定标准：①敏感（S）。服药后第 6 天、7 天疟原虫无性体转阴，第 28 d 未再出现原虫者。②一级抗性（RⅠ）。服药后疟原虫无性体至少有 2 d 转阴，但在 7 d 内疟原虫又重新出现，为 RⅠ早期复燃，或在第 6 天、7 天原虫转阴，但在第 28 天内又出现原虫者为 RⅠ延期性复燃。③二级抗性（RⅡ）。服药后 48 h 疟原虫比服药前减少 75% 以上，但 7 d 内不转阴。④三级抗性（RⅢ）：服药后 48 h 疟原虫无性体数量比服药前减少小于 75% 或疟原虫数量继续增加者。

（二）血清学检查

包括检测疟疾抗体和疟原虫抗原两大类。

1. 抗体检测　患疟疾后，抗体的出现比原虫血症晚 1 周左右，因此，对初发患者无早期诊断价值，但对多次发作又未查明原因者，检测疟疾抗体具有重要意义。在流行病学工作中，抗体检测的适用范围较广，包括了解疟疾地方性流行的水平，判明疟疾的传播强度，确定疫区范围，考核防治效果，以及在疟疾接近消灭的地区搜索残存的传染源和病灶等，此外，还适用于供血者的筛选，防止疟疾经血传播。常用方法有间接免疫荧光抗体试验（IFAT）、ELISA 法和 Dot-ELISA 法。

2. 抗原检测　特异性抗原的检测反映患者体内是否有疟原虫存在，适用于现症患者的诊断。缺点为：患者治愈后，抗原的消失要明显滞后于疟原虫转阴，少数人在治疗后 20 d 仍可在血液中测到抗原，故对疟疾抗原检测阳性者要询问近期是否有疟疾发病史和治疗史，以免做出误判。此外，疟原虫可发生抗原变异，患者血清中的抗体可与疟原虫抗原结合为免疫复合物，均影响检测结果。

（1）应用 IFAT、ELISA 和放射免疫试验（RIA）等血清学方法检测抗原。

（2）纸条法（Dipstick 法）和快速免疫色谱法（ICT）检测恶性疟 HRPⅡ抗原。世界卫生组织推荐的纸条法已由美国生产并已商品化，名为 ParaSight™-F。它是应用恶性疟原虫红内期能合成并分泌一种稳定的水溶性抗原——富含组氨酸蛋白Ⅱ（HRPⅡ），以针对 HRPⅡ的单克隆抗体滴于免疫层析条上，当待检血样中有 HRPⅡ时，就与该单抗结合，再滴加以硫代罗丹明 B 标记的抗 HRPⅡ多克隆抗体，即可在纸条上显出红色的反应带。为了保证反应质量，设一质控带（事先滴加恶性疟原虫的 HRPⅡ），检测结果若只有一条红色带，表示质量可靠但受检样本中不含 HRPⅡ；若有 2 条红色带，即为阳性反应；若没有红色带，说明该纸条已失效。此法操作简便快捷，5～7 min 完成，基层卫生人员易于掌握，但价格昂贵，只能定性不能定量，只适于恶性疟的诊断，且血液内只有恶性疟原虫配子体者为阴性反应。我国已自行研制了恶性疟 HRPⅡ单抗，并应用胶体金免疫层析法快速检测恶性疟抗原获得成功，价格较低。

（3）检测恶性疟原虫乳酸脱氢酶（LDH-P）。由于疟原虫的 LDH-P 与人类红细胞 LDH-γ 不同，前者可快速利用乙酰吡啶腺嘌呤核苷酸（APAD），使乳酸盐与丙酮酸相互转换而后者不能。故可用直接电泳法或多克隆抗体捕捉法检测患者血样中的 LDH-P，阳性者有深染的反应带，阴性者无反应物。血样要求新鲜并加蛋白酶抑制剂，敏感性约为 90%。

（三）疟原虫 DNA 检测

疟疾感染使宿主血液内有疟原虫的核酸,故检测疟原虫特异的 DNA 片段即可确诊。具体的检测方法有核酸探针杂交与 PCR 法。

1. 核酸探针杂交技术　通过标记的虫种特异性核酸探针与标本中变性为单链的相应 DNA 杂交,再经显示系统证明疟原虫核酸的存在。20 世纪 80 年代后期至 90 年代上半期,国内外学者曾对核酸探针诊断疟疾做了大量的工作,开始时以 ^{32}P 标记,探针的种类有基因组 DNA 探针、重复序列 DNA 探针、寡核苷酸探针及 RNA 探针等。因探针种类、样本处理方法不同而异。操作复杂费时,且有放射性同位素半衰期短、污染环境等问题。其后,以生物素或地高辛配基标记探针,但敏感性有所下降。

2. PCR 法　理论上,只要标本中有 1 个疟原虫就可通过 PCR 技术扩增出该原虫某基因特异的 DNA 序列。在实际工作中,受种种因素的影响其敏感度达不到这种水平,但已被公认为是现今敏感性及特异性最好的诊断方法,常检测出厚血膜镜检漏查或误诊的病例。夏惠等和陈姝等对间日疟原虫及恶性疟原虫作 PCR 的几种引物及样本处理方法进行了比较,证明对间日疟原虫,以线粒体细胞色素 C_3 氧化酶基因序列为基础的 1 对引物最好,其敏感度可达 0.24 个虫 /μL;对恶性疟原虫的检测,根据恶性疟原虫中度重复基因序列 pBRK1–14 设计的引物优于其他 4 对引物,可检测出 $5×10^{-7}$ 的感染水平。诸欣平等先后设计两对特异引物,采用套式 PCR 扩增 *P.v* 的小亚单位核糖体核糖核酸(SSrRNA)片段,用于检测云南间日疟患者血样;以扩增 *P.f* 的 SSUrRNA 片段检测云南和海南疟疾患者。结果表明,该复合 PCR 系统敏感度,*P.v* 为 0.1 个 /μL,*P.f* 为 1.5 个 /μL;且均能检出此 2 种疟疾的混合感染。孙明林与薛采芳也建立了同时检测 *P.f* 和 *P.v* 的复合检测系统,检出 *P.f* 为 2 个 /μL,*P.v* 为 7 个 /μL。显示该法对疟疾诊断、大规模流行病学研究及疫情监测有应用价值。

此外,疟疾患者常有血小板减少、淋巴细胞减少等表现,可供诊断参考。

总之,对疟疾的实验室诊断还有待改进,要研制新的方法以适应现场对流动人口、门诊疑似疟疾患者的诊断,力求更为简便、敏感、特异、价廉。

六、防控措施

（一）全球防控策略

全球疟疾防控策略几经演变,20 世纪 50 年代之前是以控制疟疾为策略,但由于 DDT 滞留喷洒在抗疟工作中取得良好效果后,人们对消灭疟疾表示了异乎寻常的乐观。1955 年在第八届世界卫生大会上,世界卫生组织提出了"全球根除疟疾"的规划,设想在一个国家或地区可以用 8 ～ 10 年的时间完成这一目标。然而消灭疟疾的规划进展并不顺利,出现了一时难以解决的技术性问题,如媒介对杀虫剂的抗性、疟原虫对抗疟药的抗性等,使不少国家或地区灭疟工作停滞不前,甚至疟疾形势更加恶化。1969 年世界卫生组织做了策略的修正,不再强调限期根除疟疾,鼓励各国把控制疟疾作为最终消灭疟疾的有效步骤。

2021 年更新的世界卫生组织《2016—2030 年全球疟疾战略》为所有国家提供了一个技术框架。全球疟疾规则负责在该战略指导下完成工作,具体有效支持各国全民健康覆盖;制定研究议程并促进证据的产生;制定基于伦理和循证的全球指导文件;监测和应对全球疟疾趋势和威胁。

（二）技术措施

1. 传染源治疗

1）现症患者或带虫者治疗　及时掌握现症患者和带虫者并给予系统治疗, 是消灭疟疾过程中一项经常性措施。在任何季节、任何时间里, 对现症患者(包括带虫者)都要做到及早发现、及时治疗, 并建立严格的登记管理制度, 加强疫情报告和定期追踪, 治疗药物必须会用红内期原虫杀灭剂和红外期原虫杀灭剂。

常用治疗方案有以下几种。

（1）4 d 方案: 氯喹总剂量 1.5 g, 3 d 分服, 首日顿服 0.6 g, 第 2～3 天各顿服 0.45 g。同时每日顿服伯氨喹 30 mg, 连服 4 d。间日疟和卵形疟患者在 10～15 d 后再服 1 疗程, 根治效果更佳。

（2）8 d 疗法: 氯喹总剂量为 1.5 g, 3 d 分服, 首日顿服 0.6 g, 第 2～3 天各顿服 0.45 g。同时每天服用伯氨喹 22.5 mg, 连服 8 d。此为我国推荐应用的方案, 具有较好根治效果。

（3）14 d 疗法: 氯喹总剂量为 1.5 g, 3 d 分服, 首日顿服 0.6 g, 第 2～3 天各顿服 0.45 g。同时加服伯氨喹每日 15 mg, 连服 14 d。此疗法为国外推荐应用的方案, 疗效好, 副作用少, 但疗程过长, 往往较难坚持, 对体质较差的病例可以选用。

（4）间歇疗法: 氯喹 0.3 g, 合并伯氨喹 30 mg, 每周 1 次, 连服 8 周, 可获得根治间日疟的良好效果。此疗法由于间歇服药, 可减少伯氨喹连续服药时发生的急性溶血反应, 适用于对伯氨喹高度敏感、发生过溶血反应、严重发绀和 G-6-PD 缺乏的患者。

以上均为成人量, 儿童按年龄递减。

对抗氯喹恶性疟或经以上氯喹足量治疗后又行复发的病例, 可采用青蒿素、咯萘啶、喹哌等抗疟药治疗, 同时加服伯氨喹。

2）抗复发治疗　主要针对间日疟传染源。由于抗复发治疗是在疟疾传播休止期内进行, 故亦称休止期治疗。采用正规方案治疗后的间日疟患者, 可有部分出现症状复发或疟原虫复发。特别是单纯疟原虫复发的患者, 由于无症状不易发现, 在人群中可以继续引起传播。因而及时对这类患者进行抗复发治疗, 在流行病学上具有十分重要的意义。

（1）治疗对象: 一般为 1 年内有疟疾史的间日疟患者。

（2）治疗时间: 在 11 月至次年 4 月的传播休止期内进行, 一般在复发高峰前治疗为宜。

（3）治疗方案: 伯氨喹每天 22.5 mg, 连服 8 d, 第 1、2 天各加服乙胺嘧啶 50 mg 或氯喹 0.3 g。亦可使用伯氨喹每日 22.5 mg, 连服 4 d, 头 2 d 各加服乙胺嘧啶 50 mg 或氯喹 0.3 g, 10～15 d 后再服第 2 个疗程。

3）假定性治疗　疑为疟疾的病例在确诊之前, 特别在采血后, 当地不能镜检需要送外地检验情况下, 立即给予一剂抗疟药口服, 称为假定性治疗。一般用于流行季节, 目的在于防止传播, 同时缓解患者症状。在抗疟后期, 当已阻断传播进入巩固阶段时, 此措施尤为重要。

一般应用单剂量红内期裂殖体杀灭药, 氯喹 0.6 g 合并配子体杀灭剂伯氨喹 30 mg 一剂顿服。其后若血检确诊为疟疾时, 再按现症患者治疗方案予以系统治疗。在抗氯喹恶性疟地区, 可用喹哌 0.6 g 加伯氨喹 30 mg 顿服, 亦可采用其他抗氯喹恶性疟治疗的首日方案。

2. 媒介按蚊防控　疟疾传播媒介防控应以按蚊生态学为基础。从实际出发, 紧密地与生产和除害灭病相结合, 符合经济、安全和对生境无害的原则。针对媒介按蚊的不同发育阶段, 因地因种制宜, 采用环境、药物、生物等综合防控措施。降低媒介种群数量至无害水平, 以控制进而阻断疟疾传播。

1) 环境防控　通过对土地、水体和植被的各种自然环境改造, 减少媒介按蚊的孳生。结合新农村建设, 改善居住条件和生活习惯, 房屋前后开窗通风, 合理使用蚊帐, 装置纱门纱窗, 改变户外露宿习惯, 以减少人蚊接触机会。在建造新农村或进行农村环境改造时, 将畜舍迁至村庄外围, 设立动物屏障, 以牲畜引诱寻找血源的蚊虫, 减少蚊虫对人的侵袭。

2) 药物灭蚊　应用杀虫剂防控疟疾媒介, 具有迅速降低蚊媒密度, 控制疟疾流行的效果, 应用化学杀虫剂灭蚊, 是当前综合防治中的重要方法之一。常用杀虫剂的种类如下。

有机氯类: 二二三、六六六等, 过去一直广泛用于防治媒介按蚊。但近年来由于这类杀虫剂导致媒介按蚊产生抗药性和环境污染, 六六六已停止使用, 二二三限于室内滞留喷洒。

有机磷类: 具有触杀、胃毒、熏蒸、内吸等作用。常用的有敌百虫、敌敌畏、马拉硫磷、杀螟松、倍硫磷、双硫磷、辛硫磷、二溴磷和毒死蜱等。

氨基甲酸酯类: 是近年来发展起来的杀虫剂。其特点是击倒快, 持效长, 对人畜毒性低, 如西维因、猛捕因和残杀威等。

合成拟菊酯类: 这类杀虫剂如氯菊酯、溴氰菊酯和苄呋菊酯具有高效低毒、生物降解快的优点, 是目前室内外应用较好的杀虫剂。

昆虫生长调节剂: 通过阻碍或干扰昆虫的蜕皮、生殖、变态及生理代谢正常进行, 影响其生长发育甚至促使其死亡。目前主要有保幼激素类似物 (如蒙五一五) 和发育抑制剂 (如灭幼脲)。

(1) 杀灭幼虫: 使用化学杀幼剂处理蚊幼孳生地, 防控按蚊幼虫的方法, 在综合防控中起辅助作用。常用杀幼剂和剂量如下。

敌百虫: 1% 浓度, 100 mL/m², 稻田灭蚊稀释 200 倍。

敌敌畏: 1‰溶液喷洒, 浓度为 1 mg/L, 无滞效。

双硫磷: 50% 乳剂配成 1‰溶液喷洒, 浓度为 1 mg/L, 滞效可达 14 d; 40% 乳剂, 浓度为 2 mg/L, 滞效为 10 d。

倍硫磷: 50% 乳剂, 剂量为 12.25 ～ 22.35 mg/m²; 2% 粉剂, 6 ～ 10.5 mg/m², 滞效达 15 d;

毒死蜱: 乳剂或 40% 颗粒剂, 剂量为 56.25 mg/m², 滞效可达 30 d。

(2) 杀灭成蚊: 应用化学杀虫剂直接杀灭成蚊, 以降低种群密度或缩短其寿命, 达到降低媒介能量、阻断疟疾传播的目的, 使用方法有滞留喷洒、空间喷洒和浸泡蚊帐 3 种。

滞留喷洒: 杀虫剂室内滞留喷洒, 适用于防控室内吸血和室内栖息的媒介按蚊, 如微小按蚊和嗜人按蚊等。目前应用的杀虫剂主要有二二三、马拉硫磷、杀螟松等, 以及溴氰菊酯 (剂量为 15 ～ 25 mg/m²)。处理范围视疟疾流行情况而定, 分为全面处理、重点处理和屏障处理, 通常每年喷洒 1 ～ 2 次。

空间喷洒: 通过喷洒使杀虫剂的雾点直接接触媒介按蚊的灭蚊方法。适用于疟疾暴发流行时紧急灭蚊。利用机械的冷气雾发生器喷洒的称冷喷雾法, 利用热雾和产生热气雾喷洒的称热喷雾法。前者通常用于室内喷洒, 使用杀虫剂是: 0.1% 敌敌畏乳剂和 0.3% 辛硫磷乳剂, 剂量均为 1 mL/m³。热喷雾法常用于室外空间喷洒, 常用杀虫剂有: 25% 马拉硫磷和 25% 杀螟松, 两者剂量均为 21 mg/m²。苄呋菊酯的剂量为 1.25 ～ 33.75 mg/m²。采用超低容量喷洒具有耗药量少、效果迅速, 节省人力物力等优点, 主要分为飞机空间喷洒和地面喷洒两种, 使用剂量: 97% 马拉硫磷原油, 地面使用剂量为 90 mg/m², 空中喷洒 89% 浓度, 剂量为 99.3 mg/m²; 50% 倍硫磷乳剂, 地面使用剂量为 44.2 mg/m²; 50% 杀螟松乳剂, 地面使用剂量为 43.65 mL/m²; 马拉硫磷和杀螟松原油混合剂 (1 : 1), 空中喷洒剂量为 70.65 ～ 178.13 mg/m²。

浸泡蚊帐：应用杀虫药液浸泡蚊帐，既能阻隔人蚊接触，又可增加灭蚊效果。目前多用低毒、高效、安全、低刺激的菊酯类，使用时将杀虫剂加水配制成所需稀释浓度溶液浸泡蚊帐，如国内现场使用溴氰菊酯 15 ～ 25 mg/m² 浸泡蚊帐，对中华按蚊、嗜人按蚊、大劣按蚊的防控效果均佳。用氯菊酯 200 mg/m² 浸泡蚊帐，也取得良好效果。

此外，使用驱避剂驱蚊可使个体不被蚊虫叮咬。将有驱避作用的药物制成液剂、膏剂或霜剂，直接涂抹暴露的皮肤，亦可用于浸泡衣服、蚊帐和防护网等。常用的驱蚊剂有邻苯二甲酸二甲酯（DMP）、避蚊胺（DETA）等。

（3）生物灭蚊：生物灭蚊是利用自然生物或生物制剂消灭媒介按蚊的方法，其优点是对人畜无害，不污染环境。目前用于防控媒介按蚊的生物及其制剂主要有微生物（苏云金杆菌）等几大类。

3. 易感人群的保护

1）预防服药　在疟疾流行季节，对疟疾感染者或全部居民定期、间隔服药，以维持血中药物的有效浓度，减少或消除人体内疟原虫，或抑制蚊体内疟原虫的发育，从而达到抑制性治疗。对健康者可有预防疟疾新感染的作用。从流行病学观点来说，预防服药是减少传染源，保护易感者，以切断疟疾传播的一项措施。

根据实际情况酌情选用下列药物。为延缓抗药性的产生，1 种药物连续服用时间不要超过 3 个月。

（1）防疟片一号：每片含氨苯砜 100 mg 及乙胺嘧啶 20 mg，初服每日 1 片，连服 2 d，以后每周 1 片。少数可有头痛、头晕、兴奋、失眠、胃部不适等反应，不需特殊处理。肝肾功能异常及贫血者慎用。

（2）防疟片二号：每片含周效磺胺 0.25 g 及乙胺嘧啶 17.5 mg，初服每日 2 片，连服 2 d，以后每 10 ～ 15 d 服 1 次，每次 2 片。少数有头晕、食欲缺乏、恶心、呕吐、白细胞减少及药疹。肝病、肾病、严重贫血、孕妇及磺胺过敏者忌用。

（3）防疟片三号：每片含磷酸哌喹 0.25 g（基质 0.15 g），周效磺胺 50 mg，每月 1 次。成人每次 4 片（或 4 片分 2 d 服）。可有面部发麻、头晕、嗜睡、恶心、呕吐等一过性反应，均较轻，持续短。禁忌证同防疟片二号。

（4）复方硝喹片：每次 4 片。每 10 ～ 15 d 服 1 次。

（5）哌喹片：每片含基质 0.3 g，每 20 ～ 30 d 服 1 次，成人每次服 2 片。

（6）乙胺嘧啶：50 mg，每 2 周 1 次。

（7）磷酸氯喹：0.3 g（基质），每 2 周 1 次。

在有恶性疟抗氯喹虫株地区，以防疟片三号、哌喹类、复方硝喹片或咯萘啶为宜。

2）疟疾疫苗　近年来学者们对疟疾疫苗进行了大量研究，疟原虫子孢子疫苗在理论上较为理想，但子孢子不能在体外连续培养，其来源困难。裂殖子疫苗能有力阻止红内期原虫的繁殖，从而避免发病或减轻发病。红内期原虫能成功在体外连续培养，是有前途的疫苗。配子体抗原亦可制成疫苗，可起传播阻断作用。由于疟原虫具有生活史复杂，阶段多，抗原成分多，变异大，单价疫苗的免疫效果均不理想，因此，一些实验室开展了多价多期复合疫苗的研究，如 SPf66、NYVAC-pf7 和 NⅡMALVAC-1，以期在宿主体内诱导出较单价疫苗更好的保护性。

（三）监测

疟疾监测是灭疟后期疟疾防治的综合性工作。其目的在于及时发现和根治残存传染源，防止输入性传染源引起新的传播，巩固抗疟成果，最后达到消灭疟疾的目的。

1.传染源侦察和管理　主要通过发热患者血检疟原虫,以进一步搜索传染源。根据当地原来的流行程度和上一年疫情分布状况分别确定不同采血对象:①全体发热患者。②"四热"患者(临床诊断为疟疾、疑似疟疾、感冒和原因不明)。③"两热"患者(疟疾和疑似疟疾)。④外来人群发热患者。

对确诊的病例尽早开展个案调查。判定该病例的性质所属类型:本地人本地感染;外地人本地感染;本地人外地感染;外地人外地感染;复发病例;血传病例和来源不明病例。及时给予系统治疗,并报告疫情、开展定期随访。

2.疫点调查和处理　发现有疟疾病例的村庄和单位称为疫点。所有疫点均需及时派人进行疟疾流行病学调查,以了解传染源的来源、发生的原因,流行范围和程度及确定疫点的性质。疫点也称病灶。病灶可分为残存病灶和新病灶两类,前者是当地传染源(内源性)引起发病的,后者是输入的传染源(外源性)引起发病的。残存病灶和新病灶可分为非活动性和活动性两类,非活动性病灶只有复发病例或输入病例,尚未发生疟疾传播;活动性病灶出现当地新感染病例或输入继发病例,活动性的残存病灶和新病灶可根据病例的多少和媒介蚊种,对病家及其周围人群或全村居民进行集体服药,必要时对局部住房或全村作室内杀虫剂喷洒。

3.流动人口管理　管理对象包括来自疫区的人员和疟区住宿 1 d 以上返回的流动人员。对流动人员中的发热患者均须进行血检,发现疟疾患者及时治疗并进行个案调查和随访工作。对来自疫区人群,应调查疟史和血检,对有疟史者和带虫者均要及时治疗。为防止传染源的传播和扩散,在流行季节须定期进行预防用药和杀虫剂室内滞留喷洒。有疟史的外出人员返回后,应进行 1 次根治和随访。

4.蚊情监测　主要是监测传疟媒介的密度。按照地形、媒介种类和疟疾流行程度,选择若干有代表性的点作为纵向密度观察点。灭蚊措施前调查结果作为基线资料,灭蚊措施后每年在蚊媒繁殖季节定期(每周或每旬)调查。根据当地媒介蚊种的生态习性选择适当的调查方法。家栖性蚊种采用白天室内或蚊帐内捕蚊,野栖蚊种采用通宵或半通宵室内捕蚊或宿主诱捕方法。调查方法应前后一致,以便比较。

除了上述定点进行密度监测以外,在建设大型水库、修建灌溉系统、扩大水田面积等自然条件改变,蚊媒孳生地大量增加的地区,应及时调查媒介蚊种及其密度,以便采取相应的预防措施,防止疟疾流行。

第三十一章 锥虫病

锥虫病是非洲和南美洲等许多国家广泛流行的致死性人兽共患疫病之一，由于缺乏有效的药物，加之这些地区特殊的自然环境，给锥虫病的防治带来很大困难。我国尚未发现人锥虫病，但由伊氏锥虫（*Trypanosoma evasi*）引起的伊氏锥虫病在很多动物（牛、马、骆驼和犬等）中都有流行，严重影响我国农业和畜牧业的发展。

锥虫（*Trypanosome*）是一种血鞭毛原虫，有20余种，除寄生于人体外，还可于鱼类、两栖类、爬虫类、鸟类、哺乳动物的血液或组织细胞内寄生。在动物分类上，锥虫隶属于原生动物亚界（*Protozoa*）肉足鞭毛门（Sarcomastigophora）鞭毛亚门（Mastigophora）动鞭毛虫纲（Zoomastigophorasida）动基体目（Kinetoplastorida）锥虫亚目（Trypanosomatorina）锥虫科（Trypanosomidae）锥虫属（*Trypanosoma*）。本属虫种的共同特点是生活史中有锥鞭毛体期（trypomastigotes stage）：其外形为长纺锤状，两端较尖，核位于虫体中部，动基体位于核后。鞭毛自虫体后端的基体发出，沿虫体边缘向前，游离于虫体前端，鞭毛与虫体表面有波动膜相连。

根据Hoare的意见，布氏冈比亚锥虫［*Trypanosoma brucei gambiense*（Dutton, 1902）］、布氏罗得西亚锥虫［*T. brucei rhodesiense*（Stephens & Fantham, 1910）］和布氏锥虫指名亚种（*T.brucei brucei*）同属于"*Trypanozoon*"亚属。寄生于人体的锥虫依其感染途径可分为两大类，即经唾液传播的涎源性锥虫与经粪便传播的粪源性锥虫。布氏冈比亚锥虫与布氏罗得西亚锥虫同属于人体涎源性锥虫，克氏锥虫［*T.cruzi*（Chagas, 1909）］属于人体粪源性锥虫。

第一节 非洲锥虫病

布氏冈比亚锥虫与布氏罗得西亚锥虫寄生于人体，是非洲锥虫病或称睡眠病的病原体，其在舌蝇（*Glossina*）体内发育繁殖，经舌蝇吸血传播，这两种锥虫在形态、生活史、致病及临床表现等方面有共同特征。布氏锥虫指名亚种所致人感染病例临床报道极少，主要引起牛发病，在此不再赘述。

一、病原学

（一）形态

两种锥虫均以锥鞭毛体阶段寄生于人体血液、淋巴液和脑脊液内，且形态相似。在血液中，锥鞭毛体具多形性,包括细长型、中间型和粗短型。

细长型长 20 ~ 40 μm,宽 1.5 ~ 3.5 μm,前端较尖细,游离鞭毛可长达 6 μm,动基体位于虫体后部近末端;粗短型长 15 ~ 25 μm,宽 3.5 μm,游离鞭毛短于 1 μm,或者鞭毛不游离,其动基体位于虫体近后端。粗短型中,核位于虫体后部者,称为后核型。在电镜下观察,锥鞭毛体的表膜外有一层厚 12 ~ 15 nm,由糖蛋白构成的表被,包住整个虫体和鞭毛。动基体为腊肠型,含DNA,一端常生出细长的线粒体。细长型锥鞭毛体的线粒体中仅有少数管状嵴;而粗短型的线粒体中则有许多管状嵴。鞭毛起自基体,伸出虫体后,与虫体表膜相连,形成附着斑,当鞭毛运动时,表膜伸展,即成波动膜。此外,细胞质内尚有光面内质网、核糖体、溶酶体、胞饮体、脂肪空泡及分泌囊等结构。

在用吉姆萨或瑞特染色的血涂片中,锥鞭毛体的细胞质呈淡蓝色;核居中,红色或红紫色;波动膜为淡蓝色;动基体为深红色,点状。细胞质内含深蓝色的异染颗粒。

(二)生活史

两种锥虫的锥鞭毛体,在病程早期存在于血液、淋巴液内,晚期可侵入脑脊液。在三型锥鞭毛体中,仅粗短型对舌蝇具感染性。当血中虫数多时,锥鞭毛体以细长型为主,血中虫数因宿主的免疫反应而下降时,则以粗短型居多。细长型以二分裂法繁殖,而粗短型则不繁殖。

舌蝇吸入含锥鞭毛体的血液,在中肠内,锥鞭毛体由粗短型变为细长型,以二分裂法繁殖。约在感染 10 d 后,锥鞭毛体从中肠经前胃到达下咽,然后进入唾腺。在唾腺内,锥虫的发育分为 2 期:上鞭毛体和循环后期锥鞭毛体。锥鞭毛体先附着于细胞上,并转变为上鞭毛体。经过前循环后期、初生循环后期的增殖阶段,最后转变为成熟循环后期锥鞭毛体,其大小约为 15 μm×2.5 μm,外形短粗,无游离鞭毛,对人具感染性。当受染舌蝇刺吸人血时,循环后期锥鞭毛体随涎液进入人体皮下组织,转变为细长型,繁殖后入血(图 3-31-1)。

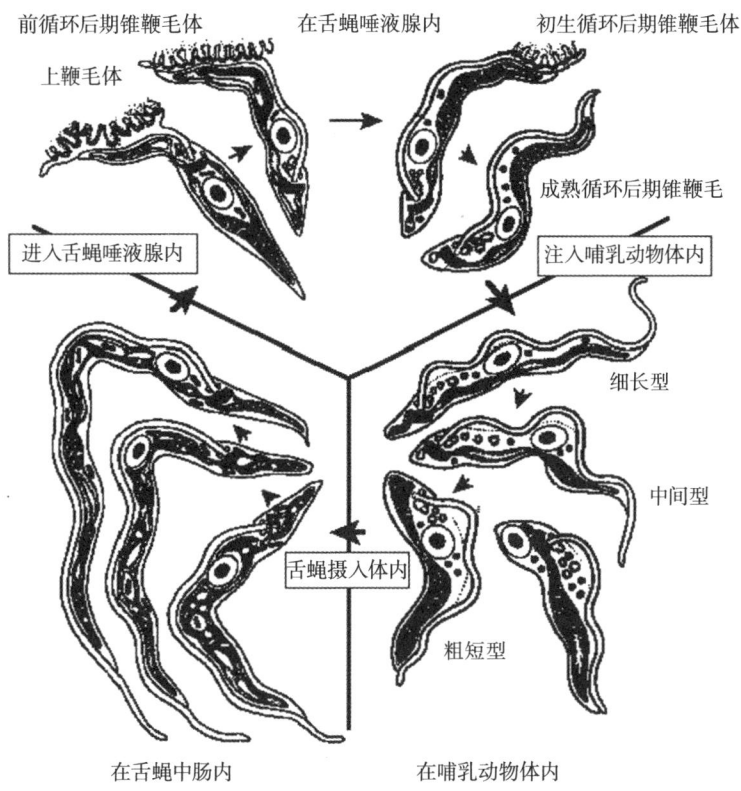

图 3-31-1 布氏锥虫的生活史

（三）免疫学

锥虫的抗原成分复杂,包括共同抗原和变异抗原两类。前者包括结构蛋白、酶类、质膜成分等,后者主要指变异表面糖蛋白(VSG)。VSG 存在于后循环锥虫及血液型锥虫的表膜上,厚 $12 \sim 15$ nm,分子质量为 $30 \sim 90$ kD,占虫体蛋白含量的 $5\% \sim 10\%$。VSG 是由含 $450 \sim 480$ 个氨基酸的多肽链、两个以上碳水化合物和磷脂三部分组成。碳水化合物在多肽内部以典型的 N- 糖苷键连于多肽上,在多肽 C 端还有一条碳水化合物侧链。磷脂经 3- 磷酸二酯键连接于 C 端碳水化合物的一个糖基上。VSG 由高尔基体合成、释放并转运到虫体表膜上。锥虫基因组中 *VSG* 基因有数百之多,所有 VSG 具有强大的变异能力。正因如此,近年的研究主要集中在 VSG 的变异与人体免疫应答的关系上。由于锥虫这种强大的变异能力,可以产生众多的抗原变异体(VAT),这种变化出现的顺序是否有规律,特别在早中期感染时的规律对于免疫预防具有直接意义。此外,近年来对共同抗原的研究也日益重视。

人体对锥虫的免疫包括先天性免疫和获得性免疫。

1. 先天性免疫　布氏锥虫指名亚种只感染家畜而不感染人,是因为人血清含有该虫特异性溶虫活性因子(TC),但由于个体差异,不同的人血清对锥虫的溶解活性不同。只有那些对人血清(HS)的溶解作用有抵抗力的锥虫才能感染人。John R(1993)等研究证实,人对非洲锥虫的抵抗力取决于 2 个可变因素,即个体血清中 TC 效能的量及接种虫体对 HS 抵抗的程度。人类宿主和锥虫之间可能有一种动态进化的关系。此外,补体的调理作用也有抗锥虫效应。

2. 获得性免疫　锥虫感染后发生明显的免疫应答,主要因素是产生体液抗体(IgM 和 IgG),引起凝集试验、溶解锥虫作用和感染力的中和反应。若将这种含有特异性抗体的血清转移给新宿主,可使之获得对同株锥虫攻击感染的保护作用。目前认为细胞介导的抗锥虫免疫主要是抗体参与下各种吞噬细胞的吞噬作用,如 ADCC 作用等。

尽管锥虫感染的人和动物具有迅速的免疫应答,但由于 VSG 变异和锥虫诱导的免疫抑制,人体免疫系统尚不能有效清除病原体。关于锥虫免疫抑制的机制至今意见还不十分一致。有学者认为可能是因为锥虫产生促 B 细胞分裂因子,大量分化和扩增各种克隆的 B 细胞,使后来的抗原不能产生特异性免疫应答。对锥虫免疫逃避特别是免疫抑制机制的研究将对锥虫免疫预防具有重要意义。

二、流行病学

非洲锥虫病的地理分布与舌蝇的分布基本一致,主要在北纬 15° 和南纬 20° 之间,舌蝇在非洲孳生面积约 $1\,000$ 万 m²。布氏冈比亚锥虫分布于西非和中非沿河流或沿森林的地带,而布氏罗得西亚锥虫则分布于东非热带草原及湖岸的灌木、植丛地带和南非。非洲锥虫病是非洲人畜共患的严重疾病之一。布氏锥虫引起的牛锥虫病严重影响牛的饲养和繁殖,且多数呈慢性感染状态,给当地的经济造成很大影响。在非洲动物中流行的布氏罗得西亚锥虫病造成的损失估计每年达 50 亿美元。

布氏冈比亚锥虫病的主要传染源是患者及带虫者,经舌蝇叮咬在人际间传播。传播冈比亚锥虫病的舌蝇种类主要为须舌蝇(*Glossina palpalis*)等。这类舌蝇孳生于沿河或森林的稠密植物地带。实验证明,牛、猪、山羊、绵羊、犬等动物能感染布氏冈比亚锥虫,可能是其储存宿主。人群对布氏冈比亚锥虫普遍易感,以农村人群为主。

布氏罗得西亚锥虫病的传染源包括动物和人。主要传播媒介为刺舌蝇(*G. morsitans*)、淡足舌蝇(*G. pallidipes*)等。这类舌蝇在东非热带草原和湖岸的矮林地带及植丛地带孳生,嗜吸动物血,引起锥虫在动物中传播,人因进入这种地区而感染。人和动物对布氏罗得西亚锥虫均普遍易感,主要包括当地农民、旅游者、野外工作人员、羚、牛等。布氏罗得西亚锥虫的保虫宿主有非洲羚羊、牛、狮及鬣狗等。

三、病理学与临床学

两种锥虫侵入人体后的基本过程包括:锥虫在局部增殖所引起的局部初发反应期,锥虫在体内散播的血淋巴期及侵入中枢神经系统的脑膜脑炎期。

(一)初发反应期

锥虫随舌蝇叮咬人体而侵入,并在局部增殖,引起由淋巴细胞、组织细胞及少数嗜酸性粒细胞和巨噬细胞组成的细胞浸润,导致局部皮肤红肿,此即锥虫下疳。锥虫下疳约于感染后第6天出现,初为结节,继之肿胀,形成硬结,有痛感。局部皮肤病变为自限性,约3周后消退。初发症状无特异性,易被误诊,主要表现为发热、皮损、皮疹、水肿和淋巴结肿大。

(二)血淋巴期

锥虫进入血液和组织间淋巴液后,可长期存在于血液和淋巴系统,尤其是间质淋巴液内。淋巴结中的淋巴细胞、浆细胞和巨噬细胞增生引起淋巴结广泛肿大。肝细胞出现变性,门静脉血管周围有单核细胞浸润。脾肿大、充血,脾内淋巴样细胞和网状内皮细胞增生。可发生心肌炎、心外膜炎及心包积液。患者于感染后5~12 d出现锥虫血症。由于保护性抗体的出现及虫体抗原变异,血中锥虫数目出现交替上升与下降现象,其间隔时间为2~10 d,虫血症高峰可持续2~3 d,并伴有发热、头痛、关节痛、肢体痛等症状。发热持续数天,可自行下降进入无热期,间隔几日后体温可再次升高。此期表现为全身淋巴结肿大,尤以颈后部、颌下、腹股沟淋巴结显著,其中颈部后三角部淋巴结肿大(Winterbottom 征)是布氏冈比亚锥虫病的特征。还可出现深部感觉过敏(Kerandel 征)、心动过速或过缓及皮疹等症状。

(三)脑膜脑炎期

布氏冈比亚锥虫常于发病后数月或数年内侵入患者中枢神经系统,而布氏罗得西亚锥虫则侵入较早,有的于感染后2~4周便可发生。锥虫入侵后引起的常见病变有弥漫性软脑膜炎、脑皮质充血和水肿、神经元变性、胶质细胞增生等。主要表现为个性改变、无欲状态,以后出现深部感觉过敏、共济失调、震颤、痉挛、嗜睡、昏迷等症状。研究表明,该期患者的睡眠习惯有共同特征,主要表现为反常的24 h睡眠分布和频繁的快动眼(REM)睡眠,此研究成果将有助于疾病的分期和治疗。

两种锥虫病的临床病程不同。布氏冈比亚锥虫病呈慢性过程,病程为数月至数年不等;布氏罗得西亚锥虫病则呈急性过程,病程为3~9个月。患者多表现为高热、显著消瘦和衰竭,有些患者甚至在中枢神经系统未受侵犯以前,即已死亡。

其致病机制主要与变异体抗原与抗体所形成的可溶性免疫复合物有关,形成的免疫复合物在血管内或血管外具多方面的致病作用,如沉着于血管壁和肾,可引起血管炎和肾小球肾炎;沉着于局部组织内,则产生局部炎症,引起组织损伤;若免疫复合物与红细胞结合,还可引起溶血性贫血。此外,宿主的免疫反应也因免疫复合物的作用而受到抑制。

四、实验室诊断

(一)病原学检查

由感染动物血液或其他体液（脑脊液、骨髓穿刺液等）检出锥虫是最可靠的诊断依据。由于虫血症水平往往很低，常规的压滴标本（WF）、薄血片（TF）和厚血片（THF）染色镜检法敏感性差，难以检出。可采用血细胞压积浓缩试验（HCT）、毛细管离心技术（CCT）、暗视野白细胞层检查法（DG）等集虫技术。除血液外，还可抽取患者的脑脊液、下疳渗出液、淋巴穿刺液或骨髓作涂片检查，可检出细长型或粗短型锥鞭毛体。

(二)免疫学方法

酶联免疫吸附试验（ELISA）、间接免疫荧光抗体试验（IFA）、卡片凝集试验（CATT）等方法均可用于筛查患者，其中以 CATT 法最好。锥虫病患者血清和脑脊液中 IgM 增高，治疗后逐渐消失，若一年后检测 IgM 仍高者，提示有复发的可能。

(三)动物接种方法

布氏锥虫指名亚种不感染人，而布氏罗得西亚锥虫感染人。这两种锥虫常存在于自然界的舌蝇或野生动物体内。区别这两种锥虫可用血液培养感染性试验（BIIT），即将分离的锥虫先与人血培养 5 h，而后接种大白鼠。如分离的锥虫属布氏锥虫指名亚种，经人血培养后，失去对大白鼠的感染性，而布氏罗得西亚锥虫则能使大白鼠感染。此外，将布氏冈比亚锥虫接种于小白鼠等实验动物体内，在血液中很少出现后核型，而布氏罗得西亚锥虫则可出现 30%，甚至 50% 的后核型。

(四)分子生物学方法

将 PCR 及 DNA 探针技术应用于锥虫诊断，具有微量化、标准化、敏感性高、特异性强、快速简便、易于操作等特点。人工合成锥虫亚属 rDNA 探针 Dlte 与 PCR 方法联用，可以检测相当于单个锥虫的微量 DNA。

五、防控措施

防控非洲锥虫病的措施包括：监测受威胁的人群，发现患者，及时治疗；清除灌木林以减少舌蝇的栖息和孳生地；应用杀虫剂杀死室内外舌蝇，以减少舌蝇的密度。

苏拉明和喷他脒对两种锥虫病的早期患者均有效，但口服效果差，须注射，且有毒副作用。依氟鸟氨酸对早晚期的两种锥虫病均有效。美拉胂醇对两种锥虫所致疾病各期均有效，但有时可引起严重副反应，服用该药后脑病的发生率为 2% ～ 12%，甚至导致患者死亡，故仅用于晚期患者。有学者采用美拉胂醇和苏拉明两联疗法对小鼠中枢神经损伤有明显疗效（Enanga B, 1998）。对牛等家畜感染锥虫可用苏拉明和索拉明治疗。

由于锥虫耐药性的产生，使得原本有效的药物疗效不再令人满意，新药和其他治疗方法的开发正受到重视。新药 DB289 对两种锥虫的治疗取得了较好的效果，并且毒性小。我国研制的盐酸锥双净（SIPI-1029）在体内外试验中均取得较好效果，有望成为抗锥虫新药。

第二节　美洲锥虫病

克氏锥虫为人体粪源性锥虫，是克氏锥虫病或称恰加斯病的病原体。在自然界由锥蝽传播，因本虫主要分布于美洲，故又称美洲锥虫病。克氏锥虫由 Chagas 1909 年首先于锥蝽（*Panstrongylus megistus*）肠内发现，此后在犬、猫及一名患病女孩的血液内检出。在人或哺乳动物，克氏锥虫寄生于血液和多种细胞内，包括网状内皮细胞、肌肉细胞、胶原细胞等；在锥蝽，则寄生于消化道内。

一、病原学

（一）形态

因寄生环境不同，克氏锥虫生活史中包括 3 种主要形体：无鞭毛体、上鞭毛体和锥鞭毛体（图 3-31-2）。无鞭毛体存在于细胞内，圆形或卵圆形，大小为 $2.4 \sim 6.5\ \mu m$，具核和动基体，无鞭毛或有很短的鞭毛；上鞭毛体存在于锥蝽的消化道内，纺锤形，长 $20 \sim 40\ \mu m$，动基体在核的前方，游离鞭毛自核的前方发出；锥鞭毛体存在于血液或锥蝽的后肠内（循环后期锥鞭毛体），长约 $20\ \mu m$（$11.7 \sim 30.4\ \mu m$），宽约 $2\ \mu m$（$0.7 \sim 5.9\ \mu m$），游离鞭毛自核的后方发出，在血液内的锥鞭毛体外形弯曲如新月状。

（二）生活史

锥蝽自人体或哺乳动物吸入含有锥鞭毛体的血液（锥蝽的雌雄成虫、幼虫、若虫均能吸血），数小时后，短的梭形锥鞭毛体在前肠内失去游离鞭毛，于 $14 \sim 20\ h$ 后转变为无鞭毛体，在细胞内以二分裂方式增殖。此后，无鞭毛体转变成球鞭毛体进入中肠，发育为小型上鞭毛体，上鞭毛体以二分裂法增殖，发育为大型上鞭毛体（$35 \sim 40\ \mu m$）。约在吸血后第 3 天或第 4 天，上鞭毛体出现于直肠，并附着于上皮细胞上。第 5 天以后，上鞭毛体变圆，发育为循环后期锥鞭毛体，为感染阶段。当这种锥蝽吸血时，排出含有循环后期锥鞭毛体的粪便，锥鞭毛体可以经皮肤创口或黏膜侵入人体。这种传播方式被称为后位传播或污染传播，以别于非洲锥虫病的前位传播或接种传播。

侵入局部的锥鞭毛体进入巨噬细胞，在细胞内转变为无鞭毛体，无鞭毛体以二分裂方式增殖，形成假囊，约 5 d 后假囊内无鞭毛体数目可为 500 个左右，此后，一部分无鞭毛体经上鞭毛体转变为锥鞭毛体，细胞破裂后逸出。锥鞭毛体在血液内不增殖，它可在巨噬细胞及其他组织细胞（主要在肌细胞，尤其是在心肌细胞）内寄生、增殖，并形成假囊。锥鞭毛体破假囊而出，进入血流，再侵入新的组织细胞，这样维持在宿主体内的感染，而当锥蝽吸血感染后，则可传给新宿主（图 3-31-2）。

此外，还可通过输血、母乳、胎盘或食入被传染性锥蝽粪便污染的食物而感染。

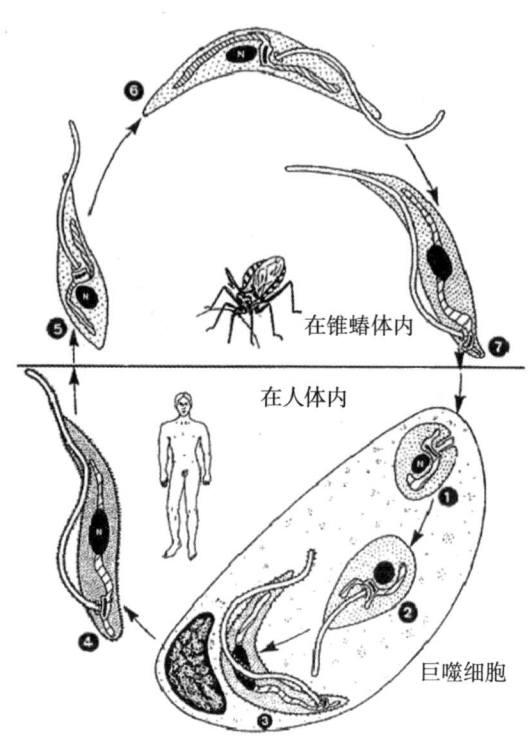

1.无鞭毛体; 2.上鞭毛体; 3、4.锥鞭毛体; 5.无鞭毛体; 6.上鞭毛体; 7.环后期锥鞭毛体

图3-31-2 克氏锥虫生活史

(三)免疫学

人体感染克氏锥虫后,机体产生抗体激活补体介导的溶解锥鞭毛体和 T 细胞分泌细胞因子激活巨噬细胞所产生的氧代谢产物杀死细胞内克氏锥虫的免疫应答。克氏锥虫表面不同分子质量的糖蛋白 GP90、GP85 和 GP72 等一直受到学者的关注。用 GP90 免疫小鼠,可保护小鼠免于克氏锥虫的急性致死性感染,而靶向性的减少克氏锥虫 GP90 的表达能降低其感染性。此外,克氏锥虫能分泌免疫抑制因子,对宿主产生免疫抑制作用。

克氏锥虫与宿主心肌等组织具有交叉抗原。克氏锥虫引起的心肌炎被认为是机体对自身抗原应答产生的自身免疫性疾病。也有学者认为早期的心脏病变主要是由虫体寄生导致的。有学者提出可能是两者共同作用的结果。

二、流行病学

美洲锥虫病广泛分布于美洲一些国家,主要流行于居住条件差的农村地区,是这些国家较严重的社会问题。据估计,近年有1 600 万~ 1 800 万人感染,80% 的患者是在幼年感染,其中 600 万人出现明显的临床症状,每年约有 45 000 人死于此病。

美洲锥虫病的传播媒介为锥蝽,可于人室内栖息。白天,锥蝽栖息在墙壁缝隙、阴暗角落等处,夜间出来吸食人血。人房内栖息的虫种有骚扰锥蝽(*Triatoma infestans*)、长红锥蝽(*Rhodnius prolixus*)、大锥蝽(*Panstrongylus megistus*)、泥色锥蝽(*T. sordida*)等。锥蝽的克氏锥虫感染率可以很高,甚至高达 50%。Sarquis O 等(2004)调查巴西部分地区的感染率平均在 17% 左右。

克氏锥虫有多种哺乳动物体宿主,如狐、雪貂、松鼠、豪猪、犰狳、犬、猫、家鼠等。在森林的野生动物之间通过锥蝽互相传播,形成地方性动物病。从野生动物传播到家养动物,而后经家养动物在人群中构成流行。在人群附近,犬、猫、犰狳等是重要的保虫宿主。

三、临床学及病理学

人感染克氏锥虫以后,潜伏期为 1～3 周。此期,无鞭毛体在细胞内繁殖,所产生的锥鞭毛体在细胞之间传播,并存在于血流中。美洲锥虫病的病期分为急性期、隐匿期(或未定期)和慢性期。

(一)急性期

锥虫可在人体许多器官和组织的细胞内繁殖,并进行播散。锥虫侵入部的皮下结缔组织出现炎症反应,起初为一过性荨麻疹。感染 1～2 周后,叮咬局部出现结节,但很少形成溃疡,称为美洲锥虫。如锥虫侵入部位在眼结膜,则可出现一侧性眼眶周围水肿,结膜炎及耳前淋巴结炎,此为罗曼尼亚征,约 50% 感染者出现此症状。此两种体征的病变均以淋巴细胞浸润和肉芽肿为特点,为急性美洲锥虫病的典型体征。虫血症于感染后 2～3 周出现,并可持续数月。虫血症期间或以后,锥虫侵入组织,可引起心肌炎、脑炎与肝脾肿大。早期的心肌病变与虫体寄生有关,随着病程发展,心肌炎症弥漫,间质水肿,无虫体寄生的心肌细胞也可出现坏死。心脏神经节的神经元和其他末梢神经元可出现坏死,如消化道的肌间神经丛。

急性期的主要临床表现为:发热、倦怠和头痛,广泛的淋巴结肿大及肝脾肿大,还可出现呕吐、腹泻或脑膜脑炎症状。心脏症状表现为心动过速,一时性心脏扩大或出现心功能不全。患者可因心肌炎或脑膜脑炎而死亡,常见于幼年患者。婴幼儿脑膜脑炎与心肌炎预后不佳,此期持续 4～5 周。

(二)隐匿期

除幼年儿童以外,大多数患者自急性期恢复,病程进入隐匿期。在隐匿期,症状消失的患者似健康人,但血内仍可有锥鞭毛体,呈低虫血症。约 75% 的血清学阳性无症状者并无心脏等损害。隐匿期可持续多年,甚至终身,有些患者则转为慢性期。

(三)慢性期

常在感染 10～20 年以后出现。年龄常为 20～40 岁,20%～40% 无症状者发展为慢性期患者。该期主要病变为心肌炎及食道与结肠的肥大和扩张。心脏病变是慢性期最常见的后遗症和致死原因,约有 25% 的慢性期患者伴有心脏病变。心脏主要病变为心肌炎,表现为心律不齐、充血性心力衰竭和血栓性栓塞症状(脑栓塞最常见,肺、肾栓塞次之)。巨食管和巨结肠亦为本病的重要临床表现。患者进食和排便均感严重困难。此外,约 6% 的慢性期患者发展为先天性消化系统缺陷,3% 的慢性期患者伴有中枢和周围神经系统损害。在慢性期,血液中及组织内很难找到锥虫。

四、实验室诊断

(一)病原学检查

在急性期,血液中锥鞭毛体虫数多,可采用新鲜血液封片、悬滴法或厚涂片染色法检出锥虫。应用血细胞比容浓缩试验将血液离心后,在血沉棕黄层与血浆的界面检查锥虫。虫血症 $> 10^4$ 个 /mL 时,敏感性为 100%;在 $(10^2 \sim 10^4)$ 个 /mL 时,可检出 70%～80%。此外,还可用毛细管离心技术(CCT)、暗视野白细胞层检查法(DG)等集虫技术检测锥虫。

（二）免疫学方法

间接荧光抗体试验、补体结合试验、间接血凝试验及酶联免疫吸附试验也被用于克氏锥虫病的诊断。

（三）动物接种方法

在隐匿期或慢性期，血中锥虫很少，用通常的血涂片法不易检到，可用血液接种鼠体、NNN培养基培养或动物接种诊断。动物接种诊断是用人工饲养的未受感染的第3或4龄期锥蝽幼虫吸食受检者血液，然后饲养10～30 d，检查锥蝽肠道内有无锥虫。

（四）分子生物学方法

对于检测虫数极低的血标本，可用PCR及DNA探针技术，其检出率很高，但因价格较高，目前尚难用于常规检查。

五、防控措施

关于美洲锥虫病的防治，首先，应控制锥蝽在室内滋生，此举为最有效的防控措施，包括改善居住条件和房屋结构（以防锥蝽在室内栖息和滋生）和在墙壁、屋顶喷洒杀虫剂（以杀灭室内锥蝽）等。其次，广泛动员群众参与防控美洲锥虫病，尽量消灭保虫宿主。此外，该病可经血液传播，应加强对孕妇与献血者的检查。

本病目前尚无特效的治疗药物，并且早期感染难以诊断，这是美洲锥虫病至今仍然威胁人类生命的主要原因。硝呋莫司和苄硝唑能够促进巨噬细胞分泌IL-1 β、IL-6、IL-10和TNF-α等细胞因子，增强机体对病原体的清除，对急性期有一定效果，能降低血中虫数，使临床症状减轻，降低死亡率。慢性期患者难于治疗。对于巨结肠可以采取外科手术摘除的方法。

国外研究成果表明，靶向敲除 gp72 基因（gp72-null）可降低克氏锥虫对小鼠和昆虫载体的感染性。将敲除 gp72 基因的克氏锥虫和野生型虫株饲喂骚扰锥蝽，感染后10～40 d野生型虫株大量繁殖，而 gp72-null 株繁殖能力降低，表现为感染的骚扰锥蝽数量减少及感染的骚扰锥蝽粪便中释放的虫体数量少。比较野生型和 gp72-null 虫株的免疫作用，似乎可为研究活疫苗的毒性作用和对其疗效的影响提供较好的模型（Miguel A B，2002）。

国外学者 Asaruddin（2001）用假鹰爪属植物假鹰爪缘果皂提取物进行杀锥虫实验，结果显示该提取物对克氏锥虫有明显的抑杀作用。

第三十二章　巴贝斯虫病

巴贝斯虫病（Babesiosis），又称梨形虫病，是由顶复门（Apicomplexa）孢子虫纲（Sporosea）梨形虫亚纲（Piroplasmea）梨形虫目（Piroplasmida）巴贝斯科（Babesiidae）巴贝斯属（*Babesia Starcovici*）的多种原虫寄生于动物和人引起的一类血液原虫病的总称。本病属于动物源性人兽共患疫病。

巴贝斯虫病不能直接感染人，必须通过适宜的蜱作为传播媒介，本病在世界各地流行，因蜱的活动具明显的季节性，所以该病的流行也有明显的地区性和季节性。

巴贝斯虫的宿主特异性很强，各种动物各有特定的病原体，彼此互不感染，但在特定条件下，种系不相近的宿主之间也可发生交叉感染。一种动物体内可有几种病原体寄生，引起混合感染，多种动物的巴贝斯虫可以感染人。

本病的流行历史悠久，早在 1888 年，由罗马尼亚的 Babes 首次在当地流行的血红蛋白尿病牛的红细胞中发现虫体，并证实具有传染性，当时他误认为是一种牛的血液球菌（*Haematococcus bovis*）。1889 年美国学者 T.H.Smith 鉴定这种病原体是一种原虫，并且是由蜱传播的。1893 年 Smith 和 Killborne 在美国得克萨斯州也发现了此病，并命名该病原体为牛双芽梨形虫（*Pirosoma bigeminum*）。同年 Starcovici 将 *Pirosoma* 属名改为 *Babesia*。至今已从脊椎动物中发现了 70 多个虫种。直到 1957 年 Skrablo 和 Deanovic 报道第一例人体病例时，人们才认识到它是一种人畜共患病，之后世界各地相继报道。我国于 1922 年在进口的奶牛中首次发现巴贝斯虫病。时至今日，有关巴贝斯虫病的研究已取得了显著的进展。

一、病原学

（一）形态

巴贝斯原虫依虫体大小可分为 2 类，一类虫体长度不超过 2.5 μm，如马泰勒虫、牛巴贝斯虫、吉氏巴贝斯虫等；另一类虫体长度大于 3 μm，如驽巴贝斯虫、双芽巴贝斯虫、卵形巴贝斯虫等。寄生于哺乳动物红细胞内的巴贝斯虫体呈圆形、梨形、杆状、阿米巴形等不同形态，为多形性虫体。同一种虫体也有不同形态，但各种巴贝斯虫都有某一固有的形态，如双芽巴贝斯虫的双梨籽形，马泰勒虫的十字形虫体等。吉姆萨液染色后虫体的原生质呈淡蓝色，边缘着色较浓，中央较浅。染色质呈暗紫红色，成

1～2个团块。虫体寄生于红细胞内，以渗透方式吸取营养，巴贝斯虫没有伪足、鞭毛运动器官，靠身体的弯曲和滑动运动。

不同种类的巴贝斯虫，虫体形态稍有不同。

1. 双芽巴贝斯虫［*Babesia bigemina*（Smith and Killorne, 1893）］　一种大型虫体，其长度大于红细胞的半径。典型的形状是成双的梨籽形，尖端以锐角相对或相连。虫体多位于细胞的中央，每个红细胞内虫体数1～2个。虫体形态与病程有关，早期虫体以单个为多，后期双梨籽形增多（图3-32-1）。在电子显微镜下，巴贝斯虫有3层膜式结构，即外膜、内膜和膜下微管层。虫体钝端有极环，内膜终止于极环上；细胞核具有2层膜，无核仁。较大的细胞器为棒状体，一些较小的细胞器为微线。由极环、棒状体和微线组成顶器。胞浆内无线粒体，有球形体、内质网等。

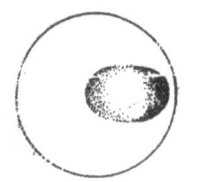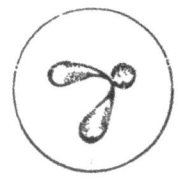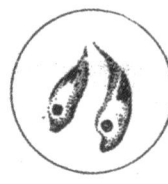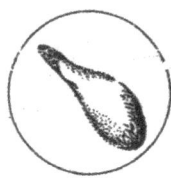

图3-32-1　红细胞内的双芽巴贝斯虫

2. 牛巴贝斯虫［*Babesia bovis*（Babes, 1888）］　一种小型虫体，虫体长度小于红细胞半径。成双的虫体尖端相对排列成钝角，或呈一字排列，是本虫的典型形态。每个红细胞中有1～3个虫体（图3-32-2）。在电镜下，虫体由2层外膜包被。极环位于虫体前端，核有2层膜，并有核槽。

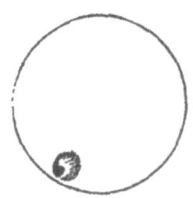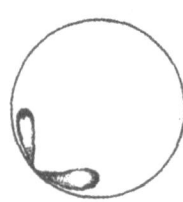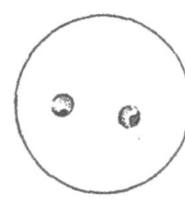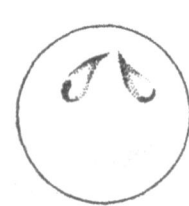

图3-32-2　红细胞内的牛巴贝斯虫

3. 卵形巴贝斯虫［*Babesia ovatu*（Minumi et lshihara, 1980）］　一种大型虫体，虫体长度大于红细胞半径；虫体的形态特征为中央往往不着色，形成空泡；双梨籽形虫体较宽大，两尖端以锐角相连或不相连（图3-32-3）。

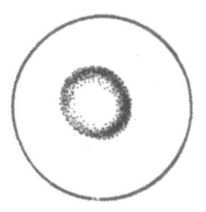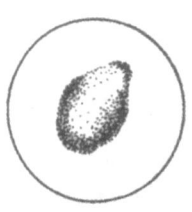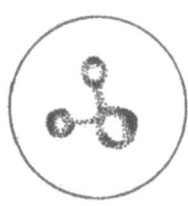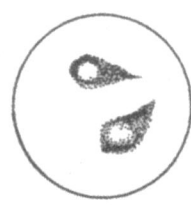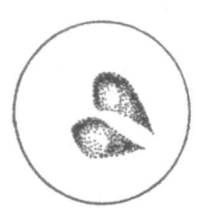

图3-32-3　红细胞内的卵形巴贝斯虫

4. 驽巴贝斯虫［*Babesia cballi*（Nuttall, 1910）］　一种大型虫体，虫体长度大于红细胞半径。典型的形状为双梨籽形虫体以尖端相连或不相连成锐角（图3-32-4）。各形虫体中，尖端相连的占16%，不直接相连的占 29%, 圆形的占 34%, 单梨籽形的占 6%, 椭圆形的占 11%, 其他的占 4%。红细胞内的虫体, 具有类锥体、棒状体、微线、游离的核糖体、内质网等超微结构。

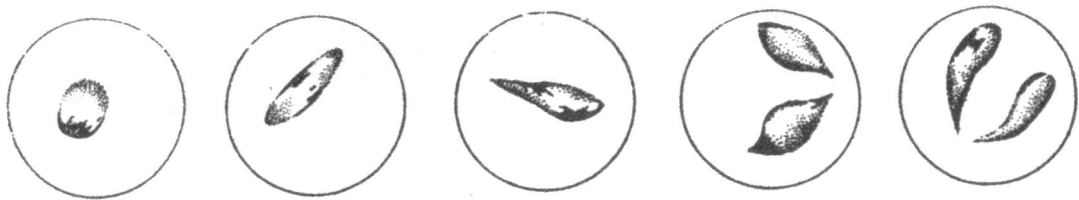

图 3-32-4 红细胞内的驽巴贝斯虫

5. 马泰勒虫[*Babesia equi*(Laveran, 1901)] 一种小型虫体, 虫体长度小于红细胞半径, 典型的形状为四个梨籽形虫体以尖端相连构成十字形, 每个虫体中有一团染色质块。单梨籽形少见, 偶见双梨籽形, 但不构成角度, 两者反向或同向平行排列; 在发病不同时期, 虫体大小不完全相同, 早期大型虫体占多数, 中期中型虫体占多数, 后期小型虫体占多数(约为红细胞半径的 1/4)(图 3-32-5)。

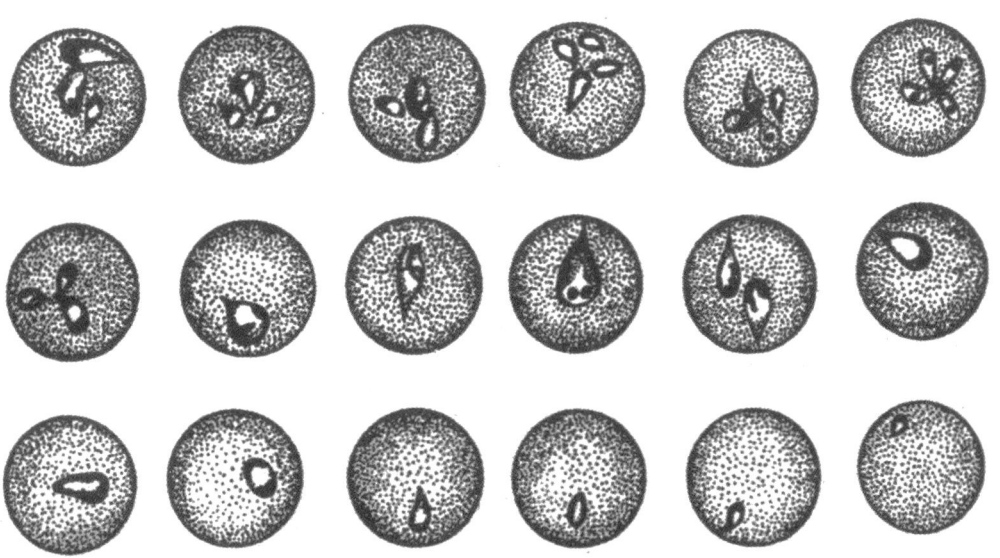

图 3-32-5 红细胞内的马泰勒虫

6. 犬巴贝斯虫 引起犬巴贝斯虫病的病原体有 3 种, 即犬巴贝斯虫(*Babesia canis*)、韦氏巴贝斯虫(*B. vitalii*)和吉氏巴贝斯虫(*B. gibsoni*)。我国已报道的为吉氏巴贝斯虫病。吉氏巴贝斯虫体较小, 以圆形、环形及小杆形最多, 圆形虫体多为一团染色质, 环形虫体为 1～2 团染色质。小杆状形虫体染色质位于两端, 染色深, 呈巴氏杆菌样(图 3-32-6)。犬巴贝斯虫虫体较大, 在红细胞中数量较多, 呈双梨籽形, 2 个虫体尖端以锐角相连。韦氏巴贝斯虫比犬巴贝斯虫小, 在红细胞中的数量少。

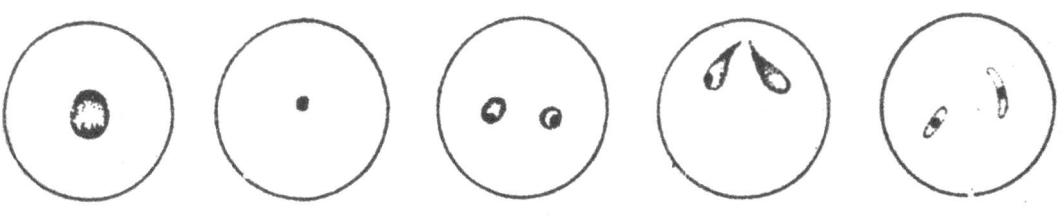

图 3-32-6 红细胞内的吉氏巴贝斯虫

7. 莫氏巴贝斯虫［*Babesia motasi*（Lestoquard, 1925）］　大型虫体, 大于红细胞半径, 虫体有两块染色质, 双梨籽虫体以锐角相对, 位于红细胞中央, 主要寄生于绵羊、山羊红细胞中（图 3-32-7）。

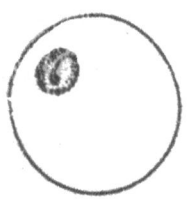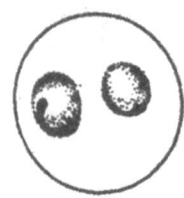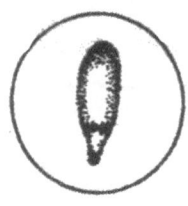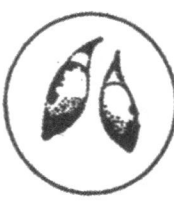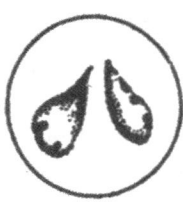

图 3-32-7　红细胞内的莫氏巴贝斯虫

8. 猪巴贝斯虫　寄生于猪的巴贝斯虫有 2 种, 一种为小型虫体, 即陶氏巴贝斯虫（*Babesia trutmanni*）；另一种为大型虫体, 即柏氏巴贝斯虫（*B. Perroncitoi*）, 我国发现的猪巴贝斯虫属于柏氏巴贝斯虫。

9. 人巴贝斯虫　可由多种动物巴贝斯虫感染, 现已证明人巴贝斯虫来源于动物的 4 种巴贝斯虫: 即牛巴贝斯虫（*Babesia bovis*）、马泰勒虫（*B.equi*）、分歧巴贝斯虫（*B.divergens*）和田鼠巴贝斯虫（*B.microti*）。另外尚有其他病原体未确定。

（二）病原的种类

根据 Mivdrag Ristic、George E. Lewis（1977）和蒋金书（2000）的统计, 全世界已记载的感染各种哺乳动物的巴贝斯虫有 67 种, 现列于表 3-32-1。

表 3-32-1　感染各种哺乳动物的巴贝斯虫种

种类	宿主	原始描述者
Babesia alberti	斑点土狼 *Crocuta crocuta*	Van den Berghe, 1937
Babesia avicularis	斑马鼠 *Arvicanthis zeba* *Arvicanthis abyssinicus*	Wenyon, 1909
Babesia bandicotia	印度大鼠 *Bandicota indica* *Memorivage*	Manwell et Kuntz, 1964
4.*Babesis bigemina*	黄牛、水牛、奶牛、牦牛 鹿 *Maxama americana repertiea* 白尾鹿 *Odocoelius vir ginianus* *Chiriquensis*	Smith et Killbourne, 1893
Babesis bovis	黄牛、水牛 *Capreolus capreolus* 红鹿 *Cervus elaphus*	Babes, 1888
Babesia caballi	马 *Equus caballus* *Equus burchelli*	Nuttall et Strickland, 1910
Babesia canis	犬、狼、胡狼	Piana et Galli-Valerio, 1895

续表

种类	宿主	原始描述者
Babesia capreoli	*Capreolus capreolus*	Enigk et Friedhoff, 1962
Babesia cheriogalei	*Cheriogaleus major*	Vitenberg, 1970
Babesia citelli	*Spermophilus tridecem lineatus*	Becher et Roudabush, 1934
Babesia civetta	麝猫 *Viverea civeffa*	Leger, 1920
Babesia colesi	田鼠	Coles, 1914
Babesia cricetuli	大鼠	Sprinholtz–Schmidt, 1937
Babesia crocidurae	非洲鼩鼱 *Cricetulus farunculus*	Sprinholtz–Schmidt, 1937
Babesia cynicti	非洲蠓 *Cynictus penicillatus*	Nietz, 1938
Babesis decumani	棕鼠 *Rattus morvegicus*	Macfie, 1915
Babesis eliomysi	睡鼠 *Eliomys quereinus*	Gelli–Valerio, 1930
Babesia epsteini	土松鼠 *Spermophilus pygmaeus*	Zasuklin, 1947
Babesia felis	苏丹野猫 *Felis lybica* 美洲山豹 *Felis concolar* 豹 *Felis pardus* 美洲山猫 *Lynx rufus* 狮 *Panthera leo*	Davis, 1927
Babesia gagagolata	*Galago crassicaudatus*	Denning, 1973
Babesia garnhemi	獛猫 *Genett genetta neumanni* 斑点獛猫 *Genett tigrina*	Heisch, 1952
Babesia gibsoni	犬、狼、狐 胡狼 *Canis aureus* 印度野犬 *Cuon dukhensis* 小狐 *Fennecus dorsalis* 獴 *Herpestes javanicus* 雪貂 *Melogale personata*	Patton, 1910
Babesia golundae	斑条鼠 *Golude companae*	Leger et Bedier, 1923
Babesia graingeri	地松鼠 *Euxerus erythropus fulvior*	Heisch, 1952
Babesia heischi	松树獴 *Helogale undulate rufula*	Grewal, 1957
Babesia herpailuri	1种美洲虎 *Felis yaguarundi*	Denning, 1967
Babesia herpestedis	1种獴 *Herpestes ichneumon*	Franca, 1908
Babesia hoarei	松树獴 *Helogale undulate rufula*	Grewal, 1957
Babesia hylomysci	*Hylomyscus stella*	Bafort 等, 1970
Babesia kolzovi	土松鼠 *Spermophilus pygmaeus*	Zasukhlin, 1931

续表

种类	宿主	原始描述者
Babesia legeri	非洲獴 *Herpestes galera*	Bedier, 1924
Babesia lemniscomysi	条纹鼠 *Lemniscomys striatus*	Rousselot, 1949
Babesia leporis	欧洲野兔 *Lepus europaeus*	Dschunkowski et Luhs, 1909
Babesia loxodontis	非洲象 *Loxodonta africana*	Rodhain, 1916
Babesia meri	胖沙鼠 *Psammommys obesus*	Gunders, 1971
Babesia merionis	*Gerbilinae* *Meriones tristrami*	Rousselot, 1953
Babesia microti	田鼠 *Microtus agrestis* 小啮齿类（仓鼠等）	Franca, 1910
Babesia missirolli	獾 *Meles taxus*	Biocca et Corradetti, 1952
Babesia muris	棕鼠 *Rattus morvegicus* 长尾田鼠 *Apodemus sylvaticus*	Fantham, 1905
Babesia musculi	家鼠 *Mus musculus*	Muratov, 1966
Babesia myoxi	睡鼠 *Muscardinus avellanarius*	Franchini, 1924
Babesia ninensis	欧洲刺猬 *Erinaceus europaeus* *Erinaceus algirus* 英国鼩鼱 *Sorex araneus castaneus*	Yakimoff, 1909
Babesia odocoilei	白尾鹿 *Odocoileus virginianus*	Emerson et Wright, 1968
Babesia orientalis	中国水牛 *Bubalus bubalus*	Liu 等, 1997
Babesia pantheri	豹 *Panthera pardus*	Denning et Hebee, 1970
Babesia pattoni	斑点鹿 *Axis axis* 大鹿 *Rusa unicolor*	Dissanaike, 1963
Babesia perodictici	*Perodicus potto ibeanus*	Van den Berghe 等, 1957
Babesia petheci	猴 *Cercopithecus* *Cercocebus* *Papio*	Ross, 1905
Babesia procyonis	狸 *Procyon lotor*	Wenyon et Scott, 1926
Babesia propitheci	维氏冕狐猴 *Propithecus verreaxi*	Uilenberg 等, 1972
Babesia quadrigemina	*Ctenodactulus gondi*	Nicolle, 1907
Babesia ratti	鼠 *Mastcomy ugandae*	Schwetz et Collart, 1930
Babesia roubaudi	肉食兽 *Ictomyx striatus*	Peirce 等, 1972
Babesia tachyglossi	针鼹 *Tachyglossus aculeatus*	Backhouse et Bollinger, 1959
Babesia talpae	鼹鼠 *Talpa europaea*	Galli-Valerio, 1914

续表

种类	宿主	原始描述者
Babesia taterae	*Tatera indica*	Rosselot, 1947
Babesia taterillae	*Taterillus emini* *Taterillus gracilis*	Rosselot, 1947
Babesia thomasi	蹄兔 *Heterohyrax brucei hindei* *Procavia capensis* *Procavia habessinica jacksoni*	Jansen, 1952
Babesia tucotucoi	*Ctenomys sp.*	Carini, 1941
Babesia vanhoofi	獴 *Helogae varia*	De Smet et lips, 1955
Babesia vesperugina	蝙蝠 *Vesperugo, noctula* *Vesperugo pipistrellus* *Vesperugo kuli* *Pipistrellus plecotus* *Myctalus*	Dionisi, 1899
Babesia wrighti	松鼠 *Spermophilus variegatus buckleyi*	Tomlinson 等, 1948
Babesia yakimovi	花粟鼠 *Eutamias asiaticus orientalis*	Sprinholz–Schmidt, 1937
Babesia sp.	非洲羚羊 *Tragelaphus scriptus*	Bigalke 等, 1972
	Ceratotherium simus	Bigalke 等, 1970
	Felis pardalis	Ayala 等, 1973

在我国的马、牛、羊、犬中，已发现有 12 种梨形虫病原体。其中属巴贝斯科的有牛的双芽巴贝斯虫、牛巴贝斯虫、卵形巴贝斯虫和水牛的东方巴贝斯虫；马的驽巴贝斯虫和马泰勒虫；羊的莫氏巴贝斯虫和犬的吉氏巴贝斯虫。

（三）生活史

巴贝斯虫的发育过程需要两个宿主。一个是家畜或其他脊椎动物，另一个是蜱。不同种的巴贝斯虫必须在一定种属的蜱体内发育，并通过它来传播，但这种感染的特异性并非绝对，况且同一种蜱也可以传播若干不同种巴贝斯虫。

1.巴贝斯虫的整个发育史　需经历裂殖生殖、配子生殖和孢子生殖 3 个阶段。

1）裂殖生殖　即巴贝斯虫在哺乳动物体内进行的无性生殖阶段。不同种类的巴贝斯虫在家畜体内的繁殖方式不尽相同。大多数巴贝斯科原虫随蜱的唾液进入宿主红细胞中，以二分裂法或出芽生殖法进行裂殖生殖，当红细胞破裂后，裂殖子逸出，再侵入新的红细胞重复其分裂繁殖。

2）配子生殖　即巴贝斯虫在蜱肠管内的有性繁殖阶段，当蜱叮咬吸入含虫体的血后，虫体进入蜱肠管内，部分虫体发育成配子，2 个配子配对融合，形成合子。

3）孢子生殖　即无性生殖，在硬蜱的肠管内，合子侵入肠上皮、肌纤维等组织中进行无性分裂生殖，形成更多的合子。随着子蜱的发育，动合子聚集于唾液腺内，发育成孢子体，经反复孢子生殖，形成对宿主有感染性的子孢子，吸血时即可传播本病。

2. 蜱传播巴贝斯虫的方式　主要有以下两种。

1）经卵传播　雌蜱吸血后，虫体在蜱内繁殖发育后，转入蜱的卵巢，经卵传给蜱的下一代，随蜱的发育，经吸血而传播。巴贝斯虫可随蜱的传代，一代一代传下去。

2）世代传播　幼蜱或若蜱吸食了含有巴贝斯虫的动物血液，可随蜱的发育，把虫体传给它的下一个发育阶段，即在蜱的同一世代内传播。此外，雄蜱在传播过程中也起重要作用。

在自然条件下，各种巴贝斯虫病必须经硬蜱来传播，其生活史基本相同，以双芽巴贝斯虫为例描述：本虫传播者在我国为微小牛蜱（*Boophilus microplus*）与镰形扇头蜱（*Rhipicephalus haemaphysaloides*）。国外报道为微小牛蜱、环形牛蜱（*B. annulatus*）、肛刺牛蜱（*B. calcaratus*）、无色牛蜱（*B. decoloratus*）、外翻扇头蜱（*Ph. evertsi*）、附尾扇头蜱（*Rh. appendiculatus*）和刻点血蜱（*Haemaphysalis punctata*）。已证实双芽巴贝斯虫在蜱体内经卵传播。

Rick（1964）详细研究了双芽巴贝斯虫在微小牛蜱体内的发育、繁殖情况，当含有虫体的红细胞被吸入到蜱的肠管后，大部分虫体被破坏，仅一小部分可以继续发育，此时可见到的虫体有 3 种形态：1 种是直径为 $3 \sim 5\ \mu m$、含一大空泡的球形虫体，胞浆在空泡周围，有一个核位于胞浆边缘；第 2 种长 $4 \sim 7\ \mu m$、宽 $1 \sim 2\ \mu m$，有 $1 \sim 4$ 个分散的染色质小点；第 3 种为双核的球形虫体，一个核为长形，围绕在空泡化的胞浆周围，另一个核为圆形，位于相对的一侧。虫体进入蜱体内 24 h 后，可在肠管内见到长 $8 \sim 10\ \mu m$、宽 $3.5 \sim 4.5\ \mu m$ 的雪茄形虫体；$24 \sim 48$ h 后虫体进入肠上皮细胞中发育，形成不规则的、纺锤形的虫体，单个的核略位于中央，虫体进行迅速地复分裂，形成许多卵圆形或球形、直径为 $3.2 \sim 6.5\ \mu m$ 的虫体；72 h 发育为成虫样体，长 $9 \sim 13\ \mu m$，宽 $2 \sim 3\ \mu m$，由肠上皮细胞移入淋巴内；96 h 后，虫体进入马氏管，经复分裂后移居蜱卵内。当幼蜱孵出发育时，则进入肠上皮细胞再进行复分裂，形成许多虫样体。上皮细胞破裂后，虫样体进入肠管和血淋巴。当幼蜱蜕化为若蜱时，可在若蜱的唾液腺内见有 $(2 \sim 3)\ \mu m \times (1 \sim 2)\ \mu m$ 的梨籽形虫体。因此，可认为双芽巴贝斯虫有媒介体内具有感染性的阶段系幼蜱蜕化为若蜱的时期。双芽巴贝斯虫在牛体内以"成对出芽"方式进行繁殖。

二、流行病学

巴贝斯虫病的流行过程，应具有三个必要的环节：传染来源、传播途径和易感动物。三者联结起来，构成一个传播链，缺一不可，这是传染性疾病流行的基本规律。

（一）传染源

传染源可分为患病动物和带虫者。巴贝斯虫病主要发生在家畜和野生动物中，偶尔可能感染人。从储蓄宿主种类来看，巴贝斯虫病属于动物源性人畜互通病，传染源是动物，人作为传染源的意义不大。美国的流行病学资料也显示，大多数患者在外出旅游或野外作业时，因受蜱叮咬而感染田鼠巴贝斯虫病。因此，啮齿类动物作为人类疾病的传染源意义十分重大。

（二）传播媒介

硬蜱是传播巴贝斯虫的主要媒介，离开蜱和宿主，巴贝斯虫不能存活。本虫体在蜱体内可长年存活，蜱吸取患病动物或带虫动物的血液后，通过叮咬把巴贝斯虫传播给另一个动物。不同种属的硬蜱需要不同的生存环境,不同的蜱种在不同地区分布有差异,不同种的巴贝斯虫病与蜱的种类有直接相关性。

1. 双芽巴贝斯虫病 我国微小牛蜱是双芽巴贝斯虫的主要传播者,以经卵传播方式,由次代若虫和成虫阶段传播,幼蜱阶段无传播能力。双芽巴贝斯虫在牛蜱体内可继代传递 3 个世代之久。双芽巴贝斯虫也可经胎盘垂直传播。

2. 牛巴贝斯虫病 文献记载有 2 种硬蜱、2 种牛蜱和 1 种扇头蜱,即蓖子硬蜱、全沟硬蜱、肛刺牛蜱、微小牛蜱和囊形扇头蜱。我国已证实微小牛蜱为牛巴贝斯虫的传播者,以经卵传播方式,由次代幼虫传播,次代若虫和成虫阶段无传播能力。引起我国水牛巴贝斯虫病的病原体形态与牛巴贝斯虫相似,但水牛巴贝斯虫病的传播媒介为镰形扇头蜱,以经卵传播方式由次代成虫传播。

3. 卵形巴贝斯虫病 传播媒介为长角血蜱,以经卵传播方式,由次代幼虫、若虫和成虫传播。雄虫也可以传播卵形巴贝斯虫病。

4. 驽巴贝斯虫病 文献报道的传播媒介蜱有 3 属 14 种,我国已查明草原革蜱、森林革蜱、银盾革蜱、中华革蜱为驽巴贝斯虫的传播者。草原革蜱是蒙古草原的代表种;森林革蜱是森林型的主要种类,因此,它们是东北及内蒙古地区驽巴贝斯虫的主要传播者;银盾革蜱仅见于新疆,它是新疆地区分布较广、数量较多的蜱类之一,因此是新疆驽巴贝斯虫的主要传播者。我国虽已发现有血红扇头蜱、囊形扇头蜱、图兰扇头蜱,但尚未证实它们的传播作用。革蜱以经卵方式传播驽巴贝斯虫,也有经胎盘垂直传播的报道。

5. 犬巴贝斯虫病 我国主要为吉氏巴贝斯虫病,其传播媒介为长角血蜱、镰形扇头蜱和血红扇头蜱,以经卵方式进行传播。

6. 莫氏巴贝斯虫病 文献记载囊形扇头蜱、刻点血蜱、耳部血蜱和森林革蜱是莫氏巴贝斯虫的传播者,但我国发生的莫氏巴贝氏虫病是哪一种蜱传播,尚不清楚。

7. 猪巴贝斯虫病 传播者为图兰扇头蜱、血红扇头蜱、无色牛蜱和网纹革蜱。在云南疫病猪体上发现有微小牛蜱和扇头蜱属的蜱,究竟系何种蜱传播尚需做进一步的研究来加以证实。

8. 人巴贝斯虫病 已知有 2 种硬蜱、2 种牛蜱和 1 种扇头蜱可以传播牛巴贝斯虫,5 种革蜱、8 种璃眼蜱和 4 种扇头蜱可以传播马泰勒虫病,传播田鼠巴贝斯虫的是丹敏硬蜱,均与人巴贝斯虫病的传播有关。

(三)易感性

巴贝斯虫病对宿主有比较严格的选择性。易感动物或人群的年龄、个体的免疫和营养状况及各种应激因素也与疾病的暴发和流行有密切关系。

从非流行地区进入流行地区的动物或人容易感染巴贝斯虫病。因此,到流行地区旅游或野外作业的人群有被感染的危险。在人的脾功能有缺陷或其代谢、内分泌失调等情况下,也可增强对巴贝斯虫的易感性。

目前发现的人感染巴贝斯虫病病例比较集中于欧洲和美洲,非洲和亚洲的报道较少。在尼日利亚,用血清学试验测定 173 人的血清,巴贝斯虫阳性者有 54%。发病情况似乎与年龄和性别无关。从近几年来看,巴贝斯虫病常与泰勒科原虫混合感染,与各种属的附红细胞体病混合感染。

(四)巴贝斯虫病的免疫

哺乳动物对巴贝斯虫的免疫反应是一个复杂的过程,它包括特异性免疫和非特异性免疫,其中特异性免疫起着主要作用。它不仅能封闭虫体表面的抗原或受体,而且能中和虫体产生的一定毒素。

另外，由非特异性免疫细胞释放的免疫因子，如白细胞介素（IL）、干扰素（IFN）和其他单核细胞因子（MK）等也都起着重要的免疫作用。带虫免疫是常见的现象，动物耐过巴贝斯虫病后，体内虫体不会完全消失，还残留一部分在体内，使家畜对再度感染有抵抗力。这是机体防御力和巴贝斯虫处于暂时的平衡状态，当病畜或带虫者由于营养不良、劳累过度、环境突变等使机体抵抗力下降时，这种平衡被破坏，使疫病复发，同时还可遭受重复感染。因此，带虫免疫并非稳定的长久免疫。梨形虫的免疫具有种和株的差异，没有交叉免疫现象。

三、病理学

（一）发病机制

巴贝斯虫的虫体代谢产物是一种剧烈的嗜神经毒素，主要侵害中枢神经系统。巴贝斯虫体可直接破坏红细胞，造成溶血性贫血；大量胆汁色素（胆红素）进入血流，最后引起黏膜、腱膜及皮下蜂窝组织的黄染。红细胞的减少使机体所有组织供氧不足，造成正常的氧化－还原过程被破坏，稀血症、组织缺氧以及血液中特异性和非特异性毒素的作用使毛细血管壁通透性增加，因而呈现溢血现象。血浆渗透压的降低和酸碱平衡的障碍（酸中毒）导致机体内发生淤血和水肿。肺循环内的淤血现象通常导致发绀和呼吸困难（肺水肿）。体循环的淤血首先影响肝脏活动，肝脏功能障碍促进胃肠道病理过程发生（胃肠卡他、胀气、便秘和腹泻）。肝脏的解毒机能被破坏促进了毒素的形成和蓄积，加剧了对大脑皮质功能的损害（抑郁、昏迷）；肝脏糖代谢功能障碍，表现为病势剧烈时血糖量显著下降。肾脏由于血液循环障碍、缺氧和中毒引起肾小管上皮的原发性退行性变化，表现为少尿及蛋白尿。激肽原酶产物可使血管通透性增高和血管舒张，从而导致循环障碍和休克，甚至死亡。

（二）病理变化

1. 双芽巴贝斯虫病　躯体消瘦，黏膜贫血，黄疸；皮下组织、肌间结缔组织和脂肪呈黄色胶样水肿状。各内脏器官均被黄染。肠黏膜潮红并有点状出血。脾脏肿大 2～3 倍，脾髓软化呈暗红色，白髓肿大，呈颗粒状突出于切面，被膜上有小点出血。肝脏肿大，呈黄褐色，切面呈豆蔻状花纹，被膜上有时有少量小点出血。胆囊肿大，充满浓稠胆汁，色暗。肾脏肿大，淡红黄色，有点状出血。膀胱肿大，存在有多量红色尿液，黏膜上有点状溢血。肺脏淤血、水肿。心肌柔软，黄红色；心内膜外有出血斑。

2. 绵羊莫氏巴贝斯虫病　躯体消瘦，可有视黏膜及皮下组织贫血和黄疸，并有点状出血；心内膜及心耳部外膜有点状出血；肝脏、脾脏肿大，表面有出血点；胆囊肿大 2～4 倍，充满胆汁；第 3 胃内容物干硬，第 4 胃及大小肠黏膜充血，有时有出血点，膀胱内积有红色尿液。

3. 猪巴贝斯虫病　躯体消瘦，可有视黏膜、皮肤及皮下组织黄染、苍白；淋巴结肿大，剖面多汁，上有出血点；肺水肿、气肿，切面湿润多泡沫；心肌质软、色淡，冠状脂肪胶样变性；肝脏、脾脏肿大，被膜上有出血点；全身肌肉出血，肩部、背部、腿部肌肉出血尤为严重；胃肠道炎性出血，黏膜易脱落。

4. 人巴贝斯虫病　主要表现心、肺、肝、脾、肾等内脏器官充血、水肿和出血，脏器内有血栓形成；淋巴结肿大；脾和淋巴结的生发层中央和淋巴细胞带衰竭。肝小叶中央坏死，网状内皮增生，库普弗细胞含铁血黄素沉积。肾叶间毛细血管充血，肾小管退化，肾小球丛间质的巨噬细胞含铁血黄素沉积。如发生脑损伤，表现为大脑和小脑灰质肿胀，神经细胞退变、出血和间质水肿。

四、临床学

（一）临床表现

哺乳动物患巴贝斯虫病时,临床主要表现为发热、消瘦、溶血性贫血或黄染、血红蛋白尿等特征症状。

早期报道的人体病例多来自欧洲,患者是因其他原因切除了脾。这些患者的症状严重,主要表现为发冷或发热,精神不振,厌食,黄疸,溶血性贫血和血红蛋白尿,关节疼痛;严重者引起休克、昏迷,直至死亡。脾脏未切除者感染巴贝斯虫后仅表现轻微症状,甚至不呈现临床症状。由于原虫毒素的作用,患者可并发弥漫性血管内凝血(DIC)。DIC和免疫复合物导致血管渗透性增高,并发成人的呼吸困难综合征。

李金福等(1984)在云南报道的2例人巴贝斯虫病的症状为:轻度贫血,黄疸,肌肉疼痛,乏力,恶心,定期发热。在久病不愈的患者的染色血片中发现了巴贝斯虫样的虫体。虫体呈圆形(6%)、单梨籽形(45%)、双梨籽形(14%)、逗点形(3.4%)和变形虫样(1%)。各种形状的虫体大小均小于红细胞半径;有1团染色质,双梨籽形虫体以锐角相连,位于红细胞的边缘。红细胞的染虫率可高达49.8%。每个红细胞内,一般有1～4个虫体,最多可达6个。

1. 双芽巴贝斯虫病　体温升高至40～42 ℃,呈稽留热型。脉搏及呼吸加快,喜卧地。食欲减退或消失。泌乳减少或停止,黏膜苍白和黄染。血红蛋白尿,血液稀薄,红细胞数下降,血红蛋白量减少,红细胞大小不均。白细胞在病初正常或减少,以后增至正常的3～4倍,淋巴细胞增加15%～25%;嗜中性粒细胞减少;嗜酸性粒细胞降至1%以下或消失。慢性病例,持续数周,减食,消瘦和出现渐进性贫血,需经数周或数月才能康复。

2. 牛贝巴斯虫病　潜伏期为4～10 d,症状与双芽巴贝斯虫病相似,主要为高热稽留,沉郁,厌食,消瘦,贫血,黄疸,呼吸粗粝,心律不齐,便秘或腹泻及血红蛋白尿等。

3. 驽巴贝斯虫病　体温升高(39.5～41.5 ℃)呈稽留热型,呼吸、心跳加快,恶寒战栗,皮温不整。眼结膜潮红或黄染,唇、舌、直肠、阴道黏膜黄染更为明显。有时黏膜上出现大小不等的出血点。尿黄褐色、黏稠,最后昏迷卧地。

4. 吉氏巴贝斯虫病　吉氏巴贝斯虫病常呈慢性经过。病初精神沉郁,喜卧厌动,活动时四肢无力,身躯摇晃。发热(40～41 ℃),呈不规则间歇热型。渐进性贫血,结膜、黏膜苍白,食欲减退或废绝,营养不良,明显消瘦。触诊脾脏肿大,肾脏肿大且疼痛,尿呈黄色至暗褐色,少数病犬有血尿。轻度黄疸。部分病犬呈现呕吐,鼻流清液,眼有分泌物等症状。

5. 绵羊莫氏巴贝斯虫病　体温升高至41～42 ℃,呈稽留热,可有视黏膜贫血、黄疸,血液稀薄,红细胞减少,红细胞大小不均,血红蛋白尿,有的病例出现兴奋,突然倒地死亡。

6. 猪巴贝斯虫病　病猪体温升高至40.2～42.7 ℃,呼吸急促,腹式呼吸;咳嗽,脉搏频数,心律不齐;病初食欲减退,后期食欲废绝;肠音弱。初期粪便呈球状,带有黏液及血液,后期拉稀便;部分病例尿液呈茶色。患猪消瘦,被毛粗乱,鼻镜干燥,眼结膜初黄染,后期苍白。部分病猪四肢关节肿大,腹部皮下水肿等。断奶至1岁左右的"架子猪"多发。

（二）临床诊断

应根据流行病学资料、临诊症状、病理剖检进行临床诊断,确诊需结合实验室检查结果判定。

1. 流行病学分析　了解当地是否发生过本病；有无传播本病的蜱种及患病动物是否来自疫区。

2. 临诊症状特征　体温在 40 ℃以上，呈稽留热型；贫血、黄疸和血红蛋白尿；呼吸急促等。

3. 病理剖检　主要病理特征为贫血和黄疸。其他病理特征为尸僵明显，血凝不良；心脏扩大，心肌软化，心内外膜有小点出血；肝、脾、肾肿大，膀胱内充满红色素尿液。

（三）临床治疗

应尽量做到早确诊、早治疗。除应用特效药物杀灭虫体外，还应针对病情给予对症治疗，如健胃、强心、补液等。常用的特效药有以下几种。

（1）咪唑苯脲：对各种巴贝斯虫均有较好的治疗效果。该药安全性较好，过量可能出现一过性呼吸困难、流涎、肌肉颤抖、腹痛等副反应。

（2）三氮咪（贝尼尔）：剂量为 3.5～3.8 mg/kg，配成 5%～7% 溶液，作深部肌内注射。黄牛偶尔出现起卧不安、肌肉震颤等副作用，但很快消失。水牛对本药较敏感。

（3）锥黄素（吖啶黄、黄色素）：剂量为 3～4 mg/kg，配成 0.5%～1.0% 溶液静脉注射，症状未减轻时，24 h 后再注射一次。病牛在治疗后的数日内，避免烈日照射。

（4）喹啉脲（阿卡普林）：剂量为 0.6～1.0 mg/kg 体重，配成 5% 溶液皮下注射。有时注射后数分钟出现起卧不安、肌肉震颤、流涎、出汗、呼吸困难等副作用，一般于 1～4 h 后自行消失，严重者可用皮下注射阿托品来解毒，剂量为 10 mg/kg。

（5）人患巴贝斯虫病时，林可霉素和奎宁有效。对于严重病例可采用换血治疗，可除去大量感染红细胞，以防止大量溶血。

五、实验室诊断

实验室诊断包括病原学检查和和免疫学诊断。

（一）病原学检查

这是做出确诊的主要依据。在体温升高的前 1～2 d，采耳静脉血作涂片，用姬氏液染色，如镜检可发现典型虫体；在血红蛋白尿出现期检查，可在血液中发现较多的梨籽形虫体，在此情况下即可确诊。

（二）免疫学诊断

近年来陆续报道了多种免疫学方法用于诊断巴贝斯虫病，如补体结合反应（CFT）、间接血凝（IHA）、胶乳凝集（CA）试验、间接荧光抗体试验（IFAT）、酶联免疫吸附试验（ELISA）等，其中仅 IFAT 和 ELISA 可供作常规使用，主要用于染虫率较低的带虫动物的检疫和疫区的流行病学调查。

目前在寄生虫病的血清学诊断中常用的虫体抗原有纯化难、制备有限、部分交叉反应等缺点，而重组抗原作为诊断抗原具有敏感性高、特异性强、制备简单、易纯化等优点。许应天等用 EMA-1 基因重组蛋白对马泰勒虫病的血清学调查表明，ELISA 的阳性检出率显著高于血涂片法的阳性检出率。

利用体外培养获得的可溶性抗原作为诊断试剂的先后有胶乳凝集试验、斑点酶联免疫吸附试验、间接血凝试验，都取得了理想的结果。

六、防控措施

（一）预防

为了做好巴贝斯虫病的预防工作,可将农牧业地区分为 4 种类型。

1. 安全地区　在此地区内无病原体,也无传播媒介蜱,是一个"清洁"的安全区。

2. 受威胁地区　有某种梨形虫病的易感动物和相应的传播媒介蜱,但无病原体;或有带虫者和易感动物,但无相应的传播媒介蜱。在这一类地区,加入所缺的一个因素即可引起梨形虫病的流行,甚至造成疾病的暴发。

3. 隐伏地区　在这一类地区存在有疾病流行的 3 个环节,且曾有过梨形虫病的流行。由于当地家畜的带虫免疫现象,一旦条件适宜,即能恢复流行。特别是引进易感动物到此类地区时,至发病季节,通常都会发病,而且来势猛、病情重。

4. 固定的流行区　条件因素与隐伏地区相同,但每年到发病季节都有动物发病(已发过病的动物有时可能不发病),只是时间早晚、数量多少不同而已。

（1）预防的关键在于灭蜱。可根据流行地区蜱的活动规律,实施有计划、有组织的灭蜱措施;使用杀蜱药物消灭牛体上及牛舍内的蜱;牛群应避免到大量孳生蜱的牧场放牧。

（2）应选择无蜱活动季节进行牛只调动,在调入、调出前,应做药物灭蜱处理。

（3）当牛群中已出现临诊病例或由安全区向疫区输入牛只时,可应用咪唑苯脲进行药物预防,对双芽巴贝斯虫和牛巴贝斯虫可分别产生 60 d 和 21 d 的保护作用。

为了防控人巴贝斯虫病的发生,如同预防家畜的巴贝斯虫病一样,防蜱灭蜱是防控本病的主要环节。清除住宅附近的杂草和灌木,铲除蜱的孳生环境。必要时可进行药物喷洒。旅游人员和野外作业者要严防蜱的叮咬。脾脏切除者更应避免到巴贝斯虫流行地区去野外旅游。

消灭鼠类可在一定程度上控制传染来源,亦可抑止其体表的蜱扩散。

随着巴贝斯虫体外培养的成功,其培养物中可溶性抗原的研究迅速展开,最成功的当属犬巴贝斯虫可溶性抗原的研究。目前利用犬巴贝斯虫体外培养可溶性抗原生产的疫苗在法国已经商品化,且保护率超过 80%。另外,阿根廷、巴西、印度、美国等地对巴贝斯虫体外培养可溶性抗原用作疫苗的研究也取得了一定的成果。

（二）治疗

见本病"临床学"。

第三十三章 蝇蛆病

蝇蛆病（Myiasis）是由双翅目（Depera）昆虫幼虫蝇蛆（*Maggot*）感染脊椎动物所致，感染幼虫以宿主的死亡组织或活组织为食，引起宿主疾病。该病主要在非洲、美洲热带和亚热带地区流行。埃及公元前 1500 年 Ebers papyrus 最早记录蝇蛆病手术治疗纪录，最早的欧洲医学教科书 15 世纪记载 Hortus Sanitatus 记录部分蝇类在死亡组织寄生现象，1826 年 Magen 报道由丝光绿蝇引起的人蝇蛆病，第一次从住院患者的口、眼及鼻旁窦内分离出幼虫。引起蝇蛆病的昆虫属节肢动物门（Arthropoda）单枝亚门（Uniramia）昆虫纲（Insecta）。迄今，已报道引起蝇蛆病的昆虫主要属于蝇科（Muscidae）、丽蝇科（Calliphoridae）、麻蝇科（Sarcophagidae）、疽蝇科（Cuterebridae）、胃蝇科（Gasterophilidae）、狂蝇科（Oestridae）。根据与宿主的寄生关系，可分为专性寄生虫，在我国的主要有蛆症金蝇、黑须污蝇，胃蝇科的黑角胃蝇、肠胃蝇与赤尾胃蝇，皮蝇科的纹皮蝇，狂蝇科的羊狂蝇、紫鼻狂蝇及阔鼻狂蝇等；兼性寄生虫，有麻蝇科、丽蝇科、蝇科、食蚜蝇科及蚤蝇科等的一些蝇种；偶然寄生虫，种类据报道有 50 种以上，如家蝇、夏厕蝇、瘤胫厕蝇、厩腐蝇以及丽蝇科、麻蝇科和酪蝇科的一些蝇种。根据幼虫寄生部位，可将蝇蛆病分为皮肤蝇蛆病，创口蝇蛆病，胃肠道蝇蛆病，阴道和尿道蝇蛆病，眼、耳、鼻、口腔蝇蛆病等。

一、病原学

引起蝇蛆病的蝇种类繁多，不同蝇种的形态和生活史各异。本书根据引起蝇蛆病的蝇类与宿主的关系，以及对人畜健康和经济上具有重要影响的相关种类进行描述。

（一）专性蝇蛆病

由幼虫需要在活宿主体内生活才能完成发育的蝇类所致，多数专性寄生蝇类属于狂蝇科、丽蝇科和麻蝇科。狂蝇科约有 50 种蝇，大多为专性寄生寄生蝇类。表 3-33-1 为常见专性寄生蝇。

表 3-33-1　常见专性寄生蝇

蝇科	种名	俗名
疽蝇科 Cuterebridae	人皮蝇 *Dermatobia hominis*	人马蝇

续表

蝇科	种名	俗名
狂蝇科 Oestridae	羊狂蝇 *Oestrus ovis*	羊马蝇
皮蝇科 Hypodermatidae	皮下蝇 *Hypoderma spp.*	牛马蝇
丽蝇科 Calliphoridae	嗜人瘤蝇 *Cordylobia anthropophaga*	盾波蝇
	嗜人锥蝇 *Cochliomyia hominivorax*	新世界锥蝇
	蛆症金蝇 *Chrysomya bezziana*	旧世界锥蝇
麻蝇科 Sarcophagidae	黑须污蝇 *Wohlfahrtia magnifica*	无
	迈氏污蝇 *Wohlfahrtia vigil*	无

1. 人皮蝇　蝇卵在宿主体表受到周围温度的变化刺激孵化, 幼虫在 10 min 内钻入皮肤, 在宿主体内历经 3 个幼虫发育期。在发育期间, 幼虫向宿主组织深部移行, 整个寄生生活需 5 ～ 12 周, 是在宿主体内发育时间最长的蝇种(表 3-33-2)。完成第 3 龄幼虫的发育后, 幼虫从宿主体内移出落至地上开始化蛹。在温暖或人居住的环境, 于成蛹 2 周后成蝇羽化。成蝇寿命为 9 ～ 12 d。

2. 锥蝇　锥蝇包括嗜人锥蝇和蛆症金蝇, 生活史约 21 d, 锥蝇成蝇约为家蝇成蝇的两倍, 羽化后 2 d 性成熟, 受精雌蝇平均产 4 批次卵于宿主伤口边缘, 约 12 h 后幼虫孵出, 进入宿主伤口寄生发育 5 d 后, 幼虫掉到地上成蝇, 蛹期约 8 d。

寄生性蝇幼虫在宿主体内所需的发育时间变化非常大(表 3-33-2)。人皮蝇是目前已知寄生蝇类发育时间最长的一个, 其他大多数寄生蝇幼虫在人体内发育时间为 1 ～ 2 周。例如, 嗜人瘤蝇(盾波蝇)经 10 ～ 12 d 成熟后离开宿主。

表 3-33-2　几种寄生蝇幼虫的主要形态特征

蝇种	发育时间	成熟蛆形态
嗜人锥蝇	4 ～ 8 d	典型蝇蛆形态, 长 15 ～ 17 mm, 每体节前端具有数圈刺环绕
嗜人瘤蝇	10 ～ 12 d	椭圆形, 长 11 ～ 15 mm, 呼吸具 3 个弯曲裂隙, 体表具大量细小黑刺
罗海因瘤蝇	10 ～ 12 d	体长达 23 mm, 刺分散, 每个后气门具 3 个蜿蜒裂隙
人皮蝇	5 ～ 12 周	体长 18 ～ 25 mm, 一对花样的前气孔, 体棘成排状排列

(二)兼性蝇蛆病

该类蝇常将蝇卵产于死亡动植物分解的组织上, 但宿主未愈合伤口, 以及宿主排泄血液和腐烂的排泄物常可吸引该类昆虫寄生, 引起蝇蛆病。该类蝇多属于麻蝇科, 常见的种类见表 3-33-3。

表 3-33-3　常见引起兼性蝇蛆病蝇种

科名	属名	俗名
丽蝇科 Calliphoridae	绿蝇属 *Lucilia*	绿瓶蝇
	锥蝇属 *Cochliomyia*	青瓶蝇
	丽蝇属 *Calliphora*	大苍蝇
麻蝇科 Sarcophagidae	麻蝇属 *Sarcophaga*	肉蝇

(三)机会蝇蛆病

机会蝇蛆病(accidental myiasis)由幼虫营自由生活蝇类所致。蝇卵或幼虫能被宿主吸入或随食物吞入，或由泌尿生殖道开口进入宿主，引发机会蝇蛆病。许多蝇类均可引起机会性蝇蛆病，常见种类有：家蝇(*Musca domestica*)，俗称范蝇；伏蝇(*Fannia* sp.)，俗称厕蝇；蜂蝇(*Eristalis tenax*)，俗称鼠尾蛆。

多数情况下，致病蝇类与宿主的关系是非专一性的，具有多个宿主，许多家畜和野生动物是该类蝇的保虫宿主，特别是羊、牛、马等家畜，常常是蝇蛆的保虫宿主和感染目标，这将引起极大的经济损失，并使这种寄生虫的控制难度非常大。在野外，鼠是嗜人瘤蝇的主要保虫宿主。而在城市，人和犬是嗜人瘤蝇的保虫宿主。

人皮蝇蝇蛆病通过其他吸血媒介昆虫传播感染。雌蝇在空中抓住成蚊或其他吸血昆虫，将卵产在其腹部，然后吸血昆虫在吸血时将卵传播给宿主。有蜱携带人皮蝇卵的报道。

多数蝇种雌蝇直接将卵产在宿主暴露部位而使其被感染，如皮肤、眼、鼻、口、泌尿生殖道开口、未愈合伤口。宿主也可通过被蝇卵污染的环境而感染，如接触粪便或腐烂动物尸体感染，此种方式不需要生物媒介传播。

二、流行病学

在我国引起蝇蛆病的主要蝇种分布于我国北方和西北地区，仅个别种类分布于华南各省。

(一)胃蝇科

主要分布于我国西北、东北地区及内蒙古的广大牧区。成蝇开始出现于 5—6 月，以 7—9 月最多。幼虫常寄生于马、骡、驴等奇蹄类动物的消化道内壁上，尤以胃壁为甚，可偶尔寄生于人体皮肤内，引起皮下爬行的皮肤蝇蛆病或眼的蝇蛆病。

(二)羊狂蝇

世界性分布，是危害人畜最大、分布面积很广的寄生种类，集中于牧羊区。我国西北、华北地区及内蒙古和四川地区均有记载。成蝇多活动于 5—9 月。雌蝇常以突然袭击的方式产 1 龄幼虫于人眼或鼻腔内，引起眼鼻蝇蛆病，但幼虫在人体内只能暂时性寄生，寄生 10 d 后幼虫自行死亡。

(三)蛆症金蝇

分布于热带非洲、印度次大陆，以及东南亚地区，是我国台湾、海南、广西等华南地区主要的寄生蝇种。幼虫口钩发达，尾端窄小，常寄生于牛、马、羊猪等动物的伤口，也寄生于人的创口与鼻窦。

(四)黑须污蝇

分布于欧洲、俄罗斯等。我国仅见于西北地区及内蒙古等牧区，主要危害牲畜，偶尔寄生于人体，引起皮肤蝇蛆病。

(五)皮下蝇属

皮下蝇属是引起皮肤蝇蛆病的主要由蝇类，呈世界性分布。在我国西北、东北、川南及内蒙古等地均有分布，为具有长绒毛的似蜂蝇种，包括牛皮下蝇(*H. bovis*)、纹皮下蝇(*H. lineatum*)及鹿皮下蝇(*H. diana*)等，非洲的嗜人瘤蝇亦可引起人或牛、犬的皮下蝇蛆病。人皮蝇分布于墨西哥至阿根廷除智利外的南美洲地区，主要见于温暖湿润的地区，但在山区也可发现流行。嗜人锥蝇流行于中南美洲。

除上述专性寄生蝇外，麻蝇科的一些种类、丝光绿蝇（*Lucilia sericata*）、家蝇、厕蝇、丽蝇等为全国性分布，兼性或偶然寄生于人体引起蝇蛆病，如某些麻蝇的幼虫寄生于人、畜的创口，以引起创伤蝇蛆病为主，偶见眼蝇蛆病。丝光绿蝇、家蝇、厕蝇、丽蝇等可引起肠道和泌尿道蝇蛆病。·

三、病理学

蝇蛆寄生时以宿主死的或活的组织、体液或消化的食物为食，对宿主的影响可以是温和的甚至是无症状的，但也有给宿主造成中度到严重的危害，甚至是死亡的后果。

胃肠道蝇蛆寄生一般是由于食物被蝇卵或幼虫污染所致，蝇卵或幼虫可在肠内生长发育，可引起肠黏膜的损害，然后随大便排出或在肠腔化蛹后排出，也有幼虫随呕吐物排出。阴道和尿道蝇蛆病可因人们赤身露宿或野外大便、在马桶上解便被蛆钻入而感染，也有报道由于晾晒的内裤被产上蝇卵，穿后引起感染，最终幼虫可随尿排出。耳、鼻、口腔等器官的分泌物，特别是有臭味或发生炎症时，蝇类常被引诱来产卵排蛆而致蝇蛆病。引起眼蝇蛆病的蝇类主要为专性寄生蝇类，隶属于狂蝇属、鼻狂蝇属、皮狂蝇属。雌蝇飞撞入眼部，一触即将已在阴道内孵化的1龄幼虫全部挤出，与黏膜接触后，幼虫即用口钩尾钩及腹部的棘刺钩刺在表面，引起眼蝇蛆病，也可由黑须污蝇、蛆症金蝇、纹皮蝇、大头金蝇与丝光绿蝇等的幼虫引起。创口蝇蛆病为化脓、散发臭味的创口吸引蝇类产卵所致。皮肤蝇蛆病致病种类正常宿主是牛、羊等偶蹄动物，成蝇可直接产卵于皮肤上，孵化后幼虫穿过正常皮肤而寄生于皮下组织内，或某些带有蝇卵的蚊在吸人血时将卵带到皮肤上，孵化后幼虫通过蚊子刺吸伤口进入皮内，也可通过蝇直接产卵于创伤处，孵化后的蛆即寄生在局部创伤组织内。蝇蛆通过正常的皮肤侵入而寄生于皮内或皮下，可在皮下移行至其他部位皮下形成包块，牛蝇蛆多移行至背脊即固定下来，继而包块中央溃破，出现一小孔供幼虫呼吸，发育为成熟幼虫后钻出皮肤落入土中化蛹及羽化。人的皮肤蝇蛆病是一种偶然感染。皮蝇大多数寄生于患者的背、腿和头部皮肤，2、3龄幼虫也有自外生殖器、胸部和腹部皮肤取出的报道。幼虫除移行于皮下组织外，可能也进入体腔（胸腔和腹腔）和脊椎管等处。

四、临床学

（一）症状体征

1.体腔蝇蛆病　肠道、眼、鼻道、耳道或口腔感染蝇幼虫所致。常见致病蝇种有人皮蝇和锥蝇。如果蝇蛆侵入脑底部，可引起宿主脑膜炎甚至死亡。羊狂蝇感染常致眼蝇蛆病，侵犯视神经引起失明的病例罕见。

1）肠道蝇蛆病　有时有很严重的临床症状，主要取决于蝇幼虫的种类、寄生数目和部位。患者食欲缺乏、恶心、呕吐、腹胀和或轻或重的腹部剧烈疼痛为常见症状。有的患者出现发冷或发热、头晕、耳鸣、心悸等症状，可持续1年以上。个别患者呈慢性病容，皮肤黄白色，双耳蜡样透明，巩膜轻度黄染，心尖部有二级吹风样收缩期杂音。红细胞数及血红蛋白值低，而嗜酸性粒细胞、网织红细胞数高，症状和体征酷似恶性贫血。由于幼虫损害胃肠黏膜，使其皱襞纹理粗大，且可有散在小结节，腹泻时能发现带血的排泄物，活的或死的幼虫或随呕吐物，或随粪便，或随两者排出。反复的恶心、呕吐常常发在重复感染或混合感染（细菌或肠蠕虫）病例。肠道的低氧水平常可将幼虫杀死，但是由于幼虫外层皮肤具有抵抗消化酶的作用，部分幼虫可以完全存活。

2）泌尿系统蝇蛆病　严重的泌尿系统蝇蛆病能使泌尿生殖道产生阻塞和疼痛，尿中有黏液、脓或血，有尿频感及肾区绞痛，男性患者尿道口充血，外生殖器红肿。输尿管蝇蛆病双肾及输尿管 B 超可见阴影。最终幼虫可随尿排出。

3）耳道蝇蛆病　较少见，患者可有耳鸣、耳聋、耳内剧痛症状，患者十分痛苦，耳道检查可见脓、血及白色蝇蛆蠕动。鼻咽及鼻窦蝇蛆病患者可有头痛、头晕、发热、流脓涕、打喷嚏，个别患者伴癫痫发作。临床检查可见鼻道有脓液、软腭溃疡、鼻咽部黏膜充血乃至鼻中隔软腭穿孔等损害。多数病例可发现有白色蛆虫蠕动或爬行于软腭与双鼻腔腔底之间。

4）眼球外蝇蛆病　绝大多数是由狂蝇侵犯眼球所致，蝇幼虫借口钩、尾钩及虫体腹面的棘刺钩刺在角膜表面造成角膜损伤，故在狂蝇产蛆于眼后，患者立即剧烈疼痛。狂蝇蛆多侵犯球结膜、睑结膜和结膜囊，主要症状是角膜、结膜的刺激症状，包括刺痛、充血、流泪、眼分泌物增多、眼睑不能睁开。有报道牛皮蝇幼虫可引起眼睑蝇蛆症，表现为眼睑肿胀，游走性肿块，后移向头部皮肤，肿块可挤出幼虫一条。眼球内蝇蛆病甚为罕见，但亦有报道。

2. 创伤蝇蛆病　蝇幼虫侵入伤口时相当疼痛，感染严重的患者能产生谵妄。如果幼虫侵入组织深层而不是停留在浅表暴露组织，可在皮下形成结节。在战争时期，伤、病员继发感染的伤口可发生大片红肿，内含大量的蝇蛆。

3. 皮肤蝇蛆病　此病是最通常描述的蝇蛆病。在 24 h 内由虫咬样丘疹发展至 10～35 mm 直径的疖子样损伤，疖子中央常有 2～3 mm 的小孔供幼虫呼吸。患者可有疼痛感和虫在组织内移行感，尤以夜间为重。人皮蝇由于其幼虫体大，体表具有许多小刺，感染时症状更为显著。发病初期常有轻微的全身症状，如低热、头痛、恶心、全身不适等。根据皮损表现主要分为两种类型。

1）疖肿型　常见于皮蝇感染，一般以皮肤疏松部位多见，如眼睑、唇、腹、腰、臀部，也见于头皮、肩背部、眼结膜。可见单个或多个成群的皮下结节或红色肿块，可陆续或数个同时发生，剧痛，可导致严重的组织破坏，甚至造成死亡。当幼虫即将钻出皮肤时，肿块逐渐增大，局部水肿加剧，皮肤表面毛孔扩张，局部疼痛加重，犹如锥子钻刺。几个小时后肿块中心起血性水疱，疱壁薄而紧张，此时如刺破疱壁，轻轻挤压肿块，可挤出被红黄色黏液包裹的幼虫，其先露部为虫尾，幼虫挤出后，炎症渐渐消退，中心留有穿凿样小孔而愈。如幼虫穴居位置较深，较大的皮下结节于破溃前可存在数月之久。

2）匐行疹型　该类蝇幼虫不能在宿主体内发育，人和动物可作为其偶然宿主（非正常宿主），以皮下蝇属常见。主要症状为肿痛，由 1 龄幼虫在宿主体内移行所致。皮损表现为红色水肿性隆起，成弯曲的带状，其一端有水疱，幼虫即隐藏在水疱之前的正常皮肤内。少数患者在蝇蛆开始钻入人体时，可发生荨麻疹样反应，亦有报道伴弛张热，全身淋巴结肿大，贫血等强烈全身变态反应者。当幼虫向食管移行时，可能穿过胸腔而引起一过性胸痛及少量胸腔积液，但常被忽略。

（二）宿主免疫反应

幼虫寄生将引起宿主的先天性免疫和获得性免疫反应。

1. 皮下蝇属感染　1 日龄幼虫发育阶段不引起宿主炎症反应。IgG 抗体于感染后 4～8 周出现，16～20 周达到高峰浓度。

2. 绿蝇属感染　中性粒细胞和嗜酸性粒细胞在伤口表面聚积，CD4$^+$ T 细胞和 CD8$^+$ T 细胞同时增加，MHC Ⅱ表达增加。

3. 羊狂蝇感染　引起嗜酸性粒细胞和巨噬细胞介导的超敏反应。

4. 人皮蝇感染　损伤周围嗜碱性粒细胞、巨噬细胞、嗜酸性粒细胞增生。

（三）免疫逃避

皮下蝇属感染幼虫可分泌降解补体 C3 和 IgG 的蛋白酶；抑制 IL-2 活性。绿蝇属感染幼虫分泌降解 IgG 的蛋白酶，体外试验具有降解 MHC Ⅱ 分子的作用；排泄的氨进入宿主血循环后能抑制抗体产生，中性粒细胞、嗜酸性粒细胞和淋巴细胞成熟。

五、诊断

鉴于可以寄生的蝇类幼虫很多，感染部位不同，引起的症状各异，缺乏特异性。病史是本病确诊的前提，到过流行区的病史是诊断的关键，而从受损部位检出幼虫是蝇蛆病确诊的关键。可以采用病损处灌洗、用小镊子挤压病损组织周围或外科手术获取样本，固定后在显微镜下鉴定幼虫即可确诊。将幼虫培养至成虫期，有利于蝇种鉴别。

（一）胃肠蝇蛆病

从粪便或呕吐物中检获蝇蛆或直肠镜检发现蝇蛆都可确诊。有在牧区旅居史，或误食过含有蝇卵的食物等有助于诊断。有消化道症状，X 线上消化道钡餐检查和结肠镜检查发现胃、乙状结肠与直肠黏膜皱襞纹理粗大有散在的小结节时，应考虑胃肠道蝇蛆病。本病应注意与痢疾、慢性胃炎或其他急腹症的鉴别。

（二）尿道及阴道蝇蛆病

根据临床症状，尤其是由尿道口爬出，或尿液中排出蝇蛆，或大阴唇阴道溃疡、"隧道""窦洞"检获蝇蛆都可确诊。阴道蝇蛆病应与滴虫性阴道炎相区别，阴道蝇蛆病可于阴唇阴道检获蝇蛆而不一定有滴虫寄生。尿道蝇蛆病应与阑尾炎相区别，尿道蝇蛆病虽有右下腹疼痛、压痛，但无反跳痛，且肾及输尿管 B 超可见阴影；本病也应与输尿管结石相区别，虽 B 超都有阴影，但排石处理前者排出蝇蛆而无结石排出。

（三）眼、耳蝇蛆病

眼部检查时在角膜、球结膜、睑结膜及结膜囊检获白色蠕动的幼虫，鉴定后即可确诊。患者常主述某时某地有蝇或异物飞撞眼部，患眼立即有异物感、刺痛、眼睑睁不开。眼球内蝇蛆病的病例应在体格检查的基础上，全面进行眼部检查，裂隙灯和 B 超检查可见眼球内有条状异物。耳道蝇蛆病，患者有成蝇钻入耳道史，应考虑蝇蛆病，耳内检查发现蝇蛆即可确诊。

（四）皮肤蝇蛆病

患者常来自牧区或有牧区居住史，有牛、羊、马等接触史，有长期不明原因持续发热，血液嗜酸性粒细胞明显增高，尤其是皮肤出现游走性疼痛性肿块，应考虑本病。肿块顶端穿孔排出蝇蛆，或自损后挤出蝇蛆，即可确诊。血液白细胞升高，为 $(16.25 \sim 19.65) \times 10^9$ 个 /L，嗜酸性粒细胞显著升高，可在 20% 以上。病理学检查时皮下组织中可见虫体断面，真皮及皮下组织内有大量嗜酸性粒细胞、浆细胞及组织细胞浸润。当蝇蛆排出后，临床症状消失。本病在出现皮肤症状之前，应与风湿热等长期发热性疾病相区别，皮肤症状出现后，应与结节性红斑、血管神经性水肿、游走性皮下包块型肺吸虫病的包块（或结节）和囊虫病所致的皮下囊虫结节相鉴别。

六、防控措施

(一)治疗

1.胃肠蝇蛆病　多数病例为蝇蛆随患者粪便或呕吐物自行排出,多者可为 200 余条。少数为口服敌百虫驱虫,或直肠镜检取出蝇蛆,也有用阿苯达唑、甲苯咪唑、甲苯达唑驱虫的报道。蝇蛆排出后,临床症状、体征及实验室指标均逐渐恢复正常。

2.眼蝇蛆病　眼球外蝇蛆病治疗后,预后良好。一般在蝇蛆取出后症状消失,对视力无影响。以 0.5% ～ 5.0% 丁卡因溶液滴眼麻醉蝇蛆,使其钩松弛,然后小心地用镊子将蝇蛆取出,或用生理盐水棉棒拭取幼虫后,涂以眼膏或滴眼药水防止感染。有人用 1% ～ 5% 精制敌百虫眼液点眼,杀死蝇蛆后用生理盐水冲洗去虫,再涂以眼膏或滴眼药水预防感染。如果有肿块形成,则手术摘除,并滴以 2% 硝酸银。个别刺激较重而致慢性结膜炎和角膜变化者,1 个月左右亦能恢复正常。眼球内蝇蛆病需手术摘除幼虫,预后差。

3.尿道及阴道蝇蛆病　尿道口蝇蛆病,内服抗生素,清洗外阴部,蝇蛆可自行爬出或随尿液排出。输尿管蝇蛆病,可用排石法将蝇蛆排出。阴道蝇蛆病,将溃疡面“隧道”“窦洞”中的蝇蛆摘除。如果有肿块,以 2% 普鲁卡因 15 mL 封闭并给予抗生素,再将肿块切开,摘除蝇蛆,用纱布换药。

4.皮肤蝇蛆病　治疗方面尚无有效方法。可以使用氯喹 0.25 g,每日 2 次,共服 2 ～ 3 周;枸橼酸乙胺嗪 0.2 g,每日 3 次,14 d 为 1 个疗程。可用手挤压肿块周围,在幼虫将穿出皮肤时,可用镊子将幼虫取出。亦可用 15% 氯仿植物油灌洗局部,并以镊子取出蝇蛆。人皮蝇感染,因其幼虫的皮棘刺向后,使幼虫不易取出,可用 2% 普鲁卡因水溶液皮内注射局部麻醉宿主和虫体后,切开皮肤扩大创口,用镊子取出,全身用抗生素控制继发感染。

清除寄生蝇幼虫时,应避免损伤虫体,否则损伤幼虫释放的抗原将引起宿主严重的过敏反应,遗留的虫体组织碎片将延缓创口愈合。

皮肤蝇蛆病,可用黄油、矿物油或凡士林覆盖有幼虫寄生的小孔,使幼虫不能呼吸而从小孔自行爬出。鼻蝇蛆病,可用乙醚或三氯甲烷麻醉幼虫后取虫,或用干棉花阻塞鼻孔,2 min 后用镊子和鼻子吹气取虫。

5.创伤蝇蛆病　可局部施用 1% 依维菌素、丙二醇 2 h,治疗嗜人锥蝇幼虫所致创伤性蝇蛆病。大范围的人皮蝇感染,可全身应用依维菌素治疗。也可用消毒生理盐水、3% 过氧化氢溶液、0.1% 苯扎溴铵冲洗伤口,清除蝇蛆感染。

(二)预防

1.改善个人卫生条件　注意饮食卫生,不食腐烂的食物,不在野外大便或赤身睡眠,使用昆虫驱避剂和杀虫剂,保持室内无蝇,防止蝇在耳、鼻、阴道和伤口处产卵或产幼虫。及时治疗耳、鼻、阴道和伤口炎症,用绷带或敷料保护开放性伤口。

2.灭蝇

1)消灭滋生物,搞好环境卫生　尤其是畜、禽粪便、动物尸体等有机废弃物的治理,能够有效控制蝇类滋生,预防蝇蛆病的发生。

2)消灭幼虫和成蝇　用敌百虫及敌敌畏等化学药物灭蝇,也可采用其他物理化学方法灭蝇。成蝇对杀虫药的抵抗力较弱,采用各种杀虫剂都可收到良好的效果。此外,亦可用拍杀法、诱捕法及粘捕法等。昆虫激素防控法,如内激素类、信息素,以及遗传防控法,如射线不育、化学不育、杂交不育、染色体易位,也逐渐用于蝇类的控制。

3. 生物防控

不育蝇技术是防控锥蝇引起蝇蛆病流行的非常成功的生物防控技术。由于锥蝇的雌虫一生只交配一次,用放射线照射蝇蛹后,使其成熟后繁殖器官丧失功能,用飞机将不育成蝇释放到流行区,与繁殖期的雌性成蝇交配,后者将产未受精的不育卵,从而阻断锥蝇的生活史。

用不育蝇技术成功清除了通过感染拉丁美洲牛偶然侵入利比亚的嗜人锥蝇(*C. hominivorax*)蝇蛆病的流行。1990—1992年,北美洲共培育生产了1.3亿不育嗜人锥蝇成蝇,在利比亚释放,项目的监测工作于1992年结束,并于同年报道该地区最后一例嗜人锥蝇(新世界锥蝇)蝇蛆病。

中东地区用不育蝇技术从中东清除蛆症金蝇,到2000年止,该地区的5个国家曾有零感染的报道,同时,其他地区感染也有所下降。

第三十四章 潜蚤病

潜蚤病(Tungiasis)是由潜蚤类昆虫寄生于人体及动物皮下引起的疾病。该病在拉丁美洲、非洲及南亚等地发生很多。根据 Hoeppli(1963)的报道,有关潜蚤病的记载最早为 1526 年发现于热带美洲,而非洲有关潜蚤病的报道开始于 1732 年。因而认为潜蚤病起源于热带美洲,于 17 世纪由热带美洲传入非洲,在气候干燥地区,人体感染较多,患者常数以万计。

潜蚤属蚤目(Siphonaptera)潜蚤科(Tungidae)潜蚤属(Tunga),这些蚤的特点是蛹羽化后即行交配,不久雄蚤死亡,而雌蚤到宿主身上进行固定或半固定的寄生生活,引起潜蚤病。全世界已发现的潜蚤属昆虫有 10 余种,即穿皮潜蚤(Tunga penetrans)、盲潜蚤(T. caecigena)、俊潜蚤(T. callida)、单型潜蚤(T. monositus)等。其中,穿皮潜蚤最为常见,常可寄生于人、畜,引起人畜的潜蚤病,我国主要有盲潜蚤和俊潜蚤。

一、病原学

(一)形态

潜蚤属的成蚤,比普通跳蚤小,体长小于 1 mm,但妊娠期的潜蚤,腹部膨大,形如豌豆,体长可为 5 ~ 8 mm,头部近三角形,具有明显的棱角。头与躯体的比例较其他蚤类为大。眼有或无,有眼蚤类,眼点下方有凹。胸节较短,3 个胸节的总长度小于第 1 腹节的长度。体上无栉。口器发达,下颚须由 4 节组成,上具大锯齿。雌蚤第 2 ~ 4 腹节上的气孔退化,而第 5 ~ 7 腹节气孔甚大,第 8 腹节气孔最大。雄蚤各腹节气孔正常。雄蚤的抱器狭长,可动突和不动突端部似一对蟹螯。雌蚤受精囊锥形,末端具有一密生窝孔的环。

(二)生活史

潜蚤属全变态发育。其卵圆而大,幼虫较粗短,在富有有机物寄生活动场所的灰土中生长,在适宜的温度下,经 10 ~ 14 d 化蛹,蛹期 10 ~ 14 d。穿皮潜蚤从卵发育至成虫的时间约需 3 周。潜蚤在未寻觅到寄主之前,十分活跃而善跳,可跳达 10 cm 的高度;钻入宿主皮肤之后,其各足跗节和胫节,甚至股节可相继萎缩而被宿主组织吸收。雄蚤不侵入宿主皮下,在雌蚤侵入宿主之前在宿主体外与雌蚤交配,然后死亡。

二、流行病学

潜蚤病是拉丁美洲、热带非洲的常见疾病,在这些地区的贫穷国家或社区尤为普遍和严重,南亚、西印度群岛也十分普遍,欧洲也有不少病例发生,多由于到流行区旅游而感染。在全世界现知的 10 种潜蚤属昆虫中,穿皮潜蚤是人体的最常见寄生蚤,在世界主要流行区引起的潜蚤病主要由穿皮潜蚤感染而引起。Heukelbach 等(2003)在巴西进行了较多的潜蚤病流行病学调查,在巴西东北部的一个贫民小区调查发现,小区居民穿皮潜蚤的感染率为 33.6%,其中 5 ～ 9 岁年龄段感染最多,该年龄段中男孩感染率为 65.4%,女孩为 48.3%;在另一处渔村调查发现,51.3% 居民感染有潜蚤病,男性多于女性,分别为 54.8%、48.3%;在一小区对人和动物穿皮潜蚤的感染调查发现,穿皮潜蚤的总感染率为49.2%,在感染者中,人体感染占 62.6%,犬只感染占 35.6%。Chadee(1998)对西印度群岛的 5 个社区潜蚤病调查发现,人体感染率分别为 31.4%、17.0%、15.7%、17.4%、17.9%,显示当地人仍有很高的感染率。

我国山东招远发现一例潜蚤病患者,为养鸡专业户,有多年与鸡密切接触的历史,但因蚤体不完整,未能确定虫种。我国常见的潜蚤属昆虫有盲潜蚤和俊潜蚤,分布于上海、江苏、浙江、福建、四川、云南、贵州等地。盲潜蚤多寄生于鼠类耳翼,故命名"鼠耳蚤",有人认为有可能偶然寄生于人;俊潜蚤多寄生于鼠类的后腿近基部和肛门附近,仅少数寄生于宿主前后足胫部下端、耳壳或上唇。潜蚤的数量在旱季比雨季多。

三、病理学

穿皮潜蚤用额缘的尖角刺破宿主皮肤,潜入皮下寄生。宿主足底、脚趾及手指间为常见寄生部位。蚤体周围有强烈的皮肤反应。病灶初期四周苍白,中央有黑点,渐变为非常酸痛,行走困难。寄生数量多时可使人成跛子。继发细菌感染时,可产生广泛的痛性溃疡,还可引起坏疽、破伤风,甚至死亡。非洲喀麦隆就有潜蚤寄生引起破伤风的人体病例报道。雌蚤产卵后,蚤体可缩小,病灶可痊愈,蚤体可随结痂而脱落。

Feldmeier 等(2003)发现,潜蚤病患者外周血中细胞因子 IFN-γ 和 TNF-α 显著增高,IL-4 仅稍微增高,潜蚤寄生引起的强烈炎症反应过程与 TH1 介导的免疫反应有关。

四、临床学

潜蚤病主要临床症状为瘙痒和皮肤溃疡。潜蚤主要寄生于足部趾间、趾甲下,可引起剧烈痛痒,甚至行走困难,若不及时治疗,可引起继发感染,还可引起破伤风等;其次,潜蚤寄生的部位还有手(占发病部位的 5.5%);另外,也可寄生于肘、股、臀等部位。在极端贫困地区,重度感染者往往得不到及时治疗,身体受损部位的数量可在 50% 以上,临床上可有急性期和慢性期炎症反应,受损皮肤出现丘疹、脓疱、溃疡等,继而体质虚弱,常有掉甲、行走困难等。该蚤也是猪的一大寄生虫之一,寄生于猪脚、鼻、阴囊,甚至母猪乳头处,可使乳管被压阻断,造成乳汁淤积和小猪死亡。

五、诊断

根据流行病学资料、典型的临床症状和体征对本病可做出初步诊断,用消毒针或刀片挑开潜蚤寄生的皮肤,检获潜蚤,可确诊。

六、防控措施

（一）治疗

发现身体某一部位受到潜蚤侵入时,用消毒针或锋利的刀片将有潜蚤寄生的皮肤挑开,除去潜蚤,甚至可将该处的皮肤切开,伤口可用消毒药物涂搽治疗。依维菌素、噻苯咪唑、敌百虫等外用对潜蚤病有一定的治疗作用。Heukelbach 等（2004）报道,依维菌素对潜蚤病的治愈率为 64%。根据我国赴西非医疗队的经验,早期患处用碘伏不断涂搽,效果比较显著。如有结节,则用消毒剪刀剪开结节,刮清结节内含物,用碘伏棉球盖在创口上再用纱布包敷。开放性的创口亦可用碘伏日涂 2～3 次直到愈合。如并发淋巴结炎、趾头脓肿等症状应及早应用抗生素治疗。

（二）预防

潜蚤病主要在贫困地区流行,发展经济,改善居住、生活、工作条件,足部穿戴鞋袜劳动可以明显降低该病的发生。在有潜蚤病的地区,应避免赤脚行走,儿童切勿在地上爬行。如有条件,可在身体裸露处,特别是足趾部分涂搽驱避剂邻苯二甲酸二甲酯,以免穿皮潜蚤侵入。潜蚤病预防的关键在于灭蚤,灭蚤最主要的是蚤孳生地的处理。

1. 药物杀蚤　在灭蚤工作中,在选择药物种类及使用剂量与浓度时必须考虑不使人畜中毒。在室内喷洒药物时要有重点,例如鼠类常活动的地方及犬、猫等常睡卧的地点。要有季节的重点,即根据各地区的不同情况,在蚤的孳生期,多施药几次。

2. 环境防控　保持环境卫生,经常换洗衣服、被褥,定期清理狗窝、猪圈,以防蚤类孳生。

3. 灭鼠　灭鼠为灭蚤的重要措施。

第三十五章 其他人兽共患寄生虫病

第一节 异尖线虫病

异尖线虫病是由异尖科（Anisakidae）线虫寄生于人和海洋动物体内引起的一种食源性人兽共患疫病，该病是我国禁止入境的二类寄生虫病。20世纪60年代由荷兰学者首次报道人异尖线虫病病例，我国于2013年首次报告该病病例。

（一）病原学

常见的异尖线虫病病原主要有4个属：异尖线虫属（*Anisakis*）、对盲囊线虫属（*Contracaecum*）、伪地新线虫属（*Pseudoterranova*）和宫脂线虫属（*Hysterothylacium*），其中主要致病的虫种是简单异尖线虫（*Anisakis simplex*）和派氏异尖线虫（*Anisakis pegreffii*）。

鱼体内存在不同发育期的异尖线虫幼虫，它们的形态、结构存在较大差异，且虫体形态还受季节、宿主等因素的影响，故不同属的异尖线虫鉴定存在很大的混乱。异尖线虫的3期幼虫一般呈长圆柱形，白色微透明，头端钝圆，尾部尖锐。

（二）生活史

属于间接发育，生活史中需要2个中间宿主。成虫寄生于海洋哺乳动物（异尖线虫属和伪地新线虫属）、海鸟（盲囊线虫属）和海鱼（宫脂线虫属）等。第1中间宿主为甲壳类和桡足类动物，第2中间宿主为鱼类和头足类动物。经口感染是异尖线虫的主要感染途径。

（三）流行病学

本病呈世界性流行，多集中在北太平洋、北大西洋沿岸及其岛屿。世界各大水域内的海洋哺乳动物、海鸟、海鱼和头足类动物均有感染的可能，其中鳕、鲱、岩鱼、鲑鱼、鲭等感染率较高。我国东海、南海、渤海和黄海海域以及辽宁、河北、山东、江苏、上海、浙江、福建、广东、广西和海南等地均发现了鱼类异尖线虫的感染。人因食用生的或未完全煮熟的鱼类或头足类动物而感染，人感染病例多为生食海鲜的人。

（四）临床学

感染异尖线虫幼虫的鱼类一般呈现亚临床症状，但影响其生长。寄生有成虫的海洋哺乳动物、海鸟和海鱼少量感染无明显临床表现，大量寄生可引起消化道损伤。

人感染后主要表现为胃肠道症状，典型的症状是间歇性或持续性腹痛、腹泻、恶心及呕吐，还可引起过敏。

（五）诊断

人异尖线虫病的诊断主要以纤维内窥镜在胃内发现虫体为主。

（六）防控措施

预防异尖线虫病的关键是不吃生海鱼片或半熟的鱼肉；加强进口鱼类的卫生检验；加强异尖线虫病防范知识的宣传。

第二节　麦地那龙线虫病

麦地那龙线虫病是麦地那龙线虫（*Dracunculus medinensis*）寄生于人和哺乳动物组织内所引起的一种人兽共患线虫病。1995 年我国首次发现人感染麦地那龙线虫的病例。

（一）病原学

虫体似细长的粗白线，乳白色，体表光滑，表面有细环纹。雄虫体长 12 ～ 40 mm，宽约 0.4 mm，尾端向腹面弯曲，有 2 根交合刺。雌虫体长 60 ～ 120 mm，宽 0.9 ～ 2.0 mm，发育成熟的雌虫子宫内含大量的第 1 期幼虫。

（二）生活史

属于间接发育，生活史中需要 1 个中间宿主。终末宿主为人和多种哺乳动物（犬、猫、马、牛、狒狒、浣熊等）。中间宿主为剑水蚤，以刘氏剑水蚤（*Cyclops leuckarli*）和广布中剑水蚤（*Mesocyclops leuckarti*）为常见的中间宿主。终末宿主因误食含感染期幼虫的剑水蚤而感染，故经口感染是麦地那龙线虫的主要感染途径。

（三）流行病学

本病呈全世界流行，主要分布于非洲及西亚、南亚等热带地区。全球感染病例逐渐降低，我国已报道 7 例动物感染病例和 1 例人感染病例。14 ～ 40 岁的人感染本虫较多，以 5 ～ 9 月为发病高峰期。

（四）临床学

人感染后，临床上以皮损为主要表现，初期丘疹，后发展为水疱，水疱多发生在下肢和足部，可致人丧失短期劳动力，还可出现荨麻疹、局部水肿、发热、腹泻、喘息、呼吸困难、头晕、晕厥及局部水肿等全身症状。虫体也可侵入神经系统造成截瘫，以及进入眼、心脏和泌尿系统等部位。

（五）诊断

结合流行病史、临床表现和实验室的病原学检测可确诊。病原学检测包括显微镜下检测到皮肤水疱内的幼虫而确诊，也可通过检查伤口处伸出的雌虫虫体而确诊。

（六）防控措施

传统办法是用一根小棍每天将虫体慢慢地卷出，约 3 周可取出全虫，也可通过外科手术取出全虫。化学疗法的药物包括甲硝唑、硝唑咪等。无继发细菌感染患者一般预后良好。

第三节　结膜吸吮线虫病

结膜吸吮线虫病是结膜吸吮线虫（*Thelazia callipaeda*）寄生于人和犬、猫、兔等动物眼部所引起的一种人兽共患寄生虫病。结膜吸吮线虫首次于 1910 年在印度地区的病犬眼部被发现，人的结膜吸吮线虫病首次报道于 1917 年，同年我国首次发现人体感染病例。

（一）病原学

虫体在人的眼结膜囊内时呈淡红色，头端钝圆，尾端尖；体表具有环形横纹，虫体边缘呈锯齿形，头端有漏斗形角质口囊。雄虫体长 4.5 ～ 15.0 mm，宽 0.25 ～ 0.75 mm，尾端向腹面弯曲，有 2 根交合刺。雌虫体长 6.2 ～ 20.0 mm，宽 0.30 ～ 0.85 mm，阴门开口于食管与肠连接处的前方，近阴门处的卵内含幼虫。

（二）生活史

属于间接发育，生活史中需要 1 个中间宿主。终末宿主为人和犬、猫、兔等动物。中间宿主为蝇类（亚洲：雄性冈田绕眼果蝇；欧洲：变色伏绕眼果蝇）。当蝇舐食终末宿主的泪液分泌物时，幼虫进入蝇体内发育为感染性幼虫，蝇再次叮咬人和动物时将体内的感染性幼虫释放进入眼部。

（三）流行病学

该病呈全世界流行，但主要集中在亚洲，包括中国、韩国、日本、印度尼西亚、泰国和印度、朝鲜等，以中国报道病例最多。1917—2016 年中国报道人感染病例共 626 例，以湖北、山东、安徽和江苏 4 个省病例最多。以夏、秋季为感染季节，其中 6—9 月为感染高峰。

（四）临床学

临床上主要呈现眼炎，表现为眼部不同程度的痒感、充血、流泪及分泌物增多等。

（五）诊断

结合与犬、猫等动物的接触史、临床表现和实验室的病原学检测可确诊。检查眼部，取出虫体并经显微镜观察形态而确诊。

（六）防控措施

采用利多卡因、丁卡因等滴眼。预防本病的关键是注意眼部卫生；发现病犬及时送医；搞好环境卫生，防蝇灭蝇。

第四节　麝猫后睾吸虫病

麝猫后睾吸虫病是麝猫后睾吸虫（*Opisthorchis viverrini*）寄生于哺乳动物的肝胆管内所引起的一种人兽共患吸虫病，可造成严重的肝脏和胆管疾病。该寄生虫被国际癌症研究机构（IARC）归为第一类生物性致癌因子。

（一）病原学

麝猫后睾吸虫成虫形态与华支睾吸虫相似，但更小，睾丸仅有几个分叶。虫卵形态与华支睾吸虫相似，内含毛蚴。

（二）生活史

麝猫后睾吸虫生活史与华支睾吸虫的生活史相似，属于间接发育，生活史中需要2个中间宿主。终末宿主是人和其他食鱼的哺乳动物。第1中间宿主为"*Bithynia*"属的淡水螺，第2中间宿主为淡水鱼类。终末宿主因食入含感染性幼虫的淡水鱼类而感染。

（三）流行病学

本病呈主要流行于老挝、泰国、越南、马来西亚和印度。我国华南地区和台湾地区报道过该病的病例。15～19岁青少年较0～5岁幼儿的感染率更高。

（四）临床学

麝猫后睾吸虫的临床学参考华支睾吸虫病。

（五）诊断

生前诊断可通过粪便检查到虫卵，并结合临床症状确诊。

（六）防治措施

疫区定期检查人和其他食鱼的哺乳类动物，阳性者可采用吡喹酮等药物及时治疗；不吃生的或半熟的鱼肉，并加强健康教育；管理好人和其他食鱼哺乳类动物的粪便。

第五节　克氏假裸头绦虫病

克氏假裸头绦虫病是克氏假裸头绦虫（*Pseudanoplocephala crawfordi*）寄生于家猪、野猪及褐家鼠等小肠内引起的一种绦虫病，该病偶见于人体，属于一种人兽共患寄生虫病。克氏假裸头绦虫最早发现于斯里兰卡的野猪肠道，后在中国、日本和印度的猪体内也有发现。

（一）病原学

虫体呈乳白色，扁平带状，虫体分节，节片宽度大于长度。体长94～167 mm，宽2.0～11.1 mm。头节有4个吸盘和1个顶突，顶突不发达且无小钩。卵巢呈菜花状，位于节片中部；睾丸呈圆形，有24～43个，分布于卵巢和卵黄腺的两侧，雄茎常伸出生殖孔外。虫卵呈圆形，呈棕黄色，直径51.8～108.0 μm，卵壳厚，卵内含六钩蚴。

（二）生活史

属于间接发育，生活史中需要1个中间宿主。终末宿主为家猪、野猪、褐家鼠及人，中间宿主为鞘翅目的昆虫，如赤拟谷盗、黑粉虫、黄粉虫等。成虫排出的虫卵被中间宿主食入后发育为似囊尾蚴，猪、人及褐家鼠等因误食含似囊尾蚴的中间宿主而感染。

（三）流行病学

该病主要分布在亚洲（印度、日本、斯里兰卡和中国）。我国上海、陕西、甘肃、福建、广东、山东、河南、贵州、辽宁、江苏等地猪与野猪间有传播流行，人体感染病例首次在陕西鄠邑区发现，后辽宁、河南等地陆续报道病例。

（四）临床学

轻度感染呈现亚临床症状。严重感染时表现为食欲减退，被毛粗乱，消瘦，便秘与腹泻交替出现，有的病猪成为僵猪，更有甚者可因肠梗阻而死亡。

人感染后多出现腹痛、腹泻、恶心、呕吐、食欲减退等症状。

（五）诊断

通过粪便检查到虫卵或孕节确诊，但应注意与缩小膜壳绦虫鉴别。

（六）防控措施

可采用吡喹酮、硫双二氯酚等进行治疗。

注意饲料和粮食卫生，避免孳生虫；及时清除猪粪，并无害化处理；及时治疗患者、病猪；消灭鼠类及粮食中的害虫。

第六节　犬复孔绦虫病

犬复孔绦虫病是犬复孔绦虫（*Dipylidium caninum*）寄生于犬、猫、狼、獾等犬科和猫科动物的小肠引起的一种肠道寄生虫病，偶尔可寄生于爬行动物和人，特别是儿童。

（一）病原学

活虫体呈淡红色，体长 10～50 cm。头节菱形，较小，有 4 个吸盘和 1 个顶突，顶突常排成 4 圈，其上有刺状小钩。成节和孕节的长度大于宽度，外形似黄瓜籽。成节内各含 2 套雌性和雄性生殖器官。睾丸位于排泄管之间，有 100～200 个。卵巢呈花瓣状，位于纵排泄管内侧；卵黄腺分叶，位于卵巢后方；孕节内含多个储卵囊，每个储卵囊内含 2～40 个虫卵。虫卵球形，卵壳透明且薄，直径 35～50 μm，内含六钩蚴。

（二）生活史

属于间接发育，生活史中需要 1 个中间宿主。终末宿主为犬、猫等犬科和猫科动物，中间宿主多为蚤类，如猫栉首蚤、犬栉首蚤和致痒蚤，犬啮毛虱也可作为中间宿主。

（三）流行病学

本病呈世界性流行，无明显季节性。以犬和猫感染率最高，狼、獾等野生动物也可感染。全球报道数百例的人感染病例，我国有数十例病例报道，病例中以婴幼儿较多，可能与幼儿喜欢抚玩犬有关。

（四）临床学

犬和猫轻度感染多无明显症状。幼犬严重感染可引起食欲减退，消化不良，腹痛，腹泻，肛门瘙痒等，有些犬可发生肠套叠或阻塞，甚至发生肠扭转和破裂。

儿童感染后临床表现可因人而异，有的病例无临床症状，有的病例可出现食欲降低，消化不良，腹痛，消瘦等，有的可引发神经症状，睡眠时有磨牙现象。

（五）诊断

通过粪便检查到虫卵、孕节或储卵囊可确诊。

（六）防控措施

对犬、猫等动物进行定期驱虫（氯硝柳胺、吡喹酮、阿苯达唑等）；用药物（蝇毒灵、倍硫磷、溴氰菊酯等）杀灭圈舍和体表的蚤类；尽量避免与犬、猫接触。

第七节　疥螨病

疥螨病是疥螨属（*Sarcoptes*）螨虫寄生于人和多种哺乳动物（猪、牛、羊等家养动物和小熊猫、羚羊等野生动物）皮肤表皮层内引起的一种人畜共患寄生性皮肤病。

（一）病原学

学者倾向于认为此病学只有1个种：人疥螨（*Sarcoptes scabiei*），但因宿主种类不同，可分为不同的亚种。虫体较小［雌螨：（300～500）μm×（250～400）μm；雄螨：（200～300）μm×（150～200）μm］，近圆形或龟形，乳白色，体表有横、斜的皱纹。虫体分为假头和躯体两部分，躯体腹面的前2对足向前伸，可从背面看见，后2对足较短，无法从背面看见。卵呈长椭圆形，灰色，180 μm×80 μm，壳薄，内常含一幼螨。

（二）生活史

疥螨的整个生活史都是在宿主体上完成，包括虫卵、幼螨、若螨和成螨4个阶段，属于不完全变态发育。

（三）流行病学

本病呈世界性流行。本病经直接接触（患病宿主与健康宿主间）和间接接触（经被螨虫污染的畜舍、畜栏、场地及各种饲具、耕具、挽具等；与患者握手等）传播。以秋末、冬季和春初发病率高。卫生状况不佳的居住条件和笼舍可促使本病蔓延。

（四）临床学

以皮肤剧烈瘙痒，结痂，掉毛，皮肤增厚，消瘦为主要临床特征，其中瘙痒贯穿于整个病程。宿主种类不同，皮损所发生的主要部位有所区别。

（五）诊断

结合临床症状，刮取结痂，镜检到螨虫可确诊。

（六）防控措施

加强人和动物居住环境的清洁，通风；居住环境定期消毒；发现患病动物及时用药物（依维菌素、双甲脒、溴氰菊酯等）治疗；引进动物应隔离，检测健康后方可合群。

第八节　蓝氏贾第鞭毛虫病

蓝氏贾第鞭毛虫病是蓝氏贾第鞭毛虫（*Giardia lamblia*）寄生于人和多种动物（牛、马、羊、猪、兔、如、猫、狗、狼、美洲驼、河狸等）肠道内引起的一种人兽共患原虫病，属于人体肠道感染的常见寄生虫病之一。

（一）病原学

1. 滋养体　长9～21 μm，宽5～15 μm，倒置梨形，两侧对称，有4对鞭毛，1对深染的弧形中体。

2. 包囊　椭圆形，囊壁较厚，光滑。经碘液染色呈黄绿色，未成熟时有2个核，成熟后有4个核，多偏于一端。

（二）流行病学

本病呈世界性流行,在旅游者中发病率较高,又称"旅游者腹泻"。各年龄阶段的人群均易感,以免疫力功能低下者更易感。据 WHO 估计,全球有 1% ~ 30% 的人群感染有本病。宿主范围广泛,水源传播是重要传播途径,也可经接触传播。以夏、秋季发病率高。

（三）生活史

宿主食入被包囊污染的食物或水源,包囊进入肠道脱囊后发育为滋养体,滋养体经二分裂繁殖,随后经粪便排出体外,再去感染新的宿主。

（四）临床学

动物严重感染表现为肠炎, 出现腹泻、粪便恶臭,消瘦,影响动物生长发育,对幼年动物危害较大。

人感染常引起腹泻、腹痛和消化不良,若病程较长,可造成儿童发育迟缓。

（五）诊断

新鲜粪便涂片染色后镜检到虫体可确诊。

（六）防控措施

甲硝唑是临床上治疗蓝氏贾第鞭毛虫病的首选药物。预防措施包括防止人畜粪便污染水源,加强个人卫生。

第九节　环孢子虫病

环孢子虫病是环孢子虫(*Cyclospora*)寄生于人和多种动物肠道引起的一种人兽共患的寄生性原虫病,常引起宿主腹泻和胃肠炎症状,对免疫力低下者可引起持续性腹泻或者死亡。1979 年首次报道人感染病例。

（一）病原学

卵囊呈球形,直径 8 ~ 10 μm,经改良抗酸染色后呈深红色或不着色。孢子化卵囊内含 2 个孢子囊,每个孢子囊内含 2 个子孢子。

（二）流行病学

本病呈世界性流行,感染人群多集中在旅游者、艾滋病患者和居住在卫生条件较差地区的居民。目前环孢子虫主要通过污染食物或水经粪—口途径感染。感染人群多集中于免疫力低下的儿童和老人。除感染人外,狒狒、鸡、鸭、犬、奶牛、一些啮齿动物等均可感染。该病多高发于夏、秋季。

（三）生活史

环孢子虫的生活史与隐孢子虫的生活史相似,但环孢子虫的卵囊需孢子化后才能感染新的宿主。经口感染是该虫的主要感染途径。

（四）临床学

临床上多表现为无症状感染。感染严重者表现为消瘦、腹泻与便秘交替出现,呕吐、高热,若不及时治疗,可引起死亡。

(五)诊断

粪便涂片后经改良抗酸染色法检查到卵囊可确诊。

(六)防控措施

首选治疗药物为复方甲噁唑。预防措施为加强健康教育,给动物饲喂干净的饲料,饮用干净水源。

第十节　结肠小袋纤毛虫病

结肠小袋纤毛虫病是结肠小袋纤毛虫(*Balantioides coli*)寄生于人、猪、牛、羊、鼠等动物的大肠(主要是结肠和盲肠)所引起的一种人兽共患寄生性原虫病。该虫是人体最大的寄生原虫。

(一)病原学

1. 滋养体　椭圆形,淡灰略带绿色,较透明。大小差异较大,$(50 \sim 200)\ \mu m \times (30 \sim 100)\ \mu m$。体表覆有纤毛,可做旋转运动,虫体中部和后部均有伸缩泡各1个。

2. 包囊　球形或卵圆形,呈淡绿或淡黄色,直径 $40 \sim 60\ \mu m$,2层囊壁,壁厚而透明,包囊内有大、小核各1个,有伸缩泡、食物泡。

(二)生活史

被包囊污染的食物或水源被宿主食入后,脱囊形成滋养体,其经横二分裂法繁殖,有时进行有性接合生殖后行二分裂法繁殖,最后形成包囊,随粪便排出体外,再次感染新的宿主。

(三)流行病学

本病呈世界性流行,多发生于热带和亚热带地区。猪是该病的重要传染源,$2 \sim 3$月龄仔猪可暴发本病,成年猪呈隐性感染。我国的西南、中南和华南地区的猪群感染普遍。动物或人因食入被包囊污染的食物或水源而感染。

(四)临床学

猪感染后多呈现亚临床症状。若猪抵抗力下降时,可引起猪发病,引发急性型或慢性型病例。成年猪多为带虫者,仔猪常发病。仔猪多为急性型病例,可在 $2 \sim 3\ d$ 内死亡,而慢性型病例病程可达数周或数月。病猪表现为食欲下降,有时体温升高,前期粪便半稀,后期呈现水样腹泻,并伴有恶臭味,严重感染猪只死亡。

(五)诊断

通过粪便涂片后检查到滋养体或包囊可确诊。

(六)防控措施

甲硝唑、四环素等可作为治疗药物。防控措施包括及时发现病猪和患者,并治疗;加强猪粪便管理,防止粪便污染食物和水源;加强宣传教育,注意个人饮食和水源卫生。

第四篇

人兽共患细菌病与真菌病

第一章 鼠疫

鼠疫(Plague)是由鼠疫耶尔森菌(*Yersinia pestis*,简称鼠疫菌)引起的急性传染病,原发于鼠疫自然疫源地中的啮齿动物之间,通过媒介跳蚤的叮咬或直接接触传播到人类,而引起人间鼠疫。因此,它也是一种人兽共患性疾病。WHO《鼠疫手册》表明:世界的鼠疫自然疫源地在北纬55°至南纬40°间环绕地球,分布于一条包括热带、亚热带和暖温带的宽阔地带中。鼠疫主要在啮齿动物之间传染,并会通过跳蚤、捕食或污染的土壤(可能途径)传染给其他动物。自然界的鼠疫存在于自然疫源地中,不依赖于人群及其活动。家栖鼠鼠疫主要依赖与人共同生活的鼠类,并在人与动物群落中引起流行。

一、病原学

(一)病原分类

鼠疫菌属于肠杆菌科(Enterobactericeae)耶尔森菌属(*Yersinia*),于1894年香港鼠疫大流行时,由耶尔森和北里柴三郎首先分离。目前,该菌属列入致病菌的还有假结核耶尔森菌(*Yersinia pseudotuberculosis*)和小肠结肠炎耶尔森菌(*Yersinia enterocolitis*)。

(二)结构形态

典型的鼠疫菌为两头钝圆、两极浓染的短小杆菌。菌体长1～2 μm,宽0.5～0.7 μm,有荚膜,无鞭毛,无芽孢,革兰氏染色阴性。由于制作的标本来源不同,鼠疫菌形态也不尽相同。通常,在人工培养基上生长的细菌形态不太典型,而直接从动物脏器分离的细菌形态为上述典型形态,对腐败标本的细菌分离则应该首先进行增菌。鼠疫菌在动物体内能形成荚膜,在弱酸性、含全血或血清的37 ℃培养基上也能形成荚膜。

(三)培养与染色

鼠疫菌为革兰氏染色阴性、兼性厌氧菌,通常在赫氏培养基上能够很好地生长发育。其最适生长温度为28～30 ℃,在0～45 ℃也能生长。28 ℃培养时,鼠疫菌只需要3种必需氨基酸和一定的无机盐,就可以维持其高速生长,活菌数量增多。37 ℃培养时,菌落湿润黏稠,对钙离子有依赖性,鼠疫菌的 F1 抗原可以得到最大量的表达,毒力增强。

鼠疫菌培养最适 pH 值为 6.9 ~ 7.2,可以酵解多种糖类,产酸不产气。它在赫氏培养基上生长 16 ~ 18 h,显微镜观察可见一薄层形状不一的碎玻璃样小菌落;24 ~ 48 h 形成肉眼可见的直径为 0.1 ~ 0.2 mm,中心突起,透明,淡灰色的圆形菌落。用显微镜观察发现其中央呈黄褐色,有粗糙颗粒,呈小丘状突起,边缘有薄而透明的锯齿状花边。鼠疫菌在肉汤中发育良好,形成絮状沉淀物及薄膜,此膜初期薄弱,以后逐渐增厚紧贴于试管壁,呈白色环状,下垂似钟乳石样,但肉汤仍透明,具有诊断意义。

(四)生化特性

鼠疫菌生长在不同成分的培养基上能生成酸或氨,使培养基变酸或变碱,部分菌株能还原硝酸盐为亚硝酸盐,并具有硝化作用。不液化明胶,不凝固血清,不产生靛基质,不分解尿素,能分解多种糖、醇、苷,产酸不产气。

(五)分型

1951 年 Devignat 根据鼠疫菌能分解甘油和产生亚硝酸盐的生化特性,将鼠疫菌划分为古老、中世纪和东方 3 个变种。古老变种分布于非洲中部、亚洲中部和北部、中国和蒙古;中世纪变种分布于苏联;东方变种主要分布于缅甸、中国南部、印度、非洲南部和美国南部。

20 世纪 80 年代初,纪树立等根据生化、营养缺陷、毒力因子、内毒素、电泳类型、F1 抗原含量、pgm 突变率等多项指标,收集了全国各疫源地的数百株鼠疫菌,进行了生态学分型研究,将中国的鼠疫菌分为 5 大群、17 个生态型。

(六)抗原性

鼠疫菌有 18 种抗原成分,其中 F1 抗原、鼠毒素、内毒素、鼠疫杆菌素是特异性抗原。

(七)基因特点

鼠疫菌在进化过程中丧失了大多数肠道菌特征性基因,不产生尿素酶,但该基因基本完整,只要一次自发的单碱基删除突变就可以恢复基因的功能。鼠疫菌均无动力,其鞭毛和趋化基因簇中存在 6 处突变,因而难以自发恢复。鼠疫菌的脂多糖合成基因有 5 个假基因,产生粗糙脂多糖,不产生 O 抗原。

鼠疫菌在进化过程中,也获得了一些致病性的基因。大多数鼠疫菌有 6 MD、45 MD、65 MD 3 个质粒,由于地理环境的不同,我国青海省和云南省的局部地区还分别出现了 95 MD 和 4 MD 的质粒。在这 3 个质粒上,分布着鼠疫菌的一些特殊的毒力基因。6 MD 质粒为鼠疫菌独有,在这个质粒上有产生鼠疫杆菌素的 pst 基因和产生血浆凝固酶及胞浆素原活化因子 pla 基因。28 ℃时,pla 蛋白以血浆凝固酶的形式存在,在跳蚤体内可促进菌栓形成;37 ℃时,它具有纤维素元活化因子的作用,使菌栓溶解,有利于细菌的扩散。45 MD 质粒为耶尔森菌属 3 种致病菌共有,它参与温度与低 Ca^{2+} 反应调节作用,并大量地产生、分泌外膜蛋白(Yops)和具有抗吞噬作用的 V 抗原,这个质粒丢失后,鼠疫菌将失去对低 Ca^{2+} 反应的能力和相应的毒力。在鼠疫菌 65 MD 质粒上存在着编码鼠疫菌 F1 抗原的 caf_1 基因,F1 抗原是鼠疫菌的特异性和保护性抗原,在 37 ℃时,它可以在鼠疫菌的外膜上大量产生封套,阻止补体嵌入类脂双层,使在感染早期机体内的补体被大量消耗。目前,对宿主动物的血清 F1 抗体检查是鼠疫血清学诊断的基础。

目前,已知鼠疫菌有 IS 100、IS 285、IS 1541、IS 1661 4 种插入序列,广泛分布于鼠疫菌质粒和染色体中。在鼠疫菌染色体基因组 102 kb 毒力岛两侧各有一个 IS 100。鼠疫菌的 102 kb 片段上主要分布着两种基因，聚集氯化血红素的 *hms* 基因和与细胞铁转运机制有关的 *irp* 基因。鼠疫菌 pgm⁺ 菌株聚集血红素的能力在 28 ℃ 时能够获得最佳表达，它在蚤的消化道内通过表面多肽，聚集大量含铁血红素，当通过蚤类叮咬而进入哺乳动物体内后，则自身携带了大量为生长所必需的铁元素，使它们在感染早期就可以大量繁殖。*irp* 基因主要编码一系列铁调节蛋白（IRP）和两种高分子质量蛋白，受 *fur* 基因的调控。鼠疫菌的 *fur* 基因与大肠埃希菌（*E.coli*）的 *fur* 基因有 75% 的核苷酸同源性，85% 氨基酸同源性。在鼠疫菌的 *inv* 基因中插入一个 IS 1541，长 708 bp，它不同于一般的插入序列，两端没有反向重复序列，与大肠埃希菌的 IS 200 同源性为 85%，在鼠疫菌中有多个拷贝。

在鼠疫菌中，有 2 种基因的产物能在菌细胞表面形成纤维样结构：F1 抗原和 PH6 抗原。但与它们相似的基因结构共有 8 处，都具有产生纤维样或黏附素的潜在能力，其中 5 处操纵子两侧存在编码转位酶或整合酶的基因，说明也来自水平转移。

在鼠疫菌中，还发现了 8 种铁转运系统和 2 种血色素转运系统，其中 5 种是新发现的。除已知的高分子质量蛋白 1 和 2 外，又发现 2 种"工厂蛋白"，即非核糖体肽合成酶。

鼠疫菌基因组特征，决定了它对啮齿类动物和人类都能够引起非常严重的全身感染性疾病。

（八）理化特性

日光中紫外线对鼠疫菌有直接杀灭作用，玻片上的培养物日光直射 1.0 ～ 3.5 h 即可被杀死。鼠疫菌对高温和化学消毒剂敏感，通常 5% 甲酚皂 3 ～ 5 min 即死亡；在 100 ℃高温下 1 min 或在液体中煮沸数秒钟即可死亡；但是，在 160 ℃干热条件下能耐受 1 min。鼠疫菌对寒冷的抵抗力较强，–30 ℃仍可以存活。它在有变形杆菌、大肠埃希菌和其他腐败菌繁殖的材料中很快死亡。

（九）噬菌体

鼠疫噬菌体在普通显微镜下不可见，在电子显微镜下呈蝌蚪形，由头、尾两部分组成。不同的噬菌体，尾部长短、粗细也不尽相同。噬菌体尾部的作用是吸附寄生细胞，其特异性酶使寄生细胞产生小孔，噬菌体核酸由此孔注入寄生细胞内。鼠疫噬菌体具有高度的特异性，是确定鼠疫诊断的基础。

二、流行病学

（一）中国鼠疫自然疫源地及动物鼠疫

目前，我国有 12 种类型的鼠疫自然疫源地，分布于 19 个省（自治区）。

1. 青藏高原喜马拉雅旱獭疫源地　该疫源地在地理划分上包括青海藏南和羌塘高原两个亚区，分布的省（自治区）有甘肃、青海、四川、西藏、新疆。主要宿主是喜马拉雅旱獭，主要媒介是斧型盖蚤、谢氏山蚤。菌株类型比较复杂，分为祁连山型、青藏高原型、冈底斯山型、昆仑山 A 型和 B 型五型鼠疫菌。该疫源地是我国人间鼠疫的重发和高发区，主要是人类对染疫旱獭的捕猎、剥食或染疫藏系绵羊的剥食而感染。疫区内的藏系绵羊、藏原羚、灰尾兔、藏狐、沙狐等动物也可以自然感染鼠疫，成为鼠疫的次要和偶然宿主。

2. 天山山地灰旱獭疫源地　该疫源地由两部分组成，第一部分主要分布于新疆北天山东部，是灰旱獭单宿主疫源地；第二部分为北天山西部灰旱獭和长尾黄鼠双宿主疫源地，主要媒介是谢氏山蚤、方型黄鼠蚤。菌株为北天山西段 A 型和 B 型鼠疫菌。这一地区自 1993 年停止大面积灭獭之后，旱獭密度迅速回升，动物间鼠疫几乎连年流行。

3. 帕米尔高原长尾旱獭疫源地　该疫源地位于新疆帕米尔高原北坡。主要宿主是长尾旱獭，主要媒介是谢氏山蚤、腹窦纤蚤，菌株是帕米尔高原型鼠疫菌。目前，这一地区的旱獭密度仍然较高，动物鼠疫呈连续流行状态。

4. 蒙古旱獭疫源地　该疫源地是整个蒙古国和俄罗斯外贝加尔东南部旱獭疫源地的东部边缘，由大兴安岭西坡和呼伦贝尔湖盆地构成。主要宿主是蒙古旱獭，有少量的达乌尔黄鼠，媒介为谢氏山蚤和方型黄鼠蚤。我国1910—1911年、1920—1921年的两次东北鼠疫大流行起源于内蒙古的满洲里和海拉尔。目前，这块疫源地由于人为的强度狩猎和开垦造林，蒙古旱獭的密度已很低。

5. 松辽平原达乌尔黄鼠疫源地　该疫源地北起吉林的松花江，西至集二线，东起嫩江，南至辽宁的努鲁尔虎山和燕山。主要宿主是达乌尔黄鼠，次要宿主是褐家鼠，媒介为方型黄鼠蚤、二齿新蚤、印鼠客蚤。这块疫源地的特点是：达乌尔黄鼠分布广，自然带菌率高，各年鼠疫动物病均首发于达乌尔黄鼠。从流行关系上分析，褐家鼠鼠疫均出现于黄鼠地面活动期，未发现冬季感染，说明在没有黄鼠的条件下，褐家鼠单独保持疫源性是不可能的。在20世纪60至70年代进行的根除鼠疫的工作中，褐家鼠鼠疫即告中断，黄鼠鼠疫仍然流行。它的菌株为松辽平原型鼠疫菌。近年来，疫源地内的黄鼠密度有较大的回升，对当地的高密度人群造成较大威胁。

6. 甘宁黄土高原阿拉善黄鼠疫源地　该疫源地包括宁夏西南部及与甘肃毗邻的属于黄土高原的一部分。主要宿主为阿拉善黄鼠，媒介为阿巴盖新蚤和方型黄鼠蚤。菌株为黄土高原A型和黄土高原B型鼠疫菌。由于该疫源地内未见家鼠鼠疫流行，印鼠客蚤指数低，对人感染鼠疫的威胁比松辽平原达乌尔黄鼠疫源地要低。

7. 锡林郭勒高原布氏田鼠疫源地　该疫源地主要分布在内蒙古北部5个边境旗、县。主要宿主是布氏田鼠，主要媒介是原双蚤、近代新蚤、光亮额蚤。菌株是锡林郭勒高原型鼠疫菌，长爪沙鼠对其敏感，褐家鼠、达乌尔黄鼠、蒙古旱獭不敏感，蒙古绵羊对这型菌也不敏感。目前，这块疫源地尚无人间鼠疫的报告。

8. 内蒙古高原长爪沙鼠疫源地　该疫源地主要包括鄂尔多斯高原、乌兰察布高原和河北省的康保地区，大部分属于荒漠草原地带。主要宿主是长爪沙鼠，主要媒介为秃病蚤、同型客蚤和近代新蚤，菌株为鄂尔多斯高原型鼠疫菌。由于长爪沙鼠是荒漠草原的典型代表，为非冬眠动物，疫情可全年流行，范围广，短时期即可波及广大地区，染疫动物多样，人间鼠疫时有发生。当大流行后，仍然有局部流行存在于河谷低地的特定环境中。20世纪90年代以来，随着草原的荒漠化加剧，该疫源地一直处于活跃状态。

9. 滇西北山地齐氏姬鼠—大绒鼠疫源地　该疫源地分布于滇西北剑川等5个县，主要宿主是大绒鼠和齐氏姬鼠，主要媒介是方叶栉眼蚤、特新蚤，菌株为滇西纵谷型。

10. 黄胸鼠疫源地　该疫源地自1982年重新暴发流行，鼠疫流行主要是在家栖鼠类中。该疫源地主要分布于我国的南方地区，由于南方气候适宜，家鼠本身及其媒介与人类关系密切，对人的威胁很大，是我国人间鼠疫集中高发区，近年来一直呈持续上升的趋势。该疫源地的主要宿主为家鼠属的黄胸鼠，主要媒介为印鼠客蚤、不等纤蚤，菌株为滇闽型菌株，防治策略是鼠、蚤并灭。

11. 青藏高原青海田鼠疫源地　该疫源地位于四川省西北部甘孜州石渠县，在地理位置上与喜马拉雅旱獭疫源地的青海省玉树藏族自治州和西藏自治区昌都市相接壤，属同一类地理景观。1997年首次分离出鼠疫耶尔森菌，鉴定为田鼠型菌株。2000年调查证实：青海田鼠为疫源地的主要储存宿主，细钩黄鼠蚤和直缘双蚤指名亚种是主要传播媒介，菌株具有与国内其他类型鼠疫菌显然不同的遗传学特征。

12. 新疆大沙鼠疫源地 　2005 年,在新疆的准噶尔盆地首次发现了我国大沙鼠鼠疫自然疫源地。

(二)传染源、传播途径和人群易感性

全世界有 200 多种脊椎动物能自然感染鼠疫,我国发现的有 87 种,感染鼠疫菌的啮齿动物是最主要的传染源,特别是家栖类的啮齿动物。

人类对鼠疫普遍易感,没有年龄、性别、职业上的差异,但在一些流行因素的影响下,有时会出现年龄、性别和职业在发病率、病死率方面的差异。

人类鼠疫发病的经典传播途径是鼠—蚤—人和人与人之间的空气飞沫传播。但是,近年来由于剥食染疫的宿主或野生动物而感染鼠疫的病例正在逐渐增多,呈持续上升趋势。

三、病理学

尽管人类和其他哺乳动物体内均有比较完善的免疫系统,但是,感染鼠疫造成的危害仍然很大。在鼠疫菌进入哺乳动物体内时,会以一系列对抗宿主免疫的特殊机制迅速繁殖。

首先,机体对细菌进入的第一道防护是出现炎症反应,使感染局部血液凝固,防止感染扩散。鼠疫菌 6 MD 质粒上 *pla* 基因产生的 pla 蛋白在 37 ℃时,会使已凝固的血液溶解,促进感染扩散,对抗机体的炎症反应。

28 ℃以下生长的鼠疫菌本身并没有抗吞噬作用,当它进入人体后,首先被吞噬细胞吞噬,在吞噬细胞内,由于缺乏钙离子,使鼠疫菌的细胞分裂暂时停止,也阻止了吞噬细胞中的各种酶对细菌的直接杀伤作用;同时,机体 37 ℃环境,也激活了鼠疫菌 45 MD 质粒上的一些毒力基因,产生了具有细胞毒性的外膜蛋白,具有破坏吞噬细胞的作用;鼠疫菌染色体上 PH6 抗原的基因也同时被吞噬细胞中的酸性环境激活,其分泌物可破坏吞噬细胞的完整性,使鼠疫菌从吞噬细胞中被重新释放出来。

在被吞噬细胞吞噬的过程中,鼠疫菌不断进入肝、脾等的淋巴组织,由于巨噬细胞内较为丰富的钙离子环境,使鼠疫菌开始了迅速的繁殖。通常,细菌进入机体时,也会受到机体非特异性免疫物质补体的杀伤。但是,由于鼠疫菌最初被吞噬细胞吞噬,所以在感染早期,它逃避了补体的杀伤作用,随着机体 37 ℃的内环境,鼠疫菌 F1 抗原的大量产生,使机体的补体成分大量被消耗,体液免疫的作用也逐渐下降。

与其他革兰氏阴性菌相同,鼠疫菌所产生的内毒素也会引起实质性器官细胞的变性和坏死,并引起全身毛细血管内皮细胞损坏,出现全身性淤血和出血。

四、临床学

(一)临床表现

鼠疫的潜伏期很短,多数为 2 ~ 3 d,个别病例可达到 9 d。其全身中毒症状很明显:起病急,高热寒战,体温迅速达到 40 ℃,剧烈头痛、恶心、呕吐,伴有烦躁不安、意识模糊、心律不齐、血压下降、呼吸急促,皮肤黏膜先有出血斑,继而大片出血及伴有黑便、血尿。不同类型的鼠疫,其临床表现也不尽相同。

1. 腺鼠疫 　这是最为常见的一种类型,除上述全身症状外,以急性淋巴结炎为特征,为带有鼠疫菌的跳蚤叮咬四肢皮肤造成,多发生在腹股沟淋巴结,其次为腋下和颈部。淋巴结肿大、坚硬,与周围组织粘连不活动、剧痛,患者多呈被迫体位。如治疗不及时,淋巴结会迅速化脓、破溃。

2. 肺鼠疫 　原发性和继发性肺鼠疫是最重的病型,不仅死亡率极高,而且可以迅速造成人与之间的空气飞沫传播,是引起人群暴发流行最危险的因素。它除具有全身中毒症状外,以呼吸道感染症状为主,咳痰、咯血、呼吸困难、四肢及全身发绀,继而迅速呼吸衰竭死亡。由于病程发展很快,有时所检查到的肺部体征与临床表现并不相符合。

3. 败血型鼠疫　该型鼠疫主要是由于人在剥食染疫动物时,鼠疫菌从皮肤破损处入血或由染疫跳蚤的直接叮咬所造成。由于鼠疫菌未经过机体的免疫系统而直接进入血循环,使患者很快呈现为重度全身中毒症状,并伴有恐惧感,如治疗不及时会迅速死亡。

4. 肠鼠疫　这类鼠疫多因食用未煮熟或被污染鼠疫菌的病死动物(旱獭、兔、羊、骆驼等)而感染。除具有鼠疫的全身症状以外,主要特征是频繁的恶心、呕吐和腹泻,一昼夜可达数十次。呕泄物中常混有暗赤色的血液和黏液,排便时伴有剧烈的腹痛。病理解剖可见大网膜淋巴结肿大,可检出鼠疫菌。

5. 其他类型的鼠疫　通常为全身中毒症状伴有相应系统的体征如皮肤型、脑膜炎型、扁桃体型、眼型等。

(二)临床诊断

根据患者的发病史,如是否为鼠疫患者的密切接触者、鼠疫污染材料的接触者,有典型症状、体征和病变,可初步怀疑。确诊需进行实验室检测。

(三)临床治疗

1. 治疗原则　由于鼠疫的病程发展迅速,并可以通过飞沫快速传播,因此在发现鼠疫患者时,隔离是最根本的防控手段。鼠疫患者必须就地隔离治疗,严禁转院治疗,要严格控制患者与外界接触,因此,当发现第一例鼠疫患者时,疾病防控人员就应列出患者自发病至被隔离期间所有接触者名单。患者的直接和间接接触者必须进行隔离观察,必要时对患者周围的人群进行预防性投药,以防止鼠疫继续在人群中传播。

鼠疫治疗首选链霉素,以早期足量投药为益,加用磺胺类药物作为辅助治疗或人群的预防性投药。同时,加用强心药和利尿剂,以缓解鼠疫菌释放的毒素对心、肾功能的影响。

2. 腺鼠疫治疗　第1日肌内注射链霉素1~3g,以后0.5g/次,每4~6h1次,直到体温恢复正常,可酌情减低剂量继续用药3d。局部淋巴结肿大或溃疡,按一般外科方法治疗。

3. 肺鼠疫、败血型鼠疫治疗　第1日肌内注射链霉素4~6g,首次2.0g肌内注射,以后每4~6h肌内注射0.5~1.0g/次,直到体温恢复正常和全身与局部症状明显好转、检验痰和血液中无鼠疫菌时,可酌情减低剂量继续用药3~5d。并注意保护心、肾功能及酸碱平衡。

其他类型鼠疫的治疗可以参考腺鼠疫的治疗方案。

五、实验室诊断

(一)标本采集

1. 疑似鼠疫患者取材　疑似鼠疫患者应在服用抗菌药物前,依其症状和体征,按以下规定部位采取检材。如疑似腺鼠疫,局部消毒肿大淋巴结后,用灭菌注射器抽取适量淋巴组织液;如疑似肺鼠疫,采集带血痰液或用棉拭子涂擦采集咽部分泌物;如疑似败血型鼠疫,采取静脉血液1mL以上;如疑似眼鼠疫,用棉拭子或无菌毛细吸管,采取眼分泌物;如疑似肠鼠疫,取粪便标本;如疑似脑膜炎型鼠疫,腰椎穿刺法抽取脑脊液,所采集的标本均接种于赫氏溶血消化液琼脂培养基进行鼠疫菌分离培养。各型疑似鼠疫患者,除采取相应部位材料外,均应采取静脉血3~5mL,供检菌和血清学诊断用。

对于鼠疫患者的密切接触者、鼠疫污染材料的接触者，以及早期未出现典型症状的疑似鼠疫患者，均应采取静脉血、咽部及痰液标本备检。

2. 疑似鼠疫尸体取材　取材前应做好解剖器材、场所选择和尸体处理的准备。无菌采取或用腰椎穿刺器取肝、脾、肺、心及有可疑病理改变的淋巴结等，分别置于灭菌平皿或试管内保存。尸体有腐败迹象时，必须取长骨材料，尸体腐败时可穿刺取骨髓。

3. 动物血清采集　毛细管采血：固定动物，剪开动物趾尖或尾尖，用末端封闭的灭菌毛细管自然采血 30～40 mm，火焰封口，离心后备用。动物股动脉放血：止血钳固定动物头部，并将一侧后肢和尾巴沿止血钳向下垂直固定，另一侧后肢向对侧固定，用盐水棉球清除局部分泌物，从后肢内侧剪开，逐渐向上剥离毛皮，在后肢根部处剪断股动脉，将血放入灭菌的平皿内，自然分离血清。

所有待检血清须经 56 ℃灭活 30 min，加入 10% 叠氮钠后（终浓度 1‰）冷冻保存备用。

（二）实验室检查

1. 鼠疫"四步检验"　在对鼠疫自然疫源地的宿主动物进行检测时，通常采用"四步检验"法，是鼠疫诊断的经典方法，并最终可以分离到鼠疫菌。

1) 显微镜检查　各种脏器组织、血液及其他液体材料直接压印涂片，自然干燥，95% 乙醇固定 15 min。革兰氏、亚甲蓝染色，做染色性及菌体形态检查。

2) 鼠疫菌分离、培养　无菌操作分别取被检动物的腺、肝、脾、肺、心、骨髓 6 部位标本直接压印培养，接种环划线，各区之间不能交叉。每份标本划 2 个平皿，其中之一做噬菌体试验。如果被检标本已经腐败，须取股骨骨髓，用灭菌生理盐水研磨制成悬液，28 ℃直接培养。自毙动物观察 5 d，捕获动物观察 3 d。

（1）蚤类培养：病、死鼠的体蚤均需单独培养，用生理盐水冲洗 3 次，$1/10^5$ 的甲紫灭菌盐水冲洗 3 次，研磨接种于甲紫培养基上。在现场工作中，蚤类检菌的阳性率比捕获鼠类高出若干倍，有时会占到检出阳性菌的 70% 左右。

（2）鼠疫患者及尸体标本：将患者淋巴结穿刺液、痰液、脓液、血液等液体标本直接接种于培养基上，点状或划线培养，固体标本同前。

注意事项：在鼠疫的现场工作实验室内，尽量避免做阳性对照标本。

3) 噬菌体裂解试验　将分离培养中发现的可疑菌落，重新划线于血琼脂培养基上，于划线一侧滴鼠疫噬菌体 1 滴，倾斜平板使其垂直流过划线，置 28 ℃孵箱，培养观察 24～48 h，噬菌带宽于噬菌体流过的痕迹时，可判定为鼠疫噬菌体试验阳性。

注意事项：鼠疫噬菌体效价不能低于 1/108；噬菌体要保持无菌并进行无菌操作；如噬菌斑中有与所培养菌相同的菌落生长，噬菌带边缘菌落完全正常，噬菌现象逐渐消失或不明显，则为假阳性现象。

4) 动物试验　主要目的是观察鼠疫菌的致病性，分离目的菌。将动物脏器块置于无菌研磨器内，加入适量生理盐水，制成匀浆悬液。新鲜材料可用腹腔或皮下接种小鼠或豚鼠，动物死亡后，进行细菌培养和噬菌体裂解试验。如接种 7 d 后动物没有死亡，则将其处死，解剖同上，同时采集血清，进行鼠疫被动血凝试验。

2. 鼠疫 F1 抗原检查

1) 反向间接血凝试验（RIHA）　用已知的鼠疫 F1 抗体，检查材料中的 F1 抗原，主要用于特殊和腐败材料的检查。

方法：将被检材料制成 1∶5 或 1∶10 的悬液，用 1% 正常兔血清盐水做对倍稀释，每管终含量为 0.5 mL，加入 0.05 mL 2.5% F1 抗体致敏血细胞，置 37 ℃ 孵箱 2 h 后观察结果。

结果判定：有血细胞凝集表示被检材料中有鼠疫 F1 抗原存在，1∶100 为阳性标准，需加做反向被动血凝抑制试验。

反向间接血凝抑制试验：将被检材料制成 1∶5 或 1∶10 的悬液，用 1% 正常兔血清盐水做对倍稀释，每管终含量为 0.5 mL，加入 0.025 mL 鼠疫免疫血清，置 37 ℃ 孵箱 15 min 后，加入 0.05 mL 2.5% F1 抗体致敏血细胞，置 37 ℃ 孵箱 2 h 后观察结果。血细胞不凝集为抑制试验阳性，反之为阴性。

2）聚合酶链式反应（PCR）　用于检验鼠疫菌多个毒力基因，主要是根据已经公布的鼠疫菌全基因序列，设计不同大小的引物序列，对多个目标基因进行快速检测，从而达到早期诊断的目的。为了在检测中避免出现假阴性结果，同时设立了内部质量控制对照，以保证实验结果的准确性。

3）酶联免疫吸附试验（ELISA）　主要用于从检测标本中获取鼠疫 F1 抗原，例如淋巴液、全血、血清、脑脊液、支气管或气管的抽吸物等。由于鼠疫 F1 抗原在循环系统中出现早于抗体，因此，从发病当天到第 8 天，ELISA 方法检验样本阳性的可能性很大。当 F1 抗体出现之后，抗原就可能被结合而不容易用 ELISA 检测出来。

4）鼠疫 F1 抗原胶体金检测　主要用于检测鼠疫 F1 抗原。将待检测样品 200 μL 加入试剂的加样孔内，从滴加样品开始计时，15 min 内观察结果。阳性结果为：可见两条紫红色条带，即质控线和检测线皆显色。阴性结果为：仅见一条紫红色条带，即只有质控线显色。无效结果为：无条带出现或仅有检测线出现，说明试剂失效，应重新检测。

3. 鼠疫 F1 抗体检查

1）间接血凝试验（IHA）　用已知的鼠疫 F1 抗原，检测样品中的 F1 抗体。

方法：取小试管 2 列，第 1 列第 1 管加入 1% 正常兔血清盐水 0.9 mL，其余各管分别加入 0.5 mL，为血凝抑制列；第 2 列的各管加入 0.25 mL，为血细胞凝集列。取被检血清 0.1 mL 加入第 1 列的第 1 管，进行双排并列倍比稀释后，从第 1 列第 1 管吸取 0.75 mL 到第 2 列第 1 管 0.25 mL，到第 1 列第 2 管 0.5 mL，依次稀释至最后 1 管，弃 0.5 mL。于第 1 列每管内加入 0.25 mL F1 抗原液（50 ～ 100 μg/mL），充分混匀，置 37 ℃ 温箱 15 min。于两列试管中每管加入 2.5% F1 抗原致敏血细胞 1 滴（0.05 mL），充分混匀，置 37 ℃ 温箱 2 h 或室温 4 h 后看结果。第 1 管被检血清的最终稀释度为 1∶10。

对照：1% 正常兔血清盐水 0.5 mL +2.5% F1 抗原致敏血细胞 0.05 mL；1% 正常兔血清盐水 0.5 mL+ 2.5% 单宁酸血细胞 0.05 mL；1∶20 被检血清 0.5 mL +2.5% 单宁酸血细胞 0.05 mL。

结果判定：以 1∶20 "++" 为阳性结果。各对照管不应呈现凝集现象。

2）ELISA

包被酶标板：所用各孔加入用包被液稀释的鼠疫 F1 抗原液（浓度为 0.1 mg/mL）100 μL；封闭；加入待检样本，并设空白对照、阴性对照、阳性对照；加入二抗，显色；终止反应。

结果判断：实验结果可用酶标仪判读，以空白对照孔调零，阳性对照孔与阴性对照孔的 OD 值相差 0.4 以上时实验方可认为成立。被检孔 OD 值达阴性血清对照孔 OD 值的 2.1 倍时，始可判为阳性。

3）鼠疫 F1 抗体胶体金检测　主要用于检测 F1 抗体。将待检测样品 200 μL 加入试剂的加样孔内，从滴加样品开始计时，15 min 内观察结果。

结果判断：①阳性结果，可见两条紫红色条带，即质控线和检测线皆显色。②阴性结果，仅见一条紫红色条带，即只有质控线显色。③无效结果，无条带出现或仅有检测线出现，说明试剂失效，应重新检测。

六、防控措施

(一)健康教育

健康教育是预防鼠疫的重要手段之一。通过对基层卫生人员进行宣传培训,提高他们对鼠疫的警觉性,发现可疑患者时,及时报告,并采取正确的处理措施。对广大群众,特别是在因灾害流动的人群中,深入宣传预防鼠疫的知识,让他们了解鼠疫对人类的危害和预防鼠疫的知识,掌握自我防护的方法。

(二)疫情报告

按照《中华人民共和国传染病防治法》第三十一条的规定:任何单位和个人发现传染病患者或疑似传染病患者时,应当及时向附近的疾病预防控制机构或者医疗机构报告。目前,我国已经建立了鼠疫监测信息报告管理系统,按照相关规定,所有疫情均可在第一时间内迅速上报。

(三)疫区处理

1.人间疫区处理　有鼠疫流行病学指征和较典型的鼠疫临床症状,不能排除鼠疫者,可确定为疑似鼠疫患者,其所在地为鼠疫区。在当地党政领导和卫生防疫、公安等部门负责人组成的疫情指挥部的领导下,划定大小隔离圈,封锁隔离,并对在 9 d 内与鼠疫患者的密切接触者实行健康隔离和预防性投药治疗。如有离开本地者,应通报追踪,就地隔离留验。在大小隔离圈内,对鼠疫患者所用的各种物品均应进行彻底消毒和最后的处理(化学、高温、高压)。尸体经消毒、焚烧后深埋,并对周围环境进行彻底的卫生清扫和灭鼠灭蚤,以切断再传播的途径。当最后一例患者经疫区处理后 9 d,再无新发患者,可解除隔离。

2.动物间疫区处理　在动物鼠疫流行区(包括血清学阳性的现疫流行区)进行投药,彻底地灭鼠灭蚤,尤其是流行区内的居民点和交通要道周围,根据可能污染的范围,对直接接触者限制外出,监视9 d。在当年有动物鼠疫流行的地区,禁止私自捕猎和剥食獭,加强人群的自我保护意识。

3.开展对鼠疫自然疫源地的系统监测　随着近年来鼠疫疫源地疫情在全球范围内的重新活跃,我国的鼠疫形势也发生了很大的变化,鼠疫自然疫源地的面积不断扩大。2000 年,人间鼠疫的发病超过了我国 1954 年以来的最高发病数。造成发病率升高的主要原因之一是:在一些无鼠疫监测设施的地区,突然发生较大规模的鼠疫流行。因此,要阻止鼠疫发病率的持续上升趋势,就需要改变目前的鼠疫控制措施和监测手段,扩大监测的面积,在进行固定监测的同时,大力开展流动监测,改善监测的技术手段。迅速建立以疫情监测数据库、鼠疫菌特异性识别手段和快速诊断技术为主的综合鼠疫监测预警系统,达到早期发现和控制鼠疫的目标。

4.法律措施　参照《中华人民共和国国境卫生检疫法实施细则》中有关鼠疫的条款执行。

第二章 结核病

结核病(Tuberculosis, TB)是由结核分枝杆菌(*Mycobacterium tuberculosis*, 简称结核杆菌)引起的慢性肉芽肿性传染病。它是一个十分古老的疾病, 几千年来, 严重地威胁人(畜)群的生命和健康。至今, 结核病仍然是严重危害人、畜健康的重要慢性传染病之一。20世纪80年代后期, 结核病疫情在世界范围内急剧恶化, 各国的结核病发病率均呈回升趋势, 由于人类免疫缺陷病毒(HIV)/艾滋病(AIDS)的传播与流行, 以及抗结核药物的不规范应用, 导致了耐药菌株尤其是耐多药结核杆菌(MDR-TB)的出现, 给结核病的防治带来了极大的困难, 使结核病发病率和病死率不断升高。据统计, 占世界人口近1/3的人曾感染结核杆菌。《2024年全球结核病报告》数据显示, 2023年全球新增结核病确诊病例约1 080万人, 作为高负担国家, 我国的结核病流行情况更是不容忽视, 目前约有5亿人曾感染结核杆菌, 500多万人患有肺结核, 其中200万患者具有传染性, 每年死于此病者超20万, 而其中10%左右的病例为牛分枝杆菌引起。

牛分枝杆菌(*Mycobacterium bovi*)可引起牛、人及其他灵长类动物、食肉动物(包括犬、猫)、猪、鹦鹉及其他的宠物鸟的结核病。1998年前我国奶牛的结核病检出率不超过0.2%, 但我国动物的结核感染率明显上升, 2003年在我国内蒙古的监测显示, 奶牛感染率高达11.1%。牛乳中的结核杆菌可以传染给人, 尤其是儿童, 严重地威胁着人类健康。

非洲分枝杆菌可引起非洲热带国家人类结核病。田鼠分枝杆菌可引起野鼠的获得性全身性结核, 并可引起豚鼠、兔子和牛的局部病变。

一、病原学

(一)分类

结核杆菌属分枝杆菌属(*Mycobacterium*)下的结核分枝杆菌复合体(*Mycobacterium tuberculosis* Complex)。在《伯杰细菌鉴定手册》中分枝杆菌属包括结核分枝杆菌复合体、麻风杆菌(*Mycobacterium leprae*)和非结核分枝杆菌, 而结核分枝杆菌复合体又分为结核杆菌(*Mycobacterium tuberculosis*)、牛分枝杆菌(*Mycobacterium bovis*)、田鼠分枝杆菌(*Mycobacterium micoti*)和非洲分枝杆菌(*Mycobacterium africanum*)。

（二）形态与染色

结核杆菌是细长、直或微弯的杆菌,长 1.5～4.0 μm,宽 0.2～0.6 μm,本菌无鞭毛、芽孢和荚膜,生长发育期间形成分枝。在痰标本涂片中,经抗酸染色,结核杆菌在显微镜下呈红色杆状,细菌数量多时可呈束状或索状或互相聚集呈小丛状等形态,当细菌极多时,则聚集成团。结核杆菌除上述形态外,由于生长条件变化,化学或物理因素等的影响,尤其在药物的作用下,常常呈现异常形态,有放射状、丝状、短杆状、球状或双球状。

在菌落形态上,分成粗糙型(R 型)和光滑型(S 型),前者多为致病性抗酸菌,后者多为非致病性抗酸菌。

由于结核杆菌菌体内含有大量脂质,一般不易着色,若加温或延长染色使之着色后能抵抗盐酸酒精的脱色,称之为抗酸性。抗酸染色后,结核杆菌呈红色,属革兰氏阳性菌,而其他菌一般呈蓝色。

（三）培养特性

结核杆菌为专性需氧菌,空气内加 5%～10%CO_2 刺激生长,在 35～40 ℃范围内均可生长,最适生长温度为 37 ℃。牛分枝杆菌在(36±1) ℃下生长最适宜。最适 pH 值为 6.4～7.0。在固体培养基上,结核杆菌增代时间为 18～20 h,在液体培养基内稍快些,为 14～15 h。因此,结核杆菌生长很缓慢,培养时间需 8 d 至 8 周。在大部分培养基上菌落多成粗糙型,菌落表面干燥、粗糙、隆起、厚,呈结节状或颗粒状,边缘薄且不规则,似菜花状,乳灰白色或淡黄色。牛分枝杆菌多为光滑型,在液体培养基内,从管底开始生长,稍现颗粒状沉淀,往管壁延伸,直达培养基表面,最后在表面形成厚膜,在液体培养基中加入聚山梨酯 -80,则可呈均匀分散生长。结核杆菌有毒菌株在液体培养基内呈索状生长,在半流体培养基内形成菌膜,在中段呈颗粒状生长。

（四）生化特性

结核杆菌生物活性低。结核杆菌与牛分枝杆菌均不发酵糖类。触酶活性很弱,68 ℃加热后丧失,借此可与非结核杆菌区别开来。聚山梨酯 -80 水解试验阴性,耐热磷酸酶试验阴性,尿素酶试验阳性。结核杆菌硝酸盐还原性强,烟酸试验阳性,烟酰胺酶试验阳性,而牛分枝杆菌均为阴性。

（五）抗原性

结核杆菌菌细胞的结构十分复杂,它含有许多结合成大分子复合物的不同蛋白质、糖类和脂类。至今还没有一种血清学技术能够揭示菌细胞抗原的总数,每种结核杆菌所含的不同抗原决定因子或决定簇的数目也不清楚。许多研究表明,各结核杆菌之间抗原具有高度共同性,使得血清学试验呈现出明显的交叉反应。

（六）抵抗力

结核杆菌含有大量的脂质成分,它不论对物理或化学因素的作用均较一般致病菌的抵抗力强(含有芽孢的细菌除外)。

1. 物理因素

1)温度　菌悬液中的结核杆菌在 60 ℃ 10～30 min、80 ℃以上 5 min 以内死亡。一般含有结核杆菌的物品,煮沸 10 min 以上均可灭菌。结核杆菌具有耐低温的特点,0 ℃下可生存 4～5 个月。

2)光线　直射阳光照射 1 h 菌数迅速减少,照射 4 h 全部杀死,2 650 nm 紫外线杀菌力最强。结核患者的衣物、被褥等可进行日光消毒。

3) 干燥及其他 结核杆菌对干燥有很强的抵抗力，在干燥的痰内可生长 6 ～ 10 个月，在阴暗处可成活数周至数月。在腐败痰中可生存 6 个月，在病变组织和尘埃内生存 2 ～ 7 个月或更长，在水中 5 个月，在土壤、粪便中 6 ～ 7 个月，牧场青草 1.5 个月，在牛乳中 9 ～ 10 d。但对湿热抵抗力弱，60 ℃ 30 min 或 80 ℃以上 5 min 以内即失活，因此乳品经巴氏消毒处理后已无危险。痰标本中的结核杆菌 5 min 才能完全杀死，所以一般含有结核杆菌的物品煮沸 10 min 以上均可灭菌。

2. 化学因素 一般消毒剂对结核杆菌杀菌力不大，5% 苯酚或 2% 的三甲酚需作用 12 ～ 24 h 始能杀菌；对 4% NaOH、3% HCl、6% H_2SO_4 有一定的耐受性，氯胺和含氯石灰的效果比较可靠；15% 的苯酚苛性钠混合液（粗制苯酚和 16% 苛性钠等量混合放 4 h 再稀释成 15%）消毒效果很好；75% 的乙醇 5 min 可杀死结核杆菌，可用于手的消毒，由于乙醇能凝固蛋白质，不能用于痰的消毒。

3. 耐药性 由于抗结核药物的广泛应用，疗程又长，尤其是不规则的治疗，使结核杆菌发生变异。结核杆菌染色体或质粒性遗传基因的突变而获耐药性。

（七）变异性

结核杆菌可发生形态、菌落、毒力、免疫原性和耐药性等变异。在外界环境作用下可出现变种，粗糙型菌落毒力强，光滑型毒力弱。

（八）致病性

结核杆菌是毒力最强且能导致人类发生结核病的细菌。牛分枝杆菌是导致牛发生结核病的细菌，亦可感染人。这两种细菌对鸟类不致病，可使其他动物致病。结核杆菌侵入机体的主要途径是呼吸道。开放性肺结核患者咳嗽或打喷嚏时，排出含有结核杆菌的微滴核形成气溶胶，漂浮于空气中，被人吸入呼吸道。气溶胶直径在 5 μm 以下时可植入肺泡，结核杆菌生长繁殖，导致病变发生。肺结核是结核杆菌引起的最主要疾病。结核杆菌通过血行播散，几乎可以在身体的每一个组织或器官发生感染，引起疾病。

结核杆菌不产生内、外毒素。其致病性可能与细菌在组织细胞内大量繁殖引起的炎症，菌体成分和代谢物质的毒性以及机体对菌体成分产生的免疫损伤有关。

（九）免疫性与变态反应

结核杆菌的免疫原 rRNA 和变应原结核杆菌素可诱发机体产生由 T 淋巴细胞介导的两种免疫应答反应，即细胞免疫和迟发型变态反应。

1. 免疫性 人类对结核杆菌的感染率很高，但发病率却较低，这表明人体感染结核杆菌可获得一定的抗结核免疫力。抗结核免疫力的持久性，依赖于结核杆菌在机体内的存活，一旦体内结核杆菌消亡，抗结核免疫力也随之消失，这种免疫称为有菌免疫或传染性免疫（infection immunify）。

抗结核免疫主要是细胞免疫，包括致敏的 T 淋巴细胞和被激活的巨噬细胞。致敏的 T 淋巴细胞可直接杀死带有结核杆菌的靶细胞，同时对释放多种作用于巨噬细胞的淋巴因子，使巨噬细胞聚集在病灶周围形成以单核细胞为主的增生性炎症。被激活的巨噬细胞极大地增强对结核杆菌的吞噬消化、抑制繁殖、阻止扩散，甚至销毁的能力，充分发挥细胞免疫的作用。

2. 免疫与变态反应的关系 在结核杆菌感染时，细胞免疫与迟发型变态反应同时存在，此可用科赫现象（Koch's phenomenton）说明：

（1）在健康豚鼠皮下首次注射一定量结核杆菌，10 ～ 14 d 后注射部位缓慢地出现溃疡，深而不易愈合，邻近淋巴结肿大，细菌扩散至全身，此时结核杆菌素测试为阴性。

（2）用相同、等量的结核杆菌注入曾感染已康复的豚鼠皮下，在 1～2 d 内即迅速发生溃疡，但溃疡浅而易愈合，邻近淋巴结不肿大，细菌也很少扩散，结核杆菌素测试为阳性。

（3）在康复的豚鼠皮下注射大量结核杆菌，则引起注射局部及全身严重的迟发型变态反应，甚至导致动物死亡。

上述三种现象表明，首次感染出现的炎症反应偏重于天然免疫反应，溃疡浅而愈合，细菌不扩散，说明机体尚未建立起抗结核免疫力；再次感染发生的炎症反应则偏重于免疫预防，溃疡浅而易愈合，细菌不扩散，说明机体对结核杆菌已具有一定的细胞免疫力，而溃疡迅速形成，则说明在产生免疫的同时有迟发型变态反应，表现出对机体有利的一面；用过量的结核杆菌进行再次感染，则引起剧烈的迟发型变态反应，表现出迟发型变态反应对机体不利的一面。人类的原发性肺炎结核、继发性肺结核、严重而恶化的肺结核，相当于科赫现象的三种情况。

近年来，实验研究证明结核杆菌细胞免疫与迟发型变态反应是由不同的 T 淋巴细胞亚群介导和不同的淋巴因子承担的，是独立存在的两种反应。

二、流行病学

（一）传染源

1. 病原菌　即人型结核杆菌、牛型结核杆菌、非洲分枝杆菌和田鼠分枝杆菌，前 3 种能对人类致病，第 4 种不能对人类致病。

2. 肺结核病患者　现代观点认为，涂片检查为阳性（简称涂阳）的肺结核患者才是主要传染源，涂片检查为阴性、培养为阳性的患者少有传染性。

（二）传播途径

结核病的传播途径有呼吸道、消化道、皮肤和子宫，但主要是通过呼吸道传播。

（三）影响感染的因素

1. 排菌量的大小　排菌量的大小与传染性成正比，排菌量越大，传染力越强。

2. 咳嗽的频度　咳嗽是肺结核患者产生飞沫的主要方式，咳嗽是通过深呼吸完成的，所以产生的飞沫含菌量大，而且产生的飞沫以 10 μm 以下比率高，更容易形成微滴核，危险更大。

3. 接触密切程度　与传染源的接触越频繁越密切，受感染的机会越多，调查结果显示与涂阳传染源接触密切者较偶尔接触者的感染率高出 1～2 倍。

4. 化疗　化疗直接作用于结核杆菌可使痰菌迅速转阴，并可使结核患者的咳嗽减轻和次数减少。因此，在合理化疗情况下，传染性可迅速降低，直至消失。

（四）易感人群

结核杆菌易感者是指未受过结核杆菌感染，结核杆菌素试验呈阴性反应者。易感人群首先是儿童，其次是边远、偏僻地区的人群，再次是一些结核病疫情很低的国家或地区的人群。

（五）影响发病的因素

1. 影响人结核病发病的因素

1）遗传因素　不同动物种属的先天性抵抗力存在差异。对同卵双生儿和异卵双生儿发病情况的研究结果表明，同卵双生儿中，对方的患病率达 87%，异卵双生儿及同胞中，对方的患病率无差别，分别为 25.6% 和 25.5%。

2）年龄 婴幼儿抵抗力差，病死率高。5～14岁是人一生中结核免疫力最高的时期，青春期时免疫力开始下降。

3）性别 20～29岁的女性发病率高于男性，50岁以后男性比女性高。

4）疾病 糖尿病患者易并发结核病，急性传染病如麻疹、百日咳等可降低人体抵抗力，诱发肺结核。

5）职业 从事粉尘作业者，尤其矽肺患者易并发肺结核。

6）接触史 有明显接触史的儿童其发病机会较无接触史的儿童明显增高。

7）感染后的时间过程 感染后的前5年内发病机会最高，以后随时间的增长而降低。

8）结核杆菌素反应大小 结核杆菌素强阳性反应儿童的结核发病率较一般儿童高。

9）肺部纤维病灶 肺部有纤维病灶者为结核病高发人群。

10）卡介苗（BCG）接种和药物预防 接种BCG和接触肺结核患者的儿童，非活动性肺结核患者口服异烟肼时，对预防肺结核有明显的作用。

2. 影响牛结核病发病的因素

1）饲养管理 饲养管理不良对牛肺结核传播和发病有密切的关系。特别在舍饲条件下，牛舍内过于拥挤、肮脏、通风不良、潮湿、阴暗，牛缺乏运动，牛粪不及时运走，牛体不经常清洗，饲料不足及调配不当都能使牛发病率增高。

2）放牧与运动 在放牧期间，牛可以充分活动，避免了在舍饲条件下的许多不良因素，在场地上的结核杆菌被紫外线照射而不能长期生存，因此放牧可以减低发病率。

3）产奶情况 高产奶牛由于产乳负担很重，在管理和营养跟不上时，抵抗力减弱，易感染结核病。

三、病理学

（一）发病机理

结核杆菌进入体内，只有在靶器官（肺、肠等）着床后，才能使人和动物感染。易感的人和牛吸入含菌飞沫、尘埃后到达肺泡，侵入局部，出现炎性病变，此所谓原发病灶。如咽入大量结核杆菌，和肠道接触，发生肠道原发病变。机体对结核杆菌具有普遍的易感性，在初次感染时，既无变态反应，又无免疫力，机体感染后不一定都发病。

1. 原发性结核病 原发性结核病是指初次感染结核杆菌引起的疾病。在我国80%～90%的结核感染是通过呼吸道感染肺部的，因此原发性结核一般就是指原发性肺结核。牛一般发生在肺和肺淋巴结，猪发生在喉及消化道肠系膜淋巴结，家禽主要发生在脾、肝等部位。它一般包括感染后直接进展引起的病变，即原发复合征、纵隔淋巴结结核以及它们引起的肺部病变，如支气管肺炎、空洞形成和叶段病灶。初次结核感染引起的局限性细支气管肺炎病灶，多见于肺的通气较好部分，如上叶底部、中叶或下叶的上部，且常靠近胸膜，多数是单个的。它很快发生干酪样变，随即受到纤维包裹。干酪样物质失水、钙化，甚至骨化而愈合。在原发病灶的形成过程中，细菌循淋巴管到肺门淋巴结，引起淋巴管炎和淋巴结炎，后者同样发生干酪样变。肺部的原发病灶、淋巴管和局部淋巴结病灶，构成原发复合征。

2. 继发性结核病 继发性结核病以内源性为主，偶有外源再感染而出现的病灶，多发生在已受结核感染的成人或成年动物。继发性结核病可发生于原发感染后任何时期，这是由于机体在原发感染后,因免疫力不完善,结核杆菌未被全部消灭而成为体内的潜伏灶,潜伏灶可长期潜伏,也可能一生不活动,但在机体抵抗力下降时可发展为结核病。个别情况下,当外源性入侵的结核杆菌毒力强、数量大时也可发展成继发性结核病。继发性肺结核比原发性肺结核更具有临床意义和流行病学意义。

3. 淋巴血液性播散　结核杆菌如果通过淋巴管或血液传播时,就能使一系列的器官和组织发生感染,形成全身性结核或全身性粟粒结核。

(二)病理变化

1. 人结核病的病理变化　结核杆菌侵入机体引起的病变,是一种特异性炎症。其基本的病理变化可概括为渗出、变质和增生。在此基础上有其特殊的组织反应,如结核结节、凝固性干酪样坏死、液化与空洞形成等。

1)基本病理变化

(1)以渗出为主的病变:出现于结核性炎症的早期或机体抵抗力低下、菌量多、毒力强或变态反应强时,主要表现为浆液性或浆液纤维素性炎。病变早期以中性粒细胞浸润为主,后被巨噬细胞取代。

(2)以增生为主的病变:菌量少、毒力弱或免疫反应强,以增生为主,形成结核结节。结核结节是由上皮样细胞、朗格汉斯细胞,加上外周局部集聚的淋巴细胞和少量反应性增生的成纤维细胞构成。典型者结节中央有干酪样坏死。

(3)以坏死为主的病变:菌量多、毒力强,以渗出或增生为主的病变,可继发干酪样坏死(结核坏死灶由于含脂质多呈黄色,均匀细腻,质地较实,状如奶酪)。

2)病理演变和愈合方式

(1)消散:亦称吸收,常见于渗出性反应的过程中,病情经过良好,渗出物被吸收而不留痕迹。

(2)纤维化:这是机体防御功能的一种表现。结核结节和肉芽组织均可转变为纤维组织,形成特异性的条索状或星状瘢痕。

(3)液化与空洞形成:干酪样坏死的组织内由于细菌大量繁殖,肺的结缔组织被巨噬细胞和粒细胞的胶原酶和弹性硬蛋白酶水解,引起组织溶解、液化。若与支气管相通,排出干酪样物后则形成空洞,并可造成支气管播散。

(4)钙化:干酪样病灶被纤维组织包围,内容物失水干燥后发生钙化,甚至骨化。此种转化多见于儿童时期的原发结核感染。

(5)空洞闭合和净化空洞:在有效化疗影响下,空洞可以逐渐缩小,或由于引流支气管堵塞,洞内空气被逐渐吸收,空洞闭合直至纤维化。另一种形式是空洞壁的炎症消失,空洞内壁被鳞状上皮细胞被覆成为净化空洞,或称为开放性愈合。

2. 牛结核病的病理变化　肉眼病变最常见于肺、肺门淋巴结、纵隔淋巴结,其次为肠系膜淋巴结。其表面或切面常见有很多突起的白色或黄色结节,切开为干酪样坏死,有的见有钙化,切开时有沙砾感。有的坏死组织溶解和软化,溶解物排出后形成空洞。胸膜和腹膜发生密集结核结节,呈粟粒大至豌豆大的半透明灰白色坚硬的结节,即所谓的“珍珠病”。胃肠黏膜可能有大小不等的结核结节或溃疡。乳房结核多发生于进行性病例,剖开可见有大小不等的病灶,内含有干酪样物质,还可见到急性渗出性乳房炎的病变。子宫病变多为弥漫干酪样,多出现在黏膜上,黏膜下组织或肌层组织内也有发生结节、溃疡或瘢痕化。子宫腔含油样脓液,卵巢肿大,输卵管变硬。

3. 猪结核病的病理变化　猪全身性结核不常见,在某些器官如肝、肺、肾等出现一些小的病灶,有的病例发生广泛的结节性过程。有的有干酪样变化,但钙化不明显。在颌下、咽、肠系膜淋巴结及扁桃体等发生结核病灶。

四、临床学

(一)临床表现

1.人结核病的临床表现　由于结核病的原因是共同的,因此由结核杆菌菌血症引起的结核中毒症状具有共同特点。

1)结核中毒症与过敏性增高综合征

(1)全身不适、倦怠、乏力、易烦躁、心悸、食欲减退、体重减轻和妇女月经失调以及自主神经紊乱等症状。

(2)长期低热,常超过数周,多呈不规则性,一般在38～39℃。午后发热,傍晚或晚间下降,晨起及上午体温可正常,俗称潮热。发热时多见两颧潮红,手足心发热,中医谓之"阴虚火旺"。

(3)盗汗多发生在重症患者,系自主神经功能紊乱所致。其特点是入睡后出汗,醒后汗止,可使内衣湿透。

2)各器官结核的特殊症状和体征　除结核中毒症状有全身表现外,各器官的结核有其各自的特点。现选择结核病常见的局部症状、体征简述如下。

(1)肺结核:首先是咳嗽及咳痰。肺空洞患者多有剧烈咳嗽且有大量浓痰,而一般患者咳嗽仅咳少量白黏痰。当胸内淋巴结结核压迫气管、支气管或发生支气管淋巴瘘时,可有阵发性刺激性咳嗽,无痰或少痰。其次是血痰或咯血。结核病可使肺部毛细血管壁通透性增加,可有血痰或血丝痰。若病灶侵入血管壁,则发生肺出血。个别肺空洞患者其空洞壁上的血管形成动脉瘤,一旦破裂可引发大咯血。再次是胸痛。结核病变累及胸膜或发生结核性胸膜炎时可有胸痛。此外,气短或呼吸困难,是由于结核病灶可使有效呼吸面积减少、肺的扩张受限制和呼吸道阻塞等原因所致。因病情不同而差别甚大,呼吸困难加重时可见口唇或指(趾)甲发绀。

(2)浅表淋巴结结核:首发局部表现多为无痛性肿大,初如蚕豆大,质地坚韧,散在活动,可有轻度压痛。随着淋巴结体积增大,活动逐渐减少,粘连成串。浸润性淋巴结结核常先有中心部位软化,以后逐渐或突然增大有波动,形成皮下寒性脓肿。若有继发感染,局部可出现红、肿、热、痛等急性炎症表现。波动变表浅极易破溃,流出稀薄的干酪样脓液,形成经久不愈的窦道,尤以颈跟部乳突肌前缘处最常见,俗称"老鼠疮"。

(3)肠结核:首先,腹痛大多位于右下腹,常在进食后引起,呈隐痛或阵发性绞痛,发作时可伴有腹泻,腹部可出现肠型或蠕动波。其次,排便习惯改变,可见腹泻、便秘或腹泻与便秘交替,粪便常为稀薄或水样。增生型肠结核可在回盲部扪及肿块,发生肠狭窄后可有不全性肠梗阻。

(4)结核性腹膜炎:首先,脐周或下腹以持续性隐痛或钝痛多见。其次,腹泻以糊状便居多,若粘连型则便秘也常见。再次,腹部触诊有揉面感是腹膜炎的典型体征,腹部可有压痛,有时可扪及肿块或叩及腹水。

(5)结核性脑膜炎:起病缓慢,除结核中毒症状外,可出现头痛、喷射性呕吐及不同程度的意识障碍。体检有角弓反张、前囟隆起及脑膜刺激征。眼底检查可见脉络膜上血管附近有结核结节。

(6)肾结核:有长期持续性慢性膀胱炎的表现,如尿频、尿急、脓尿和尿痛等。血尿有时作为早期症状出现,肉眼血尿占肾结核症状的70%～80%。

(7)骨关节结核:以脊椎结核为多,局部症状常有肌肉痉挛、姿势异常和运动受限。疼痛的程度与病变发展成正比,多为钝痛。病变发展至骨质破坏时,可见脊柱后凸畸形,并有寒性脓肿。

(8)结核性胸膜炎：胸痛为主要症状。干性胸膜炎的胸痛，多发生在胸廓扩张运动最大的部位；体检时可在胸侧腋下部听到胸膜摩擦音。渗出性胸膜炎则因积液多寡而殊异，大量积液可致气短，甚至出现端坐呼吸和发绀。体检时叩诊呈实音，语颤增强，听诊呼吸音减弱。

(9)女性生殖道结核：不能生育是最常见的求诊原因，主要临床表现为下腹不适、疼痛、月经失调（包括闭经或月经过多）、绝经后出血，进而形成输卵管脓肿，有时伴有腹部大包块、异位妊娠等。

(10)男性生殖道结核：前列腺、精囊和附睾可单侧或双侧患病，可自血液或肾脏经尿路感染，主要表现为附睾肿大并变硬和不平。通常发病从上端开始，早期是轻度触痛，病变后可进展为脓肿，影响到皮肤形成窦道。

2.牛结核病的临床表现　主要由牛分枝杆菌引起。结核杆菌对牛毒力较弱，多引起局限性病灶。牛常发生的是肺结核，其次是淋巴结核、肠结核、乳房结核等，其他脏器结核较少见。病初临床症状不明显，偶尔有轻度的体温反应，机体不适、易疲劳或轻微咳嗽。典型症状是日渐消瘦和生产能力下降。病牛咳嗽，尤其当起立运动、吸入冷空气或含尘埃的空气时易发咳嗽，随后咳嗽加重、频繁且表现痛苦。呼吸次数增多或伴发气喘；胸部听诊呼吸音粗，有时有啰音、摩擦音；胸部叩诊可出现实音、空洞音。牛胸膜腹膜发生结核病即所谓的"珍珠病"。牛胸膜结核叩诊时出现水平浊音，胸部触诊敏感。乳房结核时，见乳房上淋巴结肿大无热无痛，泌乳量减少，乳汁初无明显变化，严重时呈水样稀薄。有的患牛体表淋巴结肿大，常见于肩前、股前、腹股沟、颌下、咽及颈淋巴结等。当纵隔淋巴结受侵害肿大压迫食道，则有慢性鼓气症状。肠道结核多见于犊牛，表现消化不良、食欲减退、顽固性下痢、迅速消瘦。生殖器官结核，可见性功能紊乱，公畜精液品质下降，附睾肿大，阴茎前部可发生结节、糜烂等；母畜不易受孕，孕畜流产。中枢神经系统结核常表现为脑炎和脑膜炎症状。全身性结核则表现为全身淋巴结肿大，全身呈现消瘦无力。

3.猪及其他动物结核病的临床表现　猪对牛分枝杆菌、结核杆菌都易感。猪结核病很少在猪与猪之间传染。在扁桃体和颌下淋巴结发生病灶，很少出现临诊症状。肺、肝、肠、胃等发生结核时，主要表现为消瘦、咳嗽、气喘等症状。肠道有病灶时则发生下痢。

鹿结核病常因牛分枝杆菌所致，其症状与病变和牛基本相同。

(二)临床诊断

1.人结核病的临床诊断　根据临床表现、实验诊断结果和X线、内镜等方面的检查结果进行综合分析，其中以细菌学诊断最为重要。有关结核病X线和内镜检查的表现如下：

1)X线检查　在相当长的时间内，肺结核的诊断主要依靠X线的检查。近年来比较强调痰结核杆菌的检查，但X线检查对确定病灶性质、范围、部位，对诊断和判定疗效有肯定的作用，仍不失为一种重要的诊断手段。

(1)肺结核的X线影像有5种表现：①渗出性病变，常呈片絮状阴影，病变阴影与周围肺野的界限模糊。②干酪性病变呈密度较高、边缘较清晰的阴影，较大纤维包裹性的干酪病变，称为结核球。③增殖性病变呈结节状或斑点状阴影，密度较高，边缘越清楚。④纤维化病变呈密度较高的条索状阴影，钙化病变呈点状或结节状，密度很高，边缘清楚。⑤空洞为一透明区。

(2)肠结核常用钡餐造影或灌肠：溃疡型可见肠蠕动过速，病变部有激惹现象，可见钡影残缺、结核袋消失等现象；增生型则在回盲部可见充盈缺损、肠壁增厚及僵硬、肠腔狭窄等表现。

(3)肾结核常用泌尿系造影：早期可见肾小盏边缘不整齐和扩张，肾乳头变平或在小盏内形成空洞，进一步可发展为结核性脓肾，可以不显影。有时可见输尿管钙化。

（4）骨关节结核多发生在脊柱、膝、髋等处：X线检查早期可见到椎体脱钙、骨质疏松、椎间隙狭窄、椎体轮廓模糊。晚期椎体骨质缺损、有"空洞"或死骨形成。

2）内镜检查　支气管结核时，胸部X线所见可无阳性表现，如痰中发现结核杆菌而不能用肺部病灶解释，此时可做支气管镜检查。若见黏膜充血、水肿、溃疡、肉芽组织及纤维化等改变，即可诊断为支气管结核。结核性腹膜炎、结核性盆腔炎亦可用腹腔镜检查，有时可见到黄色粟粒结核结节。

2. 牛结核病的临床诊断　牛结核病的诊断有临床诊断、血清学诊断、细菌学诊断和变态反应诊断，其中以变态反应诊断最有实际意义。

1）旧结核杆菌素（OT）皮内试验　在牛颈部皮内注射（犊牛也可以在肩胛部），成年牛0.2 mL，3～18个月牛0.15 mL，3个月以下牛0.1 mL。注射前用卡尺测量注射部位皮厚，72 h后观察。

阳性反应：局部发热，有痛感，呈现界限不明显的弥漫性水肿，其肿胀面积在35 mm×45 mm以上者，或上述反应虽轻，但皮厚差超过8 mm者。

可疑反应：炎性肿胀面积在35 mm×45 mm以内，皮厚差在5.1～8.0 mm者。

阴性反应：无炎性水肿，皮厚差不超过5 mm或仅有坚实冷硬的、明显界限的硬结者。

对可疑和阴性反应的牛重复一次试验。

2）纯化结核杆菌素（PPD）皮内试验　在颈部皮内注射25 000 IU/mL的PPD 0.2 mL，注射前用卡尺测量注射部皮厚，72 h后观察。

阳性反应：皮厚差在4 mm以上或皮厚差虽不到4 mm，但局部呈弥漫性水肿者。

可疑反应：皮厚差在2.1～3.9 mm，炎性水肿不明显者。

阴性反应：皮厚差≤2 mm，无炎性水肿者，或仅有坚实冷硬小结纽扣状肿者。

3. 猪及其他动物结核病的临床诊断　由于猪本身的价值与药物代价相比较不经济，故一般不予诊疗。若需要诊断时，可参考牛的诊断方法。

（三）临床治疗

1. 人结核病的治疗　1978年柳州全国结核病学术会议提出的我国结核病的化疗原则为：早期、联用、适量、规律、全程，此化疗原则完全能够达到合理化疗的目的，已得到了国际上的公认。目前，常用合理的化疗方案有以下几种：①1986年国际防痨和肺病联合会（I-UATLD）治疗委员会推荐的标准6个月方案及其派生方案。②原国家卫生部（现为国家卫生健康委员会）审定的《全国结核病防治工作手册》推荐的国家统一化疗方案。③世界银行贷款中国结核病控制项目（世行项目）实施的化疗方案。

2. 牛结核病的治疗

1）加强饲养管理　对结核病患牛必须在严格隔离的条件下饲养，加强管理，增加营养，补充青料、矿物质和各种维生素，以增强机体抵抗力，促进病灶钙化。

2）药物治疗　以抗结核药物为主，如异烟肼、对氨基水杨酸和链霉素等，根据情况，联合用药或单独用药。据上海奶牛研究所治疗试验证明，抗结核药物治疗有良好的效果。有腹泻的肠结核患牛可以口服黄连素，每次0.5 g，连服20 d，可取得一定的效果。

3）扑杀　兽医界曾有人主张用扑杀的办法消灭奶牛中的结核，主要原因是用药成本太高，但目前异烟肼等抗结核药的市场价格与奶牛本身价值相比还是较为经济的，所以尽可能少扑杀而采用治疗办法。但是对开放性的结核病患牛，其比例已十分低时，可采用扑杀的办法。

3. 猪及其他动物结核病的治疗　可参考牛的治疗方法。

五、实验室诊断

(一)病原学检查

1.人结核病的病原学检查　在痰、尿、脓液或脑脊液中找到结核杆菌,是结核病最可靠的诊断依据。WHO 提出,痰菌直接涂片阳性者作为诊断肺结核的基本条件,且为化疗的主要对象。

1)痰涂片镜检法　是全世界都在使用的诊断结核病最基本的实验室细菌学检查方法,其特点是简单、快速和价廉,当天出结果。但无法辨别死菌、活菌;敏感性低,通常需 5 000 ～ 10 000 条菌 /mL才能够得到阳性结果;特异性差,各种抗酸杆菌均可着色,需要通过进一步试验才可确定是否为结核杆菌,有关这一方法的改进研究和评价很多,但由于检测原理的限制,不可能出现突破性的进展。

2)痰结核杆菌常规培养法　是鉴定死菌、活菌的可靠方法,被誉为"黄金标准"。缺点是时间长,需数周才能报出结果,且敏感性低,涂片阳性标本只有约 80% 培养呈阳性;特异性差,各种分枝杆菌均可生长,需结合药物敏感性试验和分枝杆菌菌种鉴定,才可确定是否为结核杆菌。

3)药物敏感性试验　用于鉴定结核杆菌对抗结核药物的敏感性水平。这项试验通常是在痰结核杆菌培养的基础上进行的,故需时更长。

4)结核杆菌菌种鉴定　是根据不同结核杆菌的理化特性,以生物化学的方法为主。可以精确地鉴定结核杆菌的不同菌种,但操作复杂,且个别试验使用的药品有一定的危险性。

5)痰结核杆菌快速培养药敏系统　20 世纪 70 年代发展的一种新的结核病细菌学检查方法——痰结核杆菌快速培养药敏系统。该方法将阳性检出时间较 L-J 法明显缩短,从常规培养的 8 周缩短到3 ～ 14 d,且具有操作简便、自动化强、灵敏度高等优点,在结核病的细菌学诊断中起到了重要作用,促进了结核病细菌学诊断的发展。主要问题是仪器与试剂的价格昂贵,难以广泛应用。

2.牛及其他动物结核病的病原学检查

1)显微镜观察　用棉拭子取气管黏液或病牛喷出的干痰,或患病器官的结核结节,直接涂片镜检,若见到抗酸性菌时可作出诊断。但从牛乳、粪便或尿液等材料找到抗酸性菌时,须进一步用动物试验或其他方法鉴定证实。

2)分离培养　被检病料经处理后,取其沉淀作培养材料,初次分离常用固体培养基。

3)动物试验　研究毒力和菌型时,采用接种豚鼠的方法。动物接种法比直接涂片法阳性率高。

(二)免疫学检查

1.人结核免疫学检查　主要采用结核杆菌素试验(TST),此系测定人体对结核杆菌及其代谢产物有无过敏反应,以表明机体是否受结核杆菌自然或人工感染的方法,常用 OT 和 PPD 两种,试验方法分皮上划痕和皮内注射两种,临床上常用 5 U 的 OT 或 2 U 的 PPD 0.1 mL 做皮内试验。结核杆菌素阳性反应并不表示有结核病,仅能说明有过结核杆菌感染,如接种过 BCG 则无意义。结核杆菌素反应超过 20 mm 或有水疱者,对结核诊断有辅助意义。3 岁以下未接种 BCG 的婴幼儿,如结核杆菌素试验呈阳性反应则认为有活动性结核病。结核杆菌素试验呈阴性反应,并不能完全排除结核病的可能。粟粒性结核等严重病例,或长期用肾上腺皮质激素者,可暂时抑制或消除结核杆菌素反应,呈阴性结果。

目前,已逐渐建立起一些新的进行细胞免疫应答检测的方法,全血干扰素 -γ(IFN-γ)检测很有可能成为替代传统结核杆菌素试验的临床辅助诊断方法。

2.牛结核免疫学检查　也采用结核杆菌素试验。OT 可以用皮内注射、点眼法或静脉注射 3 种方法,其中最常用的是颈部皮内注射法,操作方便,灵敏度高。PPD 亦最常用于颈部皮内注射(犊牛用肩胛部皮内注射),也可用点眼法和尾根皮内注射。

3.猪结核免疫学检查　猪对哺乳动物结核杆菌素有交叉反应,但用稀释的结核杆菌素(1:1 000)可避免。一般在猪耳和肛门的皮下进行。猪对哺乳型结核杆菌素的反应是耳朵出现红斑和肿大,而对禽结核杆菌素只有轻微反应。

(三)血清学检查

1.人结核血清学检查　主要采用酶联免疫吸附试验(ELISA)。1980年以来,应用ELISA来测定抗PPD的特异性IgG及IgA抗体,作为结核病的辅助诊断之一。

2.牛、猪结核血清学检查　ELISA也用于牛、猪血清中抗体的检测。

(四)分子生物学诊断

目前用于结核杆菌的分子生物学技术主要有:核酸扩增实验(NAA)、DNA杂交技术和指纹图谱分析等方法。

1.NAA　可直接检测标本中的DNA或RNA,美国食品和药物管理局(FDA)已经批准两种NAA试验应用于临床,它们是改良型结核杆菌直接实验(EMTD)和Amplicor结核杆菌实验。

2.核酸探针与PCR联用　PCR只能定性判断靶基因某一片段的存在与否。新近发展的实时定量PCR技术,将特异性强的DNA探针与灵敏度高的PCR技术结合,已成为结核病诊断的研究和应用的一种良好途径。

3.DNA杂交技术　同位素标记探针进行DNA杂交能检出4～10 μg的结核杆菌DNA,1994年Miller等对探针技术进行了评价,结果显示其有较好的灵敏度和特异度。

4.指纹图谱分析　指纹图谱分析技术使结核流行病学调查在区别内源复发和外源结核再次感染方面更加方便、准确,如限制性片段长度多态性分析(IS6110-RFLP)、脉冲场凝胶电泳、以PCR为基础的分析方法和基因芯片技术等。

六、防控措施

(一)人结核病的防治

结核病防治是针对三大环节而进行。结核病的一级预防是使易感者减少自然感染的机会,使已感染者减少发病;其二级预防是及早发现活动性肺结核患者,提高治愈率,特别是使排菌的传染源经过合理治疗,使其痰菌阴转,缩短传染期;三级预防则是减少病死率,使结核病不再成为影响劳动力进而影响寿命的主要疾病。1996年国家卫生部卫疾控发布的第5号文件确定将肺结核列为《中华人民共和国传染病防治法》乙类传染病,加强了法制管理的力度。

1.BCG接种　1995年WHO全球结核病及疫苗规划处提出了关于BCG初种与复种的意见,要点如下:①在结核病患病率和发病率均高的国家,应尽可能在婴儿出生时或1岁以内接种BCG。②使用OT皮肤试验来决定BCG复种的地方,必须停用这种做法。③对已接种过BCG者,将不再提倡复种,并对一些符合标准的低流行国家停种BCG。

由于结核免疫不存在从胎盘传给胎儿的被动免疫,因此在结核感染机会多的国家应尽早给新生儿接种BCG,并以此作为首要的接种对象。我国BCG接种多采用皮内注射法和皮上划痕法两种。BCG接种的异常反应多见于接种量过大或接种过深而引起接种局部溃烂、腋下淋巴结肿大,极少人接种BGC后可引起晕厥、瘢痕疙瘩、银屑病和过敏性紫癜等不良反应。

2.药物预防　目前,用于预防结核病的方法有异烟肼药物预防、联合两种或两种以上抗结核药物预防、间歇用药的药物预防以及短于 6 个月疗程的药物预防等,其中应用较多、效果最好的仍是异烟肼。国内、外大量研究证明,异烟肼不能预防感染,也不能消灭感染,但确能预防感染者发病,特别能防止原发结核的合并症。

(二)牛结核病的防治

牛结核病是一种慢性消耗性传染病,目前没有实际可应用的菌苗和理想的治疗方法,因此消灭奶牛群中的结核病相当困难。中国农业科学院哈尔滨兽医研究所经过长期实践提出了一套综合性的行之有效的防控措施。

1. 检疫 ①从未进行检疫和结核杆菌素试验阳性反应检出率在 3% 以上的牛群,用结核杆菌素皮内注射和点眼法进行检疫,每年 4 次。②经过定期检疫污染率在 3% 以下的假定健康牛群和健康牛群,用结核杆菌素皮内注射法检疫,健康牛群每年检疫 2 次,假定健康牛群每年 4 次。③犊牛群皮内注射,分别在出生后 20 ～ 30 d,100 ～ 120 d,6 个月龄时各检疫 1 次。

2. 隔离 根据检疫结果,将牛群分为健康群、假定健康群及阳性隔离群 3 群。对健康牛群每年检疫 2 次。对曾经检出少数结核杆菌素试验阳性反应的牛群定为假定健康群,每年检疫 4 次,直到无一头阳性牛检出为止,转为健康牛群。

阳性隔离群要远离健康牛群 1 km 以上,不再检疫,经常进行临床检查和治疗。对开放性的病牛屠宰淘汰,按规定处理病牛屠宰体,对其所产牛奶必须完全消毒才能饮用。

3. 消毒 ①对畜舍及舍内一切用具,包括墙、地面等用 5% 甲酚皂或 3% 氢氧化钠消毒;用具在消毒 2 ～ 6 h 后用清水冲后再使用;运动场用 20% 石灰水或 2% 氢氧化钠消毒,以上工作 1 年 2 次。②牧场出入口设置消毒池,工作人员出入须消毒,工作用具须经常消毒。粪、尿要堆放于距牛舍较远处,外用泥土封闭发酵以杀灭结核杆菌。

4. 培育健康犊牛群 采用严格的消毒、检疫、饲养管理措施培育健康牛群。

(三)动物园结核病的防治

在动物园防治结核病的关键是尽可能使动物吃不到游客抛掷的食物,尤其对易感结核的灵长类动物,宜用玻璃隔离起来,让游客只能透过玻璃观看而无法把食物抛进去。对于不便用玻璃隔离的大型动物,应加大铁丝网与游客之间的缓冲距离,这样不仅游客的安全系数增大,也使游客不便抛掷食物。对虎、狮、象等大型动物要定期检查,一旦确诊为肺结核要积极治疗。加强宣传教育,把不向动物抛掷食物作为游客必须遵循的原则。

第三章 | 沙门菌病

沙门菌病（Salmonellosis）是由各种沙门菌（*Salmonella*）所引起的急性传染病。伤寒沙门菌、甲型副伤寒沙门菌基本上仅造成人的自然感染发病，其临床表现与病理变化具有一定的特点。乙型和丙型副伤寒沙门菌虽存在于动物，但主要引起人的肠热症，这些沙门菌常被称为伤寒性沙门菌。因此，沙门菌病通常指由非伤寒性沙门菌所引起的疾病。本病主要通过肉类等食物的污染而传播，对人主要引起食物中毒，表现为急性胃肠炎等症状。对动物则经常引起败血性感染和母畜流产症状。

自 1885 年 Salmon 和 Smith 于猪霍乱病流行时分离到猪霍乱沙门菌以来，已有百余年的研究历史了。近年来由于人民生活水平的提高，人们对乳类、肉食、蛋类的需求逐渐增加，国际间贸易频繁和旅游事业的发展，沙门菌病也逐年增多，沙门菌已成为我国乃至世界范围内食物中毒的主要病原之一。

一、病原学

（一）形态

沙门菌呈直杆状，$(0.7 \sim 1.5)\,\mu m \times (2.0 \sim 5.0)\,\mu m$，革兰氏染色阴性，大多数细菌具有活泼的动力，通常具有周身鞭毛，有时可见无动力变种。在近年流行的鼠伤寒沙门菌也见有 O 型的无动力突变株，但鸡白痢沙门菌无动力，可作鉴别依据。沙门菌无荚膜和芽孢，有菌毛。

（二）培养特性

通常沙门菌在普通营养培养基上生长良好。经 37 ℃ 18 ～ 24 h 兼性厌氧培养后，菌落大小一般为 2 ～ 3 mm，光滑型菌落呈圆形，表面湿润，半透明，边缘整齐。从污水或食品中分离的沙门菌，有一些呈粗糙型，边缘不整齐，表面干燥，无光泽，似有颗粒状。在肉汤培养基内，光滑型呈均匀浑浊生长，粗糙型可形成沉淀，上部澄清。

（三）分类

根据生化反应、DNA 同源性等，沙门菌属分为肠道沙门菌（*S. enterica*）和邦戈沙门菌（*S. bongori*）两个种。肠道沙门菌又分为 6 个亚种，即肠道亚种（*ssp. enterica*）、萨拉姆亚种（*ssp. salamae*）、亚利桑那亚种（*ssp. arigonae*）、双亚利桑那亚种（*ssp. diarigonae*）、豪顿亚种（*ssp. houtenae*）和因迪卡亚种（*ssp. indica*）。

根据血清型分类，沙门菌已有 2 500 种以上，广泛分布于自然界，包括所有脊椎动物的肠道和许多种类的节肢动物中。

（四）抗原性

沙门菌具有和其他肠杆菌科细菌类似的抗原结构，通常有菌体抗原（O 抗原）、鞭毛抗原（H 抗原）、表面抗原（Vi 抗原）、外膜蛋白（OMP）等。

1. O 抗原　沙门菌的每一个光滑型菌株至少具有一个特异的菌体抗原，即 O 抗原，其抗原特异性不易丧失或变异，因此，O 抗原已公认为沙门菌血清学分型的基础，现至少有 58 种 O 抗原。O 抗原化学成分是耐热脂多糖（LPS），由类脂 A、基核多糖和 O 抗原多糖链三部分组成，其中 O 抗原多糖链决定着 O 抗原的抗原特异性。一个菌体可有几种 O 抗原成分，凡含有相同抗原组分的归为一个组。

2. H 抗原　H 抗原为不耐热蛋白抗原，存在于细菌鞭毛之中，由鞭毛素组成，其氨基酸组成及序列决定各种 H 抗原的特异性，分第 1 相和第 2 相。第 1 相特异性高，又称特异相，用 a、b、c……表示；第 2 相特异性低，用 1、2、3……表示。具有第 1 相和第 2 相 H 抗原的细菌称为双相菌，仅有 1 相者为单相菌。每一组沙门菌根据 H 抗原的不同，可进一步将组内沙门菌分成不同菌型。

3. Vi 抗原　Vi 抗原由聚 –N– 乙酰 –D 半乳糖醛酸组成，存在于伤寒沙门菌、丙型副伤寒沙门菌以及一些都柏林沙门菌株中。不稳定，经 60 ℃加热、苯酚处理可人工传代培养，后易消失。Vi 抗原存在于菌表面，可阻止 O 抗原与其相应抗体的结合。

4. OMP　沙门菌的外膜几乎有一半是蛋白质，部分外膜蛋白跨越外膜的类脂层，暴露于菌细胞的表面，是各种小分子质量亲水性溶质穿膜扩散的孔，在细菌的致病性上起重要作用，并能激发宿主的保护性免疫应答；其他 OMP 可作为杆菌素的受体，对维持细胞形态和外膜的完整性有重要作用。

由于 OMP 具有特殊的免疫学特性，能刺激易感宿主产生细胞和体液免疫应答，因而可应用于高效价抗体和疫苗的研究开发。

（五）致病性

沙门菌广泛存在于自然界，世界各地均有沙门菌属感染流行。大多数血清型分布于脊椎动物，且绝大多数是温血动物，也有相当多的血清型常以冷血动物为主要宿主，如家禽（鸡、鸭、鸽等）、家畜（猪、牛、羊、犬、猫、兔等）、鼠类、飞鸟、爬虫类和鱼类都可为自然界储存宿主。在低级进化的昆虫，尤以与人、畜接触较密切的昆虫中也可分离到，至于人、畜排泄物所污染的水源、禽蛋中也十分普遍，故较易引起人兽共患疫病。

二、流行病学

（一）传染源

1. 人沙门菌病的传染源　家禽和家畜是人沙门菌感染的主要来源，家禽如鸡、鸭、鹅，家畜如猪、牛、羊、马等，野生动物如鼠类、兽类均可带菌。感染动物的肉、血、内脏可含有大量沙门菌，也存在于蛋类（鸡蛋、鸭蛋等）和其他食物（腌肉、腊肉、火腿、香肠等）中。人类带菌者亦可作为传染源，尤其是无症状带菌者危害更大。

2. 动物沙门菌病的传染源　沙门菌常存在于脊椎动物的肠道中，甚至某些冷血动物及节肢动物也能带菌，健康畜、禽的带菌现象也相当普遍，当外界不良因素使动物抵抗力降低时，可发生内源性感染。许多带菌的野鸟、啮齿动物以及一些节肢动物也能成为动物发病的传染源。

（二）传播途径

由于沙门菌广泛存在，因而几乎所有与动物接触，或与动物有关的食品接触都有传播沙门菌的可能。消化道是沙门菌在动物与动物、动物与人、人与人之间的主要传播途径。

进食被病菌污染而未煮透的食品、食用未消毒的牛奶和羊奶、水源污染等均是引起人沙门菌病流行最常见的原因。通过医务人员的手、带菌或污染的医疗用具传播，多见于医院婴儿室、儿科病房等。本病亦可通过带菌的蟑螂、鼠或苍蝇污染用具或食物而传播。

病畜和带菌动物可由粪便、尿液、乳汁及流产的胎儿、胎衣和羊水排出病菌，污染饲料和饮水，经消化道引起动物感染。病畜和健畜交配或用病公畜的精液人工授精也可以感染。

随着生活水平的提高，禽肉制品成为人们的日常食品，也是西式快餐的主要食物原料，其受沙门菌污染后必将造成广泛的传播，成为重要的污染源。沙门菌在禽类中的传播除能通过消化道、眼结膜及交配感染外，还能通过带菌卵而传播。

（三）易感者

人和动物对沙门菌属中的许多血清型都普遍易感，感染后结果与菌种毒力及宿主免疫状态有关。一般幼儿和老年以及慢性疾病患者由于免疫功能低下，更易于感染。

（四）流行特点

1. 人沙门菌病的流行特点　本病呈全球性分布，近年来发病率明显上升，尤其是鼠伤寒杆菌，可通过质粒介导而对多种抗生素耐药，已成为流行病学中一个值得重视的问题。本病全年均可发病，但多发生于夏、秋季，有起病急、潜伏期短、集体发病等流行特征。

2. 动物沙门菌病的流行特点　禽畜感染沙门菌可引起相应的传染病，如猪霍乱、鸡白痢等。一般情况下畜禽肠道带菌率比较高，当动物因患病、衰弱、营养不良、疲劳以致抵抗力降低时，肠道中的沙门菌即可经肠系膜淋巴结和组织进入血液引起全身感染，甚至死亡。例如，猪霍乱沙门菌可引起仔猪副伤寒，急性病例出现败血症变化，死亡率相当高。慢性病例产生坏死性肠炎，影响猪的生长发育。鸡白痢沙门菌，主要侵害雏鸡，引起败血症，可造成大批死亡。在成年母鸡则主要引起卵巢炎，可在卵黄内带菌而传给幼雏。

三、病理学

（一）人沙门菌病病理

沙门菌侵入机体后发病与否取决于细菌的型别、数量、毒力及机体的免疫状态。各型沙门菌的致病力差别明显，如鸭沙门菌常引起无症状感染，猪霍乱沙门菌常引起败血症和迁徙性病灶，鼠伤寒沙门菌多引起胃肠炎，亦可进入血液循环引起败血症。此外机体的免疫状态也有重要作用。研究发现，摄入大量的沙门菌（$10^5 \sim 10^6$）才能使健康人发生胃肠炎，而婴幼儿、年老体弱者、慢性疾病患者摄入少量沙门菌即可致病。胃酸减少、胃排空增快、肠蠕动变慢、肠道菌群失调等，可增加沙门菌的感染机会。

沙门菌经口腔进入人体内，克服了共生细菌的抑制和小肠黏膜吞噬细胞的作用，从而在肠道大量繁殖，引起局部微绒毛变性，黏膜固有层充血、水肿和点状出血等炎症反应，分泌物增加，并使肠蠕动增快，产生呕吐、腹泻等胃肠炎症状。如沙门菌直接侵犯肠内集合淋巴结和孤立淋巴滤泡，经淋巴管可达肠黏膜淋巴结及其淋巴组织,并大量繁殖,可发生类伤寒型表现。细菌偶可进入血液循环引起菌血症、败血症及局部化脓性感染灶。

沙门菌感染的病理变化主要表现为胃肠炎和痢疾,胃肠炎患者胃黏膜充血、水肿,可有出血点,肠道集合淋巴结病变明显;在痢疾型的病理变化中结肠黏膜及黏膜下层可见广泛炎性改变和溃疡。其次当机体抵抗力下降时,细菌还可进入血液繁殖而引起败血症,所致病理变化与其他细菌所引起的相似。

(二)动物沙门菌病病理

1. 猪　急性败血症患猪,猪耳、腹、四肢内侧皮肤可见瘀血或出血斑点。脾脏肿大呈紫色。全身淋巴结肿胀、出血。各脏器浆膜、喉头和膀胱黏膜及肾脏有出血点,胃肠黏膜呈卡他性炎。显微变化有广泛的小坏死灶,微血管呈玻璃样变性和静脉栓塞。

慢性型患猪主要特征性变化为盲肠、结肠和回肠的坏死性肠炎。肠黏膜上出现单个或融合性的灰黄色溃疡,溃疡大小不一,中央凹陷,四周隆起,呈堤状,有的溃疡可相互融合成弥漫性坏死,表面粗糙,呈糠麸样,使肠壁肥厚、弹性消失。肠系膜淋巴结肿大,切面可见坏死灶。肝脏亦可见到坏死点。肺常有慢性卡他性炎症,形成黄色干酪样结节。

2. 牛　患牛肝脏肿大,呈淡黄色,质脆,可能有坏死病灶。胆囊多数充满胆汁。有些病例脾脏肿大,被膜下有陈旧出血点。肠系膜淋巴结肿大、出血及水肿。结肠和小肠后段黏膜有出血性炎症区,胃黏膜出血较为严重。慢性病例肺尖叶和心叶多见肝变,呈紫红色,支气管内积有黏液。心内外膜有出血点。流产胎儿病变为皮下水肿及腹腔中有带血色的液体。

3. 羊　下痢患羊,尸体毛被稀粪沾污。真胃和肠道空虚,黏膜充血,有半液状内容物。肠黏膜上附有黏液和小血凝块,黏膜水肿。肠系膜淋巴结充血、肿大。胆囊黏膜水肿。心内外膜有散在性小出血点。流产或死产的胎儿、产后1周内死亡的羔羊,呈败血症病变,组织水肿、充血,肝脏和脾脏肿大,有散在性灰白色坏死病灶。死亡母羊的胎盘水肿、出血,急性子宫炎,子宫肿胀,常含有坏死组织、浆液性渗出物和滞留的胎盘。

4. 兔　突然死亡的病例呈败血症的病理变化,大多数内脏器官充血和有出血斑,胸腔和腹腔内有大量浆液或纤维素性渗出物。其他病例,可出现小肠黏膜充血和出血,黏膜下层水肿,肠集合淋巴滤泡有灶性坏死,坏死黏膜脱落后形成溃疡,表面有淡黄色凝乳状附着物,肠系膜淋巴结水肿,脾脏充血、肿大。肝脏有散在性或弥漫性针头大坏死病灶。因流产而死亡的母兔除有上述病理变化外,还有子宫肿大,子宫壁增厚,化脓性子宫炎,子宫黏膜覆盖着一层淡黄色纤维素性的污秽物,并有溃疡。未流产的胎儿发育不全或木乃伊化。

5. 禽

1)禽副伤寒　病程稍长,患禽消瘦、脱水、卵黄凝固,肝、脾充血并有条纹状或针头状出血和坏死灶。肺、肾充血,心包炎及心包粘连。各种幼禽常呈出血性肠炎,盲肠内有干酪样物。成年禽的肝、脾、肾充血肿胀、出血或呈坏死性肠炎、心包炎和腹膜炎。在产卵鸡中,可见输卵管坏死和增生、卵巢坏死和腹膜炎。慢性感染的成年鸡,仅有少数病例肠道呈坏死性溃疡,肝、脾或肾肿大,心脏有坏死结节,卵泡变形。

2)白痢　急性败血症死亡的雏鸡,病变不明显,肝脏肿大、充血,并有条状出血,其他脏器充血,但卵黄囊变化不大。病程稍长的患鸡,卵黄吸收不良,内含有淡黄色油样或干酪样物。心肌、肝、肺、肠道后段以及胃等部位有坏死灶或结节。有些病例有心包炎,胆囊肿大,盲肠内有灰白色干酪样物。

成年慢性白痢母鸡外表变化不明显,腹腔内卵子变形、变色、质地改变,大小不一,呈囊肿状,有时发生腹膜炎和心包炎。卵内含脂状和干酪样物,卵黄膜增厚,呈褐红色或暗绿色不等。脱落在腹腔的卵子则为脂肪所包围,引起广泛腹膜炎,与腹腔脏器发生粘连。在变性的卵子中可分离到病菌。公鸡感染常限于睾丸与输精管肿胀。

3)鸡伤寒 急性病例,表现为肝、脾、肾充血、肿大。亚急性和慢性病例(年龄较大),表现为肝脏肿大,呈青铜色或绿色;肝脏和心肌有灰白色粟粒状坏死病灶;心包炎病变;母鸡由于卵子破裂常引起腹膜炎,卵子出血、变形和变色,如鸡白痢的变化;肠道呈卡他性炎。

4)鸭副伤寒 患雏鸭的肝脏呈青铜色,并有灰色坏死灶,或肝脏显著肿大,有或无坏死灶。气囊呈轻微浑浊,具有黄色纤维蛋白样斑点。胆囊肿大,充满大量绿色胆汁。有心包炎、心外膜炎及心肌炎,有些病例有心包膜出血。肺和肠呈卡他性炎,尤其盲肠内有干酪样物,直肠肿大,黏膜有出血斑点。成年鸭的卵巢和卵泡变化与鸡相似,常由于卵泡破裂而引起腹膜炎,卵泡出血、变形、色泽不正常。

四、临床学

(一)人沙门菌病

1. 临床症状

1)食物中毒 这是最为常见的一种。潜伏期一般为8～24 h。起病急骤,常伴有恶寒、发热,但体温一般不甚高,同时出现腹绞痛、胀气、恶心、呕吐等症状。继而发生腹泻,一天数次至数十次或更多,如水样,颜色为深黄色或带绿色,有些有恶臭。粪便中常混有未消化食物及少量黏液,偶带脓血,当炎症蔓延至结肠下段时,可有里急后重,病程大多为2～4 d,有时持续时间较长。鼠伤寒沙门菌感染时,以腹泻、高热为主,脓血便多见;成人高热较少,热程较短,腹痛及里急后重较多,而儿童高热较久,呕吐及脱水较多。

在我国引起沙门菌食物中毒最常见的菌型依次为:鼠伤寒、猪霍乱、病牛、都柏林、肠炎、德比、汤卜逊、新港、斯坦利、鸭、阿伯丁、火鸡、波茨坦、乙型副伤寒和圣保罗等沙门菌。

引起食物中毒的原因食物,以牛肉类最多,其次为猪肉类、马肉及蛋品。一般来讲,在城市食物中毒,其原因食物以猪肉类及蛋品较多,在农村则以病死牛肉及马肉为多。

2)类伤寒型 多由猪霍乱及鼠伤寒沙门菌所引起。潜伏期3～10 d,临床症状与伤寒相似,但病情和经过均较伤寒为轻。热型呈弛张热或稽留热,亦可有相对缓脉,但皮疹少见,腹泻较多,由于肠道病变较轻,形成溃疡较少,故很少发生肠出血和肠穿孔。本型偶可以胃肠炎型表现开始,继而出现伤寒的临床症状。病程一般1～3周。

3)败血症型 多见于儿童和免疫力低下的成人。潜伏期1～2周,多起病急骤,但亦有徐缓的,患者畏寒、发热,热型不规则或间歇发热,持续1～3周。如并发化脓性局部病灶,则发热可迁延更长时间。此型患者可无胃肠道症状,或胃肠道症状不显著。虽血中有病原菌,但大便培养常阴性。最常见的病原菌为猪霍乱沙门菌。

4)局部感染化脓型 一般多见于患者在发热阶段或退热以后出现一处或几处局部化脓病灶,发病前无败血症症状。化脓病灶可发生在任何部位,以支气管肺炎、肺脓肿、胸膜炎、脓胸、心内膜炎、心包炎、肋软骨局部脓肿及肋骨骨髓炎等较为多见,亦可发生肾盂肾炎、关节炎、脑膜炎、脾脓肿及胆囊炎等化脓性病灶。本型无胃肠炎或全身症状,仅有脓肿形成,并呈慢性化倾向,需靠病原菌检查以明确诊断。

2. 临床诊断

1) 沙门菌食物中毒　依据有进食可疑食物，同食者集体发病，症状有发热、呕吐、腹泻、大便水样，带黏液，便量多而臭，可作出诊断。若从粪便、呕吐物培养检出病原菌，即可确诊。如从可疑食物中分离出相同细菌，即可断定感染来源。

轻症病例，一般不需特殊治疗，亦能自行痊愈，大多数不主张使用抗生素。对较重胃肠炎病例，应纠正脱水，注意水、盐、电解质平衡，可给予敏感抗生素等药物治疗。

2) 医院内鼠伤寒沙门菌感染　多发生在医院小儿科病房及产科婴儿室，特别是新生儿，病死率较高。本病可通过水、食物、生活接触传播，应特别引起警惕。本病常有以下特征：①潜伏期一般为24～72 h。②一般无明显的季节性，出现在患者因呼吸道感染而接受抗生素治疗过程中。③任何年龄均可感染本病，婴幼儿占80%以上。④易产生耐药性变异株和无动力菌株，一般抗菌药物治疗不佳，体温迁延不降，腹泻不止。⑤病理变化比较广泛，临床上可有多种类型，但仍以胃肠炎型常见。多以发热、腹泻急性起病，持续性发热呈波浪型。常以低热、腹泻为共同症状。⑥多为黄绿色黏液便，初起粪便量多，粪质粗糙松散，偶有少量血丝相混。墨绿色水样便为本病特征。异常性状粪便常交替出现，呈多样性。新生儿常见间歇性排白色黏便及粪中出现肠黏膜，系重症之表现，预后欠佳。⑦与痢疾不同，菌血症患者较多，且多伴化脓性并发症（即局灶感染型）。

3. 临床治疗　当前许多菌株对常用抗生素产生耐药性，有人认为并无有效抗菌药物，但也有人主张鼠伤寒可首选吡哌酸。败血症及局灶感染，可加用氨苄西林与庆大霉素。对顽固性鼠伤寒，联合使用阿米卡星与吡哌酸可获得满意疗效。但在用抗生素的同时，亦应采取对症、支持疗法等综合措施。

（二）猪沙门菌病

猪沙门菌病又称为猪副伤寒，是由沙门菌所引起的仔猪传染病。其特征是大肠黏膜坏死性炎症，有时在肺部有卡他性或干酪性炎症。病原主要为猪霍乱和猪伤寒沙门菌，此外鼠伤寒、德比和肠炎沙门菌等也可引起本病发生。病原可以从各种途径传入猪群，但传入后未必全部发病，有些猪则成为局部带菌者，仅有少数猪表现疾病。但如饲养管理不当，气候突变或长途运输等应激因素作用时，猪体的抵抗力普遍下降，即能发生本病，以2～4月龄仔猪易感性较高。6月龄以上猪的免疫系统已逐步健全，感染后很少发病。在患有猪瘟时，本病往往成为并发或继发症。近年来由于猪瘟病例减少，猪副伤寒的发病率也有所降低。

1. 临床症状　本病的潜伏期，短则数天，长则数月。根据其临诊症状，常可分为两种类型：

1) 急性型　呈败血症形式，多见于断乳前后的仔猪，常突然发病，精神不振，食欲减少，体温升至41 ℃甚至以上，很快死亡。病程稍长者可见有腹痛及下痢、呼吸困难，耳根、胸前和腹下皮肤尚可见紫斑等体征。多死亡，病程1～4 d。

2) 慢性型　是仔猪最常见的病型。常为急性转变而来，或开始即为慢性。症状较轻而缓慢。患猪体温稍高，逐渐消瘦，生长停滞，贫血，眼结膜炎或有脓性分泌物。顽固性腹泻，粪便呈灰白或黄绿色，恶臭，并混有大量坏死组织碎片或纤维状分泌物。后躯沾有粪便，被毛粗乱，皮肤有痂状湿疹，行走摇晃。病程持续可达数周。腹泻有时中止，似有好转，但不久又发，多数以死亡告终。少数患猪生长不良成为僵猪。

2. 临床诊断　慢性型病例有特异临床症状和病理变化，如结合流行病学表现进行分析，不难作出初步诊断。必要时还须做细菌学分离与鉴定。慢性型须与猪血痢（密螺旋体）和猪瘟相区别。猪血痢排泄物中常带血及黏液，其病变很少波及回肠，在盲肠和结肠中的病变只限于浅层；慢性猪瘟虽然也有腹泻、消瘦和贫血等症状，但其病理变化（肾、膀胱、喉头、淋巴结出血等）较为典型，再结合实验室检验，常可区别。

急性型副伤寒主要应与猪瘟区分，如在剖检时发现脾脏边缘梗死，膀胱、肾脏、喉头黏膜有针头状出血点和淋巴结周边出血等，即使分离到沙门菌，也应认为有猪瘟的存在，可进一步按猪瘟的诊断方法进行诊断。

3. 临床治疗　对本病的治疗方法和药物很多，但抗菌药物使用多次以后，易出现耐药菌株，需加以更换。为此，如遇大批发病时，最好将分离的菌株先做药敏试验以选择最有效的药物，治疗时注意早治疗和按规定连续用药。

（三）牛沙门菌病

以犊牛副伤寒为常见。急性感染主要发生于犊牛，慢性或带菌者多见于成年牛，怀孕牛感染易致流产。病原菌主要为都柏林和鼠伤寒沙门菌。后者对各种动物有较强的致病力，分布广，传入的途径多，在牛、羊中的致病频率超过了都柏林沙门菌。都柏林沙门菌在平时的主要贮菌者为带菌的牛，它虽然能在外界环境中生存1年以上，但可引起疾病的暴发，外界的传入是次要的。反之，鼠伤寒沙门菌暴发的来源是多种多样的，包括饲料、饮水及其他患病动物。因患犊排出物有大量病菌，各圈犊牛如相距不远可以通过直接接触发病，传播迅速。在牧地放牧的成牛很少发病，只在污染地区出现散发性病例，很少有流行性发生。

1. 临床症状　病犊排出恶臭稀粪。粪便呈黑色、淡黄或草绿色，排泄物含有黏液并伴有血液及小片黏膜。精神萎顿，不食，反刍停止，鼻腔干燥，鼻孔周围黏附脓稠黏性分泌物，体温升高，40～41 ℃，虚弱，可在1～2 d死亡。如不死亡则可出现关节炎。慢性病例发生咳嗽，鼻流脓涕，少数有结膜炎或失明，有黄绿色黏性眼分泌物，有时发生跗关节炎。急性型3～8 d死亡，慢性型10～30 d死亡。犊牛最高死亡率可达75%，一般在5%～10%。

成年牛患病不多，常在寄生虫感染、气温突变、营养不良与运输之后发生。症状与犊牛相似，发病后期因内毒素导致休克而死亡。有时都柏林或其他少数菌型沙门菌能导致孕牛流产，多在怀孕200 d左右发生。

2. 临床诊断　所有血清学试验不能诊断个别病牛，但能检测该牛群有无这两种沙门菌病。做凝集试验时可以检得O与H滴度。采得的O凝集价在1∶80以上，而H凝集价在1∶320以上可诊断为阳性。如为阴性不能作为无病处理，因病愈者也常为阴性。

3. 临床治疗　本病可应用抗菌药物注射治疗。

（四）马沙门菌病

主要感染马流产沙门菌。孕马感染后主要表现为流产，公马表现为睾丸炎及阴囊炎，初生幼驹表现为败血症、关节炎、下痢或肺炎。此外少数马还可感染鼠伤寒、都柏林、肠炎等多种泛嗜宿主的沙门菌。

主要经消化道感染，但病马与健康马交配或通过人工授精的病马精液也能传播。病马流产物及其分泌物中含有大量马流产沙门菌，污染场地、牧草、饲料与畜舍。本病多发生于产驹季节，各种不良因素如营养、饲养和饲料不当等均可促使发病。病菌能透过胎盘进入胎儿。也有在生产时从产道接触病菌而使幼驹发病的病例。

1. **临床症状**　孕马在流产前体温升高、轻微腹痛、尿频、乳房肿胀、阴道流出血样液体、寒战或出汗等症状，随即流产。也有病马突然流产并无其他症状，很少有胎衣停滞现象。流产后多数自愈，但如继发子宫内膜炎，则出现全身症状，阴道内流出红褐色腥臭恶露，可能导致败血症而死亡。流产胎儿的皮肤、浆膜、黏膜及实质器官均有黄染、出血、水肿。胎膜水肿，表面附有糠麸样物并有散在性的出血点。脐带水肿，羊水呈黄色或暗红色浑浊。

公马受感染后在阴囊、睾丸出现热痛性肿胀，体温升高，有的发生关节炎或腹股部肿胀，破溃后形成瘘管。

幼驹症状大都体温升高，超 40 ℃，呈稽留热或弛张热，出现不同程度的全身症状。有的出现肠炎症状，有的呈支气管肺炎，有的在四肢出现多发性关节炎，呈跛行或躺卧。

2. **临床诊断**　马群如在怀孕后期不断发生流产，首先应考虑可能为本病。本病流产马多为初次孕产，但如初次传入马群内则不分胎次都可能发生。流产出的死胎和胎膜水肿，胎膜增厚，表面附着糠麸样物，并有散在性出血点，部分胎膜有暗红色坏死。脐带水肿，羊水呈淡黄或暗红色的浑浊液。根据上述表现即可作出初步诊断。

1) 凝集试验　马在感染本菌后能产生凝集抗体。流产后 8 ～ 10 d 时血液内凝集素最高。可用马流产沙门菌抗原，测定流产马血清内凝集价。在 1∶1 600 以上稀释度时出现(++++)反应者为阳性。病马血清的阳性反应可维持数月之久。健康马对马流产沙门菌具有非特异的凝集素，但凝集价在 1∶300 或以下。凡注射过马流产沙门菌疫苗的马也可出现阳性反应，应加以注意。

2) 细菌学诊断　在流产胎儿内脏器官、胎盘、母马子宫分泌物中易分离到本菌。按常规方法进行鉴定。

3. **临床治疗**　流产后发生子宫内膜炎时可用链霉素等治疗，也可先用 0.5%高锰酸钾溶液冲洗子宫，然后将氯霉素或四环素胶囊放入子宫内。公马睾丸炎也可用链霉素或氯霉素治疗。

（五）羊沙门菌病

本病包括绵羊副伤寒和绵羊流产两种。绵羊流产的病原菌主要为羊流产沙门菌，但其他副伤寒感染有时也能使孕羊流产。绵羊副伤寒的病原菌以都柏林和鼠伤寒沙门菌为主。

羊沙门菌病可发生于各种年龄、品种的公、母羊中。在羔羊中，以断乳时为易感。在成年羊中，年轻羊较老龄羊易感。怀孕母羊在怀孕中期以后最为易感。

病羊及带菌羊是本病的主要传染源。流产的胎儿、胎盘和羊水以及分泌物和排泄物污染饲料、饮水和用具等，可经消化道感染健康羊。此外，通过交配也可感染。鼠伤寒沙门菌则为泛嗜性型，除可潜藏于外表健康羊的消化道和胆囊外，还广泛存在于牛、马、兔、禽类以及啮齿动物体内，并不断向外排菌进行传播。长途运输、饲料缺乏、拥挤以及饲养不当等都可促使本病的发生。

1. **临床症状**　副伤寒的症状与牛相似，以下痢为特征，在羔羊中则为急性或败血型。孕羊还可引起流产。患羊排出黏性带血稀便，恶臭。体温可有 40 ～ 41 ℃，食欲减退、虚弱、弓背，继而卧地，经 1 ～ 5d 死亡。有的经 2 周后可康复。发病率一般为 30%，致死率可达 25%。经口或经交配途径感染后，本菌可经血流进入胎盘，然后侵入胎儿。患羊流产前体温可升高至 41 ℃，厌食、精神沉郁，部分病羊有腹泻症状。流产前和流产后数天阴道有分泌物排出，母羊在流产后或无流产的情况下发生死亡。病羊产下的活羔羊，体弱、腹泻、不吮乳，常于 1 ～ 7 d 死亡。羊群暴发 1 次，一般持续 10 ～ 15 d。流产率和死亡率可达 60%。

2. **临床诊断**　本病诊断与牛沙门菌病相同，确诊须进行细菌分离鉴定。血清凝集试验也可用于诊断病羊，病愈母羊，其凝集滴度从 1∶(50 ～ 2 000)不等，均为阳性。

3. 临床治疗   本病可应用抗菌药物进行治疗。

（六）兔沙门菌病

兔沙门菌病主要为鼠伤寒沙门菌引起的消化道和生殖器的传染病。病兔、带菌兔和其他被感染动物的排泄物和分泌物，污染了饲料、垫草、用具、兔笼以及饲养员，直接接触者都能引起家兔感染发病。此外，野生啮齿动物和苍蝇也是本病的传播者。饲养管理不当、卫生条件差和兔体弱均可增加发病的机会。断乳兔以下痢和败血症死亡为特征。怀孕兔则以流产和败血症死亡为特征。流产多数发生于怀孕25 d以上的母兔。幼兔和怀孕兔发病率和死亡率最高，死亡率可超50%。

1. 临床症状   除了个别突然死亡外，本病一般表现为腹泻。粪便先为水样，后排出带有肠黏膜和血液的稀粪。体温升高，厌食，精神沉郁。通常在1～7 d死亡。孕兔从阴道流出脓样的分泌物和胎儿组织碎片，阴道黏膜水肿、充血。孕兔一般于流产后或流产前死亡，如在流产后康复，则不易受胎。

2. 临床诊断   根据临床症状和病理变化可作出初步诊断。确诊必须根据细菌学和血清学的方法鉴定。

对一些慢性或带菌兔，可用鼠伤寒沙门菌制成诊断抗原，取兔耳静脉血2滴加诊断抗原1～2滴做玻片凝集试验。

3. 临床治疗   病兔治疗可根据药敏试验，选用有效药物。

（七）禽沙门菌病

1. 禽副伤寒   由多种泛嗜性的沙门菌血清型所致的各种禽类疾病，总称为禽副伤寒。常呈地方性流行。幼禽及成年禽都能感染。幼禽多为急性或亚急性经过，以腹泻为主要症状，有时死亡率高；青、成年禽感染后，多为慢性或隐性经过。病禽或带菌的动物，尤其是带菌蛋都是本病的传染源。鸡感染副伤寒常发生于孵出后2周之内，6～10日龄达最高峰。死亡率10%～20%，严重者可超80%。

1）临床症状   在2周龄内的幼禽，受感染后常呈败血症经过，往往不显示任何症状突然死亡。多数患禽表现呆立、垂头闭眼、两翅下垂、羽毛松乱、厌食、饮水量增加、水样下痢，泄殖腔周围粘有粪便，怕冷而聚缩成团，病程1～4 d。成年禽感染后常不出现症状，一般成为慢性带菌者，病原菌存在于内腔器官及肠道中，可达16个月之久。

2）临床诊断   从流行病学、症状及病理变化对本病可作初步诊断。但最后确诊须做病原菌分离与鉴定。鼠伤寒沙门菌是本病最常见的病原菌。

3）临床治疗   药物治疗可以降低本病的死亡率，并可控制本病的流行。

2. 鸡白痢   由鸡白痢沙门菌所引起的鸡和火鸡的传染病，主要侵害雏鸡，多呈急性败血症经过，以白痢为特征性症状，可引起大批死亡。在成年鸡为慢性经过，无明显症状。带菌蛋作种用时，可将病菌传给下一代，造成循环传播，危害很大。

本病的流行限于鸡和火鸡，鸡的发病率、死亡率与鸡的日龄有关，本病的死亡率限于3周龄以内的雏鸡。随着日龄的增加，鸡的抵抗力也增加，这与鸡血液内淋巴细胞的增加和体温的升高有关。

传染源主要是慢性及隐性的带菌成年鸡和病鸡。带菌鸡不但从粪便中排菌，而且产出带菌的种蛋。带菌的阳性母鸡所产的卵中33.7%含有本菌。这种蛋容易在孵化中死亡，也有大部分能孵出病雏。病雏的绒毛在孵化器内飞扬，经呼吸道与啄食时传给其他雏鸡，使很多雏鸡在4～5日龄时即开始发病。这种幼龄病鸡的致死率很高。与病雏接触时各种途径均可感染，可经消化道、眼结膜、泄殖腔、鼻腔而感染发病。带菌公鸡的精液内也含有本菌，通过交配传给母鸡。幸存的病雏长大后成为长期带菌者，造成本病不断循环传播。

1）临床症状　雏鸡卵内带菌者，孵化中可出现死胚，或不能出壳的弱胚，或即使出壳，不久因败血症而迅速死亡。在孵化器内、外早期感染或带菌的雏鸡，常在 4 ～ 5 日龄即出现病雏，多为急性败血症，病程 1 ～ 2 d 即死亡。以后感染的雏鸡在 7 ～ 10 d 发病，2 ～ 3 周龄时死亡达到高峰。病雏怕冷，聚集在热源附近成团状，厌食、停食、翅下垂、嗜睡，排出白色或带绿色的糊状物，粘在肛门四周。排粪困难而用力，向后倒退并发出凄厉的尖叫声，最后因呼吸困难及心力衰竭而死亡。愈后多数发育不良，成为慢性或带菌者。成年鸡感染后多数不表现明显症状，但产卵量下降，或出现腹泻和产卵停止。

2）临床诊断　根据流行病学、症状及病变对本病可作出初步诊断。确诊时必须分离并鉴定病原菌，如符合沙门菌时再用 D 群血清做玻片凝集试验。

全血玻板凝集试验广泛用于鸡白痢的诊断，即将全血玻板凝集试验抗原滴在玻板上，用针头刺破翅静脉，再用接种环取血与之混合，2 min 出现凝集者为阳性。此法亦广泛应用于鸡白痢病的检疫。

3）临床治疗　雏鸡可用饲料中加药物做预防性治疗，效果较好。

3. 鸡伤寒　由鸡伤寒沙门菌引起鸡和火鸡的一种败血症，呈急性或慢性经过，死亡率较高。病鸡中以 1 月龄鸡发病最多，6 月龄发病较少。本病经蛋传递，但种蛋的传布率并无鸡白痢那样高，发病率也不及鸡白痢高。有些菌株也能引起幼雏发病。病鸡的排泄物污染饲料、饮水、用具等而传播此病。主要经消化道感染，也可通过眼结膜而感染。带菌的野鼠、野鸟、蝇类以及其他动物也是散播病原菌的媒介，从而造成传染。

1）临床症状　幼雏的败血症症状与鸡白痢相同。日龄较大的鸡，潜伏期 2 ～ 4 d。急性发生时，精神委顿，羽毛松乱，鸡冠因贫血而缩小，排出黄绿色稀便，体温上升 1 ～ 3 ℃，病程一般在 1 周左右。最急性型的可未见明显症状即死亡，死亡率 10% ～ 15%，但最高可超过 90%。

2）临床诊断　本病在幼雏中很难与鸡白痢相区别，必须依靠细菌分离培养和鉴定。在流行病学上可见 6 月龄以内的青、成年鸡，都能发生败血型鸡伤寒，这可与鸡白痢作初步的区别。本菌在抗原上与鸡白痢沙门菌不易区别，因此用鸡白痢抗原做血清学试验也可以检出本病的带菌鸡。这两种细菌的区别必须做生化反应。本菌不能对鸟氨酸脱羧，这可与鸡白痢沙门菌相鉴别。

3）临床治疗　一般情况作淘汰处理。如有必要在饲料和饮水中添加抗菌药物。对于一些珍禽也可应用抗菌药物注射治疗。

4. 鸭副伤寒　由鼠伤寒、肠炎、鸭、鸡和莫斯科沙门菌等所引起 3 周日龄以内雏鸭的一种败血症型传染病，称为鸭副伤寒，常呈地方性流行发生。由于沙门菌血清型和感染鸭日龄的不同，其死亡率差异较大，高者可超 60%。雏鸭日龄越小，其发病率和死亡率越高。青、成年鸭自然感染后多呈隐性经过，成为带菌鸭。病雏鸭和带菌鸭的排泄物污染的场地、饲料、饮水、用具等均是本病的重要传染来源。带有病菌的禽类、野禽、野生鼠类等其他动物也都是本病的传染来源。带菌母鸭所产带菌蛋经孵化可出现死胚，或有时孵出病雏鸭，也是重要的传染来源。传播途径主要是通过消化道感染，也可以通过呼吸道及眼结膜感染。

1）临床症状　雏鸭全身胎毛松乱，腿软无力，或两肢麻痹不能站立，精神沉郁，垂头闭眼，两翅下垂，水样下痢，泄殖腔周围粘有稀便，并有腥臭味。此外，还见有颤抖、喘息及眼睑浮肿等症状。有些病例倒地腹朝天，数分钟后死亡。故雏鸭感染本病有"猝倒病"之称。

2）临床诊断　根据流行病学、症状和病理变化可作出初步诊断。但确诊须做病原菌的分离与鉴定。

3）临床治疗　本病应用磺胺嘧啶、呋喃唑酮，能有效地减少死亡率，并可控制本病的发展和扩散。治疗剂量和方法与鸡白痢相同。

五、实验室诊断

(一)检查材料

1. 粪便　直接取粪样在平板上分离,一般实验室常选用一个强选择性培养基(如 SS 琼脂)、一个弱选择性或鉴别性培养基(如麦氏培养基),37 ℃过夜后挑取不发酵乳糖的可疑菌落,接种于三糖铁培养基,再做血清学分型。如在疾病后期或用过抗菌药物后,直接分离法很难奏效,则应使用增菌培养剂,一般用 0.5%亚硒酸盐肉汤接种约 1 g 左右粪便,37 ℃过夜后再分离。

2. 血液　自静脉取血 5 mL,立即接种于 50 ～ 100 mL 的 0.5% ～ 1.0%葡萄糖胆汁肉汤或葡萄糖肉汤,37 ℃培养,每天用接种环挑取增菌液接种于选择性培养基上,常规是连续接种 2 周,对于一般沙门菌,连续 3 d(次)即可。

3. 尿液　经离心沉淀后,取沉淀物直接分离培养或增菌,方法同粪便。

4. 食物和食物中毒标本　最佳的方案是经过前增菌或选择性增菌,再分离培养。

5. 骨髓培养　从患病初期至恢复期,都可从骨髓中分出病原菌,分离阳性率高。

(二)病原学检查

1. 前增菌技术　使用前增菌步骤,可使标本中损伤或濒死状态的细菌得到修补和复苏后,再做选择性增菌,便可以提高阳性检出率。有多种前增菌培养基可用,如磷酸盐缓冲蛋白胨水(PBP),接种的标本量与前增菌培养基量之比,一般主张按 1∶10 加样。前增菌培养温度一般为 37 ℃,培养时间不一,常用 5 ～ 6 h。通过前增菌法所获得的菌株、菌落形态典型,抗原结构一般比较完整,在血清学鉴定时能减少诱导手续,因而给后续工作带来便利。

2. 选择性增菌培养　不同血清型的沙门菌在各种选择性增菌培养基中的生长能力并不一致。目前还没有一种十分完美、适用于各种沙门菌的选择性增菌液。1%的亚硒酸钠不能抑制鼠伤寒沙门菌、乙型副伤寒沙门菌,对其他沙门菌的分离效果亦较良好,但对猪霍乱、羊流产沙门菌却有抑制作用。煌绿亚硒酸钠则严重抑制都柏林沙门菌。为了提高分离率,也有主张几种选择性增菌液联合应用。

在用选择性增菌时,一般应提高培养温度(伤寒杆菌除外),常采用 43 ℃培养 18 ～ 24 h,可大大增加增菌培养基的选择效果。对于变形杆菌、假单胞菌、大肠埃希菌、乳糖阴性的非致病菌,都有较强的抑制作用,因而在分离平板上,能看到较纯的培养物,更容易挑选沙门菌菌落。

3. 分离培养　分离沙门菌一般常用 SS 琼脂,但经验证明亚硫酸铋琼脂(BSA)的分离率高于 SS 琼脂,然而它不适用于分离都柏林沙门菌,国内尚有应用脱氧胆酸盐—枸橼酸盐—乳糖—蔗糖琼脂。近年来采用的沙门菌显色培养基(CAS)是一种新型培养基,具有易于识别、选择性好的特点。

4. 病原体鉴定　细菌培养分离到可疑沙门菌后,应做生化反应和血清学试验。血清学试验是用抗 O 和抗 H 血清做玻片凝集试验,以确定菌株的抗原构成。

1)O 抗原测定技术　使用 O 复合因子血清时,必须在做出单因子抗原成分的检定后才能定型。常用的 O 复合因子血清有 4, 12; 9, 12; 3, 10; 3, 15; 13, 22; 13, 23; 14, 24; 14, 25。H 复合因子血清有 e, h; e, n, x; l, v; l, w; z4, z23; z4, z32; 1, 2, 3, 5; 1, 2; 1, 5 等。

2)H 抗原测定技术　许多沙门菌具有两相抗原,除非大量检定同株的不同菌,一般每一菌株仅出现 1 相 H 抗原,另一相 H 抗原将用相应的 H 抗体来诱导,常用以下几种方法。

(1) 小管斜面法: 将1.2%琼脂1～2 mL, 置于小管中, 水浴融化待温和时, 加入已出现的1相血清, 使其血清最后浓度为原血清的1/800～1/200, 混合后倒置放成底稍高的短斜面, 琼脂凝固后, 在近管壁底部插种菌苔, 于37 ℃过夜。次日取向上蔓的菌苔进行H抗原测定, 一次不成功时可重复数次。该法诱导成功率较高。

(2) 小管肉水法: 小管内放0.5～1.0 mL灭菌肉水, 加入上述浓度的1相血清, 接种后置37 ℃过夜, 次日离心, 倾去上清, 用剩下的肉水均匀菌悬液, 以此做H抗原测定。此法简便, 但有时不易诱导成功。

(3) 小套管法: 将两端开口的小玻璃管, 放在半固体内, 小玻璃管的上端应高出培养基表面, 灭菌后备用, 将待检菌点种在小玻璃管培养基表面然后在点种菌处放入H血清, 37 ℃培养, 每天检查结果。

(4) 简易平板法: 将0.7%～0.8%琼脂制成平板, 然后在平板中央点种鉴定菌, 在点种处覆盖一环血清, 37 ℃培养后, 在蔓延生长的菌苔边缘取菌检查。该法简易, 节省血清, 但诱导成功率较低。

3) 鞭毛转导试验　在鼠伤寒沙门菌流行中, 有时可分离到无鞭毛的O型菌株。在这种情况下一般无法定型, 这时可用转导法来测定此类菌株的H抗原。所谓转导, 是通过以噬菌体为媒介, 将一个细胞的遗传物质传递给另一个细胞的过程, 转导现象的发生需要3个组成部分, 即供体细胞、转导噬菌体和受体细胞。

为了获得噬菌体, 用紫外线诱导法测定受试菌株的溶原性。取37 ℃培育16～18 h的培养物置4.5 mL冷却生理盐水中, 制成一定浓度的菌液, 将其倾入无菌平皿内, 用紫外线处理。紫外线功率为30 W, 照距40 cm, 照射时间40～60 s。处理后, 将菌液置浓缩肉汤内37 ℃培养2 h, 然后将其置56 ℃水浴加热处理20 min, 离心, 取上清液分别滴加于涂有敏感菌的平皿上, 37 ℃培养4～6 h或过夜读取结果, 能裂解敏感株、形成蚀斑的即表示有噬菌体存在。

噬菌体纯化后, 在鼠伤寒沙门菌LT2株上增殖, 已知LT2株不具有噬菌体, 为非溶原性菌株, 所得的噬菌体, 经除菌过滤, 无菌试验合格后供转导用。

以O型菌株为受体菌, 取其37 ℃培育的斜面新鲜培养物少许, 置1 mL肉汤内, 使其浓度成为3×（10^8～10^9）个菌/mL, 然后加入上述转导噬菌体1 mL, 置37 ℃水浴30 min。离心后, 取沉淀物分别接种0.3%琼脂半固体和0.3%琼脂半固体U型管与0.8%琼脂平皿, 即可检出有动力菌株, 其H抗原分别与H1和H2因子血清凝集, 从而证明是鼠伤寒沙门菌。

4) O-I噬菌体裂解试验　O-I噬菌体对沙门菌培养物具有属特异性的裂解作用, 对沙门菌株的裂解率为86.03%, 对大肠埃希菌的裂解率为2.53%, 而对其他肠杆菌科细菌一般不裂解, 在国内常见的A～F群中, A、B、C、D、F群裂解率均在95%以上, 而E群约65%, 对国内常见的甲型副伤寒、乙型副伤寒、德比、鼠伤寒、汤卜逊、纽波特（新港）、伤寒、阿伯丁等沙门菌均100%裂解, 但对属于E群的伦敦沙门菌和鸭沙门菌则裂解率较低, 分别为66.6%和55.5%。

鼠伤寒菌的O噬菌体分型系统至少包括207型, 肠炎菌有19型。我国已建立了自己的伤寒菌和鼠伤寒菌的分型系统。

5) Vi噬菌体分型试验　根据具有Vi抗原的伤寒菌对不同Vi噬菌体的易感性差异, 可将伤寒菌分成亚型, 对流行病学探查新菌型和追踪传染源有重要意义。

以抗Vi噬菌体血清与噬菌体做中和试验, 可将Vi噬菌体分为I、II、III、IV型。其中, II型对相应的伤寒菌呈高度适应性和选择性, 被广泛用于分型。伤寒菌的Vi-II噬菌体已国际标准化, 有70多个型别。A型噬菌体能溶解大多数伤寒菌, 其他型则有相当特异性。Vi噬菌体分型虽特异、方便, 但却有局限性。很多伤寒菌株不能分型,该法不能用于没有 Vi 抗原的菌株,噬菌体型别繁多,也造成试验和保管的困难。此外,有些国家和地区分离的菌株为一种或少数几种噬菌体型,因此,获得的流行病学信息也受到限制。

6)其他新技术

(1)乳胶凝集试验:将乳胶颗粒(直径 0.8 μm)以抗沙门菌 O-9 IgM 单克隆抗体致敏,与患者标本分离的菌液,或经增菌的粪便培养标本做玻片凝集试验。结果特异、快速,与细菌分离结果相符,可作早期诊断。国外已有诊断盒出售。

(2)斑点酶联免疫吸附测定(EIA) 将伤寒菌特异的提纯 OMP,点在硝酸纤维素膜上,经洗涤、阻断,滴加于稀释的患者血清标本。作用后,加辣根过氧化物酶交联的抗人 IgG 或抗人 IgM,显色,可提示患者血清中是否含有抗伤寒 IgM(新感染)或 IgG(恢复期)抗体。国外用 OMP 作为捕获抗原,是因为 OMP 位于细菌外层,有强免疫原性,患者在急性期和恢复期都产生抗 OMP 抗体。此法在诊断伤寒患者时可免除做细菌分离病原菌。

以上两法的不足之处,是不能分辨菌群和菌种,而且敏感度只达到 10^6 个菌 / mL。

(3)DNA 探针杂交试验:有人用限制性内切核酸酶消化鼠伤寒沙门菌的染色体 DNA,筛选出含 4.1 kb 和 4.9 kb 片段的克隆菌株。经同位素或生物素标记后,与患者分离标记做 DNA 杂交试验。结果显示,这些探针可与所试的 300 多株沙门菌全部杂交。现在也有沙门菌基因探针商品出售,用于人为和自然污染食品检测,杂交法的检出阳性率高于常规细菌培养法。缺点是因沙门菌种类繁多,目前尚未构建出一个与菌属所有菌都杂交的探针;其敏感性由于食品中污染杂菌多,标本常须做高倍稀释,在理想的条件下检出菌量为 $10^2 \sim 10^3$ 个菌。

(4)细菌质粒指纹图谱(PPA):包括细菌质粒 DNA 的琼脂糖凝胶电泳结果分析质粒图谱,利用限制性核酸内切酶对质粒 DNA 做源分析即酶切图谱。限制性核酸内切酶分析是质粒分析的深入和补充。在质粒分子质量相同而碱基序列不同时,用限制性内切酶分析能够精确予以区分。Holmberg 等从 20 起鼠伤寒沙门菌暴发中选择了分离到的部分 *S. typhimurium* 菌株,分析了与暴发流行有关的大量菌株的质粒图谱,并与流行无关的分离株作对照,发现暴发流行菌株的质粒图谱具有高度的特异性。与经典的方法比较,其特异性不低于噬菌体分型,比耐药谱分型要高。肖黔林等对伤寒沙门菌引起的暴发和散发流行进行了研究。用质粒分析可将 84 株伤寒沙门菌分为 7 个质粒谱群,质粒分析不仅克服了一些菌株噬菌体无法定型的限制,而且还可了解暴发流行株与散发流行株的同源相关性。质粒指纹图谱具有相对易于操作、快速、准确、特异性强等优点,用于沙门菌流行菌株的监测,可以从分子水平上为流行病学研究提供信息。

(5)PCR:是一种 DNA 检测技术,具有方法特异和敏感的特点。它利用特定 DNA 的复制起点序列设计一对引物,与待检细菌在一定条件下,经过数十个循环的复制扩增,再将扩增产物经琼脂糖凝胶电泳,即可在紫外光灯下见到特征性区带,也可用标记的寡核苷酸探针做 Southern 印迹杂交后观察。尤其适用于培养困难或血清学方法不易检测的病原微生物,以及在突发公共卫生事件中时间要求紧迫的微生物检测工作。根据检测指示系统的不同可分为荧光 -PCR、酶联免疫 -PCR 以及传统的电泳分析等,不仅可以定性还能进行定量分析。杨瑞馥等根据沙门菌的鞭毛素基因设计一对引物,与各属细菌、污水和污染食品做 PCR,得到 90% 的沙门菌检出率。从污染高达 10^6 个大肠埃希菌或变形杆菌的标本中检出 1 个 CFU(菌落形成单位)的沙门菌。卢强等根据沙门菌的 *invA* 基因设计引物,也获得了 90% 的检出率,在 10^7 个杂菌污染标本中检出 $3 \sim 5$ 个沙门菌的存在。对沙门菌的检测可以通过检测多种特定基因进行,根据这些基因设计引物进行人体或环境标本的沙门菌检测,还可以通过增菌或免疫磁珠富集的方法来提高试验的灵敏度。

（6）胶体金免疫层析法（GICA）：免疫胶体金技术即免疫金标记技术（immunogold labellingtechnique），具有简单、快速、准确和无污染等优点，在医学、动植物检疫、食品安全监督等各领域得到了日益广泛的应用。目前在微生物学检验中的应用主要是免疫层析法（immunochromatography）和快速免疫金渗滤法（DIGFA）。王中民等建立了一种简便快速的 GICA 用于检测沙门菌。将抗沙门菌多抗用抗原吸收法封闭与其他肠道杆菌的交叉反应，标记胶体金溶胶制成探针，采用多膜复合的方法制成免疫层析条。结果表明：该层析条灵敏度为 2.1×10^6 CFU/mL，不与大肠埃希菌、志贺菌、枸橼酸杆菌、变形杆菌、耶尔森菌等其他肠道杆菌反应，而检测鼠伤寒沙门菌、猪霍乱沙门菌和肠炎沙门菌均得到阳性结果。37 ℃放置 33 d，检测结果无差异。

（7）基因芯片：又称 DNA 芯片、DNA 微阵列，是生物芯片技术中发展最成熟和最先实现商品化的技术，它是基于核酸探针互补杂交技术原理而研制的。核酸探针系指一段人工合成的碱基序列，其上连接一些可检测的物质（如荧光物质等），根据碱基互补的原理，利用基因探针到基因混合物中识别特定基因片段，通过这种方法来检测异常基因或其产物等。国内有人将基因芯片用于水中致病菌的快速检测，通过对分离的 20 株细菌进行基因芯片的杂交检测，并用传统方法对这些菌株进行了鉴定，基因芯片检测结果与传统方法鉴定结果的一致性为 95%（19/20）。目前，已有定型的产品用于病原菌的检测，可以肯定这种检测技术有着良好的发展前景。

六、防控措施

（一）切断传播途径

（1）做好禽畜场舍的环境卫生和科学饲养，注意饲料卫生，防止禽畜间传播和繁殖传代感染。

在鸡群内，预防的根本措施是建立无鸡白痢沙门菌的鸡群，对带菌鸡群进行严格检疫、淘汰，使鸡群净化，必要时在饲料内投药。治疗后的鸡虽然不发病，但还有很多鸡带菌。消灭本病的措施，首先是用血清学方法检出并淘汰病鸡，以根除种蛋带菌。其次是严格执行一套卫生防疫制度和对场舍、孵化器、育雏器、食槽等严格消毒，常用甲醛溶液熏蒸。

血清学检验方法有试管法和玻板凝集法。近年来有不少鸡场用蛋黄代替血清，与染色抗原在玻板上做快速凝集试验。本法可免除抓鸡采血。鸡受感染的时间有先后，抗体出现时间也不一致。在同一成年鸡血清内抗体的滴度因时间的转移而有不同。有时阳性鸡的反应转为阴性，但不久又恢复阳性，因此必须在不同时间内反复用血清学检验。第 1 次检验须在 16 周龄时开始，将阳性鸡淘汰。以后每隔4 周做 1 次检验，每次都淘汰阳性鸡，直至全群无阳性鸡为止。以后每半年或 1 年做 1 次检验以保持其阴性。不引进来历不明的鸡及种蛋，对孵化器熏蒸消毒后再使用。地面、鸡舍、用具也要定期消毒。人员固定及来往鞋底消毒，严禁外人参观。也要注意饲料的清洁卫生。

在兔群中发现病兔应予隔离或淘汰。对发病猪隔离治疗。对已污染的猪舍地面与用具实施全面消毒。在临床上已治愈的猪中有很多为带菌者，育肥后淘汰。慢性病猪愈后，多生长不良，不如及早淘汰。在平时注意自繁自养，严防病菌传入。马在配种前应首先对种公马做凝集检验，将阳性反应的马匹隔离治疗，至阴性为止，或者将其淘汰。对母马在配种前和生产后做凝集检验 2 次，处理方法同公马，治疗直至不发生流产又检验不出阳性为止。对新购入马应先隔离观察并做凝集检验，确诊无病后，方能合群。平时对畜舍注意清洁卫生。如有流产马必须严格隔离或淘汰，对流产物做深埋或烧毁处理，一切疑有污染的地面、牧地及用具应严格消毒。

（2）加强屠宰场的卫生设备和管理，做好污水（包括城市、医院污水）的消毒无害化处理。

（3）加强蛋类加工过程的卫生指导，做好蛋的洗涤和消毒工作是减少蛋液污染的必要措施。

（4）做好禽畜场舍、食品加工厂、食品仓库的防鼠灭鼠工作，对预防人的沙门菌病有重要意义。

（二）控制传染源

（1）加强病死禽畜的无害化处理和牲畜的检疫。

（2）加强带菌者管理：定期对食品加工、制作、出售人员和炊管人员进行体检和便检，发现带菌者给予治疗和管理。

（3）预防院内感染：鉴于医院内（产房、小儿科）往往由护士、产妇造成人之间的传播蔓延。除加强医院消毒、隔离制度外，应对产妇临产前进行带菌检查，预防婴儿间传播流行。

（三）提高免疫力

1. 动物沙门菌病的菌苗免疫预防　一些动物沙门菌病可应用菌苗预防。猪副伤寒死菌苗的免疫效果并不理想。如用本群或当地分离的菌株制成单价死菌苗，其效果比多价好。动物体对沙门菌的免疫已公认以细胞免疫为主，宿主的巨噬细胞对病原菌有杀伤作用，但无血清型特异性。血清抗体则有特异的清除沙门菌的作用。猪副伤寒弱菌苗的免疫效果优于氢氧化铝佐剂菌苗。犊牛副伤寒近来多采用减毒苗对孕牛接种，以保护犊牛都柏林沙门菌感染。马用弱毒活菌苗和死菌苗都有效，但死菌苗用量较大，注射部位出现肿胀或化脓反应。弱毒活菌苗较安全，免疫期约1年。对可能受到感染威胁的羊群应注射相应抗原型的菌苗进行预防。应用兔群所分离到的沙门菌制成死菌苗进行预防注射，可以控制兔沙门菌病的流行。研究表明，接种沙门菌苗可使新生雏鸡和强制换羽母鸡得到免疫保护。

2. 人类沙门菌病的菌苗免疫预防　自 Peiffer 和 Kolle 在德国、Wrigh 在英国分别独自创用伤寒菌体菌苗预防人类伤寒病以来，至今已有百余年的历史。最早应用的是加热杀死的菌苗，由于引起严重的全身和局部反应，注射次数多，效果不稳定而不易为人们所接受。然而，在发展中国家和落后贫穷的地区，饮用水的消毒，卫生条件的改善，患者的早期诊断、隔离和治疗也都不易实现，仍有赖于采用死菌苗的接种。我国贵州普定县于1988年在伤寒地区性高发区用伤寒、副伤寒甲乙三联甲醛灭活菌苗完成全程（3针）接种93 454人。结果显示，接种前3年伤寒平均发病率为219.57/10^5人，降至接种后3年的28.38/10^5人。同一区内未接种的对照组后3年的发病率为425.15/10^5人，有效保护率为93.32%。表明在贫穷的流行地区接种死菌苗仍不失为值得使用的预防措施。

伤寒活菌苗类制剂中较为成功的口服减毒苗是20世纪70年代末瑞士 Germanier 研究成功的 Ty21a 活菌苗，它是伤寒菌的 UDP-半乳糖-4异构酸缺陷交变株 Vi$^-$。口服后，在肠道停留48 h，能在肠黏膜局部激发细胞介导免疫应答和体液应答。但在世界多个地区做现场试验时效果不一。由于该菌株生长缓慢，营养要求苛刻，生产工艺复杂，同时又是活菌苗，不易冷冻干燥，难以在发展中国家推广。

为减轻接种反应、提高免疫力，20世纪90年代中期，利用提纯的 Vi 荚膜多糖作为抗原的疫苗在法国、中国、墨西哥研制成功并上市，称为 Vi 疫苗（Vi-CPS）。经数年的考核和使用，表明 Vi 疫苗具有安全、不良反应小、稳定、易于生产和保存、免疫保护效果（65%）略优于全菌灭活疫苗、免疫力至少维持3年等的优点，取得了良好的免疫接种效果。然而，目前仅发现伤寒杆菌、丙副伤寒杆菌、都柏林沙门菌有 Vi 抗原,甲副及乙副伤寒杆菌无此抗原,因而 Vi 疫苗对甲副及乙副伤寒杆菌感染无效。

伤寒乳蛋白是另外一种被试用过的免疫制剂。在动物试验中,证明能激发细胞介导和体液介导的免疫应答,产生白介素 –1 和干扰素 –γ。由于它只含 0.1% 的脂多糖,副作用低,是一种有希望的潜在候选菌苗。其他如甲型副伤寒杆菌侵袭蛋白 spaO 和鞭毛蛋白 H1a 的免疫保护作用的研究等。

积极研制和开发安全、高效、经济、简便的特异性生物制品,有计划、有步骤地对重点地区、重点人群进行人工免疫,降低人群易感性,增强机体的抗病能力。由于大多数肠道传染病至今尚无有效的免疫制品,因此,加大在这一领域的科学研究力度十分必要。

第四章　军团菌病

　　1976 年，在美国举行 200 周年庆典期间，宾夕法尼亚州费城美国退伍军人大会的与会人员中发生一次严重的肺炎流行，致 221 人发病，34 人死亡。美国相关机构开展了 3 年的研究工作后，于 1979 年正式确定了一个新的军团菌属（*Legionella*），并且命名了第一个军团菌属的嗜肺军团菌种（*Legionella pneumophila*），也同时确定了一个新的军团菌科（Legionellaceae）。

　　大量的血清回顾性研究和对各国既往保存菌株、标本的检测发现，军团菌并非是一个新出现的种属。早在 1943 年，Fort Bragy 士兵中发生 "Fort Brag" 热，Tatlock 等人利用分离立克次体的方法通过接种豚鼠，分离到第一株军团菌，后鉴定为 *Legionella micdadei*；1959 年，一名死亡潜水员的支气管肺炎肺组织中也分离发现了 "立克次体样病原体"，后来鉴定为 *Legionella bozemanii*；1954 年，波兰的 Drozanski 在土壤中自由营生的阿米巴内发现了感染阿米巴的细菌；42 年后，1996 年，该细菌被命名为一个新的军团菌种；1965 年，华盛顿圣伊丽莎白医院肺炎；1968 年，美国庞蒂亚克热；1973 年，西班牙地中海发生英国旅游者肺炎等，均是由军团菌感染引起。因此，军团菌病不是一种新出现的传染病，而是一种新发现的，对全球人群健康和安全造成严重威胁的传染病。

一、病原学

（一）病原分类

　　细菌的分类学虽以遗传分析为依据，而生物的多样性却是分类学家长期研究的课题，军团菌的分类学却更趋向于考虑其表型特征和在实际中的应用等特点。到目前为止，军团菌科只有一个军团菌属，虽然也有一些学者曾主张将军团菌分为三个不同的属：*Legionella*、*Fluoribacter* 和 *Tatlockia*，但是 16S rRNA 研究证实，在蛋白细菌系 r 亚群中，军团菌科细菌的来源只有一个。在军团菌属中，种内的菌株的 DNA 同源性大于 70%，而种间的 DNA 同源性小于 70%。种系发生学研究发现，与军团菌科亲缘关系最近的是引起 Q 热的伯纳特柯克斯体（Coxiella burnetii），它与军团菌具有同样的侵袭细胞并在细胞内存活繁殖生长周期。

（二）形态与生化特性

　　军团菌属为微弱的革兰氏染色阴性菌，不形成芽孢，一般大小为（0.3 ～ 0.9）μm×

（1.5 ～ 5.0）μm，但多数在培养基中可变为长丝状。军团菌为需氧菌，5% CO_2 可刺激生长，从临床上和外环境中初步分离军团菌时需要 L- 半胱氨酸（*L. oakridgensis* 和 *L. spiritensis* 除外），培养基中加入铁盐可促进其生长。该菌生化反应不活泼，触酶（–/+），氧化酶（–/+），硝酸盐还原（–），尿素酶（–），明胶液化（+），水解马尿酸（+）。

目前，军团菌属已经发现了至少 49 个军团菌种，包括 70 多个血清型，已知的有致病性的军团菌有 20 个种（见表 4-4-1），而其他的一些种至今仅能从外环境中分离到。有一些军团菌在常规的军团菌培养基上不能生长，被称为军团菌样阿米巴病原体（LLAPs），这些病原体在与它们的原虫宿主细胞共同孵育时可以被分离到，但是传统的检测军团菌的技术不能检测到，目前发现 3 株 LLAPs 军团菌菌株。

表 4-4-1　目前已发现的军团菌种

军团菌种	血清型数	与人疾病相关的血清型数
L. pneumophila	15	15
L. bozemanii	2	2
L. dumoffii	1	1
L. micdadei	1	1
L. longbeachae	2	2
L. jordanis	1	1
L. wadsworthii	1	1
L. hackeliae	2	2
L. feeleii	2	2
L. maceachernii	1	1
L. birminghamensis	1	1
L. cincinnatiensis	1	1
L. gormanii	1	1
L. sainthelensi	2	2
L. tucsonensis	1	1
L. anisa	1	1
L. lansingensis	1	1
L. erythra	2	1
L. parisiensis	1	1
L. oakridgensis	1	1
L. spiritensis	1	0
L. jamestowniensis	1	0
L. santicrucis	1	0
L. cherrii	1	0
L. steigerwaltii	1	0

续表

军团菌种	血清型数	与人疾病相关的血清型数
L. rubrilucens	1	0
L. israelensis	1	0
L. quinlivanii	2	0
L. brunensis	1	0
L. moravica	1	0
L. gratiana	1	0
L. adelaidensis	1	0
L. fairfieldensis	1	0
L. shakespearei	1	0
L. waltersii	1	0
L. genomospecies	1	0
L. quateirensis	1	0
L. worsleiensis	1	0
L. geestiana	1	0
L. natarum	1	0
L. londoniensis	1	0
L. taurinensis	1	0
L. lytica	1	0
L. drozanskii	1	0
L. rowbothamii	1	0
L. fallonii	1	0
L. gresilensis	1	0
L. beliardensis	1	0
L. beliardensis	1	0

　　大多数军团菌病病例是由嗜肺军团菌引起，尤其是嗜肺军团菌血清1型，因此对于嗜肺军团菌血清1型的研究较为深入。通过各种分子生物学方法可以将该血清型的菌分为不同的亚型，以研究临床分离军团菌菌株和环境中分离军团菌菌株的同源性，追踪传染源。开始时一般采用血清学方法，包括多克隆抗体和单克隆抗体，对于确定军团菌感染引起的疾病是非常有效的，已经研制和报道的抗LPS单克隆抗体将嗜肺军团菌血清1型分为15个亚型。最近的研究发现，单克隆抗体并不能将引起疾病的嗜肺军团菌血清1型菌株和环境中分离的嗜肺军团菌血清1型菌株相区分。

　　所有的军团菌菌株含有大量的侧链脂肪酸和9～14个类异戊二烯单位的辅酶，因此，脂肪酸和类异戊二烯单位的辅酶图谱分析可以用于军团菌属的分类，但并不是所有的菌株可以鉴定到种，还需要更进一步的血清学检测。

　　血清学检测是鉴定军团菌最常用的方法，包括玻片凝集、乳胶凝集、试管凝集等操作，但是血清之间的交叉反应是不容忽视的问题。因此，至今血清学试验的抗血清仅在比较专业的实验室内使用，尚未商品化。单克隆抗体可特异性用于军团菌的鉴定，包括热休克蛋白、Mip 蛋白等单克隆抗体在内的抗体已在专业的实验室进行了试验，另外，抗 H 抗体也可以用以检测。总之，没有一种单一的抗血清能常规用于鉴定军团菌。

（三）微生态学研究

军团菌的自然栖息地几乎无例外地与地表水、自来水或者潮湿的环境相伴随。自来水水源作为饮水设施是最容易被人们所认识的，如水龙头、水管接口等，另外还有通常不大明显的水源部位，如淋浴喷头和公共喷泉等。最明显的是长滩军团菌血清 1 型已经从室温贮存 7 个月的罐装土壤分离到，但在完全风干的土壤中却未能分离到。

嗜肺军团菌生长繁殖的温度在 25 ～ 42 ℃，最佳的生长温度是 35 ℃。许多军团菌病的发生多与人造的水环境有关，因为在这些环境中水的温度要高于周围环境中的水的温度。

水环境中细菌的存在和较高的水温度是引起军团菌病的两个主要危险因素，第三个影响的因素则是周围环境中的供细菌繁殖的营养成分。新鲜水中几乎没有军团菌生长所必需的营养成分，而细胞内的环境能够提供这些营养成分。越来越多的证据表明，外环境中的原虫是自然界军团菌存活和生长的极其重要的因素，许多营自由生活的阿米巴和有纤毛的原虫已经从可疑的军团菌感染来源的外环境水中分离到，军团菌在阿米巴胞内繁殖，如同在人的单核细胞和巨噬细胞内那样。我们对军团菌致病机理的认识，也大多来自对原虫和人宿主细胞感染过程的分析。

与试管内培养的细菌相比，自来水中和附着在管道表面的军团菌对氯和其他杀菌剂的抵抗力要大一些。军团菌能在营自由生活的外环境中耐热的阿米巴细胞内得到保护，这可能是难以从自来水和地表水中消灭军团菌的原因之一。

二、流行病学

（一）发病率与发病趋势

确切的军团菌病的发病率的估算非常困难，在美国 1980—1998 年，报告给疾病预防控制中心（CDC）的军团菌病病例数平均每年为 356 例，没有明显的趋势，估计每年的军团菌病发患者数为 8 000 ～ 18 000 例。许多因素影响着这种疾病的真实的发病率。首要的因素是临床缺乏有效的特异的军团菌病检测手段，另外，社区获得性肺炎的病原学诊断常常被忽视，进而忽略了更多的感染性病例的发现。医院中诊断的军团菌病病例也许不能报告给相关的部门，这也可能是由于缺乏对于军团菌病报告的意识，也可能是由于院内感染造成的军团菌病可能会带来一些麻烦。在美国，大多数报告的军团菌病病例多为散发病例，统计研究表明，在 1980—1989 年，11% 的病例出现在暴发事件中，37% 可能由于院内感染，4% 为社区获得性病例。

军团菌病的高发季节一般在夏季和秋季，与中央空调冷却塔有关，散发的病例全年都可以发生，没有季节性。

（二）军团菌病流行的三个环节

军团菌病的流行病学特征也同样遵循传染病传播的经典的"传染源—传播途径—易感人群"三个环节。

1. 传染源　军团菌在自然界中普遍存在，可以说凡是有水的地方就可能有军团菌。包括河水、湖水、天然温泉，甚至火山口周边的池水中也分离到军团菌。军团菌也是人工管道水源中常见的微生物之一,它们可在人工管道水源中定居、繁殖。水龙头、水管接口、淋浴喷头和公共喷泉等都能分离到军团菌。

目前,中央空调冷却塔已被公认为军团菌的一个重要传染源,世界上多起军团菌病的暴发与中央空调冷却塔有关。由于目前多数中央空调冷却塔系统采用半开放式结构,空调冷却塔中的水不断地循环、受热、冷却,并与外界相通,极易受到外界的污染。中央空调冷却塔的水温一般保持在25～45 ℃,是军团菌生长适宜的温度,如果中央空调冷却塔不能及时清洗,会有淤泥沉积在底部,大量的原虫类生物借机大量繁殖,又为军团菌的生长提供了条件。军团菌的生长过程需要铁离子的刺激,中央空调冷却塔极易生锈的铁质材料为军团菌提供了充足的铁离子来源,为军团菌的大量增殖创造了良好的条件。

使用中央空调的环境一般相对密闭,空气流通不畅,新风补充量不足。军团菌在冷却塔的底部水池大量繁殖后会达到一定浓度,循环水被冷却的过程中会产生大量的水汽,军团菌会与水汽形成气溶胶后随着气溶胶排向大气,然后又会被距离很近的新风送风口送入建筑物中,从而引起军团菌感染。同时形成的含军团菌的气溶胶也会感染中央空调周围环境中的人群,引起周围人群的感染,美国第一次暴发军团菌病的 221 名患者中就有 39 名是周围街道中的居民。

军团菌随着空气进入到中央空调的每一个使用末端后,由于冷凝管水温低,在进行热交换的过程中,冷凝管壁会有大量的冷凝水产生,存积于冷凝托盘中,如果冷凝托盘不能及时进行清洗,也会像冷却塔一样为军团菌的生长提供一个适宜的环境,形成二次室内污染。(图 4-4-1)

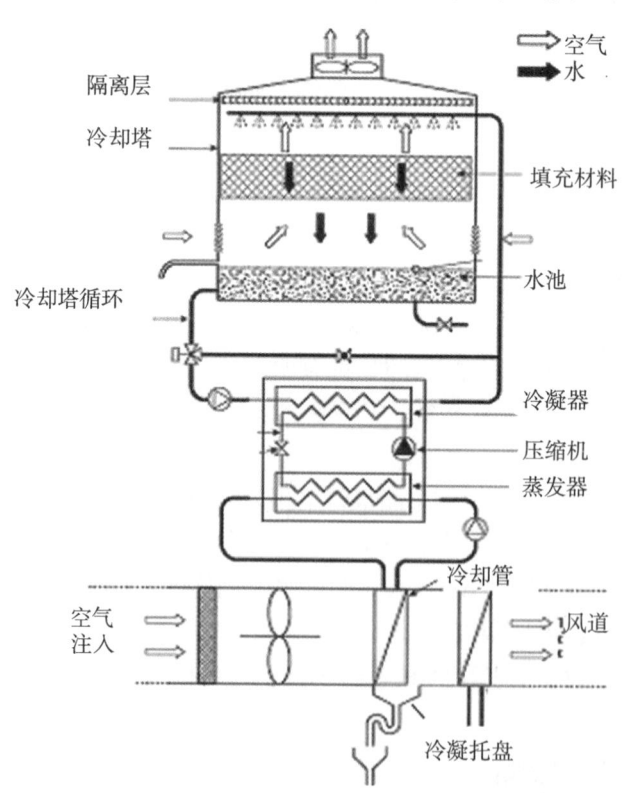

图 4-4-1　中央空调冷却塔结构示意图

多数散发的军团菌感染和某些军团菌病流行是由于被军团菌污染的自来水所致,可通过加湿器、喷雾器、潮湿器和淋浴喷头等这样的载体而使其气溶胶化。目前,城市建筑物的供水多为二次供水,通过水泵将水压入储水罐,再供应各个用户。储水罐中的静水区极易成为军团菌滋生的场所。

2. 传播途径　研究表明,感染军团菌是由于吸入了含有军团菌的气溶胶颗粒所致,人与人之间的传播关系尚不明确,通过口或消化道感染军团菌的可能性也很小,呼吸道的吸入是最可能的传播途径。

3. 易感人群　人易感军团菌,中老年人尤其容易受到军团菌感染。军团菌病通常发生在宿主防御功能下降的患者中,导致严重感染乃至死亡。高危因素包括:吸烟、慢性阻塞性肺疾病、慢性心血管疾病、糖尿病、肾功能衰竭、生病或因治疗而引起免疫抑制的患者,器官移植和使用大剂量的类固醇皮质激素患者。所以,医院不仅可能有军团菌的来源,同样也存在着军团菌的高危人群,近年来 HIV 感染合并军团菌感染死亡的病例屡见报道。

(三)军团菌病暴发与流行

1976 年 7 月 21 日至 24 日,美国退伍军人协会宾夕法尼亚州分会在费城一家旅馆举行第 58 届庆祝纪念活动,共有 4 400 名代表、家属及其他人员参加,会议期间举办了隆重的阅兵仪式、会议和舞会。然而在会后短期内,182 名与会人员和举办地总部所在街区内的 39 名居民得了一种奇怪的相似的肺部疾病,相继有 34 人死亡。5% 的发病率和 15% 的病死率使人们感受到了前所未有的恐惧。美国 CDC 等相关部门展开了历时 13 个月的流行病学调查,后来证实是由于旅馆的中央空调冷却塔水被军团菌污染,时值夏季,温度较高,军团菌大量繁殖,形成的含军团菌的气溶胶被人吸入而导致军团菌病的暴发。由于气溶胶也同时向周围街区扩散,导致周围街区的部分居民也被感染。

1985 年,英国的 Stafford General 医院暴发军团菌病 68 例,其中 22 例死亡。1988 年伦敦的 Broadcasting House 暴发军团菌病 70 例,其中 3 例死亡。1996 年,西班牙距马德里约 24 千米的一个城市 Alcala de Henares 暴发社区获得性肺炎,总共有 197 例军团菌病非典型性肺炎患者,其中 11 例死亡。1998 年法国世界杯足球赛期间曾有 4 例患军团菌病,2 例死亡。

1999 年荷兰在一次大型的花卉展览上暴发军团菌病,参观展览的 77 061 人次,188 人发病。此次疾病的暴发是由于某展厅中的温泉水中的军团菌大量繁殖,由喷洒系统喷洒水雾导致。

2000 年 5 月,澳大利亚正在紧锣密鼓地为即将举行的奥运会做最后的准备,一场军团菌病的暴发使澳大利亚政府感到了空前的压力,墨尔本一家耗资 300 万美元的现代化的水族馆中央空调制冷塔中存在大量军团菌,而导致了澳大利亚历史上最严重的军团菌病暴发,80 多人患病,2 人死亡。

2002 年 8 月 4 日,英国卫生部门证实,英格兰西北部的坎布里亚郡地区发现军团菌病,已造成 39 人被感染,1 人死亡。

2003 年 7 月,在德国东北部的法兰克福市出现了 5 例军团菌病病例,患者都为老年人。其中两名分别为 66 岁和 73 岁的女性已经死亡。患者感染的渠道是饮用了不洁净的水。

2004 年 6 月 15 日,西班牙东北部的萨拉戈萨市发现 23 例军团菌病病例,其中 5 例已死亡。这次军团菌病是由于萨拉戈萨医院的两个冷却水塔发生污染造成的。

2004 年 8 月,瑞典利雪平市已发现了 9 例军团菌病病例,其中 1 例老年患者已经死亡。该市一个大蔬菜市场的保湿设备被怀疑是细菌来源。

我国已有 10 多起军团菌病暴发流行的报道。除西藏自治区外所有的省(区)均有军团菌病报道。2001 年,北京某写字楼多名员工发热、咽痛、肌肉痛。调查显示,该大厦 312 名员工中患扁桃体炎者 193 人,发热者 108 人。经证实,这是一次由空调系统冷凝水导致的军团菌病的暴发流行。

(四)动物是否感染军团菌病

宗定国等人于 1982—1985 年,在新疆博尔塔州从 2 只瘫痪的羔羊内脏中分离到 2 株嗜肺军团菌血清 1 型菌株。湖北省宜昌市用微量凝集试验,对 4 种畜、禽进行了 *L. pneumophila* 血清 1 ~ 10 型及 *L. bozemanii*、*L. micdadei*、*L. jordanis* 和 *L. feeleii* 5 种 14 型军团菌抗体检测,呈现多菌型感染。不同畜、禽显示某些优势菌种,尤其是牛、羊不仅感染菌型广,而且抗体阳性率和抗体几何平均滴度高,尽管家畜中普遍存在有军团菌抗体,但家畜的临床表现及危害尚不清楚。

虽然动物也许携带有抗军团菌的抗体,但尚无证据表明人类感染军团菌是与动物接触所致。军团菌在人体内定居情况实属罕见,即使从临床标本分离到军团菌,一般也伴随有明显的临床症状。

(五)旅游相关的军团菌病

尽管旅游与军团菌病的相关性未得到充分的肯定,但是越来越多的与旅游有关的军团菌病的暴发流行使相关卫生机构逐渐重视这个问题。WHO 曾多次发出旅游忠告,提醒那些外出旅游者要警惕感染军团菌病。由于旅游的特殊性和军团菌感染的特点,低发病率和潜伏期的不同,以及旅游者的分散性,使旅游相关军团菌病的发现和监测非常困难。

(六)军团菌病流行病学特点

1. 人群分布　在健康人群中可能存在军团菌隐性感染。国内的许多研究表明,不同地区的人群中军团菌抗体水平存在差异,人群中可能存在隐性感染。血清流行病学调查表明,男、女之间无明显差别。

2. 年龄分布　国内外的许多调查资料结果不尽相同,基本上无年龄分布的明显差别。

3. 职业分布　军团菌感染与职业的分布有一定的相关性,但是至今没有强有力的证据支持二者之间的关系。从军团菌病的流行病学特征分析,军团菌感染属于机会性暴露感染,与暴露因素接触的时间、方式和接触者的自身健康状态有关。

4. 季节性　夏、秋季是军团菌病的高发季节,国内外报道基本一致,可能由于夏、秋季温度较高,一方面有利于军团菌生长繁殖,另一方面,夏、秋季频繁使用中央空调有利于军团菌的散播,增加人们吸入感染的风险。

三、病理学

军团菌的致病机理研究主要集中于两个方面:一是关于军团菌在细胞内的生长周期特征以及与细胞的相互作用的研究;另外一个方面是研究军团菌的毒力因子。

(一)军团菌在细胞内的生长周期特征以及与细胞的相互作用

军团菌的致病特征重要的一个方面是它们具有在细胞内存活繁殖的能力。军团菌通过缠绕吞噬的方式进入人的吞噬细胞,进入细胞后,军团菌存在于单独的吞噬体内,吞噬体不能与溶酶体融合或具备高度的酸性。人单核细胞的吞噬作用需要由 CR1–CR3 受体组成的系统参与,这些受体的具体作用还不清楚。

细菌感染宿主细胞的能力与鞭毛蛋白的表达密切相关,鞭毛缺失的菌株(Fla–)与其在阿米巴和人细胞中复制的能力的丧失具有一致性。但是也有一些鞭毛缺失的菌株(Fla–)仍然保留着细胞内复制的能力,表明鞭毛蛋白本身并非是一种毒力因子。

军团菌感染原虫的过程和哺乳动物吞噬细胞的过程具有惊人的相似性。Rowbot 第一个发现了嗜肺军团菌能够感染阿米巴,并利用光学显微镜研究了军团菌在阿米巴内的生长周期。他发现军团菌能黏附在形状拉长了的阿米巴并进入阿米巴细胞内，观察到每个小囊泡内可以有几个细菌。细菌开始复制并在宿主细胞内开始运动。军团菌在囊泡内的生长分为两个阶段：复制阶段没有运动性并且囊泡壁皱褶，极少有或没有 β-羟基颗粒，非复制或感染阶段囊泡要小一些，壁光滑，能运动，含有大量的 β-羟基的内容物。

近来，对于嗜肺军团菌生长周期的研究引起了许多研究者的兴趣，研究者们比较详细地阐述了军团菌感染细胞后的生长周期。Hammer 和 Swanson 等人认为，宿主细胞氨基酸的损耗会引起 ppGpp 的聚集，使静止相的 α 因子 RpoS 数量增加，导致静止相的基因表达。静止相的蛋白使新的宿主细胞更容易被感染，包括对钠的敏感性、细胞毒性、渗透压、运动性以及躲避吞噬体—溶酶体复合体等。

嗜肺军团菌进入宿主细胞后，细菌占据着一个单独的吞噬小体，并不启动内吞途径。嗜肺军团菌的吞噬小体没有通常的吞噬小体的标记或特征，早期嗜肺军团菌吞噬小体缺乏碱性磷酸酶、主要组织相容性抗原 MHC I 和 MHC II 的标记、转运蛋白的受体、Rab 7、 LAMP-1 和组织蛋白酶 D。这些吞噬小体囊泡也不能聚集内吞的成分，包括 Texas 红卵清蛋白、CM-DiI。

嗜肺军团菌占据着一个不依赖于内吞途径的液泡，进入细胞 4～6 h 后，嗜肺军团菌吞噬小体结合于有大量核糖体镶嵌的膜，即宿主细胞的内质网。使用抗血清检测内质网特异性蛋白 BiP，发现在原虫和人宿主细胞中的嗜肺军团菌吞噬小体都有 BiP 蛋白。嗜肺军团菌通过利用一种新的进入细胞的途径避免了溶酶体和传统的细胞内吞作用的途径。但对这种新的病原体的被摄取的途径，宿主细胞的控制机制还不是很清楚。

感染的后期，宿主细胞死亡并释放出细菌，嗜肺军团菌通过孔形成机制而使细胞凋亡和（或）死亡。在巨噬细胞和上皮细胞中，嗜肺军团菌在感染的早期阶段能诱导细胞凋亡，在感染人吞噬细胞后，又通过孔形成活性诱导细胞死亡的第二个阶段。相比较而言，通过 Acanthamoeba castellani 阿米巴和 Acanthamoeba polyphaga 宿主阿米巴细胞研究发现，细胞的死亡并不是细胞的凋亡。嗜肺军团菌孔形成活性是杀死阿米巴必需的。可能有另外一种机制，在哺乳动物和原虫细胞中能使军团菌杀死细胞或在细胞内存活（图 4-4-2）。

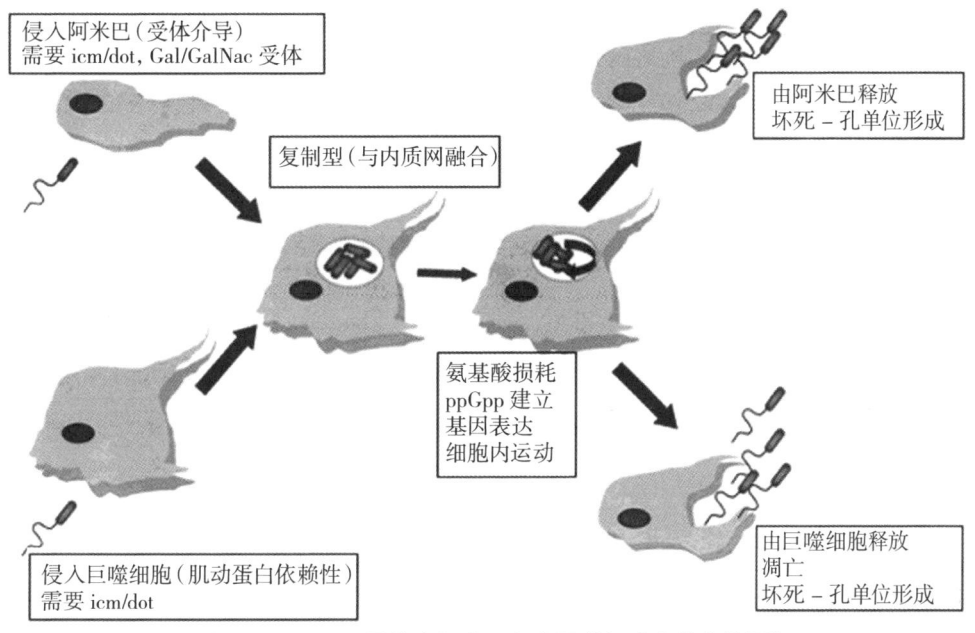

图 4-4-2　军团菌在阿米巴和人巨噬细胞内的生长周期

（二）军团菌的毒力因子

通过研究相关基因以及基因产物在感染哺乳动物和原虫细胞过程中的作用,现已经发现了大量的嗜肺军团菌的毒力因子。病原体的进化及相互作用能提供一个选择性压力,使其获得了在一些高等的脊椎动物细胞内存活和引起感染的能力。

1. *mip* 基因和 Mip 蛋白　通过点突变的方法,1989 年发现了嗜肺军团菌的第一个与毒力有关的 *mip* 基因(macrophage infectivity potentiator, 巨噬细胞感染增强因子)。该基因编码 24 kDa 的 Mip 蛋白,为一种膜蛋白,是 FK506 结合蛋白的原核的同系物。随后在其他种的军团菌以及其他的细菌中陆续发现了 *mip* 样的基因。*mip* 基因是第一个发现的、对哺乳动物和原核细胞都有致病的基因,但是 Mip 蛋白的作用机制还不清楚。

2. 嗜肺军团菌分泌系统　编码嗜肺军团菌Ⅱ型分泌系统的基因座是第一个被确认的对于感染宿主细胞必需的一组基因。军团菌染色体上有两个不同的区域组成两个基因座,命名为 *Dot* (defective for organelle trafficking)/*Icm* (intracellular umltiplication),共包括 24 个基因。Ⅳ型分泌系统编码的因子与质粒 DNA 的结合转移装配和活化有关。现在已经研究确定,嗜肺军团菌利用这些操纵子传递毒力因子,这些毒力因子对于军团菌进入宿主细胞是必需的。在吞噬的过程中,可能是这个系统传递一种蛋白,使吞噬体远离内吞途径。

编码Ⅱ型分泌系统的基因对于嗜肺军团菌细胞内自由生长是需要的,Ⅱ型分泌系统相关的基因包括 *pilD*、*pilE* 基因,*pilE* 基因 / 菌毛蛋白可能与细菌与细胞之间的黏附有关,*pilD* 编码前菌毛肽酶,可能和菌毛的产生与蛋白的Ⅱ型分泌有关。

3. 相关毒力因子　其他的与细菌在细胞内生长有关的基因包括 *mak* (macrophage killing)、*mil* (macrophage-specific infectivity loci) 和 *pmi* (protozoan and macrophage infectivity) 等。任何一个基因座的缺失都会导致细胞内复制能力的下降以至在细胞内不能生长,但有些基因的机制还不清楚。其他的一些蛋白毒力因子包括几种细胞毒素、热休克蛋白、磷脂酶、脂多糖、铁摄取化合物和含金属蛋白酶类。

四、临床学

（一）临床表现

军团菌感染可分为四个类型:亚临床感染型、非肺炎型、肺炎型、肺外感染型。临床上常见的类型为非肺炎型(Pontiac fever, 庞蒂亚克热)和肺炎型。尽管现在已经发现至少有 20 个军团菌种共 40 个血清型的菌株能引起人感染,但大多数的军团菌感染是由嗜肺军团菌(*L. pneumophila*)血清 1 型、6 型或者米氏军团菌(*L. micdadei*)引起。

1. 亚临床感染型　大多数亚临床感染发生于健康人中,根据抗军团菌抗体水平(可高达 30%,通常为 5% ～ 10%)可以推断健康人群中的军团菌亚临床感染。虽然某些调查已经证明,在部分高危人群中的抗体效价要比一般人群高,但并无有力的证据表明其与职业性、一般性的暴露有关联。

2. 非肺炎型　被称为庞蒂亚克热,得名于其首次被确认的地点,初次流行是由嗜肺军团菌血清 1 型引起。在那些暴露人群中,这种感染的特点是有高侵袭率(＞ 95%)、潜伏期短(数小时至数天),是一种自限性疾病,预后良好,一般不引起死亡。胸部 X 线检查,肺部无炎症浸润。症状包括:发热、发冷、头痛、全身不适、肌痛、咳嗽、腹泻等非特异性的感冒样症状。至今未见医院内庞蒂亚克热暴发的报道, 所以严格来讲, 庞蒂亚克热是一种地方性疾病。暴露于相同的环境中时, 散发的非肺炎型病例与庞蒂亚克热不容易区分和鉴别, 应根据流行病学特点和实验室诊断等结果进行判断。

3. 肺炎型　肺炎是军团菌感染最常见的临床表现, 潜伏期 2 ～ 10 d。通常表现为发热、发冷、全身不适、肌痛、头晕、头痛, 伴有烦躁、呼吸困难、胸痛、腹痛、肾功能受损及呕吐、腹泻, 90% 以上的病例伴体温迅速上升, 一般不超过 39.5 ℃, 少数可达 41 ℃, 很少咳嗽, 有少量黏痰。

4. 肺外感染型　往往伴有精神紊乱和腹泻表现。虽然肺外病灶可于肺部炎症或得肺炎后不久同时发生, 但有时没有肺部感染时亦有肺外感染的报道, 曾报道一例胸骨外伤感染则是在洗浴时军团菌直接进入伤口所致。

(二)临床诊断

军团菌感染临床表现不典型, 与其他肺炎病例临床表现无特征性区别, 临床一般化验检查: 外周血液中白细胞轻度或中度增高, 并有中性粒细胞左移, 红细胞沉降率明显加快, 血清谷草转氨酶 (GOT) 增高等。所以, 军团菌感染的诊断要综合临床表现、临床化验检查、实验室病原学诊断、流行病学等多个因素。

(三)临床治疗

β- 内酰胺类和头孢菌素类抗生素治疗军团菌感染无效, 这主要是因为军团菌能产生 β- 内酰胺酶和酰基转移酶分别使以上两类抗生素水解失效。因为军团菌是胞内寄生菌, 只有能在胞内浓缩的抗生素对军团菌有效。

目前, 红霉素仍为治疗军团菌病的首选药物, 与利福平合用可使抗菌作用增强。但对肝功能低下的患者用药时须慎重。临床治疗好转后, 要继续用药 2 ～ 3 周。对免疫抑制患者术后用抗癌药物、用皮质类固醇治疗的患者, 如为军团菌肺炎治疗时间可以延长。近年来, 克拉霉素、阿奇霉素类新一代大环内酯类药物成为治疗军团菌病的主要药物。

五、实验室诊断

(一) 细菌分离培养

细菌分离培养仍是军团菌病诊断的金标准, 也是最特异的诊断方法。呼吸道分泌物是首选标本。但相对于其他呼吸道分泌物而言, 痰并不适合分离培养, 尤其在疾病的早期, 因为早期很少有患者会有咳嗽。碳酵母浸出物(CYE) 琼脂是军团菌生长最基本的培养基, 该培养基用于军团菌的分离与培养, 经过了几次的改进, 最终形成现在广泛使用的培养基, 如加入 α- 酮戊二酸的缓冲碳酵母浸出物 (BCYE) 琼脂、含有或不含有选择性抗生素的琼脂。培养需要使用选择性或非选择性的培养基, 军团菌培养需要专业的操作。

(二)直接免疫荧光抗体法

直接免疫荧光抗体法(DFA) 检测标本中的军团菌是第一个检测肺组织(来自解剖或活检标本) 或呼吸道分泌物中军团菌的方法。在经过抗生素治疗几天后, DFA 方法仍能检测到呼吸道分泌物中的军团菌。DFA 检测呼吸道分泌物的敏感性变化范围是 25% ～ 75%, 特异性大于 95%。DFA 提供了一种快速鉴定军团菌种的方法, 该方法需要由实验室专业人员操作。

(三)血清学方法

大量的血清学试验用来检测军团菌抗体, 包括间接免疫荧光抗体试验(IFA)、EIA、ELISA 和微量凝集试验。其中，IFA使用最多并且最具商业化价值。

其他病原菌感染也可引起军团菌属抗体滴度增高。包括脆弱拟杆菌、鹦鹉热衣原体感染以及在化脓性感染患者中的铜绿假单胞菌感染，以及流感嗜血杆菌、Q热立克次体、分枝杆菌属、支原体属、弯曲菌属、费劳地枸橼酸杆菌、普通变形杆菌OX$_{19}$等。但这些细菌与非嗜肺军团菌种的交叉反应更多一些。

（四）尿抗原检测

尿抗原检测方法是使用最广泛的检测方法之一，该方法可以作出早期诊断，但目前大多数检测主要是嗜肺军团菌血清1型，其他血清型感染的病例往往会被漏诊。尿抗原检测方法的敏感性为100%，245个对照的标本检测为阴性，特异性为100%。检测的抗原成分为脂多糖的一部分，具有热稳定性。尿标本中可在发病几天后检测到尿抗原，并可在治疗后持续几周的时间。也有研究表明，尿抗原在发病后3d即可检测到，并可持续300d以上。因此，在尿抗原阳性的患者可能在病后再次被感染，该方法检测并不能很好区分现症感染和既往感染。这种技术操作简单，不需要特殊的实验室装备，在15 min之内能得到结果。

（五）军团菌核酸检测

由于大多数检测方法仅检测嗜肺军团菌血清1型引起的感染，一种精确的PCR方法能够检测所有已知的军团菌感染并作出诊断，使用随机的DNA片段，来自5S rRNA基因和16S rRNA基因，或者使用mip基因。目前商业化的PCR检测试剂盒仅能检测环境中的军团菌。并不推荐使用于临床检测。它的目标基因是军团菌属的5S rRNA基因片断和嗜肺军团菌的mip基因片断。假阳性的问题是影响PCR方法的主要问题。

六、防控措施

军团菌病是一种主要通过水源污染而传播的呼吸系统疾病，人与人之间的传播关系还不确定，也无相关的菌苗预防接种，因此，加强对军团菌病重要传染源——水系统的卫生管理，是预防军团菌病发生和流行的关键。

（一）日常预防措施

1. 空调冷却塔水系统 是人群感染军团菌的主要传染源，加强对中央空调系统较集中的饭店、宾馆、写字楼等大型建筑物空调冷却塔系统的卫生管理，可有效减少军团菌病感染的机会。日常处理及预防措施包括：定期清洗冷却塔系统，减少淤泥及沉淀物的形成；定期使用消毒杀虫剂，保持余氯浓度1 mg/L，可有效抑制军团菌的生长；冷却塔的注入水质要保持洁净；对冷却塔每年要进行至少两次的清洗和消毒，可在使用开始时和关闭后进行；冷却塔及蒸发冷凝器在使用中要进行军团菌检测与监测，保证军团菌浓度在一定的卫生指标以内。

2. 冷热水管道系统 包括居住地、工作场所、商业机构以及工厂应用于人群的饮用水、浴室、淋浴水、加湿器等水系统。热水管道系统保持水温至少60 ℃，水龙头处的水温至少50 ℃。一旦检测发现军团菌阳性或超标，应采取以下措施：①将热水温度升高至70 ℃，保持24 h。②保持蓄水池10 mg/L余氯。③或采用臭氧、紫外线消毒或金属离子电离法消毒。一般冷水系统的水温低于20 ℃。二次供水的水罐中的水一般处于静止状态，适合军团菌的繁殖，一般应保证贮存水不超过1 d，发现明显军团菌污染后，可采用氯制剂消毒。

3. 热通风空调调节系统 该系统本身不是军团菌繁殖的场所，但可以作为军团菌气溶胶传送的通道。外源性的气溶胶来自冷却塔、蒸发冷凝器、液体冷却器等产生的含菌污染的气溶胶,被吸入后进行传输。因此,对于热通风空气调节系统采取措施,包括改善管道工艺,设置的进风口的位置要适宜,便于进行日常维护。

(二)医院内军团菌感染的防治

医院内军团菌感染的防治主要是进行军团菌病相关知识的培训,提高医务人员对该病的认识水平和防范意识,建立相关的临床实验室检测技术和方法。随着我国大城市中部分大医院中央空调系统的使用,军团菌病在医院内的感染问题不容忽视。对医院水系统如中央空调冷却水、冷热水系统以及加湿器等进行日常的清洁和消毒。尽量减少使用大型的室内加湿器,空调冷却塔的设置尽量避免与进气口间隔过近,对冷却塔定期清洁和消毒;保证热水系统水温至少 50 ℃,冷水水温低于 20 ℃;保证自来水余氯浓度 1 ~ 2 mg/L。当发现军团菌病病例时,应将疾病报告给疾病预防控制中心和当地卫生部门,进行流行病学和环境学调查,检查污染来源,同时对军团菌污染的水系统进行彻底清洗和消毒。

第五章 炭疽

炭疽（Anthrax）是由炭疽芽孢杆菌（*Bacillus anthracis*）引起的一种人兽共患急性传染病，主要发生于畜间，以牛、羊、马等草食动物最为易感，人类偶然从病畜及其产品受到感染。牛、羊炭疽多为猝死，天然孔出血，脾脏肿大，故兽医又称"脾脱疽"或"连贴黄"。人炭疽主要表现为皮肤型感染，典型特征为形成炭样黑痂的浅溃疡及附近组织广泛的非凹陷性水肿，"炭疽"也因此而得名。

炭疽是一种古老的人兽共患疫病，最早的炭疽流行记载可追溯到公元前 1500 年左右的埃及农业社会，而吸入性炭疽的首次描述见于 19 世纪中期发生在英国的羊毛分拣工人病例报道，也被称为羊毛分拣工疾病。随后的 1876 年，德国科学家 Koch 首次分离获得炭疽芽孢杆菌的纯培养，并证实了该菌是引起炭疽疾病的病原体。在有疫苗和抗生素的使用之前，炭疽一直是世界范围内牲畜疾病中的头号杀手，也对人类健康造成了很大的威胁。1613 年南欧发生炭疽大流行，死亡超过 6 万人。炭疽在世界各地均有发生或流行，随着社会经济的发展和疾病控制的加强，目前炭疽发病在全球范围尤其是发达国家已显著下降，仅在一些发展中国家如中东地区、中亚、西非和南美等一些地区仍存在动物间流行。然而，近年来一些欧美国家报道了吸入性炭疽、肠炭疽和注射型炭疽的暴发疫情，以及炭疽芽孢杆菌生物恐怖袭击事件的发生，使得炭疽作为一种再现传染病再次受到了人们的高度关注。

我国是炭疽高发的国家，病例报告主要集中在西部地区。由于炭疽对农牧业生产及人类健康的危害，世界动物卫生组织将其列为必须报告的动物疫病，我国将其列为二类动物疫病，在我国传染病防治法中被规定为乙类传染病。

一、病原学

（一）病原分类

炭疽芽孢杆菌属于芽孢杆菌科（Bacillsceae），芽孢杆菌属（*Bacillus*），蜡样芽孢杆菌群中菌体在 0.9 μm 以上的一族，其中包括炭疽芽孢杆菌（*Bacillus anthracis*）、蜡样芽孢杆菌（*Bacillus cereus*）、苏云金芽孢杆菌（*Bacillus thuringiensis*）和巨大芽孢杆菌（*Bacillus megaterium*）等多种菌。

（二）形态结构

炭疽芽孢杆菌是一种革兰氏染色阳性的粗大棒状杆菌，菌体长 5 ～ 10 μm，厚 1 ～ 3 μm，两端平齐,多排列成链,在感染的血液或组织中常呈短链状,人工培养时为长链状,呈竹节状排列特征。该菌无鞭毛,不能运动,在生物体内可形成荚膜,电镜下可见中央为菌体,周围有细胞壁,细胞壁外依次为荚膜内层、较厚的荚膜体和荚膜壁,并有纤毛样物覆被在表面。在生物体外有氧条件下可形成芽孢,芽孢呈卵圆形,位于菌体中央或靠近边缘,成熟芽孢可脱离菌体残骸,呈游离状态;芽孢结构形态在电镜下观察,可见中央为中心核,核内为透明的核质体,有核壳包围,即芽孢壁,主要含有肽聚糖(peptidoglycan);外为皮质层,含有吡啶二羧酸(DPA);再外为芽孢衣,主要成分为疏水性角蛋白(keratin);最外为疏松的外胞子囊(exosporium),含有脂蛋白和糖类。

(三)基因组结构

炭疽芽孢杆菌的基因组由一个环状染色体和两个毒力质粒(pXO1 和 pXO2)构成。目前全基因组序列数据显示,该菌染色体基因组平均长度为 5.437 45 Mb,核苷酸组成 G+C 含量为 35.2%,蛋白编码序列 5 241 个,有 11 个 rRNA 基因簇(33 个 rRNA 基因),与致病性相关的蛋白编码序列包括溶血素、磷脂酶和铁获取功能等。几乎所有这些染色体上的毒力相关蛋白、表面蛋白都与蜡样芽孢杆菌和苏云金芽孢杆菌有同源性,显示了炭疽芽孢杆菌与其近源菌的相似性。炭疽芽孢杆菌染色体基因组高度保守,不同菌株间基因同源性在 99% 以上,常用的细菌分子分型方法很难将不同菌株区分开,近年来发现可用于炭疽芽孢杆菌分子分型的方法有多位点可变数目串联重复序列分析(MLVA)、单核苷酸多态性(SNP)和单核苷酸重复(SNR)等,这些方法已经成功应用于全球炭疽菌株的基因分型研究以及 2001 年炭疽生物恐怖事件的菌株溯源。

炭疽芽孢杆菌基因组区别于其近缘菌的重要特征是两个毒力质粒 pXO1 和 pXO2,分别合成毒素和荚膜。质粒 pXO1 基因组长度 184.5 kb,包含 203 个 ORF(开放阅读框),其最易识别的特征是"毒力岛",占 44.8 kb 区域,这个毒力岛上包括 3 个毒素蛋白结构基因(cya, lef 和 pag)和一个主要的毒力基因调控基因(atxA)。质粒 pXO2 基因组长度 95.3kb,包含 110 个 ORF,带有合成抗吞噬的多聚 D- 谷氨酸荚膜所必需的基因 capB、capC、capA 和 capD,以及荚膜解聚基因 dep、转录激活调节基因 acpA 和 acpB 等。AtxA 蛋白是炭疽芽孢杆菌中一个全面的转录调节子,对毒素基因(cya, lef 和 pag)和荚膜合成操纵子以及很多染色体和质粒上的基因有较强的正调节作用。

(四)理化特性

炭疽芽孢杆菌的繁殖体细胞抵抗力不强,与一般细菌相似,56 ℃经过 2 h 即可杀死。当条件不适合生长繁殖时,炭疽芽孢杆菌趋向于形成芽孢,成熟的芽孢抵抗力很强,对热、冷、干燥、化学物质、射线及其他不利条件有抵抗力,干热 150 ℃ 60 min 才能杀灭,100 ℃煮沸 5 min 仍能发芽;日光直接照射可耐受 100 h,紫外线(2 900 ～ 3 500 A)直接照射接种 1 000 个芽孢的平皿,需要连续照射 4 h 才能杀灭全部芽孢;芽孢在土壤或毛皮制品中可存活数十年。芽孢对化学消毒剂的抵抗力不一,强氧化剂如高锰酸钾、含氯石灰、氯胺丁钠、过氧乙酸等对芽孢杀灭力强;升汞、碘酊以及甲醛杀灭芽孢均有效,在常用浓度下 10 ～ 30 min 能达到杀灭效果。而苯酚、甲酚皂和酒精对炭疽芽孢杀灭效力较差,有时作用 1 周后,芽孢仍能生存。

(五)培养特性

炭疽芽孢杆菌需氧或兼性厌氧,生长的最适 pH 值范围为 5 ～ 9,最适温度为 30 ～ 37 ℃,低于 8 ℃或高于 45 ℃不生长。炭疽芽孢杆菌营养需求很低,在温度 37 ℃,pH 值为 7.0 ～ 7.4 的普通琼脂培养基上生长良好,菌落扁平粗糙,灰白色,表面干燥,边缘不整齐,低倍镜下可见菌落中央暗褐色,边缘有菌丝射出,呈卷发状;在血平板上不产生溶血环;在肉汤中生长呈絮状沉淀,肉汤透明,无菌膜和壁环；明胶穿刺培养，呈倒杉树状生长，液化明胶缓慢。

（六）致病性

炭疽芽孢杆菌的毒力因子已知有荚膜和毒素两种，失去形成荚膜和产生毒素能力的炭疽芽孢杆菌，也就失去了致病能力。炭疽芽孢杆菌的感染多为芽孢被动摄入，在体内发芽繁殖，芽孢在血液中超过 $5×10^3$ 浓度时即可大量产生毒素，从芽孢发芽到产生致死剂量毒素，一般需要 20 h 左右。炭疽芽孢杆菌是需氧芽孢杆菌属唯一对人、畜有致病性的细菌，能引起人和动物的炭疽病，对草食性动物如羊、牛、马致病力最强，实验动物鼠、兔、猴都很敏感。对人的致病力中等，介于草食动物与肉食动物之间。家兔、豚鼠和绵羊为最常用的实验模型动物，家兔对炭疽敏感，皮下注射 500～1 000 CFU 炭疽芽孢杆菌活芽孢可致死家兔（2.0～2.5 kg）；绵羊和山羊对炭疽天然易感，感染剂量与家兔接近，皮下注射 500～2 000 CFU 可致死绵羊（15～20 kg）；对豚鼠（300 g）的致死剂量为 100～300 CFU；恒河猴（4～8 kg）的感染剂量为 500～5 000 CFU；其他实验动物如大鼠、仓鼠和小白鼠人工接种也可感染，但不同感染途径的易感性有差异。炭疽芽孢杆菌有着营养要求不严、易于培养、芽孢抵抗力强和便于保存的特点，据 WHO 估计，50 kg 的炭疽芽孢散布在 500 万的城市人口中，将导致 25 万人患病和 1 万人死亡。美国国会技术分析办公室估计，100 kg 炭疽芽孢可导致 13 万～300 万人死亡。

二、流行病学

炭疽主要发生于食草动物牲畜间，人类偶尔受到感染，根据获得感染的方式可分为两大类：自然发生的感染和生物恐怖袭击相关感染。绝大多数人类病例是因接触病畜及其制品而产生的自然感染，容易控制，而因故意释放炭疽芽孢引发的生物恐怖袭击则难以预测和控制。自然发生的炭疽按流行病学可分为农业型炭疽和工业型炭疽，农业型多因屠宰和剥食病死动物而发生皮肤或胃肠道感染，感染人群常为农牧民、屠夫和兽医等。工业型多因接触受污染的动物毛发、骨粉或毛皮而发生皮肤或吸入性感染，感染人群多为皮毛加工业等职业人群。近年来发生的注射型炭疽主要见于海洛因注射人群，是一种新型的炭疽类型，可能为针头或海洛因污染引起。

（一）传染源和易感对象

炭疽病原体主要存在于三种环境中：土壤、动物和患者体内。炭疽芽孢可在土壤等环境中长期存在，污染牧草或水源，是动物炭疽的主要感染来源；病畜和炭疽动物尸体是引起人类炭疽的主要传染源；污染的动物制品作为传染源对农业型和工业型炭疽均有重要意义；患者的病灶分泌物或排泄物可能含有炭疽芽孢杆菌而造成可能的环境污染，但作为传染源较少见；炭疽因其特殊性也可作为生物战剂被人为施放而造成扩散。

炭疽的易感动物多为草食动物，常见于羊、牛、马、驴、骡、骆驼和鹿等；野生食草动物如羚羊、角马、斑马、大象和长颈鹿都可自然感染并造成动物间流行；杂食动物如猪、犬、猫等常因摄食炭疽病畜脏器而受感染；肉食动物如虎、豹、豺、狼等误食炭疽病兽肉也会造成感染。人对炭疽中度易感，发病不受年龄和性别的影响。

（二）传播途径和流行特征

存在于土壤中的炭疽芽孢被食草动物摄入后引发炭疽感染，病死动物的分泌物或排泄物中含有大量的炭疽芽孢杆菌繁殖体，在外环境中转化为抵抗力很强的芽孢，污染附近的土壤、草地和水源，形成新的污染地，从而可再感染其他食草动物导致进一步的感染、死亡和芽孢释放到新的地点，造成传染源的逐渐扩散。野生食肉动物或鸟类也可通过进食受污染的动物尸体促进芽孢的传播。因此,芽孢形成是炭疽病原体生存和传播的关键。由繁殖体转化为芽孢的速度和程度受环境条件的影响,如温度、湿度、水分、pH值、氧利用率、阳光和锰离子等因素。

造成动物和人类炭疽感染的主要形式包括:经皮肤接触引起皮肤型感染、经口摄入引起口咽型或胃肠型感染、经吸入引起肺型感染以及经注射引起的注射型感染,各型炭疽可继发脑膜炎型和败血症型的全身感染。动物炭疽的传播途径主要是由于摄食被芽孢污染的牧草或水引起口咽或胃肠感染,也可因吸入染菌气溶胶造成吸入性感染,吸血昆虫叮咬也可能是传播途径之一。无论食草和食肉动物炭疽均以胃肠感染为主要途径,呼吸道和经皮肤感染只占很小比率。在我国南方以牛炭疽为主,北方以羊炭疽为主,这可能与家畜的动物结构和饲养条件有关。人炭疽在农牧业地区的主要感染方式是参加炭疽动物屠宰,剥皮及加工制作过程中感染皮肤型炭疽,也有因食用病畜肉引起肠炭疽的经口感染方式。吸入污染有炭疽芽孢的尘埃和气溶胶,可引起肺炭疽。一般情况下直接吸入感染较少见,最常在皮毛加工厂的工人中发生,而当炭疽芽孢被作为生物武器使用时,这种感染方式则最常见。此外,也有报道昆虫可作为传播媒介,如苍蝇可机械的携带细菌,蚯蚓可将土壤中的芽孢翻上地面。

从全球流行特点来看,人炭疽发病主要为农业型,以皮肤型感染为主,占全部病例的95%以上,未经抗生素治疗的皮肤炭疽病死率可达到20%,而抗生素治疗后病死率很低。经口感染的胃肠型感染主要流行于发展中国家,尤其在非洲和亚洲,病死率在15%～60%,有些死亡原因是由于非特异性的症状造成误诊导致,及时准确的诊断和治疗可使病死率降低至40%以下。以往资料显示,吸入性炭疽的病死率可达85%,未经抗生素治疗的病死率可达92%,而抗生素治疗后病死率为75%,2001年生物恐怖事件的病例因接受了早期抗生素治疗和积极的支持治疗,病死率仅为45%。而发生于2009—2010年的海洛因注射型炭疽54例患者,尽管接受了及时的治疗,病死率仍达到34%。农业型炭疽有明显季节性,与气候条件有关,特别是洪涝、干旱年份,易发生流行。一般7—9月为发病高峰季节,但一年四季可有散发。人对炭疽的易感性无种族、年龄与性别的差异,无论男女老幼均可感染发病,主要决定于接触机会的多少。一般成年男人为农牧业的主要劳动力,故发病以青壮年男性为多。工业型炭疽的发病也为皮肤型为主,占90%以上,少数病例为吸入性感染,是由于皮毛加工或接触了皮毛商业产品所致,近年来发达国家报道的相关病例多与从炭疽流行的国家进口受污染的物品有关。

三、病理学

炭疽芽孢杆菌或芽孢无论经皮肤破损、胃肠道黏膜损伤或是经呼吸道黏膜损伤进入机体,或以气溶胶微粒直接到达肺泡,都必须接触到体液、血液或血清,才能活化、发芽、繁殖。菌体或芽孢进入体内后,一部分被吞噬细胞降解和消除,但多数在细胞内发芽繁殖,在体内有血清条件下,菌体形成大量荚膜物质,起囊套作用,能抵抗吞噬细胞的吞噬和降解,并可被吞噬细胞携带向其他部位扩散。在细菌发芽繁殖的过程中,可产生炭疽毒素,毒素主要作用于哺乳动物吞噬细胞。免疫细胞的功能受阻最终导致炭疽特征性水肿和毛细血管坏死等相关体征。

1. 人的皮肤型炭疽的病理变化　主要表现为炭疽痈或大面积广泛性水肿。炭疽痈表现为局部炎症导致表皮组织破溃,血性胶样渗出液与深部坏死组织凝结成黑色焦痂,周围组织水肿隆起,渗出液和水肿液中均可检出炭疽芽孢杆菌。广泛性水肿可见表皮破溃处大面积黏性水肿液渗出。组织切片显微镜检查,可见严重浆液性出血性炎症,使得组织成分解离,与随意肌分界。间质性水肿显著,血管高度扩张,其中有部分微血管坏死,并有血栓形成。在坏死区和较深处的组织间隙及淋巴管内,均可检出炭疽芽孢杆菌。在形成炭疽痈的同时,局部淋巴结也有急性出血性炎症,使淋巴结原有结构破坏,形成特殊的出血性梗死,淋巴组织内可检出大量炭疽芽孢杆菌。

2. 经口感染型的病理变化 以小肠损害为主,口咽、胃和大肠损害较为少见。口咽损害表现为口腔和食道黏膜水肿,颌下及颈部淋巴结肿大。肠道损害表现为肠壁局限病灶或弥漫性浸润灶,有时可见血性黏液广泛性渗出,肠系膜淋巴结肿大,有出血性炎症,腹膜亦可有出血性渗出,腹腔内有浆液性、纤维蛋白性及血性渗出液,淋巴结及渗出液内可检出炭疽芽孢杆菌。

3. 吸入感染型病理变化 粒径小于 5 μm 的炭疽芽孢可通过鼻咽和气管通道进入肺泡,被肺泡巨噬细胞吞噬,再被巨噬细胞带到气管和支气管淋巴结,在此处发芽、繁殖,然后进入血液,导致毒血症和败血症。动物感染实验显示,该型病程常为 3 ～ 8 d,病程长者常呈现出血性气管炎、支气管炎、支气管肺炎、小叶性肺炎或梗死区等;病程短者可见肺门淋巴及纵隔极度肿大,淋巴结呈出血性浸润,肺组织实质可完全正常;胸膜呈出血性炎症或浆液性炎症,胸腔及心包积液,肺内渗出液及黏性血痰内含可检出大量炭疽芽孢杆菌。人吸入性炭疽的死亡病例解剖可见出血性胸淋巴腺炎、纵隔障炎,并未见肺炎或局限性肺炎。少数病例有局部出血病灶,坏死性肺炎,被认为是经肺门感染引起。可见有经血流扩散到全身性疾病的各种表现,如出血性软脑膜炎和肠出血性坏死。水肿反应非常明显,包括纵隔血性胶样水肿、胸浆膜渗出、软脑膜水肿和肺水肿。

4. 脑膜炎型炭疽的病理变化 可见软脑膜和脑实质有出血性浸润及坏死。脑内的出血主要呈血管周围性,位于软脑膜深入脑组织的突起部。脑及脑膜的出血,不仅是由于红细胞的渗出,而且也有血管的坏死及破裂。大脑、桥脑和延髓的切面可见显著充血和水肿,炎症部位可检出炭疽芽孢杆菌。

5. 动物炭疽的病理变化 家畜炭疽死后常有天然孔出血,可见黏膜发绀,牛、马直肠外翻,尸僵不全,尸体腐败迅速。病理变化以出血性水肿为主要特点,各部位组织有浆液性渗出及出血。皮下组织有黄色胶样浸润和出血,在浆膜下的疏松结缔组织中,特别在纵隔、肠系膜、咽喉黏膜及肾脏周围有水肿和出血。淋巴结肿大充血,切面暗红,常见小出血点。典型病例,可见脾脏急性肿大,包膜紧张,呈黑紫色,充满煤焦油样的脾髓和血液。肝脏可变性,呈暗紫色。心内膜下积液或出血,心肌灰红色松软状。小肠黏膜或黏膜下层充血、浸润。马、牛、羊、猪可有各自病变特点,牛炭疽常见舌根水肿,口腔黏膜水肿,颌下淋巴、颈淋巴充血肿大,咽喉部黏膜水肿,这是反刍动物最多感染的部位,也被称为"舌炭疽"和"喉炭疽"。牛也可发生空肠或直肠黏膜炭疽痈,肠系膜淋巴结肿大或大面积溃疡、坏死。腹部皮下和背部两侧常见皮下局部水肿隆起,俗称"走黄"。马炭疽常表现为剧烈的疝痛,在喉部、颈部、前胸部、乳房和阴茎鞘常有水肿,肝脾明显肿大,肠道、膀胱和肾脏发生水肿和出血。山羊、绵羊常为猝死,往往血中含有大量炭疽芽孢杆菌,除淋巴结、脾脏肿大外,无明显病理改变。猪常见表现为急性咽喉炎,颌下淋巴、颈淋巴充血肿大。也有报道多种脏器出血病灶,如肝、肾和肠等。偶见有猪的肺炭疽痈者,形成包囊状组织结节,外膜结缔化,并不向其他组织扩散。禽类炭疽多见头部、眼睑、颈下和胸部皮下水肿,因摄食而感染炭疽死亡者比较少见,只在炭疽大流行时可见麻雀、乌鸦等禽类死亡。

四、临床学

(一)临床表现

1. 人感染炭疽的临床表现 炭疽按感染途径不同可分为皮肤炭疽、肺炭疽、肠炭疽、脑膜炎型、败血症型和注射型炭疽等临床类型,其中皮肤炭疽最多见,占90%以上。一般潜伏期为1～5 d,最短12 h,最长2周。

1）皮肤炭疽　表现为在手、前臂、面、颈等暴露部位的局部皮肤出现不明原因的斑疹、丘疹、水疱，周围组织肿胀及浸润，继而中央坏死形成溃疡性黑色焦痂，焦痂周围皮肤发红、肿胀，疼痛不显著，稍有痒感。典型皮肤损害表现为具有黑痂的浅溃疡，周边有小水疱，附近组织较为广泛的非凹陷性水肿。除皮损外，患者多出现发热、头痛、关节痛、全身不适以及局部淋巴结和脾肿大等症状和体征。少数病灶位于面部、颈部或胸部的病例，临床症状严重，局部无黑痂形成，而表现为高热、毒血症、局部疼痛性腺体肿大和广泛水肿（即恶性水肿），扩展迅速，可致大片坏死，随后可能出现休克和死亡。毒血症性休克较为罕见，是一种致命的病理反应，表现为冷漠和中毒症状、体温过低、广泛皮肤炎症伴广泛水肿、低血压、白细胞增多伴中性粒细胞增多、低蛋白血症和低钠血症等。

2）肺炭疽　疾病初起为"流感样"症状，表现为低热、疲乏、全身不适、肌痛、咳嗽，暴露后 2～5 d 出现，通常持续 48 h 左右。然后突然发展成一种急性病症，出现呼吸窘迫、气急喘鸣、咳嗽、发绀、咯血等。肺部仅可闻及散在的细小湿啰音或有胸膜炎体征。肺部体征与病情常不相符。X 线见纵隔增宽、胸腔积液及肺部炎症。可迅速出现昏迷和死亡。

3）肠炭疽　主要是由于食入污染了炭疽芽孢的肉、奶或其他食物后，在肠道黏膜上形成了炭疽损伤，在接触后 3～7 d 内，从口腔到盲肠的任何位置都可能出现病变，在末端回肠或结肠壁上较常见。也有将此型炭疽分为口咽炭疽和胃肠道炭疽两种形式。临床可表现为口咽急性炎症、急性肠炎型或急腹症型。急性肠炎型潜伏期 12～18 h，同食者相继发病，似食物中毒，症状轻重不一，发病时突然恶心、呕吐、腹痛、腹泻。急腹症型患者全身中毒症状严重，持续性呕吐及腹泻，排血水样便，腹胀、腹痛，有压痛或呈腹膜炎征象，常并发败血症和感染性休克。如不及时治疗，常可导致死亡。

4）败血症型炭疽　可继发，也可直接发生。表现为严重的全身症状，高热、寒战，感染性休克与弥散性血管内凝血（DIC）表现，皮肤出现出血点或大片瘀斑，腔道出血，迅速出现呼吸与循环衰竭。

5）脑膜炎型炭疽　多为继发，起病急骤，有剧烈头痛、呕吐、昏迷、抽搐等明显脑膜刺激症状，脑脊液多呈血性，少数为黄色，压力增高，细胞数增多。病情发展迅猛，可于 2～4 d 内迅速死亡，常因误诊得不到及时治疗而死亡。

6）注射型炭疽　近年来出现海洛因药瘾者因经皮下注射引起炭疽感染的病例，患者表现为皮肤红斑，肌肉和皮下组织广泛水肿。无脓液和坏死，无焦痂形成，是区别于皮肤型炭疽的重要特征。动物实验表明，黑猩猩皮下注射这种炭疽芽孢杆菌也可出现类似的表现，因而称为"注射型炭疽"。

2. 动物感染炭疽的临床表现

无论草食和肉食动物炭疽均以肠道感染为主要类型，呼吸道和皮肤感染少见。草食动物一般对炭疽高度敏感，常表现为超急性过程，潜伏期 1～3 d，可见高热，体温超过 40 ℃，稽留数日，病程后期体温迅速下降。伴随高热常有寒战、食欲减退、精神沉郁、黏膜发绀、心跳加快、呼吸困难。可表现为初期便秘，后腹泻，便中带血，尿暗红，间有带血，孕畜流产。病畜常因呼吸困难、窒息而死亡，死后尸僵不全，口腔、鼻腔、肛门等天然孔出血。

1）牛炭疽　牛炭疽常见有舌或咽部炭疽溃疡灶，颈下、前胸、腹下及外阴部水肿。可表现为停止摄食，反刍和泌乳停止；也可无先驱症状，突然倒地不起，呼吸困难，抽搐而死。病程 10～36 h，少有延续 2～5 d 者。死后天然孔出血，有时脱肛，血呈暗红色，不凝固，尸体很快胀气，尸解迅速。

2）马炭疽　常表现为剧烈的疝痛，喉部、颈部、前胸和乳房等常有水肿，可见舌炭疽，呼吸困难，发绀明显。可见肠炭疽痛，腹痛明显。病程短者 8～12 h，个别可延至 3～8 d。

3）羊炭疽　多表现为脑卒中病症，突然眩晕摇摆、磨牙抽搐，挣扎几分钟倒毙。病情慢者也只持续几小时。

4）猪炭疽　主要表现为咽峡炎和喉炎，颈部严重水肿，喉头高度水肿，呼吸和吞咽困难，影响进食，舌下、颌下、颈部均有血性水肿，可见窒息死亡。

5）狗和其他肉食动物　常见严重胃肠炎和咽炎病症，也可见热病症状，面颊部可有炭疽痈。

6）家禽炭疽　由于啄食感染炭疽动物的组织脏器感染，当大量摄入炭疽病菌时，可有眼睑、颈下、嗉囊水肿，甚至整个头部黏膜水肿，骤然死亡，一般情况下，很少自然感染。

（二）临床诊断

根据流行病学史、临床表现和实验室检查等作出诊断。患者生活在已证实存在炭疽的疫区内，或在发病前14 d内到达过该类地区；接触过可疑的病、死动物或其残骸，食用过可疑的病、死动物肉类或其制品，或吸入可疑炭疽芽孢杆菌污染的粉尘；从事与皮毛等畜产品密切接触、与炭疽芽孢杆菌研究使用相关的职业；在可能被炭疽芽孢杆菌污染的地区内从事养殖、放牧、耕耘或挖掘等活动，均应作为流行病学线索。应该注意，自然发生的炭疽病例一般都可追溯到明确的流行病学线索，而在发生生物战和生物恐怖时，常不能获得这种流行病学线索。

皮肤炭疽因其特征性表现一般不易误诊，但肺炭疽和肠炭疽因初期症状没有特异性常常得不到及时诊断和治疗，造成病情恶化和环境的广泛污染。皮肤炭疽诊断应注意与蜂窝织炎、恙虫病的焦痂、羊痘、鼻疽、鼠疫、土拉热、丹毒、梅毒下疳、脓性溃疡相鉴别；肠炭疽早期应与食物中毒、出血性坏死性肠炎、痢疾、急腹症相鉴别；肺炭疽黏性血痰与大叶性肺炎之泡沫状铁锈色痰相鉴别，并与肺鼠疫、钩端螺旋体病、肺弥漫性出血相鉴别。

（三）临床治疗

炭疽的治疗原则是早期诊断、早期治疗、杀灭体内细菌、中和体内毒素、防止呼吸衰竭和并发炭疽脑膜炎等。

1. 一般治疗　患者应严密隔离，卧床休息；多饮水及予以流食或半流食，对呕吐、腹泻或进食不足者给予适量静脉补液，对有出血、休克和神经系统症状者，应给予相应处理，对皮肤恶性水肿和重症患者，可应用肾上腺皮质激素，对控制局部水肿的发展及减轻毒血症有效；患者的污染物和排泄物应严格消毒或焚毁。

2. 抗生素治疗　青霉素为首选抗生素，多西环素或环丙沙星可作为替代选择。一般皮肤炭疽及轻型肠炭疽，可用青霉素 G，肌内注射，每日 240 万～320 万 U，分 3～4 次，疗程 7～10 d。恶性水肿型可用青霉素 G，每次 200 万～300 万 U，加入葡萄糖 200 mL 静脉滴注，每日 4 次。患者出现严重、弥漫性的水肿，应用皮质类固醇以控制症状。重度颈部肿胀影响呼吸道通畅者，可考虑气管插管或气管切开。

青霉素过敏者，可换用环丙沙星 500 mg，每日 2 次，多西环素 0.1 g，每日 2 次或头孢唑啉 0.5～1.0 g，每日 3～4 次，肌内或静脉注射。抗生素只能杀死炭疽细菌，但不能抵抗细菌在人体内释放的毒素，所以应在抗生素治疗的同时进行支持治疗，如抗休克、抗 DIC、强心、利尿等。

对于肺炭疽、重症肠炭疽、败血症型炭疽及脑膜炎型炭疽，青霉素 G 用量每日应增至 1 000 万～2 000 万 U，分 4 次给药，每次 300 万～500 万 U 加入 5% 葡萄糖 200 mL 内静脉滴注，疗程延长至 2～3 周。同时联合应用氨基糖苷阿米卡星，每次 0.1～0.2 g，每日 0.2～0.4 g，肌内注射或静脉滴注和（或）头孢菌素静脉滴注，如头孢噻吩，每次 0.5～1.0 g，每日 2～4 g，肌内或静脉注射。脑膜炎型炭疽患者则必须选用能透过血脑屏障药物，如青霉素、环丙沙星等抗生素治疗。

3. 抗毒素治疗　炭疽死亡的直接原因是炭疽毒素引起的机体病理性反应，如休克和 DIC 等，抗生素治疗虽能杀灭体内细菌但不能中和体内毒素, 因此在对恶性水肿型、肺炭疽和肠炭疽治疗时, 除抗生素外, 应同时给予抗血清治疗。对人类和实验动物的吸入性肺炭疽抗毒素治疗显示, 在病程早期, 联合使用抗毒素与抗菌治疗可提高病例生存率, 推荐可试用抗炭疽血清肌内注射或静脉滴注（注射前应做皮试）, 第 1 天 2 mg/kg, 第 2、3 天 1 mg/kg, 应用 3 d, 可中和毒素, 减轻中毒症状。也可应用胸腺肽、白介素 –2 等治疗。

4. 外科治疗　注射型炭疽患者需要进行外科手术清创和 (或) 筋膜切开减压, 进行反复清创。

了解疾病是自然发生的还是与恐怖袭击有关的线索, 在一定程度上可指导炭疽的治疗方案。一些研究认为吸入性炭疽的治疗应持续 60 d, 在生物恐怖袭击中皮肤炭疽的治疗也应持续 60 d, 而自然感染疾病一般只需 7 ～ 10 d。

五、实验室诊断

皮肤炭疽因其典型的皮肤损害特征一般不易误诊, 但肺炭疽和肠炭疽因初期症状没有特异性常常得不到及时诊断和治疗, 而造成病情恶化和环境的广泛污染。流行病学史和临床表现是炭疽临床诊断的重要依据, 而实验室检测是炭疽病例确诊的最后依据。炭疽的实验室诊断一般包括细菌学诊断、免疫学诊断以及炭疽芽孢杆菌的核酸检测等。

（一）细菌学检查

1. 标本采集　应采集的病患标本包括血液、皮肤病灶分泌物、呕吐物、排泄物、痰、脑脊液及尸体标本等; 还应采集病例相关暴露动物标本及暴露环境标本, 包括血液、肉类、内脏、病死动物血液污染的土壤和水等。

2. 显微镜检查　所有来自患者或尸体的标本, 都应首先立即涂片, 革兰氏染色, 进行显微镜检查。如发现大量两端平齐的革兰氏阳性大杆菌, 即可作为诊断依据。

3. 细菌分离培养　自患者及相关标本中分离获得炭疽芽孢杆菌, 是炭疽最可靠的诊断方法。标本经适当处理后涂布血平板或营养琼脂平板, 在 37 ℃孵育 8 ～ 24 h 后, 检查是否长出可疑的炭疽芽孢杆菌菌落。炭疽芽孢杆菌菌落的形态为: 灰白色、不透明、圆形或不规则形状, 表面呈毛玻璃样, 低倍镜下菌落呈卷发状。血平板上不溶血或微溶血。

4. 细菌鉴定　青霉素抑制试验和噬菌体裂解试验是目前炭疽芽孢杆菌鉴定的主要方法。将分离培养的可疑菌落挑出划线接种于营养琼脂平板, 在划线区内一处滴 1 滴诊断用炭疽噬菌体, 另一处贴一片青霉素药敏纸片。37 ℃孵育 8 ～ 24 h 后, 在滴噬菌体处有透明噬菌斑, 青霉素药敏纸片周围有明显的抑菌环, 便可判定接种物为炭疽芽孢杆菌。另外, 炭疽强毒菌一般均有荚膜, 因此检查菌株的形成荚膜能力, 有临床诊断意义。

病患标本分离获得炭疽芽孢杆菌是炭疽确诊病例的主要依据; 病患标本显微镜检查发现大量两端平齐的革兰氏阳性大杆菌是炭疽临床诊断病例和确诊病例的重要参考依据; 暴露动物或暴露环境标本中分离获得炭疽芽孢杆菌也可作为炭疽临床诊断病例和确诊病例的参考依据。

（二）免疫学检查

1. 抗体检测　需采集患者急性期和恢复期双份血清进行检测, 急性期血清应在首次检视患者时采集, 血清分离后置 –20 ℃以下保存, 待获得恢复期血清后, 两份血清一同进行抗体检查。人体感染炭疽芽孢杆菌后可产生炭疽特异性抗体, 一般包括荚膜抗体、抗毒素抗体和抗菌凝集抗体 3 种, 可利用炭疽特异性抗原检测炭疽患者对应抗体, 作出血清学诊断, 为临床诊断和追溯诊断提供依据。可采用

ELISA、免疫层析法或其他免疫学方法进行检测。

2.抗原检测　以患者病灶分泌物、血液、脑脊液、痰、呕吐物、粪便等为标本,可用免疫层析法、ELISA 或其他免疫学方法检测炭疽抗原,作为诊断依据。

患者双份血清抗炭疽特异性抗体出现阳转或滴度出现 4 倍或 4 倍以上升高是炭疽确诊病例的主要依据;免疫层析法检测患者临床标本炭疽芽孢杆菌抗原或抗体阳性可作为炭疽临床诊断病例和确诊病例的重要参考依据。

（三）分子生物学检查

PCR 方法是目前最常用的分子生物学检测手段,由于荚膜和毒素是炭疽芽孢杆菌的两个主要的毒力因子,缺失其中任何一个都将使炭疽芽孢杆菌的毒力减弱或消失,因此主要根据荚膜质粒和毒素质粒上的特异性基因区段进行引物设计,可采用普通 PCR 或实时荧光定量 PCR（Real-Time PCR, RT-PCR）方法进行目标基因的检测。随着核酸检测技术的不断发展成熟以及应对生物恐怖的需要,各种基于核酸检测的技术被开发并用于炭疽的检测,因其快速、灵敏和特异的特点,该方法已成为目前炭疽实验室快速诊断必不可少的重要辅助手段。

病患标本中炭疽芽孢杆菌特异性核酸片段检测阳性是炭疽临床诊断病例和确诊病例的重要参考依据。

自 2001 年美国"9·11"事件后,许多相关研究被推进,如早期发现病原体、更先进的采样技术,更快速的检测技术等实验室检测方法研究取得了许多进展。这些新的研究包括用于生物恐怖主义粒子检测的表面采样器设计,用于检测极少量生物制品的仪器,能够快速检测特定气味的生物电子鼻,用于监测空气中或物品表面的各种病原体的设备,多种分子技术如免疫分析、基因探针分析、使用生物传感器的酶抑制技术等,有些早期检测系统可将诊断时间缩短至 4 h。

六、防控措施

（一）免疫预防

预防人间炭疽疫情从预防和控制动物炭疽疫情开始,对重点疫区连续数年坚持牲畜间免疫接种,同时对高危人群进行预防接种是最有效的预防控制措施。

1.动物用炭疽疫苗

1）巴氏Ⅱ苗　为法国的 Pasteur 于 1881 年根据研究鸡霍乱疫苗的基本原理,在 42～43 ℃温度下较长时间培养炭疽芽孢杆菌以减弱其毒力,将培养 15～20 d 者作为Ⅰ号疫苗株,只能致死小鼠和幼龄豚鼠,不能致死成年豚鼠和家兔;将培养 10～12 d 者作为Ⅱ号疫苗株,毒力较Ⅰ号苗强,能致死小鼠、豚鼠和家兔,菌株为具荚膜的减毒株（$cap^+ tox^-$）。我国自 20 世纪 40 年代开始生产,用于家畜免疫。尽管该疫苗对敏感动物有一定副作用,但是由于免疫效果好,现仍生产使用。

2）Sterne 芽孢苗　为英国的 Sterne 于 1939 年自病牛体内分离获得的弱毒株,为无荚膜水肿型弱毒疫苗株（$cap^- tox^+$）。我国于 1948 年自印度引进 Sterne 株,称为印度系,开始生产炭疽无毒芽孢苗,用于畜间接种。该疫苗对动物有较好保护效果,但对山羊和马等动物有较重的副作用。

3）PA 佐剂苗　我国的王明俊和赵振亚等于 1984 年研制成功炭疽 PA 组分疫苗,系于 PA 抗原中加入油乳佐剂,一次皮下注射 2 mL,用于畜间接种,有较好免疫效果。

2.人用炭疽疫苗

1）A16R 炭疽活疫苗　由我国的杨叔雅等于 1958 年将自炭疽病死动物分离的 A16 菌株经紫外线

照射诱变,选育得到的无荚膜水肿型弱毒菌株 A16R 株。仅在我国被批准使用,皮上划痕 1 次接种,免疫有效期 1 年。

2)炭疽吸附疫苗　英国和美国人用炭疽疫苗均为 PA 佐剂苗。英国由 PHLS-CAMR 生产,采用 34F2 菌株,培养物滤液加明矾沉淀制成吸附苗(AVP),每针肌内注射 0.5 mL,注射 3 针完成基础免疫,免疫有效期为 1 年,必要时可于 6 个月后加强 1 针,一年后再加强 1 针。美国采用 V770-NPI-R 菌株,为 Sterne 株衍生出来的产毒素、无荚膜、非蛋白酶解性炭疽芽孢杆菌株,培养滤液加 AL(OH)3 制成吸附苗(AVA,2002 年更名为 BioThrax),免疫程序与英国苗基本相同,基础免疫 3 针,间隔 2 周,全程 6 针,于 6 个月、12 个月、18 个月加强,均为皮下注射。

3)基因工程炭疽疫苗　目前国际上公认以重组炭疽保护性抗原(rPA)为基础构建的基因工程炭疽疫苗是最具前景的新型疫苗,在家兔和恒河猴模型上,rPA 疫苗对炭疽杆菌芽孢呼吸道攻击的保护率在 90% 以上。中国人民解放军军事医学科学院生物工程研究所研制的基因工程炭疽疫苗系用基因工程方法,由大肠埃希菌表达的 rPA 经纯化,加铝佐剂制成,目前该疫苗为军队特需药品,限军队内部使用,在经批准后,可用于从事相关工作的科研和医务人员、炭疽常发地区人群,以及炭疽相关突发公共卫生事件的紧急接种。该疫苗规格 0.5 mL 预灌封注射器,含 1 人份剂量疫苗(50 μg rPA),基础免疫程序为 2 针,分别在第 0 天、第 28 天。

炭疽疫苗的接种时间因不同的炭疽类型而不同,农业型炭疽常具明显的季节性,一般应在高发季节前 1～3 个月完成预防接种,在疫情发生时应开展应急接种。工业型炭疽无明显的季节性,主要与接触染疫的皮毛有关,故应于生产旺季前 1～3 个月接种,即一般于每年 4—5 月接种 1 次,经常接触皮毛的高危人群根据需要可事先提前 1～3 个月接种。对于可能受到炭疽生物攻击的特殊情况,在确定受到生物攻击,并出现了炭疽患者的情况下,可在已发生患者的周围划定一定区域,对区域内的非接触者人群进行应急接种疫苗。

(二)综合性防控措施

根据炭疽的流行规律与特点,炭疽防治的基本原则为突出政府领导,实行部门协作,依靠科学和专业机构,动员社会共同参与;应采取的基本措施为控制和清除传染源,切断传播途径和保护易感人群和畜群。

1. 牲畜炭疽的预防控制　对牲畜进行预防接种和定期检疫,开展畜间炭疽监测,对病畜严加管理,病畜尸体应做彻底烧毁或深埋等无害化处理,并开展环境监测,对被炭疽芽孢杆菌污染的水源、饲料及环境进行及时处理。加强对牲畜皮毛、肉类、乳类的管理,严禁出售病兽皮毛及肉、乳,对可疑污染的皮毛原料应消毒后再加工;牲畜收购、调运、屠宰加工要有兽医检疫。

2. 人间炭疽的预防控制　开展人间炭疽监测,早期发现病例,对病例采取隔离治疗,对病灶分泌物和排泄物等进行灭菌处理,以免造成环境污染。对从事牲畜屠宰、皮毛加工、兽医等的高危人群可进行预防接种,高危人群工作时应采取一定的个人防护措施以预防职业接触感染炭疽。对可疑接触大量炭疽芽孢杆菌的人员可进行抗生素的预防服药。同时有针对性地开展相关人群的炭疽防治知识普及,促进健康行为、卫生习惯、防病意识的形成,能够有效地控制炭疽的发生与流行。另外,针对近年来出现的吸入性炭疽和注射型炭疽疫情以及与炭疽相关的生物恐怖威胁,应加强疾病发病机制、检测诊断、临床治疗及疫苗的相关研究。

土拉热（Tularemia）通常称为野兔热，是由土拉弗朗西斯菌（*Francisella tularensis*，简称土拉菌）引起的一种多宿主、多媒介和多传播途径的自然疫源性疾病。人和动物通过接触染疫的动物或污染的水、食物、气溶胶以及吸血昆虫（蜱、蚊、虻）叮咬而感染和传播。人患土拉热多呈急性经过，表现为体温升高，局部淋巴结肿大，病程 2～3 周，预后多良好。

1957 年在内蒙古通辽市，我国首次从自毙黄鼠分离出土拉菌。之后于 1959 年、1962 年、1965 年和 1985 年，相继在黑龙江杜尔伯特自治县、西藏洛隆地区、青海柴达木盆地及山东胶南市冷冻厂均有发现，从各种蜱中分离出 28 株菌。这说明，我国北方省（区）有很多地方都是土拉热疫源地。

一、病原学

（一）病原分类

根据 2004 年第二版《伯杰氏细菌系统分类学手册》中的规定，土拉菌为细菌域（Bacteria）、变形菌门（Proteobacteria）、γ - 变形菌纲（Gammaproteobacteria）、硫发菌目（Thiotrichales）、弗朗西斯菌科（Francisellaceae）、弗朗西斯菌属（*Francisella*）、土拉弗朗西斯菌种（*Francisella tularensis*）。

（二）亚种分布

土拉菌可以分为 4 个亚种：*ssp. tularensis*（A 型）、*ssp. holarctica*（B 型）、*ssp. mediasiatica* 和 *ssp. novicida*。4 个亚种具有不同的生物化学、流行病学和毒力特征，这些亚种间 16S rRNA 的相似性≥99.8%。土拉菌 A 型是目前人类医学认识到的最具有传染性的病原体之一，现在认为此亚种的分布仅限于北美。B 型亚种毒性较 A 型低，分布遍及北半球。亚种 *mediasiatica* 仅在哈萨克斯坦和土库曼斯坦分离到，对这一亚种菌株的研究不是很多，采用兔模型的实验研究表明，*mediasiatica* 和 B 型相比毒性相当。动物实验模型显示亚种 *novicida* 的毒性较低，仅在免疫缺陷个体中能引起疾病，目前还没有在任何动物体内分离到此亚种。在澳大利亚、西班牙和美国，亚种 *novicida* 的分离与水上传播有关。

（三）形态结构

土拉菌为革兰氏阴性短杆状或球杆菌，长 0.7 ～ 1.0 μm，宽 0.2 ～ 0.5 μm。幼龄培养物形态均匀一致，在患病动物的血液内近似球状，在培养基中则成球状、杆状、豆状和丝状等，但在陈旧的培养物中呈多形态。无鞭毛，不能运动，不形成芽孢。在动物组织内有荚膜。亚甲蓝染色呈两极着色。用直接荧光法检测 DFA，阳性结果显示，土拉菌整个细胞表面是明亮的绿色（图 4-6-1），细胞很小，直径 0.2 ～ 0.7 μm。属于多形性细胞，通常以单个短杆状或球状细胞形式出现。

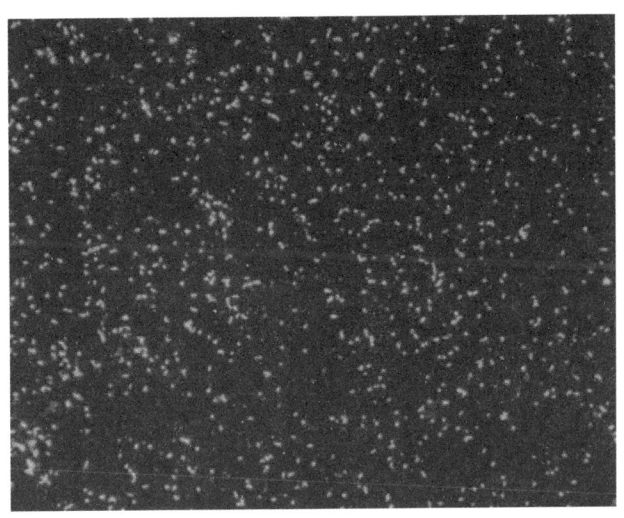

图 4-6-1　土拉菌经直接荧光法染色后放大 630 倍

已知土拉菌含两种抗原物质，即 OMP（菌体表面抗原）和 Vi 抗原。Vi 抗原与毒力和免疫原性有关，丧失 Vi 抗原的菌株同时失去毒力和免疫原性。Vi 抗原可阻止 O 抗原凝集，光滑型（S 型）菌与 O 抗血清不发生凝集。Vi 抗原可被高压或加碱处理破坏。土拉菌所有抗原成分均可引起被感染机体产生迟发性变态反应。另外，脂多糖（LPS）也可诱导机体产生中和抗体。

（四）基因组结构

2004 年 12 月，土拉菌 Schu S4 株最先完成了全基因组序列测定，全长 1 892 819 bp，有 1 804 个开放读码框。对 Schu S4 的测序发现，该菌没有隐性质粒 pOM1 和 pNFL10，在 1 603 个编码蛋白中有 413 个在数据库中没有同源蛋白。与其他细菌相比，所含特异性蛋白的比例很高。值得注意的是，基因中含有编码Ⅳ型菌毛系统的基因、Ⅱ型分泌系统基因、可合成表面多糖的基因，还含有编码荚膜的基因和铁摄取系统基因。对 Schu S4 基因组测序的注释发现，基因组中未知基因所占比例较高。10% 以上的基因是假基因或基因片段，14% 的假基因有可能与插入序列有关，导致目前预测的大部分代谢通路的基因都不完整，这正可以解释为什么培养土拉菌需要多种营养物质。

疫苗株 LVS 的两个质粒 pNFL10（3 990 bp）和 pOM1（4 442 bp），分别于 2003 年和 1998 年完成了测序。相比其他细菌的基因组序列，土拉菌有较多特有的基因。

（五）理化特性

土拉菌对低温条件有特殊耐受力，在低温水中（1 ℃以下）可生活 9 个月，室温水中（20 ～ 25 ℃）可生存 2 个月，且毒力没有任何改变。在潮湿的土壤中（20 ～ 30 ℃）可生存 2 ～ 3 月，4 ℃时可存活 4 个月。加热 60 ℃ 20 min 使细菌死亡。2% ～ 3% 甲酚皂、3% ～ 5% 苯酚和 1：1 000 升汞中经

2～3 min 可杀死细菌,75% 酒精在 1 min 内也能杀死细菌。土拉菌对盐有较大的耐受力。其对多种抗生素都敏感,其中有链霉素、新生霉素、卡那霉素、土霉素、四环素、新霉素和庆大霉素。

(六)培养特性

土拉菌为兼性细胞内寄生菌,只能在含有丰富营养物质的培养基中生长,普通培养基上不生长,在有氧和无氧条件下均能繁殖。电镜下观察到在培养基和动物体内繁殖有两种方式,即二分裂及芽生。最适生长温度 36～37 ℃,20 ℃下停止生长;最适 pH 值 7.0～7.2。现常用葡萄糖胱氨酸血琼脂(亦称弗兰西斯培养基)培养,48～54 h 形成菌落,可用于保存菌种和分离培养。毒菌菌落呈 S 型,白色、圆形、边缘整齐、表面平滑凸起,透光观察呈露滴状,直径 1～3 mm,菌落周围形成绿色带。无毒菌菌落为粗糙型(R 型),青绿色,稍扁平。

(七)致病性

土拉菌对多种动物和人都有致病性。豚鼠和小白鼠是高敏感动物,致死量为 1～10 个菌; 人对土拉菌属于感受性高、敏感性低的类型,10 个菌可造成全身感染。土拉菌的致病力与 Vi 抗原和内毒素有关。免疫血清有中和毒素作用。毒素不稳定,在 4 ℃时经过 30 d 后毒性完全消失。

二、流行病学

土拉热在世界各地广泛分布,自然疫源地主要分布在北纬 30°～71° 的地区。土拉热分布在北美洲、欧洲、中国和日本的多数地区。在北美,全年都有病例报告,多数病例在 5—8 月发病。A 型仅在北美流行,在兔子中多见,经常由蜱蜇伤传播;B 型在北美的哺乳动物中比在兔子中多见,在欧亚大陆的野鼠、麝鼠和水鼠以及日本的兔子中也有发现。

在我国,土拉菌最早于 1957 年从黄鼠体内分离得到。1959 年,黑龙江省报道了第一起人间感染土拉热的病例。我国北方省(区)有土拉热的疫源地,如黑龙江、内蒙古、新疆、青海、西藏等,曾经从患者以及死亡野兔、黄鼠样本中分离到土拉菌。另外一些省(区)如山东、陕西、甘肃、宁夏等,也发现过土拉菌血清阳性的感染人群。1985 年山东省胶南市某冷藏厂,在野兔加工过程中暴发土拉热疫情,仅 10 d 该车间的操作工人就有 31 名(占 86%)显性感染发病。

(一)传染源和易感动物

迄今为止,在自然界中发现有超过 100 种非脊椎动物可以自然携带土拉菌。此外还有多种吸血节肢动物也都可带菌传播。在美国,蜱和苍蝇被认为是主要的传播媒介。在苏联,土拉菌的传播主要通过蚊子和蜱。曾有由野兔、草原土拨鼠和水貂引起土拉热暴发的报道,在人类中的暴发主要是由啮齿类动物引起。虽然哺乳动物能够长期贮存土拉菌,但是不能认为是主要的天然储存宿主。土拉菌在环境中的蔓延主要是通过各地居民的流动和一些水生哺乳动物的活动,如松鼠、家兔、野兔、海狸、麝鼠等,特别是草原鼠和水生鼠。

(二)传播途径和流行形式

多种方式可传染本病,大多是直接接触疫畜的皮毛、肉类或分泌物,主要的传播途径有 4 个:

1.直接接触感染　直接接触病死动物,尤其是剥皮或处理动物尸体,以及接触病死动物排泄物和污染物(水、食物等),通过皮肤或黏膜、眼结膜侵入机体而感染发病。我国人间病例几乎都是在狩猎野兔或加工处理野兔过程中而感染发病的。

2.消化道感染　通常是吃了污染的食物和饮用污染的水而感染。此种感染方式多发生在狩猎者和处理兔肉的人群,一般病情较重,多由于一次性感染菌量过大所致。

3.呼吸道感染　这种感染方式在国外主要在粮食加工过程出现,多发生在小型啮齿动物急骤流行的地区。但国内主要表现在野兔加工过程,吸入带菌飞沫而感染。

4.虫媒叮咬感染　带菌的吸血昆虫(蜱、蚊和虻)通过叮咬刺破表皮,将细菌注入人体,或者在皮肤表面压碎昆虫或昆虫飞进眼睛而发生感染。但在国内只见蜱传人的病例。

土拉热全年都可发病,但通常在人类与受染动物接触机会多的季节发病较多。由蜱、蚊传播者以春、夏季较多,由剥食野兔传播者以秋、冬季较多。

动物间的传播和流行,取决于高度敏感动物和媒介昆虫的数量,动物数量越高,其流行程度越猛烈。啮齿动物的连续分布,对保证病原体在自然界中循环有着重要的作用。由于宿主动物和传播媒介不同,疫源地流行季节和传播规律也有差异。但各自然疫源地之间并非完全闭锁,目前也并没有成熟的疫源地分型方法。

在动物流行的间歇期,有一些适合于啮齿动物和蜱类生存繁殖的微小疫源地,长期保存着病原体。啮齿动物数量的周期性上升维持着微小疫源地的稳定性。一旦鼠密度增高,啮齿动物个体的迁徙距离,可通过“接力”式向远距离扩散,尤其像野兔等能把病原体带到很远的地方,从而使散发病例造成大面积的暴发流行。由于自然界的菌株几乎全都是毒力型,啮齿动物感染土拉菌后发病死亡,数量降低。能把病原体长期地保存下来的,主要是蜱类,或许还有某些螨类,它们和野兔共同维持着微小疫源地的稳定性。

三、病理学

各型的病理改变都相似。急性期淋巴结的改变是局灶性坏死和化脓。慢性期在肝、脾和淋巴结中可有直径为 2～3mm 的硬结节。较大的肉芽肿样结节可有中心性坏死。镜检发现这种结节是由一层纤维壁包围,其内主要是由单核细胞或偶见巨噬细胞组成,也可有中心性干酪样变,其中常包含多核白细胞。此外,还有普遍的网织系统增生,脾脏肿大,很多器官有实质变性。本病的病理变化有肉芽肿形成而无出血现象,这是与鼠疫的区别。

四、临床学

病原体经各种途径侵入机体,首先在局部开始繁殖,称为适应期;随后,经淋巴道进入局部淋巴结,即局部感染期;进一步繁殖后,进入血液,扩散到内脏器官,形成新的病灶,称为血行散布期;出现临床症状,称为临床症状期;在病原体定居和繁殖部位,组织出现坏死和特异性肉芽肿,为变态反应期,可持续 3～5 年。

(一)临床表现

本病潜伏期一般为 3～5 d,突然寒战、发热。体温一般为 38～39 ℃,40 ℃以上者少见,伴有剧烈头痛、夜间盗汗、食欲减退,多数患者肝脾肿大疼痛、有局部症状,病程为 2～3 周,个别病例病程更长。

根据感染方式和局部病变,可分为 6 个临床型:

1.单纯腺肿型　多因直接接触病兔、病鼠的内脏器官或吞服了染菌的食物和水而发病。狩猎者多为上肢出现腺肿,饮食而感染者多为颈部和下颌部出现腺肿。

2.咽峡炎—腺肿型　多由饮食感染,病原体在口腔黏膜和扁桃体繁殖。扁桃体表面形成白色的薄膜,发展成坏死性病灶,伴随颌下和颈部淋巴结肿大。

3.肠型　感染菌的食物和水经口进入小肠侵入机体。患者主要症状为阵发性腹痛,肠功能紊乱,症状不明显。因此,此型临床诊断较为困难。

4.肺型　多由呼吸道吸入感染,患者有典型的咳嗽和胸痛。胸部透视可见肺部浸润和肺门淋巴结肿大。此型临床经过较重。

5.眼-腺型　通过眼结膜感染,多由于手染菌而带到眼内,个别病例由于用污染的河水洗脸后感染。病变多见于单侧,眼睑有严重的水肿,结膜充血,角膜形成小溃疡,有脓性分泌物,并有耳前或颈部淋巴结肿大。

6.溃疡-腺肿型　此型国外多见,多由吸血昆虫叮咬而感染,在病原体侵入部位形成一个有轻微钝痛的小溃疡,直径 0.5 ~ 1.0 cm(图4-6-2),伴有局部淋巴结肿大(图4-6-3)。

(二)临床诊断

根据流行病学资料、病理变化、临床表现和实验诊断结果对本病进行确定。但临床要与炭疽、伤寒、布鲁菌病、流感、扁桃体炎、腮腺炎相鉴别,特别重要的是与鼠疫的鉴别诊断。

(三)临床治疗

首选药物为链霉素,每天 1 ~ 2 g,分 4 次肌内注射,热退后继续用药 1 周。链霉素属于杀菌药物,使症状很快缓解。庆大霉素与链霉素具有同样的效果,用量每日 3 ~ 5mg/kg,分 2 ~ 3 次肌内注射。溃疡和腺肿局部,可用链霉素软膏。当腺肿破溃和出现波动时,可考虑外科切开排脓。

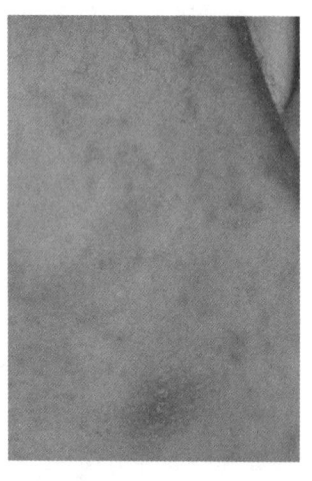

图4-6-2　原发性溃疡发生在细菌暴露部位

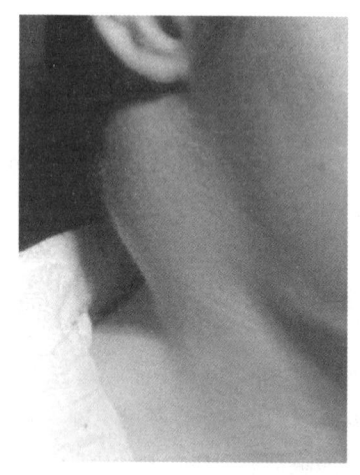

图 4-6-3　溃疡腺型患者出现局部淋巴结肿大

五、实验室诊断

对本病的诊断通常依据临床表现,以及发病后第 2 周出现特异性血清抗体滴度升高来证实。试管凝集试验可出现布鲁菌交叉反应,但 ELISA 的血清学试验对土拉菌有高特异性。用荧光免疫抗体试验检查溃疡分泌物、淋巴结抽吸物和其他临床标本,或者用 PCR 做细菌 DNA 特异基因检测可提供快速诊断。只有在使用特异性抗生素的情况下,才可以做急性感染性淋巴结的活组织切片检查,因为经常会引起菌血症。使用特异培养基可以对致病菌进行培养,比如用加铁的半胱氨酸葡萄糖血琼脂特定培养基,或通过对病变处、血液或痰液进行取样,用实验室动物进行接种。

(一)病原学检查

此法主要用于患者和野生动物的尸体、吸血昆虫、猛禽吃剩下的动物残骸、食品、饲料和动物巢穴等的检查。

1. 涂片检查　由于土拉菌很小,在染色的涂片标本上,被检的材料含菌不少于 10 亿 /g 时,才能获得准确结果。镜检只适用病死动物的检查。

如果用固体培养物制片,可制成 3% 的甲醛盐水菌悬液涂片,干燥后放入乙醇中固定 15min,再干燥后滴加本菌荧光抗体,按常规直接法染色和镜检。

普通染色涂片可用乙醇和乙醚等量混合液固定,干后即可染色。常用染色液有吉姆萨染液、苯酚甲紫染液、甲紫甲醛染液。

2. 培养　适用于自毙或试验死亡动物的检查,但蜱类等昆虫的检查不易成功。常用的葡萄糖半胱氨酸血琼脂培养基制备方法如下:以贺氏消化液(150 mg 氨氮 /100 mL),或鱼(肉)水解液(20 mL,加水至 100 mL),或肉浸液(猪肝汤)100 mL,葡萄糖 1 g,胱氨酸或半胱氨酸 0.1 g,氯化钠 0.5 g,琼脂 1 ~ 2 g,pH 值 7.0 ~ 7.2,混合后 68.95 kPa 15 min 灭菌,待冷至 45 ℃,加 5 ~ 10 mL 脱纤维兔血,分装试管或平皿。此培养基内加入头孢菌素 40 μg/mL,多黏菌素 E 100 μg/mL,即为选择性培养基。

3. 动物试验　此法敏感,结果可靠,适用于各种检查材料。感染动物通常用小白鼠,因为它对土拉菌有极高的敏感性,甚至被检材料中含有一个活菌,也能引起动物在 3 ~ 7 d 死亡。死亡动物脏器可出现明显的病理改变:接种局部炎症浸润,淋巴结肿大、充血变硬,脾肿大和实变,肝部分脂肪变性、肿大充血,肾上腺充血。从肝、脾和心血制备压印片,经染色后,镜检可见到大量的成堆排列的细菌。培养在葡萄糖半胱氨酸血琼脂上,24 ~ 48 h 生长良好。

实验动物要单独饲养,最好放在大玻璃缸内,加强管理,每天检查 2 次,以防死后腐败。用过的饲养缸要彻底消毒,防止交叉感染。生存的小白鼠要观察 15 d。

检查患者材料,按不同的临床类型,采取皮肤溃疡分泌物、眼结膜分泌物、咽喉(包括扁桃体)分泌物、痰液(肺型)以及发热 3 周内的腺肿穿刺液等。将上述标本加少量盐水(0.5 mL),混合后注射动物,或患者静脉血(3 ~ 5 mL)加等量盐水注射豚鼠腹腔,或从尸体取脾脏小块(3 mm×3 mm)以及有病变的淋巴结,于乳钵中研碎,按 1 : 5 加盐水制成悬液,给小白鼠皮下接种 0.5 mL。

通过上述细菌学检查,分离到的菌株必须具备下列主要特征:①在染色涂片上细菌具有典型形态。②葡萄糖半胱氨酸血琼脂上的菌落典型。③普通琼脂培养不能生长。④能被抗土拉菌特异血清凝集。⑤接种豚鼠和小白鼠能使之死亡并出现典型的病理改变,同时可分离出纯的培养物。

4. PCR 方法　1990 年 Fotsman 对土拉菌 16S rRNA 进行了分析,认为可以此区分土拉菌属内的种及土拉菌的两个变种:A 型和 B 型土拉菌。继而在 1994 年建立了用 PCR 检测土拉菌到属间、种间和亚种间水平的方法。另外,1990 年 Sjostedt 等对土拉菌 OMP T 细胞识别位点基因序列进行了测序,也可用于 PCR 检测。目前,已建立了针对土拉菌特异的 *fopA*、*tul4* 基因和 16S rRNA,进行 PCR 扩增的检测方法。

(二)血清学检查

1. 凝集试验　本法应用最普遍,准确性高,不但可用于检查患者(包括恢复期),也可用于检查低敏感动物,病后两周可检出低滴度的凝集素,一般在 1 : 50 ~ 1 : 100,病后 4 ~ 6 周血清凝集滴度在 1 : 400 ~ 1 : 800,以后逐步下降,经 6 ~ 12 个月可降为 1 : 50 ~ 1 : 400,但可保持较长的时间。临床上以滴度1：100以上作为诊断标准。

2. 间接红细胞凝集试验（简称血凝试验） 敏感性高,包括抗原血细胞诊断液和抗体血细胞诊断液,可用于患者的早期和追溯诊断。患者血清中血凝素通常在病后6～7 d出现。1个月后滴度在1：10 000以上,然后逐渐下降,8个月后降至1：640左右。

3. 抗体中和试验 本试验基于血凝抑制现象,用于检查被检材料中的抗原,具有很高的特异性和敏感性。常用来检查严重腐败和污染的材料,如啮齿动物、猛禽食剩下的动物残骸和食肉动物的粪便等。用1%正常兔血清盐水倍比稀释样品,预备试验取3个稀释度,每个稀释度加含有2个血凝单位的抗土拉菌血清0.25 mL,振荡混合,放置室温作用1 h。然后每管加入2.5%致敏甲醛红细胞液1滴,振荡混合,置室温2～3 h后计算结果。红细胞沉于管底,呈"纽扣状"或"小环状",判定为阳性;红细胞被凝集判定为阴性。在自然界调查中,动物残骸能检出最高滴度为1：2 560～1：5 120,一般都在1：80～1：160。

(三)免疫学检查

皮肤变态反应对没有免疫的人和动物,注射土拉菌抗原时完全无反应。但人患土拉热3～5 d即可出现此反应,且在病后可保持多年,部分人能保持终身,因此它不但用于诊断患者,也可用于追溯诊断。注射菌苗的人也出现阳性反应,可保持5～6年。皮肤变态反应分皮内和皮上两种。两种方法均可用于家畜和野生动物的检查,但人类只能用皮上法。

1. 皮内试验 动物用土拉菌素每毫升含50亿菌体,用含有3%的甘油盐水菌悬液,经70 ℃ 1 h加热杀死细菌,并经安全试验合格后备用。皮内注射后0.5 h,注射局部出现3～4 mm的小水疱,经24～48 h,可用肉眼观察和触摸注射区,如注射区出现充血和浸润超过0.5 cm者,为阳性反应。

2. 皮上试验 此法副作用比皮内法小,敏感性低。使用的土拉菌素每毫升含100亿菌体,经70 ℃加热制成。它适用于检查菌苗接种后的免疫性,也可用于诊断患者。皮上划痕接种后48 h,肉眼可见划痕边缘水肿和潮红,直径超过0.5 cm者为阳性,经72 h反应最明显,以后逐渐消退,经7～12 d完全消退。

六、防控措施

我国人类土拉热多为散发,感染来源多与狩猎野兔有关,因而应提倡个人防护为主的原则。在有自然疫源地区加强宣传教育,普及防病知识,并要告诫在流行区的工作人员和居民避免接触疫源动物,给狩猎制定安全操作规程,剥食野兔者要戴胶皮手套,野生动物肉一定要煮熟,加工处理野兔的场所要彻底消毒,尤其操作者手的消毒更为重要,进入危险区的人员应经常检查和及时除去爬到身上的蜱,避免饮用流行区的生水。对当地医务人员应普及土拉热的知识,以便尽早发现患者,尽早处理疫区和进行保护性灭鼠、灭虫。在野兔密度较高的疫区,进行狩猎时应加强狩猎者个人防护。安排狩猎时间也非常重要,一般在秋末和冬季最为理想,此时野兔基本上是无病的,新的传染源只能在蜱的繁殖季节才能出现。

(一)预防措施

(1)教育公众避免蜱、蝇和蚊子叮咬,在野生动物中存在流行的地区避免接触未经处理的水。

(2)当对动物尤其是兔子进行去皮或其他处理时要戴密封手套。完全煮熟野兔和野生啮齿动物肉。避免将这些肉和蔬菜一起处理。

(3)禁止地区间运输感染动物或者它们的尸体。

（4）用划痕法皮内接种减毒活疫苗曾在苏联广泛运用，在一些工业化国家职业危险人群中也曾进行小范围使用。

（5）当对土拉菌进行培养操作时要戴面罩、穿隔离衣、戴密封手套，以及使用负压生物安全柜。

（二）患者、接触者及其环境的控制

（1）向地方卫生当局报告：在选定的流行地区需要报告，在大多数国家该病不是法定报告疾病，属第3类。

（2）隔离：对于开放性损伤要做好引流物和分泌物防范措施。

（3）随时消毒：溃疡、淋巴结或者结膜囊的分泌物需要即时消毒。

（4）检疫：不需要。

（5）接触者免疫：不需要。

（6）接触者和传染源调查：搜索感染来源对每一个病例来说都非常重要。

（7）特异性治疗：可以选择氨基糖苷类（庆大霉素或者链霉素）。环丙沙星有较好的疗效。四环素也有效，但复发率高。许多抗生素包括所有 β－内酰胺类抗生素和新一代头孢菌素都无效，许多分离株对大环内酯物耐药。用氨基糖苷类或者环丙沙星治疗应该持续 10～14 d，用四环素应持续 21 d。

（三）流行时的控制措施

寻找与节肢动物、宿主动物、水、土壤和农作物有关的感染源。

（四）故意使用生物因子造成伤害时的措施

土拉热病是一种可被故意使用的潜在病原，尤其是有作为一种气雾剂来使用的威胁。就像鼠疫一样，病例吸入后最先发生肺炎。病例发生后需要快速鉴别和专门治疗来预防致命性后果。所有确诊病例特别是由土拉菌引起的肺炎聚集性病例必须立即向当地安全和医疗卫生管理部门报告，以便开展适当的调查。

第七章 链球菌病

链球菌病是由链球菌属细菌引起人和动物一大类疫病的总称。在人类链球菌病（Streptococcosis）中，以往发病较高者当数猩红热。早在 2 世纪左右，汉末张仲景所著《金匮要略》对猩红热已有记载；尔后，晋代王叔和、葛洪也有叙述，称为"阳毒"；清初，此症曾有流行，名医叶天士称之为"烂喉痧"；当时，陈耕道对隔离患者的重要性已有非常正确的见解："兄发痧而使弟服药，盍若兄发痧而使弟他居之为妙乎。"1909 年我国学者始由日本医书中将本病译为"猩红热"。

猩红热在我国传播范围很广，1902 年首次记载了本病在上海的严重流行，死亡 1 500 人以上。据中国医学科学院北京协和医学院报告，自 1921 年以来，北京就有病例发生，此后每 6 ～ 8 年均有 1 次较大规模流行，如 1930—1933 年及 1936—1937 年的严重流行；1936—1937 年山东也有流行报告。近年来由于广泛应用了抗生素，猩红热的发病率及病死率已明显下降。

化脓性链球菌不仅引起猩红热，还可引起咽炎、急性扁桃体炎、丹毒、脓疱病、产褥热和蜂窝织炎等化脓性疾病。

动物链球菌病以猪、水貂、牦牛、雏鸡等为多见。

猪链球菌病，过去我国（吴硕显，1958；康治雄，1964）报道以脓疱症为多，流行性急性发生者较少。此后，一些地区也陆续报告（广西，1977；北京，1978；拉萨，1981）有急性败血性猪链球菌病暴发，由于发病猛烈，传染迅速，病死率高，严重影响养猪业的正常发展。随着我国养猪业的发展，猪链球菌病在许多地区呈现上升的趋势，甚至造成了局部地区较大规模的流行。1998 年和 1999 年连续两年的夏季，在江苏省南通地区海安县（现为海安市）和如皋县（现为如皋市）等地，猪群大面积暴发流行了 R 群 2 型猪链球菌病，造成数万头生猪死亡，猪群的发病率和死亡率均在 50% 左右。同时在特定人群中发生了数十例"急性中毒性休克症"患者，死亡 14 例。疫情发生后，从患者的血液、脑脊液，以及病死猪的无菌部分组织中分离到链球菌，经鉴定证实为猪链球菌 2 型，而且经深入研究发现人源与猪源链球菌高度同源，致病力极强。2005 年 6 ～ 8 月，四川省资阳、内江等部分地区暴发了空前大规模的人感染猪链球菌疫情，发病数 204 例，死亡 38 例。卫生部（现为国家卫生健康委员会）为此于 2006 年 11 月 29 日下发了《人感染猪链球菌病诊治疗方案》，以指导各地开展人感染猪链球菌病的医疗救治工作。

1979 年天津大沽及 1982 年山东崂山县曾发生水貂急性传染病。

牦牛链球菌病以乳房炎多见。在某些牧区经常发生,且有时呈暴发流行。据沈文起(1983 年)报告,四川红原县自 1961 年起历年均有零星发生。

雏鸡链球菌病为急性败血性传染病,国内、外罕见报道。1979 年 3 月我国陕西宝鸡和高陵某鸡场,暴发了以出壳后 2 ～ 5 日龄雏鸡胫骨下关节红肿、不能站立及神经症状为主的传染病,来势猛,蔓延快,10 d 内两个鸡场死亡雏鸡 3 500 只,发病率高达 42.4%,病死率 100%。

此外,绵羊链球菌病与仔貉链球菌病也有报告。

一、病原学

链球菌属细菌是化脓性球菌中一大类革兰氏阳性菌,广泛分布于自然界、人和动物的粪便,以及健康人的鼻咽部。大多数链球菌为机体的正常菌群,通常不致病,但也有一些可引起人和动物的重要疾病。随着分子生物学分类方法的深入研究和进一步应用,链球菌属的分类发生了很大变化,但传统的表型分类方法目前在许多情况下仍被继续沿用。下列三种分类方法最为常用:

根据溶血情况分类,可分为甲型(α 型)溶血性链球菌、乙型(β 型)溶血性链球菌和丙型(γ 型)链球菌。

根据抗原结构分类,按链球菌细胞壁中多糖抗原成分的不同,可分为 A、B、C、D、E、F、G、H、K、L、M、N、O、P、Q、R、S、T、U、V 20 群。对人致病的链球菌菌株,90% 左右属于 A 血清群,B、C、D、G 群少见,同一群的链球菌又可分若干血清型。如 A 群根据其 M 蛋白抗原不同,可分成 100 个型左右;B 群分 4 个型;C 群分 13 个型等。链球菌的抗原群与其溶血性之间不呈平行关系,但对人类致病的 A 群链球菌大多呈现乙型溶血。

根据对氧的需要分类,可分为需氧、兼性厌氧和厌氧性链球菌三类。

(一)A 群链球菌

A 群链球菌(化脓性链球菌)引起人类链球菌病中,以往发病较高者当数猩红热。也可引起超敏反应性疾病风湿热和急性肾小球肾炎。近 20 年来国外又不乏由 A 群链球菌引起的中毒性休克综合征(TSS)的报道。

关于猩红热的病原问题曾经有过长期的争论,最后才明确其病原菌是能产生致热外毒素(SPE)的乙型溶血性 A 群链球菌。符绍贞(1985)、李淑然等(1986)曾于猩红热流行高峰月份,就 110 例患者治疗前的咽拭子标本做细菌培养,共检出乙型溶血性链球菌 74 例(67.3%),除丢失的 6 株外,其余 68 株均属 A 群链球菌。A 群链球菌(GAS)或称化脓性链球菌,是链球菌中致病力最强的细菌,可产生多种毒力因子。其致病物质主要有三大类:

1.细胞壁成分

1)脂磷壁酸(LTA)　围绕在细菌的 M 蛋白外层,与 M 蛋白共同组成 A 群链球菌的菌毛结构。LTA 能主动黏附于多种哺乳动物细胞表面上的相应受体,能与人口腔黏膜上皮细胞、淋巴细胞、血小板、红细胞、白细胞等结合。

2)M 蛋白　具有 M 蛋白的链球菌可抵抗吞噬细胞的吞噬作用。M 蛋白与心肌、肾小球基底膜有共同的交叉抗原,可诱发某些超敏反应性疾病。

3)肽聚糖　具有致热、溶解血小板,提高血管通透性和诱发实验性关节炎等作用。

4)结合免疫球蛋白的蛋白　近来发现 A 群链球菌的胞壁上有许多蛋白质和纤维素受体,可与纤维素蛋白质、IgG、IgA 等结合,有利于细菌黏附于宿主细胞。如 H 蛋白能结合 IgG 的 4 种亚类、

FeRA76 和 Mrp 蛋白能结合 IgG1、IgG2 和 IgG4；而蛋白 ArpA 和 ML22 能结合 IgA，Sir 蛋白结合 IgG 和 IgA 等。

5）F 蛋白（纤维粘连蛋白结合蛋白）　F 蛋白位于化脓性链球菌的细胞壁内，其结合区暴露在菌体表面。F 蛋白具有纤维粘连蛋白（简称纤连蛋白）的受体，能与宿主上皮细胞表面的纤连蛋白相结合，使得细菌黏附到上皮细胞表面，有利于细菌的定植和繁殖。

2. 外毒素类

1）SPE　又称红疹毒素或猩红热毒素，由携带溶原性噬菌体的 A 群链球菌产生，有 A、B、C 三个血清型，是引起人类猩红热病的主要毒性物质。SPE 引起猩红热，临床特征为发热、咽峡炎、全身弥漫性鲜红色皮疹和疹退后皮肤明显脱屑，少数患者因超敏反应而出现心、肾损害。动物实验证明，SPE 对家兔具有致热性和致死性，可使家兔对内毒素致死性休克的敏感性增加 10 万倍左右；能改变血脑屏障的通透性，直接作用于下丘脑引起发热反应。SPE 对培养的脾细胞和巨噬细胞具有毒性作用。SPE 与金葡菌的中毒性休克综合征毒素–1（TSST-1）一样，是一种超抗原，也可以导致 TSS 的发生。

2）链球菌溶素　具有溶解红细胞、破坏白细胞和血小板的作用。根据其抗原性与对氧的稳定性，又可分为链球菌溶素 O（SLO）和链球菌溶素 S（SLS）。SLO 对心肌有急性毒性作用，大剂量注射小鼠、豚鼠或家兔时，数分钟内可使动物心搏骤停而死亡。

3. 侵袭性酶类

1）透明质酸酶　能使细胞间质中的透明质酸分解，以利于细菌在感染组织中扩散，故又称扩散因子。

2）链激酶　也称链球菌溶纤维蛋白酶，能使血液中纤维蛋白酶原变成纤维蛋白酶，能使血块溶解，或阻止血浆凝固，有利于细菌扩散。

3）链道酶　主要由 A 群、C 群、G 群链球菌产生。能降解脓液中的 DNA，使脓液变稀薄，促使病菌扩散。

近年来的研究表明，链球菌组蛋白样蛋白（HlpA）是链球菌的一个毒力因子。HlpA 是与链球菌染色体相结合的一种小分子碱性蛋白质，除了参与染色体构建的生理功能外，还可能在链球菌感染引起的多种疾病（如急性肾小球肾炎、风湿性心肌炎等）的致病机理中，引起局部炎症性病变和免疫病理反应。体外实验显示，HlpA 可诱导小鼠腹腔巨噬细胞产生过量的 TNF-α、IL-1 和 IL-6；体内实验也证实了 HlpA 能使小鼠血清以剂量和时间依赖方式产生 IL-6。此外，国外学者 Stinson 等（1998）首次从链球菌儿童血清中检测出 HlpA 抗体，提示链球菌感染机体后，HlpA 可通过某种机制从菌体内释放出来，并刺激机体产生特异性抗体。我国学者的研究认为，人多形核白细胞（PMN）作用于化脓性链球菌后，可使 HlpA 从细菌内释放出来，自感染局部进入血液循环，刺激吞噬细胞和内皮细胞产生细胞因子，并随血流到达和黏附于心肌细胞或肾小球基底膜，最终参与炎症反应或其他致病过程。

（二）B 群链球菌

B 群链球菌又称无乳链球菌，广泛寄居在正常妇女的泌尿生殖道和直肠内，带菌率可达 30%；医务人员鼻咽部的带菌率为 11.1% ～ 45.0%。B 群链球菌是造成新生儿严重感染（败血症和脑膜炎）的重要病原菌。B 群链球菌对成人侵袭力弱，主要引起肾盂肾炎、肺炎和子宫内膜炎，糖尿病和泌尿生殖系统疾病患者易受感染。

本菌最早从 1 例乳腺炎患牛中分离获得，长期以来被认为是牛乳腺炎的病原菌。其细胞壁多糖抗原物质属抗原结构分类中的 B 群，目前一般采用 B 群链球菌的名称。本菌是引起人类新生儿肺炎、败血症和脑膜炎的主要病原,病死率高,且有神经系统后遗症,故已引起广泛关注。根据多糖型特异性抗原,B 群链球菌可分为 Ia、Ib、Ⅱ、Ⅲ、Ⅳ、Ⅴ等型别。人群中健康妇女生殖道带菌菌型,据报道在美国、加拿大等地及我国北京地区以Ⅱ、Ⅲ型为常见。医务人员鼻咽部以Ⅲ型为主。感染 B 群链球菌的严重病例患儿大多小于 3 月龄。B 群链球菌在体内、体外均能侵犯肺上皮细胞,介导细菌黏附至上皮细胞的重要因子是细菌疏水性的表面蛋白。B 群链球菌的蛋白抗原 X 和 R,单独或与多糖抗原结合后均为疏水性,疏水的 B 群链球菌对颊黏膜上皮细胞的黏附明显高于亲水菌株。细菌 LTA 和荚膜多糖与 B 群链球菌的黏附无关。用胰酶处理 B 群链球菌可使其黏附性降低 75% 以上,说明细菌表面蛋白在黏附中起重要作用。Gibson 等在动物实验和尸体解剖组织学研究中发现,B 群链球菌能侵犯和诱导内皮细胞损伤。B 群链球菌Ⅲ型荚膜多糖具有抵抗中性粒细胞的吞噬作用,也是一种重要的毒力因子。此外如β 溶血素、蛋白酶等细菌代谢产物也可损伤内皮细胞。也有学者认为宿主循环免疫复合物形成所造成的第Ⅲ型超敏反应是造成 B 群链球菌感染过程中组织损伤的原因。

(三)猪链球菌

猪链球菌(S. suis)的所有菌株在含绵羊血的固体培养基上都表现为甲型溶血,某些菌株在含马血的平板上可表现为乙型溶血。猪链球菌的抗原性较复杂,根据所存在的特异性多糖抗原成分的不同,截至 1999 年已报道有 35 个血清型。其中血清 2(Ⅱ)型是欧洲一些国家中从猪分离到的最占优势的菌型,随后是血清 9 型和 1 型。Ⅱ型猪链球菌又称猪链球菌血清Ⅱ型,或荚膜Ⅱ型猪链球菌,分类上属于 Lancefield 分类法的 R 群。1954 年英国学者从暴发败血症、脑膜炎和关节炎的乳猪中分离到 1 株甲型溶血猪链球菌,至 1968 年 Elliot 按荚膜分类将此菌命名为荚膜Ⅱ型猪链球菌。之后,Ⅱ型猪链球菌在澳大利亚、美国、丹麦、日本、泰国、新加坡、加拿大等许多国家导致猪发病。该菌也可感染人类,导致严重疾患,甚至死亡。我国江苏省南通地区与四川省曾发生Ⅱ型猪链球菌在猪群中大面积暴发流行,并殃及特定的相关人群。猪链球菌的毒力因子较为复杂,其中较为重要的两种毒力因子是溶菌酶释放蛋白(MRP)和细胞外蛋白因子(EF)。此外还有荚膜多糖(CPS)、溶血素和黏附素(FBP)等。据对荷兰分离到的 180 株Ⅱ型猪链球菌所做的 MRP 与 EF 分析发现,从病猪体内分离到的菌株中,有 80% 为 mrp$^+$epf$^+$ 表现型;而自健康猪只扁桃体分离到的菌株仅 2% 为该表现型,表现为 mrp$^-$epf$^-$ 的占到 86%。当以不同表现型菌株感染小猪时,发现 mrp$^+$epf$^+$ 的表现型菌株可以引起猪只典型的脑炎、多发性浆液炎及多发性关节炎等病变,而 mrp$^-$epf$^-$ 的表现型菌株则对小猪无致病性。

二、流行病学

(一)人类链球菌病流行特征

1. 地区分布　过去在我国北方(北京和山东)流行,而华南少见,但以后似有变化,华东、华南的福建、广东、广西和云南的某些地区也出现了流行,这可能是由于交通发达、来往频繁或其他原因造成的。

在同一流行地区中,可有数种不同菌型,但其中常有某一型最多见,为该流行的主型。这个主型在各地区,或同一地区的不同年份中可以不同,例如北京 1937—1938 年主要流行菌型为 1 型(占 61.7%),而 1957—1958 年主型为 27 型(28.4%),1 型仅占 7%。

2. 季节分布　以冬、春季为主。王诗恒等(1957)证实:北京在 3 月为本病流行的最高峰,8 月最低;吕枫(1958)在济南调查结果,以 1 月最多(24.4%),12 月次之(13.7%)。若以季节而论,冬季最多(50.4%),春季次之(29%),夏季又次之(13.3%),秋季最少(仅占 7%)。何以冬、春两季为多?可能系因在此季节易患上呼吸道卡他性,咽峡部屏障遭受破坏,并与人们在户外阳光下活动少,拥挤在房间内接触密切有关。至于菌型与发病月份的关系,据刘玑昌(1963)报告,在302医院患儿中,除5月份例数较少外,3—6月均以27型居多;而在市传染病院中菌型却有些不同,除2月份仍以27型为主,其他月份菌型分布较分散。

3. 年龄分布　20世纪50年代在北京、济南等地流行时,发病者以0～10岁多见,占50.8%～81.7%,其中尤以幼儿期与学龄前儿童(1～6岁)为最多,占60.4%。发病数自6个月开始至1岁时增加,而7岁后逐渐减少。李淑然等(1986)报道的110例猩红热患者中,最小者为19个月,最大的为13岁,其中3～6岁占65.4%,10岁以上明显减少。6个月以内婴儿多母乳喂养,少与他人接触,并且有一部分先天性被动免疫以及大脑皮质发育未成熟,故很少患此病。2～6岁时不仅因神经系统发育逐渐成熟,且此时机体免疫保护力最弱,故发病率最高。其后随着年龄增长而获得后天免疫,发病率又逐渐减少。感染菌型与年龄间无明显关系。

4. 性别分布　吕枫(1958)的资料表明,男性(67.3%)多于女性(33.7%),与李淑然等(1986)报告的男性(63.7%)明显多于女性(32.7%)相似。

上述菌株的定群与定型工作,不但在临床上,且在流行病学上具有重要意义,如能及时鉴定菌型,则可以:①根据同型菌株找出患者的传染源及可能的传播方式。②查出流行范围。③应用同型菌株制备特异性菌苗或抗血清以控制流行。

当猩红热流行时,携带同型菌株的健康带菌者人数增加,且致病菌型在健康带菌者中已屡见不鲜,同一家庭中的患者其致病菌株多为同型。接触患者常为散播本病的重要传染源。

人感染猪链球菌病常伴随猪群中链球菌病的暴发而高度散发,已报道的病例多发生于夏季。从事养猪业、屠宰、加工、配送、销售及烹调的人员为高危人群,尤其以屠宰病(死)猪者危险性更大。

(二)动物链球菌病流行特征

动物链球菌病的流行特征与人类不同,如猪为罕见的自然病例,不分其品种、性别、年龄和身体状况的好坏,都容易感染,其中架子猪和母猪发病率最高,病死率也高。母猪中以怀孕猪病死率较高,带仔猪次之,空母猪和后备母猪再次之,哺乳母猪发病少见。经调查证实,本病的传染来源主要是病死猪和急宰的患病猪。被病猪内脏和肉污染的饲料和饮水被健康猪摄入后,通过消化道传染,常引起暴发流行。此外病猪和带菌猪也是传染源。

该病多在秋季发生,冬季次之,春、夏两季较少。但我国江苏南通地区于1998年和1999年暴发的猪链球菌病均在夏季。新疫区多呈暴发,老疫区中的新疫点仍呈暴发。本病潜伏期甚短,自然感染1 d左右。张化贤等(1978)曾对4例病愈猪分别在病愈后1月、2月与5月用猪链球菌18～24 h血清肉汤培养物强毒株攻击。结果证实,1月及2月的2例病愈猪,均有较强免疫力,用4亿个强毒株猪链球菌分别攻击,观察半月均不发病。病愈5月的猪2例,用1亿～3亿个强毒株猪链球菌分别攻击,仅1例有短暂的体温上升和食欲减退,观察半月2头猪均无异常表现,说明病愈5月的猪仍有较强的免疫力。

牛链球菌病常见为乳房炎。红原县在四川省西北部,平均海拔3 600 m以上,年平均气温1.1 ℃,年降水量700～800 mm,高山有良好草场,放牧以牦牛为主,达24万头,可终年放牧。牦牛乳房炎历年都有零星发生,但症状轻,病程短,如1961年阿木柯河远牧牦牛发病7头(0.014%),1962年发病12头(0.019%),1963年开始时发病5头,至8月中旬向奶粉厂出售鲜奶的310头牛中发病8头。8月下旬病畜遍及13个组240头,其中发病最高的索拉组,产奶牛共146头,发病93头,发病率64%。发病的有牦、犏、杂交牛，至于年龄、膘情、产奶量、挤奶方法似与发病无关。

该病发生的高潮期，各产奶牦牛住在山沟内，小溪贯穿其中，沿岸灌木，主要为高山柳丛生，林边沿岸有多处沼泽，该季天久未雨，气温高（室外最高达 28 ℃），草场窄小，牛只密集，且 30 多天未更换放牧场地，连续晴天，干燥闷热，虻蝇成群追逐牛只，乳房被多次叮螫后出现拇指大红肿，有痛感，继则部分肿胀减退形成大豆大结节，某些硬结多的病牛拒绝挤奶。由于奶量骤降，犊牛吮奶时更加用力顶撞乳房，加速了炎症恶化，乳房皮温增高，体温上升至 39.8 ℃，2 ～ 3 d 后奶汁变成淡黄色稀液，乳头破裂处渗液增多，经治疗后渗出液减少，形成痂皮。

为了明确雏鸡链球菌病的传染来源，杜绝该病流行，何维明等（1979）进行了感染途径的研究。作者对消化道感染和接触感染进行观察，试验结果，在消化道感染试验中 50 只健雏于饲喂的第 8 天死亡 1 只，第 15 天死亡 2 只，第 21 天死亡 6 只，第 25 天死亡 1 只，第 30 天又死亡 1 只，对照组未见发病。接触感染试验的第 12 天死亡 1 只，第 25 天死亡 3 只，第 27 天死亡 5 只，第 35 天又死亡 7 只，对照组未见异常。表明雏鸡链球菌病可通过多种途径感染发病。上述发病死亡的雏鸡解剖可见：肝、脾、胆囊肿大，胃肠道病变不明显，细菌学检查结果证明均死于链球菌病。

三、病理学

居弘等曾以乙型溶血性链球菌感染小鼠建立动物模型，并观察了感染小鼠的病理学变化。于感染 3 周解剖的 5 只小鼠，各脏器未见明显异常；感染 5 周的 5 只小鼠中，有 3 只的肺脏、2 只的肝脏、4 只的肾脏和 1 只的心肌组织发生间质性炎症，表现为单核细胞和淋巴细胞浸润。在感染 7 周的 10 只小鼠中，9 只见有心内膜下黏液样变，4 只的肺脏、6 只的肝脏、6 只的肾脏和 4 只的心肌有间质性炎症，而 12 只对照鼠组织学检查均正常。

罹患猪败血症的病猪，体表、胸、腹、四肢内侧、吻突、耳尖及肢端皮肤多呈蓝紫色，血凝不良。胸腹腔内有少量黄色积液。心肌柔软，呈暗红色或黄红色，约 58.6% 的病例有心内膜炎症病变。某些病猪的心瓣膜可增厚 2 ～ 3 倍，表面粗糙。多数病例瓣膜呈菜花样变，赘生物呈圆形、大小如高粱粒、尖滑坚硬，聚成团状。有的赘生物不仅出现在二、三尖瓣，而且可向心房、心室或血管延伸。肝脏暗红色或红黄色，质地较脆。胆囊常肿大，胆汁稀薄。多数病猪脾脏肿大，质硬。肺脏淤血，少数病例肺肿胀，切面可流出淡黄色液体。肠系膜淋巴结和体表淋巴结多肿胀、出血或淤血。肾脏、膀胱和尿道黏膜无较大变化，个别病例可充血和出血。多数病例在患病关节囊周围皮下呈黄色胶样水肿、囊腔内滑液浑浊呈淡黄色，内含黄白色干酪样块状物。关节面粗糙、充血，有的呈点状、片状或条索状出血。少数病例患病关节周围结缔组织增生，形成很厚的包囊。脑膜充血或出血，小脑膜有出血斑。

罹患猪脑膜炎的病猪，主要病理变化为：皮肤发红，整个消化器官有不同程度的炎性变化。胃黏膜可有较大面积的溃疡。脾脏均有散在出血斑，腹股沟淋巴结和肠系膜淋巴结肿大充血，其中一头猪出现典型的支气管肺炎病变，肺表呈现密布的出血斑，支气管和气管内充满带血的泡沫状黏液。心脏松软，实质器官发红充血。剖检中枢神经系统可见脑膜充血，脑组织充血水肿，颅腔内含有带血的脑脊髓液，有的有血凝块形成。

患链球菌病死亡的绵羊，常尸僵不全，胸腹腔有大量橙红色液体。血液凝固不良，血液稀薄。腹腔脏器浆膜面广泛性出血。肝脏肿大，脂肪变性，表面有很多灰白色坏死灶，并有大量出血斑点。包膜下有血肿，胆囊肿大，浆膜和黏膜有很多出血点。心冠状沟脂肪有密集的出血斑点，心内膜乳头肌处有出血点。肺脏表面有很多出血点，肺门淋巴结肿大，切面多汁。肾脏皮质有出血点，肾盂呈红色胶胨状浸润。脾脏肿大。膀胱水肿，浆膜和黏膜散在出血斑点。子宫黏膜、胃、大小肠浆膜和黏膜有弥散性出血点,小肠内容物呈稀粥样玫瑰红色,大肠内容物如血酱样。脑血管充血,并有少数出血点。

鸡患链球菌病后,胸腺肿胀、出血,严重的有坏死灶。皮下水肿、出血,尤以胸腹部严重,呈黄绿色胶胨样浸润物,有的在胸部皮下沉积一层干酪物,胸肌和腿部肌肉出血。心包积液,心肌和心冠脂肪有出血点。肺充血、出血。肝呈紫褐色肿胀,有出血点,严重者有粟粒大小黄白色坏死灶。十二指肠、空肠黏膜出血,盲肠壁出血。脾、肾肿大充血。

四、临床学

(一)临床表现

1. 人链球菌病临床表现

1) 猩红热样疾病　猩红热通常由乙型溶血性A群链球菌引起。A群中任何一种血清型的溶血性链球菌,只要能产生足够的致热外毒素,均可引起猩红热。有些学者认为,C群链球菌和非乙型溶血性链球菌,有时也可产生致热外毒素而引起猩红热。据王厂和等(1992)报道,1990年冬至1991年春在江苏海安、无锡和山东发生的数千例猩红热样疾病暴发流行时,通过对病原菌的分离鉴定和流行病学分析,证实系由甲型溶血性链球菌中的缓症链球菌(S.mitis)引起。

该病潜伏期为2～5 d,短者仅12 h,长者可超12 d。主要临床表现为发热、畏寒、咽痛、恶心、呕吐、腹泻,部分患者出现低血压和休克,大多数患者有猩红热样皮疹,一周后脱屑脱皮,少数有肝、肾功能损害。疾病后期出现的肾脏及心血管系统的病变是对毒素的超敏反应所致。

2) 人感染猪链球菌病　经破损的皮肤黏膜和眼结膜传播是人感染猪链球菌的最主要方式。其次也可以经口传播,如进食未煮透的病猪肉和内脏,或通过厨具交叉污染。潜伏期为数小时至7 d,一般为2～3 d。根据临床表现不同,可以分为以下4型。

(1)普通型:起病急,发热、畏寒、头痛、头晕、全身不适、乏力,部分患者有恶心、呕吐、腹痛、腹泻等表现,无休克、昏迷表现。

(2)休克型:在全身感染基础上出现血压下降,成人收缩压低于90 mmHg*,脉压差小于20 mmHg,伴有下列两项或两项以上:①肾功能不全。②凝血功能障碍,或DIC。③肝功能不全。④急性呼吸窘迫综合征。⑤全身皮肤黏膜瘀点、瘀斑,或眼结膜充血。⑥软组织坏死、筋膜炎、肌炎、坏疽等。

(3)脑膜炎型:发热、畏寒、全身不适、乏力、头痛、呕吐,重者出现昏迷。脑膜刺激征呈阳性,脊髓液呈化脓性改变。

(4)混合型:兼有休克型和脑膜炎型的表现。

3) 孕妇产道感染　近几年来B群链球菌的致病作用日益受到人们的关注。研究已证实产妇阴道内的B群链球菌与早产、羊膜过早破裂、婴儿低出生体重和泌尿道感染密切相关。

张京海等(1991)自25例产妇阴道标本中共检出B群链球菌23株(阳性率90%)。23例B群链球菌阳性产妇,第1胎未存活者2例,晚期流产3例,羊膜破裂1例,泌尿道感染8例。

4) 新生儿链球菌病　B群链球菌为新生儿严重感染的病原菌,大部分患儿小于3月龄。一般认为,妇女胃肠道所带的B群链球菌是妇女阴道带菌及传染给新生儿的源头。带菌产妇在羊膜破裂后胎儿滞留时,羊水可被B群链球菌污染,细菌可进入胎儿呼吸道而使之感染;新生儿也可因接触呼吸道带有B群链球菌的医护人员或产妇而发生呼吸道感染。

---

* 注:1 mmHg=133.322 Pa。

根据发病时间、感染菌型及临床特点,分为早发型及晚发型。

(1) 早发型:常见于出生 5 d 内的新生儿,多数为出生 24 h 内。早产儿可在生后 6 h 内出现症状,表现为新生儿肺炎、败血症或脑膜炎,病死率约 50%。从患儿体内分离到的 B 群链球菌与母体生殖道的分离株血清型常相一致,多为 I、Ⅲ 型,尤以 I a 型更多见,如并发脑膜炎,80% 为Ⅲ型。

(2) 晚发型:多见于产后 7 d 至 3 个月的足月儿,以脑膜炎为主,或伴有败血症,90% 为 B 群链球菌血清Ⅲ型引起。本型病情稍轻,病死率较低,存活患儿 30% ～ 50% 伴有严重的神经系统后遗症,表现为脑积水、智力障碍、脑室炎、瘫痪、癫痫、小头畸形、耳聋等。

5) 化脓性炎症及关节炎等　链球菌感染后,可引起全身各处化脓性病灶,常见为急性咽峡炎、扁桃体炎、丹毒、脓疱病及产褥热等。病灶局部皮肤或软组织可以发生红、肿、热、痛等炎症症状,如不及时治疗,症状可以加重,并伴有周身发热。炎症病灶常界限不清,呈弥漫性,穿刺所得脓汁较为稀薄。如若累及关节,局部胀肿尤甚,触痛明显,活动受限,以后可出现明显波动,关节腔穿刺可得脓性液体。病情如进一步发展,可引起败血症及脓毒血症。部分患者于感染 A 群链球菌 2 ～ 4 周后出现风湿病和肾小球肾炎等非化脓性超敏反应性疾病。

2. 猪链球菌病临床表现

1) 猪败血症　候楷清(1992)根据 4 次暴发流行的猪链球菌性败血症的临床表现和病程长短,将其归纳为 2 种类型。

(1) 急性败血型:突然发病,精神极度沉郁,食欲废绝,低头喜卧,步样跟跄,呼吸急速,严重者呼吸极度困难,心跳快而弱,体温升高达 41 ℃。神经症状显著,无目的乱跑,做圆圈运动,遇障碍物头抵于地上或突然倒地,口吐泡沫,四肢呈游泳状。多数病例经 1 ～ 2 d 死亡。

(2) 慢性型:以化脓性、多发性关节炎和脓疱为主。化脓性关节炎病例除体温升高 39.0 ～ 39.5 ℃外,呼吸、心跳正常。患肢不停地提起,或臀部高举,两后肢离地,嘴抵于地上,如倒立似的,不愿行走,驱赶时步态强直,4 ～ 5 d 后关节周围出现肿胀,触之有热痛和波动感。患肢不敢触地,行走极为困难,严重病例两后肢同时瘫痪紧贴地上,或卧地不起,食欲减退,体质衰弱。除部分死亡外,其余症状可慢慢减轻。

若为增生性关节炎,则其关节周围呈弥漫性或局限性肿胀,触之质硬,皮肤增厚,敏感性低,病程发展缓慢,无明显疼痛,不化脓,仅表现局部组织增生。

成年猪体温、食欲等均正常,病变关节多数变形或关节肿胀,触之坚硬,行走时表现强直,前后肢呈对称性跛行,有的关节虽无明显病变,但跛行隐约可见。病程较长,难以痊愈。

脓肿病例约占 27.6%,体温 39 ℃左右,食欲减退,脓肿多在跗、腕关节以下,浅层脓肿突出于体表,破溃后有脓液流出,以后结痂或因局部结缔组织增生而变硬。位于深层的脓肿,穿刺可见脓液,此类病猪多见跛行。

此外,多发性关节炎和脓肿有的同时发生,有的则单独发生。

2) 猪脑膜炎　猪链球菌性脑膜炎是由猪链球菌引起的一种急性、败血性传染病。该病发病急、来势凶、死亡快,有的未经诊断和治疗就已死亡,给养猪生产带来极大的经济损失。我国自 1958 年报道了此病,以后在广东、广西、福建、四川、湖南、陕西等省(区)先后都有暴发流行,严重影响养猪业的发展。

症状:发病前未见任何前驱症状,为急性或亚急性经过。所见症状为猪突然尖叫,身体失去平衡,站立不稳,倒地挣扎,四肢呈游泳动作,角弓反张,抽搐,眼球震颤,结膜水肿,视力模糊,反应消失。体温高达 40 ℃,精神抑郁,皮肤发红,急性者数分钟内死亡,一般多在几小时,有的 1 ～ 2 d

内死亡。

3. 其他动物链球菌病临床表现

1）绵羊 病羊初期精神不振，食欲减退，体温升高，结膜充血，流泪，口流涎，混有泡沫，鼻流浆液性鼻液。后期精神沉郁，食欲废绝，眼有黏液脓性分泌物，鼻腔流脓性出血性鼻液，呼吸困难，咽喉和颌下淋巴结肿大，病程短，死前出现神经症状。

2）鸡 鸡链球菌病呈急性经过，急性型病鸡羽毛蓬乱，无光泽，闭眼缩颈，翅膀下垂，初期排出砖红色稀便，后期便血，胸腹部皮下发青乃至黄绿色。取病鸡肝、胸腺、胸部皮下渗出物做细菌学检查证实系由 C 群和 D 群链球菌所引起。

3）仔貂 病貂多为前后肢同时患病，1、2、3 趾（指）关节红肿，足垫呈暗红色肿胀，并有光亮，行走时有痛感，发出不停的尖叫，经常抢不到乳头。

（二）临床诊断

根据流行病学特点、临床症状和病理变化可初步诊断。

（三）临床治疗

选用敏感抗生素进行治疗，配合一般治疗措施。

五、实验室诊断

（一）人链球菌病的诊断

1. 猩红热 近年来，猩红热病死率明显下降但本病的发病率是否确实下降，尚有争议。国外学者 Weinstein 与键和田滋等认为，由于近年来大部分猩红热患者表现为轻型或不典型的临床经过，而且因早期应用抗生素治疗，致使病菌在释放大量 SPE 之前已被消灭，从而不能出现典型的皮疹，造成诊断困难，使相当数量的病例漏诊，因此目前报告的猩红热发病数，仅反映传染病报告的病例，而不能反映本病真正的发病率。

1）涂片检查 对疑似猩红热患者可做咽拭涂片革兰氏染色镜检，对疑似链球菌感染的化脓性病灶，可用脓液做涂片染色检查。根据细菌形态、排列和染色反应，可作出葡萄球菌和链球菌的初步鉴别，也可用免疫荧光染色法直接检查。

2）培养 将咽拭子直接接种于血琼脂平板上，经 37 ℃ 24 ～ 48 h 培养后，可根据菌落颜色、形态和溶血情况作出初步鉴定。

3）鉴定试验 化脓性链球菌的鉴定依据主要有：

（1）观察细菌的溶血现象。

（2）链激酶试验：阳性者为 A 群、C 群和 G 群等。

（3）CAMP 试验：用于鉴定 B 群链球菌。

（4）马尿酸钠水解试验：B 群链球菌为阳性。

（5）SXT 敏感试验：可以区别 A、B 群链球菌与其他链球菌。

（6）SPE 的检测：常用双向免疫琼脂扩散法，对流免疫电泳和 ELISA 方法鉴定所分离到的链球菌菌株是否产生 SPE，也可用基因探针和 PCR 方法检测。

2. 人感染链球菌病的诊断 应该综合患者的流行病史、临床表现和实验室检查结果进行诊断。

1）诊断标准

（1）疑似病例：发生前 7 d 内有与病（死）猪等家畜直接接触者〔尤其是皮肤黏膜破损者宰杀病

（死）猪、切细加工、销售病猪肉、埋葬病（死）猪等]，具有急性全身感染中毒表现；或在上述流行病学资料基础上，外周血白细胞总数或中性粒细胞比例增高。

（2）临床诊断病例：具有上述流行病史者出现 TSS 和（或）SMS（链球菌脑膜炎综合征）者。

（3）确诊病例：疑似病例或临床诊断病例无菌部位标本培养分离出猪链球菌和（或）特异性基因检测阳性者。

2）鉴别诊断　尤其应注意与下列疾病相鉴别：①其他链球菌引起的 TSS。②葡萄球菌性 TSS（Staphy TSS）。③其他疾病，如革兰氏阳性菌败血症、感染性休克、暴发型流行性脑脊髓炎、肾综合征出血热及全身炎症反应综合征等。

（二）动物链球菌病的诊断

动物链球菌病，因动物种类不同，实验诊断方法略有差异。常见动物病及其检查方法如下。

1. 猪疑似链球菌病者　将濒死病猪扑杀，将其心血、肝、脾、肾及脓性关节液做抹片及触片，经革兰氏染色与瑞特染色镜检。同时将检材分别接种于 10% 绵羊血液琼脂平板上。可按常规方法对分离的菌株进行生长试验、耐热试验、培育试验、产氨及糖发酵试验等，也可做动物试验。

1）对小白鼠的感染力　将新分离菌株在新鲜血琼脂培养基上传代 2 次，然后接种于 0.2% 葡萄糖肉汤中，37 ℃培养 18 h，于小白鼠静脉注射 0.3 mL，该鼠应于第 4 天死亡；另取 2 只小白鼠，腹腔分别注射 0.2 mL，经 2 ～ 3 d 再补注 0.5 mL 和 1.0 mL，于第 9 天扑杀，该 3 只小白鼠剖检时均见肝脏有针尖大黄色坏死点。取心血、肝、脾、肾接种于血液琼脂平板，37 ℃培养 48 h，所有检材中均分离出链球菌。甘孟侯等（1981）将其中 1 菌株在鲜血琼脂平板上传代 7 次后，取 18 h 的葡萄糖肉汤培养物 0.4 mL 注入小白鼠静脉内，观察 10 d 未见发病，表明新分离的菌株毒力较强，经人工培养基上传代后毒力迅速减弱，以致消失。

2）对家兔的感染力　王明俊等（1980）将猪链球菌注入家兔体内观察其对家兔的最小致死量。结果表明注射 10 个菌以上的家兔死亡 25/28 只，死亡率为 89.2%；注射 5 ～ 10 个菌，死亡 28/32 只，死亡率为 87.5%；注射 5 个菌以下者，死亡 12/28 只，死亡率 42.9%。故对家兔的最小致死量在 10 个细菌以上。

3）对猪的感染力　曾将不同地区分离的 5 个菌株培养物等量混合后大剂量注射猪，从死猪分离的链球菌以不同途径感染猪。先后试验多次，包括效力试验的对照猪共 28 只，体重 20 ～ 30 kg，静脉注射 300 ～ 500 个菌，其中 4 d 内死亡 23 只，5 d 后死 1 只，3 只未死，死亡率为 89.3%；经滴鼻感染，滴 537 个菌的 1 只猪于 68 h 内死亡，但另 2 只滴 1 075 个及 5 375 个菌均未发病；肌内注射 320 个菌、560 个菌、640 个菌、1 000 个菌及 15 000 个菌各 2 只，除 640 个菌死亡一半外，其余均死亡，死亡时间多数在 24 ～ 76 h。

4）对鸡的感染力　秦晟等（1980）将链球菌肉汤培养物 0.3 ～ 0.5 mL 接种于鸡皮下，0.5 ～ 1.0 mL 接种于腹腔，均未见发病。

近年来，我国学者采用 PCR 法不仅可以从猪的扁桃体标本中分离鉴定猪链球菌血清Ⅱ型菌株，而且可以确定所分离菌株的主要毒力因子 MRP 与 EF 基因的表现型，具有较重要的诊断学意义和实用价值。

2. 水貂疑似链球菌病者　将病貂的脾、肝及腹腔内分泌物做涂片及革兰氏染色，可查见革兰氏阳性球菌，呈单个、成对或短链状排列。也可做培养，即将病貂肝、肾接种于血液琼脂平板上，经 37 ℃ 24 h，长出圆形、表面光滑、针头大小、露滴状半透明菌落，其周围有 β 溶血环，挑少许菌落做涂片如革兰氏染色镜检,具有大量革兰氏阳性链球菌。

3.牛疑似链球菌病者 病牛可取牛乳培养物涂片,发现大量革兰氏阳性菌,为细小短链球菌或成对呈链状。也可送培养,即将病料接种于血液琼脂平板,24 h后形成圆形的湿润、灰白色菌落,呈α(甲型)溶血。在马丁肉汤中呈均匀浑浊,有粒状沉淀。生化试验:可发酵葡萄糖、麦芽糖、甘露醇、水杨酸、山梨醇,产酸不产气,不产生靛基质,石蕊牛乳变酸凝固,能水解马尿酸,不液化明胶。动物试验:可取马丁肉汤24 h培养物2 mL,腹腔注射小白鼠,观察半个月不死。

4.疑似链球菌病者 鸡病死者在无菌条件下取解剖后的死雏鸡的肝、心血、胸腔积液、关节液进行检查,方法与猩红热部分相同,并可加试雏鸡试验,从雏鸡皮下及鼻部感染马丁肉汤24 h培养物0.3～0.5 mL,第7天死亡4只,其余不发病。

5.绵羊链球菌病者 可取病料(肝、脾、血液)直接涂片,分别做瑞氏与革兰氏染色,镜检见到成对排列的、有荚膜的革兰氏阳性球菌,极少单个或3～5个排列。不运动,不形成芽孢。将病料接种普通肉汤培养基中,24 h后肉汤呈中等浑浊;在普通琼脂平板上24 h长出圆形、小灰白色菌落;在血液琼脂平板上长出细小、无色半透明的圆形菌落,菌落四周有明显溶血环,培养至36 h后溶血环更为清晰。生化试验:可发酵蔗糖、乳糖、葡萄糖,不发酵木糖、阿拉伯糖。将血液琼脂平板上生长的菌落刮取少许置于灭菌肉汤中,接种家兔,24 h后出现精神不佳,食欲减退至废绝,第3天死亡。剖检变化、分离培养等结果均与被检病羊情况相同。

六、防控措施

(一)人链球菌病

1.控制传染源 猩红热是通过呼吸道传染的急性传染病,一般应强调早期诊断住院隔离,有困难时亦可家庭隔离治疗。据上海市传染病院报告,在隔离6 d出院的3 000例患者中,与其有密切接触关系而无既往猩红热病史的同居人口有1.3万余人,无一例引起续发。对接触者的管理,各类密切接触者应进行医学观察7～12 d。当前对带菌者彻底管理尚有一定困难,但托幼机构及某些特定职业的人群中带菌者,则应进行重点搜索及管理,并给予必要的治疗。

2.切断传播途径 猩红热主要通过空气飞沫传播,目前尚无可靠措施来切断此传播途径。医护人员和护理患者的家属,可戴口罩作为个人的防护方法。除呼吸道传播途径外,也能通过食具、入口玩具和牛奶等传播,但这些途径是次要的。对这类消化道传播途径,可以进行预防性消毒和防止牛奶或奶制品加工过程中的污染。对患者分泌物及其污染的物品,应进行随时消毒。

为避免人感染猪链球菌病,应在当地有关部门指导下,对病(死)家畜进行消毒、焚烧、深埋等无害化处理。严禁屠宰、加工、贩卖病(死)家畜及其制品。

3.个体预防 预防A群链球菌感染,目前尚缺乏理想的自动免疫制剂。开发A群链球菌疫苗的最大障碍是要克服自身免疫应答,因为A群链球菌表位同宿主组织(包括心、肾、关节软骨和大脑基底神经节)之间存在着异嗜性抗原,可导致超敏反应性A群链球菌病。化脓性链球菌的SPE是重要致病物质,与猩红热及链球菌中毒性休克综合征(STSS)的发生有关。针对SPE A和SPE C的类毒素已经构建,用作预防家兔实验性STSS的疫苗时,表现出无毒性和具有保护性,但目前尚未应用于人类。虽然这些类毒素可能对于降低STSS和猩红热的发病率会有明显作用,但对其他侵袭性链球菌的防御作用尚不明确。对于A群链球菌的预防,目前认为采用中医中药制剂可能会取得一定的效果。

B 群链球菌不仅可以通过带菌母体在分娩过程中垂直传播给新生儿而导致侵袭性疾病, 而且近年来在非怀孕的成人中(如患糖尿病、神经损伤、乳腺癌和肝硬化者), B 群链球菌侵袭性疾病的发生率也有所增加。因此对怀孕 7 ~ 9 个月的妇女进行人工自动免疫以产生保护性抗体, 以及对她们的新生儿提供被动保护, 对于防止母亲及婴儿感染有重要意义。研究已证明 B 群链球菌疫苗安全性大, 可在育龄妇女中诱生高水平功能性抗体。据国外报道已在怀孕 7 ~ 9 个月的低危健康妇女中进行了 I 期临床试验, 人体对疫苗耐受性好, 所有产妇均娩育出正常新生儿。

(二)动物链球菌病

猪注射菌苗有一定保护作用。试用过的菌苗有以下几种。

1. 氢氧化铝菌苗　王明俊等(1980)根据链球菌幼龄培养具有荚膜和产溶血素多的特点, 制备了氢氧化铝菌苗。该菌苗经注射后反应数及死亡数均较高, 分析原因: 一是预防注射时间正值盛夏, 天气炎热, 加之抓猪、打针, 致使反应率较高; 二是 6—8 月注射时, 有的乡、村已有链球菌病发生, 有的猪处于潜伏期, 在此种情况下进行预防注射可造成严重反应, 甚至死亡。但注射菌苗能比较有效地控制链球菌病的蔓延, 如仁寿县金鸡公社 8 月初发生猪链球菌病, 死亡 92 头, 而与其相邻的曲家公社 6 月预防注射了链球菌疫苗, 未发现 1 头猪死于链球菌病。

2. 弗氏佐剂灭活菌苗　林世棠(1986)认为死菌苗或混合菌苗虽有一定预防效果, 但免疫力不高, 故研究另一种猪链球菌弗氏不完全佐剂灭活菌苗。作者应用两种不同培养基制成的菌苗先后对猪进行了 14 批次免疫力试验。用肝消化汤培养基制成的 5 批菌苗以 4 ~ 5 mL/ 次皮下注射 22 头猪, 注射后 15 d 和 21 d 分别皮下攻击 500 万 ~ 9 000 万个致死量强毒菌(相当 1 ~ 2 MLD), 观察 14 d。结果菌苗注射后 15 d 的免疫猪获得 5/7 保护, 对照组 7/8 死亡, 有效保护率 67%, 而 21 d 免疫猪获得 13/15 保护, 对照组 12/15 死亡, 有效保护率 82%。另用缓冲肉汤培养液制成的 9 批菌苗, 先后以 5 mL 皮下注射 34 头试验猪。经 21 d 后, 6 批用福建系菌种所制菌苗免疫的 34 头猪, 经皮下攻击本系强毒菌 0.63 亿 ~ 1.25 亿个(相当 1 MLD、2 MLD、5 MLD), 观察 14 d, 结果免疫猪获得 20/24 保护, 对照猪 12/18 死亡, 有效保护率 75%; 另 3 批分别用福建、四川和广西系菌株制成的弗氏不完全佐剂灭活菌苗免疫 10 头试验猪, 用四川系(1 200 ~ 2 000 个活菌)和广西系(80 万个活菌)的强毒株联合肌肉攻击时, 结果免疫猪获得 9/10 保护, 对照猪死亡 6/6, 有效保护率达 90%。

此外, 病死水貂要深埋, 笼舍、食具以及整个貂场要用 20% 火碱消毒; 对现有水貂要进行药物防治, 每只用 5 万 U 青霉素肌内注射, 每日 2 次, 连续 5 d, 可使病貂恢复正常消灭疫情。鸡若发病, 雏鸡应及时隔离, 鸡舍亦要彻底消毒和清除。

第八章 布鲁菌病

　　布鲁菌病（Brucellosis，简称布病）是由布鲁菌（*Brucella*）侵入机体后引起的传染—变态反应性人兽共患传染病。人患布病后的主要表现是发热、多汗、全身乏力、骨关节痛等，不同程度地影响劳动能力。如果治疗不及时，不仅可累及多个器官导致相应的并发症，还易演变成慢性。母畜患病后多数发生流产、早产、不孕、乳量减少等，公畜患病后可引起睾丸炎、附睾炎等。

　　1887 年，英国军医 Bruce 从马耳他岛死于"马耳他热"的英国驻军士兵的脾中分离到羊种布鲁菌（*B. melitensis*）。1897 年，郎吉根据本病临床热型的特征建议取名"波状热"。同年，Wright 与其同事发现该病患者血清与马耳他细菌产生凝集，成为迄今常用的主要血清诊断方法。随后 Bang 和 Traum 又分别从流产母牛的羊水和猪流产胎儿中分离到牛种布鲁菌（*B. abortus*）和猪种布鲁菌（*B. suis*）。1918 年，Evans 在研究羊种布鲁菌和牛种布鲁菌时发现，两者在形态、培养特性方面类似，后经 Meyer 等人研究，于 1920 年将两者同归一属，为纪念首次分离到马耳他细菌的 Bruce（布鲁氏），将其称为布鲁菌属，由本属菌所致的人和动物的疾病称为布病。随后不久，将猪种布鲁菌也统归于本属。1953 年、1956 年和 1966 年，不同国家的研究者又分别发现绵羊附睾种布鲁菌（*B. ovis*）、沙林鼠种布鲁菌（*B. neotomae*）和犬种布鲁菌（*B. canis*）。至此布鲁菌属中已有 6 个种。我国古代不同的医书中曾描述过临床表现类似布病的疾病，但直至 1905 年 Boone 于重庆报告 2 例布病患者，才证实我国有布病存在。有资料表明在中华人民共和国成立前我国有布病存在和流行。中华人民共和国成立后，相继在一些省、自治区广泛开展对本病的流行病学、病原学等系统调查，基本查清了我国布病的疫区分布、流行特点和规律，制定了预防措施，大力开展防治工作，取得了显著成绩。自 20 世纪 80 年代中期至 90 年代初，我国人畜布病得到一定程度的控制，人畜布病疫情下降到历史最低水平。人间感染率降至 0.3%，畜间感染率降至 1%，有 8 个省（区）、市的布病已达到基本控制的标准。

　　自 20 世纪 80 年代后期以来，世界某些国家和地区人畜布病疫情出现回升；20 世纪 90 年代初，我国个别省和自治区布病疫情呈现波动，到 90 年代中期全国已有 10 余个省（区）布病疫情出现大幅度反弹，而且流行态势有增无减。2014 年新发病例 57 222 例，报告发病率 4.22/10 万，发病数、发病率均达到有记载以来的最高水平，出现第三次流行高峰。因此，世界上将布病列为再度肆虐的传染病

（reemerging infectious diseases）之一。

人间布病是《中华人民共和国传染病防治法》规定报告的乙类传染病, 也是《职业病分类和目录》规定的生物因素所致的职业病。动物布病是《中华人民共和国动物防疫法》规定管理的二类动物疫病。它在全球范围内感染 60 多种野生动物并形成自然疫源性疾病。因此, 本病的防治工作既迫在眉睫, 又任重道远。

一、病原学

（一）布鲁菌属细菌的发现

目前, 已公认布鲁菌属有 6 个生物种, 其发现年代及发现者见表 4-8-1。

表 4-8-1　布鲁菌属细菌的发现

年代	菌种名	发现者	国家	宿主
1887	羊种布鲁菌（*B. melitensis*）	Bruce	马耳他	羊
1897	牛种布鲁菌（*B. abortus*）	Bang	丹麦	牛
1914	猪种布鲁菌（*B. suis*）	Traum	美国	猪
1953	绵羊附睾种布鲁菌（*B. ovis*）	Buddle	新西兰	公绵羊
1956	沙林鼠种布鲁菌（*B. neotomae*）	Stoenner	美国	沙林鼠
1966	犬种布鲁菌（*B. canis*）	Carmichael	美国	犬

（二）分类及其本生物学特点

1. 基本生物学特性　布鲁菌是一组球状、球杆状或卵圆形细菌。羊种菌直径大小为 0.3 ～ 0.6 μm, 其他各种菌为 0.6 ～ 1.5 μm。在一般涂片中常呈单个排列, 极少数呈两个相连或呈短链状。无鞭毛, 不形成芽孢或荚膜。电镜下图片见图 4-8-1。

布鲁菌是需氧菌, 培养的适宜 pH 值为 6.6 ～ 7.4, 适宜温度为 34 ～ 37 ℃。布鲁菌生长、繁殖缓慢, 尤其是刚从机体或外环境新分离的培养物, 有的需 5 ～ 10 d, 甚至 20 ～ 30 d 才能生长。

布鲁菌抗原结构相当复杂。布鲁菌存在 A、M 和 G 抗原。牛种菌 1 型表面 A 抗原与 M 抗原之比约为 20:1, 羊种菌 1 型 A 抗原和 M 抗原之比为 1:20, 猪种菌 1 型 A 与 M 抗原之比为 2:1, G 抗原 3 个种菌皆有。

在电子显微镜下观察布鲁菌有 3 层外膜, 外层（LPS）、中层（OMP）和糖肽层。LPS 通过类脂 A 与 OMP 相连, OMP 通过糖肽层与细胞质膜相连。OMP 的蛋白分为 3 组: 第 1 组为 $(88 \sim 94) \times 10^3 \, kD$, 第 2 组为 $(35 \sim 40) \times 10^3 kD$, 第 3 组为 $(25 \sim 30) \times 10^3 kD$。

布鲁菌对外环境的抵抗力不强。对热、常用消毒剂、紫外线和各种射线都是很敏感, 对各种抗生素和化学药物有不同的敏感性, 但对低温和干燥有很强的耐受力。在 80 ～ 100 ℃条件下数分钟可被杀死, 在 3% 苯酚中数十秒可被杀死, 在鲜牛奶中可存活数月。

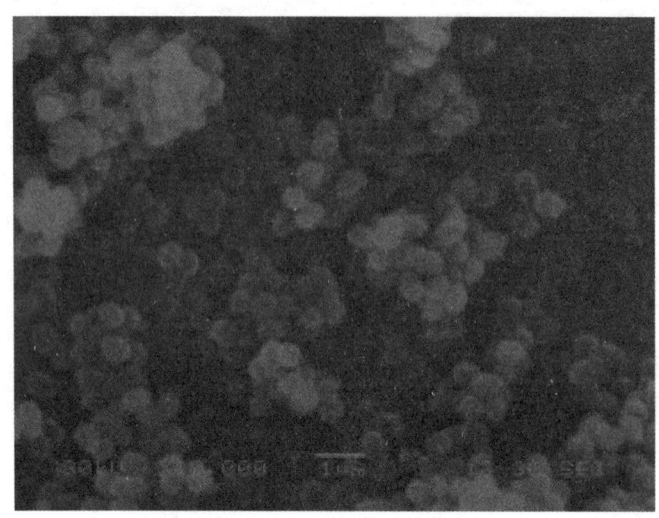

图 4-8-1　布鲁菌电镜下形态

2. 布鲁菌属分类及演变　根据血清、染料抑菌、CO_2 需求、硫化氢（H_2S）产生、噬菌体裂解、对某些氨基酸和糖类代谢分解情况以及寄生宿主特点，将布鲁菌属分为 6 个种 19 个生物型。这种分类于 1985 年确定，并得到国际公认。

1）牛种布鲁菌生物型演变　在 20 世纪 80 年代前分类中有牛 8 型，80 年代后发现实际上不存在牛 8 型菌，原牛 8 型是鉴定错误所致。

2）猪种布鲁菌生物型演变　猪 4 型菌是从鹿中分到的，虽有人认为它是牛种菌变种或羊种菌变种，但迄今仍定位于猪种菌第 4 型；但也有研究者仍坚持认为从鹿中分离的布鲁菌是一个独立种——鹿种布鲁菌（*B.rengiferi*）。

20 世纪 80 年代前猪种菌只列 4 个生物型，80 年代后增添了猪 5 型菌。

3）犬种布鲁菌可能有其他型　自 1966 年报道首次分离到犬种菌以来，一直认为只有一个型。1985 年后，Corbel 报告鉴定了 62 株犬种菌，尚德秋等报告鉴定了 143 株犬种菌。他们分别发现犬种菌的不同株对硫堇和复红的耐受性有区别，故认为犬种菌不是单一生物型。

4）从海洋哺乳动物中分离到布鲁菌的分类　1994 年 Ewalt 等报告，从海豚流产胎中分离到革氏阴性球杆菌，形态是典型布鲁菌。多方鉴定表明，它与 *B.abortus* 很相似，但对某些基质的代谢试验及十二烷基硫酸钠－聚丙烯酰胺凝胶电泳（SDS-PAGE）谱带分析结果又不同于 *B.abortus* 菌。因此，他们认为该菌属于布鲁菌属的非典型布鲁菌，或者是该属中新的生物型。2000 年 Bricker 等对分离自不同海域的鲸鱼、海豚、海豹等动物的 23 株布鲁菌进行了分子生物学研究。其结果表明，23 株代表株的 16S rRNA 基因与羊种、牛种、猪种和犬种布鲁菌同源。但是这 23 株中 IS 771 的 DNA 指纹谱与公认的各布鲁菌种都不同。因此认为从海洋哺乳动物中分离到的布鲁菌不属于现在已知的各生物种，应将这些布鲁菌命名为新种。建议命名为海洋种布鲁菌（*Brucella maris*），该种中还可能有 2 个型：*B.pinniped* 和 *B.cetaceae*。

5）其他新种的发现　2008 年田鼠型布鲁菌（*B. microti*）首次从普通野鼠中分离鉴定出来，随后又从红狐和土壤中分离出了该型布鲁菌。2010 年 Scholz 等从一位乳腺移植患者分离到一株新种布鲁菌（*B. inopinata*）。2014 年 Whatmore 等从狒狒体内分离出了一株新型布鲁菌菌株（*B. papionis*）。2016 年 Scholz 等从红狐体内分离出了一株新型布鲁菌菌株（*B. vulpis*）。这些新种的发现，揭示了布鲁菌的自然宿主范围已经逐渐扩大到了非人类灵长动物和两栖动物。

（三）基因特点

1. 布鲁菌属细菌 DNA 中的 G+C mol% 国内外对布鲁菌 6 个种 DNA G+C 比例的测定表明其含量为 55%～59%。布鲁菌属种间 DNA 的 G+C mol% 波动较小，成为布鲁菌属与其他菌属相区别的特点之一。

2. 布鲁菌基因组大小 大部分布鲁菌基因组由 2 条 DNA 染色体组成，分别为 2.1 Mb（染色体 1）和 1.2 Mb（染色体 2），而猪种 2 型菌株 *B.suis* Thomsen 和 4 型菌株 *B.suis* 40 染色体分别为 1.85 Mb 和 1.35 Mb，是由于染色体 1 中约 210 kb 的片段易位到染色体 2 中。染色体 1 存在一个复制起始位点，染色体 2 存在一个质粒复制起始区域，GC 含量约为 57%，通常编码 3 200～3 500 个基因。猪种 3 型菌株 *B. suis* 686 只存在一条 3.3 Mb 大小的染色体，造成这种基因组结构差异的原因可能是由于 *rrn* 位点的重组。

3. 布鲁菌 DNA 同源性 国内外学者对布鲁菌属 6 个种 DNA 同源性的研究结果表明，布鲁菌属各种间高度同源（表 4-8-2）。

表 4-8-2 6 个布鲁菌种代表株 DNA 相关水平

未标记株 DNA	标记株 DNA/%					
	16M	544A	1 330S	5K33	63/290	RM6/66
羊种 16M	100	93	82	89	99	97
牛种 544A	87	100	100	94	89	100
猪种 1 330S	100	100	100	98	93	100
沙林鼠种 5K33	99	100	100	100	100	99
绵羊附睾种 63/290	92	94	100	90	100	94
犬种 RM6/66	99	96	100	92	94	100

4. 布鲁菌 DNA 与 rRNA 同源性 De Ley 等用标记的牛种菌 rRNA 与布鲁菌属中 12 个代表株的 DNA 做杂交试验。其结果表明，Tm（t）79.2 ℃和 80.5 ℃，每 100 μg DNA 能结合标记的 rRNA 值为 0.166 μg 和 0.188 μg，再次表明布鲁菌属种间高度同源。

5. 质粒 孟繁平应用 4 种方法对我国 12 个省（区）分离的 5 个株布鲁菌以及牛、羊、猪种的强毒菌进行质粒检测，结果在任何菌中都没有找到质粒。国外的相关报告也证实了此结果。

（四）Verger 分类观点及其相关分子生物学

1985—1986 年 Verger 等提出布鲁菌属由单一种组成的分类建议。他们认为布鲁菌属中只有羊种菌 1 个种，其他种皆为不同的型。其根据是：①布鲁菌属各种中 DNA G+C mol% 皆在 55%～59%。②各种间 DNA 杂交同源率都＞ 87%（表 4-8-2）。

目前此建议虽未被采纳，但有些实验在客观上支持了这个观点。此外，也有一些试验不支持 Verger 等人的分类观点，有研究表明布鲁菌属内各成员不是单一种。尤其是近年对布鲁菌属 DNA 多态性研究表明，布鲁菌不仅在已知基因的 DNA 序列上存在多态性，而且在未知功能的基因序列及插入序列（ISs）中都存在多态性。这进一步说明，布鲁菌属内绝不是单一种群。

（五）毒力及其相关因素

布鲁菌对猪、羊和牛的致病作用顺序是：羊种菌＞猪种菌＞牛种菌；对牛的致病作用顺序是：牛种菌＞羊种菌和猪种菌；对猪的致病作用顺序是：猪种菌＞羊种菌和牛种菌。布鲁菌对宿主的选择性致病作用可能是毒力成分不同表达的结果。因在布鲁菌中没有查到质粒，推测这些差别可能是因不同种布鲁菌的染色体不同，以及它们对最适宿主的适应性不同所致。

有研究表明，有 12 大类共 184 个基因与布鲁菌毒力有关，包括经典的毒力因子（LPS、OMP 和分泌系统）、调控基因、金属代谢、氨基酸代谢、糖代谢、DNA/RNA 代谢、维生素合成、压力蛋白、氧化还原、氮代谢、其他基因和未知功能基因。目前已知的布鲁菌毒力因子主要有 LPS、Ⅳ型分泌系统、二元调控系统、OMP、超氧化物歧化酶（SOD）等。

1. LPS 合成相关基因

1）O 抗原相关基因　布鲁菌 LPS 有 3 个区域：类脂 A、核心寡聚糖和 O 抗原（O 链）。参与 O 链合成的基因及其产物主要有 *gmd*（GDP– 甘露糖 4, 6– 脱水酶）、*per*（过骨胺合成酶）、*wbkC*（甲酰基转移酶）、*wbkA* 和 *wbkE*（甘露糖转移酶）、*wbkD*（异构酶 / 脱水酶）、*wbkF*（十一异戊烯 – 糖基转移酶）、*wzm* 和 *wzt*（ABC 转运系统蛋白）等，另有 2 个假定甘露糖转移酶（*wboA* 和 *wboB*）。

2）核心寡聚糖相关基因　与合成核心寡聚糖相关的基因及其产物主要有 *manBcore* 和 *manCcore*（甘露糖酶）、*manAo-Ag*、*manBo-Ag* 和 *manCo-Ag*（甘露糖合成酶）、*wadA*、*wadB*、*wadC*（糖基转移酶）、*pgm*（葡萄糖磷酸变位酶）。

3）类脂 A 相关基因　参与类脂 A 合成的基因及其产物主要有 *LpxA*［酰基 –（酰基载体蛋白）UDP–N– 乙酰葡糖胺 –O 酰基转移酶］、*LpxC*（UDP–3–O– 酰基 –N– 乙酰葡糖胺二乙酰酶）、*LpxD*［UDP–3–O–（3 羟基肉豆蔻酰基）葡糖胺 N– 乙酰转移酶］、*LpxB*（脂质 –A– 二糖合成酶）、*LpxK*（四酰基二糖 4′ – 激酶）、*KdsA*（2– 脱氢 –3– 脱氧磷酸酯酸醛缩酶）、*KdsB*（3– 脱氧 – 甘露糖基磺酸酯胞苷酰转移酶）、*KdtA*（3– 脱氧 –D– 甘露八油酸转移酶）、*HtrB*（月桂酰酰基转移酶）。

总之，LPS 是布鲁菌的重要毒力因子，研究表明，对光滑型脂多糖（S–LPS）合成过程中所需的基因进行突变、改变表达量以及调控基因突变可以导致产生结构不完整的粗糙型脂多糖（R–LPS），使菌株毒力降低，可作为弱毒活疫苗候选株。LPS 合成过程及调控机制尚未完全清楚，因此，全面筛选 LPS 合成相关基因，完整描述布鲁菌 LPS 合成涉及的信号通路，对于有效的候选疫苗筛选，设计低毒力、高安全性和保护性的疫苗株，以及疫苗与野毒株有效的鉴别诊断试剂具有重大意义。

2. Ⅳ型分泌系统（T4SS）　T4SS 是多蛋白复合物，存在于许多革兰氏阴性菌中，如根瘤菌、幽门螺杆菌、嗜肺军团菌和布鲁菌等。T4SS 是布鲁菌毒力的重要组成部分，对于布鲁菌的胞内寄生和逃逸宿主免疫具有重要的作用。当前对于 T4SS 的组成及编码相关基因的功能研究较为明确，但是，对于该系统如何抵抗胞内的恶劣环境以增强布鲁菌的生存能力、相关调控基因以及效应性蛋白功能尚需要进一步研究。T4SS 允许底物通过细胞膜，将分泌性蛋白释放到宿主细胞中，同时，在接合（conjugation）、DNA 摄取和释放等方面也发挥重要作用，属于布鲁菌重要的毒力因子，由 *VirB* 操纵子编码。*VirB* 操纵子包括 12 个基因，即 *virB* 1 ～ 12，与细菌在细胞内复制和形成持续性感染有关。*VirB* 操纵子中不同的基因功能不同，*virB* 1 可能影响着其他 *virB* 蛋白；*virB* 6、*virB* 7 和 *virB* 10 蛋白是细菌跨膜蛋白的传送信号；*virB* 4 和 *virB* 11 蛋白与 *virD* 4 蛋白偶联使三磷酸腺苷（ATP）酶从表面跨膜进入细胞质；*virB* 2 和 *virB* 5 蛋白可能是细菌表面菌毛结构蛋白；*virB* 8 在 T4SS 中起主要作用，主要是与 *virB* 9 和 *virB* 10 在细胞膜上形成群体；*virB* 3 和 *virB* 12 功能尚不明确，推测可能与复合体的装配有关。

3. 调控系统　侵入宿主细胞后，面临着宿主细胞内各种恶劣的生存环境和免疫系统的杀伤作用，布鲁菌能够迅速调整相应毒力因子的表达，从而避免被宿主消灭并在合适的环境中增殖。布鲁菌可以通过转录水平、翻译水平和蛋白修饰等不同阶段调控毒力因子的表达，目前研究最多的是通过各种调控系统，特别是二元调控系统和群体感应系统参与的转录水平的调控。布鲁菌的很多转录调控因子本身就与细菌的毒力密切相关。

二元调控系统是一种可以对环境信号进行感应、传递并作出相应适应性反应的调控机制。典型的二元调控系统通常是由与细胞膜结合的组氨酸激酶（HK）和含有天冬氨酸残基的反应蛋白（RR）组成，通过磷酸化的方式完成信号的传递。在细菌中，二元调控系统不仅参与感应 pH 值变化、营养状况、渗透压、抗生素、氧化还原状态等环境信号，还调控对细菌生长、毒力、生物膜、趋化性、趋光性和群体感应等有重要作用的基因簇。布鲁菌中编码二元调控系统的基因主要有：*BvrR/BvrS*、*OtpR/Cpk*、*NtrY/NtrX*、*FeuP/FeuQ*、*PrlS/PrlR*、*TceS/TceR*、*RegB/RegA*、*FixL/FixJ*、*NodV/NodW*、*PrrB/PrrA*、*PutA/PutR* 等。

群体感应系统（QS）允许细菌遗传重编程用于响应产生并释放的称为自诱导物的小分子信号，一旦达到阈值浓度，自诱导物调节靶传感器激酶或转录调节因子的活性，导致靶基因表达的上调或下调，而这个阈值水平通常在高细菌密度下达到，并且群体感应系统允许个体细胞以细胞密度依赖性方式协调整个群体水平的基因表达。群体感应系统是一种根据细菌密度调节基因表达的信号传递系统，细菌可以通过群体感应系统与周围环境进行信息交流，且群体感应系统参与细菌许多调节功能，如毒力、生物膜形成、抗性等。目前布鲁菌群体感应系统中研究最为广泛的是通过同源比对获得的 *vjbR* 和 *blxR* 基因。也有结果表明，转录因子 *MucR*、*GntR* 也与 T4SS 和群体感应系统基因的表达相关。

4. OMP　布鲁菌细胞膜是三层膜结构，最内层膜是细胞质膜，中间层膜为外周胞质膜，最外层膜为外膜。外膜与肽聚糖（PG）紧密结合组成细胞壁，布鲁菌的外膜包括 LPS、OMPs 和磷脂层。布鲁菌 OMP 的分子质量大小主要为 10 kD、16.5 kD、19 kD、25 ～ 27 kD、31 ～ 34 kD、36 ～ 38 kD 和 89 kD，其中 25 ～ 27 kD、31 ～ 34 kD 和 36 ～ 38 kD 是菌体最主要的 OMP。有研究将 OMP 分为 3 组，1 组为 10 kD、16.5 kD 和 19 kD 蛋白；2 组为 36 ～ 38 kD，属于外膜的孔蛋白；3 组为 25 ～ 27 kD 和 31 ～ 34 kD 蛋白。1 组 OMP 编码基因为 *omp10*、*pal* 和 *omp19* 基因（分别编码 10 kD、16.5 kD 和 19 kD OMPs）；2 组 OMP 编码基因为 *omp2a* 和 *omp2b* 基因共同表达；3 组 OMP 编码基因为 *omp25*、*omp26*、*omp31* 基因（分别编码 25 kD、28 kD 和 31 kD OMP）。

5. 应激相关基因　侵入宿主细胞后，布鲁菌本身与抵抗相应恶劣环境的基因也被激活并表达，用于增强布鲁菌的胞内存活能力。与适应宿主胞内环境相关的毒力因子主要有以下几类：①与抵抗氧化应激相关，如 Cu/Zn SOD（铜锌超氧化物酶）、KatE（过氧化氢酶 2）等。②与 DNA 修复相关，如 recA（DNA 重组 / 修复蛋白）、xthA–1/BruAb1_0885（核酸外切酶Ⅲ）等。③与抵抗亚硝化应激相关，如 NnrA（硝酸还原酶）、norD（一氧化氮还原酶）等。④与抵抗酸性应激相关，如 HdeA（酸应激伴侣）、Asp24（酸休克蛋白）等。⑤与转运离子等相关，如 DHBA（铁载体 2, 3–二羟基苯甲酸）、*FtrA*、*FtrB*、*FtrC*、*FtrD* 操纵子（铁转运操纵子）等。⑥与营养缺乏应激相关，如 PyK（丙酮酸激酶）等。

6. 其他毒力基因　布鲁菌代谢产物中，环状 β–1, 2– 葡聚糖（CβG）是布鲁菌的毒力因子，参与细菌的细胞内生命周期，布鲁菌 *cgs*（CβG 合酶），*cgt*（CβG 转运蛋白）和 *cgm*（CβG 修饰剂）的不同 CβG 突变体的比较研究已经鉴定了这种多糖在布鲁菌中的不同作用；布鲁菌的转录调控因子中，负责调节编码 ABC 型转运系统的转录物 *AbcR1* 和 *AbcR2* 是布鲁菌毒力所必需的；布鲁菌合成的 RNA/sRNA 中，活力相关的 PAMA RNA（vita–PAMP RNA）及其降解产物通过 TLR8（Toll 样受体 8）依赖性和 EGFR(表皮生长因子受体)途径抑制 IFN-γ 诱导 MHC-I 类分子(主要组织相容性复合体类分子)的表达,构成布鲁菌新的毒力因子;布鲁菌内的代谢途径中,已有研究表明氮代谢关键基因(转运蛋白、酶和调节剂等)的突变株对布鲁菌的毒力是必需的,有研究分析了布鲁菌氮代谢的基因和实验数据及其与毒力的关系,结果表明,在细胞内生命周期中,布鲁菌采用各种氮源进行生物合成、代谢和呼吸。

总之,对布鲁菌毒力及毒力相关基因的研究有助于推进布鲁菌致病机制的深入研究,也有助于推进安全性高、免疫保护力强、临床反应小的布鲁菌疫苗的研制和开发。

(六)L 型与非典型菌

1. L 型布鲁菌　细菌的 L 型是细胞壁缺陷型,是细菌在某种压力下的突变表型。布鲁菌 L 型早已被许多工作证实,它不仅可用含甘氨酸、青霉素等培养基培养布鲁菌诱导产生,而且也从布鲁菌自然感染的牛中分离到,在体内肾上腺素类作用下也能形成缺失细胞壁的布鲁菌。

L 型布鲁菌形态膨大,呈多形态性,对抗生素敏感性低,毒力及致病性明显下降。在动物实验中证实,其变应原性减弱或呈阴性,化学组成中蛋白质及核糖类物质减少,LPS 的某些成分很少或完全缺失。在去掉诱导 L 型的因素后可以完全恢复为 S 型。L 型布鲁菌的生物学意义不清。

2. 非典型布鲁菌　所谓非典型布鲁菌系指国际公认的布鲁菌鉴定分类表中没有合适位置的布鲁菌。从国内外报告资料得知,不同国家和地区分离到非典型布鲁菌的比率不同,波动于 0.24% ~ 30.00%。非典型菌不仅造成分类困难,更重要的是影响对人、畜布病诊断、治疗、流行病学调查及预防措施的实施等。因此,近年来对非典型布鲁菌的鉴定分类引起人们关注。

二、流行病学

(一)疫情发展

1. 世界布病疫情变化　全世界 170 多个国家和地区均有布病疫情,分布相当广泛。各大洲皆有人间布病疫情,欧洲疫情最低。人间布病疫情超过 1/10 万的国家和地区有:希腊、意大利、美国、阿根廷、叙利亚、马耳他、墨西哥、新西兰、秘鲁、苏联、葡萄牙和黎巴嫩。

人间疫情在很大程度上反映了畜间疫情。世界上在牛群中感染牛种菌布病的有 101 个国家和地区;在绵羊、山羊中感染羊种菌布病的有 50 个国家和地区;在猪中感染猪种菌布病的有 33 个国家和地区。

在 20 世纪 80 年代中期之前,世界上多数国家和地区布病疫情稳定,发病率处于低水平。自 20 世纪 80 年代中后期,世界上部分国家和地区人畜布病情出现回升,在亚洲、非洲及南美洲尤为明显。报告人畜布病疫情有波动的国家有:蒙古、伊朗、印度、约旦、伊拉克、朝鲜、尼泊尔、菲律宾、苏丹、埃及、加纳、津巴布韦、肯尼亚、马里、刚果(金)、南非、墨西哥、阿根廷、马耳他、意大利、瑞典、希腊等。2006 年,WHO 报道叙利亚的发病率最高(16 034/100 万),其次是蒙古(3 910/100 万),伊拉克(268.8/100 万),塔吉克斯坦(211.9/100 万),沙特阿拉伯(149.5/100 万)和伊朗(141.6/100 万),在过去的 10 年里,一些国家的发病率已经超过了 200/100 万,但之后就急剧下降,比如土耳其(49.5/100 万)和吉尔吉斯斯坦(88.0/100 万)。

2. 国内布病疫情　20 世纪 90 年代之前,我国的布病疫情可分为两个阶段:20 世纪 50 年代至 60 年代末为严重流行阶段,人间感染率为 10% ~ 20%,患病率为 4% ~ 8%,年平均新发患者数为 6 000 人;畜中羊的感染率为 11% ~ 22%,牛为 14% ~ 23%,猪为 5% ~ 36%。20 世纪 70 年代至 90 年代初为稳定下降阶段,人间感染率为 0.3% ~ 5.0%,年新发患者数为 300 ~ 500 人。畜间羊感染率为

0.43% ～ 1.80%，牛为 0.4% ～ 0.8%，猪为 0.30% ～ 1.80%。

自 20 世纪 90 年代以后，我国布病疫情逐年回升，至 1996 年新发患者数已在 3 000 ～ 5 000 人，此后每年新发患者数皆在 3 000 人以上。布病疫情回升的省（区）已有十余个，新的发病暴发点已近 170 多个。布病疫情回升的省（区）主要集中在西部和东北，包括内蒙古、新疆、山西、黑龙江、辽宁、河北、陕西、河南、吉林等。南方省份有散在疫情发生，并有食源性暴发。

（二）自然疫源性

1. 布病自然疫源地类型

1）因家畜布病诱导的自然疫源地　野生动物的布病存在取决于家畜布病。食肉动物因食用了患病的家畜或流产物而被感染，草食动物摄食被布病家畜污染的草而被感染。此种情况感染的动物有狼、豺、狐狸、狍、獐等。此型疫源地随家畜布病的消失而消失，所以不是真正意义上的自然疫源地。

2）来源于家畜布病又独立于家畜布病的自然疫源地　属于此类的情况如羚羊感染羊种布鲁菌，美洲野牛感染牛种布鲁菌，非洲野牛感染牛 3 型菌等。这些野生动物布鲁菌源于家畜，但以后在野生动物中长期存在，又不依附于家畜的自然疫区。一旦健康家畜与这些野生动物接触又可使家畜感染。

3）在野生动物中存在布鲁菌自然循环，但未在家畜中发现自然疫源地　在美国、非洲、澳大利亚和苏联存在的与此有关的野生动物有啮齿类、某些食草和食肉动物。

4）布鲁菌原本就在野生动物中存在且自然循环，并成为家畜自然感染的疫源地　在丹麦的野兔中分离到猪 2 型菌，说明野兔是猪 2 型菌的自然宿主，其很容易感染家猪。在美国阿拉斯加及加拿大等地的野鹿中分到的猪 4 型菌，说明野鹿是猪 4 型菌的自然宿主，它可以感染狩猎者。

有资料表明，布鲁菌在自然界可以循环，并在一定条件下可形成疫源地。

以上 4 种布病自然疫源地，第 1 种属于假性自然疫源地，第 2、3、4 种属于真性自然疫源地。

2. 布病自然疫源性的种型与防治的关系　布鲁菌因种型不同自然疫源性亦有较大差异，故防治的原则也有区别。我们可以明确地说，在美国沙林鼠中肯定有沙林鼠种布鲁菌的自然疫源。但因迄今尚未在人畜中发现此菌感染病例，故无实际流行病学意义。

从布鲁菌感染整体看，布病是自然疫源性疾病，但不是所有种型菌都具有自然疫源性，更不是有布病存在的国家和地区都有自然疫源地存在。尽管如此，从布病防治总体出发，对布病的自然疫源性不能等闲视之，尤其对猪种 2 型菌、4 型菌、5 型菌和牛种布鲁菌的某些种型的流行病学监测更应加强。

（三）传染源与宿主

1. 布病传染源　国内外公认的布病传染源主要是牛、羊、猪等家畜。但在不同的国家和地区由于流行优势菌种的不同，各主要传染源的地位亦有所不同。就我国而论，传染源中最重要的是绵羊、山羊，其次是牛，再次是猪。应注意的是，鹿的布病已引起国内外的关注。布鲁菌不仅引起鹿群发病、母鹿流产，而且导致人间感染发病。

感染布鲁菌的各类家畜既可成为人间布病的传染源，又可成为家畜间布病的传染源。可成为布病传染源的家畜还有骆驼、马、骡等。在一般情况下，各种家禽及鸟类虽可感染布鲁菌，多呈一过性感染，作为传染源的意义不大。

人群对各种型布鲁菌均易感，几乎没有性别、年龄、人种等的差异。

2. 布鲁菌宿主　布鲁菌寄生宿主可分为两类：一类是布鲁菌各种型经常感染寄生、繁殖并致病的宿主，称为最适宜宿主。另一类是布鲁菌各种型偶然侵入的机体，可能为一过性感染，虽可生存乃至繁殖，但致病力较弱的宿主，称为转移宿主。如羊种布鲁菌经常侵入羊，羊是其最适宿主，偶然机会羊种菌也可侵入牛、猪、鹿、犬等，这些家畜是转移宿主。布鲁菌种型寄生宿主综合于表 4-8-3 中。

表 4-8-3　布鲁菌各生物种的寄生宿主

布鲁菌种	最适宿主	转移宿主	对人致病性
羊种菌	各类羊	牛、猪、犬、鹿、骆驼、马等	最高致病性
牛种菌	各类牛	羊、猪、犬、鹿、骆驼等	较高致病性
猪种菌	各类猪（1，3 型）野猪和野兔（2 型）野鹿（4 型）鼠类啮齿类（5 型）	羊、牛、犬、鹿等	较高致病性
犬种菌	各类犬	很难转移至其他动物	低致病性
绵羊附睾种菌	绵羊		不致病
沙林鼠种菌	沙林鼠		不致病
B. ceti	鲸		低致病性
B. pinnipedalis	鳍足类动物		低致病性
B. microti	红狐与普通田鼠		未见报道
B. inopinata	未知		高致病性
B. papionis	非人类灵长类动物		未见报道
B. vulpis	红狐		未见报道

（四）传播途径与因子

1. 传播途径　布鲁菌可经皮肤黏膜、消化道和呼吸道感染。人的感染途径与职业、生活方式和饮食习惯等有关。已有文献报道，布病的人与人传播有通过母婴传播、性传播和血液与医源性传播的可能性。

2. 传播因子　布鲁菌污染的各种物品及食品均可成为传播因子。

（五）流行特征

当前布病流行态势及某些特点虽与过去布病的流行特征基本相似，但在某些方面显示出新的发展趋势。

1. 地区分布与地理流行病学

1）地区分布　布病发生与流行虽不受地理条件的严格限制，但因感染机会不同可出现地区差异。一般来说，牧区（患者和感染者）＞半农半牧区＞农区＞城镇。20 世纪 90 年代后，上述的分布状况有一定改变。农区及小城镇居民乃至大城市郊区居民布病发生率有所增加。其原因是牲畜流动性大，检疫监管系统失控，居民为致富养殖羊、牛、猪等家畜迅速增加，旅游业发展等均导致了布病地区分布的改变。

2）布病地理流行病学　依据现有布病地理流行病学资料分析，布病的地理分布可分为 3 种：第一种是以牛种菌和羊种菌引起的人畜布病为一般性地理分布。这实际上与牛、羊分布有关，与特定的地理条件关系不大。第二种是以在野生动物中寄生为主的猪 2 型、4 型、5 型菌及 *B. neotomae* 菌引起的布病分布。这种分布与特定的地理条件和生物群落有关。第三种是因布鲁菌属内各生物种间抗原干扰所致的地理分布。这种分布与地理条件等关系也不大,主要与当地流行的布鲁菌优势种有关。

2. **季节性**　虽然一年四季布病均可发生,但有流行仍有明显季节性,尤其在羊种菌布病疫区。我国北方牧区羊群中流产高峰在 2—4 月,人间发病高峰在 4—6 月,滞后羊流产高峰在 1—2 月。由于夏季剪毛、挤奶等也可出现一个小高峰。在牛种菌和猪种菌布病疫区流行季节性不明显。布病流行季节性与牲畜配种及产羔(犊)季节有关。如果配种不集中,自然配种,流行季节性就不明显。

3. **职业性**　凡与牲畜及畜产品接触多的职业感染布鲁菌和患布病的概率均高,有明显的职业性。兽医、牧工、皮毛工人、挤奶工、配种员、屠宰场工人等感染率及患病率均高。

4. **性别与年龄**　人对布鲁菌的易感性与性别和年龄无关,主要取决于与牲畜及其产品接触机会的多少。因青壮年是主要劳动力,接触牲畜机会多,因而感染和发病均高于老年和少年。男女性别间感染和发病的差异同样取决于所从事的工作。从有关资料看,男女感染和发病几乎无差别。

5. **布病流行与优势种演变**　我国布病流行态势也有一定变化,大规模的暴发或流行已基本控制,逐渐被小范围、散在多疫点流行所替代。我国多年来以羊种菌感染人畜为主。

(六)流行病学监测与预测

1. **监测**　20 世纪 60 年代,英国在消灭人及牛的布病过程中充分利用了多年连续监测资料。澳大利亚和美国在执行根除布病计划时也采用各种监测手段,获得了大量信息,然后采取各种措施。国际上正式将布病监测与流行病学调查相区别大约始于 20 世纪 70 年代末和 80 年代初。

布病监测概念在我国始见于 1980 年。1984 年考虑在全国部分省(区)组建监测点,并制定监测方案。1989 年在全国 14 个省(区)建立了 15 个布病监测点。从此,我国对人畜布病的监测走上了有系统、有计划的轨道。2004 年,随着全国法定传染病疫情监测网络直报系统的上线运行,全国布病疫情监测报告及时性得到极大提升;2005 年,全国重新规划设计了布病设点为基础的主动监测,《全国人间布鲁菌病监测方案(试行)》(2005 年)印发,在 19 个省份的 21 个固定监测点开展主动监测工作,形成了全国布病疫情监测,与重点地区主动监测相结合的监测模式,为我国布病防控工作提供了重要的信息支撑。2018 年,中华人民共和国卫生和计划生育委员会重新制定、印发了《全国布鲁菌病监测工作方案》,将全国布病的设点监测进一步扩大全国 31 个省份,分一类(包括北京、天津、河北、山西、内蒙古、辽宁、吉林、黑龙江、山东、河南、陕西、甘肃、青海、宁夏、新疆等 15 个省份、自治区和新疆生产建设兵团)、二类(上海、江苏、浙江、安徽、福建、江西、湖北、湖南、广东、广西、重庆、四川、贵州、云南及西藏等 15 个省份、直辖市和自治区)和三类地区(海南省),分别设置监测点,开展针对重点职业人群的血清学监测和布病筛查,同时收集畜间疫情资料,开展病原学监测,以更好地掌握全国布病疫情形势,及时发现布病暴发疫情及可能的感染来源,做好病原学的特征分析。

2. **监测与掌握疫情**　20 世纪 80 年代英国和澳大利亚宣布基本消灭布病是通过 6～10 年的监测作出的结论。通过至少连续 3 年对我国人畜布病疫情监测说明,已有 8 省(区)市达到国家规定的控制标准。

3. **监测与确定传染源**　在一个国家、一个地区要确定某种传染病的传染源,必须经过系统监测才能做出,通过 1～2 次的流行病学调查很难确定。

苏丹通过连续 5 年对骆驼布病监测才确定是牛种菌感染,而且是人间布病的主要传染源。沙特阿拉伯中部连续监测 2 630 头单峰骆驼的血清及细菌学证明,该地区骆驼是羊种菌感染,是当地人间布病主要传染源。

我国通过数年监测看到,除牛、羊、猪作为人间布病传染源外,犬与鹿也是不可忽略的传染源。监测还表明，不同省（区）各自的主要传染源有一定区别：广西主要传染源是猪，四川是牛，内蒙古是羊。

4. 监测与流行特征的发展　通过监测可以发现布病流行特征的新发展。赖胜杰等对我国1955—2014年的人间、畜间布病疫情进行可视化分析，塑造模型来预测布病的未来流行趋势。施玉静等对我国南北方2015—2016年人间布病流行特征进行了分析，了解我国南北方人间布病流行特征，针对南北方不同的疫情特点，提出了适宜的布病防控策略。

5. 监测与预防措施评价　为防止布病在人畜间传播，须对人畜进行菌苗接种。菌苗效果的考核除采用流行病学对比调查外，更重要的是要通过长期监测方能作出准确评价。王大力和韩昌等分别对全国布病干预效果进行分析，发现领导重视、专业人员的培训以及人群的健康教育对布病疫情控制效果明显。

6. 监测与经济核算　对布病所造成的经济损失及采取预防措施所获得的经济效益，只有通过长期系统的监测才有可能确定。

7. 监测与预测　用准确监测资料和运用各类数学手段，在一定程度上可预测预报布病的疫情。

8. 布病监测的发展　同其他疾病一样，布病的监测也需按疾病本身固有的规律进行，当前乃至将来主要仍需按疾病本身某些流行病学规律进行监测。为进一步提高监测水平，应注意以下几方面：①进一步加强数学在布病监测与分析中的运用。②注意探讨某些天文学现象与布病疫情的关系，如厄尔尼诺现象等。③关注免疫遗传与布病发病的关系等。如当前已有人注意到了 HLA 与布病的关系，并开始做一些探索。④加强基因组分型在布病暴发识别预警和溯源中的运用。

此外，随着现代信息科技的发展，如何更好地利用信息化手段，将物联网、移动互联网、大数据和地理信息系统（GIS）等新方法、新技术更好地应用于基层布病的筛查、诊断、治疗、随访，实现一体化管理，势必会大大提高监测系统的工作效率，进一步提升布病暴发疫情的早期发现能力，有效地对病例进行规范化管理，进而减少其慢性化。

三、病理学

因布鲁菌抗原丰富，毒力及毒力相关因子复杂多样，故布鲁菌侵入机体后会引起多部位和多系统损伤和发生复杂的致病过程。

（一）发病机制

布病的发病过程相当复杂，它与多种因素有关。虽然各国学者对发病机制做了大量研究，但远没有揭示出全部过程。

1. 感染过程　感染过程的形成及临床表现特点在很大程度上取决于侵入机体的布鲁菌型、途径、菌量、毒力和人体生理状态。感染过程可分 5 个阶段。

1）淋巴源性迁徙阶段　布鲁菌经皮肤、黏膜侵入组织间隙，随淋巴液到达局部淋巴结。被结内单核细胞吞噬的菌体在胞内生存繁殖，以此形成了原发病灶，此称为淋巴源性迁徙阶段。

2）菌血症阶段　原发灶繁殖的菌突破屏障进入淋巴及血流，形成布鲁菌血行播散，出现菌血症。细菌被吞噬细胞吞噬后在胞内生存繁殖，当细菌冲破细胞或被机体破坏时释放出内毒素等物质，形成败血症，可导致全身性感染及发热等一系列病理过程。

3）多发性病灶形成　继菌血症后细菌进入全身各实质脏器形成多发性病灶，布鲁菌主要寄居于网状内皮系统，如肝、脾、淋巴结和骨髓等。

4）慢性阶段　布鲁菌在组织脏器中生存繁殖和菌体产物不断入血,致使机体敏感性增高和反复发作。

5）慢性纤维化阶段　部分患者体内细菌被清除,感染过程终止,但致病后继作用仍可形成纤维化瘢痕性改变,以及因此产生的各种症状。

2. 自身免疫在发病中的作用　随着感染过程的发展,布病患者白细胞会出现偏低现象,也可呈现轻、中度贫血以及血小板减少等;进入慢性期会呈反复发作等。根据这些表现推测自身免疫可能参与发病。

多方研究证明,在不同种布病患者的血清中查到了抗自身肝、脾、心、淋巴结的抗体及抗核、抗胞质和抗血小板的抗体,这些抗体都有攻击自身组织的细胞毒作用,同时证明这种作用与抗体滴度有一定相关。

3. 各型变态反应在发病中的作用　已证明Ⅰ型变态反应性肺水肿,在布病患者中及菌苗免疫的人群中皆出现过Ⅰ型变态反应,而且这种过敏与 IgE 和 IgG 类抗体有关,但迄今尚不清楚它在发病中的作用。

在布病临床中早已看到某些患者白细胞减少、轻度贫血、菌苗疗法后转氨酶升高等现象;在实验室诊断中早已采用白细胞溶解试验作为参考指标。这些都提示在布病发病过程中可能有Ⅱ型变态反应参与。

临床早已观察到,某些患者可出现心内膜炎、心肌炎、皮肤小血管脉管炎、子宫内膜炎以及多数患者可出现关节滑膜炎等。实验证明,布鲁菌感染和发病可导致补体下降,循环免疫复合物出现及局部出现阿瑟氏（Arthus）反应等。这些都表明Ⅲ型变态反应在布病的病理过程中有不可忽视的作用。

Ⅳ型变态反应是由 T 淋巴细胞介导。早在 1920 年人们就采用布鲁菌过敏原做皮肤试验以检查布鲁菌感染或发病。20 世纪 70 年代又采用白细胞游走抑制试验及淋巴细胞转化试验作诊断参考指标。Ⅳ型变态反应在布病的发病过程中被公认,但在不同病期中其作用亦不同。在急性期虽有一定作用,但不是主要的;随感染的发展及致敏作用的加强,在亚急性期,尤其在慢性期更为明显。机制致敏可成为病理改变的基础,组织器官不仅出现肉芽肿,而且逐渐纤维化、坏死,肝、脾等器官相继出现损伤。

由此可见,布鲁菌感染虽可出现Ⅰ、Ⅱ、Ⅲ、Ⅳ型变态反应,但在不同病期及不同患者中出现的概率各不相同;只有Ⅳ型变态反应可在 90% 以上的布鲁菌感染者或布病患者中出现,其他几型出现的概率目前很难说清。这些型别变态反应的出现有时交互在一起,很难确定它们出现的时限,某些临床表现及病理改变也难以明确是哪一型别的表现,如滑膜炎有的属Ⅲ型,有的属Ⅳ型,有的几型混合。

4. 免疫抑制在发病中的作用　近年来免疫抑制作用在布病发病中的作用较受关注,研究表明,无论布鲁菌苗株或强毒株感染动物或人体都会发生免疫抑制现象。用大量布鲁菌抗原多次注射豚鼠后可观察到,巨噬细胞出现空泡,被吞噬菌在胞内大量繁殖。布鲁菌感染小鼠时,B、T 淋巴细胞都受抑制,B 淋巴细胞受抑制最强。慢性患者出现 $CD4^+$ 细胞降低,$CD4^+/CD8^+$ 比值下降。这些都说明布鲁菌感染后引起免疫功能下降。

5. 内分泌在发病中的意义　有研究表明,布鲁菌感染会导致内分泌功能改变,在布病中有一定作用,但因果关系尚不明确。

6. 慢性布病的发病机制　布鲁菌的细胞内寄生方式限制了宿主先天性和适应性免疫反应的作用,

同时隔离来自一些抗生素的作用,使病原体不易被清除,疾病不易根治,容易转为慢性。布鲁菌感染最突出的特征是它以隐性模式运作,即可以逃避宿主细胞免疫监测。布鲁菌可以通过多种方式干扰巨噬细胞抗原递呈活性,避免引起巨噬细胞完全的炎性和抗菌反应,以及最终的天然和特异性免疫反应,从而使布鲁菌逃避宿主的免疫反应。

布鲁菌的 LPS 是弱抗原,在感染早期,布鲁菌被吞噬后,不会促进巨噬细胞的活化,吞噬布鲁菌的树突状细胞也不会变得成熟和活化。白细胞也不会脱颗粒。因此细胞外介质没有显著的介质释放。布鲁菌既不通过直接作用,也不通过活化的粒细胞激活补体级联反应,导致这些细胞介导的组织损伤非常小。LPS 还可以和 MHC-Ⅱ类分子形成复合物干扰巨噬细胞抗原提呈效应,削弱宿主的细胞免疫作用。使布鲁菌达到了长期在宿主巨噬细胞内寄生的目的。

布鲁菌还能通过脂蛋白,特别是脂蛋白 Omp19 抑制 MHC-Ⅱ类表达和抗原加工,使布鲁菌可以有效地阻止宿主的免疫系统对其产生很强的免疫反应,使其有机会入侵细胞并在细胞内存活,建立急性和慢性感染。布鲁菌的 BvrR / BvrS 系统可导致包括 Omp25 和 Omp22 在内的各种细胞表面蛋白表达的改变,允许布鲁菌结合并穿透宿主细胞。

布鲁菌还可以通过改变布氏小体(BCV)在内吞途径中的成熟过程,从而抑制 BCV 与溶酶体融合,致使布鲁菌可长期存留于这些巨噬细胞的 BCV 中,实现在吞噬细胞中生存和繁殖。BCV 到达内质网后,由于内质网的保护,布鲁菌可以逃避宿主免疫系统的监测和吞噬细胞的杀菌活性对细菌的损伤,从而在内质网提供的安全环境中长期存活和复制。此外,布鲁菌感知调节蛋白 BvrR/BvrS 双组份系统使细菌能够适应营养缺乏环境,也使得细菌能够在胞内长期存活,形成慢性感染。

总之,布鲁菌不仅具有抵抗吞噬细胞杀菌作用的能力,并可阻止抗原特异性 T 细胞对其的识别,从而形成有利于其生存和繁殖的微环境,导致慢性持续感染。

(二)病理变化

布鲁菌侵入机体后可经菌血症播散至全身,因此其病理变化也可涉及全身的组织和器官,包括皮肤、淋巴结、心血管系统、肝、脾、肺、骨髓、泌尿生殖系统、神经系统及骨关节系统等。布病的病理形态学特点主要是:①病理损伤虽然可能是全身性的,但最易受累的是肝、脾、淋巴结及骨关节系统。②病理损伤不仅发生在间质细胞,实质器官的细胞也会发生。

四、临床学

(一)临床表现

1. 人群布病临床表现　人患布病后临床表现是多种多样的,几乎没有什么特征性的临床表现。我国 2019 年发布了最新的中华人民共和国卫生行业标准《布鲁菌病诊断》(WS 269—2019),将病程分为急性期(发病 3 个月)、亚急性期(3～6 个月内)和慢性期(6 个月后)。

1)潜伏期　布病潜伏长短不一,一般为 1～3 周,平均为 2 周。

2)发病与前驱表现　多数病例发病缓慢,有 10%～30% 患者发病急骤。缓慢发病者前驱期的主要表现颇似感冒,表现为全身不适、乏力倦怠、食欲减退、头痛、失眠、肌肉及骨关节酸痛、出汗和低热等。前驱期持续时间差异甚大,短者几天,长者达数周。起病急骤者一般没有前驱期,发病伊始表现为恶寒、高热、大汗等急性期症状。

3)主要症状与体征　国内观察了大量布病患者,并对其临床表现做了系统分析。①发热:这是常见表现之一,可见于各期患者。发热常伴有寒战、关节肌肉痛、头痛及大量出汗等。热型变化不一,有波状热、不规则发热、间歇热、弛张热和长期低热。布病过去常见的波状热现已不多见。当前多数病例是低热和不规则发热。②多汗:出汗是布病主要症状之一,尤以急性期患者为甚。与一般发热性疾病不同的是出汗相当严重,多与发热并存。当体温下降时更为明显,常可湿透衣裤。汗质黏滞,多为夜汗。③骨关节和肌肉痛:这是布病重要症状之一,常是患者就医的主要原因。疼痛部位多见于大关节及肌肉,以腰、膝、髋、肘等部位为主。在急性期多为游走性疼痛,与风湿有相似之处,有刺痛感。进入慢性期关节肌肉痛多限于某一部位,多为钝痛,个别患者可出现关节僵直和功能障碍。④肝、脾和淋巴结肿大:这是布病的主要体征,约占 30%。但国外资料统计表明,此体征约占 80%,压痛不明显。⑤其他症状体征:除头痛、乏力、食欲减退外,少数男性患者可出现睾丸炎或附睾炎。少数女性患者可有乳腺炎、卵巢炎、子宫内膜炎等。个别患者可伴有神经或轻度精神及心血管等的症状体征。

2. 家畜布病临床表现　在一般情况下,不同种布鲁菌感染不同宿主,如牛种布鲁菌只感染各类牛。但在某些情况下又可出现转移性感染,如羊种菌主要是感染绵羊、山羊,但有时也能感染牛、骆驼、犬等家畜。尽管不同布鲁菌所感染的动物不同,但引起的临床表现都大同小异。

1)流产　家畜感染布鲁菌发病后主要表现是受孕母畜流产,流产多发生在第一次感染,流产次数一般不超过 3 次。有的家畜只流产 1 次,以后再感染也不出现流产。有些母猪流产后常出现后肢麻痹。

2)不育、死胎及胎盘滞留等　是家畜感染布病的常见表现。

3)睾丸炎及附睾炎　公畜感染发病常见睾丸或附睾肿大,尤其是 *B.ovis* 菌感染的公羊更为常见。

4)跛行　家畜感染布鲁菌后跛行是常见的表现之一,羊感染后尤为常见,关节肿大,常称“拐子羊”。

5)食欲减退,消瘦　布鲁菌感染后出现食欲减退、消瘦,导致乳、肉量减少,毛色无光泽等。

6)其他症状体征　羊感染后还可出现咳嗽症状,马被牛、猪种布鲁菌感染后常出现脓性黏液囊炎,常见到“马肩瘘管”或“马颈背疮。”

(二)临床诊断

对布病的临床诊断主要依据流行病学史、临床表现和特异性实验。有关流行病学前已述及,特异性实验诊断后述,根据布病临床表现进行诊断是相当困难。因布病无特征性表现,故其症状体征只能作临床诊断的参考。正因为如此,在临床诊断上必须与许多疾病鉴别。

在布病急性期应与流行性感冒、风湿热、伤寒及副伤寒、肺结核、淋巴结核、败血症、疟疾、Q 热、小肠结肠炎等相鉴别。在慢性期应与风湿性关节炎、结核性关节病、睾丸及附睾结核、化脓性关节炎、神经症等相区别。

1. 风湿热　布病与风湿热相同之处是发热及游走性关节痛。风湿热可见特殊心脏改变、风湿结节等,少见肝、脾肿大体征。风湿热表现为中性粒细胞升高,红细胞沉降率明显加快,抗“O”阳性等。

2. 肺结核　因布病具有低热、多汗、易烦躁和淋巴细胞升高等表现,易与结核混淆。肺结核全身中毒症状较重,明显消瘦、两颊潮红、咳嗽等可与之鉴别。胸部 X 线检查可明确诊断。

3. 风湿性关节炎　慢性布病与风湿性关节炎均以牧民为多见。两者鉴别要点是,风湿性关节炎多有风湿热病史,一般不发生关节畸形,心脏可出现改变,红细胞沉降率快,中性粒细胞升高,抗“O”滴度上升,服抗风湿药物有明显疗效。

（三）临床治疗

布病是传染病，但鉴于该病由人传给人的机会极少，在治疗患者时不必特别强调隔离治疗，另外，因布病临床症状多样性和发病机制复杂，在治疗时应采取以某种疗法为主的综合性治疗。

1. 急性期治疗　该期治疗采用以抗菌疗法为主的综合治疗。

1) 急性期无并发症　具体方案见表 4-8-4。

一线方案：多西环素联合利福平或链霉素，疗程 6 周。

二线方案：因药物过敏或可及性等原因不能使用一线药物或效果不佳的，可酌情选用以下方案：多西环素合用复方磺胺甲噁唑；利福平合用氟喹诺酮类。疗程均为 6 周。

2) 难治性病例　可在以上治疗方案基础上，加用氟喹诺酮类或三代头孢菌素类静脉制剂，至少 2 周。

2. 慢性期治疗　慢性期急性发作病例治疗多采用四环素类、利福霉素类药物，用法同急性期，部分病例需要 2～3 个疗程。

1) 中医中药疗法　用中医理论和中药对慢性布病进行治疗为我国独有。因慢性发病原因复杂，采用中医辨证施治的原则，可收到良好的疗效，切忌用一方一药治疗所有慢性患者。按中医理论将慢性布病分为虚证型、血瘀型、痹证型和湿热型。其治疗原则分别是扶正固本、活血化瘀、蠲痹活络和清利湿热。

2) 激素疗法　因激素有抗炎、抗毒、抗过敏等作用，可在某些患者中予以应用，但不是对所有慢性患者均适宜。主要用于有严重中毒症状者、睾丸肿痛、其他疗法效果不佳的顽固性关节疼痛等。常用激素有强的松、氢化可的松、醋酸氢化可的松等。用激素疗法必须注意不宜时间过长，一定要在医生指导下进行。

3) 其他疗法　因症状体征不同可辅以不同的疗法，如透热疗法、电疗法、放射治疗、封闭疗法和支持疗法等。

表 4-8-4　布病无合并症治疗方案推荐

类别	抗菌治疗方案	
	一线方案	二线方案
急性期 无合并症	利福平（6 周）+ 多西环素（6 周） 利福平（6 周）+ 链霉素（2～3 周）	多西环素（6 周）+ 复方磺胺甲噁唑（6 周） 利福平（6 周）+ 左氧氟沙星（6 周）
慢性期 无合并症	用法同急性期无合并症，可延长 2～3 个疗程	多西环素（6 周）+ 复方磺胺甲噁唑（6 周）

3. 并发症治疗

1) 骨关节系统

（1）治疗前评估：对合并脊柱炎患者应进行系统性评估，建议包括以下内容：①详细病史询问和系统的神经系统检查，如运动和感觉检查等。②采集 2 套常规血培养，并记录基线 CRP 和 ESR 值。③推荐进行磁共振检查。④留取血样进行细菌培养和血清学检测。⑤有真菌感染危险因素，进行真菌血培养和相关血清学检查。⑥对于有结核杆菌感染风险时，进行 PPD 和（或）干扰素释放试验，评估是否存在结核杆菌感染。⑦请感染内科和骨科专科医生评估病情。

（2）内科抗菌治疗：国外建议选用 2 种抗生素治疗，以多西环素为基础的治疗方案为最优选择。多西环素（100 mg 口服，每日 2 次，12 周）联合链霉素（1 g，肌内注射每日 1 次，持续 14～21 d）效果最佳；其次为利福平（15 mg/kg 或 600～900 mg 口服，每日 2 次）联合多西环素（100 mg 口服，每日 2

次,12周)。我国布病指南建议,3种抗生素联合使用,多西环素、利福平(或链霉素)、联合三代头孢类抗生素。治疗疗程至少12周,必要时延长疗程,直到症状和体征消失,炎症指标表现正常。建议每4周随访临床症状、体征、CRP和ESR等炎症指标检查,在治疗效果不佳时和(或)存在椎旁或硬膜外软组织脓肿时行影像学检查。

(3)手术治疗:尚无骨关节并发症的手术指征共识,目前的临床实践经验,符合以下任一指征者可行手术治疗:①经过4～6周规范抗布鲁菌治疗后神经功能缺损症状不改善。②经过4～6周规范抗布鲁菌治疗后,脊柱畸形或不稳定仍存在。③局限性脓肿经过内科治疗无效,仍反复发生菌血症;或者腰背痛持续加重。

2)泌尿生殖系统 治疗方案根据疾病分期决定,必要时可加用小剂量糖皮质激素。对于合并脓肿患者必要时外科治疗。

3)呼吸系统 治疗原则根据疾病分期决定,利福平联合多西环素为首选方案,预后较好,病死率小于1%。脓肿和胸腔积液必要时外科干预。

4)胃肠道系统 内科治疗原则根据疾病分期决定。对于合并脓肿患者必要时行外科手术治疗。

5)血液系统 治疗原则根据疾病分期决定,单纯的血细胞减少,给予抗菌治疗即可,出现噬血细胞综合征,根据血红蛋白、血小板减少程度给予支持治疗,不建议激素和免疫抑制剂治疗。

6)神经系统 建议选用能够通过血脑屏障有抗布鲁菌活性的抗生素进行治疗,常用多西环素、利福平、头孢曲松和复方磺胺甲噁唑,通常3药联合治疗。以头孢曲松为基础的治疗方案效果更加。治疗疗程根据患者的治疗反应情况而定,如症状、体征和化验检查等,治疗终点建议为脑脊液参数完全恢复正常。

7)心血管系统并发症 布鲁菌感染导致心内膜炎,虽然发生率低,但致死率高。建议至少3个药物联合治疗。如在多西环素、利福平基础上,加用静脉用左氧氟沙星或三代头孢类抗菌药物,或4个药物联合治疗。静脉用药至少2周,然后根据病情变化调整至口服药物维持治疗。如果因瓣膜赘生物、瓣膜破坏或脱垂、脓肿形成等需要手术治疗时,建议在密切监护条件下,先抗菌治疗,待体温稳定、血培养转阴后再行手术治疗。布鲁菌感染心内膜炎的抗菌治疗疗程至少需要3个月,甚至6个月,要视临床情况综合分析而定。

4. 布病的耐药进展

1)羊种布鲁菌抗生素敏感性 在秘鲁,48株羊种1型菌株的药敏实验,所有菌株对多西环素、阿奇霉素、庆大霉素、利福平、环丙沙星和复方磺胺甲噁唑敏感。在土耳其,93株羊种3型菌的药敏试验,所有菌株对恩诺沙星、土霉素和四环素敏感,所有的菌株对氯唑西林、林可霉素和万古霉素耐药,其他药物都有不同程度的耐药菌株存在,其中93株羊种3型中有2株对利福平产生耐药。我国布病课题组用肉汤微量稀释法对150株人源羊种布鲁菌进行9种抗生素(利福平、环丙沙星、左氧氟沙星、多西环素、链霉素、复方磺胺甲噁唑、头孢曲松钠、克拉霉素、阿奇霉素)药物敏感实验,发现1株耐利福平,6株耐复方磺胺甲噁唑。文献证实 *rpoB* 耐药基因突变与利福平耐药明显相关,而耐复方磺胺甲噁唑耐药机制尚未报道。

2)耐药机制 Sylvia V 等进行了布鲁菌 *rpoB* 耐药基因的检测,证实了 *rpoB* 耐药基因突变缺失与利福平耐药明显相关。塔拉等开展了S2疫苗株的4种抗生素的敏感试验以及不同浓度抗菌药物选择压力下的布鲁菌突变特征的研究。结果显示利福平与利福布汀筛选出的突变株中均存在 H536Y、S532L、H536R、R539H 氨基酸位点的突变;而且在利福平耐药株中还发现了 Q523L 突变体的存在;从 *rpoB* 基因的突变特征推测 H536Y 突变体可能是导致利福霉素耐药的稳定突变体,而布鲁菌对抗喹诺酮类药物的机制具有能量的依赖性,可能与膜孔蛋白的变化关联,通常是降低膜蛋白的通透性。

布鲁菌体外药物敏感性试验,发现布鲁菌菌种间有差异。临床病例药物治疗分析显示,在抗生素控制不严的地区,出现了抗生素敏感性降低的现象。在抗生素严格控制的地区,多西环素和链霉素联合应用是治疗布病的一线药物,多西环素和利福平,左氧氟沙星和利福平联合应用可以作为二线药物。在抗生素滥用地区,对患者分离的菌株需要做药敏试验,方可确定应用抗生素治疗的种类。目前对布鲁菌耐药机制研究主要集中在:喹诺酮类耐药基因 *gyrA*、*gyrB*、*parC*、*parE* 和 *norMI*;利福平和氟喹诺酮类耐药基因 *rpoB*;大环内酯类药物,如阿奇霉素和克拉霉素耐药基因 *erm*, *mef* 和 *23S rRNA* 基因突变;四环素类(四环素、多西环素和米诺环素)耐药基因包括:*tetM*、*tetO*、*tetX* 和 *16S rRNA* 的突变;头孢菌素耐药基因有 *penA* 和 *penB*,多重可传递耐药系统基因(*mtrR*、*mtrC*、*mtrD* 和 *mtrE*),以及孔蛋白基因 *pilQ*、*gyrA* 和 *parC* 基因可影响头孢菌素药物的敏感性。当敏感型菌株因抗菌药物选择性压力而被大量抑制后,某种稳定突变体的耐药型菌株才能得以迅速繁殖而成为优势菌,获得数量上的优势并导致耐药现象的发生。

五、实验室诊断

(一)病原学检查

1. 从人畜病源材料中培养分离病原体

1)从疑似布病患者的材料中分离培养

(1)血培养:采用卡氏双相培养基培养布鲁菌。无菌取血后加到双相培养基的肉汤中,然后置适宜温度培养。定期观察培养结果,如果无细菌生长,持续培养 3～4 周,仍无可疑菌生长方可定为阴性。

(2)骨髓培养:按临床穿刺法取骨髓,按血培养法进行培养。

(3)动物接种分离布鲁菌:为提高布鲁菌分离率和从污染材料中分离布鲁菌,常用动物接种分离病原。被检材料经皮下或腹腔接种,接种后一方面观察血清和皮内变态反应,另一方面进行细菌分离。

2)从可疑疫畜中分离培养

(1)从流产胎儿、胎盘中分离:取流产胎儿清洗后用甲酚皂液消毒,然后在无菌条件下解剖取各脏器组织分离培养。取流产或正产的胎盘清洗后,研磨或剪碎后接种到培养基上培养。

(2)从阴道分泌物分离:将牲畜外阴部清洗消毒后,用扩阴器及棉拭子取阴道黏液,直接涂到选择培养基上培养。

(3)从乳汁中分离:清洗消毒牲畜乳头后,挤出最初乳汁数滴弃之,再取乳离心,取沉淀物及上层奶皮接种到选择培养基上培养。

(4)血培养:按人的血培养方法进行。

(5)脏器培养:对可疑布病动物屠宰时,取脏器进行细菌分离。选取肝、脾、淋巴结、骨髓等组织器官,研磨或剪碎后接种到培养基上培养。

2. 布鲁菌鉴定 从可疑的人畜病料中分离到可疑布鲁菌应进行鉴定,以确认或排除布鲁菌。

1)菌落及镜检 布鲁菌在固体培养基上生长形成菌落或菌苔,其表面光滑、无色透明、均质样。除上述特征外,菌落中时常带细小颗粒,初为透明状(或称露滴状),以后逐渐浑浊,小菌落为 0.05～0.10 mm,大者为 3～4 mm。

经对菌苔或菌落初步识别后,进一步做涂片、染色、镜检。布鲁菌为革兰氏阴性菌。用柯氏染色为红色,背景为绿色。

2)布鲁菌的确认 经菌落、镜检等初步识别后,应进一步做物理、化学及生物学鉴定。如果只为确定是否为布鲁菌,只需用布鲁菌阳性血清(S 型和 R 型)做玻片凝集试验即可,出现凝集阳性基本可以确认为布鲁菌。想要更准确地鉴别可用分子生物学方法,常采用 Bruce-Ladder 和 AMOS 等 PCR 方法。

　　3) 布鲁菌种型的鉴定　从流行病学调查及监测需求或从临床治疗效果考虑,对分离培养物不仅需确定布鲁菌,而且还需确定种型,因此应进行布鲁菌的种型鉴定(表 4-8-5)。

表 4-8-5　布鲁菌属鉴定分类

种别	生物型	CO₂需求	H₂S产生	染料抑菌		单相血清			RTD噬菌体裂解				氧化代谢试验												常见宿主
				硫堇	复红	A	M	R	Tb	Wb	Bk	Fi	*l* 氨基丙酸	*l* 天冬氨酸	*l* 谷氨酸	*l* 精氨酸	*dl* 瓜氨酸	*dl* 鸟氨酸	*l* 赖氨酸	*d* 核糖	*d* 木糖	*d* 半乳糖	*d* 葡萄糖	赤藓醇	
牛种菌	1	±	+	−	+	+	−	−	+	+	+	+	+	+	+	−	−	−	−	+	−	+	+	+	牛
	2	±	+	−	−	+	−	−	+	+	+	+	+	+	+	−	−	−	−	+	−	+	+	+	
	3	±	+	+	+	+	−	−	+	+	+	+	+	+	+	−	−	−	−	+	−	+	+	+	
	4	±	+	−	±	−	+	−	+	+	+	+	+	+	+	−	−	−	−	+	−	+	+	+	
	5	−	−	+	+	+	−	+	+	+	+	+	+	+	+	−	−	−	−	+	−	+	+	+	
	6	±	−	±	+	+	−	−	+	+	+	+	+	+	+	−	−	−	−	+	−	+	+	+	
	7	±	−	±	+	+	−	−	+	+	+	+	+	+	+	−	−	−	−	+	−	+	+	+	
	8	−	+	+	+	+	−	+	+	+	+	+	+	+	+	−	−	−	−	+	−	+	+	+	
羊种菌	1	−	−	+	+	+	−	+	−	−	−	−	+	−	+	−	−	−	+	−	−	+	+	+	绵羊、山羊
	2	−	−	+	+	+	+	+	−	−	−	−	+	−	+	−	−	−	+	−	−	+	+	+	
	3	−	−	+	+	+	+	+	−	−	−	−	+	−	+	−	−	−	+	−	−	+	+	+	
猪种菌	1	−	+	+	−	+	−	−	−	−	+	±	−	−	+	+	+	+	+	+	+	+	+	+	猪
	2	−	−	+	+	−	+	+	−	−	+	±	−	−	+	+	+	+	+	+	+	+	+	+	野兔
	3	−	−	+	+	+	+	+	−	−	+	±	−	−	+	+	+	+	+	+	+	+	+	+	猪
	4	−	−	+	+	+	+	+	−	−	+	±	−	−	+	+	+	+	+	+	+	+	+	+	驯鹿
	5	−	−	+	+	+	+	+	−	−	+	±	−	−	+	+	+	+	+	+	+	+	+	+	鼠类
沙林鼠种		−	+	−	−	+	−	−	±	+	+	+	−	+	+	+	+	+	+	−	+	+	+	+	沙林鼠
附睾种		+	−	+	−	−	−	+	−	−	−	+	±	+	+	−	−	−	−	−	−	−	−	−	绵羊
犬种		−	−	+	−	+	−	+	−	−	−	+	+	−	+	+	+	+	+	+	+	+	+	±	犬

注:+表示部分裂解;−表示多数菌株不生长;±表示不恒定(有时阳性,有时阴性)。

（1）CO_2 需求：布鲁菌属中某些种型，初代分离培养时在空气中需含一定量 CO_2，一般是在培养环境中补充 5%～10% CO_2 即可。牛种布鲁菌某些型及绵羊附睾种菌需此条件。

（2）染料抑菌试验：不同种型布鲁菌对不同染料敏感性不同，虽可进行多种染料试验，但常用的是硫堇和复红。将一定浓度的两种染料加到培养基中，然后培养布鲁菌，观察生长状况。

（3）H_2S 产生试验：由于不同种型布鲁菌对培养基中含硫氨基酸分解代谢能力不同，H_2S 产生量亦异。用醋酸铅纸检查产生的 H_2S 量，以鉴定不同种型。

（4）单相血清 A 和 M 凝集试验：不同种型的 S 型菌表面 A 与 M 抗原比例不同，羊种型菌 M∶A 为 20∶1；牛种 1 型菌 M∶A 为 1∶20；猪种 1 型菌 M∶A 为 1∶2，此特点可作为鉴定指标之一。

（5）R 型血清凝集：因布鲁菌属犬种菌及绵羊附睾种菌是天然粗糙种，它们与 A、M 血清及 S 型菌抗血清均不凝集，只与 R 型抗血清凝集，故以此鉴定 R 型布鲁菌种。

（6）噬菌体裂解试验：一般说来噬菌体裂解试验具有特异性。近些年，国际上从不同种布鲁菌或用人工诱变方法，分离到数十株不同特点的布鲁菌噬菌体。将它们分为 Tb、Fi、Wb、Bk、Iz 和 Np 群，但 Np 群尚未获公认。国际公认的 Tb 噬菌体特异性裂解牛种布鲁菌。

在此应强调的是，只有 Tb 和 R 群噬菌体特异性较强，其他几群噬菌体裂解布鲁菌具有广谱性。

（二）血清学检验

血清学检验是人畜布病诊断、流行病学调查、监测最常用的方法，也是最简便、易行和快捷的方法。

1. 血清凝集试验　布病血清凝集试验最常用，其种类繁多，包括玻片、试管、协同、含巯基化合物等凝集试验法。广泛用于诊断、流行病学调查和监测的是玻片和试管凝集，但有时因特殊目的也采用其他凝集试验。

1）玻片凝集　玻片凝集大体分为两种：一种是 Huddleson 平板凝集，另一种是虎红平板凝集（RBPT）。前者于 20 世纪 50 年代至 80 年代用得较多，后者于 70 年代兴起，迄今已逐渐取代前者。

RBPT 所用抗原为酸性（pH 值 3.6～3.9），带色，与被检血清作用时对 IgM 类抗体有一定抵制作用，所以能在一定程度上提高反应的特异性。取一滴被检血清加一滴 RBPT 抗原，在脱脂玻片上混匀，在 5 min 内观察结果。该法广泛用于布病流行病学调查和监测，临床诊断只作为参考指标。

2）试管血清凝集试验（SAT）　该试验是国际上标准化的试验，是人畜布病的确诊性试验，在布病诊断及流行病学调查中占有重要地位。

将被检血清用生理盐水做连续倍比稀释，然后向每管中加入定量抗原，混匀后放到 37 ℃温箱中 18～20 h，取出置室温 2 h 后判定结果。诊断人及大家畜（牛、骆驼等）布病以滴度 1∶100 以上为阳性，诊断小家畜（羊、猪）以滴度 1∶50 以上为阳性。

2. 抗球蛋白试验　此试验在布病诊断中又称 Coombs 试验或称不完全抗体检查法。布鲁菌侵入机体可刺激产生完全和不完全抗体。不完全抗体和抗原结合后肉眼看不见其反应，需借助具有双价抗体性质的抗球蛋白抗体，通过桥联作用将不可见反应变为可见反应。

本试验第一步与 SAT 完全相同，取其可疑反应管及阴性反应管再进行第 2 步反应。第 2 步反应是离心洗涤各可疑管和阴性反应管，然后向各管中加入一定量抗免疫球蛋白的血清，混匀置 37 ℃过夜，取出放室温 2 h 判定结果。我国规定 1∶（320～400）为诊断人和大家畜布病标准。

此实验主要用于临床诊断，特异性良好，敏感性较佳，但操作繁琐。

3. 补体结合试验（CFT）　CFT 是涉及 2 个反应系统 5 种成分的复杂试验。每管取以生理盐水倍比稀释的被检血清各 0.2 mL，向各稀释管中加布鲁菌 CFT 抗原 0.2 mL，再加一定量补体 0.2 mL，置 37 ℃水浴 30 min，之后向各管加溶血系统 0.4 mL，再在水浴中作用 30 min，取出后判定结果。从 50% 溶血到无溶血判为阳性。诊断人与大家畜布病以滴度 1∶10 及以上为阳性，小家畜以滴度 1∶5 及以上为阳性。

CFT 对诊断人畜布病特异性非常好，敏感性稍差。在难以诊断的个案中采用，CFT 反应分为 2 种：温 CFT 和冷 CFT。上述为温 CFT，冷 CFT 是用已知抗体查抗原。已知抗体与未知被检标本及补体在 4 ℃作用 16～18h，取出后再加溶血系统，以后步骤同温 CFT。

4.ELISA　ELISA 可以检测人体内的布鲁菌 IgA、IgM 和 IgG 抗体，实验原理、方法可能因试剂盒不同而有差别，具体实验参照试剂盒说明书进行操作并判断结果。此法具有敏感、特异、快速等优点，现已广为采用。

5. 胶体金免疫层析试验（GICA）　胶体金能通过物理作用稳定又迅速地吸附蛋白而不改变蛋白的生物活性，布鲁菌 GICA 是用金标记 proteinA 以间接法来检测血清中的抗布鲁菌抗体。当样本中含有的布鲁菌抗体时，抗体可与固定在特殊纤维膜上的金标 proteinA 反应形成复合物，经毛细引力作用向前移动至检测板的检测区，被固定在膜上的布鲁菌抗原捕获，形成一条深红色反应线，如样本中无布鲁菌抗体时，则检测区不会形成红色反应线，而未被结合的金标物移动到对照区与质控物形成一条红线。此方法具有简便、快速、容易操作等优点，不需要特殊设备和仪器，适于基层大规模的筛查。既可以检测 IgM 类抗体，又可以检测 IgG 类抗体。

布鲁菌与近 30 种微生物有共同抗原，在血清检验中偶有交叉反应出现，影响诊断及流行病学调查的准确性。其中布鲁菌与耶尔森菌属的交叉反应最为明显，严重干扰诊断。国内外都十分关注此问题。

（三）乳环状试验

在诊断家畜布病中除采用血清学方法外，对泌乳的母畜常采用乳环状试验。当乳中存在布鲁菌特异性抗体时，能与加入的带颜色的布鲁菌抗原结合出现凝集。该抗原—抗体复合物又被乳汁中脂肪球吸附，在 37 ℃温箱中孵育时，因乳脂轻而浮于表面，故在乳脂层中形成带色的环状带，乳柱其他部分无色。

取鲜牛奶 1 mL 于小试管内，加 1 滴布鲁菌乳环抗原，混匀 37 ℃温箱中 60 min，取出判定结果。此法简便易行，便于基层或奶牛场应用。该法特异性尚好，但敏感性低。该法是定性试验，如用阴性乳稀释后检查也可做定量试验。当乳中抗体滴度超过 1∶32 以上时常表明乳中可能有布鲁菌存在。此法也用于羊奶、骆驼奶等。

（四）分子生物学检验

核酸扩增检测具有高灵敏度高特异性的特点，针对布鲁菌特异基因设计特异引物进行扩增检测。目前 PCR 方法主要用于增菌培养物、疑似布鲁菌进行属、种（型）鉴定，也用于临床标本和外环境检测。

1.BCSP31-PCR　BCSP31 蛋白存在于布鲁菌属各个种各生物型菌株中，根据 BCSP31 核苷酸序列设计的一对 B4、B5 引物对疑似布鲁菌进行核酸检测，引物序列见表 4-8-6。扩增参数：预变性 93 ℃ 5 min。变性 93 ℃ 1 min；退火 60 ℃ 1 min；延伸 72 ℃ 1 min，30 个循环。最后延伸 72 ℃ 10 min。样本出现扩增目的片段长度为 224 bp 时,判定为核酸检测阳性,所检测菌株为布鲁菌属。

2.AMOS-PCR AMOS-PCR 是 Abortus、Melitensis、Ovis 及 Suis 第一个字母的缩写方法命名的 PCR 方法。可鉴定牛种布鲁菌(1、2、4 型),羊种布鲁菌(1、2、3 型),猪种布鲁菌(1 型)以及绵羊附睾种布鲁菌,引物序列见表 4-8-7。扩增参数:扩增参数:预变性 93 ℃ 5 min。变性 93 ℃ 1 min;退火 60 ℃ 1 min;延伸 72 ℃ 1 min,40 个循环。最后延伸 72 ℃ 10 min。AMOS-PCR 根据条带情况可鉴别布鲁菌牛种 1、2、4 型(498 bp),羊种布鲁菌(731 bp),猪种 1 型(285 bp),绵羊附睾种(961 bp)。

3. RT-PCR 针对 Bcsp3l 基因的 TaqMan 探针实时 PCR 检测方法,高于普通 PCR 的灵敏度。引物及探针序列见表 4-8-8。扩增参数:预变性 95 ℃ 2 min。95 ℃ 20 s;60 ℃ 30 s,40 个循环。在退火阶段检测荧光信号。布鲁菌属各菌种均能特异地扩增出荧光曲线。

表 4-8-6 BCSP31-PCR 引物序列和产物长度

引物名称	序列	长度 /bp
B4	5′ -TGG CTC GGT TGC CAA TAT CAA-3′	224
B5	5′ -CGC GCT TGC CTT TCA GGT CTG-3′	

表 4-8-7 AMOS-PCR 引物序列和产物长度

	引物名称	序列	长度 /bp
上游	A 牛种 1, 2, 4 型	GAC GAA CGG AAT TTT TCC AAT CCC	498
	M 羊种 1, 2, 3 型	AAA TCG CGT CCT TGC TGG TCT GA	731
	O 绵羊附睾种	CGG GTT CTG GCA CCA TCG TCG	961
	S 猪种 1 型	GCG CGG TTT TCT GAA GGT TCA GG	285
下游	IS711	TGC CGA TCA CTT AAG GGC CTT CAT	

表 4-8-8 RT-PCR 引物和探针序列

引物名称	序列
Bcsp3lFP	5′ -ACC TTG CCC TTG CCA TCA T-3′
Bcsp3lRP	5′ -AGT CCG GCT TTA CGC AGT CA-3′
探针 Bcsp3lPR	FAM-TGC CGT TAT AGG CCC AAT AGG CAA CG-BHQ1

六、防控措施

布病的预防控制与消除是一项艰巨、长期的任务,必须贯彻"预防为主,防治结合"的基本方针,依据《中华人民共和国传染病防治法》《中华人民共和国动物防疫法》等法律法规,突出政府行为,部门协作,科学防治,全社会参与,以达到预防控制和消除布病的目的。

(一)我国防治布病的阶段

中华人民共和国成立后,我国布病防治大致经历了五个阶段:

第一阶段是 20 世纪 50 年代初期至 60 年代中期。主要开展疫情普查,探索防治对策、措施、诊断和治疗方法,组织培训技术人员,只在有限地区开展布病防治工作。

第二阶段是 20 世纪 60 年代中期至 70 年代中期。以点带面,全面深入开展防治,总结防治经验,继续探索防治对策,确定以免疫为主的综合性防控措施。

第三阶段是 20 世纪 70 年代中期至 80 年代中期。布病防治开始走向规范化,制定了全国布病防治规划。确定"以畜间免疫为主的综合性防控措施",在全国范围内推行,并组织考核验收。

第四阶段是 1989 年至 2004 年。防治工作进入分类指导阶段,确定畜间采取"因地制宜地以免疫、检疫、病畜淘汰为主的综合防控措施",人间采取"早发现、早治疗、早处理"为内容的"三早"措施。

第五阶段是 2005 年至今。在全国 31 个省(市、区)和新疆生产建设兵团开展布病常规监测、高危人群筛查、职业人群宣传干预、疫情调查处置、病例治疗督导管理等工作。同期,在北方地区全面实施了畜间检疫、免疫和淘汰病畜等综合性措施,但因免疫效果不佳、检疫监管不严、活畜流动频繁、经费投入不足以及基层防疫体系薄弱等因素的影响,人畜间布病疫情仍然处于较高的流行态势。

(二)综合性防控措施

1. 控制与消除传染源　根据国外的经验,控制与消除布病传染源的主要措施是检疫、隔离和屠宰(淘汰)各类染疫畜。如果这项措施能彻底落实,就不必采用其他方法即可完全控制人畜布病的流行。

2. 切断传播途径　布鲁菌可经不同携带因子通过不同途径侵入机体,造成感染和发病。因此必须阻断一切可以发生感染的途径。

1)防止消化道感染　首先应按预防肠道传染病的一般要求,做好饮食和饮水卫生。特别是:①加强对奶及奶制品的消毒。奶应煮沸或经巴氏消毒后方可饮用。食品部门应凭家畜健康卡或检疫证收购牛、羊奶,制作奶制品时一定要经高温消毒处理。②对肉类亦应加强监督管理,严禁未经检疫的牛、羊、猪肉流入市场。

2)防止经体表接触感染　①对接羔助产人员及处理流产羔(犊)等人员加强个人防护,对流产物、畜圈及被污染场地应予以消毒。②对剪毛及收购、保管、搬运、加工皮毛的人员除加强个人防护外,要设置厂房劳动卫生保护措施,对皮毛应予以适当消毒处理,以防止接触感染。

3)防止呼吸道感染　布鲁菌可悬浮于空气中,随呼吸吸入,发生吸入感染。因此,对剪毛工、皮毛加工人员、布病实验室工作人员及菌苗生产人员等除加强个人防护外,应加强空气消毒措施。

3. 菌苗预防接种　用布鲁菌苗预防人畜布病是综合防控措施中重要手段之一。布鲁菌苗分为人用和畜用两类。

1)畜间预防接种　在全国范围内,种畜禁止免疫,实施监测净化;奶畜原则上不免疫,实施检测和扑杀为主的措施。一类地区采取以免疫接种为主的防控策略。二类地区采取以监测净化为主的防控策略。三类地区采取以风险防范为主的防控策略。

免疫家畜既可保护牲畜不受布鲁菌感染,也间接地保护了人群。我国免疫家畜最常用的畜用苗是猪 2 号苗(S2 菌苗)。此苗用于免疫羊群(绵羊、山羊),免疫方法是口服饮水(口腔灌服)免疫。此苗免疫期后 2 年,保护力在 70% ~ 80%。在我国的牛群的免疫常用牛种布鲁菌 19 号菌株活菌苗(皮下注射)和猪种布鲁菌 2 号菌株活菌苗(S2 菌苗),免疫效果均很好。猪群中基本上不免疫。还有羊 5 号苗(M5菌苗),我国只在个别地区用于羊的免疫。

2)人用菌苗　只在极少数国家和地区用活菌苗预防人间布病,我国历史上曾经使用过人疫苗104M,但由于免疫后抗体持续时间较短,保护力有限,且连续使用可能产生一定的不良反应,因此,不提倡大范围使用。只在有布病暴发或流行时或在紧急状态时,对严重受威胁人群,可使用菌苗进行预防接种。当发生重大或特别重大的布病突发公共卫生事件时,可由当地卫生行政部门提出申请,经批准后在周围一定范围的人群中进行预防接种,接种者不进行预防性服药。

4.预防布鲁菌感染免疫制剂的发展新动向　为了克服现有活菌苗的某些不足,研究人员采用各种手段,通过各种途径不断探索新的免疫制剂,其中包括组分疫苗、基因工程疫苗、抗独特型抗体疫苗和各类佐剂疫苗等。

综上所述,采用菌苗预防接种,在预防和控制布病中起到了良好作用,但这些菌苗都存在不同程度的缺点,故开展新的免疫制剂研制仍是亟待解决的重要难题之一。

第九章 肠出血性大肠埃希菌感染

大多数大肠埃希菌是肠道正常菌群，能够引起人腹泻的大肠埃希菌称为致泻性大肠埃希菌。致泻性大肠埃希菌包括肠产毒性大肠埃希菌（enterotoxigenic *E.coli*, ETEC）、肠侵袭性大肠埃希菌（enteroinvasive *E.coli*, EIEC）、肠致病性大肠埃希菌（enteropathogenic *E.coli*, EPEC）、肠出血性大肠埃希菌（enterohaemorrhagic *E.coli*, EHEC）、肠集聚性黏附大肠埃希菌（enteroaggregative *E.coli*, EAggEC）。O157：H7 大肠埃希菌属于 EHEC，是 EHEC 的主要血清型菌株。

一、病原学

（一）O157：H7 大肠埃希菌的毒力因子

O157：H7 大肠埃希菌的主要毒力因子有志贺毒素（Shiga Toxins, Stx）、LEE 毒力岛（locus of enterocyte effacement pathogenicity island, LEE PAI）和溶血素（hemolysin），还包括细菌表面的脂多糖（LPS）等。Stx 是最重要的毒力因子。

1. Stx　O157：H7 大肠埃希菌产生 Stx1 和 Stx2，它们在免疫学上无交叉反应，抗血清不能够互相中和。Stx1 和志贺氏 I 型痢疾杆菌产生的 Stx 在分子结构、受体、作用机理等方面几乎完全相同。Stx2 的变异性较大，有多个变种，如 Stx2c、Stx2v、Stx2e 等。临床分离菌株可以产生 Stx1 或 Stx2，也可以同时产生 Stx1 和 Stx2，甚至同时产生 Stx2 的多个变种。

Stx 是典型的 A–B 型毒素，由 1 个 A 亚单位和 5 个 B 亚单位组成。Stx1 和 Stx2 在真核细胞上的受体同为球丙糖酰鞘氨醇（Gb3），而 Stx2e 的受体为球丁糖酰鞘氨醇（Gb4）。Stx1 和 Stx2 的结构基因均位于溶源性噬菌体上，Stx2 变种的基因位于染色体上。Stx 可与真核细胞上的受体结合，通过内吞作用被转移到高尔基体，然后到达内质网，A 亚单位被转运到胞浆中，被胰蛋白酶水解为 A1 和 A2 两个肽链。A1 具有 N– 糖苷酶活性，它可切断真核细胞核糖体 28SrRNA 5′ 端 4323 位腺嘌呤的 N– 糖苷链，使之脱嘌呤，使依赖延长因子 –1（EF–1）的氨基酰化 tRNA 不能与灭活的 60S 核糖体亚单位结合，从而抑制真核细胞蛋白质合成，导致细胞死亡。

通过被 Stx 作用杀死的上皮细胞，以及紧密毒（intimin）等毒力因子对上皮屏障造成的损伤或者通过上皮细胞间的间隙，Stx 可以从肠腔进入上皮下组织作用于内皮细胞，进入血流，通过血液系统向更深部的组织及更远的器官扩散，最终导致对肾脏、脑及中枢神经系统、肝脏、脾脏、呼吸系统的损害。Stx 的受体 Gb3 在不同类型细胞中的分布，决定了 Stx 作用的靶器官。

跨越肠道上皮细胞屏障后，肠道微血管内皮细胞最先受到 Stx 的作用。由毒素介导的内皮细胞损伤是由 O157：H7 大肠埃希菌感染引起的出血性肠炎（hemorrhagic colitis, HC）的典型出血症状的原因，这种毒性作用导致的局部内皮细胞的病理损伤使毒素进一步扩散至周围的内皮细胞直至肾脏和脑部的血管内皮细胞，而引起溶血性尿毒综合征（hemolytic uremic syndrom, HUS）及血栓性血小板减少性紫癜（TTP）。

Stx 具有肠毒性作用，可在肠道内部抑制绒毛顶部细胞吸收盐分和水分，造成水样腹泻；使肠道上皮细胞和隐窝上皮细胞死亡、脱落、肠黏膜破坏和肠道出血。Stx 可以通过血流到达肾脏，造成对肾脏的病理损伤。感染了 O157：H7 大肠埃希菌发生血性腹泻的患者要比没有血性腹泻的患者更容易发生HUS。人类肾脏细胞尤其是皮质区细胞高水平表达 Gb3 受体，肾脏细胞皮质区是 HUS 患者肾脏损伤的主要部位。

资料提示，在 HUS 的发展过程中，Stx2 要比 Stx1 重要。只具有 Stx2 的菌株似乎比只产生 Stx1 的菌株更易于引起 HUS 的发生。这可能是因为 Stx2 对人肾小球微血管内皮细胞的毒性比 Stx1 更强，人肾小球微血管内皮细胞上的受体与 Stx 结合的效率更高。Stx 还有促进血小板凝集的功能，有损伤内皮细胞的作用，这可能与患者出现 TTP 有关。

动物实验证实 Stx 可使被感染动物出现体内凋亡的显微镜下特点，在小鼠的肝脏组织切片中有凋亡小体，乳兔的肠细胞发生凋亡而引起黏膜损伤。O157：H7 大肠埃希菌感染所致 HUS 患者的肾脏有广泛的细胞凋亡病灶，HUS 的形成与 Stx 及其他毒力因子引起细胞凋亡的作用有关。

2.LEE 毒力岛　　O157：H7 大肠埃希菌可在被感染的真核细胞上形成黏附和脱落（attaching and effacing, AE）损伤。感染宿主肠道上皮细胞时，最初不可逆地、紧密地黏附于宿主上皮细胞上，激活上皮细胞的信号传导途径，导致被感染上皮细胞的细胞骨架发生重排、肌动蛋白积聚，并在细菌黏附处形成致密的蛋白垫。上皮细胞膜杯状内陷包绕细菌，刷状缘脱落并失去微绒毛，这种典型的病理损伤过程称为 AE 损伤。

编码 AE 损伤所必需的基因位于 O157：H7 大肠埃希菌染色体的 LEE 毒力岛上。LEE 毒力岛的主要功能有：形成细菌与宿主上皮细胞的紧密黏附；激活宿主上皮细胞的信号转导系统；形成 AE 损伤。LEE 毒力岛上的基因功能主要分四类：*eae* 基因编码一个 94～97 kD 的被称为紧密素的 OMP，介导 O157：H7 大肠埃希菌感染时与宿主上皮细胞的紧密黏附；紧密素还具有组织特异性，一般黏附到回肠 Peyer 氏小结的滤泡相关上皮细胞（FAE）上。② *tir* 基因编码紧密素的受体蛋白，先在细菌中合成后，然后转位到宿主上皮细胞膜上。③ *esc*、*sep* 两组基因编码Ⅲ型分泌系统的组分，将细菌合成的效应蛋白（如 Esp）输入到宿主细胞中。④ *espA*、*espB*、espD 基因编码分泌性蛋白质，参与激活宿主上皮细胞的信号转导系统。

3.溶血素和致病性质粒编码的其他毒力基因　　几乎所有的 O157：H7 大肠埃希菌都具有一个 60 M左右的大质粒，在其致病过程中可能起着重要作用。质粒上与毒力相关的主要因子有溶血素。这种溶血素是 O157：H7 大肠埃希菌所特有的，同其他已报道的溶血素在 DNA 和氨基酸序列上都不相同。O157：H7 大肠埃希菌的溶血素是打孔型毒素，它通过与靶细胞膜结合，穿透靶细胞膜，改变靶细胞膜的通透性，导致细胞内外环境失衡而使靶细胞裂解。质粒编码的 KatP 蛋白是一种过氧化氢酶，它具有抗氧化和损伤宿主细胞的双重功能。质粒编码的 EspP 蛋白是细胞外丝氨酸蛋白酶，它可以切断胃蛋白酶和人凝血因子 V，可能与 O157：H7 大肠埃希菌感染引起的 HC 患者的黏膜出血有关。致病性质粒上还有 13 个基因编码一个Ⅱ型分泌系统。

4. 脂多糖　O157：H7 大肠埃希菌的 LPS 在体外能够加强 Stx 对人的血管内皮细胞的细胞毒性作用，其机制可能是 LPS 活化内皮细胞，增加内皮细胞上 Gb3 受体的表达。LPS 可以诱导巨噬细胞和多形核中性粒细胞产生 TNF-α、IL-1β 等促炎性细胞因子，这些细胞因子可以增加内皮细胞膜上 Gb3 受体的表达，从而增加内皮细胞对 Stx 的敏感性。另外，LPS 还可以刺激巨噬细胞和多形核中性粒细胞产生超氧化物或蛋白酶，损伤内皮细胞。静脉注射 LPS 的老鼠可表现出 HUS 患者肾小球内皮细胞损伤的症状，对肾小球内皮细胞具有细胞毒作用。LPS 和 Stx 均可引起实验动物的肾脏损伤，且主要局限于肾小管，但两者引起的损伤是不同的，LPS 引起的肾脏损伤主要在远曲小管，表现为病灶性的中性粒细胞增多和上皮细胞核固缩，但细胞核不破裂，一些上皮细胞脱落到管腔内。而 Stx 引起的远曲小管损伤表现为细胞核囊泡化并破裂，同时细胞质空泡化、片段化，核固缩现象不明显，同时在肾髓质集合管也发生病理改变。LPS 对 Stx 的协同增强作用在 HUS 的形成过程中非常重要。

（二）不产生 Stx 的大肠埃希菌 O157 菌株

徐建国等研究发现，从我国分离的携带 Stx 的 O157：H7 大肠埃希菌菌株，通过编码 O157 抗原的 *rfb* 基因、编码 H7 鞭毛 *fliC* 基因，以及毒力基因的检测，几乎 100% 符合 O157：H7 大肠埃希菌的鉴定标准。但大多数从临床标本、家畜家禽粪便标本分离出不携带 Stx 基因的 O157 大肠埃希菌菌株，不具有编码 H7 鞭毛的 *fliC* 基因。提示在鉴定不产生 Stx 的 O157：H7 大肠埃希菌的分离菌株时应该注意。虽然这些菌株，在不发酵山梨醇和 H7 抗血清凝集方面，完全符合 O157：H7 大肠埃希菌的鉴定标准。

Perna 等人将 O157：H7 大肠埃希菌 EDL933 菌株的基因组序列和大肠埃希菌 G1655 菌株比较，发现 EDL933 菌株有很多外源性基因的插入。将 O157：H7 大肠埃希菌 EDL933 菌株特异性的序列命名为 "O" 岛，发现 ELD933 菌株有分子质量大于 50 bp 的 177 个 "O" 岛。徐建国等对 EDL933 菌株可能和毒力相关的 19 个 "O" 岛的分布和特异性进行了研究。发现所有这些可能和细菌毒力有关的 "O" 岛，在所有产生 Stx 的 O157：H7 大肠埃希菌分离菌株中均存在。其中部分 "O" 岛在不产 Stx 的大肠埃希菌 O157 菌株中检测到，且分布不均匀。提示我国分离的不产生 Stx 的 O157 大肠埃希菌在毒力岛和毒力基因方面和产生 Stx 的 O157：H7 大肠埃希菌有明显的差异，不可能会引起同样的流行病学问题。

二、流行病学

（一）流行病学特点

O157：H7 大肠埃希菌感染基本上是一种食源性疾病，牛肉、牛奶、牛肉或牛奶制品、鸡肉、蔬菜、水果、饮料均可成为传染源。O157：H7 大肠埃希菌主要通过食品传播，目前世界上许多小型暴发都与食用汉堡包有关。人与人的密切接触也可传播 O157：H7 大肠埃希菌。可感染任何年龄组的人群，儿童和老人易感。以夏、秋季为发病高峰，但其他月份也可发病。据估计，100 个左右的 O157：H7 大肠埃希菌就可以使人发病。

O157：H7 大肠埃希菌感染也是一种人兽共患疫病。在许多国家牛是最重要的宿主。已经在牛、猪、羊、马、犬、鸡、兔、鹅、鸥、鸽、苍蝇、鱼及鹿等粪便标本中分离到病原菌。在我国猪、羊、鸡的病原菌分离率也很高。O157：H7 大肠埃希菌虽然在许多家畜、家禽或野生动物中存在传播，但并不能够引起动物发病。

带菌动物可通过排泄物污染当地的环境。动物传染源排菌时间可长达数月或一年以上。病原菌在粪便标本中可存活数月或一年以上。携带病原菌的家畜家禽的比例在夏季比较高。食品的污染可发生于生产、加工、包装、运输和储存等各个环节。已报道引起感染的相关食品有：汉堡包、烤牛肉、生奶、鲜榨苹果汁、酸奶酪、干酪、发酵香肠、煮玉米、蛋黄酱、莴苣、萝卜苗等。水源性传播包括两种方式，饮用水或娱乐水的污染。

157：H7 大肠埃希菌编码 Stx 的噬菌体可污染环境。有研究估计在 1 mL 的污水标本中至少含有 3～4 个携带 Stx2 基因的噬菌体。由于对消毒剂、水处理、流动水和海水的自然灭活作用有抗性，这些携带 Stx 基因的噬菌体在自然界作为 Stx 基因的储存方面可能发挥着重大作用。

（二）流行情况

O157：H7 大肠埃希菌感染已经成为世界性的公共卫生问题。目前报告发生 O157：H7 大肠埃希菌感染的国家主要有美国、加拿大、英国、意大利、日本、爱尔兰、比利时、德国、澳大利亚、阿根廷、南非、以色列等。发病较多的国家主要有美国、加拿大和日本等。

1982 年美国首次报道 O157：H7 大肠埃希菌感染暴发，随后由该菌导致的感染暴发流行在美国不断出现，超 100 起，仅 1994 年就发生 30 起。根据美国疾病预防控制中心的资料，每年报告病例 3 000 人左右，每年估计感染人数为 75 000 人，死亡病例约 600 人。

1996 年在日本发生了当时世界上最大的暴发流行，报告病例 9 451 例，12 例死亡。目前每年仍然有十余次或数十次暴发流行，主要是由污染的萝卜苗引起的。1982 年后，加拿大渥太华发生了同样由 O157：H7 大肠埃希菌引起的 HC 暴发，在 353 个居民中 31 例发病。1982—1987 年由 O157：H7 大肠埃希菌引起食物型暴发达 15 起。在英国英格兰和威尔士，O157：H7 感染和暴发感染都呈增加趋势。阿根廷每年报告 HUS 约 250 例，70% 和 O157：H7 大肠埃希菌有关。

我国早在 1986 年就从腹泻病患者中分离到 O157：H7 大肠埃希菌。迄今为止，已经在十多个省市分离到病原菌，在 8 个省市发现了患者，大多数地区没有发生暴发流行。1999 年在我国苏皖两省毗邻地区发生了暴发流行。报告有腹泻病史的急性肾功能衰竭患者 195，死亡 177 人。牛、羊、鸡、猪的病原菌携带率分别为 16.93%、15.42%、8.61% 和 8.26%，苍蝇的带菌率 9.30%，食品标本的病原菌检出率为 3.17%。初步认为，携带 O157：H7 大肠埃希菌的家畜家禽可能是导致疫情发生的传染源。2000 年，该地区再度发生 O157：H7 大肠埃希菌感染疫情，除 1999 年疫情发生地陆续出现急性肾功能衰竭的病例外，疫情已扩展到其他县、市和接壤省份。

三、病理学

实验动物及 O157：H7 大肠埃希菌感染患者的组织活检资料显示，O157：H7 大肠埃希菌主要侵犯小肠远端和结肠、肾脏、肺、脾脏、大脑及中枢神经系统，可引起黏膜水肿、出血、液体蓄积、肠黏膜脱落、坏死，肾脏、脾脏、大脑及中枢神经系统的病理改变。目前资料显示 O157：H7 大肠埃希菌的致病机理与黏附、AE 损伤、Stx、溶血素及致病性大质粒有关。

O157：H7 大肠埃希菌可黏附到真核细胞上，形成 AE 损伤。HUS 患者最广泛的组织病理学损伤发生在肾脏，肾的皮质区、肾实质区、肾小球内皮细胞和肾小管内皮细胞均有病理改变。HUS 患者活组织病理检查显示肾实质广泛坏死。肾小球水肿，肾小球毛细血管内充满微血栓，血管膨胀。肾小球内皮细胞从基底膜上脱落，炎性细胞积聚，肾小管上皮细胞也发生广泛损伤，出现细胞核固缩，核片段化。

肾小管管腔内充满细胞核的片段、纤维蛋白和红细胞。急性肾小管和肾小球坏死是急性肾功能衰竭的主要原因,也是引起少尿和无尿的中心环节。

根据 1982 年美国 O157:H7 大肠埃希菌感染暴发病例中,19% 的患者有上呼吸道症状。给小鼠注射 Stx 后可引起呼吸抑制。皮下注射 O157:H7 大肠埃希菌,可以引起 SPF(无特定病原体)小鼠出现肺支气管假复层黏膜上皮纤毛倒伏、脱落;部分动物有上皮细胞脱落,并于管腔内形成细胞栓,堵塞管腔;常可见支气管壁充血,肺库普弗细胞活跃。对 HUS 患者肺组织的病理检查也发现广泛的水肿和出血现象。对 HUS 患者的一例尸检发现其肺泡腔扩张,肺泡壁断裂,部分肺泡融合,支气管壁水肿,炎性细胞浸润,肺内小动脉增厚,管腔狭窄。

O157:H7 大肠埃希菌感染实验动物和人后均会引起神经症状,这是因为其对动物和人的脑及中枢神经系统造成病理损伤。对兔、小鼠等实验动物引起的中枢神经系统症状主要有寒战、发抖、共济失调、后肢麻痹、步态摇晃、痉挛、尖叫等。以 10^{10} CFU 的 O157:H7 大肠埃希菌灌胃的吃过初乳的小猪中枢神经系统和脑部出血现象严重,尤其小脑部分最严重。给饲喂低蛋白低热量饲料的小鼠口服 O157:H7 大肠埃希菌,发现其脑皮质的颞叶出血并伴有细胞浸润,之后大脑皮质及小脑中的毛细血管出现固缩,大脑中的毛细血管被纤维物质充满。以 Stx 静脉注射的兔子,脑和中枢神经系统病理损伤非常明显,脊髓灰质及与之相连的白质部分显微镜下显著异常。最轻的改变是灰质部分有散在的、轻度的出血灶,有时有轻度水肿。更严重的损伤表现为神经纤维水肿导致的空泡形成斑,有时有出血的瘀斑和巨噬细胞。在这一阶段局部缺血损伤和坏死明显,表现出少突神经胶质细胞和星形细胞的细胞核破裂及细胞核固缩。最严重的损伤可见大面积水肿、出血和梗塞,有时涉及整个前角灰质部分,破坏前角细胞、神经胶质细胞和其他组分。与此相关的是毛细血管血纤维蛋白血栓,血纤维蛋白在血管壁上沉积,在开放的和栓塞的血管内都可见血管内皮细胞的核固缩。

四、临床学

(一)临床表现

O157:H7 大肠埃希菌可导致无症状感染、轻度腹泻、HC、HUS、TTP。HC 是 O157:H7 大肠埃希菌感染最常见的症状,一部分感染者可发生 HUS。

HC 的典型临床症状为突发腹部疼挛性疼痛、血性粪便、不发热或低热。低热或不发热是 HC 和其他腹泻病的区别之一,可伴有上呼吸道症状。血性腹泻期病原菌的检出率较高。

O157:H7 大肠埃希菌感染引起的 HUS 的主要表现为急性肾衰、血小板减少、微血管异常溶血性贫血,有血性腹泻或腹泻的前驱症状。临床表现有少尿、水肿、癫痫。其病死率一般在 10% 左右,个别情况可高达 50%,30% 的幸存者可表现为慢性肾功能衰竭、高血压和神经系统损害等后遗症。TTP 在临床上的主要症状为:发热、血小板减少、微血管异常溶血性贫血、肾功能异常(血尿、蛋白尿、急性肾功能衰竭)和神经系统症状(头痛、轻瘫、昏迷、间歇性谵妄)。临床症状与 HUS 很相似,但神经系统症状及发热更为明显。病情发展迅速,90 d 内有 70% 的患者死亡,复发率 37% 左右。

(二)临床诊断

当患者出现先期水样便,继而有类似下消化道出血的血性粪便、腹部疼挛性疼痛、低热或不发热;可伴有恶心、呕吐、发冷以及上呼吸道症状等典型症状时,可在临床上考虑 O157:H7 大肠埃希菌感染的可能性。首例患者的诊断需要有细菌学分离鉴定实验结果。临床症状不典型者,一定要进行粪便标本的细菌学培养。确诊病例具有下列条件之一。

（1）从粪便标本中分离到 O157：H7 或 O157：NM 大肠埃希菌的具有血性粪便、腹部痉挛性疼痛、低热或不发热的腹泻病患者。

（2）从粪便标本中分离到 O157：H7 或 O157：NM 大肠埃希菌的没有血性粪便的腹泻病患者。

（3）恢复期血清抗 O157 LPS IgG 抗体呈 4 倍升高的腹泻病患者。

（4）具有血性粪便、腹部痉挛性疼痛、低热或不发热的腹泻病患者，经蛋白印迹试验证实血清标本含有和 O157 LPS、EHEC 溶血素、Stx 分子质量一致的特异性抗体。

（三）临床治疗

如果感染了 O157：H7 大肠埃希菌，应该及时治疗，尽量避免发生 HUS。对 HC 的治疗难在及时诊断，防止病情恶化、发展为 HUS。对 HC 的治疗主要是支持疗法。国际上对于是否使用抗生素或抗菌药物有两种不同的看法，一种认为应使用抗生素或抗菌药物杀伤细菌；另一种认为使用抗生素或抗菌药物杀伤细菌后，可以使细菌的毒素释放出来，诱发 HUS。但当周围人群发生了 O157：H7 大肠埃希菌感染时，使用抗生素或抗菌药物进行预防是必要的。目前尚无一种抗生素被公认为可以安全地用于治疗 O157：H7 大肠埃希菌感染。

徐建国等发现，在 O157：H7 大肠埃希菌感染后出现腹泻病症状的早期，大约 20% 的患者就出现了肾功能损伤的表现，如尿蛋白、血清肌酐和血尿素氮的升高等。因此应该对 O157：H7 大肠埃希菌性腹泻病进行早期肾功能指标的检测，及时诊断和治疗，减少患者发展成 HUS 的比例。

四、实验室诊断

（一）病原学诊断

O157：H7 大肠埃希菌的病原学诊断方法包括：生化反应、血清学方法、DNA 探针技术、PCR 技术、Stx 检测等。

实验室诊断的关键步骤是分离到病原菌。O157：H7 大肠埃希菌和其他大肠埃希菌在菌体形态、生理、生化等特性上没有明显区别，绝大多数 O157：H7 大肠埃希菌不发酵或迟缓发酵山梨醇。将麦康凯琼脂中的乳糖换成 1% 的山梨醇，在山梨醇—麦康凯平皿上挑选不发酵山梨醇的无色菌落，可区别 O157：H7 大肠埃希菌和其他大肠埃希菌或肠道菌群。但是一些 O157：H7 大肠埃希菌的菌株可发生变异，变成山梨醇发酵菌株，需要和其他一些细菌加以区分，如气单胞菌属、变形杆菌属、普罗菲登杆菌属、爱德华氏菌属、蜂窝哈夫尼亚菌、弗劳地枸橼酸杆菌、赫尔曼埃希氏菌，以及大肠埃希菌 O1、O25、O127 血清型的一些菌株。

使用 O157 抗体标记的免疫磁珠富集细菌（IMS），可提高分离率。而 O157 大肠埃希菌病原体快诊金卡灵敏度高、稳定性好，可以快速筛选出 O157：H7 大肠埃希菌阳性标本，适合大量流行病学调查的筛选检测。杨晋川等证实 O157 大肠埃希菌病原体快诊金卡检测下限可达 100 个菌细胞。先用 O157 大肠埃希菌病原体快诊金卡对粪便标本等进行初筛，阳性标本再进行 IMS 捕获法分离菌株，成为 O157：H7 大肠埃希菌病原学检测的最佳程序。

1.*stx* 基因的检测　已有很多检测 *stx* 基因的 DNA 探针和 PCR 技术。可用一对引物同时检测 *stx1* 和 *stx2*，也可使用分别针对 *stx1*、*stx2*、*stx2c* 及 *stx2e* 的引物。PCR 方法还可以同限制性片段长度多态性分析（RFLP）联合应用，了解不同菌株所携带 *stx* 的异同。

2.*eae* 基因的检测　用于检测 EPEC 的 *eae* 基因高度保守的 5′ 末端的探针或引物，也可以用来检测 EHEC，已经发展了其他的双链探针或 PCR 分析方法来检测 *eae* 基因 5′ 末端的序列。*eae* 基因的 3′ 末端在各种血清型之间的变异非常大。目前用来检测 EPEC O127：H6、EHEC O157：H7 以及 EHEC O111 菌株的 eae 基因 3′ 末端序列的特异性寡聚核苷酸探针和 PCR 已经面世。

3. 溶血素和 pO157 大质粒的检测　几乎所有的 O157：H7 大肠埃希菌菌株及其他血清型的 EHEC 菌株均含有一个 pO157 大质粒,该质粒与 O157：H7 大肠埃希菌的致病性相关。利用该大质粒上的一个 3.3 kb 片段构建的特异性检测 EHEC 的探针,敏感性和特异性均可达 99%,得到国际公认,并在世界上大多数国家通用,成为鉴定 EHEC 的关键指标。目前已有检测 pO157 大质粒及溶血素基因的寡核苷酸探针和 PCR。

4. 其他基因　目前检测 O157 抗原基因,H7 抗原基因(fliC)的 PCR 方法也已成熟,可将它们与 stx、eae 基因联合应用于多重 PCR,特异性地鉴别 O157：H7 大肠埃希菌、O157：NM 大肠埃希菌及其他 EHEC。针对其他基因(如 uidA 等)的 PCR 方法可应用于 O157: H7 大肠埃希菌的诊断。

5. 细胞法检测 Stx　在用传统的方法不能检测到产 Stx 的病原体时,可通过检测粪便中的 Stx 活性,可以检测到产 Stx 的非 O157：H7 血清型的菌株。

(二)血清学诊断

对于 O157：H7 大肠埃希菌感染来说,由于病原的分离培养较为困难,同时很多 HUS 病例在粪便中病原菌消失后才发生,因此血清学方法可为诊断提供有价值的信息。

1.Stx 抗体　Stx 在体内应具有较好的抗原性,但针对 Stx 的血清学诊断结果却不能令人满意。可能因为 Stx 对 B 淋巴细胞有毒性作用,只有少数 HUS 患者的血清中可以检测到针对 Stx 的抗体,在没有感染 O157：H7 大肠埃希菌的对照者血清中 Stx 抗体的检出率与 HUS 患者的检出率差别不显著。

2.O157LPS 抗体　在血清学诊断中,应用最广泛的抗原是 LPS。Chart 等的研究发现,60 位 HUS 患者的粪便样品只有 23% 能检测到 Stx 或产 Stx 的大肠埃希菌。而患者中有 73% 可以检测到抗 O157：H7 大肠埃希菌 LPS 的 IgM 抗体。调查显示,针对 LPS 的 IgG 的免疫反应,在近期用培养确证感染的患者来讲,其特异性和敏感性都在 90% 以上。但 O157：H7 大肠埃希菌的 LPS 与 O111 和 O55 血清型的大肠埃希菌、沙门菌、小肠结肠炎耶尔森菌、流产布鲁菌、非 O1 群霍乱弧菌部分菌株的 LPS 具有相同抗原表位,会发生交叉反应。

3. 特异性溶血素抗体　徐建国等通过克隆了 O157：H7 大肠埃希菌大质粒上编码溶血素的基因,获得高效表达的、纯度较高的溶血素,建立了肾功能衰竭患者及腹泻患者血清中溶血素抗体的免疫印记检测方法,对 42 份肾功能衰竭患者血清进行检测,发现 IgG 阳性的有 21 份(50.0%),IgM 阳性的有 14 份(33.3%),IgG 或 IgM 阳性的有 26 份(61.9%)。

五、防控措施

(一)肠出血性大肠埃希菌 O157：H7 感染的控制和预警

我国的调查研究表明,猪、牛、羊、犬、鸡、鸭等家禽、家畜都可携带病原菌,动物携带的病原体可通过粪—口途径感染给人,引起散发和暴发疫情,防止家禽、家畜动物引起病例的发生,要开展家畜、家禽携带病原菌情况的监测,预警疫情发生情况,有针对性地采取措施。

对肠出血性大肠埃希菌 O157：H7 污染的环境,一定要进行处理,包括对粪便、污染水源的处理等。一些研究显示,氯消毒剂是比较有效的。但不论何种消毒剂,都要经过试验的证实,才能够投入使用。肠出血性大肠埃希菌 O157：H7 感染是一种重要的食源性传染病,所以要加强对食品的管理,注意个人卫生和家庭卫生。对污染的食品,一定采取彻底、严格的措施,切断疾病的传播途径,控制传染源。目前,尚没有安全有效的菌苗可供使用。

(二)我国控制暴发流行的经验和分析

我国 1999 年苏皖两省 O157：H7 大肠埃希菌感染暴发疫情的处理过程：

1. 明确病原　根据病史、流行病学调查资料、病原菌分离情况、患者血清标本的免疫学实验资料等,将苏皖疫情的病原确定为肠出血性大肠埃希菌 O157：H7。

2. 调查传染源和传播途径　结果提示,此次疫情与国外已有报道不同,不是由摄入同一污染的食品、蔬菜、饮料或水源等引起;肾衰患者的个人卫生习惯和家庭卫生状况较差,可能和发病有关。

3. 开展对家畜、家禽携带病原菌情况的调查　结果发现当地家畜、家禽携带 O157：H7 大肠埃希菌的情况严重,平均在 10% 以上。提示苏皖两省的 O157：H7 大肠埃希菌的暴发流行和携带病原菌的家畜、家禽密切相关;携带病原菌的家畜、家禽通过不断排泄粪便等方式,严重地污染了环境;携带病原菌的苍蝇和污染的食品,有传播病原菌的作用;不良家庭卫生和个人卫生状况,使病原菌得以通过消化道进入人体,发生疾病。

4. 使用了国际认可的病原菌分子分型方法,确认传染源和传播途径　结果发现,疫情和携带病原菌的羊、鸡、猪、牛有关。1999 年徐州市患者分离的菌株,和羊、鸡、猪、牛、羊肉、熟羊肝、猪头肉、苍蝇等分离菌株同源,具有相同 PFGE 型和基因型。PFGE 型分型结果显示,从腹泻病或肾功能衰竭患者分离的菌株来自牛、羊、猪、鸡,携带病原菌的苍蝇和污染的食品等标本可能起着传播病原菌的作用。我国自 1999 年起流行菌型中 71% 为 *Stx2vha* 基因型,成为第一优势菌型。在我国羊是最主要的动物宿主。

5. 暴发流行预警指标研究　研究发现,家畜、家禽的病原菌携带率(产生 Stx 的 O157：H7 大肠埃希菌)和发生肾功能衰竭患者的人数有一定的关系。家畜、家禽带菌率越高则发生肾功能衰竭的患者越多。因此加强对家畜、家禽的病原菌 EHEC O157：H7 监测工作具有十分重要的意义。

6. 治疗和预防　鉴于我国发生肾功能衰竭的感染患者病死率很高,控制疫情的关键之一是降低患者由腹泻病发展到肾功能衰竭的比例,进而降低病死率。发现国内 6 种常用抗生素均能提高病原菌对 Vero 细胞的细胞毒性,提出原则上不使用抗生素治疗 O157 大肠埃希菌性腹泻病的建议。为解决腹泻病阶段的治疗问题,筛选了一株在试管内和动物体内对病原菌有抑菌作用、不增强 *Stx* 基因表达的食品级嗜酸乳杆菌 LAI 菌株。经动物实验结果显示,LAI 菌株对 O157：H7 大肠埃希菌感染有治疗作用,在重点疫区和重点人群使用,取得了很好的效果。

7. 分离、诊断方法的研究　引进信息管理系统,提高了病原菌的分离率。提出了新的 O157 大肠埃希菌分离程序,将胶体金技术纳入初筛步骤,减少了工作量,缩短了疫情报告时间。同时发现血清 β2-MG 可以作为 EHEC O157：H7 感染患者肾功能损伤的早期预警指标之一。

第十章 | 葡萄球菌病

葡萄球菌病是常见的细菌感染性疾病,包括皮肤化脓性感染、败血症、心内膜炎、肺炎、骨髓炎等。*Staphylococci*(葡萄球菌)来自希腊语 staphyle,意指生长繁殖时的排列方式类似葡萄串。可是在临床标本中,除堆聚成葡萄串状细菌外,也可出现单个、成双和短链状排列的细菌。葡萄球菌是最常见的化脓性球菌,广泛分布于自然界、人和动物。多数为腐生或寄生菌,少数人可携带致病性葡萄球菌,医务人员的带菌率可高达 70%,而且多为耐药性菌株,是医院内感染的重要传染源。目前发现葡萄球菌有 32 种,寄生人体的有 16 种。金黄色葡萄球菌(*Staphylococcus aureus*,简称金葡菌),能产生血浆凝固酶,称为血浆凝固酶阳性葡萄球菌,将其余统归为血浆凝固酶阴性葡萄球菌(coagulase-negative staphylococci, CNS)(见表 4-10-1)。

表 4-10-1　与人类有关的葡萄球菌

菌　种	凝固酶	定植人体	引起疾病
金葡菌　*S.aureus*	+	常见	常见
表皮葡萄球菌　*S.epidermidis*	–	常见	常见
腐生葡萄球菌　*S.saprophyticus*	–	常见	常见
溶血葡萄球菌　*S.hemolyticus*	–	常见	不常见
施氏葡萄球菌　*S.schleiferi*	–	常见	不常见
里昂葡萄球菌　*S.lugdunensis*	–	常见	不常见
华纳葡萄球菌　*S.warneri*	–	常见	罕见
模仿葡萄球菌　*S.simulans*	–	常见	罕见
解糖葡萄球菌　*S.saccharolytics*	–	常见	罕见
木糖葡萄球菌　*S.xylosus*	–	常见	罕见
人葡萄球菌　*S.hominis*	–	常见	罕见
头葡萄球菌　*S.capitis*	–	常见	罕见
耳葡萄球菌　*S.auricularis*	–	常见	罕见

续表

菌　种		凝固酶	定植人体	引起疾病
科氏葡萄球菌	*S.cohnii*	–	常见	罕见
巴氏葡萄球菌	*S.pasteuri*	–	不常见	罕见
山羊葡萄球菌	*S.caprae*	–	不常见	罕见

注:+,表示血浆凝固酶阳性葡萄球菌;–,表示血浆凝固酶阴性葡萄球菌。

一、病原学

(一)形态和培养

葡萄球菌呈球形或椭圆形,直径为 0.5 ~ 1.0 μm。常以葡萄串状排列,但有时亦可见散在、成双或短链状存在。无鞭毛,无芽孢,体外培养一般不形成荚膜,但体内菌株荚膜形成较为常见。革兰氏染色阳性,当衰老、死亡、被吞噬细胞吞噬或在青霉素等药物影响下,菌体革兰氏染色可呈阴性。

该菌营养要求不高,在普通培养基上生长良好。需氧或兼性厌氧,在 18 ~ 40 ℃均可生长。耐盐性强,在含有 10% NaCl 培养基中能生长,故可用高盐培养基分离菌种。普通琼脂平板上形成圆形、表面光滑湿润、不透明的菌落。典型菌株产生脂溶性的金黄色色素而使菌落呈金黄色。在血琼脂平板上,因金葡菌多产生溶血素,在菌落周围形成明显的透明溶血环。

(二)抗原结构

金葡菌较重要的抗原结构有(图 4-10-1):

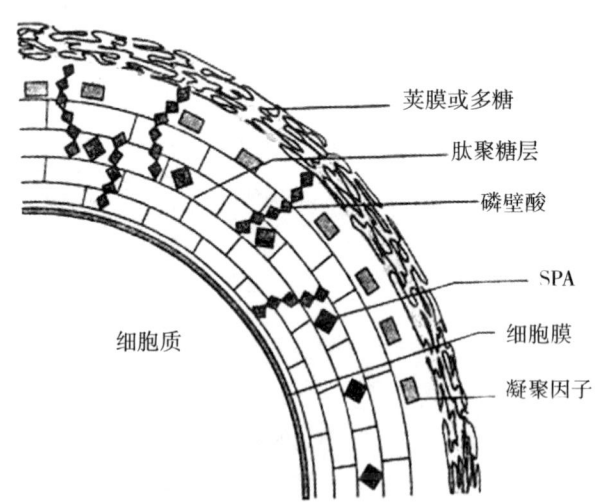

图 4-10-1　葡萄球菌结构模拟图

1. 荚膜(capsule)　为多糖层(黏质层,slime layer),体外培养中少见,在动物体内常见。分 11 个血清型,与感染有关的主要为血清 5 型和血清 7 型。荚膜能抑制中性粒细胞对细菌的趋化作用和吞噬作用;抑制单核细胞受促分裂原作用后的增殖反应;促进细菌对医用导管和其他合成材料的黏附。

2. 葡萄球菌 A 蛋白(staphylococcal protein A, SPA)　是金葡菌细胞壁的表面抗原,具有属特异性。SPA 为单链多肽,与细胞壁肽聚糖共价连接,但有 1/3 位于胞外。它可与人 IgG1、IgG2 和 IgG4 的

Fc 段发生非特异性结合, 通过与吞噬细胞争夺 Fc 段, 有效地降低抗体介导的调理作用。此外, SPA 与 IgG 复合物有促细胞分裂、引起超敏反应、损伤血小板等多种生物学活性。临床上以抗体致敏 SPA 阳性菌作为诊断试剂, 已广泛地应用于微生物抗原的检出, 称为协同凝集试验 (coagglutination test)。

3. 磷壁酸　金葡菌为 N- 乙酰葡糖胺核糖醇磷壁酸 (多糖 A); 表皮葡萄球菌为 N- 乙酰葡萄糖甘油型磷壁酸 (多糖 B)。磷壁酸能与细胞表面的纤连蛋白结合, 从而介导葡萄球菌对黏膜表面的黏附。磷壁酸抗原性弱, 属半抗原, 当与肽聚糖结合后, 可引起机体的免疫应答, 检测抗磷壁酸抗体, 可用于诊断细菌性心内膜炎等全身性葡萄球菌感染。

4. 肽聚糖　有抗原性, 能刺激机体产生调理性抗体, 促进单核细胞的吞噬功能; 吸引中性粒细胞, 促进脓肿形成; 亦有诱导吞噬细胞产生 IL-1、活化补体、刺激致热原产生和抑制吞噬作用等生物学活性。

5. 其他表面蛋白　在葡萄球菌中已鉴定出若干表面蛋白。金葡菌外表面有凝聚因子 (clumping factor) 或称结合凝固酶 (bound coagulase), 能与纤维蛋白原结合, 形成不溶性纤维蛋白, 引起葡萄球菌凝聚。凝聚作用的检测可鉴定葡萄球菌。其他重要的黏附性葡萄球菌表面蛋白有胶原结合蛋白、弹性蛋白结合蛋白、纤连蛋白结合蛋白等。

(三) 病原分型

葡萄球菌分型主要是金葡菌的分型, 有多种分型方法, 包括血清学分型、耐药谱分型、凝固酶分型、噬菌体分型以及分子生物学分型。由于葡萄球菌分布广泛, 抗原复杂且有交叉反应, 故制备特异性分型血清比较困难, 因此, 一般不做金葡菌血清分型。耐药谱和凝固酶分型适用于初步筛选, 分子生物学分型包括质粒分型、DNA 脉冲场电泳分型、核糖体分型等, 从基因组水平分析葡萄球菌菌株间的亲缘关系, 用于流行病学分析或菌株的鉴定。但由于分子生物学分型需要特殊仪器设备, 技术性强以及结果判断的国际标准化等问题, 使其应用受到一定的限制。至今国内外普遍采用金葡菌噬菌体分型, 简便快速, 重复性好, 适用于大规模调查, 在传染源追踪上具有重要意义。通常使用的标准噬菌体有 23 型, 根据它们对菌株的裂解反应, 分成以下几群: I 群 (29、52、52A、79、80), II 群 (3A、3C、55、71), III 群 (6、42E、47、53、54), IV 群 (75、77、83A、84、85), V 群 (81、95、94、96)。

(四) 凝固酶阴性葡萄球菌

凝固酶阴性葡萄球菌 (coagulase-negative staphylococci, CNS) 为革兰氏阳性球菌, 不产生血浆凝固酶、α- 溶血素等毒性物质, 没有 SPA, 不能用噬菌体分型, 最常见的是表皮葡萄球菌和腐生葡萄球菌。与金葡菌相比, 它们的主要生物学性状见表 4-10-2。

表 4-10-2　常见葡萄球菌的主要生物学性状

试验	金葡菌	表皮葡萄球菌	腐生葡萄球菌
菌落色素	金黄色或灰白色	白色	白色或柠檬色
血浆凝固酶	+	-	-
甘露醇发酵	+	-	-
葡萄糖	+	+	-
新生霉素	S (敏感)	S (敏感)	R (耐药)
A 蛋白	+	-	-

注: +, 表示产生; -, 表示不产生。

二、流行病学

人体皮肤均有葡萄球菌,湿润的皮肤皱褶处有金葡菌短暂停留,金葡菌也是新生儿会阴部、皮肤和脐残端的常见菌。口咽部、消化道、泌尿生殖道也常发现金葡菌。在成人和儿童的前鼻咽部,可短期或长期携带金葡菌。金葡菌携带者在流行病学和致病性中起十分重要的作用。在健康人群中,约20%为金葡菌持续携带者,60%为间歇性携带者,其余20%则为非携带者。携带者是重要传染源,是手术、创伤、HIV感染、吸毒和耐甲氧西林金葡菌(methicillin resistant staphylococcus aureas, MRSA)定居者等金葡菌感染的主要来源。皮肤、鼻咽部的细菌常排出体外,污染环境,故是医院内获得性感染的重要病原体之一。葡萄球菌虽对高温、消毒剂敏感,但能在干燥表面长期生存,通过直接接触或接触衣服、床单等污染物传播。住院患者、湿疹等皮肤病患者、药物滥用者、血液透析患者和糖尿病患者等均有较高的发病率。

CNS存在于健康人的皮肤、口腔及肠道中。目前已发现的CNS有表皮葡萄球菌和腐生葡萄球菌等十余种。近年来,临床及实验室工作证明,CNS是医院感染的重要病原菌,亦是创伤、尿道、中枢神经系统感染和败血症的常见病原菌。除人类带菌外(表4-10-1),葡萄球菌也广泛分布于其他灵长类动物中。木糖葡萄球菌和模仿葡萄球菌主要定居在家养动物,但也可短暂停留于人体;相反,人类某些葡萄球菌也可在家养动物中短暂停留。虽金葡菌是灵长类动物的主要菌种,但偶尔也可发现在禽类中。施氏葡萄球菌、中间葡萄球菌(*S.intermedius*)和猫葡萄球菌(*S.felis*)常寄生在食肉动物,但其中的施氏葡萄球菌可引起人类的严重感染,中间葡萄球菌则可通过犬咬途径进入人体引起感染。

20世纪60年代开始,MRSA感染率大幅度增加。1975年美国报道182所医院内,MRSA占金葡菌感染总数的比例由2.4%上升至24.8%,1993年欧洲1 000多所医院的调查发现,MRSA所致的医院内感染达60%,日本某医科大学附属医院的MRSA分离率为41%。我国20世纪70年代起检出MRSA,检出率正在逐渐上升。上海1978年在200株金葡菌中,MRSA仅占5%,但在1988年已上升至24%。天津1988年的调查显示,MRSA分离率为47%。1992年武汉同济医科大学附院报道,MRSA分离率达79.6%。MRSA主要发生在长期住院患者、免疫受损者、大面积烧伤及长期使用抗生素治疗者。MRSA主要通过医护人员的手和污染物传播,造成医护人员与患者,患者与患者之间的散播,引起医院内MRSA的流行。Berella等应用分子流行病学检测MRSA,发现在1991—1994年和1995—2001年期间的住院患者,脉冲场电泳显示有A、B、C、D、E 5种类型DNA电泳图,比较前4年和后6年的电泳图,发现其中A型是主要流行的MRSA,分别占75.3%和68.8%。

三、病理学

(一)致病物质

金葡菌是人皮肤和黏膜的正常菌群,约20%人群携带该菌。在干燥物体表面生存期较长,如在干燥的脓液、痰液中可存活2~3个月,通过直接接触传染或污染物传染。主要易感因素是个人卫生状况、医源性感染、慢性病、异物、手术和使用抗生素等。

金葡菌可产生多种毒力因子(表4-10-3)。

表 4-10-3　金葡菌毒力因子

种类	毒力因子	生物学效应
表面结构	荚膜	抑制趋化和吞噬作用, 抑制单核细胞增殖, 易吸附于异物表面
	肽聚糖	稳定渗透压; 刺激致热原产生; 促进白细胞趋化黏附作用(脓肿形成); 抑制吞噬作用
	磷壁酸	调节细胞膜离子浓度; 与纤连蛋白结合
	SPA	通过与 IgG Fc 段结合, 抑制抗体介导的吞噬; 促进白细胞趋化黏附; 有抗补体作用
毒素	细胞毒素	(α, β, δ, γ, P-V), 对多种细胞有毒, 包括白细胞、红细胞、巨噬细胞、血小板及纤维细胞
	剥脱毒素	丝氨酸蛋白酶, 裂解细胞间桥小体(上皮细胞), 破坏细胞间的连接
	肠毒素	超抗原, 刺激 T 细胞增生和细胞因子释放; 促进肥大细胞释放炎症介质, 增加肠蠕动和促进肠液丢失, 引起恶心、呕吐等
	中毒性休克综合征毒素(TSST)	超抗原, 刺激 T 细胞增生和细胞因子释放; 引起血浆漏出或破坏内皮细胞
酶	血浆凝固酶	使纤维蛋白原转为纤维蛋白
	触酶	分解 H_2O_2
	脂酶	水解脂质
	透明质酸酶	水解透明质酸, 促进细菌扩散

1. 血浆凝固酶(coagulase)　分游离凝固酶(free coagulase)和结合凝固酶(bound coagulase)。游离凝固酶分泌至菌体外, 被血浆中凝固酶反应因子激活, 形成葡萄球菌凝血酶(staphylothrombin), 能使纤维蛋白原变为纤维蛋白, 导致血浆凝固; 结合凝固酶或凝聚因子在菌体表面, 能与纤维蛋白原结合, 使纤维蛋白原变为纤维蛋白而引起细菌凝聚。游离凝固酶采用试管法检测, 使血浆凝固成胶冻状者为阳性。结合凝固酶可用玻片法测定, 细菌凝聚成颗粒状为阳性。凝固酶阳性的葡萄球菌均为金葡菌。

凝固酶与金葡菌的致病力有密切关系, 可使血浆纤维蛋白包被在菌体表面, 妨碍吞噬细胞的吞噬或胞内消化作用, 还能保护细菌免受血清杀菌物质的作用, 同时病灶周围有纤维蛋白的凝固和沉积, 使细菌不易向外扩散, 故葡萄球菌感染易局限化。

2. 葡萄球菌溶素(staphylolysin)　有 α、β、γ 和 δ 四种, 都是蛋白质, 具有抗原性, 可被相应抗体中和。α 溶血素由质粒或染色体编码, 除对多种哺乳动物红细胞有溶血作用外, 对白细胞、血小板、肝细胞、成纤维细胞、血管平滑肌等均有毒性作用, 可引起组织坏死。其作用机制可能是毒素分子插入细胞膜疏水区, 从而破坏膜完整性造成细胞溶解; β 溶血素为神经鞘磷脂酶 C (sphingomyelinase C), 能水解细胞膜磷脂, 损伤红细胞、白细胞、巨噬细胞和纤维细胞, 也与组织坏死和脓肿形成有关；δ 溶素具有去污剂样作用，能裂解红细胞和哺乳类细胞膜，具有广谱溶细胞作用；γ 溶素类似杀白细胞素。

3. 杀白细胞素（leukocidin） 又称 Panton-Valentine（PV）杀白细胞素，有 F 和 S 两个组分。在细胞膜上，S 组分的受体主要是神经节苷脂 GM1，F 组分则为卵磷脂，两个组分均与受体结合，可改变细胞膜的结构，形成小孔，使细胞对阳离子的通透性增加，引起人和动物中性粒细胞和巨噬细胞的损伤，最终导致细胞死亡。死亡的细胞可以形成脓栓，加重组织的损伤。

4. 肠毒素（enterotoxin） 30% ～ 50% 金葡菌可产生肠毒素，已鉴定的有 A、B、C1、C2、C3、D、E、G 和 H 9 个血清型。葡萄球菌肠毒素是一组热稳定的可溶性蛋白质，分子质量 26 ～ 30 kD，100 ℃ 30 min 不被破坏，能抵抗胃肠液中蛋白酶的水解作用。食物如被葡萄球菌产毒株污染，在合适温度下，经 8 ～ 10 h，即可产生大量的肠毒素。食用含有肠毒素的食物，毒素与肠道神经细胞受体作用，刺激呕吐中枢，引起呕吐等急性胃肠炎表现，称为食物中毒，发病率占食物中毒的首位。

葡萄球菌肠毒素是超抗原，能非特异性激活 T 细胞，释放过量的细胞因子（如 TNF、IL-1、IFN-γ）而致病。超抗原以 Vβ 特异性结合方式刺激 T 细胞产生过量细胞因子及活化自身反应性 T、B 细胞，是超抗原引起多种疾病的主要原因。但在肿瘤免疫中，超抗原所活化的大量 T 细胞对肿瘤细胞具有强大的杀伤作用，使其成为新一代的抗肿瘤分子。葡萄球菌肠毒素研究表明，它能多克隆地激活 T 细胞，并与食物中毒、TSS、某些自身免疫性疾病（如类风湿关节炎、川崎病、多发性硬化症）的发生有关。为有效防治超抗原的毒性反应，近年来，从分析超抗原和 TCR、MHCⅡ作用的分子机制提出了设计超抗原疫苗的新思路：通过诱变或修饰超抗原分子，降低其与 MHCⅡ类分子或 TCR Vβ 区的亲和力，获得毒性降低或消失的减毒分子，但仍保留其免疫反应性和免疫原性，这类降毒分子可作为超抗原疫苗用于防治超抗原引起的疾病。因超抗原疫苗改变了对 T 细胞的刺激效应，消除、失活或脱敏一个或多个 T 细胞亚群，以类似普通抗原的方式诱导 T、B 细胞，产生相应的免疫反应。另外这类减毒分子有可能作为新型淋巴细胞激活分子，用于肿瘤等免疫力低下疾病的治疗。修饰后的低毒肠毒素可产生适量的细胞因子，从而非特异性地提高细胞免疫水平以杀灭肿瘤细胞，但不至于因细胞因子产生过量而引起机体损伤。

5. 剥脱毒素（exfoliatin） 由蛋白质组成，分 A 和 B 2 个血清型。A 型由位于金葡菌染色体上的噬菌体基因组编码；B 型则由 RW002 质粒编码。只有新生儿皮肤存在的 GM4 样糖脂能与剥脱毒素结合，结合后毒素发挥丝氨酸蛋白酶功能，裂解细胞间桥小体（desmosomes），破坏皮肤细胞间的连接，引起葡萄球菌烫伤样皮肤综合征（staphylococcal scalded skin syndrome, SSSS）。损伤皮肤中既无细菌也无白细胞，疾病恢复主要依靠中和抗体。

6. 中毒性休克综合征毒素 -1（toxic shock syndrome toxin-1, TSST-1） 曾称致热外毒素 C 和肠毒素 F，是某些金葡菌在生长过程中分泌的一种外毒素。该毒性蛋白由细菌染色体编码，含有 194 个氨基酸，分子质量为 2 049 U，是 TSS 的主要物质。

（二）病理变化

金葡菌可引起侵袭性和毒素性两类疾病，侵袭性疾病主要为化脓性感染。金葡菌可通过多种途径侵入机体，引起局部组织、内脏器官或全身性化脓感染。局部感染主要表现为疖、痈、甲沟炎、睑腺炎、蜂窝织炎、伤口化脓等；内脏器官感染如肺炎、脓胸、中耳炎、脑膜炎、心包炎、心内膜炎等；全身感染如败血症、脓毒血症等。疖或其他局限性脓肿是葡萄球菌损伤的主要类型。葡萄球菌感染的病理变化为脓肿形成，由于血浆凝固酶的作用，在病灶周围形成纤维蛋白膜，淋巴管内有纤维蛋白沉积，局部小血管内血栓形成,引起局部血供障碍与坏死,出现局部组织高涨性水肿、充血、疼痛。病灶中心逐渐液化,大量坏死白细胞及死菌积聚,形成黄色脓液。在痤疮、脓皮病或脓疱病等皮肤感染中,葡萄球菌的侵袭能力较差,故主要表现为局限性感染。但如挤压感染部位,细菌可通过淋巴管和血液扩散,引起其他部位感染,诸如败血症、脓毒血症等。在骨髓炎患者,金葡菌的原发病灶是在长骨干骺端末端血管,引起骨坏死和慢性化脓。慢性葡萄球菌感染可以有肉芽肿形成。毒素性疾病由外毒素引起,包括食物中毒、SSSS 和 TSS。

CNS 是皮肤、黏膜的正常菌群,当机体免疫功能低下或进入非正常寄居部位时,可引起多种感染。据美国疾病控制中心统计,CNS 在各类感染中的比例仅次于大肠埃希菌,居病原菌第二位。关于 CNS 的致病机理可能与其产生黏质(slime)有关。黏质由中性糖类、糖醛酸和氨基酸组成。黏质使细菌黏附在细胞表面,菌体之间借此相互黏连。菌体被黏质包围后,能保护细菌免受中性粒细胞的吞噬和减弱抗生素的渗透。如表皮葡萄球菌能产生大量黏质,此黏质有助于延长表皮葡萄球菌的感染病程,干扰正常的免疫应答。另外,腐生葡萄球菌能选择性地吸附于尿道上皮细胞,这对其定植及引起感染有一定作用;溶血葡萄球菌的溶血性与其致病性也有关系。

人对金葡菌有一定的天然免疫力。当皮肤黏膜发生损伤或机体抵抗力降低时才易引起感染。病后能获得一定的免疫力,但作用不强,一般认为不足以预防再次感染。

四、临床学

(一)临床表现

1.金葡菌病

1)食物中毒　人摄入含肠毒素污染的食物后 1～6 h,即可出现头晕、恶心、呕吐、腹泻等急性胃肠炎症状。发病 1～2 d 可自行恢复,预后良好。以往由抗生素等原因造成菌群失调,导致金葡菌感染所致的假膜性肠炎,现认为主要由艰难梭菌引起,金葡菌仅为伴随细菌。

2)SSSS　由表皮剥脱毒素引起,多见于新生儿。患者皮肤呈弥漫性红斑,起皱,继而形成水疱,导致表皮脱落。如伴有继发性细菌感染,可引起死亡。

3)TSS　由 TSST-1 引起。主要表现为高热、低血压、呕吐、腹泻、猩红热样皮疹,严重者出现休克。过去,TSS 多见于使用月经棉塞的经期妇女。近几年发现许多病例与月经无关,且 TSST-1 并非唯一病因,细菌内毒素、葡萄球菌肠毒素等也与 TSS 的发病有关。

4)皮肤感染　局限性化脓性葡萄球菌感染包括脓疱疮、毛囊炎、疖和痈。脓疱疮是儿童的表皮感染,主要发生在脸部和四肢。开始是小的斑疹,然后发展为脓疱,脓疱破后结痂。通过扩散继发性感染邻近皮肤。脓疱疮由金葡菌引起,但约 20% 由单一化脓性链球菌或链球菌与金葡菌共同感染所致。毛囊炎是毛囊的化脓性感染,如发生在眼睑则称为睑腺炎。疖是毛囊炎的延伸,表现为肿大的痛性小结伴有坏死组织,脓液可经手术排脓或自然排出。疖连接并侵入皮下组织形成痈,痈有多个窦道,不像毛囊炎和疖,伴有发冷和发热的皮肤痈患者,常表示葡萄球菌通过血液扩散至其他组织。葡萄球菌伤口感染常发生在手术或创伤后,由定居在皮肤的细菌侵入伤口引起。除伤口有异物外,健康者一般不会感染葡萄球菌。

5)菌血症、败血症和心内膜炎　金葡菌是菌血症的常见病原之一,50% 的菌血症通过手术或使用污染的的导管获得。败血症可以是原发的,也可以是继发的。原发者仅有全身性症状而无肯定的入侵部位。40%～50% 的病例属继发感染,能找到入侵部位,其原发病灶有皮肤感染、肺炎、骨髓炎、尿路感染等。败血症临床表现严重，有寒战，高热，胃肠道症状，肝、脾肿大等，血液中细菌可播散至心脏等部位。急性细菌性心内膜炎是金葡菌所致的严重感染，死亡率高达 50%。虽从流感样综合征开始，但进展很快，如不及时处理，预后极差。

6）肺炎　金葡菌所致原发性肺炎较少见，大多见于病毒感染的基础上继发金葡菌肺部感染，或由血行播散所致。婴儿病情发展快，开始呼吸和循环尚好，但短期内即可恶化。病原菌对多数抗生素耐药。成人发热不高，但迁延多日，有黏稠不易咳出的脓血痰，早期肺部病变虽较轻，但患者可出现严重的呼吸窘迫。X 线检查见有肺大疱对诊断有一定价值。有时虽然血、痰培养呈阴性结果，仍可结合临床诊断为金葡菌肺炎。

7）骨髓炎　金葡菌引起急性化脓性感染，以儿童和男性多见，常累及股骨下端及胫骨上端，其次为脊柱、肱骨等。可为血行感染，也可继发于外伤或化脓性关节炎。临床表现为急起畏寒、高热、局部肌肉紧张、局部骨骼有压痛，伴有皮肤发热和浮肿。80% ～ 90% 的骨髓培养为金葡菌。急性病灶经及时抗菌治疗大多预后良好，少数患者可在同一部位反复发作形成慢性感染。

2. 凝固酶阴性葡萄球菌病

1）泌尿系统感染　CNS 是引起青年妇女急性膀胱炎的主要致病菌，引起尿路感染仅次于大肠埃希菌。常见的有表皮葡萄球菌、人葡萄球菌和溶血葡萄球菌，而腐生葡萄球菌则是引起青年人原发性泌尿道感染的常见菌。

2）败血症　CNS 是血培养中常见的病原菌，特别是新生儿败血症。CNS 居败血症常见病原菌的第 3 位，仅次于大肠埃希菌和金葡菌。常见的有溶血葡萄球菌和人葡萄球菌，也可为表皮葡萄球菌。

3）术后感染　CNS 是引起外科感染的常见病原菌。骨和关节修补术、器官移植，特别是心瓣膜术后的感染多为 CNS 引起。

4）植入性医用器械感染　20% ～ 65% 的导管、动脉插管和心脏起搏器等植入性医用器械的细菌性感染是由 CNS 引起。危重患者通常较长期使用植入性医用器械，由此引发的感染已成为主要医学问题。CNS 产生由多糖组成的黏质，使细菌牢固与导管等植入性医用器械结合，并保护细菌免于抗生素和炎症细胞的作用，故当植入体内后特别适合 CNS 黏附和生长，黏附在导管等器械上的细菌不断释放至血液，使患者持续出现菌血症，有些患者伴有免疫复合物介导的肾小球肾炎。人工关节也可被 CNS 感染，患者通常仅感觉局部疼痛，人工关节活动受阻，发热和白细胞增多不是主要症状，而且血培养往往阴性。处理主要是用抗生素治疗或替换人工关节。

（二）临床诊断

根据临床表现和病变初步诊断。确诊需要进行病原分离。

（三）临床治疗

选用敏感抗生素进行治疗，同时配合一般措施。

五、实验室诊断

临床标本有穿刺液、脓液、分泌液、脑脊液、胸腹水、血液等，食物中毒则收取剩余食物和呕吐物。标本经直接涂片染色后镜检，可根据细菌形态、排列方式和染色性作初步诊断。

分离培养常用血琼脂平板，或经肉汤培养基增菌后接种血琼脂平板。根据菌落特点再做涂片染色检查、甘露醇发酵和血浆凝固酶试验等。葡萄球菌分离株一般均应做药敏试验。食物中毒患者的标本，可用 ELISA 检测肠毒素，方法简便敏感，可检测微量肠毒素。

目前，正在发展分子检查方法，用于疾病诊断和流行病学调查。有核糖体分型、PCR 技术和脉冲场电泳等方法分析细菌质粒和基因组 DNA。

从菌血症患者的导管或人工关节等医疗装置分离出细菌，应考虑为葡萄球菌；从泌尿道感染分离出细菌，多为腐生性葡萄球菌。虽根据细菌分离判断泌尿道感染十分困难，但仍使用传统判断标准：即在女性，2 次或 2 次以上的中段尿培养，细菌数 $\geqslant 10^5$ CFU/mL，表示存在有意义的菌尿症或泌尿道感染。由于葡萄球菌在尿液中生长缓慢，因此在化脓性尿路感染患者，即使菌群计数在 $10^2 \sim 10^4$ CFU/mL，亦提示为有意义的菌尿症，或反复培养分离出相同的优势菌株，即可诊断为该病的病原体。

一般说来，根据凝固酶、甘露醇试验及色素检查较易区别 CNS 与金葡菌，对 CNS 的鉴定尚未有特定的方法，需利用常规生化试验、质粒图谱、耐药谱等联合分析加以鉴定。临床上重要葡萄球菌菌种鉴定见表 4-10-4。有些实验室仅鉴定从血、脑脊液、关节等无菌部位分离出的 CNS 菌，以及常规区别：①尿标本中腐生葡萄球菌与其他 CNS。②导管或人工装置上分离出的表皮葡萄球菌、里昂葡萄球菌和施氏葡萄球菌。③心内膜炎或软组织感染中分离出的表皮葡萄球菌、里昂葡萄球菌和溶血葡萄球菌。

表 4-10-4　临床重要葡萄球菌菌种鉴定的主要试验

菌种	菌落颜色	血浆凝固酶	凝聚因子	耐热核酸酶	碱性磷酸酶	吡咯烷芳胺酶	鸟氨酸脱羧酶	尿素酶	β-半乳糖苷酶
金葡菌	+	+	+	+	+	-		d	-
表皮葡萄球菌	-	-	-	-	+	-	(d)	+	-
溶血葡萄球菌	d	-	-	-	-	+	-	-	-
猪葡萄球菌	-	d	-	+	+	-	-	d	-
中间葡萄球菌	-	+	d	+	+	+	-	+	+
里昂葡萄球菌	d	-	(+)	-	-	+	+	d	-
施氏葡萄球菌	-	-	+	+	-	+	-	+	(+)
腐生葡萄球菌	d	-	-	-	-	-	-	+	+

注：+，≥90%菌株阳性；-，≥90%菌株阴性；d，11%～89%菌株阳性；括号，迟发反应。

1. 血浆凝固酶　常用于鉴定与急性感染相关的葡萄球菌，包括人和动物的金葡菌以及动物的中间葡萄球菌和猪葡萄球菌。有两种不同的凝固酶测定法：试管法测游离凝固酶，属确诊性检查法；玻片法测结合凝固酶或称凝聚因子，作为鉴定金葡菌的初筛方法。10%～15% 的金葡菌为凝固酶阴性，阳性玻片凝集有助于鉴定里昂葡萄球菌和施氏葡萄球菌。各种血浆均可使用，但用含 EDTA 的脱水兔血浆最为满意。试管凝集试验最好在玻璃试管中进行。0.1 mL 脑心灌注肉汤的过夜培养液和 0.5 mL 血浆混匀，在 37 ℃水浴作用 4 h，通过缓慢倾斜试管观察凝固形成。在固体培养基上出现的大菌落，也可直接种入 0.5 mL 血浆中作用 4 h 观察结果，但絮状或纤维沉淀为阴性。如金葡菌接种量太少，可延长作用时间，甚至过夜孵育。中间葡萄球菌和产生凝固酶的大多数猪葡萄球菌，需孵育 12～24 h 才出现凝固酶阳性。如孵育超过 4 h，必须考虑：①孵育时间延长后，某些菌株产生葡激酶溶解凝块，产生假阴性反应。②使用非无菌血浆，可出现假阳性或假阴性结果。③在琼脂表面刮取不纯的菌落，延长培养时间可出现假性结果。因此，如欲延长观察凝固酶反应，应配合其他试验作鉴定（表 4-10-4）。玻片凝集试验应使用蒸馏水，制备高浓度和均匀的细菌悬液，加 1 滴血浆后在 10 s 内观察，如超过 10 s，会出现假阳性反应。为防自凝，不能从含高盐培养基挑取细菌，且挑取的细菌必须磨匀。

2. 耐热核酸酶（thermonuclease，TNase） 大多数金葡菌、施氏葡萄球菌、中间葡萄球菌和猪葡萄球菌菌株均能产生 TNase。某些表皮葡萄球菌、模仿葡萄球菌（*Staphylococcus simulans*）和肉葡萄球菌（*Staphylococcus carnosus*）也具有弱活性的 TNase。TNase 具有内切酶和外切酶活性，能切割 DNA 和 RNA。在含有甲苯胺蓝琼脂（toluidine blue agar）的 DNA 培养基上，用无菌钢管打直径为 3 mm 的小孔，加入在沸水浴中煮沸 15 min 的细菌 24 h 肉汤培养物，置 38 ℃过夜，孔周如出现粉红色圈即为阳性。

3. 碱性磷酸酶 磷酸酶能分解对硝基酚磷酸盐，形成的对硝基酚为亮黄色。在含有对硝基酚磷酸盐的培养基上，点种细菌后培养 18～24 h，在菌落周围出现亮黄色为阳性。金葡菌、施氏葡萄球菌、中间葡萄球菌、猪葡萄球菌和大多数表皮葡萄球菌菌株都为碱性磷酸酶试验阳性。

4. 吡咯烷芳胺酶 PYR（L-pyrrolidonyl-β-naphthylaminde，PYR） PYR 是化学试剂 L- 吡咯酮 β- 萘胺的简称，通过 PYR 试验检测吡咯烷芳胺酶（L-pyrrolidonyl arylamidase）。该酶能分解 PYR 后释放萘胺，加入 PYR 反应剂（N-N 二甲氨基肉桂醛试剂）呈桃红色反应。试验方法是将一满环 24 h 培养细菌溶解在 PYR 肉汤中，使其成为约为 2 个标准麦氏比浊度的悬液，37 ℃培养 2 h 后，增加 2 滴 PYR 反应剂，2 min 内产生桃红色表示吡咯烷芳胺酶阳性。PYR 试验用于链球菌的鉴定，也能区别葡萄球菌。溶血葡萄球菌、里昂葡萄球菌、施氏葡萄球菌和中间葡萄球菌通常是吡咯烷芳胺酶阳性。

5. 鸟氨酸脱羧酶（ornithine decarboxylase） 由 L- 鸟氨酸二氢氯化物组成脱羧酶肉汤培养基。将一满环过夜细菌培养物溶解在该肉汤培养基中，用无菌矿物油覆盖，置 37 ℃培养，8 h 后开始观察结果，里昂葡萄球菌多为阳性，表皮葡萄球菌则为阴性。培养基由浅灰色变为紫罗兰色为阳性，是鸟氨酸脱羧反应引起；黄色为葡萄糖发酵，表示阴性反应。

6. 尿素酶（urease） 尿素肉汤或尿素琼脂用于葡萄球菌的尿素酶检测。分解尿素产生氨，使酚红指示剂由黄色转成红色为阳性。表皮葡萄球菌、中间葡萄球菌和多数腐生葡萄球菌尿素酶阳性。

7. β 半乳糖苷酶（β-galactosidase） 使用萘酚 - 吡喃糖苷型半乳糖（2-naphthol-β-D-galactopyranoside）作为底物。β 半乳糖苷酶分解底物释放萘酚，产生紫色反应为阳性。中间葡萄球菌和多数腐生葡萄球菌 β 半乳糖苷酶阳性。施氏葡萄球菌为迟发或弱阳性。

六、防控措施

（一）耐药性

自抗生素使用以来，葡萄球菌对各种抗生素均易产生耐药性，且耐药快速发展。目前，仅有 10% 以下的菌株对青霉素敏感。

1. 抗生素灭活酶 自青霉素使用以来，耐药由青霉素酶（penicillinase）即 β- 内酰胺酶（β-lactamase）水解 β- 内酰胺环引起。编码 β- 内酰胺酶的基因位于传递性质粒上，致使对青霉素的耐药在葡萄球菌间快速传递。此外，金葡菌尚可产生水解氯霉素、四环素、红霉素和氨基糖苷类抗生素的灭活酶。

2.MRSA 甲氧西林（methicillin）是一种半合成抗生素，自 1959 年应用于临床，曾有效地控制了产青霉素酶金葡菌的感染。但时隔2年就出现MRSA,且发展迅速。至今MRSA感染几乎遍及全球。

青霉素结合蛋白(penicillin binding proteins, PBPs)具有合成细胞壁的功能,也是某些青霉素类抗生素的受体,它们与β-内酰胺类抗生素有很高的亲和力。当与该类抗生素结合后,PBPs就失去合成细胞壁的活性而导致细菌死亡。MRSA具有耐甲氧西林的基因 *mecA*,能编码一种新的PBP,因其电泳移动位置介于PBP2和PBP3之间,故称为PBPα或PBP2′。PBP2′蛋白不与青霉素结合,但仍具有酶活性,参与细胞壁的合成,致使在β-内酰胺类抗生素存在下,细菌继续生长,故表达PBP2′蛋白的菌株,均能抵抗β-内酰胺类抗生素,包括头孢菌素类(cephalosporins)、碳青霉烯类(carbapenems)。

根据对甲氧西林的耐药情况,将金葡菌分为两类:院内感染型MRSA(hospital MRSA)是医院内感染的重要病原体;市井型MRSA(community MRSA)在美国、日本、欧洲和澳大利亚等地均有报道。市井型MRSA能产生PV毒素,破坏中性粒细胞和巨噬细胞,促进感染扩散和引发重症感染。

3. 耐万古霉素金葡菌(Vancomycin-resistant lococcus amyeas, VISA)　1997年,日本首先报道1例用万古霉素治疗无效的外科患者,在其伤口感染处分离出VISA。至1999年,美国疾病控制中心共报道了4株VISA,分别来自死于败血症和肺炎患者。在免疫力低下,有严重的基础病,或已有MRSA感染者,如长期反复使用万古霉素治疗,易发生VISA感染。

近年来,有较多报道金葡菌对万古霉素耐药机制的研究:①细菌细胞壁的增厚是耐万古霉素的主要机制。增厚的细胞壁具有较好的屏障作用,能降低万古霉素与肽聚糖的亲和力,阻碍药物与作用位点的结合,导致细菌对万古霉素的耐药。细胞壁增厚的遗传基础是基因的突变,从而影响细菌细胞壁合成。②PBPs合成量的增加,PBPs位于细菌细胞膜上,参与肽聚糖合成,是某些β-内酰胺类抗生素的受体。Moreira等的研究证明,产生的超量PBPs与万古霉素的耐药呈正相关。由于产量增高,过多PBPs与肽聚糖前体结合,从而使万古霉素丧失抑制肽聚糖合成的能力。③细胞壁谷氨酰胺非酰胺化成分增加,肽聚糖交联降低导致金葡菌耐万古霉素。Hanak等研究表明,非酰胺化的肽聚糖增多能影响万古霉素进入靶位。另外,肽聚糖交联下降导致非交联性D-丙氨酰-D-丙氨酸侧链增多,增多的侧链在细胞外与万古霉素结合,阻断了与细胞内靶分子的结合而丧失杀菌能力。④细菌间耐药基因转移。体外实验证明耐万古霉素基因(*van A, van B, van C* 和 *van E*)能在肠球菌染色体之间转移,但多数学者认为,金葡菌耐万古霉素基因与肠球菌的耐药基因无关。然而,在美国已分离到1株含有肠球菌万古霉素耐药基因 *van A* 的金葡菌。如果万古霉素基因在异种细菌间转移,那么控制金葡菌感染将会面临严重挑战。

(二)防治原则

随着耐药菌株日益增多,必须避免滥用抗生素,要根据药敏试验结果选用适宜的抗菌药物。产青霉素酶金葡菌可选用苯丙西林、头孢菌素、利福平等抗生素治疗;MRSA感染的首选药是万古霉素。美国国家临床实验室标准化委员会(NCCLS)规定:金葡菌对万古霉素MIC ≤ 4 μg/mL为敏感, ≥ 32 μg/mL为耐药, 8 ～ 10 μg/mL为中介。对化脓性感染,深部脓肿需切开引流加抗生素治疗;疖、睑腺炎等浅部感染往往为自破排脓或切开引流后即迅速愈合,一般无须采用抗生素治疗。

对金葡菌带菌者可做适当处理。鼻腔带菌不发生皮肤感染者,可不做任何处理,但应避免接触易感患者或接触前后必须加强洗手;鼻腔带菌伴有反复皮肤感染者,除不接触易感患者外,尚需进行局部治疗或接种自身疫苗;患者术前带有金葡菌,应在手术前用药1周;新生儿室工作人员带菌,除局部用药外，最好暂时调换工作。

CNS 感染多为医院感染，手术伤口有可能被来自患者自身、医护人员及空气中的 CNS 感染，因此，选择对 CNS 敏感的消毒剂，加强术前和术后患者皮肤、医护人员手、空气、环境等的消毒，对控制 CNS 引起的医院感染将起到重要作用。

另外，CNS 耐药率及多重耐药率较高，这与耐药质粒有关，可通过转化、转导等方式进行耐药性转移；也与某些抗生素作为首选药长期广泛使用有关。目前研究表明，CNS 对万古霉素、诺氟沙星及阿米卡星耐药率低，可考虑单独或联合应用治疗 CNS 的感染。

慢性反复感染的患者，可试用自身菌苗疗法。注意个人卫生，及时处理皮肤黏膜损伤；医院内做好消毒隔离，防止医源性感染；对饮食服务业加强卫生管理，防止引起食物中毒等措施均可预防葡萄球菌感染。

第十一章 气单胞菌病

气单胞菌病是由气单胞菌（Aeromonas）引起的一种人兽共患疫病。气单胞菌最早见于1891年 Sanaelli 的报道，它引起养殖鱼类疾病的首次报道是在1930年。多年来，气单胞菌的分类一直处于不断变化中，曾被划分到许多不同的菌属。1936年 Kluyver 和 van Viel 提出了气单胞菌属，被《伯杰细菌鉴定手册》所采纳，直到1994年《伯杰细菌鉴定手册》（第九版）仍将气单胞菌属归于弧菌科。《伯杰氏系统细菌学手册》（第二版）的分类学大纲（Taxonomic Outline, Bergey's Manual of Systematic Bacteriology, 2nd edition, April 2001）中，气单胞菌属已从弧菌科中分列出来，与海洋气单胞菌属（Oceanomonas）及 Tolumonas 属共同组成了气单胞菌科。

气单胞菌属是一群氧化酶呈阳性、发酵葡萄糖的革兰氏阴性杆菌，广泛存在于自然界，可从河水、海水、污水和土壤等分离出。气单胞菌有些种对鱼类、爬虫类、两栖类、哺乳类等多种动物和人类有致病性，能引起人类急性胃肠炎、败血症和食物中毒等，同时也是免疫抑制患者和肝脏疾病患者的条件致病菌，临床病例呈上升趋势。

我国于1982年开始对气单胞菌进行调查研究，证实该菌可引起人类和多种动物感染发病，已引起医学界、水产学界和兽医学界的重视。

一、病原学

（一）分类

《伯杰氏系统细菌学手册》（第二版）的分类学大纲中，气单胞菌属、海洋气单胞菌属（Oceanomonas）和 Tolumonas 属共同组成气单胞菌科（Aeromonadaceae），并与琥珀酸弧菌科（Succinivibrionaceae）一起组成了气单胞菌目（Aeromonadales）。1992年以前，气单胞菌属分为10个种，近年来新的气单胞菌种不断被鉴定和命名，根据《伯杰氏系统细菌学手册》（第二版），截至2004年5月，气单胞菌属共包括19个种：

1）异常嗜糖气单胞菌（A. allosaccharophila）

2）动物气单胞菌（A. bestiarum）

3）豚鼠气单胞菌（A. caviae）

4）克氏气单胞菌（*A. culicicola*）

5）鳗气单胞菌（*A. encheleia*）

6）肠棕气单胞菌（*A. enteropelogenes*）

7）嗜泉气单胞菌（*A. eucrenophila*）

8）嗜水气单胞菌（*A. hydrophila*）

（1）嗜水气单胞菌嗜水亚种（*A. hydrophila* subsp. *Hydrophila*）

（2）嗜水气单胞菌无色亚种（*A. hydrophila* subsp. *Anaerogenes*）

（3）嗜水气单胞菌解朊亚种（*A. hydrophila* subsp. *Proteolytica*）

（4）嗜水气单胞菌 Dhakensis 亚种（*A. hydrophila* subsp. *Dhakensis*）

（5）嗜水气单胞菌 Ranae 亚种（*A. hydrophila* subsp. *Ranae*）

9）小鱼气单胞菌（*A. ichthiosmia*）

10）简达气单胞菌（*A. jandaei*）

11）中间气单胞菌（*A. media*）

12）疱氏气单胞菌（*A. popoffii*）

13）点状气单胞菌（*A. punctata* subsp. ）

（1）点状气单胞菌豚鼠亚种（*A. punctata* subsp. *Caviae*）

（2）点状气单胞菌点状亚种（*A. punctata* subsp. *Punctata*）

14）杀鲑气单胞菌（*A. salmonicida*）

（1）杀鲑气单胞菌杀鲑亚种（*A. salmonicida* subsp. *Salmonicida*）

（2）杀鲑气单胞菌无色亚种（*A. salmonicida* subsp. *Achromogenes*）

（3）杀鲑气单胞菌史氏亚种（*A. salmonicidc* subsp. *Smithia*）

（4）杀鲑气单胞菌日本鲑亚种（*A. salmonicidc* subsp. *Masoucida*）

（5）杀鲑气单胞菌培氏亚种（*A. salmonicida* subsp. *Pectinolytica*）

15）舒伯特气单胞菌（*A. schubertii*）

16）斯氏气单胞菌（*A. simiae*）

17）温和气单胞菌（*A. sobria*）

18）易损气单胞菌（*A. trota*）

19）维隆气单胞菌（*A. veronii*）

随着分子生物学技术的进展，DNA–DNA 杂交技术广泛应用于包括气单胞菌在内的细菌的分类。到目前为止，根据 DNA–DNA 杂交值将气单胞菌分为 16 个 DNA 杂交群（DNA hybridization group，DHG），DHG 与表型之间有一定的对应关系（见表 4-11-1）。

表 4-11-1　气单胞菌属的 DHG 与表型种

DNA 杂交群	表型种
1	*A. hydrophila*
2	*A. bestiarum*
3	*A. hydrophila*
	A. salmonicida
4	*A. caviae*

续表

DNA 杂交群	表型种
5A	*A. caviae*
5B	*A. caviae*
	A. media
6	*A. eucrenophila*
7	*A. sobria*
8	*A. veronii biovar sobria*
9	*A. jandaei*
10	*A. veronii biovar veronii*
11	*A. encheleia*
12	*A. schubertii*
13	*A. schubertii-like*
14	*A. trota*
15	*A. allosaccharophila*
16	*A. popoffii*

研究表明,嗜水气单胞菌、温和气单胞菌和豚鼠气单胞菌的分离频率在所有气单胞菌中占有绝对优势,其中尤以嗜水气单胞菌为最,而其他种类如易损气单胞菌和舒伯特气单胞菌等从环境和腹泻患者中分离出。

本菌属 DNA 的 G+C mol% 为 57% ～ 63%,模式种为嗜水气单胞菌。

(二)形态

气单胞菌大小为 (1.1 ～ 4.4) μm×(0.4 ～ 1.0) μm,有时为长约 8 μm 的丝状,菌体两端钝圆,直而不弯。多数有动力,单鞭毛位于菌体一端。其中杀鲑气单胞菌(*A. salmonicida*)和中间气单胞菌(*A. media*)无动力。革兰氏染色呈阴性,无荚膜和芽孢。

(三)培养特征

需氧或兼性厌氧,营养要求不高,普通培养基上可生长,pH 值 4.5 ～ 9.0 均可生长。在 0 ～ 45 ℃均可生长,根据生长温度的不同可分为嗜冷菌群(psychrophilic group)和嗜温菌群(mesophilic group)。本菌属细菌在无 NaCl 或含 3% NaCl 的蛋白胨水中生长良好,在含 6% NaCl 的蛋白胨水中不生长。在肉汤培养基中生长良好,呈均匀浑浊,表面形成菌膜。在 MacConkey 琼脂平板上一般不分解乳糖,大多数因使培养基产碱而呈黄色;只有少数菌株分解乳糖,生长为类似大肠埃希菌菌落。部分菌株能在 SS 琼脂平板上生长,菌落为半透明、略扁平、中心稍浑浊、不分解乳糖、不产生 H₂S,菌落直径为 1 ～ 2 mm。在血琼脂平板上形成灰白色、光滑、凸起、湿润、直径为 2 mm 左右的不透明菌落,有的菌种有 β 溶血环。在硫代硫酸钠 – 枸橼酸钠 – 胆盐 – 蔗糖(TCBS)琼脂平板上不能生长。在庆大霉素琼脂平板上菌落呈灰白色、半透明、光滑、湿润、边缘整齐。

(四)生化特征

大多数气单胞菌可在含下列任何一种物质为碳源、氨为氮源的培养基中生长:葡萄糖、精氨酸、天冬酰胺或组氨酸;所有细菌均可在 L- 精氨酸、天冬酰胺、亮氨酸和蛋氨酸混合物中生长。气单胞菌氧化酶试验和触酶试验都呈阳性;在克氏双糖铁琼脂下层产酸,斜面为碱性反应,H_2S 阴性;DNA 酶水解、β- 半乳糖苷酶、吲哚、甘露醇、甘露糖、明胶酶、蔗糖、海藻糖、葡萄糖、精氨酸双水解酶和硝酸盐还原等生化反应均为阳性;脲酶、肌醇、鸟氨酸脱羧酶、丙二酸盐、密二糖、棉籽糖、鼠李糖、木糖、侧金盏花醇和卫茅醇均为阴性;赖氨酸脱羧酶反应不定;对弧菌抑制剂 2, 4- 二氨基 -6, 7 异丙基喋啶（O/129）耐药。

临床常见的嗜水气单胞菌和豚鼠气单胞菌均能发酵阿拉伯糖,而其他气单胞菌均为阴性。嗜水气单胞菌 VP 试验和赖氨酸脱羧酶为阳性,豚鼠气单胞菌均为阴性。气单胞菌属内种及类志贺邻单胞菌的鉴别见表 4-11-2、表 4-11-3。

（五）抗原性与 O 血清群（型）

气单胞菌的多样性不仅表现在生化表型及基因型上,而且也表现在其抗原性上。气单胞菌具有多种抗原,如 O 抗原、荚膜抗原、H 抗原、菌毛抗原、S 层蛋白抗原和外毒素抗原等。

O 抗原的本质是菌体的 LPS 多糖侧链,迄今尚未发现抗 O 血清群、生化表型和基因型之间的对应关系,每一种基因型均有多种抗 O 血清群,而且同一个抗 O 血清群可见于多种生化表型的细菌。目前用于嗜温气单胞菌流行病学和病原学调查的 O 血清群主要有两大系统:一组为日本东京国立卫生研究院（NIH）的 Sakazaki-Shimada 的分类体系;另一组为荷兰 Bilthoven 国家公共卫生和环境卫生研究院（NIPHEH）的 Guinee-Jansen 的分类体系。

除了日本、荷兰之外,英国等国的许多学者也进行了有关气单胞菌属抗原的研究,目前累计已发现 100 种以上的 O 血清群,但至今尚没有统一的血清分类系统。抗 O 血清群在不同地区存在分布差异,O∶11、O∶16 和 O∶34 在临床分离菌株中占明显优势。抗 O 血清群与致病性之间也存在一定的关系,如 O∶11 血清群主要导致人和动物的肠道外感染,如败血症、脑膜炎和腹膜炎等,O∶16 血清群主要导致胃肠炎和败血症,O: 34 血清群是鱼类暴发性败血症的主要病原,而且还可导致人的败血症和严重的创伤感染。

表 4-11-2 气单胞菌属内种及类志贺邻单胞菌生化鉴别表

鉴别要点	嗜水气单胞菌	豚鼠气单胞菌	维隆气单胞菌温和型	维隆气单胞菌维隆型	简达气单胞菌	舒伯特气单胞菌	易损气单胞菌	类志贺邻单胞菌
DNase	+	+	+	+		+		−
脲酶	−	−	−	−				−
KCN 生长	+	+	V	V				
吲哚	+	+	+	+	+	−	+	+
葡萄糖产气	+	−	+	+	+		+	−
精氨酸双水解酶	+	+	+	−	+	+	+	+
赖氨酸脱羧酶	+	−	+	+	+	+	+	+
鸟氨酸脱羧酶	−	−	−	+	−	−	−	+

续表

鉴别要点		嗜水气单胞菌	豚鼠气单胞菌	维隆气单胞菌温和型	维隆气单胞菌维隆型	简达气单胞菌	舒伯特气单胞菌	易损气单胞菌	类志贺邻单胞菌
VP 试验		+	−	+	+	+	−	−	−
发酵试验	阿拉伯糖	+	+	−	−	−	−	−	−
	乳糖	−	+	−	−	−	−	−	−
	蔗糖	+	+	+	+	−	−	−	−
	肌醇	−	−	−	−	−	−	−	+
	甘露醇	+	+	+	+	+	−	+	−
	水杨苷	+	+	−	+	−	−	−	V
	纤维二糖	V	+	V	V	−	−	+	−
	七叶苷水解	+	+	−	+	−	−	−	−
	β 溶血	+	−	+	+	+	V	V	−
药敏试验	头孢噻吩	R	R	S	S	R	S	R	S
	氨苄西林	R	R	R	R	R	R	S	S
	O/129	R	R	R	R	R	R	R	S

注：+ 指阳性；—指阴性；R 指耐药；S 指敏感。

（六）发病机制

随着分子生物技术的发展，已有许多学者从分子水平上对气单胞菌进行了研究，为阐明气单胞菌的致病机理提供了理论依据。

气单胞菌的致病过程包括黏附、侵袭、体内增殖及毒素产生等一系列过程，这些过程又与细菌产生的各种致病因子有关。目前已发现的气单胞菌毒力因子有外毒素、蛋白酶、S 层、菌毛、载铁体和OMP 等。

1. 黏附作用 黏附作用是细菌感染的第一步，它对细菌侵入宿主细胞并有效发挥毒素等的作用具有重要意义。绝大多数具有肠致病性的气单胞菌都黏附于 HEp-2 和 Caco-2 这两种细胞，且与体内肠组织的黏附相吻合，可用作体外模型。气单胞菌黏附素较复杂，除常见于其他肠道致病菌的菌毛外，其他非菌毛组分如 S 层蛋白及 OMP 等均可介导气单胞菌黏附于宿主细胞。气单胞菌具有多种黏附素，有助于它们在不同的环境条件下及不同的感染阶段均能紧密地黏附于宿主组织细胞，从而导致感染。气单胞菌黏附素的受体尚不十分清楚，一些糖蛋白能结合到气单胞菌菌体上，如黏蛋白（mucin）、乳铁蛋白（1actoferrin）、血清类黏蛋白（orosomucoid）、细胞外基质（extracellular matrix, ECM）等。ECM 在体内广泛分布，其结构相当保守，这为解释气单胞菌感染谱的广泛性及致病的多样性提供了依据。

表 4-11-3　气单胞菌属种间的鉴别

鉴别要点	豚鼠气单胞菌	嗜泉气单胞菌	嗜水气单胞菌	中间气单胞菌	杀鲑气单胞菌				舒氏气单胞菌	温和气单胞菌	维隆气单胞菌
					无色亚种	日本鲑亚种	杀鲑亚种	史氏亚种			
吲哚	+	+	+	d	+	+	−	−	−	+	+
MR 试验	+	d	+	+	+	+	+	−	+	−	+
VP 试验	−	−	+	−	−	+	−	−	−	d	+
枸橼酸盐	d	−	d	d	−	−	−	−	+	−	+
H₂S	−	−	+	−	−	+	−	+	−	−	−
尿素水解	−	−	−	−	−	−	−	−	−	−	−
苯丙氨酸脱氨酶	−	d	−	d	−	−	−	−	d	+	(+)
赖氨酸脱羧酶	−	−	d	−	d	d	d	−	+	+	+
精氨酸双水解酶	+	+	+	+	+	+	+	(−)	+	+	−
鸟氨酸脱羧酶	−	−	−	−	−	−	−	−	−	−	−
运动性	+	+	+	−	−	−	−	−	+	+	+
明胶水解	+	+	+	+	+	+	+	+	+	+	(+)
KCN 生长	+	+	+	+	−	−	−		−	−	d
葡萄糖产酸	+	=	+	+	+	+	+	(+)	+	+	+
葡萄糖产气	−	+	+	−	−	+	+	(+)	−	−	+
产酸: 阿拉伯糖	+	+	+	+	−	+	+		−	−	−
纤维二糖	(+)	+	−	+	−	−	−	−	−	d	(+)
半乳糖	+	+	+	+	+	+	+	−	+	+	+
甘油	d	+	+	d	d	d	d	(−)	d	d	+
乳糖	d	−	d	d	−	−	−		−	−	−
麦芽糖	+	+	+	+	+	+	+	−	+	+	+
甘露醇	+	+	+	+	−	+	+	−	−	d	+
甘露糖	d	+	(+)	+	+	+	+		+	+	+

注: +, 指反应阳性; −, 指反应阴性; (+), 指多数阳性; (−), 指反应阴性; d, 指反应不定。

2. 菌毛　气单胞菌具有两种形态迥异的菌毛: 一种为短而硬的 R 型或称 S/R 型菌毛, 另一种为长而弯的 W 型或称 L/W 型菌毛。此外尚发现有多种纤丝样附件。目前已对一些菌株进行了部分特性分析, 证实了气单胞菌菌毛的多样性及复杂性。R 型菌毛直径 7 ～ 10 nm, 菌体上较多, 主要见于环境分离菌株。该菌毛无血凝作用, 不是黏附素。W 菌毛主要见于临床分离菌株, 菌体上分布较少, 有 2 种形式: 一种是单个弯曲的长菌毛, 另一种是数根相交的束状菌毛。W 菌毛不仅具有血凝作用, 而且能结合到人及兔的肠上皮细胞, 并能阻断细菌黏附于肠组织, 抗 W 菌毛抗体亦能封闭细菌对兔小肠的黏附。

3. S 层　S 层是一种特殊的表层结构, 位于细菌表面的最外层, 像荚膜一样完整地包裹着细菌的菌体, 构成了细菌与外界环境之间的第一道屏障。S 层蛋白亚单位的分子质量为 50 ~ 58 kD, 含有大量的酸性氨基酸和非极性氨基酸, 具有显著的疏水性, 并籍此自我组装成层, 维持其结构的稳定性。保护性屏障作用是 S 层的主要功能, 它可以防止噬菌体及蛭弧菌对细菌的攻击, 这对气单胞菌等水栖细菌在自然环境中的生存尤为需要。此外, S 层在组装完成后就具有抗蛋白酶的活性, 同时还能抵抗特异性抗体及补体对细菌的杀灭作用。S 层的另一功能是作为分子筛和离子通道, 一般来说, 分子质量大于 5×10^4 kD 的物质会被 S 层所阻拦, 不能自由通过, 但是, 气单胞菌的 S 层蛋白亚单位可发生结构转化和构型变化, 导致 S 层通透性的改变, 使细菌的基本营养成分大多可通过, 并且有利于毒素及蛋白酶的释放。研究发现 S 层是气单胞菌重要的黏附素, 它可以介导气单胞菌黏附于 HEp-2 细胞及巨噬细胞。S 层还介导了气单胞菌内化进入巨噬细胞, 而且防止了巨噬细胞中蛋白酶对该菌的杀灭作用, 从而使得细菌能在巨噬细胞内持续生存并随血流扩散全身。

4. OMP　气单胞菌 OMP 与细菌的黏附和获铁密切相关, 是气单胞菌重要的致病因子。

气单胞菌具有多种 OMP, 43 kD 和 40 kD 的 OMP 可介导细菌黏附于红细胞, 是细菌的血凝素之一, 该血凝素具有岩藻糖敏感性, 称为糖反应性外膜蛋白 (CROMP)。CROMP 的主要功能是为细菌转运岩藻糖, 但当遇到宿主细胞表面的以岩藻糖为末端的含糖组分 (如 H 抗原) 时, 无法将其转运入胞内, 反而将细菌黏附在细胞上。

气单胞菌有两套铁转运系统, 均需要 OMP 的参与, 气单胞菌直接利用血红蛋白和触珠蛋白等作铁源时, 亦需 OMP 帮助运输。

5. 外毒素　气单胞菌能产生多种致病毒力因子, 不同的研究人员赋予其不同的名称, 如气溶素、溶血素、细胞毒素和肠毒素等。气溶素等毒素命名比较混乱, 为了便于检索, Chopra 等原则上接受将气单胞菌的外毒素统称为 aerolysin。嗜水气单胞菌外毒素在对水产动物致病方面的作用为大多数研究者所公认。取其溶血性、肠毒性、细胞毒性英文的第一个字母, 命名为 HEC 毒素。上述毒素的结构、功能及生物活性都有着许多相似之处: 单一多肽物质; 具有 α 或 β 溶血; 具细胞毒性, 可使动物小肠处形成积水; 小剂量纯化外毒素即可引起实验动物在短时间内死亡; 与霍乱毒素存在着一定的交叉反应; 56 ℃ 处理 10 ~ 30 min 活性丧失, 等。

1) 气溶素　气溶素基因 aer 是研究得最为深入的嗜水气单胞菌的毒力基因之一, 该基因编码的气溶素 Aer 是细胞通道形成毒素, 该毒素具有溶血性、细胞毒性和肠毒性, 分子质量为 51.5 kD。

2) 肠毒素　肠毒素分为细胞溶解性、细胞毒性和细胞兴奋性 3 种, 三者均可引起兔肠结扎液体积蓄。前两种能溶解兔红细胞, 后者可用中国地鼠卵巢 (CHO) 细胞毒性试验检出, 受毒素作用的 CHO 细胞由圆变长。细胞毒肠毒素基因 act 长 1 479 bp, 编码 54.5 kD 的蛋白质, 该蛋白为细胞毒肠毒素 (Act) 的前体形式, 并含有一段 23 个氨基酸的前导肽。成熟的 Act 为 52 kD 的蛋白, 并具有溶血性、细胞毒性和肠毒性。能产生 Act 的气单胞菌有嗜水气单胞菌、温和气单胞菌和豚鼠气单胞菌等。此肠毒素不耐热, 加热 60 ℃ 30 min 即可失去活性。细胞兴奋性肠毒素基因 alt 长 1 104 bp, 编码 368 个氨基酸、分子质量为 38 kD 的蛋白质, 纯化的 Alt 具有肠毒性。Alt 还能增加 CHO 细胞内的环腺苷酶 (cAMP) 和前列腺素 2 (PBE_2) 的水平, 意味着嗜水气单胞菌的兴奋性肠毒素有类似霍乱毒素 (CT)

的作用机制。用 CT 的基因探针验证，细胞溶解性和细胞兴奋性肠毒素的基因都与 CT 有同源性。气单胞菌肠毒素的致病机制与 CT 相似，肠毒素结合到肠上皮细胞后，即可激活肠上皮细胞膜上的腺苷酸环化酶，导致细胞内 ATP 转化为 cAMP，使细胞内 cAMP 浓度升高；同时，气单胞菌外毒素还可增加肠上皮细胞内 PBE_2 的合成。在 cAMP 和 PBE_2 的双重作用下，肠细胞分泌功能亢进，使肠液大量分泌，出现严重腹泻。

3）溶血素　嗜水气单胞菌含两个溶血素基因 *ahh-1* 和 *ahh-2*。*ahh-1* 长 1 734 bp，编码 577 个氨基酸分子质量为 60 kD 的热稳定蛋白，杀鲑气单胞菌也含有 *ahh-1* 基因。*ahh-2* 长 981 bp，编码 37.7 kD 的多肽。Wong CY 等从另外一株嗜水气单胞菌中确认两个溶血素基因 *hlyA* 和 *aerA*，*hlyA* 编码的溶血素 HlyA 与 *ahh-1* 氨基酸序列有 89% 同源性。*aerA* 编码气溶素。使溶血素两基因 *hlyA* 和 *aerA* 中的任何一个失活，只能减弱但不能使溶血性和细胞毒性消失，只有当两个基因同时失活活性才消失，表明嗜水气单胞菌的溶血性和细胞毒性是由 HlyA 和 aerA 共同作用的结果。

溶血素基因表达的溶血素对宿主的破坏力非常强，Micheal 等对临床和环境（其中包括鱼源）中的嗜水气单胞菌进行研究，96% 菌株呈 HlyA 阳性，78% 菌株呈 aerA 阳性，所有的毒力嗜水气单胞菌菌株是 HlyA 和 aerA 都呈阳性。不管菌株的来源怎样，大多数的气单胞菌毒力株至少有两种溶血性毒素。毒力基因的表达并不总是与溶血性基因的存在相关，还受培养温度的影响。

气单胞菌外毒素的毒性与其他致病因子密切相关：气单胞菌外毒素的活化离不开细菌的胞外蛋白酶；细菌溶血作用所产生的血红素又为细菌生长提供必不可少的铁，涉及载铁体及 OMP；外毒素破坏宿主细胞及改变细胞形态将暴露出 ECM，为进一步定植创造条件。

6. 胞外酶　胞外酶是气单胞菌胞外产物的组成部分，被认为是嗜水气单胞菌重要的致病因子。现在有报道的嗜水气单胞菌的胞外酶主要包括热不稳定性丝氨酸蛋白酶（TLSP）、热稳定性金属蛋白酶（TSMP）、乙酰胆碱酯酶、甘油磷酸酯酶及部分不常见的酶类。研究较多的是 TLSP 和 TSMP，这两种蛋白酶广泛存在于大多数嗜水气单胞菌的培养上清液中。TSMP 分子质量为 53 ～ 54 kD，对 EDTA 敏感，56 ℃能耐受 30 min；TLSP 分子质量为 68 kD，对蛋白酶抑制剂 PMSF 敏感，不能耐受 56 ℃。纯化的蛋白酶可单独致动物死亡，且蛋白酶缺失株毒力显著下降。蛋白酶能降解酪蛋白、弹性蛋白及 ECM，没有明显的底物特异性，可直接造成广泛的组织损伤，从而有利于细菌突破宿主防线并在体内扩散。蛋白酶还可激活机体的血管舒张素——激肽级联机制，以增加感染部位的血管通透性，导致血液的渗出，从而导致感染部位的水肿和出血。蛋白酶可增强气单胞菌逃避机体免疫的能力，因为蛋白酶能灭活宿主血清中的补体，从而使气单胞菌免遭宿主血清的杀灭作用，有利于细菌在宿主体内生存，这在感染早期尤为重要。

总之，蛋白酶涉及细菌感染的全过程，在细菌对宿主细胞的黏附、细菌在体内的增殖以及逃避机体免疫机制的杀灭等过程中都起重要作用，能使气单胞菌在宿主体内生存和增殖，并对宿主组织造成直接损伤，是气单胞菌重要的毒力决定因素。

7. 载铁体　为了能在宿主体内生存和繁殖，气单胞菌形成了两种获铁途径：一是产生外毒素破坏红细胞，释放血红素供细菌利用；另一途径是产生载铁体，从转铁蛋白和乳铁蛋白中夺取铁，载铁体是目前所知对铁的亲和力最高的物质。两种途径均是通过细菌表面的受体将铁转运到细胞内供细菌生长使用。气单胞菌至少可产生 3 种载铁体，一种为肠杆菌素，与大肠埃希菌的肠杆菌素相同；另一种为气单胞菌素，仅见于气单胞菌，这两种载铁体都含有 2，3-二羟基苯甲酸（2，3-DHB），都属于苯盐类载铁体。此外，气单胞菌还可产生羟基肟盐类载铁体。

8. 侵袭作用　侵袭是病原微生物一种普遍的毒力机制，实验证实气单胞菌既可黏附于 HEp-2 细胞,也可进一步侵入 HEp-2 细胞。细胞骨架中微丝的重排对气单胞菌内化入胞极为重要,但微管不参与气单胞菌的内化过程。

(七)药物敏感性

气单胞菌对青霉素、氨苄西林、羧苄西林、多黏菌素、头孢氨苄等多数耐药,但对阿米卡星、庆大霉素等敏感。李爱华等研究了 26 株嗜水气单胞菌对 21 种抗菌药物的敏感性,结果表明:从不同地区分离收集到的 26 株嗜水气单胞菌对青霉素类和头孢菌素类药物全部具有耐药性,对万古霉素多数不敏感。21 种药物中最敏感的是诺氟沙星、氯霉素、呋喃唑酮,总体耐药率分别为 7.7%、7.7%和 11.5%。氨基糖苷类药物和四环素类药物的耐药频率介于其间,对磺胺药的耐药菌比例也很高,高达 73.1%的嗜水气单胞菌对磺胺及复方磺胺具有耐药性。

二、流行病学

(一)传染源

早在一个世纪前,Sanaelli 就报道嗜水气单胞菌可感染蛙,导致蛙的红腿病,从而揭开了气单胞菌作为病原菌研究的历史。

运动性气单胞菌的感染谱十分广泛,从低等动物甲壳类直至高等动物哺乳类乃至人类均可感染发病,不同种气单胞菌感染对象略有差异,嗜水气单胞菌、豚鼠气单胞菌及温和气单胞菌既可感染各种动物,也可感染人类,而动物气单胞菌则主要感染动物。维隆气单胞菌、舒伯特气单胞菌、简达气单胞菌及易损气单胞菌目前仅限于人的感染,未见动物感染的报道。

气单胞菌可引起人类和多种动物感染发病,广泛存在于外环境中,已日益引起人医和兽医工作者的重视。患者和感染发病的各种动物是本病主要传染源。

1. 人　人类感染气单胞菌则主要表现为急性胃肠炎所致的腹泻,而且尚可引起急性食物中毒。此外,败血症、脑膜炎、肺炎、腹膜炎、蜂窝织炎、尿道感染及伤口感染亦有报道。目前,气单胞菌已经被纳入腹泻病原菌的常规检测范围,并成为食品卫生检验的重要对象之一。对陕西省急性感染性腹泻的患儿进行肠道病原菌分离鉴定,823 例患儿中共分离出致泻病原菌 403 株,其中志贺菌属检出率为 38%,沙门菌属检出率 4.2%,弧菌属检出率 3.6%,气单胞菌属检出率 1.2%,类志贺邻单胞菌检出率 1.4%。对西班牙旅游者腹泻患者进行研究发现,863 名患者中检出气单胞菌 18 份,占腹泻患者的 2%,其中感染维隆气单胞菌温和型 9 例,豚鼠气单胞菌 7 例,简达气单胞菌和嗜水气单胞菌各 1 例,维隆气单胞菌温和型和豚鼠气单胞菌是旅游者腹泻相关的最常见的气单胞菌。

2. 禽畜　禽类也是传染源之一,水禽感染气单胞菌明显高于陆生禽,尤以水栖肉食禽的检出率最高。哺乳动物的气单胞菌败血症屡见不鲜,人工养殖的貂、貉、海豚、马、鹿均有过气单胞菌败血症的报道,有时甚至造成大量死亡。此外兔和牛等动物感染运动性气单胞菌还出现急性腹泻。实验动物中的小鼠及大鼠均可人工感染发病并可作为气单胞菌病动物模型。

3. 水生动物　水生动物感染气单胞菌严重,许多水生动物均可感染气单胞菌,并可引起动物发病死亡,是本菌重要的传染源和储存宿主。

甲壳动物如虾、蟹有感染的报道,软体动物如蜗牛有发病的记载,培育优质珍珠的三角帆蚌的大量死亡也归咎于本菌感染。由于甲壳类和贝壳类海产品大多生食或半生食,易引起腹泻及食物中毒。

各种淡水鱼均可感染气单胞菌而发病,临床表现形式多种多样,除慢性感染表现为皮肤溃疡外,更多的是急性和亚急性感染，主要表现为以全身出血为特征的败血症。此外，若抵抗力较弱的鱼等感染了强毒菌株，则不表现任何症状而猝死。

两栖动物的蛙早有红腿病的报道，在我国养殖风靡一时的牛蛙曾暴发过气单胞菌败血症，并在某些地区造成毁灭性的打击。

爬行动物中的鳄鱼及鳖亦被殃及。我国各地养鳖场流行的"红脖子病""红底板病"及"赤斑病"可验证的病原之一就是嗜水气单胞菌，已成为制约我国养鳖业健康发展的重要因素。

（二）传播途径

气单胞菌在外环境中广泛存在，可通过污染水源、食品和直接接触等途径传播。

1. 经水传播　由于气单胞菌污染水源而引起本病传播是非常常见的。饮用天然矿泉水的嗜水气单胞菌污染问题日益受到重视，国外已有在天然矿泉水水源和市售瓶装水中检出嗜水气单胞菌的报告，并证明它们可在瓶装水中增殖达到 103 CFU/mL 水平，足以使人致病。但常规细菌学指标不能反映嗜水气单胞菌的存在情况，考虑到其潜在危害，加拿大卫生福利部建议增设嗜水气单胞菌为瓶装水的污染指示菌。

2. 经食物传播　气单胞菌污染食品、餐具、容器，可通过各种食物感染发病，虽然直接食源性引起的气单胞菌病暴发少见，但流行病学证实气单胞菌可引起自限性腹泻，儿童是易感人群。由于水生动物是该菌重要的传染源和储存宿主，且带菌率高，因此食用淡水动物更易被感染。

3. 经接触传播　气单胞菌感染引起急性腹泻的患者通过接触传播给易感人群，从而使易感人群感染发病。感染气单胞菌动物同样可以通过接触使易感动物感染，尤其是水生动物饲养在一个水池中更易感染发病，常引起暴发死亡。

（三）易感性

人和动物对气单胞菌普遍易感。气单胞菌感染后常表现为急性感染性腹泻和伤口感染，发生败血症较少见，但在免疫功能低下者如肝硬化和肿瘤等患者可发生败血症。因为当肝硬化时，肝脏网状内皮系统功能受损，滤过功能缺陷，不能滤过细菌，致肠源性细菌入血；另外，肝硬化时肠道通透性屏障破坏促使肠腔壁细菌进入全身循环的通道增加，导致细菌易位，发生败血症。

（四）流行特征

1. 发病率和感染率高　气单胞菌可引起人和动物发病，所导致的急性腹泻可呈散发，但饮用水源被污染可引起局部暴发流行，其发病率可高达 60.3%。

2. 流行季节　该菌引起人类急性腹泻以夏季较多，常呈暴发流行；动物在夏、秋季感染发病较多，4—9 月份常有暴发死亡报告。

三、病理学

（一）甲鱼

甲鱼气单胞菌病的病理学诊断特点为：

（1）全身渗出性变化。主要表现为皮下和各器官间质的水肿病变，偶有体腔积水。

（2）急性浆液性出血性皮肤炎、局灶性坏死和溃疡形成。

（3）急性卡他性胃肠炎，甚至出血性或纤维素性坏死性肠炎。

（4）肝、心和肾等实质器官严重变性，局灶性坏死，偶见间质性肝炎及肾小球肾炎。

（5）肺和脾淤血，脾淋巴组织萎缩。

（二）鲫鱼

体表充血、出血，解剖可见肠壁有出血现象，有时在肝、肾、脾等内脏器官也会发现出血。组织病理观察可见血管中红细胞破裂溶解、白细胞数量减少等变化。

（三）水貂

因气单胞菌败血症而死亡的水貂背毛松散，鼻端带血迹，眼结膜充血，胸腔内有大量红色浆性渗出液。肝脏、心肌、肺脏有出血。组织病理观察可见肝细胞变性；脾脏呈败血改变；肺脏及脾脏出现充血、出血及炎症表现。

四、临床学

（一）临床表现

人根据临床发病情况，可分为急性胃肠炎型、外伤感染型、败血症型和其他感染型。

1.急性胃肠炎型　气单胞菌可引起散发性或暴发性急性胃肠炎，其临床表现为腹泻、腹痛、发热、恶心、呕吐、腹胀和腹部有肠鸣音等。腹泻时为黏液便、血便或水样便。病程一般短暂，为自限性，但对儿童和老年患者，应给予抗菌治疗和支持疗法。

2.外伤感染型　发生外伤后由于伤口接触水或土壤而发生感染，致使伤口局部溃烂、坏死，或者发生蜂窝织炎和骨髓炎。

3.败血症型　气单胞菌可引起败血症，多为外伤感染型引起。气单胞菌感染后常表现为急性感染性腹泻和伤口感染，发生败血症较少见，但在免疫功能低下者如肝硬化、肿瘤等患者中可发生败血症。气单胞菌败血症多发病急骤，可合并感染性休克等，并使原发病进一步加重，病死率较高，国外报告为30%～50%。败血症患者可并发局部化脓性感染、多发性脓肿、坏死性肌炎和心内膜炎等。

4.其他感染型　可引起胆囊炎、肺炎、腹膜炎、扁桃体炎、脑膜炎、关节炎、泌尿系感染和软组织感染等。可为单纯的气单胞菌感染，亦可为混合其他细菌感染。

人类气单胞菌感染中的临床检出频率见表4-11-4。

表4-11-4　人类气单胞菌感染的临床检出频率

菌种名	临床出现频度	临床分离频度			
		粪便	伤口	血液	其他
嗜水气单胞菌	+++	+++	+++	+++	+++
杀鲑气单胞菌	++	+	−	−	−
豚鼠气单胞菌	+++	+++	+	+++	+++
中间气单胞菌	++	+			
温和气单胞菌	+++	+++	+	+++	+++
维隆气单胞菌	+	+	+	−	+
舒伯特气单胞菌	++	−	+	+	−

（二）临床诊断

1. 诊断原则　气单胞菌病可根据流行病学资料、临床表现和细菌学培养检查等进行综合诊断。但确诊应该以检出气单胞菌为根据。

2. 诊断标准

1）流行病学资料　一年四季均可发病，以夏季发病较多。患者有生吃或半生吃食物，或喝生水等不洁饮食史；有接触腹泻患者、动物史；有游泳、溜冰、钓鱼、水下作业、外伤、接触宠物史；有到流行地区旅游史。

2）临床表现　见前。

3）实验室检查　粪便培养：检出气单胞菌；血液、分泌物等标本检出气单胞菌；患者食用过的食物和水等标本检出气单胞菌；分子生物学方法：DNA 探针、DNA 杂交等检测生物种类；免疫学方法和PCR 方法检测毒力蛋白或气单胞菌特异基因片段。

（三）临床治疗

1. 人　根据患者临床标本检测出气单胞菌的药敏试验结果，选择有效的抗生素进行彻底治疗，防止发生迁延型。对急性胃肠炎型患者应及时补充水和电解质。对于局部感染病灶，除抗生素治疗外，还应进行相应的外科治疗，如切开引流等。免疫低下者合并气单胞菌败血症多病情凶险，及早应用抗生素至关重要。该菌对多种抗生素敏感，应首选第三代头孢菌素、氟喹诺酮类和 β - 内酰胺类等抗生素迅速控制感染。肿瘤患者和肝硬化等晚期重症肝病患者预后与其基础病的轻重等多种因素有关，而感染是影响预后的重要独立危险因素之一，同时积极地治疗基础病，加强支持治疗，供给适当的蛋白质、足够的热量，保持水、电解质和酸碱平衡，增强机体免疫力。

2. 动物　采用合适的中草药治疗感染气单胞菌的水生动物，不仅可以避免耐药性致病菌株的发生，减少药物对水体（源）和动物机体的污染，而且还有利于降低生产成本。

五、实验室诊断

（一）检查材料

1. 患者　根据临床表现采集相应标本，如粪便、血液、尿液、胆汁、胸腔积液、腹水和脓液等。

2. 动物　采集粪便、尿液、血液和病灶分泌物等，尸体解剖取肝脏、脾、肺和肾等标本。

3. 淡水鱼　采集肠内容物。

4. 外环境

1）水样　采集被检水样 450 mL，加入 10 倍浓缩的碱性蛋白胨水（APW）50 mL。

2）土壤　采集塘泥和河泥 50 ～ 100 g。

3）食品　采集相应食品标本以及餐具和容器的棉拭子等。

（二）病原学检查

气单胞菌属的检验程序与肠道致病菌基本相同。可根据不同疾病分别采取粪便或肛拭、血液、脓汁、脑脊液和尿液等标本进行微生物学检查。病灶分泌物和动物脏器等标本可直接接种分离培养，粪便和水样等标本需先增菌再分离培养，固体食品等标本需先剪碎或磨碎再进行增菌和分离培养。嗜温气单胞菌的培养温度通常为 30 ～ 37 ℃，培养时间 18 ～ 24 h；杀鲑气单胞菌的培养温度为22 ～ 25 ℃，一般需要培养 2 ～ 3 d。用血平板和选择性培养基同时进行分离培养，对分离菌落做氧化酶、吲哚试验等进行鉴定,并注意与弧菌属和邻单胞菌属的鉴别,必要时用分子生物学技术对气单胞菌的基因进行鉴定。

1. 初步鉴定 由于气单胞菌、邻单胞菌与弧菌间有许多相似之处,应先予以初步鉴定,见表4-11-5。

刘彤等参照有关文献,研制出气单胞菌初筛鉴定琼脂(APA),经技术鉴定和考核应用,该培养基对气单胞菌有特异的生化反应模式,与肠杆菌科、弧菌科的相关菌可作出属的鉴别。

气单胞菌和相关菌的标准菌株接种APA,气单胞菌在APA出现表层紫色(碱性)、底层黄色(酸性)、动力阳性、吲哚阳性、H_2S阴性的生化反应模式,与肠杆菌科、弧菌科中相关菌可以鉴别。气单胞菌符合该反应模式占98.12%,其中吲哚试验的阳性率为89.52%。

表4-11-5 气单胞菌属、邻单胞菌属与弧菌属间的区别

项目	气单胞菌属	邻单胞菌属	弧菌属
赖氨酸脱羧酶	−	+	+
鸟氨酸脱羧酶	−	+	+
精氨酸双水解酶	+	+	−
O/129 敏感试验	R	不定	S
肌醇	−	+	−
明胶液化	+	−	+

注: R,代表耐药; S,代表敏感; −,代表阴性; +,代表阳性。

2. 嗜温气单胞菌的分离

1)分离培养基的选用 多数实验室采用SS或麦康凯琼脂(MacConkey),由于气单胞菌部分菌株乳糖迟缓阳性,与其他肠杆菌科细菌不易区分,有人采用木糖-脱氧胆酸盐-枸橼酸盐琼脂(XDCA)分离气单胞菌。其他常用培养基还有脱氧胆酸盐琼脂(DCA)和氨苄西林血琼脂(ABSA)等。ABSA能抑制肠道部分正常菌群,有较高的分离率,可直接做氧化酶试验和观察溶血反应,可提高阳性检出率。但由于有的易损气单胞菌菌株对氨苄西林敏感,因此对易损气单胞菌的分离不宜采用ABSA。对于气单胞菌的分离培养,最好选用一种不含青霉素的培养基与ABSA联合使用。对于一些原始无菌的材料如血液和胸腔积液等,则可采用普通肉汤增菌,然后血琼脂分离。

2)粪便标本的增菌与分离 对粪便标本中气单胞菌的分离,可采用直接分离或者增菌后分离两种方法。粪便经碱性蛋白胨水增菌后可提高气单胞菌的分离率,有报道APW增菌16~18 h后,在同样的肠道培养基上分离气单胞菌,阳性率由1.5%升高到5.0%。

3)菌落特征 气单胞菌在下列培养基上经30~37 ℃培养24 h后的菌落特征如下。

(1)普通琼脂:圆形,直径1~3 mm,隆起,微白色透明状,进一步培养后变成浅米黄色。

MacConkey和DCA琼脂:圆形,直径1.5~2.0 mm,稍隆起,较浑浊,一般不分解乳糖,多数因产碱而使培养基变黄,少数分解乳糖,菌落性状似大肠埃希菌。

(2)ABSA琼脂:圆形,直径2~3 mm,隆起,浅灰或浅褐色,湿润有光泽,多数具有较宽β溶血环。

4)培养基

（1）ABSA：特级蛋白胨 23 g，淀粉 1 g，NaCl 5 g，琼脂 10～20 g，蒸馏水 1 000 mL。将上述成分加热溶化，调节 pH 值至 7.3±0.2，121 ℃高压灭菌 15 min，冷却至 50 ℃，加入 5%脱纤维马血和 10 mg/L 氨苄西林。国内使用的 ABSA 多以普通营养琼脂为基础，加 5%脱纤维羊血和 10～20 mg/L 氨苄西林配制而成。

（2）XDCA：以 1%木糖代替脱氧胆酸盐 – 枸橼酸盐琼脂中的乳糖，pH 值为 7.0。气单胞菌在此培养基上呈无色菌落，大肠埃希菌为红色菌落。

3. 杀鲑气单胞菌的分离　本菌主要引起鱼类尤其是鲑科鱼类的疖疮病，在肠道选择性培养基上生长较少，可将标本接种于胰酪胨大豆琼脂（TSA）、疖疮病琼脂（FA）或者普通琼脂上，于 22～25 ℃培养 48 h 后，形成圆形、半透明、灰白色、表面隆起的菌落。杀鲑气单胞菌杀鲑亚种在 TSA 和 FA 琼脂上产生水溶性褐色色素，色素以菌落为中心向周围扩展，颜色随培养时间延长而加深。其他亚种不能产生褐色素。

1）TSA　胰酪蛋白胨 15 g，植物蛋白胨 5 g，NaCl 5 g，琼脂 15 g，蒸馏水 1 000 mL，pH 值 7.3±0.2。

2）FA　胰蛋白酶消化的酪蛋白 7 g，酵母浸膏 3 g，NaCl 2.5 g，溴麝香草酚蓝 0.1 g，十二烷基磺酸钠（SDS）0.1 g，琼脂 16 g，蒸馏水 1 000 mL，pH 值 7.2～7.5。

4. 初筛检查　根据本属细菌在分离培养基上形成菌落特点，选择疑似菌落做初筛检查。如符合以下 3 项性状者做进一步鉴定。这 3 项性状为氧化酶阳性、发酵葡萄糖和革兰氏阴性无芽孢杆菌。

1）氧化酶试验　氧化酶阳性是气单胞菌属的主要特征之一。试验方法：将氧化酶试剂滴加于 ABSA 平板的菌落上，如菌落呈红色反应并逐渐加深者为氧化酶阳性菌，无色或红色出现后很快消退者为氧化酶阴性菌。在 MacConkey 和 DCA 平板上生长的菌落不宜做氧化酶试验，须将其转种到普通琼脂或者血琼脂上待其生长为菌落后进行试验。

2）葡萄糖发酵试验　气单胞菌属细菌 O/F 试验为发酵型，不发酵或只氧化葡萄糖的菌株不属于气单胞菌。初筛检查通常采用克氏双糖铁琼脂（KIA）观察分离菌对糖类的发酵情况。由于气单胞菌有不发酵、发酵和迟缓发酵乳糖的菌株，因此从 KIA 上应选择底层黄色（发酵葡萄糖），产气或不产气，斜面红色（不发酵乳糖）或者黄色（发酵乳糖，少数），不产 H_2S 的菌株。

5. 鉴定　本菌鉴定包括形态学和生化性状检查，以及不断发展的免疫学检测、PCR 检测和噬菌体诊断等。

1）一般原则　气单胞菌属细菌与邻单胞菌属和弧菌属细菌某些性状相似，应首先予以鉴别（见表 4-11-5）。本属细菌为非嗜盐菌，对弧菌抑制剂 O/129 耐药，通常精氨酸水解酶阳性，鸟氨酸脱羧酶阴性（个别种除外）。明确属的位置后，可根据 37 ℃是否生长、有无动力等特点将嗜温和嗜冷气单胞菌分开，由于本属细菌不断被发现和鉴定，迄今已达 19 个种，种以及亚种的表型性状存在许多相似性，因此有必要选择若干关键性试验加以鉴别。必要时在此基础上酌情增加试验项目，直至能够作出明确诊断。

2）系统鉴定　通常选择的试验项目有葡萄糖产气、蔗糖、阿拉伯糖、甘露醇、水杨苷、肌醇、纤维二糖、七叶苷、硝酸盐、吲哚、VP 试验、赖氨酸脱羧酶、鸟氨酸脱羧酶、精氨酸双水解酶、明胶、动力、O/129，以及在无 NaCl、3%和 6% NaCl 胨水中生长情况等试验是鉴别气单胞菌属内菌种常选用的，具体试验结果以及菌种鉴定情况见表 4-11-2 和表 4-11-3。对于少见种或新发现的种，尚需做

DNA 的 G+C mol%和 DNA-DNA 杂交等试验。

Carnahan 等推出一种简易的鉴定方法,应用该法对 60 株临床分离菌初步鉴定,准确率约为 97%（58/60）,对 18 株 ATCC 气单胞菌检测的符合率为 100%,见图 4-11-1。

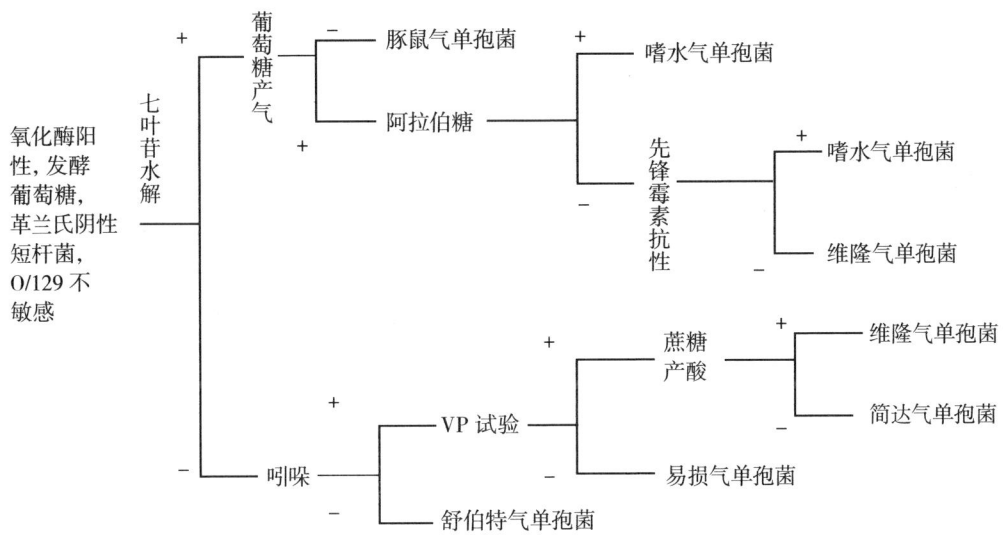

图 4-11-1　一种简易的气单胞菌鉴定方法

3）数值鉴定　数值鉴定是近 30 年发展起来的细菌鉴定方法,法国的 PAI 20E 和 PAI Rapid E 已广泛应用于细菌鉴定。我国已研制成与 PAI 20E 相似的鉴定方法,在国内被广泛采用。该方法对气单胞菌属内的嗜水气单胞菌、温和气单胞菌和豚鼠气单胞菌具有准确快速的鉴定价值,由于气单胞菌属的新种不断被发现,因此对这 3 个种以外的气单胞菌有待进一步补充其相应的鉴定编码。

（三）气单胞菌的其他检测和诊断方法

1. 气单胞菌的免疫学检测　由于气单胞菌抗体的制备技术的提高,各种免疫检测方法逐渐建立。动物的气单胞菌病诊断可望从单一的经验诊断向临床诊断、细菌学检验和免疫法分析多元化方向发展。目前国内已经成功地建立了检测嗜水气单胞菌的玻片凝集、间接血凝、间接荧光、ELISA 等试验方法,且有些方法已经制成操作简便、性能准确、易判读、过程短的诊断试剂盒。

对嗜水气单胞菌（Ah）毒力因子的检测有助于更好区分致病性与非致病性 Ah。凌红丽等在常规细菌学检测的基础上确定了 AHM（Aeromonas hydrophia Medium）和 RS（Rimler-Shotts Medium）两种选择培养基及葡萄糖、甘露醇、蔗糖、阿拉伯糖、七叶苷和鸟氨酸脱羧酶 6 项生化鉴定指标,同时增加 Ah 的毒力因子中蛋白酶的特定平板法及免疫学检测（Dot — ELISA）,从而使 Ah 的检测趋向标准化,可鉴别 Ah 的致病株与非致病株。

氧化酶阳性是重要的判定指标,在试验中只有氧化酶阳性菌株才做进一步鉴定。尽管国外有氧化酶阴性的 Ah 分离株的报道,但其出现率很低。结果表明并非所有 Ah 的生化反应符合鉴别标准,仅靠生化结果鉴别 Ah 是不够的,须综合检验程序中各项指标得出最恰当的判断。

凌红丽等选择蛋白酶作为检测嗜水气单胞菌的指标,简化了检验程序。结果显示,蛋白酶 ECPase 54 的 Dot-ELISA 检测法比蛋白酶平板法灵敏度高,但用 Dot-ELISA 检出的仅 ECPase 54 一种,而平板法可检出各种蛋白酶,两种方法具有互补性,同时使用可将嗜水气单胞菌的蛋白酶检出率提高到 84.68%。

用间接荧光抗体技术（IFAT）对鱼类嗜水气单胞菌进行检测，显示具有较好的敏感性与特异性，IFAT 与常规的细菌分离鉴定相比，操作简便，反应时间短，整个过程可在 2.5 h 内完成，具有应用前景。

2. 气单胞菌的 PCR 检测　随着分子生物技术的发展而出现的 PCR 检测方法以其明显的优点，越来越受到人们的青睐。PCR 检测气单胞菌特异性强，灵敏度高，可以达到 10^{-12} g（pg）级，其次设计的引物可以长期保存使用。近年来不少学者以毒力基因设计引物进行 PCR 检测嗜水气单胞菌。卢强等以嗜水气单胞菌的气溶素基因 *aer* 为靶基因建立 PCR 检测方法，可检测最低 100 CFU 的细菌。夏春等用 Nest-PCR 证实了我国鱼源嗜水气单胞菌流行株中亦存在 β 溶血素基因，并探讨应用了 PCR 检测产 β 溶血素的嗜水气单胞菌的方法。Cason 等以磷脂酶基因 *lip* 为靶基因设计了引物进行 PCR，具有很高的特异性，敏感度小于 10 CFU，最低检测范围 0.89 pg DNA。Kingombe 等以细胞毒性肠毒素基因作为靶基因设计了 8 对引物进行 PCR，并进行了 PCR-RFLP 和 PCR-ASO 分析，可以检测气单胞菌属相关菌株以及临床、环境和食品分离株。

3. 噬菌体诊断豚鼠气单胞菌　目前国内分离鉴定气单胞菌多采用常规方法，其实验项目有几十种，且需观察 4 ~ 7 d 才能作出报告。林业杰等在福建沿海地区采售各类新鲜水产品和水样标本分离豚鼠气单胞菌噬菌体，经鉴定后从中选出 9 株作诊断用噬菌体。噬菌体诊断结果显示，有 85% 左右的豚鼠气单胞菌菌株可在收到标本后 36 ~ 48 h 内作出初步报告，减少了大量菌株生化鉴定的工作量和试验材料。

六、防控措施

（1）宣传卫生知识，提高认识。提高相关人员业务水平，及时发现患者和患病动物，及时治疗。同时向群众宣传卫生知识，提高自我防护能力，减少感染和发病机会。

（2）改善卫生基本设施。注意保护饮用水源，防治污染。无害化处理粪便。加强食品卫生工作，运输和加工过程防止污染餐具、厨具。定期对食品、蔬菜和饮料等进行监测，及时发现隐患。

（3）避免外伤。伤口应及时处理，避免被水和土壤污染。血液病、肿瘤和肝肾疾病患者更应注意。

（4）住院患者和陪伴人员开展健康教育。进食前须将餐具和双手洗净，严格控制生食水果、蔬菜等；严禁患者、陪伴人员乱串病房；病区医护人员要严格无菌操作，避免交叉污染；加强保洁工作、人员消毒和无菌知识培训，保持手的清洁和卫生，保洁用具须做到"一人一巾一用一消毒"。

（5）一旦出现气单胞菌感染，要立即做好控制工作。病区和检测单位要及时报告；慢性肝病患者突然出现高热时要及时对血液和大便等进行采样，尽快明确诊断；可疑食品和饮料等要立即停止食用；污染的物品要及时消毒处理，做好隔离和终末消毒等工作。

（6）注意个人卫生，养成良好卫生习惯。要养成食前便后洗手、不喝生水和不生吃或半生吃水产品的习惯。接触患者和发病动物后，要立即用消毒药水洗手。

第十二章 李斯特菌病

　　李斯特菌病(Listeriosis)是由单核细胞增多性李斯特菌引起家畜、家禽和人的一种散发性传染病。根据临床症状可分为中枢神经系统李斯特菌病(脑炎型)、妊娠期伴胎儿流产的李斯特菌病、败血型李斯特菌病(特别是在新生仔畜和幼畜)、慢性器官型李斯特菌病(例如乳房炎)和继发性感染,人、畜感染后主要表现为脑膜炎、败血症和单核细胞增多,家禽感染以脑膜脑炎和坏死性肝炎为特征。畜、禽感染后除骡、驴病死率低外,牛、羊、鸡、兔和猫、犬都有很高的病死率(52%～100%),对畜禽业的发展威胁严重。

　　李斯特菌发现于20世纪初。1919年Hulphex从兔肝特殊坏死灶中发现该菌并命名为肝杆菌,1926年Murray、Webb和Swann报道一种以单核细胞增多为特征的兔病,并分离到一种未知细菌,命名为单核细胞增多性杆菌(*Bacterium monocytogenes*)。1925年该菌在南非虎河地区鼠类中流行,Pirie(1927)在野生啮齿动物体内发现同一种细菌,为了尊重消毒之父Lord Joseph Lister将虎河杆菌命名为单核细胞增多性李斯特菌。Nyfeldt(1929)首次在丹麦从人体内分离培养出该菌,Gill(1931)在新西兰以绵羊"转圈病"(Circling disease)为病名报道了羊李斯特菌病,随后Jones和Litte(1935)在美国报道了牛李斯特菌病,Biester和Schwarte(1940)报道了猪李斯特菌病,Pirie(1940)最终提议将之命名为单核细胞增多性李斯特菌,以后人畜李斯特菌病的报道日益增多。

一、病原学

(一)形态特征

　　单核细胞增多性李斯特菌(*Listerella monocytogenes*, *L.m*),简称李斯特菌,是短小的革兰氏阳性、无芽孢的需氧或兼性厌氧杆菌,大小为(1～2) μm×0.5 μm,菌体钝圆,有时呈弧形。细菌排列多呈单个散在,有时成对排列成"V"字形。在亚碲酸钾血琼脂、普通琼脂上培养的菌体较组织内和1%葡萄糖琼脂培养的小,一般直径为0.4～0.6 μm。在20～25 ℃有运动性,37 ℃下无运动性,在血清葡萄糖蛋白胨中能形成黏多糖荚膜。幼龄培养物呈革兰氏阳性,陈旧培养物有时变为阴性。

（二）生化特性

本菌接触酶呈阳性，不产生 H_2S 和靛基质，不液化明胶，不还原硝酸盐，石蕊牛乳在 24 h 微变酸，但不凝固。对葡萄糖、海藻糖和水杨苷，37 ℃ 24 h 内产酸；对阿拉伯糖、乳糖、麦芽糖、蔗糖、糊精、马粟苷和山梨醇及甘油等 3～10 d 产酸或不发酵；对棉实糖、肌醇、菊糖、卫矛醇、甘露醇等不发酵。甲基红（MR）试验和 VP 试验阳性。

（三）培养特性

本菌生长的 pH 值为 5.6～9.8，但在中性或微碱性条件下生长最好。当 pH 值低于 5.6 时会死亡，在 pH 值 6～9 能生长于含 10%（W/V）NaCl 肉汤。

本菌对温度适应性强，能在 1～45 ℃温度范围内生长，最佳生长温度为 30～37 ℃。在 4 ℃低温下进行初次分离的冷培养，有利于避免假阴性结果。分离可疑病料时将病料匀浆后接种肉汤于 4 ℃下长期培养，然后每隔一定时间取样接种，李斯特菌分离率可以提高 30% 以上。

该菌生长没有严格的营养要求，但在含有血清或血液的培养基上生长良好。普通培养基上 24～48 h 培养生长成直径为 0.5～1.5 mm、圆形、透明的露珠状菌落，菌落表面结构细腻，发出蓝绿色的特殊光泽。在鲜血琼脂平板上菌落周围有狭窄的 β 溶血环，0.1% 亚碲酸钾血琼脂 37 ℃培养 24 h 呈圆形、隆起、湿润、直径 0.6 μm 左右黑色菌落，但作为一种选择性培养基，它可能抑制大部分菌株，引起李斯特菌分离率下降。Kampelmacher（1967）和 Ralovitch 等（1971）介绍了一种含有萘啶酸的选择性培养基。Ralovitch 认为用含萘啶酸的吖啶黄培养基比单纯的萘啶酸选择培养基分离菌原效果更好，使用这种培养基从屠宰健康猪的喉部分离出李斯特菌。胰蛋白胨琼脂是培养和保存本菌的最好培养基。

Sword（1966）报道，环境中铁离子水平对李斯特菌和李斯特菌病的发展有重要影响。在试管中，铁离子能刺激李斯特菌的生长，提高其毒力。也有证据表明小鼠溶血性贫血能增强动物的易感性。相反，应用铁离子则有保护作用。近年研究发现，铁离子能调节 *inlA* 和 *inlB* 基因的表达而增强其致病作用。铁离子似乎是李斯特菌病发病机制中一个重要因素，这对养猪生产业而言是一个实际问题，因为其普遍使用铁制剂预防仔猪贫血。

（四）抗生素敏感性

李斯特菌对氨苄西林、羧苄西林、头孢菌素Ⅱ、氯霉素、红霉素、呋喃唑酮、新霉素、新生霉素、竹桃霉素敏感，对金霉素、土霉素、四环素、庆大霉素、卡那霉素、呋喃妥因、青霉素 G、链霉素敏感性较差，对黏菌素、多黏菌素 B、磺胺和萘啶酸耐药。

（五）菌株分类

根据李斯特菌属内的异质性，特别是 DNA 核苷酸序列、毒力、溶血性和分解糖类的能力，该属下现有 20 个种，可归并为 4 个群。已知的致病菌存在于第一群，包括单核细胞增多性李斯特菌（*L. monocytogenes*）、伊凡诺夫氏李斯特菌（*L. wanovii*）、无害李斯特菌（*L. innocua*）、威斯梅尔氏李斯特菌（*L. welshimeri*）和西里杰氏李斯特菌（*L. seeligeri*）、莫氏李斯特菌（*L. marthii*）等。以上提及的 5 个种用糖发酵和环腺苷酸（CAMP）反应区别，它们对小鼠的致病力也不同，见表 4-12-1。

表 4-12-1　李斯特菌属的鉴别特征

项目		单核细胞增多性李斯特菌	伊凡诺夫氏李斯特菌	无害李斯特菌	威斯梅尔氏李斯特菌	西里杰氏李斯特菌	莫氏李斯特菌
β 溶血		+	+	−	−	+	−
cAMP试验	金黄色葡萄球菌	+	−	−	−	+	−
	马红球菌	−	+	−	−	−	−
D− 木糖		−	+	−	+	+	+
L− 鼠李糖		+	−	d	−	d	d
α− 甲基 −D− 甘露醇		+	−	+	+	−	−
VP 试验		+	+	+	+	+	+
对小白鼠的毒力（LD_{50}）		$(1 \sim 5) \times 10^6$	$(1 \sim 3) \times 10^6$	$> 10^8$	$> 10^8$	$> 10^8$	$> 10^8$

注：d 表示变化不定；+ 表示阳性；− 表示阴性。

L.m 的分型方法很多，如 20 世纪 60 年代建立了血清学分型系统和噬菌体分型方法，但由于部分菌株不能用噬菌体分型使其受到限制。应用同工酶定型方法将单核细胞李斯特菌分为 2 个主要类型：血清变种 1/2b、3b 和 4b 属于一个类型，血清变种 1/2a、1/2c 和 3d 属于另一个类型。DNA 探针是一种新的分型系统，至今用此法已获得 8 个独立的型。应用 DNA 限制性内切酶消化可以将 *L.m* 分离株和 *L.i* 分离株分为不同的 *L.m*（$m_1 \sim m_5$）和 *L.i* 群（$i_1 \sim i_2$），i_2 群进一步用 Xma Ⅲ 和 Sac Ⅰ 分为 3 个亚群（i_2a，i_2b，i_2c）。通过限制性内切酶 AscI 和脉冲场凝胶电泳（PFGE）可以将 *L.m* 分为不同的 PFGE 型，该法是目前较为理想的分型方法。

（六）抗原性

Paterso（1940）建议根据细菌主要的 H 抗原和次要的 O 抗原将李斯特菌分成 1、2、3、4 四个血清型，1、3、4 型具有不同的 O 抗原，2 型包含有一种特殊的 H 抗原。Donker-Voet（1972）和 Seeliger（1975）重新定义并扩充了血清型，Seeliger-Donker-Voet 抗原分型方案将李斯特菌属分为 16 个血清型，这些血清型不包括 *L.denitrifican*、*L.grayi*、*L.murrayi*，致病菌株均属 1/2a、1/2b、1/2c、3a、3b、3a、3c、4a、4b、5，见表 4-12-2。

表 4-12-2　李斯特菌属和 *L.grayi* 和 *L.murrayi* 血清分型

血清型		O 抗原	H 抗原
Paterson	Seeliger-Donker-Voet		
1	1/2a	Ⅰ，Ⅱ，（Ⅲ）[a]	A B
	1/2b	Ⅰ，Ⅱ，（Ⅲ）	A B C
2	1/2c	Ⅰ，Ⅱ，（Ⅲ）	B D

续表

血清型		O 抗原	H 抗原
Paterson	Seeliger–Donker–Voet		
3	3a	Ⅱ,(Ⅲ),Ⅳ	A B
	3b	Ⅱ,(Ⅲ),Ⅳ,(Ⅻ、ⅩⅢ)	A B C
	3c	Ⅱ,(Ⅲ),Ⅳ,(Ⅻ、ⅩⅢ)	B D
4	4a	(Ⅲ),(Ⅴ),Ⅶ,Ⅸ	A B C
	4ab	(Ⅲ),Ⅴ,Ⅵ,Ⅶ,Ⅸ,Ⅹ	A B C
	4b	(Ⅲ),Ⅴ,Ⅵ	A B C
	4c	(Ⅲ),Ⅴ,Ⅶ	A B C
	4d	(Ⅲ),(Ⅴ),Ⅵ,Ⅷ	A B C
	4e	(Ⅲ),Ⅴ,Ⅵ,(Ⅷ),(Ⅸ)	A B C
	5	(Ⅲ),(Ⅴ),Ⅵ,(Ⅷ),Ⅹ	A B C
	7	(Ⅲ),Ⅻ,ⅩⅢ	A B C
	6a(4f)	(Ⅲ),Ⅴ,(Ⅵ),(Ⅶ),(Ⅸ),ⅩⅤ	A B C
	6b(4g)	(Ⅲ),(Ⅴ),(Ⅵ),(Ⅶ),Ⅸ,Ⅹ,Ⅺ	A B C
L. grayi		(Ⅲ),Ⅻ,ⅩⅣ	E
L. murrayi		(Ⅲ),Ⅻ,ⅩⅣ	E

注：( )ª 不经常存在。

（七）毒力因子

李斯特菌的致病性与许多基因有关。李斯特菌含有与胞内寄生生活有关的毒力基因 *hly-mpl-actA-plcB*、*plcA-prfA*。*hly* 编码李斯特菌溶血素 O(LLO)，分子质量约 60 kD，它在低 pH 值环境下(pH 值约 5.5)具有溶血作用。李斯特菌被吞噬进入细胞后产生 LLO 破坏液泡膜逃离吞噬体，是细菌在细胞内繁殖的先决条件，其溶细胞性可被巯基激活而被胆固醇和氧化剂所抑制。*prfA* 基因产物是李斯特菌所有基因簇转录激活所必需的，是本菌唯一的毒力调节蛋白，它能调节 *plcA*(编码磷脂酶 C)基因的转录。LIP1、LIP2 又称内化素(inl)小岛，是李斯特菌被非吞噬细胞内化所必需。*Inl* 基因缺失可使李斯特菌对小鼠的 LD_{50} 明显增加；李斯特菌表达的 inl 表面蛋白，能与宿主受体 E-Cadherin 反应，内化素可以介导细菌对肠道细胞的入侵，使之穿过肠道屏障。磷脂酰肌醇特异性磷脂酶 C(PI-PLC)基因编码一个分子质量大约 3.6 万 U 的蛋白，它在毒力因子中的确切作用尚不清楚。李斯特菌对小肠的黏附和穿透对其感染宿主极为重要，黏附蛋白(LAP)位于细菌表面和胞浆中，研究发现 LAP 缺陷性菌株对小肠的黏附较野生型菌株明显降低，推测 LAP 在李斯特菌肠道感染阶段可能起重要作用。

（八）抵抗力

李斯特菌对环境有抵抗力。速冻和冻干容易存活，在较低温度下即使长时间也不易杀死该菌，但高温巴氏消毒可以杀死。Seeliger（1966）认为 85 ℃ 40 s 是安全线，但牛奶中仍有少量的细菌。李斯特菌在潮湿的泥土中可存活 11 个月以上，在湿粪中 16 个月，在干燥的泥土和干粪中 2 年以上，在垫草和厩肥中 4 个月以上，在淤泥中达 100 d，在饲料中 6 ～ 26 周。

二、流行病学

（一）易感对象

本病呈世界性分布，人和多种动物对本病具有易感性。到目前为止，至少有 42 种野生哺乳动物及家畜和 17 种鸟类包括家禽带菌，近年来还从鱼类等水产品分出该菌。牛、山羊、绵羊、猪、鸡、兔、犬、猫、马、骡、驴、狐狸、臭鼬、老鼠、麻雀、野兔和人等都具有不同程度的易感性，其中以牛、兔、犬、猫的易感性最高，病死率高，为 66% ～ 100%；其次为羊、猪和鸡，马属动物有一定抵抗力，发病率高、病死率低。在家禽中，以鸡、火鸡、鹅的易感性较高，而鸭具有一定的抵抗力。

（二）传染源与传播途径

患病动物和带菌动物是重要的传染源。患病动物通过粪便、尿液、乳汁以及眼、鼻和生殖道分泌物排出细菌。到目前为止，还不完全清楚本病的传播途径，自然感染可能通过消化道、呼吸道、眼结膜和破损的皮肤而感染，污染的饲料和水源可能是主要的传播媒介。

（三）流行特点

本病常呈散发性，一般只有少数病例，也出现过暴发性感染。反刍动物发病主要集中于冬末春初，这与细菌饲料如玉米、青草、谷物和豆科植物青贮时污染有关。

人类李斯特菌病以新生儿和婴儿、孕妇最易感染，其次为老年人和免疫缺陷者。本病一般呈散发，但在婴儿室、病室等处，有时有较多病例的发生，出现小流行。健康带菌者可能是人的主要传染源，主要传播途径为粪—口途径感染，孕妇感染后通过胎盘或产道感染胎儿或新生儿是其重要途径之一，眼和皮肤与病畜直接接触也可发生局部感染。

近年来，人类李斯特菌病发生以城市居民为多，农村反而少见，患者多数与动物没有接触史。发病季节多在夏季，与动物发病季节不同。

动物性食品污染是人类李斯特菌病的重要因素。已有不少关于污染的牛奶、奶酪、鸡肉、冷藏食品、蔬菜、熟肉制品等引起人李斯特菌病暴发的报道，如 1981 年加拿大首次报道患李斯特菌病的绵羊粪便污染包菜引起人李斯特菌病的暴发，1983 年 7—8 月美国马萨诸塞州 49 名李斯特菌病患者均与饮用过一种巴氏消毒牛奶有关，同时提出，巴氏消毒法未必能完全消除鲜奶中大量污染的李斯特菌。2008 年 6 月下旬加拿大安大略省出现李斯特菌病疫情，加拿大食物检验局（CFIA）经过调查确认这次疫情与枫叶食品公司（Maple Leaf Foods）在多伦多市北约克熟肉厂的肉食产品受污染有关。马来西亚检查 234 份食品样本（158 份生食，76 份速食品）李斯特菌情况，发现生食中鸡肉 60%，肝 60% 和嗉囊 62%，牛肉 50%，豆芽 85%，虾 44%，干蚌 33%，豆饼 25%，叶类蔬菜 22% 检出李斯特菌；速食品中虾、乌贼、鸡肉 22%，黄瓜 80%，花生汁 20% 检查出李斯特菌。食源性李斯特菌病 95% 以上菌株的主要血清型是 1/2a，另外还有 1/2b、1/2c、3a、4a、4b、4d 等血清型，其中 1/2a 是污染食品中检出频率最高的，4b 是引起李斯特菌病流行最常见的血清型。

三、病理学

　　人和动物感染李斯特菌后是否发病，与该菌的毒力和宿主免疫状态有关。李斯特菌是一种细胞内寄生菌，能在巨噬细胞中生长，对本菌的免疫主要通过淋巴因子激活 T 细胞介导的单核吞噬细胞。试验表明，小白鼠感染李斯特菌后在脾脏和局部淋巴结引起 T 淋巴细胞的母细胞转化和增殖。这种细胞如被动转移至正常小白鼠，可使后者抵抗李斯特菌的致病性感染，而被动转移血清则不具有抗病能力。T 淋巴细胞的特异保护能力依赖于巨噬细胞，巨噬细胞在 T 淋巴细胞的作用下，可迅速至发生炎症部位吞噬致病菌，并增加杀灭致病菌的能力。应用肾上腺皮质激素或细胞毒类药物抑制细胞免疫功能后，少量的李斯特菌感染就会致死动物。坏死性肝炎导致动物免疫力下降，明显增加妊娠期胎儿李斯特菌感染概率，流产比例增加。孕妇感染后，该菌可通过胎盘或产道传播给胎儿或新生儿，常引起流产或新生儿严重感染，病菌常随血液扩散到全身。病理检查可见全身各脏器有散在性针尖大小黄色的小脓肿，以肝脏病变最为显著，其次为脾、肾上腺、肺、胃肠道和中枢神经系统等。组织学检查有坏死灶，大量中性多核细胞和单核细胞浸润，坏死区及其周围存在革兰氏阳性杆菌。脑膜炎患者以化脓性软脑膜炎为特征，常伴有脾脏充血、肿大及肝、肾上腺与肺有局灶性坏死和炎症。

　　动物李斯特菌病的病理变化因动物种类不同而具不同特征。

　　(1)猪：主要病变是局部肝坏死，中枢神经系统病变是一种脑膜炎，组织病变特征是严重的单核细胞浸润，血管特别是脑干区的血管周围形成"袖套"现象。Larsen(1963)报道仔猪败血型李斯特菌病内脏器官呈多发性粟粒样改变，肾皮质和膀胱黏膜有少量出血点。

　　(2)牛、羊：牛、羊李斯特菌病变主要体现在脑膜和脑组织的充血、水肿，脑膜中尚可见针尖状稍浑浊的灰白色病灶，髓质横切面上也可见细小的灰色病灶。脑脊液量增加且浑浊。血管周围可见以单核细胞为主的细胞浸润，形成明显的"袖套"现象。神经细胞轻度变性，神经胶质细胞呈局灶性增生。肝肿大，表面有少量灰白色坏死灶。脾也肿大，表面粗糙，有纤维蛋白沉着。肾盂有针尖大出血点，心内膜也有大头针针头大小的出血点。

　　(3)马、骡：主要表现为脑膜和脑组织水肿，脑组织中可见针尖大、稍浑浊的灰白色病灶，脑脊液量增加，呈浑浊样，其余无明显肉眼可见变化。

　　(4)鸡：病鸡脑膜和脑血管明显充血。肝脏呈土黄色，并有黄白色坏死点和深紫色瘀斑，质地易碎，干涸如同海绵。心肌有坏死灶，心包积液。脾肿大呈黑红色，质地脆弱，切面隆起，结构模糊不清，表面有散在的出血点。特征性病理变化是肝脏表面上有多个针尖大小的淡灰色病灶，脾脏表面也有相似病灶，慢性病例典型病变是在肝脏表面和切面有明显的灰白色粟粒大小的坏死灶。腹腔、胸腔和心包腔以及心外膜有条状出血斑。

　　(5)兔：本病特征性病理变化是肝脏坏死和心肌炎，怀孕母兔子宫内有多量的脓性渗出物，子宫壁脆弱。

四、临床学

(一)临床表现

　　1. 猪　猪李斯特菌病一般表现为败血症，但临床症状却不一样。仔猪多呈败血症，体温显著上升，精神高度沉郁，食欲减退或废绝，口渴，有的表现为全身衰弱、僵硬、咳嗽、腹泻、皮疹、呼吸困难、耳部和腹部皮肤发绀，病程 1 ~ 2 d，病死率高。年龄较大猪只病初时体温升高，最高可达 42 ℃，后期体温下降，保持 36 ~ 36.5 ℃。病猪表现出中枢神经系统紊乱症状，许多情况下后肢运动变成一种特征性蹒跚步态，如同破伤风时一样。病猪初期意识障碍，运动失常，做圆圈运动，或无目的地行走，或不自主地后退，或以头抵地不动；有的头颈后仰，前肢或后肢张开，呈典型的观星姿势；有的病猪两前肢或四肢发生麻痹，不能起立。病猪肌肉震颤、强硬，以颈部和颊部尤为明显。有的表现阵发性痉挛，口吐白沫，侧卧地上，四肢划动。病程一般为 1 ~ 4 d，长的可达 9 d，年龄较大的猪病程可超过 1 月。妊娠母猪常发生流产。

2. 牛、羊　牛、羊李斯特菌病在临床上主要表现为败血症、脑炎、流产和眼炎。脑炎型是反刍动物牛、羊李斯特菌病最容易识别的病型。羊病程短，出现症状后 4 ~ 48 h 死亡，很少康复；牛病程长，可达 14 d，病牛可自愈，但存活者常有永久性的中枢神经系统损害，病理变化局限于脑干，症状表现为第 3 ~ 7 对脑神经功能障碍。

病初体温升高 1 ~ 2 ℃，不久降至常温。病畜精神沉郁，神志不清，对周围环境冷漠，不随群运动，不听驱使，常在墙角或将头靠在和顶在硬物上；运动蹒跚，沿头方向旋转（回旋病）或做圆圈运动；流鼻液、食欲减退、斜视、结膜炎，看似失明。感染侧耳下垂、鼻孔扩张、眼睑低垂；面部和喉部肌肉及舌头出现周期性痉挛和麻痹，影响吞咽功能，导致唾液增多；经 1 周左右全身衰弱，最后昏迷、死亡。因环境中存在单核细胞增多性李斯特菌，牛群容易再次发生感染，发病率可达 10%，死亡率高。

Evans（2004）报道牛、马因环境中存在李斯特菌而发生眼部感染，主要表现为结膜炎、角膜炎和眼色素层炎。

李斯特菌流产通常发生于妊娠的最后 3 个月，通常无先兆，出现死胎或新生胎儿死亡。牛、羊的流产率不同，绵羊群可达 20%，牛群多呈散发性，流产病畜有时出现胎衣滞留伴发子宫内膜炎，流产后病畜患非特异性乳房炎时乳汁中可能出现李斯特菌。

Tkachuk 等（1999）报道性传播发病的李斯特菌病，从发病山羊体内分离的单核增多性李斯特菌不发酵鼠李糖。

3. 鸡　本病主要危害 2 月龄内雏鸡，主要表现为败血症。病初羽毛粗乱，精神委顿，离群孤偶，吃食减少，有时下痢。随病程发展，病鸡两翅软弱无力，行动不稳，左右摇晃，卧地不起，头颈伏地或倒地侧卧，两腿不停地划动。有的病鸡无目的地乱跑、尖叫、倒地，两腿呈阵发性抽搐，有的头颈侧弯、仰头，或头颈弯曲呈弓形，神志不清，视力显著减弱。凡出现神经症状者多数死亡，病程 1 ~ 3 周，死亡率高，超过 85%。

4. 兔　本病主要危害幼兔和孕兔，人工感染潜伏期为 1 ~ 5 d，症状可分急性和慢性两个型。

1）急性型　幼兔主要表现为中枢神经系统症状，突然发病，侧卧，口吐白沫，背颈、四肢抽搐，低声嘶叫，几小时后死亡。孕兔以流产和神经症状为主，产前 5 ~ 7 d 病兔的阴道流出暗紫色的污秽液体，产前 3 ~ 5 d 病兔常流产。神经症状呈间歇性发作，发作时无目的地向前冲撞，或做圆圈运动，有时尖叫，最后倒地，头后仰，抽搐，经 1 ~ 3 h 死亡。

2）慢性型　幼兔精神沉郁，眼半闭，独居角落。体温升高达 43 ℃，食欲废绝，结膜炎伴有脓性眼屎，口角流出白色泡沫液体，鼻孔流出黏分泌物，常因极度衰弱而死，病程 2 ~ 5 d。孕兔主要表现为流产、腹泻和神经症状，出现症状后开始拔毛、叼草 "做巢"，有的连续 "做巢" 两次，最后一侧倒地，角弓反张，抽搐，衰竭而死，病程 2 ~ 5 d。

（二）临床诊断

1. 猪　猪最常见的是败血性李斯特菌病，主要病变是局部肝坏死，野外感染剖解时没有明显的病理变化，提示李斯特菌病。病猪出现中枢神经系统（CNS）紊乱、血液中单核细胞增多可疑为本病。CNS紊乱包括程度不同的共济失调，进行性衰弱，随后死亡，这些都是仔猪患病的特征。年龄较大猪抵抗力较强，症状不太严重，而且常能康复。

2. 牛、羊　结合流行病学特点和病理变化进行判定，确诊需要依靠细菌检查。本病与牛脑棘球蚴病、散发性脑脊髓炎相似，牛脑棘球蚴病患牛体温不高，发展缓慢，解剖可见脑棘球蚴；散发性脑脊髓炎患牛没有麻痹症状，解剖可见胸膜、心包和腹膜炎症。

3. 鸡、兔　根据临床表现初步诊断。

（三）临诊治疗

1. 猪　单独使用各种磺胺药或氨苄西林联合庆大霉素被认为是最有效的抗生素配伍方案，而且可能是治疗李斯特菌性脑膜炎的较好方案。

2. 牛、羊　牛、羊发病急、病程短，确诊后全群连续 3 d 注射磺胺嘧啶钠，再每周口服 1 次周效磺胺，连用 3 周可控制牛、羊群感染。

3. 鸡　本病采用青霉素类和磺胺类药物治疗有一定疗效，但出现症状后治疗效果差，因此鸡群一旦发病就应全群口服抗生素并辅以电解质和多种维生素控制本病。

4. 兔　本病发生后及时用药可收到良好的治疗效果，采用复方磺胺，成年兔和幼兔分别按每千克体重 0.25 g 和 0.15 g 剂量给药，2 次 /d，首次用量加倍，5 d 为 1 个疗程，治愈率达 82%。

五、实验室诊断

（一）病原学检查

1. 涂片检查　取病死畜、禽的血、肝、脾和脑的病变组织触片或涂片，革兰氏染色镜检，可见革兰氏阳性小杆菌，呈"V"形排列或并列。

2. 细菌培养　取脑、肝、脾或淋巴结，用兔血琼脂平板、0.05%亚碲酸盐胰蛋白胨琼脂平板和麦康凯琼脂平板以及 1% 葡萄糖血清肉汤进行分离培养。在血液琼脂上菌落周围有溶血环，葡萄糖血清肉汤中均匀浑浊，有颗粒状沉淀，不形成菌环及菌膜。对于动物性食品中单核白细胞增多症李斯特菌的检查，以蛋白胨增菌液和蛋白胨琼脂培养为最佳，氯化锂—苯基乙醇—拉氧头孢琼脂（LPMA）最适奶酪和卷心菜的李斯特菌分离，萘啶酸—胰蛋白胨—大豆培养基最适宜牛奶和巧克力冰淇淋的李斯特菌分离。

3. 病原体鉴定　取典型的单个菌落经纯培养后作生化反应，李斯特菌属有 5 个种，其鉴别特征见表 4-12-1，同时还要注意与猪丹毒杆菌相区别。

4. 动物试验　取病料乳剂［1 :（5 ～ 10）］或血清肉汤培养物接种小白鼠（皮下或腹腔）、豚鼠和家兔（点眼及肌内注射），一般在接种后 1 ～ 6 d 死亡，点眼的豚鼠和家兔生前可见眼结膜炎和角膜炎，剖检见肝、脾有坏死灶。

（二）血清学检查

该菌与葡萄球菌、肠杆菌、枯草杆菌、链球菌、肺炎球菌、化脓棒状杆菌等革兰氏阳性菌有共同抗原,易引起交叉反应,血清学试验在本病诊断中意义不大。但近年来人们应用基因工程技术克隆的李斯特菌 *hlyA* 基因,体外表达 LLO 作为诊断抗原构建了 ELISA 诊断方法检测牛的 *L.m* 抗体,敏感性和特异性分别达 82% 和 92%,是一种很有前途的快速检测技术。

(三)分子生物学技术

不少学者应用 PCR 诊断和鉴定李斯特菌,如 Furrer 氏等(1991)针对 *L.m* 的 α 和 β 溶血素基因设计引物,利用 PCR 从煮熟的香肠和牛乳中扩增获得了李斯特菌溶血素基因片段,最低检出量为 10 个细菌 /10 mL 牛乳,该法简单快速。Jaton 等(1992)针对 *inl A* 和 *inl B* 基因建立 PCR 检测脑脊髓液中李斯特菌,试验发现能检测分属不同血清型的 51 份李斯特菌培养物,检测限可达 10 CFU 细胞培养物,对抗生素处理病例特别有用。Cocolin 等(2002)针对李斯特菌的 *iap* 基因(侵袭相关蛋白)建立了一种新的检测鉴定食品中 *L.spp* 和 *L.m* 的分子方法,使这些菌种容易得到快速分离和鉴定。因此,PCR 方法是一种快速、敏感、特异的实验室检测方法。

六、防控措施

防止人李斯特菌病的发生,首先需加强解剖病畜、病禽和接触污染的有关人员的防护,病畜、病禽及其产品进行无害化处理后方可利用,平时要注意灭鼠和饮食卫生,加强熟食食品或速食食品生产、贮藏的卫生检疫,减少或杜绝食品源性李斯特菌病的发生。

李斯特菌普遍存在于土壤等环境中,通过粪—口循环而传播,因此预防李斯特菌病的一切措施均应围绕环境卫生和切断粪—口循环而建立。李斯特菌病的发生可能是被其他疾病或应激诱发,控制其他疾病感染相当重要,主要预防措施包括:①认真做好环境卫生工作。②良好的营养管理、寄生虫病控制和适当的免疫,使动物保持抗感染能力。③减少可能激发潜在性李斯特菌病的应激因素。

李斯特菌的血清型变种较多,主要以细胞免疫为主,至今尚无有效的疫苗应用于实践。Linde 等(1995)用含血清型 1/2a 和 4b 菌株制成疫苗免疫绵羊和羔羊,16 d 后用混合的同源菌株攻毒证明这种多价菌苗可以降低发病率和病死率,而更重要的是未从免疫羊的奶中分离出 *L.m*,说明多价菌苗可以使动物获得一定的保护,而且能明显降低后代的感染率和死亡率及肉品 *L.m* 的污染率。虽然 *L.m* 弱毒菌株可以激发免疫,但还不能完全清楚毒力因子是如何诱导动物产生免疫的。应用老鼠作为李斯特菌病模型,研究是否可以通过操作毒力基因以诱导保护性免疫和炎性 T 细胞应答。通过选择缺失特异性毒力基因 *prfA*、*hly*、*actA*、*plcB* 的 *L.m* 试验证明,缺失 *actA* 和 *plcB* 的突变体是目前最有希望的细菌疫苗载体,并且能安全地诱导潜在的 CD8[+] T 细胞介导的免疫应答。Darji 等研究发现缺失 *actA* 基因或缺失 *actA*、*plcB* 基因菌株的毒力明显降低,感染后第 1 天就很快被动物清除。缺失 *actA2*、*actA*、*plcB* 基因的突变株 EGDe 免疫动物能有效诱导和维持 CD8[+] T 细胞介导的免疫应答,能使动物长久处于抵抗 *L.m* 野生型毒株的保护性免疫状态。研究表明这些缺失突变株可以作为活苗抵抗相应的强毒株感染,而且可以作为载体引导异源保护抗原进入人和动物体内。所以经过修饰的基因缺失疫苗或减毒活苗将是 *L.m* 疫苗研究的主要方向,而细胞因子的非特异性的保护作用也是非常重要的。

第十三章 气性坏疽

气性坏疽(Gangraena emphysematosa)又称恶性水肿(Cedema malignum),是由梭菌属(*Clostridium*)中的某些菌种引起的人和动物的急性传染病。病变特征为局部发生急剧的气性炎性水肿以及全身性毒血症。本病遍及世界各地,第一次和第二次世界大战时分别有5%和0.3%~0.7%的创伤发生气性坏疽。朝鲜战争和越南战争时气性坏疽的发病率分别降至0.2%和0.000 2%,反映了战争中强调迅速彻底清创取得的成绩。感染的病菌多来自土壤,内源性者多来自肠道或胆道。不论人或动物感染多为散发。

一、病原学

本病的病原为梭菌属中的腐败梭菌(*Cl.septicum*)、魏氏梭菌(*Cl.welchii*)、诺维氏梭菌(*Cl.novyi*)及溶组织梭菌(*Cl.histolyticum*)等。据报道,恶性水肿病例中有60%可分离到腐败梭菌,其次是魏氏梭菌,而诺维氏梭菌、溶组织梭菌仅占5%。

(一)A型魏氏梭菌

1. 分类 A型魏氏梭菌(*C. welchii type A*)又称A型产气荚膜梭菌,是1892年英国人Welch和Nuttal由尸体血液分离的,当时称之为产气荚膜杆菌(*Bacillus aerogenes capsulatus*);1893年德国人Frdnkel由气性坏疽分离出同一细菌,称之为气性蜂窝织炎杆菌。1931—1933年,Wilsdon按本菌产生的主要致死毒素α、β、δ和θ,把本菌分成5个血清型,即A、B、C、D和E型。各型引起各种动物的不同病症见表4-13-1。

表4-13-1 常见病原梭菌及其所致病症

细菌种型	所致病症
产气荚膜梭菌A型(*Cl.perfringens type A*)	恶性水肿,人食物中毒
产气荚膜梭菌B型(*Cl.perfringens type B*)	羔羊痢疾,驹、绵羊、山羊肠毒血症
产气荚膜梭菌C型(*Cl.perfringens type C*)	羊猝狙,犊牛、羔羊、仔猪肠毒血症,人、禽坏死性肠炎
产气荚膜梭菌D型(*Cl.perfringens type D*)	绵羊、山羊、牛肠毒血症

续表

细菌种型	所致病症
产气荚膜梭菌 E 型（*Cl.perfringens type E*）	犊牛痢疾，羔羊痢疾
气肿疽梭菌（*Cl.chauvoei*）	气肿疽
腐败梭菌（*Cl.septicum*）	恶性水肿，羊快疫
诺维氏梭菌 A 型（*Cl.novyi type A*）	恶性水肿
诺维氏梭菌 B 型（*Cl.novyi type B*）	黑疫
诺维氏梭菌 C 型（*Cl.novyi type C*）	水牛骨髓炎
溶血梭菌（*Cl.haemolyticum*）	牛、羊细菌性血红尿素
肉毒梭菌 A ～ F 型（*Cl.botulinum A ～ F*）	动物和人肉毒中毒症
阿根廷梭菌（*Cl.argentinense*）	人肉毒中毒症（阿根廷）
破伤风梭菌（*Cl.tetani*）	破伤风
艰难梭菌（*Cl.difficile*）	人、仓鼠、兔及豚鼠的抗生素相关性腹泻，犬、马、猪等腹泻

2. 形态　魏氏梭菌菌体直杆状，两端钝圆（0.6 ～ 2.4）μm×（1.3 ～ 19.0）μm，单在或成双，短链很少出现，革兰氏染色阳性。无鞭毛，不运动。芽孢大而卵圆，位于菌体中央或近端，使菌体膨胀，但在一般条件下罕见形成芽孢。多数菌体可形成荚膜，荚膜多糖的组成可因菌株不同而有变化。DNA 的 G+C mol% 为 24 ～ 27。

3. 培养特性　本菌对厌氧程度的要求并不严，对营养要求不苛刻，在普通培养基上可生长，若加葡萄糖、血液则生长得更好。A、D 和 E 型菌株的最适温度为 45 ℃，B 和 C 型为 37 ～ 45 ℃，多数菌株的可生长温度范围为 20 ～ 50 ℃，偶有菌株在 6 ℃有一定繁殖力。此菌生长非常迅速，在适宜的条件下增代时间仅为 8 min。据此特性，可用高温快速培养法进行选择分离，即在 45 ℃下每培养 3 ～ 4 h 传代 1 次，可较易获得纯培养。也可选用商品化的 CDC 厌氧血琼脂和苯乙基乙醇琼脂（PEA）培养 1 ～ 2 d 便可良好生长。在绵羊血琼脂平皿表面，厌氧培养 24 h，形成直径 2 ～ 5 mm、凸起、半透明灰白色表面、光滑边缘整齐的圆形菌落，菌落周围有透明的溶血环，溶血环的状态和大小，依血液的种类和魏氏梭菌的菌型而异，可产生 α、β 和 θ 3 种不同型的溶血。对家兔、绵羊、牛、马或人血液，大多数菌株都由 θ 毒素产生狭窄的完全溶血环，外面环绕着由 α 毒素产生的不完全溶血环，即双溶血环。一些 B 型和 C 型菌株，在绵羊、牛血液琼脂上，由 δ 毒素产生很宽的溶血环。在葡萄糖绵羊血液琼脂上生长的菌落，温度在 25 ℃以上接触空气后变绿，这是本菌的特征，对鉴定很有意义。

本菌的繁殖体对理化因素的抵抗力不强，而芽孢的抵抗力极大，在土壤中可以生存 10 年以上，在液体中的芽孢可以耐受 20 min 煮沸。3% 甲醛溶液 15 min 杀死，在腐败的肌肉中可存活 6 个月。

4. 生化特性　发酵葡萄糖、半乳糖、麦芽糖、乳糖、蔗糖和果糖，肌醇、山梨醇产酸产气；不发酵水杨苷、卫茅醇、甘露醇、鼠李糖，甘油和菊糖不定；产生乙酰甲基原醇和 H_2S；液化明胶，靛基质阴性，MR 和 VP 试验阴性，牛乳爆性发酵，这也是本菌的一个特征，不仅对鉴定本菌有价值，还可用于快速鉴定，但它不是本菌所独有，如第三梭菌（*Clostridium turrius*）等也具有这种特性。

5. 致病性　A 型产气荚膜梭菌主要产生 α 毒素，可用 LV 反应来测定它的存在，再以培养物的离心上清液与 A、B、C 和 D 型定型血清进行中和试验，若每型都能中和即为 A 型菌。

(二)A型诺维氏梭菌

1. 分类　A型诺维氏梭菌又称A型水肿梭菌(*C. oedematiens type A*)。此菌可产生8种毒素，按其毒素的差异，可分为3个不同的菌型。根据本菌产生毒素不同，溶血梭菌因产生的几种毒素与诺维氏梭菌者相同，故曾称为D型诺维氏梭菌。A型诺维氏梭菌引起人的气性坏疽和公羊的大头病，其他各型引起的疾病，都冠以其相应病名，本节不多述。

2. 形态　本菌革兰氏染色阳性，为极大的大型芽孢杆菌，$(0.6 \sim 1.4)$ μm×$(1.6 \sim 17)$ μm。两端略圆，粗细一致，多为单个，有时成对或短链，能在培养基中形成芽孢，呈卵圆形，横径大于菌体，位于菌体近端或中央。无荚膜，有周围鞭毛者能运动。DNA的G+C mol%为29。

3. 培养特性　本菌严格厌氧，在有微量氧存在时即不生长。可使用还原状态的培养基，最好在培养基中加二硫苏糖醇(dithiothreitol)来防止还原剂，如半脱氨酸的迅速氧化而产生的障碍。

最适温度45 ℃，大多数菌株在37 ℃生长良好，在血液琼脂平板上的菌落呈β溶血，直径$1 \sim 5$ mm，灰白色，半透明或不透明，边缘呈波浪形、裂叶状或根状。有时在平皿表面弥漫性生长，扩展成簿膜。在胃酶消化肉汤中生长时产气，有光滑或絮状沉淀，产生特殊的臭味。

4. 生化特性　本菌发酵糖类的结果，研究者的报告不大一致，一般均发酵葡萄糖产酸产气，麦芽糖和甘油不一致，不发酵甘露醇、乳糖、蔗糖和水杨苷。D型只发酵葡萄糖，很少发酵麦芽糖，产生靛基质，但A、B型和C型不产生。本菌产生H_2S，凝固牛乳，硝酸盐还原呈阴性，液化明胶。

5. 致病性　本菌由其所产生的毒素致病，不同菌型引致人和动物的不同疾病。

A型菌引起人的气性坏疽，动物的恶性水肿以及绵羊的大头病，后者由公羊相斗创伤感染，严重的可导致死亡。

B型梭菌是绵羊黑疫的病原，牛比较少见，经常发生于牛感染华支睾吸虫的地区。

C型菌又称水牛梭菌(*Cl.bubalourum*)，分自于水牛骨髓炎，可引起水牛骨髓的渐进性坏死与化脓，仅见于印度尼西亚。

D型菌为溶血梭菌，为牛细菌性血尿的病原。

A型和B型诺维氏梭菌对豚鼠、家兔、小鼠、大鼠等试验动物均能致病，但C型菌却对试验动物无致病力。

(三)腐败梭菌

本菌旧称为腐败杆菌(*Bacillus septicus*)，腐败弧菌(*Vibrio septicus*)，为引起动物和人恶性水肿(Malignant edematis)的主要病原菌，故也曾称为恶性水肿杆菌(*Bacillus edema maligni*)。此菌还可引起羊快疫(braxy)。

1. 分类　腐败梭菌有O抗原和H抗原，用凝集试验可将本菌分成不同的型，按O抗原可分为4个型，再按H抗原又可分为5个亚型，但没有毒素型的区分。不同型O抗原之间缺乏共同的保护性抗原。O抗原的荧光抗体染色与凝集试验一致，而且更明确。此菌与气肿疽梭菌有许多相同的抗原成分，芽孢抗原彼此相同，但二者毒素的抗原性是特异的，没有抗毒素交叉保护作用。两者的主要区别见表4-13-2。

表 4-13-2　腐败梭菌与气肿疽梭菌的主要区别

项目	腐败梭菌	气肿疽梭菌
水杨苷发酵	+	−
蔗糖发酵	−	+
死亡动物肝压片菌形	长丝状	散在或短链
对家兔的致病力	+	− 或偶然 +
菌落	成片、边缘纤维交织	圆形纽扣状

2. 形态　此菌为革兰氏染色阳性的直或弯曲的杆菌，(0.6 ～ 1.9) μm×(1.9 ～ 35.0) μm，无荚膜，有周围鞭毛，形成卵圆形芽孢，培养物中菌体单在或呈短链状，但在动物腹膜或肝脏表面上的菌体常形成无关节微弯曲的长丝或长链状，这在诊断上有一定参考价值。

3. 培养特性　此菌为专性厌氧菌，最适生长温度为 37 ～ 40 ℃，培养基中含可发酵的糖类、血液时刺激生长。生长所需的因子有生物素、烟酸、维生素 B_6、维生素 B_1、半胱氨酸、色氨酸和铁。

在葡萄糖血琼脂上菌落微隆，边缘不规则而有较长的柔软分支，淡灰色或无色；在不干燥的培养基上生长扩展成片，如薄片棉花压平在平面上，菌落周围有微弱溶血区。在葡萄糖琼脂深层培养中的菌落呈球形或心脏形。

4. 生化特征　本菌不发酵蔗糖、侧金盏花醇、赤藓糖醇、卫茅醇、甘油。发酵或弱发酵纤维二糖、果糖，部分菌株能分解水杨苷，水解七叶苷，可使牛乳糖变酸、凝固但并不消化。

5. 致病性　本菌产生外毒素（主要产生 α、β、γ），其中 α 毒素为卵磷脂酶，具有致死、坏死和溶血作用，β 毒素是 DNA 酶，具有杀白细胞作用，γ 和 δ 毒素分别具有透明质酸酶和溶血素活性，它们可使血管通透性增强，致炎性渗出，并不断向周围组织扩张，使组织坏死。

以上 3 种梭菌所产生的毒素及腐败梭菌菌体，都具有良好的免疫原性。

二、流行病学

（一）发生与分布

引起气性坏疽的病原梭菌广泛存在于自然界，以土壤和动物肠道中较多，婴儿和成年人粪便中也可见。

（二）传播途径与易感动物

致病范围包括人、马、牛、绵羊、猪、犬、猫、鸡等。实验动物中的家兔、小鼠及豚鼠均易感染，兔、鸽也可感染，犬、猫不能自然感染。病畜不能直接通过接触传染健康动物，但能加重外界环境的污染。传染主要因外伤，如去势、断尾、注射、剪毛、采血等没注意消毒或污染本菌芽孢而感染，尤其是创伤深并存在坏死组织缺氧，更易发病。自然条件下，以绵羊、马较多见，牛、猪、山羊较少发，禽类除鸽外，即使人工接种也不发病。

（三）流行特点

本病一般为散发，但在断尾、去势、剪牙、打耳号或预防注射时如消毒不严，则可在畜禽中出现群发病例。经口食入大量芽孢，除绵羊和猪可发生感染外，一般无致病作用。

三、病理学

(一)发病机制

诱使梭菌侵入肌肉产生毒素的主要原因为缺氧和组织氧化—还原电势(EH)的降低。本病较常发于肌肉厚的部位,由于大动脉的损伤,大片肌肉缺血缺氧坏死,组织的 EH 降为 50 mV 以下,有利于局部伤口中的梭菌生长繁殖。而产气荚膜梭菌能分解糖,产生大量气体,使组织膨胀;蛋白质的分解和明胶的液化,产生 H_2S,使伤口发生恶臭。肌肉中的大量肌糖原,通过无氧酵解产生乳酸,pH 值下降更有利于厌氧菌生长。同时肌肉缺血,产酸促使肌蛋白分解为氨基酸和多肽,为产生毒素提供物质基础。大量的组织坏死和外毒素的吸收,可引起严重的毒血症。某些毒素可直接侵犯心、肝和肾,造成局灶性坏死,引起这些器官功能减退。

(二)病理变化

1.动物　气性坏疽患禽或患畜病灶处皮肤可见特有的红紫色或青铜色样改变及皮肤周围出现血性水泡。尸体剖检时,局部有弥漫性水肿,切开时肌肉因含有大量气泡呈海绵状,颜色呈红色或灰绿色,浑浊无光。镜下可见肌肉组织轮廓仍然存在,但细胞核及细微结构消失成均质红染条索或片块,由于气肿,肌纤维及肌束间距离增宽,有大小不等的气泡。间质组织疏松水肿,纤维素样变及炎症细胞浸润。有的地方可见大量病原菌积集。由于感染的细菌不同,而发出不同的恶臭味。附近的淋巴结显著肿胀、充血,有时可见浆液浸润和出血。肺、心肌、心内膜等有出血点。有时在消化道黏膜也有水肿、充血、出血。肠内容物混有血液。肝脏肿大,有时可见坏死灶,脾脏病变不明显。血液变黑、黏稠,混有气泡;心包和腹腔有大量液体。见图 4-13-1、图 4-13-2、图 4-13-3 和图 4-13-4。

2.人　剖检可见发病局部弥漫性水肿,皮下和肌肉间结缔组织有污黄色液体浸润,常含有少许气泡,其味酸臭。肌肉呈灰白色,煮肉样,质地脆,有的呈黑褐色。肺、心肌、心内膜等有出血点。淋巴结、肝脏、肾脏等不同程度的肿大,血凝不良,胸腔、腹腔、心包有大量积液。

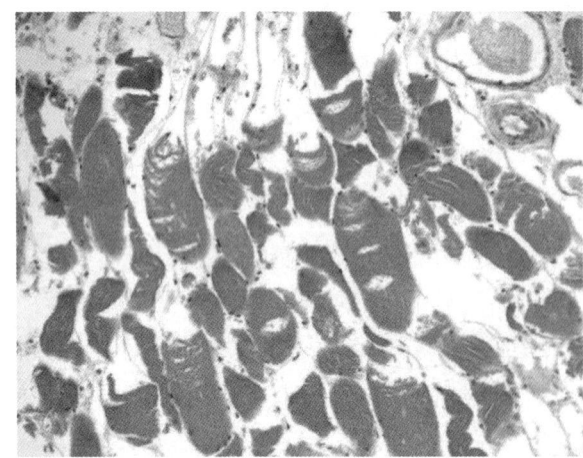

图 4-13-1　牛肌肉坏疽,肌纤维肿胀溶解,并可见大小不等的气泡,小血管内有大量梭菌。HE×400(钟妮娜)

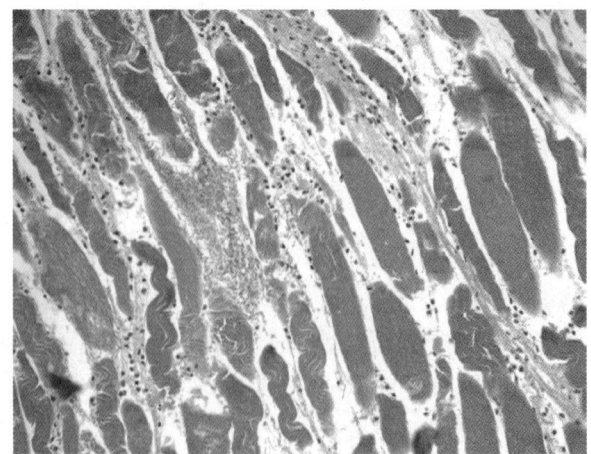

图 4-13-2　牛肌肉坏疽,肌纤维肿胀、坏死、断裂。肌间水肿增宽,可见大量梭菌积集。HE×400(钟妮娜)

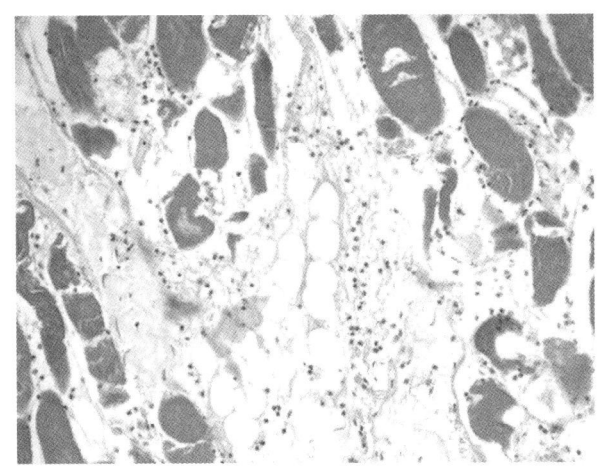
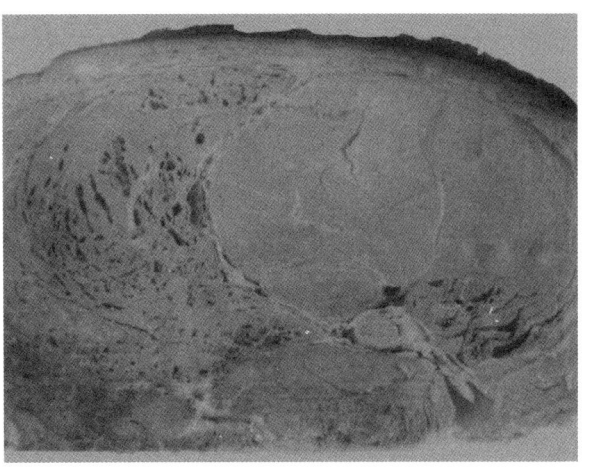

图 4-13-3　牛肌肉坏疽，肌纤维坏死、溶解，残留的肌纤维间因气肿增宽，间质疏松水肿，炎性细胞浸润。HE×400（钟妮娜）

图 4-13-4　牛气性坏疽，臀部肌肉出血、坏死，肌间因含多量气泡而呈海绵状。HE×200（钟妮娜）

四、临床学

（一）临床表现

人的气性坏疽在战场上发生得较多，现代战争中仍有所见，但报告的资料不多。2008 年汶川大地震后亦有本病流行。目前气性坏疽的发生多与外伤、手术、皮肤感染、烧伤、肿瘤等相关，其临床和病理变化，与动物有类似之处。

1. 动物　潜伏期一般 12～72 h。

1）牛、马　病初减食，体温升高，伤口周围出现气性炎性水肿，并迅速扩散蔓延，肿胀部初期坚实、灼热，后变无痛，触之柔软，有轻度捻发音，以触诊部上方明显；切开肿胀部，流出腥臭味的淡黄色或红褐色液体，常含少量气泡，多数浮肿部皮肤变黑，随之发生坏死。随着炎性水肿的急剧发展，病畜出现严重的全身症状，多有高热稽留、呼吸困难、脉搏细速，很少自愈，在 1～3 d 死亡。去势感染，于手术后 2～5 d 在阴囊、下腹发生弥漫性炎性水肿，也有全身症状。

2）猪、绵羊　经外伤或分娩感染时，症状与上述牛、马相似；羊经消化道感染腐败梭菌时，常引起羊快疫症状，发病后 2～10 d 死亡。猪经胃黏膜感染，称胃型或快疫型，常见胃黏膜肿胀、增厚，形成所谓"橡皮胃"，有时病菌也可进入血液转移至某部肌肉，症状与前述"创伤型"相同，局部也可出现炎性水肿和严重全身症状，一般在 1～2 d 死亡。

2. 人　潜伏期 1～4 d，起病急，患者呈现典型症状和体征。最初伤口为突发剧痛，伤口周围皮肤高度水肿、紧张发白，并很快变为紫铜色，进而变为暗红色或紫黑色，并出现大小不等、内含浆液和血液样的水疱，伤口肌肉肿胀，犹如熟肉。肿胀部触之有捻发音，从伤口流出淡棕色浑浊的稀薄液体，有时带有气泡，并伴有鼠臭味。患者体温升高，全身毒血症非常明显，易发生中毒性休克和衰竭，如不及时治疗，常引起死亡。

（二）临床诊断

根据本病临床特征，结合外伤或手术伤口处疼痛加剧，伴全身性毒性反应、发热、组织中存在气体等均可支持本病的诊断。

本病应根据畜别不同作出类症鉴别，在绵羊或牛，若伴随分娩而发生，多为恶性水肿，若查不出外伤等诱因，则应与气肿疽区别。气肿疽主要侵害丰满的肌肉处，肿胀部捻发音更显著，多发生于 6 月至 3 岁龄的牛，常呈地方性流行，死亡动物肝表面触片可见菌体多单在或成对排列，这些特点有助于鉴别。在单蹄兽发生创伤感染，局部有急剧的气性炎性水肿，并伴有发热等全身症状时，还应注意与炭疽等病区别；在猪则要注意与仔猪水肿病、巴氏杆菌病的区别。在人应与以下 3 个病鉴别诊断：①芽孢菌性蜂窝织炎，感染局限于皮下蜂窝组织，沿筋膜间隙迅速扩散，但不侵犯肌肉，潜伏期 3～5 d。②厌氧性链球菌性蜂窝织炎，发病缓慢，往往在伤后 3 d 才出现症状。毒血症、疼痛、局部肿胀均较轻，涂片检查可见链球菌。③大肠埃希菌性蜂窝织炎，可出现组织间气肿。且有高热毒血症，但局部肿胀发展慢，脓液涂片可见革兰氏阴性杆菌。

（三）临床治疗

本病起病急，发展快，全身中毒严重，治疗应从早从速，从局部和全身两方面同时着手。包括以下 6 个方面：①立即积极治疗，严格隔离，加强护理，严防交叉感染。②清创引流，切口必须充分用大量 3% 过氧化氢冲洗，伤口彻底开放。肢体广泛坏死者应行截肢术，以挽救生命。③大量应用抗生素，术前、术中、术后肌内注射或静滴大剂量抗生素，以青霉素 G 为首选。如青霉素敏感者改用红霉素，也可用先锋霉素、甲硝唑、头孢菌素等。④高压氧治疗，可在 3 个大气压的纯氧下进行治疗，第 1 天 3 次，每次 2～4 h，以后每天 2 次。⑤全身支持治疗法，纠正水、电解质平衡及酸碱平衡，补充大量维生素，少量多次输血，供给能量合剂等。⑥中药治疗。

五、实验室诊断

确诊本病应进行细菌学检查。

（一）直接涂片镜检

采集肝脏切面压片或渗出液直接涂片，革兰氏染色镜检，可见到长丝状菌体。

（二）外周血常规

全血细胞计数可见红细胞、血小板减少。血涂片可见红细胞溶血征象。

（三）分离培养与鉴定

目前普遍采用旋管培养、厌氧缸培养及厌氧室培养 3 种方法。动物常用绵羊血琼脂平皿厌氧培养，如分离诺维氏梭菌时，最好培养基内加二硫苏糖醇。然后对获得的培养物进行培养特性及生化鉴定。

（四）组织活检

可见伤口区组织肌坏死而无白细胞浸润。

（五）CT 或 MRI

可辅助明确定位。

（六）动物实验

将分离纯化的培养物接种于豚鼠、家兔、小鼠或鸽等实验动物，观察病变特点，同时做涂片镜检。

（七）其他

可应用免疫荧光抗体、酶标抗体和酶标 SPA 染色法、固相酶免疫法和厌氧 DNA 探针检测法、对流免疫电泳等进行快速诊断鉴定。

六、防控措施

我国已研制包括预防快疫的梭菌病多联苗。在梭菌病常发区，常年注射，可有效预防本病发生。平时注意防止外伤，发生外伤后及时、彻底清创是预防气性坏疽的关键。清创越早越好，一般在伤后 6 h 内清创可完全防止气性坏疽的发生；已超过 6 h 者，彻底清创还可大大减少气性坏疽的发病率。对疑有气性坏疽的伤口可用 3% 过氧化氢或 1 : 3 000、1 : 5 000 高锰酸钾溶液冲洗、湿敷，并保持引流通畅，同时可大剂量应用青霉素或甲硝唑等进行预防。

第十四章 铜绿假单胞菌病

绿脓杆菌病（Cyanomycosis）是由铜绿假单胞菌（*Pseudomonas aeruginosa*）引起的人兽共患传染病。由于该菌产生蓝绿色素，使脓液呈蓝绿色，故而得名。本病可感染人和猪、牛、绵羊、水貂以及家禽等多种动物，另外对肉、蛋、奶等农产品的污染也已开始引起公共卫生界的高度关注。本病的病原铜绿假单胞菌广泛存在于自然界，常存在于正常人的皮肤、上呼吸道及肠道中，常引起继发性感染，如大面积烧伤、烫伤后的感染，外科操作和手术后的感染，另外也见于中耳炎、肠炎等感染，以及癌症患者、艾滋病患者、长期大量使用广谱抗生素者、免疫抑制患者或年老体弱者的重症感染。

一、病原学

（一）分类

绿脓杆菌（*Bacillus pyocyaners*），也称铜绿假单胞菌（*Pseudomonas aeruginosa*，PA），1882 年首先由 Gersard 等人从伤口脓液中分离出，aeruginosa 为铜绿色的意思，因为大多数的铜绿假单胞菌会分泌两种水溶性色素，一种为非荧光性、淡蓝色的绿脓菌青素（pyocyanin），另一种则为淡绿色的荧光素（pyoverdin），所以当伤口受到铜绿假单胞菌感染时，常会出现蓝绿色的脓汁。铜绿假单胞菌为革兰氏阴性需氧菌，在分类上属于假单胞菌科（Pseudomonadaceae）中的假单胞菌属（*Pseudomonas*），此属种类多，超过 140 种，大部分为腐生菌或能导致植物病害的菌种，约有 25 种会感染人类，但多属机会性感染，其中铜绿假单胞菌是本属之中研究最多、最重要的病原菌。

（二）形态

铜绿假单胞菌大小为（1.5 ~ 3.0）μm×（0.5 ~ 0.8）μm，单个存在或成双排列，偶见短链，革兰氏染色阴性，是两端钝圆的小杆菌，无荚膜，胞壁外层有由藻多糖组成类似荚膜的外膜，称为黏液层，无芽孢，菌体一端一般有一根鞭毛，运动活泼，菌体有很多菌毛。铜绿假单胞菌在静置培养状态下长短不一，常呈多形性，同一菌株有时呈丝状，有时候排列成双或短链状。见图 4-14-1。

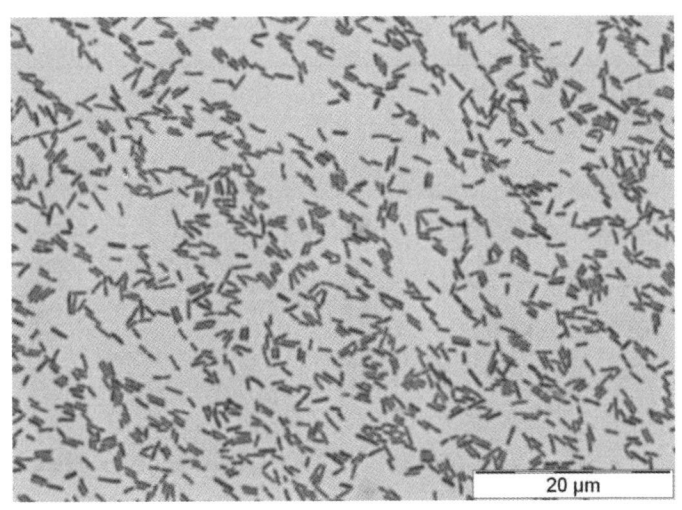

图 4-14-1　铜绿假单胞菌培养物革兰氏染色镜检形态

注：铜绿假单胞菌呈杆状，革兰氏染色阴性，形态上不易与肠杆菌科细菌区分。

（三）生化特性

铜绿假单胞菌分解蛋白质能力甚强，而发酵糖的能力不强，主要是利用氧化反应来代谢碳水化合物，可分解葡萄糖，产酸不产气，属氧化型糖代谢，分解缓慢。对其他糖类一般不分解，不分解甘露醇、麦芽糖、乳糖及蔗糖。不产生靛基质，不形成吲哚，能液化明胶，可分解尿素，能产生 H_2S，氧化酶试验阳性，能还原硝酸盐为亚硫酸盐，可利用枸橼酸盐。铜绿假单胞菌为绝对需氧菌，但也可以利用硝酸盐为电子受体而在无氧环境中生长。此菌可分解葡萄糖，产酸不产气以及氧化酶实验阳性是区分铜绿假单胞菌和其他革兰氏阴性肠道菌最常用的检验方法。见表 4-14-1。

表 4-14-1　铜绿假单胞菌的生化反应特性

试验项目	结果	试验项目	结果
葡萄糖	+	伯胶糖	+
氧化酶	+	木糖	+
靛基质	−	鼠李糖	−
VP 试验	−	半乳糖	+
MR 试验	−	甘露醇	−
枸橼酸盐利用	+	蔗糖	−
H_2S 产生	+	麦芽糖	−
明胶液化	+	乳糖	−
42 ℃生长	+	卫矛醇	−
5% NaCl	+	水杨苷	−

续表

试验项目	结果	试验项目	结果
运动力	+	菊糖	−
硝酸盐还原	+	精氨酸双水解酶	+
尿素分解	+	淀粉水解	−

注:"+"代表阳性;"−"代表阴性。

(四)抗原构造

1. O 抗原　O 抗原含有内毒素和原内毒素蛋白质(OEP)两种成分。内毒素为由蛋白质、脂多糖(LPS)、磷脂类物质组成,分子质量约为 10 kD,LPS 可以从内毒素中精制,它是群(型)特异性 O 抗原,也是本菌重要的致病因子。

2. H 抗原　可分为 H_1 和 H_2 两个主要成分。

3. 菌毛抗原　也叫纤毛抗原,纤毛抗原的抗原性来自于其纤毛蛋白(pilin)。纤毛可以分为 2 型,一型为纤细、端在、丝状的不耐热抗原,另一型为具有抗药性质粒的粗而无极的菌毛。菌毛抗原常用于疾病的流行病学追踪调查。

4. 黏液抗原　铜绿假单胞菌黏液菌落常分离于呼吸道的慢性病例,黏液抗原存在于该类菌体的表面,具有免疫原性。不同血清型的黏液抗原存在着交叉反应。

5. 酶抗原　常见的酶有蛋白酶、弹性蛋白酶、磷酯酶 C、胶原蛋白酶、纤维蛋白酶、碱性磷酸酶等,这些酶蛋白作为抗原具有良好的免疫原性。由于酶的不稳定性及研究技术的复杂性,以致迄今研究不多。

铜绿假单胞菌除上述这些抗原类型外,还报道有 R 抗原、黏质层抗原等多种抗原成分。

(五)生物学特性

铜绿假单胞菌广泛分布于自然界中的泥土、水、空气、植物、腐败的食物中以及正常人的皮肤、肠道和呼吸道中,对人和动物以及植物均能造成危害,是临床上较常见的条件致病菌之一。

铜绿假单胞菌生长最适宜温度为 37 ℃,但该菌能在 42 ℃生长,这是与其他假单胞菌的鉴别要点之一。铜绿假单胞菌对外界环境的抵抗力较其他细菌要强,对化学药物的抵抗力比一般革兰氏阴性菌强大,1%苯酚处理 5 min 可杀灭,1/2 000 的氯己定、度米芬 5 min 内可杀死;对干燥、紫外线的抵抗力也较强;在潮湿处能长期生存;55 ℃加热 1 h 才能将其灭活。

黏液型铜绿假单胞菌在组织表面的黏附主要受胞外黏多糖的影响,而非黏液型则主要受菌毛的控制,此外,铜绿假单胞菌的黏多糖还具有多种重要的生物学性质,如抵抗吞噬细胞的吞噬和抗菌药物的损伤作用。铜绿假单胞菌黏多糖的主要成分是藻酸盐,由 D-甘露糖醛酸,L-古洛糖醛酸组成,多聚物中较多的羟基和羧基能促进细菌间的聚集。

铜绿假单胞菌感染后的呼吸道表面扫描电镜观察显示,非黏液型铜绿假单胞菌多以单个菌体黏附在细胞表面,而黏液型铜绿假单胞菌则主要以微菌落群的形式黏附在细胞表面,黏液型菌株聚集在一起黏附于细胞表面,构成稳定的群体结构。潜生体是铜绿假单胞菌生命活动的另一种细胞形式,其长度为繁殖体的几倍乃至几十倍,是适应某种环境条件形成的特殊类型细胞。

目前，铜绿假单胞菌的基因组图谱已经绘制完毕，铜绿假单胞菌基因的测序工作已经完成，在此基础上，人们能够深入了解铜绿假单胞菌适应不同环境、躲避免疫系统和抗菌药物攻击的能力及其进入人体后的致病机理，并有望研制出新型抗菌药物，直接攻击病菌内部的抗药性机制，从而有效杀死病菌，为该疾病的治疗带来新的希望。

（六）耐药性

铜绿假单胞菌天然具有抵抗多种抗生素的特性，而且在某种条件下，如抗生素的使用会增强这种多重耐药特性，给临床治疗造成了很大困难。铜绿假单胞菌作为一种较常见的获得性感染的条件致病菌，其所致感染可供选择的有效抗菌药物甚少。本菌作为一种耐药性甚强的细菌对多种抗生素不敏感，且各菌株的药物敏感性也不尽相同。

铜绿假单胞菌常对多种抗菌药物高度耐药，近年来铜绿假单胞菌的耐药率在逐年上升。该菌的耐药机制复杂，通常是多种机制综合作用的结果。铜绿假单胞菌具有天然的和后天获得的耐药性。目前认为主要是由于产生 β－内酰胺酶、外膜通透性改变和主动外排泵系统的存在是铜绿假单胞菌耐药的主要原因。

1. β－内酰胺酶　铜绿假单胞菌可产生的 β－内酰胺酶主要有超广谱 β－内酰胺酶（ESBLs）、AmpC 酶和金属 β－内酰胺酶（MBL）三大类。近年来铜绿假单胞菌耐药现象日益严重，产 β－内酰胺酶作为铜绿假单胞菌重要的耐药机制之一，其传播严重影响了临床治疗。所以密切监测产 β－内酰胺酶铜绿假单胞菌的出现，分析总结其产生的规律和耐药特点，对指导临床合理使用抗生素、开发新的抗菌药物具有重要意义。

2. 膜通透性　铜绿假单胞菌细胞壁的两侧具有内膜和外膜两层，而许多抗菌药物必须首先通过外膜才能达到其作用靶位，如果铜绿假单胞菌外膜蛋白通道减少或缺失，则药物难以到达其作用靶位，细菌将产生耐药。

由于铜绿假单胞菌外膜脂多糖层与磷脂层之间外膜蛋白形成的孔道比一般革兰氏阴性杆菌的孔道小，多种抗革兰氏阴性杆菌的抗生素难以通过，另一方面，由于铜绿假单胞菌的胞外黏多糖在细菌表面形成的物理性屏障更是减低了抗生素的渗透性，达不到有效杀菌浓度，却有利于细菌启动 β－内酰胺酶等的表达及诱发耐药突变，因此，铜绿假单胞菌不仅具有对多种抗生素天然耐药的特性而且对常用抗生素的耐受性更是不断增加。

3. 主动外排泵系统　目前认为主动外排泵系统与铜绿假单胞菌多重耐药的形成关系密切，主动外排泵系统是铜绿假单胞菌固有耐药性或获得性多重耐药性形成的主要原因之一。

主动外排泵系统在细菌的耐药性中起着重要作用，具体见表 4-14-2，其中 MexEF-OprN 能外排碳青霉烯类抗生素，当碳青霉烯类抗生素经外膜孔蛋白进入膜间隙，在内膜外侧可被 MexF 捕获，借助 MexE 的桥联作用，经 OprN 排出菌体外。铜绿假单胞菌的主动外排与抗生素通过细胞外膜是一个动态平衡过程，铜绿假单胞菌自身外膜通透性很低，而外排泵系统又具有广泛的运转底物，故外排泵系统在铜绿假单胞菌的耐药性形成中具有很重要的作用。

铜绿假单胞菌多重耐药水平与主动外排泵基因的表达水平相关，不同的主动外排泵在野生型菌株和突变菌株中表达水平及底物作用范围有所不同。

表 4-14-2　铜绿假单胞菌多药外排泵系统的类型和特征

类型	特征			
	调节基因	野生株中表达情况	耐药类型	作用底物
MexAB-oprM	mexR（nalB）	轻度表达	天然耐药获得性耐药	大部分 β-内酰胺类及 β-内酰胺酶抑制剂、氟喹诺酮类、大环内酯类、四环素、氯霉素、新生霉素、TMP 等
MexCD-oprJ	nfxB	受抑制	获得性耐药	第四代头孢菌素、氟喹诺酮类、大环内酯类、四环素、氯霉素等
MexEF-oprN	nfxC	受抑制	获得性耐药	碳青霉烯类、内酰胺抑制剂复合物、氟喹诺酮类、氯霉素等
MexXY-oprM	mexE	未检测到其表达	天然耐药获得性耐药	氨基糖苷类、氟喹诺酮类、红霉素等
MexJK-oprM	mexL	未检测到其表达	获得性耐药	四环素、大环内酯类等
MexHI-oprD		轻度表达		
MexWV-oprM		未检测到其表达	获得性耐药	氟喹诺酮类、四环素、氯霉素、大环内酯类等

铜绿假单胞菌耐药机制日趋复杂，其耐药性常为多种机制并存，目前认为抗生素的广泛应用和不合理应用形成强选择性压力是铜绿假单胞菌多重耐药性出现的主要原因。整合子介导的多重耐药基因是铜绿假单胞菌多重耐药的重要原因，因此，应当合理、有序、有效利用抗生素，减轻抗生素的压力避免诱导耐药性，以削弱整合子的发生从而减少铜绿假单胞菌多重耐药性菌株的产生。

（七）菌株分型

本菌型别十分复杂，分型系统混乱，目前尚无统一方法，主要根据血清学、噬菌体、绿脓素和基因分型，但多采用血清学分型方法，通过抗原与菌体的直接凝集即可达到分型目的。此法具有很大实用价值，且操作简便、灵敏度较高。

另外，应用分子生物学技术对铜绿假单胞菌分型也有报道，PFGE 是用于铜绿假单胞菌感染的分子流行病学研究的一种有效的 DNA 指纹图谱，但此法费用昂贵且费时，国外有人应用肠杆菌复属间同源序列为引物进行 PCR，即 ERIC-PCR，对铜绿假单胞菌进行亚型分析，证实具有简便、快速和经济的优点。

另外，还有根据保护性抗原对铜绿假单胞菌进行分类的报道，确定铜绿假单胞菌为 7 个免疫型，即 A～G 型，感染禽类的主要有 B、C、F 及 G 型。

国内外许多学者研究了血清型与耐药性之间的关系，及血清型与感染类型之间的关系，发现有一定相关性，不同血清型的菌株对临床常用的抗菌药物耐药严重且有差异，这为诊断和防治本病提供了依据。

（八）培养特性

铜绿假单胞菌能在普通固体培养基上生长良好，专性需氧，菌落大小形态不一，多数呈圆形，直径 2～3 mm。

铜绿假单胞菌肉汤培养呈浑浊生长，24 h 后液面能长出菌膜，菌液上层呈蓝绿色。在血琼脂培养基上能产生明显的 β 溶血，在血琼脂平板上的菌落周围有透明溶血环。能在麦氏培养基上生长，24 h 后形成微小、无光泽、半透明菌落，48 h 后菌落中心常呈棕绿色。

铜绿假单胞菌能够在温度、湿度适宜的许多地方生长，极容易污染医院里的医疗用具、消毒水、呼吸器、药品等，并常经由水果、植物、蔬菜而传染。在医院内，被铜绿假单胞菌污染的液体表面或医疗器材潮湿的表面上，会由于菌分泌出许多藻多糖连结成一片薄膜，使其不易被洗刷掉；甚至可以阻隔杀菌剂或抗生素进入菌体内，此特性可以使铜绿假单胞菌在高浓度的消毒水中存活，从而成为一种可能的传染源。

在铜绿假单胞菌的分离鉴定方面，同属不同种的菌可先由一般生化反应，如下表所列的荧光素的产生与否、精氨酸双水解酶是否存在等，缩小可能的菌种范围，而鉴别铜绿假单胞菌的决定性特性则是在温度培养上的差异，同属不同种的全部细菌中，只有铜绿假单胞菌会在 42 ℃以上仍能生长而其他种细菌不能。因为铜绿假单胞菌对培养基的营养要求并不高，所以在一般培养基上都能生长，而且由于其所分泌的藻多糖是一种黏稠的物质，所以培养基上可以观察到的具有黏稠状表面的菌落。见表 4-14-3。

表 4-14-3　铜绿假单胞菌所在假单胞菌属细菌的重要生化反应相关鉴别特性

项目	细菌名称						
	绿脓杆菌 P. aeruginosa	荧光假单胞菌 P. fluorescens	类鼻疽假单胞菌 P. pseudomallei	鼻疽假单胞菌 P. mallei	葱头假单胞菌 P. cepacia	嗜麦芽假单胞菌 P. maltophilia	施氏假单胞菌 P. stutzeri
荧光素	+	+	−	−	−	−	−
精氨酸双水解	+	+	+	+	−	−	−
麦康凯琼脂生长	+	+	+	−	+	+	+
动力学试验	+	+	+	−	+	+	+
氧化酶试验	+	+	+	+	+	−	+
42 ℃生长	+	−	+	+	+/−	+/−	+/−
4 ℃生长	−	+	−	−	−	−	−
葡萄糖分解	+	+	+	+	+	−	+
液化明胶	+	+	+	−	+/−	−	−
淀粉水解	−	−	+	+	−	+	+

注："+"表示阳性；"−"表示阴性；"+/−"表示可变。

（九）致病性

铜绿假单胞菌为人和动物正常菌群之一，定居在皮肤、肠道等处。在一定条件下，如创伤、烧伤、肿瘤、免疫缺陷、血液病、代谢性疾病等时，可引起急性或慢性感染。铜绿假单胞菌的致病力与菌体结构和代谢产物有关，这些致病因子引起的病情的严重程度与细菌本身的毒力、受感染者的免疫状态有密切关系。

1. **鞭毛和菌毛** 鞭毛和菌毛作为毒力因子各自独立地起着重要作用，鞭毛在细菌定植和扩散至新部位的过程中起作用，菌毛在黏附宿主细胞的过程中起作用。

铜绿假单胞菌对上皮细胞的黏附是引起感染的第一步，因此对其黏附因子的研究近来很受重视。有研究采用口腔颊上皮细胞研究了由呼吸道感染患者分泌物中分离的铜绿假单胞菌的黏附情况后发现，菌毛是其黏附素。

2. **黏液质** 铜绿假单胞菌黏附在组织器官或生物材料表面，产生大量的黏液状胞外多糖复合物，与菌毛协同作用，首先在组织或生物材料的表面形成单细胞层，然后在细胞层上广泛产生微菌落，逐渐形成一定厚度的生物膜，不仅为细菌提供了庇护所，使得细菌能够较充分地摄取营养物质，抵御有害因素的影响，而且难以清除，常致顽固性感染，这种胞外多糖的主要成分是藻酸盐，黏稠度很高。

3. **内毒素** 内毒素的 LPS 是重要的致病因子，能使人和动物的体温升高、白细胞减少及实质器官营养障碍，对导致肠黏膜营养障碍及肠腔出血病变具有重要作用。此外 LPS 还可介导细菌黏附于角膜引起的感染，调节细胞内吞作用，使细菌在细胞内存活。内毒素毒力较弱，2～3 mg 才能致死 20 g 体重的小白鼠。

4. **外毒素 A** 外毒素 A 为铜绿假单胞菌分泌的毒性最强的蛋白，对多种细胞培养物具有毒性作用，它对多形核白细胞（PMN）有毒性，可以阻止 PMN 对细菌的吞噬和杀伤作用，对动物具有致死作用。

5. **弹性蛋白酶** 弹性蛋白酶为一种金属酶，临床上新分离的铜绿假单胞菌有 85% 可以产生该酶，能分解弹性蛋白和胶原、损伤血管、导致坏死性血管炎，也可抑制中性粒细胞、灭活 IgG 和补体，还可以导致广泛出现皮肤溶解和出血性坏死。

6. **胶原酶** 能够分解组织中的胶原蛋白，从而有利于细菌在组织中的扩散。

7. **胞外酶 S** 又称为外毒素 S，约 90% 的菌株可以产生此酶。由于胞外酶 S 存在于细菌的细胞表面，可以与人上皮细胞糖神经鞘脂烃链的特异性序列相结合，因此可以认为胞外酶 S 是一种黏附物质，对铜绿假单胞菌的致病性有着重要的作用。胞外酶 S 具有免疫原性，能够使黏膜产生特异性免疫应答产物以阻止细菌的侵袭，因此将其用来开发具有免疫预防效果的疫苗。

8. **脓青素（PVD）** 铜绿假单胞菌能够产生名为脓青素的含铁物质，PVD 本身并无活力，但给感染 PVD 缺乏株的小鼠补注 PVD 后在某种程度上恢复了 PVD 缺乏株的毒力，故而认为它是铜绿假单胞菌在体内聚集铁及毒力表达的物质基础。

9. **绿脓素** 铜绿假单胞菌分泌的色素绿脓素也是毒素之一，是一种似抗菌药物的物质，有抑菌的能力，也可抑制机体吞噬细胞的吞噬作用。

10. **磷酯酶 C** 磷酯酶 C 是另一种外毒素，是一种溶血毒素，在体内具有抑制或杀死吞噬细胞的能力，使宿主抵抗力下降。它给入侵的细菌提供营养，增强铜绿假单胞菌的毒力，它还能破坏肺组织表面成分，造成出血、萎缩和坏死，也常引起脓胸。

11. 细胞溶解毒素

1）杀白细胞素　又称细胞毒素，从人及动物分离的铜绿假单胞菌约 4% 的菌株可以产生具有高度特异性的杀白细胞毒素，它仅特异性地作用于白细胞，引起细胞肿胀与溶解，1.0 μg 毒素作用 1 h 能够使 3×10^5 个白细胞溶解，在感染初期具有重要的致病作用。

2）中性粒细胞抑制物　为分子质量 65 kD 的不耐热物质，具有抑制白细胞吞噬能力的作用。

3）糖脂　铜绿假单胞菌肺部感染中肺组织的坏死系由 2 种毒素，即磷酯酶 C 和糖脂的共同作用所引起的。糖脂覆盖于肺泡表面，具有表面活性剂样作用，磷酯酶 C 使细胞膜的卵磷脂分解，这种具有表面活性剂样作用的物质，对白细胞有极强的溶解作用。

铜绿假单胞菌可长期存在于动物和人的皮肤、消化道、呼吸道和尿道中，并且在肠道中通常是无害的，使宿主成为健康带菌者。若体内外有创伤，或机体抵抗力降低时，则迅速分裂繁殖，铜绿假单胞菌能够转变成致死性感染，并导致起源于肠道的脓毒症，在多数情况下形成局灶性脓肿。幼儿因免疫系统尚不健全，病原菌即可沿着淋巴系统进入体内，并在组织中扩散蔓延，最后进入血液中引起菌血症，或在各脏器中形成多发性脓肿。这种大面积发生铜绿假单胞菌感染的患者常常在几天内就发生死亡。

在铜绿假单胞菌入侵机体的过程中，上述多种致病因子往往协同作用，导致机体的感染。铜绿假单胞菌经由伤口或呼吸道黏膜组织入侵宿主后，首先利用菌体表面的黏附因子附着于细胞表面，菌体开始生长、繁殖。在该病原感染角膜的过程中，铜绿假单胞菌只有黏附在有损伤的角膜表面，才有机会定植并导致感染。研究发现，损伤后角膜基质细胞上细菌黏附位点暴露，使细菌易于黏附。

目前，国内外对外毒素 A、磷脂酶 C、绿脓色素等致病因子的报道较多，已成功对外毒素 A 进行了提取、克隆、表达等研究。对于铜绿假单胞菌的各种致病因子的致病作用及致病机理仍是目前铜绿假单胞菌研究的热点。

（十）免疫机理

机体中性粒细胞对铜绿假单胞菌具有吞噬功能，但单独杀菌作用不强，需要抗体和补体的调理作用。

机体对铜绿假单胞菌的免疫主要依靠体液免疫，抗体主要是特异性调理抗体，包括 IgG、IgM，其中以 IgM 的作用最强。婴幼儿的 IgM 量比成年人低，故对铜绿假单胞菌较敏感。IgG 主要起调理中性粒细胞和巨噬细胞的吞噬与杀菌的作用。抗 LPS 抗体在感染建立之前起主要作用，但在感染建立之后，其他抗体如抗毒素在抗感染的发生方面起重要的作用。

研究发现，铜绿假单胞菌或其抗原物质经鼻腔滴注实验动物，能刺激机体产生分泌型 IgA，具有抑制细菌表面配体与宿主细胞上的受体相结合的作用，并增强吞噬细胞的吞噬功能。

研究表明，铜绿假单胞菌的某些成分如蛋白酶、弹性蛋白酶等对机体的特异性免疫应答具有抑制作用，能够抑制宿主自然杀伤细胞的活性，这种抑制即便加入 α 干扰素、白介素 –2 也不能恢复。此外还能够使植物血凝素（PHA）诱导的淋巴细胞增生作用受到抑制，并且这种抑制作用没有 $CD4^+T$ 和 $CD8^+T$ 之间的差别。

二、流行病学

（一）发生与分布

铜绿假单胞菌在自然界中分布广泛，可引起多种动物的脏器脓肿，近年来，有关铜绿假单胞菌导致疫病的报道日渐增多。

动物铜绿假单胞菌病调查结果表明：母马生殖道感染铜绿假单胞菌可以发生流产，此外铜绿假单胞菌还可以引起马化脓性肺炎；奶牛感染后可引起腹泻，牛铜绿假单胞菌病有犊牛铜绿假单胞菌性下痢、牛铜绿假单胞菌性乳房炎、乳牛皮肤的铜绿假单胞菌性肉芽肿、牛散发性流产、牛铜绿假单胞菌性子宫炎等；犬铜绿假单胞菌病有犬铜绿假单胞菌性眼感染、慢性不孕症等；铜绿假单胞菌还可以引起水貂出血性化脓性肺炎；铜绿假单胞菌可以导致规模化养狐场母狐的流产、羊群的化脓性肺炎、雏鸡的败血症等，还可以引起禽慢性呼吸道疾病和类雏白痢样感染；此外，铜绿假单胞菌还是鹌鹑化脓性肝炎、獐子麝囊化脓、长臂猿化脓性角膜炎等病的原发性或并发性病原；其他动物铜绿假单胞菌病的报道也日渐增多，如大熊猫感染铜绿假单胞菌的报道，鸭感染引起眼炎、兔感染引起肺炎的报道等。近年来，随着集约化养殖规模的不断扩大，由铜绿假单胞菌引起的动物疫病有上升趋势，给养殖业造成了很大威胁。

实验动物的铜绿假单胞菌感染常见于豚鼠、兔、小鼠、鸽。腹腔接种新分离的铜绿假单胞菌培养物于豚鼠，常在 24 h 内致死，家兔不如豚鼠敏感，小鼠及鸽的敏感性也较低。

另外，铜绿假单胞菌对农场牛奶的污染率甚高，所以应加强挤奶时的清洁卫生工作和鲜奶销售前的消毒工作，以避免人畜互相感染。

铜绿假单胞菌能引起人类多种器官的感染，临床上以烧伤感染为多，还可以引起肺炎、胸膜炎、脑膜炎、急性坏疽性脓疱、中耳炎、中耳脓肿、角膜溃疡、肠炎、腹泻等，多见于艾滋病患者、癌症患者、免疫力低下者，这些感染若发展为败血症则可危及生命。

（二）传染源、传播媒介、易感对象

铜绿假单胞菌广泛分布于自然界，如动物体表、空气、水、土壤、沼泽地、粪便、羽毛、动物的肠道和皮肤等处，生存力极强，为一种条件性致病菌。注射污染、环境恶劣、营养不良、疲劳运输等应激因素是造成该病暴发的原因所在，应激因素使机体对本菌的入侵缺乏足够的抵抗力，从而导致发病。

雏鸡往往因接种马立克病疫苗造成感染，由于器械和注射部位不消毒或消毒不严，造成铜绿假单胞菌严重感染，引起该病暴发，1～2 d 死亡率可达 80%。

在兔场，病兔的粪、尿等排泄物，分泌物以及被污染的饲料、饮水及笼具等可以成为本病的传染源，从而引起仔兔该病的暴发。

在养狐场，由于狐场内不清洁等原因可以造成母狐铜绿假单胞菌感染，导致母狐子宫化脓、流产，狐狸养殖场每年春季有一半以上的母狐狸发生空怀、死胎和流产。

对羊铜绿假单胞菌病研究结果发现，该菌可引起羊的慢性化脓性肺炎，该病多发生在冬末春初、阴冷潮湿的季节，饲养密度过大、通风不良易导致本病发生。

携带或被铜绿假单胞菌污染的种蛋在孵化过程中爆裂，细菌污染孵化器常常引起出壳雏鸡大批发病。

目前已报道的对铜绿假单胞菌易感的对象包括马、牛、羊、犬、水貂、狐、鸡、鸭、兔、鹌鹑、獐、长臂猿、大熊猫、豚鼠、小鼠、鸽等在内的几十种动物。

从上述报道的多种动物的铜绿假单胞菌病统计发现，鸡的发病率最高，1 日龄雏鸡因感染铜绿假单胞菌发生脐炎的死亡率很高。值得注意的是，该菌对同一种动物致病后引起的症状也有很大差别。

（三）流行特点

铜绿假单胞菌广泛存在于水、土壤、空气、动物的肠道和皮肤，为一种条件性致病菌。该菌是一些

疾病如脑膜炎、奶牛乳房炎、子宫炎、鸡霉形体病、黏膜型鸡痘的继发菌，同时也常与其他菌混合感染，如与葡萄球菌和大肠埃希菌的混合感染等病例都有报道。近年来，随着集约化生产的不断扩大，铜绿假单胞菌原发病的发病率显著上升，往往会造成幼小畜禽的大群暴发。

该菌主要引起各种动物的化脓性炎症及败血症。该菌感染鸡后可引起脐炎、肝周炎、心包炎、心肌炎、败血症、关节炎、眼炎，但每次暴发所引起的症状并不一致；鸡的铜绿假单胞菌病一年四季均可发生，但以春季多发，雏鸡对铜绿假单胞菌高度易感，但随日龄增加，抵抗力可逐渐增强。育雏温度过低、通风不良、注射马立克疫苗、孵化环境污染等均为诱发本病的因素。

铜绿假单胞菌感染可发生在人体任何部位和组织，常见于烧伤或创伤部位，如中耳、角膜、尿道和呼吸道，也可引起心内膜炎、胃肠炎、脓胸甚至败血症，常见于艾滋病患者、癌症患者以及免疫抑制患者等人群。铜绿假单胞菌是患者医院感染的主要病原菌之一，在各类临床感染标本中以呼吸道标本居首位。

铜绿假单胞菌对人的感染会因为不同的感染途径而引发不同的病症：若其污染到插管器材将导致泌尿系统感染，在进行脊椎穿刺时感染将导致脑膜炎，且因为其对于白细胞有抑制或破坏的功能存在，故当接受抗癌药物治疗的患者或烧伤患者受到感染时，有引发败血症的可能，其死亡率将超过80%，可以说是医院中极为棘手的致病菌。

三、病理学

（一）人

1. 铜绿假单胞菌性角膜炎病理变化的发病机制

1）多形核白细胞作用　铜绿假单胞菌的感染中，PMN 是角膜浸润的主要细胞。感染早期 PMN 的渗出目的是清除外来细菌，保护角膜。它可分泌 IL-12，促进 $CD4^+T$ 细胞分化，有加强免疫反应的作用。但 PMN 大量浸润时，通过释放基质金属蛋白酶和胶原酶等，使角膜基质蛋白降解和巨噬细胞持续存在，可引起角膜损伤和穿孔。

2）朗格汉斯细胞作用　以往认为角膜中央没有朗格汉斯细胞，后来发现中央角膜有前体型朗格汉斯细胞存在。朗格汉斯细胞的存在使角膜炎症反应更为迅速，并导致组织损伤程度加重。朗格汉斯细胞在细菌所诱发的自身免疫反应中起重要作用。

3）巨噬细胞作用　巨噬细胞可以调整感染前后趋化因子之间的平衡，研究表明巨噬细胞基因敲除的小鼠感染细菌后，角膜 PMN 的浸润增多，这是由于巨噬细胞缺失后，趋化因子水平失调并增多，加强了趋化因子对 PMN 浸润所起的诱导作用。

4）淋巴细胞作用　淋巴细胞在铜绿假单胞菌性角膜炎的发病机制中起重要作用。研究表明以 Th1 为主要免疫反应的易感鼠感染铜绿假单胞菌后，经历迟发性炎症反应；而以 Th2 为主要反应的非易感鼠在感染早期细菌诱发机体炎症反应严重，角膜基质也发生相应的损伤。

5）细胞因子和趋化因子的作用　巨噬细胞炎性蛋白（MIP-2）是调节 PMN 在角膜浸润的因子，角膜感染后，大量的 PMN 聚集与 MIP-2 的水平有关，MIP-2 水平上调可以增加 PMN 的量，MIP-2 的持续表达可导致角膜穿孔。IL-1 在易感鼠角膜可上调 MIP-2 水平，从而导致 PMN 滞留在角膜，间接引起组织的不可逆损伤。

6）相关酶类　蛋白酶Ⅳ：可以破坏大量宿主蛋白，逃避免疫反应，细菌内蛋白酶Ⅳ基因的变异会导致酶分泌缺乏，细菌对角膜的毒性减轻；胞外酶 S：可引起细胞凋亡，胞外酶 S 黏附在细胞表面，并具有免疫原性,以阻止细菌侵袭;基质金属蛋白酶(MMP):可以降解或改变细胞外基质的组成成分,其中 MMP-9 参与角膜上皮早期的愈合,MMP-2 对角膜穿孔后,细胞外基质的重塑起重要作用;多聚磷酸激酶 1(PPK1):在铜绿假单胞菌感染过程中起关键的作用,PPK1 的缺失会使细菌分泌的产物减少,包括弹性蛋白酶和绿脓素。

2. 铜绿假单胞菌性角膜炎病理变化 继眼部外伤或角膜异物剔除后数小时或 1～2 d,患眼剧烈疼痛,视力急剧下降,眼睑肿胀,球结膜水肿,混合充血;角膜上出现黄白色坏死灶,表面隆起,迅速扩大,周围有一浓密的环形浸润圈环绕;前房积脓迅速出现,量多;病变组织坏死脱落,形成大面积溃疡,同时产生大量黄绿色黏稠分泌物,擦之又生,是本病典型的病变表现。如病变不能很快控制,角膜将在 1～2 d 全部溶解、穿孔,虹膜脱出,愈后形成角膜葡萄肿,或酿成眼内炎,破坏整个眼球。

3. 铜绿假单胞菌性肺炎病理变化 本病的病理学特征是典型的支气管肺炎,其胸部 X 线透视表明本病引起的病变不太像其他革兰氏阴性菌肺炎,而更像葡萄球菌性肺炎,典型改变为双侧多发性散在斑片影或结节影,直径多在 1 cm 以内,此种小结节可迅速融合并扩展为较大片状模糊阴影。

(二)动物

1. 鸡 本病的病变特点为腹部增大,心包膜肥厚浑浊,常与心脏粘连,有的雏鸡心包积胶冻状液,心外膜可见出血点;皮肤表面有小坏死灶和出血点;卵黄吸收不良,呈黄绿色,内容物呈豆腐渣样;气囊膜、腹膜发炎、增厚如同豆腐样缠绕腹腔脏器,腹水增多;单侧或双侧肺脏肿胀,暗红色,局部有小硬结节,胸膜发炎与肺脏粘连,肺不易完整剥离,气管内充满泡沫状黏液;肝脏呈棕黄色,质脆,有淡色条纹,病程稍长的可见肝脏有坏死灶;脾肿大;病死雏鸡在头颈部皮下的马立克病疫苗注射部位可见有黄色水肿液。

2. 羊 剖检病死羊发现多数肺脏呈大叶性肺炎,整个胸腔积满脓液,有的病例肺部水肿,肺尖肉变。

3. 马 患马的喉头气管黏膜呈现灰黄色,内积大量有鱼腥味、黏稠、污灰色的脓汁,肺表面光滑,有隆起于肺表面的蚕豆大至鸡蛋大的化脓灶。

4. 水貂 主要病变在肺部,肺脏充血、出血、肿大,呈现大理石样硬变,切面流出大量的血样液体;肺门淋巴结肿大,全身淋巴结充血、水肿;胸腔积满浆液性液体;心肌弛缓,冠状沟周围有出血点;有的脾脏肿大,有散在的出血;肾脏皮质有出血点或出血斑;胃和小肠内容物混有血液。

四、临床学

(一)临床表现

1. 人

1)败血症 铜绿假单胞菌败血症多继发于大面积烧伤、白血病、淋巴瘤、恶性肿瘤、气管切开、静脉导管、心瓣膜置换术及各种严重慢性疾病的过程中。本菌引起的败血症约占革兰氏阴性杆菌败血症的第三至第四位,病死率则居首位。

2)心内膜炎 常发生于原有心脏病基础上,心脏手术、瓣膜置换术后,细菌常接种于伤口缝线上或补缀物上,也可发生在烧伤或有药瘾患者的正常心脏瓣膜上。

3)尿路感染 铜绿假单胞菌是医院内泌尿道交叉感染的常见菌,占院内感染尿路分离菌的第二位,留置导尿管是截瘫患者获得感染的诱因。其他如神经源性膀胱、尿路梗阻,慢性尿路感染长期应用抗菌治疗亦易致铜绿假单胞菌感染。

4）中枢神经系统感染　铜绿假单胞菌脑膜炎或脑脓肿常继发于颅脑外伤、头和颈部肿瘤手术后，或耳、乳突、鼻窦感染扩散蔓延，腰椎穿刺术或脑室引流后。白细胞缺乏、严重烧伤则为铜绿假单胞菌败血症过程中迁徙至脑部的危险因子。其临床表现与其他细菌性中枢神经系统感染相同，但预后较差，病死率在60%以上。

5）骨关节感染　主要由于败血症的血行迁徙或来源于邻近组织感染病灶，老年人复杂性尿路感染及泌尿生殖系统手术或器械操作，可致多发性椎体骨髓炎。有报道，海洛因注射者常致铜绿假单胞菌引起的颈椎骨髓炎。临床过程无甚特殊，疼痛感较少，预后不良。

6）角膜炎　本菌是角膜溃疡或角膜炎的常见病原菌之一，在发展中国家，是导致角膜盲的最常见原因，所占比例为第一位。经治疗后角膜表面可能有黄绿色脓性坏死组织附着，形成溃疡，瞳孔不能扩大。见图4-14-2。

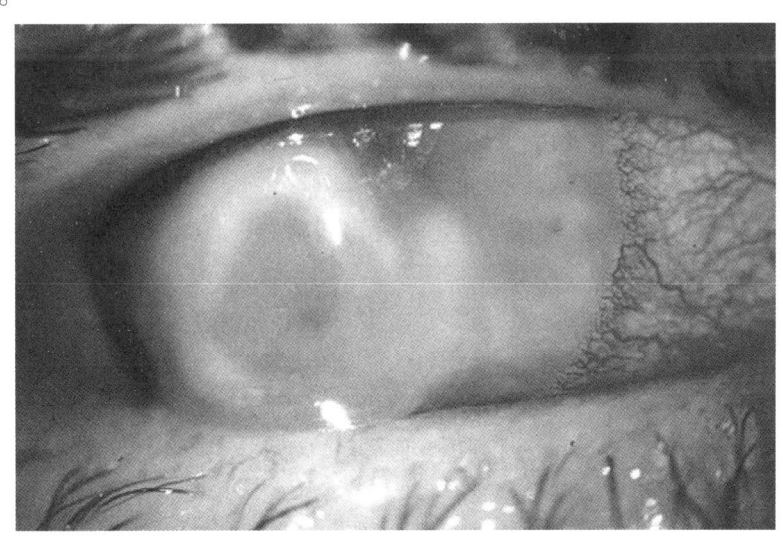

图4-14-2　隐性眼镜接触致人角膜铜绿假单胞菌感染

7）耳、乳突及鼻窦感染　游泳后外耳道因水进入而pH值偏碱性，有利于铜绿假单胞菌生长，造成外耳炎。糖尿病伴血管病变者，偶可发生铜绿假单胞菌所致慢性无痛恶性外耳炎，如不及时治疗则预后较差。

8）铜绿假单胞菌性肺炎　铜绿假单胞菌性肺炎临床表现常有明显的中毒症状，高热、胸闷、气短、嗜睡、乏力、衰竭、进行性发绀，可有相对的心动过缓，或咳典型的翠绿色痰等症状。在临床上为典型的支气管肺炎，故啰音多为散在性。铜绿假单胞菌性肺炎为铜绿假单胞菌作为条件致病菌所致，病前有诱因，如慢性支气管炎、糖尿病、肾盂肾炎，长期应用肾上腺皮质激素、免疫抑制剂或抗癌药物等。

原发性铜绿假单胞菌肺炎少见，常继发于宿主免疫功能受损后，尤其易发于原有肺部慢性病变基础上，如慢性支气管炎、支气管扩张、气管切开、应用人工呼吸机后，X线表现为两侧散在支气管肺炎伴结节状渗出阴影。

9）皮肤软组织感染　败血症患者可继发红斑坏疽性皮疹、皮下结节、深部脓肿、蜂窝织炎等皮损。烧伤创面、褥疮、外伤创口及静脉曲张溃疡面上，经常可培养出铜绿假单胞菌。

10）消化道感染　铜绿假单胞菌可在消化道任何部位产生病变，常见于婴幼儿以及肿瘤化疗致白细胞低下的免疫缺损者，可引起婴幼儿腹泻及成人盲肠炎或直肠脓肿。消化道铜绿假单胞菌感染亦是败血症的重要入侵门户之一。见图4-14-3。

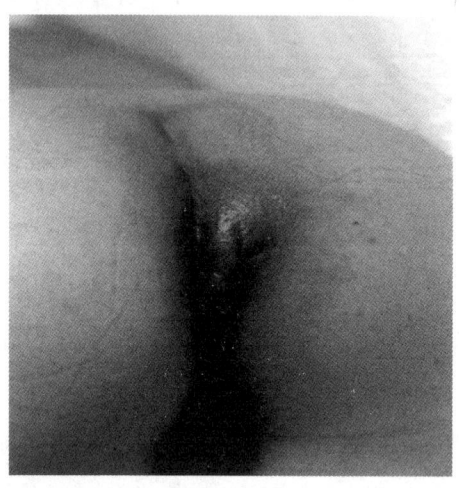

图4-14-3　长期患中性粒细胞减少症的患者出现铜绿假单胞菌感染导致的直肠脓肿

2.动物

1）鸡　本病由铜绿假单胞菌感染引起，主要危害10日龄内的雏鸡。本病已成为威胁养鸡业发展的重要疾病之一，在集约化养鸡生产条件下，本病多发生于初生雏鸡，其他日龄的鸡只亦可发生。

败血症型多发于1～6日龄雏鸡，常突然发生，临床症状与白痢相似，如精神不振、食欲减退、呼吸困难、排乳白色水样便、卧地不起，病鸡腹部膨大，指压有膨胀感；眼周围、髯、颈部、胸、腹及两腿内侧皮下水肿；有的鸡表现为震颤，很快死亡；有的鸡可见眼眶湿润，角膜或眼前房浑浊，呈化脓性感染；少数病例出现关节炎或脑炎症状。2～3日龄是本病的死亡高峰，死亡率很高，为30%～60%。爆破卵以6～10日龄胚多发，同时出现孵化率降低、死胚增多。

2）牛　铜绿假单胞菌所引起的牛乳房炎的基本症状是：患病乳房有不同程度的充血、增大、发硬、温热和疼痛，泌乳减少或停止。乳汁最初无显著变化，以后因炎症波及乳腺的分泌部，乳汁变稀薄，且有絮状物或凝块，有时可见脓汁和血液。当实质排泄管及间质受波及时，乳腺可发生坏死。当皮下组织及腺间结缔组织被侵害时，则呈蜂窝织性乳房炎，它与坏死性乳房炎是乳房炎中最严重的两种类型。

3）羊　羊感染后可发生慢性化脓性肺炎，主要表现为咳嗽、气喘、消瘦，病程长短不一，多持续2～3个月，该病多发生在冬末春初、阴冷潮湿的季节，饲养密度过大、通风不良易导致本病发生，易感年龄为2.0～2.5岁，发病率30%～60%，死亡率20%～40%。

4）水貂　发病水貂病初多数精神沉郁、行动迟缓、体温升高、鼻镜干燥、流泪、流鼻液，继而出现呼吸困难，呈腹式呼吸，肺部可听到啰音，咯血或鼻孔流出红色泡沫性液体。表现症状1～3 d死亡，有的4～6 d死亡。

（二）临床诊断

1.铜绿假单胞菌性角膜炎

1）病史　眼部手术、创伤史，局部及全身长期应用激素史等是重要的危险因素。

2）发病特点　起病突然，发展迅速，潜伏期短。

3）症状　角膜刺激症状剧烈，有黄绿色的黏稠脓性分泌物。球结膜高度水肿，混合充血。在角膜中央有黄白色浸润,表面隆起,周围及深部基质有弥漫性水肿,继而很快形成圆、半环形或环形的灰白色坏死区;前房反应重,迅速出现前房积脓,根据以上特点可进行初步诊断。

2. 雏鸡铜绿假单胞菌病　初生雏鸡 1～2 d 大批死亡应怀疑本病。在短时间内造成大批死亡,除中毒性因素外一般不易与其他疾病相混,同批没有注射马立克病疫苗的雏鸡不见异常是临床诊断的最好证明。

(三)临床治疗

选用敏感抗生素进行治疗,抗生素选用参见"六、防控措施"中"发生后的控制措施"。

五、实验室诊断

(一)微生物学检查

1. 标本采集　可根据患者、患畜感染的不同类型分别采集角膜溃疡区分泌液、脓液、创面渗出液、痰液、尿液、血液等,也可取可疑病例的皮下水肿液或肝脏病变组织。

2. 直接涂片、镜检　刮取角膜溃疡区的分泌物或坏死组织进行涂片、革兰氏染色检查,可发现较细长的革兰氏阴性杆菌。由于和本菌在形态学上类似的革兰氏阴性菌甚多,因此无很大的实际意义。但如果脓液呈现绿色或脑脊液中发现革兰氏阴性杆菌,则可结合临床症状作出初步诊断。

3. 分离培养　血液、脑脊液等无菌检材可直接分离培养或在增菌后分离培养,尿液、痰液等检材含有的杂菌较多时可使用选择性培养基。

4. 绿脓菌素试验　取可疑菌落分别接种在绿脓菌素测定用培养基上,置 37 ℃培养 24 h,加入氯仿 3～5 mL,充分振荡使培养物中的绿脓菌素溶解于氯仿液内,待氯仿提取液呈蓝色时,用吸管将氯仿移到另一试管中并加入 1 mol/L 的盐酸 1 mL 左右,振荡后静置片刻。如上层盐酸液内出现粉红色到紫红色时为阳性,表示被检物中有绿脓菌素存在。

本病的微生物学诊断应该根据本病的流行病学特点、临床症状表现及其病理变化,再进行细菌学检验、血清学定型等才能作出完整的诊断报告。

(二)免疫学检查

1. 间接血凝实验　鞣酸处理的绵羊红细胞可吸附内毒素的蛋白质部分原内毒素蛋白质(OEP)作为致敏抗原,采用间接血凝方法测定被检对象血清中的 OEP-HA 抗体效价,具有很高的灵敏度。

2. 协同凝集试验　用铜绿假单胞菌的 12 种分型血清标记金色葡萄球菌 A 蛋白(SPA),制成铜绿假单胞菌 SPA 菌分群试剂,与铜绿假单胞菌肉汤培养物做玻片凝集试验,在 1 min 之内即可出现明显的凝集,较普通平板凝集法效果好。

3. 琼脂扩散试验　用铜绿假单胞菌可溶性抗原与被检对象的血清进行琼脂扩散实验,对临床慢性感染及实验动物的感染检测有实用价值。铜绿假单胞菌可溶性抗原的制备方法为铜绿假单胞菌血清型标准株经培养制成菌悬液,用超声波作用破坏菌体,高速离心。

4. ELISA　用 ELISA 方法检测铜绿假单胞菌培养滤液中的 LPS 具有特异性高的优点,不受其他革兰氏阴性菌 LPS 的影响。可用于检测铜绿假单胞菌培养液中的 LPS。此外,ELISA 方法还可以检测被检对象血清中抗铜绿假单胞菌外毒素 A、弹性蛋白酶、碱性蛋白酶等成分的抗体,为临床诊断提供依据。

5. 单克隆抗体（McAb）　研究表明 McAb 对铜绿假单胞菌的检测可有很高的使用价值。McAb MA1-8 对铜绿假单胞菌的分类提供高度精确的分型抗体，McAb-6 和 MA1-3 有助于鉴定可以用于疫苗的铜绿假单胞菌的共同抗原。

（三）其他方法

1. 乙酰胺酶活性测定　铜绿假单胞菌可以产生乙酰胺酶，该酶能将乙酰胺分解放出氨气，遇到奈氏试剂产生红褐色沉淀。该法对临床标本检测具有快速准确的特点。

2. PCR 检测　选择铜绿假单胞菌外膜蛋白（OprI）基因设计特异性引物进行 PCR 扩增，可出现 275 bp 的特异性扩增带，灵敏度可达 1 pg DNA，用于铜绿假单胞菌的检测具有快速、敏感、特异、简便及经济等优点。此外也已经建立起了检测铜绿假单胞菌 oprI 基因的荧光实时定量 PCR 检测方法，实际可检测到的最少菌落数为 100 个 /mL，全程检测时间少于 4 h，该方法可以运用于铜绿假单胞菌的快速检测。另外，根据铜绿假单胞菌 16S rDNA 特异性序列设计引物，通过荧光实时定量 PCR 检测铜绿假单胞菌，结果发现其灵敏度达 3.6 pg/μL 的基因组 DNA 或（$2.1×10^3 ± 3.1×10^2$）copies/μL 的 16S rDNA 基因，并且具有很强的特异性，从细菌 DNA 提取到荧光实时定量 PCR 检测，可在 2 h 左右完成铜绿假单胞菌鉴定。较传统的培养鉴定法而言，以 16S rDNA 作为荧光实时定量 PCR 检测靶基因快速检测铜绿假单胞菌，具有很好的研究价值与应用前景。

此外，还有根据铜绿假单胞菌外毒素 A 的基因序列设计特异性引物，通过 PCR 方法进行检测的报道，具有特异、灵敏、简单、快速等优点，可用于食品中铜绿假单胞菌污染以及铜绿假单胞菌感染的鉴定和诊断。

除上述这些方法外，在铜绿假单胞菌的检测方面还有 ATP 生物发光技术等方法。

（四）实验室鉴别诊断

42 ℃生长试验：挑取纯培养物，接种在普通琼脂斜面培养基上，放在 41 ～ 42 ℃培养箱中，培养 24 ～ 48 h，铜绿假单胞菌能生长，为阳性，而近似的荧光假单胞菌则不能生长。

六、防控措施

（一）预防措施

1. 环境卫生消毒措施　铜绿假单胞菌性角膜炎感染有许多病例是由于配戴角膜接触镜而引起的，其原因可以归结如下：①镜片本身的损伤、污染。②消毒液、清洁液以及镜盒的污染。③手指的污染，特别是当角膜在不同程度的外伤情况下，角膜更容易受到感染。④戴镜时间过长（超过规定时间），会造成镜片对角膜的过度刺激。⑤镜片搁置太久未戴，戴镜前又未经严格消毒。因此，如何能恰到好处的保持镜片清洁而无污染，或减少污染的可能，是个值得注意的问题。患者一定要在眼科医师的指导下进行戴镜，一旦发现有眼红、疼痛不适等症状，应即刻将角膜接触镜取下，及时就诊。

铜绿假单胞菌是院内感染的常见病原菌，所以消毒措施对预防感染有重要作用。

铜绿假单胞菌广泛存在于自然界中的动物体表、空气、粪便及土壤中，而雏鸡发生本病的主要原因是种蛋及孵化过程中卫生消毒不严，或出壳雏鸡接种马立克病疫苗不消毒或消毒不严。因此，应倍加重视环境卫生的控制。

2. 减少应激，提高免疫力　消除各种应激因素，搞好卫生消毒工作。铜绿假单胞菌病的流行，有一定的条件性,但不分季节、月份,只要符合本菌增殖条件和皮肤烧伤、体内外的术后创伤等便可发生感染。幼年动物的暴发流行,多见于炎热气候下长途运输,频繁转载或饲养管理条件恶劣。消除各种应激因素,结合清洁卫生、消毒及应用抗生素是防治该菌感染不可缺少的工作。大群幼年畜禽运输前可先注射免疫血浆或高免血清,在运输途中通过饮水口服庆大霉素也有防治作用。

3. 免疫学防控措施　铜绿假单胞菌分型(群)繁多,感染机制复杂,毒力和侵袭力都很强,对抗生素有天然广谱耐药性,单靠化学药物和抗生素治疗难以取得理想效果,免疫学防治是控制本病的有效措施,目前免疫学防治方面的研究报道如下。

1)7价 LPS 疫苗　根据 Fisher 7 个血清型标准株制成多价疫苗,对大面积烧伤患者进行治疗,结果发现,铜绿假单胞菌导致败血症的死亡率明显下降,中性粒细胞的调理、吞噬、杀菌功能得到改善。少数病例接种后出现热反应,但 24 ~ 48 h 很快恢复。

2)6价铜绿假单胞菌疫苗　用 Labs 12 个血清型标准株,加上自选的 4 个菌株表面抗原混合而成。免疫注射后 7 d 抗体效价升高,中性粒细胞吞噬功能和胞内杀菌作用均明显增强。

3)SPT 联苗　鉴于引起烧伤患者全身感染的细菌,居主要地位的是金黄色葡萄球菌和铜绿假单胞菌,因此采用耐药的金色葡萄球菌、多种不同血清型的铜绿假单胞菌,加上标准葡萄球菌类毒素制成联合疫苗(即 SPT 疫苗),临床应用发现可产生明显的免疫保护效果。

4)OEP 疫苗　应用铜绿假单胞菌血清型 5 提取的 OEP,可以对包括 7 个 Fisher 血清型在内的 21 个铜绿假单胞菌标准株的攻击产生保护作用。它是一种共同抗原类似广谱疫苗,兼有细胞免疫激活剂的功能。本疫苗还能够激活单核巨噬细胞,增强中性粒细胞的杀菌能力,并有抗肿瘤、佐剂和诱生干扰素的作用。

5)铜绿假单胞菌多成分混合疫苗　应用铜绿假单胞菌精制 OEP、蛋白酶类毒素、弹性蛋白酶类毒素制成混合疫苗,对防治水貂试验性铜绿假单胞菌引起的出血性肺炎和角膜溃疡具有显著效果。单纯 OEP 疫苗只能使小鼠耐受 100 LD_{50} 攻击,而混合疫苗则能够耐受小鼠 1 000 LD_{50} 攻击。

6)外毒素 A 类毒素　外毒素 A 用甲醛溶液脱毒可成为类毒素,去除毒力但保持其抗原性,有防治铜绿假单胞菌感染的作用。如用多成分疫苗加类毒素注射,效果更好。

7)H 抗原疫苗　铜绿假单胞菌的 H 成分具有免疫保护作用,其制成的疫苗具有抵抗铜绿假单胞菌感染的作用。

8)核糖体疫苗　铜绿假单胞菌核糖体与弗氏不完全佐剂混合制成疫苗,腹腔注射免疫动物,受免疫动物可以产生抗体中和毒性产物,对活菌攻击可产生明显的免疫保护作用。

9)高分子质量多糖抗原疫苗　对铜绿假单胞菌培养液进行提纯,去除其中的类脂 A 和 O 侧链,可得到铜绿假单胞菌高分子质量多糖抗原,具有多种抗菌功能而且副作用小。

(二)发生后的控制措施

1. 氟喹诺酮类　是第三代喹诺酮类药,其抗菌谱广,对革兰氏阴性菌作用较强。通过抑制细菌 DNA 螺旋酶作用,阻碍 DNA 复制导致细菌死亡。临床常用药物有环丙沙星、氧氟沙星和左氧氟沙星。据报道,左氧氟沙星比环丙沙星及氧氟沙星的杀菌作用强,耐药株明显少于其他两种抗生素。此外,研究发现盐酸洛美沙星可以杀灭处于增殖活跃期和静止期的细菌,且高效、安全。

2. 氨基糖苷类　其抗菌机制是影响蛋白质合成的多个环节,从而阻碍细菌蛋白质合成。临床常用的药物是庆大霉素、妥布霉素,主要对革兰氏阴性杆菌敏感。近年发现,角膜感染病灶上的致病菌对庆大霉素耐药性明显升高,因而庆大霉素已不宜作为眼部感染的首选药物。妥布霉素作为新一代氨基糖苷类抗生素，具有抗菌谱广、毒性小、耐药性低、对铜绿假单胞菌敏感性高的特点，并与其他种类的抗生素极少发生交叉耐药，已在眼科临床广泛使用。阿米卡星在氨基糖苷类抗生素中抗菌谱最广，由于它对铜绿假单胞菌所产生的钝化酶稳定，故主要用于对其他氨基糖苷类抗生素耐药株所致的感染。

3. 第三代、第四代头孢菌素类　属于 β- 内酰胺类抗生素，可抑制细菌细胞壁黏肽合成酶的活性，从而阻碍细胞壁黏肽的合成，使细菌胞壁缺损，菌体膨胀裂解。对革兰氏阴性菌均有较强的作用，组织穿透性强对 β- 内酰胺酶有较高的稳定性，作为第三代头孢菌素的头孢哌酮和头孢他啶对铜绿假单胞菌作用较强，临床上较为常用。头孢吡肟（CFPM）作为第四代头孢菌素，具有良好的抗革兰氏阴性菌（包括铜绿假单胞菌）以及抗革兰氏阳性菌的活性。与第三代头孢菌素相比，CFPM 对肠杆菌的抗菌活性更强，对部分产 ESBLs 的菌株仍显示较高的体外抗菌活性。对肠杆菌科细菌产生的 β- 内酰胺酶高度稳定，并对产该类酶的菌株较第三代头孢菌素（如头孢噻肟、头孢他啶、头孢曲松）具有更强的活性。由于 CFPM 的抗菌谱广，抗菌作用强，临床疗效好，不良反应少，药价相对较低，近年来被广泛应用并取得良好疗效。

头孢菌素类（cephalosporins）是以冠头孢菌培养得到的天然头孢菌素 C 作为原料，经半合成改造其侧链而得到的一类抗生素。常用的约 30 种，按其发明年代的先后和抗菌性能的不同而分为一、二、三、四代。第一代头孢菌素是 20 世纪 60 年代初开始上市的。从抗菌性能来说，对第一代头孢菌素敏感的菌主要有 β- 溶血性链球菌和其他链球菌，包括肺炎链球菌、葡萄球菌、流感嗜血杆菌、大肠埃希菌、克雷伯杆菌、奇异变形杆菌、沙门菌、志贺菌等。第一代头孢菌素对革兰氏阴性菌的 β- 内酰胺酶的抵抗力较弱，因此，革兰氏阴性菌对本代抗生素较易耐药。本代抗生素中常用品种有头孢唑林、头孢氨苄、头孢拉定、头孢羟氨苄、头孢克罗等。第二代头孢菌素对革兰氏阳性菌的抗菌效能与第一代相近或较低，而对革兰氏阴性菌的作用较为优异，表现在：①抗酶性能强，一些革兰氏阴性菌（如大肠埃希菌、奇异变形杆菌等）易对第一代头孢菌素耐药，第二代头孢菌素对这些耐药菌株常可有效。②抗菌谱广，第二代头孢菌素的抗菌谱较第一代有所扩大，对奈瑟菌、部分吲哚阳性变形杆菌、部分枸橼酸杆菌、部分肠杆菌属均有抗菌作用。第二代头孢菌素对假单胞属（铜绿假单胞菌）、不动杆菌、沙雷杆菌、粪链球菌等无效。临床应用的第二代头孢菌素主要品种有头孢孟多、头孢呋辛、头孢替安等。第三代头孢菌素对革兰氏阳性菌的抗菌效能普遍低于第一代（个别品种相近），对革兰氏阴性菌的作用较第二代头孢菌素更为优越。表现在：①抗菌谱扩大，第三代头孢菌素的抗菌谱比第二代又有所扩大，对铜绿假单胞菌、沙雷杆菌、不动杆菌、消化球菌，以及部分脆弱拟杆菌有效（不同品种药物的抗菌效能不尽相同）。对于粪链球菌、难辨梭状芽孢杆菌等无效。②耐酶性能强，对第一代或第二代头孢菌素耐药的一些革兰氏阴性菌株，第三代头孢菌素常可有效。

4. 多黏菌素 B 和黏菌素　是从多黏杆菌培养液中获得的多肽抗生素。对多种细菌，尤其是铜绿假单胞菌有强大的抗菌作用。它们所带阳性电荷的游离氨基，可与细菌细胞膜磷脂中带负电荷的磷酸根结合，使细菌胞膜通透性增加，细胞内的成分外漏，导致细菌死亡。对生长繁殖期和静止期的细菌均有作用。由于其抗菌作用强且不易产生耐药性，当铜绿假单胞菌对其他抗菌药耐药或疗效不佳时，可选用其作为治疗药。

5. 激素类　铜绿假单胞菌性角膜溃疡中、晚期适当使用激素确能减轻角膜水肿及防止溃疡进展，效果明显。但要控制好激素的用量和时间，如合并真菌感染则禁用。对于严重感染者如前房积脓、角膜穿孔或免疫力低下者除眼局部应用上述药物外，还应联合全身抗生素治疗，去除眼内感染灶，改善眼部微环境, 以利于组织修复。

6. 高效价免疫球蛋白 为了及早控制病情, 尤其是对大面积烧伤患者, 应考虑应用高免血浆和高免疫球蛋白进行被动免疫治疗。为了增强疗效还可以与抗生素治疗结合, 并适当考虑与主动免疫法配合, 才能得到更好的效果。用 7 价 LPS 疫苗免疫获得的人高免血清, 经处理后获得含有 7 价 LPS 特异性 IgG 抗体的超免球蛋白, 给患者注射获得良好效果。注射由抗原 OEP 疫苗血清制备的 IgG 的 F(ab')2 片段, 对治疗免疫抑制的小鼠感染有效。选用我国常见的铜绿假单胞菌 I、II、III、IV 群的代表株制成多价疫苗进行人体免疫, 获得的免疫球蛋白对患有铜绿假单胞菌败血症小鼠、烧伤合并败血症的小鼠和临床烧伤患者、呼吸道铜绿假单胞菌感染患者的治疗都具有良好效果。

7. 单克隆抗体 目前已进行了铜绿假单胞菌的细胞壁提取物、LPS、外膜蛋白特异性单克隆抗体 IgG、IgM 免疫保护效果的研究。发现可以增强机体对细菌的清除作用, 可以调理小鼠腹腔巨噬细胞对此菌的吞噬作用, 对小鼠铜绿假单胞菌的感染具有高度保护作用。

8. 噬菌体 铜绿假单胞菌噬菌体是特异性地感染铜绿假单胞菌的一种病毒, 具有针对性强的特点。目前噬菌体治疗方法尚未在临床得到广泛应用, 其根本原因在于噬菌体类似于 "窄谱抗生素", 一种型别的噬菌体只能裂解它所寄生的那一型细菌。针对这一特点, 目前已经有相关方面的研究试图通过分子生物学技术, 改造噬菌体的识别基因, 扩展其宿主谱, 使之成为相对 "广谱" 的噬菌体, 从而充分发挥噬菌体的治疗作用, 最终建立起一种抗生素之外的抗感染手段。

9. 黄芪多糖 抗呼吸道铜绿假单胞菌感染的实验研究表明, 黄芪多糖能阻断铜绿假单胞菌在呼吸道上皮的黏附, 对慢性支气管病变小鼠气管黏膜上皮有修复作用, 可以起到抗铜绿假单胞菌感染的作用。

10. 重组融合蛋白 研究表明, 利用基因工程手段, 将金黄色葡萄球菌信息素 AgrD1 的 C 端和大肠菌素 Ia 的 N 端相连接, 构建了铜绿假单胞菌生物工程多肽 Ph-PA, 并对其体内外对铜绿假单胞菌的抗菌活性进行了研究, 结果发现, 该重组多肽对铜绿假单胞菌具有强大的杀伤作用, 表现出了强于现有抗生素的体内外抗菌活性, 可改善感染机体中毒症状, 是一种具有开发潜力的新型抗菌药物前体, 其抗菌方式有望成为治疗铜绿假单胞菌感染的一种新的思路和方向。

在铜绿假单胞菌性角膜炎感染治疗方面, 一旦怀疑为本病, 不必等待细菌培养结果, 应分秒必争按本病治疗, 开始治疗越早, 角膜组织破坏越少, 视力恢复的希望就越大。在治疗上, 除上述一些措施外, 还应根据本病特点, 进行如下处理: ①严格实行床边隔离, 以免交叉感染。②多黏菌素 B 或黏菌素局部滴眼, 每半小时 1 次, 在急性阶段昼夜不能间断。球结膜下注射庆大霉素 4 万 U/日, 可有效控制感染。局部治疗的同时, 全身可肌内注射多黏菌素 B 或黏菌素, 为防止和控制其他革兰氏阴性和革兰氏阳性细菌的混合感染, 尚须用其他广谱抗生素, 如杆菌肽、新霉素、妥布霉素等。③散瞳, 用 1%～3% 阿托品液点眼或结膜下注射散瞳合剂使瞳孔充分散大。④可用 0.25% 醋酸液冲洗结膜囊, 每日 2～3 次。

鸡群一旦发生该病后, 应及时选择敏感药物进行治疗, 第三代头孢菌素中的头孢他啶、头孢哌酮常用于铜绿假单胞菌感染的治疗, 庆大霉素、多黏菌素亦对铜绿假单胞菌敏感。必要时可做药敏试验确定可供选择的最佳药物, 联合用药可提高疗效, 减少耐药菌株的产生。由于该病起病急、病程短, 药物治疗在死亡高峰期效果不甚理想。在治疗的同时应当隔离、淘汰发病鸡, 对发病鸡舍进行彻底消毒。此外, 还应当提前在饲料或饮水中添加敏感药物进行预防, 而等发病后再治疗往往会有较大损失。

铜绿假单胞菌是一种比较顽固的细菌，容易侵犯体质较差的人群，而且清除率低，大部分铜绿假单胞菌的感染者会终身携带此种细菌。在治疗方面多采用阿米卡星、庆大霉素、妥布霉素、羧苄西林、羧噻吩青霉素（替卡西林）、磺苄西林、呋苄西林、哌拉西林、阿洛西林、美洛西林、阿帕西林等，而以庆大霉素和羧苄西林联合用药进行治疗的效果较显著。在治疗上，经常使用一种抗生素很容易使铜绿假单胞菌产生耐药性，因此应在医生的指导下根据病情采用联合用药。

铜绿假单胞菌除了对抗生素有天然广谱耐药性之外，对仅有的本来为数不多的几种敏感药物也很容易产生耐药性。虽然已经研制出了包括第三代、第四代头孢菌素在内的多种新型抗生素，但此菌的感染仍然是一个严重的临床问题。除了进行适当的处理并辅助抗生素治疗外，特异性免疫防控措施对于减少铜绿假单胞菌病的发生、减轻症状并促进治愈具有重要意义。目前，高效价免疫球蛋白和单克隆抗体来源比较困难，各种疫苗还不能够满足需要，尚待进一步研究，期待在这些方面有新的进展。

第十五章 霍乱

霍乱(Cholera)是由 O1 血清群或 O139 血清群霍乱弧菌(*V. cholerae*)引起的急性和烈性肠道传染病,本病可以流行或散发的形式出现,典型病例以剧烈水样腹泻为主要症状,可在短时间内引起脱水、电解质平衡失调、代谢性酸中毒,严重者可迅速发展为循环衰竭,并导致死亡。但轻型病例较为多见,并存在带菌者。该病以发病急、传播快、波及范围广、能引起大范围乃至世界性的大流行为特征。

霍乱是《中华人民共和国传染病防治法》规定的甲类传染病,也是《中华人民共和国国境卫生检疫法》(2018 年 4 月主席令第六号)第三条规定的一种检疫传染病。

一、病原学

(一)病原分类

霍乱的病原体是霍乱弧菌,霍乱弧菌是弧菌科(Vibrionaceae)弧菌属(*Vibrio*)中一大群菌体短小、弯曲成弧形、运动活泼,具有相似生化性状、相同 H 抗原、不同菌体抗原的革兰氏阴性菌。

(二)抗原构造和血清分型

霍乱弧菌有耐热的 O 抗原(菌体脂多糖抗原)和不耐热的 H 抗原。霍乱弧菌的 H 抗原相同无特异性,根据 O 抗原的不同,有 O1 群、O139 群和非 O1/ 非 O139 群霍乱弧菌的不同血清群,目前已鉴定到 210 余个血清群。在这些霍乱弧菌中,仅 O1 群和 O139 群霍乱弧菌产毒株会导致霍乱流行,而 O1 和 O139 群的非产毒株以及其他血清群霍乱弧菌只引起偶然的散发病例或导致很小规模的流行。

O1 群霍乱弧菌按菌体抗原成分的不同可分成 3 个血清型:小川型(Ogawa)含 A、B 抗原因子,也含少量 C 因子成分;稻叶型(Inaba)含 A、C 因子;而彦岛型(Hikojima)含 A、B、C 因子。A 为群特异性抗原,B、C 为型特异性抗原。小川型单价血清即 B 因子血清,稻叶型单价血清即 C 因子血清。由于小川型菌株含有少量 C 抗原,在稻叶单价血清中常出现弱凝集,但稻叶型菌在小川型单价血清中并不起反应。彦岛型菌很少见,是小川型与稻叶型的中间型,在鉴定时,必须与两型单价血清都呈强的凝集,且试管凝集滴度均超过两单价血清原效价一半才能确认。

O139 群霍乱弧菌不与 O1 群血清及其 A、B、C 因子血清发生凝集,但能和 O22 群、O155 群霍乱弧菌及 O1 群霍乱弧菌粗糙型发生交叉凝集,故用 O139 群霍乱弧菌 O 抗原制备的诊断血清必须经过至少上述三群菌株的吸收。

（三）形态与染色

霍乱弧菌为革兰氏阴性菌，自患者新分离的 O1 群霍乱弧菌，在显微镜下观察为短小稍弯曲的杆状细菌，无芽孢，无荚膜，菌体两端钝圆或稍平，一般长 1.5～2.0 μm，宽 0.3～0.4 μm。菌体一端有单鞭毛，常为菌体长度的 4～5 倍，运动非常活泼。取患者米泔水样粪便或培养物作悬滴观察，显微镜下呈穿梭状或流星状运动。粪便直接涂片染色镜检，菌体排列整齐，呈鱼群状。在人工培养条件下常可出现多种形态：有球形、细胞膨胀形和其他不规则形。O139 群霍乱弧菌的形态及运动与 O1 群霍乱弧菌相似，但 O139 群霍乱弧菌在电镜下一般可见菌体周围包绕着一层比较薄的荚膜。

（四）基因组结构

霍乱弧菌是一大类基因组复杂、生化代谢和基因差异较大的菌群，而目前流行的 O1 群和 O139 群产毒株，是其中一类特殊的菌群（克隆群），具有霍乱毒素基因和携带毒素基因的溶原性噬菌体 CTXΦ 基因簇，基因组非常相似，进化上呈高度克隆化。不同血清群霍乱弧菌的基因组差异较大，特别是非产毒的 O1/O139 群以及非 O1/非 O139 群。霍乱弧菌有两个环状染色体。第一个被测序的菌株是 O1 群埃尔托型产毒株 N16961，两个染色体 DNA 大小各分别为 2 961 146 bp（染色体 I）和 1 072 314 bp（染色体 II），共预测了 3 885 个基因的阅读框，其中染色体 I 上有 2 770 个，染色体 II 上 1 115 个。大部分的霍乱弧菌生存所需基因位于染色体 I 上。

O139 群与 O1 群埃尔托型的流行菌株之间，最主要的差异集中在两个区域：第一个是编码 O 抗原的基因，这也是二者之间血清群差异的根本所在；第二个是位于弧菌毒力岛 VPI-II 中的 20 余个基因的区域，此区域中包含了编码神经氨酸酶的基因。基因组其他部分则非常相似。

（五）生化特性

霍乱弧菌能发酵多种常见的单糖、双糖和糖醇：对葡萄糖、麦芽糖、甘露糖、甘露醇、蔗糖、半乳糖、果糖、糊精和可溶性淀粉产酸不产气；迟缓发酵乳糖；不发酵阿拉伯糖、卫茅醇、水杨苷、木胶糖、侧金盏花醇和肌醇。能还原硝酸盐，过氧化氢酶阳性，氧化酶阳性，吲哚试验阳性。

对于来源于粪便标本的可疑霍乱弧菌菌落，在进行诊断血清凝集确认之前通常不需要进行生化特性的测定。进行菌落筛选时，直接用 O1/O139 群诊断血清或单克隆抗体进行凝集鉴定。在没有诊断血清或诊断单抗时，下列生化试验中前四项有辅助筛选作用，弧菌抑制剂 O/129 试验有助于 O1 群与 O139 群霍乱弧菌的鉴别。

1. 氧化酶试验（oxidase test）　弧菌属细菌大部分为阳性（其中仅麦氏弧菌与产气弧菌氧化酶阴性），作为弧菌菌落的简易辅助鉴定方法有一定意义，可区分于肠杆菌科细菌，后者氧化酶试验阴性。

2. 拉丝试验（string test）　弧菌属细菌大部分为阳性（但某些副溶血性弧菌为阴性），有助于区分非弧菌如气单胞菌属细菌，后者拉丝试验阴性。

3. KIA 和三糖铁琼脂试验（triple sugariron agar，TSI）　霍乱弧菌在 KIA 上的反应类似于不发酵乳糖的肠杆菌科细菌，KIA 和 TSI 可用于排除假单胞菌属和部分肠杆菌科细菌。

4. 赖氨酸铁琼脂（lysine iron agar，LIA）试验　霍乱弧菌 LIA 的典型反应是碱性（紫色）斜面，碱性（紫色）底层，不产气，不产 H_2S，有助于筛选气单胞菌属和不产生赖氨酸脱羧酶的其他弧菌。

5. 弧菌抑制剂 O/129（2，4-diamino-6，7-diisopropyl pteridine phosphate，二氨基二异丙基喋啶）敏感试验　O1 群霍乱弧菌 90% 以上对 10 μg/mL O/129 敏感，但大部分 O139 群霍乱弧菌具抗性。

6.VP 试验 检查弧菌分解葡萄糖是否产生乙酰甲基甲醇。大多数埃尔托型霍乱弧菌 VP 试验阳性，而古典型霍乱弧菌除少数例外均为阴性，因此，用来鉴别霍乱弧菌古典型与埃尔托型尚有一定意义，O139 群霍乱弧菌本试验多为阳性。

（六）培养特性

霍乱弧菌的营养要求不高，在普通培养基上生长良好，属兼性厌氧菌，生长温度为 16 ～ 42 ℃，培养温度以 37 ℃适宜。钠离子可刺激生长，但在高于 8% NaCl 环境中不生长。耐酸性不耐碱性，可繁殖的 pH 值为 6.0 ～ 9.2，适宜的 pH 值为 7.2 ～ 7.4。因此，用于初分离的选择性培养基和增菌培养基的 pH 值选择 8.4 ～ 8.6（也有使用 pH 值 9.2 的培养基），以抑制其他细菌生长。O1/O139 群霍乱弧菌是繁殖速度最快的细菌之一，在碱性蛋白胨水中生长迅速，在培养的最初数小时其生长可超过大肠埃希菌，特别是 O1 群埃尔托型霍乱弧菌培养 2 ～ 3 h 后，有些就可在培养液体表面开始形成菌膜。常利用这种生长速度快和好氧性，在培养 6 h 后，取液体上层生长物作弧菌分离。

为提高检出率，一般使用选择性培养基进行分离培养。霍乱弧菌的选择性分离培养基有强、弱之分：强选择性的分离培养基主要包括 TCBS 琼脂、庆大霉素琼脂、4 号琼脂等；弱选择性分离培养基主要是碱性琼脂、碱性胆盐琼脂。

（七）毒力因子和致病性

霍乱弧菌的致病性表现为弧菌进入小肠后，靠活泼的鞭毛运动穿过黏膜表面的黏液层，黏附于小肠上皮细胞刷状缘的微绒毛上，定居繁殖并分泌霍乱毒素（CT），导致大量水分由细胞内进入肠腔，超过肠道的吸收能力，以致出现大量腹泻和呕吐。最主要的毒力因子包括 CT 和毒素共调菌毛（toxin coregulated pilus, TCP）等。

1. CT CT 是霍乱弧菌的主要毒力因子，也是目前已知的致泻毒素中最强烈的毒素。不产生 CT 的霍乱弧菌对人不致病或偶然有些菌株可引起腹泻。CT 为典型的 A、B 亚单位型毒素，一个全毒素蛋白包括 1 个 A 亚单位（CTA）和 5 个 B 亚单位（CTB）。A 亚单位分子质量约 27.2 kD，包括 A1 和 A2 两个多肽。A1 是毒素的生物学活性部分，A2 起连接 A1 与 B 亚单位的作用。成熟的 B 亚单位约 11.6 kD，为非毒素蛋白，负责毒素与宿主细胞表面膜受体（GM1 神经节苷脂）的结合，介导 CTA 进入细胞。CTA 激活腺苷酸环化酶，使环磷酸腺苷（cAMP）含量增高。cAMP 是细胞内的关键信使分子，其浓度升高能够激活 cAMP 依赖的蛋白激酶，引起蛋白质磷酸化。在隐窝细胞内，蛋白质磷酸化导致 Cl⁻ 分泌增加，在绒毛细胞内，可导致 NaCl 偶联吸收能力降低。由于离子交换紊乱，造成肠内水、离子丢失，引起严重的霍乱特征性的水样腹泻。

编码 CT 毒素的 *ctxA*、*ctxB* 基因是霍乱弧菌中溶原性噬菌体 *ctx*Φ 基因组的一部分。被诱导出来的噬菌体 *ctx*Φ 呈长丝状，能够以霍乱弧菌菌毛 TCP 为受体，感染具有 TCP 的非产毒霍乱弧菌，从而携带 *ctxA*、*ctxB* 基因水平转移，使非产毒株转变为产毒株。

对霍乱肠毒素的检查有生物学、免疫学和分子生物学方法：生物学检查法包括各种实验动物模型和细胞方法，常用的动物测毒方法有家兔肠段结扎法、乳兔肠内注射法、乳兔灌胃法等；免疫学测毒法有反向被动血凝试验（RPHA）、被动免疫溶血试验（PIH）、毒素与抗毒素琼脂扩散试验、放射免疫测定（RIA）和 ELISA 等。以上是以往使用的经典方法，目前的分子生物学方法常用特异性的引物进行 *ctxA*、*ctxB* 基因的 PCR 检测，具有简单、快速、特异性强等特点。

2. 定居因子 TCP 是霍乱弧菌的重要定居因子之一，属于Ⅳ型菌毛，直径 3 ～ 7 nm，长 5 ～ 10 μm，周生于菌体，也可聚集成束，束宽 0.5 ～ 0.8 μm。其主要亚单位为 TcpA。TCP 合成组装及调控基因成簇，存在于霍乱弧菌的 VPI 毒力岛上。抗 TCP 的抗体是有效抵抗霍乱弧菌感染的重要因素。另外，辅助定居因子（accessory colonization factor，ACF）也发挥一定的肠道定居能力，其编码基因簇紧邻于 TCP 基因簇的下游，具有定居能力，但比 TCP 弱很多。

其他定居因子包括血凝素、脂多糖、外膜蛋白以及其他一些菌毛等，这些外膜结构在霍乱弧菌的黏附中也发挥作用。在霍乱弧菌中发现一些血凝素如 L- 海藻糖敏感血凝素和 D- 甘露糖 L- 海藻糖抗性血凝素与其在小肠内定居相关。

3. 其他毒素　除 CT 毒素外，霍乱弧菌还产生溶血素 / 溶细胞素和外毒素（repeats in the structural toxin，RTX），但这些因素对致人腹泻的具体作用还待确定。少数菌株能产生志贺样毒素、热稳定毒素（ST）、钠通道抑制剂、热稳定直接溶血素等。

但目前有研究发现霍乱弧菌毒力基因能在产毒株和非产毒株之间水平转移，从而产生新的致病菌株，所以仍应加强监测，密切关注毒力的变迁，及早发现菌株的毒力变化。

（八）耐药性

从目前监测报告来看，流行的霍乱弧菌菌株耐药已开始出现多重耐药问题，但尚不严重，还没有像结核杆菌等引起治疗问题。不同地区和不同流行时间的菌株耐药性有不同。20 世纪 70 年代在全球进行的霍乱弧菌抗生素敏感性监测显示，大多数菌株对用于腹泻性疾病治疗的抗生素是敏感的。然而，20 世纪 90 年代以后，许多国家关于霍乱弧菌产毒株耐药的报道逐渐增多，其中许多是关于多重耐药菌株的（MAR）。例如，1990—1991 年在赞比亚分离的霍乱弧菌只有 2%～3% 的耐药株，而 1991—2004 年，对四环素、氯霉素、多西环素和磺胺甲噁唑的耐药就分别上升至 95%、78%、70% 和 97%。喀麦隆分离的菌株对磺胺甲噁唑、四环素、氯霉素、链霉素和氨苄西林多重耐药。世界各地霍乱菌株耐药的情况还比较复杂，耐药的抗生素的种类差别很大，即使是在地理位置相邻的区域。O139 群霍乱弧菌出现以后，大部分菌株对磺胺甲噁唑、甲氧苄啶、链霉素耐药，对其他抗生素的耐药性也显著提高。

目前我国监测资料显示，我国 O1 群埃尔托型菌株的耐药情况尚不严重，除萘啶酸、四环素和复方新诺明的耐药率上升为近 30% 外，其他如氨苄西林、头孢曲松、诺氟沙星、氯霉素、多西环素、阿奇霉素、呋喃妥因、庆大霉素、阿米卡星的敏感率都在 95% 以上。但需注意近年耐药率正逐步上升。对于 O139 群菌株，基本与国外菌株的报道相似，存在多重耐药问题，实验分析发现超过半数的菌株对氯霉素、卡那霉素、萘啶酸、四环素、氨苄西林和复方磺胺甲噁唑耐药，大部分 O139 群霍乱弧菌对链霉素、红霉素和多黏菌素 B 呈现耐药或者中度耐药。

（九）表型变异

霍乱弧菌在环境、宿主、培养条件和抗生素等多种选择性压力的作用下可发生多种变异。有的变异伴随毒力的减弱或丧失，如光滑（S）型 - 粗糙（R）型变异（S-R 变异），有动力变为无动力。

1. 形态变异　霍乱弧菌在人工培养基上保存稍久，可失去典型弧状成为直杆状。在某些因素影响下，可失去动力。

2. S-R 变异　自急性期患者分离的霍乱弧菌菌落多为光滑型，但从恢复期患者或长期带菌者分离的菌株有时呈粗糙型。检查弧菌粗糙型需要用粗糙型血清做玻片凝集试验。皱褶型菌落（rugose）与粗糙型不同，菌落带黄色，不透明，表面有皱褶，经培养基传代的菌株常常可见到皱褶型。与光滑型菌落相比，皱褶型和粗糙型菌落分泌更多的胞外多糖（exopolysaccharide），生物膜形成能力明显增强，对氯化水、渗透压和氧化应激等不良因素有更强的抵抗力。

3. L 型　在某些特定条件下，菌株由于细胞壁缺损，可出现 L 型，在培养基上呈油煎蛋状的菌落形态。L 型在一般培养基上不易检出与识别,需使用 L 型培养基才能检出。

4. 活的非可培养状态(viable but nonculturable state, VBNC)　在环境生长条件不利的情况下,霍乱弧菌可以进入 VBNC 状态。此时用常规的分离方法无法分离出来,但这些细菌仍是活的,需要经过动物肠道等实验方法得到复苏,再使用培养基分离出来。VBNC 状态的细菌,仍能保持细胞膜的完整性,具有低水平的呼吸作用及代谢活性,还存在一些基因表达,但没有正常生长状态下的细胞分裂过程。表现为菌体收缩变形,细胞壁、细胞膜结构发生显著变化,细胞质密度增大,蛋白质、核糖体及 DNA 组成发生变化等特征,条件适宜后能够再次回到可培养状态。霍乱弧菌的 VBNC 状态是其在外环境水体中长期存活的非常重要的方式。

5. 溶血性变异　埃尔托型霍乱弧菌有非溶血变种。埃尔托型霍乱弧菌存在着稳定的溶血株和稳定的不溶血株两种类型。分离时为非溶血株,经人工培养传代成为溶血株,或者溶血株经传代后失去溶血性,以及成为两者的混合型。

(十)生存环境

霍乱弧菌是河口、海水中的菌群,被认为是沿海河口微生物生态系统的重要组成部分。虽说 O1 群和 O139 群霍乱弧菌是引起人类霍乱流行的主要致病菌,但非 O1/ 非 O139 菌株比 O1 群和 O139 群菌株在环境水体中更容易分离到。在霍乱非流行区及远离被霍乱患者污染的地区,环境水体中分离的 O1 群霍乱弧菌一般是不产 CT 毒素的。

环境因素对霍乱弧菌的生长繁殖、毒力因子表达等有直接影响,已发现水体温度和 pH 值是其中的重要影响因素。一定范围内水温的升高,有利于包括霍乱弧菌在内的弧菌属细菌的快速增殖,偏碱性的生长环境(pH 值 8.0 ~ 8.5)能够促进霍乱弧菌的生长繁殖。

水体中的大量浮游植物通过直接和间接的方式影响霍乱弧菌。一方面,浮游植物在适宜的温度、日照和营养条件下,通过光合作用改变水体中氧气和 CO_2 的浓度,使水体的 pH 值升高,更适合霍乱弧菌的生长繁殖;另一方面,浮游植物可为霍乱弧菌的生长提供营养和保护。

浮游动物与霍乱弧菌的关系十分密切,从多个方面影响霍乱的传播和感染过程。能够合成基丁质(chitin)的水生动物,如桡足虫类、片足虫类和甲壳类浮游动物是霍乱弧菌感染人类的中间宿主。桡足类浮游动物对霍乱弧菌具有明显的富集作用。霍乱弧菌可大量的附着在桡足类动物的胸甲和肠道内,通过基丁质酶分解利用基丁质作为食物来源。另外,浮游动物为霍乱弧菌提供适宜的生存环境并提供保护,使其在低温或者酸性条件下仍然能够生存。霍乱弧菌在环境中维持和存活,可能涉及"活的非可培养状态""皱褶"及"生物膜形成"等存在形式,这些形式有利于其在恶劣的环境中生存。

另外,从自然环境上讲,气温升高、厄尔尼诺等异常气候变化也可直接影响到自然界中霍乱弧菌的生存、扩散及其种群密度的变化。气温升高使霍乱弧菌能够向高纬度地区传播,流行持续的时间延长;气温升高引起海平面升高使海水入侵,增加内陆水体的含盐度,进而扩大霍乱弧菌适宜生存的范围。有研究表明,20 世纪 90 年代波及多个大洲数百万人发病及数万人死亡的霍乱大流行,与厄尔尼诺现象密切相关。

(十一)抵抗力和存活力

弧菌在水中存活时间取决于许多因素,诸如菌株的遗传特征、污染菌的量、水的温度、酸碱度,以及水中的细菌、盐分和有机物的含量等。一般在未经处理的河水、塘水、井水、海水中,埃尔托型霍乱弧菌可在 1 ~ 3 周甚至更长时间内仍被分离出来。在有藻类或甲壳类等生物的淡盐水中可进一步使其存活时间延长,在条件适宜时可以繁殖甚至越冬。O139 群霍乱弧菌生存能力因菌株而异,有的弱于 O1

群霍乱弧菌,有的则强于 O1 群霍乱弧菌。

在各类食品上存活时间受下列因素影响:污染程度、温度、湿度、酸碱度、盐分、糖分和水分含量。在高盐(15% 以上)、高糖(40% 以上)或干燥食品中,埃尔托型霍乱弧菌的存活一般不超过 2 d,但在鲜鱼、鲜肉和贝壳类食物上存活(被分离出来)时间可达 2 周,在蔬菜、水果上存活 1 周左右。在食品上的弧菌于冰箱保存(5 ~ 10 ℃)比室温(30 ~ 32 ℃)存活时间长。在水产品、加工过的熟食等食品受到霍乱弧菌污染后,如温度、酸碱度等条件适宜时,不仅能存活较长时间,还可大量繁殖,达到足以使人感染的数量,从而引起食物型传播或暴发。

弧菌对热、干燥、直射日光都很敏感,加热是杀死弧菌的最好方法。水中弧菌经 100 ℃煮沸 1 ~ 2 min 即可被杀死,干热 100 ℃亦可杀死。霍乱弧菌对低温和碱耐受力较强,对酸和强氧化剂极为敏感,在正常胃酸中仅能存活 4 min。对各种常用消毒剂,如含氯制剂、碘制剂均敏感。0.5 mg/L 的氯作用 15 min 都能杀死霍乱弧菌,用 25% 次氯酸钙处理患者排泄物或呕吐物,1 h 可达到消毒目的。

二、流行病学

霍乱弧菌属于河口水体的自然菌群,当产毒霍乱弧菌在自然水体中大量增殖,借助水和食物(如污染的水产品)进入人群,则会导致疾病的发生和流行。霍乱的传染源是病例和带菌者。通过被霍乱弧菌污染的食物和水,或者与病例密切接触而引起个体感染。病例和带菌者的粪便和呕吐物再次污染水和食物,是霍乱疫情在人群中持续存在和扩散的重要因素。霍乱流行地区多位于沿海,但内陆地区也时常发生,尤其在卫生条件差的地区人群中。流行高峰多见于高温、高湿季节,可通过病例、带菌者的活动以及水产品贸易等造成远程传播。自然因素可影响霍乱流行过程,不同地区的卫生条件、生活习惯等社会因素也与霍乱的流行密切相关。

恒河三角洲是霍乱的地方性流行区。19 世纪初,由于交通日益发达,加之通商、朝圣和战争等因素,霍乱开始向世界各地传播。数次霍乱大流行中,均记载有数十万到数百万人的死亡,扩散流行波及全世界。

霍乱在第一次大流行期间即传入我国,其后历次大流行,我国均遭侵袭。第七次世界大流行开始后,1961 年 6 月到 7 月间,我国广东省阳江县(现阳江市)最先发现霍乱病例。2021 年 6 月,全国共报告霍乱病例 3 例、带菌者 1 例,均为 O1 群小川型霍乱弧菌产毒株感染,病例分布在北京市(2 例)和福建省(1 例),带菌者由福建省报告。流行病学调查显示,病例均有外出进食海鲜史,感染来源为所进食的被霍乱弧菌污染的海产品的可能性较大。

(一)传染源和易感动物

霍乱病例和带菌者是霍乱的传染源。人感染霍乱弧菌后的主要症状为腹泻,但严重程度不一,轻症多、重症少,严重脱水的典型患者仅占感染者的一小部分。

人类是霍乱弧菌已知的唯一自然宿主。无论种族、年龄和性别,人群对霍乱弧菌普遍易感。但受胃酸及免疫能力等个体因素影响,感染后并非人人都发病。人体感染霍乱弧菌后可在肠道局部产生分泌性 IgA 抗体,在血清中产生凝集素、杀弧菌抗体(抗菌免疫)和抗毒抗体(抗毒免疫)。感染后肠道局部免疫和体液免疫的联合作用,可使感染者获得良好的免疫保护,但并不排除少数人病后再次感染的可能性。并且 O1 群和 O139 群霍乱弧菌感染的交叉免疫保护并不完全。

（二）传播途径和流行形式

霍乱是经粪-口途径感染的肠道传染病，主要经水、食物及生活密切接触传播。

1. 经水传播 对于缺乏安全饮用水的地区，经水传播是最主要的传播途径。历次较广泛的霍乱暴发或流行多与水体被污染有关。霍乱弧菌主要存在于河口水体，依附于浮游动物生存，属于环境自然菌群。当产毒霍乱弧菌在自然水体中大量增殖、借助水和食物（如污染的海水产品）进入人群，则会导致霍乱的发生和流行。在内陆地区，病患粪便和呕吐物污染水体如池塘、湖泊、井水等，也会在这些水体中检出霍乱弧菌并成为传染来源，成为霍乱疫情在人群中持续存在和扩散的重要原因。在霍乱流行期间，在病例附近的水体中常可查到与病例菌型一致的霍乱弧菌。霍乱弧菌在水中存活时间较长，一次污染后可使水体较长时间保持传播霍乱的能力。水栖动物被污染后，霍乱弧菌可在其体内存活较长的时间并持续污染水体。经水传播的特点是常呈现暴发流行，病例多沿被污染的水体分布。

2. 经食物传播 受污染的食物在霍乱传播中的作用一般次于经水源传播，但在已有安全饮用水的地区，因食物受霍乱弧菌污染，可导致霍乱发生甚至暴发。食物在生产、运输、加工、贮存和销售过程中都有可能被霍乱弧菌污染。致使食物污染的来源可以是病例或带菌者的直接污染，也可以是在食物加工处理和储存过程中因操作不当造成污染。在受污染的食物中，霍乱弧菌可存活数小时到数天，甚至1～2周，条件适宜时还可大量繁殖。另外，有资料显示苍蝇也可因叮食患者呕吐物、粪便等污染物造成机械带菌，继而污染食物，在传播中起到机械传播的作用，也是造成食物污染、疫源扩散的一种方式。随着交通和贸易的发展，受污染的食物运销外地时还可引起远程传播。

3. 经生活密切接触传播 因接触了霍乱病例或带菌者的粪便、呕吐物，以及其他一些被霍乱弧菌污染的物品，而造成大范围传播的事件较为少见，往往仅造成个别人员的感染。接触传播多在人员密集、卫生条件差的情况下发生，并可在小范围内引起继发感染。

三、病理学

霍乱弧菌经口进入胃后，可被胃酸杀死。如因胃酸缺乏或大量进食、饮水，使胃酸稀释而酸度降低或入侵霍乱弧菌数量很多时，未被杀死的霍乱弧菌即进入小肠。在穿过小肠黏膜表面的黏液层之后，霍乱弧菌即黏附于肠上皮细胞表面并在此大量繁殖，同时产生强烈的外毒素，即霍乱毒素。霍乱毒素借助其结合亚单位（B亚单位）结合于上皮细胞膜受体GM1神经节苷脂，使具有毒素活性的亚单位（A亚单位）进入细胞膜，从而激活细胞膜中的腺苷酸环化酶，使三磷酸腺苷（ATP）转变成cAMP。由于细胞内是cAMP浓度增高，从而促进细胞内一系列酶反应，结果使小肠黏膜上皮细胞分泌功能大为增强。肠液分泌大量增加以至超过了肠道正常吸收功能，因而出现剧烈的水样腹泻。

霍乱毒素是引起本病的主要原因。霍乱弧菌裂解后释放的内毒素以及霍乱弧菌产生的酶（如神经氨酸酶）、其他毒素（如溶血素）和代谢产物等在本病的发病中可能也起一定的作用。霍乱患者粪便为等渗性。肠液丧失的持续时间常可数小时至数天，大量腹泻的持续时间与疾病的严重程度成正比。

霍乱患者所有临床表现和生化异常，都是由于等渗液体的大量丧失造成的。大量液体的丧失是重型霍乱患者低血容量性休克的直接原因。由于丢失的液体中蛋白含量低，而主要成分为水和小分子物质，因此导致血液浓缩、血浆蛋白浓度升高。霍乱病例水样便中钾和碳酸氢盐含量较高，常导致严重的全身低钾血症和代谢性酸中毒。死亡的主要原因是低血容量性循环衰竭和代谢性酸中毒。霍乱患者的液体丧失发生于整个小肠，按单位长度丧失液体量估计，以十二指肠最多，回肠最少。没有胃液过度分泌的证据，肠道吸收功能依然正常。

霍乱病程中形成的病理改变常甚轻微，仅表现为杯状细胞中黏液的明显减少、肠腺和微绒毛轻度扩张以及黏膜固有层轻度水肿。患者死后病理解剖所见，主要为严重脱水现象，尸体迅速僵硬，皮肤发绀，手指皱缩，皮下组织及肌肉极度干瘪。胃肠道的浆膜层干燥，色深红，肠内充满米泔水样液体，偶见血水样物，肠黏膜发炎、松弛，但无溃疡形成，偶有出血。淋巴滤泡显著肿大，胆囊内充满黏稠胆汁。心、肝、脾等脏器多见缩小。肾脏无炎性变化，肾小球及间质的毛细血管扩张，肾小管上皮有细胞肿胀变性及坏死。其他内脏及组织亦可有出血及变性等变化。

四、临床学

（一）临床表现

霍乱弧菌经口感染，通过胃酸屏障后到达小肠，黏附于小肠黏膜表面，在肠腔的碱性环境中迅速繁殖，并产生霍乱毒素；毒素作用于小肠黏膜，引起肠液的大量分泌，导致腹泻、脱水，严重者引发代谢性酸中毒及循环衰竭等。如抢救不及时或治疗不得当，可于发病后数小时到数十小时死亡。霍乱的潜伏期多为 1～2 d，可短至数小时或长达 6 d。临床上可分为三期，即泻吐期、脱水期和恢复期。

（二）临床诊断

霍乱的诊断应依据患者的流行病学史、临床表现及实验室检测结果进行综合判断。流行病学史是指生活在霍乱流行区，或 5 d 内到过霍乱流行区，或发病前 5 d 内有饮用生水或进食水产品或其他不洁食品史，或与霍乱患者或带菌者有密切接触史或共同暴露史。

（三）临床治疗

临床上可按病例的脱水与循环衰竭程度将其区分为轻、中、重三型。治疗中、重型病例的主要措施是及时、足量地补充水分和电解质。轻型病例使用口服补液盐治疗可获得良好效果。使用敏感抗生素进行治疗，可达到减少病例腹泻量、缩短排菌期及降低病后带菌率等疗效，并可减少对环境的污染。

五、实验室诊断

霍乱病例的确诊需要进行实验室检测。迅速、准确的检验诊断可为及时采取防疫措施提供可靠的依据，尤其对轻型患者和带菌者的发现具有重要的意义，在霍乱的防控中发挥着重要作用。

在监测中分离到的霍乱弧菌，必须进行血清群、血清型和生物型、是否产霍乱毒素或携带霍乱毒素基因的检测。对来自病例、带菌者、食品与水体等的霍乱弧菌产毒株，应尽快完成菌株的 PFGE 分子分型，并将分型结果传至中国细菌性传染病分子分型实验室监测网络（PulseNet China）中心数据库进行全国分离菌株的信息比对。不能进行菌株鉴定或分子分型的实验室，要尽快将菌株送至上一级实验室进行检测；不能进行分子分型的省级疾病预防控制中心实验室，应尽快将产毒菌株按生物安全管理规定，送至中国疾病预防控制中心传染病预防控制所进行鉴定和分型检测。菌株的分型能够为疫情风险评估、及早发现暴发、追溯感染源和污染溯源等方面发挥重要作用,与流行病学调查密切配合,对霍乱防控具有重要的意义。

(一)实验室的组织分工

霍乱检测实验室分成四级:县级、地(市)级、省级和国家级实验室。各级实验室在霍乱常规监测、专项监测以及霍乱疫情应对中的任务大致列于下。

1. 县级实验室 由县疾病预防控制中心协调组织检测工作,县医院及县以下的区或乡的专职技术人员、乡村医生承担标本的采集、送检。具备霍乱弧菌实验室分离、诊断能力的县级医院,可同时承担菌株分离任务,分离到的菌株应报送县级疾病预防控制中心实验室。县级疾病预防控制中心实验室对收到的标本进行 O1 群和 O139 群霍乱弧菌的培养和鉴定,依据菌落形态及凝集试验结果,尽快作出初步报告。将分离的菌株送到上级实验室进行鉴定,有条件的实验室亦可自行鉴定。

2. 地(市)级实验室 疾病预防控制中心组织标本收集、送检和检验工作。对县级实验室上送的菌株进行复核鉴定,并对确认菌株进行系统生化试验、毒力检测和药敏试验。具备开展 PFGE 等分子分型工作的实验室,应对确定的菌株立即进行 PFGE 分析,并将 PFGE 分型数据上传 PulseNet China 区域中心实验室。地(市)疾病预防控制中心组织培训和指导本地区基层检验工作的技术队伍,并积极协调配合流行病学调查和分析。

3. 省级实验室 由省(自治区、直辖市)疾病预防控制中心组织协调,负责辖区内检验人员的培训工作和技术指导,对各地(市)县分离菌株进行核查和保存,对收到的未进行分子分型实验的菌株,应立即进行 PFGE 分型和比对分析,同时将数据立即上传 PulseNet China 中心实验室进行比对分析。组织或参加本省的霍乱疫情调查、专项监测等。按照国家级实验室的要求上送有代表性的菌株。

4. 国家级实验室 疾病预防控制中心实验室负责全国各级霍乱防控实验室的业务指导、实验室体系质量管理、报送菌株的复核鉴定及保藏,负责 PulseNet China 中心实验室中霍乱数据库的管理与维护,负责 PFGE 等分子分型数据汇总、分析、比对结果的通报,以及组织或参加必要的霍乱疫情调查、专项监测等。

(二)实验室检测流程

霍乱的检测包括病原体分离及特异性抗原或核酸检测等。粪便是最主要的标本,其次包括肛拭子、呕吐物等;此外,生熟食品、水体、怀疑污染的物品等均可作为采集标本。对于典型病例的腹泻标本,可以直接使用选择性培养基进行分离培养,其他标本以及疑似(不典型)病例腹泻标本,均需进行增菌后分离培养或用其他方法检测。对培养菌落需要进行霍乱弧菌的确认或排除,包括对可疑菌落进行诊断血清(或诊断单克隆抗体)的凝集试验、必要的生化试验,甚至系统生化鉴定。要明确分离株的血清群、生物型、血清型,同时,要进行是否产霍乱毒素的鉴定,包括使用一些免疫学方法,或检测分离株是否携带霍乱毒素基因。获得的菌株应按我国病原菌分子分型实验室监测网络 PulseNet China 的技术要求,立即进行 PFGE 等分子分型检测(不具备分析能力的实验室,尽快将菌株送至所属省级疾病预防控制中心实验室完成)。分型图谱和相关信息通过 PulseNet China 信息系统递交和进行全国监测数据比对。霍乱弧菌的实验室检测流程见图 4-15-1。

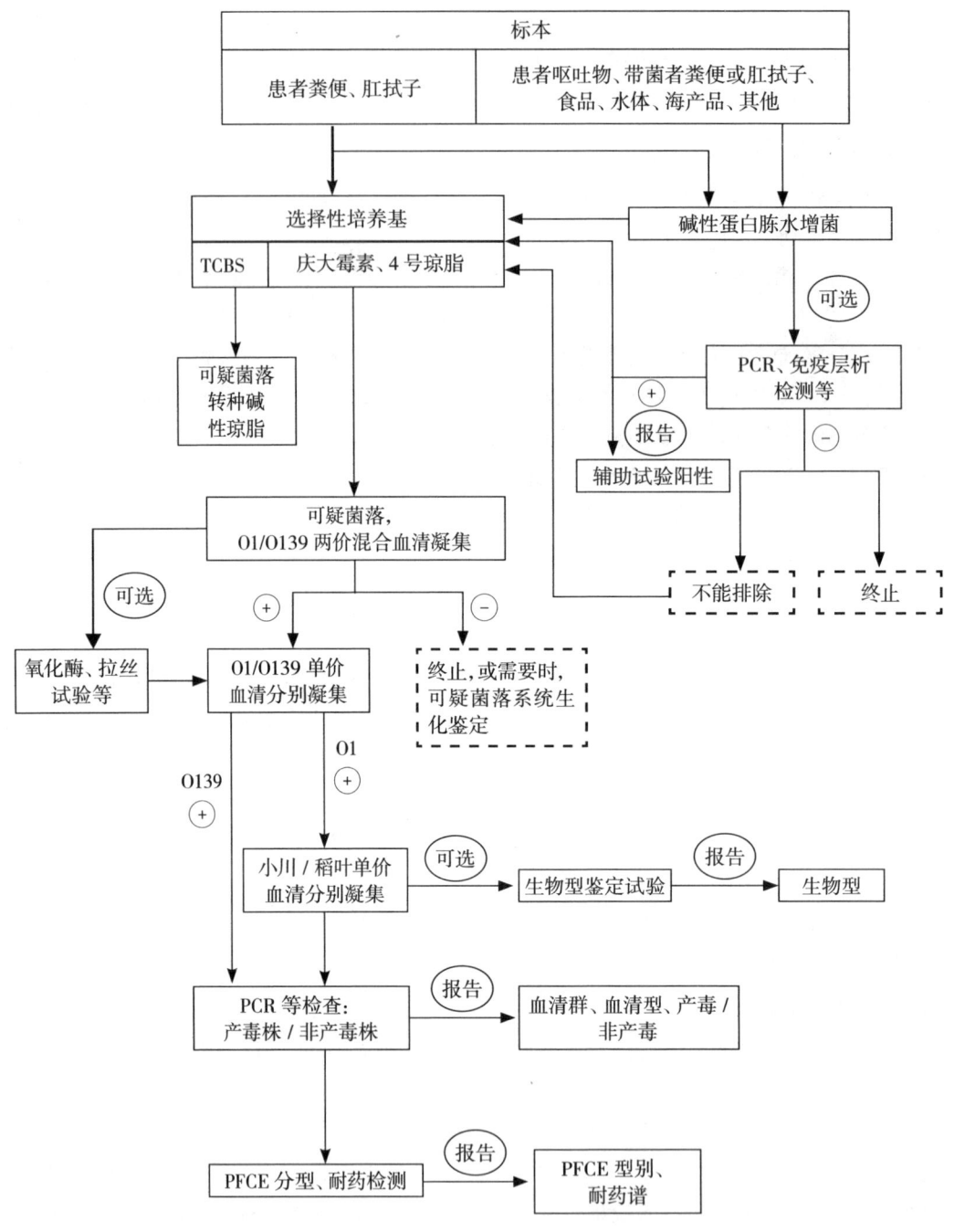

图 4-15-1　O1 群与 O139 群霍乱弧菌的检测程序

（三）标本采集和送检的要求

标本采集是否规范，在很大程度上影响检验结果。标本采集人员应接受专门的采样培训，同时注意生物安全防护，防止样品污染、交叉污染和自身感染。标本应有唯一编号作为标识。标本在采集后应立即放入冷藏箱中，注意勿使标本局部冷冻，并尽快送往实验室进行分离培养。送检标本时应填写标本送检单，写明姓名、住址、联系方式、发病时间、采集时间、临床诊断等。采集标本为环境和食品标本等时, 也需要记录采集时间、地点、种类等相关信息。标本管 (袋) 或瓶上标记样品编号。因患者标本含有病原体, 标本装入试管或小瓶时, 注意勿污染容器口外壁, 必须妥善包装以防破碎、渗漏等, 放在坚固的送检箱内由专人送往检验室, 运送过程中注意安全。送检箱每次用后须经消毒处理。

(四) 标本种类及其采样方法

患者标本应尽可能采集粪便。根据调查需要以及标本的可及性, 如下标本也作为检材: 患者呕吐物、尸体肠内容物、粪便污染衣物, 以及相关物体表面如地面、水体、食品、水生动物、苍蝇等, 但根据实际情况, 也不限于这些标本。

1. **患者粪便** 粪便标本应尽可能在发病早期 (能采集到的最早期) 采集。即便患者已使用抗生素, 为尽可能获得霍乱病原学诊断, 也需在能采集的最早期采集标本。用采集粪便标本 (包括水样便) 的器材采取新鲜粪便, 避免采便量过少, 一般要求水样便采取 1～3 mL, 放入无菌带螺旋盖的试管中, 拧紧管盖; 成形便采取指甲大小的粪量, 装入灭菌小瓶中, 盖好瓶盖。如患者不能自然排出大便, 可使用肛拭或肛门采便管采集。用棉拭子 (用于 PCR 检测的标本, 不要使用棉拭子而应使用灭菌人造纤维拭子或塑料棒采集) 或肛门采便管先在灭菌生理盐水中蘸湿后 (棉拭子贴管壁挤出多余的液体), 由肛门插入直肠内 3～5 cm (幼儿 2～3 cm) 处, 旋转 360°, 自肛管内壁表面拭取采集。应注意棉拭子是否大小适宜、光滑、结实且不易脱落。然后立即置于冷藏箱内, 送往实验室。肛拭子标本如不能在 2 h 内送达实验室, 应插入 Cary-Blair 运送培养基运送。注意培养基应埋住粪便拭子, 手接触的部分在管口折断弃去。粪便标本如果运送时间不超过 24 h, 还可将其放在碱性蛋白胨水中室温运送。标本与碱性蛋白胨水的比例为 8～10 mL 碱性蛋白胨水可加入 1～3 mL 液体便或指甲大小的成形便。过多的粪便量会降低保存液的 pH 值。如果没有合适采便器材以及没有运送培养基时, 可用无菌吸水纸条浸于液体粪便中, 然后将吸水纸条密封于塑料袋中, 放入冷藏箱中运往实验室。

2. **患者呕吐物** 用无菌压舌板或棉拭子挑取少量呕吐物作为检材, 放入灭菌塑料管、自封塑料袋或灭菌带盖瓶中, 密封。立即置于冷藏箱内, 送往实验室。

3. **水体** 包括河口水、江河水、沟渠水、池塘水、湖水、井水、港湾海水、乡镇自来水厂水、医院污水排放口水、下水道排放口水、海水产品养殖水、海水产品交易市场的出水口水等。需要时也可采集水体的底泥作为检材。

水样标本的采集方法有多种, 各实验室应根据现场流行病学调查需要及实验室自身检测条件, 如有无过滤器等, 作相应的选择。

1) **盐水瓶法** 以灭菌的 500 mL 盐水瓶采取水样 450 mL, 不要让水样充满整个瓶子。一般在可疑污染的河流、池塘岸边的 30 cm 深度以内的表层水采取水样。连续采取多份水样时, 注意防止水样间相互污染。采取的水样应尽快送到实验室。不能在一天内送检者, 应在采水点即将浓缩碱性蛋白胨水加至水样中, 即 50 mL 十倍浓缩碱性蛋白胨水加入 450 mL 水样中, 摇匀, 室温下运送至实验室。

2) **Moore 纱布集菌法** 该方法尤其适用于河流等流动水体水样的采集, 但对于静止水无优势。城市生活污水的采集也可采用此法, 采集时, 应将采样装置放在各主要管道、渠道出口处。取 120 cm×15 cm 纱布块, 沿纱布长度方向折叠几次, 在中心系一钓鱼绳 (长 1 m 以上), 为防止绳子被固定在树枝或其他物体上时被磨断, 可以在绳子的末端系上一段金属细丝。用容器或耐高压灭菌的包装纸包好，高压蒸汽灭菌备用。采样时，将纱布放在采水点的水中，然后将金属丝固定于岸边的树枝或其他物体上，放置 24～48 h 后，将带着水（约 55 mL）的纱布放入灭菌瓶中，置于冷藏箱后送到实验室。如果是采集医院污水排放口、下水道排放口、海产品和肉类加工的出厂水等水样时，应将纱布放在各个污水管道系统入口处，并仔细评估采样点周围可能抑制霍乱弧菌分离培养的各种因素。对于有倾倒腐败垃圾的污水系统进行采样时，应将纱布放在倾倒口的上游，以免有毒废弃物的污染，影响后续的霍乱病原体分离。水样采集后不能在 3 h 内送检者，应在采水点即将带水纱布加至碱性蛋白胨水中，摇匀，室温下运送至实验室。带水纱布与碱性蛋白胨水的体积之比应为 10%～20%。如不能在采样点将样品加入碱性蛋白胨水中，则在样品到达实验室后应立即加入碱性蛋白胨水中及进行后续增菌。

3）Spira 纱布集菌法　用于过滤并采集大体积水样。取容量 500 mL 的塑料瓶，在其底部割出一个直径 2 cm 的洞。洞的大小很关键，如果太大，水样过滤时会将纱布从孔中拉出来；如果太小又会导致水样过滤太慢。将 120 cm×180 cm 大小的纱布一层一层叠起来，折成 30 cm 宽，放入带孔的塑料瓶中。既要使纱布相对结实又要使其仍有可压缩性，要能过滤大约瓶子体积的 2/3 的水，而且要使水经过纱布过滤后流出去而不是从纱布旁边直接流出去。包好高压蒸汽灭菌后备用。将水样从瓶子的顶部注入并使其从底部流出。无菌操作取出纱布，放入盛有 100 mL 十倍浓缩碱性蛋白胨水的三角烧瓶或广口瓶中，补加水样至 1 L，混匀，室温下尽快送往实验室。

4. 食品　针对不同的可疑食品，采集整体或部分标本，带至实验室。注意采集过程中不同食品及不同部位不能交叉污染。

5. 水产品　选取活水产品或涂抹拭子，置于塑料袋内（拭子标本可按粪便拭子保存运输方法处置），尽快送往实验室。如在一箱甲鱼中可采取数只甲鱼的体表作为一个标本送检，这比只做一只甲鱼体内检查的阳性检出机会可能更多。监测霍乱时，水产品常作为重点采集的对象。注意采集过程中不同食品及不同部位须避免交叉污染。

6. 物体表面标本　用灭菌棉拭蘸以碱性蛋白胨水涂擦沾染粪便的衣物表面、食物操作台、砧板等相关物体或怀疑污染物体表面，放入到碱性蛋白胨水中，密封，常温下运往实验室。

7. 苍蝇标本　在每个采样点以 10～15 只苍蝇作为一份标本放入自封袋或试管中，密封，置于冷藏箱中送实验室。

（五）标本的增菌和分离培养

霍乱弧菌的实验室分离是将患者标本或其他如食品、水体、物品涂抹等标本在选择性培养基上进行直接培养，或经过增菌后再作培养。粪便、呕吐物等标本可直接进行分离培养或增菌后培养，水和食品等标本需分别进行过滤、沉淀、剪碎、稀释等处理，然后进行增菌和分离培养。对可疑菌落，以血清凝集检测为主，结合形态学和生化学性状进行鉴定。另外需进行霍乱弧菌的毒力检测、分子分型以及耐药性检测等。

霍乱弧菌的增菌一般选用碱性蛋白胨水。霍乱弧菌的选择性分离培养基有强、弱之分，强选择性的分离培养基主要包括 TCBS 琼脂、庆大霉素琼脂、4 号琼脂等；弱选择性分离培养基主要是碱性琼脂、碱性胆盐琼脂。TCBS 琼脂是 WHO 推荐并在全球应用较为广泛的分离霍乱弧菌、副溶血性弧菌的强选择性培养基；庆大霉素琼脂、4 号琼脂则是我国科学工作者研制的用于分离霍乱弧菌的强选择性培养基。霍乱弧菌在不同琼脂培养基上菌落形态不同。应注意不同厂家、批次培养基的分离培养能力差异。实验室应按照质量管理体系的规定,对新购置的培养基进行质量评价后使用。包括对选择的质量控制菌株的增殖能力、抑制生长能力(尤其是选择性培养基)、对非霍乱弧菌的肠道细菌生长抑制能力(对选择性培养基)等。

样品经增菌培养后,增菌液有时可见较明显的絮状生长物,或在表层可见菌膜生长,但也可能未见明显细菌生长现象。以灭菌接种环从增菌液表层(此处霍乱弧菌生长最茂盛)取一接种环培养物,分区划线接种于选择性培养基平板,置 37 ℃培养 18 ~ 24 h,挑取可疑菌落进行菌株鉴定。培养时要注意及时观察菌落生长情况,霍乱弧菌在选择性培养基上培养 10 ~ 12 h 可生长出细小的菌落,16 h 菌落直径可达 2 mm,足以进行菌株鉴定。有时在强选择性培养基上生长较为缓慢,可将培养时间适当延长。疑似霍乱弧菌菌落的选取至关重要。为防止漏检,每份标本至少选取 5 个单个疑似菌落开展鉴定工作。

(六)菌株鉴定

常规的鉴定霍乱弧菌的方法主要包括形态学、血清学和生化特征方法等。先以诊断血清(或诊断用单克隆抗体)凝集进行筛查,再对出现凝集的菌株以一些基础生化进行复查,作出判定。如基础生化符合霍乱弧菌的特性,一般无须再进行形态学检验。但当出现异常或无法解析的结果时,则应予以更细致的细菌系统鉴定。

针对菌株特异基因的扩增检测,可更灵敏和特异地进行菌株鉴定。针对霍乱弧菌,目前多使用霍乱毒素基因 *ctxA*、*ctxB*、外膜蛋白基因 *ompW*、O1 群 /O139 群脂多糖合成基因等作为靶基因,通过 PCR 等方法进行扩增检测。鉴于细菌基因组较大,某些菌株在外环境作用下容易发生变异,或者检测体系的偶然不稳定,针对单一基因的检测有可能获得假阳性或假阴性结果。多基因联合检测进行综合判断,有利于提高鉴定准确度。对于基因鉴定结果可疑或不能确定的,仍须用传统方法进行确认。

六、防控措施

(一)预防接种

预防接种是有效防控霍乱疫情的特异性措施,目前已有口服霍乱疫苗可以使用,一类是将灭活霍乱弧菌菌体加表达纯化的霍乱毒素 B 亚单位(rBS-WC),另一类是简化的仅含灭活菌体的口服疫苗。其他一些疫苗也正在评价。rBS-WC 类疫苗是基于针对霍乱抗菌与抗毒素免疫的协同作用,因而除可预防霍乱外,对产肠毒素大肠埃希菌(ETEC)引起的腹泻(旅行者腹泻常见病因)也有较好的交叉保护作用。WHO 提出在霍乱出现地方性流行时,需要实施的控制措施包括开展适当的治疗、改善饮用水卫生和卫生设施以及动员社区参与等,同时可考虑把接种霍乱疫苗作为辅助性措施之一,但不应干扰前述主要控制措施的开展。目前由于国内霍乱感染日益减少,而且不同地区和不同季节情况不一,霍乱流行情况或潜在流行危险很复杂,因而难以界定在什么情况下使用霍乱疫苗。由此,如考虑使用霍乱疫苗对人群进行预防接种,应由卫生行政部门组织相关专家组成委员会进行评估,评估的内容可包括以下几个方面:人群长期获得安全饮用水的可及性、公共卫生防护能力、生活环境的卫生条件、是否容易发生肠道传染病流行等。已发生霍乱流行、在短期(比如数月)内持续流行难以消除,而人群普遍处于感染危险状态时,也需要评价非疫苗的控制能力如何。另外,由于抗 O1 群霍乱菌苗不能对 O139 霍乱产生有效的交叉保护,亦应在考虑范围内。

针对即将到霍乱流行地区旅行和工作的人员,包括出国旅游者、出国劳务人员、维和部队、宗教朝觐人群等,尤其是所赴地区正处于流行中或易流行季节,建议提前3周或4周口服霍乱疫苗,并关注我国出入境检验检疫部门、旅游部门向公众发布的国际旅行建议。

(二)规范疫情的报告和管理

做到早发现、早报告、早诊断、早隔离、早处理,这是有效管理传染源、迅速控制疫情的首要环节。要建立健全由各级卫生行政部门、医疗保健机构、疾病预防控制机构相结合的疫情报告网络,明确制度和责任,加强疫情报告管理。在面向群众的健康教育中,需增加鼓励腹泻病例及早就诊、慎用抗生素的宣传教育内容。疾病预防控制机构做好舆情监测,对媒体、群众通过不同形式公开或者直接电话报告的腹泻病例或疫情,要及时进行核实以及必要的调查。

各级医疗机构、疾病预防控制机构和基层卫生单位要切实执行《中华人民共和国传染病防治法》中有关甲类传染病的管理规定。

各级医疗机构和疾病预防控制机构的工作人员、乡村医生等要认真做好疫情报告工作。无论在流行季节或非流行季节,都应具备腹泻病例中霍乱感染的筛检排查意识,尽早发现患者并及时报告。在各基层单位及海关、宾馆、车站、码头等处,指定专人负责疫情报告。

(三)预防控制

中国的霍乱流行曾经历了一个高发病率和高病死率的广泛流行阶段。我国的卫生防疫工作者根据霍乱的流行病学特点和多年的防治经验,总结出霍乱疫情处置的"早、小、严、实"的原则,即"时间要早、范围要小、措施要严、落到实处",针对霍乱应强调综合防控,实行"政府主导、部门配合、社会参与、依法实施"的综合防控策略和指导思想。经过多年的不懈努力,同时随着社会经济的发展、人民生活水平的提高以及医疗卫生服务的改善,我国目前霍乱疫情基本控制在较低的水平。从长远来看,保障食品安全和饮水卫生,提高公众卫生意识和改善生活卫生条件等,是预防和控制霍乱的关键。

在发生霍乱时,控制霍乱传播的主要措施包括:尽早发现病例并隔离救治、加强饮水饮食安全和改善生活环境卫生以及动员社会广泛参与等,遵循"早、小、严、实"的原则。如发生长时间和大范围流行,或发生自然灾害而公共卫生条件短时间难以彻底改善,或难以保证必要的卫生要求时,可考虑将人群接种霍乱疫苗作为辅助性措施,但需经专家组评估。目前,已有口服霍乱疫苗在一些国家获得使用许可,主要针对O1群,能提供短期的保护。不加保护性毒素B亚单位的全菌疫苗,以及针对O139群的疫苗的预防效果正在评价之中。

传染病的检测、监测等技术手段,在近些年获得了迅速的发展,在霍乱的检测和监测方面,也不断产生新的技术并得到实际应用。除了经典的分离培养方法,基于核酸扩增的检测方法也已应用于霍乱弧菌的检测,并建立和应用了一些快速的实验室检测方法。针对分离菌株进行的分子分型,能够获得基于核酸水平的指纹图谱,这些分子分型技术用于对是否具有共同来源的菌株进行甄别,不仅为暴发溯源提供了可靠的实验室手段,也应用于暴发流行的预警,能够在疫情暴发流行早期出现少量病例时,及时发现这些分离株的成簇性,提出暴发流行的可能性,能够促进早期的流行病学调查。

(四)控制措施

发生疫情后,应迅速组织力量核实诊断,判定疫情的严重程度,查明传播因素,追溯传染来源,及时采取针对性的控制措施,防止疫情续发和蔓延,尽快扑灭疫情。如疫情达到突发公共卫生事件的相应级别,应按照《中华人民共和国传染病防治法》和《突发公共卫生事件应急条例》的规定启动预案、组织开展公共卫生行动。如通过调查发现病原体属于产毒株时,应严格按照霍乱防控标准采取控制措施;如属非产毒株,按一般感染性腹泻的控制措施进行处置。

第十六章 棒状杆菌病

棒状杆菌病（Corynebacreriosis）是由棒状杆菌属细菌所引起的人和多种动物共患的一类疾病的总称。棒状杆菌为其病原，广泛分布于自然界，多数为非致病菌，只有少数有病原性，能引起人和多种动物的急性和慢性感染。棒状杆菌是一类细长的杆菌，因菌体的一端或两端粗大（呈棒状）而得名。棒状杆菌病流行广泛，具有发病后难以根除的特点。

一、病原学

（一）分类

棒状杆菌属（Corynebacterium）与分枝杆菌属和诺卡菌属一样，是放线菌中细胞壁含短链分枝菌酸的菌属，在分类上属于兼性厌氧菌，其中有些致病菌产生外毒素。

此属细菌种类较多，广泛分布于动、植物界，其中引起人类发生白喉（diphtheria）的棒状杆菌有着极强的致病性强。除此之外，还有假白喉棒状杆菌、结膜干燥棒状杆菌、阴道棒状杆菌、痤疮棒状杆菌等，一般统称为类白喉杆菌（diphtheroid bacilli），这些菌分别寄生于人鼻腔、咽喉、眼结膜、皮肤、上呼吸道和泌尿生殖道黏膜等处，一般无致病性。

（二）形态

棒状杆菌属为革兰氏阳性，菌体粗细不一，为菌体一端或两端膨大呈棒状的杆菌。菌体染色不均匀，出现节段浓染或有异染颗粒。排列不规则，呈栅栏状。无荚膜、无鞭毛。不产生芽孢。亚甲蓝或奈瑟染色（Neisser stain）后，菌体两端或一端可见着色较深的异染颗粒，颗粒的主要成分是核糖核酸和多磷酸盐，细菌衰老时异染颗粒可消失，在鉴定时有重要意义。用 Ponder 染色，菌体呈淡蓝色，异染颗粒呈深蓝色。棒状杆菌属的代表种是白喉棒状杆菌，为 $(0.3 \sim 0.8)\,\mu m \times (1 \sim 5)\,\mu m$ 细长弯曲的棒状杆菌，多形态，细菌常排列呈"V""L"等形状。当细菌衰老时异染颗粒被消耗而不明显，且细胞壁变薄易被脱色，常造成革兰氏染色结果不定。

（三）培养特性

棒状杆菌需氧或兼性厌氧。在血琼脂平板上培养过夜可见 $1 \sim 3\,mm$ 菌落。在含有凝固血清的吕氏血清斜面培养基上生长迅速，涂片染色异染颗粒明显。分离培养时常用鉴别选择培养基含 0.03% ～

0.04% 亚碲酸钾的血琼脂平板。亚碲酸钾能抑制杂菌，且白喉棒状杆菌能吸收亚碲酸盐使其还原为元素碲，菌落呈黑色。在亚碲酸钾血琼脂平板上，菌落小，低凸面，无光泽，呈不均匀的浅黑色。在血清斜面上培养 24 h，为浅黄色易碎的生长物，液体培养有粒性沉淀形成。在血琼脂平板上，初代培养可出现狭窄的溶血环。

白喉棒状杆菌在加有血清、血液、鸡蛋的培养基上生长迅速。在血清或鸡蛋培养基上培养 10 ～ 12 h，长出细小灰白色光滑的菌苔或菌落。假结核棒状杆菌菌体大小为 (0.5 ～ 0.6) μm×(1 ～ 3) μm，在血清琼脂上形成细小、凸起、半透明、边缘不整齐的小菌落。肾棒状杆菌在血清琼脂上形成露滴样小菌落，在血琼脂平板上不溶血。

（四）生化特性

白喉棒状杆菌能分解葡萄糖、麦芽糖、果糖、半乳糖，产酸不产气，不分解乳糖、蔗糖和甘露醇，能还原硝酸盐，不产生靛基质，不消化蛋白质。白喉棒状杆菌与其他棒状杆菌的生化特性区别见表 4-16-1。

表 4-16-1　白喉棒状杆菌与其他棒状杆菌的生化特性区别

项目	白喉棒状杆菌	假结核棒状杆菌	溃疡棒状杆菌	肾棒状杆菌
溶血现象	-/+	+	+	-
明胶液化	-	-	+	-
硝酸盐还原	+	-/+	-	-/+
葡萄糖	+	+	+	+
麦芽糖	+	+	+	-
乳糖	-	-	-	-
毒素产生	+	+	+	-
异染颗粒	+	-/+	0	+

注：-，为阴性；+，为阳性；0，为无；-/+，为不定。

（五）分型

白喉棒状杆菌根据细菌形态、菌落、生化反应特性及致病力的不同，可分为重型（gravis）、中间型（intermedius）和轻型（mitis）三种类型。其他棒状杆菌各菌株之间也有某些差异，但无明确的分型标准。

（六）致病性

棒状杆菌属中的细菌大多为条件致病菌，能使人类致病，且具传染性的主要为白喉棒状杆菌。白喉棒状杆菌存在于患者或带菌者鼻咽腔内，经飞沫或污染物品传播，感染后细菌在鼻咽喉部黏膜上繁殖并分泌外毒素，引起局部炎症及全身中毒症状，细菌和外毒素渗出物中含有纤维蛋白，能将炎性细胞、黏膜坏死组织和白喉棒状杆菌凝聚在一起，形成灰白色点状或片状假膜。此假膜在咽部与黏膜下组织紧密粘连不易拭去。若假膜扩展至气管、支气管黏膜，由于其上具有纤毛，假膜容易脱落而引起呼吸道阻塞，成为白喉早期致死的主要原因。此外，该菌偶可侵害眼结膜、外耳道、阴道 和皮肤创口等处，亦能在这些地方形成假膜。

棒状杆菌的致病物质主要包括白喉毒素、索状因子和 K 抗原三种成分。

1. 白喉毒素（diphtherotoxin） 是一种毒性强、具有高度抗原性的蛋白质。

2. 索状因子（cord factor） 是细菌表面的一种毒性糖脂，即海藻糖 –6-6′ 双分枝菌酸。它能破坏哺乳动物细胞中的线粒体，影响细胞呼吸与磷酸化。

3. K 抗原 是细胞壁外面的一种不耐热糖蛋白，具有抗吞噬作用。白喉棒状杆菌的 K 抗原有利于细菌在黏膜表面的定植。

肾棒状杆菌对实验动物仅有轻微毒力，人工感染小鼠可发病，并产生免疫应答。

（七）抵抗力

本菌对湿热抵抗力不强，100 ℃ 1 min 或 58 ℃ 10 min 即可将其杀死，但对干燥、寒冷和日光的抵抗力较其他无芽孢细菌强。在衣服、床单、玩具上可存活数天至数周，在儿童玩具和生活用品上留存数日至数周后，仍具有传染性。在干燥的假膜中能存活 3 个月以上，在水和牛奶中可活数周。对一般消毒药抵抗力不强，在 5% 苯酚 1 min、3% ～ 5% 甲酚皂溶液中 10 min，均可迅速被杀死。对青霉素、氯霉素、红霉素及多数广谱抗生素敏感，但对磺胺不敏感。

（八）免疫性

白喉的免疫主要靠抗毒素中和外毒素的作用，病愈后、隐性感染和预防接种均可获得特异免疫力。

检查机体对白喉的免疫力、预防接种前的筛选与接种后效果观察，以及白喉流行病学调查可用白喉毒素做皮内试验，称为锡克试验。该试验是根据毒素抗毒素中和原理，以少量毒素测定机体内有无抗毒素免疫的一种方法。在一侧前臂皮内注射白喉毒素 0.1 mL，内含 1/50 豚鼠最小致死量；在另一侧前臂皮内注射 0.1 mL 对照液（毒素加热 80 ℃作用 5 min 破坏其毒性），观察注射部位出现红肿等反应情况。结果与判断如表 4–16–2。

表 4–16–2　锡克试验结果判断

反应类型	反应强度与时间		结果判断	
	试验侧	对照侧	免疫力	变态反应
阴性反应	–	–	+	–
阳性反应	24～48 h　红肿，4～7 d　高峰	–	–	–
假阳性反应	6～18 h　红肿，1～2 d　消退	–	+	超敏反应
混合反应	6～18 h　红肿，4～7 d　高峰	6～18 h　出现红肿，3～4 d　消退	–	超敏反应

二、流行病学

（一）传染源

本病的传染源主要是患者和病畜，恢复期和健康带菌现象也较常见。病原菌携带者易被漏诊，从而造成本病的传播。

（二）传播途径

白喉主要通过空气中飞沫进行传播，其次亦可经被污染的手、玩具、文具、手帕等经口鼻而传播。

假结核棒状杆菌可通过脓汁、分泌物、排泄物以及受到污染的饲料、饮水等感染,其中多由口腔黏膜和皮肤破伤感染,也可经呼吸道感染。肾棒状杆菌主要经尿路感染,病原菌通过阴道、尿道侵入机体,引起膀胱炎;细菌还可能沿输尿管侵入肾盂,引起输尿管炎和肾盂肾炎,常见于健康牛的阴茎和阴道黏膜的感染;在抵抗力降低时,也可引起内源性传染。

(三)易感性

人类和动物对本菌的易感性和细菌种类相关。人对白喉棒状杆菌普遍易感且儿童易感性最高。白喉棒状杆菌亦见分离于马、牛、猴等动物,但尚无自然感染发病的报道。人对假结核棒状杆菌、溃疡棒状杆菌均易感,可通过食物进行传播。绵羊、山羊、马、牛、骡、犬、骆驼、鹿、猴、犀牛及啮齿动物对假结核棒状杆菌均易感。以羊、骆驼、马最为常见。牛对化脓棒状杆菌、肾棒状杆菌、多毛棒状杆菌和膀胱炎棒状杆菌易感性高,也可感染假结核棒状杆菌。病牛和其他感染动物为传染源,病原体可随脓汁及各种分泌物、排泄物排出,污染饲料、饮水、用具、垫草及周围环境,散播传染。

(四)流行特征

白喉一年四季均可发病,以秋、冬两季最多。儿童感染白喉以1~5岁发病率最高,以后随年龄增大逐渐降低。骆驼假结核棒状杆菌病多发生于12月至次年3月,气候条件不佳和管理水平低下时候发病较多,并发感染的存在可促使本病严重化,幼驼和母驼发病较多。羊假结核棒状杆菌病主要发生于2~4岁成年山羊,1岁以内和5岁以上者少见,且受饲养管理因素影响较大。肾棒状杆菌病多发生于气候条件不佳和并发感染存在的时候。

三、病理学

(一)白喉

白喉棒状杆菌和其产生的外毒素可使局部黏膜上皮细胞产生炎性渗出与坏死。渗出物中含有纤维蛋白,能将炎性细胞、黏膜坏死组织和白喉棒状杆菌凝聚在一起,形成灰白色点状或片状假膜。此假膜在咽部与黏膜下组织紧密粘连不易拭去。

(二)羊假结核棒状杆菌病(羊干酪性淋巴结炎)

病死羊高度消瘦,皮肤和淋巴结有脓肿。淋巴结的病变由大小不等的灰色或灰绿色结节所构成,切面呈干酪样或灰浆状性质,常有洋葱样的同心环。结节被坚韧的包囊围绕。受害的肺小叶呈肥肉般变硬,中心有绿色干酪性软化灶。干酪性病灶和由钙盐沉积而成灰浆性的病灶,还见于肝、脾、肾、乳房和睾丸。皮下或静脉实验感染绵羊,可引起急性败血症,羊很快死亡。消化道感染仅引起局灶性病变。

(三)骆驼假结核棒状杆菌病(骆驼脓肿病)

脓肿可见于体内外任何部位,内脏器官中以肺最多见,其次为肝、肾、淋巴结。脓肿切开后,流出乳白色或灰白色黏稠的脓汁,如牙膏样或干酪样,无臭味。初期结节周围有明显的充血带,后期结节有厚的包囊形成。脓肿如见于体表,待化脓后,脓疮破裂、脓汁流出,不进行治疗也可自愈。体内脓肿不易觉察,常于死后剖检时发现,以肺最为多见,其次为肝、肾、淋巴结等。

(四)肾棒状杆菌病

剖检病牛肾肿大,严重可达正常的2倍,有灰黄色的小化脓灶和坏死灶,呈斑点状。肾被膜粘连,不易剥脱。肾盂显著扩张,见有大量脓汁和组织碎片。膀胱黏膜水肿和出血,膀胱内见有脓块和结石,尿液浑浊、恶臭,有时混有红细胞、纤维素凝块和脱落的坏死上皮。输尿管扩张、积尿,管壁水肿肥厚,管腔内蓄脓或有坏死组织。

组织学检查,见膀胱和输尿管黏膜糜烂、溃疡,有淋巴细胞、中性粒细胞浸润。肾脏呈慢性间质性肾炎变化。有时中性粒细胞浸润波及肾间质周围,形成小脓肿。

四、临床学

(一)临床表现

1. 人棒状杆菌病

1) 白喉　是一种急性呼吸道传染病,患者咽喉部出现灰白色的假膜。白喉棒状杆菌俗称白喉杆菌,是白喉的病原菌,该菌能产生外毒素,进入血液可引起强烈的全身中毒症状。潜伏期 1～7 d,多为 2～4 d。依照病变部位可分为咽白喉、喉白喉、鼻白喉和其他部位的白喉。

(1)咽白喉:最为常见,约占患者总数的 80%,表现为咽痛,扁桃体红肿,有灰白色假膜,颌下或颈淋巴结肿痛,发热,乏力,全身不适,多并发心肌炎及末梢神经麻痹。咽白喉可分为以下类型。

普通型:起病较缓。有咽部疼痛或不适感,咽中度红肿,扁桃体上有片状假膜,呈灰色,周缘充血,假膜不易剥脱,用力擦去周围有渗血。常有颌下淋巴结肿大、压痛。全身症状有轻度发热、乏力、食欲减退。婴幼儿表现为不活泼、哭闹和流涎。

轻型:咽部轻痛及红肿。假膜局限于扁桃体,其一侧或两侧有点状或小片状假膜。全身症状有低热、乏力。

重型:普通型未及时治疗,假膜迅速扩大,由扁桃体扩展至悬雍垂、软腭、咽后壁、鼻咽部和喉部。假膜厚,边界清楚,呈灰黄色或黑色,周围黏膜红肿明显。扁桃体明显肿大。颈淋巴结肿大、压痛,周围组织可有水肿。全身症状严重,有中度热或高热,头痛、神倦、面色苍白、高度乏力、四肢较凉,常有呕吐、呼吸急促、咳声较频、声音轻度嘶哑等。常并发可出现肺炎、心肌炎等合并症和周围神经麻痹。

极重型:发病急,进展快,局部损害广泛,咽部满布白膜,并侵害组织引起坏死,多因出血而呈黑色。扁桃体和咽部高度肿胀,阻塞咽门,影响呼吸,或因有坏死形成溃疡,有腐臭气息。颈淋巴结肿大,软组织水肿明显。全身中毒症状极重,有高热、面色苍白、呼吸困难、脉细速、血压下降、皮肤黏膜出血。可出现心脏扩大、心音低钝、心律失常、脉搏急速而弱、血压下降等,预后不良。

(2)喉白喉:发病率约占 20%,喉部有假膜、水肿及痉挛,引起呼吸道梗阻症状。

(3)鼻白喉:见于婴幼儿,多与咽、喉白喉同时发生,单纯性鼻白喉很少见,主要表现为鼻塞、流黏稠的浆液性鼻涕,鼻孔周围皮肤发红、糜烂、结痂且经久不愈,鼻中隔前部有假膜、张口呼吸等。继发性鼻白喉除上述表现外,中毒症状较重。

(4)其他部位白喉:皮肤白喉见于热带地区,表现为经久不愈的慢性溃疡,表面覆有灰色膜状渗出物,病灶多在四肢,无中毒症状。其他如眼结膜、耳、口腔前部、女性外阴部、新生儿脐带、食管和胃等,也可发生白喉,但极少见。

2) 假结核棒状杆菌感染　人感染假结核棒状杆菌后,可发生化脓性淋巴管炎,表现为淋巴管肿胀、疼痛、化脓等症状。有的患者表现为疲劳、肌肉疼痛、肺肿大、肝区敏感、局部淋巴结炎。

3) 溃疡棒状杆菌感染　人感染溃疡棒状杆菌后,可发生咽炎和扁桃体炎,表现咽喉肿痛、发热等症状,严重病例可伴发心肌炎、面部麻痹。

4)其他棒状杆菌感染　人体常见的有溃疡棒状杆菌(*C. ulcerans*),可从类似白喉的溃疡性咽喉病灶中分离出;阴道棒状杆菌(*C. vaginale*)可引起非特异性阴道炎或尿道炎;假白喉棒状杆菌(*C. pseudodiphtheriticum*)常存在于正常人鼻咽腔、咽喉部;结膜干燥棒状杆菌(*C. xerosis*)常寄居于眼结膜,引起结膜炎;溶脲棒状杆菌(*C. urelyticum*)引起泌尿道感染,能产生大量尿素酶使尿液变碱导致结石形成,是泌尿系统感染的重要病原菌之一,短小棒状杆菌(*C. pavum*)具有佐剂作用,可作为免疫增强剂。

2.动物棒状杆菌病

1)马假结核棒状杆菌病　马假结核棒状杆菌病,又称"马溃疡性淋巴管炎(ulcerative lymphangitis)",是一种慢性传染病。假结核棒状杆菌通过皮肤创伤感染后,首先在后肢系部及附近皮肤发炎,不久在球关节周围发生棕黑色的小结节,有痛感,破溃后形成圆形或不规则的溃疡,边缘不整,似虫食状,溃疡面呈灰白色或灰黄色,分泌物呈奶油状,以后变为稀薄的脓性物,有时混有少量血液。治愈后,又可在附近或其他部位发生新的结节、脓肿和溃疡。病程可延至数月。有时病灶转移到肾和肺等器官,形成化脓灶,使病情恶化,甚至引起死亡。

2)羊假结核棒状杆菌病　羊假结核棒状杆菌病,又称"羊干酪性淋巴结炎(caseous lymphadenitis)",在世界上许多养羊的地区存在。根据病变发生部位可分为体表型、内脏型和混合型。

3)骆驼假结核棒状杆菌病　骆驼假结核棒状杆菌病又称骆驼脓肿病(camel pyosis)。本病一般呈慢性经过,病程长短不一,多为1～2个月或更长。病驼精神、食欲无明显变化,体温正常或稍高,皮肤有痒感,毛粗乱而无光泽,双峰下垂,倦怠消瘦。经10多天或月余,体表出现豌豆大小的硬质结节,逐渐增至拳头大或更大,多发生于蹄、腿、肩、股等部位的浅层或深层肌肉,继而形成脓肿;脓肿破溃后,流出白色黏稠的牙膏状脓汁,无臭味。脓汁排净后形成肉芽组织,结痂愈合。危重病驼,精神高度沉郁,反刍食欲废绝,流涎、流泪,有的病驼从口腔喷出白色泡沫或流黑色液体,最后衰竭死亡;有的病驼体表无脓肿,但逐日消瘦,后期卧地死亡,剖检见肺、肝等内脏有大量脓灶。

4)肾棒状杆菌病　本病是肾棒状杆菌、多毛棒状杆菌和膀胱炎棒状杆菌所致,以肾实质、肾盂、输尿管和膀胱的炎症为主要特征。本病主要发生于母牛,公牛很少见,可能因病牛的尿通过尾巴摆打污染健牛尿道和生殖道口而引起感染,主要症状为发热、食欲减退、尿频、尿浑浊带血、排尿困难,以至引起尿毒症症状。尿蛋白、血红蛋白检查阳性。尿沉渣涂片,吉姆萨染色镜检,见有上皮细胞、红细胞、白细胞和多形性杆菌。若不及时治疗,病牛逐渐消瘦,有的衰竭死亡。肾棒状杆菌对马、猪、绵羊、山羊和犬也有一定致病性,但报道很少。

5)其他动物棒状杆菌病　猴和牛溃疡棒状杆菌感染可致乳房炎;绵羊患病表现为精神沉郁、离群呆立、食欲减退、体温升高、排尿困难,尿少、尿频,尿浑浊带血色,呈橘黄色,且带有小血块、黏液,恶臭等。病程2～5 d不等。

(二)临床诊断

1.人白喉　结合发病季节、白喉接触史、未接种白喉类毒素、百日咳疫苗和破伤风类毒素混合制剂(简称白百破三联疫苗)等流行病学资料,并有明显的临床症状,咽部出现白膜,不易拭去,强行擦去则局部出血,可作出临床诊断。本病易与结核病、放线菌病混淆,应注意鉴别。结核病病灶可发现抗酸结核杆菌。放线菌病的脓汁里含有硫磺样颗粒(菌芝),将其压片镜检,细菌呈菊花状,菌丝末端膨大,向周围呈放射状排列。

鉴别诊断:

1)急性扁桃体炎 本病较白喉起病急,体温高,咽痛剧烈,红肿显著,扁桃体上的点状或片状黄白色渗出物松散易剥去且不易出血。

2)鹅口疮 多见于消化与营养不良体质虚弱的婴幼儿,多不发热,膜洁白似豆腐渣,且多在口腔前部涂片可检见念珠菌。

3)传染性单核细胞增多症 咽部也可有白膜,但症状多轻,且血常规可发现异常淋巴细胞增高(10%～30%或绝对值在$1×10^9$个/L以上),血清嗜异性凝集试验阳性。

4)其他 咽白喉应同腺病毒、柯萨奇病毒等引起的咽炎相鉴别,喉白喉应同急性喉炎、喉头水肿、气管异物相鉴别,鼻白喉应同慢性鼻炎、鼻内异物相鉴别。

2.动物棒状杆菌病

1)羊假结核棒状杆菌病(羊干酪性淋巴结炎) 一般依据症状和细菌学检查确诊。在临床诊断时,应与皮肤鼻疽及流行性淋巴管炎相鉴别。皮肤鼻疽菌常发生于后肢及体侧壁等处的皮肤及淋巴管。受害淋巴管呈串珠状或索状肿大,皮肤脓肿破溃后,呈喷火口状溃疡。脓汁涂片染色镜检,可见着色不均的革兰氏阴性的鼻疽杆菌。病畜鼻疽素点眼阳性。流行性淋巴管炎可发生于体表的任何部位,受害淋巴管呈串珠状或索状肿大,溃疡面呈蘑菇状,高于皮肤表面,脓汁压片镜检,可见到西瓜子状的囊球菌。

2)马假结核棒状杆菌病(马溃疡性淋巴管炎) 主要依据临床表现和检验结果诊断,包括白细胞总数和中性粒细胞数显著增多及细菌学检查阳性。从患处取分泌物作涂片及培养,如症状典型,涂片检查阳性,可初步诊断。若培养找到假结核棒状杆菌,一般即可确诊。也可用亚碲酸钾快速诊断法:用2%亚碲酸钾溶液涂抹于病马的假膜上,20 min后看结果。假膜变为黑色或深灰色为阳性,不变色为阴性。由于棒状杆菌都有此反应,故此试验阳性时,尚须与其他资料综合考虑。

3)骆驼假结核棒状杆菌病(骆驼脓肿病) 尿液浑浊、恶臭,有时混有红细胞、纤维素凝块和脱落的坏死上皮。输尿管扩张、积尿,管壁水肿肥厚,管腔内蓄脓或有坏死组织。组织学检查见膀胱和输尿管黏膜糜烂、溃疡,有淋巴细胞、中性粒细胞浸润;肾脏呈慢性间质性肾炎变化,有时中性粒细胞浸润波及肾间质周围,形成小脓肿。

4)肾棒状杆菌病 根据病牛的症状、牛群的发病情况、尿液的性状检查结果诊断本病,确诊须应用微生物学方法。以无菌操作采尿,离心,取沉渣检查;从病灶采样作涂片,革兰氏染色,同时将病料划线于血琼脂平板,培养24～36 h后挑取疑似菌落作纯培养,进行鉴定。自然发病牛中,肾棒状杆菌和膀胱炎棒状杆菌的致病频率显著高于多毛棒状杆菌,且症状较重,可长期排菌和尿血。

(三)临床治疗

1.人白喉

1)一般护理 严格隔离,不少于7 d,卧床休息2～4周,有心肌损害时应延长至6周甚至更长。烦躁不安者,可给镇静剂。给予易消化、刺激性小的饮食与B族维生素、维生素C,保持口腔清洁,防止继发感染。

2)药物治疗 白喉抗毒素宜早期、足量使用。依据病情轻、中、重不同,分别使用不同的剂量,肌内注射。

2.动物棒状杆菌病

1)马假结核棒状杆菌病（马溃疡性淋巴管炎）　手术疗法常可收到良好的疗效。结节和溃疡在清洗消毒后涂搽碘酊,配合应用青霉素等全身疗法,可提高疗效。

2)羊假结核棒状杆菌病（羊干酪性淋巴结炎）　早期用青霉素和黄色素治疗有较好疗效。0.5%黄色素静脉滴注,成羊 10 mL,羔羊 4 mL,同时肌内注射青霉素,但后期脓肿具有坚韧的包囊,抗菌药物难于进入局部,应手术治疗与抗菌药物治疗相结合。

3)骆驼假结核棒状杆菌病（骆驼脓肿病）　药敏试验表明,假结核棒状杆菌对青霉素、庆大霉素、卡那霉素、氯霉素等高度敏感,但新砷凡钠明和青霉素、链霉素治疗效果最佳。早期使用上述抗生素,疗效良好。当脓肿成熟时,应施行外科疗法。对反复发生脓肿的病例,应交替使用抗生素,并配合清创和大量输液。平时应加强骆驼的体表卫生,防止发生外伤。

4)肾棒状杆菌病　用青霉素、链霉素、氯霉素、四环素等单用或联用均有一定疗效。

五、实验室诊断

（一）检查材料

检查白喉,用无菌棉拭子采集假膜和组织交界处的分泌物。检查假结核棒状杆菌病,采集患病动物生前或死后的脓肿内容物。检查肾棒状杆菌病,采集未经抗菌药物治疗的病牛尿液。

（二）微生物学检查法

用无菌棉拭子从患者病变部位假膜及其边缘取材作为标本进行检查。

1. 直接涂片镜检　将棉拭子标本直接涂片,每份待检材料至少涂片 3 张,分别做亚甲蓝染色、革兰氏染色、异染颗粒染色和抗酸染色。镜检若找到有革兰氏阳性白喉棒状杆菌典型形态、排列,并有异染颗粒（有些棒状杆菌无异染颗粒）者,抗酸染色阴性,结合临床即可作初步诊断。

白喉的治疗是否及时与死亡率密切相关,故早期快速诊断至关重要。直接涂片镜检有利于及时治疗,但从标本中直接检查出棒状杆菌的机会较少,且易与非致病性棒状杆菌相混淆,需进一步做培养、生化反应及毒力试验,才能作出确切诊断。

2. 分离培养　用棉拭子取材接种于血清斜面或鸡蛋斜面,37 ℃培养 6 ~ 12 h,可长出灰白色小菌落,增菌后取材做涂片镜检,可找到典型棒状杆菌。可延长培养至 18 h,分离培养检出率要比直接涂片高,有助于快速诊断。

检查假结核棒状杆菌和肾棒状杆菌,可用血清琼脂平板和血液琼脂平板进行分离培养。

3. 生化试验　为了区分不同的棒状杆菌,分离到的细菌应进行生化试验予以鉴定。

4. 动物试验　毒力鉴定是鉴别白喉棒状杆菌与其他棒状杆菌的重要试验。检测方法分体外与体内两类,体外法可用 SPA 协同凝集试验;体内法可用豚鼠或家兔做体内中和试验,这是检测棒状杆菌致病性和毒力的重要方法。常用豚鼠或家兔做皮内试验,用一只动物可以同时进行试验与对照。选体重 250 g 的豚鼠 2 只,其中 1 只于试验前 12 h 从腹腔注射白喉抗毒素 250 ~ 500 U 作为对照。然后 2 只豚鼠均于皮下注射待检菌的 48 h 培养液 0.2 mL,注射于动物去毛的一侧体壁皮内。若 2 ~ 4 d 试验动物死亡,而对照动物活存,表明待检菌能产生白喉毒素。

假结核棒状杆菌菌液或其脓汁（1∶10 悬液）给豚鼠腹腔注射或皮下注射 1 mL,经 2 ~ 4 d 死亡,各实质脏器产生干酪性坏死结节,从病变部涂片和分离培养,纯化棒状杆菌,而后进行生化试验予以鉴定。

溃疡棒状杆菌给豚鼠皮内注射可引起坏死性溃疡。

（三）血清学检查

1. 抗原检查

1）琼脂平板毒力试验　又称"Elek"平板毒力试验。此法是在含马血清、蛋白胨或猪胃消化液的平板上，将待检菌和阳性对照产毒菌平行划线接种在平板上。然后垂直铺一条浸有白喉抗毒素的滤纸片。孵育24～48 h，若待检菌产生白喉外毒素，则在纸条与菌苔交界处出现白色沉淀线。

此外，尚可用对流电泳法以抗毒素检测待检菌培养液中的毒素；或用SPA协同凝集法，将白喉抗毒素IgG吸附于SPA上，检测待检菌培养物上清液中的毒素。上两种方法简单快速，敏感性也较高。

2）琼脂扩散试验　利用琼脂扩散试验，以荧光标记白喉抗毒素，检查白喉患者局部病灶的毒素，可较快得出诊断结果。

2. 抗体检查

1）白喉抗体检测　可以用锡克试验、微量间接血凝试验和ELISA检测人群白喉毒素抗体水平。

2）假结核棒状杆菌病抗体检测　可以用直接微量凝集试验、ELISA对羊群抗体水平进行监测。

锡克试验除用于检查对白喉有无免疫力外，尚可用于检查白喉预防接种后机体是否产生免疫力。因观察时间长，现已很少采用。为了简便快速，有人采用白喉毒素致敏的红细胞做凝集试验来测定血清中的抗毒素水平。

随着分子生物学技术的发展，除了传统的细菌学检测方法外，PCR、RT-PCR等快速检测病原及其毒素的分子生物学方法。此外，还可采用商业鉴定试剂盒和鉴定系统，如BioMerieux公司的API CORYNE棒状杆菌鉴定系统以及BD公司的PHOENIX 100全自动微生物分析仪进行鉴定。

六、防控措施

发现白喉患者，应及早隔离治疗。患者接触过的物品，包括分泌物、用具、衣服、病室等，均须严格消毒。对患者用过的器皿煮沸15 min消毒，或用2%甲酚皂浸泡。

白喉的特异性预防有人工主动免疫和人工被动免疫两种。注射白喉类毒素是预防白喉的主要措施。国内外均应用白百破三联疫苗。国外报道有效率达97%，但大量成人血清抗体低于保护水平。因此，应在出生后3个月初次接种，3～4岁和6岁各加强1次。以后每10年应重复免疫1次。对密切接触过白喉患者的易感儿童，应肌内注射白喉抗毒素作紧急预防。为避免用马血清制备的白喉抗毒素引起速发型超敏反应，一般主张立即给密切接触且鼻咽部培养阳性者进行药物预防，如注射青霉素或口服红霉素，而不轻易使用抗毒素。

人工主动免疫：注射白喉类毒素能显著地降低白喉的发病率和死亡率。我国应用白百破三联疫苗进行人工自动免疫，效果良好。

人工被动免疫：白喉患者及与白喉患者密切接触的易感儿童，除了使用抗生素外，应尽早注射足量白喉抗毒素进行紧急预防。注射前做皮肤试验，阳性者应采取脱敏注射。根据病情通常用肌内或静脉注射。抗毒素的治疗应当尽早，毒素一旦与宿主易感细胞结合则不能被抗毒素中和。延迟使用抗毒素则心肌炎等并发症与死亡率将增加。

动物假结核棒状杆菌病的免疫预防方面,接种商品化的疫苗能有效防止动物假结核棒状杆菌病的流行,这些疫苗主要是灭活假结核棒状杆菌磷脂酶 D 制成的类毒素疫苗。

改善饲养管理和环境卫生,加强医疗器械畜牧生产用具等的消毒,防止皮肤发生外伤可显著减少棒状杆菌病的发生,接触患者、病畜的工作人员,需注意个人防护,同时做好食品卫生工作。

第十七章 假结核病

假结核病（Pseudotuberculosis）是由假结核耶尔森菌（*Yersinia pseudotuberculosis*）引起的一种人兽共患传染病，以在易感动物内脏发生灰白色干酪样结节为特征，故称为假结核病。

本病的病原菌为假结核耶尔森菌，此菌首次是从一只接种了一儿童前臂皮下结核结节病变材料的豚鼠中分离获得的，从那以后该菌已从许多种类的哺乳动物和禽类中分离到。

一、病原学

（一）分类

耶尔森菌属（*Yersinia*）为肠杆菌科（Enterobacteriaceae）成员，与埃希菌属、沙门菌属、志贺菌属、克雷伯菌属、沙雷菌属、变形杆菌属等共同组成了该科。耶尔森菌属成员为一组革兰氏阴性、卵圆形、短小的杆菌。菌体大小（0.5～1.0）μm×（1.0～2.0）μm，无芽孢，无荚膜，兼性厌氧，营养要求一般，生化反应能力较弱。DNA 中的 G+C 含量为 45.8%～46.8%。

1894 年，瑞士细菌学家耶尔森（Yersin，Alexandre Emile John）（1863—1943）发现本属菌中成员的鼠疫杆菌，后以其姓作为属名。本属菌 1974 年前曾归入巴斯德菌属，曾被称作假结核巴斯德菌（*Pasteurella pseudotuberculosis*）。本属中和人与动物疾病密切相关的主要有 3 个种，分别为鼠疫耶尔森菌（*Yersinia pestis*）、假结核耶尔森菌（*Yersinia pseudotuberculosis*）和小肠结肠炎耶尔森菌（*Yersinia enterocolitica*），其主要生物学特性区别见表 4-17-1。

表 4-17-1　耶尔森菌属成员的生物学特性

项目	鼠疫耶尔森菌	假结核耶尔森菌	小肠结肠炎耶尔森菌
动力（22 ℃）	−	+	+
动力（37 ℃）	−	−	−
尿素水解	−*	+	+
七叶苷发酵	+	+	—

续表

项目	鼠疫耶尔森菌	假结核耶尔森菌	小肠结肠炎耶尔森菌
鼠李糖发酵	+（迟缓）	+	−
水杨苷发酵	+ / −	+	−
蔗糖发酵	−	−	+
鸟氨酸脱羧酶活性	−	−	+
产生吲哚	−	−	+ /−

注："−*"表示新分离株有时为阳性；"+ /−"表示不定。

1. 鼠疫耶尔森菌 纯培养中大多数分散存在，在宿主体液中可成双排列。在新分离菌株及动物体液中呈两极浓染。在慢性病灶、陈旧培养物3%～4%食盐琼脂培养基中呈明显多形态。鼠疫在人群流行之前，常在鼠类中先流行，鼠蚤失去宿主后就叮咬人群。人类鼠疫有腺型、败血型和肺型等，人患鼠疫后，可通过人蚤或呼吸道（肺型）引起人间传播。

2. 假结核耶尔森菌 生物学性状与鼠疫耶尔森菌相似，不同点是本菌在18～22 ℃时有动力，4 ℃时仍能生长。能分解尿素，发酵鼠李糖，在脱氧胆酸盐 – 枸缘酸盐琼脂培养基上长成大而不透明的菌落。按O抗原和H抗原不同，至少可分成6个血清型。主要引起啮齿类动物疾病，人类大多表现为肠道感染症状，伴有肠系膜淋巴结炎，似急性阑尾炎。此外还有败血症和肝病等，并容易出现感染后并发症，如结节性红斑、关节炎、虹膜炎和肾炎等。

3. 小肠结肠炎耶尔森菌 与假结核耶尔森菌类似，不同的是不发酵七叶苷、鼠李糖或水杨苷，但能发酵蔗糖。本菌对猪、牛等动物有高度致病力，人类也有散发感染，主要引起急性胃肠炎，传染源是病畜，可能还有被污染的水源。

（二）形态

假结核耶尔森菌是一种革兰氏阴性、卵圆形、短小的杆菌，菌体大小为（0.5～1.0）μm ×（1.0～2.0）μm。菌体也可呈球形和长丝状，有时呈多形性。菌体染色时球形菌常略微呈现两极染色。本菌具微抗酸性，可用改良尼氏染色法染色压片来显示这种特性。本菌不形成芽孢，也不形成可见的荚膜，但在22 ℃下用印度墨汁染色的涂片中可见到一种外膜。单个杆菌偶尔可见周身鞭毛，这种鞭毛在20～30 ℃条件下形成。

（三）生物学特性

假结核耶尔森菌与鼠疫耶尔森菌非常近缘，然而，假结核杆菌仅引起肠道疾病，而鼠疫杆菌却引起令人恐怖的鼠疫，并且二者的传播方式明显不同。

相关研究表明，假结核耶尔森菌免疫血清对鼠疫耶尔森菌、小肠结肠炎耶尔森菌有交叉杀菌作用。某些地区某种致病性耶尔森菌在动物中分布广泛，感染耶尔森菌的动物产生抗体后可以不同程度地抵抗另一种耶尔森菌的侵袭。

Taylor 等发现，假结核耶尔森菌 DNA 腺嘌呤甲基化酶（Dam 酶）缺失以后，细菌的毒力降低，但免疫原性不变，可以使小鼠抵抗野毒株皮下或静脉途径的攻击。Balada 等发现，小鼠口服假结核耶尔森菌Ⅲ型分泌系统突变株后，可以抵抗假结核耶尔森菌强毒株通过口腔、腹腔、鼻腔等途径的病毒感染。

Marceau 等发现，假结核耶尔森菌 PhoP 突变株具有抗炎症作用，可以使小鼠机体抵抗由三硝基苯磺酸导致的肠炎，同时肠道的病变和机体肿瘤坏死因子的表达水平降低。

假结核耶尔森菌很易被阳光、干燥、加热，或普通消毒药所破坏。密封于琼脂斜面或冻干保存的细菌，可保持活力数年。

（四）血清型

假结核耶尔森菌血清学分型的经典方法是抗原–抗体玻片凝集法，基于 O 抗原和抗体凝集法，可将假结核耶尔森菌分为不同的血清型。然而这种方法不但需要制备特异的抗血清，而且不适合不能表达 O 抗原的粗糙型假结核耶尔森菌株。

假结核耶尔森菌中负责 O 抗原生物合成的基因簇包括 17 个基因，通过对已知血清型假结核耶尔森菌标准参考株 O 抗原基因簇的遗传分析，发现不同血清型假结核耶尔森菌 O 抗原基因簇的化学组成明显不同，这种 O 抗原基因簇的多态性，为通过 PCR 基因分型方法，简单、快速地对假结核耶尔森菌进行血清分型奠定了基础，避免了制备特异抗血清的麻烦，因此是一种理想的血清分型的替代方法。

（五）培养特性

此菌在普通营养平板上可以生长，在 MAC 和 SS 培养基上可形成无色透明小菌落。假结核耶尔森菌在 22～29 ℃培养有运动力，但 37 ℃下无运动力，半固体培养基中最易显示运动力。本菌兼性厌氧，最适生长温度为 30 ℃。在蛋白胨肉汤中生长良好，22 ℃以下扩散生长，并形成一些凝聚块，有时也可形成菌环和菌膜。在蛋白胨肉汤或肉浸琼脂培养基上，形成光滑到黏性、颗粒状、透明、灰黄色的奶油状菌落，直径为 0.5～1.0 mm。在含有血清的琼脂培养基上，第二天菌落即可长到 2～3 mm。22 ℃培养的琼脂表面菌落为 S 型，表面光滑、湿润。在 37 ℃中的菌落为 R 型，表面干燥、粗糙，边缘不整。

因本菌能够在低温下生长，甚至 0～4 ℃时也能够繁殖，故而在分离时可以采用在 4 ℃增菌培养，然后在麦康凯琼脂上分离培养的方法。食品冷藏过程中，其他肠道菌被抑制，而本菌仍能够繁殖，所以应该注意本病原的防控。

（六）致病性

假结肠耶尔森菌广泛分布于自然界，存在于多种动物，特别是啮齿动物和鸟类，以及土壤和人体。人接触或食用患病动物粪便污染的食物而感染。病原菌进入人体后，首先侵害消化道，并经淋巴管抵达肠系膜淋巴结，随后发生菌血症，病原菌随血液进入各器官，肝、脾是最常见的受害部位。假结肠耶尔森菌可引起腹泻、肠系膜淋巴结肉芽肿、回肠末端炎、败血症等；特别是儿童，为主要的易感者，以腹泻腹痛和发热为主要症状。

（七）噬菌体

假结核耶尔森菌和鼠疫耶尔森菌在分类上比较接近，它们的噬菌体也很相似，在一定条件下可以相互裂解。假结核耶尔森菌噬菌体在鼠疫耶尔森菌内经过 40 多次传代后裂解效价仍然能够保持原有效价和特征，仅在个别性状上发生变异。但中和试验证明，这两种噬菌体完全不同，两种噬菌体均只为本菌噬菌体抗血清所中和，而不受异种免疫血清的作用，利用中和试验可以把这两种噬菌体区别开来。

二、流行病学

（一）发生与分布

假结核耶尔森菌在自然情况下广泛分布于鸟类、哺乳动物特别是啮齿目和兔形目动物，可从马、牛、羊、猪、猴、狐、貂、鸡、鸽、野鼠、栗鼠及猫中分离得本菌。由于病原在自然界广泛存在，加之有些养兔场（户）卫生条件差，管理混乱，极易引起本病在兔群中的流行。

该病及其病原分离在我国不同的地区先后有见报道，并从人、猪及鼠类检出抗体，涉及的动物有昆虫（蜱、螨）、鼠类、家兔、家禽（含水禽）以及其他家畜。有资料介绍，国际上对假结核耶尔森菌的研究一直在增加，而且，从患者分离到该菌的报道越来越多，该人兽共患疫病正在日益引起人们的重视。

证据表明，假结核耶尔森菌有可能通过未处理的饮用水传染给人，其最可能来源是人或动物的排泄物。由于耶尔森菌属的一些菌株可在水中长期存活和（或）生长，所以大肠埃希菌（或耐热肠杆菌）不是指示饮用水中该菌是否存在的可靠指标。

（二）传染源

患病和带菌动物是传染源，病原菌随粪尿排出体外，污染饲料、饮水和周围环境。主要的传播途径是消化道，直接接触也有可能，在自然界，鼠类是本病病原菌的自然储存宿主。

（三）传播媒介

人在与患病动物接触过程中可经口感染，或吃进被患病动物粪便污染的食物而感染。禽假结核耶尔森菌病散播的重要因素是被病禽或患病哺乳动物的排泄物污染的土壤、饲料或饮用水。

（四）易感对象

禽假结核耶尔森菌病发生于火鸡、鸭、鹅、鸡、珍珠鸡、鸽、伴侣鸟和野生鸟类，许多种类的哺乳动物均可感染发病。实验动物中，豚鼠、家兔、小鼠、猴和狒狒易感，大鼠和地鼠有抵抗力。

（五）流行特点

人工感染病例的潜伏期取决于细菌毒力、接种量、接种途径和宿主的种类。

在易感家禽中，细菌通过皮肤伤口或黏膜进入血液，最大可能是通过消化道黏膜进入血液，继而出现菌血症，细菌随血流到达一个或多个器官，如肝、脾、肺或肠系膜等，引起局灶性感染，以致出现结核结节样病变。

三、病理学

（一）人

人类感染假结核耶尔森菌引起肠道感染、胃肠炎、小肠溃疡、腹膜炎，一些儿童感染后可以引起间质性肾炎，进而导致急性肾衰竭。肠系膜淋巴结炎最常见，急性发作时可出现右下腹痛、发热、右下腹压痛和右下腹包块，症状类似急性阑尾炎。内脏器官，特别是肠系膜淋巴结肿大，并有干酪样坏死病灶。假结核耶尔森菌可侵入回盲部形成肉芽肿性病变或化脓性淋巴结炎。

（二）动物

豚鼠感染假结核耶尔森菌的病变是在多脏器出现类似结核病的干酪样肿胀和结节。

家兔脾脏肿大数倍,呈紫黑色,全脾布满粟粒大到绿豆大的灰白色结节,肝、肾、肺、心脏也有类似病变。回盲部圆小囊肿大变硬,盲肠蚓突部肥厚肿胀、变硬肿大如小香肠,浆膜下有无数灰白色乳脂样或灰白色干酪样、粟粒大或芝麻大的结节。

禽类在败血症阶段死亡的病死禽呈最急性病变,剖检可见肠炎和肝、脾肿大变化。死亡稍后者,在内脏器官(尤其是肝和脾脏)及肌肉处明显可见粟粒大小的坏死灶,并常见卡他性至出血性等渗出性肠炎的变化。有时可见腹水。在火鸡还见到骨髓炎,在长骨的生长板附近出现干酪样坏死灶,并可出现进行性肌病。

鸡感染假结核耶尔森菌多呈急性经过,死后剖检,发现脾、肝、肺及胸肌有粟粒大黄白色病灶。

鹦鹉病死后剖检可见尸体极度消瘦,肌肉萎缩,龙骨突出如刀样。肝严重淤血、坏死,脾肿大。肌胃角质膜不易剥离,腹膜、肠系膜、肝脾表面及盲肠浆膜下均有大量粟粒状、黄白色干酪样结节,结节有的独立,有的由小结节融合而成为片状。

猪病死后剖检见肉尸消瘦,盲肠蚓突肥厚、肿大变硬,浆膜下有弥漫性灰白色脂状或干酪样粟粒大的结节,结节有的独立,有的由小结节合并而成为片状。脾脏发生严重的充血、出血现象。此外,部分患猪肝脏可见病变结节。淋巴窦内有出血,淋巴结生发中心扩大。

四、临床学

(一)临床表现

1. 人　假结核耶尔森菌可引起人类肠系膜淋巴结炎及严重的败血症。本病常呈慢性经过,其临诊表现多样,假结核耶尔森菌可黏附于小肠,并产生肠毒素,促使水和电解质分泌,引起水样便,所以腹泻是常见的症状;伴有肠系膜淋巴结炎,似急性阑尾炎;此外还有败血症和肝病等,并容易出现感染后并发症,如结节性红斑、关节炎、虹膜炎和肾炎等。

2. 动物　兔和豚鼠常发生本病,患病动物腹泻,迅速消瘦。家兔最初症状不明显,随着病程增进,病兔通常表现为下痢、食欲减退以至拒食、行动迟钝、衰弱、肠系膜淋巴结肿大、进行性消瘦等病症,精神萎靡,被毛粗乱失去光泽,后期极度消瘦、衰弱,可在腹部触诊到圆小囊和蚓突。

禽类的发病据病程可分为最急性型、急性型及慢性型三种。最急性型病禽可能没有任何表现而突然倒毙而死,或在发生突发性腹泻和急性败血性变化后几个小时或几天即死。急性型较为常见,病禽表现为虚弱、羽毛暗淡而蓬乱、呼吸困难及腹泻,症状出现之后2～4 d病禽死亡。慢性型病程较急性型更长,病禽出现消耗、极度虚弱或麻痹现象,也常见强直、行走困难、打蔫、嗜睡、便秘及皮肤褪色等表现,早期采食可能无异常,通常于死前1～2 d食欲完全废绝。

鸡感染假结核耶尔森菌多呈急性经过,最急性可突然死亡,一般表现为精神沉郁,羽毛蓬松、干枯、无光泽,食欲减少或停止,缩颈低头,两翅下垂,呈嗜眠状,消瘦衰弱,呼吸困难,常伴有腹泻和两腿发抖。

鹦鹉假结核耶尔森菌病表现为初期少数病鹦鹉突然死亡而没有症状,病程稍长者表现为腹泻,精神沉郁,缩颈闭目,独居一隅,羽毛蓬乱、干燥、无光泽,呼吸困难;后期可见脚趾僵硬、行走困难、跛行、产蛋率下降。病鹦鹉通常食欲减退至拒食,呈渐进性消瘦,最后因衰竭而死亡。

(二)临床诊断

1. 初步诊断　根据流行病学特征、临床症状和病理变化可作出初步诊断。

2. 鉴别诊断

（1）人假结核耶尔森菌典型临床表现为腹痛、腹泻、发热。因腹痛多位于右下腹，易与急性阑尾炎混淆。人患该病还应同肠结核、克罗恩病和原发性肠系膜肿瘤、急性阑尾炎等相鉴别。

（2）兔耶尔森菌病常与兔结核病、球虫病相混淆，须加以区别。兔结核病虽在内脏也见有灰白色结节，但盲肠蚓突和圆小囊病变少见。取病料涂片染色，结核杆菌革兰氏染色阳性，具有抗酸性染色特性。慢性球虫病在肠黏膜和肝脏表面，切面有数量不等圆形、粟粒大小的黄白色结节，但蚓突和圆小囊不肿大，淋巴结亦无病变。病料涂片镜检常可见大量球虫卵囊。

（3）与假结核棒状杆菌（*Corynebacterium pseudotuberculosis*）病的鉴别诊断：假结核棒状杆菌分类上属棒状杆菌属，为革兰氏阳性杆菌，具有多形性，呈球状、杆状，偶见丝状；在脓汁中多形性更明显，在新鲜脓汁中杆状占优势，而在陈旧脓汁中则以球状占优势。在培养物中则呈较一致的球杆状，排列多成丛状，无鞭毛、芽孢和荚膜，亚甲蓝染色着色不匀，非抗酸性。该菌对干燥有抵抗力，在自然环境中能存活很长时间，对热及多种消毒剂敏感。该菌在牛、羊等动物血液培养基上能够产生 β 溶血，马红球菌的协同溶血因子能够增强这种溶血作用。

（4）与非结核杆菌（*Nontuberculous mycobacteria*）病的鉴别诊断：非结核杆菌系指人型结核杆菌、牛型结核杆菌和麻风结核杆菌以外的抗酸性结核杆菌，该菌广泛存在于自然界，土壤和水中都能分离到该菌，可感染禽类、猪等动物，也感染人。

非结核杆菌感染类似结核，可侵犯全身脏器，引起肉芽肿和干酪样坏死，以肺受累最常见。临床表现发热、咳嗽、咯血、胸痛，一般较结核病轻；病理变化和 X 线诊断类似结核，结核杆菌素试验也可出现阳性，尤其猪对禽型结核杆菌素试验多呈阳性反应。从患者痰可分离到非结核杆菌，该菌在染色上与结核杆菌很难区别，有赖培养后做生化反应来鉴定。非结核分枝杆菌的传播给诊治带来麻烦，非结核杆菌毒力较弱，所致的病变较轻，但对抗结核药有天然抗药性，治疗效果差，只用 2 种抗结核药一般无效，用 4 种以上抗结核药成功率也只有 50%，还可能复发。

鸟-胞内分枝杆菌是近似人型结核杆菌的一种抗酸性菌，可引起多种动物和人感染。猪结核杆菌素试验阳性率在不断上升，其中 80%～90% 是鸟-胞内分枝杆菌所致。由鸟-胞内分枝杆菌所引起的禽、猪非结核杆菌病有增多趋势。

（5）与结核杆菌病（*Mycobacterium tuberculosis*）的鉴别诊断：从肉眼上看，假结核耶尔森菌病的病变与结核病病变相似，但其病原不是抗酸性结核杆菌，而是非抗酸性假结核耶尔森菌。人患假结核耶尔森菌病，一般较结核病发展快，可致淋巴结炎、急性胃肠炎、脓肿和败血症等。

（三）临床治疗

患者如果发生慢性不全性肠梗阻，根据病变部位可行回盲部局部切除术。

此病治疗可根据细菌培养和药敏试验选择敏感的抗生素，治疗上应以抗生素治疗为主。喹诺酮类药物通常安全而有效。在治疗和预防方面可选择较常用的抗生素，包括硫酸链霉素、卡那霉素、羧苄西林、庆大霉素、头孢菌素等。

五、实验室诊断

根据临床症状可作出初步诊断，确诊需要借助实验室诊断技术。

人感染假结核耶尔森菌时，化验检查可见血白细胞升高，粪便培养可以发现假结核耶尔森菌生长。PCR、血清学检查，包括凝集试验和 ELISA 也是良好的辅助检查手段。B 超可发现右下腹低回声包块，

CT可发现回肠末段淋巴结肿大。查体也可以发现右下腹的包块。病原学、血清学可帮助进一步诊断。如果高度怀疑本病而又不能完全排除阑尾炎或回盲部的恶性肿瘤,可行腹腔镜探查术,发现典型的病理变化可以取淋巴结活检以及细菌培养明确诊断。

初次分离细菌可取感染组织样品在胰蛋白酶大豆肉汤中,37 ℃培养3～5 h后,再转接划线于琼脂表面上。

也可从粪便中分离培养假结核耶尔森菌。方法:先用磷酸盐缓冲液(pH值为7.6)制成10%的粪悬液,取悬液划线接种于琼脂表面,27 ℃培养24～48 h。然后根据该菌的生理特点进行鉴定。改良磷酸盐缓冲液低温增菌培养方法简便,可应用于假结核耶尔森菌的增菌培养。

兔肠系膜淋巴结的细菌分离率高于其他器官,从兔蚓突和圆小囊取材容易获得纯培养。发生败血症的病例可取血液,活体检查时还可取粪便分离培养。

分离菌的血清型,可用标准血清型进行鉴定。

六、防控措施

预防本病主要依靠良好的管理措施。有应用疫苗来预防猪假结核耶尔森菌病方面的报道,但由于我国幅员广大,再加上种猪不断流动,各地所流行的猪假结核耶尔森菌的抗原型可能有所不同。因此,必须应用不同抗原型的菌株制备多价苗进行预防,才能达到较为满意的结果。

本病在家兔病初症状不明显,难以发现,给诊断造成困难。因此,对本病应以预防为主,其措施中应注意灭鼠杀虫,以及避免饲料、水源及用具的污染。引进新兔要先隔离、检疫,发现可疑病兔要淘汰。加强饲养管理和卫生措施,污染的兔舍、兔笼和器具等应彻底消毒,同时,疫区平时要加强免疫,用假结核耶尔森菌多价灭活苗进行预防注射,可控制本病的发生。

第十八章 肉毒中毒

　　肉毒中毒（Botulism）是肉毒梭菌（*clostridium botulinum*）产生的神经毒素——肉毒毒素（botulinum toxin）引起的人或动物的一种神经麻痹性疾病，其特征为唇、舌、咽、喉等发生麻痹，临床表现复杂多样。本病有多种发病形式：有以食品为媒介的食物中毒型肉毒中毒，有通过创伤感染的创伤肉毒中毒，有肠道感染的婴儿肉毒中毒等。

　　肉毒中毒在我国曾被称为"腊肠中毒"，来自"Botulism"一词，起源于拉丁文"*Botulus*"。1949年以前，关于我国肉毒中毒仅有一份美国人在北京和山西对土壤污染情况进行调查的报告，两地土壤中都检测出了肉毒梭菌，主要是 B 型，也有 A 型。1949 年以后，新疆的医务人员首先注意到本地区可能有肉毒中毒发生，但未作定论。至 1958 年，吴朝仁及其同事调查新疆察布查尔锡伯自治县长期发生的一种俗称"察布查尔病"的疾患，通过历史病例资料分析、临床观察以及对可疑食品的初步检验，终于查明该病是因食用了含有肉毒毒素的"米松糊糊"（锡伯语，系制作面酱的中间发酵品）引起的食物中毒型肉毒中毒，据此发表了第一篇我国肉毒中毒的报道，为开始调查我国各地区肉毒中毒奠定了基础。之后，陆续有 19 个省（区）也相继发现了人的食物中毒型肉毒中毒病例，3 个省报道了可疑病例，全国已查明了 21 个省（区）外环境中肉毒梭菌的分布情况。对于食物中毒型肉毒中毒来说，新疆的发生密度和频率居全国之首，而感染型肉毒中毒的病例非常少见。另外，由于肉毒毒素越来越广泛用于医学美容，因不当注射肉毒毒素美容而致的肉毒中毒案例也屡见不鲜。

　　动物肉毒梭菌毒素中毒是由于食入含有肉毒梭菌毒素的饲料或饮用水而引起的急性致死性疾病。临床上以出现运动中枢神经麻痹和延脑麻痹为特征，死亡率很高。之前由于人们对它缺乏认识，按病畜的病症或多发地区的特征等为其起了各种各样的俗名。至 20 世纪 60 年代，病原才基本查清，引起了畜牧兽医界的重视。青海、新疆、甘肃、内蒙古和西藏等畜牧业发达的省（自治区），是动物肉毒中毒的高发区。由于养殖业发展迅速，一些过去被视为低发区的地域也开始陆续报道有动物肉毒中毒的病例。

一、病原学

（一）分类

肉毒梭菌在自然界分布广泛，土壤中常可检出，在江、河、湖、海沉积物，水果、蔬菜、畜、禽、鱼制品中亦可发现，偶见于动物粪便中。在厌氧条件下，该菌能产生极其强烈的外毒素，其毒性作用是目前已知化学毒物和生物毒素中最为强烈者，比氰化钾的毒性还强 10 000 倍。人误食被肉毒梭菌毒素污染的食物，可发生极为严重的食物中毒，病死率甚高。按所产生的神经毒素的抗原性，肉毒梭菌分为 A、B、C（含 C_α、C_β 两亚型）、D、E、F、G 7 型。此外，又发现有 AF、AB 之类的复合型存在。根据生物学特征可将肉毒梭菌分为 4 组，如表 4-18-1 所示。

表 4-18-1　肉毒梭菌的分组

肉毒梭菌		
组	型	亚型
Ⅰ	A	AB
		AF
	B	BA
		BF
	F	/
Ⅱ	B	/
	E	/
	F	/
Ⅲ	C	C_α
		C_β
	D	/
Ⅳ	G	/

（二）形态与抵抗力

肉毒梭菌为粗大的革兰氏阳性杆菌，有周身鞭毛，无荚膜。芽孢椭圆形，大于菌体，位于次极端，使细菌呈匙形或网球拍状。本菌严格厌氧，菌落不规则，在血液琼脂平板上有溶血现象，可消化肉渣，使之变黑。芽孢的抵抗力甚强。肉毒梭菌毒素对酸的抵抗力较破伤风梭菌强，正常胃液不能将其破坏，但毒素不耐热，煮沸 1 min 或加热至 75 ～ 85 ℃持续 5 ～ 10 min 即可将其破坏。

（三）致病性

肉毒梭菌在适宜生长条件下生长繁殖，可产生毒力极强、可溶性的大分子蛋白毒素——肉毒毒素，虽然各型的抗原性不同,但对人体或动物的药理作用皆相同。临床观察和动物实验资料表明,肉毒毒素是一种嗜神经性毒素,经胃肠道吸收后,通过血流到达外周神经—肌肉接头点、自主神经末梢和脑神经核,作用于胆碱能神经末梢的突触,通过毒素的重链与突触前膜毒素受体——神经节甘酯的结合,阻止胆碱能神经末梢释放乙酰胆碱,从而导致肌肉麻痹和神经功能不全。

各型肉毒毒素的抗原性、免疫性及其毒性作用机制均不同,但基本分子结构相近,均具有很强的抗原性,用其免疫动物所产生的抗毒素,能特异性中和相应型的毒素,可凭此反应进行肉毒毒素的鉴定及肉毒中毒的防治。某些型肉毒梭菌产生的毒素相互间可能出现交叉中和反应。例如,C_α 型菌除主要产生毒素 C_1 之外,还产生微量的 C_2 与 D 两种毒素因子。D 型菌也能产生微量 C_1 毒素因子。E 型菌与 F 型菌之间也存在着轻微的相互交叉的因子。

无论自然状态还是人工培养,肉毒梭菌所产生的肉毒毒素通常以神经毒素与血凝素或非血凝素活性蛋白复合体的形式存在。血凝素等非神经毒素蛋白对维持毒素三维结构及稳定性起着重要作用。此种存在形式即为"前体毒素(progenitortoxin)",毒力甚弱,但一经胰酶作用即被激活,对动物的毒性显著增强,故这种前体毒素如以动物注射法检测时毒力不强,但经口吞食后却能引起严重的肉毒中毒,这对于肉毒中毒诊断时的毒素鉴定至关重要。

许多动物对肉毒毒素均敏感,因而用肉毒毒素或肉毒梭菌培养液制备肉毒中毒的动物模型较为容易,这为肉毒毒素的生物学检测提供了有利条件。不过不同的动物品种或中毒途径对毒力的表现差异很大。

引起人肉毒中毒的毒素主要是 A、B、E 3 型,少数为 F 型,也有更为罕见的混合性肉毒毒素中毒,动物肉毒中毒的毒素基本上均为 C 或 D 型。2003 年在加拿大安大略湖地区发生了 34 头荷尔斯坦因种奶牛肉毒中毒死亡的病例,经毒素型别鉴定为 D 型中毒,这是北美地区第一次报道 D 型肉毒毒素中毒。

(四)基因组结构

桑格研究所和英国雷丁大学食品科学系等协作,已将肉毒梭菌 Hall 株 A 型基本测序完成,基因组大小为 3 886 916 bp,G+C 含量大约为 28.2%,其内还有一个质粒,大小约为 16 344 bp,这为更好地了解肉毒梭菌打下了基础。更多的基因组方面的数据还在不断补充与完善中。

二、流行病学

(一)引起肉毒中毒的媒介食品与毒素的型别

肉毒中毒是食品受到污染,芽孢在食品中发芽、繁殖所致。污染食品经过一定的时间和温度(能分解蛋白质的 A、D、F 型菌为 10 ℃以上,不分解蛋白质的 B、E、F 型菌为 3 ℃以上)储存,则可产生毒素,若不经过加温(100 ℃)食用,即可引起肉毒中毒。密闭发酵,煮沸杀菌,不彻底的盐渍、醋渍、熏制等,由于在食品储存前曾采取不能杀灭芽孢而能杀灭无芽孢菌的灭菌方式,消除了与肉毒梭菌竞争的对手,可为肉毒梭菌的发芽、繁殖和产毒创造适宜条件。

肉毒中毒的型别,就全国而言,有 A、B、E 3 型。高发区的新疆以 A 型为主,另有 B 型,但无 E 型,其他大部分省(区)则以 B 型为主,也有 A 型。E 型肉毒中毒曾发生于青海与西藏的青藏高原、东北地区三省的东北平原以及山东和江苏(接近山东)的华北平原。中毒媒介食品在青藏高原如前述的贮藏羊、牛肉,其他地区均为发酵豆制品(豆瓣酱、臭豆腐)。国际上 E 型肉毒中毒均发生于沿海地区,其媒介食品主要是海产品,俗有"海洋肉毒中毒"之称,而我国发生 E 型肉毒中毒的地区却远离海洋,而且中毒媒介食品与海产品基本无关。

动物肉毒中毒媒介物将视动物种类而异,但均为 C、D 型肉毒梭菌所致。在畜牧区,放牧草原上动物的尸体或尸骸是牛、羊肉毒中毒的主要媒介物。在时间性上,舐啃尸骸与发病之间有密切关系。

马的肉毒中毒媒介物主要是霉烂的饲草饲料。例如霉败的青贮料、玉米或霉烂土豆等,均曾在新疆、甘肃等地引起马的肉毒中毒。

鸡、鸭等家禽肉毒梭菌中毒多是动物摄食了含肉毒梭菌的食物而引起。2007 年 8 月,江苏省海安县某养鸭专业户发现 700 多只鸭出现精神沉郁,颈部伸直,伏在地上,嗜眠,驱赶其行走时步态不稳等表现,随后出现病鸭死亡。在鸭场附近,鸭群正常活动水域发现有零星的已腐烂的动物尸体。经过药物治疗及采取圈养、禁止鸭群下水等措施后鸭群病情好转。

人工养殖的水貂肉毒中毒,几乎全部系腐烂变质且含有 C 型肉毒毒素的动物内脏或动物肉所引起。我国有的养貂场采用 C 型肉毒梭菌菌苗免疫法预防肉毒中毒,获得了显著的效果,也间接证明了这些养貂场曾经发生的水貂肉毒中毒可能都是 C 型。

(二)流行特征

1. 地区分布　肉毒梭菌芽孢的抵抗力颇强,分布也广,尤其在土壤中。根据世界各地调查报告表明,能够引起人类中毒的主要型别为 A、B、E 型,少数为 F 型,而 C 型和 D 型在动物中引起中毒,对人类引起中毒的报告极少见。

肉毒梭菌在型别的分布上世界各国是有差异的。美国以 A 型为主,欧洲国家以 B 型为主,日本以 E 型为主,中国以 B 型为主,而 A 型和 E 型次之。但由于现在世界上人口往来日益频繁,动物、食品、粮食等物的交换以及各种各样的贸易交往,这种各国之间的差异逐渐失去意义。总体来讲,世界各地发病以 A、B、E 3 型为多。世界各地区肉毒中毒发病情况见表 4-18-2。

我国的菌型分布,如青海、西藏自治区(简称西藏)以 E 型中毒为主,山东的一起 E 型肉毒中毒发生在内陆平原地区,吉林远距海岸线的林区也发生过 E 型肉毒中毒。另外肉毒中毒型别似乎与中毒食物种类有密切关系。

表 4-18-2　世界各地区肉毒中毒的发病情况

国名	时间(年)	起数	患者数	死亡数	病死率(%)
美国	1889—1975	722	1 833	987	53.8
德国	1898—1948	434	1 298	179	13.8
苏联	1818—1939	163	1 283	459	35.8
	1958—1964	95	328	95	29.0
日本	1951—1974	73	411	99	24.1
加拿大	1919—1973	62	181	84	16.4
丹麦	1901—1962	12	34	14	41.2
英国	1922—1964	11	21	16	76.2
瑞典	1932—1962	7	16	2	12.5
波兰	1962—1963	5	23	4	17.4
中国	1953—1980	698	2 612	209	8.0

与土壤呈明显对比的是两次海域泥沙中的分布情况调查结果,渤海、黄海、东海及南海4个海域地区的865份泥沙标本中,有37份检出了肉毒梭菌,虽然阳性检出率偏低(4.3%),但却包括了B型及G型之外的其他各型(表4-18-3)。阳性标本中C型和D型所占比例竟达82%,而陆地土壤中比较普遍存在的A型和B型却极少见。检出的C型和D型均分布于北纬30°以南的厦门、海丰、珠江及阳江等海域,这种菌型分布状态也是与牲畜肉毒中毒发生的实际情况不相符合。

表4-18-3　37份海泥标本肉毒梭菌分型分布情况

标本来源	型 别							
	A	B	C	D	E	F	G	C+D
渤海	1	0	0	0	2	1	0	0
黄海	0	0	0	0	2	0	0	0
东海	0	0	14	11	0	0	0	2
南海	0	0	3	0	1	0	0	0
合计	1	0	17	11	5	1	0	2

2. 年龄、性别、民族分布和季节性　人的肉毒中毒在年龄、性别分布上没有差异。我国食物性肉毒中毒的主要媒介食品是臭豆腐或豆瓣酱等自制食品,食物中毒型肉毒中毒基本上都是在比较年长的儿童以上的人群中发生。虽有很多女性因美容注射A型肉毒素导致中毒的病例,但这也只是由于女性做类似美容的手术较多而造成,与性别敏感性差异无关。

人对肉毒毒素的敏感性也无民族性差异,且在任何月份中均可发病,不存在季节倾向。如家庭自制豆制发酵品引起的肉毒中毒多发生于冬、春两季,造成这种趋势的原因在于冬、春两季蔬菜缺乏,特别是居住在北方的汉族家庭,常以自制豆豉、豆瓣酱及臭豆腐等克服季节蔬菜供应困难,而牧民由于他们吃生的或半熟的冬藏牛、羊,所以多在3—5月发病。

3. 动物中毒的特点　牛、羊肉毒中毒较多发生于比较健壮的哺乳期或泌乳期的成年母畜。可能因该时期的母畜缺磷、缺钙更为严重,舐啃尸骸的欲望和能力较强,从而中毒的机会较多,因此在放牧盛期的夏、秋季也较多。马匹肉毒中毒多发生于饲草料易于霉变的季节,但在性别与年龄上不存在显著的倾向性。

(三)病例发生概况

1. 人的肉毒中毒　我国人的肉毒中毒从表面上看属于散发性,但由于中毒媒介多是家庭自制的食品,因而常呈家庭暴发式,甚至酿成全家中毒或殃及左邻右舍的悲剧。

2. 动物的肉毒中毒　我国动物的肉毒中毒,牛、羊及骆驼主要发生于草原或高原牧区,水貂集中发生在人工养殖场内,马等其他动物则散发在农场或农家。此外还有猫、梅花鹿、鸡、鸭、狐等动物散在发病的报道。

1) 牛、羊的肉毒中毒　本病可呈散发,有时也会暴发性流行,多发于畜牧业发达地区。青海省格尔木县乌美图仁地区,在1962年发现牛、羊患一种以吞咽障碍、全身瘫软为主要症状的疾病,并且逐年增多,后经细菌学检验证实该病乃是肉毒中毒,至1966年共导致牛病死约400头、羊约4 300头。

2) 水貂的肉毒中毒　随着人工养貂事业的发展,水貂的集体肉毒中毒也时有发生。据悉,陕西、黑龙江等省均有养貂场发生肉毒中毒的事例。

3)马的肉毒中毒 马的肉毒中毒在我国发生较少,多系散发性,集体中毒可能发生在大型农场。

4)其他动物的肉毒中毒 据记载,我国还发生过猪、鸡、狐、犬及野鸭等动物的肉毒中毒。广西南宁市郊某个体养殖户共养 1 000 只肉鸭,于 1996 年 6 月 25 日开始死亡,至 7 月 1 日每天死亡数增至 16 只,同时有病鸭 20 只,据户主反映,其放鸭塘内有很多死鱼。1995 年 12 月,内蒙古呼和浩特某养殖场饲养的银黑狐因食用了腐败的生鱼而有 200 余只发病,死亡 20 余只。国外的报道有:美国的猎狗中毒,英国的火鸡中毒,加拿大的雏鸡中毒,新西兰和芬兰的水禽中毒等。

三、临床学

(一)临床表现

人和动物的肉毒中毒,尽管毒素型别不同,但各型毒素的毒力作用相同,临床表现基本一致。毒素被吸收后,进入血液及淋巴循环选择性地作用于胆碱能神经突触部位,主要影响外周胆碱能神经, 包括神经肌肉接头及副交感神经突触间传递。毒素对神经肌肉接头点的作用主要通过以下步骤完成:①靶细胞的识别与结合。神经毒素结合于胆碱能神经元的突触前膜。②内化。毒素分子只有进入细胞质才能发挥作用,毒素结合于细胞表面,通过内吞形成一个包裹毒素分子的酸性小泡。③跨膜转运。这种酸性小泡并不逆行入脊髓,而是滞留在运动神经元的突触前膜末端。④阻止神经递质的释放引起肌肉麻痹。

1.人 食物中毒型肉毒中毒发病的潜伏期,将视患者食入毒素的量、媒介食品的种类和性质以及个体对毒素的敏感性等而异。一般为 6 ~ 12 h,也可短至 2 h 发病。潜伏期越短,病情越重。

与一般食物中毒不同的是,其消化道症状如恶心、呕吐、腹痛等多不明显,而是以肌无力症状为主。部分患者在起病时可出现头晕、头痛、恶心甚至腹泻等所谓前驱症状,但一般认为这些症状是媒介食物中某些分解产物的非特异性刺激所致,并非肉毒中毒本身的固有症状。

肉毒中毒后首先表现为全身软弱、疲乏、头痛、眩晕,眼部症状也很突出,表现为视物模糊,继之出现呛噎、眼睑下垂、张口及伸舌困难、抬头费力、瞳孔散大、复视、咀嚼障碍以及失音等表现。口腔分泌物增多,但不能下咽,反而感觉口干。痰和气管分泌物堆积于气管上部,致使呼吸道堵塞。不少患者在发病晚期,出现严重的便秘和鼓肠。患者面无表情,貌似嗜睡,胸内闷躁,神志直至临死之前保持清醒,但有恐惧感。体温、血压及其他体征均系正常。随着病情的发展,患者会出现共济失调,继而呼吸肌及双侧下肢肌力减弱,可出现呼吸衰竭和心力衰竭。以上所列各种表现,并非每一患者都应出现,是按其病情轻重与病程长短而出现症状多少和表现轻重。新疆石河子大学医学院第一附属医院 300 例分析统计资料见表 4-18-4。

表 4-18-4 肉毒中毒的临床症状

症状	出现例数	出现率 /%	症状	出现例数	出现率 /%
全身无力	268	89.3	便秘	12	4.00
头晕	259	86.3	腹痛	11	3.60
头痛	79	26.3	腹泻	4	1.30
食欲减退	64	21.3	上腹胀	10	3.30
恶心	39	23.0	视物模糊	202	67.30

续表

症状	出现例数	出现率 /%	症状	出现例数	出现率 /%
呕吐	20	6.6	复视	128	42.60
眼睑下垂	210	70.0	口腔分泌物增多	39	13.00
张口困难	109	36.3	辐辏运动不佳	10	3.30
伸舌困难	110	36.7	咽反射弱或消失	60	20.00
言语障碍	123	41.0	走路不稳	10	3.30
声音嘶哑	75	25.0	瞳孔散大	3	1.00
饮水呛咳	84	28.0	肌张力减弱	30	10.00
吞咽困难	168	56.0	口干	30	10.00
抬头困难	63	21.0	流涎	2	0.67

婴儿肉毒中毒是一种肠道感染型中毒,此病发病年龄通常在 2 周至 8 个月。婴儿中 A 型中毒多于 B 型,F 型极罕见。临床表现首先为便秘,继而出现头颈部肌肉松软、吮乳无力、吞咽困难、眼睑下垂、全身肌肉松弛、肌力减退,可持续 8 周以上。有的患儿呼吸突然停止而死亡,但大多数经适当抢救后都能恢复。

创伤性肉毒中毒也是一种感染型肉毒中毒。混入的肉毒梭菌芽孢在创伤内发芽、繁殖,产生肉毒毒素而引起发病。临床表现基本与食物中毒型相似,唯潜伏期较长,所谓的前驱症状或轻或无。在我国,创伤性肉毒中毒非常少见,但在欧美等国家,创伤性肉毒中毒却屡有报道,从 1982 年美国首次报道因注射黑鸦片海洛因而感染肉毒毒素的病例之后,这种情况在欧美时有发生,病例有逐年上升的趋势,其中,黑鸦片海洛因的吸食率与创伤性肉毒中毒的发病率呈正相关。

2. 动物　动物自然肉毒中毒的潜伏期较人的更难准确推算。据零散的报道,有的发现牛、羊在草场上舐啃尸骸后 1 ～ 2 d 乃至 10 d 发病或死亡;有的发现马吃青贮料后 3 ～ 5 d 发病;有的给水貂饲喂"变质"肉后 12 h 即见发病等。总之,与人的肉毒中毒相似,潜伏期与中毒媒介物的种类或性质、摄入的毒素量或芽孢数和毒素中毒型或细菌感染型以及个体易感性等因素有关。潜伏期从 12 h 到 10 d 不等。

动物肉毒中毒的发病,一般靠客观体征被察觉,但一经发觉则往往进展急速,1 ～ 2 d 甚至数小时内即可死亡。

马、牛、猪发病初表现为从头部开始向后发展的运动麻痹,精神沉郁,衔草咀嚼无力,吞咽困难,肠蠕动音减弱,顽固性便秘,步态不稳,肌肉震颤,流涎,瞳孔散大,视觉障碍,波及四肢时则共济失调,卧地不起,最后呼吸困难至呼吸麻痹而死。

羊发病初期表现出一定兴奋状态,步态僵硬,行走时头偏于一侧或点头,尾向一侧摆动,后来流涎,呼吸困难直至呼吸麻痹死亡。

水貂发病主要表现为精神沉郁,后肢麻痹,运动失调,卧地不起,流涎,呼吸困难,呈腹式呼吸,最终死于呼吸麻痹。

狐发病时精神欠佳,多数呆立,对外界反应淡漠,有的站立不稳,四肢外展,流涎,还有的躺卧不起,触之无反应,食欲明显下降,病狐体温不高,怕冷,发抖,多数心跳偏快,重病狐心跳无力、缓慢。病狐死前倒地,全身发抖,头向后仰,很快死亡。

家禽发病表现为头颈无力下垂,翅膀下垂,行动困难,羽毛松乱易脱落,昏迷嗜睡,数小时或 3～4 d 死亡。

(二)临床诊断

1. 人　肉毒中毒的诊断依据,包括流行病学、食品卫生学、临床及实验室检验等几个方面。对于食源性肉毒中毒,其流行病学特点,如近期的饮食史,特别是与食品的种类、性质有关的,或如暴发形式,尤其是同一家庭内同时或连续出现症状相似的几个患者等等,常是早期诊断的重要依据。要特别注意一些豆类发酵制品、罐头食品、香肠、腊肠等密封性肉食品引起的肉毒中毒。

根据典型的发病经过和临床表现可作出肉毒中毒的诊断。唯在初次发现或很少发现肉毒中毒的地区,由于当地对此缺乏认识或经验,容易造成误诊。尤其在发病初期,或者典型的特有症状尚不明显时,易被误诊为格林巴利综合征、神经综合征、重症肌无力、脑神经麻痹、急性食道梗阻、感冒、眼疾患、甲醛中毒、食管癌、咽炎、CO 中毒、急性扁桃体炎和维生素 A 缺乏症等,需加以鉴别。婴儿肉毒中毒发病特点为在出现麻痹症状之前常有便秘的过程,此过程易被忽视,直至特有的麻痹症状出现之后,特别是当患儿的头部无力支撑时才被发觉。发病初期有可能误诊为发育不全、脱水、败血症、病毒传染病(尤其小儿麻痹)、脑脊髓膜炎、恶性肿瘤、自发性张力减退、重症肌无力、脑干脑炎、急性婴儿多神经症以及其他遗传性疾病或代谢障碍等,应予以鉴别。

实验室检出肉毒毒素或肉毒梭菌,是肉毒中毒诊断上的重要一环。从患者血清直接检出肉毒毒素并予以定型,乃是最可靠、最迅速的诊断手段。

2. 动物　动物的诊断与人的相似,仍应按流行病学、临床及实验室检验 3 个方面进行检查。

在流行病学方面,检查的重点应放在近期的饲养管理上。马的饲草饲料要注意是否有霉烂变质的情况和饲喂经过。对牛、羊除饲草饲料外,要特别仔细观察草场上野生动物尸体散在的情况,以及尸体与牛、羊发病之间的联系。在临床方面要留心观察动物的精神、觅食、进食状态,步态,呼吸方式以及其他主要表现。

实验室检验的目标仍是肉毒毒素,特别是由患兽血清中直接检出肉毒毒素最利于诊断。同时,不要忽视采集患兽用的剩余饲料或动物尸骸以及患兽的胃肠内容物,可供毒素或细菌检验。

(三)临床治疗

1. 人　肉毒中毒的治疗包括支持疗法和肉毒抗毒素特异疗法。关键在于尽早、足量地使用特异性肉毒抗毒素,不要等待实验室检查结果,可待检查结果出来后再调整治疗措施。一旦怀疑肉毒中毒,患者必须立即卧床休息,进行洗胃和灌肠以排除消化道内尚未被吸收的残余毒素。加强护理,施行鼻饲,补充水和电解质,大量给予 B 族维生素和维生素 C,以补偿吞咽障碍造成的营养缺乏。为防止吞咽性肺炎等继发性感染,可给适当的抗菌剂。为防止窒息,可用吸引器吸痰,必要时施行气管切开术,配合人工呼吸或人工呼吸机的使用。实施机械通气以保证患者足够的通气量,使用机械通气的时机越早,预后越好,机械通气时间要随病情是否好转而定,以早用晚撤、渐减缓撤为原则。

应用肉毒抗毒素抢救以静脉滴注为宜,若未分型可采用 A、B、E 混合多价肉毒抗毒素,若已分型,则采用同型抗毒素。1963 年,WHO 制定了 A、B、C、D、E 各型抗毒素的国际标准;1965 年又追补了 F 型的标准,这样,肉毒抗毒素的量统一以国际单位(IU)为准。但是,单位测定的操作技术方法并未统一,各国各地的测定值不一定完全一致。中国生物制品制造及检定规程的使用说明推荐采用肌内注射或静脉滴注,从 10 000～20 000 IU(指一个型)开始,以后视病情而定,可每隔 12 h 注射 1 次,直至病情停止发展。对共食同一涉嫌食品而未发病者,可皮下或肌内注射相应型的肉毒抗毒素 1 000～2 000 IU 1 次以预防。若情况紧急,亦可酌情增量或采用静脉注射。

但抗毒素用量不可按患者的年龄和体重酌情增减。对病情严重、就诊较晚的患者,亦不应放弃抗毒素疗法。肉毒中毒的预后视病情程度和抢救及时与否而定,特别是特异抗毒素的应用问题。重症患者若不接受抗毒素治疗,病死率很高。

我国生产、供应的肉毒抗毒素多是用类毒素或毒素免疫马匹,所取血浆用胃酶消化、加温变性、硫酸铵盐析等工艺所得的分子结构有所改变,分子质量有所减小,而且更加纯净的免疫球蛋白精制品,使人体的过敏反应明显减轻。但马的种属特异性仍不能完全解除,所以,抢救药物是必不可少的。美国早已开始研究制造人免疫球蛋白,以供肉毒中毒的抢救,但血源有限,难以满足需要。

一般轻症或中等程度的病例以及婴儿肉毒中毒者,即使不用抗毒素,单采取支持疗法和加强护理,也可治愈。尽管如此,在某些交通不便的偏僻地区,由于不能及时得到准确诊断和抗毒素治疗,其病死率仍然很高。

小分子肉毒毒素抑制剂与抗毒素联合应用是救治肉毒中毒的较好方法。由于阻断肉毒毒素重链进入神经细胞的小分子抑制剂在应用上并不优于抗毒素,抑制活性很难达到抗毒素水平,因此基于肉毒毒素轻链催化区的小分子抑制剂是肉毒毒素抑制剂的主要研发方向。

2.动物　动物肉毒中毒的治疗与人的相同,一般治疗原则仍然是:减少毒素吸收;抗毒素治疗;促进神经肌肉的功能恢复;静脉输液,对症支持治疗。但动物肉毒中毒的病死率较高。

四、实验室诊断

(一)检查材料

1. 血清　应在发病初期,开始应用肉毒抗毒素治疗之前采集,至少 10 mL。

2. 粪便　发病初期采集。便秘者可进行灌肠采集。

3. 尸体的消化道内容物及脏器　消化道主要为小肠,脏器多采取肝脏。

4. 创伤分泌液　为创伤性肉毒中毒检验中不可缺少的标本,若分泌液量少不易采集时,可用适量的灭菌生理盐水冲洗吸取。

5. 食品或饲料　由不同部位分别取样、合并,总量不少于 25 g。

标本应尽快进行检验。特别是血清、粪便等标本,肉毒毒素含量甚微,在不适宜条件下长时间保存则将难以取得阳性结果。

液体标本必要时可直接离心,取上清液做试验。固体或半流动标本需加适量稀释剂浸泡、研碎,然后离心,取上清液。

为保护检样中肉毒毒素的稳定性,稀释剂最好使用明胶磷酸盐缓冲液(下同),其制法:明胶 2 g,磷酸氢二钠 4 g,蒸馏水 1 000 mL,pH 值 6.2。

(二)病原学检查

1. 肉毒毒素检出试验　如果从患者或患兽体内检出毒素并确定了型别,即可结合临床表现作出准确诊断。在可能的条件下,应同时进行涉嫌食品或饲料的毒素检出试验,以弥补体内毒素检出试验的失败。

小鼠致死性试验为肉毒神经毒素检测的经典方法,但相关替代性试验的研发也已有了很大的进展,其敏感性及检测速度得到了很大的提高。

1) 小鼠致死性试验　将待检品适当稀释后腹腔或静脉注射小鼠。若样本中含有肉毒毒素, 动物将呈现典型的肉毒中毒症状, 卷毛, 四肢无力, 全身瘫软, 呼吸困难呈风箱式, 腹壁凹陷呈蜂腰样, 24 ~ 48 h 死于呼吸衰竭。症状通常在注射后 1 d 出现, 但个别也会在数天后才出现症状。

肉毒梭菌 E 型和部分不分解蛋白的 B 型及 F 型产生的毒素为前体, 毒力较弱或甚弱, 毒素检出试验可能得到假阴性结果, 此时可用胰酶进行激活处理(检样液 9 份加活力 1 : 250 胰蛋白酶的 1% 水溶液一份, 调 pH 值为 6.0 ~ 6.2, 37 ℃下作用 45 min), 使之变为活化毒素以提高毒力。但对于患者或患兽血清无此必要, 因为前体毒素在肠道内已被激活。

污染较重的标本, 如食品或饲料与粪便等, 可采取下列措施: ①冻放过夜, 然后融化。②适当的稀释。③加适量的健康牛普通血清(中和检样中的细菌内毒素)。④透析(除掉小分子毒性物质)。⑤供试验样液用稀释 HCl 调 pH 值为 3.0 ~ 4.0, 收集沉淀, 用适量的磷酸盐缓冲液(pH 值为 7.0)溶解。为了预防动物感染其他病原菌而引起非特异性死亡, 可给试验动物投用广谱抗生素, 如丁二酸钠氯霉素(每只 1 ~ 2 mg)等。

毒素型可通过毒素与特异性抗毒素的中和试验来确定。毒素或样本洗脱液与分别含有 A、B、C、D、E、F 抗毒素的血清中和后, 腹腔或静脉注射小鼠。含有相应型中和抗毒素的小鼠得以存活, 不含有相应型中和抗毒素的小鼠则发生肉毒中毒。当特异性强时, 小鼠致死性试验可鉴定出 6 个毒素型中的任何一型。

小鼠致死性试验敏感性强, 腹腔注射半数致死量为 5 ~ 10 pg, 样本洗脱液的检测极限为 0.01 ng/mL。但本试验价格昂贵、费时费力, 而且易出现假阳性, 故仍需其他替代性试验。

2) 非致死性试验　即通过观察局部皮下注射肉毒 A 型毒素而导致局部麻痹现象而得出结论。如鸡眼睑闭合性试验: 取适量稀释后的待检样品 0.1 ~ 0.2 mL 注射一侧下眼睑皮下。另一侧同样注射检样加诊断血清或煮沸灭活检样或稀释剂, 作为特异性鉴别。注射后数小时观察眼睑反应。含肉毒毒素检样一侧的眼睑应该闭合, 而中和或对照一侧应无异常现象, 此法较小鼠法的敏感性较差。还要注意其他也能致使鸡眼睑闭合的毒素, 如破伤风毒素与肉毒毒素的鉴别。小鼠的非致死性试验应用范围很窄, 通常用于纯化的肉毒毒素效价测定。

3) 免疫学方法　可直接从患者的食物、粪便、呕吐物、血清等标本中检测出肉毒毒素, 主要方法有放射性免疫技术、反向间接血凝法、反向乳胶凝集实验、ELISA、GICA 等。

4) PCR 方法检测毒素　用常规方法从食物中分离鉴定出肉毒梭菌至少需 4 d, 不能达到快速检测食品的目的。为此, 可以通过 PCR 的方法检测肉毒毒素基因。与常规的细菌分离鉴定法相比, 用 PCR 方法检测毒素具有明显的优点, 其快速、敏感、特异, 标本经热裂解处理可迅速地灭活细菌和毒素, 减少试验的危险度, 虽然不能完全代替旧的毒素检测方法, 但不失为一个诊断肉毒中毒的有价值的指标。

可以用常规的方法, 用人工合成的寡核苷酸引物对肉毒毒素基因的一段 DNA 序列进行扩增, 以检测单一的肉毒毒素基因; 也可通过检索肉毒神经毒素的基因序列, 选择保守区设计简便引物, 以同时扩增多型毒素的基因。有文献报道, 如检测大批量的样本, 使用 PCR-ELISA 要比常规毒素生物检测法更准确, 而且比普通的 PCR 方法更迅速。

2. 肉毒梭菌检出试验

1) 增菌产毒培养试验　取适宜样本接种的培养基(例如庖肉培养基或牛肉汤培养基), 30 ℃培养 5 d, 取离心上清液进行肉毒毒素检出试验, 方法同前, 据此可确认检样含有的肉毒梭菌及其型别。

2）分离培养和分离菌的鉴定　按特殊需要，取上述增菌产毒培养物接种卵黄琼脂平板，30～35 ℃厌氧培养2～3 d，挑选表面及其周围呈彩虹样光泽（此为除 G 型以外的各型肉毒梭菌产生的脂酶分解卵黄中的脂质而出现的反应）的菌落接种增菌产毒培养基30 ℃培养5 d，取离心上清液进行肉毒毒素检出试验，方法同前。必要时，重复分离及鉴定，直至获得纯菌种为止。

最佳孵育时间根据样本材料和检测方法的不同而不同。当采用小鼠生物试验对试管培养物的产毒进行鉴定时，孵育5～7 d即可。若采用分子生物学手段（如 PCR）时，则孵育时间更短。

当复苏细菌芽孢时，如血清、粪便等临床样本可直接接种，也可以用乙醇进行预处理后再进行接种，还可用加热的方法来排除非产芽孢细菌。E 型肉毒梭菌芽孢的抗热力差，不宜采用剧烈的加热法，可适当降低加热温度（60～70 ℃），或采用乙醇处理法。

3. 肉毒梭菌的分子学检测　基于 DNA 的检测方法包括 PCR 和 Southern 杂交，两者与细菌培养和小鼠试验相比，均具有敏感、特异、快速的特点。分子检测技术的缺点在于它们都是仅检测肉毒神经毒素基因（*bot*），因而既无法检测基因的活性，也无法检测毒素。但分子技术无须使用实验动物，因而适用于筛选菌落、纯液体培养物、样本富集物中神经毒素基因的存在。

4. 肉毒梭菌的遗传鉴定　包括 DNA 测序、PFGE、核糖分型和以 PCR 为基础的技术（包括扩增片断长度多态性、随机扩增多态性 DNA 分析和基于重复元件序列的 PCR）等。

五、防控措施

（一）预防措施

1. 人

1）食品卫生预防措施　我国肉毒中毒基本上为食源性的，且多由豆类谷物发酵食品引起。所以，预防中毒的着眼点应该是针对食品卫生，进行广泛宣传教育，提高群众的食品卫生知识水平，加强饮食卫生管理，避免肉毒梭菌污染食物，改变不良的饮食习惯，以降低肉毒中毒的发病率。另外，临床医师要对此病有充分认识，做到早诊断、早治疗，避免误诊，从而降低病死率。

具体措施包括：①消除产生肉毒毒素的因素。肉毒梭菌芽孢虽然耐热力极强，但蒸煮5～6 h或120 ℃ 30 min可彻底杀灭。因此发酵食品的原料若能予以加热处理，或采取其他有效的杀菌处理，则产生肉毒毒素的基本因素即可消除。②破坏已经产生的肉毒毒素。肉毒毒素对热的不稳定性是预防肉毒中毒发生的有利条件。

2）免疫学预防　肉毒毒素及其类毒素都具有较强的免疫原性。用肉毒毒素进行人体预防接种效果良好，兰州生物制品研究所已试制成功 A、B、E、F 型肉毒类毒素。国外已研发出 A～E 型类毒素疫苗。另外，各国也在对基因重组疫苗进行研制。

2. 动物　动物肉毒中毒的预防和控制包括以下两方面。

1）饲养管理方面的预防措施　应防止饲草饲料污染肉毒梭菌芽孢，尽量做到：发霉、腐烂的饲草饲料不饲喂；草场上的尸骸勤清理；补充动物的钙、磷不足。

2）免疫学预防　根据现有经验，采用 C 型肉毒梭菌类毒素预防可获得满意的预防效果。在动物的肉毒中毒高发区推选免疫预防接种，可能是一个较好的防控措施。

（二）生物恐怖相关的肉毒中毒预防

生物恐怖是指使用致病性微生物或毒素等作为恐怖袭击的武器，经过一定的途径散布致病性细菌或病毒,造成烈性传染病的暴发流行,导致人群失能和死亡,引发社会动荡。自20世纪80年代以来,频繁出现以肉毒毒素作为武器的生物恐怖事件,故对于肉毒毒素生物恐怖的预防也应引起公众的关注。生物恐怖相关的肉毒中毒预防可通过以下途径进行:①可根据其理化性质,一旦确认后,采取措施,使之失去活性。②从中毒途径入手,防止水源和食物受到污染,密切关注气溶胶状态的研究。③重视人员培训,熟悉各种检测技术的应用,关注检测技术的进展。④涉及生物恐怖防护的部门应准备好各种抢救药品和设备,建立应对生物恐怖的预案,强化演练。

第十九章 鼻疽

鼻疽（Maliasmus）是由鼻疽假单胞菌引起的一种接触性人兽共患传染病，其特征是在鼻腔和皮肤形成特异性鼻疽结节、溃疡和瘢痕，在肺脏、淋巴结和其他实质脏器内发生鼻疽性结节。人鼻疽的特征为急性发热，局部皮肤或淋巴管等处肿胀、坏死、溃疡或结节性脓肿，有时呈慢性经过。

马鼻疽病为世界性动物传染病，在亚洲、非洲及南美国家流行，美国、加拿大、英国、丹麦、法国、德国、日本等国家已消灭该病，我国也已消灭。

一、病原学

鼻疽假单胞菌（*Pseudomonas mallei*）被习惯称为鼻疽杆菌，现称鼻疽伯氏菌（*Burkholderia mallei*），为革兰氏阴性、中等大小的杆菌，无荚膜、无鞭毛、不运动，单个存在、成对或成群，幼龄时形态比较整齐，而老龄培养菌呈显著的多形性，有棒状、分枝状和长丝状。平均长度 $2 \sim 5$ μm，宽 $0.5 \sim 1.0$ μm。在脓液中有时存在于细胞内，但大部分游离于细胞外。菌体着色不均，浓淡相间，呈颗粒状，因此很像双球菌状或链球菌状。

一般色素都能着色，但着色力不强，如用稀释的苯酚复红或碱性亚甲蓝染色时，能呈现出颗粒状特征。用电镜观察，在胞浆内可看到嗜碱包涵物。本菌为需氧菌，能在 $22 \sim 24$ ℃环境中生长，最适宜温度为 $37 \sim 38$ ℃，适宜 pH 值为 $6.8 \sim 7.0$，生长缓慢。

本菌在普通培养基中生长不佳，但在加有 3%～5%甘油和 1%～2%血液或 0.1%裂解红细胞的培养基内发育良好。在甘油琼脂斜面上培养 48 h 后，长成灰白色半透明的黏稠菌苔，室温放置后，斜面上端菌苔出现褐色色素。

本菌生化反应很不活跃，能分解葡萄糖，产酸不产气，能凝固血清，在牛乳培养基中产生少量的酸，缓慢地凝固牛乳，不液化明胶，不产生靛基质。

二、流行病学

（一）易感对象

人和多种动物对本病易感。动物中驴对本病最易感，驴、骡感染后常呈急性经过，马呈慢性经过。但无论在产马区还是在非产马区，驴、骡的感染率都比马低得多，特别是驴更低。自然条件下，反刍动物中的牛、绵羊和山羊对鼻疽不感染,但我国的骆驼曾有自然感染鼻疽的报道。在我国也曾有动物园的猫属野兽发生鼻疽的报道,其原因是饲喂了鼻疽病马的肉和内脏。

(二)传染源

鼻疽病马是本病的传染源,尤其是开放性鼻疽马更为危险。因为这些病马的鼻液及溃疡分泌物中,常含有大量的鼻疽杆菌,并随病马的鼻液和皮肤溃疡分泌物排出体外,从而污染饲养管理用具、草料、饮水和厩舍等。另外,临床症状不明显的慢性鼻疽病马,也是不可忽视的传染源。

(三)传播途径

本病主要是由于病马与健康马同槽饲喂、同桶饮水或互相啃咬时,经消化道或损伤的皮肤、黏膜而传染。人主要是在饲养、治疗、屠宰病畜及处理病畜尸体时,经损伤的皮肤和黏膜感染鼻疽,但人经食物和饮水感染鼻疽的少见,但却有吃病马肉感染的病例。人和动物也可经呼吸道感染,病畜咳嗽、打喷嚏时,可能传播带菌气溶胶。人也可以在清理病畜排泄物及实验室工作时不慎吸入病菌而感染。此外,个别可经胎盘和交配传染。

(四)流行特点

本病在初发地区常呈暴发性流行,并多呈急性经过,在常发地区的马群中多呈缓慢、延续地传播。本病一旦在某个地区或马群中出现,如不采取根除措施,则长期存在,且多呈急性或慢性经过。当马匹因饲养不良、使役不合理、过劳、寒冷、疾病和长途运送等应激因素影响时,又可呈现暴发性流行,引起大批马匹发病死亡。

本病一年四季均可发生。马匹密集饲养,在交易市场使用公共饲槽和水桶等都是造成本病蔓延的条件。

人鼻疽多为散发,主要由马、驴、骡传染而来,因而人的发病往往与人的职业有明显关系,多发生于兽医、饲养员、屠宰工人。新分离出的鼻疽杆菌致病力较强,因而实验室工作人员也易感染。

三、病理学

(一)发病机制

鼻疽杆菌无论经何种途径侵入机体后,很少在侵入部位形成原发性鼻疽病变,一般经淋巴、血液到达肺脏。在细菌及其内毒素的作用下,肺脏形成原发性鼻疽病灶,即鼻疽结节。当机体抵抗力强时,病变可局限在原发部位,甚至自愈。但是,当机体抵抗力减弱,细菌可大量繁殖,沿支气管或淋巴、血液蔓延,到达鼻腔或皮肤,引起继发性鼻疽病变。此时,若改善饲养管理,使机体抵抗力增强,则病理过程可由活动型转为相对的静止型。有的病例(尤其是驴),由于易感性强,细菌可直接进入血流而迅速扩散到全身,在各脏器中形成大量的鼻疽结节,病畜呈急性经过,往往因败血症死亡。

(二)病理变化

鼻疽的特异病理变化多见于肺脏,占95%以上,其次是皮肤、鼻腔、淋巴结、肝及脾等处。在鼻腔、喉头和其他器官等黏膜及皮肤上也可见到鼻疽结节、溃疡及疤痕,有时可见鼻中隔穿孔。

肺脏病理变化主要是鼻疽结节和鼻疽性肺炎。新发生的结节为渗出性结节,米粒大至黄豆大,呈黄白色,周围因发生炎性充血和水肿故结节周围绕以暗红色的红晕,触摸结节有硬质实感,随着病程的发展,或者吸收自愈,或者变为增生性鼻疽结节,在结节的中心发生干酪样坏死;其周边由肉芽组织包围; 结节呈灰白色, 质硬, 常突出于肺胸膜表面。鼻疽性肺炎是由支气管扩散而来, 可形成鼻疽性支气管肺炎, 严重时还可形成鼻疽性脓肿, 脓性渗出物可通过支气管排出, 形成开放性鼻疽, 同时病变部变为肺空洞, 但当机体抵抗力增强时, 病灶部位可增生大量结缔组织, 钙盐沉积, 形成鼻疽性结节。

四、临床学

(一)临床表现

1. 人临床表现　本病潜伏期一般为 1～14 d。它可分为急性和慢性两型, 但以急性型多见。急性鼻疽, 患者体温为 40 ℃ 左右, 呈弛张热, 发热中多伴有恶寒、多汗、头痛、全身疼痛、乏力和食欲减退。在感染部位形成炎性硬结, 如拇指至核桃大, 逐渐化脓则变软破溃, 流出脓汁, 形成边缘不整、创底灰白的溃疡, 并有灰白色渗出物。有的在感染部位先出现炎性肿胀, 继而形成红色丘疹, 1～2 d 后变为疱疹、脓疱, 中央有脐凹, 疹数可多、可少, 如豆粒大, 颇似天花。附近淋巴管和淋巴结肿大, 关节发炎、疼痛。受害的关节以踝关节、膝关节及肩关节最多见。有的患者有明显的胸痛、咳嗽和咯痰, 有时痰中带血, X 线检查见肺部云雾状病变, 少数患者鼻腔黏膜有类似鼻腔鼻疽病变, 常先有血性分泌物排出, 后变为脓性分泌物。病菌进入血流可形成菌血症, 引起内脏、皮下和肌肉的散在性结节、脓肿和溃疡。患者最后常因脓毒血症而死亡。

慢性鼻疽的局部症状与急性鼻疽相似, 但全身症状轻微, 有低热、全身不适、头痛和关节痛等表现, 病变也可波及全身皮下、肌肉、关节、呼吸道和内脏。但病情发展缓慢, 时好时坏, 病程持续数月或 10 年以上, 中间可有急性发作, 亦可逐渐痊愈, 有时也可突然恶化死亡。

2. 动物临床表现　鼻疽的潜伏期长短不一。自然感染的潜伏期约 4 周或更长。驴的潜伏期较短, 健康驴与开放型鼻疽马同槽饲养, 大多数在同槽的 1 周, 甚至 2～3 d 即可出现急性鼻疽症状, 分为急性型鼻疽和慢性型鼻疽。根据病变部位和临床症状可分为肺鼻疽、鼻腔鼻疽和皮肤鼻疽。后两者经常向外排菌, 故又称开放性鼻疽。3 种类型的鼻疽可以相互转化。一般以肺鼻疽多发, 后继发鼻腔鼻疽或皮肤鼻疽。

1) 急性鼻疽　常见于驴、骡和进口纯种马。病畜表现为体温升高, 39～41 ℃, 常呈弛张热, 精神沉郁, 食欲减退或消失, 逐渐消瘦, 易于疲劳。可见黏膜潮红, 并轻度黄染。脉搏加快, 呼吸急促, 颌下淋巴结肿大、疼痛。重病马由于心脏衰竭, 在胸腹下、四肢下部和外生殖器处出现浮肿。有的病马还可发生滑液囊炎、关节炎、睾丸炎、肺炎和肾炎等。

2) 肺鼻疽　急性肺鼻疽除了具有上述全身症状外, 主要以肺部患病为特点。家畜发病后出现干性无力的短咳或咳出带血黏液, 呼吸次数增加, 呼吸稍感困难, 听诊有干性或湿性啰音。当肺部病变融合成较大的肺炎灶或空洞时, 则听诊出现半浊音、浊音或破壶音。听诊支气管呼吸音、肺泡音减弱或消失。

3) 鼻腔鼻疽　病初鼻黏膜潮红肿胀, 一侧或两侧鼻腔流出灰白色黏液性鼻汁, 继而转化为脓性, 有时混有血丝。鼻黏膜上有灰白色或黄色小米粒至高粱粒大的小结节, 突出于黏膜表面, 周围绕以红晕。结节迅速由中心坏死、崩溃, 形成大小不等的溃疡。后溃疡面互相融合可达指甲大, 边缘不整, 并稍隆起如堤状, 底面凹陷, 呈灰白色或黄白色。病马流出脓性或血液脓性鼻汁, 甚至混有脱落的鼻黏膜碎片。溃疡愈合后可形成放射状或冰花状的瘢痕。随着病情的发展, 多数溃疡可融合在一起并迅速加深, 导致鼻中隔和鼻甲壁黏膜的坏死和脱落, 并常波及鼻窦, 严重者可使鼻中隔穿孔。这时, 鼻黏膜高度肿胀,分泌物增多,流出大量脓性或血液脓性恶臭鼻汁,从而导致鼻道狭窄和黏稠鼻汁堵塞,使患畜呼吸困难,发出鼾声,最后在极度衰竭的状态下死亡。在鼻腔发病同时,同侧颌下淋巴结肿胀,初期疼痛并能移动,其后则无痛而不能移动,表面凹凸不平,若与周围组织相连,则不能移动,其大小可达核桃至鸡蛋大,一般不化脓或破溃。

4)皮肤鼻疽 主要发生于四肢、胸侧及腹下,尤以后肢较多见。病初,局部皮肤有热、痛的炎性肿胀,经 3～4 d 后,在肿胀中心部出现结节,大小不一。结节化脓破溃后,排出灰黄色或混有血液的黏稠脓汁,形成深陷的溃疡,边缘不整,如火山口状,不易愈合。结节常沿淋巴管径路向附近蔓延,形成念珠状肿。病肢常在发生结节的同时出现浮肿,皮肤肥厚,皮下组织增生,使后肢变粗如大象腿一样,形成所谓"象皮腿"。病马运动障碍,呈现跛行。皮肤鼻疽比较少见,在鼻疽病马中占2%～3%。

5)慢性鼻疽 最为常见,约占90%,病程稍长,可持续数月至数年,临床症状不明显。有的病马一开始就呈慢性经过,有的病马则由急性鼻疽或开放性鼻疽转化而来。由开放性鼻疽转化而来的病马常在鼻腔遗留鼻疽性瘢痕或慢性溃疡,不断流出少量黏液脓性鼻汁。当外界环境恶劣或机体抵抗力下降的情况下,这种患畜可恶化而转为急性或开放性鼻疽。

(二)临床诊断

可进行综合诊断,但在大规模鼻疽检疫中,以临诊检查及鼻疽菌素点眼为主。开放型鼻疽具有特异的鼻疽临诊症状,一般通过临诊检查即可确诊。当发现鼻腔或皮肤有鼻疽结节或溃疡时,通常可诊断为开放性鼻疽。为了慎重起见,可用鼻疽菌素点眼,呈阳性反应时,即可确诊。

五、实验室诊断

(一)病原学检查

在实际工作中应用较少,仅与其他类似疾病鉴别时,才采取溃疡分泌物或脓肿的脓汁,进行细菌学诊断。

1.涂片检查 由于鼻疽杆菌的形态无明显的特征,又无特殊染色法,所以诊断意义不大。但与类似疾病(如流行性淋巴管炎、马腺疫及溃疡性淋巴管炎等)鉴别时,则具有重要意义。

2.细菌分离培养 细菌的直接分离培养,用灭菌棉拭子采取鼻液、溃疡分泌物及脓肿内的脓汁,将拭子插入灭菌试管中或含 500 IU/mL 青霉素生理盐水或甘油肉汤中,做直接分离培养或动物感染试验。

初代分离时,如使用不加血液或色素的选择琼脂平板,培养 42～48 h 的菌落,于 45 ℃折射光线下扩大 10 倍观察,呈现特殊荧光性和刻纹结构,易于识别,再以特异性抗血清做活菌玻片凝集试验,可作出初步鉴定。为了确诊必须进行动物接种和分离细菌检查。

3.动物接种和细菌学检查 诊断使用的试验动物有猫、豚鼠及地鼠。对猫注射于后脑部皮下,多于 8～15 d 呈败血症死亡。在注射 4～5 d 出现症状后即可剖杀分离细菌。试验豚鼠要选雄性,体重应为 250 g 左右。当材料洁净时可注射于腹腔,若已被污染则注射于皮下,雄性豚鼠在腹腔注射后一般 3～5 d 发生睾丸鞘膜炎和睾丸炎,即可剖杀并从睾丸分离细菌。皮下注射如不发生睾丸炎,可于8～15 d 剖杀分离细菌。使用地鼠时可注射于皮下,地鼠感染后常于 3～7 d 死亡。地鼠比豚鼠更易获得阳性结果,Fritz DL 等用叙利亚地鼠成功复制出鼻疽病例模型。注射 8 日龄鸡胚卵黄囊内,可在48～72 h 使鸡胚死亡。建议直接分离培养和动物接种两种方法并用。分离到的并经初步鉴定认为是鼻疽杆菌的菌落, 应做镜检以及生化特性鉴定后方可确诊。

镜检可观察到一种短的、没有运动性、无荚膜和不形成芽孢的小杆菌。但在老龄培养物中呈明显的多形态性。革兰氏染色为阴性。

（二）变态反应诊断

我国大规模检疫以点眼试验为主, 必要时可进行补体结合反应。

1. 鼻疽菌素点眼试验　一般进行2次或3次点眼。每次点眼必须点于同一眼中, 都应点于左眼, 若左眼有病可点于右眼, 并在记录中说明。每次点眼用鼻疽菌素原液3～4滴, 前后两次点眼间隔时间5～6 d, 随次数的增加, 鼻疽的检出率有显著提高。此种方法操作简便易行, 特异性及检出率均较高, 适合大批马、骡的检疫。

2. 判定标准　阳性反应: 结膜发炎肿胀明显, 并分泌数量不等的脓性分泌物或黏液性分泌物中混有脓性分泌物。疑似反应: 结膜潮红, 轻微肿胀及分泌灰白色黏液性（非脓性）或浆液性分泌物中混有黏液性的分泌物。阴性反应: 没有任何反应或结膜潮红和仅有浆液性的分泌物。

（三）血清学诊断

血清学诊断包括补体结合实验、酶联免疫吸附实验、间接血凝试验、荧光抗体技术等。

（四）分子诊断技术

分子诊断技术聚合酶链式反应以其简便快速的优点也可应用于马鼻疽的检测中。

六、防控措施

除了疫苗, 为了迅速消灭本病还必须抓好控制和消灭传染源这一主要环节, 及早检出病马, 严格处理病马, 切断传播途径, 加强饲养管理, 采取养、检、隔、处、消等综合性防疫措施。

为防止鼻疽传播应及时消灭感染动物, 对开放型鼻疽和急性鼻疽一般不予治疗。药敏试验表明大部分抗生素对其无效。必须治疗时可用金霉素、土霉素、链霉素及磺胺嘧啶等, 应用最多的是磺胺嘧啶和土霉素。在治疗过程中加强隔离和消毒措施, 防止病原菌的散播。

加强饲养管理, 增强马匹抗病力, 建立健全兽医卫生制度。严格执行检疫制度, 每年春、秋两季, 各进行一次检疫。每次检疫都要进行临床检查、鼻疽菌素点眼, 点眼阳性马要采血做补体结合试验或其他血清学试验。

鼻疽马和鼻疽菌素阳性马, 均应烙印后送隔离区, 集中管理使役。开放性鼻疽马危害最大, 经确诊后, 应立即扑杀, 尸体应焚烧或深埋。必须治疗时应在严格隔离、消毒条件下, 有组织地指定专人试治。

对疫区的环境、排泄物、污染物品消毒, 以消灭传染源。消毒药可选用3%～5%甲酚皂、10%～20%氢氧化钙悬浊液、2%～3%氢氧化钠溶液、5%～10%含氯石灰等。

第二十章　类鼻疽

类鼻疽（Melioidosis）是由类鼻疽伯克菌（*Burkholderia pseudomallei*）引起的一种地方性人兽共患传染病，多发生于热带和亚热带地区，临床表现多样化，大多数病例表现为化脓性病灶。病理学家 Whitmore 于 1911 年在缅甸首都仰光首次描述了类似于马鼻疽的一种新的疾病，利用蛋白胨琼脂从 38 例患者体内分离出细菌，并通过细菌的生长速度、运动性及注射豚鼠后不出现斯特劳斯反应等与马鼻疽相区别，于 1921 年将该病命名为类鼻疽。Stanton 和 Fletcher 于 1932 年根据希腊语 "melis"（distemper of asses）和 "eidos"（resemblance）将类鼻疽译为 "Melioidosis"。类鼻疽主要流行于东南亚国家及澳大利亚北部地区，但其他地区报道的病例数也在逐渐增多，被认为是一种正在蔓延的危害多种动物及人的细菌性人兽共患疫病。我国的广东、广西、海南和台湾是类鼻疽的疫源地。类鼻疽伯克菌广泛存在于热带和亚热带地区的泥土中，难以消灭疫源地，免疫缺陷人群可以通过污染的土壤感染发病。许多国家已投入大量的经费进行毒力因子和疫苗的研究。

一、病原学

（一）分类

类鼻疽伯克菌，以前被称为类鼻疽假单胞菌（*Pseudomonas pseudomallei*），曾被归类于假单胞菌属 II 群。1992 年，根据 *16S rRNA* 基因序列、DNA 同源性、细胞脂类及脂肪酸组成等研究结果，类鼻疽假单胞菌被归类于伯克菌属（*Burkholderia*）。除此之外，该属还包括引起马或其他相关动物鼻疽的鼻疽伯克菌（*B.mallei*）和引起人肺部囊肿性纤维化感染的洋葱伯克菌（*B.cepacia*）。类鼻疽伯克菌与鼻疽伯克菌有密切的发育关系，*16S rRNA* 基因的相似性超过 99%，而与洋葱伯克菌、麝香石竹假单胞菌和划界假单胞菌的关系较远。有研究认为，鼻疽伯克菌和类鼻疽伯克菌属于同一种细菌的不同生物型，但须进一步证明。

（二）生物学特性

类鼻疽伯克菌为革兰氏阴性需氧短杆菌，大小为（1.2 ～ 2.0）μm×（0.4 ～ 0.5）μm，菌体两端钝圆，呈球杆状，单个、成双、短链或栅状排列，形似别针或呈不规则形态，具有两极浓染的特性。有 3 ～ 8 根端鞭毛，无芽孢，病料用吉姆萨染色可见假荚膜。该菌形态与鼻疽伯克菌相似，所不同的是类鼻疽伯克菌有鞭毛,能运动,在致病性、抗原性和噬菌体敏感性方面两者均类似。类鼻疽伯克菌基因组 DNA 的 G+C 约为 69.5%(浮力密度法)。

　　该菌在 25 ~ 27 ℃生长良好,最适宜生长温度约 37 ℃,42 ℃仍可生长,在 4 ℃不生长。最适宜生长 pH 值为 6.8 ~ 7.0。在血琼脂上生长良好,缓慢溶血,在 4% 甘油琼脂上,可形成 0.3 ~ 0.6 mm 半透明的光滑菌落,随着培养时间延长,菌落增大,表面粗糙,出现皱纹。类鼻疽伯克菌在培养过程中可产生细胞外多糖使菌落陷于大量纤维样物质中且散发出一种特殊的土霉味。在组织中细菌被放射线排列的纤维样物质所包围,这些纤维样物质是限定完好的糖质管状物,细菌由其糖质保护,不能被吞噬细胞有效吞噬,故常发生慢性感染。该菌有反硝化作用,能水解聚乙烯山梨糖醇单油酸(聚山梨酯 80)。不需要生长因素,营养非常多样化,单个菌株能利用不同有机化合物作为生长的碳源,如 D- 阿拉伯糖、D- 岩藻糖、海藻糖、麦芽糖、纤维二糖、柳醇、淀粉、脂肪 - 二羧酸、聚 -β- 羟基丁酸盐、赤癣醇、D- 丙氨酸和 L- 苏氨酸等。泰国学者认为,临床分离的致病性类鼻疽伯克菌菌株均不利用 L- 阿拉伯糖,而从环境中分离的非致病性菌株均能利用 L- 阿拉伯糖。

　　该菌抗原结构复杂,与鼻疽伯克菌有共同抗原,各种血清学试验均有交叉反应。在琼脂扩散试验中,类鼻疽伯克菌可溶性抗原与抗血清可产生 2 ~ 7 条沉淀线,与鼻疽伯克菌抗血清可产生 1 ~ 3 条沉淀线。

　　该菌可产生两种不耐热毒素,即坏死性毒素和致死性毒素,可使豚鼠、小鼠、家兔感染而致死。根据不耐热抗原的有无,可将鼻疽伯克菌分为两个血清型,即主要存在于亚洲的具有耐热和不耐热抗原的血清 I 型和主要存在大洋洲和非洲的仅具有耐热抗原的血清 II 型。

　　该菌对多黏菌素、链霉素和庆大霉素等抗生素及衍生物具有耐受性,一般对磺胺嘧啶和长效磺胺敏感。

(三)生态学特性

　　类鼻疽为自然疫源性疫病,其病原菌与生存环境的温度、湿度、雨量以及水和土壤的性质等有关。类鼻疽伯克菌在冰冻条件下存活不超过 2 周,在 4 ℃存活 58 d,8 ℃存活 163 d,12 ℃存活 207 d,16 ~ 32 ℃存活 1 年以上。在高温的湿润稻田和未被森林覆盖的土壤中常能分离到该菌。

　　雨水和类鼻疽的关系密切,环境中的类鼻疽伯克菌和类鼻疽的暴发在少雨的国家非常罕见。在泰国,类鼻疽的暴发 75% 都是在雨季,特别是在稻谷开始播种和收获的雨季。调查发现,雨量越多,类鼻疽伯克菌引起的脓毒血症和肺炎病例就越多。

　　在土壤和水的表面分离出的类鼻疽伯克菌远比下层的少,可能和紫外线的杀伤有关。

　　实验室的研究表明,类鼻疽伯克菌在黏土中存活的时间比沙土长。Thomas 等在澳洲的沙壤土和黏土中分离到类鼻疽伯克菌,而在沙土中没有,同时发现地表下 25 ~ 45 cm 的黏土层最适合本菌生存。但也有文献提出,在干燥、浅表的土壤中,类鼻疽伯克菌可能以一种有活力但不能培养的方式存在。环境的 pH 值及除草剂、化学肥料及氯等的含量也影响类鼻疽的分布。

　　类鼻疽的流行与阿米巴的关系受到相关研究人员的关注。在一次澳大利亚西部的类鼻疽暴发中,研究人员同时从饮用水源和环境中分离到类鼻疽伯克菌和棘阿米巴属寄生虫。进一步研究发现,类鼻疽伯克菌可能会通过一种缠绕吞噬作用影响棘阿米巴的滋养体,这一现象已经在军团菌等致病菌中得到描述。这种细菌之间交互影响,或者和植物有关联从而获得庇护的现象已经被作为一种环境的持续污染来描述。

　　影响类鼻疽伯克菌在环境中分布的因素除包括物理方面的雨水、潮湿度、紫外线和温度及土壤组成、除草剂、化学肥料等化学因素外,土壤的翻动,如挖掘、耕种等也有明显的影响,全球性的气候变化对类鼻疽流行的影响也有报道。

(四)免疫学特性

1. 分泌抗原 类鼻疽伯克菌产生外毒素、内毒素和几种组织溶解酶,其作用还不完全清楚。包括蛋白酶、磷酸化酶 C、溶血素、卵磷脂酶、脂肪酶在内的许多抗原物质可能都是通过Ⅱ型分泌系统分泌。对其分泌途径进行转座子突变,发现细菌在动物模型上的毒力丧失。然而,研究发现类鼻疽伯克菌密度同死亡率两者间的关系与其他的革兰氏阴性菌相似,外毒素在细菌感染暴发的决定性因素中并不起主要作用。许多细菌的Ⅲ型分泌系统(Type Ⅲ secretion systems, TTSS)已经得到较为清楚的阐述,它在特定条件下被激活,使其效应分子分散到宿主细胞,进而有助于对吞噬体的入侵和在其内部的残存。类鼻疽伯克菌具有Ⅲ型分泌系统,与肠炎沙门菌的毒力岛 SPI-1 有相似性,在介导核内膜蛋白裂解方面有重要作用。类鼻疽伯克菌在有阿拉伯糖条件下生长时,TTSS 受到抑制;另一方面,阴性调控因子突变后对阿拉伯糖吸收能力丧失,对人和动物的毒力增强。

2. 细胞相关抗原 类鼻疽伯克菌有包括荚膜多糖(CPS)、脂多糖(LPS)及鞭毛蛋白等多种细胞相关抗原。类鼻疽伯克菌的 CPS 与毒力有关,有利于逃避宿主的免疫系统和对上皮细胞的吸附,尤其是能保护细菌在吞噬体环境中不被灭活。小鼠实验证明,针对菌体外部多糖的抗体能为小鼠提供被动免疫保护。CPS 抗原性的差异或者其他表面蛋白的存在可能导致类鼻疽伯克菌对上皮细胞的吸附和致病性的缺乏。类鼻疽伯克菌对上皮细胞系的吸附和入侵似乎依赖于生长阶段和温度,这种细胞内现象存在的机制和其临床的相关性还没有定论。CPS 存在很多编码基因,分别命名为 CPS Ⅰ~ CPS Ⅳ。CPS Ⅰ只存在于类鼻疽伯克菌,是其毒力的决定因素,但以前认因 CPS Ⅰ含有 LPS 的成分而被名为 O-PS Ⅰ;CPS Ⅱ在细胞内的表达被下调,因此被认为参与了细菌在体外环境中的残存。鞭毛蛋白可能在类鼻疽伯克菌的致病性中占据重要地位,鞭毛蛋白的特异性抗血清能为患糖尿病乳鼠抗类鼻疽伯克菌攻击提供被动保护。

3. 宿主免疫应答反应的作用 尽管许多研究证实宿主的免疫反应在类鼻疽伯克菌的致病性方面具有重要作用,但仍存在一些现象和问题。人和动物的一些疾病或行为(如糖尿病、地中海贫血、酗酒和肾病)能增加对类鼻疽伯克菌的敏感性。尽管研究表明高滴度的抗 LPS 抗体具有抗感染功能,但多次暴露于类鼻疽伯克菌环境的宿主体内存在针对高度保守的 LPS 抗原的抗体,但宿主没有较强的抗感染能力;尽管 IFN-γ 是抗感染必需的,但 HIV 感染对宿主的易感性影响不大。类鼻疽伯克菌的感染与细菌的各种产物有关,尤其是与其致病和免疫逃避相关的内毒素和外毒素。由于类鼻疽治愈后易复发,体内潜在的感染位点被激活,可呈现与结核病相似的潜伏感染状态。

二、流行病学

(一)地理分布

本病疫源地主要为南北纬20° 之间的热带地区,特别是东南亚多见,但远至北纬25° ~ 30° 的伊朗、南纬31° ~ 32° 的澳洲南部也有此病情,我国大约分布在北纬23° 以南的亚热带地区。有类鼻疽报道的国家和地区:缅甸、越南、新加坡、马来西亚、柬埔寨、印度尼西亚、菲律宾、关岛、泰国、澳大利亚、伊朗、印度、斯里兰卡、马达加斯加、新几内亚、上沃尔特、尼日尔、厄瓜多尔、巴拿马、海地、波多黎各、斐济、加勒比地区和阿鲁巴岛等;中国类鼻疽疫源地主要分布于海南、福建、台湾、广东、广西等地区。

（二）传染源

类鼻疽是地方性传染病，是热带地区的人兽共患疫病，其感染来源主要是流行区的水和土壤，类鼻疽伯克菌在流行区的水或土壤中很常见，不需要任何动物作为它的储存宿主。传染源以往认为与野生动物有关，如鼠类，但尚无足够的证据。有报道称，进口动物能将本病引入新的地区，造成暴发流行。患者作为本病的传染源意义较小。

（三）传播途径

类鼻疽可能有 5 种传播途径：①破损的皮肤直接接触含有致病菌的水或土壤，这是本病传播的主要途径。②吸入含有致病菌的尘土或气溶胶。③食用被污染的食物。④被吸血昆虫（蚤、蚊）叮咬（动物实验证明类鼻疽伯克菌能在印度客蚤和埃及伊蚊的消化道内繁殖，并保持传染性达 50 d 之久）。⑤有报道认为可通过家庭密切接触、性接触传播。

（四）易感对象

人群对该病普遍易感。任何年龄均可患病，性别分布没有显著差异。类鼻疽呈地方流行性，隐性感染可能相当普遍，一些东南亚国家居民中人群调查表明有 15%～ 30%为血清抗体阳性。

猪对类鼻疽易感，猪类鼻疽抗体分布呈地带性，与类鼻疽伯克菌的分布相关。东南亚及澳大利亚北部猪类鼻疽流行非常普遍，越南、柬埔寨、马来西亚有暴发报道。1977 年香港海洋公园的海豚曾暴发类鼻疽，从海滩和周围泥土分离得类鼻疽伯克菌。此外，绵羊、马、牛、犬、猫、兔、灵长类、骆驼、鼠类、山羊、羚羊、袋鼠、袋熊、鹿、鹦鹉，也有感染发病报道。牛、水牛、鳄鱼和鸟类被认为是相对有抵抗力的。

三、病理学

（一）发病机制

细菌黏附并进入血管内皮细胞和巨噬细胞内，能明显抑制巨噬细胞正常的杀伤功能，破坏吞噬体膜使细菌溢出到胞浆中。细菌使肌动蛋白重组成类似彗星尾形状，将细胞膜顶起，形成突起，肌动蛋白间空隙填充细菌，有人认为这种突起有利于类鼻疽伯克菌从细胞到细胞的传播。类鼻疽伯克菌可引起被它感染的巨噬细胞或非巨噬细胞融合形成多核巨细胞，但不促发细胞因子释放反应。用大肠埃希菌、伤寒菌和类鼻疽伯克菌以不同浓度比例感染小鼠巨噬细胞系，前二者与小鼠巨噬细胞的比例在 1∶10 时就可明显激发，可诱导一氧化氮和肿瘤坏死因子的产生，类鼻疽伯克菌感染量达前二者 100 倍时（10∶1），其培养液中才可测得肿瘤坏死因子。借此特性，类鼻疽伯克菌可延长它在巨噬细胞中的存活时间。对类鼻疽伯克菌的免疫以细胞免疫为主。代表体液免疫功能的 IL-6、IL-10 分别是预示死亡的独立因子。有研究认为，感染类鼻疽伯克菌后的第一天是否能迅速产生干扰素（IFN-γ）决定感染是进展为急性致死性，还是慢性。大量迅速产生的 IFN-γ 导致急性致死性感染。从类鼻疽伯克菌培养滤液中可获得一种细胞致死毒素，分子质量小于 10 kD。来自土壤的细菌滤液中细胞致死毒素量少，而来自患者的产量高。同一株类鼻疽伯克菌，采自土壤的产量低，采自山羊的产量高。关于糖尿病患者易感染类鼻疽伯克菌的机制，有研究认为，类鼻疽伯克菌表面有一个能特异地、亲和力与人胰岛素结合的位点，提出血浆中的胰岛素对类鼻疽伯克菌有抑制作用。

（二）病理变化

1. 猪 感染仔猪的肺病变最为明显，其他器官多无特征性变化。肺表现为结节或间质性肺炎。肺的结节大小不等,散布于各肺叶,其中心为干酪样坏死。少数病例胸膜和膈膜也可见结节状病变。肺实变区多发生于尖叶、心叶和膈叶的前下部,质地坚实,淡黄色至灰白色,切面湿润、致密,有时可见干酪样病灶。成年猪肝、脾的损害最为普遍,剖检主要是肝、脾、肺及淋巴结脓肿。肾多呈为广泛性淤血,肾小球肿大,少数病例出现结节。

2. 山羊　剖检病变分布广,多为体积较小的结节和脓肿。鼻中隔和鼻黏膜散发直径约为 2～3 mm 的结节,多融合为不规则的斑点状。头颈部淋巴结有化脓性病变或水肿。肺部有直径 2～3 mm 的坚硬结节,融合后形成坚实区。纵隔和肺淋巴结具有化脓性病灶。融合性结节有时见于盲肠、小肠、膀胱及肠系膜。肝、脾为多发性散在结节。公山羊的睾丸实质坚硬、切面在增生的纤维组织中散在黄色干酪样病灶。

3. 绵羊　肺和纵隔淋巴结的病变最为严重,由于病程不同,肺的病变可分为渗出型(急性病例)和增生型(慢性病例)。化脓性关节炎多见于掌、趾关节,关节肿大,关节腔内有黄色脓汁,关节软骨溃烂。

4. 马　除少数患马在皮肤、脾、鼻黏膜发现脓肿和结节外,主要损害多局限于肺,以形成急性肺炎、结节及脓肿为特征。肺的组织学变化表现为渗出型或增生型。渗出型多呈支气管源性化脓性肺炎,增生型结节坏死灶的外周可见上皮细胞增生和成纤维细胞环绕,有多量的淋巴细胞、中性粒细胞、浆细胞和单核细胞浸润。具有神经症状的马多在延髓和桥脑出现小脓肿,软脑膜中性粒细胞浸润。

四、临床学

(一)临床表现

许多医生认为类鼻疽的临床表现"似百样病"。有的病例表现为肺炎、肺脓肿、心包炎、肾炎、肝脓肿等,有的表现为慢性经过,类似空洞性肺结核,在疾病初期的误诊率常达 100%。类鼻疽的临床表现与糖尿病、白血病、肿瘤及系统性红斑狼疮等疾病有关。

1. 人　大多患者以畏寒、高热起病,体温多呈稽留热,发热可长达 3 个月。根据类鼻疽伯克菌侵害的部位不一,其症状和体征可表现为咳嗽、咳痰、气促、腹痛、腹泻、胸痛、盗汗、关节疼痛、咯血、黑便、尿痛、血尿、少尿、肺部啰音、肝脾大、胸腔积液、下肢浮肿、皮肤黄染、腰部肿物等。对于类鼻疽患者而言,一般具有慢性病病史,如 2 型糖尿病、风湿性心脏病、肺结核、肾病等。潜伏期一般为 4～5 d,但也有感染后数月、数年、数十年后发病者。本病临床表现虽多样化,但在临床上可分为隐匿性感染、无症状肺浸润、急性化脓性局部感染、急性败血症、急性肺部感染、慢性化脓性感染和复发性感染 7 种类型。

1)隐匿性感染　临床症状和体征不明显,但血清中可测出特异性抗体。

2)急性化脓性局部感染　局部破损处感染后 2～3 d 形成结节,继而出现局部淋巴结肿大和淋巴管炎,伴有发热、不适,可能迅速发展为急性败血症。

3)急性败血症　患者常与皮肤脓肿、肝炎、心肌炎、脑膜炎、腹膜炎、急性呼吸窘迫综合征及感染性休克并发。无肺部症状。可出现定向力障碍、呼吸困难、严重头痛、咽炎、呕吐、腹泻、头部或躯干部脓肿、高热、皮肤发红、发绀、肌肉紧张等。体温在 38.3～40.5 ℃,热型不规则。病死率可达 90%。

4)急性肺部感染　肺部是类鼻疽入侵后隐蔽、栖息、繁殖的主要场所,一旦当机体抵抗力低下时,或受基础疾病影响,就会迅速繁殖引起肺部炎症反应,导致肺部病灶迅速扩大、融合,甚至形成空洞,或引起败血症。临床表现为寒战、发热、咳嗽、咳痰等。胸部 X 线显示有斑点、小片或大片样致密阴影,部分融合形成透亮区,甚至形成空洞,部分病例伴有肺脓肿或胸腔积液。

类鼻疽肺病主要分为 4 个临床类型,其肺部表现存在差异。

(1)急性肺炎型:患者寒战高热,咳嗽胸痛,呼吸困难,偶可咯血,多有败血症表现。

(2)亚急性型:表现为发热胸痛,偶有血痰,病程数周到数月。

(3)慢性型:呈低热,体重减轻,咳嗽,常有血痰,病程数月至数年不等。

(4)血培养阳性之亚急性或慢性型:为突然发病之亚急性或慢性患者,血培养阳性,病情较急性败血症型轻,但较无菌血症的患者重得多。

5)慢性化脓性感染 部分患者以继发性脓肿为主要表现,病变可见于皮肤、脑、肺、心肌、肝、脾、骨、关节、淋巴结,甚至眼部,患者可能不发热。有 65 岁中国妇女患膝关节化脓性关节炎病例的报道,右膝关节的胫骨近端出现骨糜烂及股骨髁的密度降低,磁共振成像显示呈现多袋状液体流动及手术治疗后 4 个月的 X 线片显示原糜烂处骨密度增加。

2.动物 类鼻疽伯克菌对哺乳动物的感染谱较为广泛,但主要感染猪和羊。感染动物的症状与人类鼻疽相似,但在临床上多无特异性体征。

1)猪 常呈地方性流行,间或可暴发流行。仔猪常呈急性经过,易死亡,成年猪多为慢性经过。临床表现为厌食发热,体温升高,呼吸困难或咳嗽,运动失调,鼻、眼流出脓性分泌物,关节及睾丸肿胀。

2)绵羊 呈地方性流行,病羊表现为体温升高、厌食、咳嗽、呼吸困难、眼和鼻有黏稠分泌物、跛行。有的出现神经症状,后躯麻痹。

3)山羊 多为慢性经过。急性表现为咳嗽,跛行,眼、鼻有分泌物,有的出现神经症状,母羊患乳房炎,公羊睾丸有硬结。

4)马 多呈急性肺炎症状,发热、拒食、咳嗽、呼吸困难。有的出现神经症状,或鼻黏膜出现结节,流黏液脓性鼻液。病程短,死亡率高。

5)牛 牛感染本病的主要表现为头部歪向一侧,流出大量唾液,发生偏瘫(身体一侧的肌肉麻痹)即半身不遂;或者发生截瘫(下半截身躯发生麻痹)。剖检时在延髓和脊髓、脾脏和肾脏里,以及肾脏周围组织可发现一些大小不同的化脓性病灶,常突然死亡。有的牛表现为发热、流涎、拱背和狂躁,剖检肺有干酪样坏死灶,肺门有大脓肿。

6)犬 病犬常表现为发热,食欲减退或消失,发生睾丸炎、副睾炎,肢体肿胀,跛行等。

(二)临床诊断

疫区或去过疫区的人出现不明的发热或化脓性疾病均应考虑到类鼻疽,尤其是出现突发性呼吸衰竭、多发性小脓疮或皮肤坏死和皮下水肿。类鼻疽的临床症状多样,有"似百样病"之称,败血症型病例与一般革兰氏阴性菌所致败血症相似,根据临床症状难以确诊。大多数病例出现不明原因高热、贫血,急性感染者白细胞总数增高,以中性粒细胞为主,但白细胞计数也可在正常范围内。X 线影像学检查,类鼻疽肺部感染多见于上肺,呈斑片状阴影,也可表现为空洞,易与小叶性或大叶性肺炎、肺结核混淆。泰国研究者根据大量的临床分析认为,糖尿病、多器官受损、无腹泻、肺部感染可作为临床类鼻疽初步诊断的特征。该病在急性期应与急性型鼻疽、伤寒、痢疾、葡萄球菌败血症及肺炎等鉴别,慢性期应与结核病、慢性鼻疽等区别。接种仓鼠或豚鼠如出现睾丸红肿、化脓、溃烂,阴囊内有白色干酪样渗出物,即为阳性反应。

（三）临床治疗

对局部的脓肿进行切除和引流是最基本的外科处理方法。临床类鼻疽的症状是各样的，所以治疗不可能只有一种模式。

对急性败血症型的治疗一般比较困难，原因在于类鼻疽伯克菌对常用的抗生素有不同程度的抗药性，因而有很高的死亡率。体外药敏试验研究发现，不同来源的类鼻疽伯克菌的药物敏感性差异较大。因此，不同的药物在临床上治疗的效果也不一致。有研究表明，头孢他啶的治疗效果优于其他的许多药物，但不同治疗方案的效果存在一定的差异，在临床上对氯霉素、复方磺胺甲噁唑耐药的病例治疗是有效的。在泰国，头孢他啶对患病的成年人治疗，可使患者的病死率下降近40%，与复方磺胺甲噁唑联合使用，可进一步降低死亡率。

泰国学者用亚胺培南和头孢他啶对类鼻疽患者的疗效进行了比较，亚胺培南安全有效且治疗患者的病死率从后者的41%下降到20%，建议在治疗败血症型类鼻疽中使用亚胺培南代替头孢他啶。另外，澳大利亚的研究发现，美洛培南治疗类鼻疽患者有效，可降低病死率，且具有较低的最低抑菌浓度（MIC）、长时间的杀菌效应和产生较少内毒素等优点。

随着对类鼻疽患者的病理生理及病原性细菌的深入研究，有一些治疗的新方案，尤其是针对脓毒败血症型类鼻疽病例。活性蛋白C在类鼻疽患者体内的含量很低，在Royal Darwin医院的部分类鼻疽患者用此蛋白治疗后能明显地降低病死率，但费用昂贵，限制广泛使用。

非播散性败血症的死亡率较低（约20%），用常用抗菌药物治疗有效。多西环素和复方磺胺甲噁唑可用于亚急性和慢性类鼻疽的长期（至少2个月）治疗。经验表明，只在进行适当抗菌治疗后才能适当施行手术引流。

类鼻疽疗程达6个月或更长，痰培养阴转时间平均需6周，治愈病例易复发，特别在免疫能力降低和有糖尿病、肝硬化、慢性肾炎和酒精中毒的人。因此，选择合适的药物及合适的方案预防复发是临床治疗的有力补充。若痰培养阳性持续6个月，应考虑肺叶切除术。有肺外化脓性病灶者，必须连续以抗菌药物治疗6～12个月，同时辅以外科引流。

未经治疗的急性败血症型类鼻疽，其死亡率在90%以上，在诊断技术和抗菌药物的不断改进下，病死率下降到30%左右。亚急性和慢性类鼻疽病死率较低，治疗后可下降到10%或更低。

五、实验室诊断

从患者体液中分离类鼻疽伯克菌是临床诊断工作的一个"金标准"，但对于有污染菌的临床样品需要用选择性培养基。而革兰氏染色和组织病理学染色都是非特异的方法，但实际临床检测中很少用。有许多方法用于类鼻疽伯克菌的检测，其目的是缩短诊断时间，这些方法包括临床样品或培养物上清液中抗原成分的检测、抗体检测以及分子生物学技术和快速培养技术等。尽管各种检测技术都有较大的发展，都有自己的优点，但仍只有很少的几种方法如间接血凝试验、乳胶凝集试验、免疫荧光等被广泛用于临床检测。

（一）微生物学诊断

利用选择性培养基从患病体及环境样品中分离类鼻疽伯克菌是类鼻疽诊断的重要方法，现在通常采用含多黏菌素的改良Ashdown培养基，而在实际工作中采用选择性肉汤则可提高喉、直肠和伤口分泌物等临床样品的分离率。血液培养物出现阳性所需的时间反映了与死亡率相关的菌血症严重程度，如血液培养物在24 h内出现阳性的病例，73.7%的类鼻疽患者将会死亡。相比较而言，出现阳性所需时间大于 24 h 的病例的死亡率只有 40.9%。在细菌的分离培养中采用 BacT/Alert 自动控制系统, 在 24 h 内 62% 的阳性样品出现阳性, 在 48 h 内则超出 90%。有文献报道, 可通过改良的血液培养方法能缩短获得阳性结果所需的时间, 但其敏感性下降, 假阴性率上升。利用病例的骨髓进行细菌分离培养可获得与血液样品同样的敏感性。

（二）血清学诊断

1. 抗原检测　现在抗原检测方法已经发展成为直接检测临床样品和血液培养物上清液中类鼻疽伯克菌抗原成分的重要手段, 其中用于培养物检测的乳胶凝集试验和用于临床样品（如痰、尿和脓液）直接检测的免疫荧光技术已经在泰国被广泛用于实验室研究。针对类鼻疽杆菌外毒素和细胞成分的 ELISA 抗原检测方法具有较高的敏感性和特异性, 但大多数方法没有广泛用于临床。此类方法的建立是以培养物上清液中的外毒素、分子质量为 40 kD 的分泌蛋白、LPS 和多糖以及分子质量为 30 kD 的蛋白质的单克隆抗体为基础的。在上述单克隆抗体的基础上后来又建立了用荧光检测尿液中抗原成分的方法, 其敏感性和特异性分别为 81% 和 96%。在泰国建立了一种针对一个分子质量为 200 kD 蛋白质的单克隆抗体乳胶凝集试验, 已经得到 12 个研究中心的评价, 其敏感性可达 95%, 特异性高达 99.7%, 在临床检测中推广。针对类鼻疽伯克菌 LPS 和蛋白成分建立的免疫荧光技术是研究主要方法, 可成为快速检测临床样品、可用于地方流行性区域诊断的有效方法, 临床上用此方法可在 1h 内获得结果, 但需要专门的显微镜和十分专业的技术操作人员。

2. 抗体检测　尽管 IHA 敏感性和特异性较低, 但仍是一种应用最广泛的检测手段。此法创建于 1965 年, 已经广泛用于血清学调查, 但用于地方流行性区域调查时背景血清的阳性率为 30% ～ 47%。在 IHA 试验用于检测 IgM 抗体有更高的特异性, 但其检测结果并不能反映实际感染情况。对 IHA 的临床评价很难做出一个比较, 因为不同的评价标准有不同的阈值（1:10 ～ 1:160）, 并且计算菌体细胞抗原量的公式也没有标准。对患急性化脓性疾病的患者, 有研究表明, IHA 的敏感性很低; 另一方面, 类鼻疽伯克菌不同株间的 LPS 具有异质性, 由 LPS 建立的 IHA 假阴性率较高。研究人员在检测抗原的纯化方面做过一些尝试, 如一个分子质量为 30 kD 的外毒素和分子质量分别为 19.5 kD、40 kD、200 kD 的蛋白质的纯化。基于 LPS 和分子质量分别为 30 kD、200 kD 的蛋白质建立的 ELISA, 其临床意义已经得到肯定, 而且 IgG 的特异性（74% ～ 82%）和敏感性（75% ～ 80%）较 IgM 高, 但还缺少必需的临床参数标准。一项关于抗体效价的长期跟踪调查结果显示, 有 7 个患者针对培养物滤过液的抗体（IgG、IgM、IgA）反应随着抗原量的升高、降低和长期存在可持续 1 ～ 6 年; 同样, 在 23 个患者中有 20 个的 IHA 抗体可持续 2 年之久。针对 IgM、IgA 和 IgG 的快速免疫荧光检测技术似乎可行, 但关于其高度敏感性（IgG, 100%; IgM, 93%）和特异性（95%）的研究结果与作为"金标准"的 IHA 相悖。一项关于 IgG 的免疫组化检测技术的研究结果显示, 该方法可能是目前唯一敏感性好（79%）, 而且特异性高（90%）的类鼻疽抗体检测技术。总之, 检测类鼻疽抗体的血清学方法较多, 相关研究也取得很大的进步, 但真正具有很高的敏感性和特异性能用于临床的方法不多。

（三）分子生物学检测技术

关于类鼻疽伯克菌的分子生物学检测方法很多, 但很少应用于临床检测。研究者对采用特异性引物 PCR 扩增 23S rRNA、16S rRNA, 以及 16S 同 23S RNA 的连接区域的目标基因的检测方法进行了评价, 发现用引物对 16S rRNA 基因进行检测的敏感性为 100%, 但小范围的临床应用研究发现其敏感性较低。groEL 基因序列也可用于类鼻疽伯克菌的鉴定, 但不能用于和马鼻疽杆菌的鉴别以类鼻疽伯克菌 TTSS 基因簇中 orf2 的 115 个碱基为目的基因进行荧光定量 PCR, 特异性为 100%, 目的 DNA 的最

低检出量为 76×10^{-15} g,用于血液样品检测时最低检出量为 8.4×10^3 CFU / mL。

六、防控措施

该病无特殊预防方法,主动免疫无效。

发现类鼻疽患者后应立即进行隔离治疗,对可疑感染者应进行医学观察 2 周。预防方法主要是防止污染本菌的水和土壤经皮肤和黏膜感染。在接触有积水的泥水前,用防水绷带遮盖所有擦伤的皮肤和伤口,或穿上防水靴及戴上防水手套。在可能染菌的尘土条件下工作,应戴好防护口罩。灭活的类鼻疽伯克菌不能使动物产生免疫力,预防本病主要是防止病原菌扩散和切断传播途径。潜在的带菌动物可将病原菌从地方流行区带至新的环境造成污染,流行区来的动物应进行检疫。接触患者和病畜时应注意防护,对其排泄物和脓性分泌物需用含氯石灰消毒。

患者和病畜的排泄物和脓性渗出物应彻底消毒。接触患者和病畜时应注意个人防护,接触后应进行皮肤消毒。疫源地应进行终末消毒,并须采取杀虫和灭鼠措施。从疫源地进口的动物应进行严格的检疫。主要措施包括:加强入境检疫工作,防止疾病传入;加强疫情的监测与报告,加强重点地区的监测,对出现不能解释的化脓性疾病(特别是空洞性肺部疾病),应考虑类鼻疽的可能。一旦发现异常情况,应立即报告;开展卫生宣传教育,使群众了解有关防病知识;发现类鼻疽患者后应立即进行隔离治疗,对可疑感染者应进行医学观察 2 周;密切关注相关信息和国外疫情动态,做好相应的技术储备。

类鼻疽作为一种东南亚和澳大利亚北部的一种具有重要公共卫生意义的人兽共患疫病,并具有向非疫区扩散的潜在危险。在世界其他地区散发的事件表明,类鼻疽还存在未被人们发现的疫点和疫源地。此病的流行与环境因素,尤其与降水量的相关性值得深入研究。虽然通过类鼻疽伯克菌全基因组序列的测定促进了毒力基因和毒力因子的鉴定,但作为准确、实用、可商业化生产的诊断试剂还需要一段时间。中性粒细胞功能缺陷在类鼻疽发病机制中起重要的作用,这也就能解释糖尿病等疾病的存在,严重影响疾病的治疗。疫苗是否可以用于预防类鼻疽伯克菌感染及引起的疾病是值得进一步研究的问题。

虽然抗菌药物治疗类鼻疽取得了巨大的进步,但类鼻疽仍然是脓毒败血症及并发症引起患者死亡的重要因素,因此探索良好的预防措施、早期的临床诊断方法和对脓毒败血症患者的治疗策略是该病研究的重点。

第二十一章 丹毒丝菌病

丹毒丝菌病，又名红斑丹毒丝菌病，是由红斑丹毒丝菌（*Erysipelothrix rhusiopathiae*）引起的一种人兽共患传染病。本病主要发生于猪，称为猪丹毒，临床多为急性败血症型或亚急性疹块型，慢性病例多发生关节炎，有的有心内膜炎。人接触发病或带菌动物及传染媒介通过伤口感染发病，称为类丹毒。类丹毒是一种职业病，多发生于兽医、屠宰加工人员及渔民等与动物及动物产品密切接触的人员。人的病例多发生于手指部，感染部位肿胀、发硬、暗红、灼热、疼痛，严重时可伴有腋窝淋巴结肿胀，还可发生败血症、关节炎和心内膜炎，甚至指端坏死等更严重的疾病。

丹毒丝菌病分布于五大洲的各个国家，有一百多年的传播历史，是一种古老的传染病。最早人感染红斑丹毒丝菌的病例记载是 1870 年。1876 年 Koch 从患败血症的小鼠血液中首次分离出本菌，当时命名为"鼠败血症杆菌"。1882 年和 1883 年，Pasteur 和 Loeffler 分别从患病猪中分离到与 Koch 描述相同的细菌。1886 年 Loeffler 首次系统描述了引起猪丹毒的病原。1984 年 Rosenbach 首次从患者局部病变皮肤中分离到本菌，称这种皮肤病为"类丹毒"。1893 年 Felsenthal 从类丹毒患者的皮肤活检组织中也分离到与猪丹毒病相似的细菌。1909 年 Rosenbach 通过比较从猪丹毒、小鼠败血病和人的类丹毒病例中分离出的细菌，发现它们在血清学和病原学上相同，将这些细菌归为丹毒丝菌属。在我国，本病最早发现于四川，1946 年以后其他各省相继有所报道。丹毒丝菌病是一种自然疫源性疾病，至今世界各国尚未彻底消除疫源，给养殖业带来了一定的经济损失，也给人类健康构成了威胁。

一、病原学

（一）分类

红斑丹毒丝菌，又名猪丹毒杆菌（*Bacillus rhusiopathiae suis*），为兼性厌氧的革兰氏阳性短杆菌。1909 年 Rosenbach 将其归为丹毒丝菌属，2004 年《伯杰系统细菌学手册》将其归为柔膜体纲（Mollicutes），未指定目（Incertae sedis），丹毒丝菌科（Erysipelotrichaceae），丹毒丝菌属（*Erysipelothrix*）。目前该属有三个种：红斑丹毒丝菌（*Erysipelothrix rhusiopathiae*）、扁桃体丹毒丝菌（*Erysipelothrix tonsillarum*; Takahashi 等，1987）和 *Erysipelothrix inopinata*（Verbarg 等，2004）。红斑丹毒丝菌是丹毒丝菌病的病原，扁桃体丹毒丝菌对猪有低毒，但还没见扁桃体丹毒丝菌和 *Erysipelothrix inopinata* 对人致病的报

道。红斑丹毒丝菌和扁桃体丹毒丝菌的 DNA G+C 含量为 36%～40%，16S rRNA 同源性为 99.8%，除扁桃体丹毒丝菌能发酵蔗糖而红斑丹毒丝菌不能外，其他的生化特征和培养特性均完全相同，但能以 DNA/DNA 杂交进行鉴别，两菌的细胞蛋白 SDS-PAGE 也存在差异。

（二）形态

红斑丹毒丝菌为革兰氏阳性、直或微弯的细杆菌，大小为（0.2～0.4）μm×（0.8～2.5）μm。有形成长丝的倾向，常有 60 μm 以上的长丝，较老的培养物倾向于革兰氏阴性。本菌无鞭毛，不运动，不产生芽孢，不抗酸，化能异养。原认为无荚膜，后证实存在荚膜。在感染动物的组织触片或血片中，呈单个、成对或小丛状。从慢性病灶如心脏瓣膜疣状物中分离的菌常呈不分枝的长丝，也有呈中等长度的链状。在培养基中光（S）滑型菌落的细菌为短、狭窄、直或微弯的杆状，粗糙（R）型和某些光滑型菌落的细菌形态多样，从短杆到长丝状。

（三）培养特性

该菌生长温度范围为 5～44 ℃，最适生长温度 30～37 ℃，37 ℃生长最迅速，33 ℃获得最高菌量。生长 pH 值范围为 6.8～8.2，最适 pH 值 7.2～7.6。减少氧和在含有 5%～10% CO$_2$ 的条件下生长较好，生长需要核黄素和少量油酸。在普通琼脂培养基和普通肉汤中生长不良，当加入 0.1%～0.5% 葡萄糖或 10% 的血液或血清则生长茂盛。在液体培养基中，加 1% 葡萄糖和 0.5% 聚山梨酯 80，调正 pH 值可促进其生长。丹毒丝菌在血液或血清琼脂培养基上培养 24 h，用显微镜反光观察，有光滑型、粗糙型和中间（I）型三种菌落，三者可发生相互转变。光滑型菌落呈针尖大、露珠样、灰白、透明、圆而微隆起，直径 0.5～0.8 mm，并形成狭窄的绿色溶血环（α 型溶血）。粗糙型菌落不透明、扁平、干燥，直径 1～2 mm，边缘不规则。菌落形态受培养基、温度和酸度的影响，在中性或酸性环境 37 ℃培养倾向于光滑型，碱性（pH 值 6.8～8.2）、37 ℃培养倾向于粗糙型。从急性病猪分离的菌株为光滑型，毒力强，肉汤内培养呈轻度均匀浑浊，无菌膜，有少量沉淀；从慢性病猪和带菌猪分离的菌株为粗糙型，可见大于 60 μm 的细菌，呈长丝状，毒力弱，肉汤内培养呈明显浑浊，有大量沉淀。

大多数的菌株在明胶穿刺管内生长，21 ℃培养 48 h 向四周辐射状扩展，形成典型的"试管刷"样，不在表面扩展，不液化明胶。

（四）理化特性

本菌为微嗜氧菌或兼性厌氧菌，接触酶和氧化酶呈阴性，不水解七叶苷。在含 5% 马血清的 1% 蛋白胨水基础培养基中可发酵葡萄糖、乳糖、半乳糖、果糖和麦芽糖，产酸不产气。木糖和蜜二糖可能产酸。一般不发酵甘油、山梨醇、甘露醇、肌醇、鼠李糖、蔗糖、海藻糖、松三糖、棉籽糖、淀粉、菊粉、柳醇和水杨苷等，扁桃体丹毒丝菌能发酵蔗糖。当基础培养基只含有 1% 蛋白胨水时产酸少或不稳定，在糖发酵时加酵母水解物有助于发酵。大多数菌株能产生 H$_2$S，但也有少量不产生 H$_2$S 的菌株。不水解尿素，不还原硝酸盐，不分解聚山梨酯 80 或聚山梨酯 20，石蕊牛乳、MR 及 VP 试验阴性。

（五）生物学特性

小鼠和鸽对本菌最敏感；鼷鼠极易受感染，发生败血病；兔类易感性低，较少发病，皮下接种常仅发生局部反应，但静脉注射 1～3 d 死亡；豚鼠抵抗力强；鱼体可携带大量红斑丹毒丝菌。猪是易感动物，但易感性可变。猪以皮肤划痕或皮内注射较易成功，滴眼和滴鼻更易引起发病，口服或静脉、肌内、皮下及腹腔内注射较难引起发病。对小白鼠不致病的猪丹毒弱毒菌株，有报道其培养物保存于 20～30 ℃的恒温箱中，经一定时间毒力可增强。

红斑丹毒丝菌对盐腌、烟熏、干燥、腐败和日光等因素的抵抗力较强。放置 4 ℃ 159 d 的肝、脾，露天放置 77 d 的肝脏，深埋 1.5 m 231 d 的尸体，12.5% 食盐处理的猪肉，仍有毒力。在干燥状态下可活 3 周，尸体内可活 288 d，阳光下 10 d 还能存活，在腌肉和熏肉中能存活 3～4 个月。可在腐败的有机物质中存活几个月，有研究曾经从储存了 5 年的猪肥料中分离出本菌。本菌的液体培养物封闭保存可保持活力 17～35 年之久。本菌对热的抵抗力较弱，55 ℃ 15 min，70 ℃ 持续 5～10 min 可致死，但在大块肉中，必须煮沸 2.5 h 才能致死。一般化学消毒药对本菌有较强的杀灭作用，2% 甲醛溶液、1% 含氯石灰、1%～2% 氢氧化钠、5% 石灰乳、3% 克辽林、0.2% 过氧乙酸溶液和 3.5% 甲酚皂溶液等 5～15 min 即可将其杀死。但本菌耐酸能力较强，能在 0.5% 苯酚中存活 99 d，可耐 0.2% 苯酚，耐 0.5% 亚碲酸钾，猪胃内的酸度不能杀死本菌。

绝大多数红斑丹毒丝菌对青霉素类、头孢类、红霉素、克林霉素、沙星类等药物敏感，而对四环素和氯霉素等的敏感性有菌株差异，已在红斑丹毒丝菌菌株中发现四环素抗性基因。对磺胺类、复方磺胺甲噁唑、多黏菌素和万古霉素等药物耐药。已报道有耐青霉素、四环素、链霉素、杆菌肽、红霉素、克林霉素、林可霉素、土霉素和多西环素等的耐药菌株。研究显示，每年野毒株的耐药性会不断发生变化。

（六）血清分型及细菌抗原

Watt（1940）报道大多数红斑丹毒丝菌有两种抗原：种特异性耐热蛋白和耐热、耐酸的多糖，它们是分型的基础。最初将红斑丹毒丝菌分为 A 型和 B 型，以及不与抗血清反应的 N 群。1973 年 Kucsera 提出以阿拉伯数字进行血清型命名，被国际公认和采用。依据菌体可溶性耐热肽聚糖的抗原性将该菌分 1a、1b、2、3……26 型和 N 型共 28 个血清型，有的还将 2 型分为 2a 和 2b 两个亚型。23、24 型为我国徐克勤等（1984，1986）所分离鉴定。75%～80% 的猪源性分离株属 1 型或 2 型，20% 左右的分离株构成一群非共同的血清型。禽源株大部分为 1 型、2 型和 5 型。引起人类致病的大多数菌株属 1 型和 2 型。从健康牛中分离的菌株血清型较多。根据 DNA-DNA 杂交试验，将 1、2、4、5、6、8、9、11、12、15、16、17、19、21 型和 N 型归为红斑丹毒丝菌，将 3、7、10、14、20、22 型和 23 型归为扁桃体丹毒丝菌，13 型和 18 型为一新种。

红斑丹毒丝菌的抗原构造除在细胞壁上有型特异性耐热的黏肽和糖肽等抗原外，有多种共同的不耐热抗原，主要是蛋白质或蛋白—糖—脂复合物，可呈交叉凝集试验。如 Shimoji 等（2003）在红斑丹毒丝菌中发现 Rsp A 和 Rsp B 两种表面黏附蛋白，To 等（2007）在红斑丹毒丝菌中发现 Spa A、Spa B 和 Spa C 三种表面保护抗原蛋白，1a、1b、2、5、8、9、12、15、16、17 型和 N 型产生 Spa A，4、6、11、19 型和 21 型产生 Spa B，18 型产生 SpaC。

（七）致病性

Takahashi 等（2008）实验证实 96% 的扁桃体丹毒丝菌无致病性，66% 的红斑丹毒丝菌能引起猪发病。红斑丹毒丝菌的致病性和免疫原性与血清型有一定关系，一般 1 型的致病力较强，2 型的免疫原性较好，弱毒株的血清型比较复杂。从患败血症型猪丹毒病例中分离的菌株，95% 以上为 1a 型；从皮肤疹块型病例和慢性关节炎病例分离的菌株 80% 以上是 1a 型和 2 型；从体表和健康猪扁桃体分离的菌株多数为 2 型，常常也可能几个血清型菌株同时存在。经小白鼠致病性试验，除从慢性病例和健康猪分离的部分菌株外，其余的均表现出强毒症状。我国从各地不同动物分离的红斑丹毒丝菌的血清型较多，鱼类和水生动物分离的菌株对小白鼠具有较强的致病力，多数菌株则对猪无致病力。从禽类分离的红斑丹毒丝菌的血清型也较多，各种型菌株对小白鼠和猪的致病力远比猪源性菌株弱。1 型和 2 型是引起人感染发病的主要血清型。

二、 流行病学

本菌是一种自然疫源性病原,几乎遍及全世界,在南美洲、北美洲、欧洲、亚洲和大洋洲均发生。

(一)传染源

1.人 人类感染红斑丹毒丝菌常因直接接触了动物(包括鱼和海产品)及其产品,有机物质(各种动物粪便)和污染土壤。人感染发病后,尚未见报道人与人之间相互传染的情况。有报道能从患者的尿液和阴道炎分泌物中检测到红斑丹毒丝菌,但不能确定人是该菌的储存宿主。

2.动物 红斑丹毒丝菌作为共栖菌或致病菌,在动物界广泛分布,包括脊椎动物和无脊椎动物,恒温动物和变温动物,家畜和野兽,甲壳动物和贝壳动物,温水鱼和栖息于海水中的梭鲈、鲭、沙丁鱼、鳄鱼、鲸和海豚,以及昆虫和蜱螨目。已知从50多种哺乳动物、几乎半数的啮齿动物和30种野鸟等多种动物中分离到本菌,包括猪、野猪、羊、牛、马、狗、熊、袋鼠、驯鹿、家鼠、野生啮齿类动物、海豹、海狮、鲸、水貂、花栗鼠、甲壳类动物、淡水和海水鱼、鳄鱼、厩螫蝇、家蝇、鸡、鸭、鹅、几内亚鸡、鸽、麻雀、椋鸟、鹰、鹦鹉、野鸡、孔雀、鹌鹑、观赏鸡、金丝雀、黄雀、画眉、斑鸠、白鹳、企鹅、乌鸦等。一般认为,家猪是本菌的主要传染源和储存宿主,30%～50%健康猪的扁桃体和其他淋巴组织中存在此菌,从健康猪的胆囊、肠道和皮肤可分离到本菌。啮齿类和鸟类动物也感染本菌,也可成为传染源。在海水或淡水鱼、贝体表黏液(鳞、鳃、黏液)与软体动物中也可寄宿该菌,成为渔民和鱼贩等相关人员的感染源。从健康牛也能分离到红斑丹毒丝菌,且少数牛源红斑丹毒丝菌对猪或鼠有致病性,能引起猪发热,全身或局部荨麻疹,提示牛在猪丹毒流行病学上有一定作用。

3.食品 屠宰场、加工场的废料、食堂的残羹,动物性蛋白质饲料如鱼粉、肉粉,以及海产品等都可成为本菌的传染源。

4.环境 本菌对自然因素抵抗力强,富含腐殖质、沙质、石灰质和潮湿的土壤特别适宜于本菌的生存,例如在弱碱性土壤中可生存90 d,最长可达14个月,可以构成重要的传递因素之一。在超市下水道、家庭废物和屠宰场的水源也可找到本菌,运送带菌或发病动物的工具也可分离到本菌。因此,土壤污染等环境问题在流行病学上有极重要的意义。

(二)传播媒介

丹毒丝菌病通常是通过各种发病动物和传染媒介将本病传染给人,其中主要是污染的器物造成皮肤创伤,如刀子、注射针头、解剖器具、细刺、骨片及虾的爪钳等。此外,皮肤伤口与病畜禽的肉、血、内脏或粪便等相接触,也可引起感染。蚊、蝇、虱、蜱等吸血昆虫也可传播,家鼠是本病的一种重要传播媒介。鸡感染后不会垂直传播。能从禽的恙螨、鸡皮刺螨中分离到与病鸡相同血清型的红斑丹毒丝菌,说明螨是潜在宿主。

(三)易感对象

本病主要发生于猪,3～12月龄的架子猪最易感,其他动物如牛、羊、狗、马、狍、黄兔尾鼠,以及鸡、鸭、鹅、火鸡、鸽、麻雀、孔雀、鹦鹉、笑翠鸟、企鹅等也可感染发病,其中火鸡发病较多。凡有机会接触红斑丹毒丝菌污染的动物及其动物产品、食品、用具,以及水和土壤的人员,如兽医、屠宰工、皮肉品加工工人、牧民、渔民、鱼类加工工人、鱼贩、钓鱼者、厨师、农民、养殖工作人员、食品处理人员、家庭主妇以及下水道清理工等均有机会受到本菌的感染,也有儿童等其他人员感染的报道。

（四）流行特点

类丹毒是一种职业病，人感染发病与职业有关，多发于兽医、屠宰加工人员及渔业相关人员等，发病与接触感染和带菌动物及传染媒介的密切程度相关。资料表明，约89%病例与其职业有关，且发生率男性高于女性。有报道类丹毒有明显的季节性变化，发病多在8—10月，这可能与病畜禽加工上市有关。有的地点呈点状流行，可能接触了共同的传染源。本病病后不产生长期免疫，有些人一年之内可患病3～4次。在先天性心脏病的患者中，如发生心内膜炎的死亡率可高达38%。国内外对红斑丹毒丝菌引起慢性关节炎和脑脓肿病例也有报道。

对动物，主要发生于猪。猪丹毒病的流行季节具有一定特点，虽然一年四季均可发生，但在北方地区以炎热多雨季节流行最盛，秋凉后逐渐减少；而在南方地区，往往冬、春季节也可形成流行高潮。在本病在猪群常为散发性，少有地方流行，但有时也可能发生暴发流行。鸡和火鸡可暴发流行，其他动物也有不同程度的发生。

三、病理学

（一）致病机制

本菌对人的致病机理尚不清楚，已知本菌含有内毒素、荚膜和黏附素等，能产生透明质酸和神经氨酸酶。红斑丹毒丝菌的致病性是由特异性吸附因子（荚膜或黏附素）、神经氨酸酶和应激蛋白等多种毒力因子综合作用的结果。内毒素可引起动物发热和休克，透明质酸可使血管通透性增高和促进败血症的发生，神经氨酸酶可促进机体细胞黏多糖的裂解和血管衬壁细胞变性，从而发生血管内凝血，导致微循环障碍，发生酸中毒、出血和休克，已证实神经氨酸酶是疾病扩散的致病因子。另外，还发现本菌能产生葡萄糖脱氢酶、血浆凝固酶等。有报道本菌的毒力与荚膜有关，Partridge等推断菌体内高水平的应激蛋白（DnaK蛋白）可能使菌体耐受吞噬细胞吞噬过程中的低pH值环境和氧化作用。当机体受到内源性或外源性感染时，一旦机体抵抗力降低，红斑丹毒丝菌则突破机体的防御屏障侵入淋巴和血液循环而发展为菌血症和毒血症。如果细菌毒力强、数量多，引起全身性败血症，使交感神经和肾上腺皮质活力增强，分泌大量儿茶酚胺，导致微循环障碍、血液淤滞、组织缺血缺氧、物质代谢紊乱、大量氧化不全产物蓄积，使机体发生酸中毒，发展为败血性休克。另一方面，大量的神经氨酸酶，裂解五糖苷与神经氨酸的连接，引起器官的毛细血管和小静脉的内皮细胞膜通透性增高，直接损伤血管内皮，封闭单核－巨噬细胞系统，特别是血小板变性凝集和血管发生痉挛收缩，高热等一系列反应。上述每一病理过程都可以成为弥散性血管内凝血（DIC）的致病因素，它们互为因果相互影响而加重，形成恶性循环。通过不同途径引起凝血因子的激活和凝血系统链锁反应，从而发生DIC。根据细菌毒力和机体的抵抗力强弱程度不同，这种病理过程会在不同部分和器官中表现出来。

（二）病理变化

1. 人　人感染后主要为局部皮肤急性炎症表现，红、肿、热、痛，急性炎症区偶见充满含血浆的水疱，也可能发生局部淋巴管炎及淋巴结炎，手指关节可能发生急性关节炎，严重病例可出现心内膜炎。本病的组织病理变化为表皮和真皮乳头水肿，真皮毛细血管扩张，内皮细胞肿胀，血管周围有淋巴细胞、中性粒细胞、嗜酸性粒细胞及浆细胞浸润（见图4-21-1）。

2. 动物

1) 猪

(1) 败血症型: 主要以急性败血症的全身变化和体表皮肤出现红斑为特征。鼻、唇、耳及腿内侧等处皮肤和可视黏膜呈不同程度的紫红色。全身淋巴结发红肿大, 切面多汁, 呈浆液性出血性炎症。肺充血、水肿。脾呈樱桃红色, 充血、肿大, 有 "白髓周围红晕" 现象 (见图 4-21-2)。消化道有卡他性或出血性炎症, 胃底及幽门部尤其严重, 黏膜发生弥漫性出血。十二指肠及空肠前部发生出血性炎症。肾常发生急性出血性肾小球肾炎的变化, 体积增大, 呈弥漫性暗红色, 纵切面皮质部有小红点。

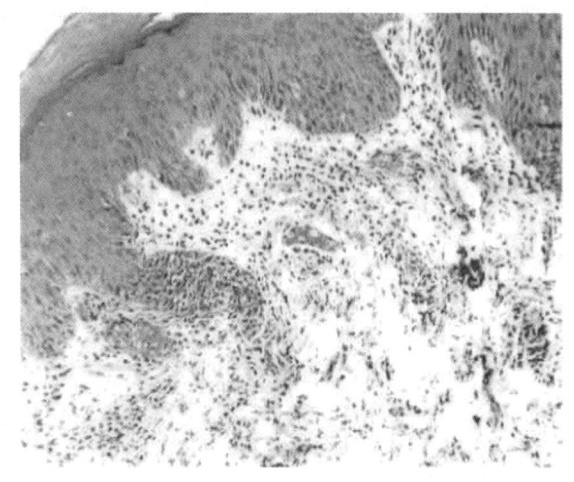
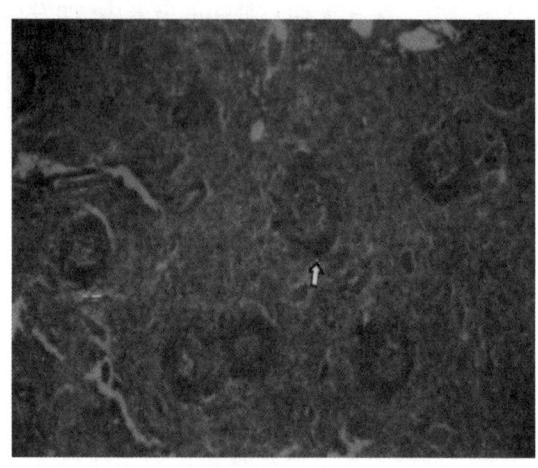

图 4-21-1　类丹毒患者皮损组织病变, 血管周围大量细胞浸润, HE 100×　　图 4-21-2　最急性猪丹毒脾脏白髓周围的红晕, HE 10×

(2) 疹块型: 以皮肤疹块为特征变化, 疹块随炎症变化而不断发展。

(3) 慢性型关节炎: 表现为多发性增生性关节炎, 关节肿胀, 有多量浆液性纤维素性渗出液, 黏稠或带红色, 后期滑膜绒毛增生肥厚。

(4) 慢性心内膜炎: 为溃疡性或呈椰菜样疣状赘生性心内膜炎。一个或数个瓣膜发炎, 多见于二尖瓣膜, 它是由肉芽组织和纤维素性凝块组成的。

2) 鸡　可见心脏毛细血管由于细菌蓄积而扩张, 血管内皮细胞膨胀, 血管间的组织细胞增生。心肌纤维明显分离。肾脏可见到细菌性栓塞。脾脏的淋巴滤泡萎缩, 巨噬细胞肿胀, 内含多量细菌。自然感染的病例都有全身的败血症病变: 全身性充血, 皮肤出现广泛性红斑, 或发黑结痂, 肌肉呈砖红色, 腿前缘脂肪变性, 心冠脂肪和腹腔脂肪有斑点状出血, 心包腔有纤维蛋白性渗出液, 心肌出血, 纤维变性, 有的可见赘生性心内膜炎, 腺胃和肌胃壁增厚并有溃疡, 盲肠有黄色小结节, 卡他性或出血卡他性肠炎。

四、临床学

(一) 临床表现

1. 人　潜伏期一般为 1～4 d, 很少超过 7 d。根据临床特点分为局限型、弥漫型及败血症型。

1) 局限皮肤损伤型　亦称类丹毒。最常见, 好发于手指、手背等手部, 以及腕部等病菌易侵入的暴露部位。潜伏期一般为 1～7 d, 初期在病原菌侵入部位出现绿豆大的红点或红斑, 继而成为局限性紫红色或青红色斑, 边缘清楚, 其表面肿胀明显, 触之有浸润感, 红斑逐渐向周围扩展 (见图 4-21-3),

中央部分消退,边缘微隆起而成环状。皮损不化脓,亦不破溃,很少伴有水疱或血疱。局部症状轻微,有时伴阵发性胀痛、灼痛、跳痛或瘙痒。若手指被感染,则可有指关节疼痛,活动困难。患者一般无全身症状或仅有低热。如不治疗,一般 2 ~ 4 周可自然痊愈。

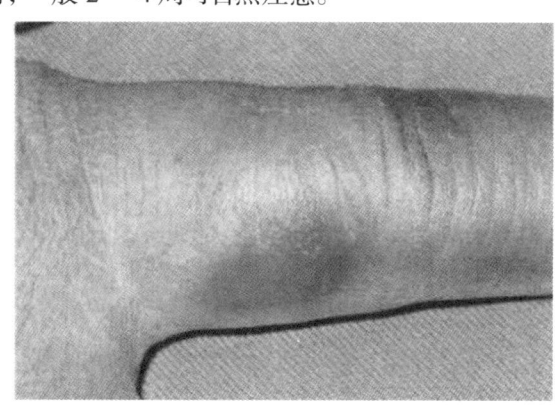

图 4-21-3　人感染类丹毒手指有水肿性暗红斑,边界清楚(马东来等)

2)弥漫(全身)型　该型少见,这种情况可见于免疫力低下,尤其是免疫缺陷性患者。皮损形态与局限型相同,但皮损呈现弥漫性或全身性分布,形态多样,可形成环状、卵圆形、地图形或不规则形状的皮疹,炎症更明显。常伴有发热及关节症状,患指肿胀明显、疼痛剧烈,指和掌指关节可有重度活动受限。有些呈游走性,旧皮损附近不断出现紫红斑,可波及整个手部,病程迁延至数月。

3)败血症型　该型罕见,很少由局部感染发展而来,一般是全身感染发病,Townshend 等(1973)发现首例败血症型病例。该型男性多于女性,死亡率38%。皮疹以全身出现红色盘形红斑为特点,患者常可发生严重的紫癜样皮疹以及出现关节症状。全身毒血症状严重,有全身发热、畏寒、乏力、患肢酸痛等毒血症样表现,部分患者可伴发心肌炎或急性心内膜炎,80% 的患者呈进行性心肌损害,如治疗不及时可致死。一般找不到感染的感染源,但血培养阳性。

人感染后其他并发病症还有慢性关节炎、心内膜炎、指端坏死、脑膜炎和脑脓肿等。另外,还有如住院类丹毒患者出现共染口疮病毒,持续菌血症,艾滋病患者和免疫缺陷患者出现菌血症,心内膜炎患者伴有急性肾功能衰竭,其他还有败血症、狼疮性肾炎、新生儿败血症、化脓性关节炎、心内膜炎伴发多发性脑梗塞等。

2. 动物

1)猪　猪丹毒的潜伏期,人工感染最短 24 h,长的可达 9 d,一般为 3 ~ 5 d。其临床症状与细菌的毒力,猪的抵抗力、免疫状态和自然感染方式,以及应激因素有关。通常可分为最急性型、急性败血症型、亚急性疹块型和慢性型 4 型。

(1)最急性型:自然感染,病前无任何症状,前日晚吃食良好,次日晨发现猪只死亡,全身皮肤发绀,若群养,其他猪相继发病。

(2)急性败血症型:此型最为常见,以突然暴发、败血症症状、急性经过和高病死率为其特征。在流行初期有一头或数头猪不表现任何症状而突然死亡,然后其他猪相继发病。病猪体温可高达 43 ℃,稽留不退;体弱,不愿走动,躺卧地上,拒食,时有呕吐;结膜充血,眼睛清亮;粪便干硬呈栗状,附有黏液。小猪后期有的发生下痢;严重的呼吸增快,黏膜发绀。部分病猪皮肤发生潮红继而发紫,以耳、颈、背等部较为多见。病程短促,有的突然死亡。有些病猪经 3 ~ 4 d 体温降为正常以下而死,病死率80% 左右,不死者转为亚急性疹块型或慢性型。哺乳仔猪和刚断乳的小猪发生猪丹毒时,一般突然发病,表现神经症状,抽搐,倒地而死,病程多不超过 1 d。

（3）亚急性疹块型：此型症状比急性型较轻，其特征是皮肤表面出现疹块，俗称"打火印"。病初精神不振、食欲下降、口渴、便秘，体温升高，在 41 ℃以上。通常于发病后 2～3 d 在胸、腹、背、肩、四肢等部位的皮肤发生疹块，呈方块形、菱形或圆形，稍突起于皮肤表面，大小为一至数厘米，从几个到几十个不等（见图 4-21-4）。初期疹块充血，指压褪色，后期淤血，紫蓝色，压之不褪。疹块发生后，体温开始下降，病势减轻，经 1～2 周病猪自行康复。

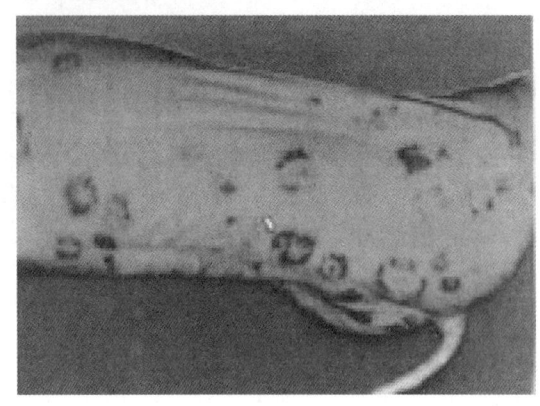

图 4-21-4　亚急性疹块型猪丹毒皮肤上呈菱形、方形红色疹块，稍凸起，结痂（宣长和）

（4）慢性型：一般由败血症型、疹块型或隐性感染转变而来，也有原发性。常见的有慢性关节炎、慢性心内膜炎和皮肤坏死等。慢性关节炎主要表现为四肢关节（腕、跗跖关节较膝、髋关节更为常见）的炎性肿胀，病腿僵硬、疼痛。以后急性症状消失，而以关节变形为主，呈现一肢或两肢的跛行，有的卧地不起。病猪食欲正常，但生长缓慢，体质虚弱，消瘦。病程数周或数月。慢性心内膜炎主要表现为消瘦、贫血、全身衰弱、喜卧、厌走动、呼吸困难，听诊心有杂音、心跳加速、亢进、心律不齐。强迫行走，则举止缓慢，全身摇晃。此种病猪不能治愈，通常由于心脏麻痹突然倒地死亡。皮肤坏死的慢性型，则常在背、肩、耳、蹄和尾等部位发生局部皮肤肿胀、隆起、坏死，皮肤色黑、干硬，似皮革，逐渐与其下层新生组织分离，犹如一层甲壳。坏死区有时范围很大，可以扩展至整个背部皮肤，有时可在部分耳壳、尾巴、末梢、各蹄壳发生坏死。经 2～3 个月坏死皮肤脱落，遗留一片无毛、色淡的疤痕而愈。如有继发感染，则病情复杂，病程延长。

2）绵羊　发病羊多有跛行症状，多发生于羔羊。一般是伤口感染导致，其表现为多发性关节炎，有的表现为步态僵硬，侵害的关节通常肿胀和关节囊变厚，很少死亡。有的发生脐炎。

3）禽　以鸽、火鸡和鸭最易感染，急性型表现为鸡群突然发病，伴有数只鸡死亡，精神萎靡，步态不稳，食欲不佳，呼吸困难，冠、肉髯及皮肤青紫色，皮肤表面见大块皮革状条痕，公鸡的鸡冠和肉垂浮肿，头瘤浮肿，呈淡紫色。慢性型生长发育障碍、贫血、消瘦。有些病鸡进行性消瘦、衰弱、贫血，有些病鸡有腹膜炎、肛周出血或皮肤变色。

（二）临床诊断

1. 猪丹毒　根据流行病学资料、临床症状，结合病理解剖变化进行临床综合诊断。猪丹毒多发于高温夏季，主要侵害 3—6 月的架子猪或育成猪，体温升高，皮肤有特征性丹毒红斑，青霉素治疗效果显著。急性败血症型病猪死亡快，脾不肿或稍肿大，可有急性胃肠炎、全身淋巴肿胀、肾肿大等表现。亚急性疹块型猪丹毒具有特征性皮肤疹块，慢性型病猪有疣状心内膜炎和关节炎。

急性败血症型猪丹毒应注意与猪瘟、猪败血性链球菌病、急性猪肺疫、急性仔猪副伤寒相鉴别。猪瘟一年四季均可发生，发病不分年龄，表现为皮肤紫红色出血斑点，指压不褪色，喉头、肾和膀胱等器官表面有针尖状出血点,慢性型大肠有纽扣状溃疡,脾脏有出血性梗死灶,淋巴结大理石样外观,抗生素治疗无效。急性猪肺疫春、秋两季多发,3～12月龄最易感。病猪咽喉部急性肿胀、呼吸困难,口鼻流出泡沫样分泌物,肺充血、水肿,脾不肿大。革兰氏染色为阴性小杆菌,呈椭圆形,两极浓染。急性仔猪副伤寒在阴雨潮湿寒冷季节多发,2～4月龄最易感,先便秘后下痢,胸部皮肤呈蓝紫色,剖解后肠系膜淋巴结显著肿大,肝有小点状坏死灶,大肠壁的淋巴组织肿大或有溃疡,脾肿大。猪败血性链球菌病在夏季和秋初炎热季节多发,病势猛,死亡率高,以伴发关节炎和浆膜炎为特征,革兰氏染色为阳性链球菌。

2. 类丹毒　根据职业,患者有手部刺伤或刀切伤病史,以局限型局部典型皮损为主,弥漫型除典型皮损外,常伴有低热,患指肿胀、疼痛、活动受限等;败血症型或全身感染严重,患者表现为发热、不适,关节和肌肉疼痛等,血液细菌培养阳性。类丹毒应与丹毒和蜂窝织炎鉴别。丹毒是由β溶血性链球菌感染引起的皮内或黏膜内网状淋巴管炎。后两者皮损发展迅速,皮损颜色鲜红,常伴有畏寒、发热等全身症状,外周血中性粒细胞升高等,无接触病兽病禽史等。

（三）临床治疗

动物和人感染发病后首选青霉素类、头孢菌素类、红霉素、克林霉素、喹诺酮类等敏感药物进行治疗,并适当采取对症治疗措施,治疗不宜过早停药。人除根据病情进行注射和口服治疗外,局部可用10%鱼石脂软膏外敷处理,对败血症患者应尽早用大剂量青霉素等敏感药物静滴。猪等动物还可用抗血清进行特异性治疗。

五、实验室诊断

根据患者的职业、手部外伤史、发病史,动物的流行病学资料,结合临床症状和组织病理学改变,可对人和动物感染作出初步诊断,确诊需进行实验室诊断。

（一）细菌学诊断

1. 标本采集和直接镜检　根据感染部位和临床资料,可以采集各种标本。临床类丹毒,应采集水疱内全部的液体做培养。疱内液体少或没有液体的可以在红斑的边缘皮内注射1 mL生理盐水,然后再吸取液体进行培养。也可取皮肤组织切片进行培养以提高细菌检出率。有败血症和全身感染临床症状者,须做血培养检验。猪和其他动物可根据临床情况采用血、疹块渗出物、脏器等涂片镜检或培养。

2. 选择培养　红斑丹毒丝菌对营养要求不高,在许多传统的培养基上可生长。若培养基中含色氨酸对其生长有利,添加葡萄糖(营养琼脂含0.5%,肉汤含0.1%),腹水或血清(羊、小牛或猪)有利于细菌生长。羊血胰化酪蛋白琼脂、心浸液琼脂、马血脑心浸出液、马血哥伦比亚琼脂、改良马丁肉汤、加血清或硫羟乙酸盐的胰化酪蛋白大豆肉汤,以及血液、肉、肝、胃酶、消化液等多种不同培养液(基)可供培养红斑丹毒丝菌。当作流行病学调查或标本严重污染时可选用选择培养基,如常用的红斑丹毒丝菌选择肉汤(ESB),含血清、胰蛋白胨、卡那霉素、新霉素、万古霉素;改良的血叠氮化物培养基(MBA),含叠氮化钠和马血或马血清;专用于严重污染标本分离的Packer's培养基,含叠氮化钠和结晶紫;Bohm's培养基,含叠氮化钠、卡那霉素、苯酚和苯胺蓝;Shimoji's选择增菌肉汤,含胰蛋白酶大豆肉汤、聚山梨酯80、三氨基甲烷、结晶紫和叠氮化钠。

本菌初次培养生长缓慢,血营养琼脂培养需7 d。分离物培养24 h后在血琼脂培养基上出现直径小于0.5 mm的针尖状小菌落,无α溶血现象,培养2 d后,可以观察到轻微草绿色溶血圈,培养2～3 d后,可观察到光滑型、粗糙型或中间型菌落。在液体培养基中呈均匀浑浊生长,轻轻摇动试管,可以产生闪光的波纹,随时间延长,产生一种轻微的黏稠粉状沉淀物。

3.形态和生化鉴定　对可疑菌落做革兰氏染色。对生长呈现细而长的革兰氏阳性菌;或有时革兰氏染色呈阴性,多形态;或呈丝状排列的细菌做进一步生化鉴定。根据革兰氏染色结果、缺乏运动、产生 H_2S、接触酶阴性、血平板溶血和其他生化反应特征对分离菌进行红斑丹毒丝菌鉴定(猪扁桃体丹毒丝菌发酵蔗糖)。同时注意与无色素、无芽孢、形态相似的棒状杆菌属、李斯特菌、溶血隐秘杆菌、乳酸杆菌属、放线菌属、索丝菌属和库特菌属进行鉴别,其生化鉴别特征见表4-21-1。

表4-21-1　红斑丹毒丝菌和相近细菌(属)的主要特性鉴别

主要特性	红斑丹毒丝菌	产单核细胞李斯特菌	棒状杆菌属	乳酸杆菌属	化脓放线菌	溶血隐秘杆菌	索丝菌属	库特菌属
细胞形态	细杆,常呈丝状	短杆,有球状或长丝状	杆,棒状	直杆,有时球杆状	有分枝的杆状和丝状	短杆,球状为优势	细杆,常呈丝状	杆链,老龄呈球状
革兰氏染色	+	+	+	+	+	+	+	+
运动性(25 ℃)	−	+	−	−	−	−	−	+
接触酶	−	+	+	−	−	−	+	+
α 溶血		+	−/(+)[1]		+	+		
H_2S	+	−						
七叶苷	−	+	−/(+)[2]	−/+	−	−	−	−
生境和致病性	广泛分布,对脊椎动物致病	食源性人兽共患疫病原菌	广泛分布,多数致病	广泛分布,罕见致病	寄生于哺乳动物体表腔,致病	寄生于人和家禽,致病	广泛分布	广泛分布,不致病

注:溃疡棒状杆菌和假结核棒状杆菌可观察到细微溶血;水性棒状杆菌和库氏棒状杆菌七叶苷阳性;−,阴性;+,阳性;−/+,为不定。

4.鼠保护试验　鼠保护试验是红斑丹毒丝菌较好的确认方法。将可疑红斑丹毒丝菌培养物与一定剂量的抗红斑丹毒丝菌马血清一起皮下注射小鼠,另一组注射培养物而不注射抗血清,如果是红斑丹毒丝菌,没注射抗体的小鼠5～6 d死亡,而注射抗体组获得保护。

(二)血清学诊断

有多种血清学试验用于丹毒丝菌病的诊断,包括平板、试管、微量凝集试验,生长凝集试验,猪血清培养凝集试验,血凝和血凝抑制试验,间接血凝试验,反向间接血凝试验,补体结合试验,琼扩沉淀试验,直接和间接荧光抗体试验,ELISA 等。这试验方法主要是用于猪的细菌和抗体检测,但有些方法也有报道用于人、其他动物和污染材料的细菌或抗体检测。

（三）分子生物学诊断

PCR 方法已先后用于动物、临床样品增菌液、肉组织、健康牛扁桃体、临床和环境样品、甲醛溶液固定石蜡包埋肺和肠组织等中红斑丹毒丝菌的检测。Makino 等（1994）首次基于 16S rRNA 基因建立了一种属特异性 PCR，检测极限少于 20 个细菌。Shimoji 等（1998）基于红斑丹毒丝菌毒力基因建立了一种种特异性 PCR，最低检测极限为 1 000 个细菌，可用增菌后的样品检测。但上述两种方法不能区别红斑丹毒丝菌和扁桃体丹毒丝菌。Takeshi 等（1999）建立了一种基于编码 16S、23S、5S rRNA 和非编码区 rRNA 基因簇的 DNA 基因改进型 PCR 系统，由 4 对引物组成，可以区分丹毒丝菌属中的红斑丹毒丝菌、扁桃体丹毒丝菌。这个种特异性 PCR 提供了一种迅速诊断动物和人感染丹毒丝菌属的新方法。Yamazaki（2006）建立了一种能区分红斑丹毒丝菌和猪扁桃体丹毒丝菌的多重 PCR，可用于食品检验。另外，也有报道随机扩增多态性 DNA 标记（RAPD）能区分野毒株和疫苗毒株。

六、防控措施

（一）预防措施

1. 加强对该病的认知　由于人的红斑丹毒丝菌感染大多是职业病，所以加强兽医、动物实验工作者、屠宰加工厂和化学制品工厂工作人员、渔民、鱼贩等从事有感染本病危险的职业人员对本病的认识，提高农民、炊事人员等食品服务人员、家庭妇女以及鱼、肉类运输有关人员对该病危害的认识程度，对控制本病有重要作用。

2. 个人防护　职业上经常受到类丹毒威胁的人员，应当防止皮肤出现伤口，工作时尽量戴手套，以保护手部免受感染。接触动物产品后，用消毒肥皂洗手，及时用消毒药物处理割伤、刮伤、刺伤和抓伤等受伤部位。在肉类加工厂和发病率高的地区，有效控制啮齿动物，可以减少人的感染机会。

3. 控制传染源　猪是本病的主要传染源，加强猪丹毒的预防是减少人感染类丹毒的重要措施。对病猪隔离治疗和发病猪场的圈舍及用具进行彻底消毒，病死猪无害化处理。发病期间加强人员的自我防护意识，防止人感染类丹毒。加强对健康猪的免疫接种，目前国内常用于猪免疫的猪丹毒疫苗有：猪丹毒氢氧化铝甲醛苗，断奶半月以上的仔猪皮下注射 5 mL，注苗后 21 d 产生免疫力，免疫期为 6 个月；猪丹毒 GC42 弱毒苗，可皮下注射，也可口服，7 d 产生免疫力，免疫期 6 个月；猪丹毒、猪肺疫氢氧化铝二联苗，每头猪皮下注射 1 mL，免疫期 6 个月；猪瘟、猪丹毒、猪肺疫三联苗，每头猪皮下注射 1 mL，免疫期 6 个月。

加强对家禽饲养场、屠宰场及肉类加工厂的管理和饮食人员的检疫，对环境经常进行消毒。对鸡等动物也可用灭活苗等进行免疫。人的类丹毒感染康复后只能产生极微弱或不产生免疫力。

对于海水、淡水鱼类和贝类的传染源控制困难，但定期消毒鱼箱可以减少人潜在的感染机会。接触鱼虾及肉类时应注意防止被刺伤，若有手部破损应立即消毒处理。

（二）发生感染后的控制措施

（1）感染类丹毒后，大部分患者经过约 4 周的病程可自愈，但部分患者可在原发部位复发，也可持续几个月。发病后可选青霉素类、头孢菌素类、克林霉素和红霉素等敏感类药物进行治疗，除根据病情进行注射或口服用药外，局部可用 10% 鱼石脂软膏等外用药处理。疗程根据病情而定，对心肌内膜炎等病例的治疗最好持续 2～4 周。

（2）加强疫区动物及动物产品的检疫，控制传染源的扩散，防止伤口接触发病动物及其产品。对带菌的禽、兽、鱼、虾进行严格管理，如已死亡应进行焚化或深埋等无害化处理。

第二十二章　破伤风

破伤风（Tetanus）是由破伤风梭菌（*Clostridium tetani*）侵入伤口后产生外毒素而引起的急性、创伤性、中毒性人兽共患传染病，又名强直症，俗称锁口风。破伤风梭菌广泛存在于自然界中，在腐臭淤泥、施过肥的泥土、木刺、锈钉以及人畜粪便中均有存在，可通过伤口、开放性骨折、烧伤、刺伤侵入动物机体或人体，新生儿和初生动物可由于接产时消毒不严而感染发生本病。由于破伤风梭菌属于严格的厌氧细菌，经伤口感染后的细菌在厌氧条件下生长繁殖，可产生大量外毒素，毒素侵害神经组织引起急性中毒，临床表现为神经反射兴奋性增高和骨骼肌持续性痉挛。动物表现为惊恐不安、不食不饮，继而四肢肌肉强直、痉挛，尾直、两耳竖立，头颈伸直、角弓反张，呈"木马样"症状；人则表现为牙关紧闭、"苦笑"面容、头后仰等局部或全身症状，对外界刺激反射兴奋性增高，多死于窒息及全身性衰竭，病死率较高。

我国对破伤风的认识已有上千年的历史，自2世纪（150—219年）以来，在中医学和中兽医学的古典著作中，很早就有破伤风症状的描述，并有治疗人兽破伤风的药方的准确记载，并逐步系统地论述了破伤风的病因、症状、治疗方案和护理措施。可见，我国古人对人兽破伤风的辨证论治等方面积累了丰富的经验。

破伤风是一种较为严重的传染病，发病后病死率较高，对人的健康和畜牧业发展是一种严重威胁。从1948年有较为精确的记录以来，因破伤风感染致死的病例数和文献数量都在不断增加，但大都以医院和新生儿作为监测对象。随着经济的不断发展，人们的健康意识不断增强，特别是在人类经历了非典型肺炎、猪Ⅱ型链球菌病、猴痘、埃博拉、禽流感和甲型H1N1流感等重大人兽共患传染病后，WHO和各国都建立了更为紧密的合作关系和疫病监测、通报制度，国家在疾病检测方面也在不断投入，但主要检测对象仍然是新生儿和医院就诊病例为主。通过流行病学调查发现，人的破伤风的发病呈波浪式发生，每隔2～3年有一相对发病高峰，南方省份发病率高于其他省份，男女性别比为2.7∶1，病例发病年龄中位数为7 d，女性在家分娩时发生率高达85.9%之多。发生地域主要集中在相对贫困和人员相对集中、卫生条件较差的地方，而且均为非培训过的接生人员接生（如婴儿父亲、老乡等），并多以剪刀、美工刀片、碎瓷碗片为断脐工具。家畜患破伤风的死亡率较高，自1956年有报道以来，猪、牛、羊和马的破伤风发病率远高于人类破伤风。从人、畜破伤风的统计资料可以看出，在1949年后病死率逐年有所下降，但要进一步降低病死率，仍有待加强宣传教育和加强综合防治方针的贯彻。

一、病原学

（一）分类

破伤风梭菌，又名强直梭菌，属于梭菌属，是引起人畜破伤风的病原。本菌广泛存在于土壤或粪便中，由创伤感染在局部繁殖，产生痉挛毒素作用于神经系统，发生全身强直症状（木马症）。

（二）形态

本菌为两端钝圆、细长、正直或略弯曲的杆菌，为 $(0.5 \sim 1.7)$ μm × $(2.1 \sim 18.1)$ μm，长度变化很大。无荚膜，多具周鞭毛。芽孢圆形，位于菌体一端，比菌体大，呈鼓槌状。革兰氏染色呈阳性。

（三）培养特性

本菌专性厌氧，最适温度为 37 ℃，pH 值为 7.0 ~ 7.5，在普通培养基上即可生长繁殖。本菌在血清琼脂上培养 48 h，形成不规则的圆形、透明、微突形似蜘蛛状小菌落；在血液琼脂上轻度溶血；在熟肉基中培养，浑浊，有细颗粒状沉淀；明胶液化，变黑发臭；在葡萄糖高层琼脂中穿刺培养，呈试管刷状生长，可见棉团状菌落。

（四）菌株分类

本菌有菌体和鞭毛两类抗原。根据鞭毛抗原凝集试验，可将本菌分为 10 个血清型，我国以Ⅴ型常见。各型菌产生的毒素，可被任何一型菌的抗毒素血清所中和。

（五）致病性

马对本属敏感，人也很敏感，猪、牛、羊、犬次之，实验动物中小白鼠、豚鼠敏感，家兔感受性弱。

破伤风梭菌可产生 3 种外毒素：痉挛毒素、溶血毒素和溶纤维素。培养物滤液中，显示毒性的主要是痉挛毒素，溶血毒素很少或没有。因溶血毒素只在培养初期产生，以后逐渐减少或消失，而痉挛毒素是在培养后期才大量出现在培养物中，故破伤风毒素皆指对痉挛毒素而言。破伤风毒素主要作用于神经系统，可使被感染动物发生特征性的强直症状和刺激保护性的抗体产生。它的毒性很强，每毫升培养物滤液中的毒素量，可杀死百万只小白鼠。将毒素提纯浓缩后，按每毫克总氮计算，可含 2 亿只小白鼠最小致死量。溶血毒素能使红细胞崩解，引起局部组织坏死，为本菌生长繁殖创造条件；给实验动物静脉注射溶血毒素，可引起溶血和死亡。溶纤维素对神经末梢有麻痹作用。

破伤风梭菌的繁殖体，对一般理化因素抵抗力不强，与非芽孢菌相似。形成芽孢的菌体抵抗力甚强，能耐煮沸 15 ~ 90 min，耐干热时间更长。高压蒸汽 120 ℃ 10 min 可将其杀死。芽孢在 5% 苯酚和 1% 升汞中分别能存活 12 ~ 15 h 和 2 ~ 3 h。10% 碘酊、10% 含氯石灰及 30% 过氧化氢溶液约经 10 min 方能将其杀死。芽孢在日光和空气中，可生存 18 d 之久，如不受日光直接照射，则在土壤中可继续生存数年而毒力未见减弱。芽孢随泥土、污物经创口进入机体，在伤口深而狭窄，伤部供血困难并伴有化脓菌感染的辅助条件下，可致创口严重缺氧，芽孢转变为菌体，在局部繁殖并产生破伤风痉挛毒素和溶血毒素。破伤风痉挛毒素经血液选择性地作用于神经系统，使全身骨骼肌痉挛，运动不协调而出现牙关紧闭、角弓反张，严重时窒息死亡。

二、流行病学

(一)发生与分布

该病的感染与发生需要特定条件,即伤口应有破伤风梭菌污染和厌氧两个条件。感染常见于各种创伤,如手术、穿鼻、外伤、烧伤、阉割、断脐、产后感染等,当破伤风芽孢经损伤的皮肤黏膜创口侵入机体后(一般见于小而深的伤口),即感染发病。猪感染最常见于阉割,其次是断脐和断尾,主要是生锈的刀片或剪刀操作,消毒不严,导致感染本菌而发病。人类所处的环境不同,发病的数量亦有差异。例如与土壤密切接触的农民,可占总发病数的50%或更多。其次是工人,尤其从事搬运、土建、皮毛、清洁等行业的工人,也有较高的发病机会。在战时,由于战争伤具有污染严重、组织损伤广泛、伤口深等特点,再加上处理不及时,则破伤风对士兵的威胁是相当严重的,发病率也较高。

在临床上有1/3～2/5的病例查不到伤口,可能是创伤已愈合或可能经子宫、消化道黏膜损伤感染。本病的分布范围也比较广泛,但在动物中没有明显的地域性差异。

(二)传染源

破伤风梭菌广泛存在于自然界。当存在于人和畜禽等的肠道中,便随粪便排出体外而污染土壤,因此,使用人或畜粪便可使细菌散播。从动物粪便中检出该菌芽孢的频率为:马16%～18%,牛0～20%,绵羊25%,犬50%,家禽15%,鼠30%。据报道,街道、商场、学校、会议厅、娱乐场和宿舍尘埃以及耕地、牧场等地土壤均有本菌芽孢,可见本病的传染源主要为人和畜、禽、鼠类,而且散布很广泛。

其次,本菌为严格厌氧菌,接触氧后很快死亡,繁殖体抵抗力不强,一般消毒药水均能在短时间内将其杀死,但是芽孢体抵抗力强,在土壤中可以存活几十年,所以,被污染的土壤与腐臭的淤泥成为该病的主要传染源。

(三)易感对象

各种家畜对该病均有易感性,其中以单蹄动物与各种幼龄动物最为敏感。如马属动物为最易感染的动物,牛、羊次之,鹿、猫和犬在特殊情况下发病,实验动物中豚鼠、小鼠均易感,鸟类、家兔及其他家禽都有抵抗力。

人的易感性也很高,以新生儿、15岁以下儿童和25岁以上成人多发。男性多于女性,一般男女比例为2:1或3:1。该病易感性在人的地区分布性上也比较明显。以往统计结果显示,我国广东、广西地区报告发病率较高。

(四)流行特点

本病不会在人群或畜群中暴发流行。但在幼畜断脐、阉割、断尾等感染后通常表现零星散发。一般来说,本病无严格的季节性,一年四季都可发生。由于本菌芽孢存在广泛,又多在土壤中,因此,在环境不卫生、春秋雨季时病例较多。本病主要是经伤口感染,一般见于小而深的伤口,为厌氧创造条件。病畜不能直接传染给健康动物。在人群中,据相关资料显示,每2～3年有一相对发病与流行高峰,病例呈散在分布。

三、病理变化

（一）人

人类破伤风的病理变化不多，局部伤口呈炎症与坏死改变，通常为杂菌感染所致。脑及脊髓充血与出血，严重者伴有脑水肿。脊髓和延髓运动神经细胞水肿、细胞核肿大及染色质溶解。其他各脏器如心、肝、肾和肠道等也可见不同程度的充血、出血。

（二）动物

家畜破伤风除有的病例有窒息的病理表现，如血凝不良呈黑紫色、肺充血、水肿以及黏膜、浆膜上有小点出血外，常无特殊的表现。有时见心肌变性，脊髓及脊髓膜充血和有出血点，四肢和躯干肌间结缔组织有浆液浸润，有的有异物性坏疽性肺炎。

四、临床学

（一）临床表现

破伤风病程发展的快慢和严重程度取决于毒素的量和从局部到达神经轴突的距离，如毒素量大，则很快导致咀嚼肌、面肌痉挛，然后影响远处的肌肉。从受伤至出现第一临床症状这一段时间称为潜伏期，人类的潜伏期通常为 14 d。潜伏期越短，死亡率越高。从第一个临床症状的出现至发生反射性痉挛之间的一段时间称为发病期，发病期则有几小时到几天之差。

破伤风的临床特征具体可以分为四类。①局部破伤风：毒素量比较少，局部肌肉痉挛数周后，逐渐消退，也可能是全身性破伤风的前驱症状。一般局部破伤风死亡率约 1%。②头部破伤风：少见，偶尔是中耳炎或面部创伤感染了破伤风梭菌所致。单个脑神经或多个运动脑神经常被波及，但最多见的是第七对脑神经。头部破伤风潜伏期短，死亡率很高。③全身性破伤风：破伤风病例中 80% 属于全身性破伤风。开始特征性的症状为牙关紧闭，随后是颈强直、吞咽困难、腹壁肌肉强直和体温上升。进一步发展出现由于面肌痉挛所致的"苦笑"状。肌肉痉挛系阵发性，发作次数不等，可自发，也可因外界刺激如强光、音响等诱发。全身肌肉强烈痉挛至全身抽搐，并可引起呼吸困难、窒息等。神志多清醒，体温多正常，精神紧张、痉挛发作后常伴大汗，痉挛间隙期，肌肉仍处于坚硬强直状态。④新生儿破伤风：俗称脐风，尤为常见。严重的新生儿破伤风的潜伏期在 7 d 以内，发病后 48 h 内出现典型症状。早期表现为烦躁不安、好哭，继则出现吸吮困难、牙关紧闭、角弓反张等。患儿颈后仰、双臂屈曲、紧握拳头、两腿伸直，易并发窒息，病死率高。

1. 人　初期表现为咀嚼肌及面肌痉挛、张口困难、牙关紧闭、苦笑面容。随病程发展，颈、背、躯干及四肢肌肉迅速表现为强直痉挛，呈角弓反张状态。肌肉痉挛呈阵发性，可以自发，也可因外界刺激（如声响、强光或触摸等）而诱发。痉挛发作时常伴有非常剧烈的疼痛，持续时间数秒至数分钟；间隔时间长短不一，发作后大量出汗，以后发作逐渐频繁，而且持续时间亦逐渐延长，疼痛加剧，表现出体力衰竭和呼吸、谈话以及吞咽等障碍，常因喉痉挛窒息或肺炎而死亡。除重症病例外，患者神志大都始终清醒，体温正常，但由于继发感染或局部创伤炎症，可有体温升高或昏迷等表现。按病情轻重，可分为轻型、中型和重型。轻型症状较轻，每天偶有肌肉痉挛小发作；中型有明显吞咽困难、牙关紧闭、角弓反张，肌肉痉挛一般于发病后 24～48 h 出现，初期较轻、持续时间也较短，逐渐频繁加剧；重型潜伏期多为几天，于发病后 24～48 h 即出现各种临床表现，并有高热，常因喉痉挛导致呼吸困难而窒息死亡。

此外,局部破伤风患者,若已使用破伤风抗病毒预防注射,则临床表现较轻,本病的病死率平均为15%,但重型、产妇及新生儿破伤风病死率较高。

2.动物　各种家畜患病后症状相似,但又有不同。病畜对外界刺激的反射兴奋性提高,如音响、强光、触摸等,都能使病畜表现出惊恐不安、出大汗、发抖和肌肉痉挛加重。病畜体温一般正常,仅在临死前上升为42 ℃以上。由于呼吸肌痉挛,呼吸浅表、频数,气喘或喘鸣,最后常因窒息或心脏极度衰竭而死亡。病程常为1～2周。

马属动物初期症状不明显,表现为眼球转动不灵,咀嚼缓慢,步态稍强直,往往不能及早发现。随着病程进展,强直症状逐渐明显。患畜耳颈部活动不灵,轻者开口困难,重者牙关紧闭。鼻孔扩张呈喇叭状,瞬膜外露,背肢强拘,尾根高举,如木马状。对外界刺激的反射兴奋性提高,遇到音响或强光刺激时,惊恐不安,肌肉痉挛加重。体温一般正常,死前体温升为42 ℃以上。病程一般为3～10 d,治疗方法得当,一般可以治愈。

牛患破伤风者较为少见,症状与马相似,但较缓和,由于肌肉痉挛常见反刍停止,腹肌紧缩瘤胃臌气,反射兴奋性不明显,病死率较低。

患病羊只全身呆滞强直,头颈向后弯曲,尤以山羊呈极明显的角弓反张,四肢显著僵硬,轻度臌气及腹泻。发病后期常并发急性肠炎。在所有家畜中,羊的病死率最高,尤其羔羊可达100%。

猪患破伤风者较为常见,多因去势而感染。发病后,经过迅速,多于1～3 d死亡。临床上病猪牙关紧闭,尖叫流涎,四肢强直,两耳竖立,有时全身性痉挛及角弓反张。不及时治疗,常常死亡,死亡率也较高。

犬多为局部强直症,幼犬多呈游泳状,表现为口角向后吊起的特殊歪曲面容,眼球向上翻松,瞬膜露出,磨牙,其他症状如马。猫患破伤风少见,症状同犬。

鹿病初食减,精神萎靡,不愿运动。随病程发展表现为两耳竖立,瞳孔散大,瞬膜露出,流涎,采食和饮水困难,颈部向前伸直,全身皮肤紧张,强硬如木板,四肢强直,站立姿势似木马状,关节屈曲困难。死前牙关紧闭,呼吸困难,体温可超过41.5 ℃。病程1周左右,病死率高。

家畜破伤风病程长短视病型不同而异。最急性型的破伤风,其强直性痉挛迅速波及全身,反射兴奋性大幅提高,大量出汗。通常经过1～2 d即因窒息和心脏麻痹死亡。急性型的病例6～9 d死亡。亚急性的病例能延长到3周,有的病畜因误咽异物而继发肺炎死亡。慢性病例发展缓慢,能延续4～6周,多数能获得痊愈,但完全恢复需2个月左右。

(二)临床诊断

1.人　依据典型表现即可作出诊断,如观察其意识清醒程度,精神状况,张口能力,颜面、全身肌肉痉挛程度,角弓反张状态,抽搐频率,出汗情况,呼吸和心跳等。当临床表现不明显时,应详细询问病史,如新生儿出生时是否为新法接生,断脐时消毒是否严格,病前有无创伤,尤其深部刺伤等,受伤后是否用过沾有灰尘、泥土的纸布或不粘纸布等敷伤口,均有重要参考价值。

2.动物　根据典型症状,如两耳直立、瞬膜外露、牙关紧闭、口内流涎、腰背僵硬、四肢强直、尾根抬举以及反射兴奋性提高、病畜意识和体温正常等,常可作出初步诊断;有阉割病史或其他的伤口史,如脐带感染、去角伤、橡皮带去势伤、鼻环伤、橡皮带断尾、蹄底脓肿、难产继发的外阴或阴道的坏死性损伤、子宫炎等更是不难作出诊断。

3.临床鉴别　当病初症状不明显时,应注意与以下几种类似疾病鉴别,以免因误诊而影响治疗。

与急性肌肉风湿症区别:该病在受害部发生肌肉强直,如头颈伸直或四肢僵硬,很像破伤风。但病部肌肉有痛感和结节性肿胀,体温微升,无牙关紧闭、瞬膜露出和反射兴奋性提高等表现,且用水杨酸制剂疗效较好。

与马钱子碱中毒区别:全身性痉挛发作与破伤风很相似,但该病在无痉挛期间肌肉完全松弛,而破伤风肌肉呈持续性痉挛,这点有重要鉴别意义。其他如服药中毒史、牙关紧闭出现较晚或不出现以及迅速死亡或痊愈等也有一定参考价值。

本病还应与乙脑、流脑、脊髓灰质炎、急腹症、神经炎、手足搐搦和狂犬病等相鉴别。凡属有外伤史或感染化脓性病灶,出现颜面、咽喉、颈项、背腹及四肢处肌肉酸痛、张口不易、语言不清、吞咽不便、肌肉紧张等,而又无其他原因可解释的临床表现时,皆应考虑破伤风。从创伤组织或脓液厌氧培养分离出破伤风梭菌,即可确定诊断。但是对有明显临床症状的患畜即使未找到破伤风梭菌,也绝不能排除是破伤风。

(三)临床治疗

1. 人　治疗本病应按早发现、早治疗的原则,采取加强护理、局部创伤处理、特异疗法和对症疗法相结合的综合治疗方法,能明显降低死亡率。

患者应住单人病室并由专人护理,病室要保持安静和温暖,避免音响、强光和触摸等刺激,并要保持气道通畅,注意口腔卫生、皮肤的清洁与干燥,预防肺炎,控制痉挛。当患者清醒时,应喂给高热量流质饮食,不足时辅以静脉补液。

1)去除传染源　对确定的伤口,应及时彻底清除异物及坏死组织以清除毒素来源。深部伤口需扩大创面,用3%的过氧化氢溶液及生理盐水依次冲洗,敞开伤口充分引流或仅用1%碘伏纱布覆盖,并应用甲硝唑等抗生素处理。

创伤处理的一般原则是:对伤处的手术必须严格无菌操作,伤口及其周围皮肤应彻底清洁消毒;手术器械必须锐利、数量足够和绝对无菌;尽量除去撕裂及损伤组织,有异物应取出,扩创后应以灭菌生理盐水反复冲洗伤口,并给予抗生素控制感染;中耳感染一般不需手术扩创,只用3%过氧化氢溶液清洗耳道即可;产道感染应以1:5 000高锰酸钾溶液湿敷、冲洗或灌注,效果良好。对创伤明显且严重的组织损伤者,伤前又无自动免疫史,应考虑注射破伤风抗毒素以预防,但在使用抗毒素的同时应于另侧注射破伤风类毒素以完成自动免疫;曾完成破伤风类毒素的全程免疫或距末次加强注射未超过3年者,不必使用破伤风抗毒素,在伤情极严重的情况下,可使用破伤风类毒素再加强注射1次。

2)特异疗法　破伤风抗毒素或人体抗破伤风免疫球蛋白肌内注射,对已与神经组织结合的毒素无中和作用,但对游离毒素和伤口中细菌繁殖所形成的毒素能起中和作用,故一般主张在发病后仍应使用,按病情轻重,经皮试后立即给予破伤风抗毒素1万~2万U,肌内注射和部分静脉注射,以后根据需要再肌内注射或静脉注射1万~2万U。人体抗破伤风免疫球蛋白的剂量为3 000 U,分三等份肌肉注入3个不同部位。注射后血中抗毒素滴度迅速升高,于注射后48~72 h到达高峰。有学者认为鞘膜内给药途径效果优于肌内注射。注射破伤风抗毒素后易发生过敏反应,临床上使用时需注意。

3)对症治疗　镇静剂一般选用地西泮(γ-氨基丁酸激动剂)和咪达唑仑,另外可同时辅以氯丙嗪、水合氯醛、巴比妥类镇静药等,但须警惕呼吸抑制,亦可选用中枢性肌肉松弛剂。镇静剂和肌肉松弛剂必须随时按情况加以调整,务使患者保持安静的轻度睡眠状态,以呼吸不受抑制,而又不致发生严重痉挛为度。如为痉挛时间较长、呼吸困难、咳嗽和吞咽反射消失等重症型患者,需考虑行紧急气管切开术。有缺氧、发绀者应吸氧。如有高热或昏迷的严重患者,可用肾上腺皮质激素。如有感染并发症,应用青霉素、链霉素。气管切开后应酌情使用其他抗生素如庆大霉素、氯霉素或卡那霉素等。

4)中医中药和针灸治疗 中药的应用对解痉、解毒、镇静等方面均可取得一定效果,中西药物结合治疗可使疗效更好。常用的方剂有五虎追风汤加减、玉真散加味、存命汤加减等。针灸治疗对抑制痉挛也有效,取穴因痉挛部位而异,一般取风府、大椎、人中、合谷、少商、涌泉、曲池、颊车、哑门、足三里、百会、三阴交、行间、承山、下关等穴,可分组轮流采用。

5)支持治疗 破伤风患者常出现营养不良,故水电解质平衡紊乱纠正后,应尽早执行营养支持。选择肠内营养(由于成分全面且价廉而优于肠外营养),经螺旋鼻肠管无菌操作下24 h 经输液泵连续输注,输液泵控制肠内营养液速度(20 mL/h 起)并冲洗鼻肠管以防堵塞,常可避免肠内营养的腹泻等并发症,又保证了营养液的均匀供给。

2. 动物 治疗本病应采取综合措施,包括创伤处理、药物治疗、加强护理三个方面。更主要的是采取早发现,早治疗,及时处理病灶,迅速控制感染,中和毒素,镇静,制止痉挛等措施。

1)处理好创伤 是清除破伤风梭菌继续产生外毒素的重要措施,创伤深而创口小的需要扩创,使创口通风透气,控制破伤风梭菌的生长。有报道称,以150 mL 过氧化氢溶液加入10% 葡萄糖500 mL 中静脉注射,1 天注射2 次,能够有效地控制破伤风梭菌在体内的毒害作用。必须彻底清除创口的脓汁、异物、坏死组织以及痂皮等,并用3% 过氧化氢、1%～2% 高锰酸钾溶液冲洗,然后再用5%～10% 碘酊涂擦,再撒布碘仿磺胺粉(碘仿1 份、胺苯磺胺9 份)。

2)早期使用破伤风抗毒素中和病毒 大型家畜首次可用3 万U,然后每隔3～5 d 注射5 万～10 万U,总量60 万～100 万U,羊、猪和幼畜剂量酌减。可皮下、肌内或静脉注射。有资料介绍,一次大剂量(20万～80 万U)注射破伤风抗毒素,比少量多次注射效果更好,且注射时间越早效果越好。同时,可用40% 乌洛托品,大家畜静脉注射50 mL,羊、猪和幼畜25 mL,每天1 次,连用7～10 d。有研究用精制破伤风类毒素2 mL 皮下注射,亦可提高机体主动免疫能力,免疫期3 年。

3)镇静解痉 当病畜兴奋不安、全身颤抖时应进行镇静处理,可用盐酸氯丙嗪肌内注射,大家畜300～500 mg,每天1～2 次,连用2～3 d,或者用水合氯醛25～50 g 混于淀粉浆500～1 000 mL内灌肠,每天1～2 次,也可将氯丙嗪与水合氯醛交替使用。当病畜安静后,就可停止用药。解痉一般用25% 硫酸镁溶液肌内或静脉注射,成年大家畜可用100 mL,但静脉注射时要缓慢慎重,防止呼吸中枢麻痹死亡。如果咬肌痉挛、牙关缓解缓慢,可用3% 盐酸普鲁卡因于开关穴、锁口穴注射,每穴位注射3～5 mL,1 天1 次,直到开口为止,同时进行补液以补充营养。背腰强直僵硬时,可用25% 硫酸镁或1% 普鲁卡因进行点状注射,脊柱两侧各选5 个点,每点肌内注射10 mL,直到痊愈为止。

4)对症治疗 对吃料和饮水显著减少或完全废绝的病畜,应静脉注射10%～20% 葡萄糖溶液1 000～1 500 mL,严重者每天1 次,同时补给维生素C 和维生素B_1;发生酸中毒者,静脉注射5% 碳酸氢钠500～1 000 mL;心脏衰弱时,用20% 樟脑油25～30 mL 皮下注射;当体温升高有肺炎症状者,可用抗生素和磺胺类药物治疗。

5)中药治疗 中医学认为,破伤风是外风袭于经络,故主要以镇静为主,活血行气为辅。在应用上述疗法的同时,可据其病情,用千金散、追风败毒散、天麻雄黄散、防风散或五虎追风散加减等应用,常有较好效果,但在喂中药时切忌强行灌药,防止异物性肺炎发生。

6)加强护理 在治疗过程中,病畜所处环境的好坏直接影响治疗效果,因此,必须加强护理,将病畜置于光线较暗、干燥洁净、通风舒适、环境安静的厩舍中,冬季注意保温,夏季注意防暑,防止病畜摔倒, 减少刺激, 避免恐吓。采食困难应补给营养丰富的流质食物, 不能开食者可行胃管灌服, 增强机体的抵抗力。

五、实验室诊断

本病临床表现具有特征性, 故通常不需要实验室诊断, 症状不明显时才进行实验室诊断。取伤口渗出液或坏死组织直接涂片革兰氏染色镜检诊断意义不大, 做出此菌的分离培养才有价值。

(一) 分离培养

在未进行消毒处理和注射破伤风抗毒素之前, 用无菌棉棒于创伤部位深处取分泌物或坏死组织, 先加温 80 ℃ 20 min 以杀死无芽孢菌; 然后再接种在普通肉汤培养基或血液琼脂平板, 厌氧条件下 37 ℃ 培养 24 ～ 48 h, 直接取肉汤培养基培养物或取疑有狭窄的 β– 溶血环的菌落做涂片镜检, 并做毒力试验和保护力试验。

(二) 毒力试验和保护力试验

动物接种可用肉汤培养基培养物的滤液。对小白鼠做毒力和保护力试验, 可确定有无毒素以及毒素性质。

1. 毒力试验　在小白鼠尾根皮下注射 0.5 ～ 1.0 mL 培养滤液。注射后 12 ～ 24 h 可出现尾部和后腿僵直或全身肌肉痉挛等表现, 且不久死亡, 即定为阳性。

2. 保护力试验　取 0.5 mL 滤液混以 10 倍稀释的破伤风抗毒素, 同样方法给小白鼠注射, 如不发病则表示试验阳性; 同时也证明了培养物的滤液中存在破伤风痉挛毒素。

六、防控措施

(一) 人

本病虽无大规模的人间传播, 但疾病的性质很严重, 病例时有发生, 病死率也较高。因此, 预防本病的主要措施应包括: ①大力开展卫生宣传教育。②普遍推广使用破伤风类毒素的自动免疫。③加强医疗措施是防止破伤风的重要手段。对创伤不论伤情大小, 都必须给予良好的消创处理, 不可单纯依赖抗毒素控制发病; 又如新生儿破伤风主要是由旧法接生引起, 只要推广新法接生, 注意使用无菌器械和保护脐带不受污染, 就不难防止。

(二) 动物

主要防止外伤感染和及时免疫接种。因此, 在平时要注意饲养管理和使役, 防止家畜受伤。一旦发生外伤, 要进行伤口消毒、治疗处理, 防止感染, 注射破伤风抗毒素血清。免疫接种主要对常发本病地区的种用、役用家畜, 用精制破伤风类毒素进行预防注射。

第二十三章　放线菌病

　　放线菌病（Actinomycosis）是人兽共患的一种由多种致病菌引起的非接触传染病，其特征是形成特异性肉芽肿和慢性化脓灶，多数形成瘘管。脓汁内含有特殊的菌块或称"硫黄样颗粒"。本病广泛分布于世界各地，多呈散发性，偶见流行。如病变发生于下颌或上颌，形成或大或小的肿块，俗称大颌病（Lumpy jaw），如发生于舌，使其增大并从口中脱出，则称"木舌症"。

　　Bollinger 于 1877 年首先观察到牛颌骨放线菌脓汁中有呈晶簇状微黄色颗粒状病原。次年 Harz 从腐病灶中分离到病原体，并根据其呈放射状排列的特征而称之为牛型放线菌（A. bovis）。Israel 于 1878 年发现人的一种类似疾病，并与 Wolff 于 1891 年共同从人的病变组织中分离出一种革兰氏阳性厌氧杆菌和分枝的菌丝，将其命名为林氏放线杆菌（A. lignieresi）。Erikson 于 1940 年鉴别了主要致人发病的衣氏放线菌（A. isralii）和对牛致病性的牛型放线菌。Grasser（1957、1962）鉴别了猪放线菌（A. suis）。1973 年，Henderson 描述了宫内节育器和骨盆放线菌病的关系。以后相关学者相继描述和命名了其他动物和人的致病性放线菌。

一、病原学

（一）分类

　　放线菌的种类繁多，分布非常广泛，多数没有致病性，但少数如：放线菌属（Actinomycs）、诺卡菌属（Nocardia）对人和动物的致病性较为重要。放线菌属于放线菌科（Actinomycetaceae）。放线菌属常见的有牛型放线菌、衣氏放线菌、龋齿放线菌（A. odontolyticus）、猪放线菌和包氏放线菌（A. baudetii）。此外，内氏放线菌（A. naeslundii）和黏液放线菌（A. uiscous）也是较重要的病原性放线菌。其分类特征见表 4-23-1。

表 4-23-1　放线菌属部分种的分类特征

分类特征	种名				
	牛型放线菌	龋齿放线菌	衣氏放线菌	内氏放线菌	黏液放线菌
过氧化氢酶	–	–	–	–	+
小菌落（平滑或丝状的）	P	P	S	S	S
在血琼脂平板上的红色菌落	–	+	–	–	–
硝酸盐→亚硝酸盐	d	+	d	+	+
淀粉水解	+	–	–		
阿拉伯糖	–	d	d		
核糖	–	–	+	–	–
木糖	d	d	+	–	–
可溶性淀粉	+	+s	d	d	d
血清型群（荧光抗体）	B	E	D	A	F
血清型	1, 2	1, 2	1, 2	1, 2	1, 2

注：P, 为平滑；S, 为丝状；+, 为 90% 的菌株阳性；–, 为 90% 的菌株阴性；d, 为反应各异, 阳性或阴性；+s, 为阳性, 迟缓。

（二）形态与染色

牛型放线菌是牛骨骼放线菌病和猪乳房放线菌病的主要病原菌, 其形态和染色性随生长环境而异, 培养基上为杆状或棒状, 可形成 Y、V、T 排列的革兰氏阳性无隔菌丝, 菌丝易断裂成短杆状, 直径为 0.6～0.7 μm。但病变组织中则形成肉眼可见的帽针头大小的黄白色小菌块, 似硫黄颗粒, 故常称"硫黄颗粒"。菌块镜检呈菊花或玫瑰花状, 其中心部为菌丝体, 呈丝球状, 革兰氏染色阳性（紫色）, 也可用普通碱性染料着色, 丝体的主要成分为含 50% 磷酸钙的多糖—蛋白质。菌块外围部为放射状的棍棒体, 革兰氏染色阴性（红色）, HE 染色呈强嗜伊红性。棍棒体粗长, 其长 10～30 μm, 直径 3～10 μm, 末端膨大, 呈圆形, 呈强嗜伊红性。此种物质被认为是抗原抗体复合物。陈旧性菌块有时钙化, 或经碘治疗后分解成散在性断片而不易着色。

衣氏放线菌是人放线菌病的主要病原。衣氏放线菌在培养物中呈短杆状或分枝菌丝柱状两种菌丝。无动力, 无荚膜和芽孢。革兰氏染色阳性。在病灶组织及脓性分泌物中, 也可形成肉眼可见的硫黄样颗粒, 对颗粒进行镜检时, 其形态与牛型放线菌相同。

（三）培养特点

牛型放线菌的初代分离培养要求厌氧环境, 但当适应于人工培养基的生活条件后, 在微需氧或自然大气条件下也能生长, 5% CO_2 可促进其生长, 最适宜的 pH 值为 7.2～7.4。室温中也能生长, 但以 37 ℃发育良好。培养基中含有甘油、血清或葡萄糖时, 对本菌的生长具有促进作用。在甘油琼脂平板上培养, 形成纺锤形小菌落, 以后逐渐转为灰白色、凸起而不规则, 或有时成较大、光滑的菌落, 紧贴于培养基上, 不易移动。在血液琼脂上培养 2 d 形成圆形、半透明、乳白色、不溶血的菌落。在脑心浸液葡萄糖肉汤或血脑心浸液葡萄糖肉汤中培养 4～6 d, 于管底形成沉淀物, 摇动时不易破碎和消散, 有时形成菌膜。在硫乙醇酸钠肉汤 37 ℃培养 3～7 d 后, 可见本菌于距离肉汤表面 5～10 mm 处生长, 呈散在雪花样菌落。培养基的其他部位很少有生长，肉汤清彻透明。

衣氏放线菌在放线菌中比较难培养，生长适温为 37 ℃，为厌氧或兼性厌氧菌，5% ～ 10% CO_2 可促进其生长。在血液琼脂上培养 3 ～ 6 d 后，可形成灰白色或淡黄色不规则的菌落，并形成气生菌丝。一般不溶血。衣氏放线菌液体培养基底部形成灰色球形小菌落，培养液透明。几种对动物有致病性的放线菌的培养及生化特性见表 4-23-2。

表 4-23-2 部分对动物有致病性的放线菌的培养及生化特性

特征	牛型放线菌	衣氏放线菌	内氏放线菌	龋齿放线菌	黏液放线菌	化脓放线菌	猪放线菌
革兰氏染色	+	+	+	+	+	d	+
丝状微菌落	d	+	d	d	d	–	d
红色菌落	–	–	–	d	–	–	–
甲基红试验	+	d	+	d	+		+
水解淀粉	+	d	d	d	d	d	
核糖	–	+	d	d	d	+	d
木糖	–	+	d	d		d	+
甘露糖	d	+	+	–	d	d	+
阿拉伯糖	–	d	–	d	–	d	–
棉籽糖	–	+	+	–	+	–	+

注：d，为变化不定；+，为阳性；–，为阴性。

（四）理化特性

放线菌对干燥、高热和寒冷的抵抗力均很弱，80 ℃加热 5 min 即可被杀死。一般消毒剂均可将其杀死，但对苯酚的抵抗力较强。

（五）药物敏感性

放线菌对青霉素、链霉素、头孢菌素类、林克霉素及磺胺类等抗菌药物均敏感，但药物不易浸透到脓灶中，因此治疗中常不易达到杀菌目的。

（六）免疫原性

放线菌的免疫原性不强，虽能刺激机体产生凝集素和补体结合抗体，但这些抗体也不能保护机体抵抗放线菌的再次感染。

二、流行病学

（一）发生与分布

本病以散发为主，偶尔呈地方流行。牛、猪、羊、马、鹿等均可感染，人也可感染。动物中以牛最易感，尤其是 2 ～ 5 岁的牛。

（二）传染源

放线菌病原体存在于被污染的土壤、饲料和饮水中，寄生于动物口腔和上呼吸道中。在动物体内常以内源性或外源性方式经伤口（咬伤、刺伤等）传播。比如皮肤或黏膜上有破损时，便可能自行发生感染。其机理是由于在损伤部细菌或病毒的侵袭，可降低局部组织的氧化—还原电势，导致厌氧放线菌大量繁殖，侵犯周围组织形成感染。

（三）传播途径

放线菌为人口腔黏膜的正常寄生菌，目前不考虑于不同宿主间传播这种方式。头颈部放线菌病是来源于口腔黏膜的细菌，突破黏膜缺损部位到黏膜外致病。胸部放线菌病病菌来源于各级气管，由于误吸或其他方式进入。腹部放线菌病来源于肠道和女性生殖道，肠道放线菌多是由口腔吞入，女性生殖道则考虑肠道微生物经腹膜引起盆腔感染，或肠道末端细菌经会阴阴道沿黏膜上行蔓延。放线菌病主要采用直接蔓延的方式由局部向周围扩散，如出发于输卵管卵巢的放线菌性输卵管卵巢脓肿，除可以累及盆腔的子宫、膀胱和结肠等，还可以累及上腹部的各种器官，甚至向腹膜外扩散引起后脓肿，乃至脊柱周围脓肿。基础和临床研究证实，放线菌极少沿淋巴管道扩散，可能与其形态有关。放线菌沿血管系统扩散少，但可以见到，如放线菌性肝实质脓肿和颅内脓肿。

三、病理学

（一）发病机制

病原菌从受损的皮肤或黏膜进入组织后，在局部引起肉芽肿性炎症反应。开始眼观为灰白色小灶，镜下，在积聚的中性粒细胞周围，有一些成纤维细胞、少量上皮样细胞和多核巨细胞，最外则是一般疏松结缔组织，其中多有淋巴细胞和浆细胞浸润。以后灰白色小灶变大、软化，有"硫黄颗粒"形成。镜下，病灶中心为菊花样的菌块，菌块附近有不少中性粒细胞、巨细胞以及大量淋巴细胞和浆细胞，偶见个别嗜酸性粒细胞，最外是成纤维细胞构成的不大明显的包膜。这种病灶或结节即称放线菌肉芽肿。肉芽肿可随疾病发展而不断增多并形成肉眼可见的大肿块时，称为放线菌肿。放线菌肿的质地因纤维结缔组织和炎症细胞的多少而不同。其切面常可见灰白色或灰黄色软化灶或小脓灶，其中含有黏稠的脓性内容物和淡黄色粉粒状菌块——"硫黄颗粒"。

放线菌肿中可发生中性粒细胞大量浸润，进一步形成脓肿并通过瘘管经常向外排脓。外界各种细菌也可从瘘管入侵组织，从而使化脓坏死过程加剧。

（二）病理变化

1. 大体病变

1）牛　牛颌骨患病时，受害骨因骨化性骨膜炎而隆起，骨质中产生肉瘤状组织，使骨板部分融化。当炎症在某一部位突破后，从破孔中长出蘑菇样软组织，波及皮下或口腔、咽腔中。当软肉芽组织包围牙根时，可将牙根顶出齿槽。患舌放线菌病时，常见舌背部的溃疡。于紧靠舌背隆起前一至数处有圆形或横条状小陷窝，陷窝周围被灰白色堤状边缘所包围，陷窝中常刺有植物块或芒刺。切面可见灰白色斑点，边缘则包围有灰黄色小结节，小结节中可能含有干酪样或脓性团块。晚期病例的舌，由于结缔组织高度增生，肿大而呈木板状。

2）猪　猪以原发性乳房放线菌病最常见，部分或全部乳房变成一个由坚韧的肥肉状结缔组织构成的肿块，有散在大小不等的脓肿和髓样软化的病灶。

3)人　人放线菌主要侵犯结缔组织,肌肉和神经很少波及,下颌骨易被感染,其他骨很少感染。病变为单个或多个硬结或肿块,其外层为结缔组织形成的硬壁,其中有多个脓肿,由窦道相互贯通,并形成瘘管。

2.组织病变

1)动物　病灶初期局部组织水肿,有大量中性粒细胞和单核细胞浸润,其间逐渐出现许多大小不等的液化坏死区,即小脓肿,常相互融合,并向邻近组织蔓延,形成许多窦道和瘘管。脓肿壁和窦道周围肉芽组织增生,内有大量中性粒细胞、淋巴细胞、单核细胞浸润,有时可见大量吞噬脂类的巨噬细胞,眼观病灶带黄色。放线菌在脓腔内繁殖,形成菌落即"硫黄颗粒"。在 HE 染色的组织切片中,颗粒中央部分染蓝紫色,周围部分菌丝排列成放射状(见图 4-23-1),菌丝末端常有胶样物质组成的鞘包围而膨大成棒状,染伊红色,所以称为放线菌(见图 4-23-2)。

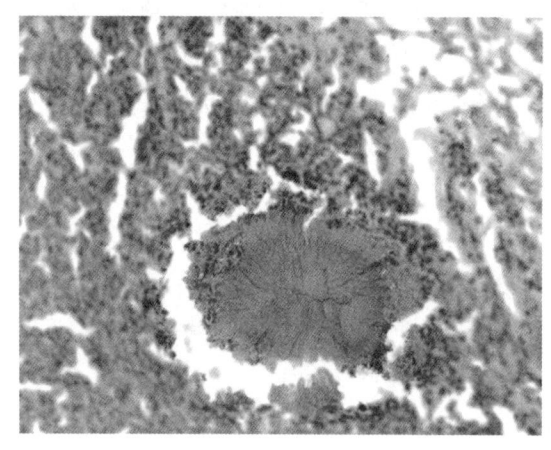
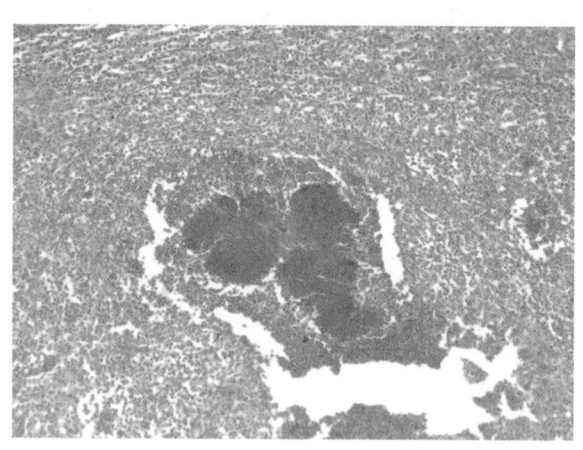

图 4-23-1　猪放线菌病皮下组织,硫黄颗粒中的菌丝,HE×400

图 4-23-2　猪放线菌病放线菌丛周围的棒状物质(菌芝),HE×100

2)人　病理组织学基本病变为肉芽肿形成,HE 染色可见病灶中央部菌块为紫色,末端膨大为红色,外围为液化坏死的中性粒细胞及单核、多核细胞浸润和肉芽组织增生。

四、临床学

(一)临床表现

1.人　人的放线菌病以 25 ～ 60 岁者居多,多侵犯男性,男女比例为(2 ～ 4):1,且多发于农村,城市发病率为农村的 1/10。本病主要侵犯头部、颈部、腹部、肺部,以内源性感染为主。

本病由于感染部位及感染途径不同而分为以下几种类型。

1)面颊型　约占 60%,临床症状为面颊及下颌部位肿胀、疼痛,局部皮肤呈红色或紫红色。肿胀部位逐渐变硬,表面高低不平,可形成脓肿,患者有疼痛和张口困难的表现。随着病程的发展,肿胀部位逐渐软化形成脓肿,破溃后由瘘管流出带有硫黄样颗粒的脓汁。颌骨伴有骨膜炎和骨髓炎,病变可涉及眼眶、鼻窦及脑膜。病原菌还可沿导管进入唾液腺和泪腺,或直接蔓延至眼眶、耳,累及颅骨者可引起脑膜炎和脑脓肿。

2)胸部型　此型约占 10%,大多由口腔或腹部直接蔓延而来,亦可见于血行播散,呈不规则低热,咳嗽,有少量黏痰,脓肿形成时可咳出脓痰,或痰中带血。胸膜受累时有剧烈胸痛。侵入胸壁时可见胸壁脓肿或窦道形成，并经常排出带菌的脓痰。并发脓胸或脓毒败血症时可有高热、剧咳、大量脓痰或咯血。病变常见于肺门区和肺下叶，可扩展到心包、心肌，累及并穿破胸膜和胸壁，在体表形成多数瘘管，排出脓汁。查体可发现病变部位实变、空洞及胸膜炎等相应阳性体征。

3）腹部型　约占25%，常见的原发部位为阑尾和结肠，在黏膜下层形成小脓肿。患者一般由发热、畏寒的胃肠穿孔或胃肠手术后导致，常见于回盲部形成局部脓肿。病变常穿透肠壁引起局限性腹膜炎，并可侵入邻近肠袢、腹膜后组织和腹壁，形成排脓的窦道。有时可通过淋巴管或血管，或直接蔓延到肝引起多发性肝脓肿，进一步可引起膈下脓肿，最后可破入胸腔引起胸腔内感染。感染也可沿腰肌蔓延到肾周围组织和腰椎，并可引起腰肌脓肿。严重的可累及腹内几乎所有脏器，有时也可经血流蔓延波及中枢神经系统。

4）皮肤和其他部位放线菌病　常见的为原发性皮肤放线菌，常由外伤引起，开始为皮下结节，后破溃成瘘管排出脓液，萎缩性瘢痕可由四周和深部组织发展，局部纤维化呈硬块状；另外骨放线菌病在临床上也有报道，多表现为脊椎结核有多椎间盘的破坏，受累的椎体少，炎性脓肿中无黄色颗粒，脊柱常伴后突畸形。

2.动物

1）牛　牛感染放线菌后，主要侵害颌骨、唇、舌、咽、齿龈、头颈部皮肤以及肺脏等，尤以颌骨放线菌病最多见。颌骨受侵害后，常发生缓慢肿大、硬固，界限明显，初期疼痛后期无痛的肿胀，肿胀破溃后流出黄白色脓汁，患部形成瘘管，长期不愈。头、颈、下颌等处的软组织也常发生硬结，无热无痛，逐渐增大，突出于皮肤表面，局部皮肤肥厚，被毛脱落，有时破溃后流脓。舌受侵害后，发炎肿胀，结缔组织增生，形成木舌症，病牛流涎。乳房患病时，呈弥散性肿大或有局灶性硬结，乳汁黏稠，混有脓汁。

2）马　主要发生于去势马的精索，呈现硬实无痛感的硬结，肿块的深部可发生软化灶，向外破溃后常形成瘘管（精索瘘管），局部淋巴结肿大。有时也可在颌骨、颈部等部位发生放线菌肿。

3）猪　猪原发性乳房放线菌病最为常见。病变始于乳头基部，乳房肿大、化脓和畸形（见图4-23-3），逐渐乳房肿大变硬，表面凹凸不平，乳头短缩或继发坏死。舌放线菌病时，舌体肿大坚硬，严重时，舌体肿大如馒头状，局部增温红肿，体温可达41 ℃，食欲减退，采食困难，流涎。触摸舌体时，于舌组织中可摸到有多处豌豆大的坚硬结节。

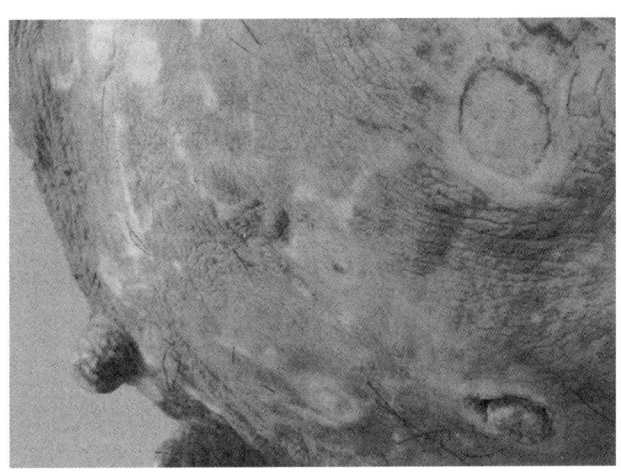

图4-23-3　猪放线菌病乳房，乳腺因结缔组织增生变硬呈肿瘤样，乳头缩短或继发坏疽

4）绵羊和山羊　和牛放线菌病症状相似。主要发生于鼻唇、面颊、下颌、上颌和胸部皮肤,也见于软腭、咽、肺及局部淋巴结。有单个或多发的坚硬结节,从许多瘘管中排出脓汁。

5）鹿　主要发生于颈颌下皮肤及软组织,初期病灶不易观察,后期脓肿增大,呈大小不等的结节,切开时内有厚层结缔组织包囊的脓肿,脓汁浓稠或呈粉渣状,有时发生钙化。有的病鹿可因采食、吞咽困难、心脏衰竭而死亡。

（二）临床诊断

1. 初步诊断　根据人和动物放线菌病的流行病学特点、临床症状和病理变化可初步诊断。

2. 鉴别诊断

1）动物的放线菌病　尤其是牛的颌骨放线菌病的症状和局部病变比较特殊,容易诊断。其他动物大都以软部组织的放线菌肿为主,此时常需进行实验室诊断,取脓汁中的"硫黄样颗粒"做无染色或染色压片镜检,可作出诊断。

2）人放线菌病　易与一般化脓性感染、结核病、恶性肿瘤、诺卡菌病、鼻炭、炭疽等混淆,应注意区别。早期临床检查发现面额部或胸壁有任何硬性肿块,不能确定其为肿瘤或感染时,应考虑到放线菌病的可能。在治疗过程中无显著好转的肺部或支气管急性炎症与一切慢性化脓病例,应对痰或支气管分泌物进行镜检,如发现"硫黄样颗粒",则可确诊为本病。但在奴卡菌、真菌或某些细菌感染时,也可形成颗粒,应注意鉴别。奴卡菌为需氧菌,抗酸染色阳性,真菌丝较放线菌粗,可分隔、分枝,边缘有厚壁孢子。细菌感染时可通过涂片染色后的形态观察来鉴别。

（三）临床治疗

临床上人及动物的放线菌病常采用局部和全身治疗相结合的方案。

1. 人　在人放线菌病治疗上可先考虑手术切除及物理治疗,除去坏死组织。如为面颊型可用X线照射。然后再结合全身疗法,临床上以青霉素、四环素的疗效为最佳,静脉滴注。青霉素过敏者可改用林可霉素（每12 h肌内注射600 mg,加以每4 h内服500 mg）。也可以用红霉素、氯霉素、链霉素、磺胺药等配合治疗。一般多烯类的抗真菌药物则对本病无效。

2. 动物　常采用手术与药物治疗相结合的方法。手术打破了局部的无氧或微氧环境,清除病灶周围的纤维组织,使得抗生素能够进入病灶部位,并能局部灌洗抗生素,迅速抑制放线菌的增殖。硬结一般手术摘除,若有瘘管形成,要连同瘘管一起摘除。切除后的新创腔,用碘酊纱布填塞,1～2 d更换1次,伤口周围注射10% 碘仿乙醚或2% 碘的水溶液;内服碘化钾,成牛每天5～10 g,犊牛每天2～4 g,可连服2～4周;重症可静脉注射10% 碘化钠,每日50～100 mL,隔日1次,共用3～5次。在用药过程中如出现皮肤发疹、脱毛、流泪、消瘦和食欲减退等碘中毒现象,应暂停用药5～6 d或减少剂量;碘化钾与链霉素同时应用,对软组织放线菌肿和木舌症效果显著。

颌骨放线菌病由于骨质的改变,既不能切除,又不能自然吸收,主要治疗措施是实施手术切开,刮除部分坏死组织,排除脓汁后,撒布碘制剂及配合应用抗生素,但预后往往不理想。

五、实验室诊断

根据典型临床症状和病理变化可作出初步诊断,确诊需进一步作实验室诊断。

（一）细菌学诊断

1. 无染色压片直接镜检　取少量脓液放入无菌生理盐水中冲洗,沉淀后将硫黄样颗粒放在载玻片上,加1滴5% 氢氧化钾溶液,覆以盖玻片,压平后镜检,放线菌菌块呈菊花状,菌丝末端膨大,呈放射状排列。

2.**染色检查**　将硫黄样颗粒用盖片压平后,固定,用革兰氏染色法染色,镜下可见菌块中心呈革兰氏阳性,四周呈革兰氏阴性。

(二)病理组织检查

取病变组织,经一系列处理制成石蜡制片,HE 染色或放线菌染色(如过碘酸希夫染色,即 PAS),镜下观察放线菌肉芽肿的结构和放线菌块的形态。

(三)分子诊断技术

可应用分子生物学技术鉴定,利用 DNA-PCR 指纹分析以及快速酶试验结合数值分类进行放线菌分离株的快速鉴定。

血清学检查放线菌的缺点在于该实验的灵敏度与特异度低,缺少均一的抗原或在实验条件下某些临床上有重要意义的菌株不分泌抗原而使该方法更加复杂。血清学检查包括酶联免疫吸附试验和蛋白质免疫印记技术。此外,免疫扩散法和间接免疫荧光方法也在应用中。

六、防控措施

(一)人

要注意口腔卫生,口腔内的炎症,如病牙、扁桃体等的炎症要及早处理;口腔手术或其他手术后出现的化脓性感染,应早发现,早治疗,避免病变扩散。

(二)动物

主要是防止动物出现皮肤、黏膜的损伤而感染本病。①在本病常发地区,应避免在低湿地区放牧。②加强饲养管理,如对干硬的饲草进行适当处理,用自来水等常用水或 1% 的碘化钾或食盐溶液喷洒在干饲草上,可达到消毒和软化效果,避免动物口腔黏膜受伤。③若发现动物有皮肤、黏膜损伤,应及时进行治疗,避免感染本病。

第二十四章 球孢子菌病

球孢子菌病,又名球孢子菌肉芽肿(Coccidiodal granuloma)、山谷热(Valley fever)、沙漠热(Desert fever)、圣华金山谷热(San Joaguin Valley fever),是由粗球孢子菌(*Coccidioides immitis*)所引起的一种具有高度感染性的人兽共患疫病,是一种慢性、全身性真菌感染性疾病。本病流行区生活的人和动物,大多数可被感染,表现为原发性球孢子菌病,少数可发展为进行性球孢子菌病,即成为慢性、恶性、播散性疾病。该病可侵袭皮肤、内脏和骨骼,严重者可引起死亡。该病的主要特征是在病变部位形成化脓性肉芽肿。

1892 年,Posodas 从阿根廷报告了第一个病例。1894 年,Thorne 发现了第二名患者,定名为"球孢子菌脓肿"。1896 年,Rixford 在美国加利福尼亚发现数百例病例。1900 年,Ophules 等确认粗球孢子菌是一种真菌。到 1932 年,Almeide 才将其正式命名为球孢子菌病。我国自 1958 年天津报告了第 1 例人球孢子菌病以来,不断有发生于肺、骨、眼内、皮肤的病例报道。自 1918 年第一次报道了牛群中的球孢子菌病,以后相继有在其他各种动物,如羊、马、猪以及啮齿类动物中发病的报道,在疫区以牛和狗的感染较为常见。

由于广谱抗生素、细胞毒药物、免疫抑制剂及各种侵袭性检查治疗手段在移植、肿瘤、风湿病以及艾滋病等方面的广泛应用,严重降低了患者的免疫力,促使真菌感染日益增加,致使该病也呈显著上升趋势,已引起医学界的高度重视。

一、病原学

(一)病原形态与生活史

粗球孢子菌属于不全菌纲念珠菌目念珠菌科球孢子菌属,又名厌酷球孢子菌。本菌为双相型真菌,依其所处环境不同,作为土壤腐生生物以菌丝体形式存在,在病变组织或液体中呈球形孢子型,具有双层轮廓,折旋光性强,为不生芽的球形体或孢子囊。球孢子菌的生活史在致病性真菌中非常独特。在自然条件下,该真菌发育为第一时期,而另一时期是在哺乳动物宿主内寄生。在土壤里球孢子菌发育成菌丝体(大量丝状菌丝形成真菌),以节分生孢子或节孢子开始发育(孢子在菌丝处形成),当菌丝体破裂,将释放出 2 ~ 5 μm 大小的节分生孢子(图 4-24-1)。寄生阶段是从人或动物吸入节分生孢子开始的，发育成厚壁球形体或孢子囊，其大小相差悬殊，直径为 10～80 μm，有的可达 100 μm，球形体细胞浆分裂产生上百个内生孢子，当这些内生孢子成熟后，球形体自行破裂，孢子散出，并在附近组织中继续发育，形成新的球形体，整个寄生周期可持续 4～6 d。如果内生孢子从死亡的动物体或通过机体排泄到土壤中，它们又能够恢复到腐生生物或菌丝体阶段。内生孢子生长出菌丝又开始新的生活史。

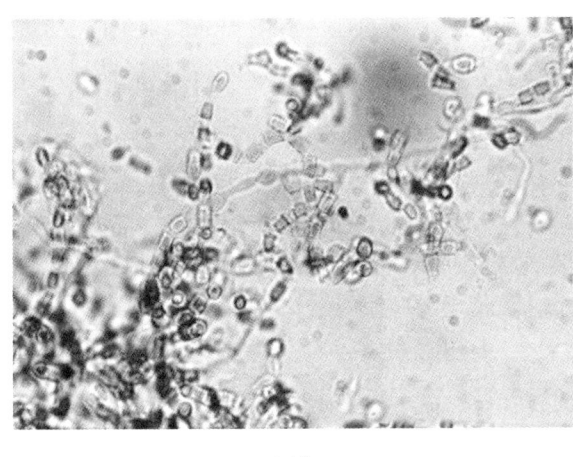 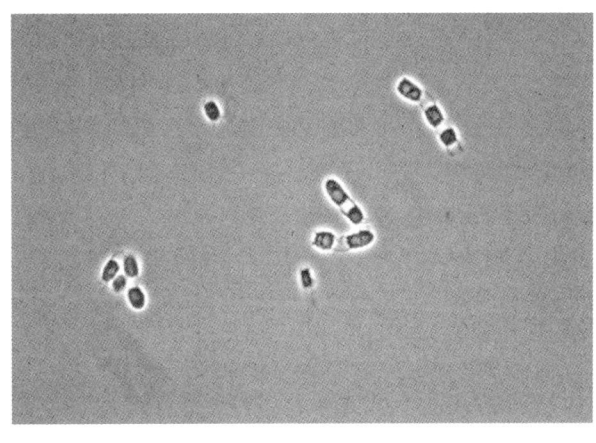

（A） （B）

图 4-24-1 （A）粗球孢子菌；（B）节分生孢子

（二）培养特性

在自然条件下，本菌多寄生于枯枝、有机质腐物和鼠类周围的土壤中。在自然条件下和人工培养基上本菌以形成菌丝为特征。如将小球体种植于沙氏葡萄糖琼脂培养基，于室温下培养 3～4 d，可形成圆形、银灰色、湿润、薄膜状菌落。菌落紧贴于培养基的表面，继续培养即可形成繁茂的空中菌丝。此时菌落呈棉絮样，初为白色，以后转变为褐色。该病原体生存能力很强，在土壤表层下 10～30 cm 中以菌丝形态生长，断裂成有传染性的关节孢子，关节孢子对外界环境抵抗力较强，在 4 ℃干燥条件下可存活 5 年之久。

（三）致病性

本菌是真菌中传染性较强的一种。实验证明，本菌形成的关节孢子可随空气中的尘埃吸入肺内，随即变圆，经 4～7 d，在小支气管黏膜上可发现成熟的球形体，经 8～21 d 可于感染的部位见到细小的肉芽肿形成。早期仅见肺泡腔充以嗜中性粒细胞和球形体，随即病变扩大，并蔓延到整个肺小叶。其主要病理变化为出血、化脓、坏死，最后形成特征性肉芽肿，继而纤维化，有时发生钙化。如果没有足够的肉芽形成而继续化脓时，内生孢子可随淋巴进入肺脏淋巴结，也可经血流散播到全身，引起其他器官的继发性病变。

本病是以细胞免疫为主的一种迟发性变态反应，在感染动物的体液中发现有沉淀素和补体结合抗体，对于变态反应原（球孢子菌素）呈现变态反应。病后对再感染具有抵抗力。

二、流行病学

（一）发生与分布

本病分布于世界各地，在炎热夏季、植被稀疏、碱性土壤以及有助于球孢子菌扩散的大风条件下常有流行,特别是在某些干燥沙漠地区往往成为地方性流行病。在美国每年估计有 2.5 万～ 10 万病例,20% 来自非疫区,这些人是因参观疫区而被感染。球孢子菌病流行于西南诸州的干燥地区,尤其是加利福尼亚州的圣华金和萨克拉门托山谷,亚利桑那州沿土孙(Tucson)和菲尼克斯地区以及西部得克萨斯州,也发生于美国中部及南部干燥地区。在这些地区,真菌存在于土壤中和啮齿动物中。1977年冬,美国西部由于严重干旱出现风暴后,在以前无球孢子菌病的旧金山附近地区也发生了原发感染。美国的感染主要在西北部山谷及沙漠地区。此外,本病呈地方性流行的地区有南美洲的哥伦比亚、委内瑞拉、玻利维亚、巴拉圭和阿根廷等。美洲中部仅在危地马拉的莫塔瓜河流域和洪都拉斯的科马亚瓜存在这种真菌。

(二)传染源

粗球孢子菌是一种在干旱和半干旱地区的土壤腐生生物。它适应于潮湿气候带生存。这种气候带夏季一般气温 26 ～ 32 ℃,冬季降为 4 ～ 12 ℃,年降水量 125 ～ 500 cm。本菌于每年的雨期,在土壤内繁殖,形成大量孢子,进入干燥期后,具高度感染性的关节孢子随气流四处扩散。

(三)传播途径

本病为空气传播的疾病,易感的人或动物通过吸入含有真菌孢子的尘埃或间接接触受到污染的受试物而感染,或因外伤后接触本菌污染物而发病。实验室工作者亦有因吸入而被感染的报告。本病不能由人直接传染于人,也不能由人直接传染于动物,或由动物直接传染于动物或人。

(四)易感者

本病在自然条件下,马、牛、羊、猪、犬、驴、骆驼、猫、啮齿动物、猴、猿、猩猩、狒狒、野鹿、袋鼠、松鼠、狼等均能感染;人也可以感染;实验动物中,家兔、小鼠、豚鼠等易感。

(五)流行特点

本病的发生有明显的季节性,夏、秋季天气干燥月份,感染率最高,冬季在出现第一场雨后发病率即开始下降。据观察,月降水量和月发病率呈反比关系。该病在人群中发病以有色人种多见,男性多于女性,怀孕妇女易感,免疫缺陷是发病的重要危险因素。职业对于接触球孢子菌有一定的危险性,与土壤接触多者危险性高。本病在到疫区旅行者中多见,在美国疫区因人口和旅游者的迅速增长而导致该病明显增加。

三、病理学

一般情况下,机体在感染后的数周内就可产生免疫,从而抑制孢子球菌的增殖,炎症反应也随之消失。尽管感染后可受到明显控制,但宿主免疫并不能完全消灭病原菌,球孢子菌可能还会以休眠体状态存活一段时间。针对球孢子菌的 IgM、IgG 抗体常于感染后产生,但均不具有保护性。特异性 IgG 异常增高或皮肤试验阴性,表示预后不良。当球孢子菌孢子被吸入后,不断地增殖,释放出无数的小内孢子。病理学表现为急性、亚急性或慢性肉芽肿反应,中心部可发生干酪样坏死,并伴有不同程度的纤维化。完整的真菌小球体周围通常被淋巴细胞包围,伴有浆细胞、上皮样细胞及巨细胞浸润,但嗜中性粒细胞和嗜酸性粒细胞在小球体的破裂处常见,受感染肺可见空洞或钱币样肉芽肿病变。

人原发性肺球孢子菌病 X 线检查,约有 80% 患者可查到病变。其变化是,肺部早期感染,显示柔和的不明显阴影;肺炎型浸润,由肺门伸向肺的中部和下部,呈现一种模糊不清的同质性阴影;结核球样病变（图 4-24-2），典型病变在肺的中部和下部出现孤立的、境界清楚的、薄壁的结核球样病灶（图 4-24-3），直径 2～3 cm，周围多无实质性改变，单发或多发，数月后可消散，或发展成空洞，或形成钙化；纵隔或肺门淋巴结病变，显示纵隔及肺门部淋巴结肿大，胸腔积液（图 4-24-4）。实验室检查，发病初期白细胞数增多，继之嗜酸性粒细胞显著增加，血沉增快。人进行性球孢子菌病 X 线检查，肺部出现急性进行性肺实质病变，在肺尖下部可见含有内生孢子的厚壁孢子菌丝（图 4-24-5，图 4-24-6）。淋巴结肿大呈肉芽肿性病变，其中有上皮样细胞及巨细胞。可形成脓肿，在脓肿内可查到菌体，有时在巨细胞内可见病原孢子。皮肤瘰疬型球孢子菌病，有淋巴细胞、浆细胞、上皮样细胞及巨细胞浸润，中心可见坏死，在坏死区内可见发展阶段不同的含有内生孢子的厚壁孢子，在巨细胞内亦可见厚壁孢子（图 4-24-7，图 4-24-8）。

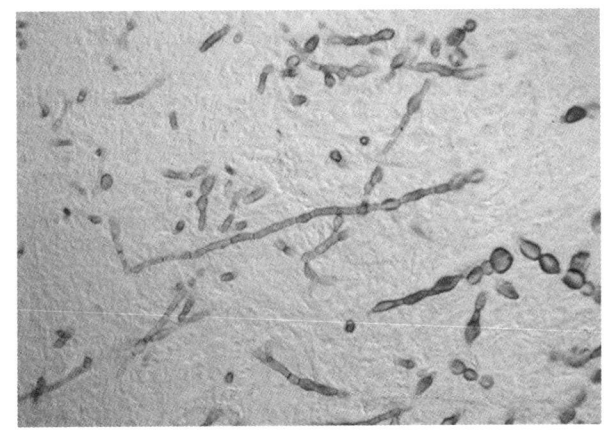

图 4-24-2　肺部病理学切片菌丝和正在发育的
孢子囊，630×

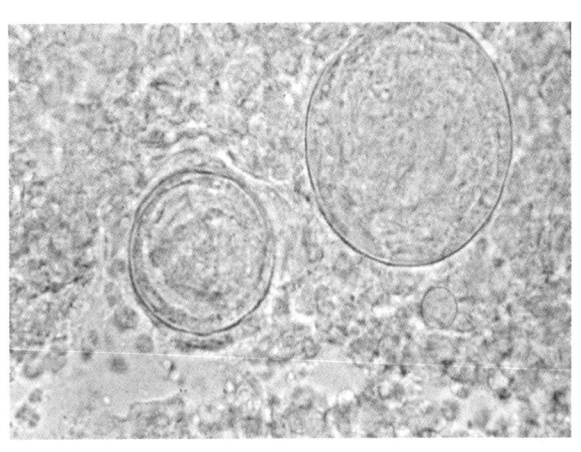

图 4-24-3　肺部病理学切片孢子囊，400×

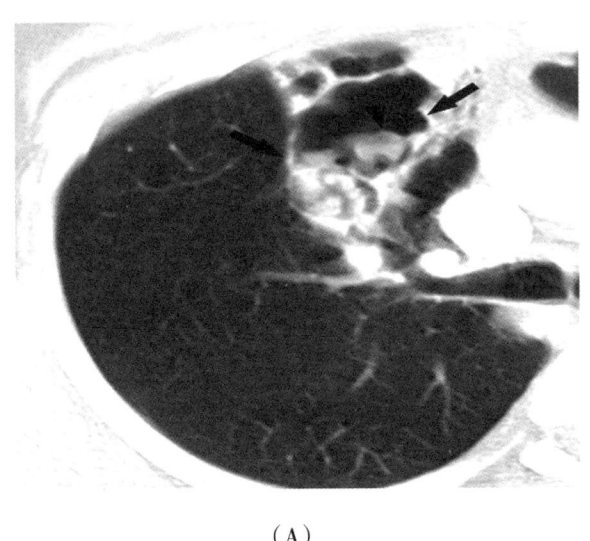

（A）

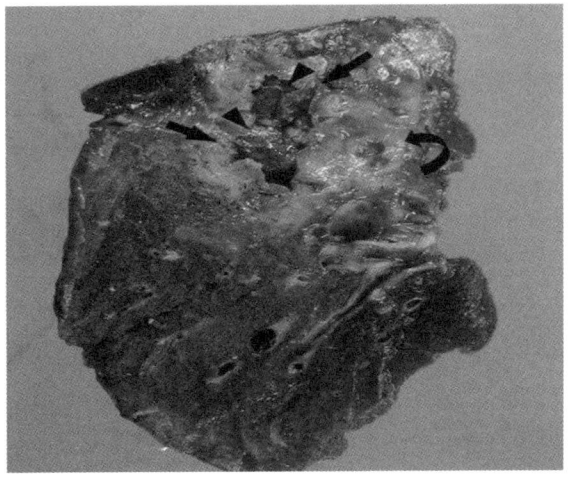

（B）

图 4-24-4　肺部横切面 CT 及病理变化，肺部支气管扩张（A），淋巴结肿大（B）

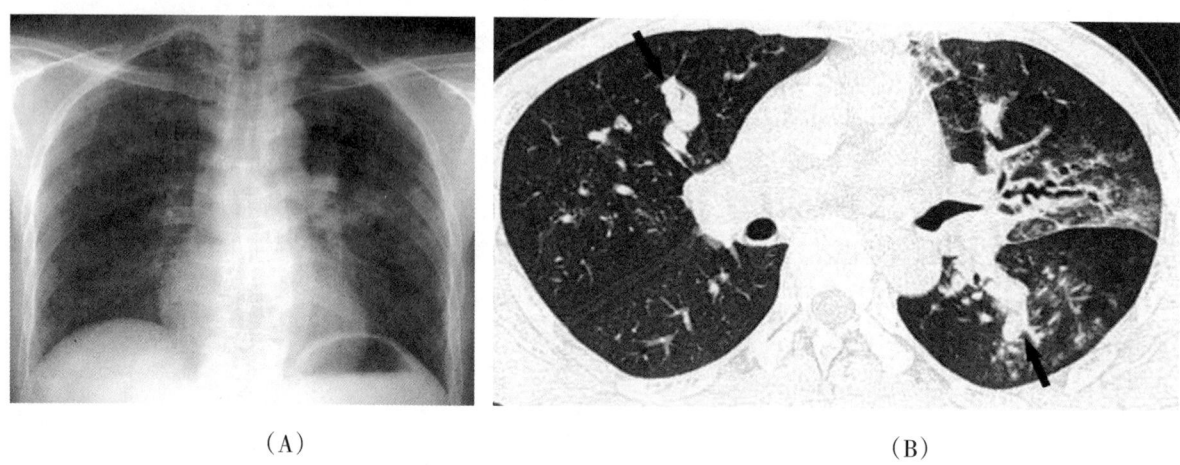

（A）　　　　　　　　　　　　　　　　　　　　　（B）

图4-24-5　（A）胸片检查示多个圆形结节,肺部呈现一种模糊不清的同质性阴影;(B)肺部CT中部支气管扩张、胸腔积液、有小结节、不透明

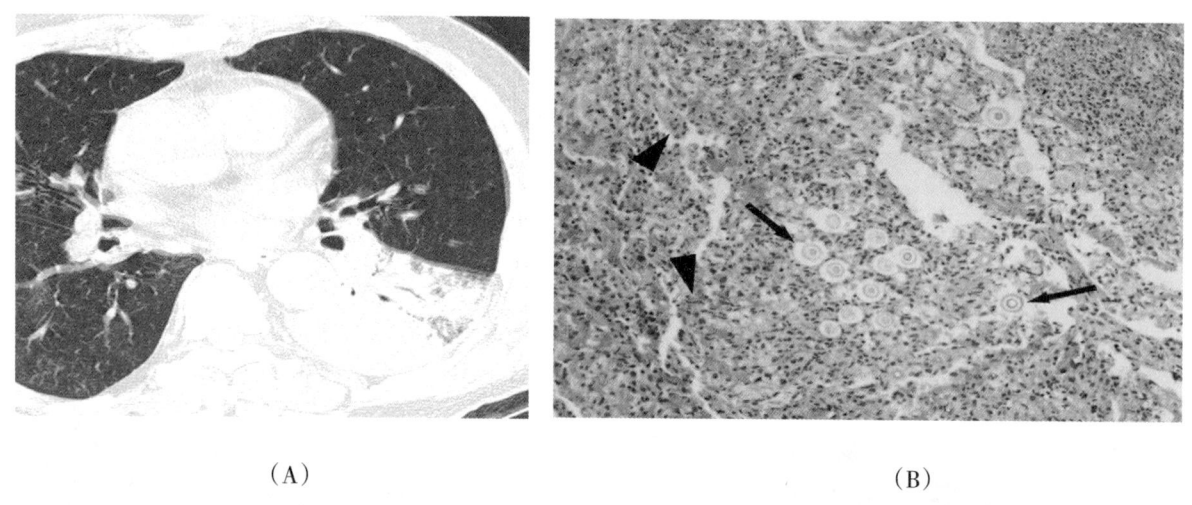

（A）　　　　　　　　　　　　　　　　　　　　　（B）

图4-24-6　（A）肺部CT左下肺叶部分实变;(B)肺部镜检见化脓性炎症(粗箭头),巨噬细胞增多(细箭头)

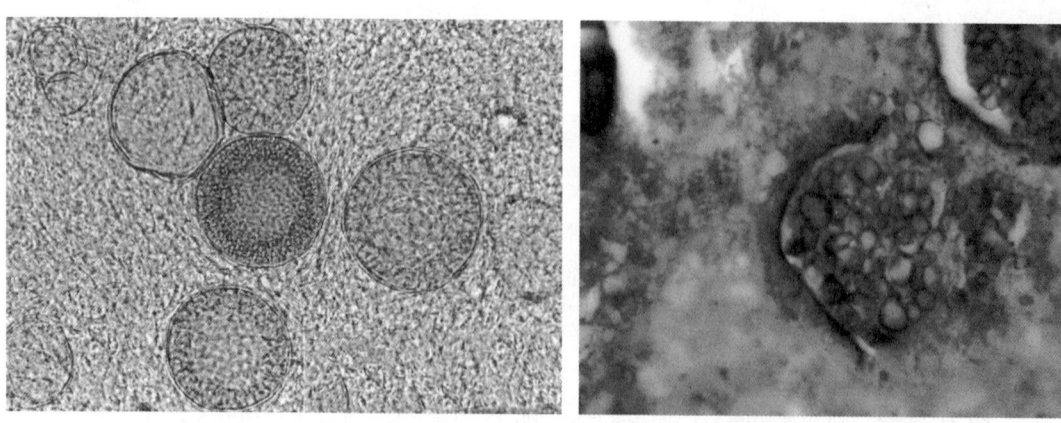

图4-24-7　受损皮肤碎屑镜检正在形成内生孢子的　　图4-24-8　肺部病理学切片厚壁孢子囊与内生孢子,
　　　　　　　孢子囊,400×　　　　　　　　　　　　　　　　　　　1 000×

四、临床学

(一)临床表现

1.人　人的球孢子菌病多发生于老年人,男性多于女性。主要侵害肺、皮肤、皮下、淋巴结、骨、关节、内脏及脑。流行病学调查发现 50% ~ 60% 的患者早期无症状,40% 的患者有发冷或流感样症状,往往能自行缓解。10% 的患者可发展为肺炎,少部分患者发展为扩散型感染,常涉及的部位有皮肤、骨骼、中枢神经和其他器官。中枢神经受累者不到 1%,这部分患者并发症发生率和病死率均很高,通常需要终身治疗。已有报道急性发热性嗜中性细胞皮肤病(Sweet 综合征)可能是球孢子菌病的一种并发症,与并发症发生有关的因素有年龄、免疫状况及妊娠等。该病在非洲裔和菲律宾裔美国人群中容易发生流行,而在白种人群中流行较为少见。根据病菌侵入途径、发病部位及转归,分为原发性球孢子菌病及进行性球孢子菌病两类。

1)原发性球孢子菌病

(1)原发性肺球孢子菌病:60% 患者并无明显症状,只是球孢子菌素皮肤试验阳性。有症状者,需经过 10 ~ 14 d 的潜伏期。原发性感染可出现类似流行性感冒和急性支气管炎的非特异性呼吸道症状。主要表现为上呼吸道感染症状,如咳嗽、低热、盗汗、厌食、头痛、浓痰混有少量血丝等,有时伴发胸膜炎、疱疹性结膜炎或急性关节炎,尤其常见的是膝关节炎和踝关节炎。约 20% 有临床症状的患者和少数临床上无症状的患者可伴发结节性红斑或多形性红斑样损害(图 4-24-9),除四肢外,面部、颈部亦可发生(图 4-24-10)。一般发生过这种变态反应性皮疹者,很少转变为进行性球孢子菌病。原发性肺部病变有时会自行消退,留下钱币样结节状病变(图 4-24-11),必须与肿瘤、结核或其他可形成肉芽肿的感染相区别。有时出现残留的空洞病变,其大小随时间变化,通常为薄壁状。尽管这些残留病灶不会发生播散,但是有少部分空洞不能自行闭合。偶尔会因咯血或有破入胸腔的威胁需要外科治疗。

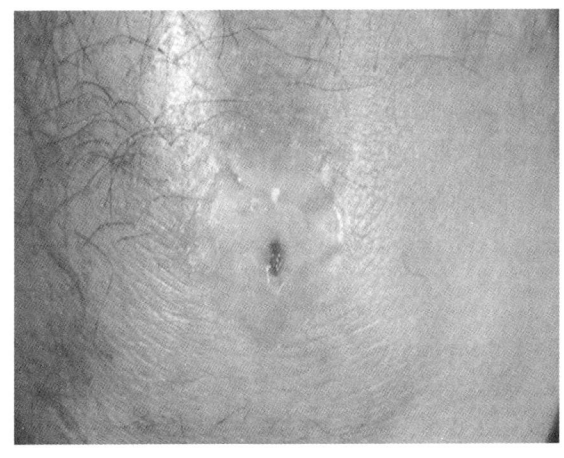

图 4-24-9　球孢子菌病膝盖受损

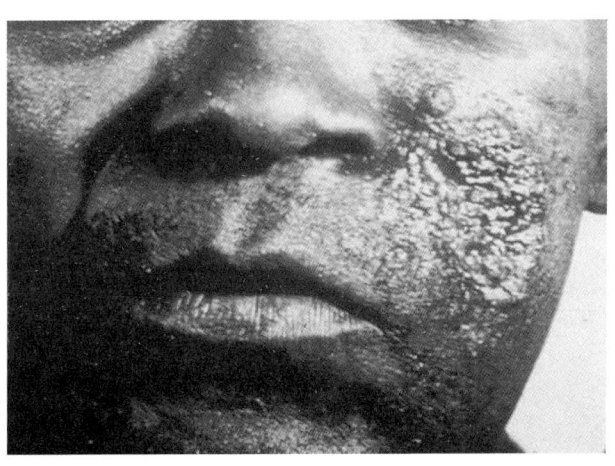

图 4-24-10　球孢子菌病面部受损

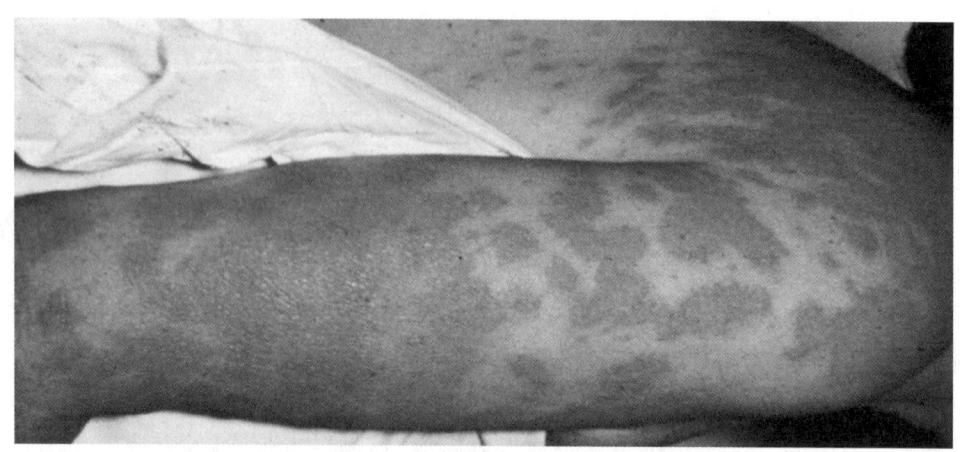

图 4-24-11　球孢子菌病结节性红斑

（2）原发性皮肤球孢子菌病：比较少见。多发生于身体暴露部位。由于皮肤发生外伤后，接触本菌的污染物质而感染。潜伏期 7 ～ 10 d。感染局部发生丘疹、结节，表面糜烂。沿淋巴管继发散在结节，附近淋巴结肿大。初发为无痛结节或斑块，鲜红色到暗红色，表面糜烂，形成溃疡，长期发展可形成疣状面。若身体抵抗力强，此类损害可吸收自愈，留下凹陷萎缩性疤痕。原发于鼻部和面部的损害（图4-24-12），可以散播到中枢神经系统，发生急性或亚急性脑膜炎。原发在颈部的损害，菌体可由鼻咽黏膜侵入，发生淋巴结炎，软化后穿破皮肤形成瘘管（图4-24-13）。本型可散播全身（图4-24-14），侵害内脏器官或结疤而自愈。1892 年首次报道的播散性球孢子菌病感染病例最初被诊断为蕈样肉芽肿病，至 2005 年有第 2 例类似蕈样肉芽肿的播散性球孢子菌病的报道。

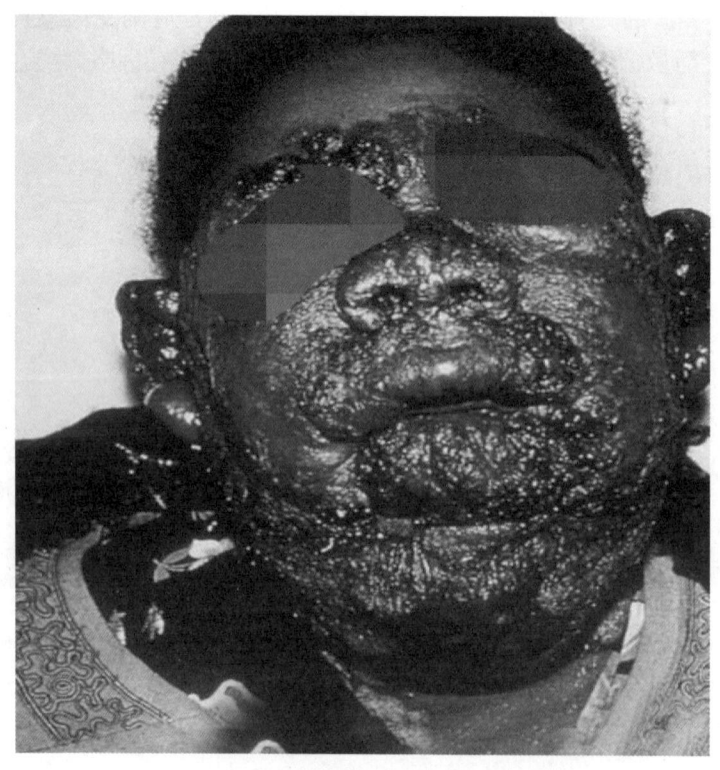

图 4-24-12　球孢子菌病面部、颈部及下颚肉芽肿

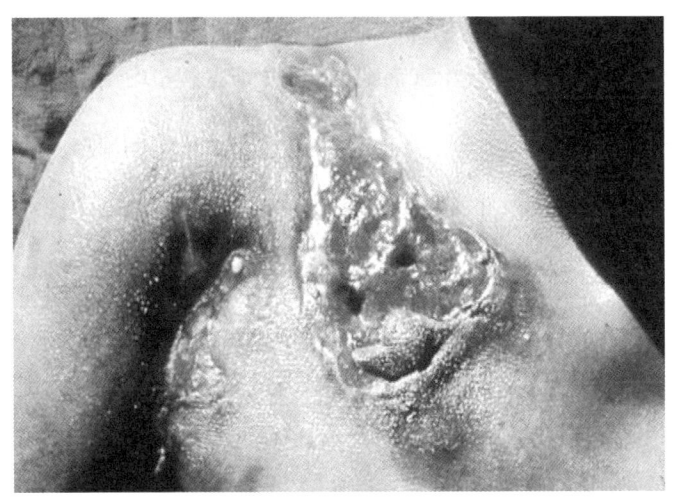

图 4-24-13　表面皮肤糜烂，形成溃疡

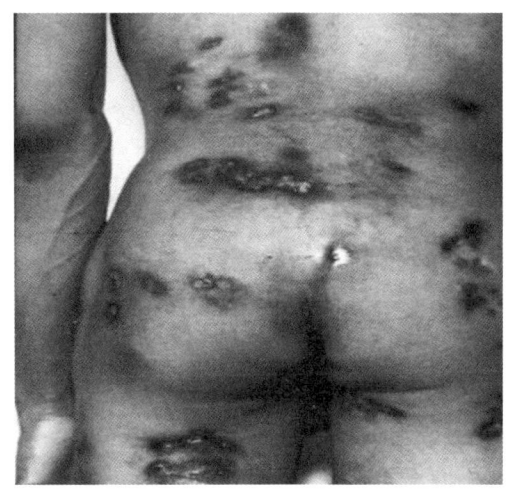

图 4-24-14　播散性球孢子菌病全身多处皮肤受损

2）进行性球孢子菌病　在本病流行区，凡原发肺部感染持续 5 ～ 9 周不见好转者，就应疑为进行性球孢子菌病。进行性球孢子菌病可由局部感染引起，但常由原发性球孢子菌病转变而来，由于该病进展缓慢常被误诊为结核病。约有 0.5% 的原发性球孢子菌病继续发展，数周、数月、偶尔数年后可播散到全身，如骨、关节、皮肤、皮下组织、内脏、脑或脑膜形成一处或多处病灶。除原发病变外，还伴有持续性高热、乏力、食欲减退、消瘦、贫血、咳嗽。肺部病变扩散可见呼吸困难和发绀，脓性黏痰，内含有许多典型的由菌体组成的小团块，并可侵及骨骼、关节、皮肤和内脏。若脑及脑膜被侵害，可出现慢性脑膜炎及脑水肿症状。若全身粟粒性播散，患者出现寒战、高热，可在数周内死亡。其他伴发病症有甲状腺炎、腱鞘炎以及前列腺炎症。如患者来自疫区，出现难以治愈或疑似的皮损，应当考虑球孢子菌病。通过皮肤活检和银染示肉芽肿和典型粗球孢子菌体可确诊。

2. 动物　粗球孢子菌可引起多种哺乳动物感染患病，但往往为隐性感染，通常在支气管和纵隔淋巴结出现损伤，少数情况下在肺部、下颚及咽后的淋巴结发生肉芽肿。肉眼检查的损伤情况类似结核病。潜伏期一般为 10 ～ 16 d。

1）马球孢子菌病　Zontine 等（1958）报道过 1 例马的全身性球孢子菌病。其主要临床表现是，患马呈间歇性腹痛，进行性消瘦，眼结膜轻度黄染，体温波动于 38 ～ 40 ℃，中度贫血，外周血液中中性粒细胞增多，四肢下部浮肿，呼吸困难，脉搏微弱频数，最后肝脏因淀粉样变性而破裂，导致腹腔内出血而死亡，病程达 4 个月。Ziemer 等（1992）进一步研究证实患球孢子病的马普遍出现慢性消瘦、呼吸异常，部分持续咳嗽，也有抑郁和外表脓肿的表现。

剖检见腹腔积血，肝脏肿大，实质脆弱，散发小颗粒状化脓灶。脾脏肿大，坚硬如块状，并有腹膜粘连，被膜下散布大小不一的硬性结节，有的直径达 10 cm。肝脏所见的肉芽肿结节常散布于肝实质内，境界清晰，多无色囊形成。星状细胞吞噬有内生孢子的小球体。肺脏也散布有肉眼可见的直径为 3 cm 的结节，镜检可见肺实质内散在大小不一的肉芽肿结节，到处见有中性粒细胞、淋巴细胞、上皮样细胞和巨噬细胞掺杂散在的肉芽肿和多核巨细胞内具有双层轮廓的小球体。

2）牛球孢子菌病　牛患本病多为良性经过，无特殊的临床症状。潜伏期 7 ～ 12 d。典型病例常见支气管淋巴结和纵隔淋巴结受侵害，有时肺和颌下淋巴结、咽后淋巴结、肠系膜淋巴结也受侵害。淋巴结肿大数倍，切面有多发性肉芽肿，其中心部化脓。剖检见受侵害的淋巴结呈结节状或弥漫性肿大，病灶大小不一，大的直径可达 10 cm。病灶为黄白色，其周围常环绕厚层肉芽组织或纤维性包囊，中心为黄色浓稠的脓汁,镜检可发现小球体。淋巴结病变为具有包囊的肉芽肿结节,其中心坏死区为干酪化碎屑,陈旧者钙化。坏死区的外周为上皮样细胞、淋巴细胞、嗜中性粒细胞、多核巨细胞和富有毛细血管的结缔组织所环绕。在坏死区和多核巨细胞浆内常可发现小球体。

3)羊球孢子菌病　病羊的病变常局限于胸腔淋巴结。剖检及镜检变化与牛相同。

4)猪球孢子菌病　病猪的病变多以肉芽肿结节形式散布于肺脏,镜检在肉芽肿病变内可发现小球体。

5)犬球孢子菌病　本病在犬群中传播迅速,多为散发性。病犬表现为食欲减退、咳嗽、腹泻、发热、消瘦、呕吐、关节肿胀,伴发跛行和肌肉萎缩,痛苦难堪以致虚脱等。X线透视发现肺和骨骼病变。肉芽肿性病变除原发于肺脏外,还常侵害胸膜、肝脏、脾脏、肾脏、淋巴结、脑以及骨骼等。眼观受侵害的内脏有大小不一、白色或淡灰色结节。

6)兔和鼠类球孢子菌病　通常在肺脏散发粟粒大至绿豆大、隆起的灰黄色硬性结节。镜检可见结节中心为干酪样坏死区,周围环绕上皮样细胞、淋巴细胞、多核巨细胞和成纤维细胞。肉芽肿内可发现多量小球体。

(二)临床诊断

本病根据临床症状、病理学变化及流行病学材料可作出初步诊断。

(三)临床治疗

一般而言,此病的轻微病变不需要治疗,中等程度的病变需要使用氟康唑或伊曲康唑进行治疗,重度病变需要使用两性霉素B。伊曲康唑在骨骼中分布较好,而氟康唑在中枢神经中分布较好,骨骼多处受累或有心包渗液时可考虑外科手术治疗。无并发症的患者预后较好,感染消退后可获得终身免疫,有并发症者及扩散型的患者因受累器官不同,可导致不同程度的疾病状态。

1.动物的治疗　可用两性霉素B进行治疗。一般将两性霉素B以注射用水或5%葡萄糖注射液配置成0.01%溶液缓慢静脉注入。用量:各种家畜0.12～0.50 mg/kg,隔日1次或1周2次,总量不超过11 mg/kg。10 d为1个疗程,连治2～3个疗程可治愈。此外,应用庐山霉素、球红霉素、异吡唑及两性霉素B甲基酯等治疗也有效果。

2.人的治疗

1)原发性球孢子菌病　适当休息,给予支持疗法。肺部有空洞者,应采取保守疗法,一般经数月自愈。若有持续咳血,可考虑外科肺叶切除。伴有结节性红斑或多形性红斑、关节痛及关节炎的病例,在选用两性霉素B治疗的同时,可并用类固醇激素。

2)进行性球孢子菌病　用两性霉素B及红霉素等治疗。

临床治疗,每日每千克体重用0.1～1.0 mg,加入5%葡萄糖液500 mL静脉滴注(不宜用生理盐水稀释,以免发生沉淀)。总量可达4 g,注射时,宜先用蒸馏水10 mL将药粉溶解,再将每毫克药物用30～80 mL的5%～10%葡萄糖溶液稀释后,缓慢静脉注入。用药中,常见的副作用有厌食、呕吐、发热、寒战及头痛等。严重者,可出现药疹、视力障碍等,还可出现低血压、低血钾等。为防止出现副作用,在静脉滴注时,可预先口服一次剂量的水杨酸制剂、异丙嗪,或同时静脉滴注20 mg的氢化可的松及肝素5 000 U。

口服两性霉素B片剂,每片0.2 g,每日服4片,反应较小,但疗效较差。用药期间适当补钾。

球红霉素口服剂量为每日2～6 mg/kg,分3次口服。静脉滴注,开始剂量为1 mg/kg,溶于5%～10%葡萄糖溶液内,稀释浓度为0.01%～0.05%,以后增至0.5～2.0 mg/kg,最大剂量为4 mg/kg,

每日或隔日 1 次。为了减少输液反应,可在滴液内加入氢化可的松 20 mg 或地塞米松 2～5 mg。此药静脉注射可引起发热、战栗、静脉炎、药疹、腹痛及低血钾,大剂量可出现肝、肾功能损害,转氨酶和尿素升高。口服本品有时有腹痛、腹泻。

庐山霉素对本病也有一定的疗效。有报道泊沙康唑对该病也有治疗作用。

五、实验室诊断

本病根据临床症状、病理学变化及流行病学材料可作出初步诊断。确诊则需做实验室检查。

(一)镜检

检查材料取痰液、脓汁、病灶渗出物(必要时,先离心沉淀),涂片,经氢氧化钾溶液处理后,镜检可见圆形厚壁孢子,直径 20～80 μm,孢子内充满 2～6 μm 直径大小的内生孢子。厚壁破裂后,内生孢子即游离而出。组织学染色检查,也可发现具有诊断意义的带内生孢子的小球体。常用 HE 染色、六胺银染色及过碘酸希夫染色(PAS)方法(图 4-24-15)。

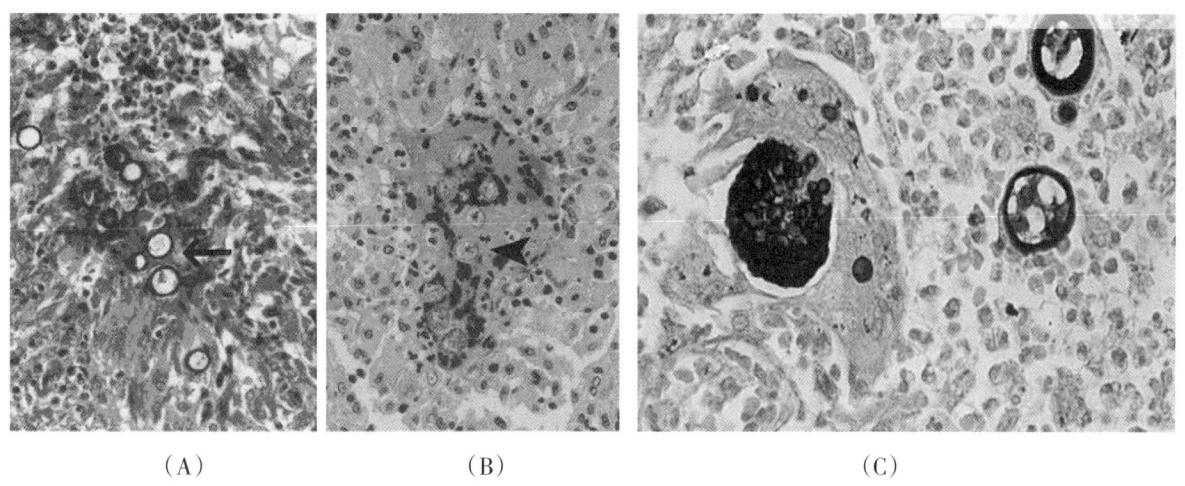

(A)　　　　　　　　　(B)　　　　　　　　　(C)

图 4-24-15　粗球孢子菌的孢子囊(A)苏木精 - 伊红染色(HE 染色);(B)银染色;(C)PAS 染色

(二)培养

取病料接种在葡萄糖蛋白胨琼脂基上(不可接种在平皿上,以免播散传染),3～4 d 后出现浸润的白色膜状菌落,紧贴在培养基的表面。续之在菌落边缘生出菌丝,随即发展为棉花样菌落,以后变为黄褐色至棕色菌落,渐渐由丝状菌落变为粉末样菌落。镜检可见分枝分隔菌丝,长方形的关节孢子(2.5～3.0)×4 μm,关节孢子之间有空隙。用乳酸棉兰染色,孢子着色较深,关节孢子之间有清晰的间隔。取材接种在特殊培养基上(如鸡胚上)培养菌体为组织相,并可作为菌苗。

(三)动物接种

将病料接种于小鼠腹腔,在 7～10 d,可在腹膜、肝、脾、肺等器官病灶内找到发展阶段不同的厚壁孢子,有的厚壁孢子内充满内生孢子,有的仅有少量的内生孢子,有的呈气泡样。将病料接种于豚鼠睾丸内,1 周可见睾丸脓肿,亦可见到上述菌体。

(四)皮肤试验

利用球孢子菌素或内孢囊素进行皮肤试验对流行病学研究具有重要的应用价值,尤其对已界定的疫区。该方法的实施与结核杆菌素相同。球孢子菌感染可与其他真菌抗原发生交叉反应,尤其是组织胞浆菌素,在诊断中,患者在发病初期皮肤试验呈阳性才有意义。

(五)血清学诊断

1. 补体结合试验　补体结合抗体出现较慢,但较持久。第一周只出现10%,但可持续3个月。凡效价在1∶16及以上的患者,可判定为散播型。

2. 沉淀试验　沉淀素在原发感染的早期出现,是本病较好的诊断方法。在患者症状出现后的第一周,有50%呈阳性;到第2个月反应强度降低,第5个月后就很少出现。

3. 乳胶颗粒凝集试验　以球霉菌素致敏的乳胶颗粒为抗原,一般加热60 ℃,经30 min即可。检出的阳性率比试管沉淀试验高,也较敏感,并可在几分钟内得出结果。

4. 免疫扩散试验　此法比补体结合反应还敏感,出现结果也较快,一般69%的阳性反应在第一天内即可出现。

5. 荧光抗体试验　荧光抗体染色是以抗球蛋白制备的接合体对内生孢子或小球体成分染色,用以检出抗原,或者用荧光抗体抑制试验检出血清中的抗体。检出的速度比补体结合和沉淀试验都快。可用于对粗球孢子菌组织相的鉴定和检出血清中抗体的实际水平。

(六)鉴别诊断

1. 结核病　眼观结核结节常无厚层肉芽肿性囊壁,病灶呈黄色干酪样坏死或干酪钙化、结核杆菌素试验阳性。球孢子菌病的肉芽肿性结节常有厚层包囊,镜检在肉芽肿病灶内可发现小球体,结核杆菌素点眼试验呈阴性。

2. 放线菌病　放线菌病病变多发于下颌骨,很少发生于淋巴结;肉芽肿的脓汁涂片可发现呈菊花瓣状的菌落。牛球孢子菌病主要发生于支气管淋巴结、纵隔淋巴结和肺脏,病原菌为圆形具有双重轮廓、屈旋光性强的小球体。

3. 化脓性棒状杆菌病　化脓性棒状杆菌病在牛常引起化脓性肺炎,同时伴发化脓性支气管淋巴结炎、化脓性纵隔淋巴结炎以及化脓性乳房炎,脓汁呈液状,有臭味,脓肿壁薄,不形成肉芽肿,病原菌为化脓棒状杆菌,易与球孢子菌病相鉴别。

六、防控措施

(1)在地方流行地区应尽量减少尘埃,如铺好道路和机场后种植草类或谷物,用油剂喷雾等,可以减少感染发病率。美国勒莫尔海军航空站控制尘土后,1944—1945年的发病率从以往的12.4%下降到1.43%。

(2)戴防护口罩,特别是农民、建筑工人、考古工作者进入流行区工作时,需戴防护口罩。

(3)动物饲养长期使用抗菌添加剂或使用时间过长的应停止饲喂,以避免念珠菌的生长。发生本病时,动物应严格隔离治疗,无治疗价值的应急宰,病变部位立即销毁。

(4)用抗真菌药物治疗对防止该病扩散也有作用,比如不定期口服制霉菌素,剂量为60万～100万U/d,连续服用5～7 d。

(5)疫苗:目前正在进行球孢子菌DNA疫苗的研究。免疫小鼠后,使球孢子菌感染小鼠模型肺内球孢子菌的集落形成单位显著减少,提示DNA疫苗产生了应答反应,有待进一步研究。

第二十五章　隐球菌病

隐球菌病（Cryptococcosis）是一种人兽共患的深部真菌病，病原主要是新型隐球菌（*Cryptococcus neoformans*）。该病为全身感染，主要侵犯中枢神经系统，约占病例的80%，病死率非常高，其次，肺部、皮肤、骨骼和前列腺等部位也可感染。对动物可引发马脓性肉芽肿性肺炎、脑膜炎，犬、猫、海豚、雪貂及禽类的脑膜炎、肺炎或心肌炎等。该病发生呈世界性分布，在20世纪80年代艾滋病暴发流行后，人隐球菌病的发生率明显上升，非洲艾滋病患者隐球菌病的发生率高达30%，发达国家也在6%～10%。我国于1940年首次报道该病。

一、病原学

（一）分类

隐球菌属迄今已鉴定出的17个种和18个变种大部分为条件致病菌。有致病性的隐球菌除新型隐球菌外还有浅白隐球菌（*Cryptococcus albidus*）和罗伦特隐球菌（*Cryptococcus laurentii*）等。致病性真菌本身具有致病性，条件致病性真菌致病性低，通常不感染正常人，但正常人大量接触后或免疫功能低下者接触后易感染。

（二）形态

新型隐球菌在组织中呈圆形或卵圆形，直径为5～10 μm，外周围绕着一层宽厚的多糖荚膜，以芽生进行繁殖，不产生菌丝体（图4-25-1，图4-25-2）。

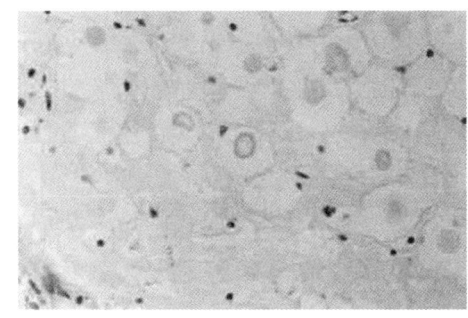

图4-25-1 隐球菌的形态

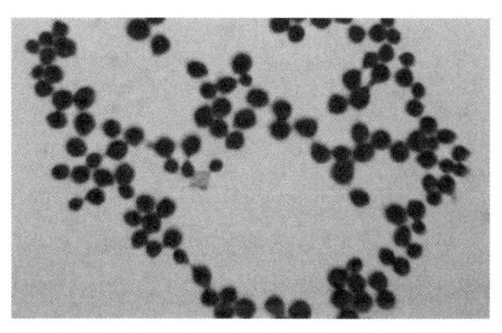

图4-25-2 革兰氏染色（物镜100×，目镜16×）

（三）理化特性

隐球菌属不同于其他酵母菌的特征，包括缺乏假菌丝，对碳水化合物和硝酸盐有同化作用，以及产生盐酸苯丙醇胺、黑色素和尿毒酶等。

（四）毒菌株分类

根据其荚膜多糖抗原性的不同，新型隐球菌可分为 A、B、C 和 D 四个血清型，均可引起隐球菌病，其中新型隐球菌新生变种（血清型 A 和 D）占大多数，在国内特别是以 A 型居多，其次为 B 型和 D 型，未见 C 型。荚膜抗原能溶解在脑脊液、血清及尿中，可用特异性血清检测。

（五）培养特性

新型隐球菌在沙堡氏葡萄糖琼脂培养基上迅速生长，菌落呈扁平或稍微隆起、发亮、潮湿或黏液性的，边缘平滑，初呈乳白奶油色，后变为棕色。在实验室中，用葡萄糖蛋白胨琼脂在 37 ℃培养，新生隐球菌新生变种在几天内可以形成光滑的棕色菌落；相比之下，新型隐球菌盖特变种（血清型 B 和 C）生长比较缓慢，非致病性的隐球菌菌种生长不良或几乎不生长。

（六）致病性

新型隐球菌是人类主要的致病菌，主要侵袭中枢神经系统，原因可能为：①脑脊液中缺乏抗体。②脑脊液中缺乏补体激活系统。③脑脊液中的多巴胺有利于隐球菌生长。本菌亦可播散至肺部、皮肤、黏膜、骨骼、关节和其他内脏，呈急性或慢性病程，各年龄均可发病。

二、流行病学

（一）发生与分布

新型隐球菌分布十分广泛，在自然界为腐生或寄生性真菌，存在于土壤、植物表皮、动物皮肤及粪便中。隐球菌病在世界各地均有发生，可发生于任何年龄组，呈散发性分布。我国新生隐球菌血清型分布以 A、D 型为主，尤其 A 型。

新型隐球菌盖特变种的生态环境仍未被充分了解，但在东南亚、非洲和澳大利亚的热带和亚热带地区的木材中都能分离到此菌。

存在于土壤及粪便中的隐球菌，可随尘埃一起被人吸入呼吸道内。干燥的隐球菌直径仅 1 μm，能进入肺泡。隐球菌在体外无荚膜包裹，进入体内后很快形成荚膜，带荚膜的隐球菌具有致病力。侵入人体的隐球菌并不一定致病，细胞免疫在防止隐球菌感染中起主要作用。

（二）传染源

新型隐球菌最早是从果汁中分离到的，随后相继从人的皮肤、肠道以及多种水果、土壤和马、牛、犬、猫、鸟类特别是鸽粪中分离得到此菌。目前的调查研究结果认为鸽粪是最主要的传染源，Emmons 最早发现鸽粪中含有大量新型隐球菌，在干燥鸽粪中可以生存数年之久。我国 52% ～ 76% 的鸽粪中能分离到此菌。

（三）传播途径

通过呼吸道感染是本菌主要的传播途径。人或动物通常是通过吸入空气中的新型隐球菌孢子而发生感染，此类孢子吸附于空气中的尘埃，对环境有很强的抵抗力。本菌也有通过体表外伤直接侵入体内而致病的，还可能经过口腔而发生肠道感染。是否存在动物与人或人与人之间的直接传播尚未证实。

（四）易感对象

犬、猫、猪、马、牛、猴、雪貂、树袋熊、兔、豚鼠、海豚和禽类等都是易感动物。正常人体一般具有抵抗新型隐球菌的防御能力，健康人暴露于存在新型隐球菌的环境中发病极少，原因就是健康人对此菌具有有效的免疫力。只有当机体抵抗力下降时，病原菌才易侵入体内致病。已知该病好发于艾滋病、糖尿病、淋巴瘤、晚期肿瘤、系统肿瘤、系统性红斑狼疮等患者及器官移植者，但亦有少数隐球菌患者无明显免疫缺陷。

（五）流行特点

该病呈世界分布。在非艾滋病患者中，发病年龄多见于 20 ～ 50 岁，以青壮年为主，儿童发病率较低。男性多于女性，男女比例约为 3 : 1，没有明显的种族和职业发病倾向，一般以散发为主，几乎没有见到集体发病和小范围暴发。由母婴传播感染艾滋病的儿童，发生隐球菌病的年龄以 6 ～ 12 岁多见。

三、病理学

本病的基本病理变化有两种：早期为弥漫性浸润渗出性改变，晚期为肉芽肿形成，在早期病灶组织中有大量的新型隐球菌集聚，因菌体周围包绕胶样荚膜，使菌体与组织没有直接接触，故组织炎症反应不明显。肉芽肿的形成常在感染数月后，可见巨细胞、巨噬细胞及成纤维细胞的增生，淋巴细胞和浆细胞浸润，偶见坏死灶及小空洞形成。脑组织较其他组织更易形成小空洞，脑膜增厚，有肉芽肿形成，以基底节及皮层的灰质受累最严重，肺部病变可见少量淋巴细胞浸润，肉芽肿形成，广泛纤维化（图 4-25-3）。

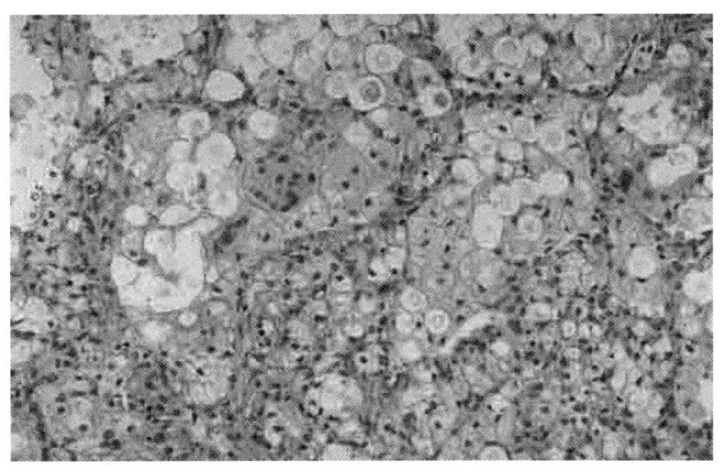

图 4-25-3　肺内新型隐球菌感染的显微镜图像

四、临床学

（一）临床表现

1. 人

1）隐球菌脑膜炎　隐球菌脑膜炎是真菌性脑膜炎中最常见的类型。起病缓慢，有不同程度发热，阵发性头痛并逐渐加重，伴恶心、呕吐、晕眩。数周或数月后可出现颅内压增高症状及颅神经受累的表现,常伴有眼底渗出和视网膜渗出性改变。有时出现精神症状:抑郁、淡漠、易激动。晚期可出现偏瘫、共济失调、抽搐、昏迷等。临床表现颇似结核性脑膜炎,但有间歇性自然缓解,如隐球菌肉芽肿局限于某一部位,临床表现与脑脓肿或脑肿瘤相似。

2)中枢神经系统球菌病 肺隐球菌病常与中枢神经系统感染共存,亦可单独发生。起病缓慢,常无明显症状而被忽略。如出现症状,则与肺结核不易区分,如低热、乏力、轻咳、盗汗、体重减轻等,多趋自愈。少数患儿呈急性肺炎的表现,如病灶延及胸膜,可有胸痛和胸膜渗出的表现。X线片可显示单侧或双侧块状病变,亦能融合为广泛性浸润、支气管周围浸润或粟粒状病变,但不侵犯肺门和纵隔淋巴结,肺部感染一般预后良好。

3)皮肤黏膜隐球菌病 皮肤黏膜隐球菌病很少单独发生,常为全身性隐球菌病的局部表现,可能由脑膜、肺部或其他病灶播散所致。皮肤隐球菌病主要表现为痤疮样皮疹、丘疹、硬结、肉芽肿等(图4-25-4)。中央可见坏死,形成溃疡、瘘管等,黏膜损害见于口腔、鼻咽部,表现为结节、溃疡和肉芽肿样,表现为覆盖黏性渗出性薄膜。

4)骨和关节隐球菌病 大多为全身感染的一部分,很少单独发生。全身骨骼均可累及,但以骨突、颅骨及脊椎为多,关节很少受累,常继发于邻近的骨骼病变。患处肿痛,可有瘘管形成,排出蛋白样脓液。X线片示多发性溶骨性改变,病变进展缓慢。

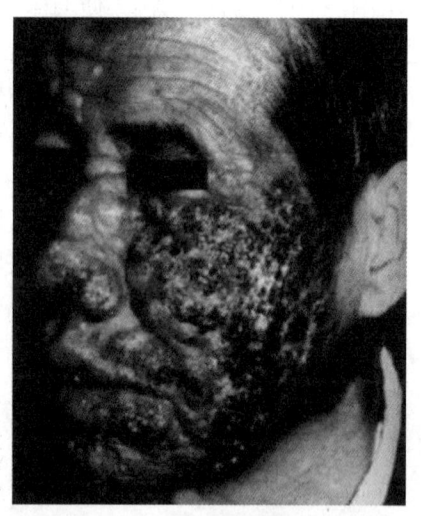

图4-25-4 隐球菌感染患者皮肤图片

5)其他部位 肾、肾上腺、肝、脾、淋巴结、肌肉、胰腺、前列腺等的隐球菌病常为全身性感染的局部病变,均较少见。

2.动物

1)犬隐球菌病 脑炎或一种慢性呼吸道病可预示该病的发生。病犬表现出全身性症状,多见肺和眼内症状,通常在鼻黏膜、鼻甲、鼻窦和邻近骨结构中发生肉芽肿性的破坏性过程以及脑膜炎。也可出现原发性的非病变和继发性的脑膜炎。

2)绵羊隐球菌病 临床表现为上颌窦肿胀、黏液性鼻涕、呼吸困难、咳嗽和厌食。在软脑膜、脑、鼻和上颌窦黏膜以及肺中分离到新型隐球菌。

(二)临床诊断

本菌主要引起中枢神经系统或肺隐球菌病,少见皮肤黏膜隐球菌病,多数为继发性损害。皮损可表现为单发或多发的丘疹、结节，中央有脐窝，可似传染性软疣，亦可破溃，形成脓疡，排出少量黏性脓液，内有隐球菌。还可表现为肉芽肿样等多种类型损害。

（三）临床治疗

1.治疗原则

（1）应首先在感染部位采集标本进行涂片检查及培养，找到病原菌方可确诊。自无菌部位采集的标本培养阳性者为疑似病例。

（2）根据感染部位、病原菌种类选择用药。

（3）疗程较长，一般为 6～12 周或更长。

（4）严重感染者的治疗应联合应用具有协同作用的抗真菌药物，并应静脉给药，以增强疗效并延缓耐药菌株的产生。

（5）在应用抗真菌药物的同时，应积极治疗可能存在的基础疾病，增强机体免疫功能。

（6）有指征时需进行外科手术治疗。

2.治疗方案

1）一般治疗

（1）积极治疗原发病，去除病因。

（2）严格掌握抗生素、糖皮质激素和免疫抑制剂的用药指征。

（3）加强护理和支持疗法，补充维生素和微量元素。

2）抗真菌治疗

（1）制霉菌素，①局部用药：可制成油剂、霜剂、粉剂、溶液等，浓度为含制霉菌素 10 万 U/g 或 10 万 U/mL，依患者具体情况选用一种剂量局部涂擦，每日 2～4 次。②口服：肠道念珠菌病可给予制霉菌素口服，新生儿每日 20 万～40 万 U，2 岁以下每日 40 万～80 万 U，2 岁以上每日 100 万～200 万 U，分 3～4 次饭前服用，7～10 d 为一疗程。口服不易吸收，全部由粪便排出。不良反应有恶心、呕吐和轻微腹泻。③雾化吸入：适用于呼吸系统念珠菌病，制霉菌素 5 万 U 溶于 2 mL 0.9% 氯化钠溶液中雾化吸入。

（2）两性霉素 B 为多烯类抗生素，与真菌胞膜上的固醇类物质结合，改变膜的通透性，使菌体破坏，起杀菌作用，是目前治疗隐球菌病、组织胞浆菌病和全身念珠菌病的首选药物，对曲霉素菌病效果较差。①静脉滴注：开始宜用小量，每日 0.1 mg/kg，如无不良反应，渐增至每日 1.0～1.5 mg/kg，1～3 个月为一疗程。静脉注射时用 5% 葡萄糖液稀释，浓度 0.05～0.10 mg/mL，缓慢静脉滴注，每剂不少于 6 h 滴完。浓度过高易引起静脉炎，滴速过快可发生抽搐、心律失常、血压骤降，甚至心跳停搏。②椎管内注射或脑室内注射：限于治疗隐球菌性脑膜炎的病情严重或静脉滴注失败的病例。儿童鞘内注射，首次 0.1 mg 用蒸馏水（不用 0.9% 氯化钠溶液）稀释，浓度不超过 0.25 mg/mL（偏稀为宜）或将药物与腰穿时引流出的脑脊液 3～5 mL 混合后一并缓慢注入，至 0.5 mg 为止，不超过 0.7 mg。疗程一般约 30 次，如有副作用可减量或暂停用药，脑脊液内药物过多可引起蛛网膜炎而脑脊液细胞增多，出现暂时性神经根炎、感觉消失、尿潴留，甚至瘫痪、抽搐，如及早停药物，大多能缓解。③两性霉素 B 的副作用：恶心、呕吐、腹痛、发热、寒战、头痛、头晕、贫血、血小板减少、血栓性静脉炎等，对肝、肾、造血系统有一定毒性。为减轻副作用，可于治疗前半小时及治疗后 3 h 给阿司匹林，严重者可用静脉滴注氢化可的松或地塞米松。用药期间，应每隔 3～7 d 检查血、尿常规及肝、肾功能，血清肌酐＞ 2.5 mg/d 时用药应减量，尿素氮＞ 40 mg/d 应停药，停药 2～5 周待指标恢复正常，再从小剂量开始给药。注射部位易发生血栓性静脉炎，最初输液部位宜从四肢远端小静脉开始。

（3）5-氟胞嘧啶是一种口服系统性抗真菌化学药物，对隐球菌和白念珠菌有良好的抑制作用。可与两性霉素 B 合用，治疗全身性隐球菌病，剂量为每日 50～150 mg/kg，分 4 次口服，4～6 周为一疗程。婴儿剂量酌减。口服吸收良好，血清浓度高，脑脊液浓度可为血清的 64%～88%，容易产生耐药性，副作用有恶心、呕吐、皮疹、中性粒细胞和血小板减少，肝、肾损害，与两性霉素 B 合用时可减少耐药性，药量可稍减，毒性反应可减轻，可缩短疗程。

（4）克霉唑为广谱抗真菌药，1%～5% 软膏皮肤外用，口服易吸收，剂量每日 20～60 mg/kg，分 3 次口服。全身性深部真菌感染可与两性霉菌 B 联合使用。副作用有胃肠道症状、兴奋、失眠、荨麻疹、白细胞减少、丙氨酸转氨酶升高等。

（5）酮康唑合成的口服咪唑类抗真菌药系咪唑类衍生物，通过抑制麦角甾醇的合成，改变真菌细胞的通透性，导致真菌死亡；抗菌谱广，口服体内吸收良好，毒性反应低，对念珠菌病、曲霉菌病、组织胞浆菌病等疗效均显著。开始剂量：体重 30 kg 以下者每日口服 100 mg，30 kg 以上者每日口服 200～400 mg，1～4 岁者每日口服 50 mg，5～12 岁，每日口服 100 mg，如小儿每日达 400 mg 高剂量时，可有恶心、呕吐、一过性的低胆固醇血症状和肝功能异常。

（6）氟康唑系氟代三唑类抗真菌药，作用机理和抗菌谱与酮康唑相似，体内抗真菌活性比酮康唑强，生物利用度高，口服吸收好，对念珠菌、隐球菌等有抑制作用，可在脑脊液中达到有效治疗浓度。3 岁以上每日 3～6 mg/kg，一次口服或静滴，副作用有胃肠反应、皮疹，偶致肝功能异常。

五、实验室诊断

（一）病原体检查

1.墨汁染色法　是迅速、简便、可靠的方法，根据受损部位不同取所需检查的新鲜标本，如脑脊液、痰液、病灶组织或渗液等，置于玻片上，加墨汁 1 滴，覆以盖玻片，在显微镜暗视野下找隐球菌。镜下可见圆形菌体，外周有一圈透明的肥厚荚膜，内有反光孢子，但无菌丝。反复多次查找阳性率高。脑脊液应离心后取沉淀涂片。

2.真菌培养　取标本少许置于沙堡氏培养基中，在室温或 37 ℃培养 3～4 d 可见菌落长出。

（二）血清学检查

由于患者血清中可测到的抗体不多，因此检测抗体阳性率不高，特异性不强，仅作辅导诊断。通常检测新型隐球菌荚膜多糖抗原，以乳胶凝集试验和 ELISA 敏感而特异，且有估计预后和疗效的作用。

（三）免疫学试验

1.抗体检测　隐球菌的厚荚膜内含特异抗原性的多糖体，约 90% 隐球菌脑膜炎患者的血清或脑脊液中可检出这一抗原或相应抗体。

2.抗原检测　以隐球菌抗体包被乳胶，则可用来检测抗原。脑膜炎患者脑脊液抗原的阳性率达 92%，血清的阳性率为 75%。而非脑膜炎患者的阳性率为 20%～50%。患者体内若存在类风湿因子，则可出现假阳性，须设立类风湿因子阳性对照组。脑脊液含抗原而无抗体者提示病变仍在活动，反之则说明病情在好转中。脑脊液涂片阴性患者的抗原检测可为阳性。

六、防控措施

(一)注意环境卫生及保健

饲养家鸽者应妥善管理,防止鸽粪污染环境及空气。对城区养鸽进行监管,减少鸽粪污染,可有利于降低该病的发病率。忌吃变质的水果、蔬菜。

(二)防止滥用抗生素及皮质类固醇激素

对长期应用上述药物而病情恶化的患者,尤其应及时采取各种方法做真菌检查,以排除该病的可能。

(三)氟康唑和伊曲康等口服抗真菌药物疗效确实并且安全性良好

当患者有某些易于与隐球菌合并感染的疾病,如慢性消耗病、恶性肿瘤、艾滋病等,或为器官移植者,如病情恶化未能及时确诊,可试用氟康唑 200 mg/d,口服,能有效地减少全身性真菌感染的发病率。

第二十六章 皮肤真菌病

皮肤真菌病(Dermatomycosis),也称浅部真菌病,是指真菌侵染表皮及其附属构造(毛、角、爪),引起的一种以脱毛、鳞屑为特征的慢性、局部性及浅表性的真菌性皮肤疾病。对人类而言,根据其感染部位的不同,分别称为头癣(白癣、黄癣、黑癣、脓癣)、体癣、股癣、手足癣、甲癣等;对动物而言,称为钱癣、脱毛癣、匐行疹等,常见于牛、马、羊、猪、犬和猫等动物,其特征为在皮肤上形成圆形或不规则圆形的脱毛,并覆盖有鳞状皮屑或痂皮。总体而言,本病多数以局部剧烈炎症、病程持久和难以治愈为主要临床特征。该病分布于世界各地。

一、病原学

(一)分类

在真菌界,有医学意义的真菌被分为4大亚门:子囊菌亚门、担子菌亚门、接合菌亚门和半知菌亚门。

皮肤真菌以前被归为半知菌亚门(半知真菌类),后因有些菌种在繁殖时具有有性生殖阶段,因而被重新归类于子囊菌亚门,裸囊菌科。这些真菌中的每一种均有两个种名,一个为脊椎动物宿主阶段的种名,一个为环境生长阶段(完全世代)的种名。

本病的病原真菌为嗜角蛋白的土壤真菌中具有致病性的成员,主要被分为表皮癣菌属、小孢子菌属和毛癣菌属三个属。表皮癣菌属,子囊真菌门散囊菌纲散囊菌目裸囊菌科表皮癣菌属。小孢子菌属,子囊菌门散囊菌目裸囊菌科小孢子菌属。毛癣菌属,子囊菌门散囊菌纲散囊菌目裸囊菌科毛癣菌属。小孢子菌属和毛癣菌属对人和动物均致病,而表皮癣菌属仅对人致病。

根据生态学、流行病学及宿主等方面特性的不同,皮肤真菌最常被分为以下三类:①嗜动物性皮肤真菌,这类真菌主要感染动物,但能被动传染人。②嗜人性皮肤真菌,主要感染人,极少被动传播给动物。③嗜土壤性皮肤真菌,主要存在于土壤,它们常与腐败的毛发、皮肤、蹄和其他角蛋白源相伴,既可以感染人也可感染动物。

事实上所有皮肤真菌的储存宿主均为土壤,然而上述这种分类法因指明多种皮肤真菌的来源和流行病学,仍被普遍应用。其中存在于动物的人兽共患皮肤真菌包括:犬小孢子菌、鸡小孢子菌、石膏样小孢子菌、马小孢子菌、矮小孢子菌、生色小孢子菌、马毛癣菌、毛癣菌（石膏样毛癣菌）存在数个变种，一些是人和动物的重要病原，另一些主要感染人）、猴毛癣菌、疣状毛癣菌。

（二）形态及培养特点

絮状表皮癣菌分布于世界各地，人是该菌的主要宿主。絮状表皮癣菌为丝状真菌，菌丝分隔透明，有大型分生孢子，偶尔可见厚膜样细胞，常缺乏小型分生孢子。大孢子（10～40）μm×（6～12）μm，薄壁，含3～5个细胞，表面平滑，具有呈棒状的圆形末端，单个或成簇存在。厚膜样细胞和节分生孢子在陈旧的培养基中常见（图4-26-1）。

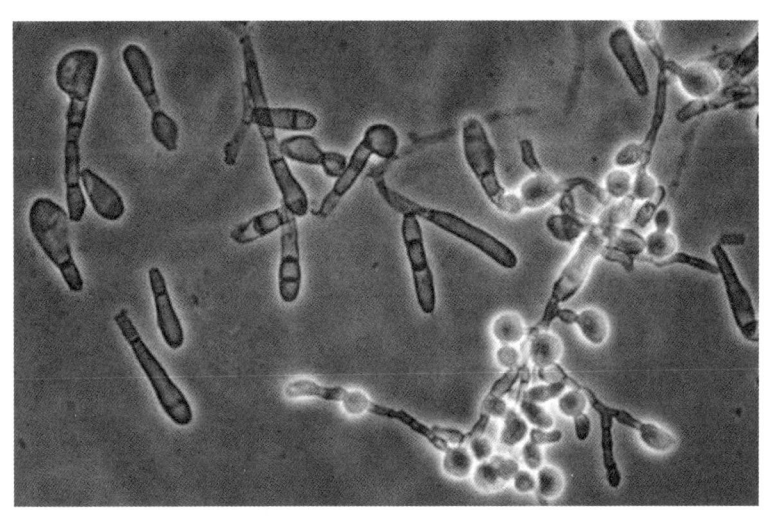

图 4-26-1　絮状表皮癣菌多细胞棒状的分生孢子和囊泡

菌落生长速度中等，10 d成熟。在马铃薯葡萄糖琼脂上25 ℃时，从正面看，菌落呈棕黄色到橄榄灰或土绿色；从背面看，其呈橘黄色到棕色，偶尔可见边缘呈黄色。起初菌落质地平坦，呈颗粒状，后随时间延长迅速凹陷并绒毛化，菌落很快变得柔软，而且失去繁殖能力。

小孢子菌为丝状嗜角蛋白真菌，产生有隔膜的菌丝、小型分生孢子和大型分生孢子。孢子柄呈隔膜状，小粉状孢子单细胞，分散存在，呈椭圆或球棒状，壁光滑、透明、薄，呈纺锤状和多细胞（含2～15个细胞），其具有环形褶皱（图4-26-2，图4-26-3，图4-26-4，图4-26-5）。

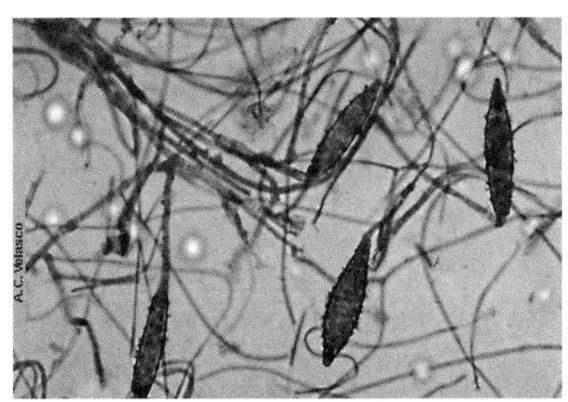

图 4-26-2　犬小孢子菌菌丝和孢子

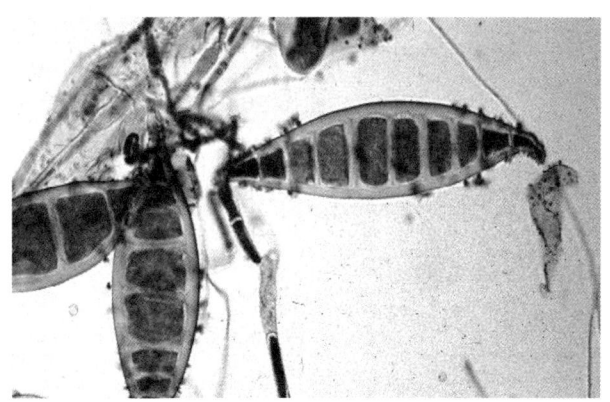

图 4-26-3　犬小孢子菌含多细胞的大型分生孢子

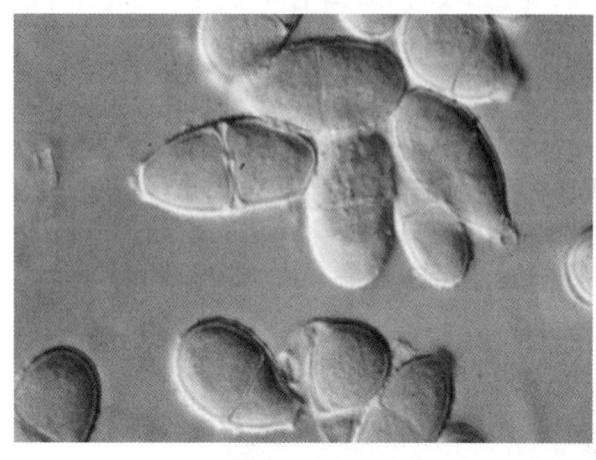

图4-26-4 矮小孢子菌含2个细胞的大型分生孢子

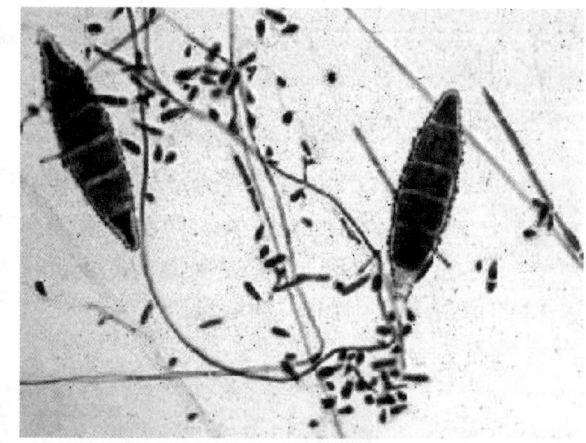

图4-26-5 小孢子菌的大型分生孢子和小型分生孢子

小孢子可在萨布罗右旋糖琼脂上25 ℃时，生长有快有慢，孵育7 d后，菌落直径1～9 cm。不同菌种菌落的颜色不同，其颜色从白色到米色或黄色到肉桂色。从背面看，菌落呈黄色到红棕色。在马铃薯葡萄糖琼脂或萨布罗葡萄糖琼脂上，添加3%～5%的氯化钠可刺激大型分生孢子的生长（图4-26-6）。

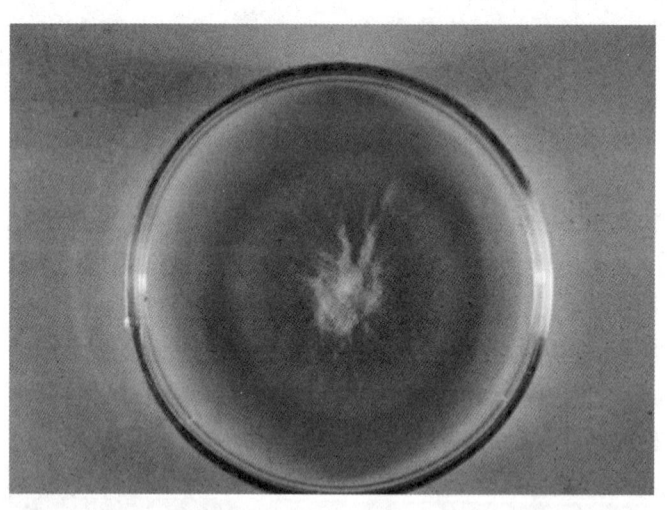

图4-26-6 在沙堡氏葡萄糖琼脂（SDA）上培养的犬小孢子菌

毛癣菌产生有隔膜、透明的菌丝，分生孢子柄、小型分生孢子、大型分生孢子和节分生孢子均可观察到。有时原膜孢子也可产生。分生孢子柄与菌丝很难区分。小型分生孢子（也称为小粉状孢子）为单细胞，圆形或梨形，它们数量多，呈散在或成簇排列。小型孢子为毛癣菌产生的主要孢子类型。大型分生孢子（也称为大粉状孢子）通常不产生或产生很少，其为多细胞（2个或更多细胞），表面平滑，细胞壁有薄有厚，外观呈圆筒状、棒状或雪茄状（图4-26-7，图4-26-8，图4-26-9）。它们某些种无繁殖力，需应用特殊的培养基以诱导孢子的形成。

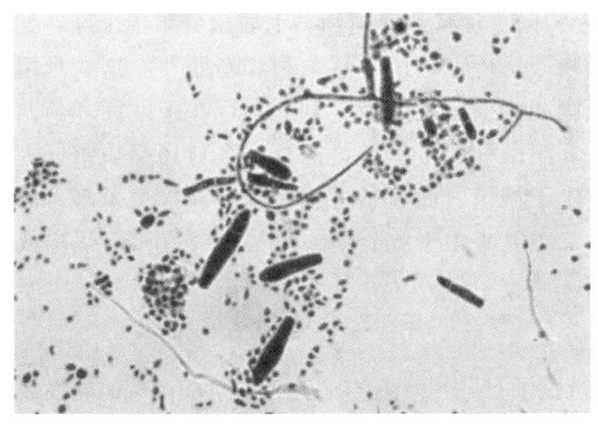

图 4-26-7　石膏样毛癣菌小型和大型分生孢子

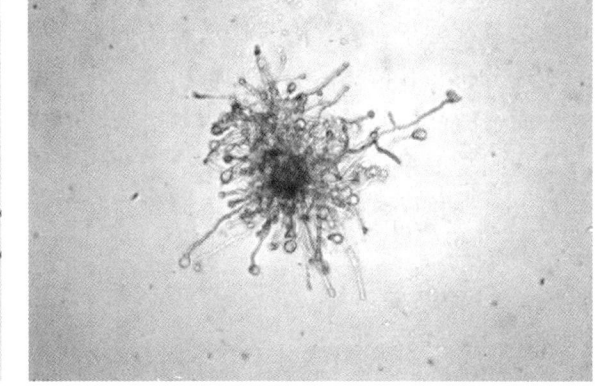

图 4-26-8　疣状毛癣菌菌丝末端的囊泡

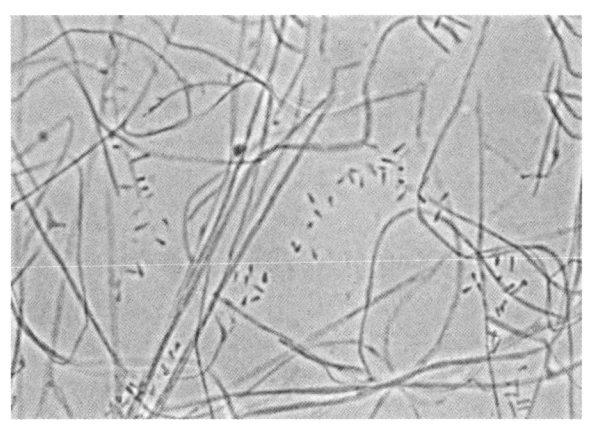

图 4-26-9　红色毛癣菌菌丝和小型分生孢子

　　毛癣菌菌落生长速度慢到中等，质地呈蜡样，边缘从平滑到棉花状。从正面看，菌落颜色白色到亮黄微褐色或红紫色。从背面看，菌落呈淡白、微黄、棕色或红褐色。

（三）致病性

　　皮肤划伤或擦伤，可促使皮肤真菌生长和造成局部感染并侵入表皮和毛囊。由于菌丝的穿透作用，使毛根鞘破坏，毛干脆弱，引起皮肤表面毛干断裂，出现红斑。随病程延长，表皮和真皮呈现出慢性炎症反应，导致上皮细胞增殖、角化，角质层集聚的细胞在周围的皮肤表面上形成短的乳头状突起，皮肤出现明显的鳞屑、痂皮。

（四）抵抗力

　　皮肤真菌对环境因素的抵抗力极强，对干燥耐受性更强。在日光照射或于 0 ℃以下时，可存活数月之久。附着在厩舍、器具、桩柱等上面的皮屑中的真菌，甚至经过 5 年仍保持其感染力，但在垫草和土壤里的真菌，可被其他生物因素所消灭。

二、流行病学

（一）发生与分布

　　疣状毛癣菌在温暖潮湿的环境中最适生长，因此主要存在于热带和亚热带地区。其地理分布因菌种而异。犬小孢子菌、矮小孢子菌、石膏样毛癣菌、疣状毛癣菌和马毛癣菌分布于全球。猴毛癣菌只存在于亚洲，石膏样毛癣菌刺猬变种局限于法国、英国、意大利和新西兰。这些真菌的地理分布与其宿主的分布密切相关。石膏样毛癣菌刺猬变种的宿主刺猬只存在于欧洲和新西兰，而且欧洲的刺猬也是由新西兰引入的。皮肤真菌菌种的多少与是栖息在乡村还是城镇、人和动物间的关系密切相关。犬小孢子菌病主要发生于城镇，此处其自然宿主犬和猫数量多，而且与人密切接触。相反，疣状毛癣菌存在于乡村，主要集中于厩养牛，感染主要发生在阴冷或温和气候。

（二）传染源

感染通过接触分节孢子(寄生阶段菌丝上的无性孢子)或分生孢子(自由生长阶段产生的有性或无性孢子)而发生。感染常始于生长中的毛发或皮肤的角质层。皮肤癣菌通常不侵袭休止期的毛发，因为此时其生长所需的基本营养缺乏或受限。菌丝扩散到毛发和角化皮肤，甚至可产生具感染性的分节孢子。

通过接触有症状或无症状的宿主，直接或空气接触感染性毛发或皮屑等，均可造成宿主间的传播。在环境中，存在于毛发和皮屑中的感染性孢子可存活数月到数年，刷子和剪刀等被污染物是重要的传染源。

（三）传播途径

动物来源的皮肤真菌可在人与人之间扩散，但其并不普遍。相反，嗜人性皮肤真菌极易在人群中扩散，但其极少传播给动物。然而，很少感染人的许兰毛癣菌、红色毛癣菌和断发毛癣菌已在猫中被观察到。

多数动物的皮肤真菌，通过直接接触和环境污染，易于传染给其他易感动物，包括人。猪矮小孢子菌和鸟的鸡小孢子菌很少传染给人。

嗜土性皮肤真菌，如矮小孢子菌、生色小孢子菌，通常直接从土壤感染而非其他宿主。

体表寄生虫，如虱、蚤、蝇、螨等在传播上也有一定意义。

所有家养动物对皮肤真菌均易感，但在不同动物间其分布不同。

（1）犬和猫：特别是对于猫，犬小孢子菌是最常见的菌种，石膏样小孢子菌和石膏样毛癣菌偶尔也被发现。其他菌种感染极少见。

（2）牛：疣状毛癣菌是最重要的菌种，偶尔也见到石膏样毛癣菌、马毛癣菌、石膏样小孢子菌、矮小孢子菌、犬小孢子菌等。

（3）绵羊和山羊：疣状毛癣菌是最常见的菌种，但犬小孢子菌的暴发也有报道。

（4）马：马毛癣菌和马小孢子菌为最重要的菌种，石膏样小孢子菌、犬小孢子菌和疣状毛癣菌偶尔也可见到。

（5）猪：矮小孢子菌是最重要的病原，该菌很少具有人兽共患性。

（6）啮齿目动物：以石膏样毛癣菌变种感染最普遍，小孢菌属，包括生色小孢子菌偶尔也可见。

（7）兔：石膏样毛癣菌最普遍。

（8）鸟：鸡小孢子菌是鸟类常见的病原，包括家禽、金丝雀和鸽。这些皮肤真菌极少具有人兽共患性。石膏样小孢子菌和猴毛癣菌感染偶尔也可见。

（四）易感对象

人和所有家养动物对皮肤真菌均易感。

（五）流行特点

尽管皮肤真菌感染相当普遍，其发病情况却不清楚。由于该病不必向疾控中心汇报，很多感染均通过非处方药物得以治疗。在英国，一个调查显示，皮肤真菌病是最广泛的人兽共患疫病，其发病率为24%。儿童的感染较成人更为常见，不同菌种的地理分布及其动物宿主影响着人的感染率。人常通过猫和犬感染犬小孢子菌，该病在城镇生活的人群中相当普遍；而疣状毛癣菌在乡村更为多见。在瑞士，一项调查表明，牛场工人的感染率达14%。

对健康人群来说，多数皮肤真菌感染并不严重，然而，因趾间真菌感染所致的皮肤损伤，可引发由机会性细菌感染所致的蜂窝织炎。对于糖尿病患者，这类感染特别值得关注。对于免疫功能不全的人群，皮肤真菌病相当严重，他们表现为非典型特征性、局部渐进性的皮肤感染，包括广泛性皮肤病、皮下脓肿和弥漫性感染等。

在小型动物中，不同研究所报道的发病率千差万别。通常，皮肤真菌在猫的无症状携带情况比犬更为普遍。据报道，猫的感染率在6%～88%。然而，威斯康辛大学的一项调查表明，在182只与主人一起生活的无症状宠物猫中，没有一只被检查出感染了皮肤真菌。一些研究者归纳，总体上，只有极少宠物为无症状的携带者；其他研究者认为，对于猫，亚临床的皮肤真菌感染很普遍。在家养动物中，在寒冷条件下，皮肤真菌病在长时间厩养动物中特别普遍。牛的钱癣最常见于冬季。除观赏羔羊外，该病在绵羊和山羊中的感染率很低，但澳洲有报道，犬小孢子菌暴发使畜群中的20%～90%受到侵袭。当与一种皮肤真菌接触后，一个动物能否被感染，可能与年龄、所暴露皮肤的状态、理毛行为等有关。幼龄动物更可能发生有症状性感染。对于免疫功能不全、营养不良和高密度饲养动物，皮肤真菌病也相当普遍。对于健康动物，多数感染在数月内自行痊愈，而幼龄、患病动物及某些长毛猫，感染可持续或扩散。

三、病理学

把被检测样品制成组织切片，进行染色可见某些真菌最常定位于感染损伤的边缘，一些主要集中于中心。细胞成分，如拉塞尔体、核碎片、钙化物、弹性纤维及某些小血管与真菌相似，极易发生误诊。组织学变化为病灶部呈现慢性炎症。角质层上皮细胞数量增加，并呈角化不全状态。在皮肤角质层和毛囊之间可检测到菌丝。在某些毛囊，毛囊鞘由孢子环绕，且结构受损，其周围可见有淋巴细胞、单核巨噬细胞和嗜中性粒细胞集聚。在皮肤表皮和真皮表面，因炎性细胞大量积聚形成乳头状隆起，或水疱，或小脓肿。

四、临床学

（一）临床表现

1. 人的感染　人感染的潜伏期通常为1～2周。

皮肤真菌通常只在角化组织如毛发、指甲或皮肤外层生长，当接触到活细胞或炎症区域时，通常停止扩散，而且黏膜不被侵袭。受侵害的区域不同，临床表现也随之不同。瘙痒是人最常见的症状。皮肤损伤常以炎症为特征，边缘相当严重，且伴有红斑、鳞屑，偶尔还形成水疱。特别是对于体癣，有时可见中央消退，产生特征性的金钱状损伤。头皮和面部的毛发丧失。

从动物或土壤获得的皮肤真菌对人造成的炎性损伤，通常比嗜人性皮肤真菌更为严重。人的皮肤真菌感染也称为癣，其命名也涉及感染部位、感染所扩散到的其他区域等。例如，儿童的体癣常因扩散到头面部而引起头癣。

1）头癣（图4-26-10）　常见于儿童，是毛发和头皮的一种真菌感染。头癣最初表现为小丘疹，然后扩散形成鳞状、不规则或界限清楚的脱发。颈部或枕淋巴结可能肿大，有时还可见到癣脓肿和沼泽状的炎症块，随后痊愈。当感染由嗜动物皮肤真菌所引起时，化脓性损伤也常可见到。嗜人性和嗜动物性皮肤真菌均可引起头癣。在美国，头癣最常由一种嗜人性皮肤真菌——断发毛癣菌所引起。

常见病原：奥杜安小孢子菌、犬小孢子菌。其他病原：铁锈色小孢子菌、石膏样小孢子菌、矮小孢子菌、生色小孢子菌、麦格尼毛癣菌、石膏样毛癣菌、许兰毛癣菌、苏丹奈斯毛癣菌、疣状毛癣菌、堇色毛癣菌。

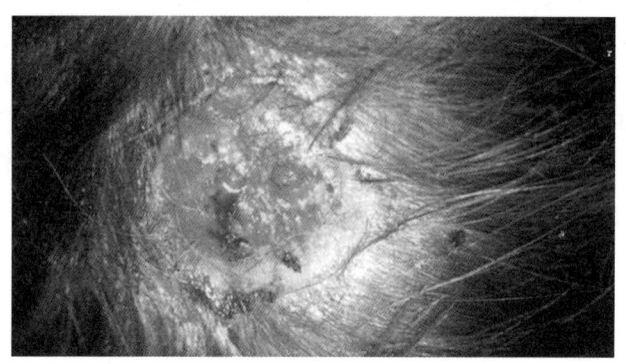

图4-26-10　犬小孢子菌引起的头癣（严重癣脓肿和化脓性滤泡炎）

2）体癣或钱癣（图4-26-11）　发生于躯干、四肢和脸部。其特征为散在或多在性鳞状环形损伤，伴有轻微的隆起，其边缘呈鳞状或红斑状，界限清楚且中央消退。发生损伤的边缘可见到疱状丘疹、脓疱或水疱，受损部不定性瘙痒。嗜动物和嗜人性皮肤真菌常见于儿童及与小孩密切接触的成人颈部和腕部。在部分成人，体癣常由于红色毛癣菌——一种嗜人性皮肤真菌的慢性感染所致。在许多成人，特别是对于由嗜动物或嗜土壤性皮肤真菌引起的体癣，常在数月内不治而愈。

常见病原：红色毛癣菌、犬小孢子菌、断发小孢子菌、疣状毛癣菌。其他病原：絮状表皮癣菌、奥杜安小孢子菌、石膏样小孢子菌、矮小孢子菌、生色小孢子菌、马毛癣菌、石膏样毛癣菌、鲁比切克毛癣菌、许兰毛癣菌、堇色毛癣菌。

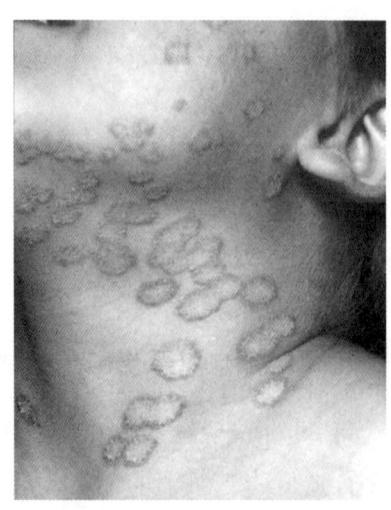

图4-26-11　犬小孢子菌感染引起的体癣（伴有边缘明显红斑的环形鳞屑状损伤）

3)须癣(图4-26-12) 是一种面部毛发和皮肤的真菌感染,常见于男性。其损伤包括:鳞状、囊状脓疱和红斑。须癣可由嗜动物或嗜人性皮肤真菌引起。农场工人最常受到侵害。

常见病原:疣状毛癣菌。其他病原:犬小孢子菌、麦格尼毛癣菌、石膏样毛癣菌、红色毛癣菌、堇色毛癣菌。

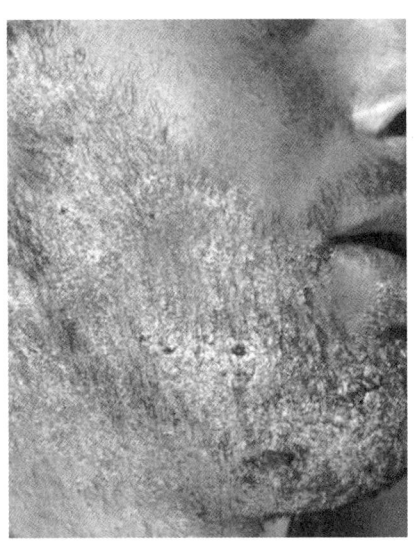

图 4-26-12　由红色毛癣菌引起的须癣

4)面癣(图4-26-13) 见于面部无须部,常表现为瘙痒或奇痒,经阳光照射后,对皮肤造成刺激。部分病例损伤与体癣类似;部分表现轻微,或根本不出现鳞状或边缘隆起;部分病例甚至红斑边界都不清楚。由于无典型临床表现,面癣常与其他侵害面部的疾病相混淆。

常见病原:在北美地区,为断发毛癣菌;在亚洲,为石膏样毛癣菌和红色毛癣菌。

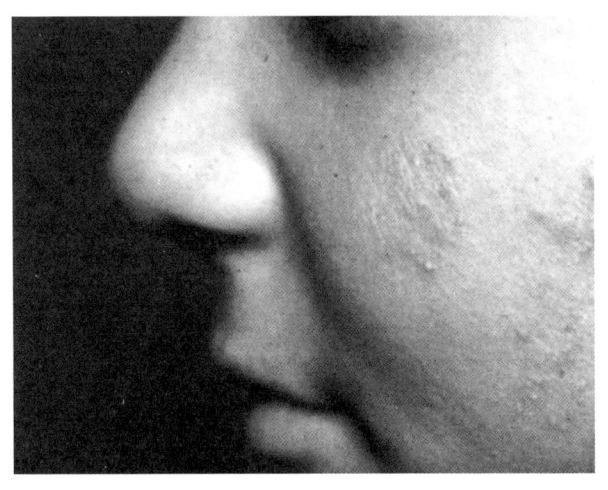

图 4-26-13　犬小孢子菌感染引起的面癣

5)股癣(图4-26-14) 为一种常由嗜人性皮肤真菌引起的腹股沟感染。症状为灼痛和瘙痒。在感染区域的活化部位有脓疱和水疱,并伴有软化,表现为红色背景下边缘隆起的鳞状损伤。

常见病原:絮状表皮癣菌、红色毛癣菌。其他病原:矮小孢子菌、石膏样毛癣菌、鲁比切克毛癣菌。

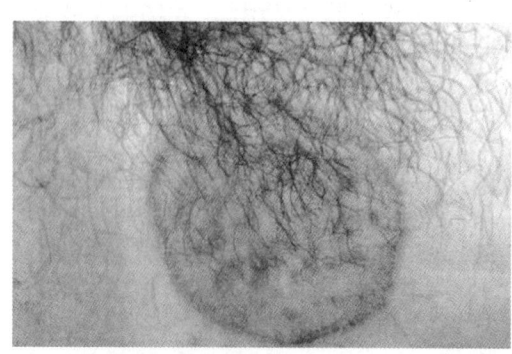

图 4-26-14　絮状表皮癣菌引起的股癣（腹股沟可见伴有边缘隆起的环状红斑）

6）脚癣（图 4-26-15）　是一种由嗜人性皮肤真菌引起的，在趾间、足底和脚侧表面出现的，以开裂、鳞状和软化为特征的脚部皮肤真菌感染。红斑、小水疱、脓疱及大水疱常可见到。

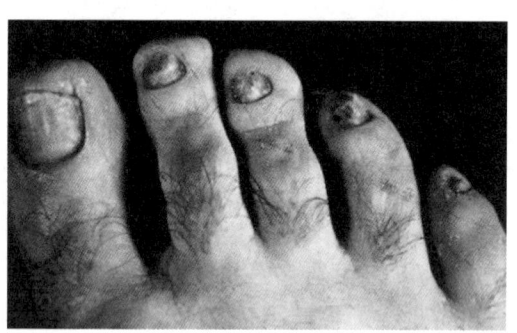

图 4-26-15　絮状表皮癣菌引起的脚癣（指甲也发生了感染）

常见病原：红色毛癣菌、石膏样毛癣菌趾间变种和絮状表皮癣菌。其他病原：生色小孢子菌、鲁比切克毛癣菌、堇色毛癣菌。

7）手癣（图 4-26-16）　是一种发生于单侧手或双手的皮肤真菌感染。表现为掌部呈广泛性干裂，有鳞状和红斑状病损。该病常由嗜人性皮肤真菌引起（某些病例缘于脚癣的扩散），但偶尔也可由嗜动物性真菌引起。

常见病原：红色毛癣菌。其他病原：絮状表皮癣菌、犬小孢子菌、石膏样小孢子菌、石膏样毛癣菌和疣状毛癣菌。

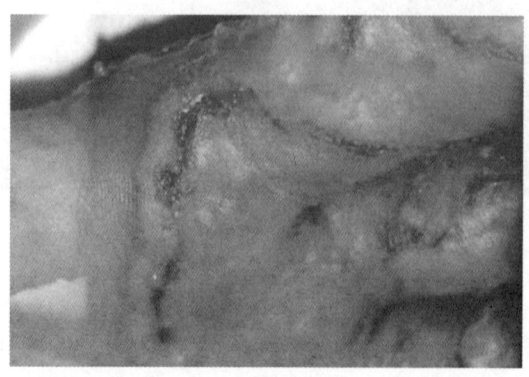

图 4-26-16　絮状表皮癣菌引起手的急性感染（从溃烂边缘有炎症和严重渗出）

8)甲癣 是发生于指甲的一种皮肤真菌感染。其特征为指甲变厚、褪色、断裂、营养不良、指板与指基分离等。该病可由嗜人或嗜动物性皮肤真菌引起。

常见病原：红色毛癣菌、石膏样毛癣菌须疮变种。其他病原：絮状表皮癣菌、断发毛癣菌、堇色毛癣菌。

对于艾滋病患者，石膏样毛癣菌和犬小孢子菌等皮肤真菌可引起散播性霉菌病。艾滋病患者还能发生很少侵袭健康人的某些种真菌的大量感染，如鸡小孢子菌感染。

2.动物的感染 某些皮肤真菌（犬小孢子菌）可在暴露后7 d内使受侵袭被毛产生荧光，在感染后2～4周出现临床症状。

皮肤真菌常生长在毛发、指甲和皮肤外层的角化组织；当接触到活细胞或炎症区域时，真菌常停止扩散。黏膜不被侵袭。皮肤真菌损伤以局灶性脱发、银屑、结痂、红斑、瘙痒为特征，外观表现因程度而异。偶尔，损伤部中心的皮肤真菌死亡，该部溶解，留下环状的"金钱状"损伤。在动物，该模式相对人的而言并不多见。感染动物的被侵害区域的毛发常变硬，并在接近皮肤表面断裂，常常留下一个好像"被剃过"的表面损伤。在鳞屑和结痂处常可见到截断的毛干。如果滤泡没有因炎症而破坏，则不会出现永久性的毛发丧失。在多数病例可发生不同程度的滤泡炎。在小动物上，波及毛发滤泡或滤泡孔的锥形肿胀提示其患有皮肤真菌病。对于动物，皮肤真菌病可能引起或不引起瘙痒。幼龄动物最常被侵害，但对成年动物，无症状感染很普遍。

1)犬 皮肤真菌病最常见于幼犬，成年犬感染并不多见，除非其免疫功能不全。损伤可出现在身体任何部位，常表现为小的环状脱发；毛发常在基部折断，留下外观像剃过似的区域。损伤的中心部位常伴有灰白的皮肤鳞屑，外观呈屑状，其边缘常呈红斑状。在疾病后期，损伤部常结痂，其边缘肿胀，单个损伤连结在一起形成大的、不规则的肿块。在感染早期可见到水疱和脓疱。灶性结节（癣脓肿反应），其特征为局部严重的炎症并伴有肿胀，皮肤潮湿并有脓汁渗出也可见到。甲癣可同时发生。皮肤真菌病对犬具有自限性。

2)猫 许多患猫极少或不产生损伤。长毛成年猫常为亚临床携带者；在某些病例，患猫可能出现微小的损伤，其表现为短茬、秃毛、鳞片或红斑，但这些损伤仅见于细致检查。临床病例常见于幼猫，早期损伤见于面部、耳和爪。损伤通常包括灶性秃发，该处只含有少量断发，并伴有鳞屑和结痂，患部可形成薄、灰白色痂皮，或厚而潮湿的痂，有时发生瘙痒。患猫通过梳理过程可将感染散布全身。部分猫表现为瘙痒性粟状皮肤炎，或一处或多处的表皮或皮下结节（假足分支菌病）。该病常见于长毛猫，甲癣也常同时发生，表现为指甲浑浊，指甲表面伴有白色斑纹和碎片。对于短毛猫，该病具有自限性，通常在数周到数月内自愈，但在长毛猫，该病呈持续性感染，表现或不表现临床症状。

3)牛 该病的严重性随着1 cm大小的灶性损伤至累及全身的损伤而异（图4-26-17）。多数情况下，该病在犊牛表现为非瘙痒性眼周损伤；在母牛和小母牛，损伤常见于胸和四肢；公牛见于垂肉和上颌间皮肤。最初损伤散在，呈灰白色，痂皮干燥区域伴有少量易断的毛。某些区域表现为化脓和痂皮增厚，棕色痂皮也可见到。当痂皮脱落时，留下一个个无毛区。在2～4周损伤可自行消退。

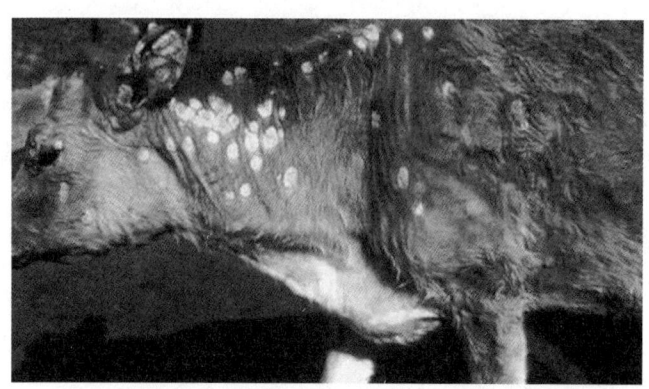

图 4-26-17　牛疣状毛癣菌引起的金钱癣（多结痂）

4）马　多数皮肤真菌性损伤见于鞍或其他附属部。马毛癣菌性损伤常伴有瘙痒、渗出、无毛和皮肤增厚。这类损伤常不严重，在小的鳞屑部伴有毛发粗硬。在发病早期，皮肤真菌性损伤类似丘疹性荨麻疹。

5）绵羊和山羊　皮肤真菌病常见于观赏羔羊，在生产群并不多见。最显著的损伤为头面的脱毛区域常有环状厚痂，然而，当动物被剪毛后，也存在广泛性皮肤损伤。对于健康羔羊，该损伤具有自限性。

6）猪　产生皱缩性损伤，表面覆盖薄、棕色和易脱落的痂皮，或炎性散在性圆环（图 4-26-18）。皮肤真菌感染在成年猪常不表现临床症状。

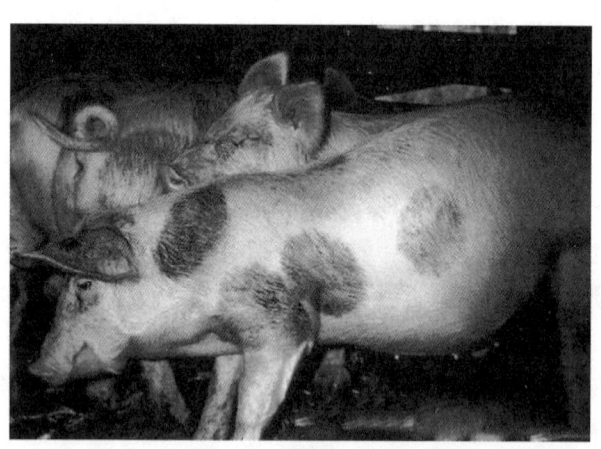

图 4-26-18　矮小孢子菌引起猪的慢性非炎症性损伤

7）啮齿类动物　大多数啮齿类须疮菌毛癣菌感染无症状或很少表现临床症状。对小鼠，可观察到部分或全身性秃毛、红斑、鳞屑和结痂，并常出现在尾部；对于大鼠，损伤常出现在背部；豚鼠常发生痛痒，在卵圆形、无毛的隆起区域伴有结痂或鳞屑。这些损伤首先出现在面部，然后扩展到背和四肢。

8）兔　皮肤真菌病最常发生于幼龄、刚断奶动物。在眼周、鼻和耳部常出现灶性脱毛并伴有红斑和结痂，在脚部出现继发损伤。该病常具有自限性。

9）鸟　主要在面、颈部出现秃毛、鳞屑，伴有自残和拨羽行为。某些损伤呈环状，或出现瘙痒（图4-26-19）。

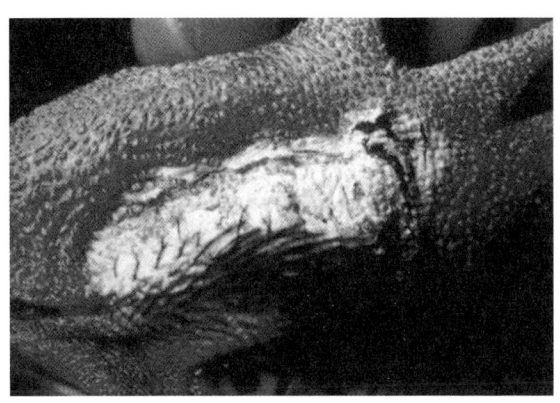

图 4-26-19 鸡小孢子菌引起鸡的毛囊癣（鸡冠变成"白冠"）

（二）临床诊断

根据临床表现和病变形态可初步诊断。确诊需进行实验室检测。

（三）临床治疗

1. 人 头癣、须癣及面癣通常应用全身性抗真菌治疗。外用的洗衣液或洗发香波有时常用于减少脱落的真菌和孢子。体癣常用非处方性抗真菌药物治疗。如果真菌感染头皮并反复发作，处方药物也是必需的。手癣常使用局部药物和润滑剂治疗。

2. 动物 动物常产生自限性感染，其在数月内可以消退，但治疗可加速康复，减轻损伤扩散和传播的风险。

治疗包括局部使用抗真菌乳膏或洗发水，以及全身性抗真菌药物。甲癣很难被治愈，需长时间治疗或必要的手术治疗。动物应在感染消退后再解除隔离。对环境和污染物应彻底清理以除去毛发和皮肤鳞片，并消毒。

五、实验室诊断

该病在诊断方法上，人与动物相同。某些（并非全部）菌株当被适当波长的紫外线刺激时显示绿色荧光。这类菌株包括嗜动物的犬小孢子菌和马小孢子菌，以及部分嗜人的皮肤真菌如奥杜安小孢子菌。

伍德光已用于检查这些被真菌感染的毛发，但毛发表面的某些物质可掩盖其荧光，乙醇也可抑制其荧光或产生非特异性荧光。对毛发或皮肤刮取物用氢氧化钾处理后，在显微镜下可观察到菌丝或分生孢子。氢氧化钾—卡尔科弗卢尔荧光白染剂混合物，在荧光显微镜下，被用于显现皮肤真菌的结构。

真菌培养是病原鉴别所必需的。皮肤刮取物或采集的毛发样品可用于培养，毛发样品也可用消毒的牙刷采集。在含有多种成分的培养基上，犬和猫来源的样品需在 25 ~ 28 ℃ 培养 4 ~ 7 d。皮肤真菌试验培养基含有 pH 指示剂（酚红），当真菌生长时，培养基变红，然而，细菌和其他非皮肤真菌也可导致 pH 值发生类似的变化，因此还需对生长物进行进一步鉴别。皮肤真菌常通过观察玻片培养中产生的繁殖期结构（孢子）和菌丝进行鉴定。种的鉴别通过菌落结构和颜色、小型分生孢子、大型分生孢子和其他显微结构。

对人还可应用皮肤或指甲进行活体检查。

六、防控措施

（一）人

控制患该类疾病的动物可阻止人患某些皮肤真菌病。感染动物应该得到治疗，而且同时须对污染物进行消毒。在与感染动物接触时须戴手套并穿防护服，偶尔的接触要尽可能避免。防止嗜人性皮肤真菌的感染时也应采取相似措施。

皮肤真菌孢子对常用的消毒剂，如苯扎溴铵、漂白剂（1∶10 稀释）或强去污剂等均敏感。氯己定不再被认为是该病良好的环境消毒剂，任何一种可除去包裹于皮肤和毛发角质的材料均有利于消毒。在多种情况下，用吸尘器清扫被认为是防控最佳的措施。

（二）动物

为防止传播，患病动物应在感染消退后才能解除隔离。与患者接触的动物也应该进行隐性感染检查。一些兽医可在与动物接触前应用抗真菌药物进行防护。圈舍应该用吸尘器打扫并消毒，有助于阻止其他动物或人的感染。

为防止将皮肤真菌带入群舍，新进的动物应该被隔离，并进行真菌培养检查。啮齿类动物的控制可减少石膏样毛癣菌的感染。特别是对于嗜土壤性菌种，应避免健康动物与已污染土壤的接触。部分国家已对牛和马分别使用牛疣状毛癣菌疫苗和马毛癣菌疫苗。一种灭活的犬小孢子菌疫苗已用于猫的免疫，其可防止或减轻临床症状。在挪威，通过应用免疫、污染厩舍的消毒、被感染动物的隔离及良好的卫生设施等措施，已消灭了牛的疣状毛癣菌。

第二十七章 毛霉病

毛霉病(Mucormycosis)是指由毛霉目(Mucorales)真菌所致的感染,与虫霉目真菌引起的感染合称接合菌病(Zygomycosis)或藻菌病(Phycomycosis)。本病的致病菌可侵犯全身,如中枢神经系统、肺、胃肠道、皮肤等部位,还可引起全身播散性感染。在临床上,根据病原菌侵犯的部位,本病主要分为鼻脑型、肺型、胃肠型、皮肤型和播散型5种类型。毛霉为条件致病菌,易感于糖尿病酮症酸中毒、严重烧伤、艾滋病、白血病、淋巴瘤、骨髓移植和器官移植患者。发病急、进展快、病死率极高是本病的临床特点。

动物也可感染毛霉发病,其临床表现和组织病理变化和人类相似。

1855年,德国的Kurchenmeister报道了第1例毛霉病,该患者为肺部肿瘤合并毛霉感染。1876年,Furbringer又报道了第1例由犁头霉引起的肺毛霉病。1885年,Paltauf报道了首例侵及鼻脑部、肺和胃肠道的全身播散性毛霉病。1929年Sutherland Campbell报道了首例原发性皮肤毛霉病。我国学者也陆续报道了多例各型毛霉病。本病虽屡见报道,但由于发病急、病程进展迅速,多数患者是在死后尸检时才明确诊断。

一、病原学

(一)分类

引起毛霉病的病原真菌属接合菌亚门毛霉纲毛霉目。毛霉是一种条件致病菌,在自然界广泛存在,通常是腐物寄生的,生长在腐烂的有机植物表面。毛霉目已知有12科、51属、420种,全世界已知可以引起毛霉病的共计7科、12属、28种左右。毛霉科中的根霉属(*Rhizopus*)、毛霉属(*Mucor*)、犁头霉属(*Absidia*)和根毛霉属(*Rhizomucor*)是最常引起毛霉病的致病菌,其中80%以上由根霉引起。这些真菌中,有相当一部分对人类及动物均致病。主要致病菌如下:脉管状瓶霉(*Saksenaea vasiformis*)、须霉属(*Phycomyces*)的一个未定种、卷曲科克霉(*Cokeromyces recurvatus*)、沃尔夫被孢霉(*Morticrella wolfii*)、总状共头霉(*Syacephalastrum racemosum*)、巴西果小克银汉霉(*Cunninghamella bertholletiae*)、雅致囊托霉(*Apophysomyces elegans*)、帕登厚垣孢犁头霉(*Chlamydoabsidia padleni*)、蓝色犁头霉(*A. coerulea*)、伞状犁头霉(*A. corymbifera*)、透孢犁头霉

（*A. hyalospora*）、葡枝根霉（*R. stolonifer*）、少根根霉（*R. arrhizus*）、同宗根霉（*R. homothallicus*）、须状根霉（*R. rhizopodiformis*）、小孢根霉（*R. microsporus*）、寡孢根霉（*R. oligosporus*）、米根霉（*R. oryzae*）、肿梗根毛霉（*R. tauricus*）、米黑根毛霉（*R. miehei*）、微小根毛霉（*R. pusillus*）、多变根毛霉原变种（*R. variabilis* var. *vaiabilis*）、多变根毛霉较规则变种（*R. variabilis* var. *regularior*）、冻土毛霉（*M. heimalis*）、冻土毛霉黄色变种（*Mucor hiemalis* var. *luteus schipperr*）、总状毛霉（*M. racemosus*）、卷曲毛霉（*M. circinelloides*）、多分枝毛霉（*M. ramosisssimus*）。

（二）生物学特性

毛霉生长不需要复杂的营养，在 25～55 ℃均能生长，临床重要毛霉最适生长温度为 28～30 ℃。毛霉生长迅速，2～5 d 可生成典型菌落，呈白色棉花样，后变成灰色至灰褐色。镜检多为无隔的菌丝，孢子呈圆形或椭圆形，壁薄，表面光滑，一般无色。毛霉目真菌能进行有性繁殖产生接合孢子，也能通过无性繁殖产生孢子囊孢子。毛霉的主要毒力因子为弹力酶样蛋白水解酶，极易侵犯血管。

二、流行病学

毛霉病广泛分布于全世界。土壤、食物和分解的有机物中均可发现毛霉，户外的空气中也常查见其孢子。

多数患者由于吸入空气中的孢子而受感染，肺和鼻窦是最常见的首先感染的部位，其次是外伤使致病菌植入皮肤而感染。毛霉病常继发于其他基础疾病或发于免疫抑制的机体。粒细胞减少、未控制的糖尿病、代谢性酸中毒、艾滋病、器官移植、大剂量应用糖皮质激素或抗生素是继发鼻脑毛霉病的主要基础因素。肺毛霉病常见于恶性血液病。胃肠毛霉病则常发生于营养不良儿童或免疫抑制患者。皮肤毛霉病常见于外伤或烧伤等皮损处。毛霉病的院内感染很少发生在免疫力正常者，如有发生，常与外伤有关，如静脉输液、腹膜透析、外科伤口等。

在动物，还未证实其发病与免疫缺陷和抵抗力低下有关。有人根据动物毛霉病的发病部位以消化道为主这一特征，认为采食污染霉变饲料是动物的感染来源。

三、病理学

毛霉病可侵犯全身各个脏器。鼻部感染时，下鼻甲及鼻中隔表现为黑色干性坏死，牙槽及硬腭可发生坏死和结痂。侵犯颅脑时，脑实质和硬脑膜下腔可有血凝块，颈内动脉和海绵窦可有血栓。肺部受侵犯时，肺实变，肺表面密布小豆至碗豆大灰白色结节，切面可见灰白色梗死区，可伴有不同程度的胸腔积液和胸膜粘连。胃肠道受累后，发生充血、出血、坏死、溃疡、肠系膜淋巴结肿大。

毛霉感染后最常侵犯血管。菌丝在血管内繁殖，形成菌栓或血栓，阻塞血管，尤其是动脉，导致其营养的组织发生凝固性坏死。常合并不同程度的出血和中性粒细胞浸润。PAS 染色阳性，在病变的血管壁、血管腔和坏死组织中均可找到大量较直、无隔或分隔稀少的粗大菌丝，壁薄，常呈直角分枝，直径 6～50 μm。在慢性肉芽肿性损害中，可见菌丝肿胀扭曲，呈球形或其他形状。

四、临床学

（一）临床表现

1. 人毛霉病　毛霉病少见于健康人。感染的类型与特殊的基础疾病相关。本病临床特点是迅速出现组织坏死,多数患者病情进展迅速,若治疗不及时,往往导致死亡。

1) 鼻脑毛霉病 鼻脑毛霉病是最常见的临床类型,其病原菌以根霉属最为常见。本型是始于鼻窦,波及眼眶、面部、腭和(或)大脑的毛霉感染,进展迅速、病情凶险,在北美和欧洲较多见,常见于严重糖尿病酮症酸中毒、中性粒细胞减少、恶性肿瘤和接受器官移植的患者。若不及时治疗,常于发病后 1 周内死亡。

本型最初症状为一侧头痛、面部疼痛、鼻内疼痛、发热、嗜睡。检查可见鼻内有褐色、血性微黏稠的分泌物。感染波及腭部时,可见患侧腭部有黑色焦痂、鼻中隔穿孔或硬腭穿孔,也有牙槽受累。感染波及眼眶,将引起眶周或鼻周持续性肿胀,皮肤变色。病变侵及第 Ⅱ、Ⅳ、Ⅵ 颅神经时,可出现瞳孔散大、固定,凸眼或上睑下垂,甚至失明。面部肿胀多在内眦部或颊部,有时发生干性坏死,呈黑色。侵及颅内大血管时,可引起脑梗死,患者由昏睡状转为昏迷,在 7 ~ 10 d 死亡,病死率高于 80%。以下 6 个因素影响本病预后:延迟诊断和治疗、轻偏瘫或半身不遂、双侧鼻窦受累、白血病、肾功能不全以及应用去铁胺治疗。

临床上如遇到鼻窦炎伴全身衰竭时,应考虑到本病。如发现鼻腔、鼻窦有坏死性出血应立即行真菌检查。X 线、CT 和 MRI 可辅助诊断。鼻窦 X 线片可见鼻窦呈毛玻璃样浑浊,窦壁黏膜增厚,骨质变薄、破坏,窦腔内常见不到液气平面。CT 和 MRI 检查可发现眼球后和颅内病变,特别是对筛窦、蝶窦早期病变及窦壁黏膜是否增厚有较大的诊断价值,同时对术前了解病变范围的意义较确诊的意义更大。

脑脊液常规检查无特异性改变,可出现脑脊液压力轻度升高、淋巴细胞计数增多、蛋白含量增高、糖含量下降。脑脊液真菌培养常为阴性。

2) 肺毛霉病 吸入空气中或感染鼻窦中的真菌孢子,或毛霉孢子经血液或淋巴液内源播散均可导致肺毛霉病。若治疗不及时,可经血行播散至脑等部位。本病在白血病及淋巴瘤患者中的发生率较高,在糖尿病和慢性肾功能不全的患者中也可伴发。

本型临床表现为非特异性肺炎。最常见的症状是持续性高热(高于 38 ℃)、咳嗽、咯血、呼吸困难和胸痛,上述症状经广谱抗生素治疗无效。胸部 X 线检查及常规细菌学检查无特异性改变。肺部 X 线征象不一,好发部位为肺上叶后段,可呈结节状阴影、空洞、多数小斑片状影、胸腔积液等。这些 X 线征象不易与急性念珠菌或曲霉等真菌感染相区别。本型的确诊须依据痰和肺组织中找到特征性的菌丝。后者可通过纤维支气管镜或经皮穿刺活组织检查来完成。本型诊断困难,预后较差。患者生前很难获得准确诊断,多是在死亡后尸检时才明确诊断。发病后常在 3 周内死亡。本型病死率为 65% ~ 95%,平均为 80%。

3) 胃肠道毛霉病 本型少见,很少在患者生存时得到诊断,被认为是摄入污染了真菌孢子的食物所致,好发于营养不良的婴幼儿或儿童,或严重胃肠功能紊乱者。病变位于胃、结肠和回肠。临床表现无特异性,因受累部位和程度而异,典型者为非特异性腹部疼痛和呕血。本型病情发展极为迅速,出现腹胀、呕吐、便血等改变,严重时可引起胃肠坏死、溃疡、穿孔、腹膜炎等。

4) 皮肤毛霉病 本型仅占毛霉病报告病例的 10% 以下,是毛霉病中最轻的一种类型,真菌侵犯的范围限于皮肤而不播散,组织病理无侵犯血管的倾向。按发病机制,本型可分为原发性和继发性两类。前者是毛霉直接感染皮肤引起,后者是播散性毛霉病的临床表现之一。1929 年 Sutherland-Campdell 报道了第 1 例原发性皮肤毛霉病。

本型可发生于烧伤患者,表现为发热、烧伤处肿胀和创面外观改变。若烧伤处有严重深层坏死和梗塞形成则应考虑到此诊断。在糖尿病患者的胰岛素注射处,可发生毛霉坏疽性蜂窝织炎等皮损。本型还可发生在免疫功能低下、慢性肾功能衰竭患者,外科手术后伤口敷料、外扎被污染的弹力绷带或外伤处。上述因素破坏了正常皮肤的屏障功能,毛霉植入皮肤后引起感染。

按照病理变化,皮肤毛霉病可分浅表型和坏疽型两型。浅表型病程呈慢性,患者一般不伴有基础性疾病,无明显的易感因素。原发皮损痒或不痒,渐形成斑块或小结节,向周围扩散,不发生系统性损坏。坏疽型皮肤毛霉病病程进展迅速,常在感染后48～72 h出现红斑、持续性疼痛性蜂窝织炎,渐变为覆盖黑色焦痂的疼痛性溃疡,进一步发展可累及皮下脂肪和肌肉组织。

5)播散性毛霉病　可继发于上述4种毛霉病,最常见的播散方式为血行播散,其次是经胃肠道、烧伤或其他皮损处播散。本型最常见于伴有中性粒细胞减少的肺部感染患者。患者出现发热,抗生素治疗无效,同时还伴有神经系统及消化道症状。最常见的散播部位是脑,亦可见于脾、心或其他器官。

血行播散性毛霉脑部感染的病损常导致局灶性神经体征。此点与鼻脑毛霉病不同,且诊断较为困难。若中性粒细胞减少患者出现意识模糊、感觉迟钝或嗜睡,应考虑到本病。

播散性毛霉病在患者生前难以确诊,如患者出现继发性皮肤毛霉病则可获得较早诊断。

颅脑CT或MRI无特异性改变,但有助于定位病灶。脑脊液常规检查亦无特异性改变。脑脊液真菌培养阴性。

6)其他　其他已报道的毛霉病包括毛霉性心内膜炎、子宫内膜炎、骨髓炎、肾盂肾炎、眼内炎等。

2.动物毛霉病　动物毛霉病的主要病理变化和临床表现与人毛霉病基本一致。牛、羊、猪毛霉病的主要病变部位在前胃和皱胃、肺,兔、豚鼠、小鼠主要在肾。感染毛霉病的动物出现精神沉郁、被毛粗乱、食欲减退或废绝、消瘦、生长缓慢、昏迷、磨牙、血尿和血便,体温升高呈不定热型;随着病程进展出现体温下降,呼吸增数,呼吸困难,气喘呈腹式呼吸,腕、跗跖关节肿胀;发病后期四肢麻痹,后肢站立不起,有跳跃、转圈等神经症状。

(二)临床诊断

根据患者有特殊的基础疾病病史、临床表现、分泌物镜检为毛霉、广谱抗生素治疗无效等特点,可确定诊断。

1.诊断要点及方法　由于本病少见,容易引起临床医生的漏诊。要加强医护人员对毛霉病的认识,熟悉本病的发病机制、易感因素和临床表现。对有糖尿病酮症酸中毒、烧伤及中性粒细胞减少等因素或存在诱发因素者应高度警惕有发生本病的可能并及时行有关检查。真菌镜检和培养、鼻内镜检查、病变组织快速冰冻切片和石蜡切片检查等有助于早期诊断和明确诊断。

2.鉴别诊断　鼻脑毛霉病应与筛窦血栓形成、细菌性眼眶蜂窝织炎、鼻脑曲霉病、透明丝孢霉病等相鉴别。肺毛霉病应与革兰氏阴性细菌性肺炎、曲霉病、透明丝孢霉病相鉴别。胃肠毛霉病应与肠结核、新生儿坏死性小肠结肠炎等相鉴别。皮肤毛霉病应与深脓疱疮、蜂窝织炎、皮肤鳞癌、基底细胞癌、皮肤曲霉病、暗色丝孢霉病、透明丝孢霉病、孢子丝菌病、着色芽生菌病等相鉴别。

(三)临床治疗

1.人毛霉病　本病治疗成功的关键在于控制基础疾病、切除坏死组织、应用抗真菌药物、纠正水电解质平衡和调节酸中毒等。治疗要点如下。

1)积极控制基础疾病　为毛霉病治疗成功的关键。毛霉感染的患者如有糖尿病或合并酮症,应及时纠正或控制;对于接受化疗等治疗的患者,应尽量减少剂量;粒细胞减少患者可用大剂量粒细胞集落刺激因子治疗。

2）清除病灶　由于毛霉引起血管栓塞，影响抗真菌药物到达病灶，故应早期彻底清除坏死组织。手术清除鼻腔、鼻窦、皮肤等部位的坏死组织和周围感染组织。若有视网膜动脉栓塞、眼炎或眼球受波及时，则应及时行眼球摘除术。局限性肺毛霉病两性霉素 B 治疗 48 ～ 72 h 无效者，可考虑行全肺叶或肺段切除。浅表型皮肤毛霉病采取病灶切除；坏疽型应做广泛切除及扩创。烧伤患者继发的皮肤毛霉感染应立即广泛切除所有不正常组织，必要时应做截肢术、关节离断术。

3）抗真菌药物治疗　首选两性霉素 B，还可与 5-氟胞嘧啶（5-fluorocytosine, 5-FC）联合治疗。两性霉素 B 静脉应用，剂量为 10 ～ 15 mg/（kg·d），总剂量不要超过 4 g，应从小剂量开始，根据全身反应缓慢加量，滴注液的浓度应小于 0.1 mg/mL，缓慢滴注，6 ～ 8 h 滴完。一般维持量为 30 ～ 40 mg/d，最高不超过 50 mg/d。治疗时间根据临床反应而定，过早停药容易复发，一般疗程为 8 ～ 10 周。两性霉素 B 有 2 种剂型，传统制剂和脂质体制剂。由于使用两性霉素 B 的剂量大，而患者往往有严重的基础疾病，对常规传统制剂无效或不能耐受的患者可采用脂质体制剂。脂质体制剂的开始剂量为 1.0 mg/（kg·d），可逐渐增至 3.0 mg/（kg·d），常规总剂量为 1 ～ 3 g，疗程为 3 ～ 4 周。累及脑的毛霉病可联合应用两性霉素 B 鞘内注射。由于 5-FC 与两性霉素 B 有协同作用，因此，有人建议联合 5-FC 和两性霉素 B 来治疗本病，这样可减少两性霉素 B 用量，以减少药物不良反应的发生。对于两性霉素 B 过敏或不能耐受的患者可用氟康唑治疗，剂量为 200 ～ 400 mg/d，口服或静脉滴注。对于皮肤毛霉病，也有用伊曲康唑、饱和碘化钾治疗成功的报道。皮肤毛霉病还可局部用两性霉素 B 溶液湿敷，每天换药。

4）支持疗法　要及时纠正水、电解质紊乱，加强营养。脑毛霉病可同时试用高压氧治疗。

2. 动物毛霉病的治疗　无特效药物，不少动物实验证实一些药物对动物毛霉病有效，但代价太高。Dannaoui 等报道泊沙康唑治疗动物播散性毛霉病有效。Alan 等报道用氟喹诺酮类药物曲伐沙星或环丙沙星联合氟康唑治疗鼠科动物毛霉病有效。

毛霉病的预后极差，如毛霉侵犯鼻、脑、肺、胃肠等部位或发生播散性感染则罕见有存活。

五、实验室诊断

（一）直接镜检

标本可来自于鼻甲、鼻窦抽取液、血液、痰液、尿液、皮屑、坏死病灶或尸检标本等。用 20%KOH 制成湿片直接镜检，可见典型薄壁的具折光性的粗大菌丝，亦可见膨大细胞及弯曲菌丝，偶见孢子囊及孢子囊梗。毛霉的菌丝粗大且无分隔、直角分枝等特点可与其他霉菌相鉴别。

（二）培养

将临床标本接种于不含放线菌酮的麦芽糖培养基、马铃薯培养基或沙堡氏培养基上，37 ℃或 25 ℃培养，初起菌落为白色，表面呈棉花样，渐变为灰色、灰褐色或其他颜色。镜下见菌丝无分隔或少有分隔，孢子囊梗直接有菌丝长出，常单生，分枝或极少不分枝。孢子囊的形态因菌属不同而不同。在有些属中，孢子直线排列在孢子囊内，并且无囊轴，这种孢子囊成为柱孢子囊；在另一些属中，孢子囊内孢子数目少，体积比多孢子的孢子囊要小；还有些属的孢子单生在无明显的孢子囊膜的孢子囊内，后两种孢子囊称小型孢子囊。孢子囊成熟后囊壁消解或破裂释放孢子囊孢子。毛霉目常见致病菌属的鉴别要点见下表（表 4-27-1）。

表 4-27-1   毛霉目常见致病菌属的鉴别要点

鉴别点	毛霉属	根霉属	犁头霉属	根毛霉属
假根和匍匐菌丝	无	有	有	有
孢囊梗	从菌丝长出	从假根长出	从两个假根中间匍匐菌丝长出	从匍匐菌丝或气生菌丝长出
孢子囊	球形	球形,灰色或黄褐色	梨形	球形,灰色
孢子囊孢子	圆形或椭圆形	近球形或不规则形	球形或卵圆形	球形或卵圆形,较小
有性期	配囊柄对生,结合孢子表面粗糙	配囊柄对生,结合孢子表面粗糙	配囊柄对生,结合孢子表面粗糙	配囊柄对生且无附属物,结合孢子表面粗糙

直接镜检证实毛霉的存在比同样标本中培养出毛霉更有意义。因毛霉在自然界中到处存在,是常见污染菌,因此,在与外界相通的部位的取材,如鼻、腭和痰等分泌物,培养的意义不大。故在解释培养阳性结果时应谨慎。必须在同一部位反复多次(3 次以上)分离培养出同一菌种方有诊断价值。

(三)血清学试验

目前尚无成熟的针对毛霉的特异性血清学试验。免疫荧光技术在组织切片中检测和鉴定真菌有价值。

(四)分子生物学诊断

PCR 扩增真菌 18 sRNA 序列,检测其单链构象多态性可成功地把根霉属真菌与其他真菌区别开。宏基因组二代测序(mNGS)在相对罕见的毛霉感染以及混合感染诊断层面具有一定作用,尤其通过 mNGS 将病原菌鉴定主种级别,可对临床用药起到指导作用。

六、防控措施

1. 人毛霉病   减少有基础疾病患者毛霉病的发病较为困难。由于本病的发病率很低,没有证据表明要常规性用药预防本病。对于有中性粒细胞减少、移植术后、化疗人群等高危患者要注意减少吸入空气中的孢子,要最大限度地减少病房空气中孢子的量。此外,病房还要避免放置花和其他活的植物,因为在这里面可以隐藏很多真菌。如肿瘤或移植患者的中性粒细胞计数低于 1 000 个/mL,在离开病房时要戴口罩。禁食霉变的食物和水果,尤其在照顾婴幼儿时更应注意这一点,以减少胃肠毛霉病的发生。高度重视有危险因素的患者,可提高毛霉病的早期诊断率并行恰当治疗。

2. 动物毛霉病   对动物毛霉病的防控首先要严禁饲喂污染霉变的牧草和饲料;其次应加强饲养管理,增强动物的抵抗力,避免长期使用抗生素,对反刍动物限量饲喂精饲料。

曲霉病（Aspergillosis）是由曲霉属（*Genus Aspergillus*）的多种曲霉所引起的一系列疾病的总称，肺部和鼻窦曲霉感染最常见。

1815 年，Mayer 首次描述了动物曲霉病的表现，他发现寒鸦的肺被感染。1842 年，Bennett 首次报告人的曲霉病，他用显微镜观察到结核空洞继发曲霉球的患者的痰液有类似无花植物的结构。1856 年，Virchow 报道了 4 例气管和肺曲霉病。1897 年，Renon 发现一部分曲霉病是在其他疾病的基础上发生的，原有结核性空洞或其他空洞的情况下，曲霉才能侵入肺部。1947 年，Cawley 注意到曲霉病和某些职业有关，如农夫、饲料磨坊工人、皮毛清洗工等，这些职业经常接触黑麦粉、打谷机、地窖或谷物等。这些发现，即使对于现在仍然具有很高的指导意义。

我国对于曲霉病的报告较晚，1935 年，当时北平大学医学院（现隶属于西安交通大学医学部）皮肤病科的秦作梁报告了亮白曲霉引起耳曲霉病。1955 年张育民等报告 1 例烟曲霉引起的肺曲霉病。1964 年王高松等报告的烧伤创面真菌感染，主要病原菌是曲霉。1980 年吴绍熙等报告了烟曲霉引起的原发性皮肤曲霉病。1981 年廖万清等报告了脑部曲霉肉芽肿。随着骨髓移植、器官移植的开展等诱发因素的增加，侵袭性曲霉病的报道有显著的增加。曲霉可侵犯皮肤、黏膜、肺、脑、眼、耳、副鼻窦等各部位，引起变态反应、慢性肉芽肿、侵袭性感染，严重者可发生全身播散性感染。此外，一些曲霉的毒素还可引起中毒和癌变。

曲霉广泛分布于自然界，从地球的南北两极到热带都发现有曲霉的存在。它存在于空气、粮食、干草、土壤、动物皮毛、衣服、鞋、帽、家具中，亦可从正常人的皮肤、黏膜上分离到，通常情况下不致病。

一、病原学

（一）分类

最早试图对曲霉属进行定义的是 Micheli，他在 1729 年出版的著作 *Nova Geneva Plantarum* 中描述和命名了这种真菌，并附有精美的插图。他发现这种真菌的分生孢子头是从同一个中心结构向外呈放射状生长的，就像是一个洒水刷（aspergillum），因此他将这种菌属命名为曲霉（*Aspergillus*）。1809

年, Link 首先命名了黄曲霉。1926 年, Thom 和 Church 第一次对曲霉属进行了分型, 他们将公认的 69 种曲霉分为 11 组。到 1945 年, Thom 和 Raper 认可了 80 种曲霉。至 1965 年, 这种老的分型方法已经不再适用了, 于是 Raper 和 Fennel 将当时发现的 151 种曲霉细分为各不相同的 18 组, 其中大部分菌种的有性型已经确定。此外, Samson 和 Pitt 做了大量研究, 运用新技术如 DNA 杂交和真菌代谢产物的薄层色谱法等细化了这些菌种各自的标记。新的菌种仍在不断被发现。

曲霉为子囊菌, 属于盘菌亚门。随着分子生物学分型方法的应用, 曲霉的分型正在逐步修订中, 目前并不完善。引起侵袭性曲霉病的常见曲霉为烟曲霉、黄曲霉、黑曲霉、土曲霉和构巢曲霉。其他较少见的菌种则很少致病, 包括耳曲霉、白曲霉、肉色曲霉、谢瓦氏曲霉、棒曲霉、灰绿曲霉、肉芽肿曲霉、米曲霉、局限曲霉、聚多曲霉、焦曲霉、杂色曲霉、温特曲霉等。90% 以上的侵袭性曲霉病是由烟曲霉引起的。

(二)生物学特性

在临床实验室的常规细菌和真菌培养基上, 致病性曲霉通常生长得较早, 相对也较快。某些菌种如灰绿曲霉最适宜在糖浓度较高的条件下生长。曲霉在 SDA 培养基上发育良好, 在室温或 37～45 ℃均能生长, 烟曲霉在 50 ℃以上的高温下也能生长。一项大规模的回顾性研究发现, 与标准的细菌学培养基相比, 临床中应用真菌学培养基可获取数量较多的真菌, 因此临床上考虑真菌感染包括曲霉病时, 都应运用这种培养方法。大部分烟曲霉的分离株可以在氧分压低至 0.1% 的条件下生长, 若遇到可在无氧条件下生长的临床分离株, 就要考虑可能为烟曲霉。

生长初期, 琼脂培养基表面出现白色、毛茸茸的小菌落。主要的致病菌在 30～37 ℃ 的条件下, 接种后 36～48 h 即可长出孢子。对于较少见的菌种, 往往需要几天或几星期才可长出孢子, 导致菌种鉴定的时间延迟。马铃薯葡萄糖琼脂培养基特别适合孢子生长。曲霉在菌种水平的初步鉴定主要建立在显微镜下表现的基础上。主要致病菌除了菌落颜色不同以外, 分生孢子头处孢子的排列也稍有不同。正规的菌种鉴定都需将菌株置于特殊的培养基如麦芽浸膏琼脂中进行培养, 必要时还需结合分子生物学的方法。

二、病理学

本病的病理改变主要呈急性渗出性炎症、脓肿、坏死溃疡及肉芽肿四种类型。前三种病变常见于肺、心、肾、肝、胰等脏器, 有明显的充血肿胀, 表面可见灰白色与暗红色相间的大小不等、形态不一的结节状改变, 有的融合成片, 切面可见脓性坏死, 有大量脓细胞及细胞碎片, 周围有大量中性粒细胞及一些单核细胞浸润, 脓肿中常能见到呈放射状或珊瑚状的曲霉菌丝。脓肿之间或其邻近的组织中为渗出性炎症。血管充血或出血, 浆液渗出或纤维素渗出, 其中有大量中性粒细胞及单核细胞浸润, 有些血管内可见菌丝渗入或血栓形成。心肌间质中有小灶性坏死。胸膜及心外膜可见大量的纤维素性炎症和大量曲霉菌丝。脑部曲霉肉芽肿有较多量的异物巨细胞、上皮样细胞、浆细胞、中性粒细胞及淋巴细胞浸润, 其中可见曲霉菌丝。

食管、胃、肠的病变多呈溃疡性改变, 溃疡大小不一, 形态也不一致, 呈潜行性, 可深达肌层, 溃疡底面粗糙不平, 有脓性渗出。镜下可见坏死层及肉芽组织中有菌丝, 周围有大量中性粒细胞浸润, 邻近黏膜下层内可见尚未溃疡的小脓性灶, 其中亦可见到菌丝。

曲霉球为菌丝、孢子、退变的白细胞和上皮细胞形成的暗紫色或棕色的团块状物。Helenon 等曾将本病切除的标本做动脉造影, 发现菌球周围有丰富的血管网, 甚至形成血管瘤。空洞腔壁为反应性肉芽组织增生,伴大量淋巴细胞、浆细胞以及一些中性粒细胞或嗜伊红细胞, 一般无菌丝发现。

病理切片中的菌丝及孢子,用 HE 染色呈蓝色略带红色, PAS 染色呈红色,嗜银染色呈黑色。在脑室或肺空腔等处的肉芽肿损害中, 有时可见曲霉分生孢子头。曲霉菌丝长短不一,多呈杆状,明显分隔,直径为 $3\sim5$ μm,并有多根菌丝向同一方向反复分枝的倾向,分枝约呈 45° 角,排列呈放射状或珊瑚状。菌丝横切面很像孢子。但孢子密集成群,其直径一般略小于菌丝。

三、临床学

(一)临床表现

1.**肺曲霉病** 在曲霉病中, 肺曲霉病最为常见,可表现为局部寄生、侵袭性感染或变态反应等类型。

1)寄生型 曲霉在适当的环境下寄生可形成病灶,常表现为慢性病程,包括肺曲霉球和寄生性支气管曲霉病两型。

肺曲霉球:此型多在肺部存在空洞性病变的情况下发生, 如结核性空洞、支气管囊肿、慢性肺脓肿或囊状支气管扩张等。曲霉可在空腔内寄生, 形成曲霉球。本病男性多于女性, 多发生于 30 岁以上;约 75%发生于肺上叶,肺下叶发生率较低。曲霉球一般为单个出现,可发生在右肺或左肺,偶有双肺同时发生的。亦可与其他曲霉病同时存在,如廖万清报告1例右下肺曲霉球伴有脑实质内曲霉肉芽肿病变。

本病的主要症状为咯血、咳嗽、低热、多痰,其次为胸痛、盗汗、气急、消瘦、疲倦、食欲差等。咯血是本病的重要症状,其发生率为 50%~85%,一次咯血一般为 300～1 000 mL,文献报道有在 2 d 之内咯血超过 4 000 mL 而不得不进行紧急手术者。部分患者咯血在 1 000 mL 以下,或仅有痰中带血。少数病例可咯出咖啡色颗粒状物, 常为曲霉球松化脱落的碎片,此时镜检可找到曲霉菌丝。患者血中 IgE 抗体及沉淀素为阳性。

胸部 X 线片有特征表现:①曲霉球多寄生于原有空洞中, 这些空洞既见于变应性、侵袭性曲霉病的演变, 亦见于结核净化空洞、肺囊肿、支气管扩张等。②多见于上叶肺空洞中, 呈圆球形或呈舌状,一般见有月牙形的气影所围绕(即空气新月征),空洞多为卵圆形,偶见长形或不规则。③由于菌丝不侵袭空洞壁, 较小的曲霉球可在空洞内游动, 球在空洞的位置随体位改变而移动, 从而改变了空气新月征的位置。这对结核球或癌性空洞所形成不变位的月牙影的鉴别有一定帮助。④曲霉球可液化成空洞或随痰咳出, 亦可钙化。⑤曲霉球邻近胸膜常发生增厚。

寄生性支气管曲霉病:此型多发生于肺结核行肺叶切除术后。1960 年王高松等报告由烟曲霉、棒曲霉引起感染的病例, 以及廖万清等(1981)所见由构巢裸壳孢菌、黄曲霉引起感染的病例, 均系在肺叶切除术后发病。此型病程冗长, 发展缓慢,可迁延几年至十余年;症状较轻,主要为间歇性咳嗽、咯痰, 伴胸闷、胸痛, 无明显发热等全身不适。咳嗽常在晚睡前及晨起时发生,可为阵发性呛咳, 有肺内异物感甚至窒息感, 呛咳时常致面部充血, 直至块状物咯出方觉舒适。在少量黏液性痰中, 可混有绿豆大小的灰白色块状物或暗红色血痂样块状物, 并有霉味。块状物镜检可见曲霉菌丝及孢子。但肺部 X 线检查常呈阴性。

2)侵袭性肺曲霉病 本型最常见,主要为继发性感染,往往伴有基础性疾病,表现为弛张性发热、胸痛、咳嗽、咯痰、纳差、乏力、消瘦等。若曲霉侵犯引起组织坏死、空洞形成, 则可有中等至严重的咯血。痰为黏稠或粘脓性,且常带血丝,痰中可有针头大的灰绿色颗粒,镜检可查到菌丝及孢子。听诊可听到呼吸音粗糙或湿啰音。

胸部 X 线常见肺的中下部有散在的片状、结节状或团块状阴影，亦可形成空洞，有时呈不规则分布的细小颗粒状结节阴影。病变可为单侧或双侧。

本书作者等曾报告两例分别继发于慢性肾炎和恶性淋巴瘤的侵袭性肺曲霉病，对其中一例进行支气管镜检查，可见受累支气管壁有霉斑。

3）变态反应型　本型又称为过敏性支气管肺曲霉病，曲霉可以作为过敏原，引起敏感人员的Ⅰ型和Ⅲ型变态反应型疾病。本病与职业有一定关系，较多见于酿造工人和农民。如酿酒工人在制曲车间工作，或农民在收获季节接触大量曲霉寄生繁殖的谷物、稻草，吸入较大量的曲霉孢子时，可发生一系列变态反应症状，如咳嗽、咯痰、咽干、胸闷、气短、哮喘样发作、食欲减退、眼睛刺痒、流泪、发热、盗汗、关节痛、头晕，甚至虚脱等。咳嗽常以夜间为甚，开始咯白色泡沫样痰，病程迁延则咯黏脓样痰，痰内可查到多量嗜伊红细胞。肺部 X 线检查可为阴性或纹理增粗，或出现游走性、一过性的片状阴影。周围血白细胞总数轻度增高，嗜伊红细胞明显增高。IgE 抗体可被动转移给受体及猴类。本病症状一般在停止接触过敏原后 1～4 d 即自行消退，如反复接触过敏原，其病程亦可迁延 1 月以上。

2. 鼻窦曲霉病　本病侵犯上颌窦、筛窦及蝶窦。一般侵及单侧，偶见双侧。可为原发性或继发性。临床有浸润型与非浸润型两类。大部分为非浸润型，表现为鼻腔分泌物增加，黏膜水肿、增厚及肉芽肿形成，在上颌窦内因窦腔较大，可形成曲霉球。浸润型除黏膜病变外，可浸润到骨质，引起骨质破坏。向上可侵入眼眶及脑，出现眼球或眼眶发胀和视力障碍；向外可出现面部肿胀压痛。本病在鼻窦炎的基础上发生，一般均有鼻窦炎症状，表现为鼻涕常带血、脓，鼻出血量不多，可周期性擤出灰黑色痂块或绿灰色胶冻样物，此为曲霉团块，镜检及培养均可阳性。临床检查可发现鼻腔或中鼻道有灰黑色痂块，伴积脓。上颌窦穿刺有脓性分泌物及块状豆渣样物的陈旧性血块。X 线检查可见受侵窦腔阴影加深，或有骨质破坏，活组织病理检查可发现菌丝及孢子。

3. 播散性曲霉病　本病可发生于任何年龄，有文献表示其最小年龄为 14 d 的新生儿，最大年龄为 74 岁，男性多于女性，常继发于急性病毒性肝炎，急性白血病，红斑狼疮，心、肾移植手术的患者以及长期使用糖皮质激素、抗生素和细胞毒药物的患者。曲霉主要自肺部病灶侵入血循环，也可经烧伤创面、消化道病灶、破损的皮肤黏膜侵入血流，继而播散到心、肺、脑、肝、食管、胃、肠、胰、气管、甲状腺等全身各器官，引起胸痛、咳嗽、咯血痰或咯血，持续发热或不规则发热，心动过速或心律不齐，烦躁不安，甚至昏迷等表现。痰、尿镜检及培养可获阳性，但血培养阳性率低。周围血白细胞总数升高，中性粒细胞在 90% 左右。

4. 皮肤曲霉病　本病可为原发性或继发性。原发性较少见，主要表现为增殖性肉芽肿，上覆黄痂，可挤出脓液。镜检和培养为阳性，病理切片可在组织内发现曲霉。继发性皮肤曲霉病可由曲霉败血症或皮肤烧伤、烫伤后感染引起。

5. 外耳道曲霉病　本病为耳曲霉病中最常见的一种，1953 年我国即有耳曲霉病的报告，在耳癣中曲霉引起的约占 80%，大都为寄生性，原发性者占少数。曲霉刺激外耳道皮肤，产生炎性反应和鳞屑，耵聍增多，由于耵聍成管状或膜状，可阻塞耳道，以致听力减退，自觉症状有瘙痒或胀满感。如有继发感染，则有疼痛感。将耵聍除去后，其下皮肤充血潮红，间有糜烂化脓，患处皮肤可增厚或呈革样硬化。如病变累及鼓膜可见鼓膜充血；如鼓膜穿孔，则曲霉侵入中耳引起中耳炎。

6. 眼曲霉病　本病以角膜损害最常见，表现为深浸润溃疡或表浅结节，主要由于外伤引起，患者常先有植物枝叶擦伤史或异物入眼史，尤其是稻谷脱粒等擦伤史，如农民在脱粒时因带有曲霉的谷粒飞到角膜上或角膜被谷粒擦伤后继发曲霉感染。在某项 322 例真菌性角膜溃疡病例研究中，统计约 60%

为曲霉属，其中烟曲霉占半数以上，其次为黄曲霉；约有60%伴有前房积脓，主要症状为局部疼痛、怕光、流泪等角膜刺激症状，程度一般较轻。检查可见睫状充血或混合充血，如不及时治疗，可致失明。还可发生眼睑炎、泪囊炎或脉络膜炎，甚至眼球脓肿，表现为眼球突出，亦可造成失明。曲霉也可由鼻腔或鼻窦侵袭眼眶，产生肉芽肿，压迫眼球使向外突出，活动受限，以致视力逐渐减退，终致失明。X线检查可能发现颞骨、眶壁或颅骨等被破坏，此时常有绿色黏性脓液排出，含有大量曲霉。病灶可逐渐扩大，并可侵入神经、脑膜及脑组织形成肉芽肿，在其中可见分枝狭长的菌丝及异物巨细胞。

7. 脑曲霉肉芽肿　本病较少见，但病情较严重，若不注意易易误诊。肉芽肿损害可出现在脑室或脑实质内，其临床表现随病变的部位、范围而异。位于脑实质内者，其症状与脑瘤相似。一般病程发展缓慢，可先有间歇性畏寒、低热、头晕、头痛、恶心、鼻塞、咳嗽、咯痰、纳差、乏力等类似上呼吸道感染症状，继而头痛、呕吐逐渐加剧，数月或一年后出现偏瘫、颈项强直。瘫侧浅反射减弱或消失，肢体腱反射亢进，霍夫曼征及奥本海姆征可为阳性，而健侧无病理反射。眼底视神经乳头可明显水肿，可有火焰状出血及渗出。脑脊液压力增高，细胞数略增多，白细胞分类以淋巴细胞为主，糖稍低，蛋白增高。真菌镜检及培养阳性率低。周围血白细胞总数增高，以中性粒细胞为主。脑血管造影、颅脑超声波检查、同位素脑扫描以及CT、磁共振检查均可能出现脑部占位性病变征象。往往术前难以确诊，需行开颅探查术。术中见肉芽肿表面被盖一层纤维素样炎性分泌物，肿块较硬，与脑组织分界清晰。病理切片可见菌丝、孢子或分生孢子头。

（二）临床诊断

根据患者有特殊的基础疾病病史、临床表现和病变可进行初步诊断，确诊需要进行实验室检查。

（三）临床治疗

1. 抗真菌药物

1）两性霉素B　仍是治疗曲霉感染最有效的药物。它能与真菌细胞膜中的麦角固醇结合，使其渗透性改变，引起细胞内钾、氨基酸及葡萄糖等内容物外渗，破坏正常代谢，从而抑制真菌的生长。两性霉素B可以全身应用，也可以局部应用。但由于两性霉素B毒副作用较大，而曲霉感染患者往往十分虚弱，难以耐受两性霉素B的毒副作用，因此，又产生了抗真菌感染疗效较好，而毒副作用较小的两性霉素B脂质体。

2）两性霉素B脂质体　它是一种双层脂质体内含有两性霉素B的新型制剂，两性霉素B脂质体降低与机体胆固醇的结合而增强对麦角固醇的结合，从而降低两性霉素B对人体的毒副作用。本书作者等曾应用两性霉素B脂质体治疗2例侵袭性肺曲霉病患者均全部治愈，未出现明显毒副作用。

3）伏立康唑　伏立康唑是一种三唑类广谱抗真菌剂，在一组大样本随机非盲临床试验中，该药对于侵袭性曲霉病的疗效甚至超过两性霉素B，伏立康唑与两性霉素B对侵袭性曲霉病的有效率分别为52.8%和31.6%，12周的生存率分别为70.8%和57.9%。伏立康唑主要的副反应是一过性视力障碍，发生率44.8%。

4）伊曲康唑　它是一种三唑类抗真菌新药，其基本特征为抑制14α-脱甲基酶（一种细胞色素P450依赖性酶），这种酯对于所有致病性真菌脂质膜的麦角固醇的合成起着重要的作用。因此，在真菌细胞内，麦角固醇生成的抑制导致14-脱甲基固醇的蓄积，从而使膜通透性改变，而使得结合于膜的酶系统发生变化，最终引起细胞生长的抑制乃至死亡。除此之外，14-脱甲基醇还能引起几丁质合成的破坏，几丁质的蓄积破坏了真菌细胞分裂的正常过程，形成相互联结的细胞链及细胞群，接着细胞肿胀破裂。常用剂量为口服 200～400 mg/d, 3～8 个月为一疗程, 静脉制剂已在国内完成临床试验。主要副反应有胃肠道不适、头晕、皮疹、嗜睡等, 此外注意肝脏损害。

2. 治疗方案　手术治疗适应证: ①单纯型曲霉球或局限性肉芽肿患者。②诊断有疑问, 不能排除肿瘤的患者。③肺曲霉球伴发阵旧性结核空洞引起反复大咯血的患者。清除病灶后加用抗真菌药物治疗, 可巩固疗效。

变态反应型曲霉病: 可应用糖皮质激素, 效果常较满意, 合并应用抗真菌治疗更好。

耳曲霉病: 可用 3% 硼酸、5% 醋酸铝溶液或 2% 水杨酸、20% 酒精溶液, 将耳垢轻轻洗去, 然后搽 2% 甲紫, 或滴入 1% 克霉唑溶液、制霉菌素 (10 万 μ/mL) 溶液或软膏。

眼曲霉病: 眼曲霉性溃疡可用金褐霉素 0.1% 溶液或软膏涂眼。此外也可用 0.25% 两性霉素 B 溶液或 1% 两性霉素 B 眼膏。

鼻窦曲霉感染: 可用两性霉素 B 溶液冲洗。

四、实验室诊断

曲霉病要根据临床症状、体格检查、X 线表现及实验室检查来诊断。本病的病理具有重要的诊断意义。

(一)实验室检查

1. 直接镜检　取痰、脓、痂皮、耵聍、甲屑、粪、尿等标本, 置载玻片上, 加 1 滴 10%～20% 氢氧化钾溶液, 加盖玻片。镜下可见分隔菌丝、分生孢子, 有时可见分生孢子梗、顶囊及小梗。若为曲霉有性期感染, 则可见闭囊壳及子囊孢子。

曲霉菌丝应与念珠菌及毛霉菌的菌丝相鉴别。念珠菌的菌丝较细, 不分隔, 常有假菌丝, 分枝不规则; 毛霉菌的菌丝粗, 为曲霉菌丝的 2～3 倍, 呈直角分枝。

2. 培养　各种标本接种于葡萄糖蛋白胨琼脂培养基斜面后, 置室温 37 ℃或更高的温度培养。常见曲霉生长迅速, 在 48 h 后即有多量菌丝及分生孢子头出现。若有两种以上真菌菌落生长时, 应迅速纯化, 必要时用察氏培养基及小培养等做进一步真菌学鉴定。由于开放部位存在污染的可能, 因此对于开放部位的标本培养结果, 应结合临床综合评价分析。

3. 病理检查　肺内咯出物、痂皮、活体组织或尸检组织, 均可做病理切片, HE 染色时, 菌丝分隔及分生孢子头显示良好, 必要时做 PAS 染色及嗜银染色检查。

4. 常规化验　若为曲霉败血症或肺炎型曲霉病, 周围血白细胞可升高或不高。若为变态反应型曲霉病, 则白细胞总数轻度增多, 嗜酸性细胞增多。

5. 血清学检查　曲霉病的血清学诊断包括曲霉抗原和抗体的检测, 检测方法通常有免疫双扩散试验 (ID), 对流免疫电泳 (CIE), 乳胶凝集试验。更加敏感的方法是 ELISA 法。抗体检测有助于非免疫抑制性曲霉病, 如肺曲霉球、过敏性支气管肺曲霉病的诊断, Wornock 等人认为应用 ID 和 CIE 试验检测曲霉抗体是一种简便有价值的辅助方法。但是它们对于侵袭性曲霉病的诊断阳性率却非常低, 因为侵袭性曲霉病常继发于免疫抑制性疾病, 患者免疫反应性很差, 常至临死尚未产生可供检测到的抗体。因此, 对于侵袭性曲霉病的诊断, 检测曲霉循环抗原阳性率更高。可供检测的抗原很多, 主要的有曲霉培养滤液粗糖抗原、曲霉菌丝体糖抗原、甘露糖半乳糖抗原、糖蛋白抗原等。

6. 分子生物学检查　现代分子生物学技术飞速发展为曲霉病的实验室诊断开辟了一个新的领域。核酸探针技术及 PCR 技术准确、敏感且快速, 可应用多种生物学技术的鉴定结果综合判断。

（二）鉴别诊断

在曲霉病的诊断过程中，尚要与细菌感染、其他真菌感染及肿瘤等疾病相鉴别。如果在肺内发现球形阴影时，需将曲霉球与结核球、良性肿瘤、肺脓肿等相鉴别。

过去，人们未注意到不同种类曲霉引起的疾病在治疗效果方面的差异，因此往往并不重视究竟是哪一种曲霉引起了感染。然而，有人发现不同种的曲霉对伊曲康唑和其他唑类的敏感性有所不同。因此，快速鉴定菌种或进行分离株的药敏实验是十分重要的，有助于制订合理的治疗方案。

五、防控措施

（1）在接触曲霉污染的环境、实验室、尘埃飞扬的场所工作时，应戴防护口罩。如脱粒时稻谷飞入眼内，切不能用力擦眼，应及时用生理盐水冲洗，以免角膜损伤，对眼和皮肤等外伤应及时处理。

（2）在清理有曲霉生长的日常用品如鞋、家具、食物或机器等物品时，宜用湿布擦拭，以防曲霉孢子飞扬，污染空气。手术器械必须严格消毒，以防曲霉污染。

（3）对有明显曲霉生长的物品、场所，可用甲醛溶液或过氧乙酸溶液喷洒。

（4）忌吃霉变的花生、果品等食物。

（5）对有较严重的基础性疾病，或长期使用抗生素、免疫抑制剂的患者，可定期做鼻拭子、痰等多途径真菌镜检和培养。一旦发现曲霉侵袭感染迹象，即可给予经验性抗真菌药物治疗。

第二十九章　Q热

1935 年 Derrick 在澳大利亚的一肉类加工厂的工人中发现流行一种原因不明的发热,称之为 Q 热(Q fever,"Q" 为 Query 的第一个字母,即疑问之意)。以后的研究证明 Q 热是由贝纳柯克斯体(Coxiella burnetii, 俗称 Q 热立克次体)所致的一种人兽共患疫病。Q 热分为急性和慢性两种类型,急性 Q 热主要表现为发热、头痛、肌肉酸疼,常伴有肺炎、肝炎。慢性 Q 热表现为长期持续或反复发热,常伴有心内膜炎、慢性肝炎、骨髓炎等。

一、病原学

1937 年 Derrick 从 Q 热患者血液中分离到病原体,后 Burnet 证实该病原体是一种立克次体。Derrick 为纪念 Burnet 的功绩,建议将该病原体命名为贝纳立克次体。其后的研究证明贝纳立克次体具有与其他立克次体明显不同的特征,1948 年 Phillips 建议在立克次体科内另立柯克斯体属,Q 热病原体被正式命名为贝纳柯克斯体。

虽然贝纳柯克斯体的形态和其专性细胞内寄生特征类似其他立克次体,但是它的超微结构、细胞内生长、遗传等特征以及致病性和免疫性方面与其他立克次体有明显的不同。特别是 16S rRNA 基因序列分析等系统发育研究,除柯克斯体属立克次体目菌均在变形菌纲的 α 亚群内,而柯克斯体属则处在 γ 亚群,与军团菌属的关系最为密切。柯克斯体属内有两个种,一个是对人致病的贝纳柯克斯体,另一个是澳大利亚鳌虾致病菌鳌虾立克次体。

(一)形态染色

贝纳柯克斯体的个体较小,为(0.2 ～ 0.4) μm×(0.4 ～ 1.0) μm, 呈短杆状或球杆状,能够通过细菌滤器。虽然它是革兰氏阴性菌,但用革兰氏染色法对其染色的效果不佳。贝纳柯克斯体的染色常采用吉曼尼兹或麦氏染色法,在绿色或淡紫色的背景上贝纳柯克斯体呈紫红色或红色。

电镜观察,贝纳柯克斯体整个细胞可分为三部分:①由微荚膜、细胞壁和胞质膜构成的外表层。②胞质膜内的含核蛋白体颗粒的致密外周层。③由染色体细丝缠绕而成的中央致密体。细胞壁的厚度约 10 nm,分为 3 层,内层比外层厚;胞质膜厚度约 7 nm,亦分三层。细胞壁和胞质膜之间形成周浆间隙。细胞壁外的微荚膜呈绒毛状,厚约 20 nm。

（二）培养特性

贝纳柯克斯体为专性细胞内寄生菌,以二分裂增殖方式在宿主细胞内的胞质空泡内繁殖。它的繁殖速度很慢,繁殖一代需 12～16 h。贝纳柯克斯体是一种嗜酸菌,它的葡萄糖和谷氨酸代谢必须在 pH 值低于 5 和有足够的质子运动力时才能进行,所以它能够在吞噬溶酶体 pH 值 4.5～5.0 的微环境中生长繁殖。

通过电镜观察,发现贝纳柯克斯体在宿主细胞内有两种发育形态,即呈杆状的高电子密度小细胞变异体(SCV, 直径 300～600 nm)和球状的低电子密度大细胞变异体(LCV, 直径 300～1 200 nm)(图 4-29-1)。柯克斯体具有类似衣原体的发育周期:①吞噬细胞通过吞噬作用将胞外 SCV 摄入胞内。②含 SCV 的吞噬体与溶酶体融合,形成吞噬溶酶体;吞噬溶酶体内酸性环境激活 SCV 的代谢,使 SCV 开始生长并向 LCV 转变。③LCV 二分裂繁殖并产生芽孢,芽孢以出芽方式从 LCV 释放。④释放芽孢后的 LCV 裂解,芽孢进一步发育为 SCV。⑤柯克斯体的大量繁殖引起宿主细胞裂解,释放的 SCV 感染新的宿主细胞。

多种人和动物的原代细胞(鸡胚或鼠胚细胞、人胚纤维母细胞、豚鼠和乳兔肾细胞)或传代细胞(绿猴肾细胞、海拉细胞、P388D1 鼠源巨噬细胞)可供柯克斯体大量繁殖。

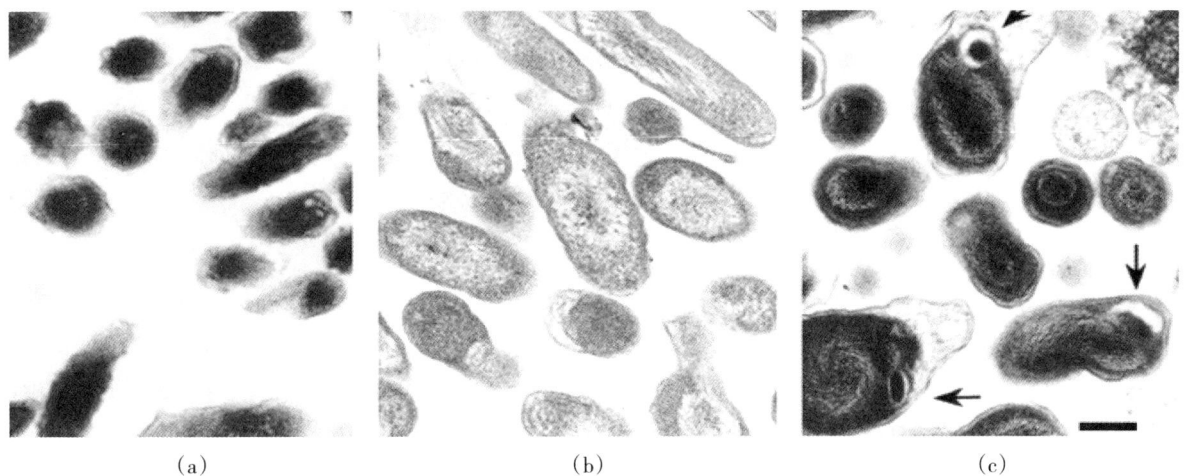

（a）　　　　　　　　　　（b）　　　　　　　　　　（c）

图 4-29-1　贝纳柯克斯体小细胞变异体（a）、大细胞变异体（b）及带芽孢样结构的菌体（c）

鸡胚是大量繁殖柯克斯体的极好宿主。将柯克斯体接种鸡胚卵黄囊 5～7 d 后,在 35 ℃孵育。前 3 d 为柯克斯体的生长适应期(迟缓期),第 4～5 天为旺盛增殖期(对数期),其后为稳定期和衰退期。一般培养 10～12 d 收获鸡胚,从鸡胚卵黄囊膜中提取柯克斯体。

（三）抗原结构和免疫学特性

贝纳柯克斯体的表面抗原主要包括细胞壁上的脂多糖和细胞表面蛋白。

1. 脂多糖抗原（LPS）　贝纳柯克斯体脂多糖化学组成包括 D- 甘露糖（Man）、D- 葡萄糖（Glc）、D- 甘油甘露庚糖（Hep）、葡萄糖胺（GlcN）、半乳糖（Gal）、2- 酮 -3- 脱氧辛酸（KDO）、乙醇胺及类脂 A 等。I 相菌株的 LPS 又称为 I 相抗原,II 相抗原为 I 相菌和 II 相菌共有的表面蛋白。I 相菌株为强毒株,可引起机体严重感染,而 II 相菌株为弱毒株。在 I 相菌株感染的早期,机体产生 II 相抗体,晚期出现 I 相抗体。而稳定的 II 相菌株免疫仅能诱导动物产生 II 相抗体。

2. 蛋白抗原　贝纳柯克斯体 I 和 II 相菌株蛋白组分无明显差异。目前,被确认的贝纳柯克斯体主要表面蛋白有 17 kD、27 kD、30 kD、34 kD 外膜蛋白。

（四）遗传特性

贝纳柯克斯体（Nine Mile 株）基因组为 1 995 275 bp，约为大肠埃希菌基因组的 1/3，其 G+C 含量为 42.3%。贝纳柯克斯体基因组和其携带质粒（QpH1）的主要特征见表 4-29-1。

表 4-29-1　贝纳柯克斯体 Nine Mile 株的基因组和质粒（QpH1）的主要特征

主要特征	染色体	质 粒
基因组大小 /bp	1 995 275	37 393
G+C 含量 /%	42.6	39.3
编码已知功能蛋白的基因数 / 个	1 022	11
编码未知功能蛋白的基因数 / 个	179	5
通过相似保守序列推导的蛋白基因数 / 个	200	1
通过序列分析推导的蛋白基因数 / 个	693	23
蛋白基因的总数	2 094	40
蛋白基因的平均大小 /bp	894	736
编码蛋白基因在基因组中所占比率 /%	89.1	78.8
编码 rRNA 的基因	3	0
编码 tRNA 的基因	42	0

贝纳柯克斯体大多数菌株含有质粒，目前 QpHI、QpRS、QpDG、QpDV 4 种质粒分别从不同来源的菌株中提取。4 种质粒具有共同基因或基因片段，但亦有各自特异性的基因或基因片段以及相同基因的不同排列顺序。

（五）抵抗力

贝纳柯克斯体对理化因素的抵抗力比大多数非芽孢菌强，而且耐气溶胶化。它对温度不很敏感，63 ℃ 30 min 或 85 ～ 90 ℃ 5 min 常不能使其灭活。在脱脂牛奶中贝纳柯克斯体能够存活超过 40 个月；保存于冰箱内的肉和血液中的贝纳柯克斯体至少半年内具有感染力，而在 –20 ℃保存，它能够存活 2 年以上。贝纳柯克斯体对干燥的抵抗力特别强，在羊毛中可存活 7 ～ 10 个月，而在感染动物（如蜱）的干燥排泄物和分泌物中，柯克斯体可以存活数年。

贝纳柯克斯体对乙醇、氯仿、乙醚等脂溶剂敏感，但对其他常用的化学消毒剂，如苯酚、次氯酸钠、甲酚皂或甲醛溶液不敏感。

二、流行病学

Q 热呈全球性分布，遍及五大洲 80 多个国家。1950 年，我国在北京首次用血清学诊断出 Q 热患者，1962 年俞树荣等从重庆市一慢性 Q 热患者血标本中分离到我国第一株贝纳柯克斯体（七医株）。Q 热在我国的分布也十分广泛，已在 20 多个省（市、自治区）报告过 Q 热的存在，并在四川、重庆、云南、内蒙古、新疆及西藏等地发现过 Q 热的流行。

（一）传染源

人Q热的传染源主要是贝纳柯克斯体感染的家畜,特别是牛、羊。Q热常暴发在牛、羊屠宰场或牛、羊皮毛加工厂。贝纳柯克斯体在自然界的宿主非常广泛,已从多种蜱和野生动物分离到贝纳柯克斯体。蜱也是野生动物贝纳柯克斯体感染的传播媒介,贝纳柯克斯体在自然疫源地进行"动物—蜱—动物"的循环。家畜的贝纳柯克斯体感染常有发生,已有从牛、羊、犬、鸡、兔等家畜(禽)的血或脏器中,以及从牛、羊胎盘,鲜奶中分离到贝纳柯克斯体。家畜被贝纳柯克斯体感染后,一般不发病,但贝纳柯克斯体可以在其体内长期存在。存在孕畜胎盘中的贝纳柯克斯体可通过胎盘、羊水、阴道分泌物排出,存在乳腺中的贝纳柯克斯体则可通过乳汁排出。

（二）传播途径

贝纳柯克斯体主要是通过呼吸道进入体内引起感染。含贝纳柯克斯体的尘土或污染物所产生的气溶胶被人、畜吸入,贝纳柯克斯体经呼吸道进入体内引起人、畜感染。

三、病理学

贝纳柯克斯体进入机体,贝纳柯克斯体可在局部吞噬细胞内生长繁殖。贝纳柯克斯体可随单核细胞通过血流进入肺、肝、脾等脏器,在这些脏器的巨噬细胞内大量繁殖,引起这些脏器的损伤。

（一）肺炎

Q热性肺炎可有肺实变,病理组织检查为间质性肺炎的病理改变,有肺泡隔增厚,间质的细胞浸润以巨噬细胞和淋巴细胞为主,多形核白细胞为少数。肺泡渗出物中含有纤维蛋白、单核细胞和红细胞。严重病变可见肺泡内出血性坏死。

（二）肝炎

Q热性肝炎为肉芽肿性和非肉芽肿性病变。肝组织切片的检查发现局部肝细胞坏死和细胞浸润,在肝间质的炎性病灶上聚集淋巴细胞、巨噬细胞、单核细胞和多形核白细胞。另外,还可见单核细胞及由血管内皮细胞形成的多核巨细胞。类似炸面饼圈样的环形肉芽肿是Q热性肝炎的病变特征(图4-29-2),可见脂质空泡由一个致密的纤维蛋白环所包围。肉芽肿可散在分布或融合成较大的病变范围。在肝脏巨噬细胞内可发现有大量的贝纳柯克斯体,巨噬细胞的柯克斯体感染是引起肝脏炎症和肉芽肿形成的主要病因。

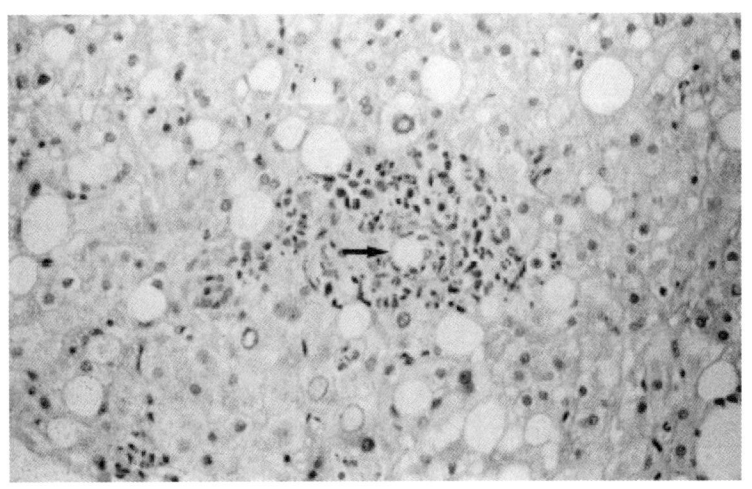

图4-29-2　Q热性肝炎的环状肉芽肿(250×),苏木精染色

（三）骨髓炎

Q热患者的骨髓活检可见与Q热性肝炎相同的环形肉芽肿。环形肉芽肿的中心区域由巨噬细胞、淋巴细胞、多形核白细胞以及多核巨细胞等所环绕。许多Q热患者同时有肝脏和骨髓肉芽肿的形成。

（四）心内膜炎

有心瓣膜或其他心血管解剖异常的慢性Q热患者易发生心内膜炎。患者的主动脉瓣、二尖瓣的接触缘和近乳头肌处可发生单个或多个疣状赘生物，瓣膜尖和主动脉窦穿孔或瓣膜环的动脉瘤形成也有报道。电镜观察病变瓣膜可见巨噬细胞内和细胞外聚集的贝纳柯克斯体。

四、临床学

Q热有急性和慢性之分。对自然感染人群调查发现，约60%的Q热感染者无症状而不需要特殊治疗；在有症状患者中约有60%的患者感染症状较重，需要住院治疗。

（一）临床表现

1.急性Q热　贝纳柯克斯体侵入体内，经2～3周潜伏期后，患者突然出现发热、寒战、头痛等类似流感症状。急性Q热病程为1～2周，早期主要表现为发热、寒战、全身无力等，严重者有高热、寒战、肌肉疼痛以及剧烈的持续性头痛等症状，常合并有肺部感染和肝功能的损伤。

1）发热　发热是Q热患者开始发病的主要指征，多在发病2～4 d达到高峰，体温可达40 ℃，多为弛张热，每天体温波动较大。在发病5～14 d患者体温骤然下降到正常，但有些患者的体温也可逐渐下降，维持1～2个月的发热。

2）肺炎　患者有发热、咳嗽、胸痛等临床表现。有些患者胸部体检正常，但吸气性啰音可以存在。迅速发展的肺炎可以通过听诊发现肺部的实变。胸部X线检查可见肺部有大小不等的圆形或圆锥形均质性实变或模糊阴影、增粗的网状纹理、肺不张及胸膜积液等（图4-29-3）。Q热性肺炎患者常合并有脾脏肿大。

3）肝炎　Q热性肝炎常与Q热性肺炎共存，肝脏损伤主要表现为肝功能异常。患者的肝脏碱性磷酸酶、谷草转氨酶和丙氨酸转氨酶可以是正常人的2～3倍。患者可有季肋部痛、厌食、恶心、呕吐和腹泻等表现。少数患者有进行性黄疸。肝组织的广泛损伤导致患者肝昏迷和死亡的病例亦有报告。

4）心肌炎　Q热性心肌炎少见发生，但是心肌炎易导致Q热患者死亡。临床Q热性心肌炎的主要表现是患者的心电图异常，最常见的心电图异常是T波变化。临床检查可发现患者的心动过速、低氧血症和心衰。心肌活检组织标本做细胞培养，可分离到贝纳柯克斯体；用贝纳柯克斯体抗体做免疫组化检查心肌标本，结果应为阳性。

5）心包炎　约1%Q热患者发生心包炎，患者有胸痛的主诉。心包炎可以与心肌炎或胸膜炎同时存在。

6）脑病　Q热性脑炎、脑膜脑炎、脑脊髓炎病例亦有发现（图4-29-4），患者有嗜睡、谵妄、痴呆等神经症状。脑脊液检查发现有白细胞存在，主要为单核细胞，还发现蛋白含量增加。

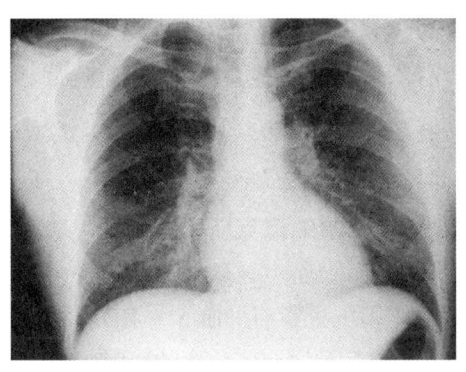
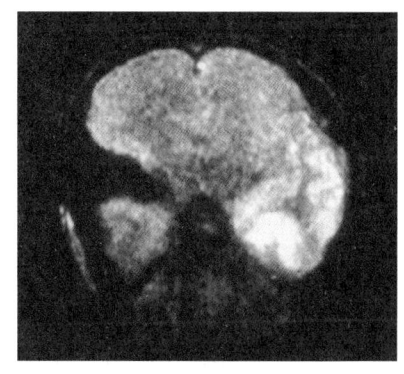

图 4-29-3　急性 Q 热肺炎患者的胸部 X 线表现　　　图 4-29-4　　Q 热脑膜炎的 MRI 影像

2.慢性 Q 热　Q 热病程迁延超过半年,持续发热或反复发热,血清学检查 I 相抗体效价持续升高,即为慢性 Q 热。慢性 Q 热引起多器官损伤,主要引发心内膜炎、慢性肝炎、骨髓炎。

1)心内膜炎　心内膜炎是常见的慢性 Q 热并发症,60% ～ 70% 的慢性 Q 热患者有心内膜炎。有心瓣膜或其他心血管解剖异常、进行过心瓣膜修补术的 Q 热患者更易发生心内膜炎。Q 热心内膜炎由于心瓣膜的赘生物导致瓣膜功能紊乱、心功能不全,严重者导致心衰。典型的心内膜炎有杵状指,50%有肝脾肿大,33% 有动脉栓塞,20% 可出现白细胞溶解血管炎性紫癜。

2)血管感染　虽然 Q 热血管感染少见,但是它对患者的生命有威胁。血管感染主要发生在 60 岁左右的慢性 Q 热患者,患者多有动脉异常(主要为肾下动脉瘤或血管移植术后)。Q 热血管感染无特异性临床症状,如动脉瘤和做过血管移植的患者有发热、腹痛、体重减轻等症状,可考虑给患者做 Q 热血清学检查加以确认。

3)骨感染　目前发现慢性 Q 热患者并发的骨感染有骨髓炎、骨关节炎或脊髓骨髓炎。Q 热骨感染多在儿童中发生,特别是患有髋关节炎、脊椎关节盘炎的儿童。另外,成年人中免疫低下或关节修复过的患者也有 Q 热骨感染的报告。

4)慢性肝炎　Q 热慢性肝炎常合并有 Q 热心内膜炎,但是也有报告仅有慢性肝炎的病例。慢性 Q 热肝炎可以由急性 Q 热肝炎转变而成,患者肝活检有长期持续 Q 热肝炎的病理改变。

5)慢性肺感染　Q 热慢性肺感染较少见,其肺病理变化主要有肺纤维化、假瘤形成。胸部 X 线检查发现患者肺部有肺瘤样物,对患者进行肺切除手术后对患者的肺瘤样组织进行病理组织学检查,可发现支气管被单核细胞阻塞以及肺泡和肺泡隔有单核细胞浸润。

(二)临床诊断

Q 热无特异性临床症状,常规实验室检查对 Q 热诊断的帮助甚微。Q 热的确诊必须依靠病原学、血清学等特异性诊断方法。

(三)临床治疗

多数急性 Q 热患者为轻度发病,无需治疗,2 ～ 3 周内可以自愈。给 Q 热患者口服多西环素100 mg,1 天 2 次可以明显缩短发热周期;最有效的药物为多西环素,在症状出现的前 3 天内治疗效果最佳。在体温降至正常后仍需继续用药数日,以彻底清除体内贝纳柯克斯体。慢性 Q 热可采用多种抗生素联合长期用药,如用多西环素与羟氯喹联合使用,治疗持续时间可能因感染部位而异。

五、实验室诊断

贝纳柯克斯体引起的Q热无明显特征,Q热的确诊需依赖实验室检查,主要包括病原体分离、血清学诊断和基因诊断。

(一)病原体分离

从患者体内分离鉴定病原体是证实Q热最可靠的手段。分离贝纳柯克斯体一般采用动物分离法,豚鼠对贝纳柯克斯体的感染十分敏感,故采用豚鼠进行分离。

1. 患者标本的采集和处理   在患病的第1周内,尽量在使用抗生素前采血5～10 mL抗凝血,并立即将血液接种豚鼠。如在发病1周后采血,为避免治疗中抗生素对病原体分离的影响,最好使血液凝固,除去血清后将血块用生理盐水制成20%～50%的悬液接种豚鼠。

2. 动物接种   将血标本接种两只豚鼠,每只腹腔注射2～3 mL。当豚鼠明显发热时,将一只解剖取脾脏制备悬液接种豚鼠传代,另一只在4周后采血检测抗体。豚鼠在接种标本后的第2天可出现非特异性发热(39～40 ℃)一般在第3天体温下降,1～2 d后体温开始升高。贝纳柯克斯体引起的豚鼠发热,一般可出现两个热峰,接种后10 d左右有一低热峰(39～40 ℃),3周以后为高热,超过40 ℃。

3. 鉴定病原体   用发病豚鼠的脾脏印片,以吉曼尼兹或麦氏染色,在显微镜下观察脾脏内的贝纳柯克斯体。如发现立克次体样菌体,可用贝纳柯克斯体抗体对脾脏印片作免疫荧光染色,在显微镜下观察荧光抗体结合的贝纳柯克斯体。

(二)血清学诊断

血清学诊断为最常用的实验室诊断Q热手段。采用贝纳柯克斯体Ⅰ相和Ⅱ相抗原做间接免疫荧光分析(IFA)检测患者血清中的Ⅰ相和Ⅱ相抗体为目前Q热的血清学诊断最常用方法。该方法简便,而且特异性、敏感性和重复性均好。

分别用Ⅰ相和Ⅱ相贝纳柯克斯体抗原制备免疫荧光抗原片。将患者血清从1：20起作倍比稀释,然后将不同稀释度的血清分别依次加到Ⅰ相或Ⅱ相抗原片孔内,再置抗原片于湿盒中在37 ℃孵育1 h。将抗原片用磷酸缓冲盐溶液(PBS)冲洗,每孔加入用伊文思蓝–PBS溶液(20 μL 0.01 mol/L伊文思蓝和80 μL PBS)稀释的荧光素标记的羊抗人IgM/IgG抗体,然后将其置于湿盒中,37 ℃孵育1 h。抗原片冲洗后,用荧光显微镜检查测定血清抗体的滴度。

Q热Ⅱ相抗体比Ⅰ相抗体出现早,患者感染一周后其血清中可测出高滴度的Ⅱ相抗体。IFA的Ⅱ相IgG抗体滴度≥1：160或Ⅱ相IgM抗体≥1：40,或双份血清检测的滴度相差4倍/4倍以上对Q热现症诊断有意义。慢性Q热血清Ⅰ相IgG抗体滴度持续≥1：640。

(三)基因诊断

1. 聚合酶链反应(PCR)   依据贝纳柯克斯体的*23S rRNA*基因序列设计两对扩增引物分别做2次PCR。第一次PCR扩增引物为: cb 23S IVS F(5'–CTTTAAAGAAAGCCTAATAG–3')和Cb 23S IVS R(5'–TTACTTTATGTCAGCATTCG–3')。第二次PCR扩增引物Cb IVS F–Seq(5'–TCACTGGTCGAGTCGTC–3')和Cb IVS R–Seq(5'–ATTCGCACTTCTGATACC–3')位于第一对的扩增区内。第一次扩增时被检标本DNA模板量为1～2 μL,取第一次扩增产物1～2 μL作DNA模板进行第二次扩增。

PCR反应成分为1 μL脱氧核苷酸三磷酸(dNTP)(10 mmol/L),5 μL PCR缓冲液(10×),8 μL

$MgCl_2$（15 mmol/L）和 1.25 U 的 Taq 多聚酶，每种引物为 20 pmol。最后补充双蒸去离子水至 50 μL 总容量。

除引物和 DNA 模板不同外，两次反应条件一致，均为 94 ℃ 3 min 后，再行 30 个循环，每个循环为 94 ℃ 1 min，55 ℃ 1 min 和 72 ℃ 1 min。取第二次扩增产物 10 μL 在 1% 琼脂糖凝胶（含 0.5 μg/mL 溴化乙锭）上电泳，在紫外灯下观察结果。阳性扩增片段长度约为 600 bp。

2. 荧光定量 PCR　依据贝纳柯克斯体 *23S rRNA* 插入序列设计引物 Fp（5'-CGGCTGAATTTAAGCGATTTATTTTT-3'）和 Rp（5'-CGTAACCACACACGCATCTCA-3'），荧光素标记探针为 TaqMan MGB-probe（5'-TGCAATGGGTTCGG-3'）。扩增 67 bp DNA 片段（5'-CGGCTGAATTTAAGCGATTTATTTTAATTGCAATGGGTTCGGCAGATGAGATGCGTGTGTGGTTACG-3'）。

在荧光定量 PCR 专用反应管或 96 孔板内，采用 25 μL 反应体积。每个反应中含 12.5 μL 通用荧光定量 PCR 反应混合物和 5 μL 引物和探针混合物（100 μL 混合物中含正向引物和反向引物各 3 μL（50 μm/L），探针 2 μL（50 μm/L），去离子水 92 μL）。将稀释好的标准 DNA 模板（每 μL 分别含 107、106、105、104、103、102、101 拷贝数）和待测样本 DNA 模板（1 ~ 2 μL）分别加到以上配制好的定量 PCR 混合物中，最后补充灭菌去离子水至 25 μL。将反应管 / 板置实时荧光定量 PCR 仪内，设置反应条件（50 ℃ 2 min 和 95 ℃ 10 min，然后以 95 ℃ 15 s 和 60 ℃ 1 min 循环 45 次）。

仪器自动给出结果，标本 DNA 检测的荧光信号（循环阈值，Ct）与标准 DNA 模板的循环阈值对标准标本拷贝数的标准曲线进行换算，获得标本中检出目的 DNA 拷贝数。

六、防控措施

（一）一般预防

防毒面罩可阻止含贝纳柯克斯体气溶胶对人体的感染；食品煮沸和牛奶经巴氏消毒可灭活贝纳柯克斯体。

（二）暴露前预防

抗 Q 热疫苗的接种是最有效预防贝纳柯克斯体感染的措施。目前已有灭活的 I 相贝纳柯克斯体做疫苗，虽然该疫苗的免疫保护效果达 100%，但是该疫苗可引起已有贝纳柯克斯体抗体存在的人产生全身不良反应，所以免疫前需要对人群进行筛选。

（三）暴露后预防

在暴露贝纳柯克斯体 8 ~ 12 d 后服用药物预防（多西环素：每 12 h 口服 10 mg，连续 14 d；或每 12 h 口服 100 mg，连续用 5 d）效果最好。但在暴露贝纳柯克斯体的 1 ~ 7 d 内服用抗生素的预防效果不佳，仅能推迟 Q 热的发生。

第三十章　埃立克体病

　　埃立克体病（Ehrlichiosis）是由无形体科（Anaplasmataceae）病原体引起的一类人兽共患的自然疫源性疾病。无形体科属于立克次体目（Rickettsiales），为一类主要感染白细胞和血小板的专性细胞内寄生革兰氏阴性小球杆菌。

　　目前，对人和动物致病的埃立克体病原体有 10 多个种，用 16S rRNA 基因序列做系统发育分析，可将埃立克体病原体分为 3 个基因群，基因群分别归于无形体属（Anaplasma）、埃立克体属（Ehrlichia）、新立克次体属（Neorickettsia）。目前已证明能够感染人的埃立克体有查菲埃立克体（E. chaffeensis）、犬埃立克体（E. canis）、伊氏埃立克体（E. ewingii）、嗜吞噬细胞无形体（A. phagocytophilum）和腺热新立克次体（N. sennetsu），其主要特征见表 4-30-1。采用 PCR 和 16S rRNA 基因序列分析技术，在我国已经从蜱标本中发现有查菲埃立克体、犬埃立克体、西藏埃立克体、嗜吞噬细胞无形体、血小板无形体，并证明我国有犬埃立克体病的流行。另外，从患者的血标本中检测到查菲埃立克体和嗜吞噬细胞无形体 DNA，说明我国有人埃立克体病的存在。人单核细胞埃立克体病和人粒细胞无形体病为两种主要人兽共患埃立克体病。

表 4-30-1　主要埃立克体病原体的特征

病 原 体	所致疾病	主要靶细胞	宿主	传播媒介	分布
查菲埃立克体	人单核细胞埃立克体病（HME）	单核细胞巨噬细胞	人、鹿科动物、啮齿动物	美洲钝眼蜱	美国、非洲、亚洲地、南美洲
犬埃立克体	犬单核细胞埃立克体病	单核细胞巨噬细胞	犬科动物、人	血红扇头蜱变异革蜱	世界各地
伊氏埃立克体	犬粒细胞埃立克体病	粒细胞	犬科动物、人	美洲钝眼蜱	美国
嗜吞噬细胞无形体	人粒细胞无形体病（HGA）牛/羊/马粒细胞无形体病	粒细胞	人、鹿科动物、啮齿动物	肩突硬蜱太平洋硬蜱篦子硬蜱	美国、欧洲、亚洲
血小板无形体	犬血小板无形体病	血小板	犬科动物	美洲钝眼蜱血红扇头蜱	美国、欧洲、亚洲

续表

病 原 体	所致疾病	主要靶细胞	宿主	传播媒介	分布
腺热新立克次体	人腺热新立克次体病	单核细胞 巨噬细胞	人	吸虫	日本、东南亚
立氏新立克次体	波托马克马热	单核细胞 巨噬细胞	马、犬科动物、猫	蜗牛	北美洲、欧洲

第一节　人单核细胞埃立克体病

　　人单核细胞埃立克体病（HME）是由查菲埃立克体引起的一种人畜共患病，蜱是该病的传播媒介。HME 主要有发热、头痛、肌痛等类似流感的临床表现，多数 HME 患者有白细胞和血小板减少。

　　1986 年美国阿肯色州一家医院收治了一例病前被蜱叮咬过的发热患者，根据外周血单核细胞内有类似埃立克体生长的包涵体以及血清与犬埃立克体反应等检查结果，美国疾病控制中心（CDC）诊断该患者为埃立克体感染。1990 年在阿肯色州的查菲堡，从一蜱咬后发热士兵的血液中分离出一株在生物学性状上十分类似犬埃立克体的病原体，后经 *16S rRNA* 基因序列分析证明该病原体是与犬埃立克体密切相关的一个埃立克体新种，依据分离地将它命名为查菲埃立克体。这是世界上发现的首例蜱传人埃立克体病，由于查菲埃立克体主要感染单核细胞，所以它引起的疾病被命名为人单核细胞埃立克体病。

一、病原学

（一）形态与结构

　　查菲埃立克体在单核细胞的胞质内繁殖后形成包涵体，包涵体存在于细胞膜包被的空泡内。用吉姆萨染色，在光镜下可见查菲埃立克体包涵体被染成紫色（图 4-30-1）。电镜下每个包涵体含有数个到数十个菌体。查菲埃立克体一般为球状，大小为 0.2～0.8 mm，内部有许多电子密度高的微粒和透明区（图 4-30-2）。

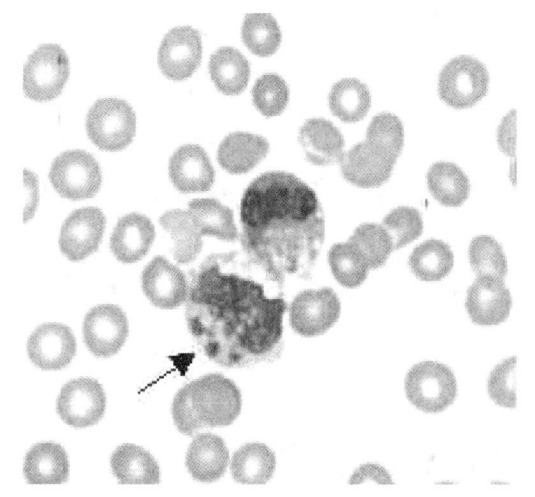

图 4-30-1　HME 患者血单核细胞胞质内的查菲埃立克体包涵体，箭头指示菌体外膜

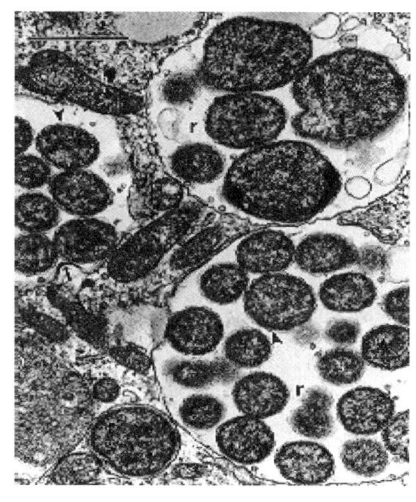

图 4-30-2　查菲立克体在 DH82 细胞胞质内生长繁殖，形成的包涵体的超微结构图

（二）生长特征

查菲埃立克体为嗜吞噬细胞生长的专性细胞内寄生菌，在体内主要感染单核细胞和巨噬细胞。体外实验证明它也能感染粒细胞，但它只能在单核细胞和巨噬细胞内大量繁殖。犬的巨噬细胞系（DH82）和人的单核细胞系（Thp1）被用作体外分离培养和繁殖查菲埃立克体的宿主细胞。另外，查菲埃立克体可以在体外培养的人微血管内皮细胞（HMEC-1）和人子宫颈类上皮癌细胞（海拉细胞，Hela）内生长，它还可以感染绿猴肾细胞（Vero）和人胚肺成纤微细胞（HEL299），并能引起明显的细胞病变。

（三）动物感染

查菲埃立克体与犬埃立克体密切相关，均为嗜单核细胞的病原体。查菲埃立克体也能自然感染犬，引起犬埃立克体病。用查菲犬埃立克体实验感染犬，埃立克体可以在犬体内存在较长时间，但是犬无明显的发病表现和血液学的改变。查菲埃立克体也能感染小鼠（C3H/HeJ），长期持续存在小鼠体内，但是不引起小鼠的死亡。从日本野鼠体内分离到的鼠埃立克体（*E. muris*）在遗传、生物学特性、致病性等方面与查菲埃立克体非常相似，是否它也能感染人将有待证实。

（四）抗原结构

应用免疫印迹技术发现查菲埃立克体有 7 种主要蛋白抗原，分子质量分别为 120 kD、66 kD、55 kD、44 kD、29 kD、28 kD 和 22 kD。查菲埃立克体有一个 28 kD 抗原蛋白家族，由多个 23～31 kD 的同源蛋白所组成，至少 17 个基因编码这些分子质量不同的同源蛋白。外膜蛋白基因家族的基因多样性可能有利于查菲埃立克体在宿主体内不断改变细胞表面抗原以逃逸宿主免疫系统的攻击。

（五）遗传学

查菲埃立克体的全基因组为 1 176 248 个碱基对，G+C 含量为 30.1%，含 1 115 个编码框。

二、流行病学

HME 分布于美国 32 个州，大多数病例集中在美国的南部和东南部。除美国外，欧洲、非洲、亚洲亦有报道。我国学者也曾用查菲埃立克体作抗原在云南省人群中发现有阳性血清；另外从内蒙古林区发热患者的血标本中用 PCR 检测到查菲埃立克体的 DNA。越来越多的证据证明 HME 为全球性分布，我国亦有该病的存在。

（一）传播媒介

流行病学调查发现大多数 HME 病例出现在当地蜱的活动期（5—7 月），患者都有到过蜱活动的地区，或在发病前 3 周内有与蜱接触或被蜱叮咬过的病史。大约 75% HME 患者为男性，可能因为他们更多地参与户外活动和有更多的机会与蜱接触。

现已证明美洲钝眼蜱（*Amblyomma americanum*）和变异革蜱（*Dermacentor variabilis*）为美国 HME 的传播媒介。美洲钝眼蜱主要存在美国的南部和东南部，该蜱若虫和成虫的觅食活动高峰与患者发病的月份相一致。用 PCR 从蜱 DNA 标本中扩增查菲埃立克体的 16S rRNA 基因，证明美国南部各州所收集的美洲钝眼蜱的查菲埃立克体的感染率为 0.48%。变异革蜱主要存在美国的东南部和太平洋地区，用 PCR 也从这些地区的变异革蜱中检测到查菲埃立克体的 DNA。我国学者采用查菲埃立克体特异的半套式 PCR 从云南的龟形钝眼蜱（*A. testudinarium*）、福建的越原血蜱（*H. yeni*）和卵形硬蜱（*I. ovatus*）中扩增到查菲埃立克体 *16S rRNA* 基因片段，扩增的阳性率分别为 55.2%、11.9%、12.0%；

从内蒙古的全沟硬蜱（*I. persulcatus*）和森林革蜱（*D. silvarum*）以及从新疆的全沟硬蜱中也扩增出查菲埃立克体的 16S rRNA 基因片段，阳性率分别为 39.1%、10%、6%。这些检测结果证明我国南、北都有查菲埃立克体的存在，但携带查菲埃立克体的蜱种不同。

（二）自然宿主

白尾鹿（*Odocoileu virginianus*）是美洲钝眼蜱的主要宿主。在美国埃立克体病流行区，80% 有美洲钝眼蜱寄生的白尾鹿的血清标本被 IFA 检出查菲埃立克体抗体阳性。实验研究证明美洲钝眼蜱的若虫和成虫在查菲埃立克体感染的鹿身上吸血后而遭受感染。感染的蜱可通过叮咬健康的鹿，使查菲埃立克体在鹿群中传播。实验室研究发现查菲埃立克体血症在新感染的鹿体内可以维持 2 周以上。越来越多的研究证明白尾鹿是查菲埃立克体的一个重要的储存宿主。

变异革蜱是一种寄生于犬身上的蜱。采用 PCR 从美国的变异革蜱存在地区的犬血标本中扩增到查菲埃立克体的 DNA 片段；在实验室用查菲埃立克体感染犬，该病原体可以在犬体内存在 26 d 以上，这些均提示犬可能是查菲埃立克体的又一种储存宿主。另外，在 HME 流行区的某些野鼠的血标本中检测到查菲埃立克体抗体，并且在实验室用查菲埃立克体可以引起某些小鼠的持续感染，证明啮齿动物也可以是查菲埃立克体的自然界储存宿主。

（三）传播方式

可以推测，在 HME 自然疫源地，蜱在查菲埃立克体感染动物身上吸血而被查菲埃立克体感染，当感染的蜱再次吸血时，可将查菲埃立克体传给其他动物，导致埃立克体在自然界的循环。当人进入 HME 自然疫源地，感染的蜱叮咬人时可将其所携带的查菲埃立克体传给人，引起 HME 的发生。

三、病理学

（一）致病机理

蜱传埃立克体是通过蜱的叮咬进入人体内，并经微血管或淋巴道进入有关的脏器。经免疫组化研究，发现查菲埃立克体可存在患者肝、脾、骨髓和淋巴结等网状内皮系统的器官和组织中。

1.埃立克体抑制吞噬溶酶体的形成　埃立克体无菌毛和荚膜，因此推测查菲埃立克体侵入单核细胞是通过菌体表面的外膜蛋白与宿主细胞表面蛋白的结合，通过单核细胞的内吞作用将埃立克体摄入胞内。研究发现吞噬细胞内含埃立克体的吞噬体不与溶酶体融合，以致摄入胞内的埃立克体逃逸溶酶体内的杀菌和抑菌物质的杀伤作用。用土霉素处理埃立克体感染的巨噬细胞，30 min 内，含埃立克体的空泡即与溶酶体发生融合。土霉素的作用机制是抑制细菌蛋白质的合成，因而提示埃立克体能够合成某种蛋白来抑制吞噬体与溶酶体的融合。

2.钙离子促进埃立克体的繁殖　另外的研究还发现，钙调蛋白拮抗物、钙通道封闭剂、细胞内钙流动抑制剂和钙离子载体均能有效地阻止埃立克体入侵细胞和细胞内的生长繁殖。另有研究证明埃立克体入侵细胞和生长繁殖均依赖由其引发的宿主细胞内钙信号的传递。

3.埃立克体抑制吞噬细胞的活化　研究还发现查菲埃立克体感染的单核细胞的 IL-2、IL-6、粒细胞和巨噬细胞克隆刺激因子（GM-CSF）以及 TNF-α 的表达受到抑制。这些细胞因子的缺少可以延迟机体的抗埃立克体免疫的产生，而有利于埃立克体在吞噬细胞内的繁殖。埃立克体进入吞噬细胞后可以抑制吞噬细胞的充分活化，除表现为细胞因子的产生受抑外，还有活性氧中间体的缺少。

4.埃立克体感染导致宿主细胞裂解和组织损伤　埃立克体在吞噬细胞内生长繁殖，可直接引起细胞的裂解；另外，埃立克体感染诱发机体的免疫应答，产生的抗埃立克体的抗体可与宿主细胞表面的埃立克体抗原结合，介导免疫活性细胞对宿主细胞的攻击。在抗埃立克体的免疫应答中，免疫细胞释放的某些细胞因子和其他的有关的炎性介质可导致机体的组织损伤、局灶性坏死以及肉芽肿形成等。

（二）病理学检查

目前，HME 的尸检报告很少，有关的病理学研究主要来自小鼠的感染模型。用 C57BL/6 杂交小鼠建立的单核细胞埃立克体感染模型与人 HME 感染比较接近。

1. 肺组织　单核细胞埃立克体感染的小鼠模型有明显的肺部病变，主要为弥漫性肺泡损伤和间质性肺炎的病理改变。在肺泡隔的内皮细胞和间质巨噬细胞内及肺动脉分支内的迁移单核细胞内均发现了埃立克体。

2. 肝脏　HME 病例的实验室检查的最常见异常是肝转氨酶的升高，胆汁堵塞也有报告。在单核细胞埃立克体感染小鼠的肝脏，组织病理学检查发现有淋巴细胞浸润、库普弗（Kupffer）细胞增生、肝细胞局灶性坏死、嗜红细胞作用、肉芽肿形成以及微血管脂肪变性等。除肝细胞局灶性坏死外，这些病变也在 HME 患者的肝脏组织病理学检查中观察到。用免疫组化方法在感染小鼠的肝细胞和 Kupffer 细胞内检测到埃立克体。谷草转氨酶和丙氨酸转氨酶的升高与肝脏组织学的改变同步发生，均出现在小鼠感染后的 7～9 d。另外，在远离坏死灶的部位，发现散在分布的凋亡细胞，凋亡细胞为 Kupffer 细胞和肝细胞。

3. 脾脏　单核细胞埃立克体感染小鼠有明显的脾脏肿大，超微结构和免疫组化的研究发现脾脏边缘带的巨噬细胞增多，红髓也发现有巨噬细胞浸润。脾窦状隙的细胞内有大量的埃立克体存在。另外，脾脏还有明显的滤泡增生和生发中心形成，在生发中心内的巨噬细胞内有埃立克体的存在。在红髓和边缘带中观察到凋亡细胞的存在。HME 患者的脾脏病理改变与单核细胞埃立克体感染小鼠的脾脏的病变相类似。

4. 骨髓　骨髓是单核细胞埃立克体的主要靶器官。HME 患者的骨髓检查多见骨髓细胞增多而少见骨髓细胞减少，髓细胞增生和肉芽肿形成在 HME 病例中也有发现。用亚致死剂量的单核细胞埃立克体感染小鼠也可在小鼠的骨髓中发现有肉芽肿形成。

5. 中枢神经系统　少数 HME 患者有中枢神经系统损伤的临床表现，组织病理学检查发现在患者的脑膜和脑实质的血管周围有浸润性病变。

四、临床学

（一）临床表现

HME 是一种不具备特征性临床表现的急性发热性疾病，主要临床表现是持续性发热。大部分患者有发热、寒战、头痛等类似流感的症状，或先表现低热、疲惫和不适，1～2 d 后症状加重。肌痛常见且较重，多呈弥漫性，但有时局限于腰背等部位。不少患者有恶心、呕吐、腹痛、腹泻等胃肠道的症状；厌食较普遍，且持续时间长，常导致体重减轻。不少患者有咳嗽和肺炎等呼吸道感染的表现。另外，有些患者有淋巴结肿大、肝脾肿大等体征。严重的病例出现呼吸衰竭、肾功能衰竭或中枢神经系统受损。神经系统受损表现为剧烈头痛、嗜睡、视物模糊、神志不清、头面部神经麻痹、癫痫样发作、反射亢进、颈项强直或有共济失调等。少数患者可在躯干和四肢出现瘀斑或瘀点样皮疹；一般病初少见，发病一周后出现较多。HME 的死亡率为 2%～5%，死者多为老年和合并继发感染者。各种临床表现出现频率见表 4-30-2。

HME 的持续感染亦有报道。一患者被血清学证实为急性 HME，经四环素和氯霉素的抗埃立克体治疗，病情仍不断地恶化，有多种病原体的继发感染和胃肠道出血，最终在入院后的第 68 天死亡。通过免疫组织化学检查，发现患者死前的骨髓和死后的肝脏组织中的单核细胞内有埃立克体存在。

(二)临床诊断

诊断：由于 HME 无特异性临床表现，诊断较困难。在夏、秋季，对来自蜱的活动区的发热患者，特别是在发病前 3 周内有与蜱接触史的发热患者应当考虑有该病的可能。如果这些患者出现白细胞减少和(或)血小板减少，HME 的可能性更大。如果患者的外周血涂片检查发现单核细胞内有包涵体，可初步作出 HME 的诊断。进一步的确诊有赖于血清学和查菲埃立克体特异的 PCR 检测，有条件的可做 HME 病原体的分离。

鉴别诊断：HME 常常累及许多器官，有类似于病毒性肝炎、胃肠炎、心肌炎、肺炎或脑膜炎的临床表现，因此对于怀疑为 HME 的病例必须根据所影响到的器官与有关的疾病作出鉴别。如果患者有被蜱叮咬或与蜱接触的病史，应与另外一些蜱媒传染病，如斑点热、莱姆病相鉴别。少数 HME 患者有皮疹，常被怀疑为斑点热或莱姆病，但斑点热和莱姆病均无白细胞减少或血小板减少，莱姆病的皮肤红斑为游走性，据此可作鉴别。

表 4-30-2　HME 的临床表现出现频率

临床表现	调查总例数	占调查总数的频率 /%		
		第一天	第一周	发病期间
发热	211	73.7	96.6	97.2
不适	188	65.0	79.0	84.0
头痛	193	59.9	75.5	81.3
肌痛	191	44.1	57.9	68.1
寒战	180	41.6	53.0	61.1
关节痛	181	21.1	34.2	41.4
恶心	174	19.9	42.3	48.3
出汗	156	24.1	45.1	53.2
厌食	183	21.9	51.6	66.1
咽炎	172	7.9	15.2	25.6
呕吐	188	9.3	26.7	37.2
咳嗽	172	5.2	17.5	26.2
腹痛	166	4.0	13.3	21.7
腹泻	167	3.9	17.1	24.6
皮疹	212	6.0	25.1	36.2
淋巴结肿大	171	3.3	15.1	24.6
意识模糊	167	1.3	13.5	19.8

（三）临床治疗

目前，治疗 HME 首选多西环素，其他四环素类药物效果也好。大部分患者用药 1 d 后症状明显改善，退热的平均时间为 2 d。

五、实验室诊断

（一）一般检查

多数 HME 病例有血常规异常，主要为发病早期的白细胞和（或）血小板减少。大约 57% 的病例的白细胞计数 $< 4.3×10^9$ 个 /L，有的 $< 0.8×10^9$ 个 /L；约 76% 的病例的淋巴细胞计数 $< 1\,000×10^6$ 个 /L；血小板计数 $< 150×10^9$ 个 /L 约占患者总数的 70%，最低者为 $26×10^9$ 个 /L。异常的血常规在发病后的 5 ～ 7 d 最明显，经抗埃立克体的治疗后，10 ～ 14 d 后可恢复到正常。

除血常规异常外，还可发现大多数患者的肝功能检查结果异常，在早期有轻度或中度肝脏谷草转氨酶和丙氨酸转氨酶水平升高，然后缓慢回落至正常。另外，半数以上的患者的血红蛋白水平下降，有轻度的贫血；许多患者还有血细胞比容下降。

对有中枢神经系统损伤表现的患者的脑脊液做检查，发现半数以上患者有淋巴细胞增多和蛋白含量升高的表现。

（二）血涂片染色镜检

取 HME 患者的感染早期外周血涂片，用吉姆萨染色，可见单核细胞的胞质内有呈圆形的深紫色的包涵体。因单核细胞在血白细胞中所占的比率少，因此从血涂片上发现单核细胞内有包涵体的机会不多，故诊断的意义不大。

（三）血清学诊断

常用的血清学诊断方法为 IFA。用查菲埃立克体作抗原检测患者血清中的查菲埃立克体抗体的滴度。一般抗体（IgG）滴度在发病后第 3 周升高，如单份抗体滴度超过 1 ∶ 64 或其后的滴度有 4 倍增长，即可作出 HME 的诊断。

（四）PCR 扩增

PCR 扩增查菲埃立克体的基因片段是早期检测 HME 的方法，依据埃立克体属特异性和查菲埃立克体种特异性的 *16S rRNA* 基因设计引物。外引物为 ECB （5'-CGTATTACCGCGGCTGCTGG-3'）和 ECC（5'-AGAACGAACGCTGGCGGCAAGCC-3'）；内引物为 HE1（5'-CAATTGCTTATAACCTTTTGGTT ATAAAT-3'）和 HE3（5'-TATAGGTACCGTCATTATCTTCCCTAT-3'）。

采用血液 DNA 提取试剂盒直接从患者抗凝血中提取 DNA 作模板。50 μL 反应混合物含 10 mM Tris–HCl，50 mM KCl，1.5 mM MgCl$_2$，5 mM 氯化四甲胺，每种 dNTP 0.2 mM，每条引物 0.02 mM，DNA 模板 2 ～ 5 μL，Taq 酶 1.25 U。第一轮 PCR 用外引物和用提取的 DNA 样本作模板，第二轮 PCR 用内引物，并改用第一轮的 PCR 产物作模板。

反应条件为 94 ℃ 2 min 后，以 94 ℃ 1 min、45 ℃ 2 min、72 ℃ 30 sec 循环 30 次，最后 72 ℃延伸 5 min。除了循环中 45 ℃改为 55 ℃ 外，第二轮的 PCR 反应的条件与第一轮相同。用常规 DNA 琼脂糖凝胶电泳检查第二轮 PCR 反应产物，阳性 DNA 片段为 389 bp。

（五）病原体分离

C3H/HeJ 和 C57BL/6 小鼠对查菲埃立克体的感染较敏感。取患者的血直接腹腔接种敏感小鼠，

7～10 d 后,取小鼠的血和脾脏做 PCR 检测查菲埃立克体 DNA,或用特异性抗体作免疫组化染色,检查组织和细胞内的查菲埃立克体。

分离查菲埃立克体可采用犬的巨噬细胞系(DH82)。从疑诊患者的抗凝血中分离白细胞,将白细胞接种预先培养好的 DH82 细胞单层,每隔 3 d 取细胞涂片作吉姆萨染色,检查 DH82 细胞胞质中是否有埃立克体包涵体。

六、防控措施

HME 的局部流行是携带查菲埃立克体蜱叮咬人所致。因此 HME 的预防主要是在野外防止蜱对人的叮咬,可采用适当的杀虫剂杀灭居住地的蜱和宠物身上的蜱。

第二节　人粒细胞无形体病

1990—1993 年,在美国明尼苏达州和威斯康辛州发现多个急性发热的患者的中性粒细胞的胞质内有埃立克体样包涵体。血清学分析也证明这些患者与 HME 病原体无关而与马埃立克体(*E. equi*)和嗜吞噬细胞埃立克体(*E. phagocytophilium*)相关。1994 年,Chen 等人从类似的患者血标本用 PCR 扩增到嗜粒细胞埃立克体的 *16S rRNA* 基因,经序列分析证明该病原体与马埃立克体和嗜吞噬细胞埃立克体在进化关系上密切相关。1995 年,Goodman 等用人的粒细胞白血病细胞系(HL-60)从患者的血标本分离到这种嗜粒细胞病原体,将它非正式命名为人粒细胞埃立克体,其所致的疾病则称为人粒细胞埃立克体病(HGE)。经 *16S rRNA* 基因序列的系统发育分析,发现这些动物与人体分离的嗜粒细胞病原体与无形体属最相关,因此将它们归于无形体属的一个新种,命名嗜吞噬细胞无形体(*Anaplasma phagocytophilum*),其所致疾病也改为人粒细胞无形体病(HGA)。

一、病原学

(一)形态结构

嗜吞噬细胞无形体呈球状多型性,主要寄生在粒细胞的胞质空泡内,形成的包涵体比查菲埃立克体的要小。用吉姆萨法染色,嗜吞噬细胞无形体包涵体在胞质内染成紫色(图 4-30-3)。

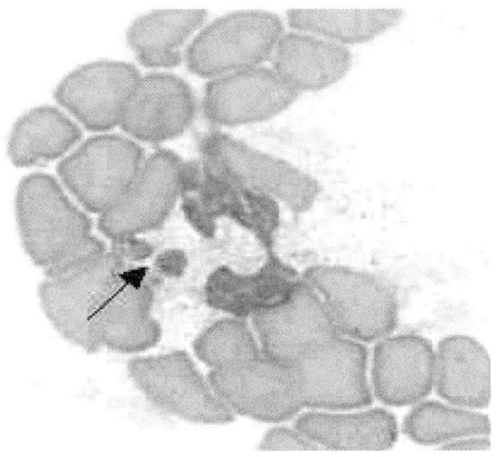

图 4-30-3　嗜吞噬细胞无形体(包涵体)在马的中性粒细胞的胞质内

人粒细胞白血病细胞（HL-60）类似人的正常骨髓前质细胞,具有中性粒细胞的功能。嗜吞噬细胞无形体在 HL-60 细胞内生长繁殖十分迅速,电镜观察发现它在 HL-60 细胞内主要存在于与膜结构相连的空泡内,但嗜吞噬细胞无形体感染的空泡内无查菲埃立克体感染所形成的纤维样结构。嗜吞噬细胞无形体早期的形态多为圆形的密度较大的网状体,在后期菌体变小但密度增大;嗜吞噬细胞无形体的外膜比查菲埃立克体外膜有更多的皱褶。

（二）抗原结构

嗜吞噬细胞无形体的 44 kD 外膜蛋白基因全长 1 333 bp,编码 439 个氨基酸。嗜吞噬细胞无形体的染色体上有多个与 44 kD 外膜蛋白基因同源的基因,存在一个 44 kD 外膜蛋白基因家族。用嗜吞噬细胞无形体感染犬血清筛选该病原体的基因文库,发现了该病原体的 160 kD、130 kD 和 100 kD 3 个大分子抗原蛋白基因。

（三）遗传学

嗜吞噬细胞无形体的基因组为 1 471 282 个碱基对,G+C 含量为 41.6%,含有 1 369 个编码框。从患者分离的嗜吞噬细胞无形体与从马和牛分离的嗜吞噬细胞无形体的 *16S rRNA* 基因的差异仅 1 ~ 3 个碱基（0.1% ~ 0.2%）,充分证明它们属于同一个种。

二、流行病学

已报道美国有 21 个州发现 HGA,主要集中在东北部,中西部和西海岸也有患者。血清学分析证明某些欧洲国家也有该病的存在,在斯洛文尼亚已有多个 HGA 病例被证实。我国学者用嗜吞噬细胞无形体特异 PCR 检查内蒙古大兴安岭林区蜱咬后发热患者的血标本,35 份中有 4 份为阳性;用 PCR 从阳性患者血标本中扩得 *16S rRNA* 基因,该基因序列与嗜吞噬细胞无形体的 *16S rRNA* 基因序列仅 1 个碱基不同,证明我国有 HGA 存在。

（一）传播媒介

美国每年的 4 月到 12 月均有 HGA 病例出现,但高峰期为 6 月和 7 月。在美国已证实肩突硬蜱（*Ixodes scapularis*）是该病的传播媒介。肩突硬蜱是也是莱姆病病原体的携带和传播者,用 PCR 方法从 HGA 流行区收集的肩突硬蜱中同时扩增出 HGA 和莱姆病病原体的 DNA。目前已证明嗜吞噬细胞无形体的传播媒介均为硬蜱属的蜱,包括美国的肩突硬蜱和太平洋硬蜱（*I. pacificus*）以及欧洲的篦子硬蜱（*I. ricinus*）。

全沟硬蜱为我国主要硬蜱属蜱（*I. persulcatus*）,为莱姆病的传播媒介。我国学者采用嗜吞噬细胞无形体特异 PCR 检测新疆、内蒙古、黑龙江等地的全沟硬蜱,阳性率分别为 3.2%、6.3%、0.8%。从内蒙古全沟硬蜱扩得的 *16S rRNA* 基因片段的序列与嗜吞噬细胞无形体的 *16S rRNA* 基因序列完全一致,但是从黑龙江全沟硬蜱扩得的 *16S rRNA* 基因片段（919 bp）的序列与它却有 4 个碱基不同。这些结果证明我国某些地区全沟硬蜱携带嗜吞噬细胞无形体。

（二）自然宿主

美国肩突硬蜱与 HME 的传播媒介——美洲钝眼蜱一样也寄生于白尾鹿身上。研究证明美国的白尾鹿是嗜吞噬细胞无形体的储存宿主。

收集 HGA 流行区自然疫源地肩突硬蜱的小哺乳动物宿主的血标本做 PCR 检测,从 120 份标本中检出 20 份带有嗜吞噬细胞无形体 DNA。另外,在实验室用肩突硬蜱和小鼠成功地模拟出嗜吞噬细胞无形体在蜱和啮齿动物间的循环。这些研究证明野外啮齿动物是嗜吞噬细胞无形体的重要储存宿主。

三、病理学

（一）发病机制

嗜吞噬细胞无形体通过蜱的叮咬进入体内，经微血管或淋巴道进入血流和脏器。采用免疫组化在HGA患者和实验感染动物的肝、脾、骨髓和淋巴结等网状内皮系统的器官和组织中均发现嗜吞噬细胞无形体。另外，胎儿在母亲子宫内感染上HGA和实验室嗜吞噬细胞无形体引起胎牛的宫内感染亦有报告，提示嗜吞噬细胞无形体可以通过胎盘屏障感染胎儿。

1.中性粒细胞表面选凝素介导嗜吞噬细胞无形体的细胞内入侵　嗜吞噬细胞无形体进入血流后，其主要寄生的细胞是中性粒细胞。嗜吞噬细胞无形体的中性粒细胞特性可能与它表面存在的p-选凝素（P-selectin）配体有关。白细胞表面也存在选凝素的配体，使选凝素黏附在白细胞的表面。用抗白细胞选凝素配体的单克隆抗体预先与嗜吞噬细胞无形体结合，可以阻止嗜吞噬细胞无形体与嗜中性粒细胞结合和嗜吞噬细胞无形体向细胞内的入侵。

2.嗜吞噬细胞无形体抑制噬中性粒细胞的呼吸暴发　嗜中性粒细胞在机体的防御系统中是一主要效应细胞。嗜中性粒细胞吞噬入侵的病原菌后发生呼吸暴发，产生大量的超氧离子（O^{2-}），超氧离子能够有效地杀伤病原菌。但是，嗜吞噬细胞无形体在嗜中性粒细胞内不但不受损伤，而且在细胞内大量繁殖。研究证明这是由于嗜吞噬细胞无形体能够抑制嗜中性粒细胞的呼吸暴发。

3.INF-γ在感染早期促进体内嗜吞噬细胞无形体清除，后期增强组织损伤　用嗜吞噬细胞无形体感染C57BL/6小鼠、无INF-γ产生的C57BL/6（INF-γ-/-）和无白细胞介素-10产生的C57BL/6（IL-10-/-）小鼠。在感染的第7天，免疫组化检查仅仅发现少量的嗜吞噬细胞无形体存在C57BL/6小鼠和C57BL/6（IL-10-/-）小鼠的肺组织中，但是C57BL/6（INF-γ-/-）小鼠的肺和脾脏有明显的嗜吞噬细胞无形体感染，提示INF-γ在HGE感染早期的体内嗜吞噬细胞无形体清除中起重要的作用。

虽然这3种小鼠的肝脏均未检测到嗜吞噬细胞无形体，但是肝脏组织病理学检查发现C57BL/6小鼠有轻到中度的肝脏损伤，有少量的淋巴细胞浸润、细胞凋亡等；C57BL/6（IL-10-/-）小鼠的肝脏组织损伤严重，表现有大量的淋巴细胞浸润、更多的细胞凋亡和更大面积的组织坏死；而C57BL/6（INF-γ-/-）小鼠的肝脏仅为轻度的病理改变。这些说明INF-γ和IL-10在HGA的机体损伤机制中扮演重要的角色，INF-γ能增强组织损伤而IL-10则能减轻组织损伤，其机理可能是IL-10通过机体的抗炎系统抑制了INF-γ的作用。

4.嗜吞噬细胞无形体直接损伤宿主细胞和引发其后的组织损伤　嗜吞噬细胞无形体与单核细胞埃立克体一样，在吞噬细胞内生长和过量繁殖可直接引起细胞的裂解。另外还发现粒细胞系和单核细胞系的初始骨髓祖细胞对嗜吞噬细胞无形体感染敏感，这可能是HGA患者的白细胞计数下降的一个重要原因。

一般情况下，立克次体感染引起的病理改变主要是立克次体侵入血管内皮细胞后引起血管炎性损伤，造成组织器官的损伤。但是，嗜吞噬细胞无形体是嗜粒细胞生长的，感染组织无血管炎性改变，因此认为HGA的病理改变可能与机体的免疫因素有关。嗜吞噬细胞无形体侵入器官和组织的吞噬细胞后引起机体的免疫应答，免疫应答使淋巴组织细胞和吞噬细胞在感染部位浸润造成局部组织的炎性损伤，免疫应答的某些免疫细胞激活和细胞因子的释放可加重嗜吞噬细胞无形体感染后的组织细胞损伤。

（二）病理变化

通过对 HGA 死亡患者的尸检和组织病理学检查，发现嗜吞噬细胞无形体的主要靶细胞为成熟的粒细胞，免疫组化检查发现血液、脾脏、肺、肝脏等器官组织的嗜中性粒细胞中存在嗜吞噬细胞无形体，这些器官组织有较明显的病理改变。

脾脏的组织病理学检查发现有巨噬细胞浸润、浆细胞数量的增加，并可见噬红细胞和白细胞现象以及细胞凋亡。淋巴结检查也发现类似脾脏的病变。一个 HGA 死亡儿童的尸检发现有明显的淋巴腺炎，其淋巴结组织有严重的嗜中性粒细胞浸润和巨噬细胞聚集以及副皮质增生。HGA 患者的骨髓检查发现淋巴细胞浸润和浆细胞数量增加，泡沫样组织细胞增多和噬红细胞现象；死亡的 HGA 患者尸检也发现 B 淋巴细胞和 T 淋巴细胞浸润的骨髓增生。

肝脏组织学检查发现有淋巴组织细胞浸润，并有淋巴细胞、巨噬细胞、嗜中性粒细胞等细胞的聚集；肝脏的 Kuppfer 细胞数量增加且发现有肝细胞的凋亡等。肺的病理改变主要为肺间质的淋巴组织细胞浸润和水肿，肺泡内出血也可观察到。

四、临床学

（一）临床表现

HGA 的临床表现与 HME 相似。根据 Bakken 等对确诊的 41 例 HGA 患者的观察，它们的平均潜伏期为 8 d，所有的患者均有发热合并寒战，绝大部分有疲乏、肌痛，其他表现见表 4-30-3。严重的病例有意识不清、急性肾衰、肺炎等。死亡多见于有继发感染的老年患者，死亡率为 7% ～ 10%。

表 4-30-3　41 例 HGA 的临床表现

临床表现	例数／占比	临床表现	例数／占比
发热	41（100%）	咳嗽	12（29%）
疲乏	40（98%）	意识不清	7（17%）
畏寒	40（98%）	虚脱／虚弱	7（17%）
肌痛	40（98%）	腹泻	4（10%）
出汗	40（98%）	肺炎	4（10%）
头痛	35（85%）	眩晕	2（5%）
恶心	16（39%）	上消化道出血	2（5%）
厌食	15（37%）	癫痫样发作	1（2%）
呕吐	14（34%）	皮疹	1（2%）
关节痛	11（27%）		

（二）临床诊断

1. 诊断　对有类似于感冒症状的发热患者，特别是有血小板减少和（或）白细胞减少，并有蜱接触史者，应当考虑到 HGA。

与 HME 一样, HGA 也需与其他的蜱媒病原体所致的发热性疾病相鉴别, 其他的蜱媒病原体感染一般无血小板减少。同样它的确诊有赖于 PCR、IFA、病原分离等实验室诊断。

2. 鉴别诊断　因为肩突硬蜱为 HGA 和莱姆病的共同传播媒介, 其可以同时携带嗜吞噬细胞无形体和莱姆病螺旋体, 它的叮咬也可使人同时患有 HGA 和莱姆病。在用四环素类药物治疗 HGA 无效时应考虑患者是否有莱姆病或其他感染。

(三)治疗

HGA 的治疗首选多西环素, 其他四环素类药物也有效。大多数患者用多西环素治疗后 2 d 内开始退热。体外药敏试验发现在 HL-60 细胞内的嗜吞噬细胞无形体除对多西环素敏感外, 利福平、环丙沙星、氧氟沙星等药物对它也有好的杀伤作用。

五、实验室诊断

(一)一般检查

绝大多数的 HGA 病例有血小板减少和半数有白细胞减少, 白细胞计数 ≤ 3.0×10^9 个 /L, 血小板 ≤ 100×10^9 个 /L。绝大多数病例有血清的肝转氨酶水平的升高。

(二)直接涂片镜检

取患者的外周血直接涂片, 吉姆萨染色, 可发现 HGA 患者的中性粒细胞的胞质中有圆形、紫色包涵体。25% ～ 80% 的 HGA 患者的感染早期的血涂片中的中性粒细胞内观察到包涵体。

(三)血清学检测

用嗜吞噬细胞无形体感染的 HL-60 细胞制备抗原片做 IFA, 检测患者血清中的抗嗜吞噬细胞无形体 IgG 滴度。但是在感染的早期, 大部分患者的检测结果为阴性, 因此该方法无早期诊断的价值, 只用于感染后期的确诊。

(四)PCR 检测

采用 PCR 扩增患者血标本中的嗜吞噬细胞无形体的 *16S rRNA* 基因片段, 多数 HGA 患者的急性期血标本可被检出阳性。外引物为 ge3a (5'-CACATGCAAGTCGAACGGATTATTC-3') 和 ge10r (5'-TTCCGTTAAGAAGGATCTAATCTCC-3'); 内引物为 ge9f (5'-AACGGATTATTCTTTATAGCTTGCT-3') 和 ge2 (5'-GGCAGTATTAAAAGCAGCTCCAGG-3')。

采用血液 DNA 提取试剂盒从患者抗凝血中提取 DNA 作模板。50 μL 反应混合物含 10 μmol/L Tris-HCl, 50 μmol/L KCl, 1.5 μmol/L MgCl$_2$, 5 μmol/L 氯化四甲胺, 每种 dNTP 0.2 μmol/L, 每条引物 0.02 μmol/L, DNA 模板 2 ～ 5 μL, Taq 酶 1.25 U。第一轮 PCR 用外引物, 并用提取的 DNA 样本作模板; 第二轮 PCR 用内引物, 并改用第一轮 PCR 产物作模板。

反应条件为 94 ℃ 2 min 后, 以 94 ℃ 30 sec、55 ℃ 30 sec、72 ℃ 1 min 循环 30 次, 最后 72 ℃延伸 5 min。两轮 PCR 反应的条件均相同。用常规 DNA 琼脂糖凝胶电泳检查第二轮 PCR 反应产物, 阳性 DNA 片段为 546 bp。

(五)病原体分离

将 100 μL 患者的抗凝血或从血中分离的白细胞接种于含有 3 mL HL-60 细胞悬液 (500 000 个细胞 /mL) 的 25 cm^2 细胞培养瓶中, 大约一周后, 经细胞涂片做吉姆萨染色, 可见少数细胞内有小的包涵体, 两周后几乎 100% 细胞被嗜吞噬细胞无形体感染。

也可以将 HGA 患者的抗凝血腹腔接种 C3H/HeJ 小鼠或用环磷酰胺处理的 BALB/c 小鼠，一周后用 PCR 等技术检查感染小鼠血标本中的嗜吞噬细胞无形体。如结果阳性，则取感染小鼠的骨髓细胞接种 HL-60 细胞分离嗜吞噬细胞无形体。

六、防控措施

HGA 的传播媒介是蜱，因此 HGA 的预防主要是在野外防止蜱对人的叮咬。预防措施可采用适当的杀虫剂杀灭居住地的蜱和宠物身上的蜱。

第三十一章 附红细胞体病

附红细胞体病（Eperythrozoonosis, 简称附红体病）是由附红细胞体（*Eperythrozoon*, 简称附红体）感染机体后引起发热、贫血和黄疸等临床表现的人兽共患的传染病。附红体是寄生于人和动物红细胞表面、血浆和骨髓中的一群微生物。1928 年 Schilling 和 Dinger 几乎同时分别从啮齿动物中查到鼠附红体（*E. coccoides*），这是世界上首次认识该病的病原体。1934 年 Neitz 等发现在绵羊红细胞上或其周围有多形态的微生物寄生，并命名为绵羊附红体（*E. ovis*）。同年, Adler 等在牛体中发现了形态与类球状附红体相似的微生物，命名为牛温氏附红体（*E. wenyonii*）。1934 年, Kinsely 等揭示了猪由无形体科微生物引发的疾病，但直到 1950 年 Splitter 才证实该病的病原体是引起黄疸、贫血的病因，并命名为猪附红体（*E. suis*）。以后陆续在其他动物中也发现此类病原体。

1986 年 Puntaric 等首次报告人的附红体病。他们不仅详尽地描述了人附红体病的症状、体征，而且对病原体特点也作了进一步研究。

我国最早于 1972 年在江苏南通地区报道猪红皮病，后经证实是附红体引起的疾病。1981 年晋希民报告了兔附红体病。以后相继在牛、羊、猪等家畜中也查到了附红体。1985 年我国台湾北部报道了在猪群中暴发、流行的猪附红体病，未断奶的 1 ~ 28 日龄的仔猪有 91.7% 感染了附红体。

近年来, 对人、动物附红体感染及病例的报告日渐增多, 人、动物的附红体病越来越受到多方面关注。

一、病原学

（一）附红体形态

关于附红体的形态描述是比较多的, 主要集中于对鲜血压片、一般血涂片染色的观察及各种形式的电镜观察等。

1. 鲜血压片中附红体形态特点　从静脉取血或取末梢血 1 滴, 滴于脱脂玻片上, 加盖玻片, 在普通显微镜油镜下观察。在暗视野显微镜下能看到, 附红体呈球形、圆盘形、椭圆形及杆形等多形态性, 但未见环形。其直径多为 0.3 ~ 0.8 μm, 最大可达 2.5 μm。其自然色彩是红细胞呈橘黄色, 而附红体呈淡蓝色, 由于屈光关系发出亮晶光彩。

附红体的运动方式颇为复杂,可做升降、进退运动,亦可出现多方向扭转、伸屈运动,但前进速度不快。附红体多分布于红细胞周围或直接在红细胞表面上,有的散在于血浆中。

2. 涂片染色中附红体形态特点

1)瑞特染色片中的形态 可选取耳垂血、静脉血、骨髓液等涂片,进行瑞特染色。在普通光学显微镜下可以看到,红细胞为淡红色,附红体呈淡天蓝色。同时可观察到大小不一的附红体,直径在 $0.3 \sim 0.8~\mu m$,最大可达 $1.5~\mu m$,形态多为球形,偶见点状、短杆状、半月状、乒乓球拍状等多形性。大部分附着在红细胞上,呈现小簇、花环状、串珠状排列,有时也呈鳞状排列。在红细胞上的附红体其数量多于血浆和髓浆部位。

在瑞特染色片中同一视野可见到紫红色、褐黄色、褐绿色、深褐色,也可见到蓝色或蓝绿色的附红体。红细胞呈淡红色,但如有附红体寄生其上,其着色比正常红细胞色浅。在血片中各类白细胞上无附红体寄生。骨髓片中显示,严重感染者的骨髓略有增生。除成熟红细胞有附红体寄生外,中幼和晚幼红细胞也有少量附红体寄生。

2)吉姆萨染色片中的形态 在血片、骨髓片中的附红体特点基本上与瑞特染色片相同,不同点是着色略有区别。在同一视野中可见到红色、橘红色、黄褐色、褐绿色、深褐色的附红体。偶见少数蓝色附红体。

3)其他染色 革兰氏染色为阴性(红色),碱性亚甲蓝染色附红体为紫色,对苯胺色素易着色。

3. 电镜下附红体的形态

1)在扫描电镜下的形态特点 在扫描电镜下未见到附红体进入红细胞内,附红体大小为 $0.3 \sim 1.5~\mu m$,多为球形,偶见杆形。多为单个存在,多个小簇状附在红细胞表面上,也可游离于血浆中。被寄生的红细胞表面出现皱褶、突起,在其表面寄生衰老的附红体,可裂解为碎片,释放入血浆中。大型附红体带有纤丝,其丝扒嵌在红细胞膜上。大量附红体易集聚在成熟红细胞表面双凹处,其他部位也有附着。在近 3 万倍电镜下可见到附红体内有分布不均的电子密度大的类核糖体颗粒,其外仅有一层膜包裹,其内未见其他结构。

2)在透视电镜下的形态特点 附红体多为卵圆形和球形为主的多形性小体,附红体长 $0.6~\mu m$,直径为 $0.3 \sim 0.5~\mu m$。大型附红体可观察到细长纤丝,也能见到其膜突起。有一个外包膜,内无细胞器,未见核结构。在包膜下能见到直径为 $0.01~\mu m$ 微管。有许多 $0.01 \sim 0.02~\mu m$ 电子密度的类核糖体颗粒,无规律分布于胞浆内,偶尔形成串索。寄生在红细胞上的附红体与红细胞间距离为 $0.03~\mu m$,红细胞膜骨架比正常人红细胞膜骨架不均匀,有聚集,并出现空洞。

4. 人和各种动物的附红体形态

1)人附红体(E. humanus) 附红体为点状、杆形、半月状等不同形态,多附于红细胞边缘和表面上,极少数附红体游离于血浆中。

2)猪附红体(E. suis) 附红体较大,直径为 $0.8 \sim 2.5~\mu m$,呈环形、球形、杆状或半月状。附红体依附于红细胞表面上,也可游离于血浆中。

3)猪的小附红体(E. parvum) 此类附红体小于猪附红体,大小为 $0.5 \sim 0.8~\mu m$,多呈环形,呈球形时更小。1 个红细胞上可附 $1 \sim 10$ 个附红体,屈光性强,附红体呈淡天蓝色,像镶着一颗闪亮发光的珍珠。

4)牛温氏附红体(E. wenyonii) 附红体形态多为圆盘形或短杆形,有的半月状,大小为 $(0.3 \sim 0.5)~\mu m \times (1.3 \sim 1.8)~\mu m$。少数可见到球形、椭圆形及杆形。1 个红细胞上可寄生 $3 \sim 18$ 个附红体,多以环形排列在红细胞边缘。在血浆中多为聚合存在。

5）牛附红体（*E. teganodes*） 附红体多为环形和杆状。环形附红体为 0.4 ～ 1.2 μm，杆状多为（0.3 ～ 3.5）μm×（0.2 ～ 0.3）μm。而图米附红体（*E. tuomii*）直径为 0.6 ～ 1.0 μm，形态为淡染环形、卵圆形、浓染的杆形和球拍形。

6）绵羊附红体（*E. ovis*） 其形态为多形性，点状、圆形、杆形和弓形，少数呈链状排列。大小为 0.3 ～ 0.6 μm。被寄生红细胞体积较大，色淡，胞浆中有嗜碱颗粒。以红细胞中央和边缘部位寄生较多，在血浆中呈游离状态，形态为多样性。

7）山羊附红体（*E. hirci*） 其形态多为不规则圆形，较大附红体为环状，边缘深染为蓝紫色，大小为 0.2 ～ 1.5 μm，多数散在于红细胞边缘和表面，少数成团寄生。

8）兔附红体（*E. lepus*） 附红体多呈顿点状，大小为 1.2 ～ 1.5 μm。

9）鼠附红体（*E. coccoides*） 其形态多为环形、球形和杆状。大部分均有清亮中心和规则的外环，一般为 0.4 ～ 0.5 μm。

10）犬佩氏附红体（*E. perekorpovi*） 其形态多为环形、卵圆形、顿号形和马蹄形等多形态性。在红细胞表面呈团状或鳞片状寄生。也在血浆中存在。

11）鸡附红体（*E. galli*） 附红体大小差异悬殊，大小为（0.2 ～ 1.2）μm × 2.4 μm，包囊为 3.5 μm。

（二）附红体生活史

研究发现，附红体在血液内增加前已在骨髓中迅速增加。故依此推测，附红体增殖场所可能是骨髓。附红体在宿主细胞上主要是进行二分裂增殖。除血液和骨髓外，其他组织器官有无附红体感染和寄生，在宿主和节肢动物之间究竟存在怎样关系，还需进一步探索和阐明。

（三）抵抗力与致病力

1. 附红体对外界因素的抵抗力

1）对其抵抗力的总体评估 由于附红体感染人、动物后多呈潜伏状态，这表明附红体对宿主防御机制的抵抗力是低的。对一般物理和化学因子作用抵抗力均较低。

2）对消毒药物抵抗力 对常用一般消毒药的抵抗力较弱，几分钟之内即可被杀死。加入 0.1% 碘液即可停止其运动，在用 PBS 液洗涤后运动也不恢复，并不被碘液染色。相反，在 1% 盐酸与 5% 醋酸中其活动力更高，更为活泼、迅速，活动范围大。对乙醚的作用具有中等敏感性。

3）对物理因子作用的抵抗力 对干燥抗力较低，对低温作用抵抗力较强。在 4 ℃ 的血液中能存活 1 个月，且不受红细胞溶解的影响。在 –80 ℃ 下能存活 80 d。在感染牛血液经二甲基亚砜和 1% 甘油或 10% 马血清抗凝能在液氮中或在 –70 ℃ 下长期保存。

猪附红体在 5 ℃ 下能存活 15 d。还有报告在含附红体的抗凝血中，附红体于 4 ℃ 下能存活 6 个月。牛温氏附红体在快速冷冻下能活存数年之久。

2. 附红体的致病力

1）对附红体致病作用的总体评估 致病力一般也称为毒力。从现代微生物致病作用观点出发，致病力包括三个方面：①微生物产生毒素能力（内、外毒素）。②微生物侵袭力及与宿主细胞的黏附力。③微生物在宿主体内或细胞内生存能力。对这些含义综合分析认为，附红体虽有一定致病力，但其致病作用是相当弱的。

2）附红体的感染力 经试验证明，在 4 ℃ 条件下保存 2 个月的附红体仍保持其活动力，亦保持其感染力，将其注射动物体内仍可使动物发生感染；在 –30 ℃ 下保存 4 个月仍可使兔发生感染。

3）附红体致病力的表现 附红体大多数属于条件致病的病原体，在机体处于某些应激状态下方显出其致病作用。目前,附红体的致病机理尚未完全阐明。

(四)附红体抗原性与免疫原性

1. 抗原性

1)附红体抗原结构　电镜观察到附红体有一个外膜,其内有胞浆,胞浆内有类核糖体物质,无核样结构,也无其他细胞器。从这些基本框架结构可以说明,附红体的抗原结构是较简单的。

2)附红体与其他微生物的共同抗原　虽然附红体抗原结构简单,但有人研究发现,附红体感染的动物血清与腺病毒、巨细胞病毒、EB 病毒、风疹病毒、麻疹病毒等抗原都呈现出一过性的阳性反应。这在一定程度上说明附红体与它们有共同抗原存在。虽然如此,附红体感染的宿主血清与衣原体、立克次体、肺炎支原体、布鲁菌、兔热病、李斯特菌、鼠弓形体、肠道病毒等抗原均呈阴性反应。这说明附红体与这些微生物间存在共同抗原的可能较小。

3)附红体与其他相近种属的抗原关系

(1)与血通体属抗原关系:1997 年 Rikihisa 等报道,采用免疫印迹试验分析法对鼠血巴尔通体(*H. muris*)、猫血巴尔通体(*H. felis*)与猪附红体(*E. suis*)16S rRNA 基因序列进行比较分析。其结果说明:①血巴尔通体的抗原主要是 118 kD、65 kD、53 kD、45 kD、40 kD 的抗原。②猪附红体的 16S rRNA 基因序列与血巴尔通体的序列同源性为 84% ～ 92%,与猫西巴尔通体相似性最高。依此试验结果,他们建议应对附红体分类位置进行重新确定。

(2)与其他种属微生物的抗原关系:在附红体感染家畜的过程中也常与无形体属、巴贝虫属合并感染,而且多呈现出附红体干扰后两者。

2. 免疫原性

附红体进入机体后在一般情况能引起弱的体液免疫和细胞免疫应答,并在机体防御中起一定作用。这说明附红体的抗原有一定的免疫原性。

1)体液免疫　附红体进入机体后,经适当的适应期,一般在 10 ～ 15 d 产生抗体,以后逐渐上升,均在 2 个月达高峰,3 个月开始下降,至 15 个月时仍能查到较低水平抗体。其抗体性质为 IgM 和 IgG 类。

2)细胞免疫　感染附红体的羊,取其脾脏中淋巴样细胞与绵羊红细胞进行玫瑰花试验。感染羊的玫瑰花试验阳性率为 2.8% ～ 15.4%,非感染羊为阴性。用植物血凝素(PHA)、豆蛋白 A(ConA)、美洲商陆(PWM)刺激附红体感染牛的白细胞转化试验表明,PHA、ConA 没有因刺激转化上升,PMW 受刺激后转化指数反而下降。这表明细胞免疫在附红体感染中的作用尚未阐明,仍应再深入研究。

(五)血凝性

1. 附红体感染后血细胞自然凝集现象

1)鼠附红体感染后血凝性　有人用鼠附红体接种小鼠,3 ～ 4 d 时血液中有大量附红体,取其血液,其血细胞很快凝集。如果接种大量附红体时,早在接种后 1 d 就出现血细胞凝集。在接种后第 5 天血液中附红体消失或明显减少,此时血细胞凝集现象很难出现。

2)牛温氏附红体感染后血凝性　有人用牛温氏附红体感染牛,其红细胞没有出现凝集现象,反而降低了 PHA 对红细胞凝集作用。正常牛的红细胞可被麦芽、蓖麻子蛋白、大豆和花生的血凝素凝集。但牛被附红体感染后,牛红细胞对大豆和花生的血凝素的凝集作用降低。

上述相反的两种现象,是因为附红体不同,还是两者试验条件不同和观察指标的差异所致,尚需进一步确定。

2. 猪附红体感染后的冷凝集　Jungling 等报告,用猪附红体感染猪后,血液中出现红细胞的冷凝素。通过 ELISA 试验证明:①这种冷凝素产生动态与 IgM 高低、致病作用、红细胞数等有一定关系。②从红细胞膜提取的冷凝素量与猪附红体感染期有一定关系。感染后 6 d 时可提取 12.59 mg/mL 冷凝素,感染 12 d 时能提取 24.35 mg/mL 冷凝素。提取量与提取温度关系不大。③猪附红体感染后产生冷凝素的原因可能是猪附红体抗原与红细胞膜上抗原间有相似性。这种冷凝素可能是自家抗体的一种。

（六）附红体的鉴定分类

1. 附红体属微生物已暂定的分类地位　按《伯杰细菌鉴定手册》,将附红体归于立克次体目（Rickettciales）无形体科（Anaplasmataceae）附红体属（*Eperythrozoon*）。

附红体种类很多,已命名的有 14 种。国外报道有:牛温氏附红体、绵羊附红体、猪附红体和小附红体、鼠附红体、猫附红体（*E. felies*）和狗佩氏附红体。此外,把在牛血浆中营自由生活附红体分离传代,命名为牛附红体;把致病性强的寄生于血小板的附红体分离出来,命名为图米附红体等。

2. 对附红体分类的新观点

1）*16S rRNA* 基因的特点　原核细胞型生物的 *16S rRNA* 基因在各种生物种间有高度的保守性,同时还包含随进化速度不同而变化的可变序列。比较物种间 *16S rRNA* 基因序列,可反映出不同物种在进化上的亲缘关系。所以,可依此作为分类依据,具有"分子时钟"之称。

2）附红体和血巴尔通体 *16S rRNA* 基因分析　通过比较 *16S rRNA* 基因序列并绘制基因发生树后发现,附红体和血巴尔通体两属的微生物与柔膜体纲（Mocullicute）霉形体目（Mycoplusmatales）霉形体科（Mycoplasmataceae）霉形体属（*Mycoplasma*）的肺炎霉形体（*Mycoplacma pneumoniae*）较接近。

（七）附红体的体外分离、培养

NoNaka 等对猪附红体的体外培养进行了系统研究。他们以肝素或枸橼酸盐抗凝血维持附红体附着在红细胞上,在含有 10% 胎牛血清和减量 Eagle 培养液（reduced Eagles medium）中,在含 5%～10%　CO_2 的 37 ℃下培养,并向培养液中加入肌苷维持附红体的完整性。在培养过程中不断测量葡萄糖消耗和乳酸、丙酮酸产生。试验结果表明,利用上述培养条件可维持附红体在体外生存。2002 年,我国律祥君等也对猪附红体的体外培养进行观察。他们认为采用附红体感染猪的抗凝血与等量健康猪血混合后,在厌氧条件下 37 ℃培养 96 h,附红体增殖效果最佳。

二、流行病学

我国于 20 世纪中期后逐渐开展了人、动物间附红体病的流行病学调查工作。

（一）疫情

1. 世界疫情　在世界上报告有附红体感染人、动物的国家和地区有:德国、奥地利、意大利、法国、英国、爱尔兰、西班牙、丹麦、荷兰、捷克、保加利亚、以色列、澳大利亚、中国、日本、朝鲜、南非、莫桑比克、尼日利亚、巴西、阿根廷、美国、古巴、阿尔及利亚、肯尼亚、伊朗、挪威、芬兰、马达加斯加、葡萄牙、比利时、印度、新西兰、埃及等,在近 40 个国家和地区中有附红体感染存在。此病的流行范围覆盖了世界五大洲,堪称为世界性的人兽共患疫病。

2. 中国疫情　早在 20 世纪 80 年代初期,我国已报告人、动物附红体感染、发病的案例,在 20 世纪 90 年代中期尚德秋等组织全国 13 省（自治区、直辖市）25 个人、兽医单位的附红体病调查协作组,对我国的人、动物感染附红体现况进行流行病学调查。此后,陆续在全国各省（自治区、直辖市）进一步开展深入调查分析工作。

1）报告有附红体感染人、动物的地区　有江苏、广东、海南、河北、内蒙古、宁夏、新疆、辽宁、甘肃、广西、湖北、云南、上海、台湾14个省（自治区、直辖市），涉及全国东、西、南、北、中部。此病亦可称为全国性的人兽共患疫病。

2）我国疫情的不平衡性　在调查过的十余个省（自治区、直辖市）中附红体感染的人、动物疫情是极不平衡的，差别较大。人群感染最高的省（自治区、直辖市）是江苏省阜宁县，其感染率高达82.3%，而辽宁省铁岭市西丰县、辽宁省抚顺市的人群感染率为0。其他不同省（自治区、直辖市）的人群感染率波动于16.7%～76.8%。

（二）传染源

附红体感染的宿主是相当广泛的，它既能感染人，更能感染各类家畜、家禽及野生动物。包括猪、绵羊、山羊、牛、犬、猫、马、骡、驴、骆驼、兔、鸡、鸟类、啮齿类、猴、羊驼、蓝狐、角马、鹿、骆马等。

染疫的家畜作为人和畜间附红体病传染源的意义最大，尤其带菌的猪是最主要的传染源，可通过长期接触或屠宰等发生感染，也可通过吸血昆虫传播。畜间感染可因群养等接触而发生，它们之间可互为传染源。

（三）传播途径

1. 直接接触传播　人与家畜、家禽之间长期接触发生感染。

2. 血源性传播　多数报告指出，附红体感染注射器、针头等在进行人、动物接种时可发生感染、传播。此外，给动物打耳标、人工授精、剪毛等也可发生血源性传播。更为重要的是，吸血昆虫传播实际是血源性传播。

3. 垂直传播　据报道，人的附红体可通过胎盘传给胎儿，在孕妇中感染附红体是相当普遍的。猪的附红体垂直感染率可达到感染母猪80%。奶牛的附红体垂直感染也相当普遍。

4. 其他途径　附红体感染是否可以通过消化道和呼吸道传播，尚未明确。虽然有人认为通过消化道感染是有可能的，但因附红体不能脱离红细胞独立生存，所以直接通过消化道发生感染也是较困难的。通过呼吸道发生感染几乎是不可能的。

（四）传播媒介

传播本病最常见方式是通过吸血昆虫或节肢动物吸血将所携带附红体传给宿主。本病多发生在夏、秋两季，正是吸血昆虫繁殖和活动旺盛的时候。主要传播媒介有猪虱、鳞虱、伊蚊、库蚊、按蚊、厩螫蝇、蠓、螨、蜱、蚤等。

（五）易感性

附红体属微生物能感染人，而且在一定条件下可发病。畜间的附红体感染率普遍较高，感染率可超过90%。

（六）流行特征

1. 地理分布　从现有的关于人、动物附红体感染报告中可见，在世界各大洲皆有发生，与气候带、经纬度无关。我国的资料也显示，附红体感染人、动物的疫情散布于全国各地，东、西、南、北、中的不同省（自治区、直辖市）的地理位置皆有分布。

2. 季节性分布　依现有资料证明，附红体感染人、动物可发生在任何季节，但在夏、秋多雨时节感染率偏高。从尚德秋等人对附红体感染人、畜的季节性分布研究看到：① 1 月、11 月、12 月份牛、羊、猪的感染率为 0。② 2 月、3 月、4 月、9 月、10 月份牲畜感染率为 8%。③ 5 月、6 月、7 月、8 月份牲畜的感染率超过 14%，其中 7 月份牲畜感染率高达 29.3%。

3.年龄、性别、职业性分布　附红体感染与人群的性别、年龄无明显关系；与不同职业关系也不明显。牲畜感染附红体与畜龄、性别关系也不明显。

（七）自然疫源性

附红体病是否属于自然疫源性疾病迄今仍无报告。但就其寄生宿主的广泛性（包括野生动物以及多种媒介昆虫的参与），它具备了成为自然疫源性疾病条件。

三、病理学

附红体感染人、动物后的病理学研究并不充分，尤其对人的感染、发病的病理学改变的报告较少。主要是因为人感染、发病较少，病死者几乎没有，很难进行病理学观察。

附红体感染人、动物后病理改变是一个动态过程，不同的感染阶段的病理改变是不同的。所取的器官、组织的病理观察及描述，实际上只反映了感染后的某一阶段病理改变的特点。

（一）发病机理

1.附红体感染、发病是多因素的综合作用过程　目前尚不清楚附红体感染发病的主要因素。一般认为，附红体在血液、骨髓中繁殖，与红细胞有一定亲和性。这种亲和性是靠红细胞本身的静电引力或受体—配体的黏附性实现的，起到集聚附红体作用。这为体内各类吞噬细胞吞噬附红体提供条件。

附红体病的发生与机体状态有密切关系。单纯附红体感染只能在实验室人工感染无菌动物才能实现。在自然界内发生附红体病多与其他致病因子或其他因素共同起作用。所以一般认为，附红体感染后多呈潜伏状态，它是条件致病微生物。机体感染附红体后不一定表现出临床症状和体征，尤其人群感染，多为隐性状态。

当在机体抵抗力下降时或处于应激状态时，附红体感染率上升，感染的红细胞达到一定程度时才会发病。脾脏摘除动物的附红体感染率很高，病死率也高。幼龄动物、老龄畜、免疫抑制动物、处于应激状态下的动物等附红体感染率皆高，患病畜比健康畜感染率亦高。

2.附红体感染后直接发病作用　附红体感染机体后除其他因素外，寄生于红细胞、血浆和骨髓中，导致机体发热，出现渐进性贫血、黄疸、代谢紊乱、低血糖、乳酸和丙酮酸增高、酸碱失衡。

1)贫血　附红体吸附在红细胞上导致细胞膜通透性增加和脆性提高，出现膜凹陷和空洞。随之，血浆进入红细胞易于溶解和破裂，机体逐渐出现贫血及黄疸。

2)Ⅱ型超敏　Ⅱ型超敏反应又称溶细胞型或细胞毒型超敏反应。附红体寄生在细胞表面上，使其抗原暴露，或因附红体的寄生被机体免疫识别细胞误认为是异种抗原。因此，导致机体产生红细胞抗体出现（自家抗体），发生Ⅱ型超敏反应（主要是 IgM、IgG 类抗体及补体参与），进一步引起红细胞溶解，加重了贫血和血红蛋白下降。

3)负荷附红体的红细胞被吞噬　由于附红体寄生于红细胞上，机体中各类负有一定清除功能的吞噬细胞（脾、淋巴结、肝、骨髓、肠系膜、脑、血液中的固定和游离的大、小吞噬细胞）吞噬这些负荷的红细胞。这又加剧了贫血出现及血红蛋白尿的形成。

4)Ⅲ型超敏反应的参与　Ⅲ型超敏反应又称免疫复合物型或血管炎型超敏反应。Mantes 等报告，牛感染牛温氏附红体后出现阴囊水肿。他们认为这种水肿的出现与Ⅲ型超敏反应有关,是局部的Ⅲ型超敏反应(称为反应)。

5)代谢紊乱 由于附红体在体内大量繁殖,导致代谢紊乱、血糖分解上升,低血糖出现。据报道,附红体感染动物的血糖浓度比正常值下降25%左右,急性发病下降更为明显。患病动物往往由于血液中乳酸、丙酮酸含量增加,导致酸中毒出现,被感染的红细胞携氧能力下降,影响气体交换,致使机体出现呼吸困难。

6)红细胞其他功能改变 Plak等研究发现,急性感染猪附红体的猪的血液凝固性增高,易出现弥漫性血管内凝血,形成栓塞。研究还证明,红细胞不仅有携氧的功能,它还有免疫功能,尤其是在消除机体内免疫复合物(IC)具有非常重要作用。但由于红细胞被附红体感染、寄生,导致红细胞免疫功能下降,机体不能及时有效地消除IC,致使机体免疫功能受损,出现Arthus反应及免疫抑制现象。

(二)病理改变

附红体病急性死亡的家畜病例,可见黏膜苍白、黄染,并有暗红色出血点或出血斑,其皮下组织干燥。血液稀薄如水样,腹腔和心包腔积液。全身淋巴结肿大,呈紫红色或灰褐色。

1. 脾脏 脾肿大,质地柔软,比正常大1~2倍。被膜上有大小不等暗红色或鲜红色出血点,镜下可见脾小体中央动脉扩张、充血或出血,滤泡增生,淋巴细胞和网状细胞增多,少数病例可见滤泡内纤维增生,滤泡结构消失。

2. 肝脏 肝肿大,变性,质地变脆,有出血点或点状坏死。胆囊扩张,胆汁浓稠,胆黏膜有出血点。镜下可见,肝实质脂肪变性和肝小叶中心坏死。重症时肝组织内有多量含铁血黄素沉着,汇管区内小胆管扩张,充满胆汁,有的肝实质内有淋巴细胞和单核细胞浸润灶。

3. 肾脏 肾肿大,变性,表面有出血斑点,切面的皮质和髓质分界模糊,肾盂积水,膀胱黏膜黄染,有出血点。镜下可见肾小球囊腔变窄,内有较多的红细胞和纤维素渗出物,肾小管上皮肿胀,管腔变窄,严重时肾小管上皮细胞坏死。

4. 心脏 心肌变性,心外膜和心冠状脂肪出血和黄染。镜下可见心肌纤维肿胀、变性,横纹消失,心肌纤维间有细胞浸润。

5. 肺脏 肺表面有出血点或轻度炎症变化。镜下可见,呈间质性肺炎,肺泡壁及毛细血管扩张、充血或淋巴细胞浸润。

6. 脑组织 脑组织充血或出血,脑室内脊脑液增多。镜下可见,脑膜和脑内血管内皮细胞肿胀,血管周围间隙显著增宽,有浆液性和纤维素性渗出物,软脑膜充血、出血,有大量白细胞集聚,尤以小脑最明显,神经细胞肿胀、变性、坏死,髓细胞增生。

7. 胃肠 胃肠黏膜轻度充血或出血,严重病例可见小肠黏膜脱落。反刍动物胃内容物干涸,黏膜明显出血。

四、临床学

(一)人附红体病临床学

1. 临床表现

1)症状与体征 人感染附红体后,潜伏期长短不一,约为30 d。首先出现发热,多为低热,出现乏力、易汗、贫血等表现,局部或大部分淋巴结肿大,肝、脾可能肿大,黏膜可出现黄染,个别可出现嗜睡等表现。偶有急性发病伴有高热的严重病例。

2）实验室检查　一般血液检查可有红细胞减少、血红蛋白减少、血细胞比容下降、血小板减少、白细胞轻度减少或正常，尿色可能加深。末梢血涂片染色可见到在红细胞上和血浆中有附红体存在。

2. 诊断　主要根据三点予以诊断：①有可疑的流行病学接触史，尤其对某些牲畜接触多的职业人群。②出现可疑的附红体病症状、体征，又难于用其他疾病予以解释者，并应与感冒、肝炎、布病、单核细胞增多症及其他原因贫血等相鉴别之后可考虑本病。③特异性实验室检查呈阳性。在上述两点基础上，采用血涂片查附红体，以及采用各项血清学检查或采用分子生物学试验等。

3. 治疗　主要应用四环素治疗，每日 2～3 g，分 4 次服用，21 d 为 1 个疗程。用多西环素治疗时每日 200 mg，分 2 次服用，18 d 为 1 个疗程。还可用卡那霉素、土霉素、青蒿素、阿米卡星、氯霉素、庆大霉素、环丙沙星、诺氟沙星、氧氟沙星等均有疗效。但青霉素无效。

国内外有资料报告，也可采用免疫抑制剂治疗，但应慎重，一定在医生指导下进行。

（二）家畜附红体病临床学

1. 猪　虽然，附红体在各类家畜、家禽中皆可引起感染、发病，但在猪中表现最为突出。

1）症状　猪发病初期不易被发现，经 3～5 d 后食欲减退、精神沉郁、寒战、体温升高、皮肤发红（以耳部、鼻盘及腹部最明显）、流涕、四肢抽搐。个别猪有四肢麻痹、不能直立等表现。病程为 7～10 d，病程长的可出现贫血、黄疸。仔猪感染、发病后症状较严重。

化验检查时可见，红细胞、白细胞偏低，血红蛋白减少，淋巴细胞和单核细胞增多。

2）诊断　根据红皮、发热、贫血、黄疸等表现，结合当地猪群中流行病史和多发季节，再参照实验室各项检查结果是可以诊断的。

3）治疗　用新砷凡纳明（九一四）治疗，按 15～45 mg/kg，静脉注射；盐酸吖啶黄按 4 mg/kg，静脉注射，隔日 1 次，连用 2 次。用三氮脒粉按 7 mg/kg 以生理盐水稀释成 1%～2%，静脉注射，亦可用四环素、卡那霉素等予以治疗。

国外报告对猪附红体病可用免疫抑制剂（环磷酰胺或硫唑嘌呤）治疗，治疗后淋巴细胞相对上升，自然杀伤细胞（NK 细胞）的细胞毒作用下降（下降率 70%～100%），末梢血中 NK 细胞数量减少。

4）预后　猪附红体感染率高，发病率亦高，病死率一般为 1%～30%。但有报告说其病死率可高达 95%。

2. 牛

1）症状　发病初期症状不明显，随病情发展逐渐出现贫血、消瘦、精神抑郁、食欲减少、行动无力、口腔黏液增多、视力减弱、腹泻、黏膜苍白、黄染、嗜睡等表现，还可能出现体表淋巴结肿大，心跳加快，呼吸急迫，血液稀薄如水、不易凝固，体温可能上升，后期卧地不起，病情恶化。个别牛可出现 Arthus 反应。

2）诊断　根据牛贫血、消瘦、黄疸等表现，参照本病多发季节及当地牛的附红体病流行史，再结合病原学、血清学等实验室检查予以诊断。

3）治疗　盐酸吖啶黄、三氮脒等均可应用。可用 0.5% 盐酸吖啶黄 100～200 mL 加于 5% 葡萄糖液 1 000 mL 中，静脉注射，每天 1 次，连用 2 d。病情严重的可佐以用维生素 B_{12}、硫酸亚铁等。亦可考虑用四环素、多西环素、卡那霉素等治疗。

3. 羊

1）症状　羊发病后体温升高，逐渐出现贫血、精神沉郁、黏膜苍白、黄染、喜卧、食欲减少、反刍和嗳气现象消失、便干、排尿次数增加、呼吸加快、肺部有啰音、流涕并有黄色结痂等表现，口腔黏膜可有出血点。

2) 诊断　根据羊发病后临床表现，参照本病多发季节及羊群附红体病既往史，再结合血涂片病原检查及各项血清学等检查是可以诊断的。

3) 治疗　四环素与九一四可配合治疗。四环素 1 g，加入 5% 葡萄糖静脉注射，每日 2 次，第 4 天时用九一四 0.30 ~ 0.45 g，稀释后静脉注射，隔 3 d 用 1 次，连用 2 次。

盐酸吖啶黄 4 mg/kg，静脉注射，注射 2 次可表现出疗效，也可考虑用其他抗生素治疗。

4. 马

1) 症状　马属动物的附红体病除高热、贫血、黄染外，还表现出眼结膜炎、流泪、眼眵，个别有角膜浑浊、视力减退、逐渐消瘦等，一般病程为 7 ~ 10 d。

2) 诊断　依其临床表现，参照本病多发季节及当地马属动物的本病流行史，再结合特异性病原学检查及各项血清学反应可以诊断。

3) 治疗　对成年马每次用三氮脒 1 g，以 5% 葡萄糖液稀释后静脉注射。可参照猪、牛等治疗方法进行。

5. 犬

1) 症状　一般为隐性感染，症状不明显。发病可有体温升高、呕吐、腹泻、拒食、贫血、便血、心跳快、呼吸急迫等表现。少数犬四肢内侧有出血点，伴精神萎顿、喜卧、反应迟钝等表现。

2) 诊断　根据犬临床表现，参照多发季节及本病流行史，再结合特异性病原学检查及各项血清学反应等是可以诊断的。

3) 治疗　四环素 5 ~ 10 mg/kg，以 5% 葡萄糖水稀释后静脉注射，每日 1 次，连用 3 ~ 4 次可康复。亦可参照对其他家畜的疗法进行。

6. 兔

1) 症状　除贫血、高热、黄疸外，还有精神症状、运动失调。病程一般为 10 ~ 30 d，还可更长。

2) 诊断　参照对其他家畜附红体病诊断程序进行即可。

3) 治疗　服用氯苯胍可使幼兔感染率降低。可参照对其他家畜附红体病治疗方法进行。

7. 鸡

1) 症状　因极少有关于家禽附红体病报告，故对其发病后的表现很难描述。1991 年汤西池报道，某鸡场 1990 年 7 月引进肉雏鸡 500 只，养至 5 周龄，气温突然升高，标准饲料短缺，改用自配饲料，第 2 天 80% 雏鸡发病，用抗生素、磺胺类药物治疗无效，第 7 天病死率达 43.6%。

2) 诊断　主要用血涂片做病原检查。同时应与鸡新城疫、禽流感等进行鉴别。

3) 治疗　用三氮脒 6 mg/kg，1 次肌内注射，间隔 48 h 重复注射 1 次（严重的可间隔 24 h 重复注射）可收到良好效果。

五、实验室诊断

实验室诊断是对人、动物附红体感染、发病的特异性检查。依此对机体疾病状态作出判断。

（一）病原学检查

病原学检查是对可疑被附红体感染的人、动物样品材料检查其是否有附红体存在的技术手段。

1. 病料样品　一般取人、动物静脉或末梢血，必要时可取骨髓。

2. 附红体检查

1) 直接涂片镜检　用直接涂片检查是一种特异、简便、快速的方法,一般分为新鲜血压片及血涂片染色两种形式。

(1) 新鲜血压片: 取静脉或末梢血,加抗凝剂后滴于玻片上,再滴1滴生理盐水,混匀,加盖片或不加盖片,在400～1000倍光学镜下观察。其优点是可看到在血浆中的附红体及其运动状态,也可加1滴染液观察着色附红体。

(2) 血涂片染色: 取血方法同上,取1滴血直接涂片,自然干燥固定后,以吉姆萨或瑞特染色,可查到附着在红细胞及血浆中固定状态的附红体。用1/20 000 吖啶黄染色,对于感染量少的附红体可提高其检出率。

(3) 浓集法血涂片检查: 采集抗凝血1 mL加2倍1% HCl(V/V),溶血后,500 r/min离心5 min,取上清,250 r/min离心10 min,对沉淀物以PBS洗涤离心3次,之后溶于0.5 mL PBS中,取1滴涂片、染色、镜检。该法能提高检出率,直接查到大量附红体,无红细胞。

2) 生物学检查　取疑似附红体感染的人、动物血液,直接接种健康实验动物,如小鼠、鸡、兔、鸡胚等,可用肌内注射、腹腔内注射、静脉注射方法接种。接种的血量可依接种的动物种类和方式而定。接种后7～20 d,取动物血进行检查,并观察接种后动物临床表现。感染鸡胚孵育5 d后,观察鸡胚发育状况,并做涂片检查。

3) 分子生物学检查

(1) PCR诊断附红体感染技术: 在20世纪90年代初,国际上报告采用PCR方法检查附红体感染。将猪附红体特异性DNA,以限制性内切酶BamHI切割成片段,其中2.9 kb片段基因序列作为选择、设计引物片段。设计2个引物(每个引物20 bp),其扩增产物为492 bp。

(2) DNA分子探针杂交试验: 从附红体感染高峰的血液中提取DNA,并用同位素32P标记作分子探针。以此探针与滴加在硝酸膜上的被检DNA进行杂交试验。其结果表明,此法是特异和敏感的。在此基础上,将DNA以内切酶消化,在HGT Ⅱ中构建了猪附红体基因库,并选出其中一个具有阳性反应的克隆子Ksu-2,以此作为诊断用的探针。试验证明,此探针可与全DNA杂交。可用此查人、动物被猪附红体感染的血液,在猪附红体感染7天的猪血液就可查到阳性。此探针不与猫附红体感染的猫血、牛边缘无浆体感染的牛血、犬血巴通体感染的犬血及未被猪附红体感染的猪血中提取DNA发生反应。

(3) 其他分子生物学技术: Oberst 等用PCR-DNA杂交技术分别检查实验性和自然感染猪附红体的猪血液中病原体。Gwaltney又用组织原位杂交法和电镜相结合法对血样中的附红体进行检测。Nessick等用脉冲电泳技术确定猪附红体基因组大小为745 kD,并用Southern印迹杂交法对其16S rRNA基因在基因组上进行定位。

(二)血清学检查

采用免疫血清学方法对各类传染病的检查、诊断是最常用的一类技术。因附红体抗原性较弱,进入机体后产生各类抗体(Ab)较慢,且效价低,对各类血清学方法检测反应不太灵敏,又因取血直接做涂片镜检方便、快捷,故用血清学方法检查可疑附红体感染的人、畜血清并不常用,血清学方法发展迟缓。

1. 血清学检查的诊断抗原制备　用绵羊附红体感染绵羊,当绵羊红细胞被附红体感染超过90%时放血,加乙二胺四乙酸(EDTA)处理,分离红细胞,制成悬液后与蒸馏水混合,使红细胞溶解,离心,取沉淀物（主要是附红体）为抗原（Ag）。以后又用同样方法制备了猪附红件 Ag，而且在不使红细胞溶解情况下（不加蒸馏水，红细胞液振荡 1 小时）分离猪附红体作为 Ag。用这些 Ag 进行各项血清学检查。

2. 补体结合试验（CFT）　用 CFT 检查猪附红体感染猪，猪出现症状 1～7 d 时，CFT 可呈阳性。多年试验证明，CFT 敏感性低，阳性持续时间短，只适用于群体诊断，不适合个体确诊。

3. 间接免疫荧光试验（IFA）　用 IFA 查附红体感染的羊、牛、猪，感染后 4～15 d 可呈阳性，在感染后 30 d 时呈明显阳性。Ab 阳性持续时间长，被检血样品在液氮中保持 4.5 年仍可呈阳性。

4. 间接血凝试验（IHA）　目前，IHA 仅用于查猪附红体感染猪后的血清中 Ab，很少将 IHA 用于查其他附红体感染的动物 Ab。

5. 酶联免疫吸附试验（ELISA）　此法适于群体检测，不适于个体诊断。

六、防控措施

（一）治疗药物

三氮脒、九一四、纳多诺尔、甲硝唑、喹诺酮类抗生素、四环素、土霉素、多西环素、卡那霉素、氯霉素、氯苯胍、阿米卡星、环丙沙星等和免疫抑制剂。

（二）预防措施

预防附红体感染的措施是综合性的。

1. 加强畜、禽饲养管理　注意用全价饲料饲养畜、禽，保证营养，增强其抗病能力。注意畜、禽舍通风，保温，保持适宜饲养环境，减少不良刺激，防止诱发附红体病。

2. 坚持卫生及消毒制度　对饲养畜、禽圈舍及场地等应经常保持环境卫生，定期进行清理、消毒。可选次氯酸钠或过氧乙酸、石灰乳、甲酚皂、苯扎溴铵等消毒药物。

3. 定期灭虫、驱虫　每年夏、秋季节用溴氰菊酯等药物杀灭吸血蚊、蝇等。春季两次选择适当药物驱除畜、禽体外寄生虫，如血虱、疥螨等。

4. 防疫操作要卫生、安全　对针头、打耳标器、断齿钳、口腔固定器、去势刀及其他手术器械要进行严格高压消毒或药物消毒，减少人为因素对本病的传播。

5. 药物预防　在每年本病感染、发病、传播高峰季节到来之前，畜、禽场可选用四环素或土霉素等药物进行预防投药。但应注意预防投药的使用期及持续时间，要慎重行事。

6. 新引进的畜、禽应进行检疫　尽量避免引入隐性感染的畜、禽或病畜、病禽。一旦引入，应隔离治疗，康复后方可合群。

7. 加强职业人群的个人防护　对与畜、禽接触较多的职业人群，注意个人防护。在与畜、禽接触时应穿戴必要的防护服、口罩、手套、胶靴等，工作后应进行洗手、消毒等。

第三十二章 钩端螺旋体病

钩端螺旋体病（Leptospirosis，简称钩体病）是致病性钩端螺旋体（简称钩体）引起的人兽共患自然疫源性疾病，其传染源主要是鼠类、家畜和蛙类，人类通过接触被钩体污染的水源而感染致病。钩体病呈全球分布，好发于水稻种植地区，动物宿主多，群（型）复杂，感染方式和临床类型多种多样，防治工作难度大，对人类健康和畜牧业生产均产生严重危害，也是洪涝灾害时重点防疫和监控的传染病之一。

钩体病作为独立的疾病记载下来已有百余年历史。古典的钩体病即所谓 Weil 病，主要引起黄疸和肾功能损害。德国医师 Weil（1886）根据其对 4 例黄疸病例的研究，确定其为另外一种类型的传染性黄疸，其特征为发热而伴有严重的神经症状，肝、脾肿大，黄疸以及肾脏损害。1887 年德国医师 Goldschmidt 首先应用 Weil 病这个名称。

钩体病在我国医学文献中最早的有确切证据的报告是汤泽光（1937）在广东发现的 3 例钩体病。他于 1934 年在广州一个多鼠的监狱中观察到 3 个典型病例，将患者血液注射豚鼠，发病后取肝做组织切片、镀银法染色，结果发现了典型的钩体。钟惠澜等（1940）又报告 2 例有脑膜炎症状的钩体病患者，并发现犬和鼠的自然感染。叶惠芬（1954）从 15 例患者分离出 5 株钩体。1955 年广东省卫生防疫站和大连生物制品研究所在广东新会、江门和中山地区进行了人、畜和小啮齿动物钩体病的调查，结果从血清学上证实了该地区钩体病的存在，同时还从黄胸鼠和犬分离出黄疸出血型钩体。

除广东省外，浙江省发现钩体病也较早，1948—1949 年在临海市有疑似病例报告，1952 年在同一地区又有流行，并从 1 例死者的肾组织切片中找到钩体。1954 年该地区又发现多例患者，并从患者体内分离出钩体 3 株。福建省 1955 年首先报告 1 例鼠咬病例；次年晋江地区发现洪水型钩体病的大流行；1958—1960 年该省沿海地区发生过 3 次较大的流行，患者少则数百例，多则两千余人；在同一时期山区亦多次出现稻田型钩体病的暴发流行，证明系波摩那型钩体所引起。1958 年后不少省（自治区、直辖市），如湖南、广西、贵州等相继发现钩体病；四川省成都、雅安、达县等地区也发生过较大的流行。

1971 年 6 月安徽省沿淮河流域普降大雨成灾，因抗洪抢险、收割庄稼、接触疫水而感染钩体的人数增多，发生了典型的洪水型钩体病暴发流行，发病率高达 255.91/10 万。1996 年湖北省境内普降大雨，先后有 9 个县市暴发钩体病，当年钩体病发病率 5.31/10 万，为当地近十年最高水平。1998 年江西省横峰县遭受百年未遇的洪涝灾害后,引起钩体病的暴发流行,其发病率高达 336.68/10 万。

在我国北方发现钩体病较早的是河南省,1957 年武陟县发生流行,1963 年后曾有 5 次较大的暴发流行,主要流行形式是洪水型和雨水型,病原体为波摩那型钩体,其传染源是猪。此外,河北、辽宁等省或因大雨成灾,或因洪水为患,在一些地区均有不同程度的钩体病流行。

钩体病在我国的分布非常广泛,全国 31 个省(自治区、直辖市)均已分离出钩体菌株。我国已发现的问号钩体有 18 个血清群 75 个血清型,以黄疸出血群和波摩那群为主,其中以赖型和波摩那型最常见。

一、病原学

(一)形态

钩体细长圆形,呈螺旋状,在暗视野显微镜下,菌体的一端或两端弯曲,呈问号状或 C、S 形(图 4-32-1),故而得名。菌体宽 0.1 ~ 0.2 mm,其长度不等,一般为 4 ~ 20 mm,平均 6 ~ 10 mm,幼龄生长者较短,陈旧培养者较长,可达 40 mm。在电镜下观察,钩体的基本结构由圆柱形菌体、轴丝和外膜三部分组成(图 4-32-2)。钩体无鞭毛,但运动活泼,主要是沿着长轴旋转。

在一定条件下,钩体的形态和运动,都会发生显著变化,成为无钩的菌体,形态变长,纤细而柔软,运动迟缓摆动,而无明显的旋转运动,常见两个或多个菌体连接,呈长丝状。

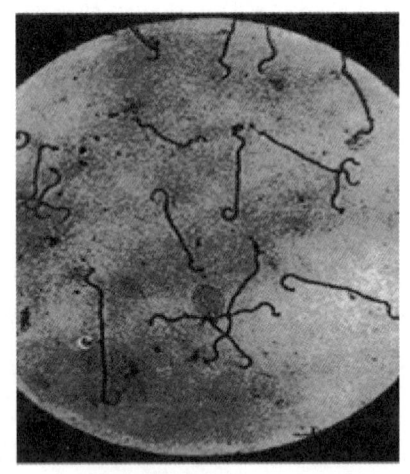

图 4-32-1 暗视野显微镜下的钩端螺旋体(5 500×)

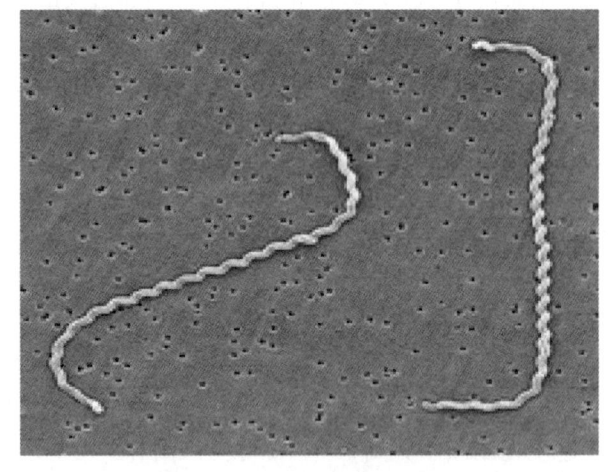

图 4-32-2 电镜下的钩端螺旋体(20 000×)

(二)培养特性

一般要求不高,在含 8% ~ 10% 正常兔血清的液体培养基内,均能生长良好,但在普通培养基上不生长。适宜的生长温度为 28 ~ 30 ℃,pH 值为 7.2 ~ 7.5。钩体生长较慢,一般经过 2 ~ 5 d 才见生长,3 ~ 4 d 转入对数生长期,菌体大量繁殖,菌数(1 ~ 8)×10⁷/mL,透光肉眼观察,可见培养液有轻度乳光。如果勤传代,多数菌株 1 周左右即发育良好。

传统的含 8% ~ 10% 兔血清的柯氏培养基,可用于大部分群(型)钩体的常规培养。但兔血清培养基存在一些弊端:兔血清质量尚未标化,不同批次的血清之间营养成分差异较大,兔血清的储存、运输均需低温条件而不能长期保存,兔血清中存在的抗体、补体及其他许多蛋白成分可影响钩体生长及观察,并在核酸和蛋白组分研究中造成干扰。为此,中国疾病预防控制中心传染病预防控制研究所等单位从国际钩体病参照实验室——荷兰皇家热带病研究所引入配方,结合我国菌株生长特性制备了钩体基础(EMJH)培养基。该改良 EMJH 培养基采用高度纯化的牛血清白蛋白 V 代替兔血清,营养成分稳定,储存、运输方便,可以长期保存。在 EMJH 培养基中,钩体生长迅速,如通常钩体在兔血清培养基中需生长 5 ～ 7 d 活菌数才能达到每毫升 2 亿条,而在 EMJH 中培养 4 ～ 5 d 活菌数即可超过每毫升 4 亿条。EMJH 培养基不含杂蛋白成分,培养基清液、透亮便于观察,而且钩体培养物可直接用于蛋白、核酸分析,适用于钩体疫苗的大批量工业化生产。但 EMJH 培养基也存在一些缺点:制备工艺较为复杂,营养消耗快不利于钩体长期生存,部分钩体株可用柯氏培养基培养,但不能在 EMJH 培养基中生长。

配制 5×EMJH 培养基 500 mL:

牛血清白蛋白 V	25.0 g
聚山梨酯 80	3.125 mL
丙酮酸钠	0.5 mg
醋酸钠	0.25 mg
硫酸亚铁	0.125 mg
氯化镁(1.5%)	1.75 mL
硫酸锌(0.4%)	2.5 mL
硫酸酮(0.05%)	0.5 mL
维生素 B_{12}(0.05%)	1.0 mL
丙三醇(20%)	1.25 mL
磷酸氢二钠·12H_2O	6.3 g
磷酸二氢钾	0.75 g
氯化钠	2.5 g
氯化铵	0.625 g
维生素 B_1	0.012 5 g

用烧杯取适量蒸馏水分别加入上述试剂,室温充分搅拌均匀,加蒸馏水至 500 mL,调 pH 值为 7.2 ～ 7.4,分别用 0.8 mm 和 0.45 mm 孔径滤膜加压过滤或抽滤,再用 0.22 mm 滤膜过滤除菌,分装后冷冻保存。

钩体在固体培养基上生长较缓慢,不少菌株不易成功。根据对一些菌株的观察,菌落呈无色、扁平、透明、薄如面纱、边缘整齐或不规则。大菌落 4 ～ 5 mm,小菌落为 0.5 ～ 1.0 mm。菌落平贴于琼脂表面,与琼脂不易分开。

(三)血清型

迄今钩体的分类仍然主要以血清学反应为准。即在新分离的菌株之间,进行双向交叉吸收凝集试验,以确定其血清型。按照定义,钩体两个菌株的抗血清,经过异株菌互相交叉充分吸收后,对同株菌的凝集抗体滴度仍超过原滴度的 10% 的,就视为不同的血清型;反之,经过充分交叉吸收后,残存的抗体滴度在 10% 以下,则为同型菌。不同的血清型而具有部分共同抗原者,则合并为血清群。血清型为钩体血清学分类的基础,每个血清型通常有标准参考菌株作为代表,此外尚有变种。随着钩体新血清型的陆续发现和公布,以及一些菌株的重新再分类,因此血清型分类表不断被改编和更新。

我国已从人和动物分离出致病性钩体 18 个血清群 75 个血清型（见表 4-32-1）。国内参考标准株也由 14 群 15 型改为 15 群 15 型。我国是世界上发现血清型最多的国家，以黄疸出血群、犬群、波摩那群、爪哇群、流感伤寒群和七日热群为主。

表 4-32-1　我国问号钩端螺旋体血清群（型）一览表（18 群 75 型，1999）

血清群 / 血清型	参考菌株	检定所编号
澳洲群（Australis）		
澳洲型（australis）	65-9	56607
乳山型（rushan）	507	56661
秋季群（Autumnalis）		
南腊型（nanla）	A6	56650
秋季型（autumnalis）	Lin 4	566006
斑金南型（bangkinang）	L 69	56627
福特 - 布拉格型（fort-bragg）	GH 284	56651
摩尔斯型（mooris）	L 174	56629
拉赫马特型（rachmati）	Tia 1	56626
苏门答腊型（sumatrana）	L 56	56628
拜伦群（Ballum）		
拜伦型（ballum）	pishu	56604
广东型（guangdong）	1853	56648
四川型（sichuan）	79601	56668
巴达维亚群（Bataviae）		
巴达维亚型（bataviae）	L 15	56638
巴叶赞型（paidjan）	L 37	56612
犬群（Canicola）		
频德吉型（bindjei）	L 8	56624
犬型（canicola）	Lin	56603
琼斯型（jonsis）	A 94	56647
渡口型（dukou）	83194	56680
邱崃型（qunjian）	7957	56666
塞尔东尼群（Celledoni）		
恩霍型（anhoa）	L 73	56621
海南型（hainan）	6712	56622
勐定型（mengding）	M 6906	56623
怀特康型（whitcombi）	1891	56646
流感伤寒群（Grippotyphosa）		

续表

血清群 / 血清型	参考菌株	检定所编号
流感伤寒型（grippotyphosa）	B 8	56652
两广型（liangguang）	1880	56653
临海型（linhai）	Lin 6	56609（原临 6 型）
七日热群（Hebdomadis）		
曼庄型（manzhuang）	A 23	56614（原 a23 型）
七日热型（hebdomadis）	P 7	56610
龙南型（longnan）	Longnan 573	56654
南定型（nanding）	M 6901	56633
黄疸出血群（Icterohaemorrhagiae）		
哥本哈根型（copenhageni）	M 37	56619
红河型（honghe）	H 2	56642（原 h2 型）
黄疸出血型（icterohaemorrhagiae）	70124	56618
赖型（lai）	Lai	56601
纳姆型（naam）	1690	56620
仁寿型（renshou）	81522	56678
凉山型（liangshan）	82224	56679
爪哇群（Javanica）		
德宏型（dehong）	De 10	56664
爪哇型（javanica）	M 10	56602
勐腊型（mengla）	A 85	56645
勐润型（mengrun）	A 102	56660
雅安型（yaan）	80–27	56663
镇康型（zhenkang）	L–82	56672
勐玛型（mengma）	S 590	56673
曼耗群（Manhao）		
临沧型（lincang）	L 14	56658（原 manbao 5 型）
绿水型（lushui）	L 70	56616（原 manbao 1 型）
清水型（cingshui）	L 105	56615（原 manbao 2 型）
曼耗型（manhao）	L 60	56617（原 manbao 3 型）
黎川型（lichuan）	Lichuan 130	56659（原 manbao 4 型）
明尼群（Mini）		
云南型（yunana）	A 10	56631（原 a10 型）
河口型（hekou）	H 27	56632

续表

血清群/血清型	参考菌株	检定所编号
明尼型（mini）	Nan 10	56655
波摩那群（Pomona）		
昆明型（kunming）	K 5	56630
波摩那型（pomona）	Luo	56608
致热群（Pyrogenes）		
阿不赖姆斯型（abramis）	71022	56649
孟连型（menglian）	S 621	56674
致热型（pyrogenes）	4	56605
蔡弄尼型（zanoni）	61 A	56625
蛙群（Ranarum）		
平昌型（pingchang）	80412	56667
萨明群（Sarmin）		
威维里型（weaveri）	S 98	56643
赛罗群（Sejroe）		
巴尔干型（balcanica）	Zuang	56611
溶血型（haemolytica）	H 18	56637
哈焦型（hardjo）	L 15	56634
棉兰型（medanesis）	M 49	56636
萨可斯可宾型（saxkoebing）	Jiao5	56662
屈林台德型（trinidad）	34	56656
乌尔夫型（wolffi）	L 183	56635
金型（jin）	A 81	56669
塔拉索夫群（Tarassovi）		
版纳型（banna）	A 31	56640
耿马型（engma）	M 48	56620
哥埃达型（guidae）	71011	56639
勐捧型（mengpeng）	A 82	56662
摩尔达维亚型（moldviae）	Dong 27	56671
塔拉索夫型（tarassovi）	65-52	56613
宁夏型（ningxia）	81005	56682

注："检定所编号"指中国药品生物制品检定所菌号。

　　然而，同一血清型的不同菌株在遗传学、生物学性状和流行病学上往往有很大的差异，对一些血清型的大量钩体株的研究也证实了同一血清型的基因异质性。

（四）毒素

迄今未能肯定寄生性钩体能产生特异性的外毒素。但下列事实提示其钩体致病性与毒素有关：①某些寄生性钩体菌株具有溶血素、溶脂物质及内毒素样物质。②钩体病患者的肝、肾和毛细血管的变化属于中毒性质。③鸡胚纤维母细胞培养证明寄生性钩体对纤维母细胞产生严重的病理变化，该致病作用可被相应抗血清中和。④腐生性钩体无上述致病作用。

1. 溶血素　溶血素存在于某些致病性钩体（如波摩那型、流感伤寒型、犬型）的培养物上清液中，黄疸出血型钩体不产生溶血素。溶血素不耐热，56 ℃ 1 min 活性显著减低，30 ～ 60 min 完全消失。对氧稳定，不能透析，可被胰蛋白酶作用而失效，能被硫酸铵沉淀。

早年研究证实了哈勒焦型钩体溶血素具有鞘磷脂酶的活性，但溶血素的致病作用未能引起关注。进一步分析发现，哈勒焦型钩体溶血素具有神经鞘磷脂酶活性，而无磷脂酶 C 活性。同时证明溶血素存在于致病性钩体中，且可在大肠埃希菌和酵母菌中进行重组表达，并认为溶血素及神经鞘磷脂酶与致病性钩体的生长、侵袭及毒力有密切关系。

2000 年 Lee 等采用波尔彼德生种（*L. borgpeterseni*）哈勒焦型钩体鞘磷酸脂酶 C 基因（*sphA*）片段为探针，从问号钩体赖型 HY-1 株基因文库中筛选出 2 个对人和羊具有溶血作用的基因，称之为 *sphH* 和 *hap-1*。经克隆后含有 *SphH* 的大肠埃希菌感受态细胞（*E. coli* XL1-Blue）没有鞘磷脂酶活性或磷脂酶活性，同时 *SphH* 引起的溶血可被聚乙醇 –5000 所阻断。该研究还证明了所有受试的 15 型致病性问号钩体均有 *sphH* 基因的存在，但不致病双曲钩体 patoc 型 Patoc I 株则无。因而作者认为赖型钩体 *sphH* 是一种新发现的致病性溶血素基因，其表达产物可能是具有细胞膜孔形成蛋白类似作用的溶血素。

通过对我国科学家（2003）首先报道的问号钩体黄疸出血型赖株基因组 CDSs 的分析，发现在大染色体上有 9 个可疑的溶血素基因：*LA1027*、*LA1029*、*LA4004*、*LA3540*、*LA3050* 和 *LA0327*、*LA0378*、*LA1650*、*LA3937*。根据推测的编码蛋白可能具有的功能，可将其分为两类：前 5 个基因编码鞘磷脂酶类溶血素，后 4 个基因编码非鞘磷脂酶类溶血素。*LA1027*、*LA1029*、*LA4004*、*LA3540* 基因与报道的问号钩体哈勒焦株鞘磷脂酶类溶血素蛋白（SP17627）有相同的结构域，其功能均与溶血相关，其中 *LA3540* 基因已被证实具有溶血活性，是一种成孔蛋白。*LA3050* 基因序列较短，只与 SP17627 及另外 4 个鞘磷脂酶类溶血素 C– 端同源性相近。*LA0327*、*LA0378*、*LA1650*、*LA3937* 基因是一类结构上没有相似性、但均具有溶血功能结构域的基因，并与鞘磷脂酶类溶血素在结构上也无相似性。

2. 细胞毒性因子（CTF）　钩体感染急性期的全血或血浆内含有一种对成纤维 L 单层细胞产生致病作用、但对海拉（Hela）细胞和上皮细胞及其他细胞均无作用的毒性因子，称之为 CTF，其化学本质至今不明。CTF 因子在组织内 24 h 即可产生，在培养物中则需 6 ～ 9 d，具有选择性细胞毒性。若将血浆中 CTF 接种于小鼠，可引起肌肉痉挛和呼吸困难，与钩体接种金黄地鼠死前症状相似。腐生性、非致病的钩体不产生 CTF。因此，CTF 可能是致病性钩体的一种重要致病因子。

3. 细胞致病作用（CPE）物质　钩体波摩那型 3341 株产生一种使成纤维细胞发生退行性变的物质，称为 CPE 物质。该物质为可溶性、不能透析的外毒素，对热不稳定，56 ℃作用 30 min 其活性完全被抑制，可被硫酸铵沉淀，用胰酶处理可使之失活。根据上述特性，表明 CPE 物质似为蛋白质，但与溶血素不同。业已证明，钩体黄疸出血型、流感伤寒型、波摩那型、犬型、澳洲型、七日热型、巴达维亚型、秋季型均有 CPE 样物质，均可使鸡纤维母细胞产生变性，注入家兔体内可出现红斑与水肿。

4. 内毒素　已经证实，钩体具有内毒素样物质，四川医学院（现四川大学华西医院）采用超声波击碎法，从黄疸出血群钩体中提取出毒性物质，感染豚鼠后，能引起眼睛结膜微血管的明显变化。用反复冻融的提取物,注射小狗静脉内能引起血压下降,但迅速恢复。中国医科院流研所(现中国疾病预防控制中心传染病所,1980)用酚水抽提法,从黄疸出血群沃尔登型钩体抽提的脂多糖,能与鲎细胞溶解物形成阳性的凝胶反应,这反映黄疸出血群钩体有相当于细菌内毒素样的物质。这些内毒素样物质,作用短暂,且需大量才能引起明显的毒性作用。

近年来许多实验资料表明钩体含有脂多糖(LPS),且其LPS(L-LPS)具有与大肠埃希菌LPS(E-LPS)相似的生物学活性,但前者较后者为弱。L-LPS的化学组成和超微结构与E-LPS相似,但缺少2-酮基-3-脱氧辛酸(KDO)。聂第楷等(1984)证实L-LPS有致热性,可诱发家兔施瓦茨曼反应,注射L-LPS小鼠的内脏均出现广泛性出血,尤以两侧肺出血更为严重,提示L-LPS可能与钩体病的肺弥散性出血有关。

严杰等(1988)在实验中发现,不仅黄疸出血群强毒株的LPS能使鲎血液变形细胞溶解物凝胶化,且波摩那群弱毒株和无毒株Patoc I钩体LPS也能使鲎试验出现阳性反应,且此3株钩体提取的LPS量与生物学活性也基本相同。

(五)钩体黏附、内化

赵蜀岷等(1985)采用3株不同毒力的钩体进行黏附试验,并观察这些钩体对人胚肺成纤维细胞的致病作用。结果显示强毒力的黄疸出血群赖型O17株黏附力最强,且进入胞内,使细胞器遭到不同程度的损害。同型601株由于长期传代,毒力明显下降,其黏附作用也差,而不致病的双曲钩体Patoc型Patoc I株不黏附细胞,后两者均不进入细胞内,也不致细胞病变。

李立伟等(2004)建立了双荧光染色法,采用非洲绿猴肾成纤维细胞(Vero)和小鼠单核巨噬样细胞(J774A.1)细胞株,观察问号强毒力的钩体黄疸出血群赖型56601株、弱毒力的波摩那群波摩那型56608株和腐生性的双曲钩体三宝垄群Patoc型Pactoc I株黏附细胞、内化的能力及其差异。结果发现,不同毒力的问号钩体均能以一端或两端黏附于Vero及J774.1细胞,一端黏附细胞时菌株呈"?"状,两端黏附细胞时可呈"O-O"和"∩"形(图4-32-3),但无毒力的双曲钩体不能黏附和侵入上述两种细胞。上述资料提示致病性钩体表面及细胞表面存在黏附相关的配体和受体,其性质有待于研究。此外,上述致病性钩体黏附后能侵入细胞,在胞浆内形成内含钩体的吞噬泡(图4-32-4)。但56601株还可侵入宿主细胞核内,56608株则否。因此,作者认为钩体有无致病性主要表现为能否黏附细胞并以内化方式侵入细胞,不同致病性钩体株的毒力强弱可能与黏附能力无关,而与其侵入胞核的能力密切相关。

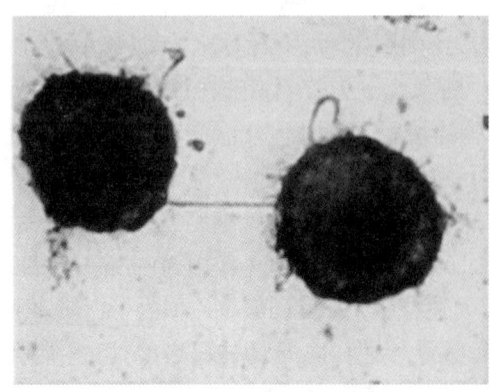

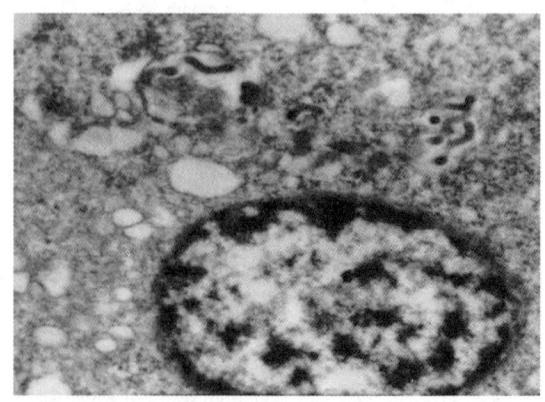

图4-32-3　问号钩端螺旋体黄疸出血群56601株对J774A.1细胞的黏附(5 800×)

图4-32-4　侵入细胞后在胞浆吞噬泡内的黄疸出血群56601株问号钩端螺旋体(×17 000)

也已证实,宿主细胞胞内游离 Ca^{2+} 升高与病原菌内化有密切关系。王焕萍等(2004)在实验中发现,问号钩体黄疸出血群 56601 株和波摩那群 56608 株钩体感染 J774A.1 细胞后,均可使胞内游离 Ca^{2+} 浓度较基础值有明显升高,但两者的升幅和峰型明显不同,前者感染的细胞出现两个较高峰值,后者感染的细胞仅出现相对较低、单一平缓的坡形升高。双曲钩体三宝垄群 Patoc I 株无此作用。上述不同致病性钩体诱导胞内游离 Ca^{2+} 升高能力的明显不同可能是其致病力差异的重要原因之一。

(六)钩体Ⅲ型分泌系统

钩体Ⅲ型分泌系统与细菌的致病性有密切关系。通过分析问号钩体黄疸出血型赖株基因组 CDSs,发现其有类似于耶尔森菌Ⅲ型分泌系统(yes 基因)的基因组,目前称之为 york 基因,其主要表达产物的功能相当于 yes 基因产物 YscC–YscV,也即 Yop 蛋白。国内已有学者开始对问号钩体Ⅲ型分泌系统及其产物的功能展开一系列研究,这有助于阐明钩体的致病机制。

(七)免疫性

人对钩体普遍易感,有无先天免疫性尚不清楚。但在动物存在先天免疫性,如小白鼠从带菌母鼠可获得被动免疫,受感染时既不产生抗体,也不带菌。宿主感染钩体后所产生的特异性免疫主要是针对本菌群特别对本型的牢固免疫,对某些异群也有一定的交叉免疫力。在一个菌型比较复杂的流行区内,这种交叉免疫有一定的作用。

钩体群特异性抗体和非特异性的交叉抗体,属于不同的免疫球蛋白类型,前者在早期为 IgM 抗体,晚期为 IgG 抗体;而后者早晚期均为 IgM 抗体。这个结果对于解决患者或动物血清中出现多群抗体时,何者为本菌的特异抗体,何者为交叉的非特异抗体的鉴别,提供一个简便方法。

Tripathy 等(1975)证实,钩体感染后,早期出现 IgM 抗体,晚期为 IgG 抗体。前者在试管内引起凝集,后者是有保护作用的抗体,能抑制钩体生长。在地鼠保护试验中,IgM 和 IgG 两种抗体均有保护作用。Pike 等(1965)及 Tong 等(1971)对一些钩体病患者研究结果表明,主要的凝集抗体是 IgM。

于恩庶等(1980)用 2– 巯基乙醇处理血清,对钩体病患者、感染和免疫的猪及感染的猴,做了 IgM 和 IgG 两类抗体的检查。结果表明,发病日在 5 d 以内者,均为 IgM;发病 6 ~ 8 d 有 60% 出现 IgG;10 d 以上者大约 80% 患者出现 IgG 抗体。猪经波摩那型有毒株感染,可出现 3 种抗体类型反应:①早期为 IgM,晚期以至恢复期为 IgG。②早晚期均为 IgM。③早晚期均为 IgM,但在感染过程中有一次检出 IgG。因而作者等认为,这 3 种抗体反应类型与机体原来的免疫状态有关,即无免疫的机体受感染时,主要为第一种反应类型;而有免疫的机体再感染时,常出现第二种和第三种反应类型。

在抗钩体感染的免疫机理的研究中,多注重体液免疫作用,而细胞免疫的作用常被忽视。Adler 等(1977,1978)报道,在人和动物(兔、鼠),凝集抗体对抗钩体感染十分重要。幼龄豚鼠对波摩那型钩体是敏感的,但当其成熟时,则迅速地获得了抵抗力。Adler 等(1980)认为,豚鼠的这种随体重增长而增加抵抗力,与其产生凝集抗体的能力及其淋巴器官中 B 细胞依赖区而不是 T 细胞依赖区的发育相关的。Faine(1981)用免疫抑制剂环磷酰胺处理对钩体无感受性的 Balb/c 小鼠,并用波摩那型钩体进行感染,结果该小鼠不产生抗体而死于感染。因此,认为抗钩体的感染依赖于 B 淋巴细胞参与的体液免疫。

但范纪劳(1984)指出,经免疫的小鼠巨噬细胞在对抗黄疸出血群钩体感染有保护作用。给同种小鼠输入免疫巨噬细胞能特异抵抗钩体感染,使动物免于死亡,而正常巨噬细胞则无作用。张哲夫(1986)用硅粉抑制巨噬细胞和用眼镜蛇毒素降低补体水平的方法,来分析和评价巨噬细胞与补体在小鼠体内对钩体的免疫作用。用硅粉处理小鼠 2 h 后,以黄疸出血群钩体强毒株攻击,可引起急性致死性钩体感染,此可能是巨噬细胞失去或减弱了吞噬作用,使钩体大量增加所致。眼镜蛇毒素可暂时使补体水平大幅度下降,并持续数日,但并未使此等动物产生钩体病的临床表现和死亡,然而其显微镜凝集试验(MAT)滴度比正常小鼠感染后的抗体滴度高4倍,此种强烈的抗体反应,可能由于大量抗原刺激机体的结果。Isogai 等(1986)研究了巨噬细胞在宿主防御中的作用,给免疫的或未免疫的小鼠静脉内注射硅悬液,结果增加了它们对钩体感染的敏感性,反证了巨噬细胞在抗钩体感染上的重要作用;同时还证明,无特异性抗血清时,巨噬细胞的吞噬能力很低,在有特异性抗血清时,无论体外或体内,均能加强巨噬细胞的吞噬作用。因此,在宿主抗钩体感染免疫中,不仅特异性抗体,而且免疫巨噬细胞和 T 细胞也参与了特异的抗感染作用。

(八)基因组学

问号钩体黄疸出血群赖型赖株的基因组 DNA 全序列已由中国国家人类基因组南方中心、科学院上海生命科学院等单位于 2002 年 10 月完成测序。问号钩体的基因组(4 691 184 bp)含有一个 4 332 241 bp(GB:AE010300)的环状大染色体 CI 和一个 358 943 bp(GB:AE010301)的环状小染色体 CII(图 4-32-5)。整个基因组中分布有包括 IS1500 和 IS1501 家族成员的多于 30 拷贝的插入序列,表明基因组具有可塑性。未发现两个染色体之间有显著性差异。预测问号钩体共有 4 769 个基因,其中 37 个编码 tRNAs,4 个编码 rRNAs,其中 2 个编码 16S rRNA(rrs),2 个分别编码 5S(rrf)和 23S rRNAs。问号钩体极低量的 tRNA 和 rRNA 可解释其生长困难的现象。在 4 727 个蛋白质编码序列(CDSs)中,4 360 个位于 CI,367 个位于 CII。关于问号钩体主要功能基因的诠释可登入 GenBank(记录号:AE010300 和 AE010301)查寻。

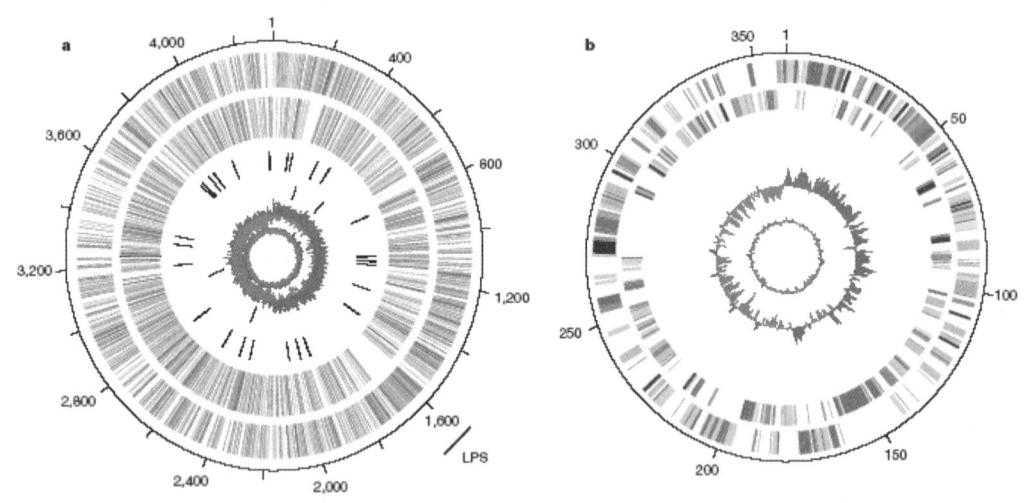

图 4-32-5　问号钩体的基因组环形示意图(a:大染色体,b:小染色体)

二、流行病学

(一)疫源地

我国钩体病疫源地可分三种类型:自然疫源地、经济疫源地和混合疫源地。

1. 自然疫源地　我国钩体病自然疫源地,主要分布于长江流域及其以南的广大地域,以鼠类为主要储存宿主。有人将我国自然疫源地分为 3 种类型:①田野型,在平原、丘陵地带和山区盆地中的稻田区,以田鼠为主要宿主。②峡谷山垄型,在山谷底、山麓溪流两旁,有小块新型开垦田或荒田、荒塘或梯田,以山鼠和田鼠为主要宿主。③山林沼泽型,是野生动物的栖息地,人群多在开垦、伐木和涉水时感染,以山鼠为主要宿主。

2.经济疫源地　这种疫源地,以家畜特别是猪为主要储存宿主。流行菌型单纯,以波摩那型为主,犬型次之,个别地区相反,也有单纯波摩那型或犬型疫源地。人多因直接或间接接触猪尿或被其污染的地面水而感染,尤其大雨或洪水后,容易发生大流行。

3.混合疫源地　在长江流域及其以南的广大地区,自然疫源地和经济疫源地同时存在,即所谓混合型疫源地。一个疫源地内每种宿主所带的主要菌群(型)基本上是固定的,虽然两种宿主频繁接触,可以相互传染,但它们所带的主要菌群(型)并未改变。

因此,我国钩体病疫源地的分布大体为:长江流域及其以南的广大地区,自然疫源地和经济疫源地同时并存。黄河流域及其以北地区,基本上为单纯的经济疫源地带,但陕西例外,以自然疫源地为主,也有经济疫源地。

(二)宿主

我国已从37种哺乳动物、6种家养动物、2种鸟类、2种爬行动物、8种蛙类、1种鱼类、1种节肢动物和3种实验动物分离出钩体,并证明体内带菌(表4-32-2),除鸟类、鱼类和节肢动物尚待证实外,均能向外排菌。

表4-32-2　我国已分离出钩体的动物

种类	目	科	属/种	带钩端螺旋体的血清群数	种类	目	科	属/种	带钩端螺旋体的血清群数
哺乳动物	啮齿目	松鼠科	葛松鼠	1		食肉目	鼬科	黄鼬	4
			黄鼠	1				鼬獾	2
		仓鼠科	大仓鼠	2		灵猫科		红颊獴	1
			黑线仓鼠	1		兔形目	鼠兔科	蒙古鼠兔	1
			沼泽田鼠	3		偶蹄目	鹿科	梅花鹿	1
			黑腹绒鼠	1				麂	1
		竹鼠科	银星竹鼠	1		灵长目		人	15
		鼠科	巢鼠	3				猴	1
			小家鼠	7		翼手目		马铁菊头蝠	1
			田小鼠	5		鹤形目		普通秧鸡	1
			黑线姬鼠	9				牛背鹭	1
			小林姬鼠	1	爬行动物			马鬃蜥	1
			薛氏田姬鼠	4	鸟梢蛇			泥蛇	5
			屋顶鼠	3	两栖类			沼蛙	5
			黄胸鼠	11				泽蛙	9
			褐家鼠	10				黑斑蛙	5

续表

种类	目	科	属/种	带钩端螺旋体的血清群数	种类	目	科	属/种	带钩端螺旋体的血清群数
			黄毛鼠	12				棘胸蛙	1
			针毛鼠	7				虎纹蛙	1
			社 鼠	7	家养动物			猪	13
			青毛鼠	5				羊(绵羊、山羊)	6
			大足鼠	5				马	3
			白腹鼠	3				牛(黄牛、水牛)	12
			灰腹鼠	2				犬	10
			板齿鼠	7				猫	3
	食虫目	鼩鼱科	小鼩鼱	2	实验室动物			小白鼠	2
			臭 鼩	9				豚 鼠	1
			水麝鼩	1				家 兔	1
			四川短尾鼩	3	节肢动物			毒刺厉螨	1
			灰麝鼩	1	脊椎动物			黄 鳝	2

(三)传染源

1. 鼠类　我国已证明 30 种鼠类包括啮齿目和食虫目带有钩体,其中 3 种鼠(黑线姬鼠、黄毛鼠和黄胸鼠)是引起稻田型钩体病的主要传染源。黑线姬鼠是我国大部分钩体病流行区的主要传染源,其携带的主要血清群仍是黄疸出血群,但 2000 年首次从安徽黄山区的黑线姬鼠肾中分离出 1 株赛罗群棉兰型钩体,证实了黑线姬鼠可以作为赛罗群棉兰型钩体的传染源。

2. 家畜

1)猪　猪所带菌群有 13 种之多,以波摩那群为主,犬群次之。常引起洪水型和雨水型钩体病的大流行。但由于目前采用牲猪圈养,用含抗生素的混合饲料喂养,出栏速度加快等原因,由猪主要携带的波摩那群钩体感染引起的钩体病发病率明显下降。因此,猪作为钩体病传染源的地位有所下降。

2)牛　四川省(2001)从耕牛尿液中首次分离出七日热群钩体,350 份耕牛血清钩体抗体检测,阳性率高达 51.43%;安徽和重庆牛血清抗体检测显示不同地区优势钩体血清群有明显差异,安徽以赛罗群棉兰型(38%)、犬群(25%)、赛罗群乌尔夫型(13%)、七日热群(13%)和致热群(13%)为主,重庆则以棉兰型、澳洲群、拜伦群、秋季群(27%)为主。耕牛作为我国农村主要役用家畜,数量大、活动范围广、排尿量大,因此在洪涝灾害易发区,耕牛作为钩体病传染源的作用明显增加。

3)犬　也是一个很重要的传染源,多次引起流行。

4)其他家畜　如马、羊也有带菌、排菌,但作为传染源均不如猪、牛、犬重要。

3. 人　人受钩体感染后,不一定都发病,但可带菌并排菌,其持续时间可有 1～2 年。这些带菌者可以作为传染源,但人尿中含菌量少,排菌率低又不稳定,污染水源的机会远不及鼠类及家畜,故作为传染源的作用,与家畜和鼠类相比是有限的。

4.冷血动物　自四川省(1972)首先从蛙分离出七日热型钩体以来,我国各地先后从 8 种蛙(黑斑蛙、泽蛙、沼蛙、虎纹蛙、棘胸蛙、滇蛙、日本林蛙、台北蛙)和 1 种蟾蜍共分离出 10 个血清群钩体近 200 株,均为当地常见的菌群。

据人工感染实验表明,蛙不但带菌,而且还能排菌,持续一定时间。根据既往安徽省调查蛙类钩体携带率高达 10.5%,经鉴定为流感伤寒群、赛罗群和巴达维亚群。因此,蛙类可作为钩体储存宿主和传染源。但是蛙尿大多属酸性,对钩体存活不利,而且尿中钩体受杂菌影响较大。此外,蛙体内的钩体毒力容易发生变异。因此,蛙的带菌和排菌较短,特别毒力的减弱,对于其构成真正长期的传染源,似条件不足。

(四)传播途径

各种带菌动物可由尿、乳汁、唾液和精液等多种途径排出钩体,其中主要是经尿传播。

感染方式有直接和间接两种。人以间接接触感染为主,如参加水田劳动、开垦荒塘荒田等生产劳动或通过洗衣洗菜、放牧、捕鱼、摸虾、涉水和游泳等接触疫水都是常见的感染方式。特别是洪涝灾害以及大雨后,家畜的排泄物、鼠类栖息地及其排泄物等被洪水淹没或冲洗,污染范围扩大,往往引起大规模的钩体病暴发流行。根据对我国 5 个地方性疫区 1965—1983 年 1 842 例患者的统计,感染机会最大的原因是割稻,占 68.4%,其次是插秧和育秧占 14.87%,田间其他劳动占 4.07%,游泳 1.85%,割草 1.25%,放鸭 1.25%,理沟 1.19%,涉水过河沟 0.67%,摸鱼 0.33%,放牧牲畜 0.16%,饲养猪 0.11% 及其他 1.85%。

除了通过水、土的间接接触感染外,直接接触感染也常有发生,如被带菌动物咬伤感染。另外还有个别经胎盘、性交或实验室人员误伤皮肤而感染的报道。动物间的感染,以上两种感染方式均很重要。

感染钩体的方式有多种多样,但侵入机体主要是通过皮肤,特别是破损皮肤,只需数秒钟钩体即可进入血流。其次是通过黏膜,包括消化道、呼吸道和泌尿生殖道黏膜。

(五)流行特征

1. 流行形式

1)洪水型　本型指洪水泛滥,人群与洪水较长时间的接触后所发生的流行。多发生于洪水季节,常有大批人群感染发病,疫情上升快,流行期短,常于洪水后 3～4 d 发病,9～14 d 达高峰,一般于一个月内流行终止。发病年龄以青壮年居多,并以猪为主要传染源,其他家畜和鼠类亦可能参与传播过程。流行菌群以波摩那群为主,犬群次之。临床以流感伤寒型为主,黄疸出血型少见。

2)雨水型　主要发生于平原低洼地区,大雨后地面水增加,道路、池塘、河沟、厕所和家畜饲养场所被雨水冲流,村庄内外的道路附近积水,人群接触污水机会和时间增加。多于夏秋季大雨后出现流行,与降水量密切相关。本型特点以散发为多见,流行持续时间长,不似洪水型集中。青壮年患者占多数,儿童患者也占一定比例。主要传染源和流行菌群均同洪水型。临床以流感伤寒型和脑膜脑炎型为主,间有少数黄疸出血型和肺出血型。

3)稻田型　指参加稻田劳动,包括开垦荒田、荒塘和沼泽地等受到感染而发病,是我国南方的主要流行形式,多呈散发或小规模流行。最常见易感人群集体进入一个微小疫源地而发生集体感染,患者集中,感染地明确。以夏秋雨季的割稻季节发病最多,以田野鼠类为主要传染源,亦可能有家畜参与传播过程。流行菌群较复杂,主要是当地野外鼠类常见的菌群,临床表现多样,黄疸出血型和肺出血型占较大比重,一般较洪水型和雨水型为重,病死率也高。

4）游泳引起的感染　国内曾多次发生因江河游泳后钩体病的流行。福建某单位从7月下旬至8月下旬在江河进行游泳锻炼，钩体病发病率7.6%（37/483）。从患者血液分离出8株钩体，属于秋季群、犬群、七日热群和巴达维亚群。同一单位未参加游泳者无一人发病。从该河沿岸捕鼠，分离出14株同样群钩体，说明游泳现场被钩体污染，导致流行。

5）养猪引起的感染　系指养猪人员因与猪接触而发生的钩体病流行。猪的感染率高，排菌量大，猪圈内潮湿积水，钩体污染严重，饲养人员等进入圈内易被感染。

我国各地流行形式有差异，是由各地疫源地特征所决定，可以综合如下。

（1）在黄河流域及其以北各省（自治区）包括河南北部、河北、山西、山东、辽宁、吉林，可能还有黑龙江和内蒙古东部，以洪水型或雨水型为主，尚未发现稻田型流行。

（2）长江流域及其以南各省（自治区），包括安徽、湖北、湖南、江西、浙江、江苏、福建、广西、广东、四川、云南和贵州等主要是稻田型流行区，洪水型或雨水型也时有发生。

（3）陕西只报告过稻田型流行。

2. 流行主要菌群（型）及其更迭　我国已发现的问号钩体有18个血清群75个血清型，以波摩那群、黄疸出血群、犬群、爪哇群、流感伤寒群和七日热为主要菌群，其中波摩那群分布最广，全国31个省（自治区、直辖市）均有发现，为洪水型和雨水型流行区的主要菌群，猪为其主要宿主；黄疸出血群主要分布于长江流域及其以南的14个省（自治区、直辖市），为稻田型流行区的主要菌群，黑线姬鼠为其主要传染源。这两个群的钩体是我国最为重要的菌群，其中以赖型和波摩那型最常见，是我国主要的流行菌型，次要的有犬型、致热型、秋季型、澳洲型、流感伤寒型、七日热型、巴达维亚型和塔拉索夫型8个血清型。

犬群也是一个重要菌群，以犬型为主，其主要宿主为犬，次为猪，国内曾发生多次流行。例如，河南某县（1972）发生犬群钩体引起的洪水型流行，发病106例，广东阳山（1973）发生283例，广西德保和灵川（1974）发生113例，为该群引起的稻田型和雨水型流行。国内发现爪哇群7个型，以爪哇型为主，其主要宿主为黄毛鼠，次为黄胸鼠。流感伤寒群，在广西曾引起广泛流行，其主要宿主为黄毛鼠。我国不少地区发现七日热群钩体感染的病例，如在既往调查中，七日热群在四川省温江区患者中占72.3%。

我国卫生部（现为国家卫生健康委员会）（2000—2002年）在长江流域六省（市）开展了大规模钩体流行病学调查，发现某些地区出现菌群更迭。如以往我国南方通常以黄疸出血群为最主要的流行菌群，北方则是波摩那群，但在安徽省发现黄疸出血群流行区域逐渐向北方扩展，出现所谓"南黄北移"现象。安徽省黄山市优势问号钩体血清群从黄疸出血群更迭为赛罗群棉兰型，导致该地区连年钩体病暴发流行。此外，还发现新的问号钩体血清型，如湖南省从东方田鼠中分离出1株问号钩体，经鉴定属于赛罗群中新的血清型，暂命名为沅江型。湖北省首次从洪灾地区钩体患者血清中检出问号钩体澳洲群乳山型抗体。

3. 季节性　一年四季均有病例发生，以夏、秋季为流行高峰，但从南到北有逐渐推迟倾向。例如，海南岛以6—7月病例最多，长江以南各省以7—8月、四川以8—9月、陕西以10月最多。不同地形其流行高峰可不同，例如四川的流行高峰，丘陵在7月下旬、平原为8月中旬、山区为9月。从各地的流行高峰看，与当地的流行形式有关。当有稻田型、洪水型或雨水型钩体病流行的年度，1年可能有2～3个高峰，也可能改变高峰季节。

4. 年龄与性别分布　江西（2002）对17 042例钩体病患者的统计表明，各年龄组均有病例发生，其中15～44岁青壮年占78.44%，是感染钩体病的主要人群；性别分布，男性多于女性。这与男性青壮年多参加农业劳动和抗洪救灾活动，接触疫水机会多有密切关系。

5. 职业分布　江西（2002）对 11 299 例病例职业分布的分析表明，农民占 74.72%，学生占 13.65%，工人占 2.36%，干部占 2.15%，其他占 7.12%，说明钩体病发病以农民为主。

6. 致病相关基因在不同菌株中的分布　根据钩体黄疸出血群赖株的全基因序列资料，中国疾病预防控制中心传染病预防控制所筛选了 26 种钩体致病相关基因，对我国不同年代、不同地区、不同宿主动物来源的部分致病性钩体标准株和野生株进行 PCR 扩增，检测上述致病相关基因在不同菌株中的分布（表 4-32-3）。

表 4-32-3　致病相关基因在问号钩体标准菌株和野生菌株中检出率的比较

基因名称	标准菌株			野生菌株		
	检测株数	阳性株数	阳性率 /%	检测株数	阳性株数	阳性率 /%
G1G2	31	29	93.55	104	103	99.04
A4004	27	16	59.26	97	88	90.72
LA3540	27	15	55.56	97	79	81.44
LA0327	27	19	70.37	97	92	94.85
LA1650	27	21	77.78	97	92	94.85
LA3937	27	17	62.96	97	85	87.63
LA1029	27	17	62.96	97	90	92.78
LA0378	27	16	59.26	97	79	81.44
LA1027	27	18	66.67	97	94	96.91
LA3050	27	17	62.96	97	88	90.72
LipL41	39	34	87.18	82	67	81.71
LipL36	39	23	58.97	82	37	45.12
LipL32	39	39	100.00	82	80	97.56
ompL1	39	30	76.92	82	73	89.02
flaB	39	36	92.31	82	73	89.02
rmLD	39	24	61.54	66		80.49
drrA	39	30	76.92	82	66	80.49
pbpB	39	24	61.54	82	52	63.41
tetr	39	26	66.67	82	67	81.71
pglB	39	10	25.64	82	25	30.49
invA	39	30	76.92	82	79	96.34
x92230	39	29	74.36	82	65	79.27
paf	39	29	74.36	82	74	90.24
sphH	39	26	66.67	82	65	79.27
sph928	39	30	76.92	82	72	87.80
X52176	39	13	33.33	82	8	9.76

上述结果表明，大部分致病相关基因在野生株中的检出率显著高于其在标准株中的检出率，提示钩体菌株在实验室长期传代，可能会丢失部分毒力基因。而一些钩体的结构基因和药物抗性基因相对稳定，在标准菌株与野生菌株之间无显著性差异，如 *lipL41*、*lipL36*、*lipL32*、*ompL1*、*flaB*、*drrA*、*pbpB*、*tetr* 等。

此外，在研究中还发现，一些基因在有的血清群中的检出率为 100%，如 *lipL32* 在澳洲群、流感伤寒群、七日热群、黄疸出血群和赛罗群中的检出率均为 100%，*invA* 在澳洲群、七日热群、黄疸出血群和赛罗群中的检出率也是 100%，而另一些基因在某些血清中的检出率为 0，如 *pglB* 在澳洲群、赛罗群中的检出率为 0，x52176 在澳洲群、七日热群和赛罗群中的检出率为 0。提示这些基因可能具有群型特异性，但尚需要扩大样本数进一步研究（表 4-32-4）。

表 4-32-4　问号钩体野生株不同血清群中致病相关基因的检出率（%）

血清群	Lip L41	Lip L36	Lip L32	omp L1	fla B	rml D	drr A	pbp B	tetr	pgl B	inv A	x92 230	paf	sph H	Sph 928	X52 176
澳洲群（10）	90.0	20.0	100.0	100.0	100.0	90.0	90.0	80.0	100.0	0.0	100.0	90.0	100.0	100.0	100.0	0.0
秋季群（16）	75.0	18.8	93.8	87.5	87.5	81.3	81.3	50.0	75.0	12.5	87.5	75.0	87.5	75.0	87.5	6.3
流感伤寒群（8）	75.0	0.0	100.0	87.5	75.0	62.5	75.0	50.0	62.5	25.0	87.5	75.0	87.5	75.0	62.5	12.5
七日热群（8）	100.0	75.0	100.0	87.5	100.0	100.0	87.5	87.5	100.0	12.5	100.0	87.5	100.0	100.0	100.0	0.0
黄疸出血群（19）	89.5	89.5	100.0	100.0	94.7	94.7	89.5	73.7	94.7	89.5	100.0	89.5	100.0	89.5	100.0	5.3
赛罗群（10）	90.0	0.0	100.0	100.0	100.0	80.0	90.0	70.0	80.0	0.0	100.0	90.0	100.0	100.0	100.0	0.0

三、病理学

钩体病一般要经历感染毒血症期（发病 3 d 内）、器官损伤期（发病的 3 ～ 14 d）和恢复期或后发症期（发病 7 d 或 14 d 以后）。感染毒血症期以微循环变化和细胞超微结构变化为主，病变性质颇似细菌内毒素中毒变化。器官损伤期可出现重要器官组织形态的变化。恢复期病变可完全恢复正常。

（一）患者

1. 肺

1）肉眼观察　双肺各叶严重膨胀，重量显著增加，脏层胸膜紧张，外表呈紫黑色，切面几乎全部或大部为出血性实变，呈暗红色，酷似血凝块。气管或支气管充满大量血液，肺切面呈现弥散性出血。

2）组织学检查　支气管腔和肺泡充满红细胞。出血区红细胞较完整或溶解，亦可见吞噬细胞。少数肺泡偶见少量浆液渗出。未发现肺水肿。肺泡壁充血显著，管腔极度扩张，未见血管破裂。

3）电子显微镜观察　大部分肺泡内可见红细胞、纤维蛋白及少量白细胞。白细胞结构清楚，有些胞浆内有变形的钩体。

总之，钩体病所致肺脏的病理改变，虽肺泡内有出血，但肺泡壁结构包括肺泡上皮细胞、血管内皮细胞、间质细胞的微细结构清楚，病变轻微。少数上皮细胞及内皮细胞有不同程度的变化，如胞饮小泡增加，或胞浆或线粒体肿胀、变空，或浆膜破裂，但毛细血管未见裂口。部分内皮细胞内可见变形的钩体。内皮细胞及上皮细胞间基底膜大部分清楚，局部肿胀、增宽，有浆液性物质聚积。

2. 肝

1）肉眼观察　肝脏肿大，包膜紧张。

2）组织学检查　①尸检：肝细胞可呈现浊肿、脂变、坏死。肝窦间质水肿，正常肝细胞索排列消失，肝索分离。汇管区可见淋巴细胞，中性粒细胞及少量嗜酸性粒细胞浸润，肝星状细胞增殖，毛细血管内皮增殖，门区胆小管可有胆汁瘀滞。②肝穿刺活检：肝穿刺标本均未见肝细胞浊肿、脂变及坏死。未见肝索分离。

3）电子显微镜观察　①肝细胞核微细结构清楚。②肝细胞浆和线粒体均肿胀，嵴突消失，外膜双层结构仍然可见。③溶酶体显著增多，呈多个聚集。④毛细胆管微绒毛全部或部分消失，微管形状大小不规则。⑤肝细胞及星状细胞浆内可见变形钩体。

以上肝脏病变，多符合于肝细胞中毒性的病理本质。

3. 肾

1）肉眼观察　略肿大，切面可见皮质苍白而髓质瘀血。

2）显微镜检查　①肾小管上皮细胞出现不同程度变性、坏死。部分肾小管基底膜破裂，管腔扩大，可见红细胞、白细胞及细胞碎片，管型形成，阻塞管腔。②肾间质炎症、水肿。肾小球无明显病变。对许多钩体病患者肾脏活检，均发现有肾间质性肾炎。因此，间质性肾小球肾炎被认为是钩体病的基本病变。多数肾组织查见钩体。

3）电子显微镜观察　①主要病变在近曲小管。可见小管上皮细胞刷毛显著减少或完全消失，小管基底膜明显增厚。有些小管上皮细胞线粒体减少，胞浆稀薄，变空。②肾小球上皮细胞不规则，呈现灶性足突融合和灶性基底膜增厚。

以上变化说明，肾脏的损伤是严重的。它既具有缺血性肾小管病变特点，又具有中毒性间质性肾炎的特点。

4. 心

1）肉眼观察　浆膜有少数出血点。心脏多扩大。

2）显微镜观察　①较多解剖病例有出血，呈弥散分布。②心肌纤维普遍浊肿，部分病例有局灶性心肌坏死及肌纤维溶解。③心肌间质炎。肌束间炎症细胞浸润，以大单核细胞为主，少数为中性粒细胞和淋巴细胞，浸润部位以血管周围更明显。④间质有出血和水肿。

3）电子显微镜观察　①心肌线粒体肿胀、变空，嵴突消失。②肌纤维模糊、断裂，润盘消失。

5. 其他器官　脾、淋巴结均有单核细胞轻度增生。部分病例有脑及脑膜充血、出血，神经细胞变性及炎性浸润。横纹肌肌纤维变性、坏死。肾上腺出血，多数病例有皮质类脂质减少或消失。皮质、髓质有灶性或弥散性炎性浸润。

（二）实验动物

肺大出血即肺弥漫性出血（PDH）是危重钩体病早期最常见的死因，病死率高达 50%。戴保民等建立了豚鼠肺出血实验模型，在肺出血和 PDH 的形成机制及病理变化方面进行了大量研究。

1. 肺出血实验模型观察　戴保民等（1975，1978）用有毒力的黄疸出血群 017 株钩体的培养液，对 250 只豚鼠进行腹腔感染，结果 100% 的豚鼠有肺出血，30% 有黄疸。死后解剖，双肺呈现广泛性、弥漫性出血，其他器官组织则无明显出血。但在感染后不同时间解剖豚鼠，进行肺出血的动态观察和肺出血灶不同方向的连续切片检查，发现肺出血是渐进性的，最初仅针尖大小，以后发展成斑块或大叶。出血灶的扩延，有直接扩大、点状融合及沿支气管蔓延等多种形式。出血灶多数分布于脏层胸膜下浅表部位，仅晚期才蔓延到深部。

2. 肺出血原发部位的确定　用 75% 碳酸铅明胶液颈外静脉灌注法观察出血灶，发现肺出血原发部位在微血管。表明钩体病肺出血特点是毛细血管性，出血原发部位是毛细血管。

3. **肺毛细血管壁损伤性质**   对上述实验模型观察，其出血灶微血管壁的病变特点是：管壁肿胀、疏松、血浆浸透、严重者呈现纤维素样坏死。

4. **电子显微镜观察**   出血灶中的微小血管都比较完整，极少看到破口，大多数血管内皮细胞胞核结构清晰，胞浆膜完整，胞浆内可见核糖体颗粒；有些出血灶内微小血管基底膜模糊，微小血管显著充血，腔内有红细胞和白细胞充塞；极小量微小血管能见到破口；部分微小血管内皮细胞的胞浆呈单个或多个枝状突起，有些细胞浆枝状突起向破口伸延，并可相互连接。

四、临床学

（一）人钩体病

1. **临床表现**   临床分期：本病大致分 4 期。

1）潜伏期   短者 2～4 d，长者可达 28 d，一般 7～15 d。此期内钩体在血、肝及淋巴组织等处繁殖，但无临床表现。

2）早期   即感染毒血症期。突出的临床表现为全身感染中毒症候群，如畏寒、发热、乏力、头痛、结膜充血、淋巴结肿大、呕吐、腹泻、皮疹、关节症状、鼻衄等。一般持续 2～3 d。若轻型早期使用青霉素治疗，有些病例可不再进入中期而痊愈。

3）中期   即器官损伤期。在感染中毒症状的基础上，出现器官损伤，如肺弥漫性出血、黄疸、皮肤黏膜广泛出血、肝肾功能衰竭和脑膜脑炎症状等。一般持续 4～25 d。

4）后期   即恢复期或后发症期。大部分患者此时恢复健康，但黄疸出血型重症患者恢复期较长。在急性期退热后 6～9 个月再次出现发热、眼葡萄膜炎、变态反应性脑膜炎及闭塞性脑动脉炎等，称为后发症。

2. **诊断与治疗**

1）流感伤寒型   其临床表现以发热、头痛、全身肌痛、结膜充血、浅表淋巴结肿痛和腓肠肌疼痛为特征，无明显内脏器官损伤或器官系统功能衰竭表现，一般病情较轻，经过对症支持疗法，6～10 d 可自然康复。临床诊断应根据流行病学资料、临床表现、实验室检查和青霉素治疗效果和反应进行综合分析。流行病学资料应掌握流行季节，若发病 1～3 周前有疫水接触史，共同劳动者中有发病，则有助于诊断。临床上的三大症状（发热、头痛、全身乏力）和三大体征（眼结膜充血、腓肠肌痛、淋巴结肿大压痛）是早期诊断的依据。青霉素治疗有效和赫氏反应的出现以及特征性血、尿检查结果（血沉加速、尿中出现蛋白、红细胞及管型）等，都支持本病的诊断。病原学和血清学检查是确诊依据，如早期患者血、脑脊液、晚期尿液的培养和动物接种分离出钩体，以及双份血清的对比试验，若有 4 倍增长，则可以确诊。单份血清 1∶400 的诊断标准在非疫区是可信的，但在流行区则不能排除过去曾感染的可能。

由于钩体病临床表现复杂多样，而非典型病例较多，容易误诊。应与流行性感冒、疟疾、伤寒、副伤寒、细菌性败血症、细菌性痢疾、流行性出血热和恙虫病等疾病相鉴别。

治疗以抗生素为主，配合对症、支持疗法。抗生素可选青霉素 G、阿莫西林、氨苄西林、多西环素等，可作为早期治疗的药物。

2）肺出血型   本型包括肺弥漫性出血型。表现为突然面色苍白、青灰，口唇发绀，心率、呼吸进行性增快，双肺布满湿啰音，血痰、咯血进行性加重或无咯血，临终从口鼻喷出或涌出大量鲜血，患者立即死亡。本型病情发展迅速，应即刻抢救。临床诊断除根据流行病学资料外，主要依靠临床表现。此外，胸部 X 线检查可见点、片状阴影，呈"毛玻璃样病变"，发生和消散均迅速。临床检验同流感伤寒型。常须与肺结核咯血、大叶性肺炎、细菌性继发性肺炎、休克肺或呼吸窘迫征、急性肺水肿等鉴别。

肺弥漫性出血型是钩体病最严重和病死率最高的一个临床类型，病死率高达 50%。如在先兆期或发病期抢救及时、处理得当，亦能迅速改善，脱离危险。

临床治疗要求早期迅速给予青霉素注射，首剂剂量可偏大。①先兆期：青霉素每次 40 万 U，肌内注射，q8 h，直至体温恢复正常，但不超过 7 d。②极期：剂量同前期，肌内注射 1 次，q4 h，连续 3 次后，改为 q6 h 至 q8 h。③垂危期：剂量同前，24 h 内每肌内注射，q4 h 至 q8 h，好转后，改为 q6 h 或 q8 h。

赫氏反应的预防：在首次注射青霉素的同时，给予氢化可的松。具体方法是：25 ～ 50 mg 氢化可的松，加 5% 葡萄糖注射液 5 ～ 10 mL 中，静脉缓慢推注。

此外，除早期快速抗生素应用外，还需加强对症、支持疗法，如氢化可的松配合青霉素，各种镇静剂、强心剂的应用以及适当给氧等。

3）黄疸出血型　本型以黄疸、出血和肾功能不全为特征。在发病初期表现为全身感染中毒症状，继而出现黄疸，于病程第 10 天左右达高峰。本型普遍有肾功能损害，而肝功能损害并不多见，肾衰是黄疸出血型最常见的死亡原因。多数病例发生不同程度的出血，如鼻衄、皮肤黏膜瘀点、皮下瘀斑、咯血、尿血、阴道流血、呕血和便血或柏油样大便。严重出血者常引起休克甚至死亡。

根据流行病学资料，病前 3 周有接触疫水史者，结合病初有全身感染中毒症状，继而出现黄疸的特征，并可伴有出血和（或）肝、肾功能受损等，不难作出临床诊断。但需与急性黄疸型病毒性肝炎、急性溶血性黄疸、急性胆道感染、流行性出血热、巨细胞病毒感染与登革热等鉴别。

临床治疗要求早期使用有效抗生素。对出现了黄疸、出血和肾功能衰竭的重症病例，除抗生素治疗外，必须加强对症、支持疗法，提高机体抵抗力，恢复机体内环境平衡。

4）脑膜脑炎型　在早期全身感染中毒症状的基础上，多在病程 4 ～ 7 d 出现脑膜炎和脑炎症状、体征及脑脊液改变。脑膜炎型常有剧烈头痛、频繁呕吐、颈痛、颈强直、畏光、克尼格征和巴宾斯基征阳性，预后较好。脑膜脑炎型少见，除全身中毒症状外，出现不同程度意识障碍、抽搐、瘫痪和锥体束征，以及其他脑水肿和颅内高压等的表现，病情重，死亡率高，常留有不同程度的后遗症。

本型须与轻型流行性乙型脑炎相鉴别。钩体病以全身酸痛、关节痛、腓肠肌痛、眼结膜充血，浅表淋巴结肿痛和咯血为多见，而乙型脑炎少见；反之，昏迷、抽搐则以乙型脑炎为多见。结合流行病学资料，对集体发生的病例作出正确诊断还是可能的，但对散发病例，确实不易鉴别。确诊有赖病原学和血清学检查。

脑膜炎型病情较轻，除青霉素治疗外，一般对症治疗即可。脑膜脑炎病情严重，除足量青霉素治疗外，应注意防治脑水肿。

（二）猪钩体病

1. 症状　猪钩体病主要由波摩那群钩体引起，但犬群和黄疸出血群引起的也常见到。乳猪感染后发育不良和抗病力降低。孕猪感染后则发生流产、死胎或产后不久即死亡。在通常情况下，孕猪突然发生大批流产是猪钩体病的征兆。

猪感染后出现的症状差别较大，可无明显症状，也有部分仅出现短期的发热和结膜炎，而有的则出现严重症状，如体温高达 41 ℃，厌食、精神不振、皮肤苍白、行动呆慢、寒战、抽搐、摇头、嘶叫、流泪、结膜潮红、黄疸、眼睑及下颌水肿、拉稀粪等，甚至死亡。病理解剖检查，症状较轻的猪，肺脏有散在小出血点,肝脏质碎,色灰白,有斑点,其他器官正常;严重病例则所有器官均出现黄疸,肺、肠壁、腹膜可见大片小出血点。

2.诊断　据流行病学资料、临床表现和实验诊断结果而确定。对疑似动物,可取其肝肾组织做切片,镀银染色法或免疫荧光法检查病原体。亦可取新鲜肝肾悬液或尿,在暗视野显微镜下检查,见到钩体即可确诊。

3.治疗　以链霉素、土霉素治疗效果为好。

(三)牛钩体病

1.症状　主要临床症状为黄疸、血红蛋白尿、体温升高、食欲减退、精神沉郁等。血液学检查,发现有红细胞数减少,血红蛋白含量降低,红细胞出现大小不均、异形及淡染等现象。病理学检查,以皮肤、黏膜和皮下组织等的黄染和各器官的出血点为特征,在肝脾等处还可见到坏死灶。

2.诊断　同猪钩体病的诊断方法。

3.治疗　同猪钩体病的治疗方法。

(四)马、驴、骡钩体病

1.症状　马、驴、骡钩体病主要由波摩那群、流感伤寒群、澳洲群和犬群所引起。可出现急性症状,但死亡病例少见。主要症状有高热、黄疸、不食、精神沉郁等,后期可出现夜盲症和虹膜睫状体炎。少数病例晚期出现周期性眼炎和再发性眼炎。

2.诊断　同猪钩体病的诊断方法。

3.治疗　可选用青霉素、链霉素等药物治疗。

(五)犬钩体病

1.症状　其主要症状为腹泻和呕吐,个别出现黄疸,死亡甚多。

2.诊断　同猪钩体病的诊断方法。

3.治疗　可选用青霉素、链霉素等药物治疗。

(六)鹿钩体病

1.症状　梅花鹿可作为波摩那型钩体的储存宿主,但多不发病,仅孕鹿偶有流产。其主要症状有两耳下垂、不食、精神委顿、肢体无力,体温可达 41 ℃。眼、鼻、口腔黏膜初为黄色,后转苍白。此时出现血尿、蛋白尿。严重贫血,出现幼稚红细胞及异形红细胞,血红蛋白含量降低,血沉加快,血清黏稠度降低呈水状。垂危时脉搏加快,100 次/分以上,心音高亢,体温下降,呼吸困难,最后窒息死亡。病理解剖检查,严重者可见各个脏器广泛出血点,肾上腺出血更为明显。肝肾肿大,右心室扩张。胸膜、腹膜黄染。

2.诊断　同猪钩体病的诊断方法。

3.治疗　可用大剂量青霉素,100万U(油剂)或60万U(水剂),肌内注射,每天1次,7 d 为1个疗程。

五、实验室诊断

(一)标本采集

标本的采集取决于疾病的阶段。发病早期,一般在发病1周之内,可采集患者血液作实验诊断。1周以后,钩体定居于肾脏,部分钩体可经尿液排出,此时可采集尿液进行检查。有脑膜刺激症状或眼部并发症的患者,可取脑脊液或眼房水分离钩体。

供早期诊断、血液培养及血清学试验的第一份血液标本,应在发病早期、治疗以前及时采集。以后可在发病后第3周采集第二次血清标本作血清学检查。如果第一次血清学检查结果阴性,而第二次抗体滴度又增高4倍以上,就有诊断意义。在非流行区,第一次血清的显凝抗体滴度≥1∶400以上者,应有诊断意义。

1. 采集方法

1) 血液标本　①直接取早期患者血液1滴,加蒸馏水使血细胞溶解后镜检,或取静脉血1～2 mL,待凝固,离心沉淀吸取血清与血细胞交界处微带白色的悬液,做涂片镜检。②差速离心法。取抗凝的早期患者血液,先经低速离心除去血细胞,取上层血浆,再高速离心,取沉淀涂片镜检,可以提高检出率。

2) 尿液标本　用清洁容器直接取中段尿镜检,或经差速离心,沉淀涂片镜检。尿液标本最好在2 h内完成,最长不得超过6 h。

3) 动物肾脏标本　①肾切面漂洗法。先取一清洁载玻片,加数滴生理盐水。再取动物肾脏,用剪刀剪一横切面,用镊子夹住肾组织,将肾组织面在生理盐水中来回漂洗几次,除去肾组织后暗视显微镜检查。②肾组织差速离心法。将动物肾脏充分剪碎,置于含有3 mL的生理盐水管中,经差速离心沉淀,取第二次沉淀涂片镜检。

2. 动物接种及分离培养

1) 实验动物的选择　开始时选用豚鼠为实验动物,但豚鼠不够敏感,而且饲养于铁笼内,尿中排菌,容易传染饲养人员和其他动物。为此,改用比豚鼠更敏感的金黄地鼠。肖玉山等(1964)曾用巴达维亚型和流感伤寒型等4株钩体,各接种8只金黄地鼠和8只小豚鼠,结果8只金黄地鼠全部死亡,剖检均能见到严重的肺出血,伴有黄疸;而接种的8只豚鼠仅死亡1只,存活者处死剖检,肺部仅有小出血点亦无黄疸。因此,金黄地鼠用于致病力测定、菌苗保护力测定以及从各种标本分离钩体,均比豚鼠理想,而且金黄地鼠可养在玻璃瓶内,不易相互传染,值得推广采用。此外,家兔和小白鼠均不及前两种动物敏感。

2) 分离培养　①从血液分离钩体,血液的接种量不宜过大。②从尿中分离钩体,最好先接种敏感动物,然后取心血(早期)或肾(晚期)分离培养。③动物脏器主要取肾培养,从背部取肾皮质层米粒小块做培养,或刺入肾皮质部,吸取小块肾培养,可获良好结果。④疫水和土壤中钩体的分离,国内采用直接镜检法、直接培养法、动物接种法和动物浸泡法。其中豚鼠浸泡法是常用的方法,但不少学者认为不够敏感,特别对毒力较弱的菌株不适用。

(二)诊断方法

1. 差速离心集菌暗视野显微镜直接检查患者血液和脑脊液　血液先加蒸馏水溶解,再经差速离心集菌,暗视野显微镜下检查活的钩体。阳性率一般为50%～60%。

2. 改良镀银染色法　该法适宜疫源动物的带菌检查,而对临床患者标本检验,阳性率尚不够高。如能在差速离心沉淀后作涂片用镀银染色法检查,有助提高检出率。

3. 免疫荧光法　中国医学科学院流行病学微生物学研究所(现中国疾病预防控制中心传染病预防控制所)以100条黄疸出血型钩体腹腔内感染豚鼠。发病后逐日采心血做培养,同时做涂片以直接荧光抗体染色检查。共采血97份,荧光抗体法阳性率84.5%,培养法阳性率86.6%,两法完全一致的符合率为75.3%。本法的缺点是:①标本中的钩体要有一定数量才能检出,且有一定比例的假阳性。②设备和技术要求较高。③固定方法稍不适当，易影响检查结果。也有人用间接荧光抗体染色法检查血中钩体，检出率更高。

4. 免疫酶染色法　此法有较高的敏感性与特异性，故对钩体病的早期诊断有一定的实用价值。其不足之处在于操作时间较长。

5. 改良镀银染色法　叶丹霓等（1982）对 50 例钩体病患者血浆涂片作改良镀银染色，结果本法阳性率为 92%，明显高于血培养（52.9%）和显微镜凝集试验（简称为显凝试验）（77.1%）。其缺点为血液中红细胞碎片会影响媒染剂固定作用，若结合差速离心法后涂片再进行染色，可提高检测效果。

6. 耐热 Patoc I 抗原玻片凝集试验（简称为玻凝试验）　双曲钩体 Patoc I 株经 56 ℃ 30 min 加热可制成钩体耐热抗原，且 TR/Patoc I 具有多价抗原性，能与不同群钩体患者血清发生快速凝集试验，故可用于诊断。秦进才等（1986）用 TR/Patoc I 玻凝法和显凝结果法检测 33 例钩体患者双份血清，第二份标本检测结果，TR/Patoc I 玻凝与显凝完全一致，而第一份血清中有一份显凝阴性或低于诊断标准，但 TR/Patoc I 玻凝呈现明显的阳性结果。表明该法具高度的敏感性，可用于钩体病的早期快速诊断。

该法的优点是抗原制备简单、操作容易、无需特殊设备、敏感性和特异性好、判断结果明确等。因此该法既适合于基层应用，又适用于血清流行病学调查大量标本的初筛。

7. 化学发光免疫分析法　化学发光免疫分析技术，是将化学发光物质作为抗原—抗体反应的指标系统，即用作抗原或抗体的标记物，来定量检测抗原或抗体。标记抗体与异种抗原不发生显凝反应。

8. 放射检测法　当用含有 ^{14}C 标记脂肪酸的 Stuart 完全培养基来培养钩体时，由于钩体需利用 ^{14}C 标记的脂肪酸作为能源和碳源进行代谢，释出有放射活性的 $^{14}CO_2$。此种有放射活性 $^{14}CO_2$ 的含量，可间接反映出培养瓶中钩体的生长速度及其数量。检测以生长指数（GI）来表示放射活性的强度，即可测知标本中是否有钩体的存在并作出诊断。作者认为该法是检测患者血液、尿液及其他标本中钩体的快速而敏感的方法。

9. 免疫金银染色法　Skilbeck 等（1987）用免疫金银染色法检测牛、鼠肾脏组织标本，结果可见钩体被染成黑色，形态清晰，非特异性反应极少，不易褪色，又不需特殊仪器，操作简便，因此是检查组织切片中钩体的一种有价值的方法。具体步骤：取肾组织标本→固定、包埋、制成切片→ 60 ℃ 干燥 20 h →蒸馏水再水化并洗涤→ 1% 胃蛋白酶溶液 50 ℃ 消化 2 h →洗涤→加钩体抗血清→ 37 ℃ 湿盒，2 h →洗涤→羊抗兔胶金试剂→ 37 ℃ 湿盒，2 h →洗涤→ 2% 戊二醛固定 15 min →洗涤→显影、定影后冲洗→伊红复染、脱水、洗净即可镜检。

10. 核酸分子杂交技术　待检的核酸分子（DNA 或 RNA）可与探针根据碱基配对的原理而相互结合，从而通过探针上的同位素自显影或液闪计数或生物素标记染色来检测特定物质的存在。该法特异性很高且敏感性可达皮克量级水平。

Trepstra 等（1986）用哥本哈根型和绥拉杜尼型两株钩体的 DNA 制备 32P 和生物素标记的两种探针。对致病性钩体各血清型的 DNA 有交叉杂交反应，故可作钩体病的早期诊断。但用 32P 标记的探针比生物素标记得更敏感些，检出 DNA 最小量分别为 1.5 pg 和 5 pg。生物素标记探针敏感性虽不如同位素探针，但无交叉杂交反应。因此，作为体外检测法，同位素探针最为敏感，也是检测临床标本中钩体的一种高度敏感且特异的方法。生物素探针因不需要特殊实验仪器，出结果快，探针制剂可保存较长时间，则更具实用价值。

刘洪斌等（2000 年）对问号赖型钩体重组质粒 pDL121 外源基因进行酶谱分析，用地高率标记的 pDL121 外源基因片段做探针对不同种属的致病性钩体和非致病性钩体基因进行杂交分析。结果显示重组探针与致病性钩体有杂交信号，与非致病性钩体无杂交信号，亦不识别大肠埃希菌。该重组探针可用于钩体病的早期诊断及钩体的鉴定和分类。

11. PCR 检测技术　聚合酶链反应（PCR）的 DNA 扩增技术已应用于钩体病的诊断，并已证明对钩体的鉴定及疾病诊断是极为有用的。一般标本中仅需 10 条以下钩体，经 PCR 扩增后即可被检出。因而对于从尿液标本中检测和鉴定菌株，PCR 扩增技术不失为一种敏感、特异的方法。

PCR 在钩体病诊断中的应用价值，主要取决于标本中模板 DNA 的纯化效率和引物的质量。用常规的煮沸法、苯酚 – 氯仿抽提法提取组织中的微量钩体 DNA，效果很不理想。为此，Boom 等采用高效 DNA 吸附剂，从组织标本中纯化钩体 DNA，大大提高了模板的抽提效率。在引物方面，Terpsatra 设计了一对只扩增致病性钩体 DNA，而不扩增非致病性钩体和其他细菌 DNA 的引物（G1、G2），其扩增效率高、特异性高，已被世界各国普遍采用。

Wagenaar J 等（2000）在检测牛尿中的钩体基因种（*L. borgpetersenii*）时对 PCR、培养、免疫荧光法、DNA 分子杂交作了比较，作者认为这四种方法对检测钩体都具有较高的敏感性，但是单独使用，不一定能获得最佳结果，建议联合使用其中 2 种方法可保证获得最高的敏感性。

因此，PCR 检测只要获得引物便可进行，操作方法简便，能快速检测传染源带菌情况，明显缩短宿主动物带菌率监测时间，且敏感性高，尤其是特异性可根据引物的选择来加以调整，适用于流行病学调查研究。

12. 其他方法

1）微囊凝集试验　微囊由化学性质稳定的聚脲制成，经戊二醛醛化后，有吸附蛋白质抗原的作用。将钩体抗原吸附于囊壁，即成为致敏的钩体的微囊，与钩体病早期患者血清中的 IgM 产生抗原抗体结合反应，发生可见的凝集，可用于早期诊断。

2）免疫细胞黏着试验　本试验原理是感染早期淋巴细胞表面产生特异的膜免疫球蛋白，具有细胞抗体的作用，能特异地结合相应的抗原，此即为免疫细胞黏着（ICA）。将波摩那型抗原致敏于红细胞，然后与感染动物血液的淋巴细胞进行 ICA 检测。感染后 2 d 就见到免疫活性细胞数增多，第 10 天达最高峰，以后迅速下降，不同血清型间存在交叉反应，具有属的特异性。

六、防控措施

（一）消灭传染源

1. 加强对猪的管理　猪为我国洪水型和雨水型钩体病的主要传染源。降低猪带菌率，是预防洪水型钩体病暴发与流行的有效措施。

1）改变饲养方式　改放养为圈养，加快生猪出栏，有利于减少猪排泄物对环境的污染；添加商品饲料喂养（含国家允许添加的抗生素）有利于阻断钩体病在猪间的传播。

2）活菌苗免疫猪　福建制成一种弱毒钩体活菌苗给小猪免疫 1 次，可以保证全年不被钩体感染，即不带菌也不排菌，是控制小猪感染的一种有效方法。

2. 加强牛群的管理　耕牛作为我国农村主要役用家畜之一，数量大、活动范围广、排尿量大，而且在洪涝灾害易发区，耕牛作为钩体病传染源的作用明显增加。因此，必须加强对牛群的管理。预防接种是控制牛钩体病的重要措施。

3. 灭鼠　灭鼠是消灭钩体病自然疫源地的根本措施。采取以灭鼠为主，结合其他方法的措施，可以显著降低本病的发病率。为达到灭鼠的最大效果，要选择有利时期进行，一般在田鼠繁殖季节进行 1 次，可大量消灭孕鼠；在稻谷成熟前再进行 1 次灭鼠，可降低收割期田鼠的密度，减少发病率；11—12

月进行第3次灭鼠,消灭越冬鼠类。

灭鼠的具体方法有:

1)器械法　利用鼠夹、鼠笼、竹猫、竹弓等捕鼠器捕杀鼠类。

2)毒饵法　利用磷化锌、敌鼠钠盐、大隆灭鼠剂等灭鼠药杀灭鼠类。

3)熏蒸法　利用各种化学熏蒸剂和烟剂杀灭洞居鼠及密闭建筑物内的鼠类。

4)生物法　利用对人畜无害的微生物,如依萨琴柯菌、达尼契菌等,人为地造成鼠间致死性传染病或不育症。其次是利用鼠的天敌如猫头鹰、黄鼬、豹猫等动物捕食鼠类。

5)生态法　破坏或改变鼠类赖以生存的条件,如断绝鼠粮,消除鼠类栖息、隐蔽场所等,达到灭鼠目的。

在稻田型钩体病流行地区,通过大面积灭鼠,降低鼠密度,同时结合其他措施,都可降低发病率。为防止洞庭湖洪水期间东方田鼠迁徙所引起的钩体病暴发,采取"堵、灭、防"三结合的综合预防措施效果很好。

(二)改造疫源地

首要任务是减少或消除疫源地内储存宿主的滋生地,其次是改变不适于钩体生存的条件以及减少人群接触疫水的机会。

我国南方许多省的山垄田、烂泥田、冷水田和荒田是最常发生稻田型钩体病的地方,对这一类疫源地主要采取开沟排水,改串灌为轮灌,变死水为活水的措施,即在田上方、四周开环山沟排水,田中央开贯穿沟,这样防止山洪冲击,减少积水,变烂泥田为良田。其次消除田埂山旁和灌溉渠道的杂草灌木和高大林木,既减少鼠类掩蔽场所,又增加日照时间。通过施用草木灰、石灰氮等热性肥料,改变土质和水质,不适于钩体长期存活,同时也结合灭鼠。

(三)兴修水利防止洪水泛滥

在经常有洪水或内涝成灾的流行地区,修好防洪堤是防止洪水型钩体病发生的一项根本性措施。

(四)杀灭水中和土中钩体

钩体流入水和土中,能存活很长时间,故杀灭水和土中的钩体是预防工作中很重要的环节。稻田消毒可结合施肥进行,如每亩施用草木灰(70%)和石灰(30%)的混合物 35～50 kg,可以提高田水的酸碱度,或放水晒田,都可促进钩体死亡。

(五)提高免疫力

主要采用预防接种达到提高机体免疫力的目的。

1.普通菌苗和浓缩菌苗　我国在 1959—1962 年生产普通菌苗供疫区人群使用,同时制出少量浓缩菌苗。大规模人群现场试用结果表明,这两种死菌苗不但能降低发病率,而且可减轻症状,减少病死率。预防效果的好坏取决于菌苗所含菌数的多少以及菌型与当地流行菌型是否一致。但普通菌苗有注射量偏大,反复接种可引起过敏反应的缺点。此后,我国于 1964 年研制成功一种以胎盘水浸液为基础的培养基用于菌苗生产,减少了过敏反应,预防效果同样良好,但胎盘来源困难。至 20 世纪 70 年代采用全综合培养基用于钩体的培养,同时改进菌苗的生产工艺,这种全综合培养菌苗反应轻微,免疫原性好,各地现场试用结果显示良好的保护效果。

2.外膜菌苗　鉴于死菌苗接种量大,接种次数多,感染后不能阻止肾脏排菌等缺点,1978 年浙江和上海开始外膜菌苗的研制。动物试验证明外膜菌苗有良好免疫原性和保护作用,接种后反应轻微与普通菌苗相似,外膜菌苗免疫 1 针产生的抗体滴度,高于普通菌苗 2 针注射的 2～3 倍。1998 年开始生产并投入实际使用。

湖北省(2000—2002)在全国进行了双价钩体外膜菌苗对钩体病流行的干预效果研究。结果表明,钩体外膜菌苗 1 针注射后 1 年内,对黄疸出血群钩体患者保护效果达 95.57%,对七日热群钩体患者保护效果达 100.00%,表明双价钩体外膜菌苗有较好的保护效果,并对其他的血清群钩体感染有一定的交叉保护作用,未发现严重副反应和异常反应。但由于钩体菌株血清群较多,流行的钩体菌株与钩体外膜菌苗菌株具有种属特异性的差异,而一个地区出现钩体病暴发时,往往可同时检出数个血清群钩体的流行,且钩体病的自然疫源性决定了一些地区优势钩体血清群时常发生变迁或更迭,因此,二价钩体外膜菌苗的使用范围和效果受到限制。

3. 多价属特异性基因工程疫苗　为克服普通死菌苗和二价外膜菌苗的缺点,不少学者致力于寻找钩体属特异性抗原,研制具有不同血清群、型之间有广泛交叉保护作用的问号钩体通用疫苗,这对钩体病预防和控制具有极为重要的现实意义。严杰等(2003, 2004)对我国 15 群 15 型问号钩体标准参考株的 ompL1、lipL32 和 lipL41 基因进行了研究。结果发现,我国优势流行的钩体血清群均有上述三种基因,且其基因产物为具有良好抗原性和免疫反应性的属特异性表面蛋白抗原,有望用于研制钩体属特异性基因工程疫苗。

4. 脂质体菌苗　有研究报道了一种以脂质体为佐剂的钩体菌苗,即将钩体蛋白抗原,分别包裹于大豆磷脂与纯磷脂制备的脂质体中的菌苗,证明脂质体有明显的佐剂作用。如果将多型保护性抗原嵌入脂质体中,有可能制成多价钩体菌苗。

5. 活菌苗　王枢群等(1978)筛选出一株波摩那型弱毒的 L18 株,试制猪用活菌苗。用 L18 活菌苗免疫 31 只猪两次,用同型强毒株攻击只有 1 只猪排菌。而未免疫的 29 只猪,在攻击后,有 28 只排菌。2 个月后试验组猪剖检 12 只,从肾中均未查出钩体,而对照组猪剖杀 19 只,从 12 只猪肾分离出钩体,显示 L18 株活菌苗是安全有效的。

(六)药物预防

有研究结果表明,多西环素对钩体有较强的杀灭作用。因此,在出现钩体病流行或暴发地区,口服多西环素可作为一种简便、廉价、有效的控制钩体病疫情的应急措施。服药程序采用每人每天 2 片,1 周 1 次,连服 2～3 次是切实可行的。

(七)大力开展健康教育

在钩体病的流行区,通过开展多种形式健康教育,提高人群对钩体病的危害、传染源、传播途径和预防措施等的认识,加强自我保护,从而达到控制和消灭钩体病。

第三十三章 莱姆病

莱姆病（Lyme disease）是由不同基因型的伯氏疏螺旋体（*Borrelia burgdorferi*）引起的人兽共患疫病，主要经蜱叮咬人、动物而传染。其病原体伯氏疏螺旋体可引起人体多系统的损害，严重者终生致残甚至死亡。

事实上，莱姆病在临床上很早就被描述过，1909 年欧洲学者首次报告患者被蜱叮咬后发生慢性游走性红斑，并观察到了神经系统的损害，但人们一直认为是一种未知的病毒所致。

1977 年 Steere 报告在美国康涅狄格州莱姆（Lyme）镇流行的青少年关节炎是一种独立的疾病，并称为莱姆关节炎。1982 年 Burgdorfer 及其同事首次从蜱的中肠发现和分离出莱姆病螺旋体。1984 年 Johnson 根据其基因和表型特征，认为该螺旋体是一个新种，命名为伯氏疏螺旋体。随后的调查研究证实该病是一种能引起人体多系统的损害的全身感染性疾病，命名为莱姆病。

该病分布甚广，现已有 70 多个国家报告发现有莱姆病存在，且发病区域和发病率呈迅速扩大和上升的趋势，已成为世界性的卫生问题，对人民的健康，乃至国民经济的发展有着较大的影响。由于该病分布广泛、发病率高、对人群健康危害严重，在美国被称为"第二艾滋病"，其防治研究备受重视。

我国从 1986 年开始莱姆病的调查研究，现已证实我国 29 个省（自治区、直辖市）的人群中存在莱姆病的感染，19 个省（自治区、直辖市）为莱姆病的自然疫源地。估计每年的新发病例不少于 2 万例。由此可见，莱姆病在我国分布广泛，对人们的身体健康危害较大，因此开展对本病的调查研究及防治，有着重要而长远的现实意义。

一、病原学

（一）分类

伯氏疏螺旋体属于螺旋体科，疏螺旋体属，其 DNA 的 G+C 含量为 27% ～ 32%，与回归热螺旋体的 G+C 含量接近，与梅毒螺旋体和钩端螺旋体显著不同。

（二）形态和超微结构

伯氏疏螺旋体是一种单细胞疏松盘绕的左旋螺旋体，长 10 ～ 40 μm，宽 0.2 ～ 0.3 μm，运动形式有旋转、扭曲、抖动等。细胞结构由表层、外膜、鞭毛和柱形原生质体四部构成。表层是主要由碳水化合物成分组成。外膜由脂蛋白微粒组成。鞭毛位于外膜与柱形原生质体之间，故称内鞭毛，一般有 7 ~ 12 根。鞭毛由丝状体、钩状体、颈部和基盘四部分组成。

（三）基因组及其功能

伯氏疏螺旋体的基因组包括一个线性染色体和多个环状及线性质粒，小于梅毒螺旋体和钩端螺旋体，属小基因组细菌属。1997 年美国 Fraser 报道完成了对伯氏疏螺旋 B31 菌株全基因组的测序工作。据报告，B31 菌株基因组 DNA 有 1 400 kb，由一个 910 725 bp 的线性染色体和至少 11 个线性及环状质粒组成。染色体 G+C 百分含量为 28.6%，不同质粒 G+C 百分含量为 23.1% ~ 32.3%。染色体含有蛋白质编码基因 853 个，质粒含蛋白质编码基因 430 个。1 283 个基因中，570 个基因功能已基本弄清。其中参与生物合成的基因仅 9 个。

（四）培养特性

目前用于培养伯氏疏螺旋体的液体培养基是改良 Barbour-Stoenner-Kelly Ⅱ（BSK Ⅱ）培养基，在含发酵糖、酵母及还原剂的培养基中生长良好。最适生长温度 30 ~ 35 ℃，从生物标本新分离的菌株，一般需 2 ~ 5 周才可在显微镜下查到。纯培养生长对数期的螺旋体密度可达 10^8 个 /mL。也可在 1.3% 琼脂的固体 BSK Ⅱ固体培养基上生长，34 ℃培养 2 ~ 3 周，可出现 2 种菌落，一种为小的圆形致密形菌落，另一种为大的疏散性菌落。

（五）理化特性

伯氏疏螺旋体微嗜氧，能自身合成类脂化合物和主要脂肪酸，并将嘌呤碱结合到核酸中，但不能合成长链脂肪酸，葡萄糖是碳和能量的来源，属发酵型菌，其产物为乳酸，与梅毒螺旋体和钩端螺旋体不同。

（六）抗原性

伯氏疏螺旋体外膜占整个菌体干重的 16.5%，外膜由 45% ~ 62% 蛋白、23% ~ 50% 脂质和 3% ~ 4% 碳水化合物组成。主要蛋白抗原的特点：①均为脂蛋白，因其多肽末端含有典型的原核生物脂多肽裂解酶Ⅰ或Ⅱ裂解氨基酸序列。②均为外膜表面蛋白。③主要外膜表面蛋白 OspA、OspB、OspC、OspD、OspE、OspF 均由质粒编码。

（七）生物学分型

根据不同的分型方法，伯氏疏螺旋体至少可分为 13 个基因型，分别为：*Borrelia burgdorferi sensu stricto*、*Borrelia garinii*、*Borrelia afzelii*、*Borrelia japonica*、*Borrelia valaisiana*、*Borrelia andersonii*、*Borrelia lusitaniae*、*Borrelia tanukii*、*Borrelia turdae*、*Borrelia bissettii*、*Borrelia sinica*、*Borrelia. spielmani*、*Borrelia. californiensis*。目前仅知道狭义疏螺旋体、伽氏疏螺旋体和埃氏疏螺旋体 3 个基因种对人有致病力，也有报告从一患者标本中分离出法雷斯疏螺旋体。

（八）抵抗力

伯氏疏螺旋体含超氧化物歧化酶而不含过氧化氢酶，故怕光，液体培养基中的疏螺旋体需避光存放。伯氏疏螺旋体不耐热，但在室温条件下可存活 1 个月左右，4 ℃条件下能存活较长时间，–80 ℃以下温度可长期存放。如在螺旋体生长的高峰期，在 BSK Ⅱ培养基中加入适量的二甲基亚砜或甘油，在 –80 ℃或液氮中存放 12 个月仍可能使 95% 的螺旋体保持活力。伯氏疏螺旋体对青霉素、四环素、头孢菌素等敏感，对氯霉素中毒敏感，对甲硝唑、利福平、磺胺、5- 氟脲嘧啶等耐药。

（九）致病性

自然情况下，伯氏疏螺旋体寄生于以硬蜱为主的吸血昆虫、野生脊椎动物及家畜体内，并在他们之间循环生长。人只是在进入自然疫源地受到蜱的叮咬而偶然感染。

伯氏疏螺旋体在各种硬蜱等吸血昆虫体内繁殖生长，但不致病。野生脊椎动物，特别是啮齿动物感染伯氏疏螺旋体后，可出现短暂的螺旋体血症，随后螺旋体随血流侵入全身组织器官，如脑、肝、肺、肾、膀胱及关节等处，但也基本不致病。马、牛、羊、狗、猫等家畜或家养动物皆可感染伯氏疏螺旋体，且大多呈隐性感染，部分动物感染后可发病，出现一系列临床表现，常见的是发热、消瘦、关节炎、跛行、蹄叶炎、颈项强直及其他神经系统异常表现，有的尚可出现心肌炎、肺炎及肾炎等病变。

伯氏疏螺旋体对人有较强的致病性，人对该螺旋体普遍易感，且感染后一半以上的人出现临床表现。伯氏疏螺旋体通过蜱叮咬侵入人体后，不仅使皮肤受损，而且可累及神经系统、心脏及关节等多种组织器官，临床上可有皮肤游走性红斑、脑膜炎、脑炎、颅神经炎、心脏病及关节炎等多种表现。更严重的是，莱姆病有慢性化倾向，并可使一部分患者致残，严重影响患者的生活和劳动能力。

（十）毒素、质粒与噬菌体

伯氏疏螺旋体的脂多糖具有内毒素性质，它有刺激人外周血单核细胞有丝分裂、杀灭巨噬细胞及热原作用，同时，它能选择性地激活巨噬细胞的白细胞介素-1的基因表达，使其释放出大量的白细胞介素-1。后者能刺激滑膜细胞产生胶原酶和前列腺素，从而引发一系列关节炎症状。另外，患者的皮肤损害和发热都可能是白细胞介素-1所致。

伯氏疏螺旋体的染色体长度为 $950 \sim 1\,100$ kb，形状为双股线状。除此之外，还含有超螺旋的环状质粒和双股线状质粒，后者在数量上远远超过前者，但均为低拷贝。线状质粒具有共价闭合的末端，呈发夹环状。编码主要结构蛋白 OspA、OspB 的基因均位于 49 kb 的线状质粒上。质粒图谱分析表明，不同地区的莱姆病螺旋体的质粒也存在着差异。北美与欧洲株一般含 $4 \sim 7$ 条质粒，但北美株均含相同的 49 kb 大质粒，而欧洲株的大质粒不是 49 kb，而是 53 kb。中国株一般含有 $6 \sim 8$ 条质粒，较北美与欧洲株多。并且中国株除都具有 49 kb 大质粒外，部分菌株还含有 53 kb 的大质粒。伯氏疏螺旋体连续的体外培养可引起质粒的丢失，同时引起伯氏疏螺旋体对宿主感染性的降低，这表明编码致病因子的基因也位于染色体外的 DNA 上。

像许多其他细菌一样，伯氏疏螺旋体也有自己固有的噬菌体。应用电镜可以观察到，在螺旋体的某些培养物中会发生定期溶解现象，即螺旋体培养到对数生长期并达到一定密度后，可发生螺旋体数目锐减的现象，而后出现数目再增加的现象，即为噬菌体的作用所致。

（十一）免疫性

伯氏疏螺旋体各种蛋白抗原引起的机体免疫应答比较缓慢，41 kD 的鞭毛蛋白抗原虽倾向于在感染早期诱导机体产生，但一般来说针对 41 kD 的特异性 IgM 多在感染后 $2 \sim 4$ 周开始出现，$6 \sim 8$ 周达高峰，随后开始下降，多数患者在 $4 \sim 6$ 个月后降至正常，但也有部分患者 IgM 可持续升高或在疾病后期再度升高，这预示着持续性感染。OspA 和 OspB 等蛋白抗原则倾向在感染晚期诱导抗体产生，病程早期出现慢性游走性红斑时，几乎没有特异性 IgG，在进入疾病的第 2、3 阶段出现神经炎和关节炎时才出现特异性 IgG。IgG 抗体一旦出现，就可持续存在整个病程。晚期莱姆病患者的 IgG 和 IgM 的滴度都可明显增高。此现象提示，伯氏疏螺旋体可长期存活于患者体内。

机体针对伯氏疏螺旋体感染产生的各种血清抗体中,目前已知能诱导机体产生保护性免疫反应和用于亚单位疫苗研制的蛋白抗原主要有 OspA、OspB、OspC、OspF、DbpA 和 P39 等。

(十二)实验室感染

通过应用带螺旋体的蜱叮咬,注射含螺旋体的蜱组织匀浆及接种纯培养的螺旋体菌液等方法,可使小白鼠、大白鼠、金黄地鼠、兔、猫和狗等多种实验室动物感染伯氏疏螺旋体,但这些动物感染后一般没有明显症状。有报道两种同系大白鼠(Lew/SSNZR 和 F344/NZR)及个别金黄地鼠感染后,可出现关节炎症状并经病理学检查证实。新西兰家兔感染后,个别动物上可复制出莱姆病早期症状 ECM,但不出现急、慢性关节炎。用比格犬感染伯氏疏螺旋体后,经过 2～5 个月的潜伏期可出现关节炎,年龄越小症状越明显。总之,目前尚未发现任何一种实验动物具有人感染伯氏疏螺旋体的全部临床表现。

二、流行病学

(一)自然疫源地

伯氏疏螺旋体在自然界中生存、繁衍及周而复始的循环并不依赖于人的参与,而是以蜱等节肢动物作为传播媒介,长期在脊椎动物宿主间世代相传。人感染、患病只是动物感染流行的偶然波及。因此,莱姆病是一种自然疫源性疾病。在自然疫源地中,媒介蜱既是伯氏疏螺旋体与动物宿主之间的纽带,又是伯氏疏螺旋体发育过程中必须的微生态空间。从监测意义上讲,媒介蜱是判断和预测莱姆病自然疫源地存在的标志和依据。已知莱姆病的主要传播媒介为节肢动物硬蜱属中的几种硬蜱,这些蜱都有一定的地理分布及生态学环境要求,故莱姆病的自然疫源地与媒介蜱的分布相一致。从全球角度看,在北纬 30° 以北的亚热带、温带及寒带地区是本病自然疫源地存在的地区,这些地区的广大森林、草地、河滩谷地及沼泽地广泛存在着莱姆病自然疫源地。

(二)宿主与传染源

莱姆病病原体的宿主动物较多,包括鼠、兔、蜥蜴、麝、狼、鸟类等野生动物以及狗、马、牛等家畜。在美国北部主要为白足鼠,其他地区有草地田鼠、褐家鼠等。在欧洲,一般认为姬鼠属和鼩属是主要储存宿主,可终生带菌。鸟可以长距离传播莱姆病螺旋体 *Borrelia garinii* 基因型,有使疫区扩大的作用。在中国,血清学调查证实牛、马、羊、狗、鼠等动物存在莱姆病感染。已从棕背鼩、大林姬鼠、小林姬鼠、黑线姬鼠、社鼠、花鼠、白腹巨鼠等野鼠和华南兔等多种动物分离出伯氏螺旋体,北方林区姬鼠属和鼩属可能是主要储存宿主。狗作为我国北方林区莱姆病螺旋体的主要生物媒介全沟硬蜱成虫的主要供血者之一,可能是较重要的宿主动物。

(三)传播途径

1. 媒介生物传播　伯氏疏螺旋体主要是通过硬蜱属中的某种蜱的叮咬而传染动物和人的。美国学者认为北美的肩突硬蜱若虫是莱姆病的主要传播者。在我国,万康林等在 20 个省(自治区、直辖市)的山林地区采集到的蜱,分类鉴定为 2 科 8 属 23 种(表 4-33-1)。目前已从全沟硬蜱、粒形硬蜱、锐附硬蜱、嗜群血蜱、日本血蜱、长角血蜱、二棘血蜱、台湾角血蜱、草原革蜱和森林革蜱 10 种蜱分离出伯氏疏螺旋体。在北方林区,全沟硬蜱成虫的带菌率为 40%～45%,成虫的季节消长曲线与慢性游走性红斑病例发生相一致,证实全沟硬蜱是主要传播媒介。在南方林区,二棘血蜱和粒形硬蜱带螺旋体概率较高,分别为 16%～40% 和 24%,很可能是重要的生物媒介。

表 4-33-1　中国 20 个省（自治区、直辖市）收集的蜱分类鉴定结果

分类名称	捕获地
硬蜱科	
硬蜱属	
全沟硬蜱	内蒙古 黑龙江 吉林 辽宁 新疆 宁夏 河北 北京
粒形硬蜱	福建 贵州 云南 广东
锐附硬蜱	湖北 云南
中华硬蜱	福建
鼠兔硬蜱	湖北
长蝠硬蜱	湖北
血蜱属	
嗜群血蜱	内蒙古 黑龙江 吉林 辽宁 河北
长角血蜱	河北 北京 河南 山东
草原血蜱	内蒙古 北京
二棘血蜱	四川 贵州 江西 江苏 安徽 湖南
台湾角血蜱	广东 福建
越原血蜱	福建 江西
猛突血蜱	四川
钝刺血蜱	福建
革蜱属	
森林革蜱	内蒙古 黑龙江 吉林 辽宁 河北 北京
花蜱属	
爪哇花蜱	福建
璃眼蜱属	
残缘璃眼蜱	河北
亚洲璃眼蜱	新疆
亚东璃眼蜱	内蒙古
扇头蜱属	
镰形扇头蜱	江西
血红扇头蜱	河北
牛蜱属	
微小牛蜱	河北　河南
软蜱科	
锐缘蜱属	
波斯锐缘蜱	新疆

2. 非媒介生物传播　目前的研究表明非媒介传播是存在的。

1) 接触传播　动物间可通过尿液相互感染, 甚至可以传给密切接触的人。

2) 血液传播　从有螺旋体血症的鼠的抗凝血中收集的莱姆病螺旋体至少可保持 24 h 活性; 保存在 4 ℃的人全血中的莱姆病螺旋体可存活 25 d 或更长, 且采自患者的血液注射入健康金黄地鼠体内 2 ～ 3 周后, 可以从该动物的脏器 (肾、膀胱) 中分离到莱姆病螺旋体。所以, 输血或皮下注射都可能引起感染。

3) 垂直传播　国内从黑线姬鼠和白腹巨鼠的胎鼠分离到莱姆病螺旋体。国际上首次发现莱姆病螺旋体可通过胎盘垂直传播, 证实莱姆病螺旋体在人和牛、马、鼠等动物中可通过胎盘垂直传播。

(四) 人群易感性

人类对莱姆病螺旋体普遍易感。年龄分布 2 ～ 88 岁, 以青壮年多发, 男女性别差异不大。感染后一部分人群出现显性感染, 另一部分人群为隐性感染, 以散发为主。不同地区的人群莱姆病感染率和患病率不同, 主要与当地人群的蜱叮咬率相关。

(五) 流行特征

1. 时间分布　早期莱姆病具有明显的季节性。不同地区莱姆病的流行季节略有不同, 如我国东北林区, 莱姆病初发于 4 月末, 6 月上、中旬达到高峰, 8 月以后仅见散在病例。但晚期病例一年四季均有发生, 没有明显季节性。

2. 地区分布　莱姆病为全球性分布的蜱媒传染病, 全世界五大洲 70 多个国家报告人群中有本病发生和流行。其疫区有相对集中的特点, 呈地方性流行, 主要是山林地区。在我国, 莱姆病疫区主要分布在东北部、西北部和华北地区。

3. 职业分布　主要见于与森林有关的人员, 如林业工人、山林地区居民及到山林地区采集山物、旅游的人们。但近年来的调查研究显示城市居民感染莱姆病的危险性在增加, 因为调查发现城市公园等公众活动场所的鼠类等啮齿动物的带蜱率、莱姆病感染率和带菌率均较高; 家养宠物 (鸽子、狗等) 导致城市居民发生莱姆病。

三、 病理学

(一) 发病机理

莱姆病是一种全身性感染性疾病。莱姆病螺旋体侵入机体后, 可引起多系统损害, 临床表现复杂多样。因此, 许多学者对其致病机理进行了不少较有成效的研究和探讨。目前有关的理论也较多, 但其致病作用并非单一的某种机理, 而是多因素综合作用的结果。

1. 局部致病机理　有力的证据表明, 许多莱姆病的临床病例中, 莱姆病螺旋体被发现存在于局部炎症部位。病理和病原学检查表明, 莱姆病的许多临床病症与莱姆病螺旋体的局部感染有关。在慢性游走性红斑病症中, 红斑的扩展及炎症细胞进入皮肤, 主要是螺旋体从注入部位向外运动所致。另外, 蜱叮咬时吐入皮肤的唾液可引起局部凝血障碍和免疫抑制, 有利于螺旋体的局部皮肤感染。在早期播散性感染中, 多灶性中枢神经系统症状和心脏传导受损等, 与螺旋体血症中莱姆病螺旋体的快速、广泛和多灶性弥散相关。用抗生素治疗莱姆病神经根炎和周围神经炎常常见效迅速。在晚期莱姆病的病症中, 关节炎虽然主要受免疫复合物、细胞因子等因素的影响, 但由于从其炎症关节积液和滑膜中分离到螺旋体, 仍被认为与莱姆病螺旋体的局部感染相关联。然而, 许多关节炎病例的抗生素治疗的疗效并不理想, 这相反的临床结果还有待于解释。晚期神经系统莱姆病的抗生素治疗也不理想, 这可能与其血脑屏障的作用有关。

2. 病原学机理 现已研究证实，莱姆病螺旋体呈现明显的菌株间异质性。致病性莱姆病螺旋体至少存在 3 个主要的基因型（*Borrelia burgdorferi* sensu stricto, *Borrelia afzelii* 和 *Borrelia garinii*），也可能存在一些其他的基因型。不同基因型的莱姆病螺旋体明显与莱姆病的临床疾病相关联。*Borrelia burgdorferi* sensu stricto 与莱姆病关节炎密切相关；*Borrelia afzelii* 与莱姆病的晚期皮肤病症——慢性萎缩性肢端皮炎几乎 100% 有关；而 *Borrelia garinii* 与莱姆病的神经根炎联系紧密。同时，3 个基因型的莱姆病螺旋体均能引起早期局部感染病症——慢性游走性红斑。

莱姆病螺旋体的基因组由 1 个大约 950 kb 的线性染色体和为数较多的线性质粒、环状质粒组成。不同生物来源的莱姆病螺旋体的质粒谱具有多样性。这些质粒带有编码多种外膜蛋白的基因，如 OspA、OspB、OspC、OspD、OspE、OspF 等。实验室的多次传代培养引起质粒谱的改变，即某些质粒的丢失，而导致莱姆病螺旋体在实验动物上的感染性丧失，表明一些质粒在莱姆病螺旋体的感染性上起作用。Schwan 等和 Simpson 等报告 2 个形状相似的环状质粒（pBBC1 和 pBBC2）和 1 个 22 kb 线性质粒的丢失，与其蛋白图谱的改变、感染性丧失相关联。然而，pBBC1 和 pBBC2 并不完全与莱姆病螺旋体的感染性相关，因为也有少部分致病性菌株缺乏这 2 个质粒。有研究认为，24.7 kb 的线性质粒或 1 个与其相似质粒，在 3 个基因型的莱姆病螺旋体的感染性上起重要作用，即实验所致螺旋体感染性减弱或丧失的菌株，总会有该质粒的丢失，但机理还有待于研究。众多的研究表明，莱姆病螺旋体的质粒在其感染致病中的作用不容忽视。

莱姆病螺旋体含有 100 多种不同的蛋白质，包括免疫显性的外膜蛋白。有研究证实莱姆病的发生，尤其是晚期临床病症的发生、发展，莱姆病螺旋体的蛋白抗原和脂多糖等起重要作用。如 OspA 等蛋白抗原产生的抗原抗体免疫复合物引起顽固性关节炎；41 kD 鞭毛蛋白和 60 kD 热休克蛋白引发自身免疫相关性疾病；莱姆病螺旋体脂多糖及其他抗原成分可诱发机体巨噬细胞释放白细胞介素（IL）等细胞因子。IL-1 可引起皮肤损害（如类似慢性游走性红斑的皮疹）和发热，还可刺激关节滑膜细胞产生胶原酶和前列腺素，而促使关节炎的发生和病症的加重。

3. 免疫学机理 莱姆病螺旋体侵入机体后，刺激机体的免疫系统，激发机体主动防御的特异和非特异的免疫反应，产生和强化机体对螺旋体的免疫力，以预防和抑制疾病的发生发展。但是，莱姆病螺旋体也可导致机体的异常免疫应答。这种异常的免疫应答，在莱姆病，尤其是晚期莱姆病的发生、发展中起着极为重要的作用。

4. 局部免疫致病机理 莱姆病螺旋体在细胞水平上的局部效应可能是抑制免疫应答。在患有活动性慢性萎缩性肢皮炎患者的受损皮肤组织中，巨噬细胞主要组织相容性复合体Ⅱ类分子（MHC Ⅱ）的表达降低。在含有莱姆病螺旋体的神经胶质瘤细胞或新生鼠脑的培养物中，该螺旋体并不使 MHC Ⅱ 的表达增加。感染莱姆病螺旋体的路易斯鼠的神经细胞粘连分子的表达明显增加。将莱姆病螺旋体与人脐静脉内皮细胞（HUVEC）共同培养，HUVEC 大大增加内皮细胞选择蛋白、血管细胞活性分子-1（VCAM-1）和细胞间粘连分子（ICAM）的表达。内皮细胞选择蛋白水平的增高，通过与白细胞 CD11/CD18 相互作用，促使多形核中心白细胞粘连，并交叉扩展成单细胞层。由于莱姆病螺旋体在机体病变部位引起的这些反应，致使机体局部特异和非特异的抗菌免疫力降低，有利于螺旋体的生长繁殖和病变的扩展。

5. 细胞免疫致病机理 莱姆病螺旋体能促使某些细胞释放细胞因子。胞壁脂多糖成分就是一种良好的刺激 IL-1 释放的诱导剂。将莱姆病螺旋体与巨噬细胞以 10∶1 的比例共同培养，巨噬细胞释放大量的 IL-1，从而引起一系列的病例改变。Defose 等报告，血清学试验阳性的莱姆病患者的血液和滑膜

液中肿瘤坏死因子 α（TNF-α）显著增高。螺旋体与人外周血单核细胞混合培养，24 h后检测上清液，证实 TNF-α 的产生量与螺旋体的繁殖增加量呈正相关关系。TNF-α 和 IL-1 等细胞因子可诱导滑膜细胞分泌胶原酶和前列腺素，抑制软骨蛋白的合成和吸收、成纤维细胞的繁殖及内皮细胞的活性。莱姆病关节炎患者存在高水平的胶原酶和前列腺素 E_2，后者可刺激蛋白酶的释放，导致关节组织损害，阻止其修复，并可加剧疼痛；胶原酶可崩解关节组织的胶原，使关节炎症状加重。细胞免疫致病主要通过一系列的细胞因子，从而引起莱姆病的一些复杂的临床病症的发生或加重。

6. 体液免疫致病机理　莱姆病螺旋体具有许多免疫活性抗原，可激活机体的体液免疫系统，产生针对莱姆病螺旋体的特异 IgM、IgG 等免疫球蛋白，这对机体的正常防御起重要作用。但抗原抗体免疫复合物（IC）沉积于滑膜上，补体参与作用，并吸引白细胞释放细胞因子和各种裂解 IC 的酶，这些酶在裂解 IC 的同时，也损害滑膜组织引起关节炎的症状。现已证实脊髓和大脑内的脉管炎也同样与 IC 有关。一些研究结果表明，在风湿样关节炎的发病机制中存在超抗原的作用。另有一项对活动性关节炎患者的外周血液的 T 细胞克隆的研究，发现 T 细胞受体 Vβ5.1 首先消耗，提示莱姆病螺旋体可能含有一种或多种超抗原成分。关于超抗原及其在疾病发生中的作用和致病机理尚有待研究。

7. 自身免疫致病机理　这是一种可能的莱姆病免疫病理解释，特别对用抗生素治疗后仍然持续存在的病症，是由于自身免疫。神经系统莱姆病患者血清中检出抗神经轴突 IgM 抗体。Aberer 等研究发现，血清抗莱姆病螺旋体抗体可与髓鞘相结合。Sigal 等则发现，晚期莱姆病患者血清 IgM 抗体与人的神经轴突相结合，表明 41 kD 抗原至少与人神经轴突存在部分相同或相似抗原，从而引起机体的自身免疫，致使周围神经轴突功能紊乱或损伤。60 kD 热休克蛋白在莱姆病关节炎的发病中，也存在自身免疫现象。

总之，莱姆病螺旋体侵入机体引起莱姆病发生的能力，取决于许多不同因素的综合结果。然而，莱姆病螺旋体的致病机理尚未完全明了，还有很多问题有待于研究，如如何解释质粒丢失引起的螺旋体感染性降低或丧失；不同基因型的螺旋体与不同莱姆病临床类型有何内在联系；以及超抗原及其在莱姆病发生中的作用和致病机制等。

（二）病理变化

莱姆病的主要病理变化是机体免疫系统反应所引起的胶原—血管性病变。但因病程及组织器官受累及的程度不同，其病理变化也有差异。人体被蜱叮咬后，叮咬部位皮肤最初产生溃疡性丘疹，而后发展为原发性和继发性慢性游走性红斑，其病理变化主要为病变处皮肤呈轻度或中度血管周围细胞浸润，以淋巴细胞为主，伴有少量浆细胞和退变细胞。当伯氏疏螺旋体随血液和淋巴液播散到全身其他器官时，可发现全身淋巴细胞增生；脾脏有明显的淋巴生发中心和许多淋巴滤泡，伴有浆细胞和浆母细胞增生；肝脏可呈类似肝炎的病理改变；肺部可见细胞增生性间质肺炎的改变。当病程进入第 2 期，病变主要累及心血管和神经系统，心脏的心肌、心肌间质及心内膜可有淋巴细胞、浆细胞和巨噬细胞的浸润，心内膜变厚，血管外膜及血管周围的基质呈层状结构，可能是早期心血管阻塞的前兆。神经系统病变主要为各种神经炎，包括面神经炎、外周神经炎、神经根炎，还有脑膜炎及轻型脑炎等，淋巴细胞浸润多聚集在自主神经和出入神经根处。莱姆病的第 3 期病变主要为关节受侵犯，关节呈不同程度的滑膜增厚和增生性滑膜炎，在滑膜下有大量淋巴细胞聚集，并间有浆细胞、巨噬细胞和退变细胞，滑膜细胞增生并伴有绒毛增厚，在绒毛表面和基质内有沉积的纤维素和纤维蛋白原。

四、临床学

(一)临床表现

1. 潜伏期　是指蜱叮咬至出现早期特异性皮肤损害或其他首发症状的时间。据报道,美国为3～32 d,我国则为1～180 d。通常以慢性游走性红斑为首发症状者潜伏期较短,而以神经及关节损害为首发症状者,潜伏期较长。

2. 发病分期　目前,莱姆病临床分期尚缺乏明确、统一的标准。但有人根据病程经过可将莱姆病分为早期和晚期感染。早期感染包括Ⅰ期(局部性游走性红斑)、Ⅱ期(播散性感染)及数周或数月内发生的间歇性症状;晚期感染或Ⅲ期(持续性感染)多在疾病发生1年以后开始。患者可仅经历一种病期,也可经历三种病期,不少患者无Ⅰ期过程,而同时出现Ⅱ期和Ⅲ期临床症状。

1)早期

(1)游走性红斑(EM):伯氏疏螺旋体通过蜱叮咬而被注入机体,并在60%～80%患者皮肤内局部扩散,形成EMI。在蜱叮刺吸血后7～10 d,在叮咬处出现红色小斑或小丘疹,逐渐扩大,形成圆形或椭圆形皮疹,外缘有鲜红边界,中央逐渐褪色似平常皮肤,直径一般为5～50 cm。EM可持续1～4周,少数患者可持续数月。EM可出现于身体的任何部位,但以躯干部多见。儿童EM常发生在面部。少数患者可出现非典型红斑,例如致密性红斑、荨麻疹样红斑、湿疹样皮损、肉芽肿、紫癜和硬斑病等。EM有时伴有发热、轻微全身症状或局部淋巴结肿大。

伯氏疏螺旋体进入体内数日或数周后即可通过血液或淋巴液播散到其他部位。在此期中可在血液内大量发现螺旋体,此外在心肌、视网膜、骨骼肌、骨骼、滑液、脾脏、肝脏、脑膜及脑标本内也有少量发现。播散性感染期常见临床表现有流感样症状,如发热、畏寒、衰弱、肌肉关节痛、头痛、头晕、恶心、呕吐,并出现全身多发性红斑、面神经麻痹、脑膜脑炎、神经根炎、心脏病、脊髓炎等。

(2)全身多发性红斑:10%～50%患者在EM发生数日,在身体的不同部位出现继发性红斑,数目多少不一,继发性红斑比原发EM,形态较小,中心缺乏硬结,移动性不明显。

(3)面神经麻痹:在12对颅神经损伤中,以面神经损伤多见,10%播散性感染期患者可发生面神经麻痹,单侧比双侧神经麻痹多见。多数患者经治疗可完全恢复,13%可留有极小的痕迹,0.8%可有严重畸形,可以从面神经麻痹患者的血液中分离出病原体。有人统计在流行地区25%的面神经麻痹是伯氏疏螺旋体感染所致。

(4)脑膜炎:在感染伯氏疏螺旋体数日或数周(一般在1个月内)出现脑膜炎症状和体征,常见有头痛、发热、颈强、极度疲劳。脑脊液内细胞增加,主要为淋巴细胞和单核细胞,可从脑脊液中培养出病原体,并可从脑脊液中检测出抗体,在观察的38例莱姆脑膜炎中,34例曾有EM,38例还伴有面神经麻痹和周围神经根炎。

(5)神经根炎及周围神经炎:累及感觉或运动神经,严重的游走性神经根疼痛及感觉异常,肢体软弱、麻木、刺痛或烧灼感。电生理检查可显示轴索性多神经病变。肌肉电流图可显示神经传导有问题。

(6)心脏病:在EM发生数周有4%～8%患者出现心脏异常,常见有房室传导阻滞,多是轻度的,但个别患者病情较重,需戴起搏器。心肌炎、心包炎、左心室功能不全也可见到,少数患者可有心肌肥大和致死性全心脏炎,奥地利学者还从慢性心衰患者的心肌标本中分离出伯氏疏螺旋体。

在播散性感染期,也可引起关节呈游走性疼痛,持续数天,最常见是颞颌关节疼痛。

2）晚期 指至少持续或反复发作 6 个月的慢性感染,包括慢性萎缩性肢皮炎、关节炎及神经、肌肉、骨骼等其他系统损害的表现。

（1）关节炎:在 EM 出现数月后发生,或无 EM 在感染后 2 ～ 3 年直接以关节炎形式出现,而且持续时间较长,早期感染的关节炎,发作常是短暂的,持续数天或数周,关节内有大量渗出物。而晚期感染的关节炎在第 2 年或第 3 年以慢性关节炎形式出现,表现以间歇性单关节或少数关节疼痛,多发生在大关节,特别多见于膝关节,其次是肩、肘、踝、腕等关节。主要表现是关节局部发热、疼痛及肿胀,类风湿样的对称性小关节炎少见。

（2）慢性萎缩性肢皮炎:在 EM 出现 6 个月或几年后,皮肤变为蓝色或紫红色,并逐渐变硬变薄,并可影响骨骼系统。出现萎缩性斑块,数目不定,可经过数月、数年或数十年,萎缩边缘由不清变得清楚,皮薄如纸,可见下面血管,好发于四肢、手背,可累及躯干。当萎缩斑块有纤维化或硬化时很像硬斑病,应与硬皮病鉴别。常可从萎缩病变处分离出伯氏疏螺旋体。

（3）进行性脑脊髓炎:晚期感染综合征表现在中枢神经系统病变,主要为进行性脑脊髓炎和亚急性脑炎。进行性脑脊髓炎主要表现为多发性硬化症、颅神经麻痹、强直性轻瘫、共济失调、膀胱功能紊乱等。这类患者常没有 EM 病史,脑脊液特异性抗体是唯一证据。亚急性脑炎表现为中度头痛、疲倦、记忆力减退、睡眠障碍、情绪抑郁、语言表现障碍、神经性耳聋等。核磁共振成像显示在白质区有小的密度增厚性损伤,脑脊液中有特异性抗体。

（4）周围神经炎:通常表现渐进性,由第 2 期持续逐渐变为慢性过程,表现为脊椎疼痛、肢端感觉异常、反射减弱、肢体无力。

此外,还有精神性格改变的病例报告。

其他系统损害的病例报告也有报道,如眼部损害,包括结膜炎、角膜炎、虹膜炎、全葡萄膜炎、玻璃体炎、视网膜炎和视神经炎。此外还有肝炎、脾肿大、膀胱炎和呼吸衰竭的临床报告。

（二）临床诊断

莱姆病的诊断需要根据流行病学史、临床特征及实验室检查结果综合分析判断。

1. 流行病学史 患者发病前一般有到本病自然疫源地地区的森林、灌木丛或草地活动的历史。如患者有慢性游走性红斑发生,则一般在慢性游走性红斑发生前 30 d 内有此暴露史。询问患者暴露史时不一定要有蜱叮咬史,当然,如果患者有蜱叮咬史则更具有诊断意义。

2. 临床特征 如前所述,临床表现的多样性为莱姆病的特征,但对本病具有特异性诊断价值的仅是皮肤慢性游走性红斑损害,而其他各系统的临床表现缺乏特异性。因此,在依据临床表现诊断莱姆病时,应特别注意询问和观察患者的慢性游走性红斑的特征。由于并非所有的患者都具有慢性游走性红斑损害,故对只有其他系统损害表现的患者,必须结合流行病学史及实验室检查综合判断。

3. 实验室检查 对于早期感染的患者,可采取患者的血液或脑脊液等标本进行病原分离培养,但这种方法比较困难,阴性结果并不能否定判断。

以血清学方法检测患者对伯氏疏螺旋体的特异性抗体是目前最常用的实验室检测手段。主要方法有:间接免疫荧光分析（IFA）、酶联免疫吸附实验（ELISA）和蛋白质免疫印迹（WB）。

此外,还可以采用 PCR 技术检测患者尿液中的病原体。

（三）临床治疗

单纯 EM 或伴有感冒样症状的病例可口服多西环素或阿莫西林 10 ～ 30 d。对有心脏病,特别是心肌炎者需选用头孢曲松或大剂量青霉素 14～21 d。单纯面神经麻痹者肌内注射青霉素 80 万 U，每日 3 次，10～14 d。脑膜炎、周围神经炎、脑炎、神经根炎选用头孢曲松或大剂量青霉素 14～21 d。脑脊髓炎的治疗需 30 d，关节炎可口服多西环素 100 mg，每日 2 次，或青霉素 2 000 万 U/d，30 d。

五、实验室诊断

不出现慢性游走性红斑的早期莱姆病和中、晚期莱姆病的临床表现复杂多样，无特征性症状，所以莱姆病的诊断必须综合流行病学史（疫区接触史、蜱叮咬史）、临床表现和实验室检查三方面的结果才能作出正确的诊断。并且莱姆病的病程越长疗效越差，应对莱姆病患者作出及早和正确的诊断。因此，实验室检查结果显得特别的重要。目前主要的检测方法可分为病原学诊断和特异性抗体的检测。病原学诊断包括：病原直接检查，病原分离培养和 PCR；常用的特异性抗体检测包括：IFA、ELISA 和 WB。

在我国，目前可参考《莱姆病防治专家共识》（2022）进行诊断，包括下列方面：①发病前数天或数月到过疫区，有蜱暴露或叮咬史。②发病前没有去过已知的疫区，但有蜱暴露或叮咬史。③典型的皮肤损害，呈"牛眼状"的 EM。④神经系统损害，主要包括脑膜脑炎、颅神经炎（特别是面神经麻痹）、神经根炎或其他神经系统损害。⑤有心脏损害并能排除有关疾病。⑥有单个或多个关节炎。⑦有其他莱姆病症状：不典型皮肤损害（全身皮疹或红斑），或眼部损害，或精神异常等。⑧病原检查阳性。⑨血清学检查阳性。即莱姆病螺旋体抗体阳性（初筛和确诊实验均阳性），或 ELISA/IFA 检测双份血清抗体滴度发生 4 倍及以上变化。血清学抗体检测按照国际上公认的"两步法"确诊以（首先应用 ELISA 或 IFA 作为初筛，初筛阳性标本再用 WB 进行确诊）。⑩特异性基因检测确诊。

具体诊断标准如下。

疑似病例：

（1）具有流行病学史①，并具有④⑤⑥⑦的临床表现之一者。

（2）具有流行病学史②，并具有③④⑤⑥⑦的临床表现之一者。

临床诊断病例：具有流行病学史①，并具有③的临床表现。

确诊病例：

（1）临床诊断病例，并具备⑧⑨⑩中任何 1 项者。

（2）疑似病例，并具备⑧⑨⑩中任何 1 项者。

六、防控措施

莱姆病的防控应采用综合措施，即环境防护、个体防护和预防注射相结合的措施。

（一）环境防护

蜱多停留在高 30～75 cm 的草垛，有人、兽通过时，便攀附于其身上。因此，应加强卫生宣教，搞好环境卫生，清理驻地及生产地区环境及通路的杂草和枯枝落叶，营造不利于蜱类滋生的环境，或使用有效的驱蜱剂。

（二）个体防护

在林区工作、生活的人和去林区出差、旅游的人应加强个体防护，防止蜱类侵袭。可穿防护服，扎紧裤脚、袖口、颈部等。裸露部位可搽防蚊油，也可全身喷洒驱蜱剂。家养宠物者应多注意动物的卫生，经常进行消毒杀虫。不论在什么情况下，特别是在林间作业工休时或离开有蜱的地点后，应立即搜索附着于衣服或身体上的蜱,并立即除去。如发现已被蜱叮咬,可用氯仿或乙醚将蜱麻醉,使其自然脱落,叮咬伤口用碘伏或酒精消毒。由于蜱叮咬后于 24 h 难以传播感染,故及时发现叮咬人的蜱并尽早拔出对防止莱姆病的发生是非常重要的。

(三)疫苗的研制

自全球发现莱姆病后,各国学者对莱姆病疫苗进行了深入的研究,先后研制出莱姆病灭活疫苗、减毒活疫苗、亚单位疫苗和 DNA 疫苗等。其中以亚单位疫苗研制和应用最多。

大量研究证明,在伯氏疏螺体的多种菌体蛋白中,已知能诱导机体产生保护性免疫反应和用于疫苗研制的亚单位抗原主要为 OspA、OspB、OspC 和 OspF、DbpA 等,其中 OspA 亚单位疫苗研制和应用最多。

第三十四章

支原体病

支原体（*Mycoplasma*）是一群大小介于细菌和病毒之间的原核生物。支原体的研究是从家畜传染病开始的。牛胸膜肺炎最早报道于德国（1763），19世纪流行于欧洲，1843年传播到美国，最终成为全球流行性疾病。1898年法国巴斯德研究院的Nocard及Roux首先用人工培养基从患胸膜肺炎牛的病灶部分离到一种微生物。由于其菌落极小，个体不易染色，故难做形态学鉴定，只是笼统地称之为胸膜肺炎微生物。随后Dujardin发现其有可滤过性。1923年Bride与Donatin从无乳症的绵羊及山羊病灶中分离出同类微生物。以后从犬类、禽类和啮齿类动物体内分离到此类微生物，遂统称为类胸膜肺炎微生物（PPLO）。因而PPLO这一名称在科技文献中被沿用几十年，直至今日一些商品化的支原体基础培养基仍被称作PPLO培养基。支原体在较长一段时期内被认作动物的寄生菌或致病菌。1937年Dienes从女性前庭大腺脓肿中分离到第一株人系支原体（以后被认为是人型支原体），1954年Shepard等从男性尿道炎者病灶部分离到解脲脲原体，1962年Channock等从人肺炎患者的痰液中分离到肺炎支原体。上述从人体分离到的支原体接种志愿者后均导致了疾病。1981年Tully等从男性尿道炎者分离出支原体新种——生殖支原体，1990年Lo等从AIDS患者体内分离出支原体新种——穿透支原体。20世纪末、21世纪初，中外学者相继发现人类消化道癌肿组织中猪鼻支原体有较高的分离率。由于支原体感染与人类、动物以及植物的疾病相关联，因此专门研究支原体生物学分类、特征、致病机制、流行特征、防治对策等问题的一门新兴边缘学科——支原体学（Mycoplasmology）应运而生，并且在近年有长足发展。

一、病原学

支原体广泛存在于人、动物、植物体内和土壤以及环境水域中。支原体在宿主体内可以是共生菌、寄生菌、条件致病菌和致病菌。由支原体感染所引起的疾病称为支原体病。

（一）分类地位

根据《伯杰氏系统细菌学手册》支原体分类如下。

厚壁菌门（Firmicutes）

第Ⅱ纲　柔膜体纲（Mollicutes）

　第Ⅰ目　支原体目（Mycoplasmamatales）

　　第Ⅰ科　支原体科（Mycoplasmataceae）

　　　第Ⅰ属　支原体属（*Mycoplasma*）

　　　第Ⅱ属　血虫体属（*Eperythrozoon*）

　　　第Ⅲ属　血巴通氏体属（*Haemobartonella*）

　　　第Ⅳ属　脲原体属（*Ureaplasma*）

　第Ⅱ目　虫原体目（Entomoplasmatales）

　　第Ⅰ科　虫原体科（Entomoplasmataceae）

　　　第Ⅰ属　虫原体属（*Entomoplasma*）

　　　第Ⅱ属　中间原体属（*Mesoplasma*）

　　第Ⅱ科　螺原体科（Spiroplasmataceae）

　　　第Ⅰ属　螺原体属（*Spiroplasma*）

　第Ⅲ目　无胆甾原体目（Acholeplasmatales）

　　第Ⅰ科　无胆甾原体科（Acholeplasmataceae）

　　　第Ⅰ属　无胆甾原体属（*Acholeplasma*）

　第Ⅳ目　厌氧支原体目（Anaeroplasmatales）

　　第Ⅰ科　厌氧支原体科（Anaeroplasmataceae）

　　　第Ⅰ属　厌氧支原体属（*Anaeroplasma*）

　　　第Ⅱ属　无甾醇支原体属（*Asteroplasma*）

　　值得一提的是，在医学、临床微生物学界支原体已泛指支原体属和脲原体属下全部微生物。在动物医学、普通微生物学界支原体已泛指柔膜体纲全部微生物。

（二）支原体的特征和与人类、动物疾病相关的支原体种类

　　支原体（柔膜体纲微生物）有如下共同特征：①缺乏细胞壁，因而对作用于微生物细胞壁的抗生素（青霉素类、头孢菌素类、糖肽类）天然不敏感。②能通过 0.45 μm 的微孔滤膜，加压下可通过 0.22 μm 的微孔滤膜。③基因组较小，富含 A+T，是能自我复制的最小微生物。④在体外固体培养基上生长易形成"荷包蛋"样菌落。有些株在初代培养时不出现典型"荷包蛋"样菌落，但多次传代培养后易于生成。⑤对作用于微生物蛋白质合成的四环素类、大环内酯类、喹诺酮类、氨基糖苷类、氯霉素等抗生素敏感。

　　目前从人体分离到的支原体有 20 种。其中解脲脲原体（*U. urealyticum*）、人型支原体（*M. hominis*）、肺炎支原体（*M. pneumoniae*）、生殖支原体（*M. genitalium*）、穿透支原体（*M. penetrans*）、发酵支原体（*M. fermentans*）、梨支原体（*M. pirum*）、关节炎支原体（*M. arthritidis*）、猪鼻支原体（*M. hyorhinis*）与人类疾病关系密切，后 4 种支原体原先仅在动物体内分离到。

　　从动物体内分离到的支原体可达几十种，其中仅禽类就分离出 20 余种。能使家畜、家禽养殖业造成严重危害的支原体有：①丝状支原体丝状亚种（*M. mycoides* subsp. *mycoides*，致牛传染性胸膜肺炎）。②鸡毒支原体（*M. gallisepticum*，致家禽慢性呼吸道疾病）。③猪肺炎支原体（*M. hyopneumoniae*，致猪气喘病）。④丝状支原体山羊亚种（*M. mycoides* subsp. *Capri*，致山羊传染

性胸膜肺炎)。

由于支原体感染严重影响人类身心健康和造成养殖业的重大经济损失,因此,支原体的基因组测序已被放在优先地位,其中肺炎支原体、生殖支原体、解脲脲原体、猪肺炎支原体、肺支原体的测序工作已经完成。

(三)致病性

与人类和动物疾病关系密切的支原体均存在特殊的顶端结构,支原体借此能牢固地吸附在宿主细胞的表面。这一特性是作为感染致病的先决条件,同样,这些支原体也能借此进入宿主细胞内。支原体所产生的磷脂酶、核酸酶对宿主细胞膜和染色体有损伤作用。妊娠期妇女感染支原体,支原体所产生的磷脂酶 A2 能将胎膜上富含的花生四烯酸转变为前列腺素而发动产程导致胎儿早产;解脲脲原体分解尿素所产生的 NH_3,人型支原体、穿透支原体、发酵支原体、梨支原体、关节炎支原体、精氨酸支原体、口腔支原体、唾液支原体分解精氨酸所产生的 NH_3 对宿主黏膜细胞有损伤作用;实验室研究证实支原体的终末代谢产物 H_2O_2 对宿主细胞膜有损伤作用。支原体的单位膜外有一层黏性物质(荚膜),支原体荚膜和支原体外膜抗原的可多变性逃逸了宿主的免疫监视和不易被吞噬细胞摄取;并且支原体有免疫抑制和免疫增强的双重特性。

(四)培养特性

支原体人工培养要求高于细菌培养。前者要求富含胆固醇、核酸前体(嘌呤碱、嘧啶碱)、氨基酸和核黄素等。基因组序列已阐明的支原体基因功能分析也证明了这一点。诸如肺炎支原体、生殖支原体有关胆固醇、核酸前体、氨基酸和维生素合成的基因较少或缺如。支原体培养基中加入动物血清和新鲜酵母浸出液有助于支原体生长,加入青霉素、醋酸铊(解脲脲原体、生殖支原体除外)可抑制细菌和真菌的生长。

(五)传播途径

支原体有三种传播途径:气溶胶引起的呼吸道传播,由性行为引起的生殖道传播,以及经产道引起的母婴垂直传播。

二、流行病学

我国动物、植物的支原体病研究较早,分别起始于 20 世纪的 30 年代和 50 年代。人体支原体病研究始于 20 世纪 70 年代。1979 年曹玉璞等首次从北京的儿童肺炎者的咽部分离到肺炎支原体;1983 年叶元康等从上海的妇女生殖道炎症者病灶部分离到解脲脲原体;1985 年国内多个课题组从男女性生殖道炎症者的病灶部分离到人型支原体;1996 年赵季文等从男女性传播疾病患者的病灶部分离到生殖支原体;2000 年起赵季文等又分别从 HIV 感染者、AIDS 患者和生殖道炎症者的尿液、生殖道分离到发酵支原体、穿通支原体;21 世纪初,北京市肿瘤研究所从消化道肿瘤组织中分离到猪鼻支原体。

(一)人呼吸道支原体感染流行状况

肺炎支原体已是我国不典型肺炎首位病原菌。儿童和老年人是肺炎支原体感染的高发人群。其中在非流行年份,肺炎支原体肺炎占住院儿童肺炎者的 10% ~ 20%;在流行年份可占 20% ~ 40%。生殖支原体亦可致上呼吸道感染、支气管炎和肺炎。解脲脲原体、人型支原体也可从我国成人肺部疾病患者支气管灌洗液中检出,但生殖支原体、解脲脲原体、人型支原体在呼吸道存在状况尚缺乏大样本资料, 流行病学意义也有待进一步研究。

(二)人生殖道支原体感染流行状况

解脲脲原体、人型支原体已是我国育龄期男女性生殖道感染最常见的细菌性病原菌。女性生殖道感染者解脲脲原体的检出率为 30% ~ 50%, 甚至更高。男性略低于女性。女性盆腔炎性疾病、输卵管妊娠、不孕症, 男性慢性前列腺炎、不育症患者解脲脲原体、人型支原体均有较高的检出率。国内学者并从生殖道感染者的病灶部分离或检测到肺炎支原体、生殖支原体、发酵支原体、穿透支原体。

国内的小样本病例对照研究发现, 自身免疫性疾病者解脲脲原体、人型支原体检出率显著高于对照组; 消化道恶性肿瘤者猪鼻支原体检出率明显高于对照组。但尚缺乏多中心荟萃分析资料。

三、病理学

支原体主要寄生或侵犯呼吸道、泌尿生殖道黏膜细胞和关节滑膜细胞, 感染往往呈慢性持续性特征。支原体除引起感染部位直接组织细胞炎症外, 因长期刺激宿主的免疫系统, 由此而引起的免疫病理变化对宿主危害可能更大。

(一)肺部病理改变

人感染肺炎支原体和猪感染猪肺炎支原体后均可出现支气管纤毛炎症、脱落和炎性细胞浸润; 肺间质纤维化、细支气管与肺间质炎病灶间的肺泡萎缩。在实验室也可以观察到解脲脲原体、人型支原体、发酵支原体致人支气管纤毛炎症的现象。

(二)胎盘病理改变

妊娠妇女围产期支原体感染可引起绒毛膜羊膜炎而引起流产、早产、死胎、死产。死胎、死产新生儿病理解剖发现, 胎儿细支气管纤毛炎症、肺泡炎性细胞浸润、肺间质纤维化; 胎儿脑膜脑脊膜也存在炎性。引起围产期感染的支原体有解脲脲原体、人型支原体、肺炎支原体、发酵支原体、生殖支原体。国内学者发现, 用人羊水培养解脲脲原体甚至比人工培养基更易于生长。提示孕妇是支原体感染的高危人群。

(三)支原体感染的免疫病理变化

支原体感染的发病除病原体直接侵犯外, 尚存在复杂的免疫学发病机理。动物实验、体外组织培养及免疫活性细胞感染等方法研究支原体与各类宿主细胞相互作用, 发现各种支原体能产生广泛的免疫异常反应, 包括多克隆激活 T 淋巴细胞及 B 淋巴细胞增殖; 激活巨噬细胞、NK 细胞及细胞毒 T 细胞的溶细胞活力; 并刺激免疫活性细胞产生各种细胞因子 (IL-1、IL-2、IL-4、IL-6、IFN-α、IFN-β、IFN-Y 及 TNF-α 和 NO)。过多的细胞因子释放对宿主组织有损伤作用。肺炎支原体感染时 IgE 介导的超敏反应出现可引起哮喘急性发作。后又发现关节炎支原体的有丝分裂原为超抗原。上述免疫病理改变可能与支原体感染所致的自身免疫性疾病相关。

(四)支原体的致瘤倾向

早在 1965 年 Paton 等即报道了口腔支原体可引起人类二倍体细胞系 WI-38 的染色体异常。1986 年 Kotani 等发现非凡螺原体能够诱导小鼠 NIH3T3 细胞及猴肾 CV-1 细胞恶性转化, 在软琼脂上形成集落并在 BALB/C 小鼠体内致瘤。1995 年 Tsai 等用发酵支原体连续感染鼠胚胎细胞 C3H 进行观察, 发现每周 1 次连续感染 6 代后 C3H 细胞出现恶变, 继续感染恶变愈加明显。感染至第 11 代时恶变仍为可逆的,但 18 代后恶变即成为不可逆的。2002 年我国学者报道,选取 MGC803 细胞分为两组,一组与猪鼻支原体共同培养,另一组保证在无污染的环境下生长。分别提取感染和未感染猪鼻支原体的人 MGC803 细胞的 mRNA,反转录成荧光素标记的 cDNA 与基因芯片杂交。在所有被测的 48 000 个基因位点中,共有 409 个基因的表达在猪鼻支原体感染后发生明显改变(2 倍以上的上调或下调)。发生明显表达改变的基因涉及细胞周期调控、细胞黏附、细胞增殖与凋亡、信号传导等多个方面。其中部分凋亡相关基因(BNIP3L、PDCD6)和细胞黏附相关基因(CALD1、LAMC1、COL5A2)的表达在猪鼻支原体感染后明显受到抑制。

四、临床学

(一)呼吸道感染

肺炎支原体感染是不典型性肺炎的最常见病原体(其他还有肺炎衣原体、嗜肺军团菌等也可致不典型性肺炎)。肺炎支原体肺炎潜伏期 2～3 周,起病缓慢,患者病初有发热、倦怠、头痛及食欲减退,有时诉发冷、咽痛及耳痛;2～3 d 后出现咳嗽,痰少不易咳出。持久性的阵发性剧咳(又称痉挛性咳嗽)为肺炎支原体肺炎的突出表现。胸部体征不明显,可闻及鼾音、笛音及湿啰音。X 线征象为大片状阴影。肺炎支原体感染后 2 周左右部分患者会出现肺外疾患,如溶血性贫血、脑膜脑炎、心肌炎、心包炎、皮肤出疹、关节炎等。

国内外学者还从肺炎或急性呼吸衰竭患者的咽部、痰液、支气管灌洗液中分离或检出生殖支原体、发酵支原体、穿透支原体、解脲脲原体、人型支原体。尽管动物学实验支持上述支原体感染也可致肺部炎症。但尚缺乏系统性的临床研究报告。

(二)泌尿生殖道感染

解脲脲原体、人型支原体感染可致男性尿道炎、慢性前列腺炎、附睾炎和不育症;女性则可致阴道炎、子宫内膜炎、输卵管炎、盆腔炎和输卵管妊娠、不孕症等并发症。不论男女性,生殖道存在淋病奈瑟菌或阴道加德纳菌感染者解脲脲原体、人型支原体的合并感染率较高(40%～80%)。临床医生应考虑合并用药。

肺炎支原体、生殖支原体、发酵支原体、穿透支原体在男女性生殖道炎症的病灶部也能分离到,其致病意义也有待于进一步观察。

(三)妇女妊娠期支原体感染

支原体感染不仅可致不孕症,妊娠期支原体感染并可致流产、早产、新生儿肺炎、新生儿脑膜炎和新生儿早期死亡。妊娠期解脲脲原体、人型支原体感染所致的不良妊娠结局发生率大于 TORCH 感染的发生率。20 世纪末,国内外围产医学专家曾提出,妇女妊娠前配偶双方应做生殖道支原体感染检测,阳性者治疗后方可怀孕。

(四)其他部位感染

支原体常可从免疫低下者的呼吸道、生殖道黏膜、尿液、血液甚至关节液中分离到。这些免疫低下者包括自身免疫性疾病者、器官移植者、AIDS 患者等。其中发酵支原体、穿透支原体、梨支原体甚至被国外学者认为是 HIV 感染的协同因子和 AIDS 发病的诱发因子。支原体与自身免疫性疾病和 AIDS 发病之间的关系仍有待于进一步研究。但有一点是肯定的,即对于分离或检测到支原体的免疫低下患者应及时进行对因治疗。

（五）支原体与肿瘤

中国与日本的学者发现胃癌、肠癌等消化道肿瘤与猪鼻支原体相关联。韩国与日本的学者发现卵巢癌癌肿组织的解脲脲原体分离率或检测率高。但支原体与肿瘤的关系仍需要更多的研究加以证明。

五、实验室诊断

（一）分离培养

分离培养常被视为微生物感染诊断的"金标准"。然而支原体体外人工培养困难。原因之一为支原体生长营养要求远高于细菌；之二为临床标本中常混有杂菌；之三为支原体生长缓慢。生殖支原体培养需 30～120 d，肺炎支原体需 14～21 d（最长可达 90 d），解脲脲原体需 7 d。支原体培养因费时为非临床诊断适宜技术，但在支原体的毒力、致病性研究和药敏试验中仍有重要用途。国内外学者通常以 SP_4 培养基培养支原体。SP_4 培养基配方介绍如下。

基础成分：支原体基础培养基	3.5 g
胰蛋白胨	10.0 g
胃蛋白胨	5.3 g
去离子水	560 mL
pH 值为 7.8	
添加成分：0.1% 酚红	20 mL
青霉素（10 万 U/mL）	10 mL
50% 葡萄糖	50 mL
CMRL1066 培养基（含谷氨酰胺，10×）	50 mL
25% 鲜酵母提取液	35 mL
2% 酵母提取物	100 mL
胎牛血清（56 ℃灭活 1 h）	170 mL
调 pH 值为 7.0～7.4	总体积 1 000 mL

（二）免疫检测

支原体种类繁多，不同种的支原体存在交叉免疫反应（如肺炎支原体与生殖支原体），但有些支原体同种不同株间抗原异质性大（如人型支原体）。

（三）分子检测

分子生物学技术的飞速发展，对支原体的检测起到强有力的促进作用，特别是 PCR 技术。可根据不同的需要设计支原体种特异引物或属特异引物用于检测特定的某一种支原体或某一属微生物。套式 PCR 由于采用二对引物分二轮进行扩增，因此其灵敏度和特异性更高，已为国内外支原体研究者普遍采用。

六、防控措施

支原体的敏感药物为四环素类、大环内酯类、喹诺酮类、氨基糖苷类和氯霉素。支原体的呼吸道感染主要经气溶胶传播,因此对患者进行有效隔离可阻断扩散。支原体的生殖道感染主要经性行为传播,注意个人卫生,推广安全套可降低传播率。

动物支原体病预防可注射减毒疫苗、灭活疫苗等。我国已有猪肺炎支原体和鸡毒支原体的弱毒疫苗等。

衣原体病（Chlamydiosis）是指由衣原体（*Chlamydiae*）引起的禽类、哺乳动物、其他动物和人的感染。有记载的鹦鹉和人类的鹦鹉病（Psittacosis），又称鹦鹉热及非鹦鹉禽类发生的鸟疫，经证明都是由衣原体引起的。长期以来，动物中衣原体感染出现的急性衣原体病曾不断造成严重的经济损失。衣原体感染在欧洲、美洲、亚洲和大洋洲也广泛存在。

对衣原体的研究，我国学者曾做出过杰出的贡献。1957 年我国汤飞凡教授和他领导的研究小组在世界上首次分离沙眼衣原体成功，其研究报告在国内外发表后，引起了国际微生物学界的高度重视，被认为是衣原体研究进程中的一个重要里程碑，对衣原体研究产生了长期重要而深远的影响。

我国 20 世纪 50 年代末和 60 年代初，已经证实有人兽共患的衣原体病的存在，并开始进行人群和畜禽衣原体病的调查研究，但其流行范围相当广泛，对人类健康和畜牧业的生产都构成很大威胁。

一、病原学

（一）分类

衣原体是一类球形或梨形微生物，专性细胞内寄生，因在光学显微镜下可见，曾被称为"大病毒"。但对其深入研究后证明了它的非病毒性质。衣原体在微生物学分类上被认为是介于细菌和病毒之间的一类微生物，在命名和分类上曾有过较长时间的混乱。20 世纪 70 年代初还将这种微生物称为鹦鹉热 – 沙眼淋巴肉芽肿（PLT）或 PLT 因子。直到 20 世纪 70 年代中期，对其正式的分类命名才确定，并为国际微生物界所公认。衣原体归于裂殖菌纲，纲下单独列目、科、属，即衣原体目（Chlamydiales）、衣原体科（Chlamydiaceae）、衣原体属（*Chlamydia*）。属下主要有 4 个种。

1. 沙眼衣原体（*Chlamydia trachomatis*） 此种衣原体在宿主细胞内的包涵体可形成碘染性复合物，磺胺嘧啶钠可抑制其在鸡胚卵黄囊内的生长。

2. 鹦鹉热衣原体（*Chlamydia psittaci*） 此种衣原体在宿主细胞内的包涵体不形成碘染性复合物，磺胺嘧啶钠不能抑制其在鸡胚卵黄囊内的生长。

3. 肺炎衣原体（*Chlamydia pneumoniae*） 肺炎衣原体目前只发现 1 个血清型，98 kD 蛋白是其特异性抗原。肺炎衣原体呈梨型。TWAR 为其代表株（是 1965 年从我国儿童眼内分离出的 TW—183 株和 1983 年从美国西雅图呼吸道患者中分离出的 AR—39 株的两代号合并而成）。

4. 兽类衣原体（*Chlamydia pecorum*）　是 1992 年由 Fukushi H 和 Hiral K 命名的衣原体属中的 1 个新种。Pecorum 来自拉丁文，意为羊群或牛群。最初 *C. pecorum* 的成员，只有从牛、羊中分离的株，故以此命名，现知除牛、羊外，猪和 Koala（澳洲的一种小型袋鼠）也是 *C. pecorum* 的宿主。沈犁（1994）最先将 *C. pecorum* 译为家畜衣原体，然而 Koala 不是家畜。随着研究进展，有更多动物宿主被发现，故本文将 *C. pecorum* 译为兽类衣原体，以区别于禽源性的鹦鹉热衣原体。

兽类衣原体的表型不能与鹦鹉热衣原体区别。它有典型的原体和网状体，包涵体卵圆形、致密、不含糖原，对磺胺嘧啶钠不敏感。培养可用鸡胚卵黄囊和传代细胞 MDBK、Hela229、L929 等，细胞需做预处理。G+C 含量 39.3%，这些不能与鹦鹉热衣原体相区别。

能表明兽类衣原体是衣原体属一个新种的，主要是根据其遗传学数据和免疫学数据。

DNA-DNA 杂交法显示，兽类衣原体各株间的同源性大于 90%，而与鹦鹉热衣原体的同源性小于 20%，与肺炎衣原体、沙眼衣原体的同源性小于 10%。

兽类衣原体外膜主蛋白（MOMP）基因 ompA 位点的序列分析显示，兽类衣原体形成 1 个 ompA 的等位基因群，至少含有 5 个 ompA 等位基因。按 MOMP 抗原性进行免疫学分型，显示兽类衣原体至少有 3 个血清型。

DNA 指纹图法较 DNA-DNA 杂交法简便，并显示兽类衣原体与其他灰原体间存在明显差别。兽类衣原体各株间指纹图形几乎相同，其 DNA 型为 Rul，分 Rula、Rulb、Rulc 3 个指纹图形。而鹦鹉热衣原体各株间的指纹图形具多样性，其 DNA 型有 AVl（禽源）、AV2（禽羊源）、Fei（猫源）、GPl（豚鼠源）等多个指纹图形。

用免疫斑点法检测兔的免疫血清，发现兽类衣原体的原体至少含有 20 种抗原，分子质量在 3 ～ 200 kD，5 ～ 7 kD 抗原是脂多糖，较重要的抗原有 16 kD、39 kD、56 ～ 64 kD、84 kD 和 86 kD，其中 56 ～ 64 kD 和 84 kD 抗原有较强的免疫原性。根据分子质量的大小，56 ～ 64 kD 可能是 omp2 和 groEL。用聚丙烯酰胺凝胶电泳（PAGE）法显示特异性单克隆抗体对兽类衣原体的 MOMP 有免疫斑点反应，分析兽类衣原体的 MOMP 至少存在 3 个免疫型。

Perez-Martinez 等报道用微量免疫荧光法（MIF）分型，显示兽类衣原体存在 5 个 MIF 血清型。Kurze-Kitagawa 等（1993）报道从牛肺炎病例分离的兽类衣原体 Maeda 株制备 40 kD、60 ～ 64 kD 抗原的单克隆抗体。用间接免疫荧光法检查 5 株兽类衣原体、2 株兽源和 19 株禽源鹦鹉热衣原体、1 株肺炎衣原体和 3 株沙眼衣原体。结果显示兽类衣原体与兽源鹦鹉热衣原体株之间有免疫相关性，而与禽源株则无关系。牛株与羊株之间也有一定差别，牛、羊株和猫株、豚鼠株之间免疫性也不同。

兽类衣原体已知可引起牛的脑炎、脑脊髓炎、肺炎、结膜炎、多发性关节炎和腹泻；羊的多发性关节炎和腹泻；猪的多发性关节炎、流产和肺炎；Koala 的结膜炎和泌尿生殖道感染。除了上述多种多样的临床表现外，兽类衣原体的隐性感染和潜伏感染很普遍，临床感染恢复后，许多动物成为衣原体的带菌者，长时间排出衣原体，在表面健康的牛中，粪便带菌的发生率很高。

兽类衣原体能否使人致病尚未知道，故还不能列为人兽共患疫病的病原体。

沙眼衣原体和肺炎衣原体仅对人致病，因此不属于人兽共患疫病病原；兽类衣原体使兽类致病，与人的关系尚不详。因此，本章仅涉及鹦鹉热衣原体所致的疾病。

（二）形态与超微结构

鹦鹉热衣原体是一类球形微生物，直径 0.2 ～ 1.5 μm，不能运动，存在于人和各种动物体细胞内，高倍光镜下可见。衣原体有细胞壁，所含氨基酸分布与革兰氏阴性细菌的细胞壁相似。衣原体含有

DNA 和 RNA, 行二分裂方式增殖, 形态上表现出两种不同的球体形式, 即原体和网状体。两者均含核物质和核糖体。前者体积小, 结构紧密, 具感染性, RNA 和 DNA 的比率约为 1∶1; 后者体积大, 结构疏松, 不具感染性, 是衣原体新陈代谢活化的表现, 含有的 RNA 是 DNA 的 3～4 倍。在衣原体感染的宿主细胞内, 可观察到这两种形体的相互转变。

衣原体都是革兰氏阴性, 常用吉姆萨、吉曼尼兹和麦氏染色等方法染色观察衣原体。吉姆萨法染色衣原体呈深紫色, 吉曼尼兹和麦氏染色法染色呈红色, 形态清晰, 与背景易于区别。

我国分离的衣原体株(天津株、广州株和兰州株)经用电镜作超微结构观察, 可见原体和网状体。前者为圆形或椭圆颗粒, 结构紧密, 颗粒中央核心部分电子密度大, 周围有单层膜结构的坚实的细胞壁。在高倍观察时, 可见细胞壁和原生质膜呈两头深中间淡的夹膜状。胞质中央电子密度大, 可见原浆样部分和不透明的核样物质两部分, 着色深的部分为核样物质, 呈圆形、肾形或不规则形, 一般均稍偏于颗粒的一侧, 整个颗粒大小为 200～640 nm; 后者颗粒中心区电子密度较低, 质地疏松为网状结构, 电子能穿透, 形状不规则, 呈多形态, 细胞壁可见, 原生质膜不易分辨, 不能见到衣原体中致密的核样物质结构颗粒。整个颗粒大小为 280～1 000 nm。兰州株可见清晰的单层或双层外膜, 表面光滑, 外膜向里有一较宽透明带, 有的核不明显, 有的核样物质和原浆样部分清晰可见。感染细胞内还能看到衣原体的出芽繁殖(发芽体两端都有一个刚脱下来的或将脱离下来的独立个体, 芽体长度可达 2 100 nm)和二分裂繁殖(两端膨大, 中央部很细, 像一个哑铃, 外膜较厚, 但看不见明显的层次, 中央没有致密的核样物, 胞浆里似分布着较多不规则的颗粒状核蛋白物)。

广西分离的猪衣原体株在电镜下可见形态较小, 数量较多, 呈球形, 结构致密的原体, 以及形态较大, 数量较少, 圆形或椭圆形, 质地疏松, 外膜及核样物可见的网状体。

但琨等(1991)用差速离心和泛影葡胺不连续梯度离心法得到纯度较高的牦羊流产株的原体和网状体。用电镜观察首次描述了原体类核的"花瓣样"结构及类核周围的一条电子透明的环带现象。对猪流产株的被膜进行扫描电镜观察, 发现被膜表面有褶皱状凹陷结构, 被认为可能是原体活化增繁殖过程中的一种形态。

(三)培养特性

衣原体形态上大小差异较大, 这取决于其在细胞内独特的寄生周期中的不同发育期。宿主细胞吞入衣原体几小时后, 原体可由原致密的球状形增大成薄壁的网状球形物, 并以二分裂方式增殖。子代衣原体随后体积缩小, 内容物(含核质和核糖体)变致密, 外由坚实的细胞壁包绕, 成为新一代具感染性的原体。衣原体在宿主细胞胞浆内的空泡中从膨大、增殖到成熟需 20～30 h。据研究, 衣原体的 MOMP 具有附着到宿主细胞表面的生物学功能。当衣原体侵入宿主细胞时, 宿主细胞胞浆膜凹入形成空泡壁, 经一定时间鹦鹉热衣原体所在的空泡壁易破裂, 衣原体随之散布于整个细胞浆。

目前, 衣原体只能培养在易感的动物或细胞培养物内, 最常应用的宿主是鸡胚、小白鼠和豚鼠。一些来自动物和人的细胞培养物都可用于衣原体的分离和增殖。

1. 鸡胚培养　所有衣原体都可在鸡胚卵黄囊内生长和增殖。衣原体在 6～8 日龄鸡胚卵黄囊中 35～37 ℃孵育, 4～10 d(多数 5～6 d)死亡。卵黄膜充血, 易剥离, 绒毛尿囊膜水肿, 部分胚体有小出血点。卵黄囊膜涂片染色镜检可见大量原体, 并可看到细胞浆内有包涵体。鸡胚感染后死亡速度决定于接种的衣原体数、培养温度及所接种菌株的毒力等因素。

2. 细胞培养　衣原体都可在鸡胚继代细胞和常用的哺乳动物细胞系如 Hela 细胞、小鼠成纤维细胞 MoCoy, 鼠的 L 细胞、幼年叙利亚地鼠肾(BHK)细胞、水牛绿猴肾(BGM)细胞及人张氏肝细胞中良好增殖。来自禽类的衣原体易在鸡胚细胞培养物内产生蚀斑,但来自哺乳动物的衣原体株却不能,但可在鼠的 L 细胞上形成蚀斑。衣原体在细胞培养物中的增殖尤适于研究其在细胞内的生长循环、包涵体和蚀斑的形态及衣原体株的碘反应等生物学特性。1985 年李英才等将适应于鸡胚卵黄囊的绵羊和山羊流产鹦鹉热衣原体株,直接接种人成纤维(FL)和 BHK 细胞,细胞未做处理,对其生长繁殖和包涵体发育周期进行了观察,3 d 后 60% ～ 70% 细胞受感染,包涵体增大,轮廓清晰,质地致密,形态各异,胞核被挤在一边。4 ～ 5 d 后,包涵体发育成熟,约 10% 包涵体壁破裂,发育成熟的原体外释,第 6 天 90% 包涵体成熟破裂,原体外释。用含衣原体的细胞培养液与已知衣原体抗血清种细胞和鸡胚均能良好生长繁殖,鸡胚在 4 ～ 8 d 全部死亡,卵黄膜有大量原体。用从牛、猪流产病料中分得的衣原体接种 FL 和 BHK 和非洲绿猴肾(Vero)细胞,均能生长。但直接用猪的流产病料及胎儿脏器接种细胞以分离衣原体,常不成功,可能与病料中衣原体量不多有关。经鸡胚卵黄囊繁殖后的大量原体,接种细胞容易成功。

3. 动物接种　分离自畜禽的衣原体株都可进行无特定病原(SPF)级本动物接种,以证实其致病性和毒力。如用实验动物接种,来自禽类宿主的多数鹦鹉热衣原体,可经脑内、鼻内或腹腔内接种 3 ～ 4 周龄的小白鼠进行增殖。腹腔接种后,衣原体在腹腔浆膜内增殖,引起增生性炎症,使腹腔内集聚大量纤维蛋白性渗出物。腹水的量可能是小白鼠全身血液量的几倍。某些病鼠腹部高度膨大,不能行动,随后死亡。脾肿大是一个明显的肉眼病变。肿大的脾是分离衣原体保存传代的首选器官。较多禽株衣原体不能在豚鼠体内生长,但分离自绵羊或牛的衣原体株,却能在豚鼠体内生长,并使豚鼠出现严重病变和死亡,而对小白鼠却无作用。以羊衣原体株感染怀孕豚鼠,能引起部分豚鼠流产,将流产胎盘的乳剂接种鸡胚卵黄囊,连传 2 代,能使部分鸡胚死亡。

(四)致病性

鹦鹉热衣原体的致病性可分为两大类。

1. 引起急性暴发的强毒力株　这些衣原体株可引起动物发生急性致死性疾病,使重要器官发生广泛充血和炎症,可使病禽死亡率超过 30%(特别是火鸡和鸭)。强毒力株对实验动物也具有广谱致病力。小白鼠静脉接种 48 h,可发生中毒性休克死亡。

2. 引起缓慢流行的低毒力株　感染这些衣原体株的动物一般不如强毒力株那样会引起严重血管损害,临床症状也不明显,病禽的死亡率常不足 5%。用小白鼠做毒价测定,证明这些株的毒力比强毒力株低得多。

(五)毒力

1. 禽衣原体毒力　1964 年胡起等对鹦鹉热参考株 EPY 做了动物致病性试验,对家兔和豚鼠感染腹腔和脑内均不敏感,但对雏鸡、雏鸭(出壳 4 d)脑内和肌肉感染,却很敏感。对小白鼠采用脑内、腹腔、肌肉、皮下和静脉等途径感染,均敏感,毒力以脑内为最高。

2. 羊衣原体毒力　用从流产山羊病料中分离到的衣原体制成鸡胚卵黄膜悬液,给妊娠初期的衣原体抗体阴性的山羊和绵羊皮下注射,结果 100% 山羊流产,75% 绵羊流产,流产胎儿衣原体检测阳性。以流产胎儿实质脏器和胃内容物经抗生素处理后,给孕山羊静脉或腹腔注射,可使部分孕羊流产。潜伏期 15 ～ 74 d,流产发生在产前 1 个月左右。以羊衣原体株感染怀孕豚鼠,能引起部分豚鼠流产,将流产胎盘的乳剂接种鸡胚卵黄囊,连传 2 代,能使部分鸡胚死亡。

3. 猪衣原体毒力　用含衣原体的鸡胚卵黄膜悬液感染断奶仔猪,经气管及腹腔注射,可使仔猪体温升高并出现各种症状。将悬液注射于仔猪腕关节内,关节可肿大,并出现症状。给怀孕中期母猪静脉及腹腔注射衣原体悬液,可引起流产,从胎儿脏器中可分离出衣原体。

给怀孕中期豚鼠腹腔注射衣原体悬液,可引起流产,并可重新分离出衣原体。

以不同稀释度的衣原体卵黄膜悬液给小白鼠尾静脉注射,小鼠表现出精神委顿、被毛蓬松、颤抖、拱背、反应迟钝、昏迷,最后死亡。

(六)代谢与生化特性

衣原体代谢方式特殊,它不能合成自己的高能化合物,在宿主细胞胞浆内增殖时,只能依赖于宿主细胞的代谢能,因而曾被称为"能的寄生物"。实验证明,对细胞外的衣原体如供给高能磷酸盐(ATP)和某些有机和无机的辅助因子,它们仍能分解葡萄糖产生 CO_2。衣原体还能分解丙酮酸和谷氨酸产生 CO_2 及 2-碳、4-碳残基。衣原体能合成自己的 DNA、RNA 和蛋白质,沙眼衣原体还能合成维生素叶酸。

衣原体的细胞壁与革兰氏阴性菌的细胞壁相似,据报道衣原体细胞壁中的氨基酸分布与大肠埃希菌细胞壁的氨基酸分布近似。完整的衣原体约含64%蛋白质、15%核酸、20%脂质和少量碳水化合物。原体细胞壁中的氨基酸种类比网状体细胞壁中的氨基酸种类多些,脂质含量也更高。

(七)抗原构造与毒素

衣原体具有属特异性的共同脂糖蛋白抗原,此抗原耐热(100 ℃ 30 min 可不被破坏),耐苯酚(0.5%),对胰酶、木瓜酶等有抵抗力,但可被过碘酸盐灭活,可溶于醚中。此抗原可用以鉴定待检株是否为衣原体(鹦鹉热衣原体和沙眼衣原体都有此种属特异性抗原,因而相互间可产生明显交叉补体结合反应),并可用以测定动物血清中是否有衣原体抗体存在,但不能区分属内不同种的衣原体。衣原体还有株特异性抗原,存在于细胞壁中,主要是蛋白质。对热敏感(60 ℃ 30 min 可破坏)。可用蚀斑减数试验、鸡胚感染中和试验和毒素中和试验等方法进行鉴定。

研究表明,分子质量约为 40 kD 的 MOMP 是衣原体亚种或型的特异性抗原。是一种含量丰富的半胱氨酸大分子,对其分子克隆和表达的研究已取得成功,同时编码属特异性脂多糖抗原的酶或酶类基因克隆在大肠埃希菌中也得到了表达。

衣原体能产生抗原性不同的毒素,但毒素的特异性并不一定与株抗原特异性一致,说明毒素的抗原决定簇和株特异性抗原的抗原决定簇不尽相同,有时可见毒素中和试验表现出明显的交叉反应。

1993 年段跃进等报告,他们对纯化了的哺乳动物源和禽源衣原体,用兔抗血清和 WB 试验对其不同抗原成分进行了分析。结果显示,来自不同地区的牛、羊、猪流产鹦鹉热衣原体株的 MOMP 具有相同(或相似)的抗原性和免疫原性,而分离自禽类的衣原体株与哺乳动物衣原体株其抗原组成图谱不同。

(八)抵抗力

衣原体对理化因素的抵抗力不强,对热较敏感(56 ℃以上 5 min 灭活),一般消毒剂(如70%酒精、碘酊溶液、3%过氧化氢等)可在几分钟内破坏其活性,但对煤酚类化合物和石灰具有抵抗力。衣原体在外界环境中仍能存活较长时间,37 ℃ 2 d、22 ℃ 12 d、4 ℃ 50 d 才可能灭活。鸡胚卵黄囊或小白鼠组织内衣原体的具感染性的原体,可无限期地保存于 –20 ℃或以下,用频率超过 100 kHz 的超声波能将其破坏。

(九)免疫性

对 4 ～ 5 月龄公奶牛、成年绵羊、孕母猪、断奶仔猪、家兔、鸭,各以鹦鹉热衣原体猪 CJ4、BP1l 株的 10% 盐水卵黄囊悬液进行人工感染,感染后 5～7 d 抗体转阳,15～20 d 可达高峰,抗体一般可持续 3 个月,但不同动物差异较大,妊娠母猪为 10 个月,断奶仔猪 10～14 个月,绵羊 3 个月,兔 5 个月,奶牛 30 d,鸭 60 d,可以看出猪的抗体持续时间比其他动物更长。

(十)质粒、噬菌体与分型

研究发现,鹦鹉热衣原体含有质粒,质粒大小分别为 3 kb 和 6.2 kb。衣原体质粒的生物学功能还不十分清楚,但结合衣原体 DNA 限制性核酸内切酶和电泳图谱分析,衣原体遗传相关性研究有了新的进展。种内株间 DNA 同源性较高,株间的差异仅反映了少数基因位点的变异,而非大段基因的差异。

据报告,衣原体有噬菌体寄生。噬菌体是直径 22 nm 的晶格状排列的多面体病毒。以后其他研究者报告从家鸭的鹦鹉热衣原体中也分离出噬菌体。这一发现对衣原体的某些基础研究和衣原体病的预防将会产生影响。

衣原体种下可分若干亚型。沙眼衣原体抗原分型已有国际上公认的方法,即微量免疫荧光试验(MIF)。鹦鹉热衣原体虽可根据感染动物不同分为若干生物型或用 MIF 分为若干免疫型,但由于鹦鹉热衣原体的宿主范围广泛,生物型和免疫型间复杂的交错、交叉使对鹦鹉热衣原体尚缺乏统一的分型标准。目前依据血清学分类法,鹦鹉热衣原体至少可分为 8 个血清型,分别为 A、B、C、D、E、F、WC 和 M56 型。

在用核酸技术检测和鉴别鹦鹉热衣原体方面,一些研究者做了如下工作。

1. 限制性核酸内切酶分析法(REA)鉴别鹦鹉热衣原体　此法通过比较 DNA 分子的限制性内切酶切割片断的凝胶电泳图谱(DNA 指纹),以分析各分离株在基因水平的差异,结果发现用 REA 法鉴别鹦鹉热衣原体得到的结果与其他方法结果基本相符。

2. 用核酸分子杂交技术鉴别鹦鹉热衣原体　本法利用核酸分子变性后再复性时形成杂交分子来确定核酸分子之间的同源性。结果指出鹦鹉热衣原体与其他种衣原体 DNA 同源性＜10%,种内株间 DNA 之间的同源性量值可作为分类鉴别的指标。其结果与 REA 法一致。

3. 用 DNA 探针技术检测和鉴别鹦鹉热衣原体　即将衣原体抗原的基因片断制成探针对 DNA 进行斑点或 Southern 印迹杂交,证明可灵敏检测鹦鹉热衣原体,也可以用于种内株型的鉴别。

4. 用核酸顺序分析法鉴别鹦鹉热衣原体　即对 MOMP 部分基因做顺序分析,其间差异可作为衣原体分型的指标。

5. 用聚合酶链式反应法(PCR)检测和鉴别鹦鹉热衣原体　即对 PCR 的产物进行分析,可灵敏检测样品中的衣原体并可揭示某些分型信息。

二、流行病学

(一)流行动态

1980 年,英国首次在养鸭业工人中检测出鹦鹉热感染病例,据统计,1975—1980 年英国鹦鹉热感染病例男女比例约为 3∶2,以 35～44 岁人群居多。1988—2003 年,美国疾病控制与预防中心共报告了 935 例鹦鹉热病例,疾病的严重程度各异,从隐性感染者到重症患者均有;2000—2015 年荷兰报告了 737 例鹦鹉热病例,经统计,其感染高峰多见于春、夏季;2015—2017 年,比利时鹦鹉热确诊及疑似病例中男性占比为 55%,且平均年龄男性高于女性(男性平均为 53 岁,女性平均为 39 岁),15 岁以下儿童的病例很少(仅占 4%)。2020 年,在中国山东省鸭肉加工厂出现了鹦鹉热人际间二次和三次感染传播现象。上述数据表明，鹦鹉热衣原体感染无明显地区性，在世界各地广泛分布，各地存在局部散发流行趋势，多于春、夏季流行，常见于中老年人，儿童感染率较小，有基础疾病者更易发展为重症。鹦鹉热衣原体传染源多为家禽和鸟类，从事禽类、鸟类相关工作者以及鸟类爱好者具有更多暴露机会，在流行期间可造成家禽养殖场、禽类加工厂集体感染及家庭聚集发病，其传染性和致病性不可忽视。

（二）宿主、传染源与传播途径

鹦鹉热衣原体的宿主范围十分广泛，鸟类和人以外的哺乳动物都是鹦鹉热衣原体的天然宿主，如海鸥、鸭、苍鹭、白鹭、鸽、鹩哥、麻雀、鹧、猪、牛、羊等。已被证明，海鸥和白鹭可以携带和排出衣原体毒力株，但其自身并不表现出任何病症。鸽是衣原体最经常的宿主。有人曾列出120余种野禽，都可成为衣原体的带菌者或一时性宿主。家禽中常受感染发病的是火鸡，鸭、鸽和鸡一般对鹦鹉热衣原体具有较强的抵抗力。

受衣原体感染的带菌畜禽及病畜禽可通过粪便、尿、乳汁及流产胎儿、胎衣和羊水大量排出衣原体，污染水源和饲料等。干燥粪便中的衣原体可保持其感染性达数月。健康畜禽可经消化道、呼吸道、眼结膜、伤口和交配等途径感染衣原体，吸入有感染性的尘埃被认为是衣原体感染的主要途径。吸血昆虫（如蝇、蜱、虱等）可促进衣原体在动物之间的迅速传播。已发生感染的鸟类，其血液、组织、呼吸道及泄殖腔分泌物都含有衣原体。对人，本病多发生于职业性（如家禽加工及饲养者）或非职业性但与病禽有接触的成人，主要经飞沫传染，儿童有时也可感染发病。

（三）易感性

鹦鹉热衣原体可感染多种哺乳动物和禽类，不一定都发病，我国报道禽类感染衣原体的主要是鸭、鸽、虎皮鹦鹉和鹌鹑。哺乳动物感染后可发生多种急、慢性病症。家畜中已见报道的有马、牛、羊（绵羊、山羊）、猪、兔、猫的肺炎；牛、猪、绵羊的多关节炎和多浆膜炎；牛（主要是犊牛）的肠炎和牛的散发性脑脊髓炎；牛、猪、绵羊的生殖道疾病和流产；猪、猫、绵羊的结膜炎等。由于从临床健康的猪、牛和绵羊的粪便多次分离出鹦鹉热衣原体，因而认为，在这些动物中存在较广泛的亚临床肠道感染。一些研究者认为，衣原体可诱导发生继发感染（如霉形体感染），因而在疾病发生上具有"前导作用"。

三、病理学

关于衣原体侵入易感动物体内后引起发病的机理，不少学者认为，衣原体可直接或经菌血症再定位于多种不同的组织和器官，受感染的动物在临床上是否保持隐性或引起疾病，主要取决于病原的毒力、感染量、宿主的年龄和抵抗力。衣原体在动物体内的潜伏感染，提示衣原体可与宿主保持某种平衡，与相应系统内的正常微生物可以共栖。在应激或宿主抵抗力下降时，则可能活化而大量增殖。经菌血症阶段再定位于多种不同的组织和器官。肠道潜伏感染的衣原体可长期随粪排出，这在衣原体传播上有重要意义。动物呼吸系统、消化系统和生殖系统作为动物的不同微生态区，是可允许多种不同性状的微生物（包括衣原体）定居生存的特殊生态空间。在这些生态空间内，寄生的微生物要么与宿主共生存，要么在一定条件下对宿主造成病理损害。有些微生物在相同生态空间内可以共生，致病时具有一定协同作用。微生态空间内致病微生物的生存、增殖、转移以及它们与其他微生物种群间的关系和如何发挥致病作用，是有待微生态学与传染病学二者结合研究，继续深入探讨的课题。

1. 禽类　病鸭流泪，发生结膜炎和鼻炎，有时发生全眼炎。剖检见胸肌萎缩和全身性多浆膜炎，常见浆液性或浆液纤维素性心包炎，肝肿大、肝周炎和脾肿大，有时其上见灰黄色坏死灶。病鸽肝、脾肿大, 色变深, 气囊增厚, 胸腹腔浆膜面、心外膜和肠系膜上有纤维蛋白渗出物。如发生肠炎, 可见泄殖腔内容物内含有较多尿酸盐。火鸡病变与上述类似, 但肺和心的损害常更严重, 肺可呈弥漫性充血, 心可能增大, 常有纤维素性心包炎。鹦鹉的病变与上述类似。

2. 哺乳动物

1) 流产型　流产母羊胎膜水肿, 血染, 子叶呈黑红或黏土色。胎膜周围的渗出物呈棕色。流产胎儿水肿, 腹腔积液, 气管有瘀血点。组织学检查, 胎儿肝、肺、肾、心和骨骼的血管周围常有网状内皮细胞增生病灶。牛胎膜常水肿, 胎儿苍白、贫血, 皮肤和黏膜有小点出血, 皮下水肿, 肝有时肿胀。组织学检查, 所有器官有局部病灶性弥漫性网状内皮细胞增生性变化。

2) 肺肠炎型　剖检死于人工感染的病犊时, 有结膜炎和浆液卡他性鼻炎, 急性和亚急性卡他性胃肠炎, 肠系膜和纵隔淋巴结肿胀充血, 肺有灰红病灶。经常见到肺膨胀不全, 有时见胸膜炎; 肝、肾和心肌营养不良, 心内外膜下出血, 肾包膜下常出血。大脑血管充血; 有时可见纤维素性腹膜炎, 肝与横膈膜, 大肠、小肠与腹膜发生纤维素性粘连, 脾常增大; 髋关节、膝关节和跗关节水肿发炎。

3) 关节炎型　肉眼变化见于关节内及其周围、腱鞘、眼和肺部。大的肢关节和寰枕关节的关节囊扩张, 内有大量琥珀色液体。滑膜附有疏松的纤维素性絮片, 从纤维层直到邻近的肌肉见水肿、充血和小点出血。关节软骨一般正常。患病数周的关节滑膜层由于绒毛样增生而变粗糙。腱鞘的变化与关节内相同, 但纤维素量较少。两眼呈滤泡性结膜炎, 滤泡的高度和直径可达 10 mm。肺有粉红色萎陷区和轻度的实变区。

4) 结膜炎型　组织学变化限于结膜囊和角膜。在病的早期, 结膜的一些上皮细胞的胞浆里见到原体, 充血和水肿明显。滤泡内见淋巴细胞增生。角膜水肿、糜烂和溃疡,

5) 脑脊髓炎型　尸体常消瘦、脱水。腹腔、胸腔和心包腔初有浆液渗出, 以后浆膜面被纤维素性薄膜覆盖, 并与附近脏器粘连。脾和淋巴结一般增大。脑膜和中枢神经系统血管充血, 组织学检查见脑和脊髓的神经原变性, 神经胶质细胞坏死。神经纤维轻度液化。有较多淋巴细胞、单核巨噬细胞和中性白细胞等, 许多血管周围有由淋巴细胞和单核巨噬细胞组成的血管套, 脑膜见淋巴细胞和单核巨噬细胞浸润。

四、临床学

(一)临床表现

1. 人　以 1964 年 5—7 月在天津市郊杨村地区出现的 5 次小规模鹦鹉热暴发流行的 19 名患者观察为例。男性 14 人, 女性 5 人, 年龄在 3 ～ 53 岁。与病鸽接触的时间最短仅为几分钟, 最长为几天。发病与接触病鸽之间相距为 5 ～ 25 d, 平均 14 d。17 例发病缓慢, 仅 2 例发病急骤。症状有发热 (12/19)、头痛 (10/19)、全身不适 (9/19)、疲乏 (9/19)、食欲减退 (9/19)、咳嗽 (7/19)、四肢酸痛 (6/19)、胸痛 (4/19)、咳痰 (4/19); 其他症状有咽痛、鼻塞、流涕、腹痛、腹泻和失眠等, 发热时体温一般不是很高, 仅有 2 例达 40 ℃, 13 例做了 X 线检查, 仅 4 例有非典型肺炎或支气管肺炎表现。白细胞计数增高的仅见于 3 例。血清补体结合试验结果阳性者 12 例, 阴性者 4 例, 1 例出现抗补体现象。

2. 动物　禽类感染后多呈隐性, 尤其是鸡、鹅、野鸡等, 多仅发现有抗体存在。鹦鹉、鸽、鸭、火鸡等可呈显性感染。患病鹦鹉精神委顿, 不食, 眼和鼻有黏脓性分泌物; 拉稀, 后期脱水、消瘦。幼龄鹦鹉病后常常死亡; 成年者则症状轻微, 康复后长期带菌。病鸽精神不安, 眼和鼻有分泌物, 厌食, 拉稀, 成鸽多数可康复成为带菌者, 雏鸽大多死亡。病鸭眼和鼻流出浆性或脓性分泌物, 不食, 拉稀, 排淡绿色

水样稀粪, 病初震颤, 步态不稳, 后期明显消瘦, 常发生惊厥而死亡; 雏鸭病死率一般较高, 成年鸭多为隐性经过。火鸡患病后, 精神萎顿, 不愿采食, 拉稀, 粪便呈液状并带血, 消瘦, 病死率一般不高, 但有时症状严重时病死率增高。1993 年伍汝宣、段跃进等分别报告衣原体引起的蛋鸡输卵管浆液性囊肿病。发病年龄 200 日左右, 表现腹部增大, 站立呈企鹅状, 行走困难, 喜卧, 腹部皮肤撑大变薄, 手触有水样波动, 30 ～ 50 日龄鸡死亡较多。

家畜感染后, 有不同的临床表现, 常见的有下列几种病型。

1) 流产型　又名地方流行性流产, 主要发生于羊、牛和猪。在羊, 潜伏期 50 ～ 90 d, 临床表现为流产、死产或产弱羔。流产发生于怀孕的最后 1 个月。分娩后, 病羊排出子宫分泌物达数天之久, 胎衣常滞留。病羊体温升高达 1 周。有些母羊因继发感染细菌性子宫内膜炎而死亡。羊群第 1 次暴发本病时, 流产率在 20% ～ 30%, 以后则每次为 5% 左右。流产过的母羊以后不再流产。易感母牛感染后, 有一短暂的发热阶段。初次怀孕的青年牛感染后易于引起流产, 流产常发生于怀孕后期, 一般不发生胎衣滞留, 流产率高达 60%。年轻的公牛常发生精囊炎, 其特征是精囊、附性腺、副睾和睾丸呈慢性发炎, 病公牛的精液质量低劣; 有些牛的睾丸萎缩; 发病率可达 10%。猪发病多表现为母猪繁殖障碍 (不易配种) 和流产, 病状与羊相似。

2) 肺肠炎型　本型主见于 6 月龄以前的犊牛和 2 ～ 5 月龄的猪, 潜伏期为 1 ～ 10 d。病犊表现抑郁、腹泻, 体温升高到 40.6 ℃。鼻流浆黏性分泌物、流泪, 以后出现咳嗽和支气管肺炎。犊牛表现的症状轻重不一, 有急性、亚急性和慢性之分, 有的犊牛可呈隐性经过。猪发病多表现为咳嗽, 运动后喘息加剧; 部分体温升高; 病猪增重减慢, 病程持续 1 ～ 2 月, 有时引发继发感染。

3) 关节炎型　又称多发性关节炎, 主要发生于羔羊、犊牛和小猪。羔羊发病初体温上升, 40 ～ 42 ℃; 食欲丧失, 离群, 肌肉运动僵硬, 并有疼痛; 一肢甚至四肢跛行, 肢关节触痛。随着病的发展, 跛行加重, 病羔弓背而立, 有的病羔长期侧卧, 体重平均减少 10%。几乎有关节炎的病羔两眼都有滤泡性结膜炎, 但有结膜炎的病羔不一定有关节炎, 发病率一般达 30%, 甚至可达 80% 或以上。如隔离和饲管条件良好, 病死率低。病程一般 2 ～ 4 周。犊牛于病初发热、厌食、不愿站立和运动, 在病的第 2、3 天, 关节肿大, 后肢关节尤严重。病状出现后 2 ～ 12 d 死亡。恢复的犊牛可能对再感染有免疫力。小猪发病后症状与羔羊相似。

4) 结膜炎型　又称滤泡性结膜炎, 可发生于猪, 主要发生于绵羊, 尤其是肥育羔和哺乳羔。衣原体侵入羊眼后, 进入结膜上皮细胞的胞质空泡内, 形成原体, 从而引起眼的一系列病变。病羊的单眼或双眼均可罹患, 表现为眼结膜充血、水肿, 大量流泪, 发病的第 2、3 天, 角膜发生不同程度的浑浊、血管翳、糜烂、溃疡和穿孔。浑浊和血管形成最先开始于角膜上缘, 其后见于下缘, 最后扩展到中心, 经 2 ～ 4 d 开始愈合。数天后, 在瞬膜和眼睑黏膜上形成直径 1 ～ 10 mm 的淋巴样滤泡。某些病羊发生关节炎, 跛行。肥育场羔羊的发病率可达 90%, 但多不引起死亡。病程一般为 6 ～ 10 d, 但伴发角膜溃疡者, 可长达数周。

5) 脑脊髓炎型　又名伯斯病, 主要发生于牛, 尤以 2 岁以下的牛最易感。自然感染的潜伏期为 4 ～ 27 d。病初体温突然升高, 40.5 ～ 41.5 ℃, 发热持续 7 ～ 10 d。病初仍有食欲, 但以后即不食, 消瘦、衰竭, 体重迅速减低, 流涎和咳嗽明显。行走摇摆, 常呈高跷样步伐, 有的病牛有转圈运动或以头抵硬物。四肢主要为关节肿胀、疼痛。有的病牛有鼻漏或腹泻。病末期, 有的病牛呈角弓反张和痉挛。有临诊症状的病牛约有 30% 终归死亡, 但因存在着许多轻症和隐性病例, 病死率实际上较低。

（二）诊断

人患病根据临床表现和实验诊断结果而确定。动物根据症状、病理改变和实验诊断结果确定。

（三）治疗

鹦鹉热衣原体对利福平、四环素敏感，其次是大环内酯类、磺胺类、部分喹诺酮类和克林霉素，对链霉素、庆大霉素等不敏感。本病临床治疗首选利福平、四环素等。动物鹦鹉热衣原体对四环素类抗生素、青霉素、氯霉素都较敏感。

五、实验室诊断

（一）病原学检查

从禽类或哺乳动物标本中分离鹦鹉热衣原体，常通过 SPF 鸡胚卵黄囊接种，有的需要传几代才可适应而分离成功。也可用小白鼠接种（可用脑内和腹腔两个途径感染），但小白鼠可能自身内有衣原体，应该慎用。在配合鸡胚接种的同时感染小白鼠，也不失为一种提高分离率的方法。

我国也有用细胞培养法分离鹦鹉热衣原体的。如青海应用传代人羊膜细胞和传代 Hela229 细胞；云南应用 C6/36 系白纹伊蚊传代细胞分离衣原体，将分离材料接种 3 管细胞，每管 0.1 mL，观察、培养 4～6 d 后细胞出现病变，镜下可见细胞堆积，变圆胀大，透明度增强并有碎裂现象，从中获得衣原体培养物。

选取新鲜羊、猪流产胎儿中病变明显的实质脏器和胃内容物（或用流产羊子宫子叶），混合称重后，在灭菌乳钵中磨碎，用含 1 000～2 000 U/mL 卡那霉素、链霉素（或只含链霉素）的 50% 肉汤盐水稀释成 10% 悬液，置 4 ℃冰箱 6 h 或过夜。次日低速（1 000 r/min）离心 10 min（不离心也可），取中间层的液体，以 0.4 mL 接种 7（6～8）日龄鸡胚卵黄囊，置 36～38 ℃继续孵育 8～10 d，每天检视 2 次。72 h 前死亡者弃去，收获 4～10 d（大部分在 5～6 d）内死亡的鸡胚卵黄囊膜，作连续接种鸡胚传代用或在 –20 ℃下保存备用。经检查无杂菌而有多量原体的卵黄膜，供鸡胚传代或其他试验用。

分离到的毒株需做初步鉴定，以确定是否为衣原体及鹦鹉热衣原体。细菌培养应为阴性，在鸡胚中能连续传代规律致死，鸡胚及卵黄膜病变明显，涂片上可见大量散在的原体，与沙眼衣原体和鹦鹉热衣原体标准株的阳性血清有交互反应。对动物有感染性与致病性，特别对毒株的来源动物（如羊源衣原体对羊、猪源衣原体对猪）能复制出有关类似症状。在病变器官或流产病料和胎儿中能重新分离到相同的衣原体，如药敏试验对磺胺嘧啶不敏感，包涵体碘染试验阴性，则可初步判断为鹦鹉热衣原体，可应用种特异单克隆抗体，PCR、DNA 杂交探针等方法做进一步鉴定。

（二）血清学检查

1. 补体结合试验（CF） 以沙眼衣原体标准株（TE$_{55}$）、鹦鹉热衣原体标准株（B$_{11011}$）及从禽、山羊、绵羊、猪的病料中分离到的衣原体株分别感染鸡胚，取含大量原体的无菌卵黄膜，制备成丙酮乙醚抗原或煮沸抗原，测滴度后保存备用。用含衣原体卵黄膜悬液给公豚鼠腹腔或皮下注射，以制备高免豚鼠血清。同一批免疫的豚鼠，血清滴度差异很大，有的测不出，有的在 1∶60 以上，故需分别采血测定。

补体结合反应按常规方法进行。禽（鸽除外）、猪血清中衣原体补体结合抗体，因这些血清灭能后补体结合活性显著降低，只能用间接补体结合试验（ICF）检出。

交互补体结合试验,可以确定分离到的待检衣原体株与沙眼衣原体和鹦鹉热衣原体标准株间的抗原关系。由于沙眼衣原体和鹦鹉热衣原体有共同的属抗原,故待检株与标准株间有交叉补体结合反应,可证明待检株为衣原体,但不能确定是沙眼衣原体还是鹦鹉热衣原体。

2. 酶联免疫吸附试验(ELISA)　以山羊衣原体制备的补体结合抗原作为抗原,阳性血清为用抗原 3 次注射免疫的山羊血清,用戊二醛法制备辣根过氧化物酶兔抗山羊 IgG 复合物。抗原用包被液(pH 值为 9.6、0.05 mol/L 的碳酸盐缓冲液)稀释至 50 μg/mL 在聚苯乙稀微量反应板上每孔加 200 μL,于湿盒中 37 ℃包被过夜,次日弃去抗原包被液,用洗涤液(pH 值为 7.2、0.05%聚山梨酯 20 的磷酸缓冲液,亦即稀释液)洗 3 次,每孔加入封闭液 200 μL,37 ℃ 15 min 后,洗涤液洗 2 次,每孔加入经稀释的被检血清 200 μL,37 ℃ 1.5 h 后,弃去并洗 3 次,每孔加入 1∶12.5 兔抗山羊 IgG 酶复合物 200 μL,37 ℃ 1 h,弃上清液,洗涤加入 OPD 底物溶液每孔 200 μL,37 ℃ 30 min,加入 2 mol/L H_2SO_4 每孔 50 μL 终止反应,将反应板在 ELISA 检测仪器测 OD 值,以阴性血清 OD 值的 2 倍作为血清阳性的判定标准。与 CF 比较 ELISA 检出率高于 CF。

3. 琼脂免疫双扩散交叉试验　杨宜生等(1982)用 TE55,B11001 抗原和兔抗血清与分离的待检猪衣原体株按常法进行琼脂扩散试验,于抗原和抗血清孔之间可出现清晰的白色沉淀线。李树根等(1985)报道制备衣原体琼脂扩散抗原的方法及用以检测各种禽血清的结果,认为琼脂扩散法简便易行,特异性较好。

4. 间接血凝试验(IHA)　姜天童、杨宜生等从 1982 年开始用衣原体 TE55、B1101 标准株和湖北分离的猪源和牛源鹦鹉热衣原体制备成抗原致敏绵羊红细胞和实验动物的抗血清,进行间接血凝双交叉反应。IHA 与 CF、ICF 比较结果,其特异性完全一致,重复性良好,IHA 比 CF 和 ICF 分别敏感 8～16 倍和 64～128 倍。用 IHA 对湖北省不同地区的自然发病猪血清样品 821 份、牛血清 347 份、羊血清 102 份检测,阳性率分别为 29.72%、18.3%、21.57%。

5. PCR 技术　我国 PCR 用于检测沙眼衣原体早有报道,范俊等(1994)其他设计的第 1 对引物为鹦鹉热衣原体 16S rRNA 基因引物:① GTGGATAGTCT CAACCCTAT。② TATCTGTCCTTGCGGAAAC,可以扩增沙眼衣原体、鹦鹉热衣原体和肺炎衣原体 16S rRNA 基因,扩增片段为 208bp,第 2 对基因是扩增沙眼衣原体的。王争强等(2007)以 *MOMP* 基因为靶序列设计特异性引物,采用 SYBR Green I 随机渗入法建立一种荧光定量 PCR 检测方法,用于鹦鹉热嗜衣原体的快速检测,其敏感性与常规 PCR 相比可以提高 100 倍。朱虹等(2007)根据衣原体 *MOMP* 基因的恒定区和可变区分别设计衣原体科特异性引物和种特异性引物,建立 PCR 方法对衣原体进行扩增,该方法可以达到检测甄别衣原体,并可以通过限制性片段长度多样性(RFLP)分析衣原体的侵袭性的目的。

6. 核酸杂交技术　有研究以酚乙醇抽提羊流产衣原体株的 DNA,制备光敏生物素 DNA 探针,与原 DNA 杂交可显色,而与沙眼衣原体 DNA 等杂交则不显色。以此探针检测羊流产胎儿和胎衣病料 34 份,与直接免疫荧光抗体和衣原体分离比较,结果杂交显色 11 份,免疫荧光阳性 7 份,分离到 5 株鹦鹉热衣原体。

7.DNA 指纹图　以限制性内切酶切割 DNA 片断,用凝胶电泳显示 DNA 指纹图,可比较衣原体各株间的异同。有研究用 ECORI 酶切 6 株内蒙分离的羊流产衣原体的 DNA,它们的 DNA 指纹图谱相同,与国外报道的羊流产衣原体 5 株的图谱未见差异,说明各地羊流产衣原体 DNA 的高度同源性。

六、防控措施

（一）人感染鹦鹉热的预防

人感染鹦鹉热主要由于接触病禽或带菌的禽类而引起。在家禽饲养场和禽肉加工厂，呼吸道感染是职工得病的主要途径，所以保持良好的通风和加强个体防护措施是十分重要的。禽类拔毛加工过程，极容易使空气受污染，所以一定要杜绝干式拔毛的生产方式。

对于敏感性较强的禽类，如（鸽、鸭）的饲养者应该警惕本病的流行，一旦发现可疑征象，应该快速采取方法予以确诊，必要时对全部病禽进行扑杀以消灭传染源。带菌禽类排出的粪便中含有大量衣原体，故禽舍要勤于清扫，清扫时要注意个人防护，如戴口罩、禽舍消毒等。

（二）禽畜鹦鹉热衣原体感染的预防

1. 一般预防　为有效防治衣原体病，应采取综合措施，特别是杜绝引入传染源，控制感染动物，阻断传播途径。

首先要加强禽畜的检疫，防止新传染源引入。除常见的禽畜外，引进我国少见的动物时也要注意，如观赏鹦鹉易携带衣原体；引进火鸡要加强检疫，因火鸡易感染鹦鹉热，饲养火鸡和加工火鸡的工作人员都应注意避免受感染。无论从国外引进还是国内运输动物都必须建立合理的检疫制度。

平时保持禽舍和畜栏的卫生，发现病禽病畜要及时隔离和治疗。

2. 疫苗预防　采用有效的人工免疫是重要的预防措施。我国预防羊流产衣原体感染的疫苗已由中国农业科学院兰州兽医研究所和内蒙古畜牧科学院（现内蒙古自治区农牧业科学院）分别研制成功。

禽类对衣原体的免疫主要决定于细胞介导的免疫反应而不是体液免疫。研究证明，法氏囊切除不损害火鸡对抗衣原体感染的能力，而胸腺切除则相反。在火鸡细胞介导免疫反应增强期间接种衣原体菌苗，可使90%以上的火鸡能抵抗强毒力衣原体的攻击，这为其他禽类的免疫预防提供了依据。

第三十六章 嗜皮菌病

嗜皮菌病(Dermatophilosis)是由刚果嗜皮菌(*Dermatophilus congolensis*)所引起的一种人兽共患疫病,其主要临诊特征是在皮肤表层发生渗出性、脓包性皮炎,形成局限性的痂块和脱屑性皮疹。刚果嗜皮菌无宿主特异性,但主要发生在反刍动物,其他家畜和野生动物也可感染,经常接触病畜的人也可感染。

嗜皮菌病首先由 Van Saceghem(1915)报道,在扎伊尔(现刚果民主共和国)发现本病并命名,该病曾经有很多名称,如绵羊真菌性皮炎、皮肤接触性感染、羊毛结块病、牛羊皮肤链丝菌病以及莓状腐蹄病等。该病现在在世界上很多国家和地区存在,在非洲、美洲、大洋洲、欧洲和亚洲的一些国家和地区均发现本病。Harris 等(1948)首先报道了人的嗜皮菌病,从而确认该病是一种人兽共患疫病。

我国先后从牦牛、水牛、山羊、马、绵羊和奶牛中分离到嗜皮菌。戴瑞良等(1981)首次报道在我国甘肃南部碌曲县牦牛中发现嗜皮菌病,并分离和鉴定了病原。之后,李崇华等在四川甘孜和青海黄南、海南地区牦牛中亦发现此病,且发病率高,危害较重。1984 年李崇华等报道,在贵州省石阡县、云南省路南县(今石林彝族自治县)首次发现我国水牛和山羊嗜皮菌病。陈瑶先等(1985)在云南省丽江县(今丽江市)首次发现我国马嗜皮菌病,同时也从水牛病料中分离得到刚果嗜皮菌。尹风阁等(1989)从对河南一些地区的黄牛、马、骡、驴分离出的 21 株嗜皮菌病,其中的黄牛、骡、驴嗜皮菌病属于我国首次发现。1985 年有报道有人挤奶时病牛从乳房患部感染本菌而患病。

一、病原学

(一)分类

嗜皮菌病的病原是刚果嗜皮菌,属于嗜皮菌科(Dermatophilaceae)嗜皮菌属(*Dermatophilus*)的成员。从我国各地的牦牛、水牛、山羊、马、骡和驴中分离得的菌株,其形态、培养特性、生化反应与国外有关刚果嗜皮菌的报道基本一致,故定为刚果嗜皮菌。

(二)形态

1. 显微形态　取新鲜的细菌培养物涂片,经革兰氏或吉姆萨染色观察,镜下通常可同时见到两种不同形态的菌体:一种为大小不等、圆形、近似球菌的孢子,小的直径为 0.5 μm,大的为 1～2 μm,排列成单、成双、四联、八叠或短链状；另一种形态是菌丝，呈近乎直角的分支，粗细长短不一，直径通常是 $1.0 \sim 3.3\ \mu m$，长度为 $17 \sim 100\ \mu m$。一些细菌可观察到一端由一串界限清楚的孢子组成，有时可见一些菌丝密集缠绕。若是陈旧的细菌培养物，则难以见到菌丝，而只见孢子。菌丝和孢子革兰氏染色均为阳性，不抗酸。

2. 超微结构 电镜下对刚果嗜皮菌切片进行观察，其形态类似产果式放线菌属，分裂子在一些平面形成隔之后进入像八叠球菌属的鞘，然后变成单个孢子。孢子形态是从菌丝释放出来并借荚膜基质的溶解而组装，电镜下可见到典型的细丝菌类核，核糖体分布于整个胞质。电镜观察可见游走鞭毛和无鞭毛的孢子，圆形孢子上有 $5 \sim 10$ 根鞭毛构成的鞭毛丛，菌丝以不规则的形式进入孢子。

（三）培养特性

本菌为需氧或兼性厌氧，培养的最适温度为 $36 \sim 37\ ℃$，pH 值为 $7.2 \sim 7.6$，在血液、血清、葡萄糖的培养基上生长最好。新鲜的样品容易分离到细菌，在 $37\ ℃$ 和 $10\%\ CO_2$ 更容易培养。在固体培养基上，菌落形态通常为苍白色、黄色至金色，圆形，有波浪边缘并附着于培养基上，菌落直径一般 $0.5 \sim 4.0\ mm$，CO_2 对粗糙菌和平滑菌的影响不持久。在血液琼脂平板上呈 β 溶血，有时在同一培养基上可见到几种形态不同的菌落。在卵培养基上菌落小，呈苍白色，并有少数孢子。在吕氏培养基上有较多的菌丝和孢子。在半固体培养基上的菌落相似于放线杆菌属的菌落。固体培养基上菌落为灰白色，后颜色逐渐变淡。

在普通肉汤、厌气肉肝汤和 0.1% 葡萄糖肉汤等液体培养基中生长良好，培养 $24\ h$ 可见培养基轻度浑浊，$48\ h$ 后出现后有白色絮状沉淀，不易摇散。此时培养基上层清朗，有时出现白色的生长环。

（四）生化特性

本菌发酵葡萄糖、果糖，不产气产酸。紫乳变酸，凝固血清 $5\ d$ 后可液化，能液化明胶，分解酪蛋白和淀粉，甲基红和 VP 试验阴性，不形成吲哚，不还原硝酸盐和亚硝酸盐。

（五）理化特性

本菌对理化因素抵抗力较强。分离物可存活 $2 \sim 5$ 年，活力不受储藏、温度、培养基或培养条件影响。孢子抗干燥，在干燥病痂中可存活 42 个月。75% 乙醇、2% 甲酚皂作用 $30\ min$，2% 甲醛、0.1% 苯扎溴铵作用 $10\ min$ 均不能杀死本菌；0.2% 苯扎溴铵作用 $10\ min$、$60\ ℃\ 10\ min$、$80\ ℃\ 5\ min$、煮沸 $1\ min$ 能杀死本菌。对青霉素、链霉素、土霉素和螺旋霉素等敏感。

二、流行病学

（一）传染源

患病动物和带菌动物是传染源，病畜的皮肤病变中存有病菌。

（二）传播途径

本菌主要是通过接触传播，包括直接接触和间接接触。当皮肤持续潮湿时，其孢子能迅速进入伤口表面，随渗出物或雨水而扩散。病菌主要通过直接接触经皮肤伤口感染，或者通过吸血蝇类及蜱的叮咬传播，也可以经过污染的厩舍、饲槽、用具而间接接触传播。绵羊还可以通过被污染的药浴池而引起感染。人一般因为饲养、接触病畜而感染本病。本病一般通过上述几种方式直接或间接接触水平传染，但垂直传染也有可能。

（三）易感对象

本菌的易感对象包括多种动物和人，牛（黄牛、乳牛、水牛、牦牛）、绵羊、山羊、马、鹿及其他草食动物均可自然感染。牛对嗜皮菌的抵抗力，因品种和个体存在差异。在我国疫区与患病牦牛混群饲养的成年犏牛，罕见有发病者。骆驼、猴、猫、家兔、豚鼠、大鼠、小鼠也能感染发病，仓鼠对本菌不敏感。

（四）流行特征

本病在气候炎热的地区发病较多，多雨的季节发病率较高。从疫区干燥季节收集的土壤样本直接镜检多呈阳性，说明土壤中带有本菌，为传染源。不同品种对本病的抵抗力也有差异。幼龄动物的发病率一般较高，当动物营养不良或患其他疾病时，易发生本病，且病情更为严重。本病一般呈散发或地方性流行。饲养管理不当，动物长期在阴暗、潮湿和通风不良的环境中，很容易发生本病。本病在世界许多国家发生并有扩大、蔓延的趋势。许多非洲国家将其作为一种严重的传染病对待。在尼日利亚，牛的感染率为 11% ～ 44%；在英国，绵羊的感染率为 12% ～ 90%。

三、病理学

刚果嗜皮菌病有无致病性决定于寄生于皮肤上的游动孢子能否侵入表皮的深层组织。当嗜皮菌附着在动物体后，动物健康皮肤呼出的 CO_2 对游动孢子产生阳性趋化性，并促进其发芽。动物体表的持续潮湿，给游动孢子以最适宜的扩散环境，同时还使表皮松弛，游动孢子通过毛囊及搔动和刺伤侵入表皮，通常在其颗粒层和和角质层之间生长成菌丝，起保护作用，既对抗与之竞争的其他微生物，还可以对抗由嗜中性粒细胞所构成的抑制机制。真皮中的血管以渗出大量富含蛋白质的液体，以及同时游出淋巴细胞和多型白细胞对表皮的这种机械变化反应，从而产生渗出性皮炎和形成痂块，以及表皮再生的病象。

四、临床学

（一）临床表现

1. 人　人感染该菌后潜伏期一般较短，无全身症状，多见手臂皮肤上出现渗出性皮炎的结节和痂块，结节直径约 5 mm，苍白色，周围有充血带和黄色浆液渗出，结节破溃后形成红色凹陷，随后结痂，痊愈后痂皮脱落。我国曾报道青海省同德县一位妇女因经常挤奶而接触病牛，导致感染本病，病变表现为手臂皮肤出现有渗出性皮炎的结节和痂块。

2. 动物

1）牛　牛嗜皮菌病又叫链丝菌病，各种年龄的牛均可感染发病，主要是 1 岁以下的犊牛。表现为无毛，通常从背部开始，由鬐甲到臀并蔓延到中间肋骨外部，有的波及颈、前驱、胸下和乳房后部，有的则在阴囊、腋部和肉垂及邻近处和腹股沟部发生，有些牛仅四肢弯曲部发病。病损开始时发生小丘疹，累及几个毛囊及其周围的表皮，产生浆液性渗出物，与被毛凝结在一起，外观呈"油漆刷子"状。被毛和细胞碎屑凝结后，其下面形成结痂，呈灰色、白色或黄褐色，高出皮肤，呈圆形，大小不等。这些结痂在自然条件下可愈合并脱落。如将其剥除后，遗留一种蝶状浅伤，表面湿润，呈颗粒性至出血性。

幼犊可以见到伴有红斑、剧烈浆液渗出和皮肤增厚起皱的大面积皮肤病损。严重病例的体况不断下降，终至死亡。而轻微至中等程度的病变则不引起全身症状。

2）绵羊　开始是小面积充血，之后有渗出物和硬皮，继之渗出物继续发展生成角质，之后有结痂并从深处和表皮分离。新形成的表皮层上重新发生感染。在被毛较少的部位，可见到呈皮状的痂屑。

病程长的，其痂皮从皮肤脱落，出现凹样基底，潮湿出血。羊对本病有痒感，经常摩擦或用嘴咬病变部。新生的羔羊常见到整个体表被一种微棕色黏性渗出物所覆盖，可导致化脓性—坏死性皮炎而死亡。

3）马 嗜皮菌病患马营养中下等，被毛蓬松，毛焦、无光泽，颈、背、腰、臀部有大量的皮屑覆盖，皮肤上并有灰白色或灰褐色痂皮块，剥离痂皮基部有干燥或湿润带血的凹面。体温、精神、食欲未见明显变化。

4）驴 易感性较低，一般呈亚临床经过。病变部位可分布于全身多个部位，尤以尾巴和耳部发生最多，躯干的痂块较薄，外观呈松散的薄片，鬃尾部的痂块较厚，与被毛凝结得十分紧密；发生于四肢的痂块小而分散，呈"油漆刷子"状，剥离后可见基部凹陷、红色、潮湿，有时出血。

5）其他动物 临床症状基本与牛相似。本病预后与气候条件、受害动物的年龄和全身抵抗力不同而有差异。干燥的气候常导致自愈，否则可能有 20% 以上的病变转归死亡。

（二）临床诊断

根据该病的流行病学、临床症状（如皮炎和痂块）、体温无明显变化可初步诊断，若确诊和鉴别诊断必须借助于实验室手段。临床诊断本病时应注意与疥癣、毛癣和脓包性皮炎等病进行鉴别诊断。

（三）临床治疗

本病的治疗主要采用局部治疗和全身性治疗相结合的方法。

1. 局部治疗 用温肥皂水湿润皮肤痂皮，然后涂擦药剂治疗：①生石灰 454 g，硫黄粉 908 g，水 9 092 mL，文火煎 3 h 趁热擦患部。②去污剂和二甲基亚砜 3∶1 合剂洗涤。③甲酚皂、克疗林和 0.4% 菌丹液洗涤。④局部涂硫黄植物油。⑤ 1% 甲紫酒精溶液和 5% 水杨酸酒精溶液。⑥二黄原酸乙酯 50 份、磺胺二甲嘧啶 50 份和矿物油 950 份隔日涂抹 1 次，疗程 1 周。为保证局部治疗的效果，要求在治疗前将所有病变上的痂皮和渗出物除去。用硫酸铝钾给绵羊药浴，也有良好的效果。

2. 全身疗法 可选用抗生素进行全身治疗，如青霉素、链霉素等有治疗效果。患者的治疗可参照上述方法。

五、实验室诊断

本病的实验室诊断技术包括以下几方面。

（一）细菌学检查

1. 检查样品采集 疑似患者或牲畜皮肤上的结节、痂皮或疙痂，新鲜的较陈旧的好，以无菌操作步骤取下，存放于干燥盖塞瓶内，室温下保存，送实验室备检。

2. 直接涂片检查 将带渗出液和（或）血液的痂皮内面在玻片上涂片；或将干燥痂皮放入适量 0.1% 葡萄糖肉汤中，培养于 37 ℃约 6 h，用铂圈取表面物一环做抹片；均予固定、染色。刚果嗜皮菌为革兰氏阳性菌，以吉姆萨染色亦佳，当镜检见到分枝菌丝及球菌状孢子，结合疾病的情况，可作诊断。如能进一步分出病原，加以鉴定，则更为可靠。

3. 细菌分离鉴定 将病畜痂皮用无菌蒸馏水冲洗几次后研成悬液，接种于血清琼脂或血液琼脂，置 37 ℃培养 24～48 h 后，在血清琼脂上出现黄白色菌落，或在血液琼脂上长成露珠样湿润小菌落呈 β 型溶血者，挑取这样的菌落染色；或将病料接种于 0.1% 葡萄糖肉汤，培养 37 ℃传 1～4 代，进行染色。镜检见到革兰氏阳性的分枝菌丝及球菌状孢子时，由琼脂上的单个菌落或由液体培养基移植到琼脂上的单个菌落，进一步获得纯培养，进行生化反应鉴定。

4. 动物试验鉴定　将培养 3 日龄液体培养物或菌落制成悬液, 涂擦家兔剪毛皮肤上, 经 2 ～ 4 d 后家兔发病。接种的皮肤红肿, 出现白色圆形、粟粒大至绿豆大丘疹并有渗出液, 干涸后形成结节, 结节融合成黄白色薄痂, 取痂皮涂片染色, 可见到本菌。通过动物实验可对细菌的致病性进行鉴定。

（二）血清学诊断

Hermoso 等 (1994) 应用 IFA 技术诊断绵羊嗜皮菌病效果很好。Gitao 等 (1993) 应用酶联免疫吸附试验 (ELISA) 对骆驼嗜皮菌病的感染情况进行了调查。其他方法如琼脂免疫扩散反应、凝集试验、间接红细胞凝集试验, 对本病的诊断均有一定特异性。对牦牛、水牛、黄牛、奶牛嗜皮菌, 皆可应用 ELISA 和双向免疫扩散实验 (DID) 进行诊断, 有一定特异性, 且方便、省时。DID 法则重复性较好, 比较稳定。

（三）分子诊断技术

1.PCR　PCR 技术也逐渐在嗜皮菌病的诊断和研究中应用。Mine 等 (1997) 对 7 株细菌的丝氨酸蛋白酶抗原基因进行了对比分析, 然后设计了简并引物, 建立了热启动 PCR, 从羊的嗜皮菌中扩增了丝氨酸蛋白酶抗原基因并进行了序列分析。

2. 随机扩增多态性 DNA 分析法 (RAPD)　Larrasa 等 (2002) 建立了一种快速可靠的提取嗜皮菌病 DNA 的 RAPD 方法, 该方法能对分离的嗜皮菌毒株进行基因分型鉴定, 结果显示不同分离株的基因差异与种属有相关性, 而与地理分布无关。

其他一些方法如多基因酶电泳分析 (Trott 等, 1995) 也有应用于该病的报道。

六、防控措施

本病尚无疫苗可以预防接种, 因此预防本病发生主要是采取综合性措施。

（1）加强饲养管理, 对动物养殖场执行严格的兽医卫生制度, 消毒、清除污水和垃圾, 保持圈舍通风干燥, 尽量给动物提供一个干净舒适的生存环境。

（2）杜绝传染源, 彻底控制或消灭蜱和蚊蝇的传播。

（3）发病时及时隔离感染动物, 对轻症的病畜实行隔离治疗, 重症者淘汰。对畜舍、运动场及其他用具应严格消毒。

（4）加强检疫和监测, 对动物的集贸市场、边境等动物频繁移动的地方, 加强该病检疫, 防止输入或传出。

（5）人与动物接触时应注意个人的防护, 防止创伤的发生引起感染。

第三十七章 鼠咬热

　　鼠咬热（Rat bite fever）是被鼠类或其他啮齿目动物咬伤引起的两种急性发热性疾病的统称。其一是念株状链杆菌（*Streptobacillus moniliformis*）引起的念珠状链杆菌鼠咬热，简称鼠咬热（H）又名链杆菌热、哈佛希尔热、流行性关节红斑，临床上以发热、皮疹和多发性关节炎为特征。另一为小螺菌（*Spirillum minus*）所致的小螺菌鼠咬热，简称鼠咬热（S），又名小螺菌感染，临床上以弛张型高热、局部硬结性溃疡、淋巴管炎以及皮疹为特征。两者不仅病原有别，流行病学、临床表现、实验室诊断方法也有所不同。

　　该病 1916 年被证明是由革兰氏阴性杆菌引起。2000 年前在印度即有记载。本病散发于世界各地，病例均较少，偶尔可呈现暴发流行。小螺菌鼠咬热主要在亚洲地区流行；而念珠状链菌性鼠咬热多见于北美洲和欧洲。

　　虽然本病在我国发病较少，但老鼠咬人之事时有发生，尖锐的鼠齿在刺入人体的刹那间，即可将细菌、病毒注入人体内，但若对鼠咬引起的疾病不甚了解，常导致误诊而延误。

一、病原学

病原为念株状链杆菌和小螺菌，是啮齿类动物咽喉部的常见正常菌群。

（一）形态

　　1.念珠状链杆菌　是一种高度多形性、无动力、无荚膜的革兰氏阴性菌（幼龄培养物可呈革兰氏阳性），长 1～5 μm，宽 0.3～0.7 μm。它可为短的球杆菌，也可呈链状或长丝状。长丝体呈念珠状膨胀，长短不一，有时可交织成团。

　　2.小螺菌　形态粗短，两端尖，长 3～5 μm，宽 0.2～0.5 μm，有 2～5 个规则螺旋，菌体两端有一或多根鞭毛，革兰氏染色阴性，可被甲基蓝和吉姆萨染料着色，在暗视野下活动迅速，或循其长轴旋转、弯曲，可借助鞭毛多方向快速穿行。

（二）理化特性

　　1.念珠状链杆菌　除 L 形菌外，念珠状杆菌对青霉素敏感。L 形菌对四环素敏感。该菌对外界抵抗力不强，55 ℃ 30 min 内即可杀灭，对常用化学消毒剂如 70% 酒精、1% 次氯酸钠和 2% 戊二醛等敏感。在外界环境中, 4 ℃可存活 10 d 以上。

2.小螺菌　小螺菌对外界环境各种因素的抵抗力不强。对酸十分敏感。

(三)培养特性

1.念珠状链杆菌　念珠状链杆菌在普通培养基上不能生长, 在含血液、血清或腹水的培养基上生长缓慢, 须 5 ～ 6 d 或更长的时间, 才可获得阳性结果。兼性厌氧, 最适生长温度为 35 ～ 37 ℃, 最适 pH 值为 7.4 ～ 7.6, 5% ～ 10% CO_2 能促进其生长。在培养基中菌落呈白色颗粒状或绒毛球状, 直径 1 ～ 2 mm, 为其重要特点。在不适宜的环境中, 可以自发性地产生 L 形菌, 在适宜条件下, 又能自动恢复其固有形态。这种 L 型菌可以侵犯机体组织, 并对一般抗生素治疗不敏感。

2.小螺菌　小螺菌为需氧菌, 目前, 还不能人工体外培养, 实验室常用腹腔接种小白鼠或豚鼠法检出此菌。

(四)致病性

鼠类感染念珠状链杆菌和小螺菌多为隐性感染。念珠状链杆菌可引起鼠类的呼吸道炎症、中耳炎、关节炎、败血症和较高的流产率。野生和实验室大鼠一样易发生由本菌引起的以上述关节炎等临床表现为特征的动物流行。念珠状链杆菌还可以引起树袋熊的胸膜炎、豚鼠的颈部脓肿和火鸡的关节炎。各种年龄和性别的人均对鼠咬热易感, 通常是被鼠咬伤、抓伤所致。

二、流行病学

(一)传染源

鼠类是念珠状链杆菌的天然宿主。念珠状链杆菌寄生于鼠鼻咽部和呼吸道中, 也存在于唾液和尿液中。念珠状链杆菌鼠咬热的主要传染源为野生鼠(带菌率可达 50%), 其次为实验室的大白鼠; 小白鼠、猫、狗等偶尔也可作为传染源。鼠类感染后, 多为隐性感染。

鼠类是小螺菌的储存宿主和传染源。小螺菌鼠咬热的主要传染源为家鼠, 野鼠中也有带菌者。

(二)传播途径

人主要通过病鼠咬伤而感染, 病原菌从皮肤破损处进入人体。念珠状链杆菌存在于病鼠或带菌鼠的唾液及鼻咽分泌物中。另一传播途径为消化道。念珠状链杆菌可经胃肠道黏膜侵入体内, 人因吃下污染该菌的食物而得病。小螺菌一般不存在于鼠唾液中, 鼠咬人时, 主要通过其齿龈和唇的裂伤使小螺菌污染伤口而进入人体。有人认为, 患结膜炎或角膜炎的鼠眼分泌物含有小螺菌, 咬人时, 小螺菌可随眼分泌物经泪管流入口腔, 经伤口进入人体。在人与人之间不发生传播。

(三)易感对象

各种年龄和性别的人均易感。过去的报告中, 50% 的病例发生于 12 岁以下的儿童; 流行时, 则无年龄差异, 婴儿常因照顾不周而被鼠咬, 经常接触鼠类的实验室工作者和其他人员感染机会较多。据估计, 被鼠咬伤者的发病率约为 10%。

三、临床学

(一)临床表现

1. 人

1) 念珠状链杆菌鼠咬热　潜伏期较短, 大多在 7 d, 一般为 2 ～ 4 d, 最长可达 22 d, 主要表现为发热、皮疹和多关节炎。咬伤处很快愈合,无硬结样溃疡形成,局部淋巴结亦无明显肿大。发病时突发寒战,高热,恶心,呕吐,头痛,背和关节、肌肉疼痛,关节酸痛等毒血症状。热型不规则,或呈间歇热。即使不给予抗生素治疗,发热后 3～5 d 后也可自行消退,其余症状也于 2 周内逐步消失。但发热偶可复发,间隔时间为数周或数月。约 75% 病例于病程第 1～3 天突现皮疹,此为该病最突出的临床症状。皮疹多为斑丘疹,呈离心性分布,多见于手掌、躯干和四肢。亦可发生荨麻疹样疹、瘀点和脓疱疹。皮疹可持续 1～3 周,大约 20% 患者退疹后出现脱屑。50% 以上的患者在病后的 2 周出现多发性关节痛或关节炎。关节红肿疼痛是本病又一特征。病变以大关节多见,非游走性,可有纤维蛋白性渗出液,常多个关节同时或相继受累。痊愈后可恢复正常,极少数有运动后遗症。

本病的并发症有心内膜炎、心肌炎、心包炎、脑膜炎、肺炎和贫血。脓肿可见于所有器官,包括脑、肝、脾、肾、雌性生殖道。婴儿和幼龄儿童可呈现明显的腹泻和体重减轻。不经治疗,病死率可高达 13%。

经消化道感染引发的念珠状链杆菌临床表现与经皮肤感染者相似,主要区别是有胃肠道症状(恶心、呕吐、胃痛、严重腹泻),并常发生咽炎,此型预后良好,复发罕见。

2)小螺菌鼠咬热 潜伏期 5～30 d,一般为 2～3 周。主要临床表现有回归型高热、咬伤部位硬结性疳样溃疡及区域性淋巴结炎、淋巴管炎、皮疹。起病急骤,首先是原已愈合或接近愈合的咬伤处出现红肿疼痛、小疱。继而恶寒,高热,头痛,肌痛,局部淋巴结肿胀、压痛,咬伤处皮肤坏死,形成下疳样溃疡,上覆盖黑痂。50%～80% 病例出现皮疹,多于发热时出现。皮疹形态各异,多为暗红色斑疹、丘疹或结节,呈椭圆形,边界清楚,基底较硬,不痒不痛。数目一般不多,大小不一,可融合至数厘米大小。偶见玫瑰疹或荨麻疹。典型皮疹多由咬伤处开始,而后波及全身。一般多见于四肢和躯干,面部、掌部较少见。

热型多为弛张热,一般持续 3～5 d,可在 1～2 d 内全身大汗,体温急骤降至正常,全身症状包括皮疹亦随之消退和隐退。经过 3～9 d 间歇期后,体温可再次上升,上述症状及皮疹亦再次出现。局部伤口疼痛、肿胀和淋巴结肿大等表现也可重新出现。有的患者仅发生 1～2 次即自愈,称为顿挫型;但多数患者表现为迁延型,反复发作多次。大多数病例经 2～3 个月多次发作后,复发症状逐渐变轻,热型也渐不规则。有的病例于 1～2 个月即自愈;有的反复发作,可持续 1 年甚至更久。未治疗病例病情可持续 3～8 周,复发可发生在数月或数年之后。迁延不愈者可发生种种并发症(心内膜炎、心肌炎、肝炎、肾炎、脑膜炎和贫血等)。白细胞总数于发作期增高,可达 $30\times10^9/L$。嗜酸性粒细胞偶有增多。反复多次发作者可有中等程度贫血。在未用抗生素的年代,本病未治疗病例的死亡率为 6%～10%,自应用抗生素以来,迁延不愈者已少见,病死率也随之明显降低。

2. 动物 多为隐性感染,念珠状链杆菌可引起鼠支气管肺炎,多发性关节炎,火鸡关节炎,豚鼠颈部脓肿等。小螺菌在鼠类可出结膜炎或角膜炎。

(二)临床诊断

患者如出现发热、皮疹、多关节炎等临床表现,并有鼠咬伤史或鼠接触史时应怀疑念珠状链杆菌鼠咬热和钩端螺旋体病。患者有鼠咬伤史,有弛张热,有局部硬结的下疳样溃疡、淋巴结炎、淋巴管炎及皮疹等临床表现可怀疑小螺菌鼠咬热。确诊还有赖于实验室诊断。

还要注意鉴别诊断,首先应进行两种鼠咬热的鉴别。鼠咬热(H)应与洛基山斑点热、柯萨奇 B 病毒感染和脑膜炎球菌血症等鉴别;此外还要与其他原因引起的皮疹相鉴别,如风疹、败血症及药物性皮疹等;还应与其他原因引起的腹泻、呼吸道感染相鉴别。鼠咬热(S)应注意与疟疾、回归热、斑疹伤寒、钩端螺旋体病、脑膜炎球菌性败血症等鉴别。

（三）临床治疗

鼠咬热虽症状较严重，但容易治疗。一般和对症治疗同其他急性传染病。2 种鼠咬热用青霉素注射均有特效。

局部治疗虽不能防止本病发生，但对防止继发性感染甚为重要。被啮齿动物咬伤后，必须彻底清洗伤口和进行破伤风的预防。咬伤部位立即用 75% 酒精洗净包扎，或先用浓苯酚涂擦皮肤伤口，继而用酒精洗净包扎。如有发炎，用 0.02% 呋喃西林或 0.2% 新霉素冲洗湿敷。

青霉素、四环素、红霉素或链霉素对鼠咬热有效，以青霉素为首选。青霉素每日成人量为 160 万 U，分 2 次静脉滴注，小螺菌鼠咬热可用较小剂量，每日 40 ～ 80 万 U，分 2 次静脉滴注，疗程 7 ～ 14 d。如病原体为 L 型耐药菌，则剂量应加大为每日成人 600 万 U 以上。如有心内膜炎等并发症时，则青霉素的每日用量增为 1 200 万 U 以上，疗程 4 ～ 6 周，并可考虑与氨基糖苷类抗生素合用。

四、实验室诊断

（一）病原学诊断

1. 念球状链杆菌鼠咬热　可取早期患者的血液、脓液、淋巴结及关节腔穿刺液检查。将标本先做涂片，吉姆萨、魏森或革兰氏染色检查。若见到多形性杆菌，可提供早期诊断线索。最终需依赖分离培养。

2. 小螺菌鼠咬热　高热期采取患者血液、伤口渗出液或淋巴结穿刺液 0.25 mL，腹腔接种小白鼠、豚鼠或兔，5 ～ 15 d 后取动物血液或腹腔液暗视野显微镜检查，同时涂片做染色镜检。根据其特征形态和运动性可确诊。实验动物可带菌，最好选用不带菌的动物做实验。也可直接检查患者标本，但阳性率低。

（二）血清学诊断

用全菌抗原做试管凝集试验有诊断价值。特异性的凝集在发病的 10 d 内出现，1 ～ 3 个月后达高峰。初始效价≥ 1∶80，或双份血清效价增高 4 倍，有诊断价值。效价最高可达 1∶5 120。ELISA 也被用来检测链杆菌和小螺菌的特异性抗体。

（三）分子生物学方法

Boot 等以念珠状链杆菌 16S rRNA 基因为模板设计引物，对临床采集的标本进行 PCR 扩增，结果不但能从培养阳性的标本中扩增出特异性的条带，还能在部分培养阴性的标本中扩增出特异性的条带。此法敏感性较高，最低可检测 2 ～ 6 个菌，而且几个小时就可出报告结果。

五、防控措施

预防和控制本病的关键是防止被鼠类咬伤和侵扰。注意加强防鼠、灭鼠，注意饮食卫生，防止鼠类及其他啮齿类动物污染食品。不要饮用未经巴氏法消毒过的牛奶和可能受到污染的水。实验室的工作人员接触鼠类动物时，要注意防护，戴手套。万一被咬伤，及时消毒处理伤口，并可注射青霉素预防。尽管被咬伤后注射青霉素的预防效果尚不明确，但必要时可口服青霉素 3 d，2 g/d。如大批患者同时出现时，必须尽快查清共同的感染来源，予以清除。

第三十八章 空肠弯曲菌病

空肠弯曲菌病是由空肠弯曲菌（*Campylobacter jejuni*）感染导致的感染性疾病。患者的主要表现为腹痛、腹泻、头疼、发热等肠炎症状。空肠弯曲菌是夏、秋季腹泻和旅行者腹泻的主要病因之一。除肠炎外，空肠弯曲菌感染后可导致格林—巴利综合征（GBS）。空肠弯曲菌病属于人兽共患疫病。家禽、家畜是其主要的体外储存宿主。

弯曲菌的最早发现应追溯于 19 世纪 80 年代。1886 年德国的 Escherich 在一腹泻婴儿的粪便中观察到弯曲杆菌。而弯曲菌被认知为人类及家畜、家禽等腹泻病的主要致病因子则始于 20 世纪初。1913 年 McFaydean 和 Stockman 在流产的羊的胎儿组织中，发现弯曲菌，当时称为胎儿弧菌，被兽医视为家畜病原体。1957 年 King 等从 1 例腹泻儿童的血样中观察到本菌，当时称为弧菌的弯曲菌。1972 年 Dekeyser 利用过滤的方法成功地从肠炎患者的粪便中分离到空肠弯曲菌，随后体外培养技术的建立和发展成为空肠弯曲菌研究发展的里程碑。弯曲菌种很快被认知为能够引起人类胃肠疾病的主要病原菌。空肠弯曲菌病不仅在发展中国家发病率高，也是发达国家食源性感染性疾病的主要病因。

一、病原学

（一）形态及分类

空肠弯曲菌是革兰氏染色阴性微需氧弯曲杆菌，长 0.5 ～ 5.0 μm，宽 0.2 ～ 0.9 μm；呈弧形、S 形或螺旋形，镜下菌体呈弧型或海鸥状，能快速直线或螺旋体状运动。空肠弯曲菌为弯曲菌属的一个种。弯曲菌属（*Campylobacter*）目前有十几个种及若干亚种，包括胎儿弯曲菌（*C. fetus*），空肠弯曲菌（*C. jejuni*），结肠弯曲菌（*C. coli*），唾液弯曲菌（*C. sputorum*）及海欧弯曲菌（*C. laridis*），黏膜弯曲菌（*C. mucosalis*），简明弯曲菌（*C. concisus*），上凸弯曲菌（*C. upsaliensis*），曲形弯曲菌（*C. curvus*）和直肠弯曲菌（*C. rectus*）等。对人类致病的绝大多数是空肠弯曲菌，其次是结肠弯曲菌。

（二）培养特性

空肠弯曲菌在微需氧的环境下生长，属于嗜热弯曲菌的一种，42 ℃是空肠弯曲菌的最适生长温度。其营养需求较高，适宜生长在营养丰富的培养基上。在分离培养过程中常选用加入抗生素的选择性培养基，曾用的选择性培养基有 BU 选择性培养基（Butzler selective medium）、BL 培养基

（Blaser medium）、SK 培养基（Skirrow blood agar）、PC 选择性培养基（Preston campylobacter selective medium）、PBF 培养基（Preston campylobacter blood–free medium）、BV 培养基（Butzler Virion medium）以及 MP 培养基（modified Preston medium）等。单个菌落在新鲜的培养基上呈灰白色，平滑，随着培养时间延长，单个菌落凸起，周边不规则，周围常有分散小菌落，无溶血现象。

（三）生化特点

空肠弯曲菌生化反应不活泼，不发酵糖类，不分解尿素，靛基质阴性；可还原硝酸盐，氧化酶和过氧化氢酶为阳性；能产生微量或不产生 H_2S，甲基红和 VP 试验阴性，枸橼酸盐培养基中不生长。空肠弯曲菌可水解马尿酸生成终末产物甘氨酸，与茚三酮可发生显色反应。空肠弯曲菌水解马尿酸为阳性反应，此特点成为区分空肠弯曲菌与胎儿弯曲菌、唾液弯曲菌等其他弯曲菌菌种的主要依据。

（四）抗原构造

空肠弯曲菌具有菌体（O）、鞭毛（H）和荚膜（K）抗原。目前空肠弯曲菌的血清分型方法有两种：以耐热的抗原为基础的 Penner 分型法和以不耐热抗原为基础的 Lior 分型法。分别将空肠弯曲菌分为几十种甚至上百种血清型。

二、流行病学

空肠弯曲菌引起的肠炎是世界性疾病。在发达国家，空肠弯曲菌的感染位于食源性病原菌感染的首位，被列为食源性感染性疾病的主要监测病原菌。发展中国家空肠弯曲菌的感染率远远高于发达国家，可达到发达国家的 100 倍。空肠弯曲菌的感染多为散发，较少有暴发，是许多发展中国家夏、秋季腹泻的主要病原。

（一）传染源

空肠弯曲菌感染的传染源主要来自于污染的水和食物。人与感染动物密切接触或食用被污染的食品时，病原体就进入人体。空肠弯曲菌广泛散布在各种动物肠道内，其中以家禽、野禽和家畜带菌最多，尤以鸡为主要带菌动物，其带菌率为 30% ～ 100%；猪的带菌率为 50% ～ 90%；其次，在啮齿类动物也分离出空肠弯曲菌，病菌通过其粪便排出体外，污染环境。由于动物多是无症状的带菌者，且带菌率高，因而是重要的传染源和储存宿主。

接触带菌的动物和患者偶尔也可作为传染源，尤其儿童患者往往因粪便处理不当，污染环境机会多，传染性大。

（二）传播途径

粪—口是主要的传播途径，也可通过食物、水源、昆虫、直接接触等多种途径传播，主要以食物和水源的传播为主。受污染的家禽、家畜的肉、奶、蛋，如进食前未加工或加工不适当，均可导致感染。水源传播也很重要，有报告空肠弯曲菌可在水之中存活 5 周，国际上也有水源性暴发的报道。直接或间接接触受污染的物品，或接触带菌动物，都可以获得感染。

（三）易感人群

人类对空肠弯曲菌普遍易感。

（四）流行特征

1. 地域分布　由于经济、气候、人口密度以及种族的差异，发展中国家空肠弯曲菌的感染与发达国家有所差异。发展中国家的感染率明显高于发达国家，但患者的临床症状却明显更轻，可能与生命早期的感染或者反复感染获得免疫力相关。发展中国家空肠弯曲菌的感染的流行病学特点主要是感染率很高，是发达国家的 10 ~ 100 倍，分离率明显高于沙门菌和志贺菌，尤其儿童的感染率明显增高。在医疗保险免费及实验室设备优良的国家，例如北欧的国家，报告的空肠弯曲菌的感染率为 (60 ~ 90)/10 万，荷兰及英国的研究发现空肠弯曲菌的实际感染率可能是报告的 10 ~ 100 倍。从 1980 年至 1998 年近 20 年间，发达国家空肠弯曲菌的感染率呈上升趋势，1998 年后许多发达国家开始对空肠弯曲菌的感染进行病原监测并采取了适当的干预措施，空肠弯曲菌病的发病率开始趋于稳定甚至减少。

2. 时间分布　从发病的季节看，空肠弯曲菌病全年均有发病，在季节分明的发达国家空肠弯曲菌的暴发多发生在春季和冬季，而散发病例有夏季高峰。食用了受污染的水，尤其未经氯消毒的井水或地面水，或食用了受污染的牛奶和家禽肉也是引起暴发的主要原因，而散发病例多见与受感染的宠物接触或者食用被污染的家禽肉。发展中国家空肠弯曲菌感染的暴发也多因为食用了污染的牛奶和水，但空肠弯曲菌的检出率夏、秋季明显增高，同时空肠弯曲菌的感染是旅行者腹泻的主要原因之一。

3. 人群分布　不同年龄发病率不同。从发病年龄看，发达国家空肠弯曲菌感染的曲线在 0 ~ 1 岁有明显发病高峰，另一个发病高峰出现在 15 ~ 44 岁。感染者性别比例为男性是女性的 1.2 ~ 1.5 倍。研究发现空肠弯曲菌感染所需菌量较少，500 ~ 800 个菌体即可获得感染，超过 800 个菌体其感染率与菌体数量没有明显的相关性。发展中国家的弯曲菌感染青壮年的发病率明显增高。

三、病理学

(一)发病机理

1. 病理改变　空肠弯曲菌引起人类肠炎的机理尚未完全清楚，可能与其侵袭力及细胞毒素有关。

2. 致病因子　与霍乱等其他腹泻性病原体相比，空肠弯曲菌感染导致水样便多见，在西方国家常见有血便。许多学者认为空肠弯曲菌的致病因子为肠毒素和细胞毒素等蛋白毒素。越来越多的学者致力于空肠弯曲菌的细胞致死膨胀毒素(CDT)的研究。Johnson 和 Lior 发现超声波处理的菌液上清中的 CDT 可以使 Hela 细胞逐渐缓慢膨胀，3 ~ 4 d 后死亡，但这种作用只在新鲜培养及稀少的细胞培养中出现，在融合细胞中 CDT 没有细胞膨胀作用，CDT 蛋白的含量并不随多代培养而减少。在对 700 多株弯曲菌的分析中发现，只有 42% 的菌株产生 CDT，且与血清型及生物型间没有发现任何相关关系。1996 年 Pickett 等克隆了空肠弯曲菌的 CDT 基因并发现 60% 的氨基酸序列与大肠埃希菌的 CDT 相似。CDT 基因广泛存在于弯曲菌属中，但不同菌株 CDT 的表达量不同，从而对细胞的毒力作用不同。不同菌株 CDT 的表达调节机制尚不清楚。CDT 的致病机理至今不明，但从 CDT 对真核培养细胞的作用可以推断，空肠弯曲菌的 CDT 蛋白对于其致病性有一定作用。

目前空肠弯曲菌的全基因序列已完成，没有发现类霍乱样肠毒素序列，由此可见空肠弯曲菌的致病机理不完全与其他肠道致病菌雷同，相反其毒力作用呈现多样化，要明确空肠弯曲菌的致病机理，必须重视对病原和宿主的相互作用的研究。

(二)空肠弯曲菌病与格林—巴利综合征的关系

格林—巴利综合征(GBS)是目前最常见的急性炎症性脱髓鞘性多发神经病和急性运动性轴索型神经病，但其发病机制长期不明。有研究结果表明空肠弯曲菌是 GBS 前驱感染最常见的病原体。GBS 患者空肠弯曲菌感染率为 45% ~ 85%，我国河北地区 GBS 患者的空肠弯曲菌感染率较高，为 66%，而且 30 岁以下及夏、秋季发病者的近期感染率高于 30 岁以上及其他季节发病者。空肠弯曲菌的感染诱发 GBS 的机制假说是：病原的脂多糖与神经细胞的神经节苷脂具有相似的抗原结构，病原感染后产生抗体对抗原的错误识别造成神经细胞的免疫损伤。目前应用 GBS 患者分离菌株的脂多糖免疫动物获得动物神经损伤。但关于引起神经细胞病变的确切机制尚有待于进一步研究。

四、临床学

（一）临床表现

1. 肠道症状　空肠弯曲菌感染后，临床表现复杂多样，但主要症状为腹泻性肠炎，同时也有无症状携带和极少数因菌血症而引起的肠道外感染。肠炎以轻、中型多见，多数可自愈，少数有合并症。潜伏期数小时到数天，平均 2 ~ 5 d。发病初期有头痛、发热、肌肉酸痛等前驱症状，随后出现腹泻、恶心、呕吐。腹痛、腹泻为最常见症状。

2. 肠道外症状　肠道外感染多见于老龄患者或免疫功能低下者。常见症状是发热、咽痛、干咳、荨麻疹、颈淋巴结肿大或肝脾肿大、黄疸及神经症状。部分患者经血行感染，发生败血症、关节炎及泌尿系感染。孕妇感染常见上呼吸道症状、肺炎及菌血症，可引起早产、死胎或新生儿败血症及新生儿脑膜炎。空肠弯曲菌的感染目前被广泛认为是 GBS 的前驱感染，是目前空肠弯曲菌感染致死因素之一。

（二）临床诊断

临床诊断主要根据病史与流行特点相结合判断。患者常有不洁食物史、喝生水史及旅游史，临床症状主要为发热、腹痛、腹泻，发热多为 38 ℃左右，或无热；腹痛为脐周及全腹痉挛性疼痛，多伴里急后重；腹泻以水样便多见。确诊主要依据于实验室的病原分离培养。

（三）临床治疗

本病多可自愈，对轻型病例可不予治疗，但婴幼儿、年老体弱者、病情重者应予及时治疗。治疗采用对症和抗菌治疗相结合。常用抗生素为红霉素、庆大霉素、卡那霉素、新霉素、四环素类、林可霉素。有研究发现空肠弯曲菌对喹诺酮类抗菌药物有很高的耐药性，如环丙沙星、左氧氟沙星等。

五、实验室诊断

（一）细菌分离培养

1. 样品的采集及运输　直接采集患者的新鲜粪便样品或粪便拭子，通常每个患者采集 2 份标本。如果样品不能在 2 h 内及时分离培养，标本最好存放在 4 ℃微需氧的环境中运输。

2. 分离培养　分离培养是空肠弯曲菌感染确诊的金标准。取患者服用抗生素前的腹泻粪便，2 h 之内接种于选择性培养基（以哥伦比亚培养基为基础加入 5% ~ 10% 新鲜羊血以及混合性抗生素），置 37 ~ 42 ℃孵箱内（85%N_2，10%CO_2，5%O_2）培养 48 h，挑选可疑菌落，通过革兰氏染色、形态镜检、生化反应、PCR 鉴定或者序列测定作出最后判断。

（二）血清学检查

空肠弯曲菌感染后血清中 IgM、IgG、IgA 水平升高。发病 3 ~ 7 d，血清内可出现抗体，主要为 IgM，可用 ELISA、IFA 及 WB 等检测特异性抗体及抗体效价。空肠弯曲菌感染后血清抗体的检测对于临床诊断意义有限，但对于帮助确定空肠弯曲菌的感染与 GBS 的关系却有重要意义。

（三）分子流行病学分型

目前空肠弯曲菌血清学分型方法有两种：以热稳定抗原为基础的 Penner 分型法和热不稳定抗原

为基础的 Lior 分型法。Penner 和 Lior 分型法都将空肠弯曲菌分为100多种型别，但这两种方法都要求有严格的实验室参比并且要求操作者有较好的实验经验，由于菌株抗原的多样性，现有的试剂只能对部分菌株进行分型。空肠弯曲菌的血清学分型方法只在较少的参比实验室应用。

以菌株的核苷酸序列为基础的分子分型的方法目前被广泛应用。脉冲场凝胶电泳和多位点序列分型（MLST）是空肠弯曲菌较通用的分子分型方法。2001年空肠弯曲菌纳入美国病原菌分子分型监测网络 PulseNet，采用标准的方法、试剂和分析软件。空肠弯曲菌脉冲场凝胶电泳分型可用 SamI 和 KpnI 两种内切酶，通常以 SamI 为首选内切酶。

2001年，Dingle 等建立了空肠弯曲菌的 MLST 分析系统，采用国际通用标准引物对空肠弯曲菌的7个管家基因进行 PCR 扩增和序列的测定，根据管家基因的等位基因的多样性进行多位点序列分型，已经发现的空肠弯曲菌有3 362个 ST 型。

其他空肠弯曲菌的分子分型分析，如随机扩增多态性分型、核糖体分型分析以及鞭毛基因的限制性片段长度多态性分析，都可以用做空肠弯曲菌的分子分型分析。

六、防控措施

（一）防控原则

空肠弯曲菌病与其他肠道传染病一样，对个体的防控措施不外乎以下几个方面。

1. 传染源的管理　空肠弯曲病的重要传染源是受感染的人和动物，因此控制动物的感染，防止动物排泄物污染水、食物至关重要。对于腹泻患者要早发现，早治疗。对于托幼、饮食行业、供水等集体单位人员，更要注意其卫生检查，以便及时发现带菌者，对带菌者粪便进行消毒。

2. 切断传播途径　空肠弯曲菌病是主要的食源性传染病，因此要做好食物及水源的保护，尤其对肉类食品的深加工，切断病原的传播。要把住"病从口入"关，不吃生的及半生肉食品。牛奶彻底消毒，不喝没有经卫生处理的生水，不吃生冷饮食，不吃不洁瓜果，不吃未经处理的剩饭剩菜，养成饭前便后洗手的良好习惯等。

3. 保护易感人群　培养良好的个人卫生习惯，注意个人卫生；加强体育锻炼，增强体质，提高人体抗病能力。尤其在夏秋季节及旅游时节，更要注意个人饮食卫生。目前许多科研工作者正致力于疫苗的研究，希望在不久的将来会有有效的空肠弯曲菌疫苗，从而达到对空肠弯曲菌病的有效防治。

（二）空肠弯曲菌病防治的特点

随着当今科技的发展，交通的便捷，以及现代人对方便食品、熟肉食物的青睐，空肠弯曲菌病已发展成为世界性传染疾病。病原体可以在短时间内被传播到世界各地，在北美洲和欧洲发生的几次空肠弯曲菌引起的远距离暴发，也说明了当今食源性感染性疾病的特点。

结合当今感染性疾病的特点及当前世界疾病控制的特点，我国空肠弯曲菌病的防治也开始试行以实验室为基础的即时全国网络监测系统。临床实验室与科研实验室的结合，流行病学家与临床医生的结合，基层实验室与中心实验室结合。在每个基层实验室，做到标本收集的及时性，背景材料的完整性、准确性及信息交流的及时性。中心实验室必须做到设备的标准化，科研技术人员的专业化，检测技术的一致性和数据分析的统一性、通用性。在每个分中心做到病原信息的及时交流，以便有效防止大范围的流行和暴发。以疾病控制中心为国家中心实验室，对各地数据的综合分析，统一比较，这对于散发多见的空肠弯曲菌病，远距离的病原相关分析和及时发现传染源、切断传播途径具有重要意义。

第三十九章　小肠结肠炎耶尔森菌病

小肠结肠炎耶尔森菌病是20世纪80年代以来引起国际社会广泛关注的一种新发肠道传染病,在世界各洲均有发现,是欧洲某些国家感染性腹泻的主要病种。该菌易在低温生长,在一些寒冷的国家和地区或寒冷季节较为常见,因此本病亦被称为"冰箱病"。除肠道症状外,小肠结肠炎耶尔森菌病还可引起结节性红斑、关节炎、耶尔森肝炎等多系统疾患,甚至可引起败血症,造成死亡。该菌是重要的食源性致病菌,很多国家都已将该菌列为进出口食品的常规检测项目。根据已经开展的全国性调查显示,小肠结肠炎耶尔森菌在家畜、家禽等动物间广泛携带,因此存在造成人类感染的潜在威胁。对于小肠结肠炎耶尔森菌病,医务人员普遍缺乏认识,容易引起诊断不及时或误诊而导致一些慢性并发症,损害公众健康。

一、病原学

（一）分类

小肠结肠炎耶尔森菌属于耶尔森菌属。该菌属的致病性种有:鼠疫耶尔森菌(*Yersinia pestis*)、假结核耶尔森菌(*Yersinia pseudotuberculosis*)和小肠结肠炎耶尔森菌(*Yersinia enterocolitica*);条件致病性或非致病性的耶尔森菌有:弗氏耶尔森菌(*Yersinia ferderiksenii*)、中间耶尔森菌(*Yersinia intermedia*)、克氏耶尔森菌(*Yersinia kristensenii*)、伯氏耶尔森菌(*Yersinia bercovieri*)、莫氏耶尔森菌(*Yersinia mollaretii*)、罗氏耶尔森菌(*Yersinia rohdei*)、阿氏耶尔森菌(*Yersinia aldovae*)和鲁氏耶尔森菌(*Yersinia ruckeri*)。

（二）生物学特性

小肠结肠炎耶尔森菌革兰氏染色阴性,但有时革兰氏染色不稳定;菌体呈球杆状或球状,宽0.5～0.8 μm,长1～3 μm,不形成芽孢;在需氧或厌氧条件下均可生长,生长温度范围为0～45 ℃,最佳生长温度为21～28 ℃。在22～30 ℃培养时有动力,37 ℃培养则无动力。该菌在多种选择性或非选择性培养基上都可生长,不同型的菌株,菌落大小有明显不同。CIN琼脂是其特异性选择性培养基,形成直径0.5～1.5 mm的菌落,菌落中心呈深红色,周围有明显透明环,称"公牛眼"。

小肠结肠炎耶尔森菌发酵葡萄糖和其他的碳水化合物,不产气,分解尿素,缺乏苯丙氨酸脱氨酶和赖氨酸脱羧酶。该菌在25～30℃的代谢活力要比35℃高,因此,许多生化试验要求细菌低温培养。

(三)分型

1. **血清分型** 小肠结肠炎耶尔森菌血清型众多,不同国家和地区的菌株的主要流行血清型存在差异。美国O8型占优势,其次是O5,27;比利时的菌株以O3型为主,其次是O9型;日本则以O3型为主,其次为O6血清型。我国人源株主要为O3和O9型。O8型在国外具有很强的毒力,而我国分离到的O8型菌株均缺乏毒力因子。

2. **生物分型** 根据其代谢脂肪酶、七叶苷等特性,可分为1A、1B、2、3、4、5生物型。所有生物1A型菌株均为非致病株。生物1B型是对动物具有高致病性的菌株,主要分布在美洲国家,我国分离到的致病性菌株是以O3血清型生物3型和O9血清型生物2型为主,与我国不同的是国外报道的O3血清型菌株以生物4型为主。

3. **分子分型** 目前应用于小肠结肠炎耶尔森菌的分子分型方法主要包括:核糖体分型、脉冲场凝胶电泳、多位点串珠重复序列分析(MLVA)等,在实际工作中可根据需要进行选择。

(四)抗生素敏感性

小肠结肠炎耶尔森菌的抗生素敏感性具有血清型特异性。血清型O3和O9菌株对氨苄西林、头孢噻吩、羧苄西林和青霉素耐药。而O8血清型菌株对氨苄西林敏感,对羧苄西林和头孢噻吩则是耐药的。

(五)铁摄取系统

铁摄取系统对于菌株致病性和侵袭性具有重要意义。致病性的耶尔森菌种(鼠疫耶尔森菌、假结核耶尔森菌和小肠结肠炎耶尔森菌)能产生儿茶酚盐或氧肟酸盐铁载体。小肠结肠炎耶尔森菌生物1B型的菌株能够产生和利用独特的杂环类铁载体耶尔森菌素(Ybt),其生物合成和转运基因在染色体基因组上成簇存在,大约占据45 kb的范围,称为毒力岛。除了Ybt系统之外,耶尔森菌还携带有一个涉及含铁血红素化合物摄取的基因簇。

二、流行病学

(一)传染源与宿主

小肠结肠炎耶尔森菌分布广泛,在人类以及所有温血的野生或家养动物中均能发现,在爬行动物、鱼和甲壳水生动物的体表和体内也偶有发现,也可分离自食物以及环境中。食物和饮水受到污染是造成小肠结肠炎耶尔森菌病暴发流行的重要原因。

几乎所有家畜中都曾发现小肠结肠炎耶尔森菌的自然感染,猪、牛等家畜可成为健康带菌者,也可发生该菌的暴发流行,对人群构成严重威胁。研究认为,猪的感染率较高,是人类的重要传染源。从猪便中检出小肠结肠炎耶尔森菌的阳性率平均为30%,在流行季节可达49%。猪是人类致病血清型O3和O9的重要储存宿主。

(二)传播途径

小肠结肠炎耶尔森菌的传播方式还不十分清楚,有些证据支持人的感染来源于以下几种途径:在感染家庭中,通过手和日常接触由人传染人;通过食用受污染的食物和水;接触感染动物。

1. **人群传播** 人类患者的粪便、尿带菌可引起人群间的相互传染。感染小肠结肠炎耶尔森菌后,粪便排菌时间相当长,有人报告可持续97 d。感染人群的咽喉、舌、痰和气管分泌物等都有小肠结肠炎耶尔森菌存在。医院和家庭间的传染常见病例报告。因此,在人与人之间的传染,可能较之动物传染人更为重要。

2. 食物传播　小肠结肠炎耶尔森菌是一种重要的食源性病原菌。流行病学调查资料表明,被污染的水源、奶制品、肉类、水产品、蔬菜、水果等都可能作为经口感染的传播因子。小肠结肠炎耶尔森菌可以在冰箱低温储存的食品中繁殖。在经过巴氏消毒的而没有固有菌群的食品中,一旦发生小肠结肠炎耶尔森菌污染,就会迅速繁殖。目前,已从各种食物中分离出小肠结肠炎耶尔森菌,包括巴氏消毒乳、巧克力牛乳、冰淇淋、牛肉馅饼、胡萝卜、土豆、甜菜等。

3. 动物传播　家畜和家禽的广泛携带可能长期排菌,直接威胁着接触的人群。

（三）易感人群

人群普遍易感。小肠结肠炎耶尔森菌感染率无明显性别、年龄差异。但感染后,以1～4岁、10～29岁年龄段发病为多,2/3发病者见于婴儿和儿童;免疫功能低下者也易发病;有肝病、糖尿病、血液病及免疫缺陷者等,感染该菌后病情易加重,易发生败血症、多脏器损害,病死率高。

（四）流行特点

小肠结肠炎耶尔森菌病一般以散发为主,暴发流行多发生在学校和家庭等场所。1972年3月,日本静冈县初级中学的暴发流行是世界上大规模流行的最早报告。日本是世界上报告暴发流行最多的国家,其次为美国,欧洲各国也相继报告过不同类型和规模的暴发。

1. 地理分布　小肠结肠炎耶尔森菌病是一种全球性疾病,但存在明显的地区差异。已有超过40个国家报告有小肠结肠炎耶尔森菌感染存在,主要是欧洲、日本等地区或国家。欧洲的比利时、荷兰、瑞典、芬兰是人类小肠结肠炎耶尔森菌病发病率较高的国家。

2. 人群分布　各个年龄组均有发病,婴幼儿的发病率最高。婴幼儿多为腹泻型病例,而其他临床型病例的发病率则低于成人。较大年龄儿童和青少年多为假阑尾炎型。成人以胃肠炎表现者多见,关节炎和结节性红斑也多见于成人。

3. 季节分布　小肠结肠炎耶尔森菌病一年四季均可发生,欧洲寒冷季节多发。由于该菌的嗜冷性,低温保存的食品具有很大传染性,偶见夏季多发的报告。我国小肠结肠炎耶尔森菌病的发生主要为散发,目前已发现O3和O9两型引起的暴发流行。

三、病理学

小肠结肠炎耶尔森菌致病机制至今尚不完全清楚,可能与外膜蛋白、肠毒素、超抗原、铁摄取系统等有关。

（一）侵袭力

小肠结肠炎耶尔森菌侵袭力较强。该菌主要侵入消化道,尤其在胃酸缺乏时可顺利进入肠道,常黏附于回肠末端、盲肠及结肠黏膜,并可从下层组织进入到淋巴系统,引起淋巴结炎。本菌的侵袭机制从分子水平上看,被认为是由质粒编码的黏附素(YopA)黏附到细胞表面,随后由染色体编码的侵袭性因子介导进入细胞内部。

（二）肠毒素

小肠结肠炎耶尔森菌能产生耐热性肠毒素(Yst),与其他肠道致病菌产生的肠毒素具有同样的致病特性。但小肠结肠炎耶尔森菌体外培养，仅在 25 ～ 30 ℃才产生耐热性肠毒素，而在 37 ℃时，则没有该毒素的产生。Yst 在体内的表达和机制尚不清楚，在机体抵抗力低下时，肠毒素可进入血流，发展成败血症，全身各系统及脏器均可发生化脓性损害。

（三）毒力质粒

具有致病性的小肠结肠炎耶尔森菌均携带一个大约 70 kb 质粒，称作毒力质粒（pYV），编码一系列外膜蛋白（Yops）及Ⅲ型分泌系统等，是小肠结肠炎耶尔森菌致病所必须的。小肠结肠炎耶尔森菌一旦缺乏 pYV 的菌株，被巨噬细胞吞噬后就会被迅速杀灭。

（四）Ⅲ型分泌系统与外膜蛋白

小肠结肠炎耶尔森菌有许多与致病性有关的蛋白质都是由Ⅲ型分泌系统（又称为接触性分泌系统）输出的。目前已经发现小肠结肠炎耶尔森菌有三个型分泌系统，即质粒编码的系统（Ysc），染色体编码的分泌系统，又称耶尔森菌分泌装置（Ysa）以及与鞭毛相关的系统。染色体编码的分泌系统和质粒编码的分泌系统是独立的。

这种Ⅲ型分泌系统能够使小肠结肠炎耶尔森菌黏附到宿主细胞膜上，在胞浆膜上插入孔蛋白（涉及的蛋白主要有 LcrV、YopB、YopD），然后将 6 种 Yop 效应子（YopE，YopH，YopT，YopO，YopP，YopM）传递入细胞。目前已经证实 Yop 是小肠结肠炎耶尔森菌小鼠感染模型表现完整毒力所必需的。将目前发现的 6 种效应子 Yop 分为三类：第一类有四种 Yop（YopE、YopH、YopT、YopO），主要破坏宿主细胞结构，阻止巨噬细胞和多核白细胞对细菌的吞噬作用。第二类为 YopP 通过阻止 NF-κB 的合成途径抑制前炎性反应，YopP 还可诱导巨噬细胞凋亡。第三类 YopM 在动物体内的致病性方面起着重要的作用，但它们的功能尚不明确。

（五）封套抗原

小肠结肠炎耶尔森菌能产生两种低分子质量（5.5 kD 和 8 kD）的封套蛋白，含有与促甲状腺受体（TSHR）交叉的抗原决定簇，有研究表明部分突眼性甲状腺肿格雷夫斯病可能与小肠结肠炎耶尔森菌感染有关。

（六）超抗原

小肠结肠炎耶尔森菌所特有的超抗原可诱发肠外症状，如关节炎、结节性红斑、甲状腺疾病以及败血症等。组织相容性抗原 HLA-B27 阴性的患者易发生变态反应性病变，如多发性关节炎等。由于小肠结肠炎耶尔森菌铁载体的作用，铁含量增加则可增加易感性，铁的供应和外源性含铁细胞将促进肠道外小肠结肠炎耶尔森菌感染的发展。

四、临床学

小肠结肠炎耶尔森菌病在我国的分布是较广泛的，但是由于医务人员普遍缺乏对本菌的认识，诊断不及时，容易造成误诊，造成感染慢性化和多种并发症产生。

（一）临床表现

该菌的致病性与 O 血清型及质粒等因素有关。小肠结肠炎耶尔森菌病潜伏期一般 1 ～ 10 d。由于菌型不同以及个体健康状况、免疫水平等不同，临床表现也不同：腹泻多见于婴幼儿；结节性红斑多见于 40 岁以上的成人；肠系膜淋巴结炎多发生在青少年及年长儿；自身免疫现象常见于妇女；在内脏铁过量的人中，较常发生全身性感染。

1.临床分期　小肠结肠炎耶尔森菌病一般划分为 3 个临床期。

1）急性期　此期以急性炎症为主,临床表现因感染器官而异,通常可从受侵害部位分离出病原体。发病 1 周后,患者血中能查出抗体。

本期主要表现有胃肠炎、淋巴结炎、末端回肠炎、肺炎、败血症、局部化脓症(丹毒、脓肿)、无名热等,以肠炎最常见,可发生在任何年龄组,但 5 岁以内婴幼儿发病率最高。淋巴结炎多见于儿童;急性末端回肠炎多发于青年人中;无名热见于老年人,表现为持续不断发热、血沉加快。某些患者伴随肌痛,可发展成风湿性多发肌痛。

2）并发症期　主要表现有结节性红斑、史 – 约综合征、关节神经痛、单纯和多发性关节炎、风湿性多肌痛、心内膜炎、葡萄膜炎、血管球性肾炎、甲状腺病等。此期于急性期后 1～3 周出现,大部分合并症比较严重,常需住院。病变易发生在皮肤和结缔组织,受侵害部位一般无菌,细菌从粪便中排出,诊断要靠血清学检测。这一期抗体滴度升降呈现典型曲线,而抗体滴度高与低取决于疾病的严重程度和个体状态。

3）再发期　主要疾病有多发性肌炎、类风湿性关节炎、干燥综合征、系统性红斑狼疮、结节性多发性关节炎、硬皮病、自身免疫病等。

2.临床类型　小肠结肠炎耶尔森菌病可感染多个器官系统,因此具有多种临床类型。

1）肠炎型　急性肠炎(有时称胃肠炎)是小肠结肠炎耶尔森菌感染最普通的临床型,酷似痢疾,占各种腹泻的 3%～5%。表现黄水样便、黏液便,重者可出现血便,某些患者常伴有腹痛和呕吐。

2）类阑尾炎型(末端回肠炎)　表现为右下腹 1/4 处痛疼,形成临床上的一种急腹症。末端回肠、阑尾、肠系膜淋巴结肿大。

3）关节炎型　关节炎是小肠结肠炎耶尔森菌感染常见的肠外型疾病,以成人为主,女性居多。典型表现是关节发病,一个接一个相继出现疼痛、肿胀和关节囊液渗出。有一半左右患者白细胞增高和血沉加速。

4）结节性红斑型　这是小肠结肠炎耶尔森菌感染的一种非特异性皮肤炎症反应。多发生在肠炎后 1～2 周,也有 40% 的病例缺乏胃肠症状。此症女性居多,约占 80%。常见部位为腿的前部,其次为前臂。

5）败血症型　不常见,但症状严重,病死率接近 50%。急性型突然发病,多有寒战,伤寒样和疟疾样发热;肝、脾常肿大,多数患者有腹痛。而亚急性患者在发病前几周常感到全身不适,有食欲减退和体重减轻的病史。本型预后不良。

(二)临床诊断

在该病的高流行区,从临床诊断角度应该考虑到每一个有发热和腹泻症状的患者,尤其是先有腹部症状,不久发现肠外症状的患者。对每一个腹痛和阑尾炎的患者也应该考虑到小肠结肠炎耶尔森菌感染的可能性。关节炎和结节性红斑的患者,如果同时存在腹部症状或不久前曾有发热和腹泻的患者,临床上就应该作出小肠结肠炎耶尔森菌感染的诊断考虑。

(三)临床治疗

小肠结肠炎耶尔森菌感染的治疗主要是针对病因和发病机制为主的综合疗法。小肠结肠炎耶尔森菌感染的临床表现多样性、多系统受累、复发率高、易于转变为迁延和慢性病程、难于诊断和尚无可靠疗法等特点,给其治疗带来很大困难。

在多数情况下,特别是具有实验检查条件时,病因治疗要依据被分离病原菌对抗菌药物的敏感性进行。然而临床实践充分证明，由细菌学检查所证实的小肠结肠炎耶尔森菌感染的百分率很低，且获得其结果的时间不能早于第 7 病日，甚至更晚。因此，医生常在未获得药敏结果前已着手治疗。应用针对病因治疗的抗菌药物，治疗过程中应综合考虑到疾病临床型和病情轻重。

小肠结肠炎耶尔森菌对氯霉素、四环素类的大多数抗生素均敏感，临床应用有不少成功的例证。小肠结肠炎耶尔森菌对氨基糖苷类抗生素也较敏感，其中以庆大霉素、链霉素、卡那霉素、妥布霉素和西索霉素的抗菌活性最强。许多病例联用庆大霉素与其他抗生素取得了良好临床疗效。

轻症感染可不用抗菌药物，建议给予患者富含营养、易消化的饮食。重症小肠结肠炎耶尔森菌感染的治疗除应用抗菌药物外，要考虑免疫学检查结果。

除应用抗生素外，综合治疗还包括为改善微循环，防止血栓形成，使用氨茶碱、罂粟碱、潘生丁、已酮可可碱、烟酸、脱敏剂和输液疗法。有明显自身免疫表现和肌肉、关节及心脏损害的患儿，使用糖皮质激素能减少并发症和复发率。呈波浪状经过、有并发症和复发的病例，脂质过氧化增强者，给予抗氧化剂维生素 E、维生素 C。

总之，小肠结肠炎耶尔森菌感染的治疗是复杂的，有些问题目前尚未彻底解决，单靠抗菌药物的应用还不够，主要的困难在于防止病情转变为慢性和预防免疫病理反应。

五、实验室诊断

（一）细菌学检查

1. 检验材料的选择　由于小肠耶尔森菌的广泛存在，可在人、动物、昆虫、食品、饮水和环境中采集样本。人类样本主要采集患者服用抗生素之前的粪便；刮取直肠黏膜培养可收到比粪便更好的结果。败血症患者取血液，脓肿患者取脓液，尸体应取内脏（如肝脏、脾脏、淋巴结等）检查。

2. 离培养和鉴定　小肠结肠炎耶尔森菌可以在大多数培养基上生长得很好，但是在沙门菌和志贺菌琼脂上生长得不好。培养物在 37 ℃培养 24 h 后，小肠结肠炎耶尔森菌形成的针尖样菌落，与在琼脂板上快速生长的粪便中的其他肠道菌相比，很难被观察到；一般置于 25 ℃培养 24 h，然后对针尖样大小的可疑小肠结肠炎耶尔森菌的菌落进行鉴定。

1）改良克氏双糖试验　将上述可疑菌落接种到改良克氏双糖管中，于 26 ℃培养 24 h，将斜面和底部皆变黄不产气者做进一步生化鉴定。

2）尿素酶试验和动力观察　将改良克氏双糖上的可疑培养物接种到尿素培养基上，放置 26 ℃培养 2～4 h，然后将阳性者接种两管半固体，分别放 26 ℃和 37 ℃温箱，培养 24 h。如在 26 ℃有动力并且 37 ℃无动力者，可进行镜检和进一步生化试验。

3）染色镜检　将上述可疑菌落做涂片染色，进行显微镜观察，呈革兰氏阴性球杆菌，有时呈椭圆或杆状，大小为（0.8～3.0）μm×0.8 μm 者做进一步生化试验。

4）生化试验　将上述可疑菌落做下列主要生化试验与其他相似细菌进行鉴别：VP 试验，鸟氨酸脱羧酶试验，山梨醇、蔗糖、棉籽糖、鼠李糖等发酵试验。

（二）血清学检测

1. 血清凝集试验　在美国以外的国家血清学诊断被广泛应用，特别是对 O3 型、O9 型的感染。血清抗体反应滴度的范围一般是 1∶20～1∶80。在并发症的晚期也可以看到滴度上升的趋势。此外，抗体滴度也可以多年持续存在。但是也要考虑到，可能与其他肠杆菌例如摩根菌、沙门菌，牛布鲁菌、立克次体等之间产生交叉反应，可能发现假阳性结果。

2. ELISA　为了克服通过凝集试验得到假阳性结果的缺点,使用甲醛溶液或者热处理过的血清型 O3 和 O9 菌体分别建立检测小肠结肠炎耶尔森菌 IgM、IgG 和 IgA 抗体的 ELISA。ELISA 结果可以很好地与血清凝集试验相符合。

(三) 分子生物学检测

使用 PCR 方法检测小肠结肠炎耶尔森菌黏附素基因 A($yadA$)、毒力因子基因 F($virF$)、侵袭素基因(inv)、黏附侵袭位点基因(ail)、肠毒素基因(yst)以及铁草胺菌素受体基因($foxA$)。

六、防控措施

(一) 预防策略和措施

1. 传染源管理

1) 动物传染源　因为几乎所有家畜都曾发现有该菌的自然感染,所以应圈养猪、牛、羊等,并妥善处理其排泄物。屠宰场、废弃物要妥善处理,严防污染周围环境。

2) 患者　做好疫区消毒、患者隔离以及传染病报告,患者排泄物(包括粪,尿,眼、咽、呼吸道分泌物及伤口脓液等)及时消毒处理。患者应调离餐饮、护理、幼托工作。

2. 切断传播途径　做好“三管一灭”工作。加强环境卫生,保护水源,防止病原污染。注意饮食卫生,食品制作加工过程应严格按食品卫生要求操作;冰箱冷藏食品应充分加热或用其他灭活方法处理后进食。供水要进行氯消毒,养成不喝生水习惯,把好“病从口入”关。输用红细胞时,红细胞保存时间要缩短,如贮存超过 25 d,最好做细菌培养后使用。

3. 提高人体免疫力　体质差、免疫功能低下者易发生小肠结肠炎耶尔森菌感染,故加强锻炼、增强体质有助于预防本病。伴有其他慢性疾病者,感染小肠结肠炎耶尔森菌后病情加重,该类患者感染后应注重预防及治疗并发症。

(二) 防治工作重点

(1) 加强疾病监测,更明确了解该病在不同地区的发生规律。

(2) 提高疾病的临床诊断效率,及时明确诊断,对症治疗,预防肠外症状的发生。

(3) 建立小肠结肠炎耶尔森菌分离、检测的标准方法。

(4) 严格管理传染源,加强对动物宿主的监测管理。

(5) 宣传教育,提高公众的防病知识水平及防病意识。

第四十章　副溶血性弧菌病

副溶血性弧菌（*Vibrio parahaemolyticus*）引起的食物中毒，称副溶血性弧菌病。

副溶血性弧菌是 Fujino 等于 1951 年在日本一次胃肠炎暴发后被首先确定为人类的致病菌。该菌存在于近海的海水、海底沉积物和鱼类、虾、蟹、贝类以及海藻等海产品中，主要引起食物中毒，发病呈世界性分布，尤其在沿海地区发病率较高，且呈上升趋势。以日本、东南亚、美国及我国台湾省北部地区多见，也是我国沿海地区食物中毒中最常见的一种病原菌。临床上急性起病，以腹痛、呕吐、腹泻及水样便为主要表现。

此外，因副溶血性弧菌感染海产生物（鱼、虾、贝等），可引起海产生物大量死亡，使产量减少甚至绝收。

一、病原学

（一）生物学特性

1. 形态与染色　副溶血性弧菌隶属弧菌科中的弧菌属，为革兰氏染色阴性菌，两极浓染，常呈多形性，表现为杆状或稍弯曲的弧状，有的为球状、球杆状、长杆状等，无芽孢、无荚膜。在半固体培养基中 37 ℃培养 24 h，呈明显游散生长，暗视野下可见穿梭状，在电镜下可见端极有一根鞭毛。菌体大小（0.7～1.0）μm×（3.0～5.0）μm。

2. 培养特性　本菌营养要求不高，故在外界可长期生存。其特点是具有嗜盐性，在培养基中以 3.5% NaCl 最为适宜；当 NaCl 浓度高于 8% 时不能生长；在无盐蛋白胨水中生长很差，甚至不生长。

3. 生化反应　绝大多数致病性的副溶血性弧菌能使人和动物的红细胞溶血，但对不同动物红细胞溶血作用不同，如对马的红细胞则不发生溶血。溶血反应是鉴定致病性与非致病性菌株的一项重要指标，称为神奈川现象（KP），出现溶血为神奈川试验阳性（KP⁺）。副溶血性弧菌的生化试验特征见表 4-40-1。

表 4-40-1　副溶血性弧菌的生化试验特征

生化试验	反应特征 a	生化试验	反应特征 a	生化试验	反应特征 a
氧化酶	+	多黏菌素 B 抑制	+ -	纤维二糖	-
吲哚	+	精氨酸	-	乳糖	-
VP 试验	-	赖氨酸	+	麦芽糖	+
枸橼酸盐	-	鸟氨酸	+	D- 甘露醇	+
β- 半乳糖苷酶		产酸, 自:		水杨酸	-
尿素水解	+/-	D- 葡萄糖	+	蔗糖	-
白明胶水解	+	L- 阿拉伯糖	+/-		
运动	+	D- 阿拉伯糖醇	-		

注: + 指 > 90% 阳性; +/- 指可变, > 50% 阳性; - 指 < 10% 阳性。

4. 抗原构造　副溶血性弧菌的 O 菌体抗原是耐热抗原, 已有 13 个血清群, 可用于对菌种作血清鉴定。此外, 还有不耐热的包膜抗原(K 抗原), 已有 71 个 K 型别, 亦可用于辅助血清学鉴定。

5. 分类与分型　按 O 菌体抗原及不耐热的 K 抗原, 目前副溶血性弧菌已有 13 个血清群和 71 个 K 型别。其中 O3 : K6 是 1996 年出现的一种血清型, 占全球每年由副溶血性弧菌引起食物中毒的 50% ～ 80%。

其他分型还有噬菌体分型、分子分型等。其中分子分型包括核糖体、基于 PCR 的快速分型, 如随机扩增 DNA 多态性分析、保守核糖体基因间隔序列扩增(RS-PCR)、重复基因外回文序列扩增(REP-PCR)、肠道菌重复基因间一致序列扩增(ERIC-PCR)、脉冲场凝胶电泳等。利用这些分型方法对了解病原与疾病流行间的关系, 分析副溶血性弧菌菌型的变化有重要意义, 但这些分型方法还有待统一和标准化。

6. 抵抗力　本菌在自然界淡水中生存不超过 2 d; 在海水中则能存活近 50 d。生长的 pH 值是 7.0 ～ 9.5, 最适 pH 值为 7.7, 不耐酸; 在 1% 盐酸中 5 min 死亡, 加热 56 ℃ 5 ～ 10 min 灭活。

(二)致病性

1. 致病物质　本菌主要致病因子是其产生的溶血素。溶血素可以分为两种, 一种为耐热直接溶血素(TDH), 另一种为 TDH 相关溶血素(TRH)。临床分离株大多为 TDH+ 株, TRH+ 株占 10% ～ 15%, 少数副溶血性弧菌 TDH 和 TRH 双阳性, 环境分离株几乎无 TDH。

1) TDH　临床分离株大多为 TDH+ 株, 即 KP+ 菌株。TDH+ 株含有 2 个 tdh 基因 tdh1 和 tdh2。tdh1 和 tdh2 编码的 TDH 仅 7 个氨基酸不同, 两者同源性为 84%, 但其溶血活性相同, 抗原性有交叉, 不能区分, 实验表明 KP+ 株有 > 90% 的是 tdh2 表达。

2) TRH　10% ～ 15% 患者分离株 TDH- 但产生 TRH, TRH 与 TDH 的氨基酸序列有 70% 同源, 编码这两种毒素的基因 trh 和 tdh 的同源性为 68.1%, TRH 与 TDH 的抗原性有部分交叉, 两者免疫原性相似。利用基因探针技术发现少数临床 KP+ 阳性株含有 trh 基因, 并检测到能同时分泌 2 种毒素。编码 TRH 的基因有 trh1 和 trh2, 二者同源性为 84%。

其他致病物质可能还包括尿素酶。目前发现产尿素酶的副溶血性弧菌菌株数量在逐渐增加。研究表明产尿素酶与 TRH 之间存在联系。

2. 所致疾病　副溶血性弧菌引起的食物中毒，称副溶血性弧菌病，是我国沿海地区的常见病、多发病之一。多为自限性的胃肠炎，但胃肠感染导致的败血症具有生命危险。

本菌还可引起其他疾病，如反应性关节炎和心脏疾病等。

（三）免疫性

病后免疫力不强，可重复感染。

（四）基因组

副溶血性弧菌（RIMD 2210633）全基因组包括大、小 2 个环状染色体，大染色体长 3 288 558 bp，小染色体长 1 877 212 bp。共有 4 832 个编码基因。

二、流行病学

副溶血性弧菌广泛生存在近岸海水和鱼、贝类食物中，温热地带较多。在美国，副溶血性弧菌是临床标本中最常分离到的致病性弧菌种；我国华东沿海该菌的检出率为 57.4% ～ 66.5%，尤以夏、秋季较高。海产鱼虾的带菌率一般为 45% ～ 48%，夏季高达 90%；腌制的鱼贝类带菌率也达 42.4%。目前副溶血性弧菌食物中毒占细菌性食物中毒的第三位，有的沿海城市可占第一位。

（一）传染源

传染源为患者，集体发病时往往仅少数病情严重者住院，而多数未住院者可能成为传染源，但由于患者仅在疾病初期排菌较多，其后排菌迅速减少，故不至因患者散布病菌而造成广泛流行。

（二）传播途径

本病经食物传播，主要的食物是海产品或盐腌渍品，常见者为蟹类、乌贼、海蜇、鱼、黄泥螺等，其次为蛋品、肉类或蔬菜。进食肉类或蔬菜而致病者，多因食物容器或砧板污染所引起。

（三）人群易感性

男女老幼均可患病，但以青壮年为多，病后免疫力不强，可重复感染。

（四）流行特征

本病多发生于夏、秋季的沿海地区，常造成集体发病。

三、病理学

（一）发病机理

TDH 因毒性较强而较早受到重视。TDH 的 KP 试验呈阳性，其溶血过程可以分为两步：①溶血素与宿主的红细胞膜结合，此过程呈温度依赖性并由受体介导，主要是神经节苷脂 –2（GM2）参考，神经节苷脂 –1（GM1）也参与介导。②在红细胞膜表面成孔并最终导致红细胞胶样渗透溶解。此过程也呈温度依赖性。

对溶血毒素的致泻机制研究发现，TDH 可引起细胞外 Ca^{2+} 浓度增加，从而引起 Ca^{2+} 激活的 Cl^- 通道开放，Cl^- 分泌增加。当 TDH 浓度较高时，启动的离子通道数量较多，可引起大范围的非特异性离子流入细胞，引起细胞内渗透压剧增，细胞肿胀、变圆，甚至死亡。肠黏膜细胞的破坏可使肠腔内的毒素和细菌进入血流。

关于 TRH 致病机制的研究正逐步受到重视,并发现 TRH 对 Cl⁻ 的影响作用与 TDH 相似。有研究表明 TRH 的致病与尿素酶间有密切关系,尿素酶阳性株均有 *trh* 基因,同时所有 *trh* 基因阳性株也都具有尿素酶活性。这些结果表明尿素酶阳性现象与 *trh* 基因之间有着密切的联系,但其机制还不清楚。

(二)病理变化

主要病理变化为空肠及回肠有轻度糜烂、胃黏膜炎、内脏(肝、脾、肺)淤血等。

四、临床学

(一)临床表现

副溶血性弧菌食物中毒常年均可发生,潜伏期为 2 ~ 40 h,大多为 10 h 左右。本病病程为 1 ~ 6 d,可自限(自愈),一般恢复较快。

起病急骤,常有腹痛、腹泻、呕吐、失水、畏寒及发热表现。腹痛多呈阵发性绞痛,常位于上腹部、脐周或回盲部。腹泻每日 3 ~ 20 次,大便性状多样,多数为黄水样或黄糊便,2% ~ 16% 呈典型的血水或洗肉水样便,部分患者的粪便可为脓血样或黏液血样,但很少有里急后重。由于吐泻,患者常有失水现象,重度失水者可伴声哑和肌痉挛,个别患者血压下降、面色苍白或发绀以至意识不清。发热一般不如菌痢严重,但失水则较菌痢多见。

伤口、眼睛和耳朵的感染,可能是由于偶尔暴露于有副溶血性弧菌污染的海水。

国内报道的副溶血性弧菌食物中毒,临床表现不一,可呈典型、胃肠炎型、菌痢型、中毒性休克型或少见的慢性肠炎型。

(二)临床诊断

本病流行季节为 7—9 月,根据进食可疑食物(腌渍品、海产品)、集体发病、潜伏期短而起病急骤、发热和腹痛均较其他肠道传染病为严重、腹泻物呈血水样、失水多见等特点,临床诊断即可成立,对可疑食物进行培养,有时可分离出和粪便中相同的副溶血性弧菌。

(三)临床治疗

1. 暴发流行时的处理 应做好思想工作和组织工作,将患者进行分类,轻者在原单位集中治疗,重症患者送往医院治疗,及时收集资料,进行流行病学调查及细菌学的检验工作,以明确病因。

2. 支持及对症治疗 脱水者需输入生理盐水及葡萄糖盐水,或口服补液盐,以纠正失水。血压下降者,除补充血容量,纠正酸中毒等外,可酌情用血管活性药。高热者用物理降温或退热药。

3. 抗菌药物 轻症患者可不用抗菌药物,较重者可给复方磺胺甲噁唑或庆大霉素、阿米卡星和诺氟沙星等喹诺酮类抗菌药物,严重病例需输液和补充电解质。

五、实验室诊断

(一)标本采集

标本采集应在临床过程中尽可能早地进行,并在应用抗生素治疗之前。采取患者粪便、肛拭或剩余食物,直接分离培养于 SS 琼脂平板或嗜盐菌选择平板。标本如需转运,应接种于 Cary-Blair 培养基中,并置室温下。

（二）直接鉴定

如出现可疑菌落，进一步做嗜盐性与生化反应试验，最后用诊断血清进行鉴定。也可用基因探针杂交及 PCR 快速诊断法，可直接从原始食物标本或腹泻标本中检测耐热毒素基因。PCR 检测耐热溶血毒素基因 tdh 能够作为一种新的检测 KP$^+$ 副溶血性弧菌的方法，在临床上可作为副溶血性弧菌产毒株（TDH$^+$）快速鉴定试验，在卫生防疫及食品卫生安全检疫部门中该技术也是一种快速筛选副溶血性弧菌产 TDH 株引起食物中毒的方法。

（三）辅助检查

1. 白细胞计数　总数多在 1×10^9 个 /L 以上，中性粒细胞偏高。

2. 粪便检查　镜检可见白细胞或脓细胞，常伴有红细胞，易被误诊为菌痢。粪便培养可检出副溶血性弧菌，绝大多数迅速转阴，仅少数持续阳性 $2 \sim 4$ d。

（四）鉴别诊断

本病应与葡萄球菌性食物中毒、产肠毒素性大肠埃希菌类感染、沙门菌食物中毒、急性菌痢和霍乱等鉴别。

六、防控措施

（1）注意食品加工卫生，不食生食品。食品加工用具应生熟分开，热熟、煮透，严防交叉污染，或放置时间过长。

（2）食物原料（水产品类）力求新鲜并及时加工，现烧现吃，缩短加工与食用间隔，或应低温冷藏，存放冰箱也应尽可能生熟分格、分层、分区放置。

（3）慎吃凉拌菜。吃海蜇、海带时，在洗净后一定要加食醋待 $10 \sim 15$ min 再食，因嗜盐菌对醋敏感。

第四十一章 巴氏杆菌病

巴氏杆菌病（Pasteurellosis）主要是由多杀性巴氏杆菌引起的人和各种家畜、家禽、野生动物共患的一种传染病的总称。本病过去曾称为"出血性败血病"，并曾给由各种畜、禽分离的巴氏杆菌以不同的名称，如分别命名为牛、羊、猪、马、家兔和禽等的败血巴氏杆菌，现统称为多杀性巴氏杆菌。

本病在各种畜、禽中表现的症状十分典型，因此为农、牧民所熟悉，并常给以不同的本地名称。例如牛巴氏杆菌病，由于喉头颈部肿胀，把它称为"肿颡瘟"。猪巴氏杆菌病，又称"猪肺疫""清水喉"。禽巴氏杆菌病常伴有恶性下痢，故又称"禽霍乱"。

巴氏杆菌病曾是危害我国畜、禽的一种严重的传染病。罗清生（1935）报道家禽巴氏杆菌出血性败血病，病死率为90%～95%；猪巴氏杆菌出血性败血病，十有八九死亡。蒋次昇（1941）报道了四川水牛巴氏杆菌出血性败血病，李本汉（1947）也报道过青海牦牛及犏牛巴氏杆菌出血性败血病，但皆无详细的细菌学检查内容。直至1950年后，对本病的病原才有详尽研究报道。

本病分布广泛，我国华东、华中、华北、华南、西北、西南和东北各省市均有报道。

一、病原学

（一）形态

病原为多杀性巴氏杆菌（*Pasteurella multocida*），呈两端钝圆、中央微凸的革兰氏阴性短杆菌。此菌DNA中G+C含量为36.5%～40.5%。长0.5～2.6 μm，宽0.25～0.40 μm。不运动，不产生芽孢，能形成荚膜。普通染料都可着色。病料组织或体液涂片用瑞特或亚甲蓝染色镜检，菌体多呈卵圆形，两端着色深，中央着色浅，很像并列的两个球菌，故又叫两极杆菌。

（二）培养特性

本菌为兼性厌氧菌，在普通培养基上可以生长，但不丰盛，在加有血液或血清培养基中生长良好。最适温度为37 ℃，pH值为7.2～7.4。在血清琼脂平板上，培养24 h长出淡灰白色、露珠样小菌落，表面光滑闪光，边缘整齐。在加有血清和血红蛋白培养基上新分离的菌落，荧光性较强。血液琼脂平板上可长成湿润的水滴样菌落，菌落周围不溶血。于普通肉汤中培养，初均匀浑浊，后形成黏性沉淀，表面有菌膜。明胶穿刺培养，沿穿刺孔呈线状生长，上粗下细。

本菌在琼脂平板上培养形成3种菌落类型：①黏液型菌落，大并有流动性，对小白鼠有中等毒力。②光滑型（荧光）菌落，中等大小，分散，对小白鼠毒力很强。③粗糙型（蓝色）菌落，小而分散，对小白鼠毒力弱，能出现自凝。黏液型和光滑型均有荚膜，粗糙型无荚膜；但只有光滑的荚膜，才具有可溶性抗原。

（三）生化特性

于48 h内可分解葡萄糖、果糖、单奶糖、甘露醇和蔗糖，产酸不产气。大多数菌株能发酵山梨醇和木糖。一般对乳糖、鼠李糖、水杨苷、肌醇、菊糖和侧金盏花醇不发酵。来自禽的菌株多能分解阿拉伯胶糖，而不能分解木糖；来自兽的菌株多能分解木糖，而不能分解阿拉伯胶糖。本菌可产生 H_2S 和氨，能形成靛基质，接触酶和氧化酶均为阳性。MR 试验和 VP 试验均为阴性。石蕊牛乳无变化。不液化明胶。本菌培养7 d，对葡萄糖、半乳糖、果糖、甘露醇、蔗糖、D– 山梨醇和 L– 山梨醇都能发酵，并产生微量气体。

（四）血清型与致病性

本菌按菌株间抗原成分的差异，可分为若干血清型。有人用本菌的特异性荚膜（K）抗原吸附于红细胞上做被动血凝试验，将本菌分为 A、B、D、E 和 F 共 5 个血清群。利用菌体（O）抗原做凝集试验，将本菌分为 12 个血清型。利用耐热抗原做琼脂扩散试验，将本菌分为 16 个菌体型。将 K 抗原用英文大写字母表示，O 抗原和耐热抗原用阿拉伯数字表示，因此菌株的血清型可表示为 5:A、6:B 等（即 O 抗原 :K 抗原），或 A:1、B:2 等（即 K 抗原 : 耐热抗原）。我国对多杀性巴氏杆菌的血清学鉴定表明：有 A、B、D 三个血清群，没有 E、F 血清群，如与 O 抗原鉴定结果互相配合，猪巴氏杆菌病的血清型以 5:A、6:B 为主，其次为 8:A 和 2:D；牛、羊以 6:B 最多；家兔以 7:A 为主，其次为 5:A；家禽以 5:A 最多，6:B、8:A 少见（见表 4-41-1）。鹿主要是 B 型。国内有人用耐热抗原做琼脂扩散试验，发现感染家禽的主要为 1 型，感染牛、羊的主要为 2、5 型，感染猪的主要为 1、2、5 型，感染家兔的主要为 1、3 型。有人研究指出：在血清培养基上 37 ℃培养 18 ～ 24 h，于 45° 折射光线下观察，菌落呈蓝绿色带金光，边缘有狭窄红黄光带，称为 Fg 型，对猪、牛和羊等家畜是强毒菌，对鸡、鸭等禽类毒力弱；荧光呈橘红色带金光，边缘有乳白光带，称为 Fo 型，对鸡、鸭等禽类是强毒菌，而对猪、牛和羊等的毒力却很微弱；另一种既无荧光也无毒力的，称为 Nf 型。Fg 型和 Fo 型，在一定条件下可发生相互转化。

巴氏杆菌通过 DNA–DNA 杂交分为 13 个种，代表种为多杀性巴氏杆菌、溶血巴氏杆菌等。多杀性巴氏杆菌又分为 4 个亚种，包括标准种 *Multocida*、*Septica*、*Gallicida* 以及 *Tigris*。前三个亚种内的 DNA 相关性分别为 84% ～ 100%，89% ～ 100%，91% ～ 100%。这 3 个亚种可以通过发酵山梨醇和卫矛醇来区分。Multocida 卫矛醇阴性，山梨醇阳性；Septica 卫矛醇阴性，山梨醇阴性；Gallida 卫矛醇阳性，山梨醇阴性。

有人以鸡源多杀性巴氏杆菌 Pm70 株为实验对象，进行该菌的全基因分析。结果表明多杀性巴氏杆菌染色体为单一环状，基因全长为 2 257 487 bp，其中 89% 组成 2 014 个开放阅读框（ORF），其余 11% 为 6 个 rRNA 及 57 个 tRNA 基因，同时发现了该菌部分片段与其他细菌的致病基因具有高度的同源性，这些结果均对多杀性巴氏杆菌的感染及毒力的分子机理的阐明具有重大意义。

本菌存在于病畜全身各组织、体液、分泌物和排泄物中。病畜刚死时，脾脏含菌数较多，易于培养，而血液中菌数不多。但死后几小时，血液中的多杀性巴氏杆菌在机体无抵抗力的情况下迅速繁殖，菌数显著增多。在胸腔和腹腔的液体以及下颌或颈部肿胀的液体中，菌数也多，便于涂片染色镜检。只有少数慢性病例，该菌仅存在于肺脏的小病灶里，部分健康家畜的呼吸道也可能带有巴氏杆菌。

表 4-41-1　我国禽畜多杀性巴氏杆菌血清型分布表（某研究数据）

菌株来源	株数	各荚膜群株数				各血清型株数									
		A	B	D	未定	5:A	5	7:A	8:A	6:B	6	8	2:D	A	B
猪	581	216	288	26	51	91	21	0	18	77	2	10	10	10	2
家禽	150	140	3	0	7	129	6	0	1	2	0	0	0	0	1
兔	32	30	0	0	2	4	0	26	0	0	0	0	0	0	0
牛	24	0	24	0	0	0	0	0	0	12	0	0	0	0	2
山羊	1	0	1	0	0	0	0	0	0	1	0	0	0	0	0
合计	788	386	316	26	60	224	27	26	19	92	2	10	10	10	5

除多杀性巴氏杆菌外, 溶血性巴氏杆菌（*Pasteurella haemolytica*）、鸡巴氏杆菌（*Pasteurella gallinarum*）有时也可成为本病病原。溶血性巴氏杆菌在形态、染色、培养和抵抗力等方面, 与多杀性巴氏杆菌基本相似, 两者的主要不同点见表 4-41-2。溶血性巴氏杆菌根据抗原结构的不同, 可分为 A 和 T 两个型。A 型引起牛、绵羊肺炎和新生羔羊败血症, T 型引起 3 月龄以上羔羊败血症。鸡巴氏杆菌存在于家禽上呼吸道, 偶见于牛、羊上呼吸道, 其致病力较弱。

表 4-41-2　多杀性巴氏杆菌与溶血性巴氏杆菌鉴别要点

鉴定项目		多杀性巴氏杆菌	溶血性巴氏杆菌
鲜血琼脂		不溶血	β 溶血
麦氏琼脂		不生长	生长
靛基质		产生	不产生
乳糖		不发酵	发酵产酸 *
对动物致病	家兔	+	−
	小鼠	+	脑内接种死亡

注: * 代表有少数菌株不发酵乳糖。

（五）理化特性

本菌对理化因素的抵抗力不强, 在马丁肉汤及马丁肉汤血液琼脂 0 ～ 8 ℃保存、培养 24 h, 每月移植至少两次。在自然干燥的空气中 2 ～ 3 d 即可死亡。本菌易自溶, 在无菌蒸馏水及生理盐水中迅速死亡。在浅层土壤中可存活 7 ～ 8 d。于猪粪或鸡粪中 2 ～ 4 d 死亡。常用消毒药物能很快杀死本菌。10% 石灰乳、3% 苯酚、1% 含氯石灰和 0.1% 升汞经 1 ～ 4 min 可杀死本菌, 但 10% 克辽林经 1h, 还不能杀死本菌。日光对本菌有很强的杀菌作用, 在日光直接照射下, 1 min 即死; 但如连同固体培养基在日光直接照射下, 即使 6 h 也不能杀死。热对本菌杀菌力很强, 马丁肉汤 24 h 培养物, 60 ℃加热 1 min 即死。

（六）免疫原性

由于健康家畜（猪、牛、羊和兔等）带菌, 部分健畜常具有不同程度的免疫力。患病后幸而恢复的畜禽，也能获得较强的免疫力。我国研制的抗出血性败血症免疫血清，治疗该病有很好的疗效。但异种动物血清（多用马、黄牛或水牛制造），所产生的被动免疫期一般为2周。抗猪出血性败血症血清，用于猪巴氏杆菌病的紧急预防和治疗。抗出血性败血症多价血清，用于牛、羊、猪和禽巴氏杆菌病的紧急预防和治疗。抗牛、猪出血性败血症二价血清，也用于猪、牛的紧急预防和治疗。

研制巴氏杆菌菌苗由来已久，是兽医中最早使用的菌苗。预防猪巴氏杆菌病有猪肺疫氢氧化铝甲醛菌苗，猪肺疫口服弱毒菌苗，猪瘟、猪肺疫和猪丹毒三联苗，其免疫期在半年以上。牛用牛出血性败血症氢氧化铝甲醛菌苗，免疫期半年以上。有人用禽霍乱弱毒PC株制成PC弱毒冻干苗免疫家兔，对兔的安全性良好，毒力稳定，免疫期达6个月。家禽用多杀性巴氏杆菌代表株C48-1、C48-2制成禽霍乱氢氧化铝甲醛菌苗，保护率较高。体内繁殖的巴氏杆菌灭活苗具有很好的交叉保护性，而体外培养菌则没有。20世纪80年代后，我国先后培育出G190-E40、731等20多株禽巴氏杆菌弱毒株，经对比试验及实际应用，其结果表明尚不可大面积推广和使用。另外，我国研制的新型抗禽霍乱无细胞荚膜亚单位苗安全性好，保护率较高，免疫期超过5个月。

二、流行病学

（一）易感对象

多杀性巴氏杆菌自然感染的动物，包括人、家畜、家禽和野兽、野生水禽等。家畜中以牛（黄牛、牦牛、水牛、乳牛和犏牛）、猪、兔、绵羊发病较多，山羊、鹿、骆驼、马等亦可感染发病，但报道少。禽中以鸡、火鸡和鸭最易感，鹅、鸽较少。野生水禽，据报道有斑嘴鸭、鸳鸯等感染，此外，亦有鹦鹉、孔雀、丹顶鹤等感染巴氏杆菌的报道。野生动物中已报道感染巴氏杆菌病的有猕猴、果子狸、斑马等，而斑马、小熊猫感染巴氏杆菌病则罕见报道。

（二）传染源与传播途径

畜禽中发生巴氏杆菌病时，通常查不出传染源，其原因是畜禽在发病前已经带菌。有资料指出，猪的鼻道深处和喉头内，带菌率达30.9%。有人检查屠宰牛、羊和猪的扁桃体，其带菌率分别为45%、52%和63%。家兔的鼻腔黏膜，带菌率为35%～70%。本病发生与卫生环境密切相关，当畜禽饲养在不卫生的环境中，由于闷热、气候剧变、潮湿、圈舍通风不良、阴雨连绵、饲料突变、长途运输和寄生虫病等诱因，使抵抗力降低时，该菌即可乘机侵入体内，经淋巴液而入血流，发生内源性传染。同时，畜禽的排泄物、分泌物不断排出有毒力的病菌，污染饲料、饮水、用具和外界环境，经消化道而传染健康畜禽；或由咳嗽、喷嚏排出病菌，通过飞沫经呼吸道而传染；通过吸血昆虫和损伤的皮肤、黏膜，也可发生传染。野生动物如狼也是本病的传染源。

人的感染多由动物咬伤、抓伤所致。有犬、猫和马咬伤、抓伤引起发病并分离到该菌的报道。有人从开放性骨折、糖尿病患者的顽固性皮肤损伤中分离到该菌。也有该菌引起人呼吸道感染的报道。

本病发生之后，同种畜、禽间能互相传染，而不同的畜、禽种间偶见相互传染。据报道，狼口腔和腮腺组织中带有多杀性巴氏杆菌，当咬伤牛后，对牛有强大毒力，可使牛发病，但该菌在牛体中继代后，对猪的毒力增强，病牛能传给猪引起猪发病。狼咬伤的猪并不直接发病，但咬伤后发病的牛却能传染给猪使猪发病。有资料指出，某地的猪发生巴氏杆菌病，然后传播给牛和犬，使牛和犬发生巴氏杆菌病，在40d内，4月龄以下猪仔发病845头，死亡254头，病死率30.1%；牛发病18头，死亡12头，病死率66.7%；犬发病61头，死亡44头，病死率72.1%，另外猪、禽交互感染巴氏杆菌病和鸡、兔互染巴氏杆菌病亦偶有报道。一般情况下，禽与兽，牛与猪，水牛与黄牛并不相互传染。据报道，某县7—11月，40

多个乡381个村,共有649头水牛发生巴氏杆菌病,死亡250头,病死率38.5%。病者全为水牛,而同村的黄牛未见发病,同时也未见猪、禽有疑似巴氏杆菌病的发生。

(三)流行特点

本病的发生一般无明显的季节性,但以冷热交替、气候剧变、闷热、潮湿、多雨的时期发生较多。南方易发生于潮湿闷热的5—9月。一般呈散发性,只有少数几头先后发病。但水牛、牦牛、猪有时可呈地方流行性;绵羊有时也可能大量发病;家禽、特别是鸭群发病时,多呈流行性。

长途运输、饲养管理不当、卫生条件差及环境突变等是发病的主要应激因素。在动物机体抵抗力下降时,病菌即可侵入体内,经淋巴液侵入血液致病。

三、病理学

(一)发病机理

毒力强大的多杀性巴氏杆菌(Fg型),对无抵抗力动物的侵入力异常大。细菌突破机体的第一道防御屏障后,很快克服了淋巴结的阻止作用,进入血流,分布到全身,成为菌血症,并于24 h内发展成为败血症而死亡。这种病例在人工接种强毒活菌数目稍多时,最易见到。动物发病后很快死亡,仅在死前短时间内才发现高热及精神不振的症状。剖检尸体时,除浆膜、黏膜、皮下和实质器官有出血外,看不到其他病变。产生这种现象的原因,可能是菌体内毒素的作用。

若侵入机体的菌数不多,或机体抵抗力稍强,病程可延长到2 d。病畜体温上升,被侵害的局部如咽喉部呈现肿胀发热,触诊敏感疼痛,边缘有水肿。病重时常有呼吸困难,剖检尸体除见败血症病变外,出血性肺炎特别明显。病原体在侵入处被阻止停留一段时间,最初病变限于局部,以后延至胸、腹及前肢关节,主要是胶样浸润。由于局部病变加剧,影响全身防御功能,不能阻止巴氏杆菌向血液侵入,就形成菌血症。又由于局部坏死及菌体崩解的内毒素作用,机体功能紊乱达到极点,终至死亡。

如病原菌是毒力弱的菌株,机体又具有较强的抵抗力,其病变可能限于局部。如鸡可限于鸡冠、肉髯、耳周和眼睑;猪、牛、羊可限于肺脏,构成范围大小不同的病变区域。巴氏杆菌仅存在于病变部,则不能构成出血性败血症。动物由于功能障碍、组织坏死和菌体内毒素的作用,表现出生长迟缓和消瘦。巴氏杆菌可能成为其他几种主要传染病(如猪瘟、猪霉形体肺炎等)的继发病,也可能与其他病原菌混合存在。因此,症状和病变就更为复杂。巴氏杆菌的内毒素直接引起肺部的肺炎病变。

目前已经证实的多杀性巴氏杆菌重要毒性因子包括了荚膜和脂多糖等。荚膜能避免细菌被吞噬,并对补体有抵抗作用。完整的脂多糖是细菌在宿主体内生存的关键因子。此外,通过定向或随机诱变技术、实时定量PCR技术、基因芯片技术等,还发现了多杀性巴氏杆菌其他一些毒性因子,包括多杀性巴氏杆菌毒素(PMT)、黏附素和铁捕获蛋白等。

(二)病理变化

畜、禽种类不同对多杀性巴氏杆菌的易感性也不同,因此,剖检表现出的病理变化亦有差异。

1. 猪　猪最急性病例以咽喉部及其周围结缔组织的出血性浆液浸润为特征。切开颈部皮肤时,可见大量胶冻样淡黄色纤维素性浆液。水肿自颈部蔓延至前肢。皮肤有原发性红斑。全身淋巴结出血,切面红色。心外膜和心包膜有小点出血。脾有出血,但不肿大。肺急性水肿。急性病例主要表现为胸膜炎、肺炎变化。肺有不同程度的实变区,周围常伴有水肿和气肿,病程稍长的实变区内还有坏死灶,肺小叶间浆液浸润,切面呈大理石样外观。胸腔及心包积液,胸膜常有纤维素性附着物与病肺粘连。慢性病时尸体消瘦,肺部实变区扩大,并有黄色或灰色坏死灶,内含干酪样物质,周围有结缔组织包囊;有的形成空洞,与支气管相通。肋膜肥厚,有纤维素附着,常与病肺粘连。

2.牛　牛巴氏杆菌病败血型,一般表现为败血症变化。水肿型病例主要见于头、颈和咽喉部水肿,有时见前胸及肢体等皮下组织有胶样浸润,并混有血液。切开水肿部位,即流出深黄色液体。可见急性淋巴结炎,尤其是咽淋巴结、颈淋巴结及纵隔淋巴结可查见肿胀。肝、肾和心等实质器官发生变性,而脾很少有肿大。肺炎型主要表现为纤维素性肺炎及胸膜炎。胸腔大量积液并带有絮状纤维素,有时纤维素沉积在胸膜及肺膜的表面。肺有不同的实变区,实变区内小叶间结缔组织由于浆液性水肿而增宽,其中的淋巴管因淋巴液淤滞而扩张,肺炎灶中带有结缔组织包囊。肺脏切面呈大理石样病变。胸内纵隔淋巴结肿胀,切面有出血点。

3.羊　通常见皮下有液体浸润和小出血点,胸腔内有黄色渗出物。肺淤血,有小出血点和实变,化脓灶少见。其他脏器水肿、淤血,组织间有小出血点,但脾不肿大。胃肠有出血性炎症。病程较长者,尸体消瘦,皮下胶样浸润,常见纤维素性胸膜炎、肺炎和心包炎,肝有坏死灶。

4.马和驴　主要在胸膜、心包膜和肠管浆膜以及心外脂肪层有大量出血点。脊柱两侧胸膜有大量米粒至绿豆大的出血点,排列成长带状。硬脑膜充血,并有出血点。有些病例,在肠系膜和肾脂肪囊附近出现胶样浸润或核桃大出血斑。肺的尖叶常见出血点。肝、脾常无明显变化。但驴的肝脏有大量坏死点,脾边缘有点状出血。胃幽门部有出血斑。膀胱黏膜有弥散性点状出血。其他脏器无明显变化。

5.兔　鼻炎型鼻腔内积有多量鼻液,病程较长者有黏性或脓性分泌物,鼻窦和副鼻窦内有分泌物,窦腔内层黏膜红肿。肺炎型病例,常常表现为急性纤维素性肺炎和胸膜炎变化。严重时可能有脓肿,周围为纤维性组织所包围。病程长时,形成脓腔或整个肺炎叶发生空洞。败血型病例除败血型一般变化外,常有鼻炎和肺炎的变化,肝脏变性,并有许多坏死小点,在胸、腹腔常有淡黄色积液。中耳炎型病例初期鼓膜和鼓室内壁变红,有时鼓膜破裂,脓性渗出物流入外耳道。严重时出现化脓性脑膜脑炎的病变。

6.鸡　最急性型很难发现特异病变。急性型病例皮下组织、腹膜、肠浆膜和心内膜、冠沟脂肪以及生殖器有大小不等的出血斑、点。肠道黏膜有不同程度的出血,尤以十二脂肠较为严重。肝脏肿大,布满针尖大至针头大黄色或灰白色坏死灶。上呼吸道及肺见充血或出血点。慢性型病例鼻腔和上呼吸道内积有黏液,腹膜和卵巢出血。局限于关节炎和腱鞘炎的病例,常见关节肿大变形和炎性渗出物以及干酪样坏死。

7.鸭　成年鸭的病变与鸡相似。病死的雏鸭,皮肤上可见散在出血斑、点,心耳、心冠、心内外膜有弥散性出血。胃、胰脏、十二指肠、盲肠和泄殖腔有点状出血。肝的表面密布针尖大至针头大的灰黄色坏死点。胆囊肿大,充满绿色油状液体。肌胃角膜下有小出血点和浅表溃疡,心包积液明显,呈淡黄色、透明,内混有纤维素。多发性关节炎的病例常见关节面粗糙,附着黄色干酪样物质或红色肉芽组织。关节囊增厚,内含红色浆液或灰白色、浑浊的黏稠液体。

鹅、野生水禽病理变化与鸭相似。

四、临床学

(一)临床表现

1.人　有两种类型,即伤口感染型和非伤口感染型。

伤口感染型:潜伏期几小时至1周。表现为伤口处严重疼痛、肿胀,有的发热、化脓、淋巴结肿胀,个别患者出现败血症。也有因角膜被猫抓伤而发生整个眼球的炎症。

非伤口感染型：一般表现为呼吸道感染。从患肺炎、肺气肿、肺脓肿、支气管炎、支气管扩张、鼻窦炎和扁桃体炎等患者病灶分离到巴氏杆菌。与该菌有关的其他感染还有腹膜炎、肠炎、阑尾脓肿、泌尿生殖道感染和糖尿病等。

溶血性巴氏杆菌引起的伤口感染与多杀性巴氏杆菌相同，多从胆囊炎、心内膜炎和糖尿病患者中分离到溶血性巴氏杆菌。

2. 猪　猪巴氏杆菌病是猪的急性、热性传染病。潜伏期 1 ～ 5 d。一般分 3 型。

1）最急性型　俗称"清水喉"，常无明显症状而突然死亡。病程稍长则表现体温升高（41 ～ 42 ℃），食欲废绝，黏膜发绀，咽喉部发热、红肿、坚硬，严重者延及耳根和胸前。在腹侧、耳根和四肢内侧皮肤出现红斑。从口、鼻流出带泡沫的液体。呼吸极度困难，常作犬坐势，有时发出喘鸣声，最后张口呼吸，窒息而死。病程 1 ～ 2 d。

2）急性型　较常见，多呈急性胸膜肺炎症状。病猪发热（40 ～ 41 ℃），有干而短的痉挛性咳嗽。鼻流黏稠液，有时混有血液。胸部有压痛，可视黏膜蓝紫，常有黏脓性结膜炎。皮肤淤血或有小出血点。病猪呼吸困难，卧地不起，因窒息而死。病程 4 ～ 6 d。

3）慢性型　主要表现为慢性肺炎症状，精神和食欲减退、呼吸困难、持续咳嗽、鼻孔流出黏脓性分泌物，体况日益恶化。有时皮肤上出现痂状湿疹、关节肿大和跛行，多因消瘦衰竭而死。病程 2 ～ 4 周。有 30% ～ 40% 病例可逐渐痊愈，但痊愈后往往生长发育停滞。

3. 牛　本病潜伏期 2 ～ 5 d。可分为 3 型。

1）败血型　以水牛常见，表现为高热（41 ～ 42 ℃）、精神沉郁、结膜潮红、鼻腔干燥、不食、反刍停止。腹痛下痢，粪便初期为粥状，后呈液状并混有黏液、黏膜片和血液，具有恶臭。有时鼻液和尿里带血。常于 12 ～ 24 h 死亡。

2）浮肿型　以牦牛常见，除表现全身症状外，病牛头、颈、咽喉及胸前皮下水肿，手指按压初期有热、硬痛感；后变凉，疼痛也减轻。舌及周围组织高度肿胀，舌伸出齿外，呈暗红色。眼红肿、流泪，口流涎，呼吸困难，黏膜发绀，常因窒息和下痢而死。病程多为 12 ～ 36 h。

3）肺炎型　可见病牛表现急性纤维素性胸膜炎、肺炎症状，如呼吸困难，干咳，从鼻孔流出黏液、脓性分泌物等。胸部叩诊有实音，听诊有支气管呼吸音及湿啰音，有时有胸壁摩擦音。犊牛伴有下痢，粪便初呈粥状，后变为液状，恶臭并混有血液。常因极度衰竭而死。病程 3 ～ 7 d。

4. 羊　羊巴氏杆菌病主要发生于幼龄绵羊和羔羊，山羊较少。临床可分 3 型。

1）最急性型　多见于哺乳羔羊，常突然发病，表现为寒战、呼吸困难，经几分钟至几小时死亡。

2）急性型　表现为高热（41 ～ 42 ℃）、不食、精神沉郁、咳嗽、呼吸急促、鼻孔有黏性分泌物并混有血液。腹泻带血，有时粪便全部变为血水。颈部、胸下部发生水肿，常因虚脱而死亡。病程 2 ～ 5 d。

3）慢性型　主要见于成年羊，表现为咳嗽、呼吸困难、流黏液脓性鼻液。有时颈部和胸下部发生水肿。病羊角膜发炎，母羊流产，腹泻、消瘦，多因极度衰弱而死。病程 3 周左右。

5. 马和驴　马、驴巴氏杆菌病主要发生于幼驹，多呈散发，有时大批发病。驴的巴氏杆菌病甚少，曾有役用驴死于本病的报道。临床分为 3 型。

1）麻痹型　病驹表现为高热（40 ℃以上）、精神沉郁、结膜潮红、脉搏增快。后期反应迟钝或完全消失，唇下垂不能回缩。伏卧时，前肢外展，后肢伸向后外方，膝部着地，口唇支在地上。病程几小时至 2 d，病死率 90% 左右。

2）水肿型　病驹体温稍高（40 ℃左右）、脉搏增快，有的病驹排出软或水样粪便。四肢和脊柱两侧反应敏感。有的病驹在头部（颊、唇、鼻梁）、颈部和肩前部等处出现炎性肿胀，一般预后良好，病死率小于2%。

3）兴奋型　可见于驴。病驴体温微高，胸部发生炎性水肿，经常啃咬胸部，死前出现怪叫、滚转、冲撞等神经症状。病程2～3 d。

6. 兔　本病主要危害2～6月龄不同品种兔，死亡率50%以上。临床分为4型。

1）鼻炎型　此型常见。病初从鼻孔流出浆液性鼻液，以后转变为黏性或黏液脓性鼻漏。病兔由于分泌物刺激黏膜，常用前爪抓擦鼻部，使鼻孔周围的被毛潮湿、缠结甚至脱落，上唇和鼻孔皮肤红肿、发炎。一段时间后，鼻液变得更多、更稠，在鼻孔周围形成结痂，堵塞鼻孔，致使呼吸困难或有鼾声。病兔常打喷嚏和咳嗽，多因衰竭而死。

2）败血型　病兔精神萎顿、不食，体温升高为41～42 ℃，有鼻漏，有时发生下痢，死前体温下降，四肢抽搐，经1～3 d死亡。流行初期，常呈不表现症状而突然倒毙的情况。该型与鼻炎、肺炎和胸膜炎联合发生最为常见。

3）中耳炎（又称斜颈病）　单纯的中耳炎不表现症状，斜颈是感染扩散到内耳或脑部的结果。严重的病例，兔向一侧滚转，一直倾斜到抵住围栏为止。病兔吃食、饮水困难，以致体重减轻和脱水。如感染扩散到脑膜和脑，可能出现运动失调和其他神经症状。常在一侧或两侧鼓室有奶油状的白色渗出物。

4）其他病型　本病还可表现为结膜炎、子宫炎、睾丸炎、附睾炎以及全身皮下、内脏器官的脓肿等。

7. 家禽　可引起鸡、鸭、鹅和火鸡等急性败血性传染病。自然感染的潜伏期为2～9 d，人工感染的常在1～2 d发病。按病程分为最急性、急性和慢性3型。

1）最急性型　常无明显症状，突然倒地，双翼扑动几下就死亡，有的鸡头天下午一切正常，次日早晨却发现死在笼内。

2）急性型　大多数病例呈现急性型，病鸡体温升高，达44 ℃，表现为少吃或不吃、羽毛松乱、不喜活动、打瞌睡、缩颈闭眼、翅膀下垂。常有剧烈腹泻，粪便初灰黄而软，后变为污绿色或红色液体。口、鼻分泌物增加，呼吸困难。有的病鸡肉髯常发生肿胀、发热和疼痛。最后发生昏迷、衰竭而死。病程1～3 d。

3）慢性型　以慢性肺炎、慢性呼吸道炎和慢性胃肠炎多见。病鸡鼻流黏液，鼻窦肿大，喉部蓄积分泌物，影响呼吸。随病程发展，呈进行性消瘦、贫血和持续性腹泻，肉髯明显肿胀。有的病鸡由于病菌侵入关节，引起足部关节和翼关节肿大而发生跛行和翼翅下垂。病程1月以上，死亡率为50%～80%。

鸭症状与鸡基本相似，以急性多见。病鸭精神沉郁，不愿下水游泳，即使下水，行动缓慢，常落于鸭群的后面。病鸭发生剧烈下泻，粪呈白色或灰白色，有时混有血液。有些病鸭两脚瘫痪，不能行走，病程1～3 d。慢性型，病鸭关节发炎，局部发热、肿胀、疼痛以至跛行或完全不能行走。30日龄内的雏鸭，多一侧或两侧指关节发炎。50日龄内雏鸭呈现多发性关节炎，主要表现为一侧或两侧的跗、腕以及肩关节发热和肿胀，两脚麻痹，起立和行动困难。体温和食欲正常，但发育不良，消瘦。

中、成年鹅的症状与鸭相似。

（二）临床诊断

1. 人　依据动物咬伤病史，结合临床表现应疑为本病。确诊主要取伤口渗出液，或脓汁，或呼吸道分泌物，或血液，分离得到多杀性巴氏杆菌或溶血性巴氏杆菌，这是最可靠的方法。

2. 猪　在气候骤变的早春和晚秋,猪若有急性咽喉炎和胸膜炎、肺炎症状,取其耳静脉血或颈部水肿液、胸腔积液和淋巴结、脾、肝等做涂片染色镜检,发现两极着色的短杆菌,可初步诊断为本病。确诊应使用鲜血琼脂和麦氏琼脂,同时进行分离培养鉴定。但由于相当数量的健康猪有带菌现象,因此,细菌学检查虽是确诊的一种方法,但要具体分析,仔细判定。

另外急性型和慢性型的病例,常继发于猪瘟或气喘病等其他疾病,一定要搞清是继发病还是原发病。急性猪巴氏杆菌病常常单独发生,在流行初期症状和病变都不明显,与急性猪瘟、猪丹毒、猪副伤寒和猪败血性链球菌病有相似之点,故应注意与之区别。慢性猪巴氏杆菌病应注意与猪霉形体肺炎、猪气喘病和猪流感相鉴别,猪霉形体肺炎的病变局限于肺和肺门淋巴结,而肺部的病变又局限于肺的尖叶、心叶、中间叶和膈叶前缘。如果在猪霉形体肺炎病例中分离到巴氏杆菌,一般可以判定为猪霉形体肺炎的继发感染。猪气喘病是慢性、接触性传染病,主要临床症状是咳嗽和喘气。一般体温、精神和食欲正常,病程较长。任何年龄、性别、品种和用途的猪都可发病,但以小猪症状明显,死亡率高。

3. 牛　综合流行特点、症状和病理变化进行判定,确诊需依靠细菌学检查。

因本病有高热、肺炎、局部肿胀和死亡快等特点,易与气肿疽和恶性水肿相混淆,应注意鉴别。与气肿疽区别,气肿疽病牛虽然也有肿胀,但出现在肌肉丰满的部位,手压柔软,有明显的捻发音。切面肌肉的病变呈黑色,海绵状,内含气泡,并有酸酪气味。4岁以下的牛多发。气肿疽梭菌能形成芽孢但不形成荚膜,对家兔不敏感。与恶性水肿区别,恶性水肿也有肿胀,但都发生于外伤、分娩及去势之后,在伤口周围呈炎性肿胀,切面苍白,肌肉呈红色,肿胀部触诊柔软,有轻度捻发音。

4. 羊　依据特异症状、流行特点和病变综合诊断,确诊需进行细菌学检查。

羔羊患巴氏杆菌病时应与肺炎链球菌所引起的败血症相区别,后者剖检时见脾脏肿大,取病料涂片染色镜检容易发现以成对排列为特征的肺炎链球菌。

5. 马和驴　根据症状,结合流行特点和病变常可作出初步诊断,确诊依靠细菌学检验。检验病料,生前诊断最好采取从未经治疗病畜的血液,死后以采取脑脊髓等为宜,做涂片染色镜检和分离培养。

6. 兔　根据特异症状和病变,必要时进行细菌学检验,常可作出确切诊断。采集病料时,如是败血症死亡,取心血、肝、脾或体腔渗出物;其他病型则从病变部位采集病料,做涂片镜检和分离培养。

本病除与葡萄球菌病、支气管败血波氏杆菌病、兔副伤寒区别以外,尤应注意与兔瘟(又称兔病毒性败血症)的鉴别。

7. 家禽　禽巴氏杆菌病常缺乏特征性症状,因此应根据流行特点、病变和治疗反应综合分析,作出初步诊断;确诊需进行细菌学检验,与猪巴氏杆菌病检验方法相同。

(三)临床治疗

1. 人　本病用磺胺类药物治疗效果良好,如配合使用青霉素、链霉素等抗生素则效果更佳。

2. 猪　最急性和急性猪巴氏杆菌病,在病初阶段注射抗猪出血性败血症血清或磺胺嘧啶钠注射液,效果良好。后者按每次0.18 g/kg,肌内或皮下注射,每日2次,连续3～5 d。由于耐药性的产生,根据药敏试验结果选择药物治疗,可取得更好的治疗效果。药物对慢性病例的疗效不佳。

3. 牛　改善饲养管理、消除发病诱因和及时治疗,可收到良好治疗效果。常用有效的治疗药物同猪巴氏杆菌病。在治疗中如果药物剂量不足或没有按疗程用药,常有复发,有些病例则转为慢性型。

4. 羊　与猪巴氏杆菌病治疗方法相同。

5. 马和驴　与猪巴氏杆菌病治疗方法相同。

6. 兔　首选磺胺嘧啶与抗菌增效剂联用,前者5份、后者1份混合后,按每次50 mg/kg口服,每日

2次，连服3～5 d；或用链霉素每次2～4万U/kg，肌内注射，每日2次，连续3～5 d，若再配合使用青霉素效果更佳。

7. 家禽　治疗本病以磺胺类药物效果较好。如20% 磺胺嘧啶钠注射液，按每次0.1 g/kg，肌内注射，每日2次，连用3～5 d。如口服则加倍剂量。增效磺胺 –5– 甲氧嘧啶注射液和增效磺胺甲氧嗪注射液，均按每次60 mg/kg，肌内注射，每日2次，连续5 d。抗菌增效剂与磺胺 –5– 甲氧嘧啶、磺胺 –6– 甲氧嘧啶或磺胺二甲基嘧啶，按1∶5 比例配合，均按每次50 mg/kg，口服，连喂3～5 d。

8. 鸽、野生水禽　参考禽巴氏杆菌病治疗方法。

五、实验室诊断

根据明显的病变和细菌学检查、动物接种结果便可确诊。

（一）病原学检查

1. 涂片检查　采取新鲜材料（水肿液，体腔内渗出液，心血和肝、脾、淋巴结、骨髓及病灶处等）制成涂片。以碱性亚甲蓝液或瑞特染液进行染色，如发现典型两极浓染的短小杆菌，即可初步诊断，再做进一步检查确诊。

2. 分离培养　最好用麦氏琼脂和血液琼脂平板同时进行分离培养，多杀性巴氏杆菌在麦氏琼脂上不生长，而在血液琼脂平板上生长、培养24 h后，可长成淡灰白色、圆形、湿润、露珠样不溶血的小菌落。涂片染色，为革兰氏阴性小杆菌，再进一步做生化试验鉴定。

3. 动物试验　将病料制成乳剂或用分离培养菌对实验动物（小白鼠、家兔和鸽）进行皮下注射，经接种后一般在24～48 h死亡，死亡后应及时进行剖检，并做镜检和分离培养等。

（二）血清学检查

分离的巴氏杆菌，如有必要可用特异的荚膜抗原和菌体抗原做荚膜群和血清型鉴定。可用葡萄球菌A蛋白协同凝集试验用以检查抗原型，琼脂扩散试验和ELISA用以检测血清中特异性抗体。

有人用单克隆抗体捕获ELISA检测鸡多杀性巴氏杆菌IgM抗体，其敏感性、特异性、重复性均优于间接ELISA。

（三）病理学检查

应用常规的病理学检查方法及免疫酶染色法对各组织器官的病理学变化、组织器官中的细菌分布及定位进行动态观察，可为本病的诊断提供依据。

（四）分子生物学检查

应用PCR技术扩增巴氏杆菌毒力基因 *toxA*，可为本病的确诊提供依据。

六、防控措施

（一）人巴氏杆菌病的防控措施

主要防止家畜咬伤、抓伤，伤后要及时处理伤口。

（二）畜、禽巴氏杆菌病的防控措施

1. 平时预防措施　加强饲养管理，尽量避免猪、牛、禽、兔混群饲养；消除可能降低畜禽抵抗力的各种不良诱因；引进良种畜禽，应严格检疫，隔离观察半月以上，确认无本病后方可合群并圈，以防把病传入；发病季节到来之前或常发本病地区，应用本病的不同种类的灭活苗或弱毒苗进行免疫接种。

　　建立无巴氏杆菌种兔群,是防止兔发生该病的最好方法。种兔群最初是通过选择无鼻炎临床症状,并经过鼻腔连续进行细菌学检查,确定为无多杀性巴氏杆菌的种兔群而建立起来的。在患病兔场应加强饲养管理和改善卫生条件,防治寄生虫病和注意兔群保暖。对兔群必须经常进行临床检查和鼻腔细菌学检查,及时剔除病兔和带菌兔,也可以用菌苗进行免疫接种。

　　对鹿、水貂、鹌鹑、鸽等,平时要做好清洁卫生和消毒工作。常发生本病的饲养场,每年春季应用菌苗进行免疫接种。鹿、水貂、鹌鹑、鸽等发生本病时,应立即隔离患病动物,并用多价血清进行治疗。

　　2.发病后的扑灭措施　本病一旦发生应立即隔离,早期诊断、及时治疗,严格消毒畜舍、禽舍和场地等。消毒药物可选用1%含氯石灰、10%新鲜石灰乳或3%苯酚、1%氢氧化钠。病畜、禽的粪便可采用生物热消毒。病死畜、禽应深埋或加工后作工业用。未表现症状的同群畜、禽应仔细观察,检查体温,必要时可用高免血清或磺胺类药物做紧急预防。

第四十二章　回归热

回归热（Relapsing fever）是由多种疏螺旋体引起的急性传染病，临床特点为周期性、急起急退的高热伴全身疼痛、肝脾肿大，重症可有黄疸和出血倾向。根据传播媒介不同，回归热可分为虱传回归热（流行性回归热）和蜱传回归热（地方性回归热）两种类型。

一、病原学

（一）分类

回归热螺旋体（*Borrelia. recurrentis*）属于疏螺旋体属或称包柔氏螺旋体属（*Borrelia*）。一般根据媒介昆虫的种类进行分类。虱传回归热又称流行性回归热，病原体为回归热疏螺旋体。蜱传回归热又称地方性回归热，其病原体有多种。螺旋体根据媒介昆虫软体蜱的种类命名，可分为 20 余种，其中回归热的常见病原为 *B. hermsii*, *B. turicatae*, *B. crocidurae*, *B. hispanica* 和 *B. duttonii*。

（二）形态与染色

两型回归热螺旋体形态基本相同，除退行性个体可有不整齐颗粒甚至呈念珠状外，全细胞均匀一致，色略淡。长 10～30 μm，宽 0.2～0.5 μm，有 3～10 个螺旋，约有 30 根周浆鞭毛。两端尖锐，运动活泼。显微镜下不易观察，需要螺旋体密度在 $10^4 \sim 10^5$ 个 /mL 才可被观察到。除上诉典型形态外，有着所有疏螺旋体的共同特征：① 外形呈一柔弱螺旋丝，还常见半卷曲状和全体卷曲缠绕成团者。暗视野下见其运动方式有围绕中轴的螺旋状运动、弯曲的移行运动和侧弯乃至圈状运动。②有外膜，包围着原生质柱复合体。③鞭毛为内鞭毛，即生长在细胞外膜和原生质柱中间。

革兰氏染色阴性，苯胺染料极易着色，瑞特或吉姆萨染色呈紫红色。增殖方式为横断分裂增殖。回归热螺旋体壁不含脂多糖，但有内毒素样活性。

（三）抗原性

疏螺旋体不直接感染血细胞，在回归热患者发热达高潮时取血置暗视野显微镜下易查见病原体。蜱传回归热疾病的严重程度与血液中的螺旋体数量有关。免疫系统产生 IgM 可清除疏螺旋体的一种血清型，疏螺旋体体表脂蛋白抗原极易变异，以此逃避宿主的免疫反应，平均每个细胞每代的变异速率为 $10^{-4} \sim 10^{-3}$。这样清除一种血清型后，新的变异血清型增殖，导致症状的回归。

首先发现的疏螺旋体外膜的通道是孔蛋白 p66，而后来发现的孔蛋白 Oms38，表现出与莱姆病螺旋体蛋白 DipA 较高的同源性。其外膜蛋白，按照分子质量可以分成两大类，分子质量在 $20 \sim 24$ kD 为 Vsp，$35 \sim 45$ kD 的称 Vlp。小分子质量膜蛋白包括在感染早期起重要作用的 OspC，以及在小鼠模型中造成神经损伤的 VspA 和造成关节炎和心肌炎的 VspB。Vlp 则根据基因序列可以分为 α、β、γ 和 δ 4 个群。

（四）培养特性与敏感动物

蜱传回归热螺旋体培养较为困难，不能在普通无生命培养基中生长，需用加血清、腹水或兔肾脏碎片的培养基在微氧条件下培养才能增殖。1971 年 Kelly 报道在液体培养基能够持续培养 *B. hermsii* 螺旋体，很快这种培养基被改进用于培养伯氏疏螺旋体，即 BSK-Ⅱ培养基。2018 年 Dworkin 等人又改进了 BSK-Ⅱ，制成了固体培养基。

将螺旋体接种于多种温血动物体内，如幼小白鼠腹腔或鸡胚绒毛尿囊膜，容易繁殖。在敏感动物体内螺旋体繁殖快、数量多，维持时间也较长。波斯疏螺旋体喀什株对豚鼠最敏感，感染后 $4 \sim 6$ d 发病，症状明显，表现为体温增高、立、颤抖、食欲减退等，病程持续 $15 \sim 20$ d，个别长达 2 个月。厚滴片中每视野螺旋体平均 20 个以上，高峰时难以计数。其转归多能自愈，少数可死亡。小白鼠和家兔感染后无明显病态，经 $4 \sim 10$ d 潜伏期后血中可检出螺旋体，每视野平均不超过 5 个，持续时间不超过 1 周。拉氏疏螺旋体不感染豚鼠，以小白鼠最为敏感，发病时无明显病态，经 $4 \sim 8$ d 潜伏期后血中可检查出螺旋体，全血厚滴片中不超过 20 个，高峰时每视野偶达 5 个或稍多。病程持续 $8 \sim 15$ d。家兔潜伏期 $6 \sim 7$ d，外周血中螺旋体数与小白鼠相似，但病程仅持续 $3 \sim 7$ d。

（五）抵抗力

螺旋体对常用消毒药品敏感，不耐高温和干燥，耐寒，室温下能在血液和尸体中存活 4 d。

二、流行病学

（一）传染源

虱传回归热的唯一传染源是患者；蜱传回归热的主要传染源是鼠类，患者亦可为传染源。

1. 动物储存宿主　媒介蜱的宿主很广。但只有某些哺乳动物具有储存宿主的作用。1958 年有学者对新疆喀什耕作区乳突钝缘蜱的主要吸血宿主中的初步调查结果显示，灰仓鼠、小家鼠、大耳猬及家兔均为储存宿主，但蟾蜍尚无肯定结论。绵羊是我国新疆喀什农村中最主要的供血动物。有报道称宠物（狗、猫）等在野外活动时可被蜱叮咬感染，并且通过宠物间接触或买卖传播。在坦桑尼亚一次调查中发现 8.9% 的家猪有感染 *B. duttonii*，故家猪也被认为是重要的潜在宿主。也有报道发现鸟类能够携带蜱虫，而野鹿的血中也检出有 *B. hermsii*。

北疆的大耳猬、大沙鼠、红尾沙鼠、柽柳沙鼠等的洞中，均采到饱食的感染性特突钝缘蜱；此外还有黄鼠、田鼠、鼬等均为北疆地区的可疑宿主。

2. 蜱　蜱虫成虫在躯体背面有壳质化较强的盾板，通称为硬蜱，属硬蜱科；无盾板者，通称为软蜱，属软蜱科。全世界已发现的蜱约 800 种，硬蜱科约 700 种，软蜱科约 150 种。中国已记录的硬蜱科约 100 种，软蜱科 10 余种。蜱是许多种脊椎动物体表的暂时性寄生虫。蜱传回归热的传播媒介主要是钝缘蜱（*Ornithodoros*）和几种硬蜱。钝缘蜱属于软蜱科，钝缘蜱属，包括乳突钝缘蜱（*Ornithodoros*

papillipes）和特突钝缘蜱（*Ornithodoros tartakovskyi*）。这几种蜱广泛分布在撒哈拉沙漠中部、亚洲、美洲和欧洲部分地区。在我国主要分布在新疆，山西也有发现。

乳突钝缘蜱能经卵传递病原体 8 代（非极限），结合其耐饥、长寿等生物学特性考虑，在长期无血食的情况下它们仍然是稳定的传染源。乳突钝缘蜱不同个体间的叮食现象也时有发生，这也可导致螺旋体在蜱间的水平传递。

3. 患者　在南疆的村镇疫区中，患者多不能及时得到诊治，故发病期间被乳突钝缘蜱叮吸而使蜱受感染的机会也是可能的，从而间接起到传染源的作用。北疆疫区纯属荒野型，患者不起作用。国内尚未发现经输血或胎盘传播的病例。

（二）传播媒介

在我国新疆地区是蜱传回归热的主要流行地区，在南疆村镇型的病原为波斯疏螺旋体（*B. persica*），乳突钝缘蜱为传播媒介；北疆荒野型的为拉氏疏螺旋体（*B. latyshevyi*），特突钝缘蜱为传播媒介。两种媒介一生中均多次吸血，但以若虫期及年轻成蜱侵袭性较高，唾液腺较发达，其传播概率较高。

1. 形态　两种媒介形态相似。成虫体呈椭圆形，前端逐渐尖狭，并向前下方形成冠突。在冠突后侧方左右各有一片状颊，颊间隐藏着口器。体表土灰或蓝褐色，遍布细小颗粒。腹面前侧方有足 4 对，肛后有十字交叉沟。雌蜱略大，生殖器孔呈横缝状；雄蜱略小，生殖器孔呈半月瓣状。主要鉴别特征是：乳突钝缘蜱第 1 跗节背缘呈不规则波状突起，第 4 跗节亚末端背突明显；特突钝缘蜱第 1 跗节背缘呈 3 个明显的瘤状突起，第 4 跗节亚末端背突不明显。若虫和成虫相似，但体小且无生殖孔。各期若虫的鉴别主要为肛扉上及跗 I 腹缘、跗 IV 腹缘的毛数逐期增多。幼虫小如粟粒，淡黄色，3 对足。

2. 滋生场所　媒介蜱均在洞穴中栖藏、吸血和繁殖，吸血时被宿主带出洞外或至洞口附近，饱食后落地，迅即爬回洞内以逃避致死的恶劣环境。具有稳定、良好的微小气候和血食来源的坚实洞穴，即是通常所谓的基础疫灶。特突钝缘蜱只见于野外小型兽穴，如柽柳沙鼠、红尾沙鼠、大沙鼠及大耳猬洞，估计在黄鼠、田鼠、跳鼠、鼬及四爪陆龟等洞中也会滋生。乳突钝缘蜱在野外发现于灰仓鼠、大耳猬、蟾蜍及不明兽穴中，估计在印度地鼠、塔里木兔、狐、狼、子午沙鼠、长耳跳鼠等洞中也有滋生。乳突钝缘蜱在建筑物内密度很高，依次为羊圈洞缝、蟾蜍洞、灰仓鼠洞、大耳猬洞、鼠（灰仓鼠、小家鼠）通道、牛马骡圈等，其垂直高度不超过 1 m，多在 0.5 m 以下。

3. 传播方式　两种媒介蜱都是通过直接叮咬传播。蜱体腔内、粪便和唾液均含有螺旋体，故叮咬吸血时即可传染。亦可经破损皮肤侵入人体。用人工感染的特突钝缘蜱喂养小白鼠，用人工感染的乳突钝缘蜱喂豚鼠，结果全未感染。但以感染的蜱叮咬小白鼠均获感染。故认为螺旋体不能通过消化道传播。

4. 主要生物学特性　蜱一般洞穴栖藏，伺机吸血。吸血快速，多在 0.5 ～ 1.0 h 内饱食离体。吸血量大，一只雌蜱吸血量在 4 ～ 5 mL。食谱甚广，除哺乳动物外，亦可吸食鸟类、两栖动物血液。蜱还可通过离体动物的皮膜、乳胶膜吸食血液、血浆、血清，连生理盐水也可吸食少量。皮膜喂血时饱食时间缩短，但吸入量略减。呼吸量很低。耐饥和长寿国内未见系统观察，在实验室中断加湿、喂血后的存活时间特突钝缘蜱约 2.5 年，乳突钝缘蜱约 5 年。

（三）易感人群

人群对本病普遍易感，病后有免疫力，不持久。两型回归热之间无交叉免疫。

（四）流行特征

1. **地区分布**　蜱传回归热是世界性流行的人兽共患疫病。1857 年有报道称非洲本地人受到蜱叮咬后出现周期性发热的现象。后来发现该病流行于英国西部、墨西哥高原地区、美国中南部、地中海、亚洲中部以及非洲大部分地区等。蜱传回归热局限于热带及亚热带地区，为自然疫源性疾病，有严格的地区性，一般说凡有媒介蜱的地方，就可能存在此病的潜在性疫区，故病随媒介蜱散布于荒漠、半荒漠地带。我国已知南疆蜱传回归热分布于塔里木盆地西北部的喀什、疏勒、疏附、阿图什、英吉沙、何克陶、莎车及乌恰等县市的海拔 1 300 ～ 2 000 m 地区。北疆地区虽未发现患者，但在准噶尔盆地西部的克拉玛依、昌吉、乌鲁木齐等地却发现自然感染的特突钝缘蜱，在天山山间盆地西部的托克逊及吐鲁番也发现该蜱种，故该疫区的范围较广，分布于海拔 –50 ～ 700 m。曾有报告在山西大别山—山洞中发现乳突钝缘蜱。。

2. **季节性**　发病季节以 4—8 月最多，并有两个高峰，即 4 月及 6—7 月，这与当地的气温、媒介蜱的生态及人群活动等因素有关。喀什平均气温自 4 月上旬至 10 月上旬，处于乳突钝缘蜱吸血活动的温度（13 ～ 30 ℃），其间越冬蜱解除滞育后普遍吸血形成第一个高峰；新推出的若蜱、成蜱及交配产卵后形成的成蜱普遍吸血形成第二个高峰。冬季采暖的室内疫蜱仍具有侵袭能力，故有个别病例发生。

3. **人群分布**　人对回归热普遍缺乏免疫力，发病以青壮年较多，病后免疫持续时间短，虱传回归热仅维持 2 ～ 6 个月，蜱传回归热可持续约 1 年，容易再感染。蜱传回归热地方性流行区的外来人群，由于无免疫力，常可出现暴发流行。

4. **社会因素**　随着生产建设发展，大量易感人群进入疫区，如测绘、兴修水电站或野营等进入疫区，易引起多人感染，甚至引起小流行。住室结构及居民生活习惯影响很大，对疫区某村调查发现，85 户全为土坯垒墙，除个别外，全部外墙及牲畜棚圈的内、外墙面抹泥灰，卧室和畜圈相通或同在一室者占 45%。住室内壁虽抹灰，但年久失修，墙基洞缝很多。住宅外为绿化，多傍绕水渠，故其内、外灰仓鼠、小家鼠、蟾蜍很多。对其中 50 户作洞穴探查，结果在 45 户中发现乳突钝缘蜱，检查当地居民 80 人，发现患者 1 名，而同时借住民房的 54 名外籍人发病 15 例。

三、病理学

回归热的发作和间歇与螺旋体的增殖、抗原变异及机体的免疫反应有关。宿主细胞因子的释放被认为是对回归热发病有主要的作用。宿主产生的白介素 –10 对临床表现有巨大的影响。回归热螺旋体侵入人体后在血液和内脏大量繁殖并产生多种代谢产物，引起发热和中毒症状。与此同时，机体逐渐产生特异性 IgM 和 IgG 抗体，可激活补体及吞噬细胞将螺旋体大量溶解杀灭，临床进入间歇期。在小鼠试验中肝脏也可有效地吞噬杀灭螺旋体。但在肝、脾、脑、骨髓中残留的螺旋体，通过抗原性变异成为对抗体有抵抗力的变异株，这些螺旋体繁殖到一定数量后再度入血引起第二次发热（回归）。如此反复多次，直至机体产生足够免疫力，螺旋体被全部杀灭，疾病方痊愈。

螺旋体产生的毒素及代谢产物，可破坏红细胞引起溶血及贫血；并可损害毛细血管内皮细胞、血小板及诱发 DIC 而导致出血性皮疹和全身出血倾向。

病理变化以脾、肝、肾、脑和骨髓为主。脾脏明显肿大，表现为肝细胞广泛肿胀，部分呈气球样变，有散在性梗塞坏死及小脓肿，镜检可见巨噬细胞和浆细胞浸润，单核—巨噬细胞增生。肝、心、肾可见充血、出血及灶性坏死。脑水肿、充血，脑膜有炎性浸润。

有学者在试验中观察 *B. crocidurae* 在睾丸血循环中引起的损伤，发现 *B. crocidurae* 能够使红细胞形成玫瑰花状簇，而后毛细血管栓塞，血流减缓，管壁细胞损伤，造成毛细管渗透性增高，出血，输精管细胞死亡。并且，*B. crocidurae* 能够穿过输精管储存在睾丸中，使得睾丸成为再次发病的潜伏灶。红细胞形成玫瑰花状簇是螺旋体致病的主要病理学组织改变。也有人认为红细胞聚集在螺旋体周围妨碍了吞噬细胞、B细胞产生免疫反应。

四、临床学

（一）临床表现

1. 临床症状　潜伏期平均为 7 d（4～18 d）。此期间约半数患者于蜱叮咬部位有特异反应。蜱传回归热和虱传回归热的临床表现相似。多数患者发病前数小时至一天周身不适，有轻度头晕、头痛等感冒样前驱症状。发病突然，畏寒、寒战数小时，体温很快升至 41.5 ℃，多为 39～40 ℃。常持续 1～2 d，少数短至数小时或长达 6 d。患者还有头痛、恶心、呕吐、全身酸痛等表现，有时胸、背、腰部或腓肠肌疼痛较重；25% 病例有腹泻症状；少数有鼻衄、齿龈出血，偶见黄疸。而虱传回归热多见黄疸、中枢神经症状、手足躯干黏膜瘀斑、鼻衄和血痰。回归热不常见的症状为虹膜炎、急性呼吸窘迫综合征、葡萄膜炎、虹膜睫状体炎、颅神经麻痹、心肌炎和脾破裂。蜱传回归热症状持续约 3 d（12 h 至 17 d），虱传回归热约 5.5 d（4～10 d）。退热时多伴大汗，亦有少量出汗者。首次出现症状到症状复发，蜱传回归热平均 7 d，虱传回归热约 9 d。间歇期一般为 2～10 d，偶有长达 14 d 和短至数小时者。此期间患者仅感全身无力、食欲减退，有时有轻度头痛、肌酸。患者症状的个体差异较大。发作期和间歇期交替，长短轻重不一。一般在病程末期，发作期越短，间歇期越长，症状越轻越不规则。发作次数 1～11 次，多为 3～9 次。病程 16～59 d，发作次数与病程长短和治疗的迟早有关。儿童患者发作期较长、间歇期较短，多无大汗，但常出现呕吐、腹泻、精神萎靡和烦躁不安等表现。

叮咬局部有特异性皮疹。初为红色丘疹，很快变为樱红色斑丘疹，中央出现小水疱，局部浸润成硬结，直径 0.5～1.0 cm，个别可达 10 cm。发病时多遗有暗色色素沉着或被抓破而结痂。痒感多明显，持续 1～2 周，少数奇痒且可持续数月。局部淋巴结肿大。肝脾肿大甚慢，肝大不超过肋下 2 cm，肝脾在发病中才可触及。约 1/5 病例有腓肠肌压痛。此外，还可有心脏收缩期杂音及匍行疹等热病体征。

患者的营养状况常起决定性作用，虱传回归热常发生在饥饿、人口密集、营养缺乏的人群中，并且并发症往往使诊断和治疗很复杂。通常来说虱传回归热病死率较高，在有治疗情况下死亡率 5%，蜱传回归热病死率往往很低。

2. 并发症　易并发支气管肺炎。少数病例可发生 DIC，偶见脾破裂及大出血。此外有中耳炎、心内膜炎、多发性关节炎等。蜱传回归热复发病例后期常有眼并发症如虹膜炎、虹膜睫状体炎和脉络膜炎以及中枢神经系统并发症如脑膜炎及颅神经损害等，并可留有视力障碍和神经麻痹等后遗症。

（二）临床诊断

1. 流行病学　有体虱寄生或蜱叮咬史。

2. 临床表现　根据典型的临床症状如周期性高热伴全身疼痛、肝脾肿大及出血倾向，结合流行病学资料，即可作出初步诊断。确诊有赖于病原学或血清学检查。

3. 鉴别诊断　本病未出现回归热型前，须与斑疹伤寒、伤寒、流感、钩端螺旋体病、流行性出血热、败血症、肾盂肾炎等鉴别。现将最易混淆的虱传回归热间的鉴别列表如下（表 4-42-1）。

表 4-42-1　蜱传回归热和虱传回归热的鉴别

	蜱传回归热	虱传回归热
发病季节	主要在春末秋初温暖季节	主要在冬初寒冷季节
热型	不规则间歇热，发作多在 5 次以上，初次发作常持续 1 ～ 2 d	有规则间歇热，发作很少超过 5 次，初次发作常持续 2 ～ 5 d
皮疹	有特异性蜱咬斑疹	无特异性皮咬斑疹，部分患者有暂时性玫瑰疹，35% 有出血性皮疹，重者可有瘀斑
肝脾肿大	较晚出现，多次发作后才能触及	迅速出现
血液涂片中螺旋体	数目很少，但发作期、间歇期均可检出	发作期可查到大量螺旋体，间歇期查不到
动物接种	易成功	难成功

（三）临床治疗

1. 一般治疗及对症治疗　高热护理，流质饮食，维持水电解质平衡。毒血症状严重者可酌用激素。有出血倾向时可用肾上腺色腙、维生素 K 等。高热骤退时易发生虚脱及循环衰竭，应注意观察，及时处理。

2. 病原治疗　首选四环素类抗生素，通常选用多西环素或四环素。多西环素 100 mg 口服，每日 2 次；或四环素，500 mg，每日 4 次，疗程 7 ～ 10 d。如四环素禁忌，可使用大环内酯类抗生素，如红霉素 500 mg 口服（儿童 50 mg/kg），每日 4 次，疗程 7 ～ 10 d。青霉素对治疗有效，尤其怀疑脑脊液感染时可静脉给药。

在用抗生素治疗过程中，尤其治疗开始后 2 h 内，有 54% 病例会出现赫氏反应，该反应是由于大量细胞因子释放引起的，主要表现为发热、溶血和低血压。青霉素可以降低赫氏反应。

五、实验室诊断

（一）病原体检查

螺旋体检查可采用血液、脑脊液和骨髓标本，但以血液阳性率较高，且安全方便。静脉血和末梢血阳性率无差异。发作期和间歇期均可查见，但发作期的检出率比间歇期高 1 倍，且往往体温越高检出率越高。由于血中螺旋体数目很少，故检查时需以油镜做多次仔细检查，或经浓集、增菌后镜检。

1. 暗视野镜检　从红细胞附近易发现螺旋体活动。

2. 涂片检查　制备厚、薄血涂片，用吉姆萨、瑞特染色均可，但以吉姆萨染色最清晰。操作时要防止污染。镜检时宜先检查厚滴片。螺旋体在薄片中多分布于涂片末梢端。

3. 浓集后染色检查　静脉取血 4 ～ 5 mL，制备血浆经 3 000 r/min 离心 20 ～ 30 min，取沉淀物涂片镜检，阳性率可达 92%（未经浓集的厚、薄血涂片的阳性率分别为 64.2% 和 50%），螺旋体的数目可增至每 100 个视野 10.6 个。

4. 接种敏感动物 取患者血液腹腔接种敏感动物,一般接种量豚鼠为 2 ~ 3 mL、小白鼠 1.0 ~ 1.5 mL。接种后第二天即可检查血,连续 2 周未检出螺旋体者,才能判为阴性。

（二）实验室临检和生化检查

多数患者白细胞总数增高,中性粒细胞增加。蜱传回归热患者白细胞可在正常范围。多次发作后可有贫血。血小板及出凝血时间大多正常,但重症者可有异常。血清丙氨酸转氨酶常升高,血清胆红素可增高。尿中有少量蛋白、管型及红、白细胞。脑脊液压力稍增,蛋白及淋巴细胞轻度增加。必要时可行小白鼠腹腔接种。有条件时可用血凝抑制试验等方法检测血清特异性抗体。此外,少数患者血清康氏及华氏反应可短暂阳性,虱传回归热患者血清可有凝集试验阳性,但效价不高。

（三）血清检测

蛋白 GlpQ 和 BipA 可作为血清学检测的靶抗原,用 ELISA 或 IFA 方法可以进行血清学诊断或大规模的人群筛查。GlpQ 和 BipA 作为回归热螺旋体的特异性抗原,不存在于莱姆病相关螺旋体中,所以可以避免同莱姆病的交叉反应。

（四）分子检测

疏螺旋体的检测主要采用灵敏度和特异性较高的 *flaB* 基因,对样本进行 PCR 扩增筛选,阳性样本使用 16S rDNA 基因进行再次确认。反应条件:*flaB* 为 94 ℃ 10 s 变性后,94 ℃ 10 s、55 ℃ 30 s、72 ℃ 30 s,35 个循环;16S rDNA 为 94 ℃ 3 min 变性后,94 ℃ 30 s、55 ℃ 1 min、72 ℃ 1 min,45 个循环。

六、防控措施

由于媒介蜱的特殊生态习性,又兼具宿主的作用,故防控中应采用以防蜱、灭蜱为中心的综合措施,并以建筑物内的基础疫灶为重点。

凡有条件的疫区和可疑疫区,均应进行流行病学侦查,查清本病的分布、媒介和宿主等,以便制定适合当地的有效防控措施。本病高发地区的居民应穿着长裤和长袖上衣, 在皮肤和衣服上喷 N, N-二乙基 -3 - 甲基苯甲酰胺（避蚊胺）,应保持 24 h 防护。大量外来人员进驻疫区时,应选择适宜的住宿及休息场所。不得已需接近可疑疫区时,预先进行药物灭蜱和机械阻隔,并对进驻人员做好相关卫生宣传教育。

其次,要防止蜱的侵袭。我国常用的驱避剂如邻苯二甲酸二甲脂、邻苯二甲酸二丁脂等对乳突钝缘蜱均无效,高浓度的拟除虫菊酯类如 5% 氯菊酯、溴氰菊酯有轻度驱爬的效应,但并不驱避。机械阻隔,如在室内做一般卫生整顿,清除墙基浮土,填塞墙壁及地面洞缝,尤以 1 m 以下的墙基墙角;沿墙建立防虫带,如环布黏性胶纸（取约 20 cm 硬纸条对叠成 90° 一侧埋入土内,另一侧与墙平行,于纸的近墙面上涂布黏胶）。本法在实施时有时易有遗漏和较难持久,除勤于检查、及时修补外,宜与药物灭蜱相结合,如堵洞前先在洞内布药或在防虫带与墙壁间布药,使蜱接触墙面时被杀死。

也可用药灭蜱。常用杀虫药如有机磷杀虫剂、倍硫磷、马拉硫磷、氯菊脂、氯氰菊酯、溴氰菊酯等均有效,其中后二者作用更快。由于媒介蜱对杀虫药抵抗力较强,即使在高浓度下其中毒和死亡时间亦较长,在轻度中毒时仍有侵袭能力,但是 24 h 后基本都能达到死亡,只是比例有些差别,故不必盲目增大剂量,而且药杀宜配合机械阻隔才能收到速效。由于其滋生场所集中于 1 m 以下的墙基洞缝,活动经路亦局限于该段墙面和墙根,应重点布药。

再次,应改善建筑物结构,消灭室内滋生地。新建房舍于 0.1 ~ 1.0 m 内的墙基,要坚实无洞穴,最好采用砖和水泥等材料；畜圈禽舍要远离卧室。旧建筑要及时维修、填塞洞缝。

要消灭宿主动物，在住宅中消灭啮齿类动物，远离动物巢穴。由于灰仓鼠、小家鼠可随季节迁徙于室内和野外，能将野外的媒介蜱带入室内，是消灭的主要对象。灭鼠药物以 1-（3′-吡啶甲基）-3-（4′-硝基苯）脲及磷化锌较好，处理啮齿类动物的尸体时应戴手套。蟾蜍主要与建筑物周围的水渠有关，可妥为疏浚，配合间歇放水，使蝌蚪难以发育成成体；跳入室内的蟾蜍应及时清除。

最后，在疫区执行任务时应注意个人防护，必要时口服多西环素或四环素预防发病。

第四十三章 巴尔通体感染

巴尔通体（*Bartonella* spp.）是一群革兰氏染色阴性、氧化酶阴性、营养条件要求苛刻、兼性细胞内寄生的需氧杆菌。巴尔通体对人类致病的记载可追溯到 16 世纪中叶，西班牙人来到美洲罹患的第一种传染性疾病主要症状就是秘鲁疣的典型症状（由杆菌样巴尔通体 *B. bacilliformis* 感染引起的慢性疾病表现）。此外当时 Francisco Pizarro 也对这一疾病的表现作了描述：发病者全身生疣，可长至鸡蛋大小，破裂出血。在 1869—1873 年，秘鲁的安第斯山脉地区发生了铁路工人中的巴尔通体病暴发流行，从接近海平面的利马到海拔约 4 900 m 的安第斯山脉地区的奥罗亚，大约 10 000 人发病，7 000 名工人死于杆菌样巴尔通体感染引起的急性溶血性贫血，"奥罗亚热"因此而得名。1885 年，秘鲁医学生 Daniel Alcides Carrión，将秘鲁疣患者皮肤疣内的液体接种在自己身上，几日后发病，表现为奥罗亚热的症状，在病痛中 Carrión 记录了自己的症状和体征，最后死于严重的溶血性贫血，从而证实奥罗亚热和秘鲁疣是由同一种致病因子引起的急性和慢性巴尔通体病的两种表现形式。人们为纪念这位探索者，将该病命名为卡瑞恩病（Carrión disease）。1905 年，秘鲁医生 Alberto Barton 在血液中发现奥罗亚热的致病因子；1919 年，Battistini 和 Noguchi 等人分离出病原体，为纪念首先发现该菌的 Barton 医师，这种病原体被命名为杆菌样巴尔通体。

直到 20 世纪 90 年代，巴尔通体科、巴尔通体属内还只有杆菌样巴尔通体 1 种，由于分子分类学的介入及其他分子生物学技术的应用，使得人们对巴尔通体的认识产生了根本性的变化。目前已有 40 余种，其中有 10 余种被公认为新出现的人兽共患疫病病原体，可引起卡瑞恩病、战壕热和猫抓病（CSD）等多种复杂临床表现的疾病，几乎可以引起全身各个系统的病变。由于对其认识的不断深入，人们意识到这是一种非常重要的致病微生物，从而对巴尔通体的研究日渐受到国内外学者的重视。

一、病原学

（一）分类

1984 年版《伯杰氏系统细菌学手册》中，巴尔通体科原属于立克次体目，仅包括杆菌样巴尔通体 1 个种，该科包括巴尔通体属和格拉汉体属（*Grahamella*）。巴尔通体与罗莎利马体（Rochalimaea）同在立克次体目下，分属于巴尔通体科和立克次体科，当时罗沙利马体属有 *R. quintana* 和 *R. henselae* 2

种。1993 年，Brenner 等人根据 G+C 含量、DNA–DNA 杂交以及 16S rRNA 基因序列系统发育分析，将原立克次体科中的罗莎利马体属与巴尔通体属合并，重新命名为巴尔通体，并将巴尔通体从立克次体目移出。1995 年，Birtles 等人根据表型、基因型建议将格拉汉体属（包括 *B. talpae* 和 *B. peromysci*）与巴尔通体属合并。2004 年版《伯杰氏系统细菌学手册》将之归录于变形菌纲、α 亚纲、根瘤菌目、巴尔通体科、巴尔通体属，并列出 21 个种及亚种，其中 9 种可致人类疾病，这 21 种巴尔通体的宿主动物、媒介生物、分布状况及其致病性见表 4-43-1。

表 4-43-1　巴尔通体流行病学特征

巴尔通体	主要宿主	媒介	分布	致病性
B. bacilliformis	人	白蛉、跳蚤	南美哥伦比亚、厄瓜多尔等境内的安第斯山脉地区，其他地区？	+
B. quintana	人、猕猴、沙鼠、猫	体虱、跳蚤	世界各地	+
B. henselae	猫、犬	跳蚤、蜱	世界各地	+
B. elizabethae	鼠	跳蚤	可能分布世界各地	+
B. grahamii	鼠	跳蚤、白蛉	可能分布世界各地	+
B. clarridgeiae	猫、犬、鼠	跳蚤、蜱	可能分布世界各地	+
B. vinsonii subsp. *arupensis*	鼠、牛	跳蚤、蜱	美国、泰国	+
B. vinsonii subsp. *berkhoffii*	郊狼、犬	跳蚤、蜱	世界各地	+
B. vinsonii subsp. *vinsonii*	田鼠	耳螨、耳蚤	加拿大、美国	−
B. koehlerae	猫、沙鼠	跳蚤	美国	+
B. birtlesii	森鼠	跳蚤	法国	−
B. tribocorum	大鼠、小鼠	跳蚤	可能分布世界各地	−
B. washoensis	加州地松鼠、兔、蝙蝠	跳蚤、蜱、蛛蝇、蝠蝇	美国、尼日利亚、中国	+
B. doshiae	草原田鼠、大鼠	跳蚤	英国、中国	−
B. taylorii	小鼠、沙鼠、田鼠	跳蚤	英国、中国、日本	−
B. alsatica	兔	跳蚤、蜱	法国、西班牙	−
B. peromysci	野鼠	跳蚤	美国、英国	−
B. schoenbuchensis	獐鹿、牛	鹿蜱蝇、虱、蝇、蜱	欧洲、美国、德国、塞加内尔	−
B. bovis	牛、猫	螯蝇、跳蚤、蜱	美国、法国	−
B. rattimassiliensis	褐家鼠	跳蚤	法国、日本	−
B. phoceensis	褐家鼠	？	法国、中国、日本	−

注：？为不确定。

（二）形态与染色

镜下为微弯曲的杆状小体，也可表现为球杆状或细丝状，一般大小为（0.2～0.5）μm×（1.0～2.0）μm。杆菌样巴尔通体具有1～10根单端鞭毛，每根由42 kD鞭毛蛋白组成；克氏巴尔通体（*B. clarridgeiae*）也有鞭毛结构，主要由41 kD鞭毛蛋白FlaA组成；汉赛巴尔通体（*B. henselae*）、五日热巴尔通体（*B. quintana*）和特利波契巴尔通体（*B. tnibocorum*）有类似菌毛的结构。

吉姆萨染色后菌体为紫红色，染色标本可长期保存；吉曼尼兹染色菌体呈红色；沃森－斯塔里银染色法将细菌染成棕褐色；细胞培养时可用吖啶橙染色法观察。

（三）培养特性

巴尔通体为兼性细胞内寄生菌，用无生命培养基和细胞培养均可生长繁殖，但其营养条件要求苛刻，需用含绵羊或兔血的脑心浸液、巧克力或胰化大豆琼脂等培养基进行培养。巴尔通体生长需要含5% CO_2 的潮湿环境，适宜温度为35～37 ℃（杆菌样巴尔通体为25～28 ℃，不需要 CO_2），汉赛巴尔通体和五日热巴尔通体初次培养常需12～14 d才能长出菌落，必要时培养时间需延长至45 d。菌落呈多态性，直径为1.0～2.5 mm，乳白或灰白色、不透明或略透明的微小菌落；汉赛巴尔通体原代培养菌落呈粗糙型，黏附并深陷入培养基内，在盐水中有自凝现象，经过传代菌落变为光滑型并在盐水中不易凝集；五日热巴尔通体的菌落是平滑的，无下陷生长。文献中描述克氏巴尔通体的分离培养需10～23d，光滑的棕褐色到浅粉色菌落均可见到，中心隆起，紧紧黏附但不陷入培养基内，血培养基无溶血现象，悬滴试验可见菌体"颤动性"运动。

细胞培养系统如牛内皮细胞系（CPA，ATCC cell line 207）、永生化人内皮细胞系（ECV 304），液体培养基如嗜血杆菌试验培养基（HTM肉汤）、含氯化血红素的改良组织培养基等也可用于分离培养。

（四）生化特性

巴尔通体过氧化物酶、氧化酶、尿素酶及硝酸还原酶试验阴性，吲哚试验阴性，以往被分类为格拉汉体属的成员及五日热巴尔通体Fuller株VP试验阳性；巴尔通体属内各个种的生化反应除了肽酶的产物具有差异，基本无明显不同。

（五）免疫性

人们对巴尔通体免疫介导的模式、宿主与病原之间的免疫反应等抗感染免疫机理研究较少，但从巴尔通体较多引起免疫功能缺陷人群患杆菌性血管瘤（BA）及其他一些较为严重的疾病来看，宿主的免疫状态与巴尔通体的寄生感染、病原菌的清除有着密切关系。国外的一些研究者认为杆菌样巴尔通体感染时机体能够产生长期的保护性抗体，在卡瑞恩病疫区，人群的抗体阳性率相当高，外来人员比当地人对杆菌样巴尔通体易感性显著升高，更易发生严重的红细胞溶血症。有些专家认为，在体液免疫出现后，杆菌样巴尔通体会躲避到血管内皮细胞中定居下来，而引起秘鲁疣。体外试验发现，杆菌样巴尔通体的许多外膜蛋白能够与免疫血清反应，而且抗鞭毛抗体几乎能够100%阻止该菌侵入红细胞。十二烷基硫酸钠－聚丙烯酰胺凝胶电泳（SDS-PAGE）示杆菌样巴尔通体外膜蛋白有14种，分子质量为11.2～75.3 kD。Knobloch发现杆菌样巴尔通体12种具有抗原性蛋白16～160 kD，能够与卡瑞恩病患者血清反应。杆菌样巴尔通体的Bb65蛋白是主要抗原之一，为GroEL的同源物；42 kD的鞭毛丝状体蛋白，为强反应性抗原。

CSD皮肤试验提示汉赛巴尔通体感染可使机体产生细胞免疫，引发机体产生Ⅳ型超敏反应。体外补体介导的溶解试验及对CSD患者体液中IgG产生过程的分析结果表明，调理作用及吞噬细胞的清除作用对抵抗汉赛巴尔通体起重要作用。国外研究者在对鼠（C57B6）汉赛巴尔通体—肉芽肿病理模型研究中发现,肝组织肉芽肿病灶中存在 CD4+ T 细胞、CD11b+ 单核细胞和嗜中性粒细胞,极少有 CD8+ T 细胞,感染后 6 d 即无活菌检出。然而,3 月内应用 PCR 在肝组织中可检测出汉赛巴尔通体的 DNA,说明这些免疫相关细胞在汉赛巴尔通体的早期清除过程中起到一定的作用。汉赛巴尔通体的一种 17 kD 蛋白与 CSD 患者血清有强烈反应,这种蛋白基因编码一个含 148 个氨基酸 ORF,N- 末端为一疏水性序列,其大小和结构与革兰氏阴性细菌信号肽序列相似,其余序列具亲水性,有人认为 17 kD 蛋白是一种暴露在菌体外的表位结构。

(六)致病性

巴尔通体主要寄生于宿主红细胞和血管内皮细胞内,也可富集于细胞外。杆菌样巴尔通体与其他寄生于哺乳动物红细胞的细菌(如无形体属和嗜血杆菌属)相比,侵入红细胞的能力极强,几乎可侵入全部循环血红细胞中,致使红细胞溶血而造成严重的贫血及多脏器功能障碍而危及生命。巴尔通体极强的嗜红细胞性是其区别于其他致病菌的显著特征,也是其致病性的主要机制之一。杆菌样巴尔通体可黏附并侵入培养的人内皮细胞,一种细胞外 67 kD 蛋白可引起红细胞膜的可逆性变形,在膜表面形成明显的坑、沟和凹陷,而与磷脂酶 D 孵育后的红细胞能够抵抗杆菌样巴尔通体产生这种蛋白;在体外研究中观察到杆菌样巴尔通体在侵入红细胞初期会形成内包涵体,在临床患者的红细胞中也观察到了这种类包涵体结构,因此杆菌样巴尔通体进入红细胞的机制很可能与其他一些细菌类似。因红细胞无内吞作用,杆菌样巴尔通体的侵入主要依靠其自身启动并调节这一过程,它的鞭毛是其侵入宿主细胞的主要毒力因子,通过鞭毛高度运动产生的机械动力可以辅助菌体进入红细胞。杆菌样巴尔通体的一种 42 kD 鞭毛蛋白具有高度免疫原性,抗鞭毛抗体封闭鞭毛附着点可削弱巴尔通体的侵袭力。杆菌样巴尔通体的 43 kD 外膜蛋白是流感嗜血杆菌 LppB 蛋白和 *E. coli* NlpD 蛋白的同源物,这 2 种蛋白可以结合一种类血红素物质刚果红,被认为是细菌的毒力因子。这种 43 kD 蛋白具有与细胞黏附相关的三肽模体 RGD(Arg- Gly-Asp)序列,这些证据提示这个蛋白是杆菌样巴尔通体的一个毒力因子。

汉赛巴尔通体与五日热巴尔通体的菌毛被认为是重要的毒力因子,与细胞黏附相关,有菌毛的菌侵入人类上皮细胞的能力较无菌毛的菌体高。汉赛巴尔通体可以侵入各种不同类型的细胞,包括上皮细胞、内皮细胞及神经细胞等,它与血管内皮细胞的相互作用可以导致细胞增生和血管瘤。体外试验中发现,外周血细胞受到汉赛巴尔通体刺激后,可特异性增生,有人报道汉赛巴尔通体的增生活性与菌体细胞膜蛋白和某些分泌性因子有关,而且如果这种增生因子通过Ⅳ型分泌系统排出,它在细胞膜上的浓度就应当足够大到能够诱导宿主细胞增生。汉赛巴尔通体的 virB 操纵子功能仍然不十分清楚,但是它的基因结构和调节与其他细菌相似,提示在内皮细胞内汉赛巴尔通体的 virB 基因簇编码的蛋白在重要生物效应因子的运送中发挥重要作用。国外的研究认为宿主细胞受到巴尔通体的刺激而产生血管内皮细胞生长因子(VEGF)和细胞黏附分子(ICAM-1),与 BA 血管瘤的形成及对细胞的黏附有关。汉赛巴尔通体与五日热巴尔通体寄生于人类内皮细胞时,其引起的 BA 与杆菌样巴尔通体引起的秘鲁疣致病机制十分相似,病灶部位的病理均表现为血管内皮细胞裂隙样增生。

人们在对巴尔通体致病性的研究中,在汉赛巴尔通体、五日热巴尔通体和杆菌样巴尔通体中还发现一些与侵袭红细胞相关的蛋白。ialA 和 ialB 连锁在一起的一个基因座,表达 2 个约 21 kD 和 18 kD 蛋白,在 *ialA* 基因中有一个与 NTPase 催化中心保守性模体中 35 个氨基酸共有序列高度同源的区域;*ialB* 基因长 558bp,编码蛋白序列中 186 个氨基酸中约有 60% 的序列与小肠结肠耶尔森菌的 Ail 蛋白及鼠伤寒沙门菌的 Pck 蛋白相似,并含有一个信号肽序列,表明是一种分泌蛋白,经放射性碘标记、蛋白酶溶解及 m-IFA 试验证实为一种内膜蛋白,可能是杆菌样巴尔通体寄生于红细胞的毒力因子,参与运输的或是一种信号转导蛋白。Carroll 等人从五日热巴尔通体中分离到 27.1 kD 血红素表面结合蛋白（HbpA），是一种外膜蛋白，该蛋白基因 hbpA 长 816bp，在这个基因的上游有 Fur box 同源物，与 E. coli 的 Fur 蛋白共有序列有 53% 的一致性。HbpA 蛋白与汉赛巴尔通体的膜蛋白 Pap31 有 58.8% 一致性，与羊种布鲁菌的 OMP31 有 31.7% 一致性，它的 3 个跨膜 α 螺旋可能是这个蛋白锚定在红细胞外膜的结构域。hbpA 基因上游的 fur 基因编码铁吸收调节蛋白 Fur，汉赛巴尔通体、五日热巴尔通体和杆菌样巴尔通体的 Fur 蛋白氨基酸序列具有高度同源性，与流产布鲁菌有大量的同源序列。在细胞内铁水平充足时，共抑制子 Fur 蛋白和铁形成一个具有活性的 Fur-Fe^{2+} 复合体，它结合在被 Fur 蛋白调节的基因的启动子区中的一个共有序列 "iron box" 上，调节下游编码铁离子清除蛋白的基因。巴尔通体的嗜红细胞性与其对铁离子的需求密切相关，与其他一些对铁离子有需求的细菌，如鼠疫耶尔森菌和小肠结肠耶尔森菌一样，这种嗜铁性是重要的致病机制之一，理解细菌对铁的摄取机制和一些相关的调节基因的表达对阐明巴尔通体的致病机制及研制特效药物是重要途径之一。

二、流行病学

（一）宿主动物

巴尔通体的自然宿主是脊椎动物，目前已发现的带菌动物涉及啮齿目、兔形目、食肉目和偶蹄目等哺乳动物，以往分类在格拉汉体属的几种巴尔通体可寄生于某些鸟类和鱼体内。以下是几种主要与人密切接触、具有人兽共患疫病潜在危险的宿主动物及其巴尔通体感染状况。

1. 猫科动物　猫可以长期存在巴尔通体菌血症而不发病，是汉赛巴尔通体的储存宿主。世界各地许多国家均有较多从猫中分离到该菌或检测出抗体及 DNA 报道。欧美研究者又从猫体内分离到克氏巴尔通体和克勒巴尔通体，前者被认为是另一种与 CSD 相关的致病巴尔通体。中国一些地区的家猫中也分离了汉赛巴尔通体和克氏巴尔通体，前者感染率在 10% 以上。人们对其他大型猫科动物巴尔通体感染调查也分离到了汉赛巴尔通体，如印度豹、山狮和美洲狮等。

Demers 等人的研究认为幼猫在巴尔通体的传播中起主要作用；成年猫虽然有汉赛巴尔通体的抗体，但无菌血症，提示曾有既往感染史。血清流行病学调查发现 CSD 患者家中的猫有 81% 抗体阳性，而对照组为 38%。Chomel 等人发现 205 只猫中有 81 只患有汉赛巴尔通体的菌血症，并且带菌的猫滋生蚤的情况要比无汉赛巴尔通体菌血症的猫严重。

虽然人们已普遍认为猫可长期带菌而不发病，但有些动物实验研究显示，感染汉赛巴尔通体的猫表现出发热、呆滞、厌食和接种部位肿胀，行为和神经系统改变以及淋巴结病；另外也有人工感染后无症状的报道。有人认为这与接种汉赛巴尔通体的分型、数量及接种方式不同有关，皮下较静脉接种更易引发感染，菌株的不同也会导致实验感染猫发病症状和体征的改变。

2. 啮齿动物　啮齿动物，俗称鼠类，是巴尔通体最主要的自然宿主之一，目前从啮齿动物中分离到的巴尔通体种类最多，且有较高的带菌率。家鼠以褐家鼠、黄胸鼠和小家鼠报道居多；姬鼠属、绒鼠属、田鼠属等野生鼠类带菌率也较高；鼩鼱、鼹鼠和地松鼠等也可携带巴尔通体。在英国和美国东南部的调查显示啮齿动物带菌率分别为 62.2% 和 42.2%。中国云南对啮齿动物感染状况的调查显示，啮齿动物的巴尔通体感染率为 27.3%～44.3%，带菌鼠类有褐家鼠、黄胸鼠、齐氏姬鼠、中华姬鼠、大绒鼠和锡金小鼠等，以黄胸鼠、褐家鼠、齐氏姬鼠和大林姬鼠带菌率较高，分别为 42.0%、42.9%、62.2% 和 71.4%，从这些鼠类中分离的巴尔通体有伊丽莎白巴尔通体（B. elizabethae）和特利波契巴尔通体，还有一些未命名的新种。世界各地仍在不断地有研究者从啮齿动物中分离出新种，鼠传巴尔通体的种类在持续增多。

3. 犬科动物　犬科动物感染的巴尔通体以文森巴尔通体博格霍夫亚种（*B. vinsonii* subsp. *berkhoffii*）为主，可引起犬罹患心内膜炎、肉芽肿性淋巴结炎和紫癜性肝炎等疾病。对健康犬的研究发现在长达 16 个月的菌血症期间，10 次血培养中有 8 次分离到该菌，抗体滴度 ≥ 1∶64。另外，Chang 等人发现在郊狼中血清阳性率为 76%，带菌率为 28%，提示这种小型食肉类动物是这种巴尔通体的野生动物宿主。

有人在患有紫癜性肝炎、心内膜炎的病犬中还发现有汉赛巴尔通体、克氏巴尔通体和伊丽莎白巴尔通体的感染，这些巴尔通体可引起犬罹患与人类相似的疾病，提示可以用犬建立动物模型，进行巴尔通体的致病机制、组织病理及免疫机制等方面的研究。

4. 有蹄类动物　Chang 等人曾报道野生和驯化的反刍类动物可感染巴尔通体。在美国北部，42 只黑尾鹿中的 90%、100 只麋鹿中的 15%、116 只家牛中的 50% 分离到巴尔通体。分离到的菌株经 *gltA* 基因 PCR/RFLP 和核酸序列同源性分析示菌株间同源性非常高。

5. 兔　Heller 等在法国东部从 9 只野兔中分离到一种巴尔通体，命名为 *B. alsatica*。

6. 人　人类是杆菌样巴尔通体已知的唯一储存宿主，目前还没有确切证据表明任何其他灵长类动物可以罹患卡瑞恩病，人可以长期带菌达 15 个月。五日热巴尔通体的储存宿主也是人，但也有人从食蟹猴和猫中检出其 DNA，使得人们需要重新认识这种巴尔通体的宿主谱。

（二）传播媒介

巴尔通体是媒介生物传播性人兽共患疫病，目前比较确切的传播媒介包括体虱、猫栉首蚤以及仅存在于南美洲传播卡瑞恩病的白蛉。随着人们对巴尔通体认识的深入，一些节肢动物如鼠蚤、蜱和螨类等被认为也是传播媒介。

1. 体虱　第一次世界大战期间，研究人员用体虱做传播战壕热的试验，发现吸过患者血液的体虱肠黏膜和粪便里有五日热巴尔通体，且证实虱体内有无这种微生物与其传染性强弱密切相关。带有五日热巴尔通体的体虱可使志愿者发病，不含菌的体虱则不能传播战壕热，证实体虱是战壕热的传播媒介。五日热巴尔通体在体虱中肠内生长繁殖，并可随虱粪排出体外污染被寄生者体表及衣物，当人搔痒时可通过皮肤搔痕侵入人体。体虱习惯生活于 29 ℃左右环境，当患者发热时即转移至健康的密切接触者而造成传播。

2. 白蛉　在秘鲁，有大量医学昆虫学研究表明，白蛉可传播卡瑞恩病。这种白蛉只栖息于安第斯山麓的丘陵地带，该生境被称为"疣症地带"，使得此病受到传播媒介地理分布的限制，为一种地方性流行病。但发生在秘鲁乌鲁班巴地区的一起卡瑞恩病暴发流行，并没有在所谓的"疣症地带"，且疣肿罗蛉（*Lutzomyia verrucarum*）也不是当地白蛉的优势种。那么，是否还存在其他的传播媒介或未知的传播方式？带菌人群的流动及非疫区适宜传播媒介的滋生是否会造此病的暴发？解决这些问题是今后预防控制这种严重疾病暴发流行的关键。

3. 猫栉首蚤　猫巴尔通体感染状况的调查显示，体表有寄生蚤的猫易患菌血症，CSD 患者的宠物猫有较高带蚤率。Chomel 等人的实验室证据表明猫栉首蚤是猫之间传播汉赛巴尔通体的媒介，但实验并没有证实这种传播方式是机械性还是生物传播。另外的研究证实，猫栉首蚤在吸食带菌猫血后能够感染汉赛巴尔通体，并且汉赛巴尔通体能够在蚤体内繁殖；在解剖后的蚤中肠中可以观察到巴尔通体，蚤吸血 9 d 后能够培养出菌落。研究还发现通过给猫皮下接种携带汉赛巴尔通体蚤的粪便，也能够使猫感染，而通过口服蚤或蚤粪的方式不能感染。

4. 蜱及其他节肢动物 国外的研究者从恙螨、印鼠客蚤、肩突硬蜱、太平洋硬蜱、篦子硬蜱及一些未知名的蜱种中找到了巴尔通体存在的分子证据。在中国云南，研究者们从牛体表的微小牛蜱体内分离出巴尔通体，并且用 PCR 方法从猫栉首蚤和缓慢细蚤中扩增出巴尔通体的 DNA。蜱也被国外学者普遍认为是啮齿动物、犬及人感染的传播媒介。

（三）人群感染的流行特征

巴尔通体的种类繁多，可引起人类疾病的种类不断被发现，有些为世界性分布，如汉赛巴尔通体、五日热巴尔通体和伊丽莎白巴尔通体等；有些具有地理区域性限制，如杆菌样巴尔通体。各种致病巴尔通体引起的疾病临床表现复杂多样，有些临床表现较为特异，如杆菌样巴尔通体引起的奥罗亚热、汉赛巴尔通体引起的典型 CSD；有些疾病有交叉的症状与体征，如汉赛巴尔通体、五日热巴尔通体和伊丽莎白巴尔通体都可引起心内膜炎，前二者又都可引起 BA。对于免疫功能受损的人，巴尔通体引起的疾病表现可能更加复杂，除较典型的临床症状外，一些并发症会增加，同时可能伴发机会性感染，甚至增加病死率。以下就巴尔通体引起的几种主要疾病的流行病学特征作简要介绍。

1. 卡瑞恩病 包括奥罗亚热和秘鲁疣，分布于秘鲁、厄瓜多尔、哥伦比亚的安第斯山脉地区，高度局限于海拔 $500 \sim 3\,000$ m 地带。在流行区内，调查发现一半以上的血清阳性者都无症状，感染人群以儿童和青壮年为主，儿童患者通常表现很少的症状，而外来者发病急且症状较为严重。

2. CSD CSD 是一种全球性疾病，自从 1950 年 Debré 首次描述此病以来，世界各地都有报道，且有发病增多的趋势，尤以美国和欧洲的报道为多。据统计，美国每年约有 22 000 例 CSD 患者，2 000 例需住院治疗，80% 的患者为儿童，以白人和男性（60%）居多，人群汉赛巴尔通体抗体阳性率为 $3.6\% \sim 6.0\%$。在温带地区，CSD 以秋、冬季发病居多，这种季节性发病的特征与家猫的饲养模式及这个季节幼猫的增多有关。在美国温暖潮湿地区猫蚤感染状况也较为严重，汉赛巴尔通体抗体阳性率较高。根据美国流行病学统计资料估计，每年住院 CSD 患者的发病率为 $(0.77 \sim 0.86)/10\,000$，需要急诊救治的患者为 $9.3/10\,000$。每年因 CSD 造成的卫生保健花费估计约 1.2 亿美元。在中国台湾及中国周边一些国家，如日本、泰国、缅甸等均有 CSD 报道。中国的 CSD 病例报道，发病年龄在 2 个月到 85 岁之间，城乡均有发病者，多数患者有猫抓（咬）伤史。

3. 战壕热 战壕热又称五日或七日热、胫骨痛等，两次世界大战期间在作战士兵中均有流行。该病病死率低，不危及生命，但由于反复发热及严重持续胫部疼痛而影响作战力，受到各国重视。战后近 40 年各地无典型战壕热病例报道。在沉寂多年后，1994 年美国西雅图发生了由五日热巴尔通体引起的菌血症暴发流行，战壕热再次吸引了人们的视线，而后，陆续有发生在欧美的五日热巴尔通体引起 HIV 感染者、酗酒者、无家可归者发生 BA、菌血症及心内膜炎的报道。1995 年，在布隆迪的难民营中发生了虱型斑疹伤寒和战壕热的暴发流行，与人群中体虱感染密切相关。血清流行病学显示无家可归人群中抗体阳性率达 30%。法国马赛大学医学院 1997 年的一项研究显示 14% 的无家可归的人血培养阳性，其中一半人有无症状菌血症。流行病学研究证实在无家可归人群中感染与近期暴露体虱有关，但是有许多感染者并无体虱滋生，这类患者群如何感染上五日热巴尔通体还不清楚。

根据流行病学资料分析，在发达国家，无家可归和酗酒是五日热巴尔通体感染的主要危险因素，而发生在非洲国家的战壕热与社会动荡不安和人们生活条件恶劣相关。对于这些五日热巴尔通体易感人群，贫困而拥挤的生活空间、不良的卫生条件及营养不良是他们所面临的共同问题。HIV 感染者由于免疫功能缺陷使得其更易于感染五日热巴尔通体。

4.BA　BA 是一种由五日热巴尔通体和汉赛巴尔通体引起的血管增生性病变,主要发生于 HIV 感染者,也有少部分心脏或肾移植、化疗患者及免疫功能正常者发生 BA 的报道。该病在欧洲及北美报道较多,特别是在 HIV 感染率较高的地区 BA 病例较多;男性病例占 90%,40% 为白色人种,40% 为黑色人种,20% 为西班牙人。Koehler 等用核酸分析方法证实 49 名 BA 患者中,53% 由汉赛巴尔通体引起,47% 由五日热巴尔通体引起。五日热巴尔通体和汉赛巴尔通体导致的 BA 在临床表现和流行病学上有所不同,皮肤和骨的病变多由五日热巴尔通体引起,汉赛巴尔通体与肝脏的病变显著关联;由汉赛巴尔通体引起的 BA 患者多与养猫和猫蚤有关,由五日热巴尔通体引起的 BA 患者则更多是无家可归者及有体虱暴露史。

5.心内膜炎　汉赛巴尔通体、五日热巴尔通体、伊丽莎白巴尔通体、文森巴尔通体博格霍夫亚种和文森巴尔通体阿鲁班亚种(*B. vinsonii* subsp *arupensis*)都是引起伴发瓣膜损害的心内膜炎的致病因素。由五日热巴尔通体和汉赛巴尔通体引起的心内膜炎患者病前多无瓣膜性心脏病史,前者多为无家可归者和慢性酒精中毒者,后者多与猫接触有关。

三、病理学

CSD 患者淋巴结活检的早期病理改变显示滤泡增生、皮质坏死、被膜下淋巴窦附近形成微脓肿;然后有皮质区小的肉芽肿形成,巨噬细胞围绕着嗜中性区和坏死部位;随着病情的发展,微脓肿与肉芽肿联合起来,形成 CSD 淋巴腺病特有的"星形微脓肿"组织病理改变;最终,化脓的组织溶解,遗留一个中心坏死的区域。通常,在早期病理变化中,出现淋巴结病变约 2 ~ 3 周,在淋巴结皮质中的肿胀的毛细血管壁上易于检出巴尔通体。CSD 患者的肝、脾、骨也可有类似"星形微脓肿"的肉芽肿性病理改变。

秘鲁疣的组织病理学改变是多样的,粟丘疹型位于真皮乳头层和网状层;小结节型可延伸至皮下层,病灶组织活检沃森 – 斯塔里和吉姆萨染色可见菌体。皮疹病灶活检可显现不同的组织病理改变,初期变化以内皮细胞、单核细胞和巨噬细胞增生为特征;大部分病例表现为细胞有丝分裂改变,一些病例表现为细胞的不典型增生,也可观察到新生毛细血管形成。沃森 – 斯塔里染色可见菌体分散,不同于汉赛巴尔通体和五日热巴尔通体引起的 BA 组织染色中菌体是相互聚集的;电镜示杆菌样巴尔通体初期在疣的纤维空隙中,后期则被嗜中性粒细胞吞噬。应用单克隆和多克隆抗体的免疫组化技术发现皮疹病灶中细胞由内皮细胞和皮肤树突状细胞组成,这种细胞很可能参与病原体的清除。

皮肤 BA 肉眼观为粉色至深红色或紫色丘疹或小结节,大多数组织镜下观为小的、裂隙状血管腔增生。这些小血管腔由各种不典型的饱满的内皮细胞围绕而成,许多血管腔不明显,血管腔内被黏蛋白或纤维化基质分隔,里面有完整的和破碎的嗜中性粒细胞。其中,病灶的特征性改变之一是大量的菌体分布在细胞外的基质中,典型的杆菌具有嗜中性特性。苏木精 – 伊红染色后,细菌表现为成簇的紫色颗粒。BA 的肝和脾表现为血管壁由扁平或立方形细胞组成,管腔扩张并充满血液。在肝、脾组织中形成大腔隙,称为紫癜,腔被纤维黏液样基质分隔,菌体在基质中,但不表现为嗜中性。

四、临床学

(一)临床表现

1.卡瑞恩病　临床表现有贫血相—奥罗亚热和发疹相—秘鲁疣两种形式。奥罗亚热以严重的溶血性贫血为特征，是菌体侵入红细胞中繁殖，使红细胞破裂所致。主要临床表现：潜伏期 10 ～ 210 d，平均约 61 d。非特异性前驱期表现为：肌痛、发热、头痛及寒战，随后患者非常虚弱，伴随背及四肢疼痛。在这个时期，需要与伤寒、疟疾、布病、病毒性脑炎、结核病、钩体病、脑膜炎、血液恶性肿瘤及再生障碍性贫血作鉴别诊断。病情发展迅速，患者很快表现为面色苍白、呼吸困难、黄疸，并发展至肝脾肿大和全身性淋巴结病；同时可伴有精神状态的改变（嗜睡、谵妄、癫痫发作及昏迷）和急性非心源性水肿，有时可为全身性水肿；这一阶段通常持续 2 ～ 4 周；如果患者为孕妇，则可导致胎儿死亡、胎盘移位或孕妇死亡；患者还可并发其他严重疾病，包括严重的皮下水肿、心包出血、心肌炎等。急性期的患者可有 30% 发生机会性感染，主要病原有沙门菌、金黄色葡萄球菌、志贺菌、卡氏肺囊虫和弓形体等；如不治疗，病死率为 40% ～ 90%，适当和及时治疗，可使病死率减少到 9%。

秘鲁疣主要表现为四肢皮肤大小不等的瘤样病灶，未经治疗的情况可持续 3 ～ 6 月，少数患者可伴有关节痛、肌痛及偶有发热的表现。瘤样病灶为皮肤血管增生所致，与五日热巴尔通体及汉赛巴尔通体所致 BA 病理改变类似。皮损无痛感，触之出血，可继发感染或形成溃疡。除了皮肤，也可累及口腔黏膜、关节及鼻黏膜。秘鲁疣通常为自限性，但病程可能会延长。在疫区的居民，特别是学龄儿童通常只表现为秘鲁疣，而无奥罗亚热。

2.CSD 典型的 CSD 是在猫抓或咬伤后数天到数周，受伤部位形成直径 0.5 ～ 1.0 cm 的丘疹或脓疱，2 周后发生淋巴结病，可累及颈、腋下、肘或者腹股沟等处淋巴结。肿大的淋巴结出现发热、发红，可触动，较硬，30% 可有自发性化脓，少数患者（9%）发热高于 38 ℃，部分患者有全身不适、体重减轻、恶心、呕吐、脾肿大等表现。肿大的淋巴结可持续数月消失，也有些不能自愈的淋巴结需要手术切除，痊愈后不留瘢痕。CSD 属于自限性疾病，抗生素不会影响其自然发病过程。少数患者会发生不典型的 CSD，包括：帕里诺眼－腺综合征、脑炎、视网膜炎、肉芽肿性肝炎、关节炎、骨髓炎和周围神经病等。

3.BA BA 是 HIV 感染者感染汉赛巴尔通体和五日热巴尔通体后发生的血管增生性病变，偶发于免疫正常人群，主要累及皮肤、肝、脾、骨、脑、关节囊、骨髓和消化道等。皮肤是最常发生损害的部位。病灶可表现为皮疹、疣（有蒂）、皮下结节（罕有溃疡和出血）或者角化斑，可以是单个也可以是数个成片，覆盖全身，淡红色的紫癜皮疹直径约 1 cm。BA 损害多见于肝脏和脾脏，肝脏损害表现为肝组织内静脉湖形成。除了 AIDS 患者，还可发生在结核、肿瘤患者和系统性使用糖皮质激素的患者。许多患者表现为体重减轻、发热、腹痛、肝脾肿大、碱性磷酸酶升高、胆红素和氨基转移酶水平正常或轻微升高。皮肤 BA 需要与卡波西肉瘤、化脓性肉芽肿、血管角质瘤、血管瘤及其他皮肤新生物鉴别。

4.心内膜炎和菌血症 巴尔通体感染引起的心内膜炎最常见损害主动脉瓣和二尖瓣，二者同时损害少见；大多数患者确诊时已经有严重的瓣膜损害，需进行人工瓣膜替换术。临床症状有发热、盗汗、体重减轻、杵状指、下肢水肿，并有出血点和紫癜；还可出现肝脾肿大、腹水、血沉加快和 C 反应蛋白增高，有血尿和蛋白尿等。心脏听诊可闻及收缩期、舒张期杂音和奔马律。

菌血症多见于 BA 阴性和免疫功能损害的患者。Slater 曾报道过 2 名 HIV 感染者和 1 名肾移植患者由汉赛巴尔通体引起的菌血症，这些患者表现为长期、反复发热，伴有全身不适和虚弱。Welch 曾从 9 例患者体内分离出汉赛巴尔通体，其中 4 例为 HIV 感染者，2 例骨髓移植者，1 例接受免疫抑制剂治疗者，3 例免疫功能正常；其中，HIV 感染患者表现为全身不适、疲劳、低体重和反复发热，而非 HIV 感染的患者以急性发热为主要表现。

（二）临床诊断

巴尔通体引起的这些疾病临床表现复杂，无特征性临床症状，有些患者在就诊时已引起严重的器官损坏，应引起临床工作者的注意。另外，巴尔通体属难培养细菌又无显著的表型特异性，使得临床及实验室诊断均较为困难，应结合流行病学史、临床表现及多项实验室指标予以诊断。

传统的 CSD 的临床诊断一般依据以下四项中的三项符合即可确诊：①与动物有接触史（主要是猫、狗抓、咬伤史）而导致原发病灶（在受伤部位有丘疹或脓疱）。②皮肤试验阳性。③局部淋巴结肿大而无其他引起淋巴结病的病因。④组织病理学特征符合 CSD 病变。目前，血清学试验已广泛应用于临床，辅助有 CSD 表现的患者的确诊。主要应用 IFA、ELISA 检测汉赛巴尔通体抗原的血清抗体，但是这种血清学试验也存在与五日热巴尔通体交叉反应，另外，患者产生 IgG、IgM 的时期和滴度不同也会影响检验结果。

其他巴尔通体引起的疾病，包括战壕热、BA、心内膜炎以及不典型的 CSD 等，依据流行病学、临床表现及实验室指标来诊断是必要的。还应与其他一些感染性发热疾病鉴别，如结核病、布病、传染性单核细胞增多症、性病淋巴肉芽肿、何杰金病等；战壕热还要与虱传回归热、登革热、疟疾、伤寒、斑疹伤寒、莱姆病等鉴别；皮肤 BA 需要与卡波西肉瘤、秘鲁疣、化脓性肉芽肿、血管瘤及其他皮肤新生物鉴别。由于心内膜炎可由汉赛巴尔通体、五日热巴尔通体及伊丽莎白巴尔通体，可能还有文森巴尔通体博格霍夫亚种等引起，汉赛巴尔通体、五日热巴尔通体可导致 BA 和菌血症，而汉赛巴尔通体和克氏巴尔通体都是 CSD 的致病因子，因此，病因学的诊断需要实验室病原体分离、核酸和抗体检测才能确定。

（三）临床治疗

典型 CSD 是一种良性自限性的局部淋巴结炎，不典型 CSD 则可累及全身各个系统。免疫功能受损的患者罹患 CSD，主要表现为 BA 及菌血症等疾病。国外在治疗 CSD 上多建议免疫功能正常人群无严重合并症者不予以抗生素治疗，免疫功能受损或伴有合并症者抗生素治疗则有助于病情恢复，可降低这类人群的病死率。

在体外药敏试验中，汉赛巴尔通体对庆大霉素、盐酸环丙沙星、多西环素和阿奇霉素较为敏感，但是在应用庆大霉素、盐酸环丙沙星及多西环素治疗患者时却无明显疗效。在一项涉及 268 名 CSD 患者的回顾性研究中，应用甲氧苄氨嘧啶、盐酸环丙沙星、利福平和庆大霉素治疗有效。有报道阿奇霉素在发病的前 30 d 内可显著减少受累淋巴结的数量。另外，也有些专家认为严重 CSD 患者才需应用抗生素治疗。应用抗生素治疗 BA 效果要好于 CSD，多种抗生素，特别是大环内酯类可取得良好的治疗效果。最常用的是红霉素和四环素，疗程至少 6 周，如有复发需延长至 4 个月甚至 6 个月。

虽然体外药敏试验显示五日热巴尔通体对许多抗生素，包括青霉素 G、甲氧苯青霉素、四环素、氨苄西林、先锋霉素、庆大霉素、氯霉素、红霉素、克拉霉素及阿奇霉素有较高的敏感性，而这与实际的临床治疗效果并不相符。根据国外的文献报道，有五日热巴尔通体感染但无菌血症的患者，可应用多西环素（100 mg，口服，每日 2 次）、红霉素（500 mg，口服，每日 4 次）或阿奇霉素（500 mg，每日 1 次）治疗 4～6 周；心内膜炎患者疗程需延长至 4 个月甚至 6 个月；也有专家推荐在心内膜炎治疗初期 2～3 周应用第三代头孢菌素和氨基糖苷类抗生素。

杆菌样巴尔通体引起的卡瑞恩病急性期可表现不同的严重程度，及早治疗可显著降低病死率。在药敏试验中，杆菌样巴尔通体对 β-内酰胺类、氨基糖苷类、氯霉素、利福平、大环内酯类、四环素和氟喹诺酮类较敏感。Maguina 等推荐应用盐酸环丙沙星，成人每 12 h 口服 500 mg，疗程 10 d；对于有严重神经系统并发症如昏迷等患者,4 mg 地塞米松静脉给药,每日 3 次,3 ～ 4 d;严重贫血和脑组织缺氧是输红细胞的指征。链霉素和利福平可用来治疗秘鲁疣。

对于巴尔通体引起的心内膜炎,大多数患者在确诊时已有严重的瓣膜损害,需要行瓣膜替换术,大部分患者仍需要红霉素或大环内酯类抗生素治疗 6 ～ 9 个月。

五、实验室诊断

(一)组织病理学检查

CSD 患者受累淋巴结或原发病灶组织活检可发现星形干酪样变、肉芽肿及微脓肿形成的特征性病理改变;BA 患者的皮肤或其他部位的病灶组织活检,用苏木精或伊红染色可见以血管裂隙样增生为特征的病变;用沃森 – 斯塔里染色法可查见 BA 或 CSD 活检标本中染成棕褐色多形性小杆菌。

(二)病原体分离

血液、淋巴结组织或穿刺液、皮肤或其他器官的受累病灶组织的活检标本可用于巴尔通体病原的分离,初次培养时间一般要求较长,需要 2 ～ 6 周,培养物仍需要进一步基因检测鉴定。通常,无系统病变的 CSD 患者不易分离到巴尔通体,而在一些免疫功能抑制患者、慢性酒精中毒者或有明显系统性疾病的患者能够分离到汉赛巴尔通体或五日热巴尔通体。

(三)血清学检查

IFA 是目前最常用的血清学方法,敏感性可达 95%,特异性达 97%,美国 CDC 推荐使用 IFA 进行巴尔通体感染的诊断。ELISA 也可用于诊断 CSD 等巴尔通体感染,两种方法均可测定 IgM 抗体,用于早期诊断。

(四)PCR

该方法可用于多种临床样本,如血液、新鲜组织及经甲醛溶液固定、石蜡包埋的组织样本,简便快捷,敏感性及特异性好,特别是对于像巴尔通体这种难分离培养的微生物病原体,具有良好的临床应用前景。*gltA* 和 *htrA* 等基因较多用于 CSD 的检测。

六、防控措施

加强对本病的认识,及时诊治和采取有效的预防和控制措施十分重要。

(1)杀灭虱、蚤、螨等吸血节肢动物,注意个人卫生和加强防护意识,到野外出游或作业应穿防护服、涂擦驱避剂以防蜱侵袭,离开有蜱地段时进行互查,发现身上及衣着上有蜱及时捉下处理。

(2)家中饲养的猫、狗等宠物要注意卫生,定期灭蚤、蜱等体表寄生虫,如患病应对其及时治疗。尽量不玩弄猫、狗等宠物,如不慎被其抓伤或咬伤,立即用碘伏或莫匹罗星软膏涂擦咬伤部位,同时留心观察伤者的患侧淋巴结及其全身情况。

(3)注意环境卫生,特别在居住区做好防鼠、灭鼠工作。

(4)免疫功能缺陷患者包括 HIV 感染者、器官移植者、长期应用糖皮质激素者等家中不要饲养猫、狗等宠物。

第四十四章

念珠菌病

念珠菌病是由各种致病性念珠菌引起的局部或全身感染性疾病,可侵犯局部皮肤、黏膜及全身各组织、器官,包括:串珠菌病、肺念珠菌病、皮肤和指甲的念珠菌病、外阴和阴道的念珠菌病、其他泌尿生殖器的念珠菌病、念珠菌败血症、其他部位的念珠菌病、未明示的念珠菌病等。

一、病原学

(一)分类

念珠菌属于真菌界、子囊菌门、囊壁核菌纲、酵母目、隐球酵母科,是双相型单细胞酵母菌。念珠菌主要有白念珠菌、热带念珠菌、假热带念珠菌、清酒念珠菌、光滑念珠菌、近平滑念珠菌、克柔念珠菌、都柏林念珠菌、克鲁维念珠菌、葡萄牙念珠菌等。

(二)形态及分布

白念珠菌是一种单细胞真菌,芽殖,形成假菌丝、芽管和厚壁膜孢子。菌丝细胞结构自外向内包括细胞壁、细胞膜、细胞质和细胞核。细胞壁厚 $200 \sim 300$ nm,由纤维状物和无定形物质组成。

本菌为革兰氏阳性菌,卵圆形芽生酵母样菌,在新配培养基中能长到 3 μm×5 μm,在沙氏琼脂培养基中能长成白色奶油状凸起的菌落(图 4-44-1)。延长的芽生细胞极似菌丝,故名假菌丝,假菌丝在结节处形成芽生孢子,有时在末端形成厚壁孢子,酵母菌属均不形成真菌丝。

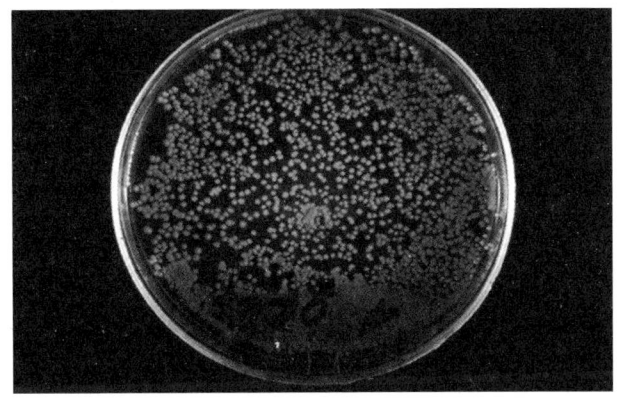

图 4-44-1 酵母型菌落

白念珠菌具有多种生长形态：菌体形态、菌丝形态和假菌丝形态。菌丝形态的白念珠菌致病能力更强，不致病时，白念珠菌表现为酵母细胞型，在感染组织中常表现为菌丝型。

念珠菌分布较广，全世界都有分布，没有地区流行限制。白念珠菌是人和动物消化系统、黏膜、皮肤等部位的正常菌群之一，有时也能在土壤、植物和水果中发现它的踪迹，可引起严重的深部系统感染，危及患者的生命。

（三）致病性

念珠菌是一种条件致病菌，念珠菌的致病性是相对的，侵入人体后是否发病取决于人体免疫力的状况及感染菌的数量、毒力。念珠菌的致病力和下列因素有关。①黏附力：黏附力与毒力成正比，白念珠菌黏附力最强。②两型性形态：当感染时，白念珠菌呈菌丝型。菌丝型的毒力比酵母型的毒力强。③毒素：菌细胞表面的多糖毒素和念珠菌毒素可能是致病的因素。④细胞表面成分。⑤细胞外酶：白念珠菌可产生分泌一些酶，如溶血磷脂酶、磷脂酶和细胞外酸性蛋白酶（CAP）等。其中以 CAP 最为重要。CAP 不仅能水解蛋白质，并能水解角蛋白及胶原，具有促进白念珠菌黏附的功能。

白念珠菌首先是黏附在宿主的上皮细胞上，然后在致病因素作用下形成感染灶。宿主细胞膜表面上的岩藻糖和 N-乙酰葡萄胺是白念珠菌的黏附受体，其中较为重要的黏附介导体有甘露聚糖 - 蛋白质复合物和几丁质。几丁质是 b- 葡聚糖与 N-乙酰葡萄糖受体化合物构成的立体空间多聚体；白念珠菌胞壁具有纤维蛋白原、纤维连接蛋白等成分的黏着受体。而这些成分广泛分布于血管壁、炎症和创伤愈合等部位，有极强的黏着性，与白念珠菌黏附后能形成白念珠菌与宿主细胞间的黏附，使白念珠菌更容易黏附和侵袭宿主。

二、流行病学

（一）发生与分布

念珠菌经常引起机会性真菌感染，而由于长期使用抗生素和糖皮质激素导致念珠菌病的发病率有所上升。念珠菌病是一种散发的疾病，常在托儿所中发生流行，尤其是易发生在需要加强护理的早产婴儿中，由于使用了被污染的药物溶液或羟嗪喂养液而发病。据估计念珠菌病引起近 1/4 的霉菌病患者死亡。

念珠菌病已经被证实发生在很多的哺乳动物和禽类中。该病经常发生在幼禽中并引起经济损失。念珠菌病被禽类传播到世界各地而造成暴发流行。

（二）传染源

许多感染都有内源性传染源。感染可以通过接触患病个体的唾液、皮肤、阴道或者接触病菌携带者而传播。患有阴道念珠菌病的孕妇在生产过程中可能感染婴儿。与患有念珠菌性阴道炎的妇女发生性关系可能引发念珠菌性龟头炎。

（三）传播媒介

尽管念珠菌病常常发生在黏膜与皮肤组织，但在使用抗生素治疗很长一段时间而造成身体虚弱的患者，病菌可能通过造血系统传播而造成全身感染。由于在尿道中插入导管进行医学探查，或者外科介入，常常造成损伤的加重。该病可以发生在任何器官或组织，最常发生感染的是眼睛、肾脏、肺、脾脏、中枢神经系统以及进行过修复术的心脏和骨骼。

念珠菌病通常可以在人和动物之间传播，动物与动物之间的传播机制现在还不清楚，但人与人之间的传播经常发生。

（四）易感对象

念珠菌在健康人体的消化道和阴道都有很高的带菌率，在成年人中，一些使人体虚弱的疾病或其他情况（糖尿病、AIDS、癌症等）常常会并发念珠菌病。

在家禽中，白念珠菌可能是主要的病原学媒介，在人类念珠菌病总是伴随其他疾病的发生而发生。长期使用和滥用抗生素是引起念珠菌和其他酵母菌感染的一个重要因素，因为它们改变黏膜表面菌群和自然菌群的平衡。

（五）流行特点

念珠菌病在幼禽和其他家禽中常常是散发性发病，特别是在幼禽中暴发流行时有发生，死亡率在8% ~ 20%。在以色列的一些农场曾经发生过一次奇怪的流行病，许多大鹅因为交配而得病。这种疾病开始时是大鹅的阴茎和泄殖腔的黏膜肿大和变红，最后损伤变成坏疽性病变，并且有一部分阴茎消失。检查表明引起发病的是白念珠菌和混有菌丝的细菌。培养该细菌菌落产生的细菌不能引起鸟类发病，相反，从损伤部位分离出的白念珠菌能引起发病。

三、临床学

（一）临床表现

临床上黏膜感染的主要形式是霉菌性口腔炎，在舌头等部位出现白斑，当擦除它们后，黏膜表面会出血。在对一些患有哮喘的儿童采用吸入性皮质类固醇治疗时，常常会并发霉菌性口腔炎，这种感染有时可以自发痊愈。

另一种黏膜感染可能是真菌性口炎引起的食管念珠菌病，尤其是造血和淋巴系统恶变的患者在治疗的过程中容易发生。该病最常见的症状是吞咽痛和胸骨下痛。患有食管念珠菌病的癌症患者进一步可能发展为胃肠念珠菌病。小肠是第三个经常引起感染的部位，最常见的损伤是在胃和小肠的表面形成溃疡。

1. 人　由于在临床上广泛使用抗生素和免疫抑制剂，导致发生菌群失调或免疫力降低，造成内脏、皮肤、黏膜被真菌感染的患者日益增多，口腔黏膜念珠菌病的发生率也相应增高。1842 年 Gruby 从口疮患者的病变组织中分离出酵母样菌，1923 年 Berkhont 确认此种菌属于隐球菌科的念珠菌。

由念珠菌属感染所引起的口腔黏膜疾病被称为口腔念珠菌病。口腔念珠菌病按主要病变部位可分为：念珠菌性口炎、念珠菌性唇炎与口角炎、慢性黏膜皮肤念珠菌病。和白念珠菌感染有关的口腔疾病还有：扁平苔藓、毛舌和正中菱形舌炎。

1) 念珠菌性口炎

（1）急性假膜型念珠菌口炎：可发生于任何年龄的人，以新生婴儿最多见，发生率为4%，又称新生儿鹅口疮或雪口病（图 4-44-2）。

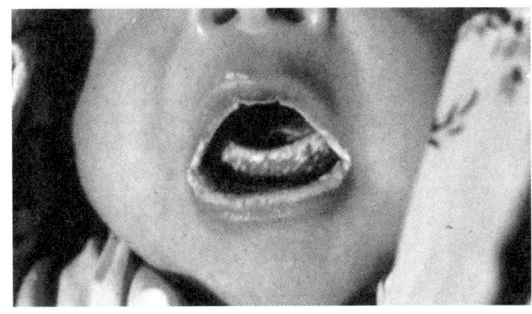

图 4-44-2　念珠菌性口炎（白色物质为酵母细胞和假菌丝）

（2）急性红斑型（萎缩型）念珠菌性口炎（抗生素口炎）：多见于长期应用广谱抗生素的成年人，且大多数患者原患有消耗性疾病，如白血病、营养不良、内分泌紊乱、肿瘤化疗后等。某些皮肤病如系统性红斑狼疮、银屑病等，在长期大量使用抗生素的过程中，也可并发念珠菌性口炎。急性念珠菌性口炎的患者一般情况下首先感到口腔干燥、黏膜灼痛、味觉异常或味觉丧失，并发口角炎，但有时也表现为黏膜充血糜烂及舌背乳头呈团块萎缩，周围舌苔增厚。

（3）慢性增殖型念珠菌口炎：病变部位主要是颊黏膜、舌背及腭部。由于菌丝深入到黏膜或皮肤的内部，引起角化不全、棘层肥厚、上皮增生、微脓肿形成以及固有层乳头的炎细胞浸润，而表层的假膜与上皮层附着紧密，不易剥脱。该病有一定的恶变率，应尽早诊断。

（4）慢性红斑型（萎缩型）念珠菌口炎：发生损害的部位主要是上颌义齿腭侧面接触之腭、龈黏膜，女性患者比男性患者的发病率高。黏膜呈亮红色水肿，或黄白色的条索状，或斑点状假膜。在患者的损伤部位，可分离出白念珠菌。本病可单独发生，不一定并发唇炎和口角炎。

2）念珠菌性唇炎（candidal cheilitis）　本病为念珠菌感染后引起的慢性唇炎（图4-44-3），多发在50岁以上的高龄患者。一般发生于下唇，可同时并发念珠菌口炎或口角炎。本病可分为糜烂型和颗粒型，糜烂型在下唇中长期存在鲜红色的糜烂面，周围有过角化现象，表面脱屑。颗粒型下唇肿胀，唇与皮肤交界处常有散在突出的小颗粒。念珠菌唇炎应刮取损伤部位边缘的鳞屑和小颗粒状组织，显微镜下观察，如发现芽生孢子和假菌丝，经培养证明为白念珠菌时，即可确诊。

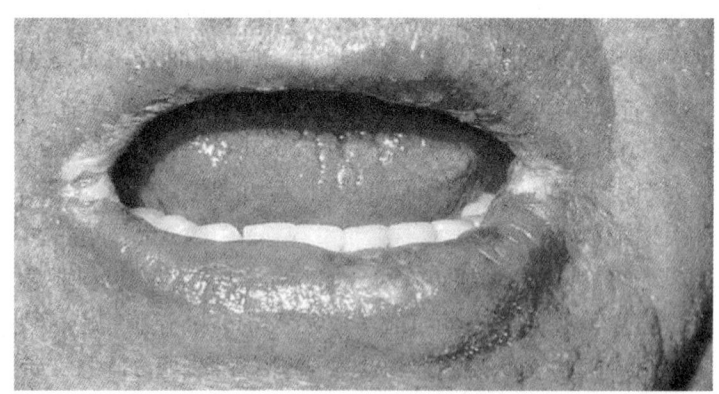

图4-44-3　念珠菌性唇炎

3）念珠菌口角炎　本病常为双侧罹患，口角区的皮肤与黏膜发生皲裂，邻近的皮肤与黏膜充血，皲裂处常有糜烂和渗出物，或结有薄痂，张口时疼痛或溢血（图4-44-4）。常并发舌炎、唇炎、阴囊炎或外阴炎，念珠菌口角炎多发生于儿童、体弱患者和血液病患者。

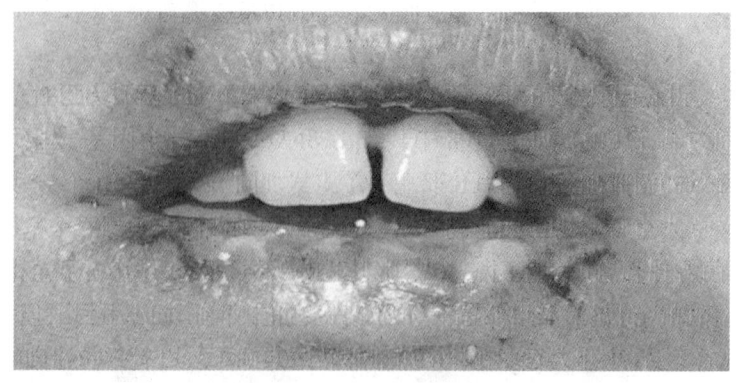

图4-44-4　念珠菌口角炎

4）慢性黏膜皮肤念珠菌病　本病主要发生在口腔黏膜、皮肤及甲床（图 4-44-5、图 4-44-6）。多从幼年时发病，但病程较长，数年至数十年，本病是一种综合征的表现，常伴有内分泌或免疫功能异常、细胞免疫功能低下。从患者损伤的结痂处可以分离出白念珠菌。本病可为三种类型。

（1）多发性内分泌病型：常在青春期前后发病，念珠菌口炎可能是本病最早的表征，初期多表现为甲状旁腺功能低下或肾上腺皮质功能低下及慢性角膜—结膜炎。

（2）T 淋巴细胞缺陷病型：本病可见于高 g- 球蛋白血症和恶性淋巴网状肿瘤患者。

（3）家庭性慢性黏膜皮肤念珠菌：本型可见于儿童，初发于 35 岁以后的成人，都与铁吸收、代谢异常有关，可能是由于缺铁时使白念珠菌抑制因子减少，造成致病菌的繁殖和侵袭。

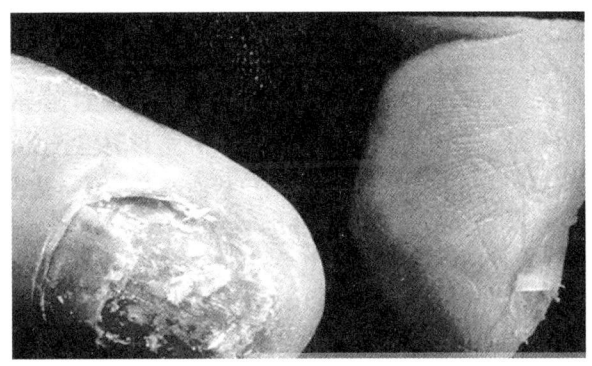

图 4-44-5　甲癣

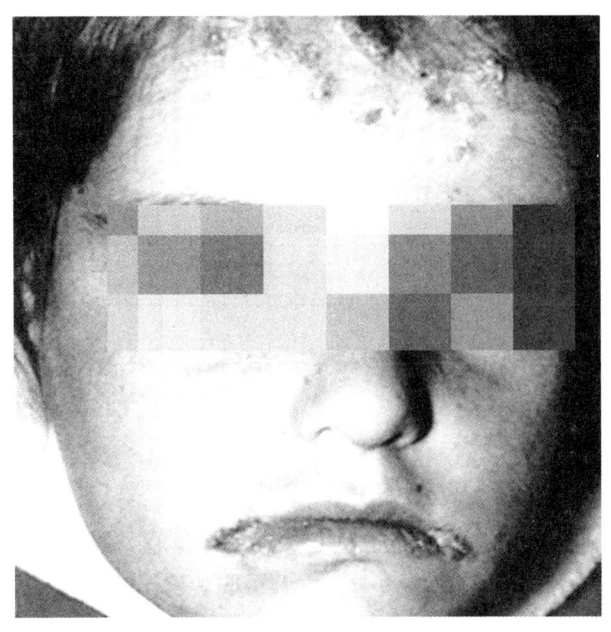

在患儿的额头和口角长有念珠菌肉芽肿，从额头的损伤处分离出白念珠菌

图 4-44-6　慢性黏膜皮肤念珠菌病

2. 动物　鸟类的念珠菌病主要感染上呼吸道系统，在幼鸟中常表现为伴随神经症状的急性过程。然而这种疾病通常没有任何症状，只有在死后解剖才能确诊。最常见的损伤部位是嗉囊，形成凝乳状的与黏膜轻轻相连的噬斑。在成年鸟中，念珠菌病为慢性过程，表现为嗉囊变厚，累积形成浅黄色的坏死物质。

念珠菌病经常发生在小牛、小马、小羊、猪、狗、猫、实验小鼠、豚鼠、动物园里的动物。念珠菌病容易导致牛乳腺炎和流产。据报道长期采用抗生素治疗的小牛，容易引发念珠菌病，造成各种器官损伤。猫经常发生皮肤损伤和口腔炎。

（二）临床诊断

诊断必须使用新鲜的样品。对患有念珠菌病的鸡进行解剖，可见口腔、咽部、上颌裂隙形成黄白色干酪样物或假膜，易剥离，剥离后留有斑痕。嗉囊壁增厚，黏膜层有灰白色附着物。腺胃膨大，有的胃角质膜溃烂，不易剥离。肠黏膜溃疡和出血。

（三）临床治疗

对黏膜和皮肤的念珠菌病有治疗作用的抗生素是制霉菌素，克霉唑也很有效，两性霉素 B 和氟康唑也用来治疗念珠菌病。

欧洲 18 家医学中心联合研究口服氟康唑（50 mg/d）和四烯类抗生素（两性霉素 B 2 mg/d、制霉菌素 20 mg/d）。在预防霉菌感染中的效率、副作用和耐药性时，这项研究共调查了 536 名患者，其中包括接受过化疗、放疗的恶性疾患病者、嗜中性粒细胞减少症的骨髓移植患者，给药治疗为 30 d。结果证明，口服氟康唑预防颊咽感染比口服四烯类抗生素效果好，但对预防嗜中性粒细胞减少症患者身体其他部位的感染作用相同。

体弱患者患有的普通真菌性口炎可以通过治疗口腔损伤而愈合。

对托儿所中发生念珠菌病的儿童进行隔离，对其采取对症治疗。

为了控制念珠菌病在家禽中的流行，捕杀所有的患病家禽，在饮水中加入硫酸铜（1∶2 000），在饮食中加入制菌霉素（110 mg/kg）。

四、实验室诊断

（一）镜检

在指甲、皮肤样品上滴加 10% 氢氧化钾溶液或在黏膜样品上滴加乳酸酚棉蓝溶液，镜检发现假菌丝或芽殖酵母（见图 4-44-7），就可确认是真菌感染；从血液、胸膜或腹膜液、脑脊液、活体组织中或相对集中的病灶中分离出白念珠菌即可确诊。然而，值的注意的是真菌血症可能是暂时的，它并不能预示系统感染。

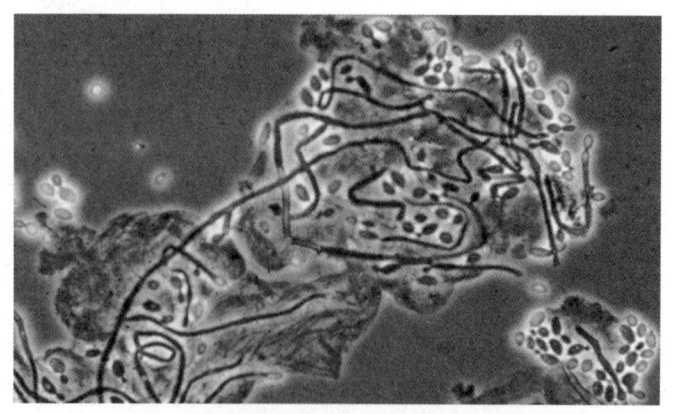

将口腔内的组织用氢氧化钾处理后在相差显微镜下观察到酵母细胞和假菌丝

图 4-44-7　白念珠菌

（二）培养鉴定

系统性念珠菌病的诊断以血培养为主，血培养检测系统对检查血液中的念珠菌更为快速准确，培养时间也大大缩短，阳性检出率为 35% ～ 44%。若在血培养基中添加树脂和去垢剂，可以提高血中念珠菌的检出率。树脂不但可以吸收患者血中残留的抗生素，还可中和抑制真菌生长的物质，去垢剂可裂解宿主吞噬细胞，释放胞内念珠菌。白念珠菌在含有血液的琼脂培养基和沙氏琼脂培养基中 25 ～ 37 ℃ 下生长良好（图 4-44-8）。在玉米粉培养基中 25 ℃ 经过 24 ～ 48 h 长成厚壁孢子（图 4-44-9）。其他种类的念珠菌通过其在碳水化合物发酵和消化过程中表现出的不同生化特性而加以鉴别。使用科玛嘉（CHRO Magar）显色培养基可以区分白念珠菌和非白念珠菌（图 4-44-10）。CHRO Magar 显色培养基中含有一种特殊的显色物质，根据不同念珠菌生理代谢产物的不同，引起不同的显色反应。观察菌落的不同颜色就可以鉴定出念珠菌的种类，因而具有种类鉴别的功能。现在已经有检测时间较短的商品化的微生物鉴定系统（如 YBC 酵母鉴定系统），可以快速准确地鉴定念珠菌的种类。也可以通过免疫荧光标记的抗白念珠菌球蛋白来检测病理学涂片和培养物。

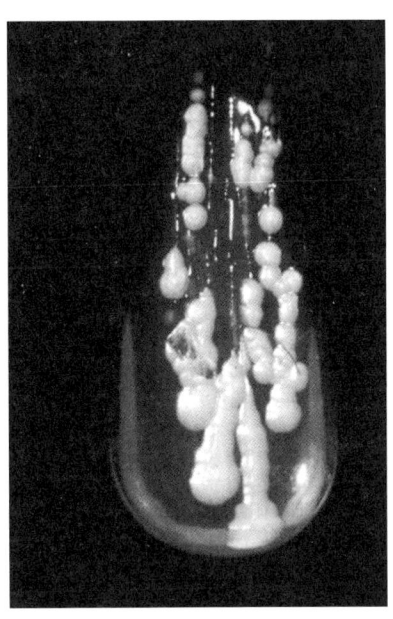

图 4-44-8　在沙氏葡萄糖琼脂培养基中 30 ℃ 培养成的酵母型菌落

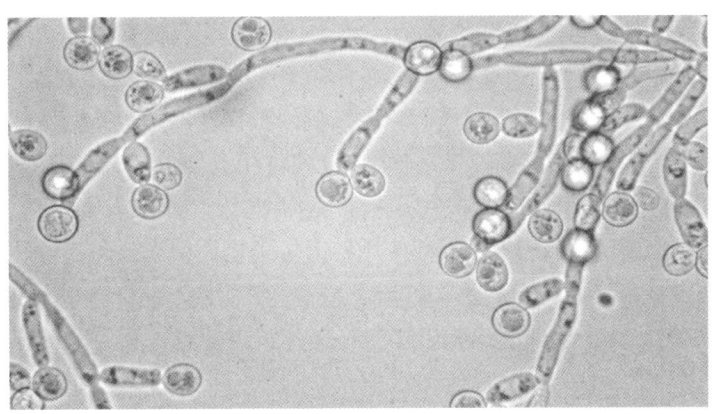

图 4-44-9　25 ℃ 在玉米粉琼脂培养基上长成厚壁孢子

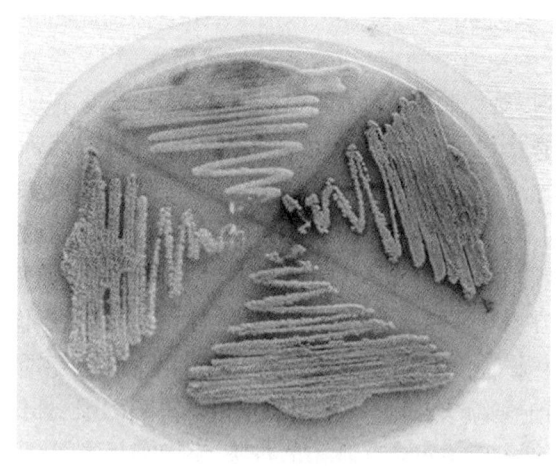

图 4-44-10   CHRO Magar 显色培养基可以在很短的时间内通过显色和不显色区分白念珠菌和非白念珠菌

（三）血清学技术

应用最广泛的血清学检测是血清真菌特异性细胞壁成分（1，3）-β-D- 葡聚糖检测，简称真菌 G 试验。试管凝集试验、IFA、血凝反应检测在正常人中的抗体水平也很有效。在健康的个体中主要的抗体是 IgM，相反，全身念珠菌病起初快速增多的是 IgM 和 IgG，接着 IgM 开始减少，而 IgG 则保持在一定的水平。

（四）鉴别诊断

1980 年 Odds 和 1983 年 Abbott 分别建立和发展了白念珠菌的细菌生物分型方法，1989 年 Childress 等对这种方法又进行了修改。这种方法是通过观察白念珠菌在 9 个加入不同的化学物质的培养基的生长情况进行鉴定。

20 世纪 80 年代中期开始采用脉冲场电泳对白念珠菌进行基因分型，它的原理是通过不断改变电场方向，推动大片段 DNA 在凝胶网孔中迂回运行，而达到分离目的。运用这一技术可以检测白念珠菌的微小差异。

应用基因分型方法可对白念珠菌进行种间鉴别和种内分型，利用真菌细胞内核糖体 RNA 的内转录间隔，来进行真菌鉴定。该区域具有一定的种间特异性和种内保守性，可对念珠菌进行"种"的鉴定。为临床诊断和流行病学研究提供反映物种本质的工具。

五、防控措施

念珠菌病是一种人兽共患疫病，在治疗患者和患病动物，医务工作者要做好防护措施，注意卫生和安全。要特别注意避免产房和托儿所中的交叉感染，分娩时注意会阴、产道、接生人员双手及所有接生用具的消毒。通过使用制菌霉素治疗怀孕 3 个月孕妇的阴道念珠菌病可以预防新生儿的念珠菌病。

通过使用抗真菌抗生素可以治疗由于长期使用广谱抗生素而引起的耐药性。避免使用塑料导管。

为防止真菌性口炎在托儿所中流行，真菌性口炎患者应该被隔离，并建立严格的卫生措施。

为了预防该病，对经常发生念珠菌病的患者应补充其缺乏的维生素、微量元素或者为其提供足够的饮食营养。

目前，没有预防念珠菌病的疫苗。

孢子丝菌病（Sporotrichosis）是由申克孢子丝菌复合体所致的一种人类和动物共患的、慢性或亚急性深部真菌病，主要侵害皮肤、皮下组织及其附近淋巴系统，表现为由感染性肉芽肿形成的结节，继而变软、破溃，变成顽固性溃疡，偶可散播至骨骼和内脏。

一、病原学

（一）分类

基于传统的表型分类，过去一直认为孢子丝菌病是由申克孢子丝菌（*Sporothrix schenckii*）单一菌种引起，新近基于分子生物学的基因型分类结果显示，其实属一种复合体，包括申克孢子丝菌、球形孢子菌、巴西孢子丝菌、墨西哥孢子丝菌和卢艾里孢子丝菌等。申克孢子丝菌为双相型真菌，室温培养为霉菌相，组织和 37 ℃培养为酵母相。

（二）形态和培养特性

在葡萄糖蛋白胨琼脂培养基中，25 ～ 37 ℃时生长良好，培养至 6 d 后可见直径 0.5 cm，呈灰褐色膜片状菌落，略高出培养基面，10 d 时菌落可达 1.5 cm，表面分三带：边缘为膜状白色晕；中带暗褐色，中央隆起，有皱褶且高低不平，间有少数刺状菌丝。14 d 后菌落呈黑褐色，边缘有下沉现象。非典型菌落色较淡，为奶油色，表面光滑，菌丝粗，分生孢子柄短小，小分生孢子集中在菌丝两侧。有时菌落不光滑发亮，表面呈颗粒状，间有蜂窝状小皱褶，色淡黄。当培养基中加入青霉素或链霉素时，可促进此菌生长。

在组织中为酵母相，呈圆形出芽细胞，大小 10 μm，或呈长形出芽细胞，如雪茄烟样，大（1 ～ 3）μm×（3 ～ 10）μm。在高糖培养基 37 ℃培养时，也有同样的生长特点。室温时新分离的菌呈潮湿菌丝型菌落，表面有皱褶，初呈白色或奶油色，后变为灰色、暗棕色或近乎黑。菌丝透亮、分枝、分隔、直径 1 ～ 2 μm。条状的分生孢子则呈直角长在菌丝上，长而尖，底部为 1 ～ 2 μm，尖部0.5 ～ 1.0 μm。新鲜培养物中可见暗色厚壁及透亮薄壁两种分生孢子。菌落的颜色决定于暗色厚壁孢子的数量。多数菌种经实验室放置数年后，即发生变异不再产生暗色厚壁孢子，菌落则呈奶油色至白色。如经冷冻保存即可避免此种变异。透亮的分生孢子呈椭圆形或长形，如梅花样成束，位于分生孢子柄的尖端，有时可同时见到这两种分生孢子。

（三）致病性

申克孢子丝菌可使大白鼠、小白鼠、田鼠、猫、狗、猴及马等动物发病。以每毫升 10^8 个孢子悬液 $0.2 \sim 0.5$ mL 腹腔感染大白鼠后 $7 \sim 10$ d，可导致进行性疾患。如发生播散时能引起骨质破坏，肠系膜形成肉芽肿，或在大白鼠尾上形成结节溃疡。如接种于大白鼠、雄田鼠睾丸内，1 周后睾丸肿大，其内可见革兰氏阳性梭形、圆形或椭圆形小体。实践证明有外伤或未有外伤的小白鼠与患鼠长期密切接触后均可产生典型病变，提示该病有接触传染的可能。

二、流行病学

（一）发生与分布

该病呈世界性分布，但主要分布在欧洲、南美洲、北美洲和非洲，是南美洲最常见的深部真菌病。我国于 1916 年首次报道该病，目前几乎在全国各地均有发现，迄今报道的已不下数百例。发病率一般不高，但个别地区可形成流行。

（二）传染源

孢子丝菌广泛存在于自然界，极易自土壤、枯草、腐烂植物和木材等处分离出，人类和动物的感染主要来自自然界。马是本菌的自然宿主。患病的动物也是人类发病的一种传染源。Barros 等曾报道，在巴西里约热内卢 1998—2001 年有 178 例经病原分离确诊为该病的患者，其中 158 人与患该病的猫有接触，97 人曾被猫抓伤或咬伤，因此认为家猫是人类该病重要的带菌者和传染源。

（三）传播途径

该病主要通过皮肤伤口感染；也可侵犯口腔黏膜，经消化道引起感染；经呼吸道还可侵入肺部或经血行播散至内脏。人类接触患病动物，被动物咬伤或抓伤常易受到感染。

（四）易感对象

人和马、骡、牛、骆驼、犬、猫、兔、鸡、猴、大白鼠、小白鼠等对该病均易感。任何年龄、不同性别和种族的人均可感染，无明显差异，但男性比女性更常见，成年人多于儿童，尤其是从事土壤、花草、蔬菜、木材、垃圾、污水处理职业和饲养宠物的人群常易受到感染。该病多呈散发性，偶尔形成地方性流行。Barros 等的调查研究证实，孢子丝菌病在同一猫舍的猫群中可持续流行 3 年以上。

三、病理学

新发的原发溃疡，仅见嗜中性粒细胞、淋巴细胞、浆细胞及组织细胞等非特异性浸润。在较陈旧的原发病变，可见表皮疣状增生，其中的小脓疡，真皮常有结核样结构，中央为嗜中性粒细胞脓疡，其外聚集有多数上皮样细胞，位于淋巴管上的结节比原发病变更具有特征性。浸润分三层：中央为"化脓层"，其外为"结核样层"，最外层为"梅毒样层"。"化脓层"中以嗜中性粒细胞为主，"结核样层"中主要为上皮样细胞及多核巨细胞，"梅毒样层"中有淋巴细胞及浆细胞。

病理切片经淀粉酶 37 ℃条件下消化后用 PAS 染色即可见到 $4 \sim 6$ μm 大小的圆形或卵圆形小体，有时可见 $4 \sim 8$ μm 长的雪茄烟样小体及星状体。

在电子显微镜下其超微结构改变为表皮角质细胞间隙增宽，在细胞间隙中可见中等电子密度的均匀物质和退化的膜性结构，表皮内可见嗜中性粒细胞、巨噬细胞、淋巴细胞和浆细胞浸润。并可见初发的表皮颗粒层中有炎性细胞吞噬的吞噬体和申克孢子丝菌，真皮浅层中有固缩的孢子和炎性细胞浸润。

四、临床学

(一)临床表现

1. **人**　可分为下述 4 种临床类型。

1) **皮肤淋巴型孢子丝菌病**　是较常见的一型,约占患者的 40%,原发损害常位于面部、手、前臂、小腿和踝部等暴露部位,常为单侧性,多有外伤史(图 4-45-1)。菌体侵犯皮肤后其潜伏期 7～30 d,可长至半年。初发为圆形、无痛性、能活动的坚韧皮下结节,不与皮肤粘连,以后结节逐渐扩大并与皮肤粘连。皮肤表面光洁,先呈粉红色后转紫色,最后中心坏死形成溃疡,边缘稍红、隆起,溃疡表面有稀薄的脓液,可覆有厚茄,称为初疮,亦称为孢子丝菌性下疳。病变可延续数周至数月,个别患者可自行结痂愈合,多数溃疡不愈。结节沿淋巴管走向,先后出现新的结节,呈向心性,排列呈串状。新出现的结节可再扩大、变色、溃疡、结痂。如此带状分布的皮损可同时观察到不同发展阶段的病变。病程日久,皮损之间连接的淋巴管变硬如绳索状,结节可不断延续直至腋下或腹股沟后,病变才停止进展。多数淋巴结也会因此受累而发生病变,如淋巴结被侵犯,可发生化脓、坏死,但很少引起血行播散。病变发生于面部者,结节呈上下放射状排列,若发生于眼鼻周围则常为环形或半环形排列,这与该部的引流淋巴管不呈带状分布相关。常可见到老的病变自行结痂愈合而新的病变继续出现,此愈彼起,历久不愈。

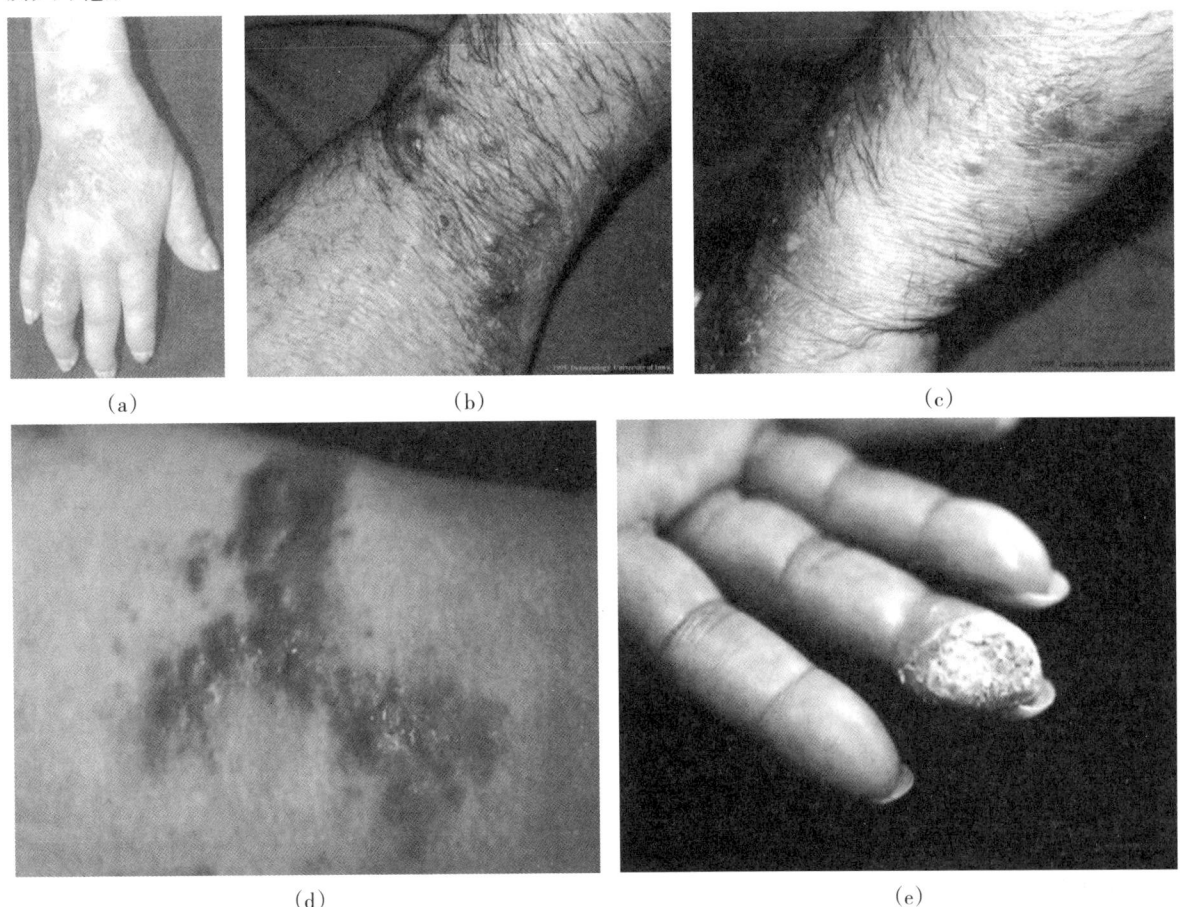

图 4-45-1　皮肤淋巴型孢子丝菌感染

注:皮肤淋巴型孢子丝菌感染原发病损常见于(a)手背、(b)手腕、(c)手臂、(d)腿部、(e)指腹。

2）局限性皮肤型孢子丝菌病　又名固定型皮肤孢子丝菌病，是常见的一种病型，约占患者总数的60%。本型的特点是皮损固定于初发部位，不侵犯淋巴管及淋巴结。本型以面部多见，四肢次之，皮损形态多样化，临床表现也不相同，可分为多种亚型（图4-45-2）。

（1）结节型：初发于手腕、臂、颈等的皮肤角质层较薄处，皮损呈暗红色结节，表面可有脱屑，角化不明显或形成溃疡，覆有厚痂。

（2）肉芽肿型：皮损表现为慢性增生性肉芽肿，可有渗出性结痂。

（3）浸润斑块型：皮损呈红色或紫红色浸润性斑块，直径 $2 \sim 3$ μm，隆起不明显，表面高低不平，基底有浸润。

（4）卫星状型：皮损中间为一结节或肉芽肿，周围绕有数个针头至绿豆大的红色丘疹。

（5）疣状型：多位于经常磨擦和角质层较厚的部位，如手背、足趾等处，呈结节及斑块状，表面为疣状角质增生，有如融合的寻常疣，严重者似乳头瘤样。

（6）溃疡型：表现为以坏死渗出为主的溃疡，系结节型坏死所形成的溃疡，有如瘰疬性皮肤结核，周围炎症不明显，如不及时治疗，会经久不愈。

（7）囊肿型：较少见，表现为皮下囊肿，触之柔软，呈正常肤色或暗红色。

（8）痤疮样型：多见于眼睑、颈部及手背等处，皮损较浅小，呈丘疹或脓疱型。

（9）斑鳞屑型：损害似银屑病或酒糟鼻，如病变位于鼻部易被误诊为酒糟鼻。

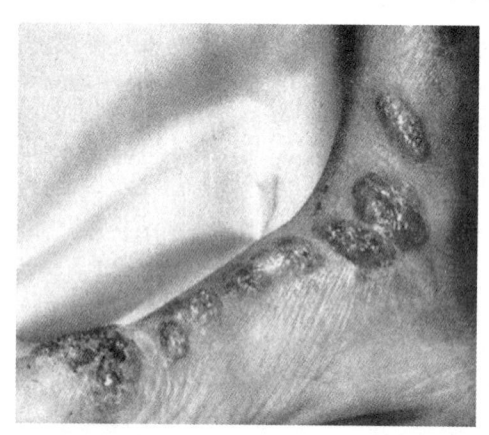

图4-45-2　局限性皮肤型孢子丝菌感染下肢

3）皮肤黏膜孢子丝菌病　此型较为少见，多为原发，由摄食被致病菌污染的蔬菜、水果或接触有孢子丝菌的污水而引起，也可继发于播散性孢子丝菌病。病变多累及口腔、咽喉和鼻部的黏膜和眼结膜，损害初呈红斑、溃疡或化脓性病变，日久变为肉芽肿性、赘生性或乳头样病变。常伴有疼痛、局部红肿，附近淋巴结肿大变硬，愈后有瘢痕形成。患者常因局部有真菌存在而成为带菌者。

4）皮外及播散性孢子丝菌病　根据其临床表现，又可分为下列5种类型。

（1）骨骼孢子丝菌病：是最常见的皮外孢子丝菌病，病变可波及骨膜、滑膜、肌腱、肌肉等，引起残毁性关节炎等，好发于掌骨、趾骨、尺骨、枕骨、股骨和肋骨等，常致关节活动受限、关节肿痛，并常有关节腔积液。穿刺液培养多有孢子丝菌阳性。

（2）眼及其附件孢子丝菌病：包括眼睑、结膜、泪囊感染，多为原发性。病变为溃疡或树胶样肿，常无局部淋巴结肿大。

（3）系统性孢子丝菌病：即播散性孢子丝菌病，较少见。本型主要发生于免疫功能低下者或糖尿病、结核病及长期使用广谱抗生素、糖皮质激素的患者或接受放、化疗的患者。本型可由血行播散，累及皮肤、骨骼、肌肉,也可引起肾盂肾炎、睾丸炎、乳腺炎,或感染肝、脾、胰、甲状腺和心肌等。播散时常伴发高热、厌食、体重减轻及关节僵直等。若不及时治疗,多于数周或数月死于恶病质。

（4）孢子丝菌脑膜炎:较少见,多由血行播散引起,常有头痛、眩晕、精神错乱、体重减轻等表现。

（5）肺孢子丝菌病:罕见,多系原发性,常见于酗酒者。本型又可分为慢性空洞型和淋巴结病变型。前者病初表现为急性肺炎或支气管炎,伴发热、咳嗽、乏力等,常易误诊为结核病。当病变转为慢性时,形成薄壁空洞伴纤维化及胸腔积液,严重者空洞增多,可因发生干酪样坏死而死亡。后者肺门淋巴结、气管及支气管淋巴结构可被累及,有时可致支气管堵塞或自愈,易被误诊为原发性肺结核,但结核杆菌素皮试均为阴性,可资鉴别。

2.动物

动物孢子丝菌病的临床表现基本与人类相同。一般于伤口感染处发生原发病灶,多位于四肢、头部和胸腹部。在真皮及皮下淋巴管形成直径 1～4 cm 大小成串的圆形结节,结节间的淋巴管变粗变硬,多呈弯曲状。结节破溃流出少量浓稠、乳酪样脓汁。马、骡孢子丝菌病的皮肤病变常在鬐甲部和胸部,有时于头颈部皮肤及鼻腔黏膜发生小结节和溃疡。犬孢子丝菌病在继发皮肤病变之后,可发生骨炎、关节炎或腹膜炎。猫孢子丝菌病的报道较多,Schubach 等（2004）报道对巴西里约热内卢 1998—2001 年流行的 347 例猫孢子丝菌病进行分析研究,病猫可从亚临床表现直至严重的播散性病变。其皮肤病变常为多病灶,表现为广泛分布的小丘疹结节,坏死性、渗出性溃疡,常伴消瘦。血液异常可见贫血,中性粒细胞增多,低白蛋白血症和高球蛋白血症。组织病理学显示广泛的组织细胞反应,细胞中有大量真菌孢子。347 例中有 154 例有呼吸道症状,最常见的是皮外症状。266 例用抗真菌药治疗,68 例治愈,124 例死亡,尸检可有播散型淋巴感染和内脏真菌感染。肺和淋巴结均有肉眼可见的病变。从有临床症状的病猫和亚临床感染的猫都能分离到申克孢子丝菌（图 4-45-3）。

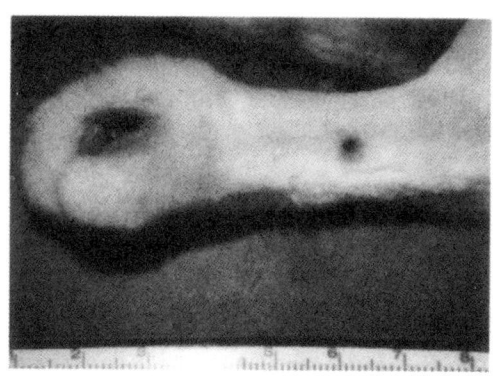

图 4-45-3　猫接种部位的病变

注:用申克孢子丝菌的酵母培养液感染 40 d 后的猫的后肢,在接种部位产生了病变,次级病变发生于腿部的一个主要的向心性淋巴管上。

（二）临床诊断

根据临床表现和病变初步诊断,确诊需依据实验室检查。

（三）临床治疗

1.碘化钾　碘化钾内服结合外用药物仍为对该病治疗的首选方案。成人可服 10% 碘化钾溶液,每日 3 次,开始每次 10 mL,以后逐渐增为每日 60～90 mL,饭后或与牛奶同时服用。也可服碘化钾饱和液，开始10滴/次，每日3次，以后逐日增加5滴，直至每次40滴。一般服药后1周见效，1～2个月后症状逐渐消退。病马治疗可用20%碘化钾溶液口服，第一周每日以1 mg/kg剂量，以后改用0.5 mg/kg剂量，直至病变完全消退后再继续用药1个月。碘化钾对胃黏膜有刺激作用，服后可引起恶心、呕吐、腹痛、腹泻等症状。对碘化钾不能耐受者开始口服半量，逐渐适应后再服全量。同时可用2%碘化钾溶液湿敷局部或10%碘化钾软膏外涂。皮损消退后应继续服用碘化钾治疗1个月，以免复发。少数患者对碘过敏，可引起眼睑肿胀、打喷嚏、流泪、头痛、咽喉炎等类似感冒的表现，应予停药。动物试验证明，碘化钾对孢子丝菌病的防治作用与宿主的免疫系统有关，能促进巨噬细胞在感染部位的浸润和增强机体对孢子丝菌的抵抗力。

2. 两性霉素B　对碘化钾过敏、无效或有结核病者可选用。两性霉素B尤其适用于肺型及播散型孢子丝菌病。

3. 伊曲康唑　每日100～200 mg，连服2～9个月。由于该药组织亲和力明显高于血浆亲和力，停药后组织中药物浓度仍可维持一段时间，继续发生疗效。因此，可采用每周服药2次，每次200 mg的治疗方案，比每天服1次，每次100 mg为好，且治疗时间短，用药量少。

4. 特比萘芬　为口服有效的烯丙胺类抗真菌制剂，作用机制主要是特异性抑制真菌膜上的角鲨烯环氧化酶，而干扰麦角固醇的合成，并使角鲨烯在真菌体内产生蓄集毒性，起到杀灭和抑制真菌的双重效应。口服吸收好，无严重的肝、肾副作用，具有高效、广谱的作用。口服，每次250 mg，每日1～2次，连续用药8～29周，疗程视病情而定。

5. 其他　还可用5-氟胞嘧啶或灰黄霉素等药物治疗，有一定疗效。局部加温或液氮冷冻疗法亦有效，适用于孤立小片皮损或碘剂过敏者，每天2～4次，每次30 s。局部皮损若为溃疡，可外用新霉素软膏或热敷。

动物孢子丝菌病一般也以碘化钾内服结合外用药物治疗为首选方案。当配合温热疗法或两性霉素B、5-氟胞嘧啶等治疗时效果更好。对顽固性病灶，可考虑实行手术切除。

五、实验室诊断

（一）病原学诊断

1. 直接镜检　标本取自溃疡边缘坏死组织、脓液、骨髓及内脏组织等。涂片做革兰氏染色或PAS染色，在多形核粒细胞内或大单核细胞外，均可见革兰氏阳性的长圆形、雪茄烟样或梭形小体，大小为（1～2）μm×（3～7）μm。但一般只有少数病例可查到此菌体。

2. 真菌培养　标本最好采自未曾破溃的结节，以防在开放性病变中含有其他杂菌。将标本接种于葡萄糖蛋白胨琼脂培养基中，27℃培养时为霉菌相，其特点为菌落生长较快，呈灰褐色至黑褐色，部分菌落色浅。镜下见菌丝透明、纤细，分生孢子在菌丝旁直接形成，或形成小枝顶端性兼侧壁性的分生孢子，分生孢子透亮或略透明，椭圆形或梨形，形成穗状花朵状。在血琼脂上37℃培养形成酵母相，呈白色菌落，镜检可见圆形或雪茄烟样孢子，革兰氏染色阳性。此法是确定诊断最重要的检查，其阳性率可超过90%。

（二）组织病理学检查

各型孢子丝菌病的病理一般都表现为混合性肉芽肿炎症反应，常伴有纤维化。这种肉芽肿并无特征性，常与其他一些真菌感染和细菌感染如结核病、土拉菌病、梅毒等相似而难辨。典型的三层病理变化，即病灶中央"化脓层"的粒细胞浸润，中间层"结核样层"的上皮细胞和多核巨细胞浸润，最外

"梅毒样层"的淋巴细胞及浆细胞浸润及组织中的酵母样孢子可助诊断。

为避免 PAS 染色阳性的糖原颗粒与孢子丝菌的孢子相混淆,做 PAS 染色时,将切片置 1∶1 000 麦芽淀粉酶溶液中 37 ℃处理 1 h,以便除去糖原。PAS 染色后即可见 4 ～ 6 μm 的圆形、卵形孢子,有时可见 4 ～ 8 μm 的雪茄烟样小体及星状体。

(三)免疫学检查

免疫学方法为该病的诊断提供了一条新的途径。据报道,用改良桥联亲和素生物素法 ELISA(ABC-ELISA)对皮肤孢子丝菌病病理组织中的病原体的检测可发现孢子染成棕褐色,呈圆形或梨形,可见发芽孢子及星状体,巨噬细胞内及白细胞内被吞噬的孢子,其灵敏度可达 96%,特异性为100%,且该法快速简便,可用于快速诊断孢子丝菌病及该病的回顾性研究。也有报道将免疫荧光技术应用于该病的诊断。已有人用 ELISA 检测孢子丝菌两种蛋白酶的血清抗体来诊断该病。

用 1% 的孢子丝菌素 0.1 mL 做皮内试验,24 ～ 48 h 可在局部皮肤发生结节性反应,对该病具有诊断和鉴别意义。

(四)鉴别诊断

皮肤淋巴管型孢子丝菌病根据皮损结节沿淋巴管呈带状分布的典型表现可作出初步诊断,结合真菌培养有孢子丝菌生长即可确诊,组织病理及免疫学检查对该病亦有诊断意义。

皮肤淋巴管型孢子丝菌病应与其他真菌病如着色霉菌病、皮炎芽生菌病、足菌肿、副球孢子菌病等相鉴别。通过临床表现及实验室检查可区分。

一些孢子丝菌病和皮损呈假上皮瘤样,易误诊为皮肤肿瘤,真菌检查可资鉴别。

其他需要鉴别的疾病有结核病、梅毒、土拉菌病、皮肤型炭疽、马鼻疽等。

六、防控措施

该病的预防措施关键是注意避免发生皮肤外伤及与带菌材料的直接接触。防止犬、猫等宠物抓伤、咬伤,患者换下的敷料应予烧毁,以免污染环境,感染他人。平时对人和动物环境、厩舍,尤其体表外伤要严格消毒和及时治疗,以预防孢子丝菌的扩散。

在本病高发区要普及碘盐。有人研究用低于治疗量的碘化钾液饲养实验鼠,可以减轻实验鼠的孢子丝病症状并预防其发病。

第四十六章 组织胞浆菌病

组织胞浆菌病（Histoplasmosis, HP）病原体最早于1905年由Darling在巴拿马运河区检查黑热病时发现，当时误以为属原虫类而命名为组织胞浆虫，直至1934年才被证实为真菌而更名为组织胞浆菌。HP的传染源为自然界带菌的动物，如鸡、蝙蝠、鸽或其粪便污染的土壤、尘埃等，以及被感染的动物如猫、犬、牛、马等。HP是具有传染性的深部真菌病，由组织胞浆菌引起，以侵犯网状内皮系统或肺部为主，常经呼吸道传染，侵犯肺部引起急慢性肺部损害，严重者可引起进行性全身播散，主要累及单核巨噬细胞系统如肝、脾、骨髓、淋巴结等，也可侵犯肾上腺、骨、皮肤、胃肠道等器官组织，也是HIV阳性者、AIDS、肺结核等患者重要的机会性感染疾病。该病呈世界性流行。过去我国对本病认识不足，多有误诊。现已证实我国存在美洲型、澳洲型HP等。

一、病原学

组织胞浆菌属于真菌界、子囊菌门、盘菌亚门、散囊菌纲、散囊菌目、阿耶罗菌科、阿耶罗菌属。组织胞浆菌分为三种：一种称荚膜组织胞浆菌荚膜变种（*Histoplasma capsulatum* var. *capsulatum*），又称小孢子型HP或美洲型HP，呈全球分布。该种荚膜组织胞浆菌的潜伏期平均为接触后10 d，一般为3～21 d。组织胞浆菌是一种能在自然界或室温下培养生长的霉菌，可从流行区土壤中分离出，荚膜组织胞浆菌具有性世代。该菌属双相性真菌，在组织内呈酵母型，但在37 ℃或侵犯宿主细胞时，则转变成小的酵母菌细胞（直径1～5 μm），室温和泥土中呈菌丝型（图4-46-1）。有人认为只有酵母型致病，而菌丝型无致病性。通过PCR-随机扩增多态DNA（PCR-RAPD）测定从巴西里约热内卢地区土壤、动物、临床样本中分离的荚膜组织胞浆菌株遗传多态变异性DNA指纹图谱分析结果显示，分离的荚膜组织胞浆菌的PCR-RAPD指纹图谱可与美国株相鉴别，因为显示其对每一种引物的相似性不足70%。从同一地区动物和土壤中分离的夹膜组织胞浆菌株间遗传多态相似性为100%。提示，一个小的生物环境可作为动物和当地人群的传染源。第二种称荚膜组织胞浆菌杜波变种（*Histoplasma capsulatum* var. *duboisii*）。第三种为*Histoplasma capsulatum* var. *farciminosum*，该变种主要引起马和犬的感染，但也有少数人类感染的报道。我国引起HP的主要是荚膜组织肥浆菌荚膜变种。

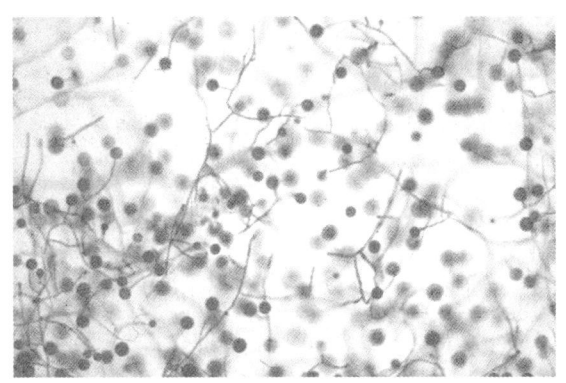

图 4-46-1　组织胞浆菌显微图片

二、流行病学

HP 可见于全世界,主要流行于美洲、非洲、亚洲等地区。在美国的地方性流行区为从俄亥俄州密西西比峡谷一直延伸到马里兰州北部的部分地区、宾夕法尼亚州南部、纽约中部及得克萨斯州,其他州如佛罗里达州也有小的流行区,密西西比河流域 HP 感染率高达 85%,甚至每年暴发小规模流行。本病在我国报告有增多的趋势,在湖南、江苏和新疆观察到正常受试者中荚膜组织胞浆菌皮试阳性率分别为 8.9%、15.1% 和 2.1%,我国华东、华西、中南地区正常受试者感染率分别为 11.1%、21.8%、18.3%。

许多家养和野生动物对组织胞浆菌是敏感的,流行病学调查结果显示本病在牛、羊和马呈地方性流行。美国俄亥俄州立大学动物医院经过 4 年对 14 000 条犬进行调查,经检验有 62(0.44%) 条犬感染组织胞浆菌,而且症状明显。研究表明犬在所有患病动物中对该菌最敏感且临床症状最明显。

在各种蝙蝠的肠内容物中均可分离到荚膜组织胞浆菌,该病原在本病流行的局部区域的家畜(牛、马、羊)上的阳性检出率都很高,而且猫、犬、一些野生啮齿类动物及巴西的树懒体内也分离到了组织胞浆菌。鸟类对本病不敏感,可能是由于鸟类的高体温不利于真菌生长。

(一)传染源

本病是一种地方传染病,传染源为自然界带菌的动物如鸡、蝙蝠、鸽或其粪便污染的土壤、尘埃等,被感染的动物如猫、犬、牛、马等。

(二)传播途径

呼吸道是本菌主要的传播途径,如接触鸟、蝙蝠或污染的土壤,因吸入被鸟或蝙蝠粪便污染的泥土或尘埃中的真菌孢子而感染。本菌不能通过胎盘感染胎儿,如大量吸入空气中该真菌的孢子可引起肺以外脏器感染,儿童还可经消化道感染。本菌也可通过皮肤或黏膜侵入人体,借血行播散;也可产生局部病灶,并累及邻近的淋巴结。流行区的动物亦可被感染,但动物之间或人与人之间尚无直接传播的报道。学者认为荚膜组织胞浆菌感染与城市化、砍伐森林、破坏土地和使用鸟粪等有机肥有关。

(三)易感对象

HP 病原菌的生长需有机氮,常能从富含鸟类或蝙蝠排泄物的土壤中分离出来。本病主要经呼吸道,也可经皮肤、胃肠道黏膜受染。人群普遍易感,但以幼儿及老年患者多见,男性多于女性。当病原菌侵入人体后,视个体免疫力情况而表现为局限性或播散性感染,但大多呈隐性感染。HP 遍及全球,主要流行于温带地区,北美为重流行区。去有蝙蝠的洞穴、通过遍布蝙蝠的大山隧道和矿井中的作业者和旅游者等活动易被感染并引起暴发。在非洲尼日利亚阿南布拉州 Ogbunike 蝙蝠洞为自然疫点,对洞穴周围的导游、农民、商人、学生、教师、伐木工等采用免疫扩散法调查该人群证明存在荚膜组织胞浆菌杜波变种无症状感染(对组织胞浆菌素的抗体阳性率 4.0% ~ 35.0%)。在墨西哥 3 个地区通过组织胞浆菌素皮试测定组织胞浆菌感染情况,结果显示 3 个组的男性感染率高于女性。持续与真菌接触的生产活动被认为是职业危险因素,在高、低暴露人群的组织胞浆菌素皮试阳性率分别为 88.57% 和 36.36%。而洞穴导游、农民、狩猎人的阳性率高。在美国内布拉斯加州农产品加工厂工人中有暴发过组织胞浆菌病,这与正在建造中的楼梯井与宾馆有关的组织胞浆菌病暴发有关。本病也是一种重要的 AIDS 机会性感染;医院住院结核患者中,组织胞浆菌感染可达 54.55%。HIV 阳性者中 5.3% 感染荚膜组织胞浆菌。在美国印地安纳波利斯等州经培养证实 50% 的 AIDS 患者或是初次感染或是激活(Reactivation)感染 HP。

中国于 1955 年由李瑛等人在广州发现第 1 例 HP,其后陆续有零星病例报道(其中以云南地区报道较多)。孙翎道在成都地区用组织胞浆菌素调查发现正常人群皮试阳性率为 21.77%;赵蓓蕾报道肺结核患者中组织胞浆菌感染率为 33.67%,高于非结核性肺部疾病患者(22.64%)。另外,20 世纪 90 年代以来湖北省连续发现一度绝迹的"黑热病",但大多数患者抗利什曼原虫治疗效果差,病死率高,现已证实这 14 例中有 12 例为播散性 HP,而非黑热病。播散性 HP 与无症状感染者之比为(1∶50 000)~(1∶2 000)。估计中国亦存在大量组织胞浆菌感染者。

三、病理学

组织胞浆菌分生孢子及菌丝体片段被吸入后,多数被机体非特异性防御机制消灭,到达肺泡者须转化为酵母型才能致病,这种转化一般在几小时至数天内完成,可能是在人中性粒细胞和肺泡巨噬细胞(AM)内进行。病原菌每 15 ~ 18 h 繁殖一代,引起 AM 死亡并从 AM 中释放出来,然后再被新的 AM 吞噬重复这一过程。该菌可通过肺门淋巴结到达血循环而播散至全身。吸入孢子 2 ~ 3 周,机体产生淋巴细胞介导的细胞免疫反应,此时 AM 能杀灭病原菌,随着炎症反应的增强形成肉芽肿或发生坏死,常为干酪样,与结核不易区别。干酪样坏死除了肺部外,也可发生于所有其他的播散部位。免疫功能正常的患者绝大多数病变局限肺内或形成良性播散,病情较轻者多可自愈。如果免疫反应较弱或感染剂量过大则可导致进行性播散性组织胞浆菌病(PDH),若不积极治疗,患者可能几乎全部死亡。愈合方式有钙化和纤维化,儿童常在肺部和肺门出现钙化,胸部 X 线检查显示类似于肺结核的原发综合征,钙化也可见于肝、脾。研究发现在对 HP 的防御反应中,人中性粒细胞是早期炎性反应的主要组成成分,并且对感染的自限性起决定作用。中性粒细胞的抗真菌活性由其含有的嗜苯胺蓝颗粒中的抗菌蛋白介导,而 AM 中没有此物质。另外,CD4+T 淋巴细胞的作用亦十分重要。实验证明 CD4+T 细胞过少的模型鼠在感染该菌后致死率明显升高。AIDS 患者因 CD4+T 细胞大量减少故对 HP 高度易感,且极易发展成 PDH。但有关 HP 的确切发病机制目前还不清楚。

四、临床学

本病有 3 个主要的类型。

(1)急性原发性组织胞浆菌病:90% 患者临床表现无特异性,常误诊为上呼吸道感染。

(2)PDH:病情较为严重,多见于婴幼儿、霍奇金病、淋巴细胞白血病以及接受免疫抑制药物治疗和 AIDS 患者,约有 10% 患者出现感染性休克并发多脏器功能衰竭。慢性患者无明显临床症状,亚急性、急性患者常在发病数日或数周后出现急性感染症状,可侵犯全身(图4-46-2),最常受累的是肺。有显著的发热、寒战、咳嗽、呼吸困难,常有肝脾和淋巴结肿大、贫血、白细胞减少和血小板减少等,类似于粟粒型肺结核,X线表现为粟粒样肺浸润、空洞形成和肺门淋巴结肿大。

(3)慢性空洞型组织胞浆菌病:以常见于肺尖,与空洞型结核相似肺部病变为特征。表现为咳嗽和呼吸困难加重,最终丧失呼吸功能。但不发生播散。另一种慢性但罕见的HP是纤维增生性纵隔炎,最终可引起循环障碍。眼拟组织胞浆菌病综合征,可能是致盲的病因。其他常见的临床表现有纵隔肉芽肿病、肺孤立性或多发性结节、慢性脑膜炎、心包炎,以及钙化的淋巴结侵袭到支气管引起的咯血、胆总管梗塞等。

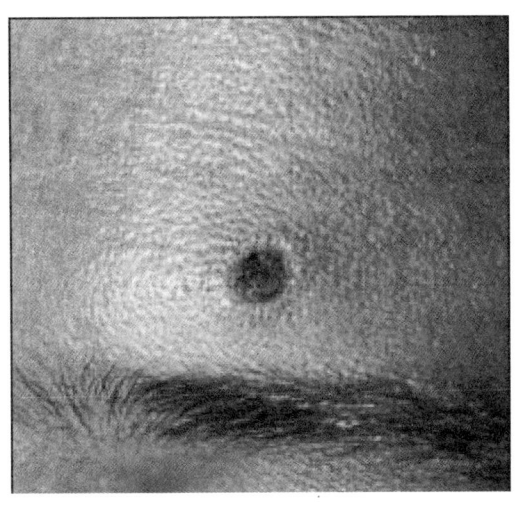

图4-46-2　人皮肤组织胞浆菌病灶

在动物中,犬的临床症状或多或少与人有些相似,具体表现在无特征症状,呼吸症状总是在包囊化和钙化后得到恢复。在本病流行时,狗主要表现为消瘦、持续性腹泻、肝脾肿大和淋巴结病变。

猫的临床症状同犬的症状相似。本病流行时猫主要表现为贫血、消瘦、精神萎靡、高热和厌食。胸部X线检查发现58%的感染猫肺部异常,幼龄猫对该菌易感。

五、实验室诊断

(一)组织胞浆菌素皮试

皮试阳性提示曾受过或正在受该菌感染,对于非流行区患者有一定诊断价值。PDH和某些严重的基础疾病如AIDS等可使皮试反应呈阴性,因此阴性反应不能排除诊断。该菌主要与皮炎芽生菌和球孢子菌产生交叉反应。

(二)抗体检测

抗体检测为常用的过筛试验。血清抗体一般要在感染几周后才产生,它的存在仅提示感染,但不能区别现行或既往感染,并可能与其他真菌感染产生交叉反应,免疫缺陷者可呈假阴性。

(三)抗原检测

组织胞浆菌糖原抗原可从血清、尿液、胸腔积液和脑脊液中测出。对免疫缺陷者亦具有诊断价值。阳性提示活动性感染,几乎没有假阴性,可提供早期诊断依据。

（四）细胞学或组织病理学检查

细胞学或组织病理学检查为临床上确诊 HP 的可靠而快速的方法。若镜下找到的病原体在形态学上不典型或难以诊断者可采用免疫组化法，它能区别与其形态学表现类似的真菌与寄生虫，从而快速明确诊断。

（五）真菌培养

真菌培养为诊断 HP 的金标准。由于临床上 HP 表现各异，易与其他许多疾病混淆，故常需做真菌培养以最后确诊。以骨髓或血培养的阳性率为高，精液培养亦获成功，培养时间一般为 2～5 周或更久，虽耗时长，但培养并不困难。

（六）基因诊断

PCR 已用于该菌的鉴定、分型及感染的流行病学调查。组织胞浆菌特异性 DNA 探针检测可在几小时内作出诊断。与传统 PCR 方法相比，巢式 PCR 和荧光定量 PCR 有更高的检测敏感性，这两种方法结合特异性引物扩增可使检测敏感性达到数个拷贝基因组。

六、防控措施

HP 流行区应加强对高危人群的监测和职业防护，避免接触可能含有动物粪便特别是鸟粪的灰尘。在有组织胞浆菌尘埃污染的场所工作，可戴口罩或在可能有真菌孢子的地区洒水。

两性霉素 B 是治疗 HP 的经典药物，可在很大程度上降低本病尤其是 PDH 的死亡率，对 AIDS 患者的 HP 治疗亦有效。关于口服抗真菌药物如酮康唑、氟康唑、伊曲康唑等的疗效存在争议。有报道，伊曲康唑对 AIDS 和非 AIDS 患者的 HP 治疗效果好，氟康唑则较差，且组织胞浆菌对其耐药性逐年增加。研究人员已找到 HP 的抗原决定簇，是在酵母细胞壁和内膜上表达的两种糖蛋白，分子质量分别是 62 kD 和 80 kD，已在试验性感染小鼠上显示其具有较好的免疫保护作用。当前，随着 AIDS 的流行、免疫性疾病增多和免疫抑制药物的广泛使用，以及患者生存时间的延长，免疫抑制机体正在增加，HP 患者也可能逐步增多，值得医学界重视。

第四十七章 原藻病

　　原藻病(Protothecosis)又称无绿藻病或原膜菌病,是一种极为少见的人兽共患性、慢性、感染性疾病,是由一些无绿色的原藻属藻类所引起的人类和一些野生动物皮肤、皮下组织甚至某些内脏感染的局限性或播散性感染性疾病。本病常为外伤后感染得病,临床症状上很像真菌病,因此也常把它列入真菌病之列。1952 年 Lerche 最早在牛乳腺炎中发现原藻菌。1964 年 Davies 等从一稻农脚部活组织中分离培养获得中型原藻菌,证实为原藻菌皮肤感染,此为原藻菌使人类致病的最早报道。此后世界各地陆续有散在报道,全球已发现近百例且有上升趋势,主要分布在欧洲、亚洲(日本、泰国、中国等)、大洋洲和美国(特别是美国东南部)。

一、病原学

(一)分类

　　原藻病病原是无绿藻(*Prototheca*),是一种分类地位一直存有争议的微生物。一说其属于真菌类,有酵母样菌落,但无出芽生殖方式,而以内生孢子进行繁殖,另外从其细胞膜的成分上也是合成甾醇类化合物作为细胞膜的框架结构,其甾醇的生物合成途径与真菌极其相近。一说其属于藻类,但又是缺乏叶绿体和淀粉核的异养生物。更有学者认为其居于二者之间。现在大多数学者把它归为绿藻门、小球藻目、小球藻科、原壁菌属、原藻种,又称为无绿藻,是绿藻的变种,失去了原有藻类的叶绿素,寄生或腐生于木材、蔬菜和粪便中,引起人皮肤、皮下组织、口腔、鼻、浆膜等处病变,统称原藻病,偶尔可引起系统性感染。

　　无绿藻是一种单细胞生物,是绿藻的一个变种。从分类上讲,最早描述无绿藻的是 Kruger 在 1894 年,有 4 个种。Printz 在 1927 年始称其为无绿藻。基于血清学直接免疫荧光研究结合生物化学和形态学标准,被确认的无绿藻有 4 种: 丝状无绿藻(*P. filamenta*)、大型无绿藻(*P. stagnorum*)、中型无绿藻(*P. zopfii*)和小型无绿藻(*P. wickerhamii*)。而 *P. chlorelloides*、*P. ciferrii*、*P. moriformis*、*P. pastoriensis*、*P. portoricensis*、*P. portoricensis* var. *trispora*、*P. segbwema* 和 *P. ubrizsyi* 等都是 *P. zopfii* 的异名。有人把中型无绿藻分为 3 型,但根据 18S rRNA 分子特征把 3 型中中型无绿藻归为一个新的种 *Prototheca blaschkeae* sp. Nov,但多数文献仍沿用 3 型分类方式。致病的主要病原体为 2 型无绿藻,其他型未见报道；另外也有研究人员提出 *P. ulmea*，但具体特性不清。临床上的原藻病主要是由中型 *P. zopfii* 及小型 *P. wickerhamii* 无绿藻所引起的动物和人类感染（表 4-47-1，表 4-47-2）。

表 4-47-1　3 种无绿藻的主要特性区别

主要特性	*P. zopfii*	*P. wickerhamii*	*P. stagnora*
细胞直径（μm）	7～30	4～10	7～14
葡萄糖同化	+	+	+
半乳糖	+	+	+
蔗糖	−	−	+
海藻糖	−	+	−
正丙醇	+	−	−
丙三醇	+	+	+
被膜产生	−	−	+
37 ℃生长	+	+	−

表 4-47-2　*P. zopfii* 3 型的主要特性区别

分型	同化作用		耐受 pH 值	耐受盐离子（NaCl）	细胞形状
	半乳糖	丙三醇			
1 型 细胞大或巨大	++	+++	2.4～9.5	4% NaCl	球形或椭圆形
2 型 细胞中度大	+	+++	2.1～10.5	6% NaCl	球形或椭圆形
3 型 细胞中度大或大	+	+	4.0～10.5	4% NaCl	球形

（二）形态

乳酸酚棉蓝染色，光镜下无绿藻为透明的球形或卵形，无菌丝及芽孢，呈圆形、卵圆形或椭圆形单细胞孢子，有时也可见到孢子内含有矩型、锯齿形或新月型的不同生长期的内孢子，内生孢子 1～10个，大小不一，一般直径 1.3～16.0 μm。菌体透明，细胞壁厚。成熟的孢子囊壁破裂，内生孢子外溢而形成空泡，无芽生现象。

扫描电子显微镜，在低倍放大情况下，此菌表面凹凸不平，似桑葚样或草莓样。在稍高倍放大情况下可见一个孢子囊含有 1～6 个内生孢子。

透射电子显微镜下观察此菌缺少叶绿素，有双层壁，孢子囊直径 2～12 μm 和密度很高的胞壁及内生孢子导致内部的薄纱分层。单个内孢子可见有较厚的细胞壁，其内是细胞膜，胞浆内可见许多电子致密小体。在一个孢子囊内有数个内生孢子，孢子囊壁也较厚，透明，有强折光性。小型无绿藻感染组织病理可见到桑葚样、草莓样孢子囊。当孢子囊内有许多分隔的母细胞（内孢子）构成雏菊样、轮柄样之车轮状排列。而中型无绿藻无上述特点（图4-47-1，图4-47-2，图4-47-3，图4-47-4）。

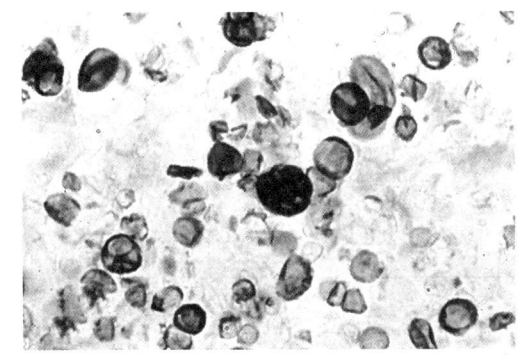

图4-47-1　小型无绿藻 *P. wickerhamii* 细胞形态，HE 染色

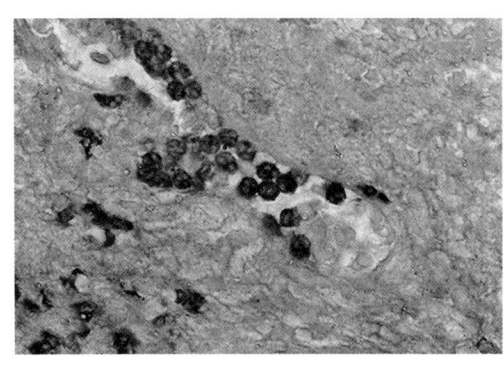

图4-47-2　小型无绿藻 *P. wickerhamii* 细胞形态，六胺银染色法

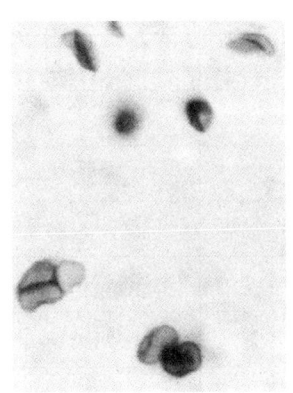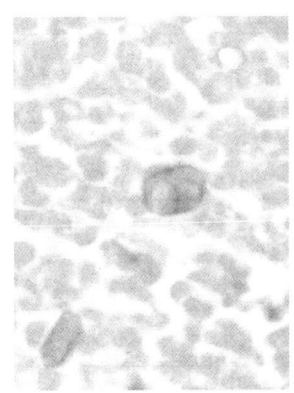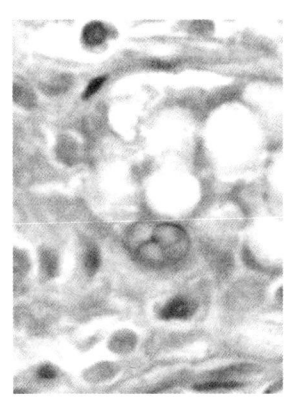

图4-47-3　中型无绿藻 *P. zopfii* 细胞形态

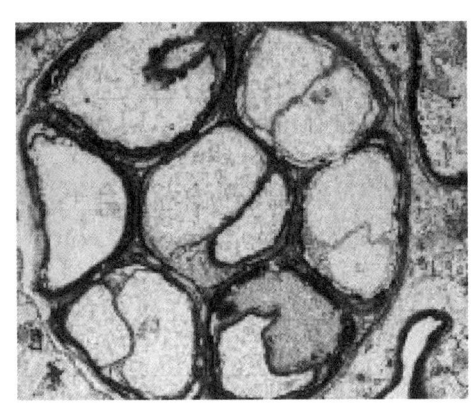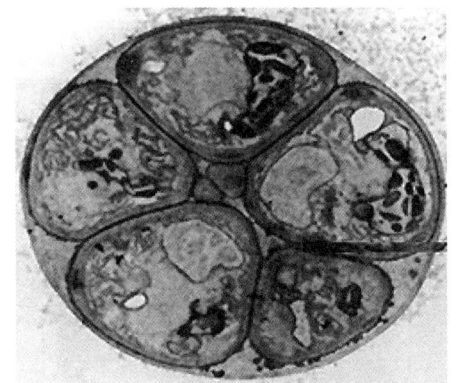

图4-47-4　电子显微镜下小型无绿藻 *P. wickerhamii* 孢子囊内生孢子的形态结构

（三）理化特性

1. 糖发酵试验　中型无绿藻对葡萄糖及正丙醇在培养3 d时即可产酸但不产气，对麦芽糖、蔗糖、乳糖、半乳糖、棉子糖、肌醇、纤维二糖、海藻糖、丙三醇在30 d时仍不产酸产气。

2.同化碳源试验　在3 d时可同化葡萄糖、丙三醇、半乳糖、正丙醇,但对麦芽糖、蔗糖、乳糖、棉子糖、肌醇、纤维二糖、海藻糖均不同化。中型无绿藻与小型无绿藻的区别在于生化特性不同,前者不利用海藻糖而利用正丙醇;而后者利用海藻糖却不利用正丙醇。

(四)生物学特性

无绿藻是一种具有单细胞、需氧、无叶绿素的异养型绿藻的变种,它的生命周期与绿藻相似,均为无性繁殖,以裂殖方式繁殖。孢子通过细胞核与细胞浆的分裂和再分裂,形成2个、4个、8个或更多的内生孢子,成熟后,囊壁破裂,内生孢子外溢,继续扩大,分裂,再扩大,形成新的孢子囊,然后进入下一个生命周期。

(五)培养特性

P. wickerhamii 在沙氏琼脂培养基、PDA培养基上,25～37 ℃培养,菌落生长较快,2 d开始生长,3 d生长出表面光滑湿润的典型酵母样菌落,白色或奶油色,呈乳酪样,7 d观察菌落逐渐丰满,而后表面出现少许皱褶,而在37 ℃以上培养时不生长。在具有放线菌酮的沙氏培养基中受抑制。*P.zopfii* 在沙氏琼脂培养基37 ℃培养48 h,可见直径约2 mm平滑、发白的菌落,边缘不整齐,中央突起,培养更长一点时间可见到5～7 mm黄白色的蜡样菌落;在血平板上形成灰白色、暗淡、边缘不规则的菌落(图4-47-5,图4-47-6,图4-47-7,图4-47-8)。

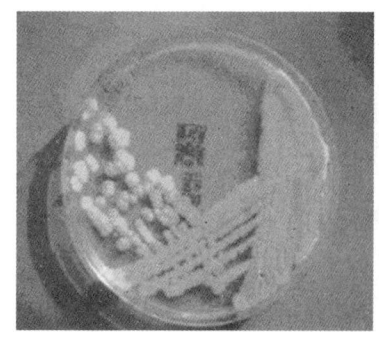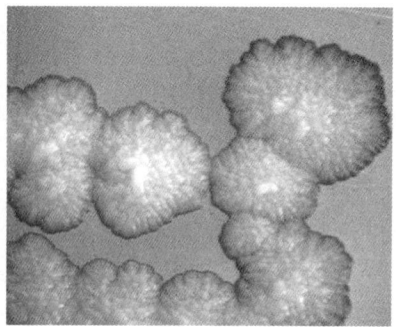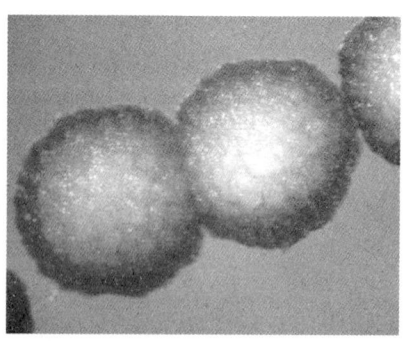

(a)*P. zopfii* 在沙氏琼脂平板上菌落　　(b)*P. zopfii* 2型　　(c)*P. zopfii* 3型

图4-47-5　***P. zopfii*** 在沙氏葡萄糖琼脂板37 ℃培养72 h菌落(10×)

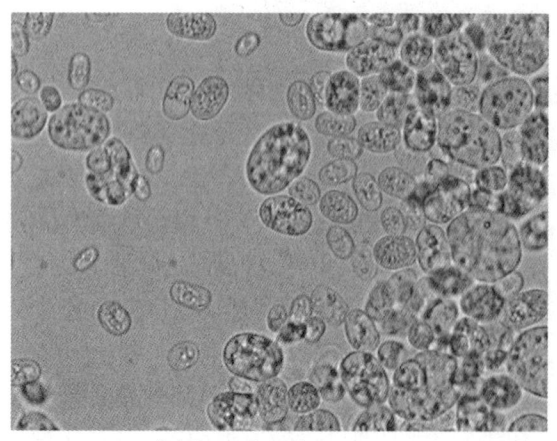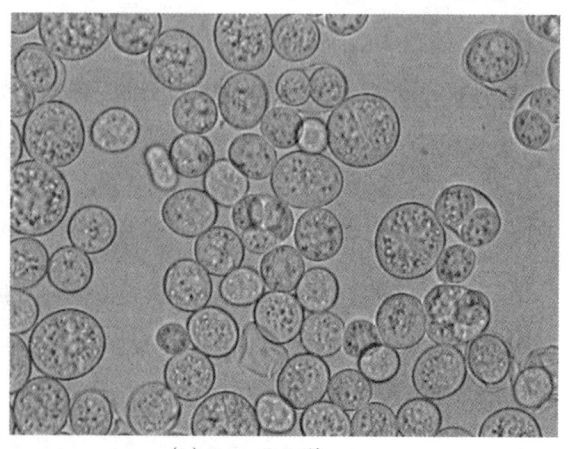

(a)*P. zopfii* 2型　　　　　　　　　(b)*P. zopfii* 3型

图4-47-6　***P. zopfii*** 培养48 h孢子囊及内生孢子形态(400×)

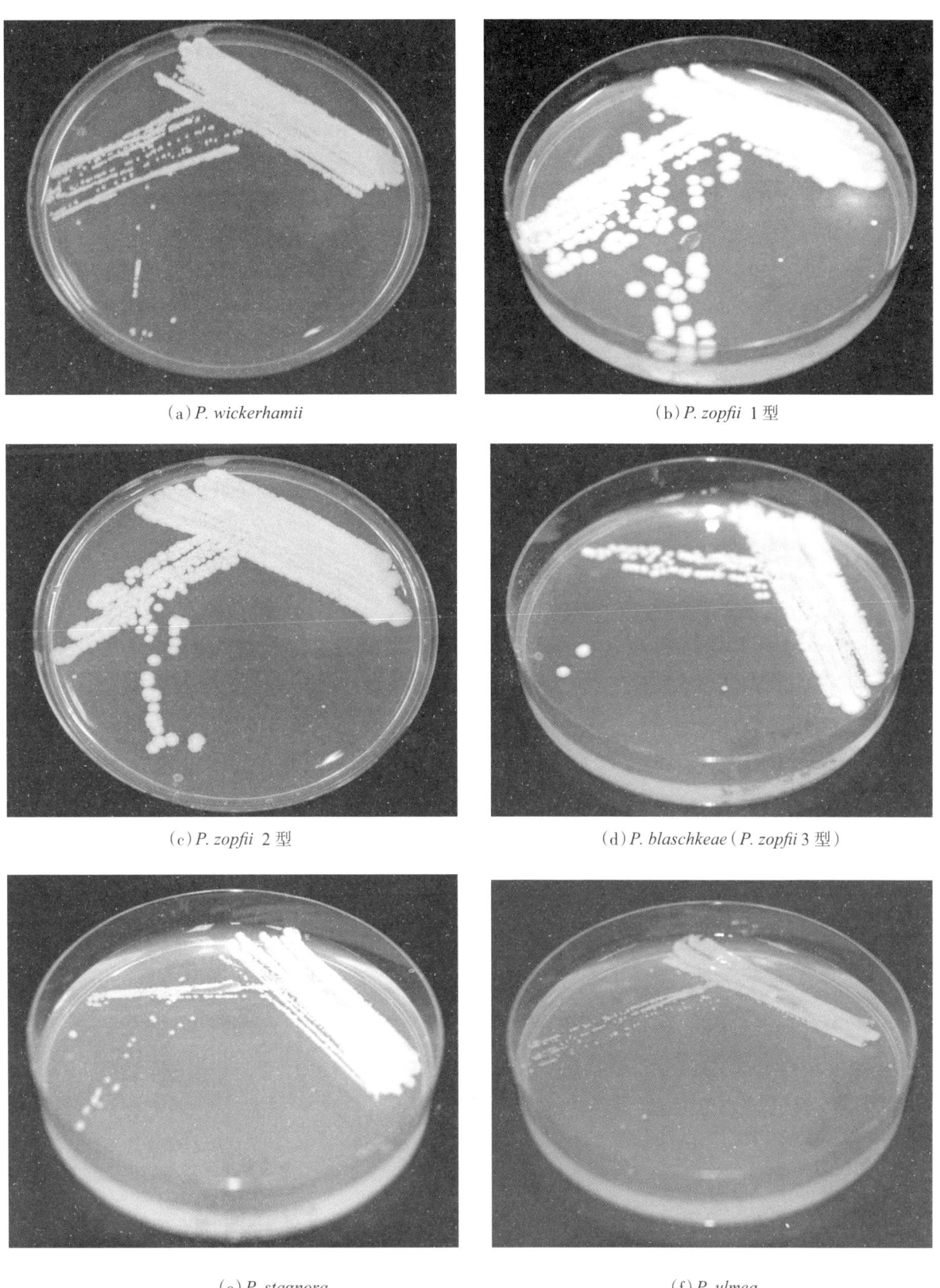

(a) *P. wickerhamii*

(b) *P. zopfii* 1 型

(c) *P. zopfii* 2 型

(d) *P. blaschkeae*（*P. zopfii* 3 型）

(e) *P. stagnora*

(f) *P. ulmea*

图 4-47-7　无绿藻在沙氏葡萄糖琼脂 28 ℃培养 96 h 菌落形态

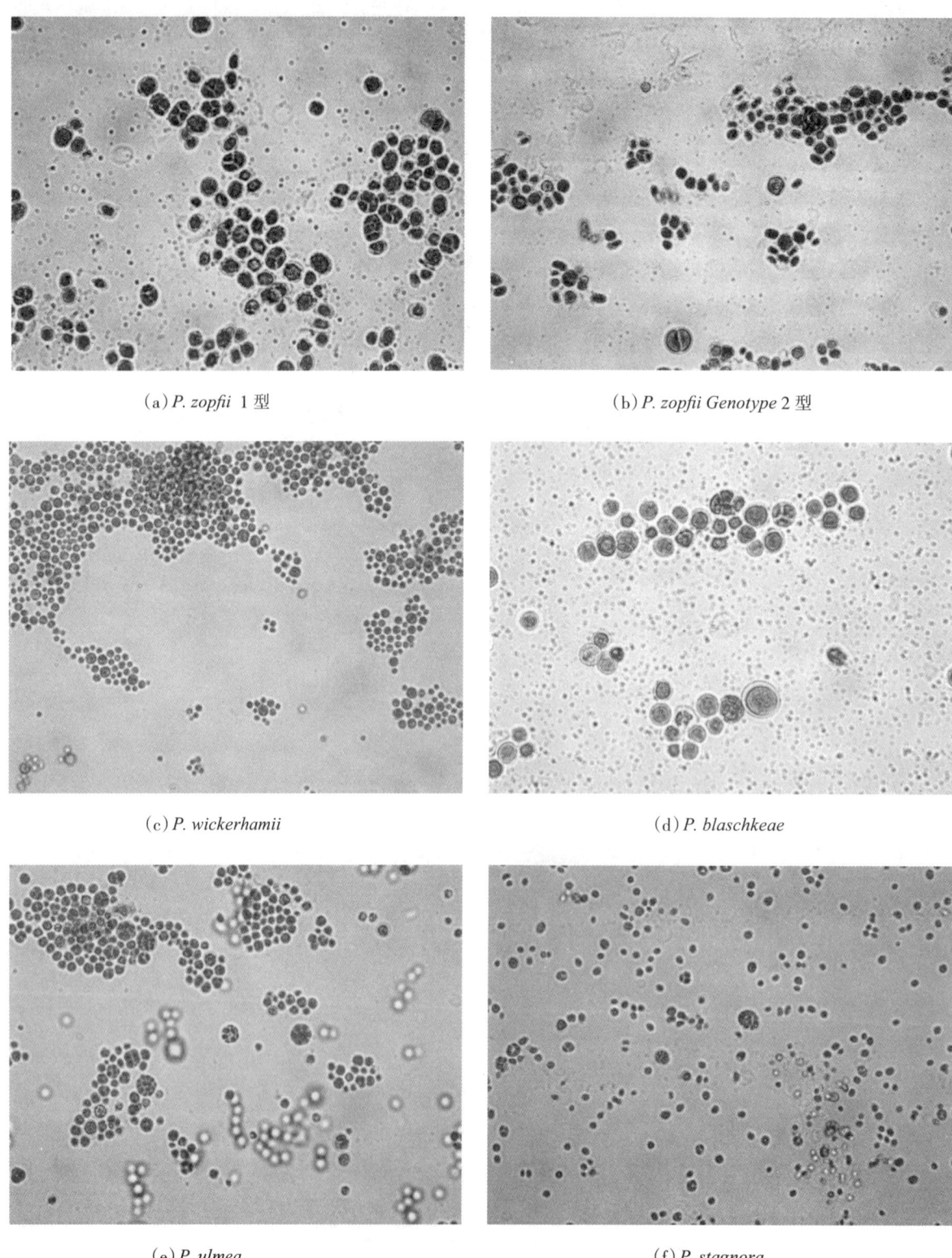

（a）*P. zopfii* 1 型

（b）*P. zopfii Genotype* 2 型

（c）*P. wickerhamii*

（d）*P. blaschkeae*

（e）*P. ulmea*

（f）*P. stagnora*

图 4-47-8　无绿藻在沙氏右旋糖琼脂 28 ℃培养 96 h 显微照片（乳酸酚棉蓝染色）

（六）致病性

无绿藻对人和动物均可致病，对人主要是引起皮肤损害，类似于皮肤真菌病，好发于四肢、面部等暴露部位，严重者也可引起系统性感染，多见于脑膜炎；无绿藻可引起多种动物发病，主要是犬、牛、猫等，除引起皮肤、四肢损害外，主要对各系统致病更为严重，而对牛还会引起严重的乳房炎。此病病程较长，一般经历数年或数十年，不能自愈。

二、流行病学

（一）发生与分布

无绿藻病是一种条件致病菌，大多数病例有创伤或污水接触史，发生的频率很低，多数个体对无绿藻并不感染，只有受了外伤或一些免疫功能严重低下或抑制的患者接触了相应的藻类才会发病，如因器官移植而长期处于免疫抑制、自身免疫疾病、移植物抗宿主疾病、化疗或放疗的糖尿病、AIDS 患者及慢性肾功能衰竭患者等感染机会增加，因此认为无绿藻是一种机会致病菌。但在欧洲、亚洲，非洲及南美洲等世界各地都有零星病例发生。我国解放军总医院皮肤科 1993 年报道了国内首例 "皮肤小型无绿藻病"，是由中型无绿藻引起的皮肤原藻病及慢性脑膜炎病例。多数病例由小型无绿藻引起，少数为中型无绿藻，以皮肤型为多。*P. zopfii* 常引起牛的乳房炎，易发生在环境潮湿的温带地区；对狗常易引起视网膜病导致失明，或者严重的系统性疾病。

无绿藻在自然界中普遍存在，主要来源于多种水源，如湖水、小溪、池塘及自来水、下水道的污水中，亦可寄生或腐生于木材、蔬菜、动物的粪便、土壤等多种环境中。从无病的人或动物的皮肤、粪便及痰液中均可分离出此菌。

（二）传染源

主要的传染源为被中型无绿藻（*P. zopfii*）和小型无绿藻（*P. wickerhamii*）等无绿藻污染的水源、牛奶、土壤及患者（动物）的粪便等。

（三）传播途径

原藻病病原体通过外伤或呼吸道进入体内。发病与否与患者的免疫力高低有关，约 50% 病例存在免疫抑制因素。被污染的牛奶是传播此病的重要媒介。

（四）易感对象

外伤或免疫功能低下的患者和动物如犬、牛、猫、鹿、鼠、蛇等多种动物为本病易感对象。

（五）流行特点

原藻藻病在世界各地都有散在病例，但以沿海国家发病率为高；大多数病例有创伤或污水接触史；约 50% 病例存在免疫抑制因素；小型无绿藻比中型无绿藻发病多；男性发病高于女性。

三、病理学

（一）大体病变

1. 人　人的原藻病主要表现为皮肤型、局限性感染及机会性系统感染，病变主要为皮肤损害、结节，可破溃，但很少呈肉芽肿改变，呈慢性经过，无自然消退倾向；部分患者波及关节滑囊、筋膜、腱鞘，引起炎症；在免疫力低下的患者中可引起慢性腹膜炎、慢性脑膜炎等，引起严重的系统病变。

2. 动物　牛的原藻病表现为膀胱的肉芽肿、乳腺炎，有大量嗜酸性粒细胞及多核巨细胞，伴有肉芽肿、淋巴结炎及腹膜炎：猫和狗表现为皮肤肉芽肿病变；大马哈鱼表现为肉芽肿肾炎；鹿为脓疱病。

(二)组织病变

1.人 组织病理切片后，分别进行HE、PAS和六胺银染色，表皮有棘层肥厚。病灶局限在真皮层，大量病原微生物在组织细胞间极易被发现，在其周围有大量的胶原纤维和炎症细胞，炎症细胞主要是淋巴细胞和嗜酸性粒细胞，其次还有中性粒细胞浸润，有时见由这些细胞形成的肉芽肿和一些中心纤维蛋白样坏死，明显的内生孢子及桑葚样的孢子囊；HE染色在真皮浅层病灶区可见许多形如桑葚样或雏菊样大孢子，壁厚，孢子大小不一，直径3～11 μm，内可见1～6个内生孢子，孢子球形或卵圆形。在PAS和六胺银染色下鉴定病原体更为清楚，病原体卵圆形至球形，直径2～12 μm，胞壁内生长有高密度的内生孢子，孢子囊内的内生孢子被单层的膜样物质分隔，成桑葚样或雏菊样(图4-47-9)。

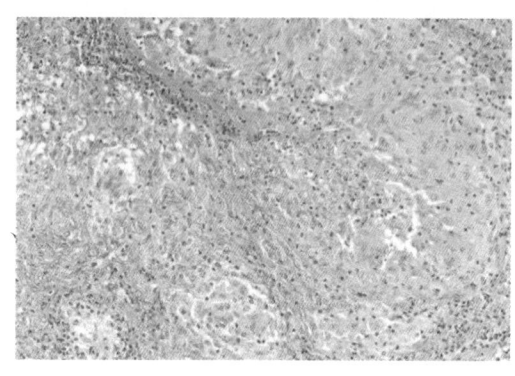 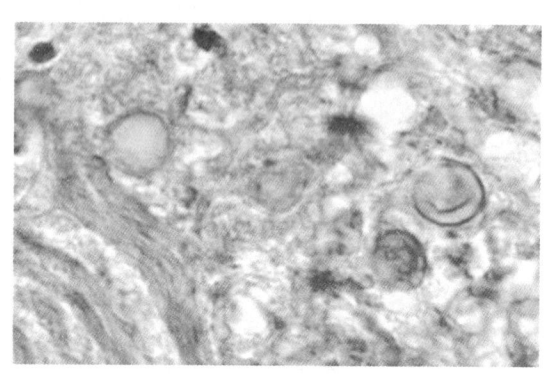

(a)真皮内形成中心坏死的上皮样肉芽肿　　(b)PAS染色可见孢子囊内的内生孢子

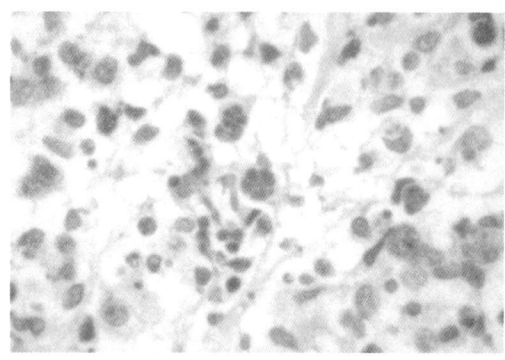 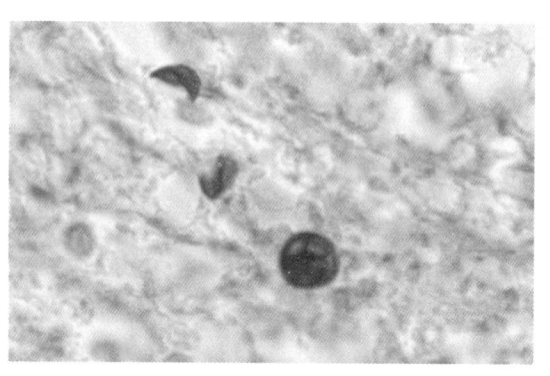

(c)脸部皮肤活检标本见桑葚样或雏菊样的孢子囊(HE染色)　　(d)孢子囊内的内生孢子被单层的膜样物质分隔

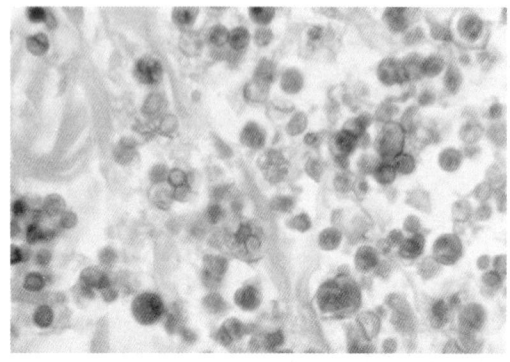 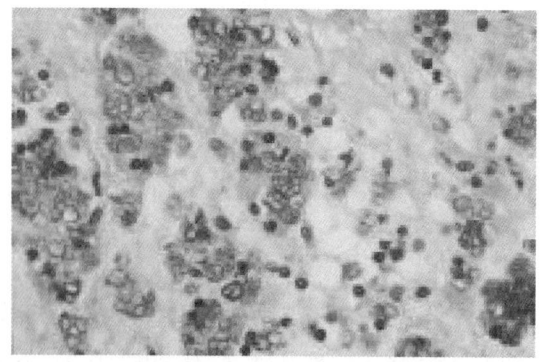

(e)无绿藻引起的皮肤鼻黏膜表面病理变化　　(f)真皮内圆形的内孢子形成桑葚样结构(酸性复红染色)

图4-47-9　人原藻病组织病理切片照片

2.动物　感染动物在组织病理学上可见到各种类型的炎症细胞,如浆细胞、巨噬细胞、淋巴细胞和中性粒细胞,其中浆细胞占优势。肠道症状出现间歇性血便,结肠感染严重,整个肠道都有损伤,结肠黏膜可见大的白色的根瘤,充血溃疡,有时可延伸到黏膜上层。中枢神经系统症状表现为头部倾斜、精神沮丧、共济失调、转圈、麻痹性痴呆;眼部表现为眼红肿失明,进一步检测,瞳孔和角膜浑浊,组织学检测发现肉芽肿性炎症,视网膜脱落(图 4-47-10)。

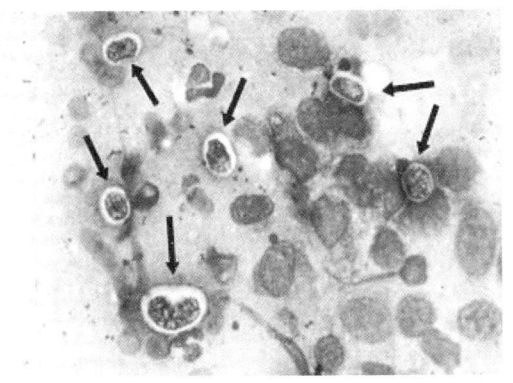

(a)犬直肠黏膜活检标本镜检(瑞特染色)无绿藻
具有薄的细胞壁,大小不一,具有颗粒状的内部结构

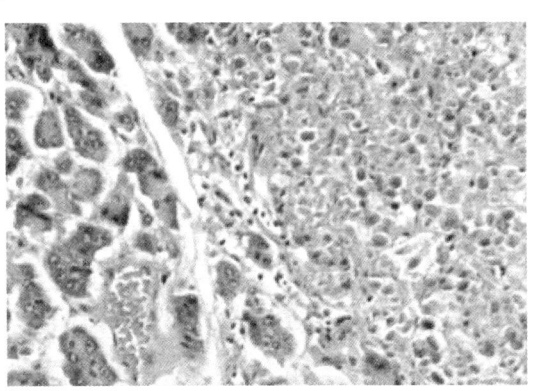

(b)犬胰脏部分具有散在的无绿藻,正常外分泌腺
的组织在左侧;右侧组织被无绿藻细胞占据

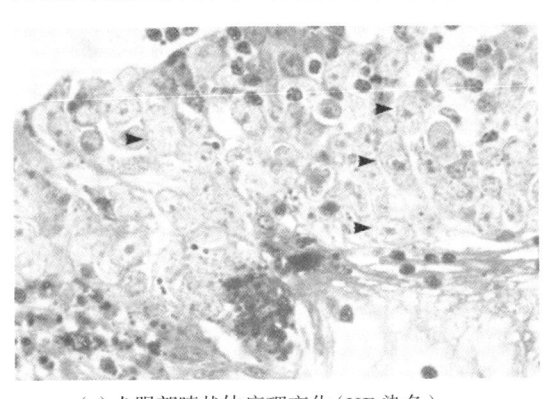

(c)犬眼部睫状体病理变化(HE 染色)

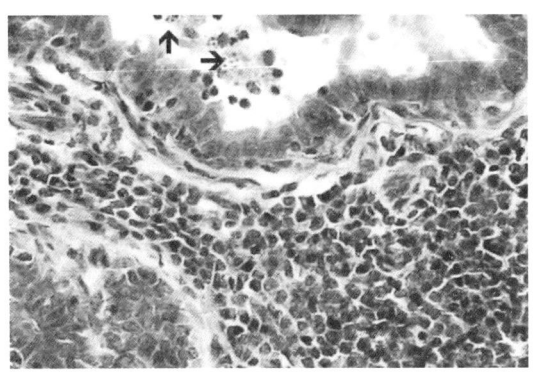

(d)急性多发性间质性肾炎(HE 染色,400×)
淋巴组织细胞上皮细胞

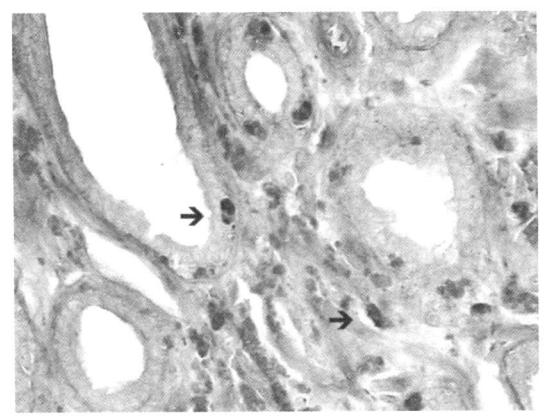

(e)肺泡的上皮细胞层和间隙内见无绿藻(PAS 反
应,400×)围成槽,腔内见无绿藻细胞

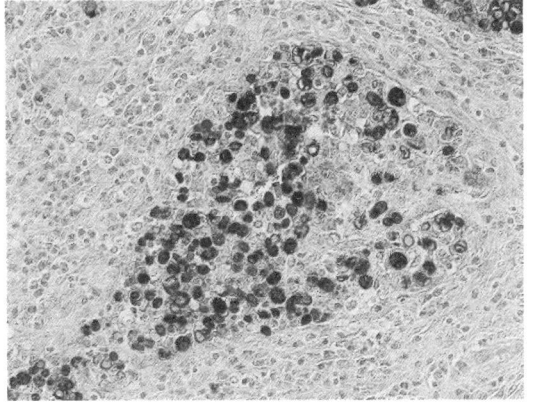

(f)原藻细胞堆积在感染的乳腺输乳管内(用抗
P.zofii 2 血清免疫染色)

图 4-47-10　动物原藻病组织病理切片照片

四、临床学

（一）临床表现

1. 人　人类原藻病通常可分为 3 种类型。

1）单纯皮肤型　临床表现为单纯丘疹，多累及面部或四肢暴露部位，进展缓慢，但不能自愈。原发损害为丘疹、结节，可破溃，但很少呈肉芽肿改变，而在误诊及病程长的患者，丘疹可融合成疣状或菜花状增殖性皮肤结节，表面可有或无破溃。日久影响淋巴回流者，表现为疣状皮炎。有时也可仅呈斑疹性、丘疹性皮损，发展慢，无自然消退倾向，多数患者发病前有外伤或外科手术史。

2）局限性感染　如无绿藻鹰嘴滑囊炎，即关节滑囊、筋膜、腱鞘炎，约占 25%，所报告的病例中约一半的病变波及此区，大多先有外伤，主要症状是持久性鹰嘴滑囊炎，伴疼痛及软组织肿胀。

3）机会性系统感染　是罕见的播散性疾病。如发生于糖尿病或肿瘤患者中，可呈溃疡性丘疹脓疱性损害，其中可有中性粒细胞及巨噬细胞浸润。亦可并发于细胞免疫缺陷患者。所报道的疾病有：慢性腹膜透析患者腹膜炎、系统性红斑狼疮继发系统性感染、白血病患者感染、结核病患者感染、AIDS 继发感染、慢性脑膜炎等（图 4-47-11）。

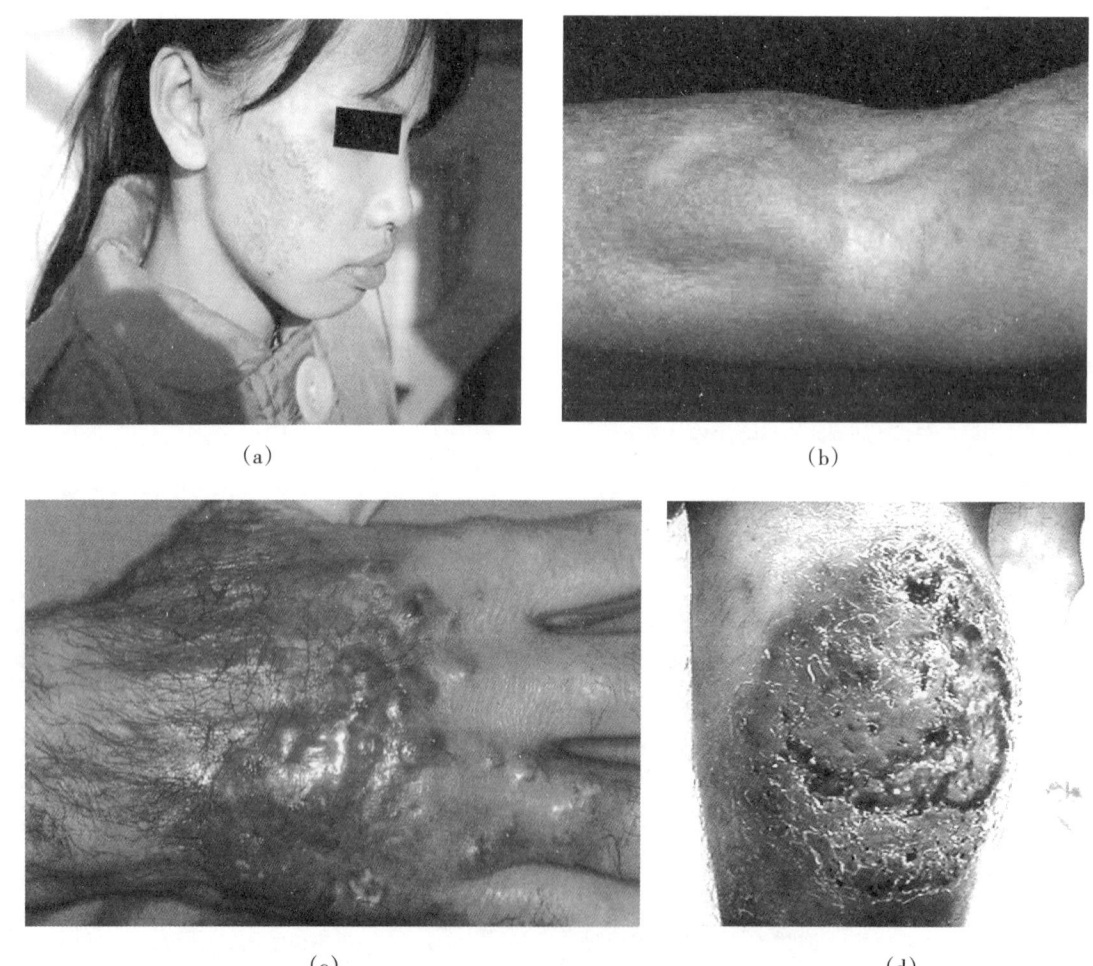

(a)　　　　　　　　　　　　　　(b)

(c)　　　　　　　　　　　　　　(d)

图 4-47-11　无绿藻引起的面部、手臂与下肢感染：皮肤有丘疹、破损、溃烂

注：无绿藻引起的感染皮肤有丘疹、破损、溃烂，常累及(a)面部、(b)手臂、(c)手背、(d)膝盖。

2. 动物　皮肤型感染病例较少见，主要由小型无绿藻引起，症状主要见于四肢、躯干和黏膜表面部分形成根瘤或溃疡结痂；系统感染主要由中型无绿藻 *P. zopfii* 引起，常被感染的器官包括眼、肾、肝、心、大肠、骨骼肌、淋巴结、甲状腺、胰脏和脑等，临床症状主要引起这些器官系统的损害，被感染的器官可见白色到褐色的肉芽肿病变，病灶大小直径为 0.5 ～ 2.0 mm。犬主要表现为心肌肉芽肿、溃疡、血便、眼炎、失明、多尿症、体重减轻、呕吐；牛感染主要表现为顽固性乳房炎，并表现为全身系统性病变；猫主要在腿或脚皮下肿块等。(图 4-47-12, 图 4-47-13)。

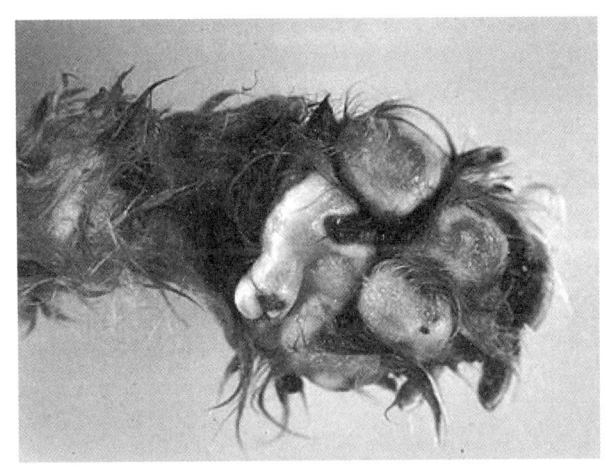 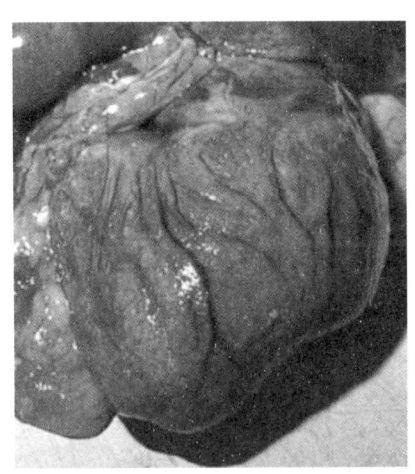

图 4-47-12　患犬脚爪溃疡结痂　　　　　图 4-47-13　患犬心肌肉芽肿

(二)临床诊断

可根据临床症状和病理变化进行初步诊断。

(三)临床治疗

原藻病主要治疗措施如下。

1. 抗真菌治疗　包括局部治疗和全身治疗。皮肤原藻病经 2 ～ 8 周酮康唑、伊曲康唑或氟康唑后可治愈。系统性原藻病抗真菌治疗中，两性霉素 B 是首选药物，体外实验表明两性霉素 B 和制霉菌素对原藻菌有抑制作用，然而临床应用时疗效不显著。

2. 四环素类　两性霉素 B 联合四环素或多西环素，两者具有协同作用，可增强疗效。

3. 手术治疗　主要用于局部皮肤感染者。单个皮损病灶可做外科手术切除，彻底清除局部感染灶，同时联合抗真菌制药。

五、实验室诊断

根据临床症状进行初步鉴定，原藻病一般的特征是表皮角化和慢性肉芽肿反应，细胞应答很小。可根据组织病理学有关原藻病的特征进行初步诊断。最理想的是分离培养出无绿藻病原体。

(一)病原学诊断

主要依靠无绿藻的形态学(孢子囊、内生孢子和其独特的无性生殖方式)结合糖的同化实验可鉴定到种。从病变处取样本进行涂片镜检，可见大小不一、圆形或椭圆形单细胞孢子，菌体透明，壁厚，不出芽，内有 2 ～ 20 个内生孢子，部分成熟的孢子囊壁破裂，内生孢子外溢，形成空泡状孢子。无菌丝及芽孢,无芽生现象。

(二)培养鉴定

病料在沙氏琼脂培养基上 25 ～ 37 ℃培养,可见表面光滑湿润的典型酵母样菌落,白色或奶油色,呈乳酪样,37 ℃以上培养时不生长,在具有放线菌酮的沙氏培养基中受抑制。

(三)生化鉴定

根据糖发酵试验和同化碳源试验及生化鉴定系统鉴定。

(四)组织病理检查

表皮过度角化,棘层轻度水肿,真皮浅层、血管及附属器周围见上皮样细胞和淋巴细胞为主的炎性细胞浸润。经染色在真皮浅层可见散在的孢子,壁厚,内有数量不等的内孢子。

(五)鉴别诊断

1. 病原鉴别　无绿藻细胞经常并不产生典型的内生孢子,也可能看不到内生孢子细胞,一定要与皮炎芽生菌、白念珠菌、新型隐球菌、白吉利毛孢子菌、红酵母菌、马拉色孢子菌、异常汉逊酵母菌、粗球孢子菌、鼻孢子菌、巴西副球孢子菌等鉴别,尤其是在组织病理切片观察时要注意病理组织切片特征是基于找到桑葚样和雏菊样的孢子囊。

2. 种间的鉴别　主要根据形态学大小和生化特性。中型无绿藻缺乏半乳糖和半乳糖胺酶,其主要生化是海藻糖(−),37 ℃培养能生长,丙醇(+)。大型无绿藻蔗糖(+),海藻糖(−),37 ℃不生长。小型无绿藻海藻糖(+),37 ℃生长。在加放线菌酮的沙氏培养基中及 42 ℃温度下无绿藻生长受到抑制。

3. 种内分型　根据细胞大小和形态及它们利用葡萄糖和海藻糖的不同。中型无绿藻有 3 个型,可应用特异性 PCR 扩增技术及免疫学技术来诊断原藻病的不同型。

4. 鉴别

1)痤疮　这是中青年人常见的疾病,临床可表现为丘疹、脓疱、结节、瘢痕和色素沉着等多形态表现,但找不到致病的无绿藻,而且常见抗真菌药治疗效果不好。

2)脂溢性皮炎　有时原藻病临床表现类似脂溢性皮炎,但后者不可能从真菌学和组织病理学上找到典型的无绿藻,其采用抗真菌药治疗不能治愈而且易复发。

3)脓皮病　有时原藻病临床表现与脓皮病很相似,但脓皮病多由化脓性细菌引起,而原藻病则由真菌引起,前者用抗生素即可治愈,而原藻病采用抗生素不能治愈。如本例患者根据体外药敏试验曾应用足量阿米卡星未见效,经改用抗真菌药即治愈。

4)无绿藻性脑膜炎　在临床表现及脑脊液常规生化改变与结核性脑膜炎(简称结脑)和新型隐球菌性脑膜炎(简称隐脑)不易鉴别。无绿藻性脑膜炎与隐脑同属真菌感染性疾病,是一种极为罕见的深部真菌病,临床表现无特异性。脑脊液检查,隐脑较结脑在脑脊液细胞数、压力上明显增高,糖明显偏低,而氯化物、蛋白质改变不如结脑明显;无绿藻性脑膜炎脑脊液改变似乎更接近隐脑。确诊结脑可做脑脊液涂片抗酸染色检查,可见抗酸染色阳性杆菌;脑脊液涂片墨汁染色找到隐球菌孢子,或沙氏培养有新型隐球菌生长可确诊隐脑;脑脊液涂片找到无绿藻,可确诊无绿藻性脑膜炎。因此,对诊断不清的中枢神经系统感染,应先做脑脊液普通涂片找真菌,再加墨汁染色找隐球菌,以免漏诊。

六、防控措施

主要应防止皮肤外伤,遇有皮肤外伤,须及时妥善处理;尽量避免接触可能带菌的污染源,如被无绿藻污染的水源、牛奶、土壤及患者(动物)的粪便等。同时应注意加强体育锻炼,营养均衡,提高自身免疫力,预防本病发生。

主要参考文献

[1] 文心田, 于恩庶, 徐建国, 等. 当代世界人兽共患病学 [M]. 成都: 四川科学技术出版社, 2011.

[2] 于恩庶, 林继煌, 陈观今, 等. 中国人兽共患病学 [M]. 2版. 福州: 福建科学技术出版社, 1996.

[3] 许龙善, 魏承毓, 于恩庶. 再度肆虐人类的传染病 [M]. 香港: 亚洲医药出版社, 1998.

[4] 于恩庶, 李子华, 焦新安, 等. 新发现和再肆虐的传染病续编 [M]. 香港: 亚洲医药出版社, 2000.

[5] 文心田. 人兽共患疫病学 [M]. 北京: 中国农业大学出版社, 2016.

[6] 费恩阁, 李德昌, 丁壮. 动物疫病学 [M]. 北京: 中国农业出版社, 2004.

[7] 陈为民, 唐利军, 高中明, 等. 人兽共患病 [M]. 武汉: 湖北科学技术出版社, 2006.

[8] 金宁一, 胡仲明, 冯书章, 等. 新编人兽共患病学 [M]. 北京: 科学出版社, 2007.

[9] 陈溥言. 兽医传染病学 [M]. 6版. 北京: 中国农业出版社, 2015.

[10] 田克恭. 人与动物共患病 [M]. 北京: 中国农业出版社, 2013.

[11] 陈焕春, 文心田, 董常生. 兽医手册 [M]. 北京: 中国农业出版社, 2013.

[12] 白文彬, 于康震. 动物传染病诊断学 [M]. 北京: 中国农业出版社, 2002.

[13] 丁彦青. 严重急性呼吸综合征的病理学及发病机制 [J]. 解放军医学杂志, 2003, 28(6): 475–476.

[14] 张兴权, 范江. 艾滋病毒感染与艾滋病 [M]. 北京: 人民卫生出版社, 1999.

[15] 杰伊. A. 利维. 艾滋病病毒与艾滋病的发病机制 [M]. 2版. 邵一鸣译. 北京: 科学出版社, 2000.

[16] 侯云德. 急性呼吸道病毒感染的病原学与防治 [M]. 北京: 中国协和医科大学出版社, 2005.

[17] 甘孟侯. 禽流感 [M]. 北京: 中国农业大学出版社, 1995.

[18] 自登云, 陈伯权, 俞永新. 虫媒病毒与虫媒病毒病 [M]. 昆明: 云南科技出版社, 1995.

[19] 殷震, 刘景华. 动物病毒学 [M]. 2版. 北京: 科学出版社, 1997.

[20] 刘克洲, 陈智. 人类病毒性疾病 [M]. 2版. 北京: 人民卫生出版社, 2010.

[21] 金奇. 医学分子病毒学 [M]. 北京: 科学出版社, 2001.

[22] 俞永新. 狂犬病和狂犬病疫苗 [M]. 北京: 中国医药科技出版社, 2001.

[23] 于康震. 牛传染性海绵状脑病 [M]. 北京: 兵器工业出版社, 2001.

[24] 徐耀先, 周晓峰, 刘立德, 等. 分子病毒学 [M]. 武汉: 湖北科学技术出版社, 2000.

[25] 唐家琪. 自然疫源性疾病 [M]. 北京: 科学出版社, 2005.

[26] 吴光华, 杨佩英, 唐家琪, 等. 八种重要传染病的防治 [M]. 西安: 人民军医出版社, 2001.

［27］彭文伟. 现代感染性疾病与传染病学［M］. 北京：科学出版社，2000.

［28］赵辨. 临床皮肤病学［M］. 3版. 南京：江苏科学技术出版社，2001.

［29］赵辨，马来东，葛以信，等. 临床皮肤病学彩色图谱［M］. 南京：江苏科学技术出版社，2005.

［30］张忠信. 病毒分类学［M］. 北京：高等教育出版社，2006.

［31］王继科，曲连东. 病毒形态结构与结构参数［M］. 北京：中国农业出版社，2000.

［32］翁心华. 现代感染病学［M］. 上海：上海医科大学出版社，1998.

［33］刘锡光，何晓青，洪秀华，等. 现代诊断微生物学［M］. 北京：人民卫生出版社，2002.

［34］李影林. 临床微生物学及检验［M］. 北京：人民卫生出版社，1995.

［35］闻玉梅. 现代医学微生物学［M］. 上海：上海医科大学出版社，1999.

［36］焦炳华，谢正昀. 现代微生物毒素学［M］. 福州：福建科学技术出版社，2000.

［37］周正任. 医学微生物学［M］. 6版. 北京：人民卫生出版社，2003.

［38］克罗夫顿，霍恩，米勒. 临床结核病［M］. 2版. 王撷秀，屠德华，安燕生，译. 北京：科学出版社，2000.

［39］刘传玉. 结核病现代防治［M］. 郑州：河南科学技术出版社，2002.

［40］陆承平，刘永杰. 兽医微生物学［M］. 6版. 北京：中国农业出版社，2021.

［41］梁旭东. 炭疽防治手册［M］. 北京：中国农业出版社，1995.

［42］宋诗铎. 临床感染病学［M］. 天津：天津科学技术出版社，2004.

［43］杨正时，房海. 人及动物病原细菌学［M］. 石家庄：河北科学技术出版社，2002.

［44］罗海波，张福森，何浙生. 现代医学细菌学［M］. 北京：人民卫生出版社，2015.

［45］刘云鹏，谭见安，沈尔礼，等. 中华人民共和国鼠疫与环境图集：英汉对照［M］. 北京：科学出版社，2000.

［46］汪世平，叶嗣颖. 医学微生物学与寄生虫学［M］. 北京：科学出版社，2006.

［47］吴观陵. 人体寄生虫学［M］. 4版. 北京：人民卫生出版社，2013.

［48］沈杰，黄兵. 中国家畜家禽寄生虫名录［M］. 北京：中国农业科学技术出版社，2004.

［49］杨光友. 兽医寄生虫病学［M］. 北京：中国农业出版社，2017.

［50］许隆祺，余森海，徐淑惠. 中国人体寄生虫分布与危害［M］. 北京：人民卫生出版社，2000.

［51］吴观陵. 人体寄生虫学［M］. 4版. 北京：人民卫生出版社，2013.

［52］陈兴保，吴观陵，孙新，等. 现代寄生虫病学［M］. 北京：人民军医出版社，2002.

［53］殷国荣. 医学寄生虫学［M］. 3版. 北京：科学出版社，2010.

［54］甘绍伯. 囊虫病［M］. 北京：人民卫生出版社，2002.

［55］蒋次鹏. 棘球绦虫和包虫病［M］. 济南：山东科学技术出版社，1994.

［56］叶维法，钟振义. 临床肝胆病学［M］. 天津：天津科学技术出版社，1998.

［57］蒋次鹏，焦郭堂，麦克马纳斯. 肝胆寄生虫病学［M］. 天津：天津科技翻译出版公司，2001.

［58］汪世平. 医学寄生虫学［M］. 3版. 北京：高等教育出版社，2014.

［59］黄兵，沈杰. 中国畜禽寄生虫形态分类图谱［M］. 北京：中国农业科学技术出版社，2006.

［60］陈兴保，吴观陵，孙新，等. 现代寄生虫病学［M］. 北京：人民军医出版社，2002.

[61]孙新, 李朝品, 张进顺. 实用医学寄生虫学[M]. 北京: 人民卫生出版社, 2005.

[62]唐仲璋, 唐崇惕. 人兽线虫学[M]. 北京: 科学出版社, 2009.

[63]贺联印, 许炽熛. 热带医学[M]. 2版. 北京: 人民卫生出版社, 2004.

[64]潘卫庆, 汤林华. 分子寄生虫学[M]. 上海: 上海科学技术出版社, 2004.

[65]蒋金书. 动物原虫病学[M]. 北京: 中国农业大学出版社, 2000.

[66]李朝品. 医学蜱螨学[M]. 北京: 人民军医出版社, 2006.

[67]柳支英, 陆宝麟. 医学昆虫学[M]. 北京: 科学出版社, 1990.

[68]ZEIDLER M, STEWART G E, BARRACLOUGH C R, et al. New variant Creutzfeldt–Jakob disease: neurological features and diagnostic tests[J]. The Lancet, 1997, 350(9082): 903–907.

[69]HALSTEAD S B, SUAYA J A, SHEPARD D S. The burden of dengue infection[J]. The Lancet, 2007, 369(9571): 1410–1411.

[70]GEISBERT T W, JONES S, FRITZ E A, et al. Development of a new vaccine for the prevention of Lassa fever[J]. PLoS Medicine, 2005, 2(6): el83.

[71]WADEI H, ALANGADEN G J, SILLIX D H, et al. West Nile virus encephalitis: an emerging disease in real transplant recipients[J]. Clinical transplantation, 2004, 18(6): 753–758.

[72]DADDARIO–DICAPRIO K M, GEISBERT T W, STROHER U, et al. Postexposure protection against Marburg haemorrhagic fever with recombinant vesicular stomatitis virus vectors in non–humanprimates: an efficacy assessment[J]. The Lancet, 2006, 367(9520): 1399–1404.

[73]CHANDRAN K, SULLIVAN N J, FELBOR U, et al. Endosomal proteolysis of the Ebola virus glycoprotein is necessary for infection[J]. Science, 2005, 308(5728): 1643–1645.

[74]MALTEZOU H C, ANDONOVA L, ANDRAGHETTI R, et al. Crimean–Congo hemorrhagic fever in Europe: current situation calls for preparedness[J]. Euro Surveillance, 2010, 15(10): 19504.

[75]SAUDER C, HERPFER I, HASSLER C, et al. Susceptibility of Borna disease virus to the antiviral action of gamma–interferon: Evidence for species–specific differences[J]. Archives of virology, 2004, 149(11): 2171–2186.

[76]PASTORINO B, MUYEMBE–TAMFUN J J, BESSAUD M, et al. Epidemic Resurgence of chikungunya Virus in Democratic Republic of the Congo: Identification of a New Central African Strain[J]. Journal of Medical Virology, 2004, 74(2): 277–282.

[77]GURLEY E S, MONTGOMERY J M, HOSSAIN M J, et al. Risk of nosocomial transmission of nipah virus in a Bangladesh hospital[J]. Infection Control and Hospital Epidemiology, 2007, 28(6): 740–742.

[78]BARKER S C. The Australian paralysis tick may be the missing link in the transmission of Hendra virus from bats to horses to humans[J]. Medical Hypotheses, 2003, 60(4): 481–483.

[79]SHIELL B J, BEDDOME G, MICHALSKI W P. Mass spectrometric identification and characterization of the nucleocapsid protein of Menangle virus[J]. Journal of Virological Methods, 2002, 102(1–2): 27–35.

[80]KOMATSU H, INUI A, SOGO T, et al. TTV infection in children born to mothers infected with TTV but not with

HBV, HCV, or HIV［J］. Journal of medical virology, 2004, 74(3): 499–506.

［81］VERSTEEG G A, BREDENBEEK P J, VANDENWORM S H, et al. Group 2 coronaviruses prevent immediate early interferon induction by protection of viral RNA from host cell recognition［J］. Virology, 2007, 361(1): 18–26.

［82］KOBAYASHI N, TANAKA E, UMEMURA T, et al. Clinical significance of SEN virus infection in patients on maintenance haemodialysis［J］. Nephrology dialysis transplantation, 2003, 18(2): 348–352.

［83］JIANG S, JI S, TANG Q, et al. Molecular characterization of a novel adult diarrhea rotavirus strain J19 isolated in China and its significance for the evolution and origin of group B rotaviruses［J］. Journal of General Virology, 2008, 89(10): 2622–2629.

［84］GUARNER J, JOHNSON B J, PADDOCK C D, et al. Monkeypox transmission and pathogenesis in prairie dogs ［J］. Emerging infectious diseases, 2004, 10(3): 426–431.

［85］LISZEWSKI M K, LEUNG M K, HAUHART R, et al. Structure and regulatory profile of the monkeypox inhibitor of complement: comparison to homologs in vaccinia and variola and evidence for dimer formation［J］. The Journal of Immunology, 2006, 176(6): 3725–3734.

［86］NITSCHE A, BÜTTNER M, WILHELM S, et al. Real time PCR detection of parapox-virus DNA［J］. Clinical Chemistry, 2016, 52: 316–319.

［87］REID S M, FERRIS N P, HUTCHINGS G H, et al. Evaluation of real-time reverse transcription polymerase chain reaction assays for the detection of swine vesicular disease virus［J］. Journal of virological methods, 2004, 116(2): 169–176.

［88］MAURY W, WRIGHT P J, BRADLEY S. Characterization of a cytolytic strain of equine infectious anemia virus ［J］. Journal of virology, 2003, 77(4): 2385–2399.

［89］XIONG Y, LIN M J, YUAN B, et al. Expression of exogenous IFN-α by bypassing the translation block protects cells against FMDV infection［J］. Antiviral Research, 2009, 84(1): 60–66.

［90］SEKI C, ROBIOLO B, PERIOLO O, et al. Rapid methodology for antigenic profiling of FMDV field strains and for the control of identity purity and viral integrity in commercialvirus vaccines using monocl antibodies［J］. Veterinary Microbiology, 2009, 133(3): 239–251.

［91］TIWARI A K, KATARIA R S, NANTHAKUMAR T, et al. Differential detection of Newcastle disease virus strains by degenerate primers based RT-PCR［J］. Comparative Immunology, Microbiology and Infectious Diseases, 2004, 27(3): 163–169.

［92］PANSHIN A, SHIHMANTER E, WEISMAN Y, et al. Antigenic heterogeneity amongst the field isolates of Newcastle disease virus (NDV) in relation to the vaccine strain. Part II: Studies on viruses isolated from domestic birds in Israel［J］. Comparative Immunology, Microbiology and Infectious Diseases, 2002, 25(3): 173–185.

［93］LOBIGS M, LARENA M, ALSHARIFI M, et al. Live chimeric and inactivated Japanese encephalitis virus vaccines differ in their cross-protective values against Murray Valley encephalitis virus［J］. Journal of virology, 2009, 83(6): 2436–2445.

[94] TUQUOC P H, GENEVAUX P, PAJUNEN M, et al. Isolation and characterization of biofil formation defective mutants of Staphy lococcus aureus [J]. Infection and Immunity, 2007, 75(3): 1079-1088.

[95] GOTTSCHALK M, LACOUTURE S, ODIERNO L, et al. Immunomagnetic isolation of Streptococcus suis serotypes 2 and 1/2 from swine tonsils [J]. Journal of clinical microbiology, 1999, 37(9): 2877-2881.

[96] EVANS K, SMITH M, MCDONOUGH P, et al. Eye infections due to Listeria monocytogenes in three cows and one horse [J]. Journal of veterinary diagnostic investigation, 2004, 16(5): 464-469.

[97] TAKAHASHI T, FUJISAWA T, UMENO A, et al. A taxonomic study on erysipelotrix by DNA-DNA hybridization experiments with numerous strains isolated from extensive origins [J]. Microbiology and immunology, 2008, 52(10): 469-478.

[98] FIORINO A S. Intrauterine contraceptive device associated action mycotic abscess and Actinomyces detection on cervical smear [J]. Obstetrics and Gynecology, 1996, 87(1): 142-149.

[99] LARRASA J, GARCIA-SANCHEZ A, AMBROSE N C, et al. Evaluation of randomly amplified polymorphic DNA and pulsed field gel electrophoresis techniques for molecular typing of Dermatophilus congolensis [J]. FEMS Microbiology letters, 2004, 240(1): 87-97.

[100] MARTIN S. Clostridium botulinum type D intoxication in a dairy herd in Ontario [J]. The Canadian Veterinary Journal, 2003, 44(6): 493-495.

[101] MALFERTHEINER P, MEGRAUD F, MORAIN C, et al. Current concepts in the management of Helicobacter pylori infection: the Maastricht Ⅲ Consensus Report [J]. Gut, 2007, 56(6): 772-781.

[102] RICHARDSON G, THOMAS D R, SMITH R M, et al. A community outbreak of Campylobacter jejuni infection from a chlorinated public water supply [J]. Epidemiology and Infection, 2007, 135(7): 1151-1158.

[103] BROWN N F, BODDEY J A, FLEGG C P, et al. Adherence of Burkholderia pseudomallei cells to cultured human epithelial cell lines is regulated by growth temperature [J]. Infection and immunity, 2002, 70(2): 974-980.

[104] VELIKOVSKY C A, GOLDBAUM F A, CASSATARO J, et al. Brucella Lumaine synthase elicts a mixed Th1-Th2 immune response and reduces infection in mice challenged with Brucella abortus 544 independently of the adjuvant formulation used [J]. Infection and immunity, 2013, 71(10): 5750-5755.

[105] SHAPIRO D S, SCHWARTZ D R. Exposure of laboratory workers to Framcisella tularensis despite a bioterronism procedure [J]. Journal of clinical microbiology, 2002, 40(6): 2278-2281.

[106] XU J G, LIU Q Y, JING H Q, et al. Isolation of Escherichia coli O157: H7 from dung beetles Catharsius molossus [J]. Microbiology and Immunology, 2003, 47(1): 45-49.

[107] BROWN N F, BODDEY J A, FLEGG C P, et al. Adherence of Burkholderia pseudomallei cells to cultured human epithelial cell lines is regulated by growth temperature [J]. Infection and immunity, 2002, 70(2): 974-980.

[108] LEBLANC J J. Implication of virulence factors in Escherichia coil O157: H7 pathogenesis [J]. Critical reviews in microbiology, 2003, 29(4): 277-296.

[109] RUSSMANN H, GERDEMANN U, IGWE E I, et al. Attenuated Yersinia pseudotuberculosis Carrier Vaccine for

Simultaneous Antigen–Specific CD4 and CD8 T–Cell Induction [J]. Infection and Immunity, 2003, 71(6): 3463–3472.

[110] GARBOM S, OLOFSSON M, BJORNFOT A C, et al. Phenotypic characterization of a virulence–associated protein, VagH, of Yersinia pseudotuberculosis reveals a tight link between VagH and the type Ⅲ secretion system [J]. Microbiology, 2007, 153(5): 1464–1473.

[111] GOOCH J A, DEPAOLAR A, KAYSNER C A, et al. Evaluation of two Direct Plating methods using nonoradioactive probes for enumeration of vibrio parahaemolyticus in oysters [J]. Applied and Environmental Microbiology, 2001, 67(2): 721–724.

[112] MARTINS L M, MARQUEZ R F, YANO T. Incidence of toxic Aeromonas isolated from food and human infection [J]. FEMS Immunology and Medical Microbiology, 2002, 32(3): 237–242.

[113] BOYCE J D, WILKIE I, HARPER M, et al. Genomic–scale analysis of Pasteurella multocida gene expression during growth within liver tissue of chickens with fowl cholera [J]. Microbes and Infection, 2004, 6(3): 290–298.

[114] HARPER M, COX A D, MICHAEL F S, et al. A heptosyltransferase mutant of Pasteurella multocida produces a truncated lipopolysaccharide structure and is attenuated in virulence [J]. Infection and immunity, 2004, 72(6): 3436–3443.

[115] FIELDS B S, BENSON R F, BESSER R E. Legionella and Legionnaires' disease: 25 years of investigation [J]. Clinical Microbiology Reviews, 2002, 15(3): 506–526.

[116] YEO H J, WAKSMAN G. Unveiling Molecular Scaffolds of the Type IV Secretion System [J]. Journal of bacteriology, 2004, 186(7): 1919–1926.

[117] SCHWAN T G, PIESMAN J. Vector interactions and molecular adaptations of lyme disease and relapsing fever spirochetes associated with transmission by ticks [J]. Emerging Infectious Diseases, 2002, 8(2): 115–121.

[118] BAUMGARTEN J M, MONTIEL N J, SINHA A A. Lyme disease–part I: epidemiology and etiology [J]. Cutis, 2002, 69(5): 349–352.

[119] JANSKY L, REYMANOVA P, KOPECKY J. Dynamics of cytokine production in human peripheral blood mononuclear cells stimula–ted by LPS or infected by Borrelia [J]. Physiological research, 2003, 52(5): 593–598.

[120] LIANG F T, YAN J, MBOW M L, et al. Borrelia burgdorferi changes its surface antigenic expression in response to host immune responses [J]. Infection and immunity, 2004, 72(10): 5759–5767.

[121] LEE S H, KIM K A, PARK Y G, et al. Indentification and partial characterization of a novel hemolysin from leptospira interrogans serovar lai [J]. Gene, 2000, 254(1–2): 19–28.

[122] REN S X, FU G, JIANG X G, et al. Unique physiological and pathogenic features of Leptospira interrogansrevealed by whole–genome sequencing [J]. Nature, 2003, 422(6934): 888–893.

[123] CALSAMIGLIA M, PIJOAN C, TRIGO A. Application of a nested polymerase chain reaction assay to detect Mycoplasma hyopneu moniae from nasel swabs [J]. Journal of Veterinary Diagnostic Investigation, 1999, 11(3): 246–251.

[124] WANG J D, ZHAO J W, LI Q, et al. Molecular detection, culture and isolation of mycoplasma pneumoniae from reproductive tract of STD patients [J]. Chinese Journal of Sexually Transmitted Infections, 2002, 2(3): 41–45.

[125] CHOI Y J, JANG W J, RYU J S, et al. Spotted fever group and typhus group rickettsioses in humans, South Korea [J]. Emerging infectious diseases, 2005, 11(2): 237–244.

[126] MEDIANNIKOV O Y, SIDELNIKOV Y, IVANOV L, et al. Acute tick-borne rickettsiosi caused by Rickettsia heilongjiangensis in Russian Far East [J]. Emerging infectious diseases, 2004, 10(5): 810–817.

[127] SESHADRI R, PAULSEN I T, EISEN J A, et al. Complete genome sequence of the Q-fever pathogen Coxiella burnetii [J]. Proceedings of the National Academy of Sciences, 2003, 100(9): 5455–5460.

[128] DUMLER J S., MADIGAN J E, PUSTERLA N, et al. Ehrlichiosis in humans: epidemiology, clinical presentation, diagnosis, and treatment [J]. Clinical infectious diseases, 2007, 45(1): 45–51.

[129] SANOGO Y O, ZEAITER Z, CARUSO G, et al. Bartonella henselae in Ixodes ricinus ticks (Acari: Ixodida) removed from humans, Belluno province, Italy [J]. Emerging infectious diseases, 2003, 9(3): 329–332.

[130] FANG J Y, HUSMAN C, DESILVA L, et al. Evaluation of self-collected vaginal swab, first void urine, and endocervical swab specimens for the detection of Chlamydia trachomatis and Neisseria Gonorrhoeae in adolescent females [J]. Journal of Pediatric and Adolescent Gynecology, 2008, 21(6): 355–360.

[131] CONDON K, OAKEY J. Detection of Chlamydiaceae DNA in veterinary specimens using a family-specific PCR [J]. Letters in applied microbiology, 2007, 45(2): 121–127.

[132] TASKER S, HELPS C R, BELFORD C J, et al. 16S rDNA comparion demonstrates near idenstity between an united kingdom Haemobartonella felies strain and the American California strain [J]. Veterinary Microbiology, 2001, 81(1): 73–78.

[133] JESSUP C J, WARNER J, ISHAM N, et al. Antifungal susceptibility testing of dermatophytes: establishing a medium for inducing conidial growth and evaluation of susceptibility of clinical isolates [J]. Journal of clinical microbiology, 2000, 38(1): 341–344.

[134] STEPHEN C, LESTER S, BLACK W, et al. Multispecies outbreak of cryptococcus on southern Vancouver Island, British Columbia [J]. Canadian Veterinary Journal, 2002, 43(10): 792–794.

[135] REPPAS G P, SNOECK T D. Cutaneous geotrichosis in a dog [J]. Australian Veterinary Journal, 1999, 77(9): 567–569.

[136] FUJITA S I, SENDA Y, NAKAGUCHI S, et al. Multiplex PCR using internal transcribed spacer 1 and 2 regions for rapid detection and identification of yeast strains [J]. J Clin Microbiol, 2001, 39(10): 3617–3622.

[137] NOSANCHUK J D, YU J J, HUNG C Y, et al. Coccidioides posadasii produces melanin in vitro and during infection [J]. Fungal Genet Biol, 2017, 44(6): 517–520.

[138] PIETROBON D, NEGRO-MARQUÍNEZ L, KILSTEIN J, et al. Disseminated histoplasmosis and AIDS in an Argentine hospital: clinical manifestations, diagnosis and treatment [J]. Enferm Infecc Microbiol Clin, 2004, 22(3): 156–159.

[139] BARROS M B, SCHUBACH ADE O, VALLE A C, et al. Cat-transmitted sporotrichosis epidemic in Rio de Janeiro, Brazil: description of a series of cases [J]. Clinical Infectious Diseases, 2004, 38(4): 529-535.

[140] SHURLEY J F, SCALARONE G M. Isoelectric focusing and ELISA evaluation of a Blastomyces dermatitidis human isolate [J]. Mycopathologia, 2007, 164(2): 73-76.

[141] OFFNER F, KRCMERY V, BOOGAERTS M, et al. Liposomal nystatin in patients with invasive aspergillosis refractory to or intolerant of amphotericin B [J]. Antimicrob Agents Chemother, 2004, 48(12): 4808-4812.

[142] GUBAREV N, GASPAROVIC Y, SEPAROVIC J, et al. Successful treatment of mucormycosis endocarditis complicated by pulmonary involvement [J]. Thorac Cardiovasc Surg, 2007, 55(4): 257-258.

[143] MIRANDA M F, SILVA A J. Vinyl adhesive tape also effective for direct microscopy diagnosis of chromomycosis, lobomycosis, and paracoccidioidomycosis [J]. Diagn Microbiol Infect Dis, 2005, 52(1): 39-43.

[144] DESHPANDE A H, AGARWAL S, KELKAR A A. Primary cutaneous rhinosporidiosis diagnosed on FNAC: a case report with review of literature [J]. Diagn Cytopathol, 2009, 37(2): 125-127.

[145] MUÑOZ-HERNÁNDEZ B, NOYOLA M C, PALMA-CORTÉS G, et al. Actinomycetoma in arm disseminated to lung with grains of Nocardia brasiliensis with peripheral filaments [J]. Mycopathologia, 2009, 168(1): 37-40.

[146] HUMPHREY S, MARTINKA M, LUI H. Cutaneous protothecosis following a tape-stripping injury [J]. J Cutan Med Surg, 2009, 13(5): 273-275.

[147] YU J L, WANG S P, LI W K, et al. Cloning, expression and protective immunity evalution of the full-lengh cDNA encoding succinate dehydrogenase iron-sulfur protein of Schistosomia japonicum [J]. Science China Series-Life Sciences, 2007, 50(2): 221-227.

[148] MEZO M, GONZÁLEZ-WARLETA M, CARRO C, et al. An ultrasensitive capture ELISA for detection of Fasciola hepatica coproantigens in sheep and cattle using a new monoclonal antibody (MM3) [J]. J Parasitol, 2004, 90(4): 845-852.

[149] KAR P K, TANDON V, SAHA N. Anthelmintic efficacy of Flemingia vestita: genistein-induced effect on the activity of nitric oxide synthase and nitric oxide in the trematode parasite, Fasciolopsis buski [J]. Parasitology International, 2002, 51(3): 249-257.

[150] ROY B, TANDON V. Seasonal prevalence of some zoonotic trematode infections in cattle and pigs in the north-east montane zone in India [J]. Vet Parasitol, 1992, 41(1-2): 69-76.

[151] EL-SHIEKH MOHAMED A R, MUMMERY V. Human dicrocoeliasis. Report on 208 cases from Saudi Arabia [J]. Trop Geogr Med, 1990, 42(1): 1-7.

[152] LIM J H, KIM S Y, PARK C M. Parasitic diseases of the biliary tract [J]. AJR Am J Roentgenol, 2007, 188(6): 1596-1603.

[153] THAENKHAM, U, VISETSUK K, DUNG D T, et al. Discrimination of Opisthorchis viverrini from Haplorchis taichui using COI sequence marker [J]. Acta Trop, 2007, 103(1): 26-32.

[154] CHEN M G, CHANG Z S, GUI A L, et al. DNA sequences of Paragonimus skrjabini populations from five

province in China [J]. Chinese Medical Journal, 2004, 117(2): 219–224.

[155] GRACZYK T K, FRIED B. An enzyme–linked immunosorbent assay for detecting anti–Echinostoma trivolvis (trematoda) IgG in experimentally infected ICR mice. Cross–reactivity with E. caproni [J]. Parasitol Research, 1995, 81(8): 710–712.

[156] SATO M, THAENKHAM U, DEKUMYOY P, et al. Discrimination of O. viverrini, C. sinensis, H. pumilio and H. taichui using nuclear DNA–based PCR targeting ribosomal DNA ITS regions [J]. Acta Trop, 2009, 109(1): 81–83.

[157] VAN VAN K, DALSGAARD A, BLAIR D, et al. Haplorchis pumilio and H. taichui in Vietnam discriminated using ITS –2 DNA sequence data from adults and larvae [J]. Exp Parasitol, 2009, 123(2): 146–151.

[158] MÖHL K, GROSSE K, HAMEDY A, et al. Biology of Alaria spp. and human exposition risk to Alaria mesocercariae–a review [J]. Parasitol Res, 2009, 105(1): 1–15.

[159] JIANG T J, JIN Z H, WU H, et al. A study on the life–cycle and epidemiology of Pseudanoplocephala crawfordi Baylis, 1927 [J]. J Helminthol, 1990, 64(1): 54–61.

[160] QUIHUI–COTA L, VALENCIA M E, CROMPTON D W, et al. Prevalence and intensity of intestinal parasitic infections in relation to nutritional status in Mexican schoolchildren [J]. Trans R Soc Trop Med Hyg, 2004, 98(11): 653–659.

[161] WIWANITKIT V. Overview of hymenolepis diminuta infection among Thai patients [J]. MedGenMed, 2004, 6(2): 7.

[162] TIAN X J, LI J Y, HUANG Y, et al. Preliminary analysis of cerebrospinal fluid proteome in patients with neurocysticercosis [J]. Chin Med J (Engl), 2009, 122(9): 1003–1008.

[163] SARTI E, SCHANTZ P M, AVILA G, et al. Mass treatmant against human taeniasis for the control of cysticercosis: a population–based intervention study [J]. Trans R Soc Trop Med Hyg, 2000, 94(1): 85–89.

[164] ITO A, WANDRA T, SATO M O, et al. Towards the international collaboration for detection, surveillance and control of taeniasis / cysticercosis and echinococcosis in Asia and the Pacific [J]. Southeast Asian J Trop Med Public Health, 2006, 37(3): 82–90.

[165] DIAS A K, AOKI S M, GARCIA J F, et al. Taenia solium and Taenia saginata: identification of sequence characterized amplified region (SCAR) markers [J]. Exp Parasitol, 2007, 117(1): 9–12.

[166] URBAN J F, STEENHARD N R, SOLANO–AGUILAR G I, et al. Infection with parasitic nematodes confounds vaccination efficacy [J]. Vet Parasitol, 2007, 148(1): 14–20.

[167] DE SILVA N R. Impact of mass chemotherapy on the morbidity due to soil–transmitted nematodes [J]. Acta Tropica, 2003, 86(2–3): 197–214.

[168] HERMAN J S, CHIODINI P L. Gnathostomiasis, another emerging imported disease [J]. Clin Microbiol Rev, 2009, 22(3): 484–492.

[169] OTRANTO D, DUTTO M. Human thelaziasis, Europe [J]. Emerging Infectious Diseases, 2008, 14(4): 647–649.

[170] FISCHER P, SUPALI T, MAIZELS R M. Lymphtic filariasis and Brugia timori: prospects for eliminaton [J].

Trends Parasitol, 2004, 20(8): 351–355.

[171] THEIS J H. Public health aspects of dirofilariasis in the United States [J]. Vet Parasitol, 2005, 133(2–3): 157–180.

[172] WHO. Monthly report on dracunculiasis cases, January–July 2019 [EB/OL]. [2019–9–20]. falsehttps: //www. who. int/publications/i/item/who–wer9438.

[173] ASSIS B C, CUNHA L M, BAPTISTA A P, et al. A contribution to the diagnosis of Capillaria hepatica infection by indirect immunofluorescence test [J]. Mem Inst Oswaldo Cruz, 2004, 99(2): 173–177.

[174] KRIVOKAPICH S J, PROUS C L, GATTI G M, et al. Molecular evidence for a novel encapsulated genotype of Trichinella from Patagonia, Argentina [J]. Vet Parasitol, 2008, 156(3–4): 234–240.

[175] YII C Y. Clinical observations on eosinophilic meningitis and meningoencephalitis caused by Angiostrongylus cantonensis on Taiwan [J]. Am J Trop Med Hyg, 1976, 25(2): 233–249.

[176] LIGAS J A, KEREPESI L A, GALIOTO A M, et al. Specificity and mechanism of immunoglobulin M (IgM)–and IgG–dependent protective immunity to larval Strongyloides stercoralis in mice [J]. Infect Immun, 2003, 71(12): 6835–6843.

[177] KEISER P B, NUTMAN T B. Strongyloides stercoralis in the Immunocompromised Population [J]. Clin Microbiol Rev, 2004, 17(1): 208–217.

[178] BOLEK M G, COGGINS J R. Seasonal occurrence, morphology, and observations on the life history of Gordius difficilis (Nematomorpha: Gordioidea) from southeastern Wisconsin, United States [J]. J Parasitol, 2002, 88(2): 287–294.

[179] POINAR G J, RYKKEN J, LABONTE J. Parachordodes tegonotus n. sp. (Gordioidea: Nematomorpha), a hairworm parasite of ground beetles (Carabidae: Coleoptera), with a summary of gordiid parasites of carabids [J]. Syst Parasitol, 2004, 58(2): 139–148.

[180] PERLMANN P, PERLMANN H, LOOAREESUWAN S, et al. Contrasting functions of IgG and IgE antimalarial antibodies in uncomplicated and severe Plasmodium falciparum malaria [J]. Am J Trop Med Hyg, 2000, 62(3): 373–377.

[181] CHEN G J, CHEN H F, ZHENG H, et al. Protective effect of DNA–mediated immunization with a combination of SAG1 and IL –2 gene adjuvant against infection of Toxoplasma gondii in mice [J]. Chin Med J(Engl), 2002, 115(10): 1448–1452.

[182] VAN DEN ENDEN E, PRAET M, JOOS R, et al. Eosinophilic myositis resulting from sarcocystosis [J]. J Trop Med Hyg, 1995, 98(4): 273–276.

[183] KOVACS J A, MASUR H. Evolving health effects of Pneumocystis: one hundred years of progress in diagnosis and treatment [J]. JAMA, 2009, 301(24): 2578–2585.

[184] LAKE I R, PEARCE J, SAVILL M. The seasonality of human cryptosporidiosis in New Zealand [J]. Epidemiol Infect, 2008, 136(10): 1383–1387.

[185] BOULADOUX N, BILIGUI S, DESPORTES-LIVAGE I. A new monoclonal antibody enzyme-linked immunosorbent assay to measure in vitro multiplication of the microsporidium Encephalitozoon intestinalis [J]. J Microbiol Methods, 2003, 53(3): 377-385.

[186] VARMA M, HESTER J D, SCHAEFER F W, et al. Detection of Cyclospora cayetanensis using a quantitative real-time PCR assay [J]. Journal of Microbiological Methods, 2003, 53(1): 27-36.

[187] GAUCHER D, CHADEE K. Prospect for an Entamoeba histolytica Gal-lectin-based vaccine [J]. Parasite Immunology, 2003, 25(2): 55-58.

[188] TAN K S, SINGH M, YAP E H. Recent advances in Blastocystis hominis research: hot spots in terra incognita [J]. Int J Parasitol, 2002, 32(7): 789-804.

[189] CHRETIEN J P, SMOAK B L. African Trypanosomiasis: Changing Epidemiology and Consequences [J]. Curr Infect Dis Rep, 2005, 7(1): 54-60.

[190] DEREURE J, EL-SAFI S H, BUCHETON B, et al. Visceral lesishmaniasis in eastern Sudan: parasite identification in humans and dogs; host-parasite relationship [J]. Microbes Infection, 2003, 5(12): 1103-1108.

[191] VALAR C, KEITEL E, DAL PRÁ R L, et al. Parasitic infection in renal transplant recipients [J]. Transplant Proc, 2007, 39(2): 460-462.

[192] ALLRED D R, AL-KHEDERY B. Antigenic variation and cytoadhesion in Babesia bovis and Plasmodium falciparum: dirrerent logics achieve the same goal [J]. Molecular and Biochemical Parasitology, 2004, 134(1): 27-35.

[193] LAUTENSCHLAGER S. Sexually transmitted infections in Switzerland: return of the classics [J]. Dermatology, 2005, 210(2): 134-142.

[194] SOLAYMANI-MOHAMMADI S, MOBEDI I, REZAIAN M, et al. Helminth parasites of the wild boar, Sus scrofa, in Luristan province, western Iran and their public health significance [J]. J Helminthol, 2003, 77(3): 263-267.

[195] SCHWALFENBERG S, WITT L H, KEHR J D, et al. Prevention of tungiasis using a biological repellent: a small case series [J]. Ann Trop Med Parasitol, 2004, 98(1): 89-94.

[196] LAVROV D V, BROWN W M, BOORE J L. Phylogenetic position of the Pentastomida and (pan) crustacean relationships [J]. Proc Biol Sci, 2004, 271(1538): 537-544.

[197] PAN C M, TANG H F, QIU M H, et al. Heavy infection with Armillifer moniliformis: a case report [J]. Chin Med J(Engl), 2005, 118(3): 262-264.